PARASITOLOGIA

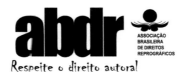

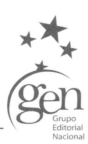

O GEN | Grupo Editorial Nacional – maior plataforma editorial brasileira no segmento científico, técnico e profissional – publica conteúdos nas áreas de ciências da saúde, exatas, humanas, jurídicas e sociais aplicadas, além de prover serviços direcionados à educação continuada e à preparação para concursos.

As editoras que integram o GEN, das mais respeitadas no mercado editorial, construíram catálogos inigualáveis, com obras decisivas para a formação acadêmica e o aperfeiçoamento de várias gerações de profissionais e estudantes, tendo se tornado sinônimo de qualidade e seriedade.

A missão do GEN e dos núcleos de conteúdo que o compõem é prover a melhor informação científica e distribuí-la de maneira flexível e conveniente, a preços justos, gerando benefícios e servindo a autores, docentes, livreiros, funcionários, colaboradores e acionistas.

Nosso comportamento ético incondicional e nossa responsabilidade social e ambiental são reforçados pela natureza educacional de nossa atividade e dão sustentabilidade ao crescimento contínuo e à rentabilidade do grupo.

PARASITOLOGIA

Parasitos e Doenças Parasitárias do Homem nos Trópicos Ocidentais

LUÍS REY

Médico pela Faculdade de Medicina da Universidade de São Paulo (USP, 1944).
Doutor em Medicina e Docente-Livre de Parasitologia pela mesma Universidade.
Pesquisador Emérito da Fundação Oswaldo Cruz (2005) e do Conselho Nacional de Pesquisas (CNPq, 2007).
Chefe do Laboratório de Biologia e Controle de Esquistossomíase do Instituto Oswaldo Cruz (1992-2006).
Chefe do Departamento de Biologia do Instituto Oswaldo Cruz (1988-1991).
Superintendente do Instituto Nacional de Controle de Qualidade em Saúde (1985-1989).
Chefe do Departamento de Helmintologia do Instituto Oswaldo Cruz (1984-1985).
Presidente da Sociedade Brasileira de Parasitologia (1987-1989).
Médico da Organização Mundial da Saúde (OMS), na Tunísia, para erradicar a esquistossomíase (1970-1974);
depois, em Genebra, para prestar assistência a países membros no Médio Oriente, África, América do Sul e
Caribe (1974-1980); e, como consultor da OMS, para assessorar a organização do
Instituto Nacional de Saúde de Moçambique (1980-1983).
Membro do *WHO Expert Advisory Panel on Parasitic Diseases; General Parasitology*, da OMS, Genebra (1980-2000).
Professor de Parasitologia em:
Faculdade de Medicina da Universidade de São Paulo (1951-1964);
Escuela de Ciencias Biológicas, do Instituto Politécnico Nacional, México, DF (1964-1968);
Faculdade de Saúde Pública da Universidade de São Paulo (1968-1969);
Faculdade de Medicina de Taubaté, São Paulo (1968-1969);
Universidade Estadual de Londrina, Centro de Ciências Biológicas, Paraná (1969);
Faculdade de Medicina da Universidade "Eduardo Mondlane", Maputo, Moçambique (1981-1983).
Editor-Fundador da *Revista do Instituto de Medicina Tropical de São Paulo* (1959-1964) e da
Revista Médica de Moçambique (1982-1983);
Editor da *Revista Latino-Americana de Microbiologia*, México (1966-1967).
Autor dos livros: 1. *Planejar e Redigir Trabalhos Científicos*, São Paulo, Ed. Blücher (2ª ed. 1997);
2. *Bases da Parasitologia*, Ed. Guanabara Koogan (2ª ed. 2002);
3. *Dicionário de Medicina e Saúde*, Rio de Janeiro, Ed. Guanabara Koogan (2ª ed. 2003);
4. *Dicionário da Saúde e da Prevenção de seus Riscos*, Ed. Guanabara Koogan (1ª ed. 2006);
5. *Parasitologia — Parasitos e Doenças Parasitárias do Homem nos Trópicos Ocidentais*, Ed. Guanabara Koogan (4ª ed. 2008);
Ver também na Internet (Google): Luís Rey, parasitologia.

Quarta edição

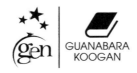

O autor e a editora empenharam-se para citar adequadamente e dar o devido crédito a todos os detentores dos direitos autorais de qualquer material utilizado neste livro, dispondo-se a possíveis acertos caso, inadvertidamente, a identificação de algum deles tenha sido omitida.

Direitos exclusivos para a língua portuguesa
Copyright © 2008 by
EDITORA GUANABARA KOOGAN LTDA.
Uma editora integrante do GEN | Grupo Editorial Nacional

Reservados todos os direitos. É proibida a duplicação ou reprodução deste volume, no todo ou em parte, sob quaisquer formas ou por quaisquer meios (eletrônico, mecânico, gravação, fotocópia, distribuição na internet ou outros), sem permissão expressa da Editora.

Travessa do Ouvidor, 11
Rio de Janeiro, RJ – CEP 20040-040
Tels.: (21) 3543-0770/(11) 5080-0770 | Fax: (21) 3543-0896
www.grupogen.com.br | faleconosco@grupogen.com.br

Editoração Eletrônica: REDBSTYLE

Dedicamos esta obra à memória dos eminentes Professores
SAMUEL BARNSLEY PESSOA
LEÔNIDAS DE MELLO DEANE
MARIA P. DEANE e
AMILCAR VIANNA MARTINS
nossos mestres, amigos e companheiros na luta por um mundo melhor.

CIP-BRASIL. CATALOGAÇÃO-NA-FONTE
SINDICATO NACIONAL DOS EDITORES DE LIVROS, RJ.

R351p
4.ed.

Rey, Luís
Parasitologia : parasitos e doenças parasitárias do homem nos trópicos ocidentais / Luís Rey. - 4.ed. - [Reimpr.]. - Rio de Janeiro : Guanabara Koogan, 2019.
il. ;

ISBN 978-85-277-1406-8

1. Parasitologia médica. 2. Parasito. I. Título.

07-4425	CDD: 616.96
	CDU: 616.995.1

Prefácio

As doenças infecciosas e parasitárias continuam, segundo a Organização Mundial da Saúde, a figurar entre as principais causas de morte, sendo responsáveis por 2 a 3 milhões de óbitos por ano, em todo o mundo. Uma de cada 10 pessoas sofre da infecção por uma ou mais das 10 principais parasitoses, que incluem: ascaríase, ancilostomíase, malária, tricuríase, amebíase, filaríases, esquistossomíases, giardíase, tripanossomíases e leishmaníases.

Em muitas regiões da América Latina e na África, as doenças parasitárias ocupam o primeiro lugar como causa de morte; em outras, são ultrapassadas apenas pelas doenças do aparelho circulatório.

A maioria das pessoas examinadas, em populações latino-americanas e africanas, apresenta ao menos uma espécie de parasito nas coproscopias.

Mais do que pela mortalidade resultante, essas doenças importam pela freqüência com que produzem déficits orgânicos, comprometendo o desenvolvimento normal das crianças e limitando a capacidade de trabalho dos adultos em regiões do mundo em que já é baixa, por outras razões, a produtividade *per capita* da população. Mas, além de limitarem a capacidade de produção, as parasitoses geram, em suas formas mais graves, um exército de enfermos que pesam nos orçamentos familiares e no do Estado, seja pela improdutividade, seja pelos custos da assistência médica e hospitalar que requerem.

Nas últimas décadas, a pandemia de AIDS gerada nos EUA e outras causas de imunodepressão, como a exigida por tratamentos anticancerosos, transplantes de órgãos etc., tornaram graves muitas parasitoses geralmente benignas ou fáceis de curar, mas que, nessas circunstâncias, chegam a ser os fatores determinantes do óbito dos imunodeficientes.

As parasitoses encontram-se, portanto, entre os grandes problemas médico-sanitários dos países em desenvolvimento, a exigir consideráveis recursos financeiros, organização e pessoal habilitado para combatê-las. Daí sua importância no currículo de nossas escolas médicas e de saúde pública, onde interessam não só aos programas de Parasitologia, como aos de Clínica de Doenças Transmissíveis, de Medicina Preventiva, de Pediatria etc.

O estudo da **Parasitologia Médica** — setor especializado da **Patologia Humana** — é cada vez mais uma atividade intercurricular, envolvendo várias disciplinas médicas e de saúde pública.

Por outro lado, o conhecimento científico dos parasitos, das relações parasito–hospedeiro e das doenças que daí possam resultar depende da utilização de informações ou da metodologia de outras ciências, especialmente da Bioquímica, da Biologia Molecular, da Imunologia, da Patologia Geral, da Epidemiologia e de vários campos da Biologia, dentre os quais salientaremos o da Ecologia.

Para orientar os jovens que se iniciam no estudo das doenças parasitárias e de seus agentes etiológicos, bem como para permitir aos professores organizar o ensino integrado, procuramos neste livro expor a matéria relacionando os temas estritamente parasitológicos com todos aqueles a que se ligam naturalmente, abandonando assim uma atitude outrora muito em voga de estudar o parasito como coisa em si, isolado de seus hospedeiros ou do ecossistema a que pertence. Em verdade, as relações parasito–hospedeiro constituem apenas um aspecto ou uma particularidade da ecologia humana ou da ecologia geral.

As incursões que se fazem, em alguns capítulos, pelos terrenos de outras ciências não têm outro propósito a não ser permitir a integração e assegurar, aos leitores menos familiarizados com certas questões básicas, uma recapitulação dos fatos e fenômenos essenciais ao estudo da Parasitologia humana moderna.

Além de compreender a natureza do processo parasitário e suas implicações médicas, o estudante deve preparar-se para a luta contra as doenças produzidas por parasitos e, eventualmente, para cooperar de forma ativa nos trabalhos de planejamento e controle ou erradicação das endemias. Isso quer dizer que deve poder enfrentá-las dentro de seu contexto ecológico, modificando as condições epidemiológicas até o ponto em que o homem deixe de ser vítima de um processo natural, em razão do qual muitos sucumbem e outros padecem um desgaste que compromete a saúde e qualquer possibilidade de uma vida feliz.

Para que este livro não alcançasse dimensões muito maiores, ou para evitar abordar cada problema apenas de forma superficial, adotou-se o critério de incluir no texto somente as doenças que ocorrem na Região Neotropical ou na Etiópica.

Outras parasitoses exóticas do homem ou considerações sobre os parasitos de animais só foram incluídas na medida em que ajudassem a esclarecer nossa patologia.

Pretendemos, assim, servir melhor o ensino médico no Brasil e nos países irmãos da América Latina e da África, pois foi sempre pensando nos estudantes e médicos desses continentes, a que nos ligam profundos laços afetivos e uma larga convivência profissional, que escrevemos as páginas deste livro.

Esta *Parasitologia* incorpora toda a experiência de ensino, de pesquisa e de participação na luta contra as endemias, que o autor teve a oportunidade de viver em mais de 60 anos de atividades em serviços de saúde, em universidades, centros de investigação e em missões internacionais dirigidas pela OMS contra as doenças parasitárias.

Tendo as primeiras edições da obra recebido tão boa acolhida de parte de professores e alunos, em todo o País, fomos animados a lançar agora uma 4ª edição, completamente atualizada.

Além dos importantes avanços técnicos e científicos registrados nos últimos anos, procurou-se incorporar ao texto uma orientação mais voltada para as possibilidades atuais de conseguir um controle eficiente das endemias parasitárias, pois, mesmo quando muitas delas não sejam ainda erradicáveis, podem ser consideravelmente reduzidas como fatores de risco, ao terem suas incidências, prevalências ou cargas parasitárias reduzidas a níveis que não comprometam a saúde de nossas populações.

A ordem dos capítulos obedeceu, por vezes, à importância do tema e a razões didáticas.

*

Ainda que esta obra tenha sido escrita com grande preocupação quanto à clareza e à didática dos assuntos expostos (e revista por mais de 60 especialistas), julgamos útil recomendar aos leitores a utilização de nosso ***Dicionário de Termos Técnicos de Medicina e Saúde***, **2ª edição ilustrada** (Editora Guanabara Koogan, 2003), onde cada termo ou conceito de interesse médico é definido e explicado de forma sistemática.

Nele, as informações contribuem para facilitar o relacionamento de cada assunto com outras questões correlatas, alargando, assim, os horizontes de quem estuda as doenças parasitárias como problemas de medicina e saúde.

A terminologia e a ortografia seguem as normas do ***Vocabulário Ortográfico da Língua Portuguesa***, editado pela Academia Brasileira de Letras, 2ª edição, Imprensa Nacional, 1998.

Luís Rey

Dedicatória

Para Dora

Universo eterno e infinito que por si se move,
que cria e recria sempre estrelas e planetas.
Como agiu para formar a Terra
com mares, montes e vales e tudo mais?

As forças atrativas são universais.
Unindo partículas, prótons e elétrons,
formaram moléculas de que o mundo é feito,
e juntaram aquelas que geraram a vida.

Protocélulas, bactérias e fungos
desenvolveram a vida e ordenaram os genes,
que, por fusão, mutação e reprodução,
criaram as espécies todas que povoam a Terra.

A evolução fez campos, florestas e flores
e animais que nadam, correm ou voam,
que sabem cantar e cuidar da prole
ou pensam — como nós, os homens.

Você, eu e o carinho que nos une,
somos apenas parte desse grande mundo
e da humanidade sã, que vive solidária;
onde nós, com filhos, parentes e amigos,
estamos ligados por um amor profundo.

Material Suplementar

Este livro conta com o seguinte material suplementar:

- Fichas de aula em formato de apresentação (restrito a docentes)

O acesso ao material suplementar é gratuito. Basta que o leitor se cadastre e faça seu *login* em nosso *site* (www.grupogen.com.br), clicando em *GEN-IO* no *menu* superior do lado direito.

É rápido e fácil. Caso haja alguma mudança no sistema ou dificuldade de acesso, entre em contato conosco (gendigital@grupogen.com.br).

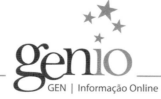

GEN-IO (GEN | Informação Online) é o ambiente virtual de aprendizagem do GEN | Grupo Editorial Nacional, maior conglomerado brasileiro de editoras do ramo científico-técnico-profissional, composto por Guanabara Koogan, Santos, Roca, AC Farmacêutica, Forense, Método, Atlas, LTC, E.P.U. e Forense Universitária. Os materiais suplementares ficam disponíveis para acesso durante a vigência das edições atuais dos livros a que eles correspondem.

Agradecimentos

Queremos consignar aqui nossos melhores agradecimentos a todos os colegas, amigos e colaboradores que gentilmente contribuíram para o aperfeiçoamento do texto deste livro, lendo e corrigindo diferentes capítulos ou fazendo sugestões para a sua clareza e adequação didática. Agradecemos também aos que nos deram sugestões ou contribuíram materialmente para a ilustração da obra. Por suas contribuições importantes em determinados capítulos, destacamos os nomes dos professores, doutores e colegas seguintes:

Abdessalem Mohsen Farza (Ministério da Saúde, Tunísia; Joint United Nations Programme on HIV/AIDS, Geneva).

Abraham Rocha (Serviço de Referência Nacional em Filariose, CPqAM/FIOCRUZ, MS).

Adauto José Gonçalves de Araújo (Departamento de Ciências Biológicas, Escola Nacional de Saúde Pública/FIOCRUZ, RJ).

Alda Maria da Cruz (Laboratório de Imunologia Celular e Humoral em Protozooses, Instituto Oswaldo Cruz, FIOCRUZ, RJ).

Alessandra Queiroga Gonçalves (Laboratório de Doenças Parasitárias; Departamento de Medicina Tropical, Instituto Oswaldo Cruz, FIOCRUZ, RJ).

Aluísio Prata (Departamento de Medicina Tropical, Faculdade de Medicina de Uberaba, MG).

Ana Nilce S. M. Elkhaury (Ministério da Saúde, Secretaria de Vigilância em Saúde, Departamento de Vigilância Epidemiológica, Programa de Leishmanioses).

Anna Kohn Hoineff (Departamento de Helmintologia, Instituto Oswaldo Cruz, FIOCRUZ, RJ).

Arnaldo Maldonado Jr. (Departamento de Medicina Tropical, Instituto Oswaldo Cruz, FIOCRUZ, RJ).

Bernardino Cláudio de Albuquerque (Instituto de Medicina Tropical de Manaus, Universidade do Amazonas, AM).

Carlos Graeff Teixeira (Universidade Federal de Porto Alegre e Pontifícia Universidade Católica do Rio Grande do Sul, Porto Alegre, RS).

Carlos José de Carvalho Moreira (Departamento de Medicina Tropical, Instituto Oswaldo Cruz, FIOCRUZ, RJ).

Claude Pirmez (Departamento de Imunologia, Instituto Oswaldo Cruz, FIOCRUZ, RJ).

Cláudio T. Daniel Ribeiro (Departamento de Imunologia, Instituto Oswaldo Cruz, FIOCRUZ, RJ).

Delir Corrêa Gomes da Serra-Freire (Departamento de Helmintologia, Instituto Oswaldo Cruz, FIOCRUZ, RJ).

Erney Plessman Camargo (Departamento de Parasitologia, Instituto de Ciência da Saúde, Universidade de São Paulo, SP).

Evander de Jesus Oliveira Batista (Universidade Federal do Pará, Núcleo de Medicina Tropical, Belém, PA).

Gerusa Dreyer Vieira (Centro de Pesquisas Aggeu Magalhães, FIOCRUZ, Recife, PE).

Helena S. de Abreu Freitas (Ministério da Saúde, Secretaria de Vigilância em Saúde, Departamento de Vigilância Epidemiológica, Programa de Filariose).

Henrique L. Lenzi (Departamento de Patologia, Instituto Oswaldo Cruz, FIOCRUZ, RJ).

Hércules de Moura (Hospital Evandro Chagas, Instituto Oswaldo Cruz, FIOCRUZ, RJ).

Hooman Momen (Departamento de Bioquímica e Biologia Molecular, Instituto Oswaldo Cruz, FIOCRUZ, RJ).

Ione Irulegui (Instituto de Medicina Tropical, Universidade de São Paulo, SP).

Jane Lenzi (Departamento de Patologia, Instituto Oswaldo Cruz, FIOCRUZ, RJ).

João B. Furtado Vieira (Ministério da Saúde, Secretaria de Vigilância em Saúde, Departamento de Vigilância Epidemiológica, Programa de Oncocercose).

João Carlos Pinto Dias (Universidade Federal de Brasília, Brasília, DF).

João Carvalho de Holanda (Universidade Federal de Brasília, Brasília, DF).

João Luiz Horácio Faccini (Departamento de Biologia Animal; Escola Superior de Agricultura e Medicina Veterinária/UFRRJ, RJ).

Jorge R. Arias (Entomologista da Oficina Sanitária Panamericana/OMS).

José Borges Pereira (Departamento de Medicina Tropical, Instituto Oswaldo Cruz, FIOCRUZ, RJ).

José L. de Brito Ladislau (Ministério da Saúde, Secretaria de Vigilância em Saúde, Departamento de Vigilância Epidemiológica, Programa de Malária).

José Maria de Souza (Centro de Ciências da Saúde, Universidade Federal do Pará, PA).

José Roberto Machado e Silva (Departamento de Parasitologia, Universidade Estadual do Rio de Janeiro, RJ).

José Rodrigues Coura (Departamento de Medicina Tropical, Instituto Oswaldo Cruz, FIOCRUZ, RJ).

Leda Maria da Costa Macedo (Departamento de Parasitologia, Universidade Estadual do Rio de Janeiro, RJ).

Luís Carlos Rey (Hospital Infantil Albert Sabin e Hospital São José de Doenças Infecciosas, Universidade Federal do Ceará, Fortaleza, CE).

Luís Marcelo Aranha Camargo (Centro de Pesquisas e Medicina Tropical "Leonidas M. Deane", Universidade de São Paulo, Rio Negro/Rondônia).

Luiz Fernando R. Ferreira da Silva (Departamento de Ciências Biológicas, ENSP/FIOCRUZ, RJ).

Marcelo Pelaio Machado (Departamento de Patologia, Instituto Oswaldo Cruz, FIOCRUZ, RJ).

Marcio Neves Boia (Departamento de Medicina Tropical, Instituto Oswaldo Cruz, FIOCRUZ, RJ).

Margareth M. de Carvalho Queiroz (Departamento de Biologia, Instituto Oswaldo Cruz, FIOCRUZ, RJ).

Maria José Conceição (Departamento de Medicina Tropical, Instituto Oswaldo Cruz, FIOCRUZ, RJ).

Maria Regina Reis Amendoeira (Instituto Oswaldo Cruz, FIOCRUZ, RJ).

Mariângela Ziccardi de Camargo Salles (Departamento de Medicina Tropical, Instituto Oswaldo Cruz, FIOCRUZ, RJ).

Mario B. Aragão (Escola Nacional de Saúde Pública/FIOCRUZ, RJ).

Marli Maria Lima (Departamento de Biologia, Instituto Oswaldo Cruz, FIOCRUZ, RJ).

Martha Cecília Suares Mutis (Departamento de Medicina Tropical, Instituto Oswaldo Cruz, FIOCRUZ, RJ).

Mauro C. A. Marzochi (Departamento de Ciências Biológicas, Escola Nacional de Saúde Pública/FIOCRUZ, RJ).

Nicolau M. Serra Freire (Departamento de Biologia Animal; Escola Superior de Agricultura e Medicina Veterinária/UFRRJ, RJ).

Nilcéa Freire Faernstein (Reitoria da Universidade Estadual do Rio de Janeiro, RJ, e Ministra da Condição Feminina).

Octávio Fernandes da Silva Filho (Departamento de Medicina Tropical, Instituto Oswaldo Cruz, FIOCRUZ, RJ).

Paulo Sérgio d'Andrea (Departamento de Medicina Tropical, Instituto Oswaldo Cruz, FIOCRUZ, RJ).

Pedro M. Linardi (Departamento de Parasitologia, ICB, Universidade Federal de Minas Gerais, MG)

Regina Milder (Departamento de Parasitologia, ICB, Universidade de São Paulo, SP).

Ricardo Lourenço de Oliveira (Departamento de Entomologia, Instituto Oswaldo Cruz, FIOCRUZ, RJ).

Roberto Milward de Andrade (Departamento de Ciências Biológicas, Escola Nacional de Saúde Pública/FIOCRUZ, RJ).

Roberto Regis Magalhães Pinto (Departamento de Helmintologia, Instituto Oswaldo Cruz, FIOCRUZ, RJ).

Ronaldo Santos do Amaral (Ministério da Saúde, Secretaria de Vigilância em Saúde, Departamento de Vigilância Epidemiológica, Programa de Esquistossomose, Brasília, DF).

Rosana Gentili (Departamento de Medicina Tropical, Instituto Oswaldo Cruz, FIOCRUZ, RJ).

Rosângela Rodrigues e Silva (Departamento de Helmintologia, Instituto Oswaldo Cruz, FIOCRUZ, RJ).

Rubens Pinto de Mello (Departamento de Biologia Animal; Escola Superior de Agricultura e Medicina Veterinária/Universidade Federal Rural do Rio de Janeiro, RJ).

Sebastião Aldo da Silva Valente (Instituto Evandro Chagas, Belém, PA).

Sérgio Gomes Coutinho (Departamento de Protozoologia, Instituto Oswaldo Cruz, FIOCRUZ, RJ).

Silvia Spalding Ayala (Instituto de Pesquisas Biológicas, Porto Alegre, RS).

Soraya de Oliveira Santos (Ministério da Saúde, Secretaria de Vigilância em Saúde, Departamento de Vigilância Epidemiológica, Programa de Controle da Doença de Chagas).

Wilson Jacinto de Souza (Departamento de Protozoologia, Instituto Oswaldo Cruz, FIOCRUZ, RJ).

Wladimir Lobato Paraense (Departamento de Malacologia, Instituto Oswaldo Cruz, FIOCRUZ, RJ).

Zilton de Araújo Andrade (Centro de Pesquisas Gonçalo Moniz/FIOCRUZ, Salvador, BA).

A maioria das ilustrações deste livro é trabalho original ou de aperfeiçoamento da Seção de Programação Visual, Setor Multimeios, da FIOCRUZ, razão pela qual somos profundamente reconhecidos ao seu chefe, **Genilton José Vieira**, e aos desenhistas **Valéria Cristina Gonçalves de Sá**, **Roberto Antunes Moreira** e **Itamar Bastos Crispin**, pelo interesse e pela qualidade dos desenhos e gráficos elaborados. A maioria das fotografias feitas por microscopia eletrônica devemos à gentileza de **Regina Milder**, do Departamento de Parasitologia, ICB/Universidade de São Paulo, SP. Muitos dados epidemiológicos, gráficos e tabelas foram cedidos pelo Ministério da Saúde, Secretaria de Vigilância em Saúde.

Ainda assim, devem subsistir nas páginas deste livro falhas e defeitos que escaparam ao autor e aos revisores. Solicitamos, pois, aos usuários desta obra que nos façam chegar quaisquer críticas e sugestões para aperfeiçoamento do texto nas edições posteriores, pelo que ficamos antecipadamente muito gratos.

Luís Rey
Fundação Oswaldo Cruz, Instituto Oswaldo Cruz
Av. Brasil, 4.365 — CEP 21045-900
Rio de Janeiro, RJ

Conteúdo

I PARTE GERAL

1. A energia e os seres vivos, 3
2. Macromoléculas, informação, organização e reprodução celular, 18
3. Conceito ecológico e bioquímico de parasitismo, 46
4. Os ciclos parasitários e a teoria dos focos naturais, 67
5. Principais tipos de hábitat dos parasitos, 77
6. Resistência ao parasitismo, 89
7. Mecanismos executores da resposta imunológica, 101
8. Parasitismo e processos patológicos; regeneração e cicatrização, 116
9. Principais grupos de protozoários e metazoários parasitos do homem e seus vetores, 132

II PROTOZOÁRIOS PARASITOS DO HOMEM

10. Amebas parasitas do homem, 147
11. *Entamoeba histolytica* e amebíase: I. O parasito, 156
12. *Entamoeba histolytica* e amebíase: II. A doença, 165
13. Os esporozoários ou Apicomplexa, 181
14. *Toxoplasma gondii* e toxoplasmose, 192
15. Os plasmódios e a malária: I. Os parasitos, 207
16. Os plasmódios e a malária: II. A doença, 222
17. Os plasmódios e a malária: ecologia e epidemiologia, 249
18. Controle da malária, 265
19. *Balantidium coli* e balantidíase, 277
20. Flagelados parasitos do sangue e dos tecidos: Trypanosomatidae, 280
21. Tripanossomíase por *Trypanosoma cruzi* (doença de Chagas): O parasito, 295
22. Tripanossomíase por *Trypanosoma cruzi*: A doença, 305
23. Tripanossomíase por *Trypanosoma cruzi*: ecologia, epidemiologia e controle, 324
24. Tripanossomíase por *Trypanosoma brucei* e doença do sono, 344
25. *Leishmania* e leishmaníases: Os parasitos, 359
26. O complexo "*Leishmania braziliensis*" e as leishmaníases tegumentares americanas, 372
27. O complexo "*Leishmania mexicana*" e as leishmaníases cutâneas das Américas, 384
28. Leishmânias e leishmaníases cutâneas do Velho Mundo, 390
29. O complexo "*Leishmania donovani*" e a leishmaníase visceral, 396
30. Flagelados das vias digestivas e geniturinárias: tricomoníase e giardíase, 411

III PLATELMINTOS PARASITOS DO HOMEM

31. Trematódeos digenéticos do homem, 425
32. *Schistosoma mansoni* e esquistossomíase: O parasito, 435
33. *Schistosoma mansoni* e esquistossomíase: A doença, 447
34. *Schistosoma haematobium* e esquistossomíase, 465
35. *Schistosoma* e esquistossomíase: epidemiologia e controle, 475
36. *Fasciola hepatica* e fasciolíase, 500
37. Cestóides parasitos do homem, 507
38. Tênias e teníases, 516
39. Cisticercose humana, 530
40. *Echinococcus granulosus* e hidatidose, 540
41. Himenolepíases, difilobotríase e outras cestoidíases, 558

IV NEMATELMINTOS

42. Nematóides parasitos do homem, 570
43. *Ascaris lumbricoides* e ascaríase, 585
44. *Enterobius vermiculares* e enterobíase, 598
45. *Strongyloides stercoralis* e estrongiloidíase, 604

46　Ancilostomídeos e ancilostomíase: I. Os parasitos, 614

47　Ancilostomídeos e ancilostomíase: II. A doença, 622

48　*Larva migrans* cutânea e visceral, 637

49　*Angiostrongylus costaricensis* e angiostrongilíase; *Lagochilascaris* e lagoquilascaríase, 642

50　*Wuchereria bancrofti* e filaríase linfática, 648

51　*Onchocerca volvulus* e oncocercíase. Outras filaríases, 661

52　*Trichuris*, *Trichinella* e outros nematóides, 676

53　Imunodeficiências e parasitoses, 684

V ARTRÓPODES PARASITOS OU VETORES DE DOENÇAS

54　Organização e fisiologia dos insetos, 691

55　Hemípteros: triatomíneos e percevejos, 710

56　Dípteros nematóceros em geral. Psicodídeos, simulídeos e ceratopogonídeos, 719

57　Dípteros nematóceros: anofelinos e culicíneos, 727

58　Dípteros braquíceros: moscas e motucas, 745

59　Sifonápteros: as pulgas, 760

60　Anopluros: os piolhos sugadores, 772

61　Acari: os carrapatos, 777

62　Acari: os ácaros da escabiose e de outras dermatoses, 785

VI MOLUSCOS VETORES DE DOENÇAS

63　Planorbídeos e outros moluscos hospedeiros de helmintos, 793

VII PARTE TÉCNICA

64　Métodos e técnicas usuais em parasitologia, 811

65　Técnicas de imunodiagnóstico em parasitologia, 825

66　Métodos de estudos dos helmintos, moluscos e insetos, 838

ÍNDICE ALFABÉTICO, 852

PARA SABER MAIS SOBRE
PARASITOS E PARASITOSES

Nesta 4ª edição, foram suprimidas as listas bibliográficas no fim de cada capítulo.

As razões para isso estão no fato de tais listas envelhecerem rapidamente e serem raramente objeto de consulta pelos alunos ou professores, em vista da facilidade com que se pode atualizar e ampliar os conhecimentos em Parasitologia com uma simples consulta às fontes de informação encontradas através da Internet.

Outras razões se explicam pela possibilidade de reduzir o número de páginas do livro e, assim, também o custo editorial, tornando-o mais acessível aos usuários.

Para orientar os estudantes que desejam saber mais e estar permanentemente atualizados, organizamos uma relação de endereços, na Internet, onde encontrarão os assuntos de interesse sobre parasitos e parasitoses. São eles, principalmente, os seguintes:

— Google: especificar o tema de busca utilizando uma ou mais palavras-chave; por exemplo: leishmaniose visceral, tratamento, 2007.

Para informação sobre o autor e seus trabalhos, clicar no Google: Luís Rey, parasitologia.

Endereços eletrônicos recomendados pela BIBLIOTECA DE MANGUINHOS (FIOCRUZ) para acesso aos temas médicos:

- CAPES (o mais importante da área biomédica — sem acesso livre): www.periodicos.gov.br
- BIBLIOTECA DE MANGUINHOS: www.biomanguinhos.cict.fiocruz.br
- BIBLIOMED: www.bibliomed.com.br
- BIREME — biblioteca virtual de saúde: www.bireme.br
- BVS — biblioteca virtual em saúde pública: www.saudepublica.bvs.br
- BVS/MS — biblioteca virtual em saúde do Ministério da Saúde: www.saude.gov.br/bvs
- CCN — Catálogo Coletivo Nacional: www.ct.ibict.br:82/con/owa/con_consulta
- FREE MEDICAL JOURNALS: www.freemedicaljournals.com
- MEDSTUDENTS — o primeiro site médico do Brasil: www.medstudents.com.br/index.asp
- Portal de Revistas Científicas em Ciências da Saúde: http://portal.revista:bvs.br
- SCIELO BRASIL — periódicos científicos brasileiros: www.scielo.br
- SITES MÉDICOS NA INTERNET: www.fmc.br

PRINCIPAIS REVISTAS QUE PUBLICAM TRABALHOS SOBRE
PARASITOLOGIA

NACIONAIS:

Cadernos de Saúde Pública
Memórias do Instituto Oswaldo Cruz
Revista da Sociedade Brasileira de Medicina Tropical
Revista de Patologia Tropical
Revista do Instituto de Medicina Tropical de São Paulo

INTERNACIONAIS:

Acta Tropica
American Journal of Tropical Medicine and Hygiene
Anais do Instituto de Higiene e Medicina Tropical
Annales de Parasitologie
Bulletin de la Societé de Patologie Exotique
Bulletin de l´Organisation Mondiale de la Santé
Bulletin of the World Health Organization
Experimental Parasitology
Journal of Helmintology
Journal of Immunology
Journal of Parasitology
Parasitology
Parasitology Today
Research and Reviews in Parasitology
Transactions of the Royal Society of Tropical Medicine and Hygiene
Tropical and Geographical Medicine
Tropical Medicine and Parasitology
WHO Technical Report Series

Lista das Pranchas

I. Macrófago
II. Macrófago (em corte)
III. Amebas nas fezes
IV. *Entamoeba histolytica* (microscopia de varredura)
V. *E. histolytica* (patologia)
VI. *Plasmodium falciparum*
VII. *Plasmodium malariae*
VIII. *Plasmodium vivax*
IX. Malária (patologia)
X. Malária, mapa das áreas de risco e casos (1961-1999)
XI. *Trypanosoma cruzi* (corte)
XII. *T. cruzi*, amastigotas no músculo
XIII. *T. cruzi* no sangue, sinal de Romaña e mortalidade
XIV. Triatoma picando e nas casas
XV. *T. cruzi*, interrupção da transmissão
XVI. Leishmaníase tegumentar
XVII. Distribuição geográfica das áreas de transmissão de leishmaníase
XVIII. Leishmaníase cutânea e visceral
XIX. Foco de calazar
XX. Esquistossomíase mansônica
XXI. Esquistossomíase, área endêmica e prevalência
XXII. Planorbídeos, mapa da distribuição
XXIII. Esquistossomose hematóbica, lagoquilascaríase, filaríase e miíase
XXIV. Ovos de helmintos nas fezes
XXV. Óbitos por doenças transmitidas por vetores

Pranchas

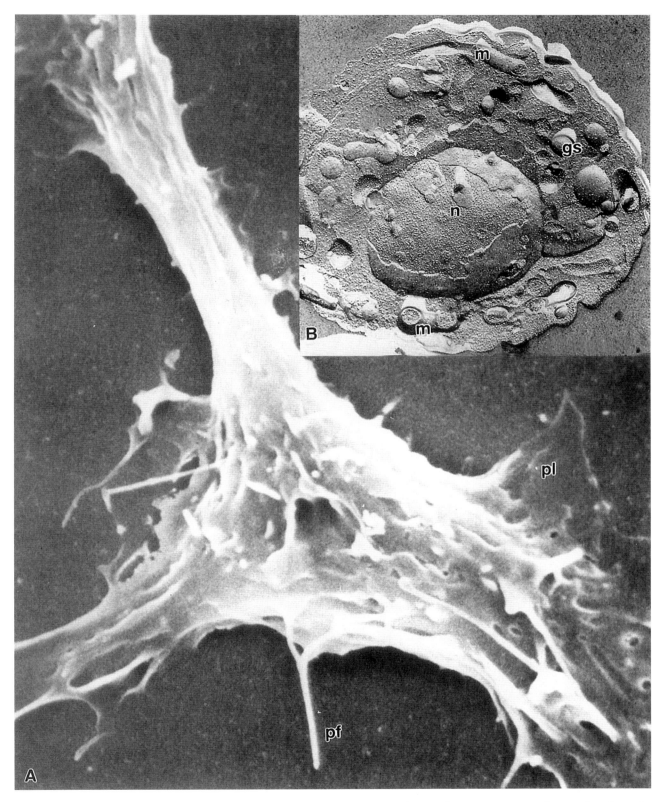

Prancha I O macrófago destaca-se entre as células mais importantes para a proteção do organismo contra os parasitos que invadem o homem ou outros vertebrados e que, eventualmente, produzem doenças. *A*. Macrófago visto em microscopia eletrônica de varredura, observando-se pseudópodes filamentares (**pf**) e laminares (**pl**) com que se fixa ao suporte ou a outras estruturas (24.000 aumentos). *B*. Macrófago examinado ao microscópio eletrônico pela técnica de congelamento e fratura; **gs**, grânulos de secreção; **m**, mitocôndrias; **n**, núcleo (18.000 aumentos). (Documentação original da Dra. Regina Milder, Dep. de Parasitologia do ICB/USP, São Paulo.)

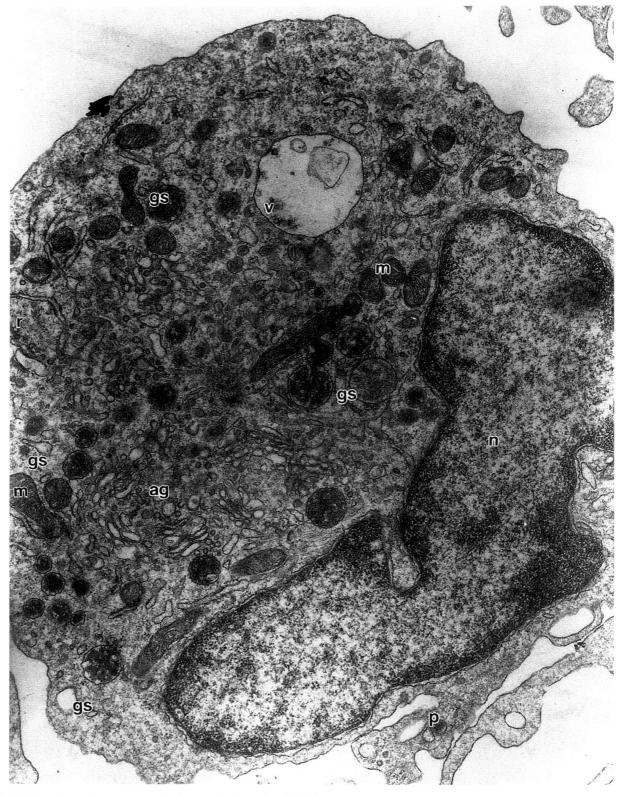

Prancha II Macrófago visto em corte, à microscopia eletrônica (75.000 aumentos). **ag**, Aparelho de Golgi; **gs**, grânulos de secreção; **m**, mitocôndrias; **n**, núcleo do macrófago, envolvido por sua membrana dupla; **p**, prolongamentos celulares; **r**, retículo endoplásmico; e **v**, vacúolo digestivo. (Documentação original da Dra. Regina Milder, Dep. de Parasitologia do ICB/USP, São Paulo.)

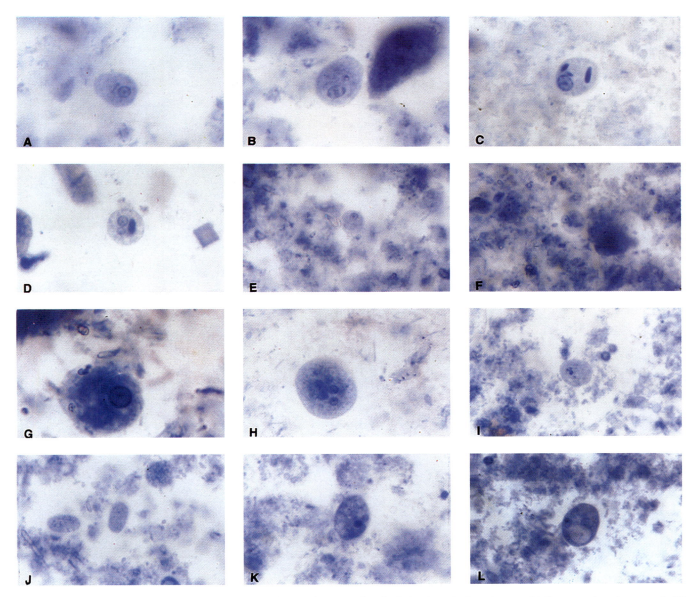

Prancha III Amebas intestinais do homem. *A. Entamoeba histolytica*, trofozoíta da luz intestinal, onde se multiplica e produz cistos; mede 10 a 20 μm; seu núcleo é típico e mostra um cariossoma central punctiforme (coloração pela hematoxilina férrica). *B. E. histolytica*, trofozoíta com o núcleo em divisão, onde se vêem a persistência da membrana nuclear, a placa equatorial e as massas polares. *C.* Cisto da mesma espécie, ainda com um só núcleo mas com corpos cromatóides grossos e arredondados nas extremidades. *D.* Cisto com dois núcleos visíveis; estes chegam normalmente a quatro. *E. Entamoeba hartmanni* cujos trofozoítas medem 5 a 12 μm de diâmetro e se distinguem de *E. histolytica* principalmente por seu pequeno tamanho e pela ausência de patogenicidade. *F.* Cisto de *E. hartmanni*, que pode conter um a quatro núcleos e mede de 4 a 10 μm. *G. Entamoeba coli*, que tem trofozoítas grandes (18 a 28 μm) e núcleo com cariossoma excêntrico, geralmente irregular, além de grânulos grosseiros revestindo a membrana nuclear. *H.* Cisto de *E. coli*, cujo diâmetro varia entre 15 e 25 μm e, quando maduro, conta com oito núcleos. *I. Endolimax nana*, forma vegetativa mostrando cariossoma irregular e ausência de cromatina na face interna da membrana; seu tamanho vai de 6 a 15 μm. *J.* Cisto de *E. nana* com 8 a 12 μm, no maior diâmetro, e quatro núcleos pequenos. *K. Iodamoeba butschlii*, tamanho entre 6 e 16 μm, tendo por característica mais notável um grande cariossoma redondo separado da membrana nuclear por estreito halo claro. *L.* Cisto de *I. butschlii*, geralmente de forma irregular, com um só núcleo e grande vacúolo de glicogênio. (Documentação do Dep. de Protozoologia, IOC/FIOCRUZ, por obséquio do Dr. Sérgio G. Coutinho.)

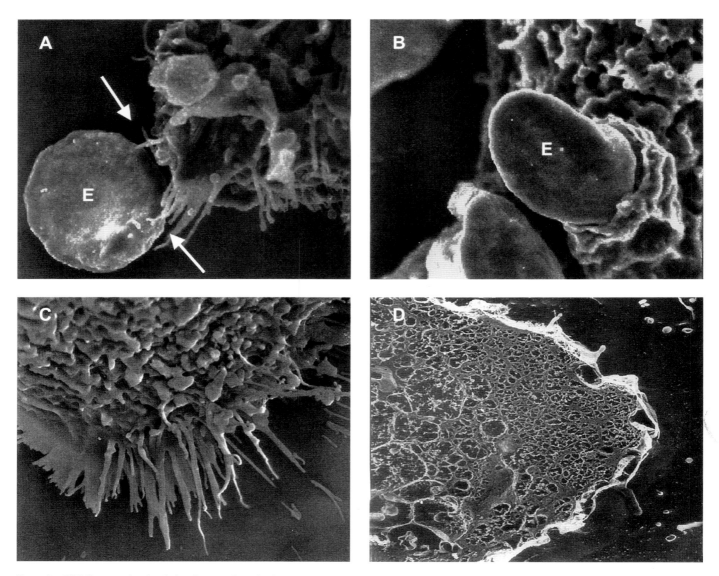

Prancha IV Microscopia eletrônica de varredura de alta resolução mostrando trofozoítas de *Entamoeba histolytica* durante o processo de eritrofagocitose. *A*. Início da emissão dos lamelipódios e adesão ao eritrócito humano. *B*. Processo inicial da fagocitose de um eritrócito. *C*. Formação de filopódios. *D*. Foto mostrando a diferença na constituição dos filamentos entre o ectoplasma e o endoplasma. **E**, Eritrócito. (Fotos cedidas pelo Dr. Evander de Jesus Oliveira Batista, Núcleo de Medicina Tropical, Universidade Federal do Pará.)

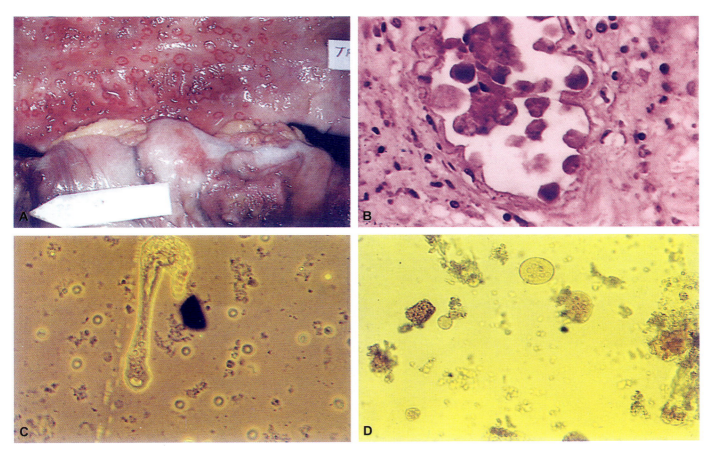

Prancha V Patologia da amebíase: *A*. Amebíase intestinal: numerosas úlceras amebianas são vistas ao longo do intestino grosso de um caso autopsiado na Bahia. *B*. Corte histológico do intestino grosso em que se vêem as amebas (*Entamoeba histolytica*) destruindo a mucosa. *C. E. histolytica* em cultura axênica, com numerosas hemácias fagocitadas em seu citoplasma. *D*. Cistos de *E. histolytica*, encontrados em exame de fezes e corados pelo lugol. (Fotos *A* e *B*, obséquio do Dr. Zilton Andrade, Centro de Pesquisas Gonçalo Moniz, Salvador, Bahia; fotos *C* e *D*, do Dr. Edward Félix Silva, do Dep. de Parasitologia do ICB/UFMG, Belo Horizonte, MG, Brasil.)

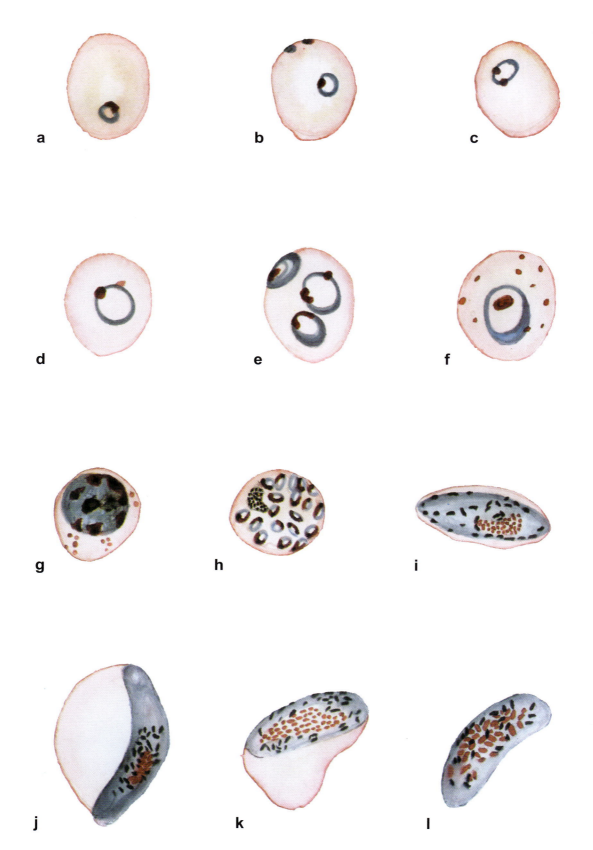

Prancha VI *Plasmodium falciparum. a, b* e *c*, Trofozoítas jovens encontrados habitualmente nos exames de sangue e corados pelo método de Giemsa: em *b*, dois parasitos encontram-se na mesma hemácia, ocupando um deles posição marginal; em *c*, vêem-se duas massas de cromatina (coradas fortemente em vermelho). Em *d, e* e *f*, trofozoítas em crescimento, que se desenvolvem geralmente nos capilares das vísceras; em *e*, a hemácia está multiparasitada e, em *f*, o glóbulo vermelho mostra pontos mais corados que correspondem às granulações de Maurer. Em *g*, um esquizonte; *h*, fim da esquizogonia, com formação dos merozoítas. A linha de desenvolvimento sexuado feminino passa pelas fases de macrogametócito jovem (*i*) e macrogametócito maduro (*j*), que dará origem ao gameta feminino (no mosquito). A linha de desenvolvimento masculino passa pelo microgametócito jovem (*k*) e microgametócito maduro (*l*), que formará os gametas masculinos, quando no mosquito.

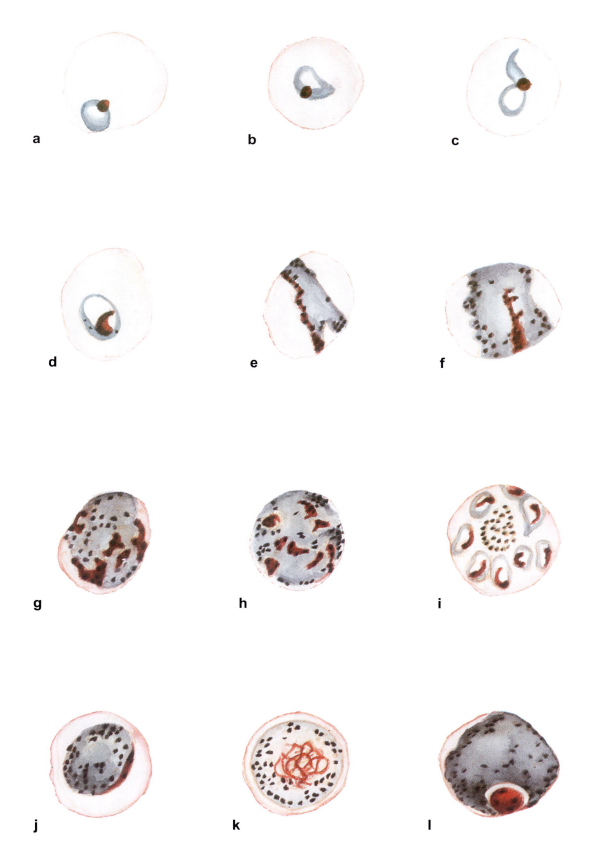

Prancha VII *Plasmodium malariae*. *a*, Trofozoíta jovem; *b* e *c*, trofozoítas em crescimento; notar que as hemácias parasitadas não aumentam de tamanho e que todas as formas evolutivas aparecem no sangue periférico. Os trofozoítas maiores, como em *d*, já começam a acumular pigmento malárico e adotam freqüentemente a forma de faixas transversais, *e* e *f*, com numerosos grânulos de hemozoína. Em *g* e *h* estão representados esquizontes com vários núcleos e grânulos maiores, enquanto em *i* vemos uma rosácea ou merócito com oito merozoítas já individualizados. Os gametócitos jovens (*j*) podem confundir-se com outras formas evolutivas, mas os gametócitos adultos, que ocupam quase todo o volume das hemácias, diferenciam-se um do outro porque o microgametócito (*k*) tem citoplasma azul-claro e cromatina nuclear frouxa, de localização central, enquanto o macrogametócito (*l*) cora-se em azul mais escuro e tem núcleo denso, periférico.

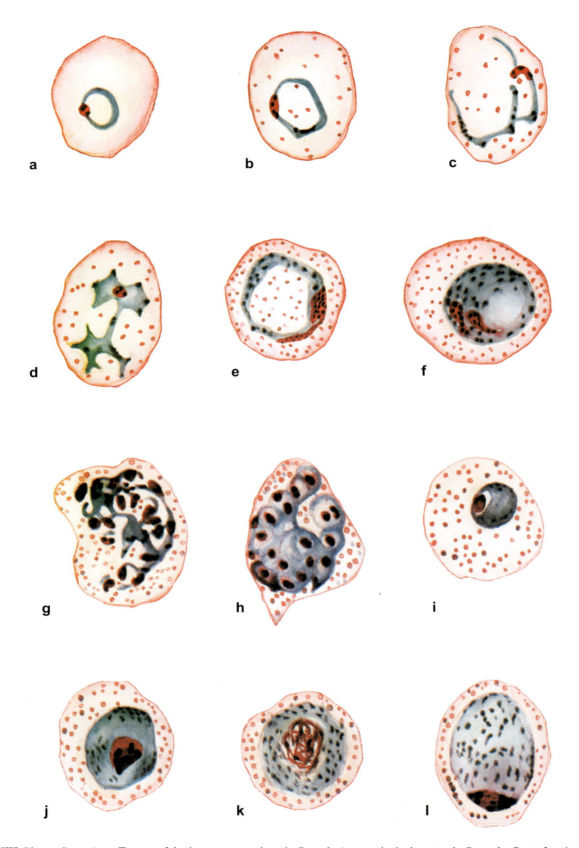

Prancha VIII *Plasmodium vivax*. Tem morfologia que o aproxima de *P. malariae* e, principalmente, de *P. ovale*. Os trofozoítas jovens são indistinguíveis (*a*); mas, depois, as hemácias parasitadas por *P. vivax* (*b, c*) e por *P. ovale* ficam dilatadas e descoradas, em contraste com as hemácias vizinhas não-parasitadas; aparecem as granulações de Schuffner e os parasitos alcançam maiores dimensões. *P. vivax* emite numerosos pseudópodes que lhe emprestam formas bizarras (*d*); o citoplasma aumenta de volume e acumula pigmento (*e*), dando início à esquizogonia (*f*). Em *g*, vê-se um esquizonte com muitos núcleos-filhos e, em *H*, uma rosácea que pode gerar 12 a 24 merozoítas; *i*, um gametócito jovem. Todas as formas estão presentes no sangue periférico. Um macrogametócito jovem está representado em *j*; um microgametócito maduro, em *k*, com seu núcleo central e cromatina frouxa; e um macrogametócito com núcleo compacto e marginal, em *l*.

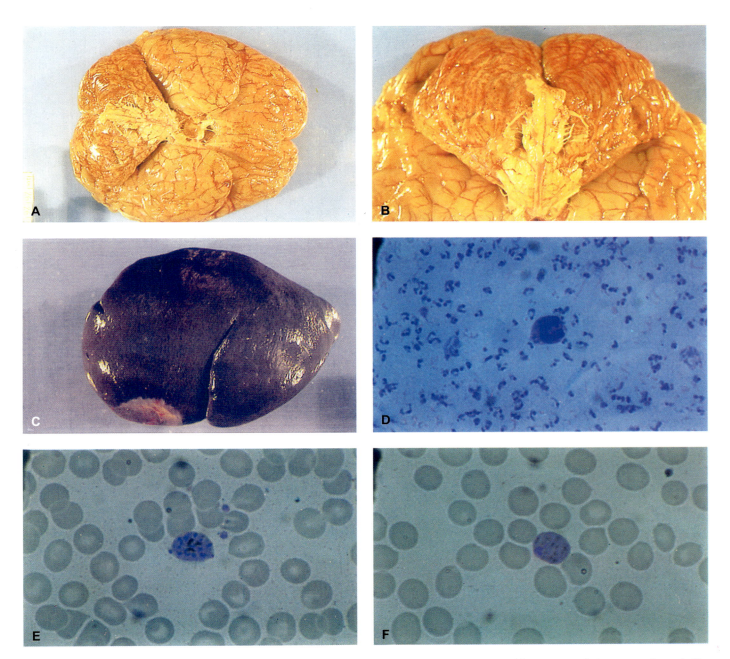

Prancha IX Patologia da malária. *A.* Lesões cerebrais devidas à infecção por *P. falciparum* que se manifestam com edema, congestão, embolias e hemorragias disseminadas. *B.* No cerebelo, as mesmas lesões mostram-se mais acentuadas. *C.* Esplenomegalia, aumento da dureza do baço e coloração escura devida ao acúmulo de pigmento malárico. *D.* Trofozoíta de *P. falciparum* em gota espessa de sangue. *E.* Gota estendida de sangue com merócito de *P. vivax*. *F.* Sangue com gametócito de *P. vivax*.

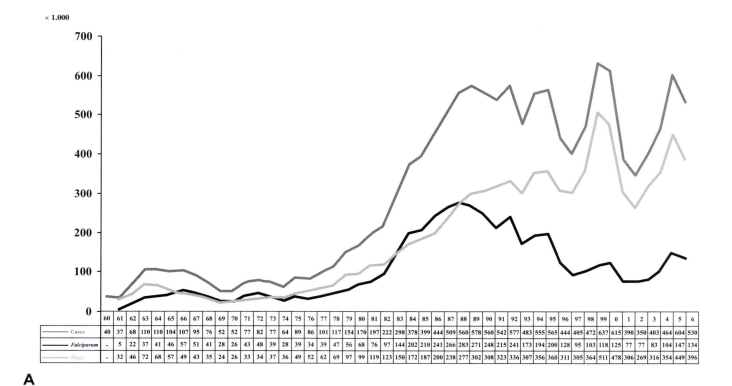

A

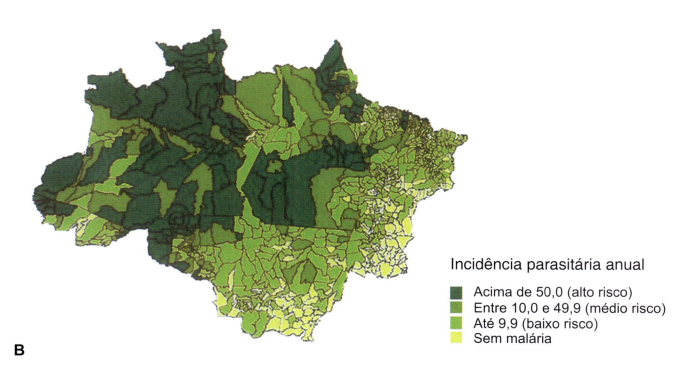

B

Prancha X A. Registro de casos de malária na Amazônia Legal, no período 1961-2006, baseado no número de lâminas positivas para *Plasmodium*, *P. vivax* e *P. falciparum*. (Fonte: SVS/SISMAL/SIVEP/CGPNCM/DIGES/Ministério da Saúde.) B. Áreas de risco para malária, segundo a incidência parasitária anual (IPA) e o local provável de infecção. Brasil, 2000. (Fonte: CIVEP-Malária/SVS/Ministério da Saúde.)

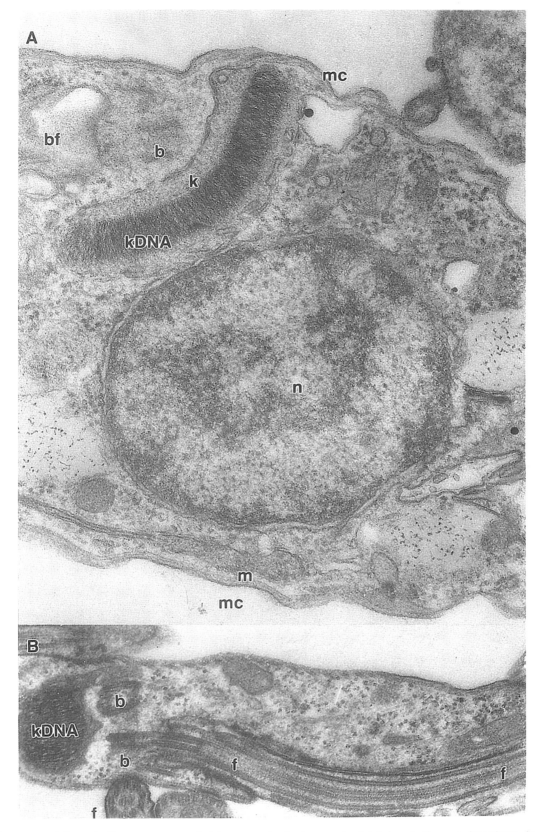

Prancha XI Estruturas celulares de *Trypanosoma cruzi* vistas em corte, à microscopia eletrônica. *A*. Forma epimastigota do protozoário, encontrada no intestino dos triatomíneos ou nos meios de cultura (75.000 aumentos). *B*. Forma tripomastigota, encontrada no sangue, nos tecidos dos hospedeiros vertebrados ou nos meios de cultura. **b**, Blefaroplasto; **bf**, bolso flagelar; **f**, flagelos, vistos em seção longitudinal e em seção transversal, onde se distinguem as fibras periféricas e as centrais; **k**, cinetoplasto, com cristas mitocondriais junto à superfície convexa; **kDNA**, disposição característica do DNA mitocondrial, nas formas epi- e tripomastigota; **m**, mitocôndria; **mc**, membrana celular, com sua estrutura trilaminar, forrada na face citoplásmica por microtúbulos dispostos longitudinal ou obliquamente; **n**, núcleo envolvido pela dupla membrana nuclear. (Documentação original da Dra. Regina Milder, Dep. de Parasitologia do ICB/USP, São Paulo.)

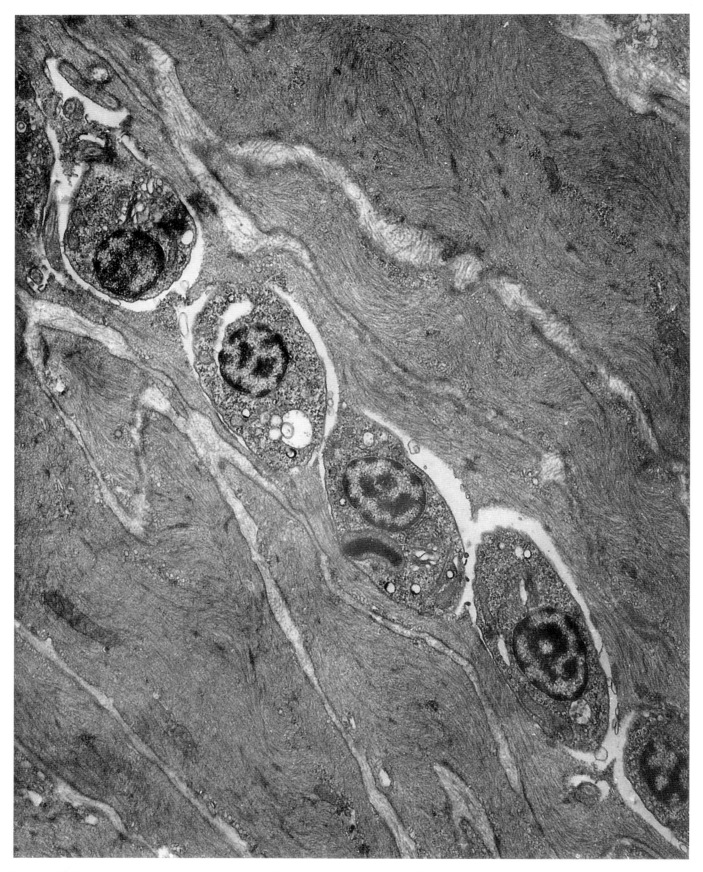

Prancha XII Formas amastigotas de *Trypanosoma cruzi* desenvolvendo-se em uma fibra muscular lisa do intestino grosso. No centro da figura, um dos parasitos mostra o cinetoplasto com aspecto típico das fases reprodutivas, e, na parte superior esquerda, um outro apresenta indícios de sua transformação em tripomastigota (crescimento do flagelo). (Foto do Prof. W. L. Tafuri, obtida em microscopia eletrônica e publicada no capítulo Pathogenesis of *Trypanosoma cruzi* infections, *in*: LUMSDEN & EVANS — *Biology of the Kinetoplastida*. London, Academic Press, 1979.)

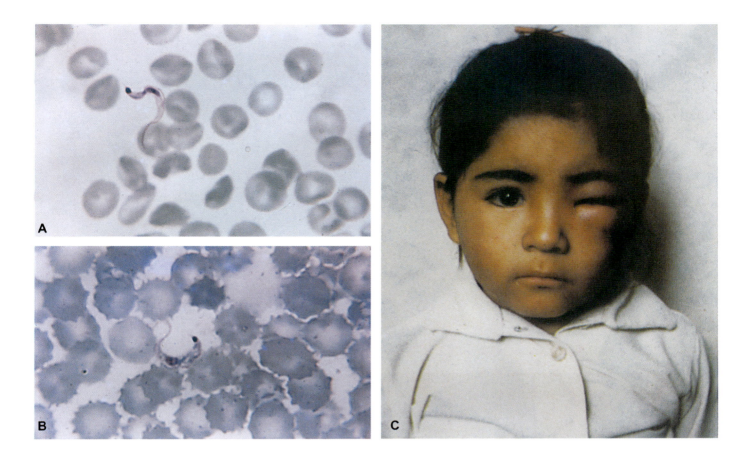
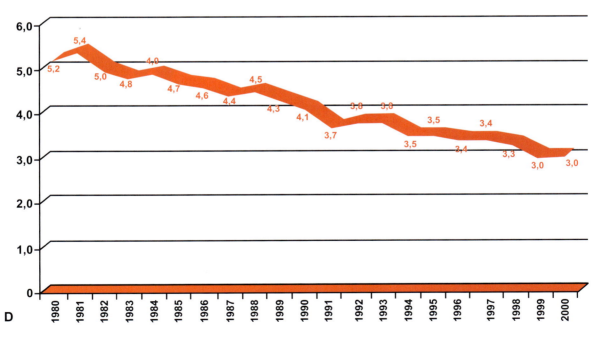

Prancha XIII Tripanossomíase americana. *A. Trypanosoma cruzi* no sangue, em sua fase tripomastigota, forma fina, capaz de penetrar nas células do hospedeiro e multiplicar-se sob a forma de amastigota. *B.* Forma larga de *Trypanosoma cruzi* sanguícola, também na fase tripomastigota, que não invade as células mas resiste melhor ao soro imune e está adaptada para infectar os triatomíneos. *C.* Sinal de Romaña apresentado por uma menina procedente de área endêmica, no Brasil. *D.* Mortalidade por tripanossomíase americana no período 1980-2000. (Fotos *A* e *B* cedidas pelo Dr. J. R. Coura, Dep. de Medicina Tropical, IOC/FIOCRUZ; foto *C* cedida pelo Dr. João Paulo Pinto Dias, SUCAM, Brasília.)

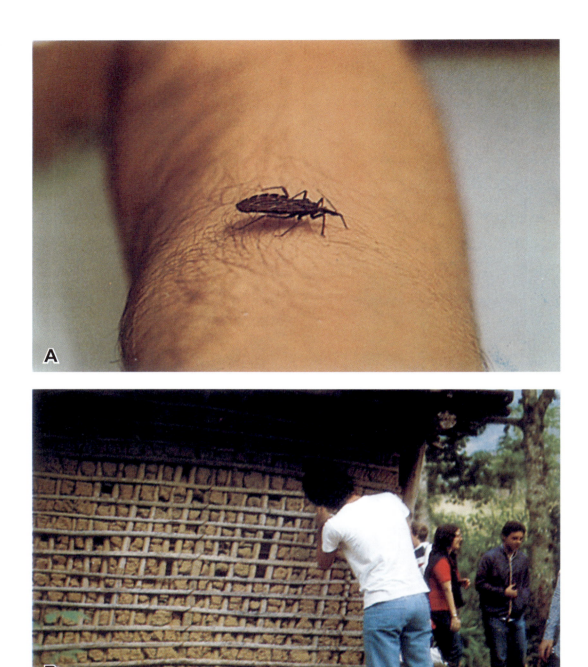

Prancha XIV *A.* Atitude do *Triatoma infestans* ao picar um paciente para alimentar-se de sangue. *B.* Procurando triatomíneos em uma casa com paredes de taipa. (Fotos, documentação do Dep. de Ciências Biológicas, ENSP/FIOCRUZ, Rio de Janeiro.)

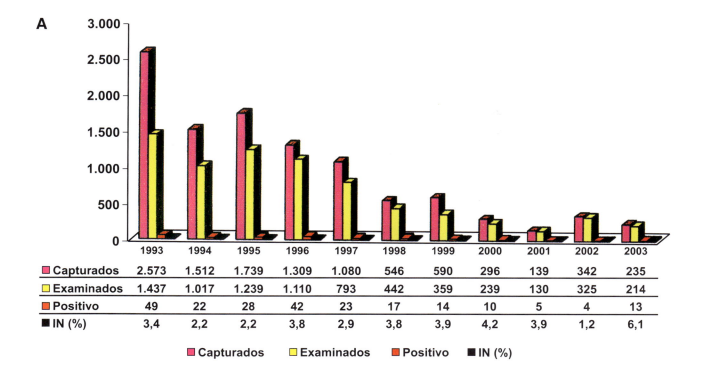

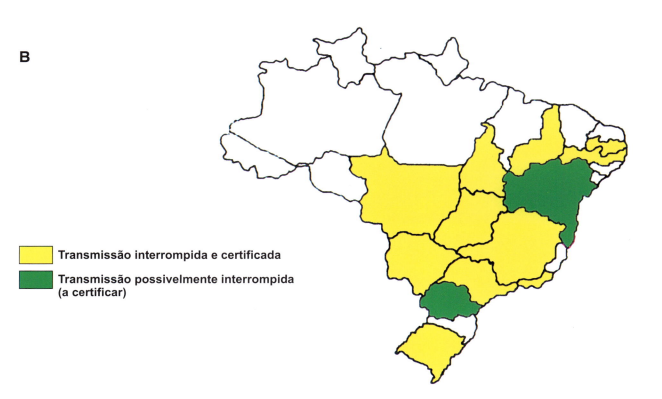

Prancha XV *A.* Número de *Triatoma infestans* capturados, examinados e percentual dos encontrados infectados por *Trypanosoma cruzi*, no Brasil, no período 1993-2003. *B.* Interrupção da transmissão vetorial da tripanossomíase causada pelo *Trypanosoma cruzi* e devida ao *Triatoma infestans*, no Brasil. (Fonte: Secretaria de Vigilância em Saúde [SVS], Ministério da Saúde, 2005.)

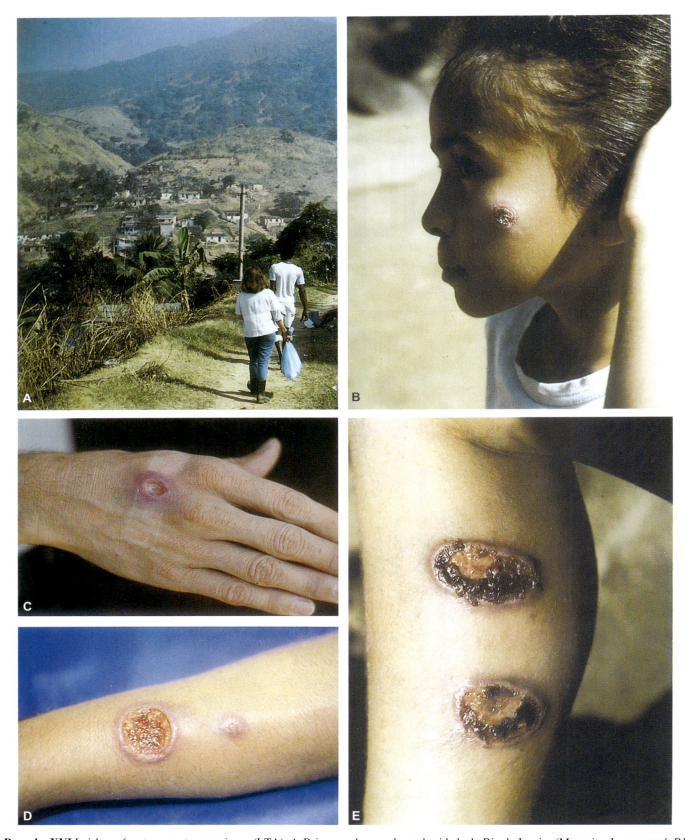

Prancha XVI Leishmaníase tegumentar americana (LTA). *A*. Paisagem dos arredores da cidade do Rio de Janeiro (Mesquita, Jacarepaguá, RJ, Brasil), onde está presente, nas matas residuais ou de segunda formação, a *Lutzomyia intermedia*, que transmite aos moradores a infecção por *Leishmania braziliensis*. *B*. Jovem da mesma região com lesão úlcero-crostosa na face. *C*. Caso com ulceração recente e de bordas bem talhadas no dorso da mão. *D*. Ulceração crônica localizada no braço e acompanhada de linfangite, mostrando um nódulo inflamatório sobre o trajeto linfático, prestes a ulcerar. *E*. Lesões ulcerosas típicas na perna de outro paciente. (Fotos *A* e *B* pertencem à documentação do Dr. Cruz Manuel Aguilar, Dep. de Parasitologia, Fac. de Medicina, Valência, Venezuela; as fotos *C, D* e *E* foram cedidas pelo Dr. Mauro C. A. Marzochi, Dep. de Ciências Biológicas, ENSP/FIOCRUZ, Rio de Janeiro.)

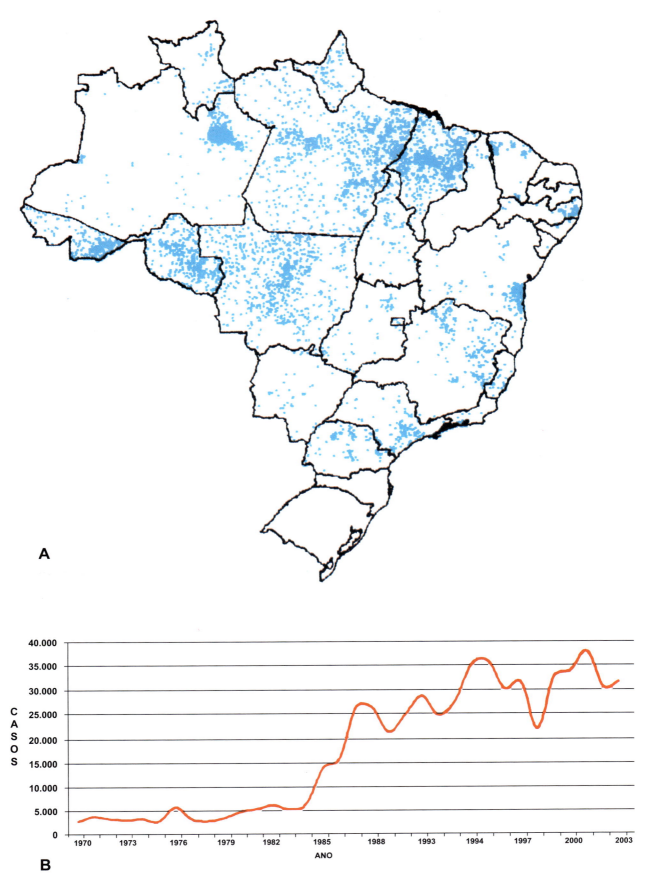

Prancha XVII *A*. Distribuição geográfica das áreas de transmissão de leishmaníase tegumentar, no Brasil, em 2003. Cada ponto corresponde a cinco casos registrados. (Fonte: SINAN/SVS/ Ministério da Saúde, Brasília.) *B*. Gráfico mostrando o número de casos de LTA notificados no Brasil de 1970 a 2003.

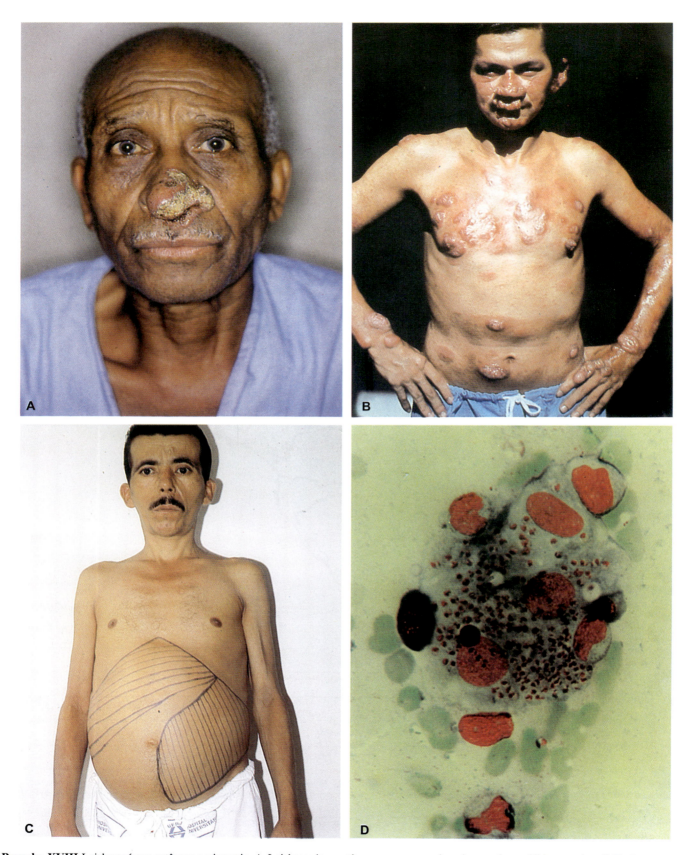

Prancha XVIII Leishmaníases cutâneas e viscerais. *A*. Leishmaníase cutâneo-mucosa envolvendo o nariz e o lábio superior. *B*. Paciente procedente do Pará, Amazônia, com leishmaníase tegumentar difusa; o processo tende a estender-se, quando não tratado, mas as lesões nodulares não se ulceram. *C*. Doente com calazar que apresentava, antes do tratamento, acentuado emagrecimento e hepatoesplenomegalia de grau avançado. *D*. Esfregaço feito com material de punção esternal e corado pelo Giemsa, onde se vêem macrófagos cheios de leishmânias (*Leishmania chagasi* = *L. infantum*, do complexo *donovani*). (Fotos *A* e *C*, cedidas pelo Dr. Mauro C. A. Marzochi; Foto *B*, documentação da Dra. Ana Maria Miranda do Hosp. dos Servidores Públicos, Rio de Janeiro, RJ; *D*, preparação feita no Dep. de Hematologia da Escola Paulista de Medicina, São Paulo.)

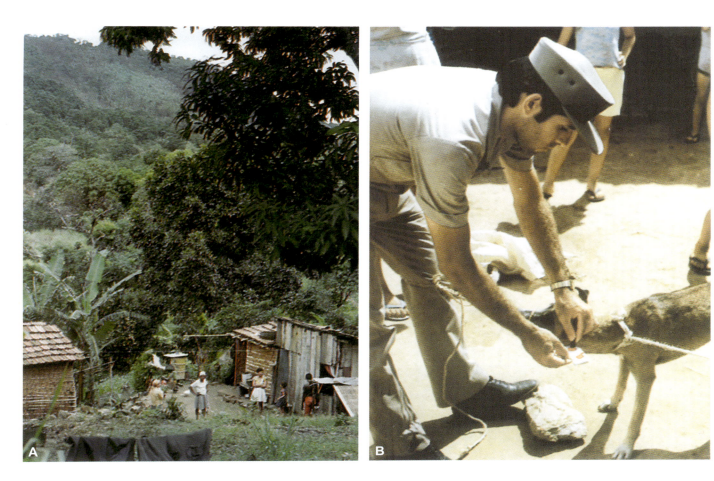
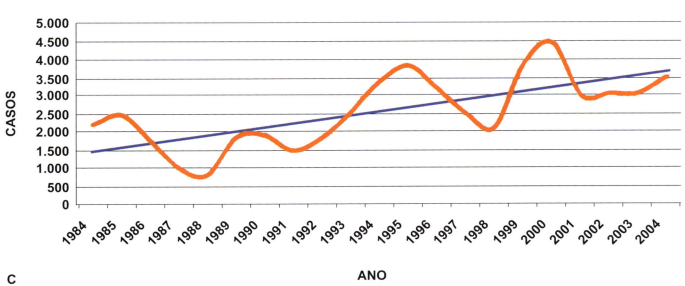

Prancha XIX *A*. Paisagem característica de algumas áreas endêmicas de calazar americano, com vegetação e grau de umidade capazes de sustentar as populações de *Lutzomyia longipalpis*, inseto vetor da *Leishmania chagasi* (= *L. infantum*) nas Américas. *B*. Guarda do INS (ex-SUCAM), Ministério da Saúde, colhendo amostra de sangue de um cão para o diagnóstico sorológico da infecção, durante um inquérito epidemiológico sobre calazar, no Ceará, Brasil. *C*. Casos registrados de leishmaníase visceral, no Brasil, entre 1984 e 2004. (Foto *A*, do Dep. de Ciências Biológicas, ENSP/FIOCRUZ/Rio de Janeiro, obséquio dos Drs. M. Marzochi e A. Araujo; foto *B*, cedida pelo Dr. A. Mohsen; *C*. Fonte: Secretaria de Vigilância em Saúde [SVS], Ministério da Saúde, 2005.)

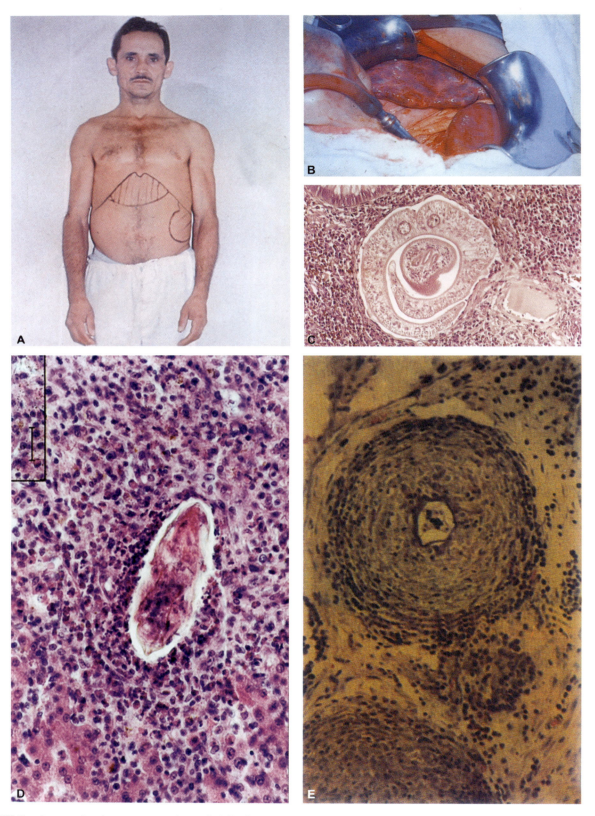

Prancha XX Esquistossomíase humana e experimental. *A*. Paciente com a forma hepatosplênica de esquistossomíase mansônica, tendo assinalados os limites inferiores do fígado e do baço. *B*. O mesmo doente, durante a intervenção cirúrgica para esplenectomia, vendo-se o aspecto bosselado e as áreas de fibrose na superfície do fígado, bem como o baço grande e de superfície irregular. *C*. Corte transversal de uma veia do intestino onde se encontra alojado um casal de *Schistosoma mansoni*. *D*. Lesão hepática aguda esquistossomótica, tendo no centro um ovo e, em torno, macrófagos, linfócitos, plasmócitos e outras células inflamatórias que começam a formar uma estrutura em camadas concêntricas. *E*. Esquistossomíase experimental (em *Nectomys squamipes*): granuloma esquistossomótico exsudativo, na submucosa intestinal, caracterizado pela abundância de eosinófilos em torno de um ovo (800 ×; coloração tricrômica). (As fotos *A* e *B* constituem originais do Prof. Aluísio Prata; *C*, documentação da Dra. Dirce Bonfim, do Hospital Universitário Pedro Ernesto, UERJ, Rio de Janeiro; *D*, obséquio do Dr. Nêuton Silva-Sousa, da Universidade Estadual do Maranhão, UEMA; *E*, preparação da Dra. Rosângela Rodrigues e Silva, feita no Dep. de Biologia e no Dep. de Patologia, IOC/FIOCRUZ, Rio de Janeiro.)

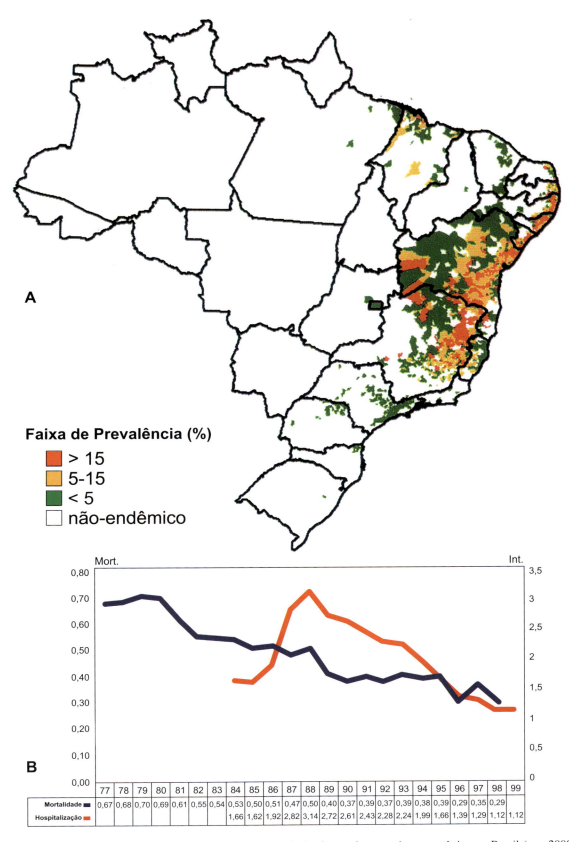

Prancha XXI *A*. Mapa da distribuição geográfica das áreas de transmissão de esquistossomíase mansônica no Brasil (ano 2000), segundo o grau de endemicidade ou o caráter focal da parasitose. (Fonte: GT-ESQ/COVEH/CGVEPI/CENEPI/FUNASA.) *B*. Gráfico mostrando, em azul, a taxa de mortalidade (por 100.000) e, em vermelho, a proporção de internações hospitalares (por 10.000) de esquistossomíase no Brasil, no período 1977-1999. (Fonte: SIH/SIM/CENEPI/FUNASA.) O período com elevado número de internações corresponde à época em que as intervenções cirúrgicas eram consideradas formas adequadas de tratamento, nos casos com hepatosplenomegalia, prática hoje abandonada.

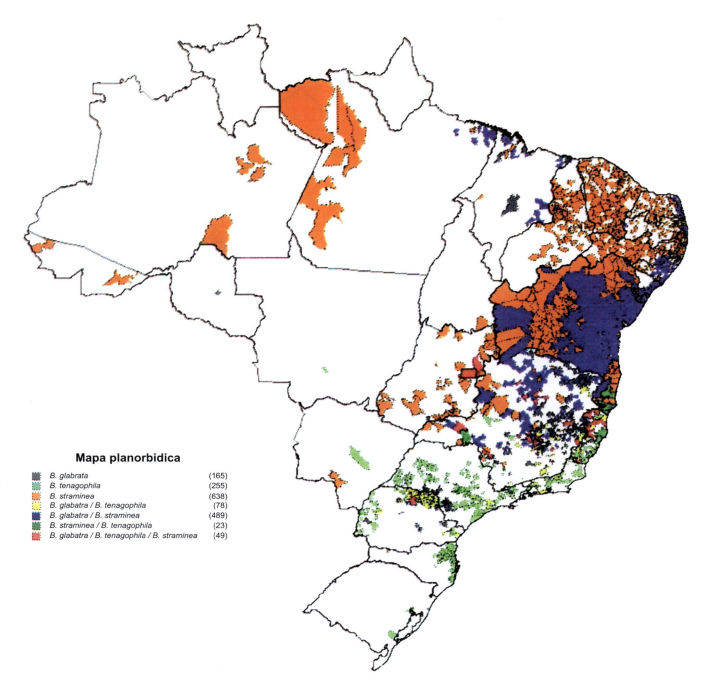

Prancha XXII Distribuição geográfica conhecida dos moluscos transmissores de esquistossomíase das espécies *Biomphalaria glabrata*, *B. tenagophila* e *B. straminea*.

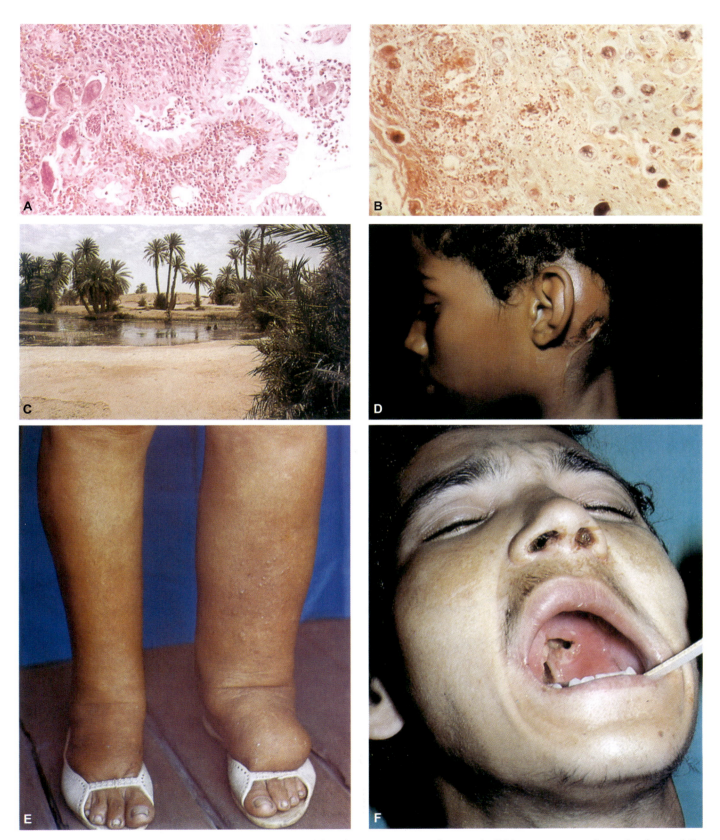

Prancha XXIII Esquistossomíase intestinal. *A.* Corte histológico da mucosa mostrando ovos de *Schistosoma mansoni* em vias de expulsão. *B.* Esquistossomíase urinária. Lesões inflamatórias periureterais com a presença de ovos calcificados de *S. haematobium* na mucosa. *C.* Antigo foco de transmissão de esquistossomíase hematóbica em um oásis do Saara (Mansoura, Delegação de Kebili, Tunísia), de onde a endemia foi erradicada. *D.* Jovem de São João do Tocantins, Pará, com lesões do ouvido médio e da mastóide devidas à infecção por *Lagochilascaris minor*. *E.* Caso de elefantíase causada pela *Wuchereria bancrofti*, atingindo os membros inferiores de uma paciente do Pará. *F.* Paciente com destruição e perfuração do palato devido a miíase por *Cochliomyia hominivorax*. (*A*, documentação da Dra. Dirce Bonfim, do Hospital Universitário Pedro Ernesto, UERJ, Rio de Janeiro; *B*, da Dra. Anne Brunet, Hôpital S. Louis, Paris; *C*, original do autor; *D*, *E* e *F*, fotos cedidas pelo Dr. Habib Frahia Neto, do Instituto Evandro Chagas, Belém, Pará.)

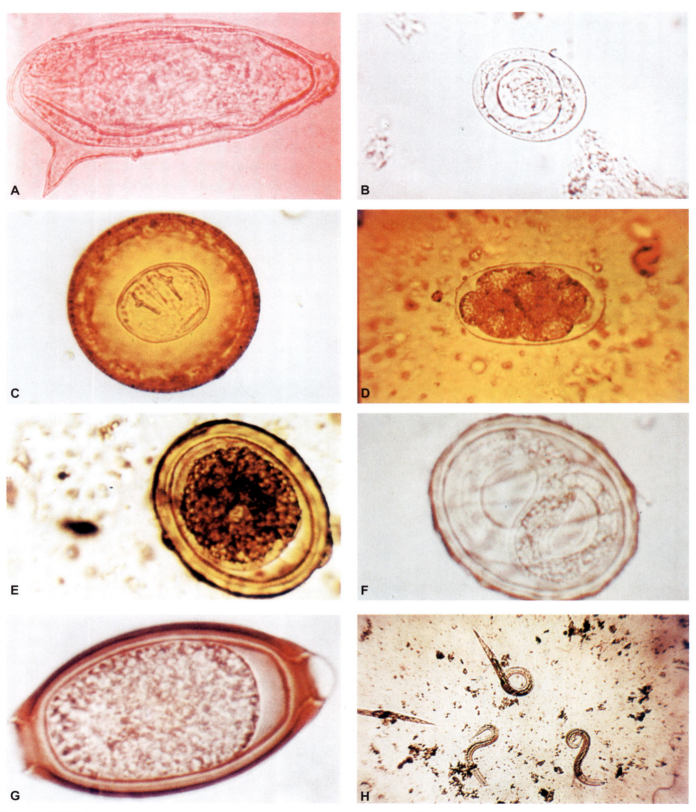

Prancha XXIV Ovos e larvas de helmintos freqüentemente encontrados nas fezes. *A. Schistosoma mansoni*, ovo com miracídio vivo e espículo lateral característico (110 a 180 μm de comprimento). *B. Hymenolepsis nana* cujo embrião ou oncosfera, com três pares de acúleos, é envolvido por duas cascas separadas, tendo, entre elas, filamentos que partem das saliências polares da casca interna; mede 40 a 50 μm de diâmetro. *C. H. diminuta*, ovo com dupla casca e oncosfera com acúleos e mede 70 a 80 μm de diâmetro. *D.* Ovo de ancilostomídeo que, no caso de *Ancylostoma duodenale*, mede em torno de 60 μm e, no de *Necator americanus*, 70 μm, em média. *E. Ascaris lumbricoides* tem ovos de casca espessa, sendo a camada externa de natureza albuminóide, e medem 45 a 70 μm no maior diâmetro. *F.* Ovo de *Ascaris* embrionado. *G. Trichuris trichiura*, cujo ovo possui duas rolhas polares muito características e tem a casca externa corada de castanho-avermelhado; em seu maior diâmetro, mede 50 a 55 μm de comprimento. *H.* Larvas de *Strongyloides stercoralis* eliminadas com as fezes, na fase L_1 (rabditóide), medindo cerca de 300 μm de comprimento. (Figuras reproduzidas de diferentes autores.)

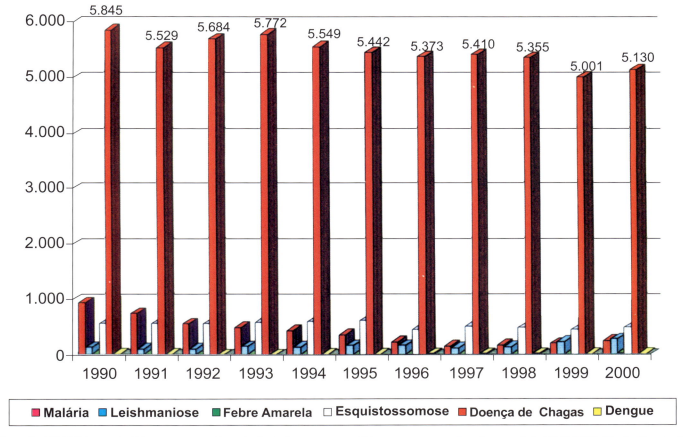

Prancha XXV Número de óbitos causados pelas principais doenças transmitidas por vetores, no Brasil, no período 1990-2000. (Fonte: Secretaria de Vigilância em Saúde [SVS], Ministério da Saúde.)

I

PARTE GERAL

1

A Energia e os Seres Vivos

ENERGIA EXTERIOR E SISTEMAS VIVOS
   Origem dos seres vivos
   Dependência metabólica
ORGANIZAÇÃO E FISIOLOGIA CELULAR
   A membrana celular
      Estrutura da membrana
      Transporte de materiais
      Endocitose e exocitose
      Fagotrofia e digestão intracelular

   Citoplasma e atividades metabólicas
      Metabolismo dos carboidratos
      Via das pentoses
   Mitocôndrias e metabolismo energético
      Estrutura das mitocôndrias
      Ciclo do ácido cítrico
      Cadeia respiratória e produção de ATP

ENERGIA EXTERIOR E SISTEMAS VIVOS

Os protozoários e as células dos metazoários são constituídos por pequenas porções de matéria que, através de um desenvolvimento histórico contando mais de 3,5 bilhões de anos de evolução, passaram de um estado de pouca ou nenhuma organização, característico das substâncias do reino mineral (se excluirmos os cristais), para um estado de organização extremamente complexo e dotado de propriedades novas: o **protoplasma**.

A passagem de um estado de organização mais simples para outro mais complexo (e portanto mais improvável) estaria contra uma das leis da Física, a Segunda Lei da Termodinâmica. Estabelece esta lei que todo sistema isolado tende espontaneamente para maior grau de desorganização, ou seja, para um estado de organização mais provável. A medida desse grau de desorganização, ou desse estado mais provável de estruturação molecular, é a **entropia** do sistema. Diz-se, portanto, que todo sistema tende a transformar-se no sentido de um aumento da entropia.

Poder-se-ia pensar, então, que os fenômenos biológicos não obedecem às leis da física, como durante muito tempo se supôs.

Em verdade, a Segunda Lei da Termodinâmica só se aplica a sistemas fechados, isto é, que não efetuam trocas de matéria ou de energia com o exterior — tal como geralmente se supõe ser o Universo conhecido, considerado como um todo. Em uma parte deste, como a Terra ou um organismo vivo, a entrada de energia e de materiais comunica ao sistema forças direcionais capazes de criar estruturas que seriam altamente improváveis em um processo casual.

Nas atividades biológicas, em vista do crescimento e multiplicação celular, que implicam a síntese de moléculas complexas e sua ordenação estrutural, há redução da entropia.

Portanto, os sistemas vivos têm de consumir **energia externa** para seu funcionamento. E grande parte da energia absorvida encaminha-se precisamente para mover uma cadeia de reações extremamente complexa que permite manter ou mesmo desenvolver todo o complicado e lábil estado de organização peculiar aos seres vivos. Sem suprimento contínuo de energia, procedente do meio exterior, sobrevêm a desorganização e a morte.

A **energia biológica** provém essencialmente do Sol, captada pela fotossíntese. Uma parte dela é perdida sob a forma de calor (aumentando a entropia do meio, não da célula viva).

No seio do protoplasma desenvolvem-se milhares de reações químicas diferentes. Nas condições em que essas reações se efetuam nos organismos vivos, a energia pode ser transferida de um processo a outro, com grande economia, isto é, evitando-se ao máximo sua perda sob a forma de calor. Contribui para isso a síntese de moléculas que acumulam energia mediante a formação de ligações químicas particulares. Participando das transformações metabólicas, elas tornam possíveis reações que, de outra forma, seriam endergônicas. Um exemplo importante desse tipo de molécula é o ATP ou **trifosfato de adenosina** (ATP, do inglês *adenosine tri-phosphate*), a que nos referiremos muitas vezes nas páginas deste livro.

Por outro lado, para haver aproveitamento da energia externa, necessita-se de um mínimo de organização capaz de captá-la e de canalizá-la para as atividades biológicas. Como veremos, são também indispensáveis água e outras moléculas especiais.

Origem dos Seres Vivos

O fato de ocupar a Terra uma órbita suficientemente distante do Sol fez com que, desde há alguns bilhões de anos, sua temperatura se tornasse compatível com a existência de água em estado líquido; foi um dos acontecimentos mais importantes da história do planeta. Essa mesma circunstância e sua massa contribuíram para que a força de gravidade pudesse reter gases e permitisse a constituição de uma atmosfera, cuja composição sofreu profundas modificações no decurso do tempo.

Provavelmente, o oxigênio começou por estar ligado aos silicatos hidratados e aos óxidos metálicos, enquanto o carbono e o nitrogênio formavam compostos binários — carbonetos e nitretos diversos — instáveis nas condições atuais, mas que ainda são encontráveis nos meteoritos.

Todas as rochas mais antigas mostram evidências de grande atividade vulcânica, o que levou alguns especialistas a formularem a hipótese de que tanto a hidrosfera como a atmosfera tiveram origem na decomposição de rochas primitivas, resultante do intenso vulcanismo da era Pré-cambriana.

A ação química da água sobre os carbonetos, nitretos e fosfetos produziria hidrocarbonetos e outros compostos de importância biológica.

Admite-se que a atmosfera foi inicialmente um meio redutor, pois o oxigênio gasoso ainda não participava dela. Mesmo hoje, ele seria consumido totalmente pelos compostos de ferro e magnésio das camadas superficiais da crosta terrestre, ou pela queima dos combustíveis orgânicos, se a **fotossíntese** (realizada principalmente pelas florestas e culturas permanentes) não assegurasse sua renovação contínua.

Há cerca de 3,5 ou 4 bilhões de anos, na superfície turbulenta do planeta, devida ao vulcanismo, às chuvas torrenciais e às descargas elétricas, bem como sob a ação das radiações ultravioleta do Sol (pois não existia a camada de ozônio na alta atmosfera) e em um meio muito distinto do que prevalece na atualidade (a atmosfera, segundo se supõe, continha CO_2, CH_4, NH_3, H_2, vapor de água e outros compostos simples de carbono), formaram-se numerosas espécies de **moléculas orgânicas**, a partir dos compostos mais simples, inclusive alguns aminoácidos. O caráter redutor dessa atmosfera sem oxigênio, bem como o dos meios líquidos onde deveriam acumular-se os compostos orgânicos, asseguravam, segundo Oparin, a necessária estabilidade química, impossível nos tempos atuais.

Nos mares em que os compostos produzidos nessa antiga atmosfera se concentravam à maneira de uma **"sopa primitiva"**, reações químicas as mais diversas viriam a ter lugar.

A formação de certas moléculas complexas deveria tornar-se provável em função do tempo extremamente longo de que dispuseram para que isso acontecesse. Essas condições prevaleceram durante as centenas de milhões de anos que durou a época pré-biótica. O ácido cianídrico e o aldeído fórmico aí reagiam produzindo direta ou indiretamente **purinas**, **pirimidinas**, **aminoácidos**, **glicídios** e **lipídios**.

A partir desses e de outros compostos, que Miller e outros pesquisadores demonstraram formar-se facilmente numa atmosfera como a indicada antes, e submetida à ação de diferentes fontes de energia (descargas elétricas, radiações ultravioleta, luz visível etc.), formaram-se muitas espécies de moléculas orgânicas, entre as quais algumas pertencentes às quatro principais categorias de compostos necessários à atividade biológica: **carboidratos**, **lipídios**, **aminoácidos** e **nucleotídios**.

Moléculas orgânicas simples, como os aminoácidos e os nucleotídios, podem associar-se com outras da mesma classe para formarem polímeros. Os aminoácidos, unindo-se com perda de uma molécula de água (ligação peptídica), constituem os peptídios e, repetindo a operação, formam **polipeptídios** e **proteínas**. Os nucleotídios combinam-se (mediante ligação fosfodiéster) formando **polinucleotídios** e **ácidos nucléicos (RNA ou DNA)** que, depois de constituídos, passam a orientar a agregação e polimerização das demais moléculas à sua volta.

É interessante notar que, para fabricarem seus gigantescos polímeros, os seres vivos não necessitam de mais que cinco tipos diferentes de bases nitrogenadas: duas derivadas das aminopurinas [adenina (A) e guanina (G)] e três derivadas da pirimidina [citidina (C), uridina (U) ou timidina (T)]; assim como de 20 espécies de aminoácidos (ver o Cap. 2).

Em particular, os **ácidos nucléicos** (primitivamente os **RNA** ou **ácidos ribonucléicos**) têm a capacidade de determinar a seqüência com que, ao lado deles, as outras moléculas de nucleotídios vão se unir; e atuam como **moldes** para a polimerização das novas macromoléculas (auto-replicação), segundo um mecanismo de complementaridade (isto é, frente a uma citosina adere uma guanina e frente a uma adenina instala-se uma uracila, ou vice-versa).

Dito em outras palavras, a molécula-molde de RNA funciona como um sistema de informação para a elaboração de outras moléculas de RNA com um seqüenciamento determinado de suas bases.

Mas além de produzir réplicas complementares, alguns RNA atuam como enzimas capazes de fragmentar polinucleotídios em diferentes pontos da cadeia ou recolar segmentos em ordem diferente, criando desse modo grande variedade de moléculas de RNA, de todos os tamanhos.

Quando apareceram pequenas moléculas de RNA que, por sua conformação (seqüência de nucleotídios e dobramento molecular), tornavam-se capazes de, por um lado, ligarem-se a determinados aminoácidos fosforilados e, por outro lado, a determinados segmentos de uma longa molécula de RNA (funcionando esta como **molde** para o seqüenciamento das ligações), criou-se nova forma de sintetizar proteínas, ordenando os aminoácidos segundo um código seqüencial definido por aquele molde, isto é, contribuindo para a síntese programada de polipeptídios.

O aparecimento das moléculas de ácidos nucléicos (**RNA**) com a capacidade extraordinária de servirem de moldes para si mesmas ou para outras moléculas complexas (proteínas), segundo os materiais de que dispunham (nucleotídios ou aminoácidos), representou um ponto crítico na evolução biológica.

A replicação e a reprodução tornaram-se fenômenos correntes, e passaram a constituir a base de todos os fenômenos que caracterizam a **vida**.

Detalhe extremamente importante, na replicação dos ácidos nucléicos, é que as cópias saem, muitas vezes, com erros.

Tais erros se traduzem por mudanças na estrutura secundária e terciária da macromolécula, modificando-lhe as características funcionais.

Os erros, ou **mutações**, serão recopiados nas próximas replicações do **RNA**, transmitindo suas novas características às moléculas filhas, isto é, criando diversidade crescente.

Mas não só as mutações constituem fontes de diversidade dos ácidos nucléicos, pois moléculas de procedências diferentes podem colar-se umas às outras, alongando a cadeia e criando assim novos moldes com mais informações e informações mais variadas. Fragmentação da cadeia e recolagem em outra ordem também criam diversidade.

Certos polinucleotídios, ao assumirem sua conformação (estrutura tridimensional), apresentam capacidade enzimática. Desse modo, essas **riboenzimas** podem acelerar a síntese de suas próprias cópias (replicação), como a de outros polinucleotídios, que se encontrem no mesmo meio, aos quais possam ligar-se pelo mecanismo de complementaridade.

Não se tem idéia clara de quando as moléculas de RNA começaram a fabricar proteínas, porém deve-se imaginar que o processo surgiu muito precocemente na história do desenvolvimento biológico, visto que o **código genético** (isto é, o sistema de tradução das seqüências de nucleotídios — **tripletes** — para seqüências de aminoácidos) é praticamente o mesmo em todos os seres vivos.

Desde que as **proteínas**, assim produzidas, começaram a exercer suas ações catalíticas (enzimáticas) na síntese de outras moléculas e, particularmente, das estruturas de RNA, a reprodução dessas espécies moleculares acelerou-se consideravelmente.

Mais tarde, o aparecimento de **membranas** envolvendo, em um espaço limitado, as enzimas primitivas, as estruturas de RNA e os substratos para a síntese de macromoléculas representou notável avanço no sentido de criar os arquétipos celulares.

Isso teria sido, provavelmente, o resultado da acumulação de moléculas de fosfolipídios na superfície de um gel constituído por proteínas e RNA. A partir de então, o mutante de RNA que fabricasse uma enzima mais eficiente (a qual ficaria agora confinada no espaço de influência exclusiva desse RNA) passaria a ter grande vantagem sobre seus competidores na utilização dos substratos encontrados no meio. A reprodução mais rápida desse tipo de **protocélula**, além de garantir-lhe uma predominância populacional, oferecia aos seus descendentes a chance de maior freqüência de mutações e, portanto, de alternativas para adaptação ao meio, beneficiando-se da seleção natural.

Há muito tempo, a principal classe de moléculas que guardam a informação básica das células passou a ser o **DNA (ácido desoxirribonucléico)**, mas que continua agindo através das moléculas de RNA. Ainda hoje alguns retrovírus, cujo genoma é uma macromolécula de RNA, codificam uma enzima, a transcriptase reversa, que lhes permite fabricar dentro da célula hospedeira um DNA próprio que se integra ao genoma dessa célula e a partir do qual fica assegurada a reprodução e propagação dos retrovírus.

Cada segmento da longa molécula de DNA que contém a informação para a fabricação de uma proteína é denominado um **gene**. Os genes agem produzindo pequenas moléculas de RNA, ditas RNA-mensageiros (ou mRNA), que vão ordenar o seqüenciamento específico dos aminoácidos durante a síntese protéica.

O **genoma** é o conjunto de todos os genes, geralmente entremeados de segmentos que não codificam proteínas. Eles se encontram separados, nos eucariotas, em unidades morfológicas que são os **cromossomos**.

Entre os genes que não codificam proteínas (isto é, 30 a 40% do genoma humano), estão os que produzem moléculas especiais de RNA, ainda menores, com funções reguladoras do funcionamento celular, pois, associados a certas enzimas, podem bloquear a atividade dos mRNA, interrompendo a produção de determinadas proteínas. São os **RNA de interferência** ou RNAi.

Outro processo revolucionário na história da vida em nosso planeta deveu-se à formação, em certos microrganismos, de grupos moleculares — **metaloporfirinas** — que captam a energia luminosa, quando esta "ativa" um elétron orbital de sua molécula, fazendo-o saltar para uma órbita de nível energético mais alto. Ao voltar o **elétron ativado** à sua posição de equilíbrio estável, aquela energia é liberada e pode ser dirigida para mover uma série de reações que, a partir de CO_2 e H_2O, levam à produção de hidratos de carbono: é a **fotossíntese**.

Antes do aparecimento desse extraordinário mecanismo energético, em cianobactérias ou outros microrganismos precursores, a síntese de moléculas orgânicas dependia diretamente da ação de variadas fontes de energia sobre moléculas encontradas no meio, sendo pois esporádica e aleatória. A metabolização pelos seres vivos desses compostos orgânicos já existentes nesse meio tendia a causar um rápido empobrecimento da "sopa primitiva", acumulada durante muitos milhões de séculos.

A fotossíntese superou esse impasse, canalizando a energia solar para uma atividade sintetizadora ordenada e exuberante. Os microrganismos fotossintetizadores, ao serem incorporados com seus genes em células de outros seres vivos (mediante endocitose), passaram a constituir os cloroplastos e deram início a um processo evolutivo que criou as algas verdes e as plantas (Fig. 1.1).

Uma de suas conseqüências foi libertar, sob forma gasosa, o **oxigênio** proveniente das moléculas de H_2O e com tal rendimento que, aos poucos, ele veio a tornar-se, depois do nitrogênio, o elemento mais abundante (23%) da atmosfera.

Surgiram assim as condições para a **vida aeróbia**, onde o metabolismo se caracteriza por elevada eficiência na utilização das fontes energéticas de natureza química: os **alimentos**.

Os organismos que, antes da aparição da fotossíntese e do oxigênio atmosférico, eram naturalmente fermentadores anae-

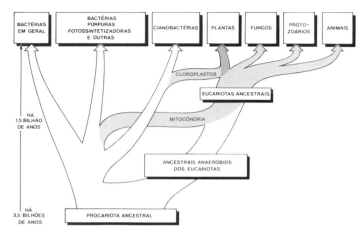

Fig. 1.1 Origem hipotética dos eucariotas aeróbios a partir da simbiose entre células anaeróbias e células aeróbias. Não estão representadas aí as inúmeras transferências de genes, procedentes de espécies diferentes de vírus, bactérias e outros organismos parasitos, e incorporados nos cromossomos dos eucariotas mais complexos, modificando e enriquecendo o genoma destes organismos receptores. (Desenho em parte modificado de Alberts *et al.* — *Molecular biology of the cell*. New York, Garland Publishing, 1994.)

róbios tiveram que se adaptar às novas condições ambientais. Muitos foram eliminados; alguns sobreviveram em nichos especiais que permaneciam sem ou pobres em oxigênio; mas outros grupos conseguiram superar o problema associando-se aos novos microrganismos que haviam adquirido a capacidade de utilizar o oxigênio em sua cadeia metabólica.

Assim, algumas dessas bactérias aeróbias foram incorporadas, por endocitose, ao citoplasma de células maiores, onde passaram a viver como **simbiontes**.

Admite-se ser essa a origem das **mitocôndrias**, organelas especializadas em atividades metabólicas aeróbias (Fig. 1.1). Essa hipótese é sustentada pelo exame da estrutura das mitocôndrias e de seu DNA, muito diverso do que se encontra no núcleo das células vegetais ou animais. Ainda hoje, *Pelomyxa palustris*, que é uma ameba sem mitocôndrias, vive em simbiose com bactérias aeróbias.

Note-se que alguns protozoários sem mitocôndrias, como as giárdias, devem tê-las perdido secundariamente.

Há cerca de 1,5 bilhão de anos apareceram as células **eucariotas**, providas de um **núcleo** (onde passaram a ficar as estruturas de DNA ou **genoma**) e que possuem no citoplasma, entre outras organelas, as **mitocôndrias**, sede dos fenômenos respiratórios e da síntese de ATP.

Associadas, em algum momento, com **espiroquetídios**, elas devem ter incorporado em seu genoma os genes para a fabricação de microtúbulos e flagelos. Os microtúbulos são indispensáveis para a cariocinese (um tipo novo de reprodução) e, portanto, para a reprodução sexuada. Eles são indispensáveis, também, para a locomoção celular (cílios e flagelos), os movimentos citoplásmicos e outras atividades.

A transferência de genes, de um microrganismo a outro, foi enriquecendo o genoma celular, criando novas funções e gerando espécies diferentes de seres vivos que podiam beneficiar-se da seleção natural. Esses genes importados por endocitose, fagocitose, fusão celular ou infecção viral e eventualmente com grande mobilidade ao longo do genoma (transposons) contribuíram para a evolução das espécies, juntamente com as mutações que ocorriam por outras causas.

Em cada etapa dessa evolução, a organização da matéria foi adquirindo propriedades novas e os fenômenos que ocorriam passavam a obedecer a novas leis, pois as que regem as reações da química inorgânica não são as mesmas que as da química orgânica. As macromoléculas, muitas das quais transportam **informações** (proteínas, RNA, DNA), e especialmente os sistemas complexos, isolados por membranas semipermeáveis, criam condições muito especiais, onde as ações químicas são ordenadas mediante a seleção dos elementos que poderão participar delas (penetrando através das membranas), bem como pela atividade específica das enzimas e pela disposição espacial, prefixada, de muitas das substâncias que devem participar das reações.

Mas a evolução e diferenciação das espécies não se faz apenas pelo aumento do genoma, pois uma nova espécie pode resultar simplesmente da perda de alguns genes e estruturas encontradas em seus ancestrais, como flagelados que perderam seus flagelos (*Dientamoeba fragilis*, p. ex.) ou protozoários que perderam suas mitocôndrias etc. Donde se conclui que a morfologia exibida nem sempre é uma base adequada para a classificação da espécie num esquema filogenético.

Dependência Metabólica

Com exceção dos fitoflagelados, os protozoários e os metazoários são incapazes de aproveitar diretamente a energia solar (como fazem as plantas clorofiladas) e dependem da ingestão de **alimentos orgânicos** como fontes energéticas para a manutenção de sua organização, crescimento e reprodução.

A incapacidade que apresentam muitos organismos para produzir determinadas substâncias essenciais, como as vitaminas, alguns aminoácidos etc., ou a de realizar certas operações metabólicas fundamentais, explica-se por duas ordens de circunstâncias:

1. O desenvolvimento precoce das **relações ecológicas** entre os seres vivos permitiu que a vida de cada espécie não dependesse exclusivamente de seu próprio equipamento fisiológico, de suas enzimas, por exemplo. Muitas espécies puderam subsistir utilizando, para seus fins, uma parte do trabalho biológico realizado pelas outras, seja como simbiontes, seja como membros do mesmo ecossistema. O homem, por exemplo, ingere com seus alimentos as vitaminas fabricadas pelos vegetais ou por certos microrganismos.

2. A perda da capacidade de síntese ou de realizar determinadas funções, existentes em outras espécies do mesmo grupo ou de grupos zoológicos afins, pode ser devida a mutações genéticas que fizeram desaparecer dos cromossomos a informação para a produção das respectivas enzimas.

Os insetos triatomíneos ("barbeiros") e os flagelados do gênero *Trypanosoma* são alguns dos raros organismos que não conseguem sintetizar protoporfirinas, moléculas indispensáveis nos processos respiratórios. A sobrevivência desses insetos deve-se ao fato de terem hábitos hematófagos, e a dos flagelados, à circunstância de viverem no sangue de vertebrados, onde encontram prontas, na hemoglobina, as estruturas químicas requeridas pelos respectivos sistemas respiratórios.

São as condições ecológicas, novamente, que asseguram a existência dessas espécies deficitárias, criando relações de dependência metabólica de que voltaremos a falar no Cap. 4.

ORGANIZAÇÃO E FISIOLOGIA CELULAR

Os parasitos a serem estudados neste livro, quer sejam protozoários quer metazoários, possuem organização celular de tipo **eucariota**, isto é, são constituídos por células em que o conteúdo nuclear está separado do citoplasma pela membrana nuclear e o material genético (DNA) está contido em estruturas especiais, os **cromossomos**. Nisto se diferenciam das bactérias e algas azuis (cianofíceas) cujas células, do tipo **procariota**, têm seu DNA mergulhado no citoplasma.

Tomaremos os protozoários como modelo para o estudo da organização celular. Eles exibem fundamentalmente os mesmos fenômenos biológicos que as células dos metazoários, com a particularidade de concentrarem nos estreitos limites de seu corpo unicelular todas as funções que os organismos superiores distribuem pelos diversos órgãos e tecidos.

Um **protozoário** é, ao mesmo tempo, uma célula e um ser completo, capaz de prover sua nutrição, crescimento, diferenciação e reprodução, transmitindo às gerações seguintes a totalidade das informações genéticas indispensáveis à manutenção das características da espécie.

Quase todos os protozoários são organismos microscópicos, medindo desde 1 μm (como certas leishmânias) até alguns décimos de milímetro (como a *Amoeba proteus*, p. ex.), ou mesmo milímetros e centímetros, no caso de certos protozoários fósseis. Os protozoários parasitos e especialmente os parasitos intracelulares caracterizam-se pelas pequenas dimensões.

A forma varia consideravelmente, podendo apresentar simetria bilateral ou não e modificar-se ciclicamente no curso da existência. Os que desenvolvem movimentos amebóides não têm forma constante.

Passemos em revista as principais organelas celulares e suas funções.

A Membrana Celular

O interior da célula está separado do meio exterior pela interposição de um envoltório membranoso bem definido, através do qual têm lugar os fenômenos osmóticos. Essa membrana é capaz de interferir ativamente na velocidade com que diferentes substâncias penetram na célula ou, mesmo, discriminar entre elas.

ESTRUTURA DA MEMBRANA

A espessura da membrana celular é da ordem de 4 a 5 nm. Não obstante revestir completamente toda a superfície, ela não se dispõe sempre como uma formação lisa e tensa, pois envolve também outras estruturas superficiais (cílios, flagelos, pseudópodes etc.) e penetra nas anfractuosidades e depressões (peristoma, citofaringe etc.) ou cavidades que se originam na superfície do protozoário, como os vacúolos digestivos, as pequenas vesículas de pinocitose destinadas a englobar materiais nutritivos líquidos etc.

A membrana celular é de natureza lipoprotéica, sendo formada basicamente por um estrato bimolecular de lipídios, com seus grupos polares (hidrófilos) voltados para as duas superfícies, interna e externa; e também por proteínas, inseridas em sua espessura, seja atravessando-a de lado a lado, seja projetando-se apenas para dentro ou para fora da célula (Fig. 1.2, *A*).

A ordenação das moléculas lipídicas em camadas orientadas ocorre espontaneamente toda vez que essas moléculas entrem em contato com a água, pois os grupos hidrófilos ficam sempre voltados para a superfície aquosa. Em alguns casos formam-se pequenas esferas lipídicas com os grupos polares hidrófilos para fora. Outras vezes constituem-se membranas bimoleculares com esses mesmos grupos voltados para o meio hídrico e as cadeias de ácidos graxos para o centro da estrutura. Como as bordas dessas membranas tendem a unir-se, formam-se vesículas, envolvendo porções do meio dentro de uma capa bimolecular (Fig. 1.3).

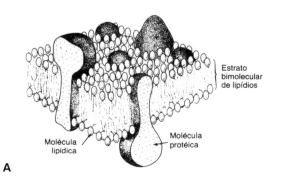
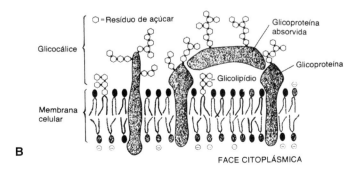

Fig. 1.2 *A*. Organização molecular da membrana celular (membrana unitária): esquema tridimensional de um fragmento da membrana, mostrando a estrutura lipídica bimolecular e as proteínas da membrana. *B*. Na estrutura da membrana, os glicolipídios e glicoproteínas contribuem para formar o glicocálice, na superfície externa da membrana. (Desenhos em parte modificados de Alberts *et al.* — *Molecular biology of the cell*. New York, Garland Publishing, 1994.)

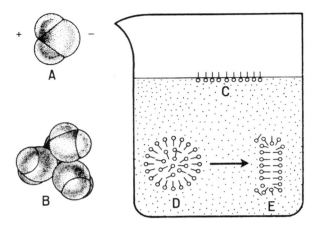

Fig. 1.3 A estrutura da molécula de água (A) é bipolar, isto é, eletricamente carregada, e mostra tendência para formar agrupamentos, como o imaginado para o íon hidrônio $H_9O_4^+$ (em B). Por isso, os lipídios adotam orientação característica, na superfície da água, com seu pólo hidrófilo sempre voltado para a fase aquosa (em C). Quando uma gota da solução de lipídios, em clorofórmio-metanol (D), se desfaz pela difusão do solvente na água, as moléculas graxas formam membranas com estrutura em dupla camada (E), lembrando a disposição encontrada nas membranas celulares.

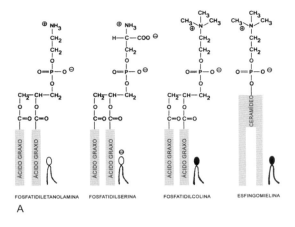

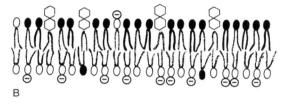

Fig. 1.4 A. Estrutura química de diferentes fosfolipídios e os símbolos usados para representá-los no desenho inferior. B. Distribuição assimétrica de fosfolipídios e glicolipídios na estrutura bimolecular da membrana celular. (Redesenhados a partir de Alberts et al. — *Molecular biology of the cell*. New York, Garland Publishing, 1994.)

Os constituintes fundamentais da membrana celular são o **colesterol** e os **lipídios compostos**. Estes são formados geralmente por **glicerol** e **ácidos graxos**, mas contêm ainda outros grupos químicos, como o ácido fosfórico e compostos nitrogenados (são os **glicerofosfatídios**), ou, em lugar do glicerol, têm esfingosina (**esfingolipídios**). O colesterol é abundante na membrana celular, sendo relativamente escasso nas estruturas membranosas intracelulares (Fig. 1.4).

Os dois folhetos moleculares da membrana celular não se mostram idênticos: no externo, encontra-se sobretudo a fosfatidilcolina, além de glicolipídios e colesterol; no interno, predominam fosfatidiletanolamina e fosfatidilserina (Fig. 1.4, B). A proporção e a variedade desses constituintes lipídicos modificam-se de espécie a espécie de células e, para uma mesma espécie, segundo o estado funcional.

O grau de viscosidade ou fluidez da membrana depende de seus constituintes: os lipídios compostos, que têm ácidos graxos curtos e insaturados, reduzem a viscosidade, enquanto aqueles com ácidos graxos longos e saturados aumentam-na. O colesterol contribui para dar maior estabilidade à membrana. A mobilidade que as moléculas lipídicas apresentam, umas em relação às outras (movimentação térmica), é muito grande e permite imaginar a membrana celular como uma película líquida bidimensional, com viscosidade que pode ser apenas superior à da água.

As proteínas que participam da constituição das membranas são em geral enzimas, moléculas receptoras, moléculas transportadoras ou moléculas de adesão celular, e gozam da mesma mobilidade. Elas são responsáveis pela maioria das funções das membranas celulares, representando cerca de 25% da massa, em membranas isoladoras (como as membranas mielínicas dos nervos), e 75% em membranas que participam do transporte energético (como as de mitocôndrias e cloroplastos). Nas hemácias já foram identificadas várias centenas de proteínas diferentes, muitas das quais se encontram na superfície interna (citoplásmica) da membrana.

Poucas há que atravessam de lado a lado toda a espessura lipídica bimolecular, como as **glicoforinas**, ou seja, glicoproteínas que formam os sistemas de grupos sangüíneos ABO, MN etc., e participam dos mecanismos de identidade ou de reconhecimento celular.

Elas fazem parte do chamado **sistema de histocompatibilidade**, que assegura, por exemplo, a aceitação ou a rejeição de enxertos.

Alguns sistemas desse gênero funcionam como receptores da membrana para a fixação e endocitose dos parasitos; p. ex., o sistema Duffy, que, quando é Fy-positivo, permite a entrada de *Plasmodium vivax* nas hemácias (ver o Cap. 16). Os indivíduos Fy-negativos são refratários a essa infecção.

Na membrana dos linfócitos, muitos dos receptores são **imunoglobulinas** capazes de reconhecer especificamente determinados antígenos e, uma vez ligados a eles, desencadeiam uma reação celular definida (p. ex., produção de anticorpos, de linfocinas etc.).

A presença de grupos hidrófilos e de grupos hidrófobos, nas proteínas da membrana, explica a maneira pela qual essas proteínas se implantam entre os elementos lipídicos e a força com que são aí retidas. Nas **glicoproteínas**, encontradas quase exclusivamente na superfície celular, os carboidratos formados por cadeias curtas (com cerca de 10 resíduos cada) combinam-se com o pólo hidrófilo das moléculas protéicas e contribuem para a amarração ou o arranjo especial das proteínas na superfície externa da membrana celular (Fig. 1.2, *B*).

Tanto as moléculas individuais como os agregados moleculares que aí formam **domínios** específicos podem deslocar-se lateralmente nas membranas, mas raramente os lipídios de uma camada passam para a outra.

A mobilidade das proteínas depende do grau de fluidez das estruturas lipídicas onde se inserem.

Nos organismos multicelulares, as estruturas especializadas que se desenvolvem nas membranas são as que asseguram a aderência e a imobilidade das células dos tecidos.

Há quatro tipos principais de interações intercelulares:

a) Juntas de aderência (também ditas **desmossomos**) estão relacionadas com a presença de glicoproteínas que cimentam as membranas de células vizinhas em pontos bem definidos, ou ao longo de faixas que se dispõem em cintos nas proximidades de superfícies epiteliais. Os desmossomos em cintos são reforçados na face interna das membranas por feixes de filamentos de actina. Essas juntas são as mais freqüentemente encontradas nos tecidos dos vertebrados.

b) Entre as células epiteliais, uma outra estrutura em faixa contínua encontra-se próximo da região apical, formada pela soldadura das membranas celulares em contato, graças a moléculas protéicas que se implantam em ambas as células. São as juntas apertadas, que se dispõem como barreira contínua, capaz de impedir a passagem de moléculas grandes, como as de proteínas, por entre as células.

c) Nos invertebrados (moluscos, p. ex.), as membranas de células vizinhas permanecem separadas por um pequeno espaço com material intercelular.

A aderência é feita por outro tipo de junta onde se vêem incontáveis pontes de proteínas, que se alinham em fileiras paralelas de estruturas moleculares, dispostas a intervalos perfeitamente regulares e ocupando toda a área de contato entre as células.

d) As juntas de comunicação intercelular encontram-se entre certas células, em pontos de aderência das respectivas membranas. Mas, aqui, as moléculas protéicas formam espaços tubulares pelos quais podem passar, de uma célula à outra, moléculas hidrófilas de tamanho pequeno ou médio.

Além da membrana celular, observa-se no seio do citoplasma, ou separando este do conteúdo nuclear, uma quantidade surpreendente de outras formações membranosas que exibem a mesma estrutura geral, com dupla camada lipídica. São elas: a membrana nuclear, o retículo endoplásmico granuloso, o retículo endoplásmico liso e o aparelho de Golgi, bem como a parede de algumas vesículas secretoras, lisossomos etc., que descreveremos adiante.

Para alguns autores, todas as membranas possuem basicamente a mesma arquitetura molecular — dita **membrana unitária** ou **membrana plasmática unitária** —, variando suas características e propriedades em função dos constituintes que as integram, especialmente na fração lipídica.

Torna-se cada vez mais evidente que as membranas representam suportes ou bases estruturais para a disposição ordenada de moléculas ativas, tais como as enzimas, permitindo que as reações químicas específicas se desenvolvam em seqüência prefixada e com a maior eficiência. É possível que as "vias de síntese" ou os "caminhos metabólicos" nada mais sejam que o resultado desses arranjos espaciais, muito precisos, de uma série de enzimas inseridas em superfícies membranosas.

Por outra parte, as membranas representam limites entre fases ou meios distintos e parecem originar-se precisamente da ocorrência de duas fases em contato.

O crescimento, a extensibilidade ou a neoformação das estruturas membranosas, tal como se verifica em função do crescimento celular, da emissão de pseudópodes, da formação de vacúolos digestivos etc., implicam a existência de precursores no seio do citoplasma e sua rápida incorporação às novas superfícies. Em outras ocasiões, há fusão de estruturas em contato, com reabsorção e desaparecimento de membranas.

As membranas não podem ser vistas, portanto, como entidades estáticas ou como limites rígidos, dentro da arquitetura celular. Seu dinamismo é parte integrante da fisiologia celular.

Todas as células eucariotas possuem um esqueleto interno — o **citoesqueleto** — que assegura a forma de cada célula, sua capacidade de locomoção e os deslocamentos ou localização das organelas internas, graças a suas ligações com as diferentes estruturas membranosas.

O citoesqueleto é formado por redes de proteínas filamentosas (como a actina e os microtúbulos) além de outros constituintes.

TRANSPORTE DE MATERIAIS

Muitas substâncias podem penetrar ou sair da célula através da membrana plasmática.

Esse processo obedece, em alguns casos, a fenômenos puramente físicos, como a difusão através de membranas e a ação de potenciais elétricos.

As trocas passivas entre a célula e o meio dependem da permeabilidade da membrana para cada espécie de substância, sendo função do tamanho da molécula (H_2O, O_2, CO_2 etc. passam facilmente) ou de sua solubilidade nos lipídios. A velocidade de penetração das moléculas reduz-se, à medida que cresce o número de seus grupos hidrófilos.

Os açúcares estariam nesse caso, não fora uma permeabilidade especial, chamada de difusão facilitada. A velocidade de entrada da glicose em hemácias, por exemplo, é mais rápida em baixas concentrações, parecendo depender de reação química reversível com um componente da membrana. Várias substâncias, inclusive metais pesados, podem inibir essa permeabilidade que, por outro lado, sofre inibição competitiva por parte de outros monossacarídios e difenóis.

Em bactérias, pôde-se demonstrar que existem na membrana muitos sistemas de transporte específicos para substâncias tais como íons orgânicos, açúcares, aminoácidos e vitaminas. As propriedades reveladas pelos transportadores indicam tratar-se de proteínas e, possivelmente, de enzimas (permeases) que se moveriam na espessura da membrana, entrando em contato com o substrato, na superfície externa, para formar um complexo substrato-transportador, e dissociando-se, depois, ao nível da superfície interna (citoplásmica) da membrana.

Existem mutantes bacterianos que carecem do gene específico para determinado sistema de transporte e, por essa razão, não podem absorver o substrato respectivo.

Quando o sistema transportador é simples, ele apenas facilita o estabelecimento de um equilíbrio entre as concentrações intra- e extracelulares da substância. Mas, em muitos casos, verifica-se que a penetração se realiza mesmo contra um gradiente de concentração.

Materiais nutritivos, ou outros, que se encontrem no meio em baixas concentrações podem acumular-se no interior da célula em níveis muito mais altos. Os plasmódios da malária, por exemplo, concentram a cloroquina 600 vezes mais que os níveis encontrados no plasma sangüíneo.

O transporte de outras substâncias de dentro para fora pode também efetuar-se em condições que não se explicam pela ação de simples fenômenos de difusão.

O mais bem estudado desses sistemas é a **bomba de sódio**, isto é, o mecanismo aparentemente universal pelo qual as células eliminam Na^+ através da membrana, mantendo a concentração citoplásmica muito inferior à do meio externo.

O sódio segue penetrando na célula por um mecanismo passivo, mas a bomba funciona continuamente para reduzir ao mínimo a concentração desse íon. Ao mesmo tempo, a célula concentra K^+ em seu interior (Fig. 1.5).

Esse mecanismo contribui para criar um potencial de membrana que ajuda a entrada de outras substâncias e regula o volume celular, ao manter um equilíbrio osmótico através da membrana.

As substâncias que paralisam a bomba de sódio também reduzem a capacidade de um componente da membrana para desdobrar o ATP em ADP e fosfato inorgânico. Essa adenosina-trifosfatase (ou ATPase) é, em verdade, o transportador de sódio e potássio (em sentidos inversos) e requer energia para seu funcionamento. Mais de um terço da energia celular é empregada para movimentar essa bomba. Para cada molécula de ATP desdobrada, três de sódio são expulsas da célula e duas de potássio aí entram.

Há também uma adenosina-trifosfatase associada ao transporte de íons Ca^{++}.

A inibição da bomba de sódio interfere no transporte de vários outros materiais que penetram na célula. Assim, parece que o transporte de açúcares, aminoácidos e outras substâncias seja facilitado pelo gradiente iônico criado pela bomba de sódio.

Para a recuperação do ATP a partir do ADP e fosfato, já foram identificadas nas membranas (sobretudo de mitocôndrias e cloroplastos) várias ATP-sintetases que utilizam a energia de um potencial de membrana criado pelo H^+ liberado a esse nível (ver adiante: *Cadeia respiratória e produção de ATP*).

ENDOCITOSE E EXOCITOSE

Estes termos referem-se à entrada e à saída de materiais que, por suas características químicas ou pelo volume, não possam atravessar diretamente a membrana celular.

A ingestão de líquidos, como forma de alimentação celular, foi estudada pela primeira vez em *Amoeba*.

Posteriormente, comprovou-se que outros organismos e células de metazoários apresentavam a mesma capacidade de formar pequeníssimas vesículas, por invaginação da membrana celular, arrastando para dentro e isolando no interior do citoplasma diminutas porções do meio externo que contêm determinadas substâncias em dissolução.

As **vesículas de pinocitose**, como foram denominadas, são geralmente de dimensões submicroscópicas e podem ser demonstradas pela microscopia eletrônica.

Utilizando proteínas marcadas por substâncias fluorescentes, ou por outras técnicas, verificou-se que essas proteínas começam por serem adsorvidas à membrana celular; em seguida, produzem-se as invaginações que terminam por isolarem-se da membrana sob a forma de vesículas de pinocitose.

Em certas amebas, particularmente na *Amoeba proteus*, formam-se canais de pinocitose sob a ação de soluções de albumina, de outras proteínas básicas, de insulina, ribonuclease, gamaglobulina, citocromo-oxidase, gelatina, metionina, lisozima, glutamato de sódio, várias soluções salinas hipertônicas, bem como com o vírus do mosaico etc. (Fig. 1.6).

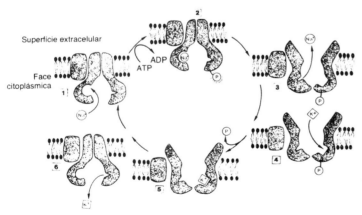

Fig. 1.5 Modelo esquemático para representar o funcionamento da bomba de sódio: a ligação do Na^+ com a ATPase (*1*) e a subseqüente fosforilação (*2*), com o consumo de um ATP, muda a forma da proteína e carrega o Na^+ para fora da célula (*3*). Então, o K^+ liga-se ao sítio correspondente da enzima (*4*), e a conseqüente perda do fosfato (*5*) faz a proteína voltar à configuração primitiva (*6*) e transfere K^+ para dentro da célula. A operação se repete, em forma de pingue-pongue, consumindo ATP que fornece a energia necessária para a bomba de sódio. (Desenho adaptado do original de B. Alberts *et al.* — *Molecular biology of the cell*. New York, Garland Publishing, 1994.)

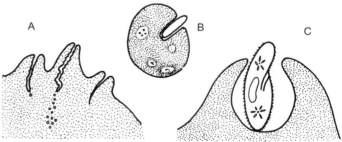

Fig. 1.6 Nutrição dos protozoários. *A*. Canais de pinocitose formam-se geralmente no ápice de pequenos pseudópodes, como túbulos sinuosos (visíveis apenas à microscopia eletrônica) que se fragmentam em vesículas por sua extremidade interna. *B*. Ao microscópio comum pode-se observar a fagocitose, que é precedida pelo contato e aderência entre um receptor de membrana e o objeto a ingerir (reconhecimento químico), seguida de invaginação da membrana celular, como em *Dientamoeba fragilis*. *C*. Em *Amoeba proteus* há emissão de pseudópodes que englobam a presa, depois de fixada à membrana.

A pinocitose desenvolve-se, aparentemente, em duas fases: a) união do indutor com a superfície, dando origem à produção de membrana nova; b) formação do canal e aspiração do material a ingerir.

Em 20 minutos de máxima atividade pinocítica, a *Amoeba proteus* invagina e ingere sob a forma de vesículas o equivalente à área de sua membrana celular. Cessam, então, a pinocitose e a locomoção, por cerca de quatro horas. A capacidade de fagocitar ciliados também se reduz à décima parte, se comparada com a da ameba em jejum.

A **exocitose** corresponde ao procedimento inverso, pelo qual a célula expulsa para o exterior produtos por ela secretados ou resíduos de seu metabolismo. Esses produtos acumulam-se em geral no aparelho de Golgi, sendo concentrados em vesículas que se separam dele, para, depois, fundirem-se com a membrana celular e esvaziarem seu conteúdo no meio externo. As células dos metazoários, que em geral não têm essa capacidade, acumulam os resíduos do metabolismo em seu citoplasma.

FAGOTROFIA E DIGESTÃO INTRACELULAR

Os organismos que ingerem alimentos sob a forma de partículas (organismos fagotróficos ou holozóicos) ora dispõem de tentáculos sugadores, como os *Suctoria*, ora emitem pseudópodes que englobam a presa (ver Pranchas e Fig. 1.6), ou então apresentam uma estrutura permanente, o **citóstoma**, por onde o alimento penetra e é incluído nos **vacúolos digestivos** (ou **fagossomos**).

a) No primeiro caso, a extremidade do tentáculo do predador adere ao corpo de sua vítima (outro protozoário, p. ex.) e aspira o conteúdo, que flui por um canal de sucção. A aderência só tem lugar com determinadas espécies de ciliados holotríquios e espirotríquios de que se alimentam os *Suctoria*, parecendo depender de substâncias indutoras da membrana (fatores de identidade ou de reconhecimento celular).

A aderência entre o material a fagocitar e a membrana da célula que fagocita progride como o fechamento de um zíper (ou fecho-ecler), de modo a assegurar o envolvimento e a inclusão do material em um vacúolo digestivo, que acabará por isolar-se da membrana celular.

Caso o contato tenha lugar apenas em um ponto ou em uma superfície limitada, não haverá endocitose desse material, em que pese à aderência.

b) Observa-se algumas vezes a emissão de um pseudópode cuja extremidade adere ao alimento, formando-se a partir desse ponto um canal, semelhante a um gargalo, por onde o material nutritivo é conduzido ao vacúolo digestivo. Outras vezes, sem formação de pseudópodes, a membrana se invagina ao contato com a presa, originando o canal (espécie de citofaringe) que a levará para dentro, como que aspirada.

Essas modalidades de fagocitose lembram, por um lado, a ingestão por meio de tentáculos dos *Suctoria* e, por outro lado, um processo de pinocitose em escala maior.

Mesmo nos casos em que o pseudópode envolva o alimento e se feche sobre ele para constituir o vacúolo digestivo, o mecanismo não parece diferente, em essência.

c) Quando há **citóstoma** (*cito*, célula; *stoma*, boca) esta é uma modificação estrutural da membrana celular, com bordas espessadas ou com um aparelho de sustentação, situado geralmente no fundo de uma depressão — a **citofaringe** — onde a membrana celular delgada se invagina para formar os vacúolos digestivos, toda vez que as partículas alimentares se puserem em contato com ela.

Depois de formado, o vacúolo digestivo diminui de tamanho, pela remoção de água. O alimento, se é um microrganismo vivo, morre, acidificando o meio. Em seguida, vê-se o vacúolo aumentar de volume e tornar-se alcalino, pelo derrame dos sucos digestivos trazidos pelos lisossomos, cujas paredes fundem-se com a parede do fagossomo. Esta fusão introduz no vacúolo grande variedade de enzimas hidrolíticas, capazes de digerir polissacarídeos, proteínas, ácidos nucléicos e outros materiais. Em alguns protozoários observa-se aí elevada concentração de fosfatase ácida (que catalisa reações de hidrólise).

Os vacúolos com resíduos da digestão ou as vesículas de pinocitose, depois da absorção ou transferência de seu conteúdo a outras organelas, podem dirigir-se para a superfície celular e fundirem-se novamente com a membrana celular, reciclando assim os materiais de que são constituídos.

Endocitose e exocitose asseguram portanto a circulação de elementos da membrana celular, de forma regular e contínua, originando por vezes correntes vesiculares que atravessam constantemente a célula.

Citoplasma e Atividades Metabólicas

O citoplasma, excluídas as organelas fibrosas e membranosas, é um sistema coloidal complexo ou **citossol** que, em um mesmo organismo, apresenta-se ora como um líquido mais ou menos viscoso (plasmassol), ora como uma substância relativamente firme e elástica, de aspecto gelatinoso (plasmagel).

Ainda que à microscopia comum pareça opticamente vazio, mostra textura granulosa ou fibrosa quando examinado ao microscópio eletrônico (ver Pranchas). As granulações mais finas podem representar tanto elementos estruturais como simples precipitados de constituintes solúveis, que as técnicas de fixação e de desidratação deixaram mais ou menos *in situ*. As granulações maiores (10 a 15 nm) correspondem aos ribossomos.

A fase dispersante do colóide é uma solução aquosa onde se encontram numerosos sais e substâncias orgânicas solúveis, entre as quais predomina uma mistura de macromoléculas, compreendendo as enzimas (que comandam o metabolismo fermentativo dos carboidratos e o metabolismo de outras substâncias), seus substratos e produtos, nucleotídios, ácidos nucléicos (RNA solúvel) etc.

As células contêm reservas energéticas constituídas principalmente por glicogênio e lipídios.

O glicogênio, abundante em *Trichomonas* e em *Entamoeba histolytica*, bem como nas células hepáticas e nos músculos de mamíferos, é um polissacarídeo formado pela polimerização da D-glicose, que se deposita no citoplasma sob a forma de grânulos com 10 a 40 nm de diâmetro.

Há também grandes quantidades de glicogênio em todos os helmintos parasitos até agora estudados, as quais se esgotam quando esses animais são mantidos em meios artificiais sem nutrientes.

As reservas lipídicas consistem, geralmente, em triglicerídios que formam gotículas de gordura, sobretudo no citoplasma das células adiposas. Esses depósitos encontram-se, igualmente, na maioria dos protozoários.

A principal fonte de energia e de esqueletos de carbono para a síntese de outros compostos orgânicos é a **glicose.** Esta molécula é degradada pouco a pouco, de modo a libertar em pequenas frações a energia química que contém (686 kcal/mol, ou melhor: 2,9 megajoules/mol) e de forma compatível com seu aproveitamento pela célula, isto é, em condições fisiológicas.

As pequenas quantidades de energia são transferidas de um composto a outro como energia química, havendo apenas pequena perda sob a forma de calor, que não chega a elevar a temperatura da célula a níveis inconvenientes.

A energia acumula-se principalmente na molécula de ATP, ou trifosfato de adenosina (cerca de 12 kcal/mol), e posteriormente pode ser utilizada em outras reações que necessitam de energia para se efetivarem.

METABOLISMO DOS CARBOIDRATOS

Compreende uma primeira fase anaeróbia, constituída pela seqüência de reações conhecidas como **via glicolítica**, **glicólise** ou **via de Embden-Meyerhof**, que se desenvolvem no citoplasma (Fig. 1.7).

A segunda fase, aeróbia, tem lugar no aparelho mitocondrial. Ela é chamada **ciclo do ácido cítrico**, **ciclo de Krebs** ou dos ácidos tricarboxílicos.

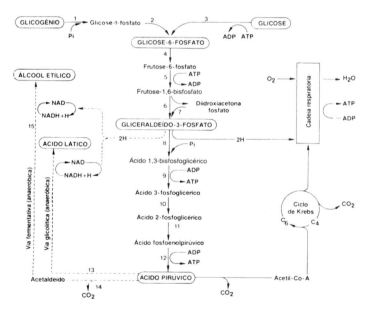

Fig. 1.7 Metabolismo da glicose, indicando-se nas reações de 1 a 12 a via de Embden-Meyerhof e suas relações com a glicólise, a fermentação alcoólica e a respiração celular (que inclui a oxidação completa até a produção de CO_2 e H_2O, através do ciclo do ácido cítrico e da cadeia respiratória). As enzimas de que dependem as reações numeradas são: (*1*) fosforilase, (*2*) fosfoglicomutase, (*3*) hexoquinase, (*4*) fosfo-hexo-isomerase, (*5*) fosfofrutoquinase, (*6*) aldolase, (*7*) fosfotriose-isomerase, (*8*) desidrogenase da triosefosfato, (*9*) fosfogliceroquinase, (*10*) fosfogliceromutase, (*11*) enolase, (*12*) piruvato-quinase, (*13*) desidrogenase lática, (*14*) carboxilase pirúvica e (*15*) desidrogenase alcoólica.

A molécula de **glicose** é preparada para seu fracionamento pela introdução de dois grupos fosfatos em sua estrutura. Esses grupos são doados por duas moléculas de ATP. Numa primeira etapa da fosforilação, forma-se **glicose-6-fosfato**, que se transforma em um isômero, a frutose-6-fosfato, antes de sofrer a segunda fosforilação. O resultado é a produção de **frutose-1,6-bisfosfato**, molécula com um grupo fosfato em cada extremidade.

A frutose-1,6-bisfosfato é cindida em duas trioses: gliceraldeído-3-fosfato e diidroxiacetona-fosfato, isômeros que se transformam facilmente um no outro.

A continuação do processo utiliza a forma **gliceraldeído-3-fosfato.** Este é oxidado, ao mesmo tempo em que se combina com uma molécula de fosfato inorgânico. São duas reações entrosadas, em que parte da energia liberada pelo processo oxidativo é aproveitada para permitir a ligação do fosfato inorgânico, formando um grupo acil-fosfato que apresenta alta energia de hidrólise.

A energia preservada será depois transferida, quando o composto formado — o **ácido 1,3-bisfosfoglicérico** — reagir com ADP para dar origem a uma molécula de ATP (onde se acumulará essa energia) e **ácido 3-fosfoglicérico**.

Este último composto é convertido, então, em **ácido 2-fosfoglicérico** e, perdendo uma molécula de água, passa a **ácido fosfoenolpirúvico**. A remoção de H_2O altera a estrutura molecular, levando a energia interna a distribuir-se de tal forma a gerar um grupo enolfosfato de alta energia de hidrólise.

Constituiu-se assim uma ligação rica em energia que pode ser transferida para outra molécula de ATP. A transferência é feita quando o ácido fosfoenolpirúvico reage com ADP (que passa a ATP) e se transforma em **ácido pirúvico**.

O destino do ácido pirúvico não é sempre o mesmo. Nos tripanossomos africanos constitui ele um dos mais importantes produtos de excreção das formas sangüícolas. Mas, em condições de anaerobiose, isto é, na ausência de oxigênio molecular, esse ácido pode ser transformado em:

1) **Ácido lático,** se o NADH formado durante a oxidação do gliceraldeído-3-fosfato for por sua vez oxidado pelo ácido pirúvico (Fig. 1.8, equação 5).

O processo completo, que degrada a glicose até ácido lático, recebe o nome de **glicólise**. Ele é observado durante a atividade das células musculares e constitui o mecanismo fundamental de obtenção de energia por parte de numerosos microrganismos, protozoários e helmintos parasitos. Cem por cento da glicose utilizada por *Plasmodium gallinaceum* ou *Dirofilaria uniformis* e uma grande parte da consumida por *Schistosoma mansoni*, *Litomosoides carinii* ou *Dracunculus insignis* transformam-se, assim, em ácido lático que passa a ser excretado por tais organismos.

2) **Álcool etílico**, que se forma quando o ácido pirúvico é previamente descarboxilado e depois reduzido (Fig. 1.8, equação 6). Eliminam esse álcool: flagelados como *Crithidia fasciculata*, *C. oncopelti* e *Trypanosoma lewisi*; rizópodes como *Entamoeba histolytica*; e helmintos como *Taenia taeniformis* ou *Echinococcus granulosus* (larvas).

A transformação da glicose em álcool etílico, como produto final, chama-se **fermentação etílica** ou fermentação alcoólica.

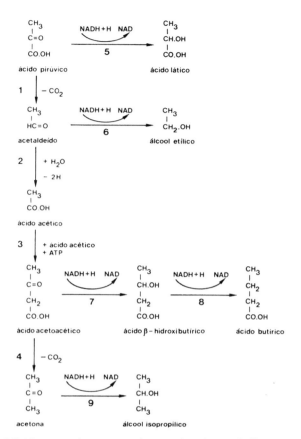

Fig. 1.8 Alguns produtos que podem resultar do metabolismo anaeróbio do ácido pirúvico (via glicolítica e vias fermentativas). As enzimas correspondentes são: (*1*) carboxilase pirúvica, (*2* a *4*) várias enzimas oxidativas do metabolismo dos ácidos graxos, (*5* a *9*) desidrogenases.

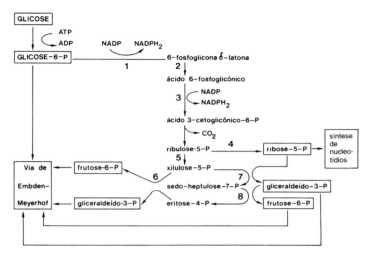

Fig. 1.9 Via oxidativa das pentoses. As enzimas que dela participam são: (*1*) desidrogenase da glicose-6-fosfato, (*2*) lactonase, (*3*) desidrogenase do fosfogluconato, (*4*) fosforribose-isomerase, (*5*) fosfopentose-isomerase, (*6*) transcetolase, (*7*) transcetolase, (*8*) transaldolase.

3) Outros produtos fermentativos (ver a Fig. 1.8) podem ser encontrados na excreção de diferentes organismos, como o **ácido acético** em *E. histolytica* e em numerosos *Trypanosoma*, em *Fasciola hepatica*, *Echinococcus granulosus* (larvas), *Hymenolepis diminuta*, *Trichinella spiralis* (larvas) etc.

As reações que se processam no decurso da glicólise e das fermentações são reações de óxido-redução, de hidrólise e de descarboxilação, dando como resultado a produção de um certo número de aceitadores de elétrons encarregados de oxidar o NADH, que se formou na oxidação do gliceraldeído-3-fosfato. Este NADH, depois de oxidado, deve voltar a participar desta última reação para assegurar a continuidade do processo metabólico. Nas legendas das Figs. 1.7 e 1.8 estão inscritas as enzimas que intervêm.

Tanto durante a glicólise como durante a fermentação, uma parte da energia química contida na molécula da glicose (ou do glicogênio) é aproveitada pela célula e armazenada sob a forma de ATP. Quatro moléculas de ATP são produzidas a partir de uma de glicose: duas na reação (9) da Fig. 1.7 e duas na reação (12). Deve-se ter presente que a cada molécula de glicose correspondem duas de ácido 1,3-bisfosfoglicérico e também duas de ácido fosfoenolpirúvico.

Como para a fosforilação da glicose (reação 3) e a da frutose-6-fosfato (reação 5) foram gastas duas moléculas de ATP, o saldo final da produção de ATP nesses processos é de 2 ATP quando se parte da glicose (ou 3 ATP quando se parte do glicogênio).

A formação de 2 ATP requer 0,1 MJ/mol (24 kcal/mol), o que corresponde a 51% da energia libertada nas transformações da **glicólise anaeróbia**, mas apenas a 3,5% da energia contida na molécula do açúcar (igual a 2,9 MJ/mol, ou a 686 kcal/mol).

Nos organismos aeróbios, os dois moles de NADH que se formam na reação (8) são oxidados pela cadeia respiratória (como veremos adiante), onde dão origem a mais seis ATP. Assim, o rendimento energético da via de Embden-Meyerhof chega a 8 ou 9 ATP.

VIA DAS PENTOSES

Compreende uma série de reações resumidas graficamente na Fig. 1.9.

Elas têm como ponto de partida a **glicose-6-fosfato**, que é oxidada para transformar-se em **ácido 6-fosfoglicônico**; e o aceitador de elétrons é a coenzima NADP, que passa a NADPH$_2$ (ou melhor, NADPH + H$^+$).

Depois, o ácido 6-fosfoglicônico sofre uma nova oxidação, quando se forma outra molécula de NADPH + H$^+$ e ribulose-5-fosfato que, em seguida, é transformada em uma série de pentoses, entre as quais a **ribose-5-fosfato**.

As duas funções principais da via das pentoses são: a) produzir **ribose-5-fosfato**, que é indispensável para a síntese de ácidos nucléicos e de vários nucleotídios de alta significação para a fisiologia celular; e b) produzir NADPH + H$^+$, coenzima necessária como agente redutor em muitas reações de síntese (ácidos graxos, esteróides etc.).

Mitocôndrias e Metabolismo Energético

ESTRUTURA DAS MITOCÔNDRIAS

Estas organelas, encontradas em quase todos os grupos de protozoários e células de metazoários, são formações geral-

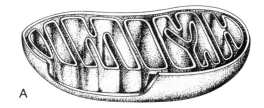
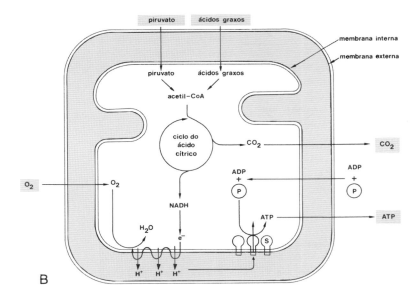

Fig. 1.10 A. Seção de uma mitocôndria para mostrar as cristas e septos mitocondriais, o espaço ou fenda entre a membrana externa e a interna, assim como a cavidade interior, ocupada pela matriz. B. Fluxo dos principais reagentes que entram e saem de uma mitocôndria, em função do ciclo do ácido cítrico e da produção de ATP; S, ATP-sintetase. (Desenho B adaptado do original de Alberts et al., 1983.)

mente pequenas, mas variáveis quanto ao número, ao tamanho e à forma com que se apresentam em cada espécie. Os aspectos distintos que podem ser encontrados vão desde o de pequenas esferas ou corpos alongados (Fig. 1.10), até o de um único túbulo irregular e ramificado, estendido de um extremo ao outro do corpo celular (como em *Trypanosoma*, p. ex.; ver a Fig. 20.3). A estrutura, no entanto, é bastante peculiar para permitir que se reconheça facilmente uma mitocôndria entre outras organelas celulares.

Em uma mesma espécie de organismo, o aspecto e o desenvolvimento das mitocôndrias podem variar com a fase do ciclo evolutivo ou com o estado de maior ou menor atividade fisiológica; a forma apresenta modificações contínuas, podendo haver fusão ou divisão desses elementos.

A parede mitocondrial é constituída por dupla membrana, cada uma comparável estruturalmente à membrana celular, e separada da outra por estreita fenda de largura variável (ao redor de 10 nm).

A membrana externa contém numerosas proteínas (porinas) que formam canais permeáveis às moléculas cujo peso molecular esteja abaixo de 5 kDa. Por isso o espaço entre as duas membranas tem aproximadamente a mesma composição que o citossol.

A membrana interna é muito especializada, rica em um fosfolipídio denominado **cardiolipina**, e mostra-se muito seletiva quanto à permeabilidade, para o que apresenta canais especiais. Através dela, uma **bomba de prótons** estabelece um forte gradiente eletroquímico de prótons (H^+), estocando energia que será utilizada na síntese de ATP (Fig. 1.10, B) e em outros mecanismos bioquímicos.

Entretanto, uma das funções das mitocôndrias é manter muito baixa a concentração de Ca^{++} no citossol. Para isso, conta com proteína transportadora na membrana interna que utiliza o gradiente eletroquímico para acumular cálcio, na matriz, sob a forma de fosfato.

Da membrana interna, partem numerosas pregas que, à maneira de septos, projetam-se para a cavidade interior da mitocôndria. Essas projeções podem ser apenas cristas ou, como ocorre freqüentemente nos protozoários, são formações tubulares, semelhantes a dedos de luva, sinuosas e, mesmo, ramificadas. O pregueamento faz com que a membrana interna possa ter superfície até cinco vezes maior que a da membrana externa.

Fazem parte da estrutura da membrana interna três grupos de proteínas: a) as enzimas transportadoras que regulam a passagem seletiva dos substratos que serão metabolizados na mitocôndria; b) as que efetuam as reações de oxidação da cadeia respiratória; e c) um complexo enzimático chamado **ATP-sintetase** (Fig. 1.10).

As paredes de septos, cristas ou digitações exibem sempre a disposição em dois folhetos, separados por um espaço estreito que se continua com o espaço ou fenda da própria parede mitocondrial.

O interior da organela encerra matriz granulosa e, ocasionalmente, uns corpos muito densos. Aí estão concentradas mais de uma centena de proteínas diferentes, geralmente enzimas relacionadas com a oxidação do ácido pirúvico e dos ácidos graxos, ou com o ciclo do ácido cítrico. Muitas cópias idênticas do DNA mitocondrial, ribossomos e vários tipos de RNA também ocupam esse espaço.

Com métodos adequados e grande resolução, a microscopia eletrônica revela que a parede mitocondrial apresenta numerosos pequenos tubérculos na superfície citoplásmica, e a membrana interna, na face em contato com a cavidade interior, possui igual número de formações pedunculadas, mergulhadas na matriz granulosa. Nessas formações está contida a **ATP-sintetase**, enzima responsável pela transformação do ADP em ATP. Nas mitocôndrias do miocárdio bovino podem encontrar-se 10 a 100 mil dessas estruturas que se projetam na matriz granulosa.

Em alguns protozoários, o aparelho mitocondrial é pouco desenvolvido ou falta completamente. Isto ocorre particularmente nos anaeróbios obrigatórios ou nos microaerófilos, como *Entamoeba histolytica*, *Trichomonas muris*, *Trypanosoma brucei equiperdum* e *Trychonympha*. Em *Plasmodium cathe-*

merium, encontramo-lo na fase de oocisto e na de esporozoíta, mas não na de merozoíta.

Em *Plasmodium berghei* não há mitocôndrias típicas, mas foi descrita uma organela membranosa, derivada de invaginação da membrana celular, que alguns autores relacionam com o aparelho mitocondrial. Como é sabido, em certas bactérias todo o sistema citocromo e a desidrogenase succínica encontram-se localizados na membrana plasmática.

As mitocôndrias gozam de certa autonomia na célula, possuem seu próprio DNA e são por isso auto-reprodutíveis.

O DNA mitocondrial difere do nuclear, sendo formado por moléculas anulares, presas à parede da organela. Este aspecto, que lembra o DNA bacteriano, é mais uma razão para suspeitar-se de que teve sua origem em um primitivo simbionte (uma bactéria aeróbia) adaptado à célula eucariota.

CICLO DO ÁCIDO CÍTRICO

A **glicose** é o substrato primordial para a produção de energia, ainda que outros produtos do metabolismo dos lipídios e dos aminoácidos também possam ser usados com o mesmo fim.

Das três fases requeridas para a degradação da glicose até CO_2 e H_2O, com produção de ATP, somente a primeira (glicólise) tem lugar fora das mitocôndrias. A segunda (ciclo do ácido cítrico ou descarboxilação oxidativa) e a terceira (fosforilação oxidativa) ocorrem no interior dessas organelas.

Numa primeira fase do processo, que tem lugar no interior das mitocôndrias, a seqüência de reações químicas, que se repetem ciclicamente, recebe os nomes de ciclo do ácido cítrico, ciclo dos ácidos tricarboxílicos ou ciclo de Krebs.

O **ácido pirúvico** (resultante do metabolismo das hexoses, pentoses e trioses, mas também da desaminação de alguns aminoácidos) entra no ciclo mediante uma reação prévia de oxidação e descarboxilação em que se forma acetaldeído. Este, sob uma forma ativada, combina-se com a coenzima A (= CoA) formando **acetil-CoA**.

A acetil-CoA, podendo formar-se também a partir do metabolismo dos ácidos graxos e dos aminoácidos, faz com que o ciclo do ácido cítrico seja considerado o "caminho final comum" do metabolismo dos glicídios, lipídios e proteínas.

O grupo acetil (com dois carbonos) condensa-se com uma molécula do ácido oxaloacético (que possui quatro carbonos) para formar o **ácido cítrico**. Depois, mediante uma série de reações oxidativas e de descarboxilação, resumidas na Fig. 1.11, o ácido cítrico volta a converter-se em ácido oxaloacético, que aceita novamente um radical acetil para repetir o ciclo, indefinidamente.

Dessa maneira, os três carbonos do ácido pirúvico acabam por se transformar em três moléculas de CO_2. A oxidação completa da glicose produz naturalmente seis moléculas de CO_2.

A diversidade de compostos produzidos nesse ciclo e o fato de serem reversíveis quase todas as reações aí observadas permitem que os esqueletos de carbono procedentes dos carboidratos, proteínas etc. possam passar de um tipo de material a outro, indistintamente, de acordo com os mecanismos reguladores do funcionamento celular. Basta para isso que o organismo disponha de todas as enzimas indispensáveis às respectivas reações.

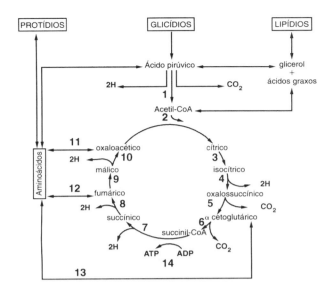

Fig. 1.11 Relações entre o metabolismo dos carboidratos, das proteínas e dos lipídios e o ciclo do ácido cítrico. Enzimas que participam das reações: (*1*) oxidase pirúvica, (*2*) enzima de condensação, (*3*) aconitase, (*4*) desidrogenase isocítrica, (*5*) descarboxilase oxalossuccínica, (*6*) oxidase cetoglutárica, (*7*) desacilase da succinil-CoA, (*8*) desidrogenase succínica, (*9*) fumarase, (*10*) desidrogenase málica, (*11*) transaminase aspártico-glutâmica, (*12*) aspartase, (*13*) desidrogenase glutâmica e (*14*) transfosforilase da succinil-CoA.

Utilizando a glicose como única fonte de carbono, *Escherichia coli*, por exemplo, pode fabricar todos os constituintes orgânicos exigidos pelo seu crescimento e multiplicação.

O ciclo do ácido cítrico encontra-se completo na maioria dos tripanossomídeos, nos parasitos da malária e em *Trichomonas gallinae*, ao que se sabe. Parece estar ausente em alguns tricômonas, nas formas sangüícolas dos tripanossomos do grupo *brucei* e do grupo *lewisi*.

Quanto aos helmintos, há evidências de seu funcionamento em *Echinococcus granulosus*, nos nematóides do intestino delgado, nas larvas de *Trichinella spiralis* etc.; os *Ascaris* e muitos outros parasitos possuem um ciclo incompleto.

O ciclo do ácido cítrico típico não pode funcionar em condições de anaerobiose. No entanto, os organismos que desenvolvem uma atividade predominantemente anaeróbia têm a possibilidade de realizar algumas das reações do ciclo.

Os parasitos são, em geral, fermentadores aeróbios, isto é, excretam grandes quantidades de ácidos orgânicos. Alguns destes, como o ácido succínico, originam-se no ciclo do ácido cítrico. Para isso as reações devem operar no sentido inverso ao habitual e, como o ácido succínico é excretado, a operação só se mantém caso o ácido oxaloacético seja ressintetizado e introduzido continuamente no ciclo.

A excreção de ácidos, no ciclo do ácido cítrico, pode ser devida a uma atividade desproporcional das enzimas que produzem determinada substância e a daquelas que a transformam em outros produtos, trazendo como conseqüência sua acumulação e a necessidade de outros mecanismos reguladores para manter a integridade da organização celular.

CADEIA RESPIRATÓRIA E PRODUÇÃO DE ATP

As modificações intramoleculares que ocorrem no ciclo do ácido cítrico asseguram a remoção de dois hidrogênios, em quatro ocasiões distintas do ciclo, conforme se vê na Fig. 1.11.

Visto que cada par de hidrogênios dissocia-se em dois prótons e dois elétrons, o processo oxidativo é equacionado geralmente como a remoção e transporte de elétrons para o oxigênio molecular. Os dois prótons, liberados no meio como íons H^+, ficam disponíveis para combinarem-se, depois, com o oxigênio e formarem água.

O par de hidrogênios ($2H^+ + 2e$) liberado em cada etapa do ciclo não se combina diretamente com o oxigênio molecular. Para chegar até este, deve ser transportado por uma cadeia de enzimas e respectivos grupos prostéticos ou coenzimas, conhecida como a **cadeia respiratória** (Fig. 1.12).

Os componentes da cadeia são sucessivamente reduzidos e oxidados: reduzem-se quando aceitam hidrogênios ou elétrons do membro precedente da cadeia; e oxidam-se quando cedem essas mesmas partículas aos membros que se seguem.

A ordenação das reações de transporte parece resultar da localização espacial das enzimas da cadeia respiratória na parede das mitocôndrias, mas principalmente do ΔG das reações (Fig. 1.13).

A energia liberada pelos elétrons, ao passar de um nível energético mais alto para outro mais baixo, é utilizada para bombear prótons (isto é, os íons H^+) para fora da matriz mitocondrial. A saída de prótons do interior da mitocôndria e sua concentração no espaço intermembranas ou no citossol criam um potencial eletroquímico entre as duas faces da membrana interna, devido: primeiro, à concentração de cargas positivas na face externa; segundo, à diferença de pH que resulta do transporte de íons H^+ para o exterior.

Entre as muitas proteínas da membrana mitocondrial encontra-se a **ATP-sintetase**, que faz parte de um grande complexo protéico, através do qual pode estabelecer-se um fluxo retrógrado de íons H^+ movido pelo potencial eletroquímico da membrana. A energia liberada nesse processo, que terminará com a formação de moléculas de H_2O, será transferida para outra reação entrosada a esta em que se formará ATP (a partir de ADP e de fosfato inorgânico, conforme já foi mencionado).

A cadeia respiratória é bifurcada, de modo que os pares de hidrogênios procedentes dos ácidos pirúvico, isocítrico, alfa-cetoglutárico e málico são recebidos, em um dos ramos da bifurcação, pelo NAD^+ (nicotinamida-adenina-dinucleotídio) que depois os passa ao FAD (flavina-adenina-dinucleotídio) e à coenzima Q (= CoQ ou ubiquinona). O par de hidrogênios cedido

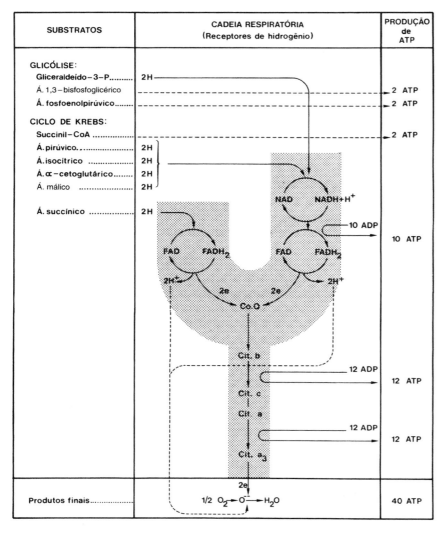

Fig. 1.12 Representação esquemática da cadeia respiratória, com seus dois ramos iniciais, e a produção de ATP. Dos 40 ATP formados, dois são consumidos na fosforilação da glicose e da frutose-6-difosfato, deixando um saldo efetivo de 38 ATP.

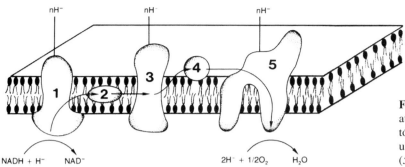

Fig. 1.13 Ilustração esquemática do transporte de elétrons através do arranjo espacial das enzimas da cadeia respiratória: (*1*) complexo da NADH-desidrogenase, (*2*) CoQ ou ubiquinona, (*3*) complexo citocromos b-c_1, (*4*) citocromo c, (*5*) complexo da citocromo-oxidase.

pelo ácido succínico é aceito pelo outro ramo, que compreende apenas FAD. As enzimas envolvidas nessas operações são desidrogenases.

O tronco comum da cadeia é formado pelos **citocromos b**, **c_1**, **c**, **a** e **a_3**, cujos grupos prostéticos são diferentes ferroporfirinas. Os elétrons passam um a um por essa série, unindo-se ao átomo de ferro que é alternativamente reduzido e oxidado:

$$Fe^{+++} + e = Fe^{++}.$$

A ordem em que estão dispostos os transportadores de elétrons da cadeia respiratória é dada por seu potencial de oxidorredução. Os que estão mais adiante têm maior potencial de oxidação, isto é, roubam elétrons do precedente. No extremo da cadeia está o oxigênio molecular que, por sua forte tendência a incorporar mais dois elétrons em sua órbita periférica, funciona retirando essas cargas negativas da cadeia transmissora ligada ao ciclo do ácido cítrico. Esse ciclo é uma fonte de elétrons.

A transferência de elétrons dos níveis de energia potencial mais altos (substratos do ciclo do ácido cítrico) para níveis de potencial sucessivamente mais baixos (NAD^+, FAD, CoQ, citocromos e O_2) libera energia que a célula aproveita, em parte, no trabalho de síntese de ATP.

Em três etapas da cadeia oxidativa (como se indica na Fig. 1.12) a quantidade de energia é suficiente para que uma molécula de ADP se combine com outra de fosfato inorgânico e forme ATP.

A partir de cada molécula de glicose degradada até CO_2 e H_2O, forma-se um total de 38 ATP. Isso equivale a armazenar aproximadamente 1,9 MJ/mol (ou 456 kcal/mol), que corresponde a 66% da energia contida na molécula do açúcar.

2

Macromoléculas, Informação, Organização e Reprodução Celular

MACROMOLÉCULAS E INFORMAÇÃO
  Ácidos nucléicos: DNA e RNA
  Proteínas
    Níveis de estruturação das proteínas
    Domínios e centros ativos
    As enzimas
O NÚCLEO DA CÉLULA
  A membrana nuclear
  Os cromossomos
    Nucleossomos
    Domínios e estruturas condensadas
  Funções do DNA
    Mecanismo de replicação do DNA
    Síntese de RNA
  Os nucléolos
  Regulação da expressão genética
    Repressores da transcrição
    Ativadores da transcrição
SÍNTESE DE PROTEÍNAS E SEU TRANSPORTE
  Atividade dos ribossomos
  O retículo endoplásmico
    Retículo endoplásmico granuloso
    Retículo endoplásmico liso
  O aparelho de Golgi
  Lisossomos e peroxissomos
MOVIMENTOS CELULARES
  Movimento muscular
    Estrutura e funcionamento das miofibrilas
    Contração muscular
  Movimento ciliar e flagelar
    Estrutura de cílios e flagelos
    Bases do movimento ciliar
  Movimentos citoplásmicos e amebóide
    Movimento amebóide
    Citoesqueleto
REPRODUÇÃO CELULAR
  Preparação da mitose
    Decurso da fase S
    Decurso da fase G_2
  Os estágios ou fases da mitose
  Citocinese

MACROMOLÉCULAS E INFORMAÇÃO

Os organismos vivos necessitam de bem poucos elementos em sua constituição, pois **C, H, O, N, P** e **S** formam mais de 99% da massa celular. Se excluirmos a água, que, por sua vez, responde por mais de 70% do peso dos organismos, veremos que quase tudo mais são compostos de carbono.

Esta particularidade se deve ao fato de ser o carbono, nas condições existentes em nosso planeta, o átomo capaz de produzir a maior variedade de compostos químicos, de formar anéis ou cadeias, simples ou ramificadas, com um número qualquer de elementos, unidos firmemente por ligações covalentes.

Como não há, praticamente, limites à extensão e à complexidade das moléculas com esqueletos de carbono (que incorporam aqueles outros átomos essenciais, antes citados), a química orgânica apresenta potencialidades infinitas para a criatividade do mundo vivo.

Entretanto, a variedade e o número de compostos que entram na constituição dos organismos não são mais que pequeníssima fração dentre as inúmeras alternativas possíveis.

As **macromoléculas** resultam em geral da polimerização de pequenas unidades moleculares (**monômeros**), iguais ou diferentes, mediante ligações covalentes que conferem estabilidade às longas cadeias formadas.

A adição de monômeros, um a um, é feita pela eliminação de uma molécula de H_2O entre eles.

As reações de síntese são catalisadas por **enzimas** e requerem energia para se efetuarem; portanto, vão sempre acopladas a outras reações que liberam energia. Muitas delas devem ter lugar juntamente com a hidrólise de **ATP**, visto a alta energia liberada na hidrólise de ATP para ADP; ou são operações redutoras em que **NADH** ou **NADPH** são os doadores de prótons e elétrons, liberando energia ao se oxidarem.

As **proteínas** e os **ácidos nucléicos** (DNA, RNA) são as macromoléculas de maior importância para a fisiologia celular. Elas resultam do encadeamento de diversas unidades (**aminoácidos**, para as proteínas, e **nucleotídios**, para os ácidos nucléicos) dispostas segundo programas específicos para cada organismo. Tais programas estão gravados na disposição seqüencial com que as próprias macromoléculas de DNA (ou RNA) foram montadas no cromossomo celular, no decorrer da evolução de cada espécie.

Além de se distinguirem pela diversidade das unidades que constituem suas longas cadeias — **estrutura primária** —, as macromoléculas têm uma característica fundamental e de grande importância biológica no fato de se dobrarem ou de se enrolarem sobre si mesmas, depois de formadas — **estrutura secundária**.

Elas o fazem segundo as atrações e repulsões das cargas elétricas ou outras forças moleculares presentes em sua superfície (ligações iônicas, pontes de hidrogênio, forças de van der Waals e ligações hidrófobas), designadas, em conjunto, como **ligações fracas** ou **ligações não-covalentes**.

As ligações fracas levam as macromoléculas a adotarem formas bem definidas, em função da seqüência das unidades formadoras e das estruturas moleculares ou cargas que estas possuam.

A seqüência ou estrutura primária traz portanto, em si, a informação que determinará, por exemplo, a forma final de uma molécula protéica, a menos que fatores externos venham a interferir.

Outra característica a destacar é a fragilidade das ligações não-covalentes (em meio aquoso, cerca de 30 a 300 vezes mais débeis que as ligações covalentes), pois a energia com que essas forças mantêm unidos os diferentes segmentos da macromolécula é apenas superior à energia média desprendida nas colisões térmicas entre as moléculas.

A estabilidade da estrutura secundária depende, então, do número de ligações fracas que se produzirem, e esse número será função do grau de adaptação entre as superfícies moleculares que se encontrem (coaptação), permitindo maior aproximação e interação de ligações não-covalentes.

Portanto, entre as muitas alternativas possíveis, a configuração espacial que a macromolécula vai adotar será, quase sempre, a que criar maior estabilidade, isto é, maior soma de ligações não-covalentes (medidas em kcal/mol e necessárias para romper essas ligações).

Na superfície das macromoléculas que assumiram sua configuração específica persistem forças fracas capazes de fazê-las aderir a outras moléculas, grandes ou pequenas, se as respectivas superfícies forem complementares (ao menos em algumas áreas), de modo a colocá-las tão próximas que aquelas forças se tornem efetivas.

O encontro entre as moléculas é promovido, evidentemente, pelos fenômenos de difusão e pelas colisões térmicas, muito

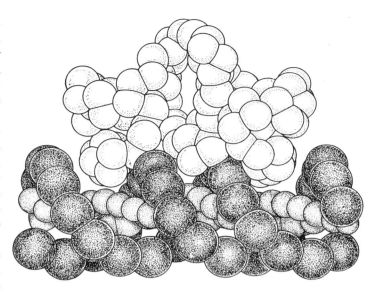

Fig. 2.1 Representação espacial das ligações não-covalentes entre uma proteína (repressora da atividade do DNA) e o gene específico que ela controla, sobre a cadeia de DNA. As esferas claras representam os aminoácidos da proteína; as mais escuras, a dupla hélice de DNA que se mantém unida e enrolada graças às ligações hidrogênio entre as bases purínicas e pirimidínicas (pequenas esferas cinzentas). (Redesenhada de Anderson *et al.*, *Nature*, **270**, 1981.)

freqüentes no âmbito de uma célula. A aderência é assegurada pela complementaridade das respectivas superfícies.

Essa é a base do "reconhecimento" entre moléculas, ou entre as superfícies de membranas em que essas moléculas se encontrem implantadas (Fig. 2.1).

A estabilidade das ligações não-covalentes pode ser rompida facilmente por colisões mais fortes, podendo-se determinar uma constante de equilíbrio entre as moléculas que se unem e as que se separam, tal como nas reações químicas, em função das respectivas concentrações.

Ácidos Nucléicos: DNA e RNA

O **DNA** consiste na reunião de duas cadeias longas e não-ramificadas, enroladas sob a forma de **dupla hélice**, sendo cada uma o resultado da polimerização de apenas quatro espécies de nucleotídios, cada qual contendo uma das seguintes bases: **adenina (A)**, **citosina (C)**, **guanina (G)** e **timina (T)**. Esses nucleotídios estão unidos pelas ligações covalentes de um **grupo fosfato**.

Assim, cada uma das duas macromoléculas fica constituída por um esqueleto em que se alternam sempre um açúcar — **desoxirribose** — e um **grupo fosfato**; a cada anel desse açúcar (que é uma pentose) fica apensa uma das quatro bases citadas.

A ordem em que elas se encontram alinhadas, quando lidas de três em três (**tríades** ou **tripletes**), constitui o que se denomina **código genético** (Fig. 2.2) e funciona na transmissão de informação, tal como o fazem as letras em um texto escrito. Mas, em vez de 24 letras, o código genético possui apenas 4: **A, C, G e T**.

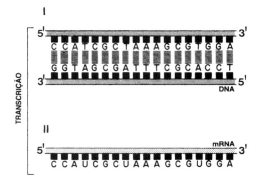

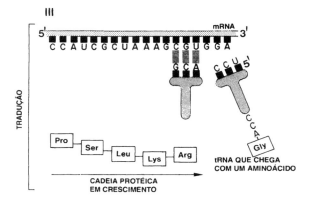

Fig. 2.2 Fluxo de informações a partir do código genético. *I*. Dupla cadeia de DNA com a seqüência de bases dos nucleotídios em cada uma das cadeias complementares (**A**, adenina; **C**, citosina; **G**, guanina; **T**, timina e **U**, uracila); *II*. Cadeia simples de mRNA, transcrita do DNA; *III*. Tradução do mRNA para a síntese da proteína correspondente.

No enrolamento da dupla hélice, constata-se que as bases ficam situadas para dentro do conjunto, dispostas por pares, face a face, existindo frente a cada citosina uma guanina da outra molécula e frente a cada adenina uma timina da molécula complementar, unidas por ligações não-covalentes.

Os pares **C-G** e **A-T** repetem-se sistematicamente ao longo de toda e qualquer dupla hélice de DNA, numa ordem que foi fixada pelas leis da hereditariedade.

A seqüência das bases, em uma das moléculas, é portanto complementar à da outra. Isso significa que, a partir de uma das moléculas, usada como molde, pode-se reconstruir a dupla hélice, ou que, depois de separadas duas seqüências de um cromossomo, é possível fabricar, baseado em cópias complementares, dois cromossomos iguais, operação essa denominada **replicação do DNA**. A replicação exige prévia dissociação da dupla hélice.

A informação contida no DNA não afeta diretamente a célula. Ela precisa ser utilizada na síntese de proteínas para interferir na morfologia e na fisiologia celular. Cada segmento de DNA capaz de determinar a estrutura de uma proteína constitui um **gene**. Dizemos por isso que o gene contém a informação necessária para a síntese de uma dada proteína.

O mecanismo pelo qual a informação contida no DNA é traduzida em uma seqüência específica de proteína (sua estrutura primária) é bastante complexo:

1) Primeiro, uma das cadeias de DNA, ao nível do gene correspondente, deve ser copiada com o auxílio da enzima RNA-polimerase, de modo a formar um polinucleotídio — **RNA** — cujo esqueleto é constituído por seqüências de **ribose** (outra pentose) e de **ácido fosfórico**, mas tendo por bases ligadas às pentoses: **citosina (C)**, **guanina (G)**, **adenina (A)** e **uracila (U)**. No RNA, a uracila ocupa o lugar que a timina (ou 5-metil-uracila) tem no DNA. O termo técnico para essa operação é **transcrição do DNA**.

O RNA dos organismos superiores, depois de formado (RNA nascente), deve sofrer certas modificações, ainda no núcleo celular, pois algumas de suas seqüências (denominadas **íntrons**) devem ser suprimidas, enquanto os segmentos válidos para a informação genética (chamados **éxons**) passam a ser de novo emendados para formar um RNA maduro e passar para o citoplasma como **RNA-mensageiro** (ou **mRNA**). É este que contém a informação específica para a síntese da proteína correspondente. O número de éxons e de íntrons existentes no RNA nascente varia muito de um gene a outro. Contrariamente ao DNA, o mRNA é curto, constituído por uma só cadeia e não enrolado em hélice (Fig. 2.2).

2) O mRNA funciona como uma receita para fabricar proteína, mas precisa ser "lido" por uma organela especial, o **ribossomo**, para que a receita seja aviada. A partir de cada molécula de mRNA podem ser sintetizadas, por sua vez, milhares de moléculas de uma determinada proteína, até que complete seu tempo de vida. O ribossomo contém em sua estrutura outras três ou quatro moléculas de RNA-ribossômicos (ou **rRNA**) para orientar a síntese protéica, além de uma centena de diversas proteínas indispensáveis à operação.

3) A leitura da mensagem contida no mRNA é feita de modo que cada três bases da seqüência (isto é, um **triplete** ou **códon**) signifique um certo aminoácido a ser incluído na molécula protéica. As quatro bases utilizadas no mRNA e combinadas três a três poderiam oferecer 64 diferentes códons; mas havendo apenas 20 tipos de aminoácidos, vários códons podem responder pelas mesmas unidades na síntese de proteínas.

A serina, por exemplo, pode ser incorporada à cadeia protéica pelos tripletes UCU, UCC, UCA, UCG, AGU e AGC, enquanto a metionina apenas por AUG.

Esse código genético permite a tradução da mensagem contida no mRNA em uma seqüência definida para constituição da estrutura primária da proteína e, a partir daí, para sua estrutura secundária ou terciária (enrolamento, dobramento etc.).

4) Os aminoácidos devem apresentar-se à seleção, operada no ribossomo, mediante sua ligação com outro tipo de RNA, capaz de reconhecer por um lado determinado tipo de aminoácido e por outro o códon ou códons que comandam sua incorporação.

Esses ácidos nucléicos de transferência, ou **tRNA**, são curtos (70 a 90 nucleotídios de comprimento) e dobrados de modo que um dos pólos da molécula apresente um triplete (anticódon), que reconheça o triplete complementar do mRNA, e o outro pólo tenha uma seqüência (CCA) que se ligue ao respectivo aminoácido.

Esse complicado processo desenvolve-se com tal eficiência que, em um segundo, vinte unidades podem ser acrescentadas à cadeia polipeptídica em cada ribossomo de uma bactéria.

Proteínas

Constituem mais de metade do peso seco de uma célula e têm funções tão importantes como:

a) assegurar a forma e a estrutura da célula;

b) desenvolver atividades enzimáticas nos processos metabólicos, nas funções reprodutivas etc.;

c) participar dos mecanismos de replicação, transcrição etc. dos ácidos nucléicos;

d) constituir receptores da membrana celular e moléculas de aderência, assim como participar dos mecanismos de sinalização e de reconhecimento molecular, além de outras funções.

NÍVEIS DE ESTRUTURAÇÃO DAS PROTEÍNAS

As moléculas protéicas apresentam diversos níveis de organização estrutural que permitem compreender as relações existentes entre sua composição, baseada na combinação de diferentes aminoácidos, e as funções altamente diversificadas que desempenham na fisiologia celular.

Estrutura Primária. Polipeptídios e proteínas resultam da polimerização de monômeros, escolhidos entre 20 diferentes aminoácidos, unidos por ligações peptídicas (covalentes), de modo que as macromoléculas apresentam um esqueleto repetitivo formado por dois átomos de carbono e um átomo de nitrogênio entre cada duas de suas unidades (Fig. 2.3, *A*).

Quando o número de unidades de um polipeptídio ultrapassa um certo valor, não bem definido, o composto passa a chamar-se **proteína**. Ao serem hidrolisadas, as proteínas costumam deixar centenas ou milhares de resíduos de aminoácidos. As menores produzem mais de 70 resíduos.

Estrutura Secundária. Está condicionada por ligações não-covalentes entre grupos polares existentes nas ligações peptídicas, ou nas cadeias laterais de certos aminoácidos, mas devidas, também, a pontes de hidrogênio ou a outras forças geradas pelos segmentos hidrófobos que aderem entre si graças à exclusão da água entre eles (Fig. 2.3, *B*).

Em resultado das ações dessas forças fracas, algumas proteínas adotam formas globosas, bem definidas. Outras formam hélices longas ou curtas, com poucos aminoácidos por volta, mantidos em posição por pontes de hidrogênio. São as alfa-hélices, que podem ser simples, duplas ou triplas, segundo o número de cadeias que entram em sua constituição, como nas proteínas fibrosas (p. ex., no colágeno ou na queratina). Outras, ainda, dispõem-se em lâminas ou folhas onde cada macromolécula mantém-se distendida, mas unida por ligações não-covalentes às moléculas vizinhas (configuração beta).

Muitas proteínas globosas são constituídas por uma cadeia que se dobra em vaivém, como nas estruturas beta, com pontes de hidrogênio amarrando os vários segmentos entre si. Outras vezes, elas possuem algumas partes enroladas em alfa-hélice.

Na elastina, os inúmeros polipeptídios, que se apresentam enrolados irregularmente, encontram-se interligados por pontes covalentes de modo a formar material elástico, suscetível de distender-se ou de retrair-se segundo as forças ou tensões a que forem submetidos.

Tanto as alfa-hélices como as configurações beta representam apenas o segundo grau de organização da proteína, ou sua estrutura secundária. Apesar da estabilidade conferida pelas ligações de hidrogênio, a alfa-hélice, por exemplo, não se mantém em uma solução aquosa se a proteína não assumir seu terceiro grau de organização, dobrando-se ou enrolando-se sobre si mesma.

Estrutura Terciária. Ela é assegurada por novas ligações formadas entre os grupos-R dos aminoácidos (Fig. 2.3, *C*). Estas vão desde ligações de hidrogênio, ligações iônicas e entre grupos não-polares (hidrófobos), até ligações covalentes (pontes dissulfeto: -S-S-, entre os grupos sulfidrila de duas moléculas de cisteína) e ligações isopeptídicas (entre grupos-R de ácido glutâmico e de lisina, por exemplo).

Estrutura Quaternária. Algumas proteínas são formadas pelo arranjo ordenado de subunidades constituídas de polipeptídios. A esse nível de organização denominamos estrutura quaternária da proteína. A molécula da **hemoglobina**, por exemplo, é formada por duas cadeias idênticas de polipeptídios (cadeias alfa) sob as quais se dispõem em forma invertida outras duas (cadeias beta), todas elas contando com um grupo prostético (**heme**) ao qual se liga o oxigênio que transportam (Fig. 2.3, *D*).

A importância da conformação das moléculas protéicas pode ser apreciada no caso dos **príons**, proteínas responsáveis por doenças degenerativas do sistema nervoso do homem (o kuru, a doença de Creutzfeldt-Jakob, a síndrome de Gerstmann-Sträussler e a insônia familiar fatal) bem como de animais (doença da vaca louca, p. ex.). Constatou-se que o príon é uma molécula do sistema nervoso produzida pelo próprio organismo, apresentando a seqüência normal de aminoácidos, mas tendo um defeito em sua conformação tridimensional. A proteína normal (denominada PrPc), sofrendo, por mutação genética, embrionária ou outra circunstância, uma alteração em sua morfologia, torna-se hidrófoba e inatacável pelas proteases normais. Ela é agora denominada PrPsc e adquire a estranha propriedade de, entrando em contato com as moléculas de PrPc, transformá-las morfologicamente em PrPsc. O caráter hidrófobo desta faz com que se aglutinem em um processo que lembra a formação de cristais, de que resulta a constituição de depósitos protéicos em placas, no sistema nervoso, responsáveis pela degeneração dos neurônios e produção dos quadros clínicos mencionados.

DOMÍNIOS E CENTROS ATIVOS

Ainda que uma proteína pudesse enrolar-se ou dobrar-se de mil maneiras diferentes, normalmente o processo de estruturação secundária, terciária ou quaternária obedece a um determinismo mais ou menos estrito e condicionado por sua estrutura primária.

Inicialmente as ligações ou pontes de hidrogênio se estabelecem entre os segmentos vizinhos da cadeia criando as alfa-hélices ou as disposições beta, por vezes bastante estáveis, para em seguida completar-se o processo, sempre de modo a adotar a disposição mais estável.

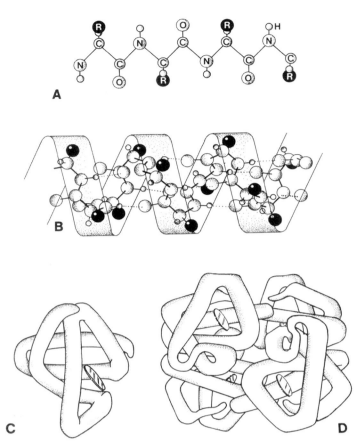

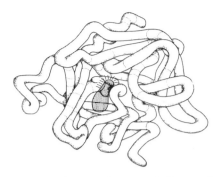

Fig. 2.4 Molécula de quimiotripsina, com indicação do domínio ou centro ativo da enzima.

Fig. 2.3 Estrutura protéica em seus quatro níveis. *A*. Estrutura primária, representada pela seqüência de aminoácidos, onde **R** pode representar diferentes grupos, característicos de cada aminoácido. *B*. Estrutura secundária, dada pelo enrolamento espiral da cadeia e consolidada principalmente pelas pontes de hidrogênio (em pontilhado, na figura). *C*. Estrutura terciária, correspondendo a um dobramento característico para cada espécie de proteína (neste caso, a cadeia alfa da molécula de hemoglobina). *D*. Estrutura quaternária de uma proteína (hemoglobina), que no caso resulta da união de duas cadeias alfa com duas cadeias beta. Os discos no interior das moléculas representam os grupos prostéticos: heme.

O resultado é a repetição de formas onde alguns segmentos ou áreas da superfície molecular exibem sempre a mesma configuração.

Essas regiões constantes e com propriedades particulares, que fazem da molécula protéica uma enzima determinada, um anticorpo específico ou um fator de identidade celular, por exemplo, constituem os **domínios** ou, então, os **sítios ativos** da estrutura molecular (Fig. 2.4).

Por **domínio**, entendemos a porção de uma proteína com estrutura terciária que lhe é característica. Uma mesma proteína pode exibir mais de um domínio, ou pode ser este o resultado da justaposição de subunidades que integram a estrutura quaternária das proteínas. Nas moléculas grandes, um domínio fica ligado a outro por regiões peptídicas curtas e flexíveis.

O **sítio ativo** é a região da superfície de uma enzima a que se liga um substrato para sofrer uma ação catalítica. Proteínas com funções semelhantes (p. ex., proteases digestivas, como a quimiotripsina, a tripsina, a elastase e outras) mostram grande semelhança e constância da configuração tridimensional dos respectivos sítios ativos, ainda que outras partes da molécula possam oferecer certo grau de variabilidade.

Naturalmente, mutações genéticas que afetem tais áreas tornam a proteína incapaz de realizar sua função; e, se esta for importante para a fisiologia celular, a mutação acarretará doença ou morte do organismo ou uma deficiência funcional que a seleção natural tende a eliminar. Esse mutante estará, geralmente, condenado a desaparecer.

As mutações favoráveis, que trazem aumento da eficiência ou maior adequação da proteína, são em geral aquelas que introduzem apenas pequenas alterações estruturais. Os processos evolutivos e adaptativos são por isso extremamente lentos, qualquer que seja a freqüência das mutações que possam ocorrer no **genoma** de uma espécie.

As proteínas que apresentam configuração em alfa-hélice são geralmente de forma globular, solúveis e quimicamente ativas, participando de muitas reações metabólicas. As enzimas são organizadas principalmente desse modo. As proteínas respiratórias (hemoglobina, citocromos, mioglobina, hemocianina), os anticorpos e muitos hormônios também.

A configuração beta é encontrada nas proteínas fibrosas (colágeno, queratina etc.) com funções predominantemente estruturais e reduzida atividade química.

Nos parasitos, encontramos escleroproteínas formando a parede cística dos protozoários, as cascas dos ovos e a cutícula dos helmintos. Os principais componentes dessas estruturas têm sido identificados como proteínas do tipo colágeno.

As quinonas e outros polifenóis reagem com as proteínas, em presença de polifenol-oxidases, estabelecendo pontes que ligam entre si as moléculas protéicas e, assim, transformam os materiais solúveis em escleroproteínas insolúveis e resistentes.

Queratina verdadeira, onde as moléculas estão interligadas por pontes **-S-S-** de cistina, talvez só ocorra nos vertebrados; mas substâncias semelhantes à queratina têm sido descritas na camada cortical externa da cutícula dos *Ascaris* e de outros helmintos, bem como nos acúleos do *Echinococcus*.

As proteínas estão, com freqüência, associadas a outros compostos (grupos prostéticos), constituindo proteínas conjugadas. A mioglobina, a hemoglobina (Fig. 2.3, *C* e *D*) e os citocromos são exemplos dessa classe.

Certas organelas e estruturas celulares de maiores dimensões são edificadas mediante a reunião de diferentes espécies de proteínas.

Os vírus, por exemplo, são constituídos pela disposição ordenada de várias proteínas em torno de uma longa molécula de RNA ou de DNA, enrolada em hélice ou de outra forma. Se os dissociarmos e os separarmos, gentilmente, e depois tornarmos a misturá-los, esses materiais terminarão por reconstituir o vírus normal, pois sua agregação é o resultado da ação de forças que surgem das interações de grupos químicos existentes na superfície das moléculas. Já se demonstrou que o mesmo sucede com as proteínas e ácidos nucléicos que compõem os ribossomos das bactérias.

AS ENZIMAS

São proteínas que atuam como catalisadores biológicos, acelerando a velocidade de milhares de reações químicas que, de outra forma, se efetuariam com uma lentidão incompatível com os processos vitais, ou exigiriam temperaturas tão altas que os organismos não poderiam suportar.

As propriedades dessas moléculas protéicas dependem quase inteiramente de sítios da superfície exposta capazes de estabelecer diferentes tipos de ligações fracas (não-covalentes) com outras moléculas.

Para que a ligação se efetive, a forma destas moléculas deve ajustar-se precisamente à do **centro ativo da enzima**, onde elas vão fixar-se. O centro é, geralmente, uma cavidade forrada por determinadas seqüências de aminoácidos (Fig. 2.4).

As moléculas que participam de uma reação química, em um tubo de ensaio, por exemplo, necessitam de certa quantidade de energia para iniciar a reação, mesmo quando esta possa desenvolver-se depois espontaneamente (reação exergônica).

A energia necessária para desencadear a reação chama-se **energia de ativação**. Ela pode provir do choque entre as moléculas que colidem com maior ímpeto, ou de uma fonte externa, como o calor fornecido ao aquecer-se a mistura reagente. A magnitude da energia de ativação, exigida pelo sistema, age como barreira que impede o desencadeamento da reação, ou só permite que ela prossiga lentamente, isto é, na escassa medida em que algumas moléculas cheguem a superar, no choque, esse obstáculo energético.

Porém, quando a reação é **catalisada** por uma enzima, o curso do processo modifica-se:

a) Numa primeira fase, os reagentes (que chamaremos **substratos**) devem ligar-se ao sítio ativo da enzima.

Esta, possivelmente, terá aumentado a concentração de moléculas dos substratos à sua volta. Aí, cada molécula é levada a orientar-se, segundo o formato do sítio, e a dispor seus radicais ou átomos reagentes de tal modo que a operação catalítica é favorecida.

b) As forças de ligação enzima-substrato modificam a molécula do substrato, que passa a assumir formas intermediárias (com geometria alterada e nova redistribuição de seus elétrons), antes de transformar-se nos produtos finais da reação. Esses fatos diminuem a **energia de ativação** da reação, aumentando enormemente sua velocidade. A reação catalisada passa a ser representada da seguinte forma:

$$E + S \rightarrow E\text{-}S \rightarrow E + P$$
enzima   substrato   complexo   enzima   produtos
enzima-substrato

Tomemos como exemplo a decomposição do peróxido de hidrogênio (H_2O_2) em oxigênio e água. Na ausência de enzimas ou de catalisadores adequados, a energia de ativação requerida é de 18 kcal/mol de H_2O_2. Em presença de catalase (uma enzima que se encontra no fígado) apenas 5 kcal/mol são necessárias (Fig. 2.5).

Isoladamente, cada enzima não faz mais que aumentar consideravelmente a velocidade das reações químicas, sem alterar sua constante de equilíbrio, que depende das concentrações dos reagentes e dos produtos.

Assim, ela pode operar tanto num sentido como no sentido inverso.

Em um organismo vivo, entretanto, os produtos da atividade de uma enzima constituem os substratos das enzimas que lhe seguem, ao longo da cadeia metabólica, de tal forma que o processo é quase sempre orientado em uma só direção. Além disso, muitas reações estão acopladas à de hidrólise do ATP, que fornece a energia necessária para sua realização, e que as torna unidirecionais.

Muitas enzimas são constituídas exclusivamente por proteínas; outras estão associadas firmemente a uma fração não-protéica, ou **grupo prostético**.

Mas há casos em que a enzima só é ativa quando se reúne com um fragmento orgânico (não-protéico) que recebe o nome de **coenzima**.

Muitas coenzimas são vitaminas ou compostos relacionados com as vitaminas. As enzimas e suas respectivas coenzimas podem ser facilmente separadas.

A atividade catalítica desaparece quando se separam as frações que integram a molécula da enzima ou quando a proteína é desnaturada.

Por ser a forma do centro ativo decisiva para a ação, cada enzima não admite senão aquele tipo de substrato que apresentar o arranjo molecular necessário ao ajustamento espacial enzima-substrato.

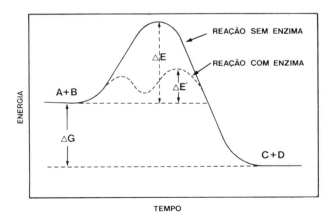

Fig. 2.5 Uma reação qualquer A + B → C + D requer menor energia de ativação (ΔE') quando se realiza em presença da enzima específica do que quando na ausência desta (ΔE > ΔE'). Conseqüentemente, a velocidade da reação catalisada pela enzima é muito maior, ainda que ΔG permaneça sempre o mesmo.

Daí decorre a **especificidade** tão característica destas macromoléculas e, naturalmente, o fato de que a cada reação química observada nos organismos vivos corresponda uma enzima determinada.

Vários fatores podem interferir na atividade enzimática, destacando-se o pH, a temperatura, a concentração do substrato e a presença no meio de substâncias ativadoras ou inibidoras da enzima.

Cada enzima tem seu pH ótimo de operação, reduzindo-se a atividade quando ele se afastar desse valor. Em condições extremas pode produzir-se uma alteração irreversível.

O mesmo sucede com a temperatura. As enzimas de animais de sangue quente (homeotermos) e seus parasitos têm geralmente sua maior eficiência em torno de 37°C.

Como cada molécula de enzima é recuperada no fim da reação que catalisa, e passa a atuar sobre novas moléculas do substrato, não existem proporções definidas entre ela e os demais reagentes.

Mas, para uma dada concentração da enzima, a velocidade da reação cresce quando, partindo de uma baixa concentração do substrato, esta vai aumentando progressivamente.

É que, nessas condições, grande parte da enzima encontrava-se ainda em estado livre, podendo aceitar mais substrato para transformá-lo em produto da reação.

Atingida, porém, uma certa concentração do substrato, todas as moléculas da enzima passam a estar ocupadas sob a forma de complexo enzima-substrato e, então, qualquer aumento do substrato resulta inútil para acelerar a velocidade da reação.

As enzimas são, geralmente, **proteínas alostéricas**, isto é, capazes de mudar de forma em função de alguns fatores do meio. Com isso, modifica-se a região do **domínio**, ou **centro ativo**, e conseqüentemente a atividade específica pode ser aumentada ou diminuída. Algumas delas possuem na superfície dois **sítios**: um para o substrato, outro para as substâncias (**ligantes**) que agem como reguladoras de sua conformação e atividade.

Substâncias como Ca^{++}, Na^+, K^+ e outros íons inorgânicos ativam determinadas reações enzimáticas.

As substâncias inibidoras, como os antibióticos, atuam em sentido contrário, bloqueando o metabolismo dos microrganismos contra os quais são utilizados. Os metais pesados e os venenos mais potentes também são inibidores de enzimas.

O fenômeno de inibição pode obedecer a mecanismos diferentes:

1. Quando a enzima não é muito específica (ou seja, quando admite mais de uma espécie de molécula para formar o complexo enzima-substrato), substâncias mais ou menos semelhantes ao substrato natural da enzima podem combinar-se com o centro ativo desta.

Tais substâncias exercem efeito inibidor, pois tanto o inibidor quanto o substrato competem entre si para ocupar o centro ativo das moléculas da enzima. Na medida em que aumente a concentração do inibidor, diminui a probabilidade de que se processe a reação normal, esquematizada na equação antes representada. Mas o efeito inibidor pode ser contrabalançado pelo aumento da concentração do substrato natural e conseqüente deslocamento do inibidor.

Isso é o que se chama de **inibição competitiva**. Um exemplo clássico é o da sulfanilamida, que interfere na síntese do **ácido fólico** por competir com o ácido paraminobenzóico (PABA), que é um substrato utilizado naquela síntese. A sulfanilamida e o ácido paraminobenzóico têm estruturas químicas muito parecidas.

2. Alguns inibidores combinam-se com a enzima em pontos diferentes do centro ativo, não competindo, pois, com o substrato; mas provocam tal modificação na morfologia da enzima (e, provavelmente, do centro ativo) que esta já não pode desempenhar sua função. Nesse caso, não se consegue obter efeito reversível pelo aumento do substrato. Fala-se, então, de **inibição não-competitiva** e seu grau depende unicamente da concentração do inibidor.

3. Um terceiro tipo de inibição produz-se quando o inibidor forma com a enzima uma ligação química estável, ao nível do centro ativo ou cerca dele.

Ou ainda quando se combina com o grupo prostético da enzima, deixando-a inativada. O radical cianeto (CN-) remove o íon metálico da enzima, nas metaloenzimas, tais como as proteínas respiratórias, donde sua elevada toxicidade.

O NÚCLEO DA CÉLULA

A Membrana Nuclear

Formada por dupla membrana unitária (constituída, cada qual, por uma lâmina bimolecular de lipídios e moléculas protéicas intercaladas), ela delimita um espaço perinuclear muito estreito (20 a 40 nm) e se continua, em alguns pontos, com as paredes do retículo endoplásmico granuloso. Como este, ela possui grande número de ribossomos aderentes à membrana externa, em sua face citoplásmica (Fig. 2.6).

A membrana nuclear apresenta pontos com área de 80 nm de diâmetro (em número de 3 a 4 mil em células de mamíferos), onde a membrana interna e a membrana externa se unem, formando poros, através dos quais nucleoplasma e citoplasma se comunicam.

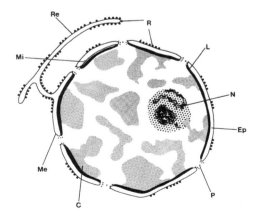

Fig. 2.6 O núcleo e o nucléolo, esquematicamente representados em um corte transversal da célula: **C**, cromatina; **Ep**, espaço perinuclear; **L**, lâmina nuclear de fibroproteínas; **Mi**, membrana nuclear interna; **Me**, membrana nuclear externa; **N**, nucléolo; **P**, poro nuclear de comunicação nucleoplasma-citoplasma; **R**, ribossomos; **Re**, retículo endoplásmico granuloso.

A continuidade existente entre as duas membranas, que formam o envoltório nuclear, e entre a membrana externa e as paredes do retículo endoplásmico permite que o núcleo se expanda, quando a célula se encontre em fase de intensa síntese protéica, ou se reduza nos períodos de quiescência.

Também, durante a mitose, o núcleo pode perder seu envoltório, ou reconstituí-lo rapidamente na telófase.

A face nucleoplásmica da membrana interna, em quase todas as células eucariotas, é forrada por uma camada de proteínas de espessura maior ou menor, a **lâmina nuclear**. Ela parece contribuir tanto para a manutenção da arquitetura da membrana como a do conteúdo nuclear, em virtude de ligar-se, por um lado, às proteínas integrantes da membrana e, por outro, às estruturas de cromatina, ancorando cada cromossomo em determinado ponto dessa membrana.

A lâmina nuclear compõe-se de uma rede de proteínas fibrosas especiais e, ao nível dos poros da membrana nuclear, forma complexos que diminuem o calibre do poro e parecem intervir na permeabilidade e transporte de materiais entre núcleo e citoplasma.

Por aí devem entrar macromoléculas, como as histonas e as DNA ou RNA-polimerases, ou sair as subunidades dos ribossomos, de dimensões relativamente grandes (30 nm no maior diâmetro). O trânsito faz-se em ritmo elevado (umas 100 unidades de histona por poro e por minuto). Os mecanismos são ainda desconhecidos.

Os Cromossomos

A presença de uma dupla membrana, separando o material genético central e a síntese do RNA das outras atividades celulares e, particularmente, da síntese de proteínas, é uma característica dos organismos eucariotas. Nestes, observa-se também a participação de um tipo especial de proteínas — as **histonas** — que concorrem para a arrumação e empacotamento do DNA nos cromossomos, influindo sobre a expressão ou não dos diferentes genes aí existentes. Somente os dinoflagelados, entre os eucariotas, não possuem histonas.

A molécula de DNA, formada por filamentos extremamente longos e não-ramificados (com cerca de 3 bilhões de nucleotídios, em uma célula humana típica e haplóide), contém toda a informação necessária à estruturação e ao funcionamento do organismo. Porém, apenas uma fração desse material genético participa da codificação para a fabricação de proteínas ou de alguns tipos de RNA (como os rRNA e os tRNA). Os extensos segmentos que aparentemente não codificam nada devem ter outras funções (como a maneira pela qual o DNA deve ficar enrolado e estruturado em cada cromossomo) ou funções até agora desconhecidas.

O DNA contém também **transposons**, que são elementos genéticos móveis, podendo deslocar-se de um segmento para outro do DNA e causar mutações. Eles são igualmente conhecidos como **protovírus**, consistindo em segmentos de ácidos nucléicos (DNA ou RNA) de origem viral ou parasitária que se implantaram no genoma da célula hospedeira e se multiplicam com esta.

Quando se instalam em células da linhagem sexual, transmitem-se de geração em geração, o que explicaria a hereditariedade de certas doenças e de certos cânceres ou leucemias.

NUCLEOSSOMOS

As histonas constituem a classe mais abundante de proteínas nucleares, seu número sendo proporcional ao de nucleotídios. Ao juntarem-se com estes últimos, elas formam o que se denomina classicamente de **cromatina nuclear**.

As histonas são proteínas de tamanho relativamente pequeno e com fortes proporções de lisina e arginina, cujas cargas positivas ajudam a unir as proteínas aos ácidos nucléicos.

A associação de DNA com histonas leva à formação de **nucleossomos**, que são as unidades estruturais da cromatina, dispostos como as contas em um colar. Em cada uma dessas contas (em verdade, um pequeno cilindro formado de quatro pares de moléculas de histonas: H2A, H2B, H3 e H4) enrolam-se 146 pares de nucleotídios.

Cada nucleossomo fica unido ao seguinte por um curto segmento de DNA (com 60 pares, mais ou menos), como mostra a Fig. 2.7. Os nucleossomos, por sua vez, aderem uns aos outros de modo a formar um grosso cordão. Calcula-se que, em média, os genes destinados a codificar as instruções para sintetizar uma proteína (com peso molecular de 50 kDa) utilizam 1.200 pares de bases de DNA e, portanto, ocupam seis nucleossomos, dos 15 milhões que existem no núcleo de uma célula humana.

Para que os nucleossomos se mantenham densamente unidos, um outro tipo de molécula de histona (H1) adere a cada nucleossomo e estende seus prolongamentos sobre os nucleossomos vizinhos. Muitas outras proteínas nucleares têm a mesma forma, aderindo por um lado à cromatina e por outro às outras moléculas protéicas da mesma natureza (ligações cooperativas).

Mesmo *in vitro*, as histonas purificadas tendem a formar nucleossomos com qualquer tipo de DNA (inclusive o de bactérias). Por outro lado, encontram-se no núcleo enzimas específicas capazes de acetilar ou fosforilar as histonas, modificando-lhes as cargas elétricas e sua fixação sobre a cromatina, bem como proteínas (não-histonas) que parecem agir junto aos genes ativados.

Em alguns casos, foram identificadas proteínas que são capazes de identificar determinados genes e dar início à sua replicação ou transcrição e outras capazes de bloquear o processo.

Possivelmente existem milhares de proteínas semelhantes, com funções reguladoras, para agirem sobre outros genes. Supõe-se que essas proteínas vão agir sobre segmentos do cromossomo onde, por falta de histonas, não se formou um nu-

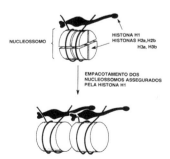

Fig. 2.7 Enrolamento da dupla hélice de DNA nas contas do colar formado por unidades que são os nucleossomos. Cada unidade compreende um conjunto de oito moléculas de histonas (H2, H3 e H4), consolidado pela histona H1.

cleossomo e a cadeia de DNA ficou acessível à intervenção de proteínas reguladoras.

Segundo esse modo de ver, nas células que fabricam insulina existe uma região "hipersensível" para a fixação da RNA-polimerase, onde se encontra o gene específico do cromossomo, enquanto essa mesma região é inacessível em outras células que não produzem insulina.

DOMÍNIOS E ESTRUTURAS CONDENSADAS

Outro nível de organização cromossômica é o representado pelos dobramentos do grosso cordão integrado por nucleossomos (com espessura de 30 nm). Esses dobramentos produzem inúmeras **alças** de forma e comprimento variáveis (medindo em torno de 400 nm, ou 0,4 μm).

O aspecto resultante, observado em muitos oócitos e nos cromossomos politênicos de alguns insetos, por exemplo, é o de cromossomos plumosos (ou em forma de escovas para lavar tubos; em inglês, *lampbrush chromosomes*).

Cada uma das alças destaca-se de uma região densa do DNA denominada **cromômero**. Supõe-se que elas resultem da aderência entre proteínas ligadas a determinadas seqüências de DNA que passam a formar o gargalo de cada alça.

A compactação do DNA não termina aí, pois as alças só se encontram expandidas na interface da multiplicação celular.

Durante a mitose, elas ficam enoveladas, enrolando-se de modo a constituir estruturas mais densas. O processo acompanha-se da fosforilação das moléculas de histona H1, o que parece causar o adensamento característico do cromossomo na metáfase (Fig. 2.8).

Os cromossomos passam, então, a ser formados por duas **cromátides filhas** que se enovelam separadamente e permanecem unidas apenas por uma pequena região, o **centrômero**.

Sua superfície está recoberta por proteínas várias, entre as quais muitas ribonucleoproteínas. Mas, quando se rompe essa capa, cada cromátide pode ser vista à microscopia eletrônica como formada por inúmeras alças destacando-se de um eixo central.

Cada espécie possui número definido de **cromossomos**, e cada um destes apresenta características constantes, que permitem sua perfeita identificação. Quando corados, eles mostram faixas transversais igualmente constantes e típicas.

O conjunto dos cromossomos de uma célula, considerado como característica constante do indivíduo ou da espécie, constitui o **cariótipo** próprio de cada espécie.

No núcleo de alguns protozoários (macronúcleo dos ciliados) ou das glândulas salivares de alguns insetos encontram-se cromossomos gigantes ou **cromossomos politênicos**. Nestes, o eixo cromossômico, em vez de ser constituído por uma dupla hélice de DNA, compreende elevado número dessas estruturas dispostas paralelamente umas às outras, em consequência da realização de uma dezena de ciclos replicativos do DNA sem separação dos elementos filhos.

Esses cromossomos são vistos na interfase e, portanto, com suas alças distendidas. Examinados à microscopia óptica, após coloração, cada cromossomo revela a presença de grande número de faixas escuras, separadas por outras mais claras, correspondendo às alças homólogas justapostas. No genoma de *Drosophila* elas são cerca de 500, estimando-se que cada uma contenha entre 3.000 e 300.000 pares de bases de DNA.

Pelo estudo de moscas mutantes, pôde-se localizar genes individuais, nos cromossomos politênicos de *Drosophila*, e demonstrar que cada faixa corresponde a uma única região genética. Por outro lado, estima-se que esse inseto produz umas 500 proteínas diferentes, o que sugere sua equivalência com o número de faixas presentes no cromossomo.

Quando determinados cromômeros entram em atividade, as faixas correspondentes se dilatam, formando intumescências conhecidas como **anéis de Balbiani**, **bulbos** ou *puffs* (Fig. 2.9). As intumescências são sede de intensa síntese de RNA,

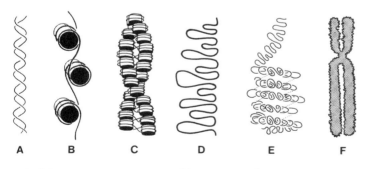

Fig. 2.8 Esquemas para mostrar os diferentes graus de empacotamento da cromatina. *A*. Dupla hélice de DNA. *B*. Em torno dos nucleossomos enrola-se a dupla hélice (agora representada no desenho por um fio único), envolvendo 146 pares de nucleotídios por nucleossomo. *C*. Filamento de cromatina. *D*. Alças expandidas de cromossomos (como em cromossomos plumosos), estando o filamento de cromatina desenhado como um fio singelo. *E*. Setor de um cromossomo condensado, característico da metáfase de uma célula em divisão, onde o filamento de cromatina encontra-se bastante enovelado e pregueado. *F*. Cromossomo completo, na metáfase. (Redesenhada a partir de Alberts *et al.* — *Molecular biology of the cell*. New York, Garland Publishing, 1994.)

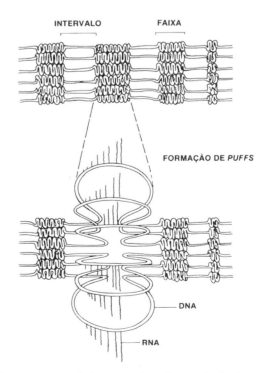

Fig. 2.9 Representação da formação de *puffs*, ou seja, da abertura de um segmento de DNA, no cromossomo politênico, para a síntese de RNA.

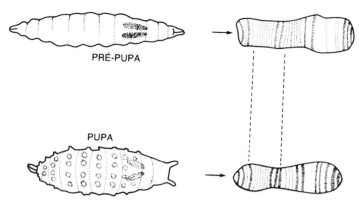

Fig. 2.10 Esquema de um mesmo cromossomo politênico da glândula salivar de um inseto (*Chironomus*) em diferentes fases de atividade.

acumulando-se nelas proteínas que se supõe sejam RNA-polimerases, necessárias à construção das moléculas de RNA.

A produção de intumescências, por outro lado, ocorre segundo uma ordem ou padrão determinado. Por exemplo, durante o desenvolvimento larvário do inseto, somente certos cromômeros se dilatarão em cada fase de crescimento do animal, indicando que em uma dada célula apenas certos e determinados genes estarão em atividade. Durante as mudas (ecdises) dos insetos, um hormônio produzido pela glândula protorácica e que leva o nome de **ecdisona** atua diretamente sobre os cromossomos das células larvárias e conduz à formação de *puffs* ao nível de outros cromômeros.

Aparentemente, os genes ativados pela ecdisona relacionam-se com os processos metabólicos que se desenvolvem durante as mudas ou que são mais intensos nesses momentos (Fig. 2.10).

Os núcleos das glândulas salivares de uma larva, quando retirados e transferidos para o citoplasma glandular de outra larva, em distinta fase evolutiva, sofrem uma modificação nos pontos de intumescência cromossômica, desaparecendo alguns destes e aparecendo outros novos, em estrita relação com a fase larvária do inseto que recebeu os núcleos.

Isso demonstra a importância do meio interno e, particularmente, do citoplasma celular na regulação da atividade dos vários segmentos do DNA. Contrariamente ao que se pensava anteriormente, mesmo contendo toda a informação necessária para a formação e o funcionamento de um organismo, o DNA não é inteiramente autônomo para estabelecer o curso dos processos biológicos e o fenótipo dos organismos, controlado que é por fatores do meio interno ou do meio externo.

Funções do DNA

Em vista do elevado número de pares de bases que formam o DNA de qualquer organismo (3 bilhões, nas células do homem), em comparação com a extensão relativamente reduzida que seria necessária para codificar todas as proteínas (provavelmente, entre 30 e 100 mil) e todos os ácidos nucléicos que a célula produz, supõe-se que a maior parte desse DNA tem funções ainda desconhecidas ou, simplesmente, não tem significação fisiológica importante.

As duas funções essenciais do DNA são orientadas para:

1. Assegurar a construção de outras moléculas iguais às que formam a dupla hélice de cada cromossomo, seja para transmitir aos organismos filhos e às células do mesmo organismo toda a informação genética que se encontra codificada em sua estrutura, seja para aumentar consideravelmente sua atividade fisiológica ao formar cromossomos politênicos. O mecanismo pelo qual cada molécula de DNA produz outra que lhe seja complementar é a **replicação**.

2. Assegurar a síntese de vários tipos de RNA e, através deles, a síntese das proteínas. Como, ao construir uma molécula de RNA, a informação codificada no DNA mediante combinações de timina, adenina, citosina e guanina passa a ser "escrita" num código diferente (onde a uracila substitui a timina), diz-se que houve **transcrição** do DNA para o RNA.

MECANISMO DE REPLICAÇÃO DO DNA

A síntese de uma nova molécula de DNA, constituída pela dupla hélice ligada por pontes de hidrogênio, pressupõe a separação das duas cadeias do cromossomo original.

Aberta a estrutura, as bases purínicas e pirimídicas ficam expostas e passam a orientar a ordenação dos novos materiais utilizados na síntese: os **trifosfatos de desoxirribonucleotídios** livres.

Em frente a um grupo adenina do DNA velho, alinha-se uma molécula de ácido timidílico ativado, isto é, timidina-trifosfato ou **d-TTP**; em frente à guanina, **d-CTP**; em frente à timidina, **d-ATP**; e em frente à citosina, **d-GTP**.

Na medida em que o alinhamento orientado pela cadeia antiga progride (sempre na direção que vai do fosfato em posição 5' para o fosfato em posição 3' do arcabouço ribose-fosfato), uma **DNA-polimerase** vai unindo os nucleotídios (com a liberação de pirofosfato e a utilização da energia de hidrólise da ligação trifosfato) para formar o novo DNA (Fig. 2.11).

Na outra cadeia antiga, como a síntese caminha sempre na direção 5' → 3' e o arcabouço está orientado em sentido inverso ao de seu par, a DNA-polimerase também trabalha na direção oposta, compondo trechos de DNA filho, na medida em que a dupla hélice vai se abrindo, como um zíper.

Cada um dos cromossomos filhos fica pois constituído de uma cadeia da antiga dupla hélice e outra de nova formação, idêntica à que foi para o outro cromossomo. Assim as duas duplas hélices conservam-se iguais à que lhes deu origem.

A síntese de um DNA artificial pode ser obtida, *in vitro*, quando a DNA-polimerase é adicionada a uma mistura dos nucleotídios ativados (isto é, trifosfatados) e de um segmento de DNA que servirá de molde.

Sem este molde, a construção da nova molécula não é possível. As proporções e a seqüência das bases incorporadas ao DNA artificial ficam definidas pelo molde, mas sempre com disposição complementar.

SÍNTESE DE RNA

A codificação das informações genéticas contidas no DNA nuclear é totalmente incompreensível para as estruturas celulares encarregadas de fabricar proteínas.

Seus tripletes, escritos com um código de quatro letras (**A**, **C**, **G**, **T**), devem ser primeiro transcritos para outro, também

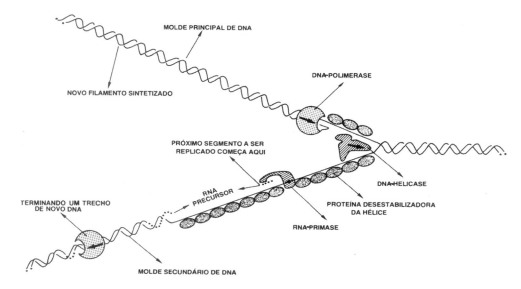

Fig. 2.11 Mecanismos de replicação do DNA e proteínas que a promovem: uma DNA-helicase abre a dupla hélice e a proteína desestabilizadora permite a exposição das cadeias de nucleotídios; a DNA-polimerase inicia então uma cópia nova de DNA, sobre o molde principal (*leading-strand template*) na direção 5' → 3' da nova molécula. Como no molde secundário (*lagging-strand template*) a disposição é inversa, a replicação não pode ser contínua, fazendo-se trecho a trecho, na medida em que se abra a dupla hélice; cada trecho é iniciado por uma RNA-primase, que sintetiza curto segmento de RNA (de caráter provisório) onde a DNA-polimerase inicia seu trabalho. (Redesenhada a partir de Alberts *et al.* — *Molecular biology of the cell*. New York, Garland Publishing, 1994.)

com quatro letras (**A**, **C**, **G**, **U**), transportado do núcleo para o citoplasma das células eucariotas por moléculas de mRNA e compatível com os mecanismos de leitura situados no citoplasma.

A síntese de RNA faz-se de maneira análoga à replicação do DNA, com as particularidades seguintes, segundo se trate de uma célula procariota ou eucariota.

Nos Procariotas. Apenas um trecho de DNA, correspondente a uma alça ou domínio (cromômero), é transcrito de cada vez, ainda que muitas cópias possam ser produzidas em série. Esse trecho corresponde, provavelmente, a um único gene e dará origem, no fim do processo, a uma só espécie de proteína (Fig. 2.12, *A*).

Nos organismos procariotas, uma única RNA-polimerase (peso molecular em torno de 500 kDa) encarrega-se do processo. Ela se insere em determinado ponto da cadeia de DNA, onde reconhece uma seqüência específica de bases (atuando como sinal de partida), promove a abertura da dupla hélice a partir desse ponto e desloca-se de base em base, na direção 5' → 3' já referida.

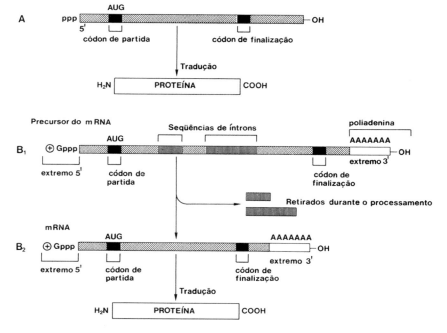

Fig. 2.12 Síntese de proteínas em procariotas (*A*) e em eucariotas (*B*). Nos primeiros, o RNA transcrito a partir do DNA pode ser diretamente traduzido pelos ribossomos na síntese da proteína correspondente. Nos eucariotas, esse RNA deve sofrer modificações preliminares (consistindo na adição de um grupo metil-guanosina-trifosfato, ou Gppp, na extremidade 5' e um segmento de poliadenina, AAA...A, na extremidade 3'; além da retirada de segmentos não-significativos da cadeia – íntrons), como condições para poder passar para o citoplasma (B_1). Só então o mRNA pode ser traduzido em proteína, pela atividade dos ribossomos (B_2). (Segundo Alberts *et al.* — *Molecular biology of the cell*. New York, Garland Publishing, 1994.)

Ao mesmo tempo, as moléculas de ribonucleotídios-trifosfatos (ATP, CTP, GTP e UTP) vão se unindo por ligações de hidrogênio às bases do DNA que lhes são complementares para, finalmente, formarem-se entre os nucleotídios as ligações covalentes catalisadas pela enzima, com eliminação de radicais pirofosfato.

A transcrição encerra-se quando a RNA-polimerase encontra um sinal para terminar, formado por outra seqüência específica de bases do DNA. A enzima, então, desprende-se do cromossomo e libera a molécula de RNA. Note-se que apenas uma das cadeias de DNA é transcrita, permanecendo a outra inativa.

Nos Eucariotas. O mecanismo é, aqui, muito mais elaborado, pois existem três tipos diferentes de RNA-polimerases, para os diversos tipos de genes, além de serem as moléculas das enzimas estruturalmente mais complexas (Fig. 2.12, B).

1) A **RNA-polimerase I** fabrica um RNA longo (com 8.000 a 20.000 nucleotídios) para os ribossomos (rRNA).

2) A **RNA-polimerase III** sintetiza vários tipos de pequenas moléculas de RNA, tanto para os ribossomos (rRNA) como para outros fins, inclusive os tRNA.

3) Somente a **RNA-polimerase II** participa da transcrição para as moléculas de mRNA que levarão instruções para a síntese de proteínas.

A RNA-polimerase II, como a das bactérias, também se liga ao DNA sobre uma seqüência de partida que se denomina **promotor**. Ela abre a dupla hélice e se desloca no sentido 5' → 3', escolhendo a cadeia de DNA onde se encontra o promotor. Mas não se sabe como ela consegue ler o código sem que os nucleossomos abandonem suas ligações com as cadeias de DNA.

O RNA produzido fica, por sua vez, ligado a proteínas, que o empacotam de maneira semelhante ao que sucede com o DNA.

Todo RNA transcrito pela polimerase II deve sofrer uma série de transformações, antes de deixar o núcleo celular. Primeiro, a molécula é capeada por um grupo metil-guanosina-trifosfato, em sua extremidade 5'; depois, outra enzima acrescenta-lhe 100 a 200 unidades de uma poliadenina, na extremidade 3'.

Por outro lado, a transcrição desse RNA primário, ou nascente e heterogêneo, contém alguns trechos que nada codificam para a síntese protéica (os **íntrons**) e devem ser, portanto, eliminados da cadeia. Um processo especial de "editoração" (*splicing*), que tem lugar nos **espliceossomos**, faz esse trabalho. Os íntrons formam alças que se fecham em torno de certas ribonucleoproteínas e são removidos, deixando, finalmente, um mRNA de dimensão dez a cem vezes menor (o mRNA maduro, formado apenas pelos segmentos denominados **éxons**), que passará para o citoplasma. O mecanismo pelo qual os íntrons são removidos do RNA primário permite também que apenas uma parte dessa longa molécula possa ser transformada em mRNA e, portanto, a proteína resultante será mais curta que a prevista no RNA nascente.

Assim, certos receptores (ou **anticorpos**) encontrados na membrana de linfócitos são dotados de uma longa cauda com radicais hidrófobos. Graças a esta cauda, a proteína (um anticorpo específico) fica inserida na membrana celular (ver *Estrutura da membrana*, no Cap. 1). Entretanto, o linfócito produz também outras proteínas idênticas, mas com uma cauda curta e hidrófila, cujas moléculas são eliminadas como **anticorpos circulantes**, no sangue.

Vê-se, pois, que um mesmo gene pode originar mais de um tipo de proteína, se o processamento a que for submetido o RNA primitivo der lugar à formação de dois ou mais tipos de mRNA.

Se uma célula necessita produzir grande número de moléculas protéicas de determinado tipo (hemoglobina ou mioglobina, p. ex.), pode fazê-lo transcrevendo muitas vezes o gene específico.

Cada molécula de mRNA formada pode, por sua vez, gerar 10.000 moléculas de proteína durante a vida de uma célula.

Mas, para os casos em que a demanda for particularmente forte, sabe-se que as cadeias de DNA possuem vários genes iguais, dispostos em série. As células humanas contêm cerca de 200 genes para RNA ribossômico ou rRNA (por genoma haplóide); outros animais possuem número ainda maior.

O precursor do rRNA contém cerca de 13.000 nucleotídios, mas durante seu processamento é fracionado em três porções desiguais, duas das quais (com 160 e 5.000 nucleotídios) vão para a subunidade maior do ribossomo e outra (com 2.000 nucleotídios) para a subunidade menor.

Os Nucléolos

Desde que sintetizado, o rRNA é imediatamente integrado em estruturas protéicas que irão constituir os ribossomos.

O **nucléolo** é o local para isso.

Esta organela é atravessada pelas alças de DNA de diversos cromossomos, que contêm os genes correspondentes, transcrevendo em ritmo acelerado sob a ação catalítica da polimerase I.

Dentre os 70 ou mais polipeptídios procedentes do citoplasma e que participam das atividades nucleolares, alguns formarão o arcabouço protéico das duas subunidades que constituem o ribossomo, outros desenvolvem apenas funções auxiliares e são recuperados, junto com outros segmentos de RNA, para a continuidade do processo.

O nucléolo não possui membrana que delimite sua área. Sua extensão depende da intensidade com que esteja operando (Fig. 2.6).

De sua estrutura participam: as alças de DNA que contêm os genes para rRNA (chamadas organizadores nucleolares do DNA); grande quantidade de estruturas fibrilares representadas pelas cadeias de rRNA primários (heterogêneos), que acabaram de ser produzidos; e um componente granular abundante formado pelas subunidades grandes e pequenas do futuro ribossomo.

A montagem dessas subunidades tarda cerca de uma hora, mas os ribossomos só estarão maduros quando passarem para o citoplasma celular.

Quando se inicia a mitose, o nucléolo diminui de tamanho, fragmenta-se e desaparece. Ele volta a reconstituir-se no fim da telófase.

Regulação da Expressão Genética

As células de cada metazoário são muito diferentes umas das outras e uma mesma célula pode produzir substâncias diferentes durante seu ciclo vital.

Na generalidade dos casos, essa diversidade é explicada pelo controle da expressão dos genes que, quase sempre, permanecem invariavelmente os mesmos ao longo da vida de cada organismo.

A prova de que o genoma se conserva o mesmo foi obtida substituindo-se o núcleo de um ovo de rã pelo núcleo de uma célula diferenciada do animal adulto. O ovo, assim modificado, produz uma rã perfeitamente normal, sucedendo o mesmo na clonagem de mamíferos (por exemplo, na clonagem da ovelha Dolly, produzida pela mesma técnica, em 1997).

Experiências feitas com diversos vegetais, consistindo em semear as células diferenciadas dos tecidos, em meios de cultura, e depois em isolar as células diferenciadas, permitiram obter a partir destas o desenvolvimento completo da planta inteira.

Por outro lado o exame detalhado das faixas apresentadas por cada cromossomo, durante as mitoses, em vertebrados, mostra que eles se mantêm idênticos, ao longo de todo o curso da diferenciação.

A grande maioria das proteínas essenciais ao metabolismo, à estrutura das membranas e às funções nucleares pode ser produzida por qualquer tipo de célula.

Entretanto, a diversidade que se observa entre as células é devida ao fato de produzirem elas diferentes espécies ou quantidades de algumas proteínas e de outros materiais que as caracterizam.

Por exemplo, somente os eritroblastos sintetizam hemoglobina, ainda que os genes para isso existam em todas as outras células nucleadas dos vertebrados. As diferenças de atividade sintetizadora incidem, em realidade, sobre uns poucos por cento das 10.000 a 20.000 proteínas próprias da espécie.

As razões para essas diferenças podem situar-se em vários níveis:

1) controle sobre quando ou como determinado gene deva ser transcrito;

2) controle de como o RNA primário irá ser processado, no núcleo;

3) controle da passagem (transporte) do mRNA do núcleo para o citoplasma;

4) controle, ao nível do citoplasma, sobre quais dentre os mRNAs serão traduzidos pelos ribossomos; e

5) controle da degradação do mRNA no citoplasma.

O primeiro nível de controle é, sem dúvida, o mais importante.

REPRESSORES DA TRANSCRIÇÃO

Nos organismos procariotas, quase toda a regulação está baseada no mecanismo de repressão, que consiste na existência de **proteínas repressoras** específicas capazes de ligarem-se a um sítio do DNA — o **operador** — formado por uma seqüência de bases que se sobrepõem à do **promotor** (Fig. 2.13) e impedem que a RNA-polimerase possa aí instalar-se para iniciar a transcrição do respectivo gene.

A proteína repressora, por sua vez, é regulada por uma pequena molécula, relacionada com os metabólitos da enzima que deveria ser produzida pelo gene em questão.

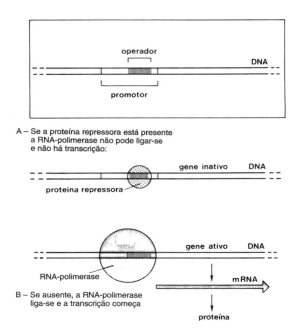

Fig. 2.13 Representação esquemática do mecanismo de regulação da transcrição do DNA, para produzir proteínas. Como o sítio de ligação da molécula reguladora (operador) ocupa parte do sítio destinado à fixação inicial da RNA-polimerase (promotor), esta não pode atuar, deixando o gene inativo.

Por exemplo: em *Escherichia coli*, há uma proteína que reprime o gene para a produção da enzima que hidrolisa a lactose. Quando a lactose está presente no meio, produz-se na célula uma pequena molécula de açúcar, a alolactose. Quando a concentração deste açúcar atinge um certo limite, provoca uma modificação alostérica do repressor de lactose que, por isso, desprende-se do operador. Em consequência, é liberado o promotor, onde a RNA-polimerase passa a instalar-se, dando início à síntese da enzima necessária para que *E. coli* utilize a lactose.

A alolactose funciona como **ligante** que, unindo-se ao repressor, remove-o do DNA e desreprime o gene específico.

Os ligantes podem agir de outra maneira. Em certos casos, eles são necessários para que o repressor seja ativado e vá bloquear o operador, pois sua ligação com a proteína repressora aumenta a afinidade desta pelo sítio do operador.

Se, no primeiro caso, o aumento da concentração do ligante era responsável pela transcrição do gene, no segundo a abundância do ligante suspende a transcrição. Mas o mecanismo leva sempre a uma regulação negativa, pela ação da proteína repressora.

ATIVADORES DA TRANSCRIÇÃO

A **proteína ativadora** distingue-se da proteína repressora porque, em vez de ocupar o lugar (ou parte do lugar) em que se insere a RNA-polimerase sobre a cadeia de DNA, ela se liga a um sítio vizinho do ocupado pela enzima e, aí, contribui para a estabilidade da fixação da polimerase sobre o segmento de DNA a transcrever. Trata-se, pois, de uma regulação positiva (Fig. 2.14).

Quanto a outros detalhes, a molécula ativadora assemelha-se à repressora, isto é, sua função também é regulada por um ligante

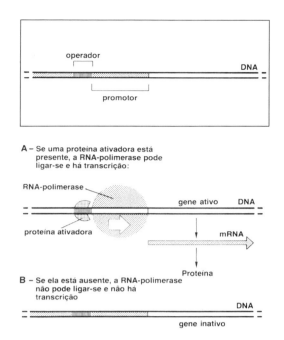

Fig. 2.14 Mecanismo ativador da transcrição do DNA, para produzir proteínas. O sítio de ligação da molécula ativadora está fora do sítio promotor e contribui para estabilizar a fixação da RNA-polimerase. O gene é ativado.

que, em alguns casos, causa a deformação e bloqueio da proteína ativadora e, em outros, determina sua adaptação à seqüência de DNA onde ativará a RNA-polimerase correspondente.

Nas bactérias constata-se que a mesma proteína reguladora pode reprimir a transcrição em um gene e ativá-la em outro.

Essa diferença de atividade decorre da localização do sítio de ligação da proteína reguladora em relação ao sítio da enzima. Se os dois sítios se superpuserem, haverá repressão.

Nos organismos eucariotas a expressão de determinado gene pode ser regulada por fatores ambientais (nutricionais, hormonais etc.) de modo análogo ao das bactérias.

Mas como apenas 7 a 10% das seqüências do DNA de organismos eucariotas superiores são habitualmente transcritos, não se pensa que os outros 90% a 93% estejam sendo reprimidos por proteínas reguladoras específicas. Acredita-se mais em um sistema geral repressor, que seria desreprimido por mecanismos como os acima descritos quando as circunstâncias o exigissem.

Muitos trechos de DNA nunca são ativados e permanecem como estruturas particularmente densas de cromatina (**heterocromatina constitutiva**), enquanto alguns outros são ativados em apenas umas poucas variedades de células (**heterocromatina facultativa**). Na espécie humana, um dos dois cromossomos X, característicos do sexo feminino, permanece inteiramente inativo: é o corpo de Barr.

Os genes que são ativados ou desativados, durante a vida de um organismo, dando lugar à diferenciação de células e tecidos (ou às fases do ciclo biológico de um protozoário, de um helminto ou de um artrópode), variam segundo um padrão que se vai modificando, de modo regular e constante, de acordo com as etapas da vida de cada organismo, e que se repete de forma idêntica em cada nova geração.

A entrada em atividade de um gene pode, por exemplo, produzir proteínas reguladoras que vão agir sobre outros genes, reprimindo-os ou desreprimindo-os, segundo as circunstâncias.

Quase nada se sabe, atualmente, sobre os mecanismos moleculares que ligam ou desligam grande número de genes, de forma ordenada, durante o desenvolvimento dos complicados seres eucariotas.

Em alguns eucariotas primitivos (como os *Ascaris* e os *Cyclops*), depois de algumas divisões da célula-ovo, os cromossomos são reduzidos a cerca de metade de seu tamanho pela eliminação da heterocromatina. Apenas as células da linhagem germinativa permanecem com a totalidade do equipamento genético da espécie.

Em certos organismos, observou-se a transposição de fragmentos de DNA de uma região não-replicativa para outra em que o gene podia ser ativado.

SÍNTESE DE PROTEÍNAS E SEU TRANSPORTE

A síntese das proteínas tem lugar no citoplasma, podendo realizar-se no citossol, no retículo endoplásmico granuloso ou nas mitocôndrias.

Enquanto as mitocôndrias fabricam proteínas que lhes são exclusivas (e codificadas por seu próprio DNA), o retículo endoplásmico produz proteínas destinadas a integrar as estruturas membranosas da célula (geralmente glicoproteínas) ou a serem excretadas (através de lisossomos e diversos tipos de vesículas), ao passo que no citossol forma-se a grande maioria das proteínas estruturais ou enzimáticas da célula.

Atividade dos Ribossomos

Cada proteína é sintetizada durante um processo em que os ribossomos (partículas grandes, que conferem aspecto granuloso ao citoplasma) unem-se ao RNA-mensageiro procedente do núcleo e transcrevem a informação, trazida por ele, em uma determinada seqüência de aminoácidos. Essa seqüência passa a constituir um **polipeptídio**.

Os **ribossomos** medem cerca de 30 nm no maior diâmetro. Cada um resulta da união de duas subunidades: a menor, formada por uma molécula de RNA ribossômico (rRNA) ligada a cerca de 30 moléculas diferentes de proteínas ribossômicas (Fig. 2.15, *A*); e a maior, constituída de três espécies de rRNA associadas a mais de 40 espécies diferentes de proteínas ribossômicas (Fig. 2.15, *B*).

Na superfície do ribossomo há um sulco, destinado a articular-se com a cadeia de mRNA a ser lida, no qual se encontra uma seqüência de uns 35 nucleotídios (Fig. 2.15, *D*). Há também dois sítios (P e A) para ligação com as sucessivas moléculas de tRNA que trazem os aminoácidos ativados para serem incorporados à cadeia polipeptídica.

Os ribossomos deslocam-se passo a passo ao longo da cadeia de mRNA, de modo que cada **códon** (triplete) permite admitir a inclusão do correspondente aminoácido na seqüência da nova molécula protéica (Fig. 2.15, *E*).

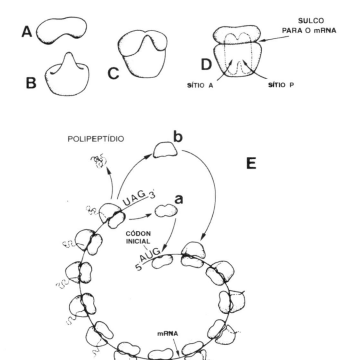

Fig. 2.15 Ribossomo (*C*), formado pelo acoplamento de duas subunidades (*A* e *B*). Ele tem sítios para a leitura do código do mRNA e para a recepção dos tRNA (ou RNA de transferência) que trazem os aminoácidos a serem incorporados na molécula protéica a construir (*D*). O esquema *E* mostra como é feita a leitura da informação existente no mRNA, para a síntese de uma proteína: as subunidades de ribossomos reúnem-se sobre o códon de iniciação AUG do mRNA e, em seguida, os polirribossomos deslocam-se ao longo do filamento de mRNA, até terminar a síntese da molécula protéica, no códon de finalização UAG. Depois, os diversos componentes separam-se e os polipeptídios assumem sua estrutura secundária (terciária ou quaternária) de proteína.

O complexo mecanismo de síntese da cadeia polipeptídica ainda não está completamente esclarecido. Entretanto, sabe-se que os aminoácidos devem ligar-se preliminarmente aos respectivos tRNA; e para cada espécie de aminoácido, existe uma enzima específica — **aminoacil-tRNA-sintetase** —, que o liga ao tRNA correspondente. Há pois, pelo menos, vinte espécies diferentes dessas sintetases.

Essa reação é acoplada com a hidrólise de uma molécula de ATP que fornece a energia necessária para que a reação ocorra.

O desencadeamento da síntese protéica depende de sinais vindos do meio exterior, bem como de proteínas que catalisam as fases iniciais do processo, conhecidas como **fatores de iniciação**. O processo desenvolve-se em três etapas:

1) Na primeira, um **iniciador** (sempre o mesmo), constituído de **metionina-tRNA** e dependente de um fator de iniciação, liga-se à subunidade menor do ribossomo e permite a ela instalar-se sobre o início da cadeia de mRNA, na posição em que ocorra o códon AUG (específico para metionina).

Esta a razão pela qual toda proteína recém-elaborada tem metionina como resíduo amino-terminal (inicial).

2) Em seguida, a subunidade maior do ribossomo vem juntar-se à menor, completando sua estrutura.

3) Começa, então, o alongamento da cadeia peptídica: estando o tRNA com metionina localizado no sítio P, outra molécula de tRNA, correspondente ao aminoácido previsto no código do mRNA, vem instalar-se no sítio A do ribossomo (Fig. 2.15, *C*). Então a ação catalítica de uma peptidil-transferase (enzima que faz parte da estrutura do ribossomo) cria uma ligação peptídica entre a metionina e o aminoácido que se encontra ao lado, ancorado no sítio A.

Depois de efetivada a ligação, o tRNA que transportava a metionina fica livre e destaca-se do ribossomo, deixando desocupado o sítio P, para onde se transfere o tRNA ligado ao último aminoácido incorporado à cadeia peptídica. Enquanto isso, o ribossomo se desloca de um códon, na direção 5' → 3' da fita de mRNA. No sítio A, instala-se um novo aminoacil-tRNA para repetir todo o procedimento anterior (Fig. 2.2).

Os processos de leitura do código do mRNA e os de incorporação de aminoácidos à cadeia peptídica continuam até que apareça um dos tripletes que sinalizam o *stop*, isto é, UAA, UAG ou UGA. Então, um **fator de desligamento** une-se a esse códon e a síntese interrompe-se, dando lugar à separação de todos os elementos que participavam do processo: tRNA, mRNA, subunidade menor e subunidade maior do ribossomo, além da cadeia polipeptídica (que se enrolará para formar as estruturas secundária e terciária da nova molécula protéica).

O Retículo Endoplásmico

Esta organela corresponde, em geral, a mais de metade das estruturas membranosas existentes em uma célula.

Dispõe-se o **retículo endoplásmico (RE)** como formação única e muito ramificada, que delimita reduzidos espaços: as **cisternas** do retículo endoplásmico (semelhantes a sacos vazios).

Esses espaços comunicam-se entre si e com os de outras estruturas celulares, inclusive o existente entre os dois folhetos da membrana nuclear (Fig. 2.16).

No entanto, as cisternas do aparelho de Golgi parecem completamente isoladas das do RE e exigem, para o intenso tráfego de produtos que elaboram, a formação de **vesículas transportadoras**. Entre esses produtos destacam-se proteínas, sintetizadas pelos ribossomos ancorados nas superfícies membranosas do RE, lipídios e carboidratos complexos que serão destinados tanto para a constituição das membranas celulares, dos lisossomos e de outras organelas, como para a excreção através do aparelho de Golgi ou de vesículas especiais.

RETÍCULO ENDOPLÁSMICO GRANULOSO

Assim se denomina a parte do RE que traz os ribossomos aderidos à superfície externa das membranas (face voltada para o citosol). Ele é muito mais desenvolvido em células especializadas na síntese de proteínas, como são as células secretoras do pâncreas ou os plasmócitos que fabricam anticorpos.

Os ribossomos aderem à membrana lipoprotéica do RE mediante ligações não-covalentes entre a subunidade maior e duas glicoproteínas distribuídas com certa regularidade na superfície da membrana. Estas são as **riboforinas**.

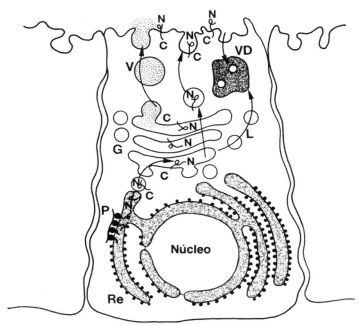

Fig. 2.16 Retículo endoplásmico (**Re**) e aparelho de Golgi (**G**). As proteínas (**N-C**) produzidas pelos polirribossomos (**P**) na parede do retículo endoplásmico granuloso são transferidas para o aparelho de Golgi, onde serão modificadas, e depois vertidas nos fagossomos **VD** (através dos lisossomos, **L**), ou incluídas na membrana celular, ou excretadas para o exterior (através das vesículas, **V**).

Tais ribossomos ficam orientados de tal modo que, à medida que a cadeia polipeptídica vai sendo sintetizada, sua extremidade anterior avança por entre as proteínas e, atravessando a parede do RE, penetra na cisterna (Fig. 2.17). Desse modo, as proteínas que devem ser excretadas pela célula adquirem sua estrutura secundária ou terciária nesse espaço e, depois, são transportadas para o exterior (através do aparelho de Golgi e das vesículas excretoras) sem passar pelo citossol (Fig. 2.16).

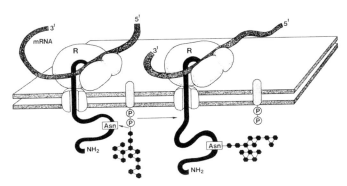

Fig. 2.17 Síntese de proteínas na parede do retículo endoplásmico granuloso e constituição da molécula de uma glicoproteína. Assim que o polipeptídio entre na luz do retículo endoplásmico, um oligossacarídio é ligado ao grupo asparagina (**Asn**) de sua cadeia. A parte inferior da figura representa a luz das estruturas saculares do retículo endoplásmico. A parte superior corresponde ao citoplasma, onde estão os ribossomos (**R**).

Aparentemente qualquer ribossomo pode unir-se ao RE, desde que a proteína sendo elaborada por ele traga, no segmento inicial de sua cadeia, uma seqüência de aminoácidos que funcionará como sinal para isso. Esse segmento especial, que depois será eliminado da molécula, não se encontra nas proteínas sintetizadas no citossol. Portanto, é a natureza da proteína e sua destinação à excreção que comandam sua síntese no retículo endoplásmico. Tal é, por exemplo, o caso das imunoglobulinas.

Há, porém, outros mecanismos que permitem a passagem de algumas proteínas fabricadas no citossol para o interior de mitocôndrias ou outros espaços limitados por membranas.

No interior do RE dá-se também a combinação de alguns açúcares com proteínas para formar as **glicoproteínas** que freqüentemente se encontram no aparelho de Golgi, nos lisossomos, na membrana celular ou nos produtos de excreção.

A proteína une-se (ao nível das unidades de asparagina) com um oligossacarídio composto de *N*-acetilglicosamina, manose e glicose, que mais tarde pode sofrer modificações e acréscimos diversos, mas conservando quase sempre um núcleo formado por duas unidades de *N*-acetilglicosamina e três de manose:

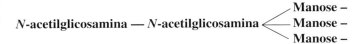

Os principais materiais que entram na constituição das membranas, isto é, **colesterol** e **fosfolipídios**, são também sintetizados nas membranas do RE.

Diversos produtos do retículo endoplásmico granuloso são transferidos para outras organelas ou excretados, mediante a formação de vesículas que se destacam do RE levando não só seu conteúdo como também porções da membrana do retículo que, ao fundirem-se com as membranas do sistema de Golgi ou com a membrana celular, incorporam a estas os lipídios e proteínas de membrana fabricados pelo RE.

RETÍCULO ENDOPLÁSMICO LISO

Esta parte do RE corresponde às regiões formadas por canais que intercomunicam as cisternas do retículo endoplásmico granuloso. Seu aspecto decorre da ausência de ribossomos em sua superfície externa. Por isso, atualmente, prefere-se designá-lo como retículo endoplásmico de transição.

Mas, em algumas células especializadas, como as que produzem hormônios esteróides (a partir do colesterol) ou como os hepatócitos do fígado, o retículo endoplásmico liso é bastante desenvolvido. Nos hepatócitos tem lugar a produção de lipoproteínas, que serão excretadas, encontrando-se as enzimas que fabricam os componentes lipídicos na membrana do RE.

É também aí que se encontram enzimas desintoxicantes (como o citocromo P-450) capazes de catalisar uma série de reações pelas quais várias drogas ou produtos nocivos do metabolismo, ao receberem grupos hidroxila e combinarem-se com determinados radicais (glicurônico, sulfato etc.), passam de substâncias insolúveis e potencialmente tóxicas para produtos solúveis na água e facilmente excretáveis.

O RE liso aumenta muito e produz abundantemente enzimas desintoxicantes quando entram na circulação drogas tóxicas, como o fenobarbital, por exemplo.

O Aparelho de Golgi

Localizado habitualmente perto do núcleo da célula e dos centríolos, este aparelho compõe-se de sacos membranosos, empilhados à maneira de pratos, cada saco contendo uma **cisterna** achatada e independente, limitada por membrana (Fig. 2.18).

As pilhas costumam ter meia dúzia de cisternas, mas esse número pode ser muito grande. Também o número de pilhas varia entre largos limites. Em torno das cisternas, encontram-se numerosas **vesículas transportadoras**, algumas vindas do RE, outras em via de se desprenderem ou de se afastarem do contorno dilatado dos discos empilhados. Nas células que secretam muco, podem ser vistas grandes vesículas excretoras deslocando-se em direção ao pólo excretor da célula.

O aparelho de Golgi tem estrutura e funcionamento polarizados. A face voltada para o núcleo ou para o retículo endoplásmico constitui o pólo formador, cercado por vesículas pequenas, enquanto a face voltada para a periferia da célula representa o pólo de maturação, encontrando-se junto dele as vesículas de maior tamanho.

O tráfego de macromoléculas através da célula parece dirigido pelo aparelho de Golgi, ainda que pouco se saiba sobre os mecanismos e os processos bioquímicos que governam esse tráfego. Por aí passam as proteínas a excretar, as glicoproteínas, os glicolipídios, os componentes das membranas celulares, as enzimas dos lisossomos etc.

Durante a passagem, muitas das macromoléculas sofrem alterações covalentes, particularmente na fração oligossacáride ligada aos resíduos de asparagina. Essa fração é modificada para formar estruturas complexas ou enriquecidas em manose, a partir de uma estrutura básica. Outras recebem grupos glicosídicos em determinados resíduos de serina ou treonina da cadeia protéica. Algumas vezes há proteólise, outras vezes combinação com ácidos graxos ou com sulfatos.

Em resumo, o aparelho de Golgi, encontrado em todas as células dos eucariotas, tem funções relacionadas com:

a) o estágio final de síntese de inúmeras macromoléculas, como as glicoproteínas;

b) a segregação (e eventualmente a condensação) de muitos produtos em vesículas destinadas ao transporte e direcionamento dessas substâncias a determinadas organelas ou à excreção;

c) estocagem de alguns produtos, em vesículas excretoras, para serem depois expulsos através da membrana celular sob o estímulo de sinais específicos.

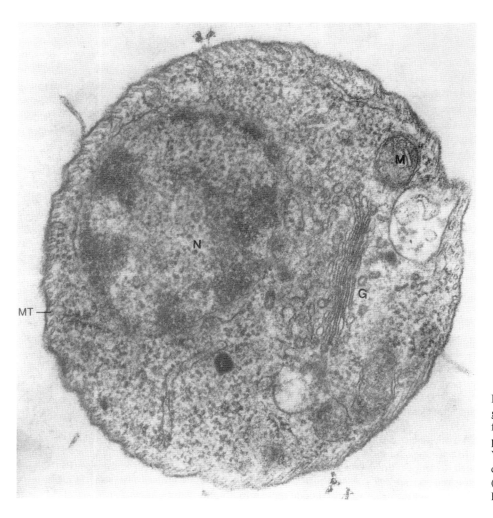

Fig. 2.18 Corte transversal de um macrófago onde se destaca o aparelho de Golgi (**G**), formado por uma pilha de sacos achatados e pelas vesículas transportadoras, à sua volta. Vêem-se, também, o núcleo (**N**), as mitocôndrias (**M**) e os microtúbulos sob a membrana (**MT**). Foto, em microscopia eletrônica, de R. Milder.

As vesículas transportadoras ou excretoras fundem-se com a membrana celular para a descarga de seu conteúdo (**exocitose**), e suas paredes passam a fazer parte dessa membrana. Há, entretanto, mecanismos que permitem a recuperação (**endocitose**) das paredes vesiculares, onde devem encontrar-se proteínas específicas de comando do processo, de modo que tais formações são continuamente recicladas pelas células e mantido o equilíbrio dinâmico entre as membranas das diferentes organelas celulares.

Assim, nas sinapses neuromusculares, a terminação nervosa da placa motora acumula junto à membrana centenas de vesículas uniformes que medem cerca de 50 nm e contêm acetilcolina. A estimulação elétrica do nervo provoca uma súbita exocitose dessas vesículas e a descarga de seu conteúdo no espaço intersináptico, desencadeando o processo de contração muscular.

A fusão da parede das vesículas com a membrana celular, disparada por uma alteração da concentração de íons Ca^{++} que o estímulo elétrico ocasionou, ao modificar o potencial da membrana, faz-se em frações de segundo. Ela é logo seguida pelo aparecimento, nos mesmos pontos, de depressões da membrana, forradas na face citoplásmica por um revestimento protéico fibroso, as quais amarram certas proteínas originárias das paredes vesiculares e promovem a endocitose (formação de vesículas recobertas). As vesículas recobertas logo perdem sua cobertura especial e podem fundir-se agora com as organelas de onde se originaram.

Lisossomos e Peroxissomos

Lisossomos. São vesículas especiais que contêm enzimas hidrolíticas para a digestão intracelular de substâncias orgânicas e macromoléculas.

A membrana unitária que os delimita impede que seu conteúdo atue sobre as estruturas citoplásmicas, destruindo-as. Mas deixa passar para o citoplasma os produtos dessa digestão. Entre suas propriedades singulares está a de bombear H^+ para o interior, o que concorre para manter seu pH = 5, e a de interiorizar outras moléculas, como, por exemplo, a de cloroquina.

Cerca de 40 hidrolases ácidas (com maior atividade em pH = 5) já foram identificadas no interior dos lisossomos, entre as quais encontram-se nucleases, proteases, glicosidases, lipases, fosfolipases, fosfatases e sulfatases.

O tamanho e o aspecto microscópico dos lisossomos varia consideravelmente em função de sua atividade.

Assim, os **lisossomos primários**, recém-produzidos pelo aparelho de Golgi, são pequenos e carregam essencialmente alta concentração de enzimas. As hidrolases aí contidas são todas glicoproteínas, podendo-se imaginar, portanto, que elas tenham sido sintetizadas no retículo endoplásmico granuloso e passaram, em seguida, para o aparelho de Golgi, onde sofreram as últimas modificações, em particular na fração oligossacáride.

Não se sabe porém como as enzimas puderam ser selecionadas e concentradas no interior dos lisossomos, se bem que todas até aqui purificadas têm como marca exclusiva a presença de um resíduo de manose-6-fosfato.

As paredes dos lisossomos primários são inicialmente recobertas por proteínas fibrosas que, depois, destacam-se da face externa da membrana.

Os **lisossomos secundários** têm morfologia muito variada e contêm também os substratos a serem digeridos por essas enzimas. Eles recebem por isso nomes diferentes, como:

- **vacúolos digestivos** ou **fagossomos**, quando resultam da fusão de lisossomos primários com os vacúolos de fagocitose;
- **vacúolos autofágicos**, quando incluem organelas celulares que devam ser destruídas e reabsorvidas;
- **corpos multivesiculares**, quando contêm outras vesículas no seu interior (talvez, vesículas de endocitose) etc.

A importância dos lisossomos para o metabolismo celular é evidenciada quando, por um defeito genético, falta alguma das enzimas que lhes são próprias.

O substrato dessa enzima passa a acumular-se na célula em quantidades anormais — seja ele um glicosaminoglicano (mucopolissacarídio), uma glicoproteína, glicogênio, lipídios ou glicolipídios — interferindo na fisiologia celular e levando à produção de doenças graves.

Na mucopolissacaridose, demonstrou-se que as células anormais, em meios de cultura, passam a metabolizar os resíduos acumulados quando cultivadas juntamente com células de indivíduos normais. O que leva a crer na possibilidade de ser a enzima chave do problema (alfa-L-iduronidase) difundida para o meio e absorvida pelas células deficientes, penetrando no interior dos lisossomos. Provavelmente o mesmo fenômeno deve ocorrer nos organismos normais, onde haveria difusão e absorção de hidrolases através das membranas celulares e dos lisossomos.

A interiorização das enzimas só se verifica no caso das hidrolases e parece depender de um sinal de reconhecimento: a presença de um oligossacarídio que contenha manose-6-fosfato.

Peroxissomos. São também vesículas citoplásmicas que contêm enzimas oxidativas. Diferem dos lisossomos porque nestes as enzimas são geralmente hidrolases. Nos hepatócitos, os peroxissomos concentram pelo menos três espécies de enzimas: catalase, urato-oxidase e D-aminoácido-oxidase. Mas seu conteúdo varia com o tipo de célula e com a atividade metabólica predominante.

A membrana do peroxissomo forma-se a partir do retículo endoplásmico granuloso, ao qual fica geralmente ligada por um estreito pedículo.

Ela contém proteínas especiais que, aparentemente, são capazes de reconhecer e interiorizar as oxidases produzidas pelos ribossomos, no citosol.

Como as mitocôndrias, os peroxissomos utilizam oxigênio, mas não constituem fontes de acumulação de energia.

Algumas das enzimas removem átomos de hidrogênio de determinados substratos, em reações do tipo seguinte:

$$RH_2 + O_2 \to R + H_2O_2$$

Por sua vez, a catalase (que está quase toda ela concentrada nos peroxissomos) utiliza o peróxido de hidrogênio (H_2O_2), produzido na reação anterior, para oxidar uma série de outros substratos, entre os quais: ácido fórmico, formaldeído, álcool, fenóis etc.:

$$R'H_2 + H_2O_2 \to R' + 2\,H_2O$$

Por outro lado, se estes substratos a oxidar forem escassos, a catalase converterá o H_2O_2 em água e oxigênio, evitando que o peróxido se acumule em concentrações tóxicas para a célula.

Para que essas reações possam ter lugar, a membrana do peroxissomo é muito permeável aos íons inorgânicos e às moléculas pequenas.

Entre as funções que cabem, em parte, a essa organela está a fragmentação de lipídios para produzir acetil-CoA, que será depois transportado via citossol às mitocôndrias, onde entrará no ciclo de Krebs.

Ela contribui também para desintoxicar o organismo. Por exemplo, transforma cerca de metade do álcool ingerido pelas pessoas (etanol) em aldeído acético.

MOVIMENTOS CELULARES

A grande variedade de formas e muitas das características pelas quais uma célula se diferencia de outra depende de seu citoesqueleto, isto é, das redes complexas de filamentos protéicos que asseguram alto grau de organização do conteúdo celular, mantendo cada organela em seu lugar ou promovendo os movimentos internos e externos exigidos pela fisiologia dos seres vivos.

Três tipos de filamentos destacam-se, entre outros, como os mais importantes na generalidade das células:

a) **filamentos de actina**, ou microfilamentos, que são muito delgados;

b) **microtúbulos**, bem mais grossos; e

c) **filamentos intermediários**, por terem diâmetros de valor intermediário entre os dos filamentos antes citados.

Existem ainda outras proteínas filamentosas, com funções acessórias, que ligam entre si os principais filamentos ou estes às organelas e membranas celulares; ou que participam da polimerização ou despolimerização das proteínas globulares que entram na constituição das estruturas fibrilares.

As estruturas mais estudadas e sobre as quais possuímos maior soma de informações são aquelas responsáveis pela contração muscular e pelo batimento dos cílios e flagelos.

Movimento Muscular

Ao menos em sua forma elementar, o movimento muscular caracterizado pela contração das estruturas fibrilares é encontrado em quase todas as células. Essas estruturas alcançam, entretanto, seu mais alto grau de desenvolvimento e organização nas fibras musculares dos insetos e vertebrados, onde o sistema músculo-esquelético permite a produção de movimentos rápidos e precisos, sob controle voluntário.

Outros tipos de músculos estão adaptados a funções especiais, como as fibras cardíacas e os músculos lisos dos sistemas digestório, genitourinário ou de outros órgãos.

ESTRUTURA E FUNCIONAMENTO DAS MIOFIBRILAS

O elemento contrátil das fibras musculares é a **miofibrila**, que se apresenta histologicamente como estrutura cilíndrica de 1 a 2 μm de diâmetro, estendendo-se de um extremo a outro da fibra. O conjunto das miofibrilas corresponde a dois terços da massa muscular.

Ao microscópio óptico, vê-se que as miofibrilas são constituídas por unidades, de estrutura estriada, que se repetem regularmente: os **sarcômeros**, medindo 2,5 μm de comprimento. Estes estão alinhados com as unidades vizinhas de modo a comunicar à fibra muscular, na sua totalidade, uma estriação homogênea, com faixas escuras e claras que se alternam. As primeiras são conhecidas como **bandas A**, e as segundas, como **bandas I**. No meio das bandas I, encontra-se uma linha escura — o **disco Z** — que corresponde efetivamente a um septo servindo de limite entre dois sarcômeros (Fig. 2.19).

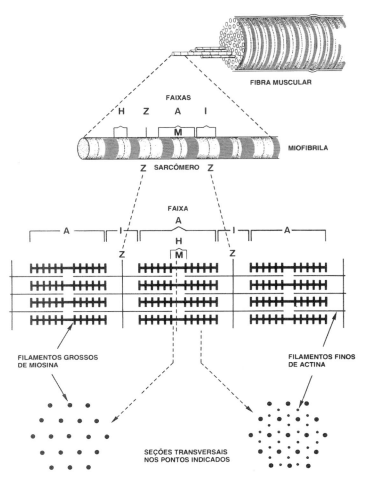

Fig. 2.19 Base estrutural do movimento muscular. Fibra muscular estriada, formada por feixes de miofibrilas, cuja estriação repete-se regularmente em toda sua extensão e fica perfeitamente alinhada com a das miofibrilas vizinhas. Cada miofibrila corresponde a uma longa seqüência de unidades chamadas sarcômeros e limitadas pelas linhas **Z**. Na metade inferior da figura, está representado esquematicamente o arranjo dos filamentos espessos (de miosina) e de filamentos delgados (de actina), bem como dos discos **Z** que são membranas transversais delimitando os sarcômeros. As faixas escuras (bandas **A**) correspondem ao comprimento dos filamentos espessos; as claras (bandas **I**) correspondem aos intervalos entre esses mesmos filamentos. No meio das bandas **A**, vê-se uma faixa menos densa (**H**) e a linha **M**. Embaixo, mostra-se o arranjo dos filamentos espessos e delgados, quando são vistos em corte transversal.

A microscopia eletrônica mostra que as bandas A devem-se à presença de filamentos espessos, medindo 15 nm de diâmetro por 1,6 μm de comprimento (o que equivale à largura dessa banda). As bandas claras são, por sua vez, ocupadas por filamentos delgados de **actina**, com 0,1 μm de comprimento e dispostos entre os discos Z e as bandas escuras, mas imbricando-se aí com os filamentos mais grossos.

Em corte transversal das fibras musculares, que passe pela região da banda A onde se imbricam os filamentos grossos e finos, pode-se ver uma disposição regular e perfeitamente geométrica, onde os filamentos grossos ocupam os vértices e o centro de figuras hexagonais, e os delgados dispõem-se a meia distância entre eles.

Quando o músculo se contrai, há redução na largura das bandas I, mantendo-se constante a das bandas A.

Pela microscopia eletrônica verifica-se que houve um deslizamento dos filamentos finos em relação aos grossos sem modificações no comprimento dos mesmos.

Quimicamente os filamentos delgados são constituídos de **actina**, enquanto os grossos são formados essencialmente de **miosina**.

Actina. Quase todos os eucariotas (exceto leveduras e outros organismos primitivos) fabricam várias espécies de actinas que, em verdade, são muito parecidas em todos os grupos biológicos.

Os monômeros de actina são proteínas globulares (peso molecular 41,8 kDa) que se dissociam facilmente em soluções salinas diluídas.

Eles estão fortemente associados com um íon Ca^{++}, que estabiliza sua estrutura globular, e se unem por ligações não-covalentes com ATP. A hidrólise do ATP facilita a polimerização da actina, quando a salinidade do meio aproxima-se da fisiológica.

Os filamentos de actina compõem-se de duas cadeias de monômeros enrolados em hélice, com 13,5 moléculas por giro. O filamento resultante apresenta polaridade, não sendo iguais suas duas extremidades. Em sua estrutura completa entram também algumas outras moléculas protéicas (Fig. 2.20).

Miosina. É também encontrada em quase todos os tipos de células de vertebrados, onde se polimeriza para constituir os filamentos grossos; mas quimicamente apresenta maior variação, segundo sua procedência.

Cada molécula (com cerca de 500 kDa) apresenta o aspecto de longo bastonete com duas dilatações (cabeças), em uma das extremidades, e compõe-se de duas cadeias pesadas (de 200 kDa) e dois pares de cadeias leves (Fig. 2.21, A). Os filamentos de miosina dissociam-se em seus monômeros quando

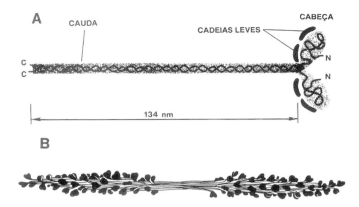

Fig. 2.21 A. Molécula de miosina, composta de duas cadeias longas (enroladas em dupla hélice) e quatro cadeias curtas que integram a estrutura das duas cabeças. B. Desenho esquemático de um filamento espesso, formado por moléculas de miosina orientadas em ambas as direções.

em solução salina concentrada; mas os monômeros tendem a formar dímeros e depois polímeros desde que diminua a concentração salina.

Contrariamente à polimerização da actina, que une os monômeros sempre com a mesma orientação, no caso da miosina as moléculas unem-se por suas caudas, em direções opostas (Fig. 2.21, B). Desse modo, resulta um filamento que é constituído por um feixe de centenas de segmentos alongados e com as cabeças dirigidas para os dois pólos, mas afastando-se do eixo do filamento, a intervalos regulares.

CONTRAÇÃO MUSCULAR

As cabeças globosas das moléculas de miosina, interagindo com os filamentos de actina, formam numerosas pontes que são visíveis à microscopia eletrônica.

As pontes são móveis, isto é, as dilatações globosas de miosina ligam-se ou não aos filamentos de actina segundo o ciclo de desdobramento do ATP em ADP e fosfato inorgânico, que ocorre nessa parte da molécula.

Logo que uma molécula de ATP se ligue à porção dilatada da molécula de **miosina** (que é uma **adenosina-trifosfatase**, ou ATP-ase), sua ação enzimática hidrolisa o ATP, mas retém os dois fragmentos no sítio ativo, e provoca a ligação não-covalente da miosina (cabeça globosa) com uma molécula do filamento de actina. A actina, agindo então como coenzima ativadora da ATP-ase, permite que esta libere os fragmentos de ADP e fosfato, e assim provoca dois efeitos:

a) deformação da cabeça de miosina que, dobrando-se em ângulo sobre sua cauda, traciona o filamento de actina e reduz por isso o comprimento do sarcômero: **contração muscular**;

b) desocupação do sítio ativo da ATP-ase que pode fixar imediatamente outra molécula de ATP.

Este segundo efeito rompe a ligação actina-miosina e faz voltar a cabeça globosa da miosina ao seu formato primitivo.

Desde que se produza nova hidrólise de ATP, volta a repetir-se o ciclo de alterações moleculares, ligando-se a mesma cabeça de miosina em outro ponto do filamento de actina (em vista do deslocamento precedente) e aumentando a contração muscular.

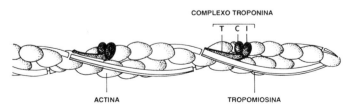

Fig. 2.20 Segmento de um filamento delgado constituído por moléculas de actina (de forma globular e arranjadas em hélice) com orientação polar, associadas a outras moléculas de tropomiosina e de troponina.

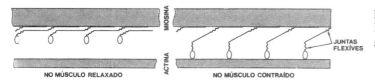

Fig. 2.22 Funcionamento das pontes de miosina, cujas cabeças (que são também ATPases) prendem-se aos filamentos delgados (de actina), quando o ATP é desdobrado em ADP e fosfato inorgânico. Em contato com a actina, o ADP abandona o sítio ativo da miosina, provocando com isso uma deformação da cabeça da enzima e tracionamento do filamento delgado (contração muscular). No sítio ativo desocupado, liga-se nova molécula de ATP, que rompe a ligação miosina-actina, até que se decomponha outra vez em ADP e fosfato inorgânico, repetindo o ciclo que faz aumentar o estado de contração.

Na sucessão desses fenômenos, as pontes de miosina (ou seja, suas cabeças globosas) como que caminham sobre o filamento de actina, tracionando-o fortemente (Fig. 2.22).

Se faltar ATP, não se produzirá o relaxamento da ligação actina-miosina e o músculo permanecerá contraído (como na rigidez cadavérica).

Evidentemente, para que isso não aconteça e para que as rápidas contrações dos músculos esqueléticos possam obedecer imediatamente às ordens vindas do sistema nervoso, torna-se indispensável um contínuo e abundante suprimento de ATP. Enquanto a produção de novo ATP esteja em curso, nas mitocôndrias, a manutenção de seu nível no citoplasma é assegurada pela fosfocreatina que, cedendo um grupo fosfato (de alta energia) ao ADP, refaz o ATP.

Estímulo para a Contração. No músculo estriado, sujeito à ação da vontade, o estímulo que desencadeia a contração muscular chega através de nervos e se transforma em uma onda de potencial de membrana que percorre não só a membrana externa da fibra muscular, como se propaga em milésimos de segundo através de septos e túbulos transversais (dependentes da membrana celular) para alcançar, finalmente, outras estruturas membranosas (derivadas do retículo endoplásmico liso) que envolvem cada miofibrila.

Quando o sinal elétrico chega a este **retículo sarcoplásmico**, sua parede libera no citossol grande quantidade de íons Ca^{++} que se encontravam estocados no interior do retículo.

No músculo íntegro, é a elevação da concentração de Ca^{++} que desencadeia a contração. A miosina é impossibilitada de interagir com os filamentos de actina pela presença de outras moléculas protéicas (delgados filamentos de **tropomiosina**) que, recobrindo os sítios reativos dos monômeros de actina, impedem o processo.

Os íons Ca^{++} desbloqueiam esses sítios ao se combinarem com um sistema de outras proteínas (**complexo troponina**) que, segundo se supõe, mudariam de forma em presença de Ca^{++} e descobririam os sítios bloqueados pela tropomiosina.

Na musculatura lisa encontramos também o sistema actina-miosina, porém, organizado de forma menos ordenada que na musculatura estriada. A atividade ATP-ase da miosina é muito menor que no músculo estriado, sendo condicionada pelas concentrações de Ca^{++}. As contrações resultantes caracterizam-se pelas respostas lentas, mas de tônus prolongado, sendo reguladas por estímulos vindos do sistema nervoso autônomo e de alguns hormônios.

Movimento Ciliar e Flagelar

ESTRUTURA DE CÍLIOS E FLAGELOS

Essas organelas filiformes, que se projetam para o exterior a partir da superfície celular, são encontradas em muitos protistas e nas células de alguns tecidos dos metazoários, bem como em algumas plantas inferiores.

O movimento ciliar é originado pela flexão súbita dos **microtúbulos** que formam a estrutura central do cílio, o **axonema**.

Aí encontramos uma disposição dos microtúbulos, impressionante por sua regularidade geométrica e por sua constância em todas as células ciliadas ou flageladas dos eucariotas, quer sejam eles uni- ou multicelulares, vegetais ou animais: nove fileiras de microtúbulos duplos, dispostas em círculo, envolvendo duas outras singelas, situadas no eixo da organela — arranjo 9+2 (Fig. 2.23).

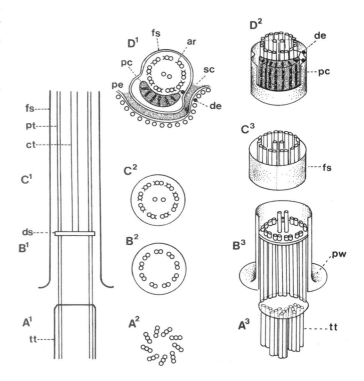

Fig. 2.23 Estrutura flagelar baseada em diferentes observações e desenhada longitudinalmente *(à esquerda)*, vista em cortes transversais *(no centro)* ou em três dimensões *(à direita)*, segundo os diversos níveis indicados pelas letras: **A**, corpo basal ou blefaroplasto; **B**, segmento intermediário; **C**, porção livre do flagelo; e **D**, flagelo externo, porém aderente ao citossomo; **ar**, braços de dineína; **ct**, microtúbulos centrais e singelos; **de**, microtúbulo da membrana celular; **ds**, disco em forma de septo; **fs**, membrana celular na superfície do flagelo; **pc**, corpo paraaxial; **pt**, microtúbulos periféricos duplos; **pw**, porção da membrana que forma o fundo do bolso flagelar; **sc**, superfície de aderência do flagelo ao citossomo. (Redesenhado de Hoare — *The trypanosomes of mammals*. Oxford, Blackwell, 1972.)

Cada microtúbulo, que se estende de um extremo ao outro do cílio ou do flagelo, é formado por unidades de uma proteína globular denominada **tubulina**, a qual, por sua vez, compõe-se de dois polipeptídios (com 50 kDa cada um): são as α- e β-tubulinas.

Quando esses elementos se unem para formar um microtúbulo, dispõem-se em círculos contendo 13 unidades por volta (nos microtúbulos completos) ou 10 unidades, nos microtúbulos incompletos que, unindo-se aos primeiros, formam os microtúbulos duplos.

Os eixos dos microtúbulos mostram-se vazios, à microscopia eletrônica.

A formação de um microtúbulo pode dar-se mesmo *in vitro*, a partir dos monômeros de tubulina, e mais rapidamente quando acompanhada da hidrólise de GTP (trifosfato de guanosina). Dependendo da concentração de monômeros no meio, polimerização e despolimerização podem ocorrer no mesmo túbulo que, assim, pode alongar-se pela extremidade distal enquanto se desfaz pelo extremo proximal, a menos que este conte com alguma estrutura protetora.

Nas células, a polimerização da tubulina para a construção de um cílio ou de um flagelo faz-se a partir do corpúsculo basal ou **blefaroplasto**, que age como molde para o desenvolvimento do arranjo 9+2.

Aos microtúbulos vêm juntar-se, depois, outras proteínas que concorrem para assegurar a estabilidade estrutural do **axonema**. São elas:

1) as da bainha interna, que unem os microtúbulos centrais;
2) as que se dispõem como raios de uma roda entre essas estruturas centrais e os microtúbulos duplos periféricos;
3) as pontes de outra proteína, chamada **nexina**, que ligam entre si os microtúbulos periféricos;
4) finalmente, outras estruturas protéicas (constituídas de **dineína**) que se dispõem a curtos intervalos, ao longo de cada um dos nove pares de microtúbulos, como dois braços transversais voltados para o microtúbulo vizinho (Fig. 2.24).

BASES DO MOVIMENTO CILIAR

De modo análogo ao que se passa com a miosina, no músculo, são os braços de dineína que, sob a ação de ATP, ligam-se aos microtúbulos vizinhos. A enzima seria, então, ativada e ao hidrolisar o ATP causaria a deformação estrutural que promove o escorregamento de uns túbulos em relação aos outros, forçando o encurvamento do axonema.

Demonstrou-se que a dineína é uma ATP-ase, formada de várias cadeias polipeptídicas, das quais a principal tem 400 kDa de peso molecular.

Se por um defeito genético vier a faltar alguma das proteínas que compõem o aparelho ciliar, ou das que comandam a organização de sua estrutura, os cílios não se formam ou permanecem estáticos. Isso causa a imobilidade de certas linhagens de protozoários, bem como uma forma de esterilidade masculina (espermatozóides sem movimento flagelar) e propensão a doenças do aparelho respiratório.

A bainha interna e as proteínas radiais parecem ter por função coordenar o movimento ondulatório ciliar ou flagelar, impedindo que a cada contração se produzisse um simples enrolamento espiral da organela.

Essa regulagem independe da presença de íons Ca^{++} ou outros, pois desenvolve-se mesmo quando o axonema está isolado e desprovido da membrana celular. Também não é necessária a presença do blefaroplasto ou corpo basal para comandar o movimento.

Movimentos Citoplásmicos e Amebóide

Uma parte substancial das proteínas citoplásmicas é constituída por actina. Nos fibroblastos, por exemplo, ela representa cerca de 10% do total de proteínas, da qual metade encontra-se polimerizada sob a forma de filamentos.

Nas células que não fazem parte do sistema muscular, elas têm duas funções:

a) formar redes estruturais de suporte mecânico a outras organelas, como microvilos, estereocílios etc.;

b) constituir, junto com a miosina, sistemas contráteis responsáveis por diversos tipos de movimentos celulares.

MOVIMENTO AMEBÓIDE

Resulta de um dos arranjos mais complexos e mais dinâmicos do sistema actina-miosina relacionado com a locomoção celular.

Ele depende de uma delgada camada citoplásmica que contém filamentos de actina entrecruzados e relativamente desordenados, existentes na generalidade das células, sob a membrana celular e ligados a ela.

Essa camada periférica e de textura gelatinosa, que resulta da presença dos filamentos de actina amarrados entre si por moléculas de **filamina**, é conhecida como a camada cortical, **ectoplasma** ou plasma-gel, sendo mais evidente em amebas, micetozoários e células amebóides dos metazoários.

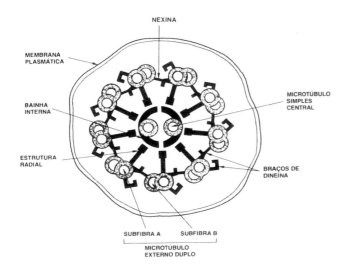

Fig. 2.24 Representação do arranjo dos microtúbulos de tubulina em um cílio ou flagelo (com nove dos microtúbulos duplos, dispostos em círculo na periferia, e outros dois singelos centrais). Os microtúbulos periféricos possuem braços de dineína, que aderem e se movem sobre os túbulos vizinhos (produzindo as flexões dos cílios), e outras proteínas com funções de coordenação do movimento ou de sustentação da estrutura.

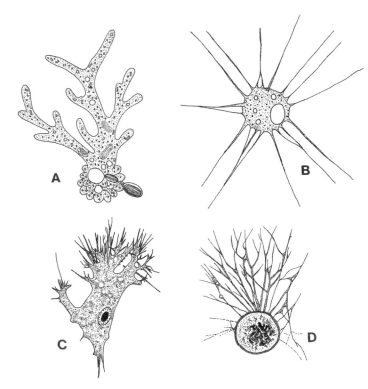

Fig. 2.25 Diferentes tipos de pseudópodes em protozoários. *A.* Lobópodes ou digitiformes, em ameba do gênero *Chaos*. *B.* Filópodes, em *Arachnula*. *C.* Filópodes, partindo de pseudópodes grossos, em *Biomyxa*. *D. Mixópodes,* em *Allogromia* (segundo vários autores, *apud* Grassé).

O resto do citoplasma constitui o **endoplasma** (ou plasmasol), bastante fluido, onde se observam numerosas partículas e organelas em suspensão.

As amebas movem-se pela contínua emissão e retração de expansões citoplásmicas digitiformes ou filiformes, algumas vezes muito longas, os **pseudópodes** (Fig. 2.25 e Prancha).

Quando isso ocorre, vê-se uma corrente de endoplasma fluir em direção ao ápice do pseudópode, para em seguida gelificar-se marginalmente, alongando a camada de ectoplasma.

A gelificação produz-se quando os polímeros de actina são ligados por moléculas de filamina (formando redes) ou de α-actinina (formando feixes).

A transformação no sentido gel-sol pode ser influenciada por um aumento da concentração de Ca^{++} no meio, mas parece depender da intervenção de enzimas que fragmentam os filamentos de actina.

Várias circunstâncias levam a crer que a translação da massa endoplásmica se deva a fenômenos de polimerização e despolimerização da actina, assim como à sua interação com a miosina, pois o movimento pode ser suspenso pela ação de substâncias tóxicas específicas, como a faloidina. Esta combina-se com as moléculas de actina, estabilizando-as e impedindo sua participação reversível no processo.

Pequenos feixes bipolares de miosina podem atuar sobre os filamentos de actina do citoplasma ou da interface gel-sol para promover, em presença da Ca^{++} e ATP, o deslocamento molecular requerido para a formação de correntes citoplásmicas ou para a contração dos pseudópodes.

Nas amebas que caminham produzindo um pseudópode de cada vez, o corpo celular pode ser comparado a um tubo de citoplasma gelificado, no interior do qual corre a fase líquida. No extremo anterior a membrana celular cresce para dar lugar à corrente de citoplasma que lhe chega. Este citoplasma, na medida em que se acumula junto às paredes laterais do pseudópode, gelifica-se e alonga o tubo de plasma-gel por sua extremidade anterior. Ao mesmo tempo, o extremo posterior enruga-se e o material gelificado que aí se encontra vai-se liquefazendo para alimentar a corrente citoplásmica que avança.

Quando a ameba se apóia sobre uma superfície qualquer, essa translação interna do citoplasma com neoformação de membrana em um pólo e reabsorção no outro assegura o caminhar do protozoário em uma direção definida. Depois de uns instantes, esse pseudópode cessa de crescer e aparece outro em direção distinta, levando a célula para outro rumo.

Os pseudópodes recebem denominações várias, segundo o aspecto que apresentem:

- **lobópodes**, quando grossos e relativamente curtos, como em amebas do gênero *Chaos* (Fig. 2.25, *A*) ou em *Entamoeba histolytica* (Fig. 10.1);
- **filópodes**, quando longos, delgados e em geral ramificados (Fig. 2.25, *B* e *C* e Pranchas);
- **mixópodes** ou **reticulópodes**, quando além de muito longos, delgados e ramificados anastomosam-se aqui e acolá, formando verdadeiras redes de prolongamentos citoplásmicos (Fig. 2.25, *D*);
- nos heliozoários, os pseudópodes denominados **axópodes**, ou tentáculos alimentares, contêm centenas de feixes paralelos de microtúbulos que podem despolimerizar-se subitamente e, retraindo-se, conseguem arrastar para o centro as presas que o protozoário conseguiu reter em suas extremidades.

As células amebóides dos metazoários deslocam-se geralmente com movimentos bem mais lentos que os dos protozoários.

Outras células, como os fibroblastos, emitem pseudópodes laminares e microespículos, mas o fazem tão lentamente que seus deslocamentos só podem ser registrados mediante a técnica da microcinematografia acelerada.

CITOESQUELETO

Nem todas as estruturas protéicas filamentosas de uma célula estão relacionadas com a produção de movimento. Muitas fibrilas e microtúbulos têm apenas função estrutural.

Os **microvilos** são formações que se encontram quer na superfície das células epiteliais do intestino e dos túbulos renais dos animais superiores, quer no tubo digestivo dos nematóides, dispostas à maneira dos pêlos de uma escova e contando-se por milhares em cada célula. Medem 1 μm de diâmetro, tendo como estrutura de sustentação feixes de filamentos de actina, interligados e conectados com a membrana celular, tanto no topo como lateralmente.

A membrana celular pode, assim, oferecer uma superfície consideravelmente aumentada para as trocas com o meio exterior. O tegumento dos cestóides (*Echinococcus granulosus*,

p. ex.) também é revestido de **microtríquias** sustentadas por estruturas fibrilares e aparentemente com a mesma função de aumentar a superfície de trocas metabólicas com o meio externo ao parasito.

Na maioria das células dos eucariotas e particularmente naquelas sujeitas a tensões mecânicas, que apresentam, por exemplo, desmossomos ou prolongamentos nervosos (axônios), encontram-se os chamados **filamentos intermediários**. Eles representam as estruturas fibrosas mais estáveis e resistentes. Na musculatura estriada, certos filamentos desse tipo (**desmina**) entram na constituição dos discos Z, que delimitam os sarcômeros e os mantêm alinhados. Aí se implantam os filamentos de actina mediante outra proteína de ligação, a α-actinina.

REPRODUÇÃO CELULAR

As atividades metabólicas conduzem a um aumento dos componentes estruturais e do meio interno das células que, em determinado momento, levam à sua divisão em unidades menores (geralmente duas) com redução do volume celular e retomada do crescimento (Figs. 2.27 e 2.28).

No ciclo de crescimento e reprodução celular, distinguem-se várias fases que se repetem indefinidamente. Depois de cada divisão ou **mitose**, cuja evolução é geralmente rápida (durando apenas 1 a 2 horas), sobrevém um longo período de crescimento (que demora de 14 a 24 horas, mas pode estender-se por um ou dois dias), durante o qual predominam as atividades de síntese orgânica: é a **interfase**.

A interfase começa por um período em que o núcleo produz os vários tipos de RNA necessários à síntese protéica e esta cria as estruturas enzimáticas com que a célula fabricará tudo quanto precisa para seu desenvolvimento. Indica-se essa fase pelo símbolo G_1 (**G** representa, de modo abreviado, a palavra inglesa *gap*, isto é, espaço, intervalo). Ela termina, convencionalmente, quando tem início a replicação do DNA nuclear que prepara a célula para outra mitose.

A fase seguinte, **S** (de síntese), corresponde ao tempo em que, no núcleo, cada cromossomo está sendo copiado para duplicar toda a informação genética.

Entre o fim da replicação do DNA e o início da mitose, o intervalo é indicado pelo símbolo G_2.

Nem todas as células reproduzem-se com a mesma freqüência ou velocidade, ainda que pertençam a um mesmo organismo. Enquanto os protozoários, por exemplo, multiplicam-se tão rapidamente quanto possível, as células dos metazoários são mais lentas, e algumas deixam praticamente de se reproduzir ou o fazem escassamente, depois de atingirem a maturidade, como os neurônios e os músculos esqueléticos.

A diferença na duração dos ciclos multiplicativos deve-se principalmente à extensão da fase G_1.

Preparação da Mitose

O **centrossomo**, encontrado quase sempre nas proximidades do núcleo, constitui o principal centro organizador de microtúbulos da célula. Nos animais, o centrossomo é formado, geralmente, por um par de **centríolos** envolvidos por uma formação densa e mal definida.

Os centríolos e os corpos basais dos cílios ou flagelos (blefaroplastos) são estruturas semelhantes e, em muitos casos, têm funções intercambiáveis.

Eles são como dois cilindros, orientados um perpendicularmente ao outro, e medem cerca de 0,3 mm de comprimento por 0,1 mm de diâmetro. Cada um é formado por nove grupos de microtúbulos triplos, unidos entre si por outras estruturas protéicas.

Não há, entre eles, o par de microtúbulos simples, centrais, encontrados nos blefaroplastos.

A principal diferença entre as duas espécies de organelas está em que funcionam como centros organizadores de estruturas fibrilares diversas; assim, os microtúbulos dos corpos basais se continuam com os do cílio ou flagelo, enquanto os que se irradiam de um centríolo não se ligam diretamente a ele; partem de uma zona densa em torno do par de centríolos que, com estes, formam o centrossomo ou centro celular (Fig. 2.26, *E*).

Nos vegetais superiores os centrossomos não possuem centríolos e, nos animais, demonstrou-se que os centríolos não são indispensáveis para a produção do fuso mitótico.

Os microtúbulos do fuso apresentam polaridade, que se orienta em sentido inverso segundo essas fibras procedam de um pólo ou do pólo oposto da célula. Quando as estruturas fibrilares das duas metades do fuso mitótico se imbricam (por seu contínuo crescimento durante a mitose), interagem no sentido de produzirem movimento de afastamento entre os dois pólos da célula.

Por outro lado, os microtúbulos que descreveremos, ligados às **cromátides filhas**, ao interagirem com as fibras do fuso tendem a levar as cromátides em direção aos pólos do fuso.

O mecanismo envolvido em cada caso parece ser diferente, mas ainda desconhecido.

DECURSO DA FASE S

Os centríolos, que durante seu crescimento parecem ser objeto de modificações importantes e ainda pouco conhecidas, devem afastar-se um do outro e dar início à formação dos respectivos pares (**centríolos filhos**), antes que comece no núcleo da célula o processo de replicação do DNA.

Não se sabe se há entre os dois fenômenos uma relação causal ou se o mecanismo que dispara a replicação do DNA é outro: talvez a própria replicação em uma região específica do genoma. O certo é seu caráter irreversível, pois uma vez iniciada a replicação, ela só se detém quando todo DNA da célula tiver sido duplicado.

Nos eucariotas, o processo marcha concomitantemente em muitos pontos da cadeia de cada cromossomo, sempre que nela surgir uma separação da dupla hélice, dando origem a uma fúrcula onde vão instalar-se as moléculas de DNA-polimerase (Fig. 2.11).

Desse modo, as longas cadeias podem ser copiadas em tempo relativamente curto. Supõe-se que para cada alça de DNA (e portanto para cada gene) haja um ponto de origem para o processo de replicação.

As fúrculas aparecem em grupos, em pontos que podem distar muito ou pouco entre si (de acordo com o comprimento das

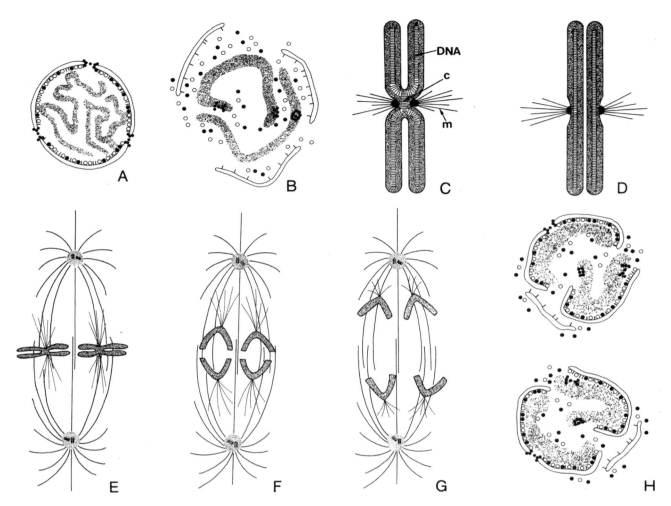

Fig. 2.26 Divisão celular. *A.* Prófase, durante a qual tem início a mitose com a formação de dois centrossomos e seu afastamento progressivo, enquanto se forma o fuso acromático e os cromossomos tornam-se mais densos. *B.* Prometáfase, com os cromossomos em processo de condensação e a membrana nuclear em desorganização. *C.* Cromossomo na metáfase, constituído por duas cromátides unidas ao nível do centrômero e tendo, de cada lado deste, um cinetocore e as fibras do cinetocore. *D.* Cromátides filhas, separadas ao completar-se a replicação do DNA ao nível do centrômero. *E.* Metáfase, com os cromossomos dispostos no plano equatorial do fuso, a igual distância dos dois centrossomos. *F* e *G.* Anáfase, durante a qual dá-se a separação e migração dos cromossomos filhos para os pólos do fuso. *H.* Telófase, que se inicia com a chegada dos cromossomos a cada um dos pólos e se completa com o desaparecimento do fuso e a reconstituição do núcleo de cada célula filha. **c**, centrômero; **m**, microtúbulos que partem do cinetocore.

alças) e progridem de modo semelhante em ambas as direções, até encontrarem-se com outra fúrcula que se desloca em sentido contrário.

As últimas porções de DNA a serem copiadas são as existentes na heterocromatina, isto é, naquelas regiões do genoma que permanecem inativas e condensadas durante a interfase.

Na medida em que avança a replicação, o acabamento dos cromossomos filhos requer a produção de uma quantidade equivalente de histonas para a reorganização dos nucleossomos. A síntese de histonas tem lugar sobretudo durante a fase **S**.

Apesar de ser a síntese protéica muito mais lenta que a de DNA, os dois fenômenos podem correr paralelamente graças ao fato de existirem muitos genes (mais de 40 genes iguais nas células dos vertebrados) que codificam para a produção de cada um dos monômeros de histona (H2A, H2B, H3 e H4).

Há indícios de que, na passagem da fase G_1 para a fase **S**, algum fator difusível está presente para iniciar a síntese de novo DNA. Assim, a fusão de duas células em fases diferentes permite induzir a síntese na que estiver na fase G_1. O mesmo não sucede se essa célula encontrar-se na fase G_2.

Haveria pois um mecanismo de bloqueio que impede uma segunda replicação de qualquer trecho de DNA, durante um mesmo ciclo de reprodução celular.

DECURSO DA FASE G_2

Ela prepara a mitose, ou fase **M**, que se inicia quando a membrana nuclear se desintegrar e os cromossomos começarem a condensar-se.

A síntese protéica, em geral, e as atividades metabólicas que devem conduzir à duplicação da massa celular continuam através de toda a interfase.

O desencadeamento da mitose parece depender dessa duplicação, através de mecanismos ainda não esclarecidos.

No entanto, parece que, no fim da fase **G₂**, algumas proteínas são produzidas, tendo a capacidade de induzir a fase **M**. A fusão de uma célula em mitose com outra em interfase determina a rápida condensação da cromatina desta última.

Tem sido sugerido que a produção de alguma enzima solúvel (que catalisa a fosforilação de proteínas) ocorreria no fim de G_2, contribuindo de certa forma para o desmonte da membrana nuclear e para a fosforilação da histona H1 que promoveria a condensação dos cromossomos.

Os Estágios ou Fases da Mitose

A divisão celular tem como programa a realização de uma série muito precisa de complexas operações que devem assegurar:

a) a disposição ordenada dos pares de cromossomos que resultaram da replicação na fase **S**;

b) seu alinhamento e separação, de forma a garantir que cada célula filha receba sempre o mesmo número e os mesmos tipos de cromossomos característicos da espécie;

c) reconstituição dos núcleos filhos;

d) divisão do citoplasma de modo que cada célula resultante disponha, além de seu núcleo, de um sortimento adequado de organelas citoplásmicas.

Ainda que todas essas modificações se façam de forma contínua, durante todo o desenrolar da mitose pelo espaço de uma hora ou mais, costuma-se distinguir certo número de estágios ou fases, demarcadas artificialmente.

Os cinco estágios clássicos da divisão nuclear são: prófase, prometáfase, metáfase, anáfase e telófase.

Prófase. Seu início não é bem demarcado, pois a cromatina (que tinha na interfase um arranjo difuso) começa a condensar-se lentamente para formar cromossomos compactos e característicos, constituídos de duas cromátides filhas unidas por um centrômero. Ao mesmo tempo, os nucléolos vão-se desfazendo, até desaparecerem.

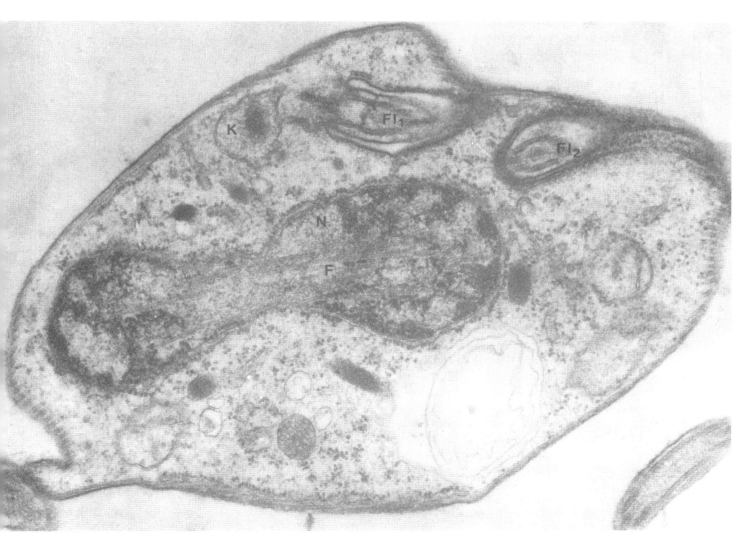

Fig. 2.27 Endomitose em um protozoário *(Trypanosoma cruzi)*, onde se vêem as fibras do fuso (**F**), dentro do espaço limitado pela membrana nuclear. A divisão nuclear foi precedida de divisão do cinetoplasto e formação do segundo flagelo; F_1 e F_2, flagelos; **K**, cinetoplasto. Foto, em microscopia eletrônica, original de Regina Milder.

Enquanto isso, os centríolos, que no início da fase **S** se haviam separado e produzido cada qual seu novo par, de modo a formarem dois centrômeros, começam a deslocar-se.

No começo da prófase, os microtúbulos que constituíam o citoesqueleto despolimerizam-se, criando vasta reserva de moléculas de tubulina e outros materiais.

Com esses materiais, começam a organizar-se a partir dos centrossomos as estruturas do aparelho mitótico.

Os novos microtúbulos irradiam-se como raios de uma estrela (**aster**) de cada centrossomo.

Muitos dos microtúbulos, à medida que crescem, empurram os centrossomos para os pólos da célula. Entre eles começa a desenhar-se a estrutura bipolar de um fuso.

Prometáfase. Nas células animais e vegetais esta fase começa quando, subitamente, a membrana nuclear se rompe em numerosos fragmentos, indistinguíveis de outras porções do retículo endoplásmico, mas que permanecem espalhados no citoplasma em torno do fuso mitótico (Fig. 2.26, *B*). Veremos depois que em muitos protozoários a membrana nuclear permanece íntegra durante toda a mitose (**endomitose**), modificando o aspecto evolutivo do processo (Fig. 2.27).

O desaparecimento da membrana nuclear torna franca a comunicação entre citoplasma e nucleoplasma, vindo o fuso a ocupar o espaço deste último.

Nos cromossomos aparecem, desde o fim da prófase, duas estruturas especiais, chamadas **cinetocores** (Fig. 2.26, *C*), situadas em lados opostos de cada centrômero (um para cada cromátide). A partir dessas estruturas formam-se dois feixes de microtúbulos (as fibras do cinetocore), que se orientam também em direções opostas e interagem com as fibras do fuso.

A prometáfase dura, em geral, de 10 a 20 minutos.

Metáfase. Tendo atingido o máximo de condensação, cada cromossomo apresenta-se agora com o aspecto que o caracteriza no **cariótipo** da espécie (Fig. 2.26, *E*).

Da interação entre os microtúbulos do cinetocore e os do fuso, resulta agitada movimentação até que os primeiros se alinhem em paralelo com os filamentos do fuso. Como conseqüência, cada cinetocore ficará voltado para um dos pólos (indistintamente) e sucederá o mesmo com as cromátides de cada cromossomo.

O equilíbrio entre as trações exercidas pelos filamentos do fuso sobre cada um dos dois feixes de microtúbulos do par de cinetocores terminará por dispor os centrômeros de cada cromossomo sobre o plano equatorial do fuso. Esta etapa pode ser de duração prolongada.

Anáfase. Subitamente, como que em resposta a um sinal que acaba de aparecer, todas as cromátides irmãs separam-se e são arrastadas em sentidos opostos pelos cinetocores e seus microtúbulos. O fuso alonga-se (pelo crescimento e deslizamento das fibras próprias de cada centrossomo) e aumenta a distância entre as duas séries de cromátides. Lentamente elas são conduzidas para os dois pólos do fuso por seus microtúbulos, que diminuem de comprimento à medida que se aproximam dos centrossomos (Fig. 2.26, *F* e *G*).

Alguns minutos são suficientes para isso.

Não se sabe o que mantém as cromátides filhas unidas até a anáfase. Suspeita-se que o segmento de DNA contido no centrômero não se tenha replicado até esse momento. O sinal acima referido finalizaria a replicação, permitindo a separação das duas cromátides.

No fim da anáfase, em cada extremo do fuso, estará reunido um equipamento completo de cromossomos, igual ao que possuía a célula mãe, e contendo toda a informação genética da espécie.

Telófase. Quando as cromátides filhas chegam aos pólos, os cinetocores e seus microtúbulos desaparecem. A membrana nuclear reconstitui-se em torno de cada núcleo filho (Fig. 2.26, *H*). A cromatina vai perdendo seu aspecto compacto e os nucléolos reaparecem. Termina a mitose.

Citocinese

O citoplasma divide-se por mecanismo que envolve a formação de uma prega reentrante da membrana celular na região equatorial, entre os dois núcleos filhos. Ela se inicia geralmente na anáfase.

Essa prega vai-se aprofundando, durante a telófase, até estrangular os restos do fuso mitótico (quando já começa a interfase) e causa a separação definitiva das duas células filhas (Fig. 2.28).

A clivagem é realizada por um anel de fibras que se acumulam sob a membrana celular e parecem estar firmemente ligadas a ela.

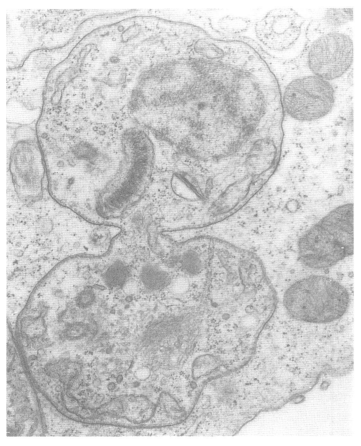

Fig. 2.28 Citodiérese. Separação de duas células filhas no fim do processo reprodutivo (*Trypanosoma cruzi*), no citoplasma da célula hospedeira. Foto, em microscopia eletrônica, original de R. Milder.

Actina e miosina são os elementos que se supõe desenvolverem a atividade motriz capaz de efetuar essa clivagem, devendo-se sua localização no plano equatorial à influência do fuso, pois pode ser experimentalmente modificada ao se deslocar o aparelho mitótico. Numerosas vesículas são vistas nas células em divisão, sugerindo constituírem material de reserva para a síntese de novas áreas de membrana.

Há células em que a clivagem não fica situada na região central, o que leva a produzir dois elementos de tamanho diferente, como sucede na oogênese ou nas primeiras fases do desenvolvimento embrionário.

Em certos organismos, como nos plasmódios, a divisão nuclear pode repetir-se numerosas vezes antes que ocorra a divisão do citoplasma. Esse processo é conhecido como divisão múltipla ou **esquizogonia**.

3

Conceito Ecológico e Bioquímico de Parasitismo

OS ORGANISMOS E O MEIO
    O ambiente e suas mudanças
    Evolução das espécies e diversificação faunística
    Fatores limitantes do meio e tolerância dos organismos
RELAÇÕES ENTRE OS SERES VIVOS: POPULAÇÕES
    Métodos de estudo de populações
    Natalidade, mortalidade e dispersão
    Crescimento populacional
        Curva de crescimento
        Variações periódicas das populações
        Estrutura das populações

COMUNIDADES E SUA ORGANIZAÇÃO
    Fluxo energético e cadeias alimentares
    Tipos de cadeias alimentares e pirâmides ecológicas
    Populações dominantes. Sucessões e variações ecológicas
    Relações interespecíficas. Competição em um nicho ecológico
    Formas de associação entre os seres vivos
        Foresia
        Comensalismo
        Parasitismo
        Mutualismo e simbiose
    Adaptações parasitárias

OS ORGANISMOS E O MEIO

A Medicina, como ciência que se ocupa da saúde do homem, buscando compreender e controlar as causas e os mecanismos das doenças, identifica-se cada vez mais como um setor especializado da Ecologia Humana, cujos limites se vão alargando à medida que aumenta o conhecimento das relações causais entre as alterações da saúde e os fatores nocivos do meio.

O estado de saúde, qualquer que seja sua definição, constitui o objetivo supremo da atividade médica, mesmo quando obstáculos hoje intransponíveis possam obrigar-nos a aceitar soluções de compromisso, mais ou menos precárias.

O estado de saúde é função de duas classes de fatores: os **genéticos** e os que resultam da totalidade das **interações homem-ambiente**. Evidentemente, no conceito de ambiente entram, além dos elementos físicos, químicos e bióticos (que incluem também os agentes infecciosos e parasitários), aqueles peculiares ao meio familiar, social e cultural em que vive integrado, bem ou mal, todo indivíduo.

Não nos compete entrar na discussão dos fatores estritamente genéticos, cujas alterações morbígenas dependem de causas ou de mecanismos em geral pouco conhecidos e que muitos especialistas preferem, confortavelmente, atribuir às leis do acaso, tal como em tempos idos se explicava a origem misteriosa de muitos seres vivos pela teoria da geração espontânea.

Quanto aos riscos para a saúde que procedem do ambiente, são importantes não só aqueles que resultam do efeito direto de condições físicas (traumatismos, radiações etc.) ou químicas (poluição ambiental, substâncias tóxicas etc.) sobre a integridade ou o equilíbrio fisiológico do organismo humano, como também os que são causados por outros seres vivos. Certos vírus, bactérias, fungos, protozoários, helmintos, artrópodes etc. podem invadir órgãos e tecidos do homem, onde produzem doenças através de um dos muitos mecanismos postos em marcha quando o parasito chega a penetrar e sobreviver aí, como em seu ambiente ecológico específico.

O tratamento eficiente das doenças parasitárias, bem como a prevenção e o controle de cada uma delas, exige bom conhecimento dos fenômenos ecológicos que envolvem o homem, os parasitos que o invadem e, eventualmente, os hospedeiros intermediários ou vetores desses parasitos. O próprio conceito de **parasitismo** deve ser baseado na interpretação ecológica e bioquímica das relações parasito-hospedeiro.

Entre os organismos vivos e o ambiente (não-vivo) existem estreitas ligações que se traduzem principalmente pelo intercâmbio de matéria e de energia.

Só por abstração podemos compreender seres vivos dissociados do meio, pois este fornece as substâncias químicas indispensáveis à constituição do protoplasma, bem como a energia que, sob a forma de luz solar utilizada na fotossíntese ou de energia química dos compostos orgânicos (alimentos), é indispensável à conservação das estruturas celulares e a toda sorte de trabalho desenvolvido pelas células, inclusive sua reprodução.

Dá-se o nome de **sistema ecológico**, **ecossistema** ou **biogeocenose** à unidade funcional representada por determinada área natural e o conjunto de todos os organismos que aí se desenvolvem. Trata-se da associação dos seres vivos entre si e com os componentes físicos e químicos do ambiente em que eles estão e que, em conjunto, formam uma unidade funcional bem definida.

O **hábitat** de um organismo é o lugar onde ele vive e onde pode ser encontrado.

Por outro lado, o **nicho ecológico** de um organismo é a posição ou *status* que ele ocupa dentro do ecossistema (Odum).

Alguns autores definem nicho ecológico como "o papel de um organismo em uma comunidade" (Houaiss) ou como "o lugar no sistema ecológico global que proporciona satisfação de todas as necessidades vitais de uma espécie, estando essa espécie mais bem adaptada para ocupar esse nicho do que qualquer outra espécie" (Gilpin).

Os dois constituintes essenciais que formam o sistema ecológico são:

1. Um **geossubstrato** básico, que é definido por suas características físicas, químicas, edáficas, topográficas, geográficas e climáticas, constituindo o **hábitat**, **biótopo** ou **ecótopo** das espécies que aí vivem.

2. Todas as espécies de seres vivos que ocupam esse biótopo, denominadas, coletivamente, biocenose ou biota.

Como em uma mesma área coexiste grande variedade de espécies, desde bactérias e vírus até plantas e animais superiores — formando uma comunidade — e como cada espécie está representada aí por toda uma população de indivíduos semelhantes, pode-se prever que entre cada organismo, o meio e os demais seres vivos presentes se estabeleçam inter-relações extremamente complexas e diversificadas.

A Ecologia, que estuda as interações entre os seres vivos e suas relações com o meio em que vivem, aborda um certo número de processos fundamentais que se desenvolvem no seio do ecossistema e dos quais dependem tanto a conservação das espécies quanto o equilíbrio dinâmico das comunidades.

Quando um parasito (ou outro ser vivo) é estudado isoladamente, sem levar-se em conta suas relações com o ambiente, com os outros organismos da mesma espécie e com os de outras espécies que integram a biocenose, somente uma parte de sua biologia está sendo considerada e, inevitavelmente, essa abordagem é incompleta (quando não, falsa).

Conforme se demonstrará nas páginas que seguem, a sorte de cada espécie e de cada indivíduo depende de suas relações e funções dentro do ecossistema.

O Ambiente e suas Mudanças

A história física da Terra acompanhou-se de consideráveis modificações na temperatura, na composição química e na estrutura da superfície primitiva, onde o resfriamento deu origem à formação de escudos de rochas consolidadas — os continentes — cercados de mares, mas que flutuam sobre um magma em fusão.

Contrariamente ao que se supôs no passado, os continentes movem-se, impelidos pelas correntes de convecção do magma. Ao longo dos tempos geológicos, as massas continentais cindiram-se, deslocaram-se e chocaram-se, formando aqui e acolá pregas ou relevos montanhosos (cadeias de montanhas) que foram trabalhados pelo vulcanismo e pela erosão.

O clima esteve em contínua modificação, inclusive devido às posições que, no decorrer do tempo, os continentes ocuparam em relação às calotas polares e ao equador.

Os seres vivos são formas de organização da matéria que se desenvolveram historicamente, em função de determinadas condições do meio.

É, pois, natural que todas as mudanças ocorridas nesse meio, ao longo do tempo, e todas as diversificações geográficas se traduzissem também por mudanças nos próprios organismos vivos.

Microfósseis de organismos celulares foram encontrados nas rochas sedimentares mais antigas, com cerca de 3,5 bilhões de anos ou mais.

Pouco sabemos sobre esses microrganismos e as formas de vida que existiram durante a Era Pré-cambriana (ou Pré-primária), que terminou há cerca de 570 milhões de anos (Quadro 3.1).

Mas, no início da Era Primária ou Paleozóica (períodos Cambriano e Ordoviciano), quando existiam apenas invertebrados marinhos ou eram eles os animais predominantes, um intenso diastrofismo (movimentação da crosta terrestre) revolucionou a superfície de nosso planeta, alterando continentes, elevando cadeias de montanhas e iniciando um ciclo de intensa erosão das terras altas e nuas.

No período Siluriano, as plantas começaram a colonizar os continentes, e os animais as seguiram durante o Devoniano (entre 400 e 350 milhões de anos atrás). No decorrer desses recuados tempos, um gigantesco e único bloco continental cindiu-se em dois (Fig. 3.1):

1) a *Gonduana*, que ocupava o hemisfério sul, inclusive a região polar; e

2) a *Laurásia*, ao norte, que desfrutava de climas mais quentes.

Durante o período Carbonífero, exuberantes florestas hidrófilas cobriam as áreas tropicais de então e, depois, contribuíram para a formação de jazidas de carvão ou de petróleo.

A fauna terrestre desenvolvia-se, ora com predominância dos artrópodes, ora dos anfíbios e répteis.

Ao aproximar-se o fim da Era Paleozóica, as mudanças climáticas decorrentes da deriva dos continentes para o norte provocaram o declínio das florestas tropicais nos territórios que hoje correspondem à América do Norte, à Europa e à Ásia, e sua substituição por uma flora de climas mais frios e secos, dominada pelas coníferas.

A Gonduana, que estava parcialmente coberta de glaciares, deslocava-se também através da calota polar e, derivando em direção ao Equador, passou a gozar de climas temperados. Aí, modificaram-se naturalmente a flora e a fauna que, em vista do isolamento geográfico, já passavam a divergir das do hemisfério norte.

QUADRO 3.1 Escala de tempos geológicos (em milhões de anos) e principais mudanças do meio durante a evolução dos seres vivos

ERA, Período e época	Tempo decorrido depois	Clima e vegetação	Reinos animal e protista
CENOZÓICA *Quaternário*			
Recente	<1	Zonas climáticas e estações atuais.	Culturas humanas.
Pleistoceno	1	Glaciações no norte; diminuem as árvores e aumentam os campos.	Homens primitivos; desenvolvimento dos grandes mamíferos.
Terciário			
Plioceno	11	Climas frios e temperados; aumento das herbáceas.	Homens no fim da era; abundância de mamíferos.
Mioceno	25	Climas mais frios; redução de florestas, aumento dos campos.	Mamíferos aumentam.
Oligoceno	40	Climas quentes e florestas tropicais.	Mamíferos placentários.
Eoceno	60	Faixas climáticas; expansão dos angiospermas.	Mamíferos primitivos (África, Américas).
Paleoceno	70	Angiospermas.	Mamíferos aparecem.
MESOZÓICO (= *Secundário*)			
Cretáceo	135	Montanhas modernas; diversificação climática; declínio das coníferas.	Répteis declinam; clímax dos dinossauros; peixes teleósteos.
Jurássico	180	Gonduana e Laurásia; auge do clima quente universal; coníferas.	Dinossauros; primeiras aves; expansão dos répteis.
Triássico	230	Climas tropicais e subtropicais; domínio das coníferas.	Aumento dos répteis e transição para os mamíferos.
PALEOZÓICO (= *Primário*)			
Permiano	270	Glaciação no hemisfério sul; fetos declinam.	Começa dominância dos répteis.
Carbonífero	310	Clima mundial uniforme.	
(superior)		Grandes florestas tropicais.	Domínio terrestre dos anfíbios.
(inferior)	355	Expansão dos mares tropicais; primeiras coníferas, fetos etc.	Insetos aumentam.
Devoniano	400	Temperaturas sobem, primeiras florestas.	Primeiros anfíbios; aumento dos peixes.
Siluriano	440	Ligeiro resfriamento climático; primeiras plantas terrestres.	Expansão dos invertebrados.
Ordoviciano	500	Climas quentes; algas marinhas dominantes.	Primeiros peixes.
Cambriano	570	Climas esquentando; só vida marinha com trilobitas, algas, fungos e bactérias.	Invertebrados numerosos e variados.
PRÉ-CAMBRIANO	>570	Glaciação e climas frios no fim da era.	Invertebrados primitivos; bactérias, fungos e algas.

Na Era Secundária ou Mesozóica (períodos Jurássico e Cretáceo) a Gonduana fragmentou-se em vários blocos que formariam, depois, a América do Sul, a África, a Índia, a Austrália e a Antártida.

O bloco afro-sul-americano, a princípio unido, foi cindido por correntes ascendentes do magma que passaram a formar o fundo do Oceano Atlântico e a separar cada vez mais o litoral brasileiro de seu correspondente africano (Fig. 3.1).

A pressão lateral dos continentes em deriva causou os dobramentos andinos, bem como os da Serra Madre e das Montanhas Rochosas (no Cretáceo), ao passo que, deslocando-se para o norte, os blocos africano e indiano provocaram com seus impactos, no período Terciário, os levantamentos alpinos e do Himalaia.

As modificações climáticas não dependem só da posição dos continentes, pois são também fortemente influenciadas pela presença e direção das cadeias de montanhas, pela proximidade dos mares ou pela continentalidade das regiões geográficas, bem como pela direção dos ventos predominantes, portadores de umidade ou não, e por outras circunstâncias.

Evolução das Espécies e Diversificação Faunística

Os primeiros seres vivos surgiram no meio líquido (há 3,5 ou 4 bilhões de anos) e aí evoluíram lentamente, durante metade desse tempo, sob a forma de **arquibactérias** ou de organismos ainda mais primitivos. Depois, diversificaram-se sob a forma de **eubactérias** e de grande variedade de espécies unicelulares eucariotas, isto é, já dotadas de um núcleo bem diferenciado e de outras organelas celulares, como os protozoários, as algas e os fungos (Fig. 1.1).

Mitocôndrias e cloroplastos aí encontrados derivam da inclusão, na estrutura celular dos eucariotas, de algumas bactérias aeróbias ou fotossintetizadoras endocitadas (simbiontes que perderam sua autonomia), assim como as estruturas flagelares ou seus **genes**, característicos dos espiroquetídios, foram incorporados ao genoma desses primeiros eucariotas.

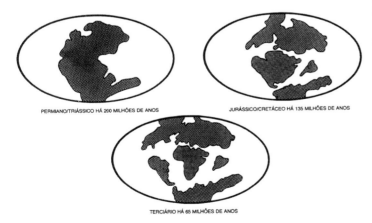

Fig. 3.1 Transgressão e separação dos continentes, no decorrer dos períodos geológicos, que explicam as mudanças climáticas e outras (formação de mares, de montanhas etc.) e a evolução independente das populações de seres vivos (especiação) em territórios que permaneceram isolados por tempo extremamente longo.

Como já referimos, a transferência de genes de uma espécie a outra, sob a forma de vírus ou de endoparasitas que acabam tendo seu DNA incorporado ao genoma dos eucariotas unicelulares ou multicelulares (são os **transposons**) influenciaram fortemente a evolução das espécies, juntamente com as mutações genéticas.

A tendência dos novos organismos formados foi ocupar todos os ambientes ecológicos disponíveis, à medida que a evolução biológica ia criando espécies e variedades com características que permitissem sua adaptação aos novos ambientes, tanto aquáticos como terrestres.

Os organismos pluricelulares vegetais ou animais invadiram novas áreas e ampliaram grandemente a extensão da biosfera, ao mesmo tempo em que a modificavam.

Os mamíferos e as aves, que começaram a aparecer, respectivamente, no Triássico e no Jurássico, iriam dominar o cenário no fim do Terciário.

Os primeiros **hominídeos** surgem, na África, na passagem para o Quaternário, há cerca de 2,5 milhões de anos.

Por outro lado, a separação dos blocos continentais e, por vezes, seu prolongado isolamento (como o da América do Sul, desde o Cretáceo Superior até o Plioceno) contribuíram, juntamente com as condições climáticas e os fatores ecológicos locais, para a diferenciação e evolução divergente das espécies botânicas e zoológicas, de um continente a outro.

Os marsupiais, que, como ordem de mamíferos das mais antigas, haviam povoado todos os continentes, tornaram-se numerosos na Austrália, onde não haviam penetrado seus maiores competidores, os mamíferos placentários, já que estes últimos só surgiram na Eurásia depois do isolamento do bloco australiano.

Na América do Sul, durante seu longo período de segregação, diferenciaram-se animais tão singulares como os tatus, os tamanduás e as preguiças (da ordem Edentata).

As conexões que se estabeleceram depois entre a Índia e a Eurásia, de um lado, ou entre esta e as Américas, de outro, permitiram que a partir de determinados períodos geológicos tivesse lugar mais ampla dispersão das ordens, famílias e espécies existentes em cada continente e, muito especialmente, a migração dos mamíferos placentários.

Atribui-se sobretudo aos fatores climáticos gerados pela deriva dos continentes setentrionais em direção ao Círculo Polar Ártico a diferenciação que se estabeleceu progressivamente entre as espécies do continente americano, formando duas Regiões biogeográficas bem distintas (Fig. 3.2).
- a **Neártica**, do planalto mexicano para o norte, e
- a **Neotrópica**, compreendendo o sul do México, a América Central e a América do Sul.

O mesmo sucedeu no Velho Mundo com a separação das Regiões **Paleártica** (Eurásia) e **Etiópica** (africana).

Mutações e Seleção. Para que uma espécie possa sobreviver, é indispensável que a cada momento da história da Terra esteja ela adaptada às condições ecológicas do hábitat que ocupa. E, como este se modifica, a seleção natural favorece as espécies que venham a modificar-se concomitantemente num sentido adaptativo.

São as mutações, os cruzamentos e a aquisição ou perda de transposons que, alterando o estoque genético de uma popula-

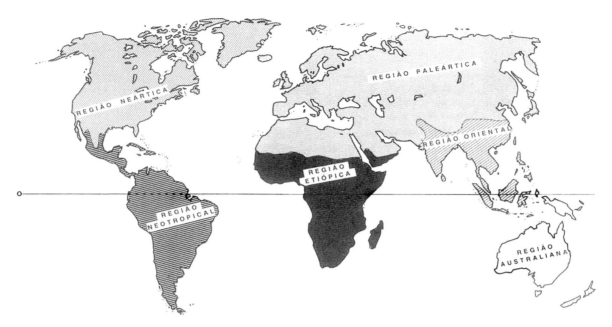

Fig. 3.2 Províncias zoogeográficas, correspondendo ao quadro atual de distribuição dos grupos zoológicos e das espécies, que evoluíram diversamente em função do isolamento e das mudanças climáticas resultantes da migração dos continentes.

ção, oferecem oportunidades para o aparecimento de indivíduos com características novas e, eventualmente, mais vantajosas para a sobrevivência e a evolução da espécie.

Os inadaptados desaparecem inexoravelmente.

Desde o Pré-cambriano, várias linhas evolutivas passaram a desenvolver-se em função não apenas das condições gerais do meio, da macroecologia, mas também e principalmente daquelas mais estritas em que vive efetivamente cada organismo e onde se estabelecem as relações que condicionam suas possibilidades de sobrevivência e de reprodução.

Falar aqui de "cada organismo" é uma simplificação expositiva, pois os fenômenos biológicos só têm significação quando definidos a nível das populações de indivíduos de cada espécie, em suas relações com o meio físico e com as demais espécies que ocupam o mesmo biótopo.

Alterações duradouras do meio acompanham-se de modificações das populações das espécies que aí vivem: algumas se retraem para áreas de limites mais estreitos, ou são eliminadas (como os atuais fósseis, por exemplo).

Outras, pelo contrário, expandem-se, aumentam seu território e, possivelmente, também sua densidade populacional.

As variações e mudanças prolongadas implicam a seleção de linhagens de indivíduos ou de populações com características genéticas adequadas às novas condições vigentes, sejam elas físicas, químicas, fisiológicas ou sociológicas.

Nicho Ecológico. A seqüência das mudanças do meio cria uma pressão seletiva que conduz finalmente à evolução das espécies; evolução essa tão diversificada quantos forem os novos ambientes ecológicos ocupados pelos organismos e quantas forem as alterações biologicamente significativas em tais meios.

Um **nicho ecológico** corresponde à constelação de fatores ambientais para os quais uma espécie se encontra adaptada. Ele deve satisfazer às necessidades dessa espécie, sendo compatível com o modo específico de utilização do meio ambiente por parte dessa espécie.

Alguns autores o definem como o papel que um dado organismo desempenha no ecossistema.

Mudanças Artificiais do Ecossistema. Ao lado das modificações naturais que seguem tendo lugar nos dias que correm, devemos destacar as introduzidas pelo homem desde os tempos pré-históricos.

A invenção e o desenvolvimento da agricultura e da pecuária, da mineração e da produção industrial introduziram novos fatores de mudança do meio. Por outro lado, a formação de cidades e o crescimento urbano criaram novos ambientes, ao mesmo tempo que a destruição de florestas e campos naturais, o represamento de rios para a formação de lagos artificiais e de extensos sistemas de irrigação estão a modificar profundamente o meio a um ritmo desconhecido para outras épocas geológicas.

Distúrbios ecológicos importantes foram causados pelo homem ao promover a destruição dos chamados animais daninhos e feras (sobretudo grandes carnívoros, serpentes etc., que mantinham equilibradas as populações de herbívoros, roedores etc.); ou ao criar, com seus hábitos civilizados, populações consideráveis de animais primitivamente pouco abundantes na natureza, como cães, gatos, ratos, baratas, moscas, mosquitos, pulgas etc., além do gado e das aves domésticas (juntamente com seus respectivos parasitos).

Muitas pragas agrícolas, doenças de plantas cultivadas, de animais domésticos e do próprio homem tornaram-se importantes como produtos desses desequilíbrios criados artificialmente.

O combate que conduzimos contra algumas espécies causadoras de doenças do homem, dos animais domésticos e das plantas cultivadas, ou contra os animais reservatórios e vetores de doenças, é um dos tantos aspectos das mudanças do meio introduzidas consciente ou inconscientemente pelo homem; do mesmo modo que o desenvolvimento de novas populações de microrganismos resistentes aos medicamentos, ou de espécies fabricadas nos laboratórios (por descuido?) como o HIV; ou pela manipulação biológica (inclusive para uma eventual guerra bacteriológica).

Ecologia e Saúde. O que temos conseguido em matéria de saúde, até agora, tem sido principalmente aumentar a longevidade da espécie humana, pela redução da mortalidade infantil e pelo controle ou eliminação de algumas doenças infecciosas (como a varíola, por exemplo) que eram outrora freqüentes ou graves.

Isso beneficiou sobretudo os países economicamente desenvolvidos, de onde, em geral, foram também eliminados os fatores de subnutrição e o analfabetismo.

A extensão desses benefícios a outras áreas depende evidentemente, em primeiro lugar, das opções políticas e das prioridades que sejam dadas pelos governos às questões de saúde de cada país. Depende, consideravelmente, dos recursos financeiros alocados e utilizados séria e corretamente para a saúde; da organização, extensão e cobertura dos serviços de saúde para toda a população, tanto quanto da formação de profissionais competentes e da participação das comunidades nessa luta.

Mas, do ponto de vista técnico, depende sobretudo de conhecimentos ecológicos, epidemiológicos e médicos capazes de tornar eficientes e economicamente viáveis os métodos de controle dessas doenças (muitos deles já conhecidos ou em via de aperfeiçoamento), nas regiões com recursos financeiros limitados.

Fatores Limitantes do Meio e Tolerância dos Organismos

A vida na Terra está confinada a uma estreita camada do planeta, compreendendo as partes superficiais da crosta terrestre, a hidrosfera e a baixa atmosfera, onde as condições geofísicas e geoquímicas foram adequadas ao aparecimento e desenvolvimento dos processos biológicos: é a **biosfera**.

Aí encontram-se todas as espécies atuais e seus ancestrais fossilizados, com uma distribuição geográfica e uma ocupação territorial que foram o resultado de contínua adaptação ao meio.

Para que uma espécie possa sobreviver e multiplicar-se em dada situação, necessita encontrar no meio todos os materiais e condições indispensáveis à sua fisiologia. As necessidades básicas variam de espécie a espécie.

Mas aquelas condições que se encontram no meio em quantidades mais próximas do mínimo exigido por determinado organismo passam a constituir os fatores limitantes para o desenvolvimento da espécie.

Assim, para um organismo aeróbio que viva em um meio pobre em oxigênio, este pode ser o fator que condicionará os limites de dispersão e a densidade da população nesse ecótopo ou, mesmo, a sobrevivência da espécie nesse meio.

Alguns fatores agem criticamente em dois níveis: mínimo e máximo. Exemplo, a temperatura, para a qual se reconhecem dois limites de tolerância, um superior e outro inferior.

De um modo geral, pode-se dizer que os organismos dependem, qualitativa e quantitativamente, de um complexo de condições. Um mesmo organismo pode ter uma faixa de tolerância muito grande para um fator e muito estreita para outro.

Evidentemente, as espécies que apresentem as tolerâncias mais amplas são geralmente as que têm as maiores áreas de distribuição geográfica.

Compare-se, de um lado, a distribuição cosmopolita da *Musca domestica*, que suporta os climas mais diversos, alimentando-se de substâncias orgânicas muito variadas e se cria no lixo ou no solo; de outro lado, a distribuição restrita das espécies de moscas tsé-tsé (*Glossina morsitans*, *G. palpalis* etc.) em certos territórios africanos, encontradas apenas onde existam o microclima e as fontes de alimentação adequadas, pois são hematófagas e picam preferencialmente certos animais. As glossinas requerem também lugares muito especiais para que se desenvolvam as pupas, no solo.

Entre os limites extremos da tolerância há, em cada caso, um valor ótimo.

Quando as condições não são ótimas, para uma dada espécie, em relação a um fator ecológico, é muito provável que os limites de tolerância para os outros fatores estejam estreitados.

As gramíneas, p. ex., mostram-se mais sensíveis à dessecação quando o suprimento de nitrogênio encontra-se perto de níveis mínimos.

O período de reprodução constitui geralmente o mais crítico para a ação dos fatores limitantes. Do ponto de vista prático, quando se estuda o "meio" em que vive um organismo, toma-se em consideração, como fenômenos mesológicos, apenas os que são efetivamente significativos para o animal em determinada fase de sua evolução, isto é, os que podem estar influindo, ou por seu caráter limitante para a vida da espécie, ou por modificar os limites de tolerância desse organismo a outros fatores.

Dentre os agentes físicos mais importantes como fatores limitantes, devemos destacar a temperatura, a luz, a água ou a umidade (esta última especialmente quando relacionada com a temperatura), os gases atmosféricos e dissolvidos na água, o pH, alguns sais e elementos de ação oligodinâmica (que atuam em quantidades extremamente reduzidas, tais como ferro, manganês, cobre, zinco, boro, molibdênio, vanádio, cobalto, iodo etc.).

De um modo geral, as atividades metabólicas elevam-se com a temperatura.

Porém, cada enzima tem sua temperatura ótima de atuação e diminui ou perde totalmente sua capacidade funcional quando sua estrutura é modificada pelo efeito térmico.

As enzimas de um mesmo organismo não têm todas seu "ótimo" no mesmo nível. Por essa razão, a temperatura age não só pelo nível que alcança, em determinado meio, como pelas variações que apresenta.

Uma temperatura que varia entre 5 e 25°C, com média igual a 15°C, não é fisiologicamente a mesma coisa que uma temperatura constante de 15°C. Particularmente para as espécies que vivem em climas temperados, sujeitas a amplas variações sazonais, uma temperatura constante tende a exercer efeito depressor.

Os ovos de gafanhoto mantidos em temperatura variável desenvolvem-se 39% mais rapidamente e as ninfas 12% mais, quando se compara com sua evolução em temperatura constante.

A **umidade**, juntamente com a luz e a temperatura, constitui importante fator limitante, sendo que o teor de umidade do meio pode modificar os efeitos da temperatura sobre os organismos. Cistos de protozoários, ovos e larvas de helmintos mostram-se geralmente muito sensíveis à dessecação, quando se encontram no meio exterior.

Explica-se, desse modo, por que as doenças que se propagam mediante essas formas infecciosas incidem menos ou são desconhecidas em zonas semi-áridas e áridas.

O clima tem marcada influência sobre os parasitos pela ação conjunta dos fatores acima citados. As chuvas de verão, por exemplo, são menos eficazes que as de outras estações, para manter a umidade do solo, devido à rápida evaporação que se observa nessa época do ano.

Por outro lado, o solo, sua composição e estrutura e sua capacidade de reter umidade, bem como de promover o desenvolvimento florístico, influem consideravelmente sobre os organismos que nele vivem.

A significação dos fatores ambientais varia, muitas vezes, em função de pequenos deslocamentos verticais ou horizontais. Os animais que ocupam o mesmo hábitat geral podem estar vivendo efetivamente em condições muito diferentes. As espécies de mosquitos que vivem nas copas das árvores de uma floresta têm exigências distintas das espécies que ocupam a base da floresta, quanto a luz, umidade, fontes de alimentos, tipos de criadouros para suas larvas etc.

Os microclimas nesses dois níveis são diferentes e condicionam uma distribuição vertical das populações de insetos e outros animais que é característica para cada espécie (Fig. 3.3, *A* e *B*).

No sentido horizontal, também, o microclima pode variar tanto em função do relevo, como do solo, do revestimento vegetal, insolação, umidade etc., a ponto de determinar a aglomeração dos membros de uma espécie em pequenas áreas isoladas, dentro do extenso território de distribuição que lhe corresponde.

Os parasitos que vivem no intestino desfrutam condições muito diferentes quanto a pH, concentração de enzimas e produtos de fragmentação de proteínas, carboidratos e lipídios, segundo o segmento em que habitam (duodeno, jejuno, íleo, cólons etc.); também é distinta a situação se vivem colados à mucosa, como as giárdias e muitos cestóides, ou livres na cavidade intestinal.

Os ancilostomídeos, que rompem a mucosa duodenal para sugar sangue, dispõem de muito mais oxigênio que os áscaris, por exemplo.

O estudo ecológico dos parasitos apresenta dificuldades maiores que o de outros grupos de organismos porque a ecologia do parasito é função de situações em si já muito complexas, como:

a) a ecologia de seus hospedeiros definitivos;
b) em muitos casos, a ecologia de seus hospedeiros intermediários;
c) as relações diretas com o meio exterior, quando o parasito apresenta fases de vida livre ou quando cistos ou ovos devam sair para o meio ambiente antes de alcançar seus novos hospedeiros.

Veremos adiante que muitos dos fenômenos adaptativos entre os parasitos e o meio físico se resolvem através do organismo dos hospedeiros e das reações fisiológicas deste último.

Por outro lado, o fato de ter por hábitat um outro organismo vivo implica:

1) grande limitação do espaço onde se processam os fenômenos ecológicos do parasitismo;
2) grandes variações nas características do meio, que se modifica tanto em função das atividades do parasito (metabolismo, produtos tóxicos, ações patogênicas), como em função das reações do hospedeiro à presença do parasito (fenômenos imunitários, inflamação, necrose, fibrose, hipertrofia etc.), isto é, das relações parasito-hospedeiro;
3) rapidez com que se operam as modificações do meio e são postos em marcha os mecanismos adaptativos, fenômenos que em geral se processam de modo lento para as espécies de vida livre (eventualmente, no decurso de numerosas gerações);
4) além de tudo mais, o êxito da transmissão do parasito a novos hospedeiros está condicionado também por fatores probabilísticos, como a chance de os cistos, ovos ou larvas encontrarem outro organismo suscetível à infecção, em tempo útil.

RELAÇÕES ENTRE OS SERES VIVOS: POPULAÇÕES

Deve-se entender por **população** o conjunto de indivíduos da mesma espécie, subespécie ou variedade que habita certa área ou região.

Uma população encontra-se delimitada não só no espaço como no tempo, possuindo propriedades que não podem ser definidas pelo estudo isolado dos indivíduos que a formam. Características que se aplicam às populações, mas não aos seus membros, são, por exemplo: o número de indivíduos que as compõem; densidade (isto é, número de indivíduos por unidade de área, ou por unidade de volume do meio); natalidade, morbidade e mortalidade; composição etária; potencial biótico (ou índice de crescimento intrínseco da espécie); forma de crescimento populacional; imigração, emigração etc.

Métodos de Estudo de Populações

Entre os métodos fundamentais para o estudo ecológico de uma população está a realização de um censo adequado. Dependendo de cada caso, isso pode ser feito de vários modos:

Contagem de Todos os Indivíduos. Como nos censos demográficos, contam-se os indivíduos de todas as idades ou fases evolutivas.

Sendo a forma ideal de estudo de uma população, é também a mais difícil, a mais cara e geralmente impossível de ser executada, seja pelo número considerável de membros ou por razões técnicas (cômputo de populações de insetos ou de roedores em um bosque, p. ex.). Outras vezes o estudo não requer a precisão de um censo.

Contagem de Indivíduos de uma Classe ou de um Estádio. É útil quando o interesse está voltado somente para essa classe ou categoria de membros da população; exemplo: cálculo da população de insetos alados (anofelinos) no interior das habitações, para o estudo da transmissão da malária.

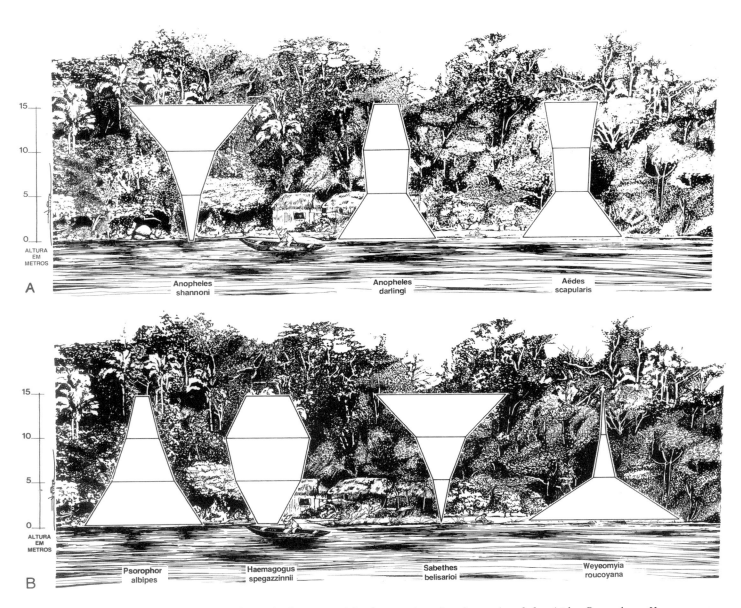

Fig. 3.3 *A* e *B*. Distribuição vertical das populações de algumas espécies de mosquitos, dos gêneros *Anopheles*, *Aëdes*, *Psorophora*, *Haemagogus*, *Sabethes* e *Weyeomya*, registrada em diferentes níveis da floresta amazônica. A largura das figuras geométricas indica, para cada espécie, a abundância relativa (em porcentagem) dos insetos capturados ao nível do solo, ou em plataformas situadas a 5, 10 ou 15 metros de altura. Os gráficos são do trabalho de Deane, Damasceno & Arouck, 1953.

Método de Amostragem. É um dos mais utilizados para se estimar o tamanho e as características de uma população.

Ele é bastante preciso quando se conhece o padrão de distribuição dessa população, na área estudada, e quando as amostras são tomadas de conformidade com esse conhecimento.

A amostra é, então, representativa dessa população. Para que a amostra não seja tendenciosa, costuma-se empregar técnicas de amostragem aleatória ou por sorteio.

Métodos de Marcação. Seu uso é recomendado para os estudos de populações de insetos, mamíferos etc.

O procedimento básico consiste em marcar certo número de indivíduos capturados e dispersá-los no seio de sua população original. Depois, tomar amostras desta e examiná-las, para estabelecer a razão entre o número de indivíduos capturados e o de indivíduos marcados.

A população (P) é estimada assim:

$$P = \frac{N^{\underline{o}} \text{ de indivíduos da amostra}}{N^{\underline{o}} \text{ de indivíduos marcados da amostra}} \times \text{Total de indivíduos marcados}$$

Método da Biomassa. É conveniente, por exemplo, para os estudos sobre o plâncton, para o cálculo de populações de microrganismos em cultura etc. Consiste em tomar-se o peso seco da amostra, em lugar do número de indivíduos.

Métodos Indiretos. São os menos precisos e empregados somente quando não se possa lançar mão de outros melhores. Citaremos como exemplo o cálculo da população de *Ascaris* ou de *Necator*, em um paciente, mediante contagem do número de ovos eliminados por grama de fezes.

Deve-se primeiro estimar a quantidade média de ovos que cada fêmea produz diariamente e dividi-la pela quantidade de fezes evacuadas por dia, pelo hospedeiro (esse é o valor médio de ovos por grama de fezes e por fêmea: O_f); determina-se depois o número de ovos do parasito eliminados por grama de fezes do paciente: O_p. A razão entre as duas medidas

$$N = O_p/O_f$$

indica o número provável de fêmeas albergadas.

Outro exemplo é a estimativa da densidade de mosquitos pela freqüência horária de sua observação (número de exemplares capturados por hora, em determinado lugar). A comparação desses resultados, colhidos periodicamente, ao longo do ano, permite conhecer como varia a população de determinada espécie (de *Anopheles*, por exemplo), ou medir o efeito obtido pela aplicação de inseticidas, de larvicidas etc. sobre a respectiva população.

No estudo de protozoários e outros microrganismos, as populações podem ser estimadas através de medidas turbidimétricas do meio de cultura ou do uso de um contador eletrônico de células, em um fluxo capilar (visto serem as células más condutoras de corrente, relativamente à condutância do meio salino).

Estimativas populacionais podem ser feitas também pela dosagem de proteínas ou de ácidos nucléicos de sua biomassa.

Natalidade, Mortalidade e Dispersão

Estes fatores atuam sobre as populações determinando qual será sua forma de crescimento, seu equilíbrio numérico, suas oscilações e flutuações, bem como seu declínio ou desaparição eventual.

A **natalidade potencial** de uma espécie, calculada pelo número de ovos que a espécie pode produzir, distingue-se da **natalidade efetiva**, dada pelo número de nascimentos. Natalidade potencial elevada, freqüentemente, está relacionada com mortalidade alta na fase ovular ou larvária, assim como a formação de pequeno número de ovos pressupõe condições favoráveis de sobrevivência para os descendentes de determinada espécie.

Uma fêmea de *Ascaris* põe 200.000 ovos por dia, enquanto uma mosca tsé-tsé (*Glossina*) pare 6 a 8 larvas em toda sua vida.

No que diz respeito à mortalidade, também podemos distinguir uma longevidade potencial (ou fisiológica), que se conseguiria nas condições ótimas do meio, e uma longevidade efetiva (ou ecológica) definida para cada meio em particular.

A diferença entre a longevidade potencial e a ecológica proporciona uma forma de apreciarmos a parte da mortalidade efetiva devida às condições subótimas do meio em estudo. Essas condições podem estar na dependência do clima, da poluição do meio, da atividade dos parasitos e predadores, da alimentação disponível ou da competição por alimentos, assim como da superpopulação etc.

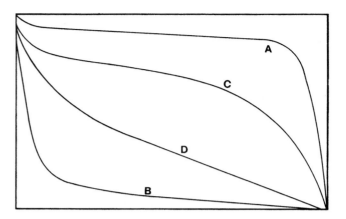

Fig. 3.4 Diferentes tipos de curvas de sobrevivência. *A.* Baixa mortalidade juvenil e mortalidade elevada (fisiológica) ao fim de um período característico para a espécie (longevidade fisiológica). *B.* Alta mortalidade nas fases larvárias de espécies muito prolíferas. *C.* Situação intermediária, com mortalidade elevada na fase juvenil e no período senil que corresponde à longevidade da espécie. *D.* Tipo de curva habitual, em condições naturais, correspondendo à primeira metade da representada em *C* e significando que a geração se esgota (devido ao predatismo ou outros fatores desfavoráveis do meio) antes de alcançar as idades de morte fisiológica.

Quando se estabelece a curva de sobrevivência para diferentes espécies, obtêm-se traçados muito variados. No caso representado pela linha **A**, da Fig. 3.4, a generalidade dos indivíduos nascidos sobrevive aos riscos que ameaçam as fases larvárias e juvenis; a mortalidade ocorre maciçamente em uma idade tardia, provavelmente devido a condições fisiológicas (mortalidade fisiológica). Exemplo: populações de drosófilas criadas no laboratório a partir de certa quantidade de ovos.

A linha **B**, da mesma figura, corresponde à sobrevivência de espécies em que há elevada mortalidade nas fases iniciais, quer devido à grande suscetibilidade das larvas às condições desfavoráveis do meio, quer devido aos predadores e outros inimigos naturais.

Exemplo: algumas espécies de peixes muito prolíficos, ostras etc. Todas as situações intermediárias entre **A** e **B** são possíveis.

Sempre que pioram as condições ecológicas para uma espécie (aumento da resistência do meio), sua curva tende a afastar-se do modelo **A** e aproximar-se do modelo **B**.

A curva **C** exemplifica uma situação intermediária, com mortalidade mais pronunciada nas fases juvenil e senil e pequena durante a maior parte da vida adulta. Esse é o tipo da curva de sobrevivência humana.

Por último, o traçado **D**, que corresponde ao apresentado pela maioria dos animais em condições naturais, pode ser considerado como equivalendo à metade esquerda do modelo **C**; diferentes causas de morte concorrem para impedir que os indivíduos alcancem a longevidade característica da espécie.

Os estudos da natalidade ou da mortalidade, como índices isolados, não informam se a população tende a crescer, manter-se estacionária ou declinar.

Para a interpretação dos fenômenos ecológicos, esses índices devem ser analisados conjuntamente, pois, na ausência de emigração ou imigração, eles condicionam juntos a forma de evolução populacional.

Os fenômenos de dispersão podem reduzir-se a pequenos movimentos ou reagrupamentos dentro da população; podem consistir em deslocamentos de toda a população, ou implicar variações quantitativas devidas à migração de indivíduos.

Nas populações naturais esses fenômenos ora ocorrem esporadicamente, ora com freqüência e regularidade.

Se a intensidade dos movimentos é de ordem a alterar o equilíbrio populacional, sobrevêm reajustes internos que tendem a restabelecer o equilíbrio ecológico.

Em geral, o espaço deixado pelos emigrantes é preenchido graças a um aumento da natalidade (ou redução da mortalidade, ou ambas as coisas). Se a densidade aumenta por efeito da imigração, a competição por alimentos, abrigos, acasalamentos etc. conduzirá provavelmente a uma elevação da taxa de mortalidade (ou a uma diminuição da fertilidade, ou ambos os fenômenos).

Crescimento Populacional

CURVA DE CRESCIMENTO

Toda população apresenta, no decurso de sua existência, variações em seu número ou densidade que se traduzem graficamente pelo que se convencionou chamar de curva de crescimento.

Uma curva de crescimento típica, observada por exemplo nas condições de laboratório, quando os organismos de uma espécie crescem em um meio de cultura confinado, apresenta a forma geral desenhada na Fig. 3.5. Nos primeiros dias, a população aumenta lentamente, para logo acelerar seu crescimento. Numa segunda fase, a taxa de crescimento reduz-se cada vez mais, até que a população se estabilize numericamente (período de equilíbrio).

A terceira fase corresponde a um período de decréscimo populacional que pode mantê-la em nível muito baixo ou terminar por extinção (desaparecimento da população).

Na primeira fase, dispondo de espaço e de abundante provisão de alimentos, os indivíduos multiplicam-se de acordo com seu **potencial biótico**, isto é, sua capacidade reprodutiva máxima.

Teoricamente, se uma só bactéria ou protozoário é semeado em meio de cultura, esse organismo dividir-se-á em dois, após certo tempo. Cada uma das células filhas, crescendo, voltará a duplicar-se e assim sucessivamente.

A população crescerá numa razão geométrica:

2, 4, 8, 16, 32, 64 etc.

ou escrito de outra forma:

$2^1, 2^2, 2^3, 2^4, 2^5, 2^6$ etc.

O número que exprime a população (P) cresce portanto segundo uma função exponencial: $P = 2^n$, onde n é igual ao número de gerações havidas.

A população aumentaria de maneira extremamente rápida (curva exponencial, ver Fig. 3.6) se a mortalidade fosse igual a zero e se os fatores limitantes do meio não se fizessem sentir pela redução de alimentos ou pela acumulação de produtos metabólicos nocivos, ou por ambos os mecanismos.

Sobrevém, então, uma elevação da mortalidade cuja taxa aumenta tanto mais quanto maior for a densidade da população.

A curva de crescimento, modificada por efeito da mortalidade, assume a forma de uma linha com dupla curvatura, lembrando um S alongado, conhecida com o nome de curva logística (Fig. 3.6).

A parte dessa curva que tende para a horizontalidade corresponde ao período de equilíbrio estatístico da população. Dizemos "equilíbrio estatístico" porque apenas o número total de indivíduos mantém-se constante (ou aproximadamente constante).

Em realidade, novos organismos estão sendo formados continuamente, mas esse fato é compensado pelas mortes que ocorrem ao mesmo tempo, neutralizando todo ganho possível.

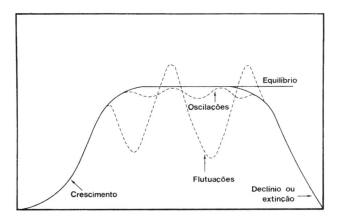

Fig. 3.5 Representação da curva de crescimento de uma população animal, a partir de sua introdução em um meio adequado. A fase de equilíbrio é geralmente substituída por um período de oscilações ou flutuações da numerosidade. O declínio pode terminar pela extinção da população. (Ver também a Fig. 3.7.)

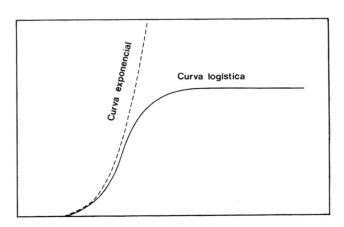

Fig. 3.6 Curva logística, que se afasta da curva de crescimento exponencial na medida em que a mortalidade aumenta com a numerosidade da população. A horizontalidade da parte final da curva é expressão de um equilíbrio estatístico entre a natalidade e a mortalidade.

Quando as condições desfavoráveis do meio (ou resistência do meio) se agravam, surge a terceira fase da curva, com decréscimo populacional e eventual extinção da população.

Nas infecções devidas a protozoários, observa-se muitas vezes esse fenômeno: o estudo da parasitemia nas tripanossomíases, p. ex., mostra que o número de flagelados que circulam no sangue de um hospedeiro varia em função do tempo e da reação imunológica que se segue (ver Fig. 21.3).

No estudo dos organismos de vida livre, em condições naturais, é muito raro que se possa surpreender a totalidade dessas fases: ou porque o período inicial ficou para trás (num passado remoto, quem sabe?) ou porque as populações já alcançaram certa estabilidade e não teremos oportunidade de vê-las caminhar para a extinção.

Também é difícil que o período de equilíbrio se apresente como uma linha horizontal.

Em geral, o censo de animais, em seu hábitat normal, acusa oscilações ou flutuações periódicas relacionadas com as estações do ano ou com outros fatores ecológicos (Fig. 3.7).

Podemos agrupar os fatores ecológicos em duas categorias: a) os que são independentes da densidade da população; e b) os que dependem dessa densidade.

Na primeira estão principalmente as condições físicas e químicas do meio (temperatura, umidade, chuvas, tempestades, pressão atmosférica, tensão de oxigênio, luminosidade, salinidade da água, correnteza, poluição etc.) cuja ação se exerce praticamente da mesma forma qualquer que seja a densidade de organismos.

Assim, uma temperatura letal mata a maioria dos membros de uma comunidade, seja qual for seu número por unidade de área. A eficácia de uma droga moluscicida lançada em um curso de água não depende do número de caramujos por metro cúbico, mas sim da concentração da substância tóxica.

Na segunda categoria, encontram-se fundamentalmente as interações bióticas que se desenvolvem entre os organismos vivos.

A superlotação do espaço ocupado pelos indivíduos determina, em geral, aumento da taxa de mortalidade ou da dispersão do grupo (fatores esses que modificam a curva de crescimento da população), bem como diminuição do tamanho médio dos indivíduos, do consumo de oxigênio, da resistência aos agentes nocivos do meio etc., podendo levar, inclusive, a modificações nos caracteres morfológicos (anatômicos), na diferenciação sexual e em outros aspectos de sua biologia.

A superlotação afeta o grupo através de vários mecanismos possíveis.

Entre eles citaremos a competição por alimentos, a exaustão de fatores de crescimento do meio, a acumulação aí de produtos tóxicos do catabolismo e, para as espécies de grupos zoológicos mais diferenciados, a disponibilidade de abrigos, de locais para nidificação, ou a perturbação dos hábitos normais de cada indivíduo pelo comportamento dos demais.

Estudos feitos com *Drosophila*, *in vitro*, mostraram que, quando aumenta a densidade dos insetos, o número de ovos depositados por fêmea diminui.

Essa redução da fertilidade parece depender da nutrição deficiente das moscas, quer em virtude da competição pelo alimento disponível, quer em conseqüência de serem elas continuamente perturbadas pelas outras, por efeito da superlotação.

Antes mesmo de reduzir-se a oviposição, o crescimento da população é limitado pela mortalidade das larvas, as quais, atingindo certa densidade, consomem tão rapidamente as leveduras existentes no meio de cultura (e seu único alimento) que estas não conseguem refazer-se.

Se compensarmos esse fator limitante pela adição de mais levedura, a quantidade de insetos adultos aumentará e não tardará em alcançar o nível no qual sobrevém a redução da fertilidade.

Quando a infecção por *Ascaris* é muito grande, observa-se uma redução do tamanho dos helmintos a quase metade do normal, e a capacidade de oviposição chega a baixar de 200 mil para 70 mil ovos por fêmea e por dia.

Se a superlotação tem efeitos nocivos sobre o desenvolvimento de uma população, uma densidade muito baixa ou um

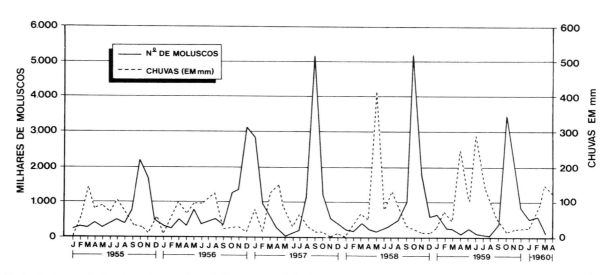

Fig. 3.7 Variação da população de moluscos planorbídeos (*Biomphalaria straminea*) em foco de esquistossomíase de Vitória de Santo Antão, Pernambuco, no período 1955-1960. (Segundo Pinotti, Rey, Aragão & Cunha, 1960.)

estado de quase isolamento são também inconvenientes, em muitos casos, por dificultar o encontro sexual e a reprodução.

Evidentemente tal não ocorre com organismos hermafroditas, como a *Taenia solium*, que chega ao extremo de viver quase sempre isolada, como único habitante de sua espécie no intestino do hospedeiro.

O nome que o povo lhe deu, "solitária", refere-se à observação desse fato.

Há portanto, para cada espécie, uma densidade populacional ótima, relacionada com cada hábitat ou condições ecológicas determinadas. Como estas últimas variam no tempo, com os fatores climáticos, edáficos etc., a população deve sofrer contínuos reajustes, empós de um equilíbrio que é sempre temporário.

Sobre a curva logística, convém destacar que ela descreve apenas o aspecto exterior (estatístico) do crescimento de uma população, em um espaço limitado e condições exteriores invariáveis. Ela mostra que, nesse caso, a população cresce até certo limite, dependendo da capacidade biológica do espaço dado, para uma espécie determinada.

Se repetirmos a experiência, modificando qualquer dos fatores mesológicos, em sentido favorável para a espécie ou desfavoravelmente, a densidade poderá aumentar ou diminuir, mas a forma e a equação da curva seguem sendo a logística.

Esta não dá informações sobre quais são os fatores limitantes do meio e como atuam, se sobre a natalidade ou sobre a mortalidade, e por que mecanismos.

Se as condições variarem no decurso da observação, o movimento populacional já não estará representado pela logística, mas por uma outra curva, provavelmente muito mais complexa.

VARIAÇÕES PERIÓDICAS DAS POPULAÇÕES

As modificações que sofrem os fatores ecológicos, em função das estações do ano, especialmente nas regiões afastadas do equador (zonas temperadas e frias), ou das estações de chuva e seca (em outras regiões do mundo), refletem-se na atividade fisiológica dos seres vivos.

Os ajustamentos às condições climáticas tornam-se mais notáveis em relação ao ciclo de reprodução, à hibernação, às mudas e migrações, envolvendo em seus mecanismos a participação dos sistemas nervoso e endócrino.

Em conseqüência, as populações de muitos animais variam direta ou indiretamente com o ciclo das estações. De um modo geral, as temperaturas elevadas aceleram o desenvolvimento, no verão, e o frio o reduz, no inverno.

A mortalidade pode alcançar maciçamente as gerações surpreendidas por severas condições de temperatura, pelas secas etc.

Nos meses favoráveis do ano, a população de algumas espécies de insetos cresce rapidamente, desenhando uma curva exponencial, se o alimento for abundante e não ocorrerem fenômenos dependentes da densidade populacional. Terminado esse período, o frio, a seca, as chuvas torrenciais ou outros fatores que se instalam subitamente desenvolvem um efeito catastrófico sobre a população, reduzindo-a a níveis baixíssimos ou deixando sobreviver apenas as formas resistentes às novas condições (ovos ou pupas, p. ex.). A curva de crescimento populacional mostra, então, variações pronunciadas, como na Fig. 3.7.

Os moluscos transmissores de esquistossomíase, em regiões com épocas de chuva bem marcadas, multiplicam-se ativamente quando os charcos, rios e canais têm grande volume de água, após as chuvas, e alcançam sua maior densidade populacional no início da estação seca.

A percentagem de moluscos infectados pelas formas larvárias de *Schistosoma mansoni* aumenta, também, nesse período, quando as fontes de abastecimento de água para a população humana começam a diminuir e muita gente passa a freqüentar os mesmos lugares. O período de estiagem torna-se, então, o de forte transmissão da infecção.

Continuando a secagem dos criadouros de moluscos, aumenta sua mortalidade, e quando retornam as grandes chuvas os caramujos são drasticamente arrastados pelas correntezas, reduzindo a um mínimo a população malacológica sobrevivente. O ciclo se repete anualmente (ver o Cap. 35).

Mas, além dos ciclos anuais, dependentes das estações, foi possível comprovar-se a existência de outros ritmos regulares nas variações populacionais de alguns animais. A lebre e seus principais inimigos, como o lobo, o lince e a marta, têm um ciclo de maior abundância a cada 10 anos; a raposa do Ártico, um ciclo mais curto, de quatro anos. A causa dessa periodicidade não está suficientemente esclarecida. Alguns autores têm atribuído aos predadores, aos parasitos ou aos agentes infecciosos a responsabilidade por grandes mortandades ou epidemias que ocorreriam somente quando a densidade da vítima fosse muito grande.

Em alguns casos, a densidade da população do predador acompanha de perto a de sua presa.

ESTRUTURA DAS POPULAÇÕES

Os integrantes de uma população ocupam, por vezes, de modo uniforme, toda a área de distribuição da espécie, sobretudo em ambientes artificiais.

Mas, na maioria dos casos, a distribuição é irregular.

A população apresenta-se mais densa em algumas zonas e menos em outras.

As áreas de maior densidade representam os ambientes mais favoráveis para o desenvolvimento da espécie e estão cercadas por zonas onde as condições, sendo menos adequadas (subótimas), sustentam menor número de indivíduos por unidade de superfície.

Em ambas, porém, a população é mantida pela reprodução de seus membros.

Uma terceira zona ecológica pode circundar as anteriores, onde a densidade seria ainda menor; aqui, os fatores limitantes do meio permitem a sobrevivência dos indivíduos adultos, que imigram continuamente da primeira e segunda zonas, mas já não asseguram a produção de descendentes.

Os mosquitos anofelinos põem ovos em coleções de água (nas margens de lagos, lagoas, rios, charcos, valas etc.), onde as larvas se desenvolvem e se transformam em pupas, antes de alcançarem a fase adulta.

Os adultos, machos e fêmeas, são abundantes nas proximidades desses criadouros naturais, onde ocorrem geralmente os acasalamentos.

Porém, dada a capacidade de vôo desses insetos (que, para certas espécies, chega a alguns quilômetros), encontram-se eles também em lugares afastados, onde as fêmeas hematófagas participam da propagação da malária, desde que aí sua densidade e longevidade sejam suficientes para assegurar a dinâmica de transmissão dos plasmódios (ver o Cap. 17).

A população pode apresentar estrutura descontínua, em muitos casos, ficando os indivíduos aglomerados aqui e acolá. Entre as razões da aglomeração encontram-se:

a) diferenças no hábitat, que também é descontínuo ou heterogêneo;

b) variações climáticas de tal ordem que o microclima exigido pela espécie só ocorre em estreitas áreas isoladas;

c) o processo reprodutivo, conduzindo ao isolamento de casais ou de pequenos grupos, com as respectivas crias;

d) a atração social, manifestada por certos animais, como as abelhas, as formigas, os cardumes de peixes, os bandos de aves, os rebanhos e manadas de grandes animais etc.

e) finalmente, em algumas espécies, indivíduos ou grupos isolam-se em territórios bem definidos que defendem contra a invasão de competidores.

Alguns autores falam de três tipos de distribuição espacial dos organismos: uniforme, agregada e ao acaso.

COMUNIDADES E SUA ORGANIZAÇÃO

As comunidades são agrupamentos muito mais complexos que as populações, porque em sua constituição entram indivíduos de diferentes espécies, pertencentes aos mais variados grupos de organismos (que incluem geralmente vegetais, fungos, bactérias, vírus, protozoários e metazoários), cada espécie estando representada por suas próprias populações.

Essas populações estabelecem entre si relações muito variadas, algumas vezes antagônicas, como quando umas são predadoras de outras ou disputam o mesmo alimento; outras vezes, relações de ajuda e cooperação, exemplificadas pelas associações mutualistas e simbiônticas.

A comunidade possui uma organização interna pela qual se explicam a possibilidade de coexistência e o equilíbrio entre as populações, ou a evolução cíclica do sistema ecológico.

Fluxo Energético e Cadeias Alimentares

Os organismos que fazem parte de um ecossistema podem ser classificados, quanto às fontes de energia que utilizam, em vários grupos. Tomemos como exemplo os que vivem em uma pequena lagoa (Fig. 3.8).

Aí encontramos, além dos elementos não-vivos do meio (água, sais e outras substâncias inorgânicas ou orgânicas dissolvidas, sedimentos, húmus e partículas nutritivas), as seguintes categorias de seres vivos:

Organismos Produtores. São as plantas das margens, fixadas com raízes, e as plantas flutuantes, de águas pouco profundas, bem como algas e outros vegetais minúsculos (fitoplâncton), disseminados pela massa líquida (Fig. 3.8, P). Todas essas populações verdes, clorofiladas, assim como outras algas (cianofíceas) e microrganismos dotados de pigmentos especiais (*Rhodospirillum*, por exemplo) são capazes de utilizar a energia

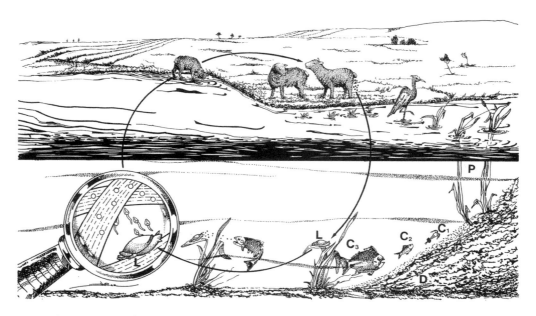

Fig. 3.8 A lagoa e o campo de gramíneas, dois biótopos bastante distintos, criando em seus limites — a margem — um ecótono particular onde se transmite a *Fasciola hepatica*. Os ovos do helminto, eliminados com as fezes dos carneiros parasitados, quando em contato com a água libertam as larvas (miracídios) que vão infectar moluscos do gênero *Lymnaea* (L) e aí se multiplicam, produzindo novas gerações de larvas (cercárias); estas encistam-se sobre a vegetação aquática e, quando ingeridas por outros carneiros ou bois, dão fascíolas adultas que se alojam no fígado dos novos hospedeiros. Na lagoa encontramos, como elementos do ecossistema a destacar: P, produtores, representados pela vegetação aquática, pelas algas etc.; C_1, consumidores primários, como pequenos crustáceos, moluscos, peixes herbívoros e todos os demais herbívoros; C_2, consumidores secundários, como larvas de insetos e insetos adultos, peixes, anfíbios e aves carnívoras; C_3, consumidores terciários, compreendendo outros peixes, répteis, aves etc. que se alimentam dos animais do nível anterior; D, organismos decompositores (bactérias, fungos, vermes etc.). A *Fasciola*, sendo normalmente um parasito de herbívoros (moluscos, carneiros e bois) é um consumidor secundário.

luminosa e formar compostos químicos com ligações ricas em energia. A energia luminosa, assim transformada em energia química, pode ser depois utilizada em numerosas operações químicas e possibilitar reações endergônicas (que consomem energia), mediante as quais se processa a síntese dos hidratos de carbono, das proteínas etc., a partir de moléculas tão simples como H_2O, CO_2 e NH_3 (ver o Cap. 1).

Há organismos que não necessitam mais que de substâncias minerais para atender a todas as suas exigências nutricionais. Poucos seres vivos estão verdadeiramente nesse caso e merecem a classificação de organismos autótrofos completos ou verdadeiros, como os *Thiobacillus* e *Ferrobacillus*. Os verdadeiros autótrofos (*autos*, próprio; *trophe*, nutrição) praticamente não dependem de outros organismos.

As plantas verdes estão longe de serem autótrofos completos, pois exigem a presença de compostos nitrogenados, no meio, que foram elaborados por microrganismos capazes de fixar o nitrogênio atmosférico e formar compostos assimiláveis pelos vegetais. Eles exigem também CO_2 e condições do solo que são produtos da atividade de outros seres vivos.

Muitos organismos autótrofos já apresentam, portanto, um certo grau de dependência constatável.

A maioria das plantas superiores e muitas espécies de algas, entretanto, necessitam apenas de substâncias inorgânicas simples para a construção de todo seu organismo e para a elaboração de reservas nutritivas que acumulam em quantidades por vezes consideráveis.

Algumas espécies de algas requerem uma única substância complexa para seu crescimento — considerada, por isso, um fator de crescimento — e sintetizam todas as demais.

Outras exigem vários fatores de crescimento ou vitaminas. Mas, mesmo não sendo autótrofos completos, continuam a ser importantes organismos produtores.

Organismos Consumidores. Todos os outros organismos vivos (como os flagelados, amebas, ciliados, larvas de insetos ou adultos, crustáceos, moluscos, peixes, aves etc.), que vivem na lagoa e são incapazes de realizar a fotossíntese ou algum outro processo de captação de energia, ficam na dependência de encontrar essa energia já incorporada em moléculas orgânicas que utilizam como alimentos.

Esses organismos são ditos heterótrofos (do grego *heteros*, diferente, outro) e sua condição obrigatória no seio do ecossistema é a de consumidores dos produtos orgânicos elaborados pelos produtores, isto é, pelo fitoplâncton e pelas plantas superiores.

Chamamos de consumidores primários os organismos que se alimentam de vegetais, incluindo nessa categoria desde elementos do zooplâncton até os vertebrados herbívoros, granívoros etc. (Fig. 3.8, C_1).

Os carnívoros, que se alimentam de herbívoros e de outros elementos da categoria anterior, são consumidores secundários (Fig. 3.8, C_2).

No topo da escala alimentar encontram-se os carnívoros que se nutrem dos carnívoros precedentes (como as aves que comem peixes carnívoros, serpentes etc.): eles são os consumidores terciários (Fig. 3.8, C_3).

Organismos Decompositores. Estão representados, na lagoa, principalmente pelas bactérias e fungos aquáticos que, não obstante encontrarem-se disseminados por toda a massa líquida, são particularmente abundantes no fundo, na interface água-lodo, onde se acumulam os corpos mortos e resíduos de animais e plantas (Fig. 3.8, *D*), bem como na zona clorofilada onde se concentra a vegetação e o plâncton.

Poucas espécies dessas bactérias e fungos são patogênicas, isto é, causam doenças.

A enorme maioria só ataca organismos mortos, provocando a decomposição mais ou menos rápida dos detritos orgânicos.

Desse modo, fazem voltar à circulação, sob a forma de compostos simples orgânicos ou inorgânicos, grande parte dos materiais que haviam sido extraídos do meio e incorporados pelos vegetais e animais à sua organização, sob a forma de moléculas complexas (celulose, amido, proteínas, ácidos nucléicos etc.).

Além de decompor e mineralizar, as bactérias e fungos podem interferir no sistema ecológico pela produção e difusão para o meio de substâncias inibidoras, como os antibióticos, ou estimuladoras, como as vitaminas e os fatores de crescimento.

Iniciada a decomposição, muitos outros seres, entre os quais se encontram nematóides do solo, larvas de insetos, moluscos etc., participam da digestão dos detritos (que ingerem juntamente com os microrganismos decompositores).

Eles desenvolvem uma nutrição do tipo saprozóico (*sapros*, podre).

Os fenômenos que descrevemos, tomando como exemplo uma lagoa, podem ser observados em outros ecossistemas com as diferenças peculiares a cada biótopo e a cada biocenose.

A classificação em produtores, consumidores e decompositores não é rígida nem exclusivista, pois muitos "produtores" como as euglenas podem passar de um tipo de nutrição autotrófico para outro, heterotrófico, quando mantidas na ausência prolongada de luz.

Uma mesma espécie animal pode ocupar os níveis de consumidor primário, secundário e terciário, se é onívora, como o homem.

Na natureza formam-se, pois, verdadeiras **cadeias alimentares**, onde os organismos que servem de alimento para outros transferem a energia acumulada em suas proteínas, carboidratos, lipídios etc. a esses consumidores (Fig. 3.9).

As cadeias alimentares constituem circuitos fechados que se completam com a morte e decomposição de seus participantes, em todos os níveis.

Sem a morte e a decomposição, o meio acabaria por esgotar-se de materiais essenciais à continuidade dos processos metabólicos dos seres vivos e conduziria ao colapso do ecossistema. A biosfera encontra nesses processos a condição de sua própria existência, assegurada pelos ciclos do carbono, do nitrogênio e de outros materiais essenciais à vida.

Em que pesem os preconceitos e temores irracionais que nossa cultura forjou em torno da **morte**, esta é uma condição essencial à vida na Terra.

Ela permite a renovação contínua das populações e, durante os processos reprodutivos que envolvem o DNA, dá ensejo a modificações genéticas de que depende a evolução adaptativa das espécies, de acordo com as modificações que vão ocorrendo no ecossistema e, principalmente, em seu geossubstrato, no decurso do tempo.

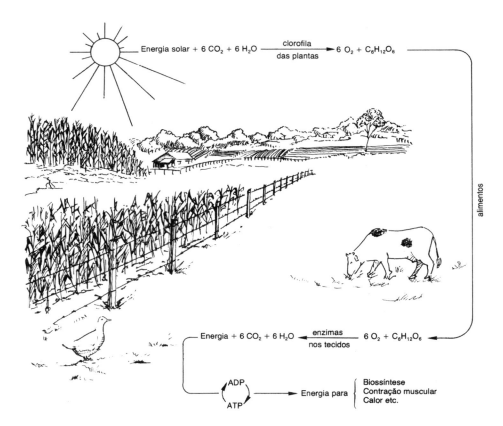

Fig. 3.9 A energia solar é utilizada pelos vegetais (organismos produtores) para a síntese de moléculas que acumulam essa energia através da fotossíntese. Sob a forma de alimentos vegetais, os materiais e a energia passam para o organismo dos animais herbívoros, granívoros etc. (consumidores primários) e depois para os dos carnívoros e onívoros (consumidores secundários e terciários), que as utilizam para seu metabolismo, crescimento e reprodução.

Tipos de Cadeias Alimentares e Pirâmides Ecológicas

As seqüências ou cadeias alimentares podem ser descritas, de modo bastante simplificado, como sendo de três tipos:

Cadeia Predadora. Que, tendo seu ponto de partida nos vegetais, segue através de herbívoros e carnívoros, passando geralmente dos pequenos animais para os de maior porte. O predador destrói sua presa e, quando não é de maior tamanho, guarda em relação a ela dimensões que são da mesma ordem de grandeza.

Por outro lado, a população de predadores é sempre muito menor que a soma das populações que constituem suas fontes de alimento (Fig. 3.10).

Cadeia Parasitária. É onde o consumidor caracteriza-se por suas pequenas dimensões em relação aos organismos de que se nutre (dimensões microscópicas, muitas vezes).

Na generalidade dos casos, a espécie parasita não destrói seu hospedeiro ou, quando o faz, isto deve ser compatível com uma sobrevivência suficiente do hospedeiro para que os elementos parasitários possam completar sua evolução e multiplicação ou o amadurecimento de cistos e ovos, que asseguram a propagação da espécie.

Como o parasitismo só atinge parte da população de hospedeiros potenciais, a continuidade do processo de transmissão continua normalmente.

Em alguns casos a doença ou a morte facilitam a propagação do parasito. Um predador carnívoro, por exemplo, caça mais facilmente o herbívoro doente com uma infecção hidática (causada pelas larvas de *Echinococcus*) que seus companheiros sãos.

Para muitas espécies de parasitos heteroxenos, se o hospedeiro intermediário não for morto e comido pelo hospedeiro definitivo, os parasitos não podem completar seu ciclo vital (ver o Cap. 4).

A população de parasitos de uma dada espécie pode ser numericamente muito maior que a da espécie hospedeira, porém sua biomassa (isto é, a matéria viva total da espécie parasita) será necessariamente muito menor que a dos seus hospedeiros.

Cadeia Saprofítica ou Saprozóica. Vai da matéria morta aos organismos decompositores, descritos anteriormente.

Compreende-se facilmente que as cadeias alimentares não constituam linhas isoladas mas, sim, redes entrelaçadas cuja complexidade aumenta com a importância da biocenose (Fig. 3.10).

Ao longo da cadeia alimentar processa-se uma transferência de energia, que é unidirecional e vai desde o nível dos produtores até o dos consumidores terciários e organismos decompositores.

Observa-se também uma perda progressiva dessa energia, quer sob a forma de calor, desprendido nos fenômenos respiratórios, quer sob a forma de matéria orgânica morta que se acumula ou que é arrastada para fora do ecossistema.

Ao passar de um nível ecológico a outro — dos produtores aos consumidores primários, destes aos consumidores secundários e, depois, aos consumidores terciários, bem como de qualquer deles aos saprófagos — diminui o fluxo energético, que se pode medir em calorias contidas na biomassa mais as calorias consumidas na respiração, em cada nível.

Essa redução da energia ligada aos seres vivos, através da cadeia nutritiva, é mais acentuada quando o tamanho dos orga-

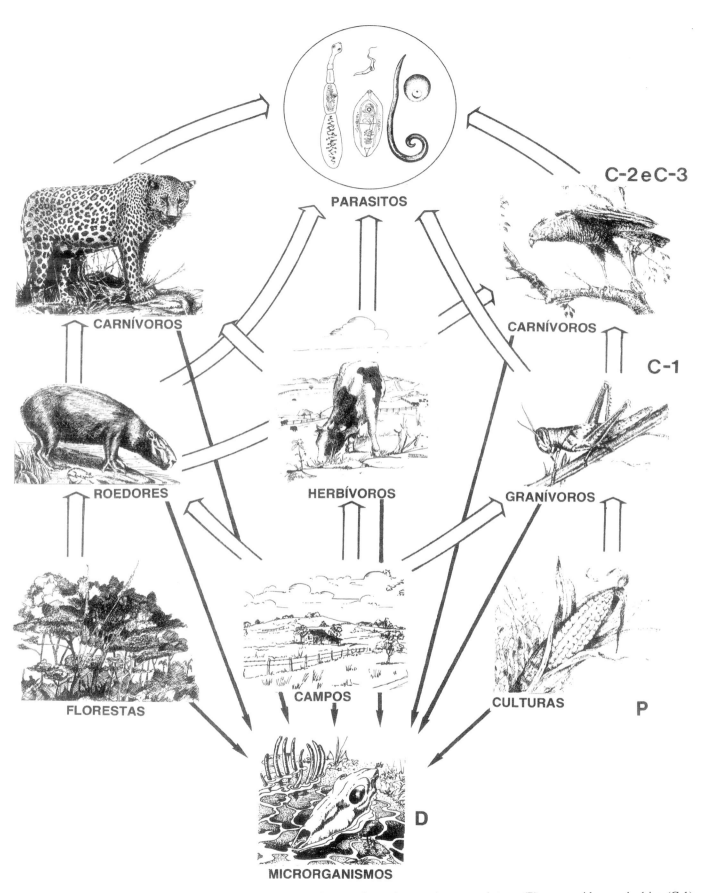

Fig. 3.10 As cadeias alimentares (*flechas grossas*) formam redes complexas de organismos produtores (P), consumidores primários (C-1), consumidores secundários (C-2) e consumidores terciários (C-3), onde os parasitos de animais se situam como consumidores secundários ou terciários. Os cadáveres de todos esses vegetais e animais são digeridos, mais tarde (*flechas finas*), por microrganismos decompositores (D) que fazem reciclar, na natureza, os materiais constituintes da matéria orgânica.

nismos diminui, pois se constata que o metabolismo por grama de biomassa aumenta à medida que se reduz o volume dos indivíduos considerados.

A biomassa dos parasitos, bem como a dos organismos decompositores, é, por essa razão, consideravelmente pequena em comparação com a dos organismos de que se nutrem, não obstante serem geralmente muito mais numerosos.

Mas a predominância numérica não é obrigatória no parasitismo; p. ex., a população de *Taenia saginata* é muito menor que a população humana, visto que os indivíduos parasitados não albergam mais que um exemplar desse helminto.

As relações entre os vários níveis ecológicos podem ser representadas graficamente por meio das pirâmides ecológicas. Estas são de três tipos:

a) Uma pirâmide de números, ou de populações, mostra o número total de indivíduos em cada nível (Fig. 3.11).

No caso dos parasitos e micropredadores, a pirâmide de números tem em geral (mas nem sempre) uma disposição invertida. Por exemplo, sobre cada rato podemos encontrar várias pulgas e, no intestino de cada pulga, vivem centenas ou milhares de flagelados da espécie *Trypanosoma lewisi*.

b) Uma pirâmide de biomassa mostra, em peso seco, por exemplo, o produto do número de indivíduos pelo peso médio representativo da espécie.

c) Uma pirâmide energética dá essa medida em calorias, acrescida da energia liberada pelo metabolismo dessa biomassa.

A pirâmide de biomassa exclui um erro de apreciação devido às diferenças de tamanho entre as espécies do ecossistema, enquanto a pirâmide energética permite formar uma idéia mais clara do grau de eficiência ecológica, isto é, da proporção de energia que o sistema consegue transferir de um nível ao outro, através das cadeias alimentares. Essa eficiência é, em verdade, relativamente pequena.

Se a população de uma dada espécie sofre forte redução, por qualquer motivo, a dos predadores que vivem principalmente em função dela pode sofrer redução ainda mais considerável.

No caso de parasitos, que dependem de sua numerosidade ou da abundância de formas infectantes para vencer os riscos da passagem de um hospedeiro a outro (a grande maioria dos cistos, ovos ou larvas está fadada a perecer antes de alcançar um novo hospedeiro), essa redução populacional pode tornar estatisticamente improvável a transmissão da parasitose.

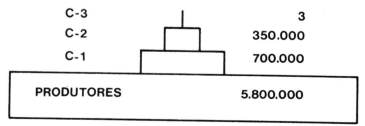

Fig. 3.11 Um exemplo de pirâmide de números: população de diferentes organismos (excluídos os decompositores) em um campo de gramíneas, distribuída segundo os níveis tróficos. Produtores são as plantas verdes; C-1, os invertebrados herbívoros; C-2, as aranhas, as formigas, os coleópteros e outros predadores; C-3, as aves.

Assim, para que cesse a transmissão da malária ou da filaríase em uma região, é suficiente que a densidade populacional dos insetos vetores caia abaixo de um nível crítico para o respectivo ecossistema.

O mesmo sucede quando o número de hospedeiros possíveis passa a expor-se menos ao risco de infecção, ou quando o número de indivíduos suscetíveis ao parasitismo fica muito reduzido, como sói acontecer no fim das epidemias.

Populações Dominantes. Sucessões e Variações Ecológicas

Dentro de uma comunidade, nem todas as espécies de organismos são igualmente importantes. Algumas podem ser mais características ou dominantes por sua numerosidade, dimensões ou atividades, exercendo marcado controle sobre o meio físico.

Inspecionando uma comunidade biótica, podemos distinguir nela espécies dominantes entre os produtores (como certas gramíneas em um campo, ou as *Araucaria* em uma floresta de pinheiros do Paraná), assim como entre os consumidores primários, secundários e terciários. Nas comunidades terrestres, as plantas destacam-se não apenas por serem produtoras e terem a maior biomassa, como pelo fato de oferecerem abrigo, suporte e proteção aos animais e pelas modificações que operam no meio, condicionando o microclima, as características do solo etc.

A **Parasitologia Médica** coloca seu maior interesse onde o homem costuma ser o consumidor mais importante, acompanhado por um séquito de animais domésticos e por diversas pragas que compartilham seu domicílio: ratos, pulgas, moscas e mosquitos, baratas, triatomíneos etc., de várias espécies.

Essas populações de animais que dependem ou estão relacionadas com o hábitat humano são denominadas **sinantrópicas** (do grego *syn*, junto; *anthropos*, homem).

As comunidades não são estáveis. Evoluem com o tempo, podendo-se falar de uma sucessão ecológica.

Um estágio pioneiro, com suas espécies características, pode iniciar essa evolução, em determinado lugar (após um incêndio florestal, por exemplo), seguida da implantação sucessiva de novas espécies vegetais e animais, que criam uma série de outros estágios ecológicos, até o estabelecimento de comunidades maduras (ou clímax), em equilíbrio com as condições locais (climáticas, edáficas etc.).

As sucessões ecológicas são importantes no estudo de coleções temporárias de águas superficiais onde, em determinadas fases da evolução do ecossistema, se criam os mosquitos transmissores de malária, por exemplo.

As derrubadas de florestas e a formação de matas secundárias interferem por vezes no ecossistema onde se opera a circulação de muitos parasitos, entre eles os agentes das leishmaníases (ver os Caps. 25 e 28).

Em uma comunidade observam-se, ainda, modificações tais como os ritmos diários de atividade e os condicionados pela sucessão das estações; ou os decorrentes de modificações climáticas de mais longa duração. Suas repercussões sobre as populações de animais reservatórios de doenças, sobre os vetores de infecções, sobre seus hábitos e outras condições que influem na transmissão das parasitoses são de grande interesse para a epidemiologia e o controle dessas doenças.

Relações Interespecíficas. Competição em um Nicho Ecológico

No seio de uma comunidade biológica, o equilíbrio entre as populações depende das interações que se estabelecem entre as diferentes espécies.

Aí, pode-se constatar desde a indiferença ou neutralismo até a competição e a predação; ou, se as ações encaminham-se em outro sentido, até a cooperação, o comensalismo, o mutualismo e a simbiose.

Quando em um hábitat duas ou mais espécies competem pelos mesmos objetivos, sejam eles alimentos, substâncias químicas determinadas, luz, espaço, locais para nidação ou qualquer outra coisa, estabelece-se entre ambas uma ação desfavorável que reduz a curva de crescimento populacional de cada uma, até que a mais afetada seja eliminada pela outra.

É o que se verifica, por exemplo, quando em um frasco de cultura fazemos crescer *Paramecium caudatum* junto com *Paramecium aurelia*. Em cada momento, a densidade da população de cada espécie é inferior à que ela teria se estivesse crescendo sozinha; porém, *P. aurelia* prevalece e passa a dominar, até tornar-se a única ocupante do meio, depois de duas semanas (Fig. 3.12).

A competição tem lugar sempre que duas ou mais espécies ocupem o mesmo nicho ecológico, pois no conceito de nicho entram (além do espaço onde vivem os organismos) os alimentos que utilizam, as atividades que desenvolvem, suas relações com outros seres, seus hábitos e maneiras de reagir às condições ambientais.

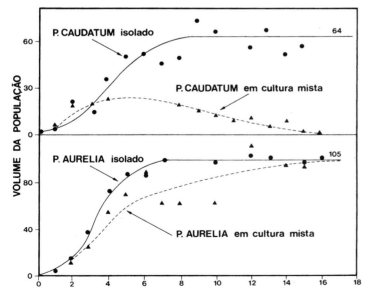

Fig. 3.12 Competição entre populações de *Paramecium caudatum* e de *Paramecium aurelia*, com predomínio final da última espécie e eliminação da primeira, no nicho ecológico comum. (Segundo Allee *et al.*, 1949, *apud* Odum, 1986.)

A presença de muitas espécies de parasitos no tubo digestivo de um mesmo hospedeiro indica, seguramente, que elas não competem pelo mesmo nicho, seja por localizarem-se em níveis distintos, seja por utilizarem materiais nutritivos diferentes, ou por outras particularidades que impedem uma espécie de invadir precisamente o nicho ecológico da outra.

A introdução de uma segunda espécie com nicho semelhante terminaria por sua eliminação completa, ao fim de algum tempo, ou pela substituição do antigo ocupante do nicho pelo novo competidor.

Mas o mesmo hábitat pode ser ocupado, em lugares diferentes, por diferentes espécies.

Os ancilostomídeos que parasitam o intestino delgado dos imigrantes europeus e asiáticos chegados ao Brasil são *Ancylostoma duodenale*. Aqui, contraem também infecções por *Necator americanus*.

Mas, pouco a pouco, vão perdendo suas cargas de *Ancylostoma*, substituídas progressivamente por *Necator americanus*, que é a espécie prevalente nas Américas.

A competição biológica por um nicho tem sido ensaiada, reiteradamente, como medida de controle de vetores de doenças; nem sempre com sucesso.

Formas de Associação entre os Seres Vivos

Além das relações ecológicas até aqui consideradas, observa-se que, na natureza, os organismos estabeleceram entre si associações mais íntimas, de que resultam melhores condições de sobrevivência.

Essas associações podem ser intra-específicas ou interespecíficas. No primeiro caso, são os indivíduos de uma mesma espécie que se reúnem em grupos ora mais frouxos, como nas colônias, enxames, cardumes, manadas e rebanhos, ora mais cerrados e organizados, inclusive com divisão do trabalho ou especialização fisiológica, como nos formigueiros, cupinzeiros e colméias.

As associações interespecíficas são geralmente mais complexas. Para descrevê-las, foi sendo criada toda uma terminologia, de caráter convencional ou prático: comensalismo, foresia, mutualismo, simbiose, parasitismo etc.

As definições dadas por diferentes autores variam amplamente, sendo algumas vezes imprecisas, outras vezes muito artificiais e esquemáticas; ora superpõem-se ou se imbricam, ora mudam de contexto com o tempo e com o aprofundamento dos conhecimentos científicos.

Os conceitos mais modernos têm sido influenciados consideravelmente pelos estudos ecológicos, bioquímicos e genéticos dos respectivos organismos.

FORESIA

Do grego *phoresis* (que indica a ação de levar), é a denominação que se dá à associação onde uma das espécies fornece à outra suporte, abrigo ou transporte.

Um exemplo é o caso do peixe-piolho (*Remora*) que, fixando-se por meio de um disco adesivo dorsal ao corpo dos tubarões, deixa-se transportar passivamente pelos seláceos enquanto estes perseguem os cardumes de peixes que servem para a alimentação de ambos. O peixe-piolho abandona sua fixação quando se lança sobre suas presas, ou sobre os restos de alimentos que o tubarão desperdiça.

No campo da parasitologia, um bom exemplo de foresia é a implantação, nas partes laterais do corpo de caranguejos de água doce (*Potamonautes niloticus*), das larvas de *Simulium neavei*, inseto cujas fêmeas adultas transmitem a oncocercose na África Oriental (Quênia e Uganda).

Essas larvas beneficiam-se dos deslocamentos dos caranguejos para assegurar melhor alimentação, durante toda a fase de seu desenvolvimento aquático.

Por sua vez, a mosca *Dermatobia hominis*, cujas larvas constituem o "berne" (uma míase cutânea), deposita seus ovos sobre o abdome de insetos hematófagos (anofelinos, culicíneos ou moscas do gênero *Neivamyia* — Fig. 57.10), que aí ficam cimentados e embrionam.

As larvas que se formam nesses ovos aproveitam-se do vôo dos mosquitos ou moscas e, nos momentos em que estes insetos estão a picar o gado ou as pessoas, levantam o opérculo ovular e agarram-se à pele onde vão penetrar e viver algum tempo como parasitos.

COMENSALISMO

Se o termo foresia põe ênfase nas relações de habitação e transporte, o comensalismo refere-se ao aspecto nutritivo e indica um tipo de associação frouxa onde cada parceiro, ou pelo menos um deles, tira proveito da convivência para melhorar suas condições alimentares.

Comensais são, literalmente, os que comem à mesma mesa.

Exemplo clássico é a associação entre actínias (anêmonas-do-mar) e o paguro: instalando-se sobre a concha vazia de algum molusco, que o crustáceo escolheu para habitar, a actínia se beneficia dos deslocamentos deste e dos restos alimentares que o paguro espalha ou rejeita.

Por sua vez, com seus órgãos urticantes, a anêmona afasta certos predadores e assim confere certa proteção ao paguro.

Tanto no comensalismo como na foresia, a associação costuma ser temporária e geralmente não é obrigatória para nenhuma das espécies. Cada qual mantém sua independência orgânica, ingere, digere e metaboliza os alimentos que, em virtude da convivência, consegue mais facilmente ou em condições de maior segurança.

PARASITISMO

Noutros tipos de associação — parasitismo, mutualismo e simbiose — as relações que se estabelecem entre as duas espécies são muito mais íntimas.

Essa intimidade se manifesta por um contato permanente e em nível histológico, enquanto durar a convivência.

Na maioria dos casos, um dos organismos passa a constituir o meio ecológico em que vive o parceiro.

Mas o que distingue primordialmente essas formas de relações interespecíficas das do comensalismo e foresia é o grau de dependência metabólica, encontrando-se o metabolismo de uma espécie vinculado ao da outra.

A vinculação é primordialmente de natureza nutritiva: o parasito retira do animal parasitado todos, ou parte dos materiais de que necessita. Os parasitos externos (ectoparasitos) podem obter o oxigênio diretamente do meio exterior, como o faz a *Tunga penetrans* (ou "bicho-do-pé"), que parasita a pele do porco ou do homem; o "berne", que é também parasito da pele, mantém seus orifícios espiraculares voltados para fora, a fim de respirar (ver os Caps. 57 e 58).

Os parasitos internos, das cavidades naturais ou tecidos (endoparasitos), dependem totalmente de seus hospedeiros como fonte nutritiva.

Mas a vinculação metabólica não se limita ao fato de ser o organismo do hospedeiro o único meio em que o parasito possa obter tudo ou quase tudo de que necessita para sua nutrição. No decurso do processo de adaptação às novas condições de vida (que pode ter durado milhares de séculos), o parasito acabou por perder, na maioria dos casos, a capacidade de sintetizar um ou mais produtos essenciais ao seu metabolismo. Mutações ocasionais suprimiram genes que comandavam a produção de determinadas enzimas, por exemplo.

Assim, não apenas alimentos determinam a relação de dependência parasito-hospedeiro. A falta de enzimas para digeri-los coloca muitos cestóides na dependência dos sucos digestivos dos animais que os albergam.

Os tripanossomos, protozoários encontrados no sangue de muitos vertebrados, perderam a capacidade de sintetizar as moléculas de porfirinas que, ligadas ao ferro, constituem as ferro-porfirinas e fazem parte do sistema respiratório (citocromos) de todas as células animais e vegetais com metabolismo aeróbio. A sobrevivência dos *Trypanosoma* ficou entretanto assegurada por serem eles habitantes do sangue ou dos tecidos, onde encontram já formada, na molécula da hemoglobina ou dos citocromos, a fração de protoporfirina indispensável ao seu metabolismo.

O grau de dependência metabólica aumenta com o número de substâncias que o parasito necessita encontrar preformadas no meio.

Para se compreender a natureza íntima do fenômeno parasitário é necessário chegar-se a um conhecimento tão completo quanto possível desses "fatores de crescimento" indispensáveis ao parasito.

A dependência é ainda mais estrita quando as condições exigidas pelo parasito só se encontrem em poucas, ou apenas em uma espécie de hospedeiro.

Em alguns casos, o hospedeiro deve fornecer os meios ou os estímulos necessários ao desenvolvimento do parasito. A larva plerocercóide do cestóide *Schistocephalus solidus* (que habita a cavidade geral de peixes) só se transforma em verme adulto, no intestino de aves, devido à temperatura de 40°C fornecida pelo organismo do hospedeiro definitivo. Essa transformação pode ser promovida *in vitro* quando se assegura ao parasito, além das condições nutricionais adequadas, o estímulo térmico requerido.

Alguns parasitos, como *Opalina ranarum* (protozoário ciliado que parasita a rã), têm seu ciclo biológico sincronizado com o ciclo sexual do hospedeiro e produzem cistos apenas na época em que os anfíbios encontram-se copulando na água, o que assegura ao ciliado a possibilidade de infectar a nova geração de girinos que vai nascer.

Experimentalmente, pôde-se demonstrar que o encistamento do parasito está relacionado com os níveis de hormônios sexuais da rã e pode ser induzido em qualquer época, injetando-se esse hormônio nos hospedeiros.

Pelos conceitos ecológicos e bioquímicos utilizados na análise das relações estabelecidas entre o parasito e o hospedeiro, pode-se concluir que:

Parasitismo *é toda relação ecológica, desenvolvida entre indivíduos de espécies diferentes, em que se observa, além de associação íntima e duradoura, uma dependência metabólica de grau variável.*

O grau de parasitismo permite imaginar uma escala, para a qual não faltam exemplos, que vai desde a dependência metabólica igual a zero (não-parasitos), passando pelos que requerem um ou mais fatores de crescimento de seu hospedeiro, até a dependência total, em que os parasitos vivem inteira e permanentemente no meio interno de outra espécie.

O grau máximo de dependência parasitária parece estar representado pelos vírus e bacteriófagos. Estes últimos, por exemplo, quando atacam uma bactéria, não levam para dentro dela mais que seu próprio cromossomo, uma gigantesca molécula de DNA.

As estruturas de proteínas que formavam o corpo, o colo e os filamentos de fixação não penetram. Para desenvolver suas atividades metabólicas, reproduzir-se e formar outros elementos estruturais necessários à geração seguinte, o bacteriófago utiliza os materiais e as estruturas da célula hospedeira, que modifica e comanda de acordo com suas próprias informações genéticas e em seu exclusivo benefício. A célula parasitada é levada a fabricar novos tipos de RNA e enzimas novas, específicas para sintetizar as proteínas do fago, sendo finalmente lisada por este.

Note-se que nem sempre a condição de parasito é permanente ou resulta de uma evolução filogenética de longa duração (milhares de séculos, talvez, em casos de co-evolução parasito-hospedeiro). Além das espécies que desenvolvem vida parasitária apenas em uma parte da existência de cada indivíduo (na fase larvária, p. ex.), há casos de parasitismo ocasional.

Algumas amebas de vida livre, como *Naegleria fowleri* (Fig. 10.5), vivem em coleções de águas naturais; mas, se entrarem em contato com a mucosa nasal de pessoas que vão banhar-se nesses lugares, podem invadir os tecidos através dos nervos olfativos e colonizar no sistema nervoso central, produzindo meningoencefalite quase sempre fatal (ver o Cap. 10).

Essa forma de parasitismo acidental nada tem a ver com o ciclo vital de *Naegleria*, sendo uma evolução sem futuro para a espécie.

Outra modalidade de parasitismo eventual é a desenvolvida experimentalmente nos laboratórios de pesquisa, onde se criam relações parasito-hospedeiro que não existem na natureza, como a esquistossomíase de camundongos, p. ex. O número de hospedeiros experimentais, servindo ao estudo das doenças, é hoje considerável.

MUTUALISMO E SIMBIOSE

O mutualismo e a simbiose podem ser considerados como casos particulares do parasitismo.

No mutualismo, o hospedeiro também utiliza em seu metabolismo alguns dos produtos elaborados pelo organismo associado, pelo que este lhe traz benefícios. Por isso, a convivência, além de íntima e duradoura, é reciprocamente vantajosa.

A simbiose seria a forma extrema de associação interespecífica, em que a dependência recíproca chegou ao ponto de nenhuma das duas espécies poder agora viver isolada da outra.

Assim, os cupins ou térmites, que se alimentam de madeira, não podem viver sem as triconinfas (protozoários flagelados que habitam o tubo digestivo dos insetos), pois são elas que produzem as enzimas capazes de digerir a celulose. Não dispondo dessas enzimas, os cupins morrem se elevarmos a temperatura ambiente a um nível letal para os flagelados.

Devemos lembrar que muitos autores consideram a simbiose (do grego *syn*, junto, e *bios*, vida, isto é, vida em conjunto) qualquer associação entre indivíduos de espécies diferentes (ou, mesmo, a relação materno-fetal). O parasitismo seria uma forma de simbiose em que ocorre ação patogênica de um organismo (o parasito) contra outro (o hospedeiro).

Essa maneira de ver só pode criar confusão, pois um mesmo parasito (como o *Toxoplasma gondii*, p. ex.) pode ser normalmente não-patogênico em pessoas adultas e imunes, mas patogênico na infecção de fetos (toxoplasmose congênita) e de crianças; ou a infecção pode passar de assintomática a virulenta quando se modificam as condições do hospedeiro, devido a uma imunodepressão, p. ex.

A patogenicidade não é condição obrigatória no parasitismo. Há estirpes de *Trypanosoma cruzi* patogênicas e outras não-patogênicas. *Trypanosoma rangeli* também é um parasito do sangue, sem causar doença. O mesmo se observa com vários protozoários intestinais do homem.

Alguns parasitos, como *Entamoeba coli*, *Endolimax nana* e *Dientamoeba fragilis*, que vivem na luz do grosso intestino, onde se alimentam de bactérias da flora local normal e de restos fecais da digestão do hospedeiro, nenhuma influência exercem sobre a saúde ou sobre a fisiologia de seus hospedeiros.

Adaptações Parasitárias

Como decorrência do parasitismo e em vista das alterações metabólicas referidas, outras modificações na organização estrutural e morfológica dos parasitos podem ser observadas, variando de grau e forma, desde aquelas imperceptíveis até extremos em que espécies parasitas nada se parecem com os organismos de vida livre dos mesmos grupos zoológicos.

Alguns nematóides parasitos, como os *Strongyloides stercoralis*, têm morfologia idêntica à de espécies de vida livre. Outros, como os ancilostomídeos, desenvolveram órgãos de fixação (cápsulas bucais, estiletes, dentes ou lâminas cortantes) com os quais aderem à mucosa intestinal e a perfuram para sugar sangue.

Os trematódeos possuem órgãos de penetração, nas fases larvárias, e de fixação na fase adulta (ventosas); além disso, possuem tubo digestivo incompleto.

Os cestóides sofreram adaptações mais pronunciadas, pois já não apresentam aparelho digestivo, alimentando-se exclusivamente através do tegumento, mas possuem órgãos de fixação variados (como ventosas, botrídias, pseudobotrídias, acúleos etc.).

Entretanto, uma das características mais salientes do modo de vida parasitário é a hipertrofia da capacidade reprodutora. Por exemplo, as fêmeas de *Ascaris lumbricoides* produzem cerca de 200 mil ovos por dia; o sistema reprodutor dos trematódeos é geralmente hermafrodita; mas chega a ser mais complicado nos cestóides, onde os órgãos masculinos e femininos se repetem em cada proglote, chegando a ocupar quase todo o volume das proglotes maduras do parasito.

Essas características, que asseguram maior probabilidade de transmissão dos parasitos de um hospedeiro a outro, complicam-se ainda mais quando há hospedeiros intermediários, com fases larvárias múltiplas e sofisticadas, podendo incluir, no ciclo evolutivo, um período de reprodução assexuada (esporocistos, entre os trematódeos; policercos, cenuros ou hidátides, entre os cestóides).

4

Os Ciclos Parasitários e a Teoria dos Focos Naturais

HOSPEDEIROS E PARASITOS
   Parasitismo e doença
   Especificidade parasitária
      Parasitos estenoxenos e eurixenos
      Especificidade fisiológica e ecológica
   Ciclo biológico dos parasitos
      Parasitos facultativos e obrigatórios
      Parasitos monoxenos e heteroxenos
   Tipos de ciclo biológico
     Ciclos monoxenos
     Ciclos heteroxenos

TEORIA DOS FOCOS NATURAIS
   Foco natural de uma parasitose
   Foco natural de uma doença. Zoonoses
MODIFICAÇÕES ARTIFICIAIS DO MEIO E REPERCUSSÕES EPIDEMIOLÓGICAS
   Água e doenças parasitárias
   Conseqüências epidemiológicas das grandes obras hidráulicas

HOSPEDEIROS E PARASITOS

Determinado hospedeiro, ou algum de seus tecidos, constitui o hábitat normal de cada parasito. Este fica, portanto, na dependência de encontrar seu hospedeiro e nele instalar-se para poder sobreviver.

Tal situação apresenta-se periodicamente a todos os organismos que vivem como parasitos. Em muitos casos, o encontro de outro hospedeiro impõe-se a cada nova geração e pode constituir mesmo a condição indispensável para que a reprodução se efetue.

As larvas de tênia (cisticercos), que se encontram na carne do boi ou do porco, estão em um estado estacionário, do ponto de vista vital, e só podem chegar a vermes adultos se forem ingeridas pelo homem. O mesmo sucede com as larvas de ancilostomídeos, que se encontram no solo poluído com fezes humanas, e devem invadir a pele de outra pessoa para alcançarem a maturidade sexual, quando chegarem ao intestino delgado, depois de longo ciclo migratório pelas veias, coração, pulmões, brônquios, traquéia, esôfago etc.

A passagem de um hospedeiro a outro é fenômeno complexo, pois pode envolver mecanismos para que o parasito possa sair do organismo de seu hospedeiro atual; de transporte ou deslocamento até o novo hospedeiro; de identificação deste mediante sistemas de reconhecimento (em geral de natureza bioquímica) situados ao nível das membranas celulares (receptores de membrana); desenvolvimento de outros mecanismos destinados à penetração através do tegumento ou das superfícies celulares; de migrações por vezes muito complicadas, já no interior do novo hospedeiro, até que finalmente chegue a sua localização adequada.

Esse programa de reações fisiológicas a estímulos e sinais determinados, seguidas de ações precisas e cronologicamente ordenadas, traduz-se por uma seqüência regular de acontecimentos que constituem o **ciclo vital** ou **ciclo biológico** do parasito.

Seu conhecimento é necessário não só para a compreensão da biologia e da patogenicidade de cada parasito, como para o estudo e seleção de métodos de prevenção e controle das doenças parasitárias.

Parasitismo e Doença

Os estudos sobre relações parasito-hospedeiro, em nível bioquímico, estão a demonstrar, em muitos casos, que a produção de substâncias estimulantes pelos parasitos, com influência favorável sobre o organismo do hospedeiro, é mais freqüente do que se poderia supor. Ratos infectados com *Trypanosoma lewisi* alcançam um peso médio de 8 a 36% mais alto que o dos animais testemunhas não-inoculados, quando decorridos 17 a 31 dias de parasitismo. O mesmo efeito observou-se em camundongos infectados com as larvas de um cestóide, *Spirometra mansonoides*. Carneiros em cujas vias biliares vivem alguns exemplares de *Fasciola hepatica* podem apresentar, nas fases iniciais do parasitismo, um aumento de peso atribuível à maior secreção biliar e conseqüente melhoria da digestão.

O caráter patogênico do parasitismo é incidental e não deve ser incluído na definição desta condição (como ainda o fazem alguns autores). Confundir parasitismo com doença, devido ao fato de que no passado tal associação ecológica sempre despertou mais interesse e maiores estudos quando produzia conseqüências médicas ou veterinárias, tem sido a fonte de sérios problemas na interpretação científica dos fatos observados, mesmo no campo da Medicina.

No intestino do homem, por exemplo, vivem algumas amebas perfeitamente adaptadas a esse meio e que, em condições naturais, não possuem outros hospedeiros. Delas, *Entamoeba coli*, *E. hartmanni*, *Iodamoeba butschlii* e *Endolimax nana* jamais demonstraram qualquer ação patogênica.

A amebíase humana é causada por *Entamoeba histolytica*, da qual foram distinguidas ultimamente espécies (*E. dispar*) ou variedades morfologicamente muito semelhantes, que nos meios de cultura podem crescer em temperatura ambiente e que nunca produzem lesões.

Quanto à verdadeira *E. histolytica*, reconhecidamente patogênica, muitas vezes produz infecção assintomática, antes ou depois de um período de amebíase aguda, e tem sido difícil explicar seu comportamento inconstante, talvez relacionado com o tipo (zimodemo) da linhagem presente. Ela é patogênica quando invade os tecidos, mas sempre há na luz do intestino um ciclo não-patogênico do qual dependem a formação de cistos e a propagação do parasito.

Portanto, diagnosticada a presença de *E. histolytica* nas fezes de um paciente, não implica isso que ele tenha amebíase-doença, a menos que a sorologia demonstre haver também invasão dos tecidos do hospedeiro ou que amebas contendo hemácias fagocitadas sejam vistas à coproscopia. Em quase todas as parasitoses são descritas formas clínicas variadas, que se estendem por uma gama contínua desde os casos assintomáticos até as formas graves da doença.

A localização do parasito pode ser decisiva: um único cisticerco no cérebro ou no olho pode causar a morte ou a cegueira desse olho; mas quando as larvas da *Taenia solium* se localizam na pele ou nos músculos, o quadro pode permanecer assintomático.

Como veremos adiante, as doenças produzidas por parasitos podem dar lugar, depois das fases agudas, a uma infecção duradoura, revelada apenas pelos exames de laboratório, onde os mecanismos imunitários, regulando e limitando o crescimento das populações parasitárias, asseguram perfeita tolerância recíproca entre o hospedeiro e o parasito. Um exemplo muito ilustrativo é o parasitismo por *Toxoplasma gondii* que, depois da fase aguda, pode permanecer indefinidamente assintomático (sob a forma encistada), só retornando a um desenvolvimento patogênico se o paciente vier a apresentar, por outros motivos (AIDS, por exemplo), um estado de **imunodepressão**.

Em muitos casos, o mesmo parasito desenvolve-se em uma ou mais espécies de hospedeiros sem causar-lhes dano e, em outras espécies, provocando alterações patológicas de maior ou menor gravidade. O primeiro tipo de hospedeiro que, além de não sofrer com o parasitismo, garante a perpetuação da espécie e funciona como fonte de infecção para outros animais ou para o homem recebe o nome de **hospedeiro natural**.

A situação do hospedeiro natural parece decorrer de uma adaptação recíproca parasito-hospedeiro que talvez, em muitos casos, se tenha desenvolvido no decurso de larga co-evolução das duas espécies e que foi tolerada pelas leis da seleção natural. Mas a ausência de patogenicidade não indica necessariamente que a associação interespecífica seja antiga, pois pode ser observada em determinados animais de laboratório que admitem infecções benignas de parasitos inoculados experimentalmente, pela primeira vez.

Os **hospedeiros anormais** seriam aqueles que se ressentem do parasitismo, adoecendo ou morrendo em conseqüência. Supõem alguns autores que isso seja indicação de relações ecológicas relativamente recentes, entre as duas espécies, e da falta de mecanismos de adaptação suficientemente desenvolvidos para assegurar o equilíbrio biológico.

Hospedeiro acidental ou **ocasional** é aquele em que raramente ocorre a presença de determinado parasito, não podendo portanto ser considerado como um elo obrigatório do ciclo vital deste último.

Reserva-se o termo **zoonose** para aquelas parasitoses ou doenças de animais que se transmitem eventualmente ao homem, como a triquinelose (de ratos e porcos) ou a hidatidose (de cães e carneiros). Os animais que constituem fontes de infecção para a forma humana da doença, especialmente quando sejam hospedeiros naturais do parasito, são também denominados **reservatórios** da doença.

Em um curso de **Parasitologia Médica**, o objetivo de nosso estudo estará orientado para os parasitos que produzem doença ou enfermidade. Mas esse é apenas um ponto de vista prático, com marcado finalismo, e não a decorrência de um conceito biológico sobre a natureza do fenômeno parasitário.

A *Parasitologia*, lato sensu, abrange também o estudo dos vírus e fagos *(Virologia)*, das bactérias *(Bacteriologia)* e dos fungos *(Micologia)*. Mas, no sentido restrito que adquiriu desde longa data, seu objeto limita-se ao estudo dos protozoários e dos animais parasitos. Neste livro, incluímos informações sobre os artrópodes e moluscos que participam do ciclo parasitário como hospedeiros intermediários ou vetores de parasitos (ver Cap. 9).

Especificidade Parasitária

PARASITOS ESTENOXENOS E EURIXENOS

Há parasitos para os quais uma única espécie pode desempenhar a função de hospedeiro, como o homem em relação ao *Ascaris lumbricoides* (Fig. 4.1); há outros que admitem uma grande variedade de hospedeiros, como o *Toxoplasma gondii* (Fig. 4.2). Todas as situações intermediárias são possíveis.

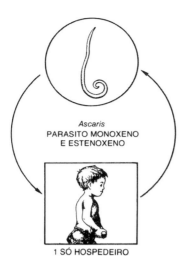

Fig. 4.1 Ciclo biológico em que os parasitos exigem um só hospedeiro (monoxenos) e são estenoxenos, pois só admitem uma espécie de hospedeiro, ou espécies muito próximas; exemplo: *Ascaris lumbricoides*.

No segundo caso, ainda que o *T. gondii* tenha exigências estritamente parasitárias (pois não se pôde até agora cultivá-lo em meios artificiais, sem a presença de células vivas), as necessidades do parasito podem ser atendidas pelo meio interno e pelas células de grande número de mamíferos e aves.

Parasitos com essas características são ditos **eurixenos** (*eurys*, largo, amplo; *xenos*, estrangeiro, estranho), pois admitem grande variedade de hospedeiros possíveis. Os que se mostram muito estritos, quanto a hospedeiros, são chamados **estenoxenos** (*stenos*, estreito) (Figs. 4.1 e 4.3).

ESPECIFICIDADE FISIOLÓGICA E ECOLÓGICA

Para que os indivíduos de uma espécie possam ser hospedeiros de determinado parasito, são indispensáveis dois tipos de condições.

O primeiro assegura o que podemos chamar de **especificidade fisiológica** e indica que o hospedeiro supre a falta de certas enzimas de que o parasito não dispõe, ou proporciona os substratos indispensáveis à nutrição deste, ou alguma outra circunstância fisiológica exigida pelo parasito.

Essas condições fisiológicas podem ser preenchidas, eventualmente, por outros animais que se infectarão facilmente no laboratório (**animais suscetíveis**), mas que em condições naturais não são hospedeiros desse parasito. Tais animais suscetíveis são ditos **hospedeiros experimentais**.

A razão disso está no segundo tipo de condições para a especificidade parasitária: é a **especificidade ecológica**.

São requisitos ecológicos do parasitismo circunstâncias tais como ocuparem os hospedeiros (ao menos temporariamente) o mesmo biótopo, onde ocorrem as formas infectantes ou os vetores do parasito. Se as espécies não forem **simpátricas** (*syn*, mesmo; *patria*, lugar), ou se não houver um encontro no espaço e no tempo, não poderá haver transmissão do parasito. Por exemplo, o camundongo *(Mus musculus)*, animal muito utilizado no laboratório para a manutenção do ciclo de *Schistosoma*

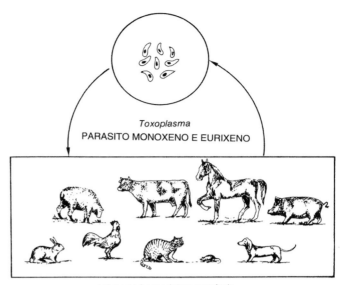

Fig. 4.2 Ciclo de parasito eurixeno, pois é bastante tolerante quanto às espécies de hospedeiros que vai parasitar e que, às vezes, pertencem a famílias, ordens ou classes diferentes. Um só hospedeiro é suficiente para que se complete seu ciclo vital, como no exemplo citado de *Toxoplasma gondii*, que é monoxeno.

mansoni, nunca é encontrado naturalmente infectado por este helminto, pois não freqüenta as coleções de água onde os moluscos (hospedeiros intermediários) liberam as formas infectantes do verme: as cercárias (Fig. 32.2).

Um número suficiente de chances deve ser oferecido ao contato infectante. Tais chances aumentam em determinada área com a densidade de indivíduos suscetíveis ao parasitismo e com a abundância de formas infectantes do parasito (cistos, ovos, larvas etc.) ou de animais transmissores infectados (insetos, carrapatos, moluscos etc.).

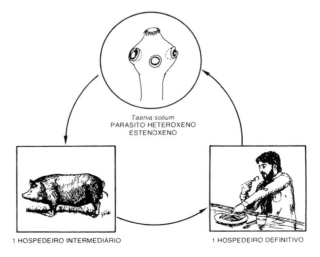

Fig. 4.3 Ciclo de parasito heteroxeno, isto é, que exige pelo menos dois hospedeiros para completar seu ciclo biológico. No exemplo figurado, relativo à *Taenia solium*, há um só hospedeiro intermediário e outro definitivo, pois se trata de uma espécie estenoxena.

Os hábitos alimentares do possível hospedeiro podem levá-lo a ingerir ou não as formas infectantes. Por exemplo, só pode infectar-se com *Taenia solium* quem come carne de porco. Por outro lado, os hábitos dos transmissores, principalmente no caso de insetos hematófagos, condicionarão aonde irão eles infectar-se e em quem irão, depois, inocular os parasitos.

Os insetos vetores de muitas parasitoses humanas são mais eficientes quanto têm o hábito de invadir as casas, como as espécies transmissoras de malária, ou quando se adaptaram a viver no próprio domicílio humano, como certos triatomíneos ("barbeiros") que propagam a tripanossomíase americana (Fig. 23.5).

Sem espécies de triatomíneos com hábitos domiciliários, como *Triatoma infestans, Rhodnius prolixus* etc., o homem estaria livre do risco de ser parasitado pelo *Trypanosoma cruzi*, a não ser excepcionalmente, mesmo nas áreas da distribuição geográfica dessa parasitose (ver o Cap. 23).

Ciclo Biológico dos Parasitos

Os seres vivos costumam apresentar características e funções que se modificam ciclicamente no decurso do tempo, em geral dentro do lapso de tempo de cada geração. É sua evolução **ontogenética** ou **ontogênese** (do grego *ontos*, ser, indivíduo; e *genos*, origem). Os protozoários podem alternar fases císticas com outras de vida vegetativa, ou ciclos sexuados com outros assexuados. Os metazoários podem desenvolver-se através das etapas de ovo, embrião (ou larva) e indivíduo adulto, podendo a fase larvária ou juvenil compreender uma série de **estádios**, como nos insetos. Em cada fase ou estádio modificam-se a morfologia do organismo, sua fisiologia e sua ecologia.

PARASITOS FACULTATIVOS E OBRIGATÓRIOS

As amebas de vida livre dos gêneros *Naegleria, Acanthamoeba* e *Hartmannella* são organismos saprozóicos, encontrados em algumas coleções de água naturais. No entanto, certas espécies, como *Naegleria fowleri*, quando eventualmente contaminam a mucosa nasal de banhistas, invadem o sistema nervoso através dos nervos olfativos e causam meningoencefalites graves. Esse parasitismo ocasional ou acidental caracteriza os **parasitos facultativos**.

Poderíamos citar muitos outros exemplos de parasitismo facultativo. Mas a situação observada com maior freqüência é a de organismos que, tendo-se adaptado ao parasitismo durante uma fase ou todo seu ciclo vital, já não podem dispensar essa condição para completar o ciclo e se reproduzirem.

Strongyloides fülleborni é um nematóide que, no solo, desenvolve vida saprozóica. Suas larvas, após quatro mudas, transformam-se em helmintos adultos, machos e fêmeas. Mas depois da segunda geração, as larvas de terceiro estádio se modificam tanto morfológica como fisiologicamente e adquirem a capacidade de infectar primatas (inclusive o homem), em cujo intestino se transformam em fêmeas partenogenéticas, parasitas. As larvas que nascem dessas fêmeas podem retornar ao ciclo de vida livre ou transformarem-se outra vez em larvas infectantes (ver o Cap. 45).

Os ovos de ancilostomídeos também produzem larvas que vivem no solo, saprozoicamente, durante certo tempo; mas elas se transformam sempre em larvas infectantes, e os adultos são parasitos obrigatórios. A alternância de uma fase de vida livre e outra parasitária caracteriza o ciclo de muitos helmintos.

Assim como algumas espécies são parasitas essencialmente na fase adulta (exemplo: *Tunga penetrans* ou bicho-do-pé, Fig. 59.5), outras o são unicamente no período larvário, como a mosca do berne (Fig. 58.9), e as demais causadoras de miíases. O parasitismo transitório da fase larvária é também denominado **parasitismo proteliano**.

Por último, encontramos espécies sem fase de vida livre, cujo ciclo é inteiramente parasitário.

PARASITOS MONOXENOS E HETEROXENOS

Tanto nos casos de parasitismo temporário como de parasitismo permanente, o parasito pode completar seu ciclo biológico exigindo um só hospedeiro. Esse único hospedeiro será sempre da mesma espécie ou de espécies muito proximais, quando o parasito for **estenoxeno** (Fig. 4.1). Mas poderá ser escolhido entre grande variedade de espécies, quando for **eurixeno** (Fig. 4.2).

Toda vez que um único hospedeiro for necessário para que se complete o ciclo, dizemos que o parasito é **monoxeno** (*monos*, único; *xenos*, estrangeiro).

O desenvolvimento de outras espécies exige sua passagem obrigatória através de dois ou mais hospedeiros, sempre na mesma seqüência e nas mesmas fases. São os parasitos **heteroxenos** (*heteros*, outro). Em cada um desses hospedeiros completa-se uma parte do ciclo vital do parasito (Figs. 4.3 e 4.4).

No caso do *Diphyllobothrium latum*, o embrião que sai do ovo, na água, é ingerido por um pequeno crustáceo (*Cyclops*) onde se transforma em uma "larva procercóide". Quando o *Cyclops* é comido por certos peixes, a evolução prossegue até a fase de "larva plerocercóide" (ver a Fig. 4.5 e a Fig. 41.2), mas o helminto só alcança a fase adulta quando o homem ingerir o peixe infestado e se tornar o hospedeiro do parasito.

Alguns autores chamam de **hospedeiro definitivo** aquele que alberga o parasito adulto. Todos os demais, por conterem

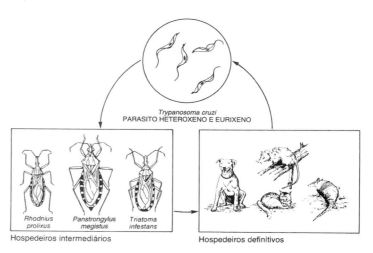

Fig. 4.4 Ciclo heteroxeno e eurixeno do *Trypanosoma cruzi*, com hospedeiros intermediários pertencentes a diferentes gêneros e espécies, bem como grande variedade de hospedeiros definitivos.

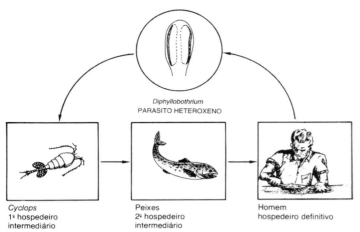

Fig. 4.5 A tênia do peixe (*Diphyllobothrium latum*) é exemplo de parasito heteroxeno que exige dois hospedeiros intermediários, um microcrustáceo (*Cyclops*) e um peixe de água doce, antes que possa instalar-se no hospedeiro definitivo, o homem.

formas larvárias ou juvenis, são ditos **hospedeiros intermediários**.

Na falta de outros caracteres, considera-se fase adulta do parasito a que produz elementos sexuados para a reprodução. Na malária, por exemplo, passando-se o ciclo de reprodução sexuada no organismo do inseto (anofelino), este é o hospedeiro definitivo do *Plasmodium*, e o homem, seu hospedeiro intermediário.

Entretanto, essa nomenclatura perde toda a precisão quando se trata de aplicá-la a parasitos que não apresentam fase sexuada. O reconhecimento de qual seja o hospedeiro definitivo e qual o intermediário passa a ser objeto de uma convenção.

Como essa terminologia nasceu de conveniências práticas, no campo da epidemiologia, e marcada por certo antropocentrismo, em geral o homem costuma ser considerado o hospedeiro definitivo, ao passo que os artrópodes e outros animais inferiores são tidos como os hospedeiros intermediários, transmissores ou vetores da parasitose. Realmente, soa um pouco estranho, no caso da malária, tratar o homem como hospedeiro intermediário. Chandler propôs, para contornar essas dificuldades, destituídas de importância prática, chamar sempre de **hospedeiro intermediário** ao hospedeiro invertebrado do parasito.

O termo **vetor** reserva-se, muitas vezes, para os transmissores mecânicos de uma parasitose, isto é, para os animais onde o parasito não sofre nenhum processo evolutivo ou de multiplicação.

Mas também se emprega, como o faz a OMS (e nós o fazemos neste livro), como sinônimo de **transmissor**, haja ou não desenvolvimento ou multiplicação do parasito.

Tipos de Ciclo Biológico

Reunindo tudo quanto foi dito até aqui, conclui-se que os parasitos podem apresentar ciclos vitais muito variados, de acordo com os requisitos de cada fase biológica e com a problemática de sua transferência de um hospedeiro a outro, assegurando a sobrevivência da espécie.

Desde logo, distinguiremos os ciclos monoxenos dos ciclos heteroxenos.

CICLOS MONOXENOS

Evolutivamente, o mais primitivo talvez tenha sido o monoxeno com uma fase de vida livre, que já exemplificamos falando da evolução ontogenética dos *Strongyloides* e dos ancilostomídeos.

Caminhando no sentido de uma vida parasitária cada vez mais complexa, encontraremos protozoários ou helmintos que passam toda a vida em parasitismo mas dispõem de formas resistentes que se disseminam, no meio exterior, para repetir o ciclo monoxeno em outros hospedeiros da mesma espécie. As formas resistentes, no caso dos helmintos, são os ovos. *Ascaris* e *Trichuris* produzem ovos que saem para o meio externo com as fezes e são resistentes às condições encontradas no solo. Durante a permanência no exterior, processa-se o embrionamento no interior da casca ovular, preparando a larva infestante para um novo hospedeiro (ver os Caps. 43 e 52).

Muitos protozoários monoxenos produzem cistos que também suportam os fatores adversos do meio e asseguram a transmissão da infecção. As amebas intestinais do homem, as giárdias, os balantídios e os coccídios que parasitam o tubo digestivo ilustram esse tipo de ciclo vital.

Mas, em outros casos, a natureza proporciona um modo mais seguro para a transferência de hospedeiro a hospedeiro, sem necessidade de expor o parasito aos riscos do meio exterior. *Trypanosoma equiperdum* causa uma doença transmitida sexualmente: o ciclo é monoxeno, sem qualquer fase fora dos organismos hospedeiros.

CICLOS HETEROXENOS

Representam as formas de evolução ontogênica mais complicadas, pois envolvem a participação de duas, três ou mais espécies de hospedeiros, nas sucessivas etapas de diferenciação do parasito, desde ovo até organismo adulto.

Outras vezes, uma alternância de gerações ocorre, enquanto o protozoário ou o metazoário percorre os vários tipos de hospedeiros de seu ciclo.

Há casos que poderíamos considerar intermediários entre o ciclo monoxeno e o heteroxeno. *Trypanosoma equinum*, protozoário flagelado muito próximo de *T. equiperdum*, vive no sangue de eqüinos. A transmissão de cavalo a cavalo é feita pela picada de moscas hematófagas, dos gêneros *Tabanus* e *Stomoxys* (Fig. 58.6), ainda que o parasito não se desenvolva nos insetos.

As moscas operam a transmissão de modo estritamente mecânico, como o faria uma seringa de injeção, não podendo pois ser consideradas (biologicamente) hospedeiras do *T. equinum*. Este ciclo seria, realmente, monoxeno com vetor mecânico.

Os parasitos que realizam o ciclo heteroxeno podem apresentar também fases de vida livre.

Schistosoma mansoni, por exemplo, começa sua evolução como larva aquática (miracídio) que, saindo do ovo, nada até encontrar seu primeiro hospedeiro (intermediário), um molusco da família *Planorbidae* (Fig. 32.2). No interior do caramujo, transforma-se e multiplica-se (produção de esporocistos) até formar outro tipo de larva, capaz de voltar ao meio externo, a cercária. Tal como o miracídio, a cercária dispõe de pouco tempo de vida na água e deve encontrar seu hospedeiro vertebrado (ou definitivo) dentro de algumas horas, para poder completar seu crescimento, diferenciação e maturação, e chegar a verme adulto, antes de iniciar a oviposição no seu hábitat definitivo, representado pelas vênulas da parede intestinal (ver o Cap. 32).

Nas tênias do homem (*Taenia solium* e *T. saginata*), encontramos um tipo de evolução ontogênica heteroxena, com formas resistentes no meio exterior.

As proglotes ou "anéis" de tênia, quando expulsas com as fezes, disseminam dezenas de milhares de ovos que contaminam o solo e as pastagens. O porco ou o boi infesta-se com os alimentos ou com o pasto contaminado. As larvas que saem dos ovos (oncosferas) migram para os músculos de seus hospedeiros intermediários e se tornam cisticercos.

Ao comer a carne de porco ou de boi mal cozida, o homem ingere eventualmente os cisticercos e estes se desenvolvem para formar tênias adultas no intestino humano (mais detalhes no Cap. 38).

O ciclo heteroxeno, sem fase de vida livre ou formas resistentes no exterior, apresenta-se com muita freqüência nas parasitoses de vertebrados transmitidas por artrópodes hematófagos.

Dos parasitos do homem, possuem esse tipo de evolução os agentes causais da malária, das tripanossomíases, das leishmaníases e das filaríases.

TEORIA DOS FOCOS NATURAIS

Foco Natural de Uma Parasitose

Os parasitos não são encontrados em qualquer parte.

A distribuição de uma espécie ou a possibilidade de que ela venha a instalar-se em regiões onde antes não era observada depende da existência de condições particulares e por vezes muito complexas, indispensáveis para sua sobrevivência e propagação.

Denomina-se **foco natural**, de uma parasitose, determinada área de terreno onde ela ocorre (ver o Cap. 3) e que se caracteriza por:

1) apresentar certo tipo de **biótopo**, mais ou menos definido; e
2) compreender uma **biocenose** onde, além de organismos indiferentes para a existência do parasito, encontrem-se seus hospedeiros intermediários (se for o caso) e seus hospedeiros definitivos, de tal modo que fique assegurada a transmissão das formas infectantes do parasito.

Tomemos como exemplo a tripanossomíase americana devida ao *Trypanosoma cruzi* (Fig. 23.8).

Nos campos e florestas tropicais ou subtropicais das Américas vivem os tatus, mamíferos desdentados que durante o dia habitam galerias subterrâneas, abertas com suas poderosas garras: aí comem larvas de insetos e raízes.

Durante a noite, saem para atacar formigueiros e cupinzeiros, onde encontram seu alimento predileto.

Nos buracos de tatus vivem também hemípteros triatomíneos (conhecidos como "barbeiros") da espécie *Panstrongylus geniculatus*. Esses insetos são hematófagos e sugam os tatus.

Uma grande porcentagem dos tatus costuma estar parasitada por *T. cruzi*. Quando os "barbeiros" picam um tatu que tenha parasitos circulando no sangue, adquirem a infecção. Os tripanossomos multiplicam-se e mantêm-se por tempo indeterminado no intestino dos insetos. Eventualmente, os "barbeiros" são comidos por outros tatus e desse modo transmitem a infecção.

Os buracos de tatus são **focos naturais elementares**, constituídos por um tipo de biótopo onde se encontram formando parte da biocenose os hospedeiros adequados para manter o ciclo do *T. cruzi*.

De modo análogo, nas touceiras e nas copas de algumas árvores vivem roedores e gambás que também são hospedeiros de *T. cruzi*. A transmissão nesses lugares é, entretanto, devida a outras espécies de triatomíneos. Esses e muitos outros tipos de ambientes naturais que poderíamos citar constituem também focos elementares da tripanossomíase americana.

O conjunto de todos os **focos elementares** (também denominados **focos epizoóticos**) forma o **foco natural** da parasitose em questão.

Podemos defini-lo como a área onde se acham asseguradas a existência e a transmissão do parasito, isto é, onde a circulação do agente parasitário mantém-se no ciclo hospedeiro-vetor-hospedeiro.

O foco natural de uma parasitose relaciona-se habitualmente com uma paisagem geográfica, que supõe a combinação de fatos e fenômenos tais como o relevo, o solo, a água, a flora, a fauna, o clima (ou o microclima) etc., bem como eventualmente a atividade humana, tudo integrado numa entidade harmoniosa que se repete tipicamente em uma extensão geográfica.

Os focos naturais ora são de extensão limitada, circunscritos a biótopos bem precisos, como os buracos de tatus e os ninhos de animais silvestres, ora são difusos e de limites indeterminados, como, por exemplo, as zonas florestais habitadas pelos reservatórios e pelos insetos vetores das leishmaníases, da febre amarela etc.

As condições necessárias para a existência de um foco natural podem ser resumidas nos itens seguintes:

1. Superposição das áreas habitadas pelos hospedeiros e vetores. Isto quer dizer que tais organismos devem ocupar o mesmo hábitat; ou que os hábitats particulares das espécies envolvidas devem superpor-se, ao menos em parte. *Trypanosoma brucei gambiense*, agente da doença do sono, transmite-se na África apenas onde existam moscas de determinadas espécies do gênero *Glossina*, ainda que os hospedeiros vertebrados (homens) ocupem territórios muito mais amplos (ver o Cap. 24).

O simples fato de viverem no mesmo hábitat (simpatria) não assegura necessariamente que o parasito possa circular entre os hospedeiros e vetores. Uns e outros devem encontrar-se não só no espaço como no tempo.

O tempo útil para esse encontro pode limitar-se às ocasiões ou períodos em que o parasito está em condições de passar de um hospedeiro a outro. *Wuchereria bancrofti*, a filária que produz elefantíase, só pode ser transmitida de uma pessoa a outra por mosquitos do gênero *Culex* e outros com hábitos hematófagos noturnos, pois as microfilárias (formas larvárias infectantes para o invertebrado) só circulam no sangue periférico dos pacientes durante as horas da noite (Cap. 50). Os mosquitos que picam apenas de dia não participam da transmissão.

Algumas vezes, os hábitos e as preferências alimentares dos hospedeiros é que possibilitam a contaminação, visto que, com os alimentos, eles ingerem os cistos, os ovos ou as larvas dos parasitos; outras vezes são os hábitos alimentares dos insetos hematófagos que determinam em quem eles irão inocular o agente parasitário que transportam.

Dentro de um mesmo hábitat existem, pois, áreas, setores da biocenose ou relações ecológicas particulares onde cada espécie vive e atua; aí, por assim dizer, ela desempenha um papel ou função. É seu **nicho ecológico**.

Os hospedeiros de um parasito ou seus vetores ocupam nichos que asseguram a mecânica de transmissão desse parasito em determinado hábitat ou ecossistema.

É possível que em outros lugares, ou em outros ecossistemas, a transmissão seja efetuada por espécies diferentes, que tenham modo de vida semelhante. Assim, os plasmódios da malária no litoral do Brasil são transmitidos principalmente pelo *Anopheles aquasalis* e no interior (Bacia Amazônica e Planalto), pelo *A. darlingi*.

No México, Guatemala, Nicarágua, Colômbia, Equador, Peru, Bolívia e Argentina, a mesma função cabe geralmente ao *A. pseudopunctipennis*.

2. Densidade populacional de hospedeiros e vetores. Além de ser biologicamente possível, a circulação do parasito através dos hospedeiros que integram o ecossistema deve ser estatisticamente provável. Isto é, as chances de o parasito passar de um organismo a outro devem ser de tal ordem que não haja risco de interromper-se a transmissão dentro da biocenose que forma o foco natural.

No caso de um parasito monoxeno, a densidade populacional do hospedeiro deve ser suficiente para que os cistos, ovos ou larvas produzidos cheguem a alcançar os novos indivíduos suscetíveis dentro dos prazos de sobrevivência útil (isto é, com poder infectante) dessas formas parasitárias. Naturalmente, a densidade dos hospedeiros suscetíveis terá que ser tanto maior quanto menor for o número de cistos, ovos ou larvas produzidos.

No caso dos parasitos heteroxenos, sem fases de vida livre, é necessário que a densidade dos hospedeiros definitivos suscetíveis e a dos intermediários infectados, nos locais de transmissão, assegurem o contato entre uns e outros.

3. Presença do parasito e sua prevalência. Todas as demais condições estando presentes, a formação de um novo foco natural passa a depender somente da introdução do parasito no ecossistema.

Algumas parasitoses inexistentes nas Américas antes da colonização européia, como a esquistossomíase, aqui se implantaram quando trabalhadores africanos (muitos dos quais infectados) foram obrigados a vir para cá, pelos traficantes de escravos. A distribuição geográfica do *Schistosoma mansoni* estava até então limitada ao Continente Africano, apesar das condições adequadas ao helminto já existirem no Novo Mundo.

Em alguns casos, para que a transmissão seja efetiva, é necessário também que o índice de parasitismo alcance certo nível, abaixo do qual a probabilidade de êxito torna-se praticamente nula.

4. Fatores limitantes da transmissão. São vários os que podem atuar como obstáculos ou como reguladores da transmissão, seja porque agem sobre as fases de vida livre de um parasito, seja porque interferem nos mecanismos de transmissão.

É sabido que os climas muito secos impedem a propagação de helmintos cujos ovos ou larvas necessitem de umidade para embrionar ou evoluir no solo.

Nas regiões com invernos rigorosos, o frio produz efeitos semelhantes, quer reduzindo a atividade biológica dos parasitos, quer a dos vetores.

A freqüência da malária, em muitas áreas, aumenta depois de iniciada a estação das chuvas, quando cresce também o número de coleções de água onde se criam os anofelinos. A seca pode interromper totalmente a propagação dos plasmódios que, entretanto, sobrevivem no sangue dos pacientes com infecções crônicas.

Foco Natural de Uma Doença. Zoonoses

A teoria dos focos naturais aplica-se atualmente pelo menos às seguintes parasitoses de interesse para nós, em vista de produzirem doenças do homem: tripanossomíases (doença de Chagas e doença do sono), leishmaníases (cutânea, cutaneo-mucosa e visceral), toxoplasmose, equinococose, triquiníase e miíases.

Nas **zoonoses**, que são as parasitoses próprias de animais silvestres ou domésticos, o homem não constitui um elo necessário da cadeia de transmissão do parasito, mantendo-se este graças ao ecossistema encontrado em seus focos epizoóticos. O homem infecta-se ao penetrar no foco natural da parasitose, como quando os trabalhadores rurais contraem leishmaníase por invadir as florestas para extrair madeira, chicle, borracha etc., ou para abrir estradas e fazer plantações.

Outras vezes, o envolvimento humano em determinada zoonose decorre da formação de novos focos epizoóticos no peridomicílio ou no próprio domicílio humano. A tripanossomíase americana volta a servir de exemplo: alguns triatomíneos, primitivamente silvestres, adaptaram-se a viver nas casas com paredes de barro (de pau-a-pique), em galinheiros e currais de animais domésticos, criando novos tipos de hábitat para o *Trypanosoma cruzi*. Em virtude da convivência, os moradores dessas casas passaram a ser presa fácil da infecção, pois os triatomíneos que adquiriram hábitos domiciliares (especialmente *Rhodnius prolixus*, na Venezuela, e *Triatoma infestans*, no sul do continente) sugam à noite, indistintamente, os homens e os animais que aí vivem (ver o Cap. 23).

O **foco natural de uma zoonose** é, portanto, a região onde ocorrem:

a) os hospedeiros silvestres ou domésticos (animais reservatórios ou fontes de infecção) da parasitose;

b) os vetores (quando for o caso);

c) os parasitos;

d) os indivíduos suscetíveis à infecção; e

e) as condições favoráveis à transmissão, sejam elas físicas, geográficas, climáticas, sociais, econômicas ou outras.

A **paisagem** constitui um fator epidemiológico, por estar formada pelo ecossistema local. Eis por que Pavlovsky chamou sua teoria dos focos naturais de "epidemiologia paisagística".

Nas **antroponoses** (doenças peculiares ao homem), as fontes de infecção são constituídas pelos próprios seres humanos, já infectados.

Mesmo quando vivam no âmbito de um foco natural da parasitose, nem todos os indivíduos adoecem.

O organismo humano apresenta dispositivos fisiológicos que oferecem resistência à penetração ou à sobrevivência dos parasitos. Se estes chegam a implantar-se e prosperar, põem em marcha automaticamente os mecanismos ditos de "defesa imunológica", mediante os quais o organismo pode conseguir, depois de algum tempo, ou a destruição total dos parasitos ou sua limitação numérica; ou, em certos casos, a neutralização dos efeitos patogênicos.

Os que adoecem constituem quase sempre uma fração (maior ou menor) da população exposta ao risco de infecção e que contrai a parasitose.

São principalmente aqueles que, devido às precárias condições sócio-econômicas em que vivem, habitam locais insalubres; ou padecem de subnutrição, da falta de higiene e da falta de informações sobre a saúde; ou devido à idade, à reduzida capacidade imunitária ou à maior exposição ao risco de infecção (ou a doses elevadas do material infectante), sofrem os efeitos nocivos do parasitismo.

Alguns, ainda, devido às reações hiperérgicas de seu organismo, ou à imunodepressão, apresentam as respostas mais graves frente às agressões parasitárias.

A doença, voltamos a insistir, é um dos resultados possíveis do parasitismo, mas não sua decorrência obrigatória.

Em alguns casos, ela é função da carga parasitária, como na ancilostomíase, na esquistossomíase etc.

Os focos naturais das doenças parasitárias são os mesmos focos naturais onde circulam os parasitos, com destaque para uma de suas conseqüências eventuais: a produção de doenças.

MODIFICAÇÕES ARTIFICIAIS DO MEIO E REPERCUSSÕES EPIDEMIOLÓGICAS

Água e Doenças Parasitárias

Não nos ocuparemos aqui dos riscos para a saúde que decorrem de fatores físicos e químicos agindo diretamente sobre a fisiologia e o bem-estar humanos, tais como modificações da composição atmosférica, a presença de substâncias tóxicas, mutagênicas ou radiativas no ar, nas águas ou nos alimentos, assim como de outros efeitos da atividade industrial e da tecnologia moderna.

Mas analisaremos rapidamente como as mudanças promovidas pelo homem podem tornar o meio mais favorável à presença de parasitos ou à transmissão de doenças parasitárias.

A compreensão dos mecanismos envolvidos e capazes de agravar os riscos de infecção é necessária para uma luta eficiente por melhores condições de saúde.

Elemento vital para todos os seres vivos, a água é ao mesmo tempo necessária para a economia humana e para a propagação de muitas parasitoses. Estas últimas dependem da água como:

a) fator que impede a dessecação e a morte dos parasitos em suas formas de passagem de um hospedeiro a outro, como os cistos de protozoários, os ovos e larvas de helmintos etc., que devem suportar as difíceis condições do meio ambiente;

b) veículo dos agentes infecciosos, principalmente em doenças como amebíase, esquistossomíase, dracunculíase etc.;

c) hábitat onde se criam os hospedeiros intermediários e os vetores de muitos parasitos, tais como os insetos que transmitem a malária, a oncocercose e outras filaríases; ou os moluscos que asseguram a multiplicação e formação dos estágios infectantes (cercárias) de várias espécies de *Schistosoma,* de *Fasciola* e de outros trematódeos.

Além disso, a água pode agravar a incidência de doenças parasitárias através dos hábitos que sua utilização impõe aos homens, sobretudo no campo (irrigação, pesca, banho, recreação etc.), e de efeitos indiretos sobre as populações de animais reservatórios de doenças (como a proliferação de roedores em campos de cultura de arroz).

Conseqüências Epidemiológicas das Grandes Obras Hidráulicas

O objetivo de todas as formas de irrigação é aumentar a proporção de energia solar que pode ser convertida em produtos para uso do homem (alimentos, principalmente) através da fotossíntese.

Um campo de pastagens é capaz de assimilar 1% da energia solar que atinge o solo; uma plantação irrigada de cana-de-açúcar, cerca de 2%; enquanto culturas de certas plantas (milho ou girassol, p. ex.) chegam, em condições agronômicas ideais, a 10% de rendimento.

Barragens e **lagos artificiais** são construídos para criar grandes reservas de água. Seu número vem aumentando rapidamente, nos últimos anos, tanto sob a forma de pequenos represamentos para uso local, como sob a forma de grandes lagos com múltiplas finalidades: produção de energia hidrelétrica, irrigação, abastecimento de água para as cidades e indústrias, regularização do curso de rios e controle de enchentes, navegação, pesca, turismo etc.

As **represas** (Fig. 4.6) e os **sistemas de irrigação** introduzem no meio profundas modificações que perturbam toda a ecologia, fazendo desaparecer ecossistemas inteiros, como ao submergir e provocar a decomposição de florestas-galerias e, por conseguinte, o desaparecimento da respectiva fauna. Ou transformando outros radicalmente (como um trecho de rio — **ambiente lótico** — que passa a ser lago — **ambiente lêntico** — com desaparecimento dos peixes reóforos, que necessitam subir nadando até as cabeceiras para aí desovarem etc.); ou, ainda, ao modificar o meio em torno, pela elevação do lençol freático, pela ação erosiva das águas no novo nível e, mesmo, pelas alterações climáticas resultantes do extenso espelho de água e do desflorestamento.

As mudanças que se operam no meio variam também em função do tempo. Vejamos o que ocorre desde que se decide

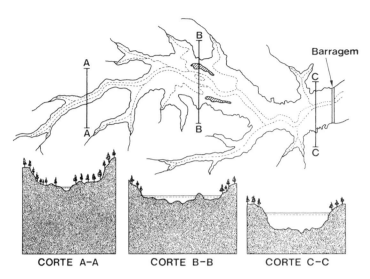

Fig. 4.6 Representação esquemática da área de um lago artificial, criado pela barragem construída para a acumulação de água destinada a finalidades diversas. Os cortes **A-A**, **B-B** e **C-C** representam as seções da bacia hidrográfica na parte alta, média e baixa do vale e neles indica-se o nível máximo e mínimo de enchimento do lago. No primeiro, vê-se que o rio mantém-se praticamente em seu antigo leito e persiste a floresta-galeria. O segundo corte mostra que esta foi aí submersa e destruída, havendo nas margens formação de charcos e alagadiços, em função da elevação do lençol freático e das variações do nível do lago sobre os terrenos marginais com pouca declividade. O terceiro corte passa por encostas com forte declive e águas profundas.

construir uma barragem para produção de energia elétrica, por exemplo.

Primeiro chegam os construtores, técnicos e operários com suas famílias, e criam novos centros de povoamento ou aumentam os já existentes. A mão-de-obra não-qualificada instala-se em precárias condições, muitas vezes em acampamentos ou em favelas sem saneamento, e é continuamente reforçada pela chegada de novos candidatos a empregos, que formam uma população marginal ainda mais desprotegida. Segundo a origem geográfica dos trabalhadores, chegam ao local os parasitos que os infectam e que se somam aos já existentes na área do projeto.

A densidade populacional e as condições de insalubridade constituem por si sós fatores de agravamento para os riscos relacionados com doenças de transmissão respiratória, de transmissão fecal e, mesmo, de transmissão ligada ao sexo, se ocorrerem também desequilíbrios na composição demográfica, com predominância de trabalhadores solteiros e desacompanhados da família, que estimulam a prostituição local.

Os riscos de acidentes são elevados, nesses tipos de obras. Mas, completadas as principais etapas da construção, os licenciamentos passam a predominar sobre as admissões, o desemprego cresce e a emigração substitui a imigração, na região.

A situação econômica local tende a degradar-se.

Desde que tenha início o enchimento da represa, os habitantes da área a inundar devem abandonar suas casas e suas culturas, para readaptarem-se a novas condições ou a novas atividades, em outra parte, operação geralmente penosa e cheia de riscos, sobretudo para a saúde das crianças e das gestantes.

Ao serem submersas as zonas de bosques e florestas, reduzem-se os hábitats para as espécies vegetais ou animais da região e, com eles, regridem ou desaparecem as populações respectivas.

Algumas parasitoses ligadas ao hábitat silvestre podem sofrer um incremento com a chegada de indivíduos suscetíveis e mais expostos ao risco de infecção.

Tal é, por vezes, o caso das leishmaníases para os cortadores de árvores e trabalhadores que abrem estradas na mata ou aí preparam suas roças; também o da febre amarela e outras arboviroses, em certas regiões do Continente Americano. Mas desaparecem depois, junto com a floresta, os animais reservatórios e os insetos transmissores de hábitos silvestres.

O enchimento da represa provoca uma elevação do lençol freático, no perilago. Conseqüências disso são os fenômenos de erosão das margens e dos vales afluentes, sobretudo se aí se encontrem rochas pouco resistentes e sem cobertura vegetal; bem como a formação de lagoas marginais, pântanos e charcos.

Nestes novos ecótopos e nas águas rasas da represa, criam-se hábitats adequados à proliferação de mosquitos e de moluscos aquáticos que, algumas vezes, é ainda favorecida pela expansão da vegetação flutuante ou de grandes massas de algas.

Entre os mosquitos que pululam, podem estar os anofelinos vetores de malária, que por sua densidade agravam um problema já existente, ou reiniciam o ciclo de transmissão em áreas de onde havia sido erradicado o paludismo, se, com os trabalhadores, chegarem portadores da infecção (ver o Cap. 18).

Epidemias sérias de malária podem então ocorrer, tanto mais que muitos dos novos habitantes provavelmente não apresentam imunidade aos plasmódios.

Entre os moluscos que encontram eventualmente um meio favorável para sua multiplicação podem achar-se os transmissores da esquistossomíase.

Em muitas represas da África (lagos Volta, Kaíngi, Kossumu e Nasser, p. ex.), estas circunstâncias juntaram-se ao fato de que, após a inundação florestal, o meio enriquecido de matéria orgânica promoveu também a proliferação do plâncton e criou condições de alta piscosidade nessas águas.

Afluíram para as margens do lago grandes populações de pescadores, muitos dos quais esquistossomóticos, e aí se acelerou a transmissão da doença que atingiu, então, altas prevalências.

A oncocercose pode ser agravada pelo superarejamento da água que sai das turbinas ou dos vertedouros, ou passa, em cascata, de um canal a outro do sistema de irrigação, favorecendo a multiplicação dos simulídeos vetores de *Oncocerca volvulus*.

A história do lago não pára aí.

A ocupação desordenada de suas margens, em muitos casos, pode criar novos problemas de saúde, além dos já referidos.

Mas, nas Américas, não se têm observado até o presente situações graves junto aos lagos.

Poucos focos de malária ou de esquistossomíase foram identificados nas represas, em geral de importância reduzida e fácil controle (como em Americana, São Paulo) ou transitória (no lago da Pampulha, Belo Horizonte).

Nada se pode dizer sobre o futuro, pois os lagos artificiais sofrem um processo de assoreamento, pela acumulação contínua de sedimentos, e de **eutroficação** do meio, com mudança progressiva das condições iniciais, alteração dos diferentes ecossistemas que o formam e o desenvolvimento de um processo de **sucessão ecológica**, que poderá vir a favorecer as populações de vetores de doenças.

A vida útil de um lago artificial (para alimentar uma hidrelétrica, por exemplo) está compreendida entre algumas dezenas de anos e um século. Sua desativação, para a produção e energia, e o desinteresse resultante podem acompanhar-se de maior deterioração do meio ambiente e trazer novos problemas.

Os riscos maiores para a transmissão de parasitoses encontram-se, em verdade, nos **sistemas de irrigação** alimentados pelos represamentos. Sobretudo quando se utilizam os sistemas de adução por canais a céu aberto, sem revestimento (que se acompanham da formação de brejos e lagoas nos terrenos adjacentes, por infiltração), e quando se adota a irrigação de superfície, formando excelentes criadores de moluscos e de mosquitos, além de grandes populações de roedores.

O contato das populações humanas com essas águas superficiais é, em geral, consideravelmente maior que nas margens dos lagos, facilitando, por exemplo, a transmissão da esquistossomíase.

O conhecimento desses fatos, os estudos epidemiológicos que eles requerem e a análise das situações de risco devem ser promovidos desde que se iniciem os planos para a construção de represas e sistemas de irrigação, a fim de se programarem e de se implementarem as medidas preventivas ou corretivas dos problemas mencionados, a alocação de recursos e a organização dos serviços de saúde da área.

De outra forma tais medidas poderão vir tardiamente, custarem muito mais ou resultarem insatisfatórias.

5

Principais Tipos de Hábitat dos Parasitos

OS HÁBITATS DE PARASITOS NO ORGANISMO HUMANO
SISTEMA DIGESTÓRIO
   Tubo digestivo
   Fígado e vias biliares
TECIDO CONJUNTIVO
   Matriz extracelular do conjuntivo
   As células do conjuntivo
SISTEMA FAGOCÍTICO MONONUCLEAR

SANGUE, LINFA E LÍQUIDOS INTERSTICIAIS
   O sangue
      Plasma sangüíneo
      Eritrócitos ou hemácias
      Leucócitos
      Plaquetas
   O líquido intersticial
   A linfa

OS HÁBITATS DE PARASITOS NO ORGANISMO HUMANO

Por sua complexidade estrutural, os organismos dos vertebrados apresentam, de órgão para órgão e de tecido para tecido, diferenças tão profundas que seria impossível tratá-los como um todo, quando se quer analisar as características do meio onde vivem os parasitos. Por outro lado, não cabe aqui esboçar, ainda que sumariamente, a composição, a organização e a fisiologia de cada órgão que possa ser alvo de parasitismo. Basta lembrar que, no homem, eles são formados por mais de 200 tipos de células morfologicamente diferentes. Entretanto, a revisão de alguns aspectos mais salientes poderá dar uma idéia de como se apresenta o problema.

As localizações mais freqüentes de parasitos humanos ocorrem no sistema digestório, principalmente em sua luz, ou nas vias excretoras das glândulas anexas. Seguem-se em freqüência: o sistema vascular sangüíneo (onde os parasitos podem habitar transitória ou permanentemente), a pele, o sistema respiratório, o sistema geniturinário e os diferentes tecidos, desde o conjuntivo até o do sistema nervoso central.

Destacaremos o sistema fagocítico mononuclear e o sistema linfocitário, não só por ser, o primeiro, algumas vezes, a sede do parasitismo, como pelas relevantes funções que ambos desempenham nos fenômenos de imunidade e de reação celular do organismo hospedeiro.

SISTEMA DIGESTÓRIO

Tubo Digestivo

É possível que muitos parasitos tenham tido sua origem na adaptação que sofreram as espécies de vida livre ao transitar ocasionalmente pelo tubo digestivo dos futuros hospedeiros, de mistura com os alimentos ingeridos por estes.

Cistos de amebas saprófitas, nematóides do solo, larvas de insetos e diversos ácaros que vivem na farinha podem atravessar incólumes o tubo digestivo do homem e de outros animais. Alguns podem viver aí temporariamente e, inclusive, produzir manifestações clínicas como gastrenterites, diarréias etc.

Os que se adaptaram ao novo meio foram adquirindo exigências estritas, de tal modo que, não raro, se lhes pode atribuir como hábitat apenas um curto segmento do trato digestivo, como a cavidade bucal, o duodeno, o íleo, o ceco ou o retosigmóide.

Em verdade, as características mesológicas modificam-se de maneira acentuada de um extremo ao outro das vias digestivas, como se pode deduzir facilmente das alterações que sofre o bolo alimentar em todo o percurso.

Além dos fatores mecânicos, como a mastigação, a deglutição, o peristaltismo e a velocidade de trânsito em cada segmento, atuam nos vários níveis diferentes tipos de enzimas glicolíticas, proteolíticas, lipolíticas etc., além de substâncias que modificam a tensão superficial, o pH, o potencial de óxido-redução etc.

A tensão de oxigênio, que é elevada na boca, faringe e esôfago, diminui no estômago e duodeno, para tornar-se nula no jejuno, íleo e grosso intestino. Na luz intestinal predominam condições de anaerobiose; porém, em uma delgada camada líquida que confina com a mucosa, aumenta a tensão do oxigênio difundido pela circulação sangüínea da parede intestinal.

A disponibilidade de oxigênio para um dado parasito deve ser vista muito objetivamente, no meio que lhe fica imediatamente em contato. *Trichomonas tenax,* por exemplo, é um flagelado que vive na boca; mas, por encontrar-se em focos purulentos e necróticos, seu meio é anaeróbio. Os ancilostomídeos que vivem no intestino delgado, pelo contrário, dispõem de abundante suprimento de O_2 por estarem a morder continuamente a mucosa e a sugar sangue do hospedeiro.

A luz intestinal está saturada de CO_2 e contém outros gases, como nitrogênio, hidrogênio e metano.

O potencial de óxido-redução varia de 1.150 mV, no estômago, até 2.100 mV no intestino delgado e 2.200 mV no grosso intestino.

Quanto ao pH dos sucos digestivos humanos, seus valores oscilam de 5,8 a 7,1 na boca, de 1,5 a 8,3 no estômago, de 6,2 a 8,5 na bile intra-hepática e de 5,6 a 8,0 na bile da vesícula. Na secreção entérica, vai de 6,5 a 7,6 e, no suco pancreático, de 7,5 a 8,8.

No duodeno o pH sofre modificações rápidas, baixando a níveis fortemente ácidos toda vez que o piloro der passagem ao conteúdo gástrico, em contraste nítido com a forte alcalinidade trazida pelo suco pancreático e pela bile. Essas variações estendem-se de 5,8 a 7,6 no duodeno humano. No grosso intestino o pH eleva-se a 8,0.

Os valores do pH de cada segmento intestinal diferem com as espécies de mamíferos que se considerem. Variam também com a idade.

A pressão osmótica aumenta do estômago para o duodeno, sendo hipertônica em relação ao sangue. Nas últimas porções do intestino há forte reabsorção de água.

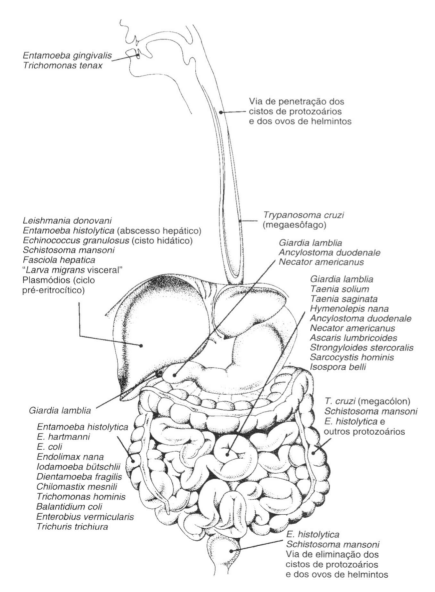

Fig. 5.1 O aparelho digestivo do homem oferece hábitats adequados para a grande maioria de seus parasitos. Nesta figura estão assinaladas as principais localizações dos protozoários e helmintos que vivem ao longo do tubo digestivo ou em órgãos anexos.

Quanto à fauna parasitária do sistema digestório humano, encontramos, habitando a cavidade bucal, dois protozoários: *Trichomonas tenax* e *Entamoeba gingivalis* (Fig. 5.1). Esôfago e estômago não costumam albergar parasitos em sua luz; porém, do duodeno ao reto alojam-se muitas espécies de protozoários e helmintos.

No duodeno, o alimento que chega parcialmente digerido pela amilase da saliva e pela pepsina gástrica sofre o ataque combinado das secreções biliares e pancreáticas que dão lugar ao desdobramento das proteínas em proteoses, peptonas e polipeptídios, libertando mesmo alguns aminoácidos; dos polissacarídios resultam monossacarídios; e as gorduras, depois de emulsionadas, são hidrolisadas em ácidos graxos e glicerol. O meio é, portanto, muito rico em materiais nutritivos facilmente assimiláveis, se bem que os açúcares simples sejam relativamente escassos devido à hidrólise lenta dos polissacarídios e à sua rápida absorção pela mucosa intestinal.

O trânsito intestinal é demorado. As paredes revestidas de espessa secreção mucosa oferecem, em suas criptas e entre as vilosidades, um ambiente favorável à fixação de giárdias, ancilostomídeos, *Fasciolopsis buski*, *Metagonimus yokogawai*, bem como à dos escólex de *Taenia* etc.

O meio duodenal é também importante como sede dos processos que levam ao desencistamento de protozoários e à eclosão de ovos de helmintos.

A lipase pancreática, atuando em presença de sais e esteróides biliares, modifica a permeabilidade da membrana ovular (embrióforo) dos ovos de tênia e ativa as oncosferas para a eclosão.

Os sais biliares também estimulam a atividade das formas larvárias (cisticercos) dos cestóides: em uma concentração biliar de 0,3% observa-se a evaginação de 40% dos escólex de *Hymenolepis diminuta*; e, com a adição de tripsina, consegue-se um efeito sinérgico que leva ao excistamento 90% das larvas.

No jejuno, a digestão química é coadjuvada por um contínuo trabalho mecânico em que o bolo alimentar é impulsionado para diante e para trás, revolvido, fragmentado e espremido de toda maneira. Se, por um lado, os movimentos violentos dificultam a fixação dos helmintos, por outro asseguram renovado contato de suas superfícies com os alimentos assimiláveis e removem os resíduos metabólicos excretados pelos parasitos.

Ao longo do intestino delgado, além de *Taenia solium* e *T. saginata*, de *Hymenolepis* e *Diphyllobothrium*, podemos encontrar os áscaris, ancilostomídeos e protozoários.

A quantidade de produtos assimiláveis da digestão diminui à medida que nos afastamos do duodeno, em vista da absorção efetuada pela mucosa: aminoácidos e açúcares penetram na circulação porta, enquanto os linfáticos transportam as gorduras. Surgem então novas fontes nutritivas, devidas à intensa descamação celular da mucosa e ao grande aumento da flora bacteriana. As células descamadas são ricas em enzimas, contribuindo substancialmente para a atividade do suco entérico.

O conteúdo bacteriano caracteriza-se pela proliferação das espécies de coliformes (*Escherichia coli*, *E. acidi lactici* e *E. aerogenes*, *Aerobacter cloacae*, *Klebsiella* e *Paracolon*), de anaeróbios (*Streptococcus*, *Lactobacillus*, *Bacteroides* e *Clostridium*), de *Proteus*, *Pseudomonas*, *Alkaligenes* etc.

As bactérias, além de criar um meio redutor, produzem substâncias que são fatores de crescimento indispensáveis à *Entamoeba histolytica*. Elas influem na patogenicidade do protozoário, através de mecanismos ainda não elucidados.

No cólon e no ceco, encontram ambiente favorável não só várias espécies de amebas (*Entamoeba histolytica*, *E. dispar*, *E. coli*, *E. hartmanni*, *Endolimax nana* e *Iodamoeba bütschlii*), como alguns flagelados (*Chilomastix mesnili*, *Pentatrichomonas hominis*, *Dientamoeba fragilis*), ciliados (*Balantidium coli*) e helmintos, especialmente *Enterobius vermicularis* e *Trichuris trichiura*.

A maioria desses parasitos ingere bactérias, além de resíduos alimentares; eventualmente, materiais da mucosa.

A parede do grosso intestino apresenta pregas, mas não vilosidades. Possui muitas glândulas ou criptas de Lieberkühn e folículos linfóides. Nela predomina a secreção de muco. Há pouca movimentação e, durante grande parte do tempo, o ceco, o reto e o sigmóide constituem zonas de estase de trânsito intestinal.

No grosso intestino ocorre intensa reabsorção de água, que dá lugar à formação do bolo fecal.

As lesões amebianas localizam-se de preferência nessas zonas de estase, e o encistamento realiza-se apenas no seio da massa fecal. O apêndice é invadido freqüentemente pelos protozoários e helmintos do grosso intestino.

Alguns parasitos da cavidade intestinal, como as tênias, vivem grande parte do tempo colados à camada de muco que reveste internamente todo o tubo digestivo. Essa perfeita aderência à superfície da mucosa parece estar relacionada com a nutrição do helminto, que se faz exclusivamente através de seu revestimento superficial. As giárdias também vivem aderidas ao epitélio por seu disco suctorial. As isósporas invadem as células epiteliais.

Já vimos que os acilostomídeos sugam sangue da parede intestinal ao nível do duodeno e do jejuno.

Os tricocéfalos, por sua vez, trazem sua extremidade anterior enterrada na espessura da mucosa de que se nutrem. Finalmente, muitos parasitos habitam os tecidos da mucosa e da submucosa, como as formas invasoras de *Entamoeba histolytica* e *Balantidium coli*, as formas larvárias de *Hymenolepis* e os *Strongyloides*.

Também o *Trypanosoma cruzi* ataca, entre outros órgãos, as paredes do tubo digestivo, levando à produção de megaesôfago e de megacólon.

Um passo mais adentro, já no meio sangüíneo, quanto à escolha do hábitat em seu hospedeiro, é representado pela localização dos trematódeos *Schistosoma mansoni* e *S. japonicum*, que vivem nas ramificações mais finas do sistema venoso porta (sobretudo no plexo hemorroidário superior), ou do nematóide *Angiostrongylus costaricensis*, nos ramos da artéria mesentérica superior (região ileocecal).

As imunoglobulinas da classe IgA, produzidas pelos linfócitos das formações linfóides da parede intestinal, são encontradas na superfície da mucosa e representam, por vezes, o primeiro dispositivo de proteção imunológica contra os agentes infecciosos que penetram pelo tubo digestivo (ver o Cap. 7).

Fígado e Vias Biliares

Devido a suas múltiplas e complexas funções, o fígado constitui um hábitat difícil de definir em poucas palavras. Como meio nutritivo, seu valor pode ser aquilatado pelo fato de vir ter a ele quase tudo que foi absorvido pela parede intestinal e conduzido pela circulação porta.

Mas, por isso mesmo, sua composição varia com a dieta entre amplos limites: água, de 35 a 75% do peso do órgão; glicogênio, 0,07% a 11%; lipídios, 1,6 a 52%.

O metabolismo de proteínas é nele particularmente intenso, pois aí são sintetizadas quase todas as proteínas plasmáticas. O fígado é rico em ferro, por suas funções hematopoéticas, em vitaminas e outros fatores de crescimento. O sangue arterial traz-lhe bastante oxigênio, parecendo constituir um meio aeróbio. O pH está em torno de 7, com ligeira tendência para a acidez.

A bile apresenta composição muito especial devido à presença de vários produtos de excreção como os ácidos cólicos e desoxicólicos, livres ou conjugados com taurina e glicina, sais biliares etc., além de colesterol, glicose e proteínas. O pH é geralmente alcalino e o poder tampão desse meio é bastante poderoso para impedir fortes desvios do pH pelos produtos ácidos eliminados pelos parasitos. Como já referimos, a tensão de oxigênio aí é quase nula.

As vias biliares são muitas vezes invadidas por trematódeos, como a *Fasciola hepatica* e o *Clonorchis sinensis*. Na vesícula biliar também tem sido observada a infecção por giárdia.

Os trematódeos provocam inicialmente um aumento do fluxo biliar de que se nutrem e, mais tarde, inflamação e necrose das paredes dos canais onde vivem, com o que modificam o meio, e novos materiais passam a ser ingeridos pelos helmintos.

O parênquima hepático é o hábitat preferencial do cisto hidático (forma larvária de *Echinococcus granulosus*) e sede das infecções por plasmódios, nas fases iniciais do parasitismo. Focos secundários de infecções amebianas aí se estabelecem. E, por ser rico em elementos do sistema fagocítico mononuclear, parasitos como a *Leishmania donovani* nele proliferam abundantemente.

Devido a suas funções de filtro fisiológico, através do qual passa todo o sangue procedente do território drenado pelo sistema porta, uma parte dos ovos de *Schistosoma mansoni* ou de *S. japonicum* tende a acumular-se nos ramos intra-hepáticos da veia porta, causando, nessa região, importantes lesões granulomatosas e fibrose periportal.

TECIDO CONJUNTIVO

Muitos parasitos vivem no conjuntivo e, freqüentemente, estão isolados de um contato mais íntimo com outras estruturas anatômicas por uma cápsula fibrosa, produzida pela reação inflamatória do tecido, como se observa nos casos de triquinelose, oncocercose, hidatidose e cisticercose.

O tecido conjuntivo consta de células e de um meio ou matriz extracelular rico em macromoléculas que determinam suas características físicas. Polissacarídios e proteínas de natureza muito diversa são elaborados localmente, principalmente por fibroblastos, e se organizam de forma complexa que varia de tecido para tecido. Essa matriz, além de ligar umas células às outras, toma parte na regulação do funcionamento celular, influindo na sua proliferação, desenvolvimento, forma e metabolismo, bem como na migração dos elementos móveis do tecido.

O conjuntivo está distribuído por todo o organismo e intimamente relacionado com a estrutura de todos os órgãos. Além dos diversos tipos de células que nele se encontram, a matriz extracelular varia em quantidade, sendo muito abundante na pele e nos ossos, mas muito escassa no sistema nervoso central; suas características podem exibir a dureza dos dentes e ossos, a transparência da córnea ou a resistência tênsil dos tendões.

Recapitularemos apenas a estrutura do conjuntivo frouxo, que pode ser considerado o mais primitivo ou menos diferenciado, e do qual derivam todos os demais (Fig. 5.2).

Matriz Extracelular do Conjuntivo

É uma estrutura complexa e dinâmica que se modifica continuamente e cuja composição em dado momento depende da atividade do órgão de que faz parte.

Daí a dificuldade com que se depara quem pretende descrevê-la. Assinalaremos, entretanto, algumas características

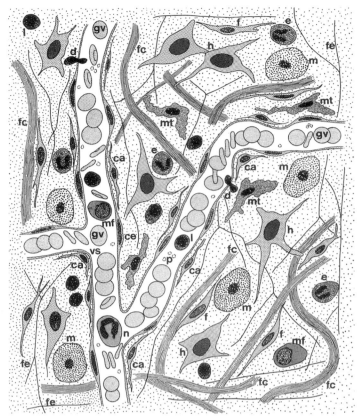

Fig. 5.2 Elementos figurados do tecido conjuntivo frouxo. Representação muito esquemática onde são vistos: **ca**, células adventícias dos capilares; **ce**, células endoteliais de um capilar; **d**, diapedese de leucócitos; **e**, eosinófilos; **f**, fibroblastos; **fc**, fibras colágenas; **fe**, fibras elásticas; **gv**, glóbulos vermelhos ou hemácias; **h**, histiócitos; **l**, linfócitos; **m**, mastócitos; **mf**, macrófagos do sangue ou monócitos; **mt**, macrófago do tecido; **n**, neutrófilo; **p**, plaquetas; **vs**, vaso sangüíneo capilar.

gerais e de maior interesse para o estudo das relações parasito-hospedeiro.

Em primeiro lugar, a substância fundamental do tecido conjuntivo frouxo é um meio de viscosidade elevada formado por proteínas fibrosas (colágenos, proteoglicanos, glicoproteínas não-colagenosas, elastinas e integrinas) mergulhadas em um gel constituído por uma rede de glicosaminoglicanos aos quais se ligam vários fatores de crescimento, enzimas etc.

Na interface entre os epitélios e o tecido conjuntivo, a matriz é representada pela lâmina basal, uma delgada mas resistente camada de colágeno que exerce papel importante no comportamento celular.

GLICOSAMINOGLICANOS

Estes compostos (também denominados mucopolissacarídios) são macromoléculas com cadeias não-ramificadas de polissacarídios, formadas pela contínua repetição de monômeros que são **dissacarídios**. Nos dissacarídios, um dos açúcares é sempre a ***N*-acetilglicosamina** ou a ***N*-etilgalactosamina**.

Há sete grupos desses compostos:
- ácido hialurônico (ou hialuronano),
- condroitino-4-sulfato,
- condroitino-6-sulfato,
- dermatanossulfato,
- heparanossulfato,
- heparina e
- queratanossulfato.

O **ácido hialurônico** é produzido por conjuntos enzimáticos, situados na superfície da membrana celular, que elaboram uma cadeia muito longa (com vários milhares de resíduos de açúcar e peso molecular em torno de 8.000 kDa), onde o dissacarídio que se repete consta de um resíduo de *N*-acetilglicosamina e outro de **ácido glicurônico**. Não contém grupos sulfato, nem se liga às proteínas. É encontrado, em quantidades variáveis, nos diferentes tecidos e líquidos do organismo, sendo produzido em abundância nas estruturas embrionárias e nos processos de cicatrização.

Todos os outros glicosaminoglicanos são polissacarídios ligados a proteínas, formando **proteoglicanos** (mucoproteínas).

A célula sintetiza mono- ou dissacarídios, que são depois modificados no aparelho de Golgi, onde sofrem sulfatação, polimerização (inferior a 300 resíduos) e ligação covalente com resíduos de serina, na proteína-tronco (Fig. 5.3).

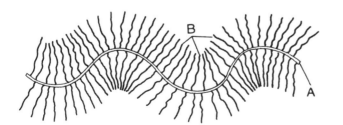

Fig. 5.3 Estrutura dos proteoglicanos (mucoproteínas). Sobre longas cadeias de ácido hialurônico (*A*), ficam inseridas as macromoléculas de proteoglicanos (*B*), que ocupam grandes espaços e, sendo hidrófilos, retêm água e sais na matriz intersticial.

PROTEOGLICANOS

São moléculas que podem chegar a 1 milhão de dáltons, com 90 a 95% de carboidratos (em peso), e formam longas cadeias não-ramificadas. As cadeias podem variar muito quanto às espécies de glicosaminoglicanos que as formam e quanto à extensão de cada uma. Mas, como as cadeias de polissacarídios não se dobram facilmente, cada molécula ocupa considerável espaço.

Essas macromoléculas, com numerosos grupos carboxila e sulfato, têm fortes cargas negativas e são altamente hidrófilas, pelo que retêm água e formam um gel hidratado. Como atraem também cátions osmoticamente ativos, como o Na^+, o tecido conjuntivo tende a intumescer, adquirindo forte resistência às compressões.

Por outro lado, sua estrutura porosa e hidratada facilita a migração de células e a emissão de pseudópodes ou de expansões citoplásmicas na matriz intersticial.

Os proteoglicanos participam do sistema de sinalização entre as células, visto que moléculas de sinalização ligam-se às suas estruturas, como, por exemplo, o **fator de crescimento derivado de plaqueta** (ou de crescimento de fibroblastos) que estimula várias células a se multiplicarem. Também enzimas (proteases p. ex.) aí se ligam e têm sua atividade controlada mediante imobilização local, ativação, inibição, concentração ou estocagem.

Glicosaminoglicanos e proteoglicanos associam-se em enormes complexos poliméricos. Um destes, o **agrecano**, chega a formar com o ácido hialurônico, na matriz cartilaginosa, estrutura com as dimensões de uma bactéria.

Outros proteoglicanos, como os **sindecanos**, ficam inseridos na membrana celular de fibroblastos, células epiteliais etc., possuindo tanto um segmento externo (com várias cadeias de condroitinossulfato ou de heparanossulfato, que se ligam ao colágeno e outras proteínas da matriz), como um segmento interno que interage com o citoesqueleto de actina do córtex celular.

FIBRAS DA MATRIZ

As principais classes de proteínas formadoras de fibras pertencem a dois tipos: as predominantemente estruturais (colágenos e elastina) e as sobretudo adesivas (como as fibronectinas e lamininas).

Fibras Colágenas

Os colágenos (Fig. 5.2) são proteínas fibrosas abundantes, pois representam 25% do peso de todas as proteínas que integram o organismo de um mamífero.

Estruturalmente consistem em cadeias alfa (contendo cerca de 1.000 aminoácidos cada e muito ricas em glicina e prolina) que, em grupos de três, enrolam-se como corda para formar uma molécula de colágeno em forma de tríplice hélice, medindo 300 nm de comprimento.

Já foram descritos 25 tipos diferentes de cadeias alfa, que podem participar da formação da tríplice hélice; mas, até agora, apenas 15 combinações distintas foram caracterizadas.

As principais dão origem aos colágenos de tipos I, II, III, IV e V, dos quais os três primeiros são os mais encontrados.

O tipo I representa 90% do total de colágeno do organismo e está presente na pele, ossos, tendões e ligamentos, na córnea e nos órgãos internos.

O tipo II faz parte das cartilagens, humor vítreo e discos intervertebrais, acompanhado do tipo IX; o III, da pele, vasos e órgãos internos; enquanto o IV forma a lâmina basal.

As cadeias polipeptídicas de colágeno são sintetizadas pelo retículo endoplásmico granuloso, sob a forma de precursores, que possuem em cada extremidade um polipeptídio de extensão.

Estes, aparentemente, guiam as cadeias para a formação da tríplice hélice e impedem sua polimerização ainda no interior do retículo endoplásmico.

Depois de excretadas para o meio extracelular, as enzimas aí existentes (procolágeno-peptidases) separam os peptídios de extensão das moléculas de **procolágeno**, transformando-as em moléculas de **colágeno** (tropocolágeno) com forte tendência à polimerização.

No espaço intersticial, os colágenos I, II e III juntam-se em polímeros bem ordenados para constituir as fibrilas colágenas e, estas, as **fibras colágenas** com vários micrômetros de espessura. Ligações covalentes formam-se entre as cadeias polipeptídicas, entre as moléculas e entre as fibrilas, aumentando a resistência do colágeno às forças de tração a que será submetido.

Os colágenos XII e IX reforçam as fibras de tipo I e II, respectivamente; outros têm funções distintas.

As fibras colágenas constituem faixas relativamente largas, onduladas e birrefringentes, que não se ramificam. São acidófilas e se coram em vermelho intenso com a fucsina ácida. Pela cocção produzem cola.

Fibras Elásticas

Uma extensa rede destas fibras assegura aos tecidos a capacidade de se retraírem, quando cessa a tensão que os distendeu. O elemento fundamental da rede é a elastina, uma proteína com peso molecular de 70 kDa e cerca de 750 aminoácidos de comprimento, rica em glicina e prolina.

Depois de excretadas pelas células, as moléculas de elastina formam filamentos e camadas onde se estabelecem numerosas ligações covalentes, de modo a criar redes extensas. A elasticidade decorre do fato de adotarem as moléculas de **elastina** formas variadas e irregulares que, depois de interligadas, suportam ampla deformação, à maneira de molas metálicas.

As fibras elásticas são finas, birrefringentes, ramificadas ou anastomosadas e localizadas entre as células ou formando membranas. A elas se associam microfibrilas formadas por diversas glicoproteínas, mas principalmente fibrilinas.

Proteínas Adesivas

No meio intercelular encontram-se também grandes glicoproteínas fibrosas, denominadas **fibronectinas**, com diferentes domínios, cada um com sítio específico para ligar-se a outras macromoléculas da matriz (colágeno, heparina), assim como à superfície de fibroblastos e de outras células, contribuindo para sua aderência às fibras de colágeno ou às células vizinhas.

Elas promovem a migração das células no período embrionário, tal com o faz outra glicoproteína complexa, mas de distribuição mais restrita, a **tenascina** (= citotactina).

Protozoários como *Trypanosoma cruzi* e *Leishmania* spp. ligam-se a fibronectinas, como etapa preliminar de sua endocitose por macrófagos e monócitos. Hemácias parasitadas por plasmódios são aglutinadas por **trombospondina**, outra glicoproteína adesiva, que produz citoaderência.

Membrana Basal

É a estrutura fibrosa que se interpõe como delgada camada entre um epitélio e o tecido conjuntivo subjacente, assim como envolvendo individualmente as fibras musculares, as células gordurosas e as de Schwann, ou entre o endotélio e o epitélio dos glomérulos renais. Ela compreende dois estratos:

1) A lâmina basal, com 50-80 nm de espessura e formada de **colágeno IV**, contendo também **laminina** e proteoglicanos; é secretada pelas células epiteliais.

2) A lâmina reticular, produzida pelos fibroblastos do tecido conjuntivo e contendo colágeno fibrilar.

Entre as funções da membrana basal, além de ser estrutura de suporte e filtro seletivo, estão: a capacidade de determinar a polaridade das células, organizar as proteínas da membrana celular adjacente, influenciar o metabolismo, induzir a diferenciação celular e servir de pista para a migração celular.

Parasitos que invadem a pele, como as cercárias e esquistossômulos, dispõem de proteinases, em suas glândulas de penetração e no tegumento, que permitem a travessia das membranas basais do epitélio e dos vasos da pele, bem como a lise de proteoglicanos, elastinas, colágenos e outros componentes da matriz extracelular. A expulsão dos ovos de *Schistosoma*, através da mucosa intestinal, parece devida à lise da matriz pelas enzimas produzidas pelos eosinófilos que envolvem o ovo e pelos macrófagos do granuloma recém-formado em torno dele (fase exsudativa).

Na fase crônica da reação granulomatosa há abundante produção de colágeno e de outros componentes fibrilares da matriz extracelular pelos fibroblastos presentes, que adotam disposição concêntrica e encarceram os elementos parasitários.

Entamoeba histolytica produz uma colagenase que não se encontra nas amebas não-patogênicas.

As Células do Conjuntivo

Merecem destaque, por ora, os **fibroblastos** e **fibrócitos**, os **macrófagos** e os **mastócitos**. Quanto aos linfócitos, plasmócitos, polimorfonucleares, células adiposas e outras que aí circulam, falaremos deles quando tratarmos do sangue e dos órgãos linfóides.

O **macrófago** é uma célula que se caracteriza por ter citoplasma abundante e de contorno polimorfo, com núcleo irregularmente redondo ou ovóide, cromatina dividida em partículas grosseiras, que se coram fortemente, e nucléolo pequeno (ver Pranchas).

Seu traço fundamental é a grande capacidade de fagocitar, participando tanto dos mecanismos ditos de defesa inespecífica como dos processos imunológicos; além disso, tem a possibilidade de transformar-se em outros tipos de células. Por fazer parte do sistema macrofágico mononuclear, sua origem e funções serão descritas no item seguinte (**Sistema Fagocítico Mononuclear**) e no Cap. 6.

Alguns autores admitem, como célula primordial e multipotente, o **histiócito**, do qual todas as células do conjuntivo e do sangue seriam derivadas. Outros têm como sinônimos os nomes "macrófago" e "histiócito", havendo também os que consideram "histiócito" como um conceito citológico em vez de uma célula determinada. Ele seria a **célula indiferenciada** do conjuntivo. E, visto o fato de todas as transições entre o histiócito e as demais células poderem ser observadas, fica impossibilitada sua caracterização morfológica precisa.

O **fibroblasto** é a célula mais importante desse tecido, reconhecendo-se por ser fusiforme, com citoplasma disposto em longas faixas, de extremos afilados e finamente ramificados, com núcleo também alongado. Nas preparações coradas (pela hematoxilina-eosina) o núcleo destaca-se por apresentar-se muito escuro. O citoplasma é rico em ribossomos e retículo endoplásmico granuloso.

A morfologia do fibroblasto varia com seu estado funcional. Quando exibe menores dimensões, citoplasma escasso, núcleo delgado e mais densamente corado, recebe o nome de fibrócito. Enquanto o fibroblasto participa ativamente da elaboração dos elementos conjuntivos (produção de fibras e de substâncias intersticiais), bem como dos processos de reparação, o fibrócito é considerado uma célula "em repouso", mas com capacidade de volver a fibroblasto, em presença de estímulos adequados.

Os **mastócitos** são relativamente grandes, de forma variável e núcleo aproximadamente central, com citoplasma abundante e repleto de granulações. Eles produzem **heparina** (um anticoagulante), **histamina** (modificador da permeabilidade vascular) e **ácido hialurônico**, que faz parte da matriz extracelular (Fig. 5.4).

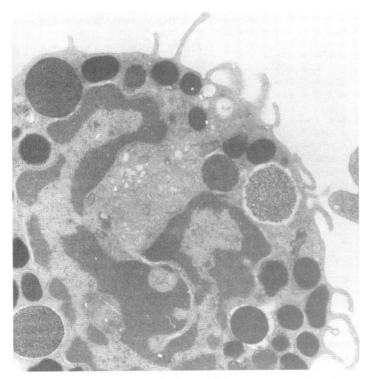

Fig. 5.4 Mastócito com granulações em diferentes estágios de maturação, visto à microscopia eletrônica, com aumento de 18.750 ×. (Foto de R. Milder.)

O **tecido conjuntivo vascularizado** é o substrato onde se desenvolvem as reações inflamatórias do organismo em presença dos parasitos ou de substâncias por eles lançadas no meio interno do hospedeiro (descritas no Cap. 6). O conjuntivo participa também de reações imunológicas de hipersensibilidade (ver o Cap. 7).

SISTEMA FAGOCÍTICO MONONUCLEAR

Conjunto de células de origem mesodérmica, tendo um ancestral comum com as das linhagens que dão origem também a células-tronco dos elementos figurados do sangue (leucócitos, hemácias e plaquetas).

A principal característica do sistema é sua elevada capacidade para fagocitar e digerir materiais estranhos, como bactérias, protozoários, células degeneradas, células cancerosas etc. Além disso, interage com o sistema imunológico na proteção do organismo.

A célula primitiva do sistema fagocítico mononuclear (**SFM**) — o **monoblasto** da medula óssea — multiplica-se para dar origem ao **promonócito** e ao **monócito**, que, durante cerca de uma semana, circulará no sangue, antes de deixá-lo pelos tecidos. Aí recebe vários nomes, em função do órgão em que se encontre: macrófago alveolar do pulmão, macrófago peritoneal e pleural, célula de Kupffer do fígado, macrófago fixo ou livre do baço e dos linfonodos, osteoclasto, histiócito dos tecidos etc.

Este conjunto de células abrange parte do que, no passado, compunha (com outros elementos) o complexo e heterogêneo **sistema retículo-endotelial** (ou **SRE**).

As **células reticulares**, no baço (Fig. 5.5), nos órgãos linfóides e na medula óssea, graças a seus prolongamentos e à produção de fibras reticulares, formam a trama arquitetural ou **estroma** que sustenta em suas malhas densas populações de outras células do sistema fagocítico, do sistema linfóide ou do sistema hematopoético.

Mas, além de produzir fibras, de suportar os elementos parenquimatosos e de formar os leitos vasculares por onde circulam o sangue e a linfa, nesses órgãos, as células reticulares desenvolvem outras atividades importantes: delimitam espaços que são microambientes, onde seqüestram os elementos precursores de determinadas linhagens celulares, e aí exercem influência tão marcada que se supõe seja indispensável para induzir a diferenciação celular dessas linhagens.

Por exemplo, no baço, a **formação de linfócitos B** tem lugar nos **centros germinativos** dos corpúsculos de Malpighi (Fig. 5.6), onde os linfoblastos ocupam as malhas de ramificações dendríticas de células reticulares de tipo especial (histiócitos). Os linfócitos B produzidos comprimem-se em torno do centro germinativo e difundem-se para a área marginal, aonde vêm terminar, em sua maioria, as ramificações arteriais. Aí, os linfócitos B encontram-se pela primeira vez com as substâncias antigênicas que circulam no sangue.

Por outro lado, as artérias que penetram no parênquima do baço são envolvidas por um manguito de outras **células reticulares** em cujos interstícios acumulam-se **linfócitos T**. Essas artérias, ao ultrapassarem a bainha linfocitária, dão

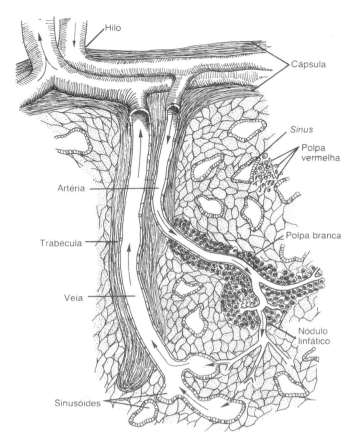

Fig. 5.5 Representação esquemática da estrutura do baço, com indicação do sentido da circulação no órgão. Vê-se em destaque um nódulo linfático, a distribuição da polpa branca e da polpa vermelha.

Antígenos provenientes da pele, ou de certos territórios drenados por gânglios ou outras estruturas linfóides, podem estimular essa resposta a nível regional.

Porta de entrada de tantos agentes infecciosos e hábitat de muitos deles, o tubo digestivo e suas glândulas anexas contêm outra parte importante dos sistemas macrofágico e linfóide. Desde a região bucofaringiana até o grosso intestino, a mucosa e a submucosa estão povoadas extensamente por macrófagos e células imunocompetentes. Estas concentram-se sobretudo nas **amígdalas**, nos **folículos linfóides** e nas **placas de Peyer**, mas freqüentam também a lâmina própria da mucosa, em toda sua extensão.

Além da função fagocitária desenvolvida por esses setores do sistema fagocítico mononuclear e linfóide, há importante produção local de anticorpos, sobretudo **imunoglobulinas IgA** que, excretadas pela mucosa, se espraiam pela superfície e formam a barreira imunológica inicial contra os parasitos que penetram por via digestiva. Também a produção de IgE tem lugar predominantemente no tubo digestivo.

vários ramos finos — as artérias penicilares — que, antes de se abrirem nos espaços vasculares da polpa vermelha, atravessam umas estruturas reticulares fusiformes — os **nódulos elipsóides** — onde se concentram macrófagos particularmente ativos (Fig. 5.5).

Finalmente, na **polpa vermelha do baço**, onde o sangue circula em espaços cruzados por trabéculas mais frouxas de células reticulares, os **macrófagos** são abundantes e asseguram a mais completa remoção de partículas, bactérias, protozoários, células usadas ou degeneradas.

Para isso concorre, também, a filtração por entre as fendas estreitas existentes no endotélio dos *sinus* venosos, no trajeto que o sangue deve tomar de retorno à circulação venosa e ao coração.

O **baço** é o órgão privilegiado para reter as substâncias antigênicas que circulam no sangue, muitas das quais parecem fixar-se à superfície de células reticulares ou de macrófagos.

Ele constitui pois o local onde linfócitos e outras células imunocompetentes podem ser facilmente ativadas pelos antígenos específicos de cada clone (ver o Cap. 6) e onde se processam interações entre os vários componentes do sistema imunitário (macrófagos, linfócitos B, linfócitos T, células cooperadoras, células supressoras etc.) que regulam a natureza e a intensidade da resposta imunológica do hospedeiro a seus parasitos e outros agentes morbígenos, como se verá no Cap. 6.

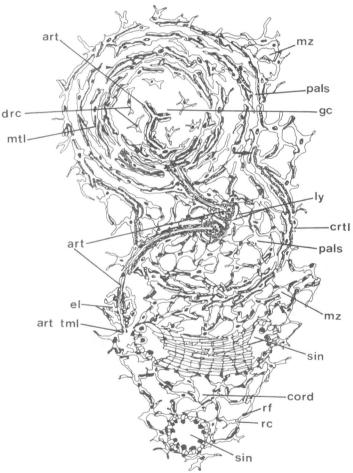

Fig. 5.6 Desenho do estroma e da vascularização de um nódulo linfático do baço (ou corpúsculo de Malpighi), no qual se omitiu a representação de linfócitos, macrófagos e outras células livres. **art**, artéria; **art tml**, artéria terminando em zona marginal; **cord**, cordões da polpa vermelha; **crtl**, retículo com disposição circular; **drc**, células reticulares dendríticas; **el**, elipsóide; **gc**, centro germinativo; **ly**, linfático; **mtl**, zona do manto; **mz**, zona marginal; **pals**, bainha linfática periarterial; **rc**, células reticulares; **rf**, fibras reticulares; **sin**, *sinus*.

Fenômenos semelhantes ocorrem nas mucosas da árvore respiratória e do sistema geniturinário, ricas em células imunocompetentes.

A **hiperplasia do sistema macrófago-linfóide** e, principalmente, a das estruturas linfóides, como o baço e os linfonodos, constituem a reação celular que serve de base à proteção imunológica do organismo frente aos mais diversos agentes infecciosos e parasitários, como explicaremos nos Caps. 6 a 8.

Não obstante serem especializadas na defesa do organismo, elas não conseguem destruir facilmente a *Leishmania donovani*, ao ser fagocitada pelos macrófagos, células de Kupffer etc. Esse parasito não só resiste à digestão intracelular como aí consegue crescer e multiplicar-se ativamente. O mesmo sucede com vários plasmódios aviários que se desenvolvem nas células endoteliais, durante a fase pré-eritrocítica, ou com outros protozoários dos gêneros *Leucocytozoon*, *Haemoproteus*, *Toxoplasma* e *Theileria*.

SANGUE, LINFA E LÍQUIDOS INTERSTICIAIS

O Sangue

Trata-se de um tecido com substância fundamental líquida e destinado, por sua condição de meio circulante, a manter constantes a composição e demais características do meio interno. Para isso, realiza funções tão importantes como as de transportar:
- os alimentos digeridos e absorvidos pelos intestinos;
- os produtos metabólicos de um lugar para outro, ou para os órgãos excretores;
- os gases respiratórios, O_2 e CO_2;
- os hormônios, do lugar de produção para os lugares de ação.

Mas, também, participa de funções para regular ou manter:
- o pH do organismo;
- o balanço hídrico;
- o equilíbrio eletrolítico;
- a temperatura do corpo;
- as reações de proteção contra infecções, traumatismos etc.

Sua composição compreende uma parte figurada, constituída por hemácias, leucócitos e plaquetas, que somam 40 a 50% do volume total, e uma parte líquida — o **plasma** — que representa o volume restante.

Os protozoários parasitos podem viver nadando no plasma, como o fazem os *Trypanosoma*, ou instalados no interior das células sangüíneas, tal como os *Plasmodium*, *Haemoproteus*, *Babesia* e *Endotrypanum*, em hemácias; ou como *Leucocytozoon*, em leucócitos. Entre os helmintos, têm hábitat sangüícola os *Schistosoma*, os *Angiostrongylus* e as microfilárias de vários filarídeos.

PLASMA SANGÜÍNEO

Contém 8 a 9% de matéria sólida, em sua maior parte proteínas. Estas pertencem a três categorias:

a) **albuminas**, que por sua abundância e peso molecular elevado (cerca de 69 kDa) respondem, em grande parte, pelas propriedades osmóticas do plasma e pelo equilíbrio aquoso entre o sangue e o meio intersticial;

b) **fibrinogênio**, constituído por moléculas alongadas e grandes (350 kDa) que, ao passarem da forma solúvel para a insolúvel, denominada **fibrina**, polimerizam-se e coagulam o sangue;

c) **globulinas**, das quais se distinguem por eletroforese várias alfa, beta e gamaglobulinas. Estas últimas são misturas onde se encontram enzimas e anticorpos, isto é, imunoglobulinas.

A biossíntese de proteínas séricas realiza-se principalmente no fígado. Elas são renovadas com relativa rapidez e parecem estar em equilíbrio dinâmico com o estoque de aminoácidos intracelulares.

Muitos componentes do plasma variam em larga medida com a dieta alimentar, em função da absorção que se segue à digestão dos alimentos.

Além das proteínas e substâncias inorgânicas, o sangue oferece como elementos nutritivos eventualmente importantes para a fisiologia dos parasitos: carboidratos, gorduras neutras (triglicerídios), lecitina, colesterol e aminoácidos.

Como fonte de alimentos para os parasitos, o plasma (e de um modo geral o sangue) tem seu valor condicionado pela capacidade de utilização que apresentem esses protozoários ou helmintos. Os que podem digerir as proteínas dispõem de abundante material nutritivo, mas aqueles que dependem exclusivamente de moléculas facilmente absorvíveis, como os aminoácidos, a glicose e os ácidos graxos, contam com fontes relativamente pobres.

ERITRÓCITOS OU HEMÁCIAS

São células discóides bicôncavas e anucleadas que medem 7,2 μm de diâmetro por 2 μm em sua maior espessura.

O número das hemácias, que varia com a idade, o sexo e a altitude do lugar, é da ordem de 3,9 a 5,0 milhões/mm^3 (média: 4,5 milhões/mm^3) no sangue das mulheres adultas e de 4,6 a 6,0 milhões/mm^3 (média: 5,1 milhões/mm^3) no dos homens adultos, valores esses encontrados ao nível do mar.

O conteúdo de matéria sólida da hemácia é igual a 35%, dos quais 31 a 33% são representados por uma proteína de peso molecular igual a 68 kDa, a **hemoglobina**. Esta fica retida no interior dos eritrócitos, graças à presença da membrana celular, estando misturada com pequena quantidade de outra proteína estrutural que forma o estroma das hemácias.

Sua formação tem lugar nas células precursoras dos eritrócitos (**proeritroblastos**), na medula óssea, as quais sendo nucleadas, providas de mitocôndrias e de retículo endoplasmático, podem sintetizar proteínas. Essas estruturas vão desaparecer (durante a fase de **eritroblastos**) e não se encontram nas hemácias jovens (**reticulócitos**) ou nas hemácias maduras, lançadas na circulação.

Uma fração protéica denominada **globina** forma 94% da molécula de hemoglobina e é constituída, por sua vez, de quatro cadeias (duas cadeias alfa e duas beta), com 153 resíduos de aminoácidos cada uma (Fig. 2.3). Tanto a composição como a seqüência dos aminoácidos já estão esclarecidas, quer para as hemoglobinas normais, quer para as anormais.

A outra fração, equivalente a 6% da molécula de hemoglobina, compreende quatro grupos denominados **heme**.

Cada heme é formado de **protoporfirina IX**, ligada a um átomo do ferro.

Esse mesmo heme encontra-se ora associado com outras proteínas para formar a **mioglobina** dos músculos, ora a uma enzima celular — a **catalase** — ou ainda, ligeiramente modificada, no **citocromo C**.

A importância da hemoglobina está em sua capacidade singular de fixar o oxigênio, de maneira reversível, mediante a coordenação de uma valência do átomo de Fe, formando oxiemoglobina.

A vida útil das hemácias, para as funções respiratórias, é de 120 dias aproximadamente, ao fim dos quais elas são retiradas da circulação, isto é, fagocitadas pelas células do SFM do baço, medula ou fígado.

Os parasitos da malária *(Plasmodium)*, durante a fase em que evoluem no interior dos eritrócitos, digerem a hemoglobina, assimilando os aminoácidos da fração globina e deixando um resíduo insolúvel de **hemossiderina**, rico em ferro, que se conhece também como **pigmento malárico** (ver o Cap. 15). Os helmintos do gênero *Schistosoma* ingerem sangue e usam a hemoglobina da mesma maneira.

Os tripanossomos, por outro lado, necessitam da hemoglobina principalmente para conseguir a fração heme, pois, como já referimos anteriormente, são incapazes de sintetizar a estrutura porfirínica necessária à produção de seus citocromos.

LEUCÓCITOS

Os glóbulos brancos do sangue ou **leucócitos** são células completas, isto é, com um núcleo e com as demais estruturas que se encontram habitualmente no citoplasma, no que se distinguem radicalmente das hemácias.

Enquanto estas estão especializadas no transporte de gases respiratórios, os leucócitos são capazes de contribuir para a proteção do organismo contra agentes infecciosos e a remoção de corpos estranhos eventualmente encontrados no meio interno.

Alguns desenvolvem grande atividade fagocitária e em seu citoplasma vêem-se, em abundância, estruturas especiais para a digestão dos materiais fagocitados: os **lisossomos**. Outros produzem anticorpos.

Há cinco tipos de leucócitos. Três deles são formados na medula óssea, possuem o núcleo polimorfo (donde a denominação geral de **polimorfonucleares**) e se distinguem pelas afinidades que têm por diferentes tipos de corantes, razão pela qual receberam as denominações de polimorfonucleares **neutrófilos, eosinófilos** e **basófilos**.

Medem 10 a 15 μm de diâmetro, têm citoplasma abundante e o núcleo estrangulado em dois, três ou quatro segmentos unidos por delgadas pontes. Como o número e o tamanho dos lisossomos que trazem comunicam-lhes um aspecto granuloso, são também conhecidos como **granulócitos**.

Os **neutrófilos** constituem a variedade mais freqüente no sangue, onde representam 54 a 62% de todos os leucócitos (3.000 a 7.000 células/mm³ de sangue) e têm granulações relativamente finas, que se coram em violeta com os métodos de Romanowski, Giemsa ou equivalentes (Fig. 5.7).

Os **eosinófilos** representam 1 a 3% dos leucócitos (50 a 500 células/mm³), possuem granulações volumosas e têm afinidade pelos corantes ácidos, como a eosina (Figs. 5.8 e 5.9).

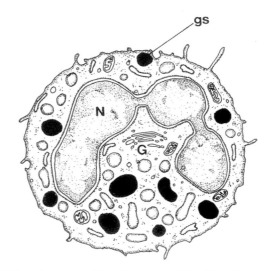

Fig. 5.7 Desenho esquemático de um neutrófilo. **N**, núcleo multilobado; **G**, aparelho de Golgi; os lisossomos são de dois tipos: grânulos azurófilos peroxidase-positivos, **gs**, e grânulos peroxidase-negativos.

Os **basófilos** exibem granulações grosseiras e escuras, após coloração. Sua freqüência no sangue é muito baixa, 0 a 0,75%, o que corresponde a 50 células ou menos por milímetro cúbico (Fig. 5.10).

Quanto aos dois tipos restantes — linfócitos e monócitos — originam-se na medula óssea mas multiplicam-se no baço e nos órgãos linfóides.

Os **monócitos** são grandes (12 a 20 μm) e com citoplasma abundante. Como os polimorfonucleares, desenvolvem atividade amebóide mas, posto que são macrófagos imaturos circulando transitoriamente no sangue, têm capacidade para fagocitar. O citoplasma cora-se em azul pela hematoxilina-eosina; suas granulações são poucas e discretas; o núcleo, denso e globoso, apresenta uma pequena chanfradura no contorno ou chega a ser reniforme (Fig. 5.11).

Esta classe de células compreende 3 a 7% da população leucocitária (100 a 600 células/mm³). Seu destino é migrar para os tecidos.

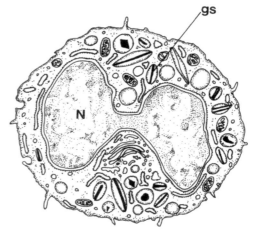

Fig. 5.8 Desenho esquemático de um eosinófilo. **N**, núcleo bilobado; **gs**, grandes grânulos de secreção peroxidase-positivos (lisossomos).

Principais Tipos de Hábitat dos Parasitos 87

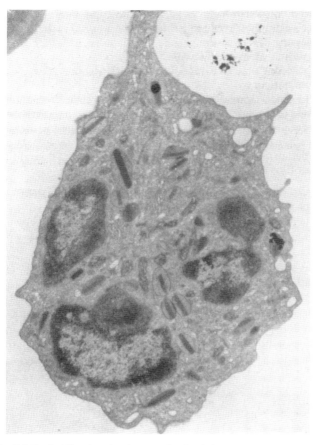

Fig. 5.9 Eosinófilo visto à microscopia eletrônica, com aumento aproximado de 15.000 ×. (Foto de R. Milder.)

Os **linfócitos** constituem 25 a 33% do total da série branca (isto é, 1.000 a 3.000 células/mm^3). Medem 10 a 20 µm, com núcleo redondo e compacto, citoplasma escasso e azul, quando corado pela H-E, devido à sua riqueza em ribossomos (Fig. 5.12).

As propriedades e funções dos leucócitos serão estudadas, com maior detalhe, no Cap. 6, onde analisaremos os diferentes aspectos da resistência dos organismos aos agentes infecciosos e os mecanismos imunológicos.

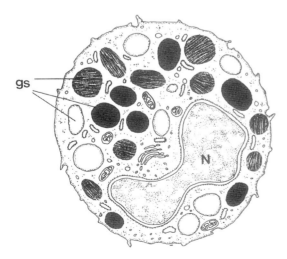

Fig. 5.10 Basófilo. **N**, núcleo; **gs**, granulações de secreção (lisossomos).

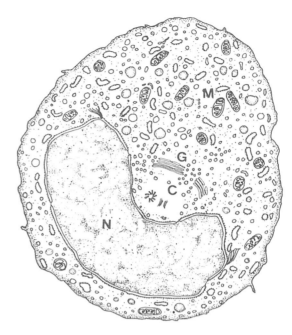

Fig. 5.11 O monócito é um macrófago móvel, imaturo, do sangue e dos tecidos; seu núcleo (**N**) é reniforme e tem os centríolos (**C**) e aparelho de Golgi (**G**) situados numa depressão nuclear. **M**, mitocôndria.

PLAQUETAS

Os **trombócitos** ou **plaquetas** são pequenos elementos celulares sem núcleos, medindo 1,8 a 3,6 µm no maior diâmetro, que se originam da fragmentação do citoplasma dos **megacariócitos** (células primitivas gigantes da medula óssea, do baço, dos pulmões etc.). Em cada milímetro cúbico de sangue contam-se 200.000 a 400.000 plaquetas.

Elas estão intimamente relacionadas com os mecanismos de coagulação do sangue, sendo ativadas por fatores internos e externos ligados às lesões dos tecidos. Desde que se dê a ativação, os **trombócitos** deformam-se, emitindo prolongamentos que formam redes e libertam substâncias que desencadeiam o mecanismo de coagulação sangüínea.

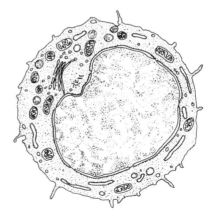

Fig. 5.12 O linfócito é menor mas, estruturalmente, parecido com o monócito. Desempenha funções essenciais no sistema imunológico e forma, em verdade, populações e subpopulações de células com atividades muito diversas, tais como os linfócitos B, os linfócitos T etc.

O Líquido Intersticial

Este meio é essencialmente um ultrafiltrado do plasma, em que falta a maior parte das proteínas e ao qual foram adicionados produtos excretados pelas células dos diferentes tecidos.

Ele representa um sistema de transporte intermediário entre o sangue circulante e essas células. Da porção arterial dos capilares chega-lhes continuamente mais líquido, carregado de substâncias nutritivas, oxigênio, hormônios etc., pois a esse nível a pressão arterial supera a pressão osmótica do plasma. Mas, em contato com os segmentos venosos dos capilares, a pressão sangüínea, sendo inferior à osmótica, assegura o reingresso do líquido procedente dos espaços intersticiais, trazendo, agora, os produtos do catabolismo tecidual, CO_2 etc.

Enquanto o plasma sangüíneo representa 5% do peso do indivíduo, o líquido intersticial corresponde a 15%, e os líquidos intracelulares, a 50% desse peso.

A composição do meio intersticial, sendo influenciada pelos produtos celulares dos tecidos que banha, deve variar de órgão para órgão e de acordo com o estado funcional desses órgãos.

As células e estruturas fibrilares entre as quais o líquido intersticial circula constituem áreas de tecido conjuntivo e da matriz extracelular, através das quais são banhados os elementos parenquimatosos de todos os tecidos (ver anteriormente os itens: *Tecido conjuntivo* e *Matriz extracelular do conjuntivo*).

A Linfa

Parte do líquido intersticial retorna à circulação sangüínea, depois de penetrar nos capilares linfáticos. Diariamente, cerca de 1 a 2 litros de linfa entram na circulação venosa pelos grossos troncos linfáticos de um adulto. Ao mesmo tempo, ingressam na torrente de linfa os linfócitos formados nos gânglios e nos nódulos linfáticos da parede intestinal.

Como se pode prever, a composição da linfa varia com os tecidos e os órgãos de onde provém. A linfa cervical e a torácica contêm cerca de 3% de proteínas; a subcutânea, 0,25%; e a do fígado, 6% desses compostos. A linfa hepática transporta para o sangue as proteínas sintetizadas pelo fígado.

A permeabilidade dos capilares linfáticos é maior que a dos sangüíneos. Na mucosa intestinal, cabe à rede linfática tomar as gotículas de gordura que resultam da absorção e efetuar seu transporte, via canal torácico, até a veia subclávia esquerda. Essa linfa contém de 5 a 15% de gordura.

O sistema linfático é o hábitat de filárias, como *Wuchereria bancrofti*, *Brugia malayi* e *Brugia timori*.

6

Resistência ao Parasitismo

SUSCETIBILIDADE E RESISTÊNCIA
RESISTÊNCIA NATURAL
    Mecanismos protetores passivos
    Reação imunológica inespecífica
    Migrações parasitárias e fagocitose
RESISTÊNCIA ADQUIRIDA
    Bases celulares da imunidade
        Origem do sistema linfocitário

        Moléculas de superfície dos linfócitos
        Linfócitos B e plasmócitos
        Linfócitos T
        Células da memória imunológica
        Circulação linfocitária
    Macrófagos e outras células do sangue e dos tecidos
        Os macrófagos
        Leucócitos polimorfonucleares

SUSCETIBILIDADE E RESISTÊNCIA

Quando um **parasito** pode desenvolver-se no organismo de certo **hospedeiro**, diz-se que este é **suscetível** ao parasito. Essa condição pode ser apenas teórica, pois na prática, muitas vezes, determinadas circunstâncias geográficas, ecológicas, ou barreiras orgânicas e fisiológicas dificultam ou impedem o parasitismo. O camundongo, a cobaia, o hamster e o coelho são muito usados no laboratório para os estudos sobre a esquistossomíase, por exemplo, porque podem ser facilmente infectados com as formas larvárias (cercárias) de *Schistosoma*; no entanto, nunca são encontrados na natureza com esse parasito, pois não freqüentam os lugares onde poderiam contaminar-se.

O isolamento geográfico, o fato de ocuparem nichos ecológicos afastados, a ausência de vetores adequados ou o comportamento peculiar das espécies implicadas na transmissão de uma parasitose explicam freqüentemente por que não se dá a infecção deste ou daquele animal suscetível (ver o Cap. 4).

As condições de vida e os hábitos, especialmente os hábitos higiênicos e alimentares, no caso do homem, são de importância decisiva. Basta lembrar a ausência ou raridade da *Taenia saginata* entre os hindus, que habitualmente não comem carne de boi, e a da *T. solium* entre árabes e judeus, que se proíbem a carne de porco.

Em sua evolução, as populações das **espécies hospedeiras** potenciais (quando o parasitismo é possível) sofrem um processo de seleção natural, pelo qual ou elas se mostram resistentes ao parasitismo, ou desenvolvem dispositivos reguladores capazes de criar relações parasito-hospedeiro compatíveis com a sobrevivência de ambos (ao menos para que fiquem asseguradas as fases de reprodução de uns e outros) ou, então, a freqüência do parasitismo é relativamente tão baixa que mesmo parasitos muito virulentos e fatais não chegam a impedir que as populações de hospedeiros continuem a reproduzir-se e a manter sua numerosidade.

Assim, o parasitismo configura sempre um quadro de equilíbrio ecológico sem o qual ou a espécie hospedeira ou seus parasitos seriam eliminados. Quase sempre, o organismo do hospedeiro opõe-se ao parasitismo, como se opõe à presença de qualquer corpo estranho ou de qualquer elemento anormal nele mesmo produzido (células mortas ou degeneradas, restos celulares ou resíduos do metabolismo, p. ex.). Trata-se de manifestação da tendência dos organismos vivos a manterem a constância de seu meio interno (**homeostasia**), o que lhes permite continuar existindo.

A palavra **resistência**, utilizada para nomear essa oposição, denuncia uma preocupação antropocêntrica e finalista (teleológica), na interpretação dos fenômenos biológicos. O mesmo ocorre quando se fala de um **mecanismo de defesa** ao descrevermos fatos que favorecem a sobrevivência de uma das espécies envolvidas na associação parasitária, ou seja, o hospedeiro e, muito particularmente, o homem.

Mas, apesar de já consagrada pelo uso (mesmo entre o pessoal científico), não se deve atribuir um sentido literal a essa terminologia extraída da linguagem militar e demasiadamente simplista.

Os fenômenos que descreveremos em seguida nada mais são que processos biológicos preservados ou favorecidos pela seleção natural por assegurarem maiores probabilidades de sobrevivência e multiplicação das espécies parasitadas. A ausência de um finalismo estrito nesses mecanismos de "defesa" evidencia-se por conduzirem eles, algumas vezes, a reações de auto-agressão, nocivas ao próprio hospedeiro.

Resistência — ou **imunidade** — pode ser definida (do ponto de vista da Parasitologia Médica) como a resposta fisiológica desenvolvida pelo hospedeiro, em função de um contato anterior ou atual com as espécies parasitas, sendo de tal ordem que tende a impedir ou limitar a implantação dos parasitos, sua sobrevivência ou sua exagerada multiplicação no organismo do hospedeiro.

Fala-se de **resistência natural** quando as barreiras que se opõem ao parasitismo existem independentemente de qualquer contato anterior com o parasito e são comuns a todos os indivíduos da mesma espécie. Essa resistência é quase sempre uma característica genética.

Algumas vezes é **imunidade absoluta**, de forma que todos os membros de uma espécie são refratários à infecção; outras vezes é relativa, observando-se diferenças de populações ou de indivíduos, quanto à maior ou menor resistência antiparasitária. Nesses casos é possível, às vezes, obter por endogamia (*inbreeding*) linhagens de animais muito suscetíveis ou pouco suscetíveis a determinado parasito.

Na **imunidade adquirida** a situação é distinta (Fig. 6.1).

Trata-se de uma propriedade individual, não herdada (ainda que os mecanismos para sua produção sejam hereditários), propriedade esta surgida em função de uma experiência pessoal do hospedeiro em contato com o parasito ou seus produtos.

RESISTÊNCIA NATURAL

A imunidade natural é de importância fundamental e explica por que as infecções e infestações não são mais freqüentes ou mais graves, em vista de os tecidos dos hospedeiros oferecerem condições nutritivas tão boas para considerável número de parasitos.

Mecanismos Protetores Passivos

Existem numerosos dispositivos que representam barreiras à penetração do parasito ou provocam sua inibição e destruição. Pode-se dizer que nem todos são mecanismos agressivos. Uma defesa passiva é representada pelas barreiras anatômicas e fisiológicas, entre as quais poderemos citar:

a) o revestimento cutâneo, seco, descamativo e com secreções bacteriostáticas;

b) as mucosas, produtoras de muco e com movimentos ciliares que operam uma drenagem contínua de extensas superfícies;

c) a conjuntiva ocular e a secreção lacrimal (contendo lisozima);

d) a temperatura do corpo, que pode ser inadequada para determinadas espécies de protozoários e helmintos;

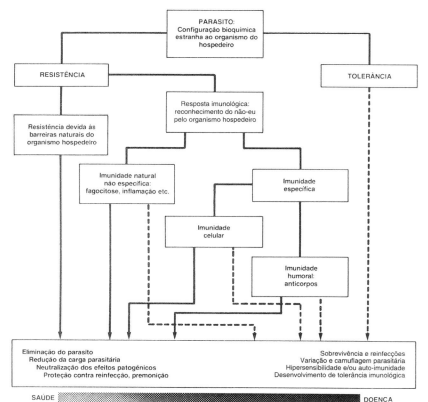

Fig. 6.1 Resultado da intervenção eficiente (*linhas cheias*) ou ineficiente (*linhas interrompidas*) dos mecanismos de defesa do organismo hospedeiro, contra o parasitismo, no desenvolvimento da saúde ou da doença. A notar que as respostas não obedecem a critérios "sim ou não", mas imbricam-se e desenvolvem-se ao longo de um espectro contínuo da escala de resultados possíveis.

e) a tensão de O_2, o pH, o potencial de óxido-redução etc., que também podem não corresponder às necessidades do parasito;

f) a incapacidade do organismo hospedeiro para fornecer ao seu hóspede certos fatores de crescimento ou os substratos indispensáveis ao metabolismo deste;

g) a falta de mecanismos estimulantes ou desencadeantes do desencistamento, da eclosão ovular ou do desenvolvimento larvário, que devem atuar no momento e no local oportuno, quando as formas invasoras dos parasitos penetrarem no hospedeiro potencial;

h) e, também, a falta de receptores especiais, na superfície celular, capazes de permitir a aderência e, em seguida, a endocitose do agente infectante nas células do hospedeiro (para os parasitos endocelulares).

Esses **receptores** são constituintes protéicos, ou glicoprotéicos, da membrana celular.

Sua existência é uma característica genética do indivíduo, e sua capacidade de funcionar como base de um mecanismo de reconhecimento de outras moléculas é apenas o resultado da extraordinária coincidência de forma e complementaridade de algumas áreas de sua superfície com a de moléculas pertencentes a outros organismos — parasitos, por exemplo (ver o Cap. 1, item *A membrana celular*).

Reação Imunológica Inespecífica

A inflamação aguda é a resposta fisiológica normal do organismo frente a qualquer lesão produzida por parasitos ou outros agentes patogênicos. Ela tende a manter a integridade dos tecidos, limitando ou reparando os danos produzidos.

A **reação da fase aguda** é um conjunto de manifestações locais (produção de cininas, de metabólitos fosforados que causam vasodilatação e edema, bem como migração celular e coagulação) e manifestações gerais (febre, leucocitose, aumento de algumas proteínas plasmáticas etc.) que habitualmente resultam de reações em cascata, com a presença no soro das chamadas "proteínas da fase aguda", sintetizadas pelos hepatócitos em resposta a um sinal produzido pelos macrófagos, no local da inflamação.

Este fator estimulador dos hepatócitos, semelhante ao interferon-beta$_2$, é uma **interleucina** denominada IL-6. As proteínas da fase aguda incluem a ceruloplasmina, a proteína C reativa, a haptoglobina, acompanhadas da elevação dos níveis de fibrinogênio (que aumenta a hemossedimentação), dos fatores do complemento etc. Essas proteínas tendem a limitar o processo inflamatório, modular a resposta imunológica, e, sendo muitas delas antiproteases, inibem a ação das proteases dos microrganismos e dos leucócitos, que poderiam causar a lise de células muito além do foco inflamatório. No soro, observa-se, concomitantemente, diminuição da concentração de albumina, pré-albumina, transcortina e alfa$_2$-microglobulina.

Essa reação aguda não-específica teria a capacidade de conferir certa proteção inicial e criar as condições para um mecanismo imunológico mais prolongado (ver os Caps. 7 e 8).

Migrações Parasitárias e Fagocitose

Dentre os mecanismos de ação antiparasitária merece destaque especial, por sua importância, a **fagocitose** (Fig. 6.8) desenvolvida pelos polimorfonucleares e monócitos do sangue e pelos macrófagos e demais células do **sistema fagocítico mononuclear (SFM)**. Este último encontra-se distribuído por todo o organismo. Seus elementos fazem parte do tecido conjuntivo, mas predominam ao longo dos capilares (como células adventícias) e concentram-se em órgãos como o baço, o fígado, os gânglios linfáticos e outros tecidos linfóides (ver Pranchas).

Tais localizações são muito estratégicas, em vista das vias de penetração dos parasitos e das migrações ativas ou passivas que realizam no organismo. Estas são:

1. **Penetração parasitária pela pele.** Ocorre com freqüência, não só quando os parasitos dispõem de meios para franquear a barreira cutânea, como as larvas de muitos helmintos providos de glândulas de penetração (ancilostomídeos, estrongilóides, esquistossomos etc.), mas também quando a infecção é introduzida pela picada de um inseto (nas leishmaníases, tripanossomíases africanas, malária etc.) ou dá-se pela contaminação de lesões cutâneas (na tripanossomíase americana, filaríase linfática etc.).

A primeira reação do organismo estará representada por um **processo inflamatório local**, onde os leucócitos do sangue serão rapidamente mobilizados e as células do sistema fagocítico mononuclear das proximidades desempenharão papel preponderante.

Se a inoculação for intravascular, ou se os parasitos alcançarem as ramificações venosas antes que possam ser destruídos na pele, a torrente circulatória os levará ao coração direito e daí à *rede capilar do pulmão*, onde encontram o primeiro **leito vascular de circulação lenta**, e poderão ser destruídos pelos fagócitos dos septos alveolares.

Este filtro não é dos mais eficientes e muitos microrganismos, larvas etc. conseguem transpô-lo, voltando ao coração (esquerdo) e ganhando a circulação geral, através da aorta e seus ramos.

Os parasitos chegarão então às **redes capilares esplâncnicas**, das quais se destacam, por sua importância, a do fígado (capilares sinusóides revestidos pelas células de Kupffer) e do baço (com macrófagos igualmente ativos nas paredes dos seios vasculares e na polpa esplênica). Oitenta a 100% das bactérias injetadas por via intravenosa, em um coelho, podem ser eliminadas do sangue somente pelo leito vascular esplâncnico.

2. **Penetração parasitária por via oral.** Se a infecção ocorrer por via digestiva, topará imediatamente com importantes estruturas linfóides da mucosa e da submucosa (anel linfático de Waldeyer, placas de Peyer etc.).

Mas, se há invasão da circulação porta, o primeiro filtro será o fígado e, caso ele seja atravessado com êxito, os parasitos irão ter ao coração direito, pulmões, coração esquerdo e, novamente, à rede esplâncnica, como foi descrito antes.

3. **Vias de migração linfáticas.** Outra alternativa para os caminhos seguidos nos dois casos anteriores (depois de atra-

vessada a pele, a parede do tubo digestivo ou encontrando-se já em outros tecidos ou cavidades serosas) é serem os parasitos drenados por via linfática.

Então, como primeiro e mais eficiente dos filtros, encontrarão os **linfonodos** ou gânglios linfáticos. Nestes serão retidos e destruídos 99% dos estreptococos existentes nos vasos aferentes. Os microrganismos que superam essa difícil barreira chegam (através do canal torácico ou dos troncos linfáticos jugular e subclávio direito) às veias subclávias e braquiocefálicas, esquerda ou direita, seguindo então, com a circulação sangüínea, os percursos antes referidos.

Convém ressaltar que a rede linfática cutânea é extraordinariamente desenvolvida e que qualquer lesão cutânea pode conduzir à penetração de microrganismos no sistema vascular linfático.

Os capilares linfáticos, contrariamente ao que ocorre com os sangüíneos, permanecem abertos por muito tempo, depois de lesados, e drenam o território infectado, conduzindo os agentes patogênicos para os linfonodos regionais.

Assim, a **fagocitose** representa um dos mais senão o mais importante dos mecanismos de proteção natural, quando considerados isoladamente (Figs. 6.7 e 6.8).

A atividade fagocitária é bastante facilitada por mecanismos que promovem a migração dos polimorfonucleares e dos macrófagos e seu deslocamento em direção aos parasitos (quimiotaxia), bem como por fatores que asseguram a aderência dessas células aos parasitos, como o componente C3b do complemento.

Veremos adiante que há também mecanismos imunológicos que aumentam a atividade fagocitária, quando os anticorpos aderem à superfície do parasito e aos receptores de membrana dos macrófagos (opsonização).

Mas a atividade dos leucócitos polimorfonucleares depende também da presença de um tetrapeptídio — **tuftsina** — que é liberado pelo baço após a digestão enzimática de uma imunoglobulina G específica e ligada a células.

Infecções graves por bactérias extracelulares, freqüentes em indivíduos esplenectomizados, devem-se à falta desse fator.

Entretanto, algumas espécies de microrganismos são capazes de suportar a fagocitose e chegam a encontrar no sistema fagocítico mononuclear condições que assegurem sua sobrevivência e disseminação. Um bom exemplo é a *Leishmania donovani*, agente causal da leishmaníase visceral ou calazar, que pode ser considerado um parasito do SFM.

RESISTÊNCIA ADQUIRIDA

Os parasitos excretam, enquanto vivos, ou liberam, depois de mortos (ao se desintegrarem ou ao serem digeridos por macrófagos), substâncias que possuem propriedades singulares, pois são capazes de fixar-se a receptores específicos existentes na superfície das células do sistema imunitário, induzindo-as a produzir determinadas respostas imunológicas (imunização).

Tais substâncias recebem a denominação de **imunógenos**.

Por outro lado, quando essas mesmas substâncias, reagindo depois com os elementos do sistema imunológico, forem capazes de provocar o desencadeamento das respostas imunológicas, constituem os **antígenos** (ver o Cap. 7).

Dizemos que um antígeno é completo quando reúne propriedades imunogênicas e antigênicas, isto é, quando leva o organismo a desenvolver imunidade específica e, por outro lado, pode reagir com os anticorpos ou as células sensibilizadas e desencadear as reações imunológicas. Os **haptenos** são antígenos incompletos, pois, sendo moléculas relativamente pequenas, podem unir-se aos anticorpos que lhes correspondem, desencadeando uma reação imunológica, mas não podem por si sós induzir a imunidade.

Os **linfócitos** constituem o elemento central do sistema imunitário, contando-se por trilhões, no organismo do homem. Eles são 25% ou mais dos leucócitos que circulam no sangue. Duas classes de linfócitos — **T** e **B** — participam desses processos, dando lugar a dois tipos de resposta imunológica:

a) Os **linfócitos T** (ou células T, porque amadurecem no timo, conforme se verá adiante), após reconhecerem um determinado **imunógeno**, exposto em células apresentadoras de antígenos (macrófagos), são sensibilizados por esse imunógeno e formam clones que passam a circular no sangue.

Agora, quando ativados especificamente pelo antígeno que os sensibilizou, multiplicam-se rapidamente, formando populações de células capazes de produzir fatores solúveis (citocinas) ou desenvolver atividade citotóxica, reagindo diretamente com outras células ou com os microrganismos portadores do mesmo antígeno. Esse tipo de resposta, cujo agente executor é um linfócito T, é dito **imunidade celular**. Ele é também responsável pela **hipersensibilidade retardada**, na qual decorre um certo lapso de tempo entre o estímulo desencadeante e o aparecimento da resposta.

Quanto às **citocinas**, são proteínas solúveis produzidas por diversos tipos de células, do sistema imune ou não, sendo de dois tipos: as do tipo 1 compreendem o interferon-gama, a IL-2 e o fator de necrose tumoral; as do tipo 2 são as IL-4, IL-5 e IL-10. Uma vez secretadas, as citocinas têm a capacidade de alterar o comportamento ou as propriedades de outras células ou da própria célula que as produziu, podendo ativá-las ou desativá-las, bem como de produzir efeitos inflamatórios e reguladores.

b) Os **linfócitos B** (ou células B) são sensibilizados quando o antígeno reage diretamente com o receptor exposto em sua superfície, uma imunoglobulina. Então, multiplicam-se intensamente e se transformam em **plasmócitos**, que são células com abundante retículo endoplásmico granuloso, aptas a sintetizar em quantidade e a excretar um tipo especial de proteínas: os **anticorpos**.

Esses anticorpos são **imunoglobulinas** e pertencem à classe das gamaglobulinas. São moléculas dotadas de arquitetura muito particular, que circulam no sangue ou nos líquidos orgânicos, onde se combinam específica e firmemente com aquele **antígeno** que, ao estimular uma célula B, desencadeou sua produção.

Os linfócitos B são, pois, os agentes da **imunidade humoral**.

Ao reagirem com os respectivos antígenos, os anticorpos dão origem a compostos que podem precipitar-se (complexos antígeno-anticorpo insolúveis); ou que provocam a aglutinação dos microrganismos; ou ainda, que tornam mais fácil a fagocitose desses parasitos pelos macrófagos: este fenômeno é a **opsonização**.

A sensibilização das células B, que irá resultar na produção de anticorpos, começa ao estabelecer-se o parasitismo, e o nível de anticorpos produzidos tenderá a crescer até atingir concentrações que interfiram com a vitalidade dos parasitos, seja causando-lhes a morte, nos casos mais favoráveis para o paciente, seja limitando-lhes o desenvolvimento ou a reprodução. Neste caso, poderá estabelecer-se um certo equilíbrio parasito-hospedeiro que contribuirá para assegurar ou prolongar a sobrevivência de cada um dos elementos dessa associação.

Mas nem sempre os anticorpos ou a imunidade celular garantem proteção ou vantagem para o hospedeiro, na competição com o parasito. Em alguns casos, a reação antígeno-anticorpo desencadeia fenômenos que, por sua intensidade e efeitos, podem ser nocivos ao organismo do hospedeiro. Fala-se então de **hipersensibilidade**.

Os parasitos, por sua vez, podem dispor de mecanismos biológicos que neutralizem ou tornem inoperantes as reações imunológicas do hospedeiro (Fig. 6.1). No Cap. 7, passaremos em revista alguns desses mecanismos de escape dos parasitos.

Bases Celulares da Imunidade

ORIGEM DO SISTEMA LINFOCITÁRIO

A resposta imunológica parece ter-se desenvolvido em período relativamente tardio da evolução biológica, pois tem sido encontrada, em toda sua magnitude, apenas entre os vertebrados. No entanto, sua importância para a sobrevivência desses organismos é enorme, principalmente em relação à ação dos parasitos patogênicos, sejam eles vírus, bactérias, fungos, protozoários ou helmintos.

As funções imunológicas aparecem, de forma rudimentar, em peixes inferiores. Elas se aperfeiçoam progressivamente à medida que, nas diferentes classes de vertebrados, os órgãos linfóides também se diferenciem, até alcançarem pleno desenvolvimento nas aves e mamíferos.

O sistema linfocitário tem sua origem em células primitivas que aparecem primeiro no saco vitelino, depois no fígado fetal e, finalmente, na medula óssea.

Desse tronco comum resultarão dois tipos de células menos diferenciadas que darão descendência, por um lado, às células precursoras da **linhagem hematopoética** (origem das hemácias, neutrófilos, eosinófilos, basófilos, monócitos, mastócitos e plaquetas) e, por outro, às células precursoras da **linhagem linfocitária** (linfócitos B e linfócitos T) (Fig. 6.2).

Ainda que oriundas de um mesmo ramo, as células da linhagem linfocitária sofrem evolução distinta, segundo o órgão em que se processe sua diferenciação.

a) As que migram para o **timo** e completam sua evolução no microambiente proporcionado pelo estroma desse órgão, interagindo através das glicoproteínas da superfície das células tímicas e de seus produtos solúveis, passam a constituir uma população de linfócitos, denominados **linfócitos T** ou **linfócitos timo-dependentes**, que entre outras funções estarão encarregados da imunidade celular (isto é, mediada por células), bem como das reações da hipersensibilidade retardada e da rejeição de enxertos (transplantes).

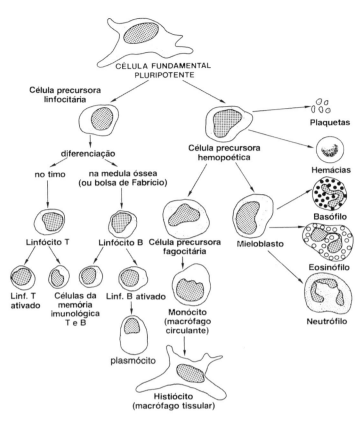

Fig. 6.2 Origem das células do sistema linfocitário, do sistema macrofágico e dos elementos figurados do sangue, a partir de células indiferenciadas e totipotentes do saco vitelino, do fígado fetal ou da medula óssea.

b) As que se diferenciam em outros órgãos (medula óssea de mamíferos) dão origem a outra população de células linfocitárias — os **linfócitos B** — relacionadas com a produção de anticorpos circulantes específicos, isto é, com a secreção de vários tipos de imunoglobulinas.

Nas aves, a diferenciação dos linfócitos B tem lugar na **bolsa de Fabrício** — uma estrutura derivada de pregas da região dorsal da cloaca do embrião (o que originou sua designação com a letra **B**, de bolsa).

Depois de diferenciados, tanto os linfócitos B como os T migram dos órgãos linfóides primários (medula óssea, timo) e vão povoar os órgãos linfóides secundários: baço, linfonodos, amígdalas, apêndice cecal, folículos linfóides e placas de Peyer ou a lâmina própria do intestino.

Se no embrião de galinha for suprimida a bolsa de Fabrício, a ave ficará privada de linfócitos B e da capacidade de produzir imunoglobulinas.

A timectomia de um camundongo recém-nascido, por outro lado, impede a diferenciação dos linfócitos T (timo-dependentes) em seu organismo, ficando abolidas as funções que se relacionem com a rejeição de enxertos ou com a hipersensibilidade retardada.

No homem, são conhecidas algumas doenças congênitas que se acompanham de agamaglobulinemia e, portanto, de incapacidade para produzir anticorpos (doença de Bruton); ou de anomalias no desenvolvimento do 3º e do 4º arcos branquiais (síndrome de Di George, com ausência congênita do timo e das paratireóides, anomalias aórticas, faciais etc.), que mostram deficiência na produção de linfócitos T e falta de imunidade celular.

MOLÉCULAS DE SUPERFÍCIE DOS LINFÓCITOS

Na membrana celular dos leucócitos e plaquetas encontram-se diversas moléculas que se expressam temporariamente durante a diferenciação ou que são características de cada linhagem de células.

Como essas moléculas podem ser usadas para distinguir populações ou subpopulações de células, são conhecidas como **receptores**, **antígenos de membrana** ou **fatores de reconhecimento**, que se relacionam com certas características dessas células. Elas recebem, segundo nomenclatura padronizada, denominações como CD1, CD2, CD3 etc. ou, mesmo, CD1a, CD1b e CD1c, p. ex.

Os componentes do sistema CD (do inglês: *cluster designation*) são identificáveis mediante uso de anticorpos monoclonais fluorescentes, empregados como sondas específicas para cada receptor, o que torna possível contar e separar (com equipamentos como o da citometria de fluxo) cada tipo de célula marcada, quer pelo tamanho, quer pela intensidade da fluorescência. Em muitos casos, a função da molécula utilizada como marcadora é conhecida, mas, de qualquer forma, a identificação precisa das células do sistema imunológico já revolucionou o estudo dos linfócitos e de suas funções.

LINFÓCITOS B E PLASMÓCITOS

A membrana celular (conforme vimos no Cap. 1) comporta-se como organela sensorial que funciona avaliando as condições do meio exterior, através de mecanismos de reconhecimento localizados nas proteínas inseridas em sua espessura. Algumas dessas proteínas são **imunoglobulinas**, outras são estruturas que compõem o **sistema principal de histocompatibilidade** (ou **MHC**).

Na superfície dos linfócitos B imaturos, que estão se desenvolvendo na medula óssea e, depois, nos centros germinativos, surgem (em conseqüência de rearranjos de determinados genes) imunoglobulinas de diferentes tipos.

Segundo o tipo de imunoglobulina presente na membrana, eles são capazes de formar diferentes classes de anticorpos, denominados IgA, IgD, IgE, IgG ou IgM. Como se verá no Cap. 7 (**Mecanismos executores da resposta imunológica**), cada um desses antígenos de membrana possui um **sítio ativo** cuja conformação, sendo muito variada, é capaz de reconhecer e fixar apenas um determinado tipo de antígeno. O número de tais receptores, uniformemente distribuídos por toda a superfície da membrana e sempre iguais, em cada célula, é da ordem de cem mil por célula.

Cada linfócito maduro tem a capacidade de reagir, em geral, com uma só espécie de antígeno. A população de células B é constituída, em verdade, por milhares de subpopulações (ou **clones**) que se caracterizam, do ponto de vista de sua especificidade imunológica, pela imunoglobulina específica de que são portadoras.

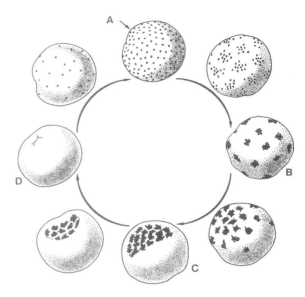

Fig. 6.3 Redistribuição dos receptores da membrana (que são imunoglobulinas aí implantadas), depois do tratamento com anti-Ig. *A*. A presença de receptores uniformemente distribuídos em toda a superfície da membrana, dos linfócitos B, pôde ser demonstrada (a 4°C) mediante sua combinação com um anticorpo específico anti-Ig (marcado com fluoresceína). *B*. Em temperatura ambiente, vê-se que os anticorpos ligados à membrana começam a agregar-se, logo em seguida, e formam manchas fluorescentes na superfície celular. *C*. Ao fim de algum tempo, todas as manchas confluem para formar um capuz fluorescente. *D*. Finalmente, um processo de endocitose levará esses complexos antígeno-anticorpo para o interior da célula, onde irão constituir o sinal para a ativação dos linfócitos. Mas não tardarão a aparecer novamente outras moléculas de imunoglobulinas superficiais para restabelecer a situação descrita em *A*.

Quando determinado linfócito B entra em contato com o antígeno que lhe corresponde, forma-se uma combinação do tipo antígeno-anticorpo ao nível dos receptores. Estes receptores não ocupam posições rígidas, mas gozam de certa mobilidade, de certa fluidez na superfície da membrana celular.

Observados à temperatura de 4°C, pelo método de imunofluorescência, vê-se que a distribuição é uniforme; mas desde que a temperatura comece a subir, a fluorescência vai acumular-se em manchas que seguirão confluindo até formarem um capuz, num dos pólos da célula. Segue-se processo de endocitose, pelo qual o material formado pelos complexos antígeno-anticorpo é interiorizado (Fig. 6.3).

Esse fenômeno parece constituir o sinal que desencadeará as reações seguintes, de importância fundamental nos mecanismos da imunidade adquirida:

a) modificações dos pequenos linfócitos de determinado clone, cujos núcleos e citoplasmas aumentam de volume, e desencadeamento de mitoses sucessivas (**reação blástica**) que levam a considerável multiplicação desse clone de células ativadas;

b) transformação dos linfócitos em **plasmócitos**, caracterizada sobretudo pelo desenvolvimento do aparelho de Golgi, do retículo endoplásmico e dos ribossomos. O citoplasma abundante cora-se, então, intensamente em azul, pelos métodos derivados do Romanowski;

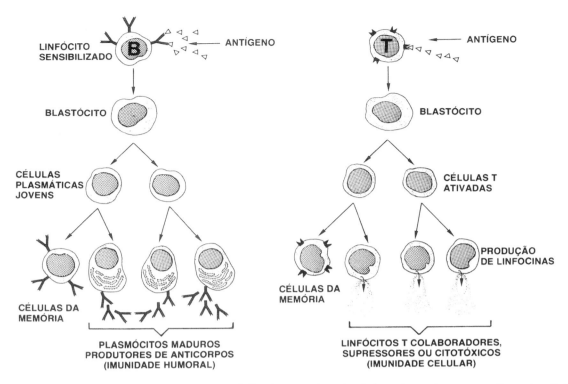

Fig. 6.4 Respostas desenvolvidas pelos linfócitos B e T sensibilizados, quando estimulados pelos antígenos específicos. As células B ativadas multiplicam-se, transformam-se em plasmócitos e produzem anticorpos específicos, ou formam células B da memória imunológica. As células multiplicam-se e segregam linfocinas, ou formam células T da memória imunológica.

c) grande produção e excreção de moléculas de imunoglobulinas de tipo específico, isto é, o anticorpo que corresponde ao antígeno desencadeador do processo (Fig. 6.4).

LINFÓCITOS T

Morfologicamente a distinção entre células **B** e **T** só se faz à microscopia eletrônica de varredura, pois a superfície dos linfócitos T é relativamente lisa, enquanto a dos B mostra-se pilosa, devido ao grande número de expansões citoplásmicas. A maneira inicial para distingui-los baseou-se no fato de que tanto os linfócitos B como os T possuem, em suas membranas, moléculas ou receptores que os caracterizam.

Os linfócitos T humanos, por exemplo, aderem às hemácias de carneiro, produzindo aglomerados em forma de rosáceas.

Essa propriedade, exclusiva dos linfócitos T, deve-se à presença dos grupos moleculares CD2 na superfície da membrana que podem reconhecer e reagir com grupos correspondentes existentes nas hemácias de carneiro. Dessa maneira, consegue-se não só caracterizar, como isolar ou contar esses linfócitos humanos.

De acordo com os tipos de receptores que as células T vão apresentando durante sua diferenciação, formam-se subpopulações de células com propriedades bem definidas e com funções particulares.

Em verdade, os linfócitos T constituem uma classe de células heterogêneas, tanto do ponto de vista bioquímico como funcional.

Os linfócitos T apresentam o complexo CD3 em sua superfície e podem ser divididos em duas populações distintas, identificadas através das cadeias de seu receptor de célula T (TCR, do inglês *T cell receptor*): linfócitos T$\alpha\beta$ e linfócitos T$\gamma\delta$.

Estes TCR apresentam ampla diversidade de seqüências de aminoácidos em suas cadeias, cada linfócito tendo um tipo único de TCR, o que faz com que o sistema imunológico seja dotado de linfócitos capazes de reconhecer praticamente todo tipo de antígeno existente na natureza.

Os linfócitos T$\alpha\beta$ constituem 95% das células do sistema, estando presentes em todos os órgãos. Os linfócitos T$\gamma\delta$ são uma minoria (5%) e suas localizações ficam mais restritas à pele e à mucosa intestinal.

Os linfócitos T$\alpha\beta$ formam duas subpopulações, de acordo com seu co-receptor ser T CD4$^+$ ou T CD8$^+$.

De acordo com os tipos de receptores que as células T apresentem durante sua diferenciação, formam-se subpopulações de células com propriedades e funções bem definidas. Os linfócitos T constituem uma classe de células heterogêneas, tanto do ponto de vista bioquímico como funcional.

Assim, suas células precursoras (células pro-T) podem expressar na membrana, além de proteínas do complexo CD3, os receptores $\gamma\delta$T, ou os receptores $\alpha\beta$T. Depois de ativados e de se multiplicarem intensamente, podem formar, entre muitos outros, os clones de:

- Células T auxiliares (apresentando o receptor T$\alpha\beta$; subpopulação que expressa moléculas CD4) e que exercem influência sobre a resposta imune dos linfócitos B e T.
- Células T citotóxicas (apresentam T$\alpha\beta$ e expressam a molécula CD8) que induzem a morte das células-alvo.

Células T CD4+. Produzem substâncias biologicamente ativas, denominadas coletivamente citocinas ou interleucinas, que ampliam consideravelmente a reação inflamatória que se desenvolve em torno dos parasitos. As citocinas compreendem, entre outros, alguns fatores citotóxicos, quimiotáticos e ativadores de macrófagos. Depois de ativados, os macrófagos passam a fagocitar e destruir parasitos e células-alvo. As células T auxiliares ativam também linfócitos B através de suas citocinas.

Há também um grupo de células T CD4+CD25+, capaz de produzir citocinas com propriedades antiinflamatórias, suprimindo respostas imunológicas inapropriadas, o que facilitaria a homeostase. São as chamadas células T regulatórias.

Células T CD8+. Destroem diretamente as células-alvo que têm na superfície antígenos contra os quais estão preparadas. Estes são antígenos de aderência e que disparam o dispositivo agressor do linfócito T.

Tais mecanismos agem inclusive sobre as células do hospedeiro habitadas por protozoários e sobre células alteradas pelo parasitismo.

Os linfócitos T CD8+ secretam grânulos que, ao penetrarem nas células-alvo, levam-nas à morte por apoptose.

Células NK (do inglês, *natural killer cells*). Constituem uma pequena população de linfócitos que diferem dos demais linfócitos, desempenhando atividades citotóxicas inespecíficas sobre células infectadas ou sobre tumores, sem necessidade de sensibilização ou contato anterior. Elas desempenham papel importante na resposta imune inata.

A função citotóxica é exercida através da interação de anticorpos que se ligam às células-alvo e simultaneamente às células NK.

CÉLULAS DA MEMÓRIA IMUNOLÓGICA

Além dos linfócitos ativados que passam a desempenhar logo suas funções, segundo sua natureza, mas cuja vida é relativamente curta, encontram-se no sangue e nos tecidos outros linfócitos que se conservam de pequeno talhe e são dotados de grande longevidade (muitos meses ou anos).

Eles também foram ativados, mas em lugar de responder imediatamente com a multiplicação clonal e diferenciação em plasmócitos, guardam o que se convencionou chamar de "memória" desse primeiro contato com o antígeno específico e só entram em atividade por ocasião de um novo encontro com o mesmo antígeno, meses ou anos depois.

Essas células da "memória imunológica" são as que respondem a uma segunda inoculação imunizante desenvolvendo-se mais rapidamente e com produção de anticorpos mais intensa que os linfócitos que foram ativados na primeira inoculação. As células da memória imunológica podem ser linfócitos B ou T.

Supõe-se que as células B da memória imunológica tenham sua origem nos centros germinativos dos corpúsculos de Malpighi. Aí, os macrófagos dendríticos, que com suas numerosas ramificações formam a trama de sustentação dos **linfoblastos**, retêm em sua superfície os complexos antígeno-anticorpo trazidos pelo sangue.

Esses macrófagos fixos (histiócitos) não são capazes de ingerir e digerir tais complexos, mas conservam o antígeno em suas membranas por muitas semanas ou meses, podendo assim ativar os linfócitos B da memória imunológica que aí se formarem.

CIRCULAÇÃO LINFOCITÁRIA

Observa-se no organismo uma circulação contínua de linfócitos do sangue para os tecidos e, destes, novamente para o sangue.

Os linfócitos saem da corrente sangüínea por entre as células endoteliais das vênulas, nos gânglios; ou através da parede dos capilares e pequenos vasos, no baço, nas estruturas linfóides e em outros órgãos. O baço recebe maior quantidade de linfócitos que qualquer outro órgão, dada a intensidade da circulação sangüínea que o atravessa.

Após uma demora variável nos tecidos, os linfócitos que retornam à circulação passam através dos linfonodos e troncos linfáticos, do canal torácico e das veias subclávias; ou diretamente do baço à circulação venosa.

As células T representam 85% dos linfócitos do canal torácico e 75% dos que circulam no sangue. As células B ficam mais tempo vinculadas aos tecidos linfóides e hematopoéticos.

Nos linfonodos (Fig. 6.5), os linfócitos B ocupam de preferência a camada cortical externa e se acumulam em torno dos centros germinativos, enquanto os linfócitos T habitam essencialmente a zona profunda. Nos cordões medulares, predomina a população B, havendo aí também grande abundância de plasmócitos produtores de imunoglobulinas.

As razões dessa distribuição celular não são ainda conhecidas.

A trama do linfonodo compreende macrófagos disseminados por todas as camadas (células reticulares), que revestem também os espaços sinusóides por onde circula a linfa. Macrófagos de aspecto dendrítico e altamente especializados encontram-se nos centros germinativos (ver Pranchas).

No baço, também, as populações de células B e T ocupam localizações preferenciais. A polpa branca é formada por nódulos linfáticos (corpúsculos de Malpighi) e pelas bainhas das artérias centrais.

Ao chegarem, os linfócitos B e T ocupam juntos as zonas marginais da polpa branca; horas depois, porém, as células T começam a migrar para as bainhas periarteriais e, mais tarde,

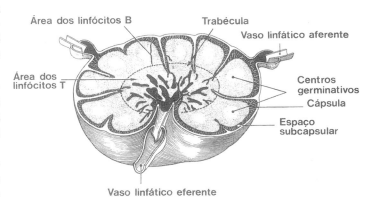

Fig. 6.5 Estrutura do gânglio linfático. Na área cortical estão os nódulos linfáticos, que são acúmulos de linfócitos B, tendo um centro germinativo onde se encontram células indiferenciadas em multiplicação (linfoblastos) e macrófagos de aspecto dendrítico. Na área medular, os linfócitos T ocupam o espaço entre os nódulos e os cordões medulares. Nestes últimos, predominam as células T, mas os plasmócitos são aí abundantes.

retornam à circulação, de modo que 24 horas depois apenas um quarto dos linfócitos T ainda permanece no baço.

Os linfócitos B concentram-se nos nódulos linfáticos, geralmente em torno de um centro germinativo (onde se reproduzem os **linfoblastos** formadores de células da memória imunológica), bem como na polpa vermelha (Fig. 5.5).

Aí permanecem mais de 24 horas. Dos linfócitos que se encontram no baço, constatou-se que apenas a metade participa ativamente do movimento circulatório, conservando-se os demais estacionários nesse órgão.

Macrófagos e Outras Células do Sangue e dos Tecidos

OS MACRÓFAGOS

Os fagócitos mononucleares ou **macrófagos** (Figs. 6.6 a 6.8 e Pranchas) são células fundamentais, encontradas nos organismos dos animais, ao longo de toda a escala zoológica.

As próprias amebas são células desse tipo, que se caracterizam pela capacidade de fagocitar e digerir. Nos organismos superiores, eles tiram sua origem de células fagocitárias do embrião que, depois, sob a forma de monoblastos e promonócitos da medula óssea, seguem dando lugar à formação de elementos diversos, dentre os quais destacaremos os seguintes:

Monócitos. Já descritos no Cap. 5, como elementos do sangue. Possuem um aparelho de Golgi bem desenvolvido, mitocôndrias amplamente distribuídas no citoplasma e lisossomos. Comportam-se como células fagocitárias muito ativas e apresentam na superfície da membrana celular receptores para imunoglobulinas (IgG) e para um elemento do complemento: C3 (Fig. 6.6).

Além da população de monócitos que circula no sangue, há uma outra que vive marginalizada na superfície externa dos vasos sangüíneos, em todas as partes do organismo. Esta é três vezes maior que a população circulante.

No sangue os monócitos permanecem menos de três dias, migrando para fora dos espaços vasculares em ritmo bastante rápido (7 milhões de células por hora e por quilograma de peso corporal) e transformando-se em **macrófagos teciduais**.

Macrófagos dos Tecidos. Estão amplamente distribuídos em todos os órgãos e tecidos, concentrando-se principalmente naqueles mais ricos em sangue, particularmente no fígado (onde constituem as **células de Kupffer**, que revestem os capilares sinusóides hepáticos), no baço, nos linfonodos e outras formações linfóides (células marginais dos sinusóides e células reticulares), nos pulmões (células de poeira), no sistema nervoso (células da micróglia), na medula óssea, no tecido conjuntivo, nas serosas etc. (Fig. 6.7). Eles formam parte do sistema fagocítico mononuclear (**SFM**).

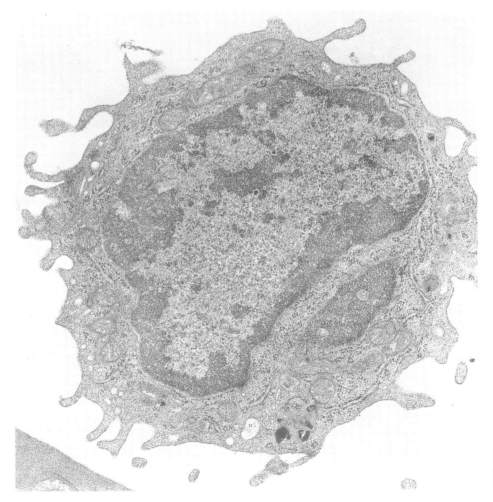

Fig. 6.6 Monócito do sangue, visto à microscopia eletrônica, com aumento de 25.000 ×. (Original de R. Milder.)

Macrófagos nas Inflamações. Com o uso de radioisótopos, demonstrou-se que os macrófagos que se acumulam em um foco inflamatório agudo provêm quase sempre dos monócitos do sangue. Alguns, porém, teriam sua origem nos histiócitos, isto é, nos macrófagos fixos dos tecidos.

Uma característica importante dos macrófagos é sua capacidade de reconhecer certos materiais como não sendo inerentes ao organismo do indivíduo (como sendo não-próprios). Aí se incluem, além das substâncias estranhas e os parasitos, também as células alteradas ou cancerosas.

Os mecanismos envolvidos nesse reconhecimento são múltiplos e ainda não totalmente definidos.

O fato de organismos (mesmo pouco diferenciados) exibirem em seus amebócitos a capacidade de distinguir aquilo que lhes é próprio daquilo que não é indica a existência provável de dispositivos primitivos para esse fim.

Como já foi mencionado anteriormente, a capacidade de reconhecer certos materiais está relacionada com a presença, na membrana celular, de **receptores** com afinidades bioquímicas para determinados produtos ou grupos moleculares antigênicos. O reconhecimento pode depender de prévia combinação do material estranho (que pode conter uma fração formada por proteínas, glicoproteínas, carboidratos, lipídios etc.) com imunoglobulinas.

Os sítios receptores mais bem estudados em macrófagos são aqueles capazes de combinarem-se com imunoglobulinas G (ou IgG) e aqueles que se ligam ao fragmento C3b do complemento. A fixação do macrófago ao material estranho, seja diretamente por um sítio receptor específico ou indiretamente mediante combinação prévia com IgG ou com complemento, é a condição preliminar para se operar a fagocitose e, depois, a digestão intracelular desse material (Figs. 6.7 e 6.8; ver também o Cap. 7).

LEUCÓCITOS POLIMORFONUCLEARES

Esses leucócitos têm sua origem na medula óssea e, ao completarem sua diferenciação, passam a circular na corrente sangüínea, de onde migram para os tecidos a fim de cumprirem suas funções respectivas. Já vimos no Cap. 5 que são de três

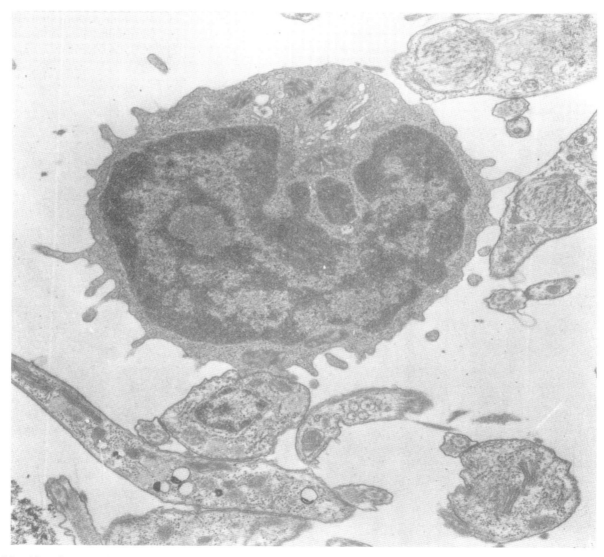

Fig. 6.7 Macrófago imaturo, do peritônio de camundongo, que adere à superfície de tripanossomos inoculados experimentalmente, antes de proceder à fagocitose, conforme se vê na Fig. 6.8. (Foto em microscopia eletrônica com aumento de 18.000 ×; original de R. Milder.)

tipos: neutrófilo, eosinófilo e basófilo. Estudaremos, agora, mais detalhadamente suas funções e mecanismos de ação nos processos de proteção do organismo.

Neutrófilos. Na medula óssea tem lugar a multiplicação dos **mieloblastos** que se diferenciam, em seguida, transformando-se em **promielócitos** e **mielócitos**, ao fim de 7,5 dias. Segue-se uma fase pós-mitótica (**metamielócitos**), durante mais 6,5 dias, em que essas células se diferenciam em neutrófilos, passando pelas fases de **bastonetes** (quando o núcleo assume a forma de barra ou bastão) e de neutrófilos maduros (com o núcleo já segmentado em três ou quatro lóbulos).

O mielócito tem um núcleo grande e oval, com um aparelho de Golgi bem desenvolvido, muitas mitocôndrias e abundante retículo endoplásmico granuloso. No decurso da diferenciação, há produção de grânulos no citoplasma que se destacam do aparelho de Golgi e passam a constituir lisossomos, contendo sob forma concentrada numerosas enzimas, assim como lisozima e proteínas antibacterianas.

Próximo do fim dessa evolução, mitocôndrias e ribossomos reduzem-se em número; atrofia-se o retículo endoplásmico e o aparelho de Golgi; o citoplasma diminui e o núcleo começa a segmentar-se.

Completado o processo, em cerca de duas semanas, **bastonetes** e **segmentados** migram para a corrente sangüínea (Fig. 6.2).

No sangue, uma parte da população de neutrófilos mantém-se em circulação enquanto outra, pouco mais numerosa, permanece aderida à parede dos vasos. Há porém, entre ambas, franco intercâmbio. A meia-vida dos neutrófilos no sangue é de 6,5 horas, passando daí para os tecidos, onde completam sua existência total com mais 1 a 3 dias.

Em um homem de 70 kg, estima-se que a produção de neutrófilos é da ordem de 114 bilhões de células por dia, o que equivale à total renovação da população de neutrófilos sangüíneos cinco vezes por dia. Para cada neutrófilo circulante há 30 outros ainda na medula, isto é, uma reserva para seis dias. Mas em pacientes com infecções graves esse estoque pode cair para um terço do normal.

A escassez de neutrófilos, ou **neutropenia**, pode ser o resultado de intensa destruição dessas células, causada por infecções ou por hiperesplenismo. Também pode ser devida a uma população deficiente (como quando se empregam medicamentos citotóxicos), ou a uma liberação reduzida pela medula óssea, ou ainda a um aumento da população marginal.

Um excesso de neutrófilos no sangue circulante, ou **neutrofilia**, pode resultar quer da mobilização de parte da população marginal, quer de uma produção medular aumentada ou da passagem acelerada da medula para o sangue, assim como de uma reduzida destruição.

Fatores que estimulam a multiplicação destas células já foram isolados do soro, dos rins, da urina, do timo, dos monócitos e de macrófagos, enquanto os próprios granulócitos exercem ação depressora sobre a produção medular.

Em um tecido normal, os neutrófilos parecem mover-se ao acaso; mas, quando se produz um foco inflamatório, a movimentação passa a ser direcional, aparentemente sob a influência de estímulos quimiotáxicos. Entre outras, podem exercer essa influência pequenas moléculas protéicas, resultantes da ativação do sistema complemento (C3a, C5a e C567), como veremos adiante.

Também provocam resposta quimiotáxica muitas bactérias, leucócitos degenerados e outras células alteradas dos tecidos.

O reconhecimento de corpos estranhos e a fagocitose se fazem como nos macrófagos. Alguns microrganismos são reconhecidos e fagocitados mesmo na ausência de soro, mas em geral a atividade dos neutrófilos depende da ação opsonizante de imunoglobulinas (sobretudo IgG) para as quais existem receptores na membrana dos granulócitos.

Por vezes, é necessária, também, a participação de elementos do complemento: C3b tem um forte poder opsonizante.

Desde que um microrganismo se fixe à membrana do neutrófilo e esta comece a invaginar-se, tem início um processo de desgranulação. Consiste ele na fusão da membrana dos lisossomos com a do vacúolo digestivo e esvaziamento de seu conteúdo enzimático.

Antes que o vacúolo digestivo se feche sobre a partícula fagocitada, parte das enzimas derramadas pelos lisossomos se difunde no meio. Assim se explica, ao menos parcialmente, a presença de variadas espécies de enzimas nos líquidos inflamatórios. Fagocitose e digestão podem ter lugar tanto em condições anaeróbias como aeróbias. O *Toxoplasma* consegue escapar a essa digestão por um mecanismo que bloqueia a fusão dos lisossomos com os vacúolos digestivos.

Após três dias de existência, os neutrófilos, que de hábito não parecem regressar à circulação sangüínea, degeneram e são removidos dos tecidos pela ação dos macrófagos.

Eosinófilos. Distinguem-se dos neutrófilos pelo núcleo bilobado, assim como pelas granulações grandes e refringentes, com afinidades tintoriais pela eosina (Fig. 5.8).

Seus lisossomos são de dois tipos: uns esféricos, homogêneos, densos à microscopia eletrônica e contendo fosfatase ácida; outros contêm cristalóides, grande quantidade de proteínas básicas e zinco, e apresentam atividade peroxidásica.

Eles encerram várias enzimas (beta-glicuronidase, arilsulfatase, quininase, catepsinas, ribonuclease e desoxirribonuclease), mas não contêm lisozima.

Para cada eosinófilo que circula no sangue, há 100 a 300 de reserva na medula óssea e outro tanto nos tecidos.

Gastam 3 a 4 dias para amadurecer, na medula, mas depois só contam com poucas horas de existência no sangue. Logo vão ocupar posição marginal nos vasos e passam para os tecidos, nos quais a quimiotaxia vai orientá-los em direção aos locais onde irão agir.

Nos focos inflamatórios agudos, acumulam-se em pequeno número, mas concentram-se quando há um processo inflamatório crônico, sobretudo lá onde se depositam complexos antígeno-anticorpo ou onde a histamina e outros produtos elaborados por mastócitos (ver adiante) atuam como estímulos quimiotáxicos.

Os eosinófilos fagocitam avidamente certos complexos antígeno-anticorpo, mormente se estes formarem precipitados insolúveis. Fagocitam como os neutrófilos mas, tendo menor capacidade para digerir microrganismos, sua importância na defesa antimicrobiana parece reduzida.

No entanto, desempenham papel de relevo na proteção de ratos e camundongos contra *Schistosoma mansoni*, pois des-

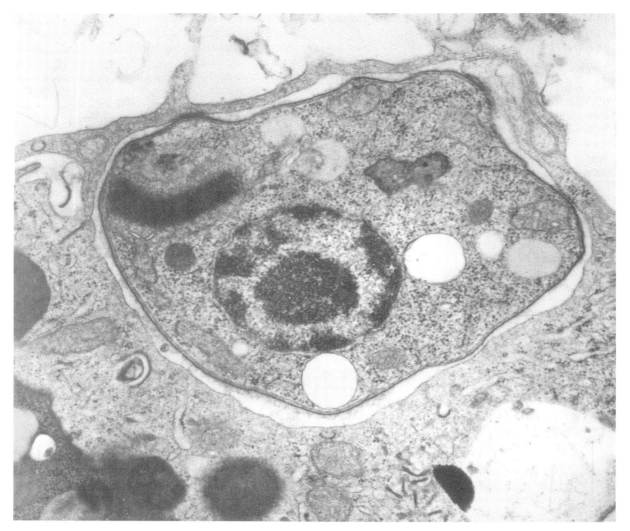

Fig. 6.8 Atividade fagocitária dos macrófagos. Fase final da fagocitose de uma forma amastigota de *Trypanosoma cruzi*, vendo-se ao alto, à direita, o processo de fechamento do fagossomo. O glicocálice é bem evidente na membrana do parasito. (Aumento de 36.000 ×; microfoto original de R. Milder.)

troem as formas larvárias do helminto quando em presença de anticorpos específicos (IgG) ou de complemento.

Os eosinófilos parecem desempenhar também função reguladora nos processos inflamatórios crônicos, reduzindo-lhes a intensidade e a duração. Tal ação homeostática é particularmente importante nos fenômenos de natureza alérgica, de onde removem os mediadores liberados pelos mastócitos.

A **eosinofilia** é particularmente acentuada nas doenças alérgicas, nas infecções parasitárias (sobretudo helmintíases) e nas reações a determinadas drogas.

Basófilos. Têm origem semelhante à dos neutrófilos e eosinófilos, na medula óssea, caracterizando-se pelo núcleo grande e lobulado, geralmente em forma de S (Fig. 5.8), e pelas granulações citoplásmicas grandes, irregulares, que se coram fortemente em púrpura com os corantes azuis (metacromasia). Esses lisossomos contêm, além de várias enzimas (peroxidases, desidrogenases, mas não hidrolases), também histamina e heparina. Os basófilos são numericamente escassos no sangue e nos tecidos.

As imunoglobulinas IgE ligam-se seletivamente à membrana celular dos basófilos e, quando se combinam com um antígeno específico, provocam a desgranulação do leucócito que, assim, lança no meio seu conteúdo de substâncias com pronunciada ação farmacológica: histamina e outros mediadores vasoativos, envolvidos na reação alérgica.

7

Mecanismos Executores da Resposta Imunológica

NATUREZA DOS ANTÍGENOS
OS ANTICORPOS
   Estrutura e função das imunoglobulinas
   As classes de imunoglobulinas
INTERAÇÃO CELULAR E RESPOSTA IMUNOLÓGICA
   Ativação de linfócitos B
      Cooperação entre linfócitos B e T
      Ativação de linfócitos B por macrófagos
   Síntese de imunoglobulinas e sua regulação
      Produção de imunoglobulinas
      Regulação da produção
   A reação antígeno-anticorpo
   Ação antiparasitária mediada por óxido nítrico (NO)

SISTEMA COMPLEMENTO
   Nomenclatura dos componentes do sistema complemento
   Ativação do sistema complemento
      Via clássica de ativação
      Via alternativa de ativação
      Mecanismos reguladores
TIPOS DE RESPOSTA IMUNOLÓGICA
   A resposta primária
   A resposta secundária
IMUNIDADE NAS INFECÇÕES HELMÍNTICAS
   Evasão dos parasitos aos dispositivos protetores do hospedeiro
   Imunodepressão e parasitoses

NATUREZA DOS ANTÍGENOS

Emprega-se atualmente a palavra **imunógeno** para nomear toda substância que, introduzida no organismo de um animal, é capaz de provocar a formação de **anticorpos**. Diversos tipos de compostos são imunogênicos. A maioria deles são proteínas, outros são polissacarídios, puros ou combinados com polipeptídios. Os lipídios, por si mesmos, são imunógenos medíocres.

A propriedade de combinar-se especificamente com anticorpos preformados caracteriza o que chamamos de **antigenicidade** e o grupo químico que a possui é um **antígeno**.

Uma das condições fundamentais da antigenicidade é a capacidade que têm certas estruturas químicas, existentes na superfície de macromoléculas, para ligarem-se a **receptores** que se encontram na membrana de algum clone de **linfócitos** ou de outras células do **sistema imunológico**, em determinado organismo.

Essa ligação revela a complementaridade das estruturas do antígeno e do receptor.

Se a célula for estimulada por essa ligação a multiplicar-se e a sintetizar moléculas análogas ao receptor, estará produzindo um **anticorpo específico** para o antígeno que desencadeou o processo.

Algumas moléculas de pequeno tamanho podem vir a desencadear uma resposta imune, desde que se liguem com macromoléculas.

Elas são consideradas imunógenos incompletos e denominadas **haptenos** (do grego *hapto*, prender).

O estudo dessas substâncias conduziu a caracterizar os imunógenos como:

a) moléculas grandes, com peso não inferior a 10 kDa, e tanto mais ativas quanto maiores;

b) com estrutura complexa, sendo necessário um mínimo de três aminoácidos diferentes para que um polipeptídio seja imunogênico; por isso alguns polímeros que se mostram eficientes como imunógenos perdem essa qualidade quando sob a forma de monômeros;

c) quase sempre, procedentes de organismos de outra espécie. Com exceção de alguns haptenos, são substâncias naturais e mostram-se mais ativas quando procedem de espécies zoologicamente afastadas daquela que vai produzir os anticorpos.

Assim, quando a soroalbumina retirada de um coelho é injetada em outro coelho, não há produção de anticorpos contra essa proteína, mas sim sempre que injetada em animais de outra espécie.

Isso demonstra que a imunogenicidade não é propriedade inerente à molécula do antígeno, mas depende de um sistema biológico que reconhece no material antigênico uma substância estranha a seu organismo;

d) devem ser moléculas assimiláveis e permanecerem na circulação por tempo suficientemente longo (o que não sucede com as moléculas pequenas, que saem rapidamente dos vasos).

Com os haptenos pôde-se verificar que determinados grupos químicos, que se repetem na estrutura da molécula, são responsáveis pela formação de anticorpos específicos.

E são esses mesmos grupos que reagem com os anticorpos. Eles são os **grupos determinantes** da antigenicidade e ocupam na superfície molecular áreas ou **sítios reagentes** geralmente pequenos.

Esses sítios costumam apresentar-se como superfícies relativamente rígidas, sem o que as ligeiras mudanças de forma ou de tamanho desses domínios poderiam impedir um ajuste adequado para a reação com o anticorpo, que se deve a ligações não-covalentes.

Em geral, o requisito preliminar e mais importante para que determinado material tenha caráter antigênico é ser geneticamente estranho ao organismo do hospedeiro, ou melhor, a seu sistema imunológico.

Nos casos em que substâncias próprias de um indivíduo adquiram propriedades antigênicas, sua razão encontra-se provavelmente no fato de terem sofrido modificações estereoquímicas (seja devido a processos patológicos desencadeados por agentes infecciosos ou parasitários, seja por alterações degenerativas ou neoplásicas), de modo que já não sejam reconhecidas como próprias.

O organismo também pode ter seu mecanismo de reconhecimento do que lhe é próprio perturbado, se antígenos exógenos (presentes em parasitos, por exemplo) se assemelharam a suas estruturas, dando origem a reações cruzadas, como a que ocorre entre o *Trypanosoma cruzi* e o tecido cardíaco ou o tecido nervoso.

Na prática, os antígenos apresentam-se como formando parte de células (hemácias, p. ex.) ou de organismos parasitas (vírus, bactérias, protozoários, helmintos etc.)

Cada um desses organismos compõe-se de substâncias, ou elabora produtos que podem apresentar caráter imunogênico. Assim, um mesmo parasito pode introduzir no organismo de seu hospedeiro dezenas ou centenas de antígenos diferentes, que provocarão a elaboração de outras tantas variedades de anticorpos.

Alguns antígenos mostram-se muito específicos, outros são comuns a vários tipos de organismos.

Os antígenos **A**, **B** e **O**, que caracterizam os grupos sangüíneos humanos, estão largamente disseminados na natureza, sendo encontrados, por exemplo, em muitas espécies de bactérias, particularmente coliformes, em fungos, parasitos e outros vertebrados e, até mesmo, em plantas.

Ainda que procedam de uma mesma fonte, os vários materiais antigênicos podem ter valor muito diferente quanto à capacidade de estimular respostas imunológicas e quanto ao significado dessas respostas para o desenvolvimento das relações parasito-hospedeiro.

Na superfície de uma mesma macromolécula podem existir diversas áreas com determinantes antigênicos. Umas serão mais imunogênicas, outras menos, dando origem a uma variedade de anticorpos. Nas reações imunológicas, algumas delas podem destacar-se como imunodominantes.

OS ANTICORPOS

São proteínas sintetizadas e excretadas por **plasmócitos** (células que se diferenciaram a partir de **linfócitos B** ativados), como resposta específica aos estímulos antigênicos.

Os anticorpos são dotados de uma grande afinidade pelos respectivos antígenos, devido ao fato de trazerem na superfície molecular **sítios ativos** para combinação com os correspondentes **sítios reagentes** (ou determinantes antigênicos) desses antígenos específicos.

Os anticorpos são imunoglobulinas (abreviadamente: **Ig**) que, na eletroforese do soro, migram quase sempre com as gamaglobulinas. Têm peso molecular entre 150 e 900 kDa, podendo ser agrupadas em cinco classes, segundo as particularidades estruturais e as funções que exercem nos processos imunológicos. Essas classes de imunoglobulinas são designadas **IgG**, **IgA**, **IgM**, **IgD** e **IgE**.

Estrutura e Função das Imunoglobulinas

A molécula das imunoglobulinas é constituída pela combinação de quatro cadeias polipeptídicas, iguais duas a duas (Fig. 7.1):

a) um par de cadeias maiores e mais pesadas, tendo cerca de 440 aminoácidos cada (55 a 72 kDa) e designadas pela letra **H** (do inglês *heavy*, pesado);

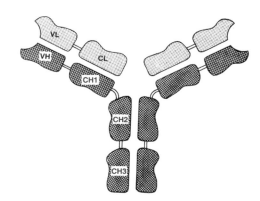

Fig. 7.1 Esquema muito simplificado da estrutura molecular de uma imunoglobulina, que está formada por um par de cadeias peptídicas pesadas e um par de cadeias peptídicas leves, ligadas entre si por pontes dissulfito e dispondo-se no espaço à maneira de um **Y**, cujos braços articulam-se por meio de segmentos flexíveis. **VL**, segmento de estrutura variável da cadeia leve; **CL**, segmento de estrutura constante da cadeia leve; **VH**, segmento variável da cadeia pesada; **CH1**, **CH2** e **CH3**, segmentos constantes da cadeia pesada.

b) um par de cadeias menores e mais leves, tendo cerca de 220 aminoácidos cada (20 a 25 kDa) e representadas pela letra **L** (significando leve).

Esses quatro elementos ficam reunidos por ligações não-covalentes e por pontes dissulfito (-S-S-) de modo a constituir uma estrutura simétrica, em forma de Y. Vê-se, à microscopia eletrônica, que os braços do Y são flexíveis, podendo abrir-se até um ângulo de 180°.

Cada braço do Y compreende uma cadeia L justaposta a um segmento de cadeia H. O pé do Y corresponde ao emparelhamento dos segmentos restantes das duas cadeias H, como se indica na Fig. 7.1.

A molécula é consolidada pela existência de pontes dissulfito entre as cadeias H e entre estas e as cadeias L.

O número de ligações dissulfito entre as cadeias H varia segundo as classes de imunoglobulinas.

Outras pontes dissulfito, que como as anteriores se devem à presença do aminoácido cistina, em determinados locais das seqüências peptídicas, obrigam cada uma das cadeias a dobrar-se, de modo a imprimir ao conjunto da molécula a forma sugerida na Fig. 7.2.

As cadeias H são de cinco tipos diferentes, designadas pelas letras gregas γ *(gama)*, α *(alfa)*, μ *(mi)*, δ *(delta)* ε *(épsilon)*. Cada tipo de cadeia pesada caracteriza uma classe de imunoglobulina, como se vê no Quadro 7.1.

As cadeias L são de dois tipos: κ *(capa)* e λ *(lambda)*. Quando eliminadas isoladamente pela urina, sob a forma de dímeros (como sucede em alguns casos de mielomas, p. ex.), são conhecidas como proteínas de Bence-Jones.

Tanto as cadeias L como as H possuem um segmento, que se inicia na extremidade N-terminal da seqüência peptídica e abrange os 110 primeiros aminoácidos, cuja composição química é extremamente variável. Os restantes 100 resíduos de aminoácidos da cadeia L e os 300 ou mais da cadeia H têm composição praticamente constante, em todas as classes e subclasses de imunoglobulinas.

Os segmentos variáveis L e H, em cada ramo da molécula, estão emparelhados e formam juntos uma estrutura globular, dita **domínio V**.

Os outros domínios correspondem aos segmentos de composição constante e são identificados como **CH1**, **CH2** e **CH3** (Fig. 7.1).

Quando a molécula de Ig é submetida à digestão pela papaína, rompe-se em três partes, das quais duas são frações iguais (fragmentos **Fab**) e contêm os domínios **V** e **CH1**, enquanto a terceira parte (fragmento **Fc**) contém os domínios **CH2** e **CH3**.

Constatou-se que só os fragmentos Fab podem combinar-se com o antígeno correspondente e na proporção de um para um, fato esse que está de acordo com o caráter bivalente da molécula inteira de IgG e IgE.

A microscopia eletrônica de anticorpos combinados com haptenos bivalentes indicou estarem os sítios ativos das imunoglobulinas localizados nas extremidades correspondentes ao fragmento Fab, isto é, nos **domínios V**.

A especificidade da reação antígeno-anticorpo depende da forma que apresente o sítio de combinação, pois a ligação entre as moléculas reagentes exige a estereocomplementaridade das respectivas superfícies, permitindo uma aproximação máxima entre elas e assim a ação de ligações químicas não-covalentes (forças de Van der Waals, ligações hidrogênio etc.).

A área de combinação é extremamente pequena (3 × 1,4 × 0,6 nm).

Tanto a parte variável da cadeia leve como a parte variável da cadeia pesada participam da constituição do sítio ativo.

Dentro do segmento V de ambas as cadeias há trechos que variam mais que outros, sendo que três ou quatro deles (compostos de cerca de 10 resíduos cada) formam os pontos de amarração dos antígenos e contribuem decisivamente para a especificidade do anticorpo.

A afinidade antígeno-anticorpo costuma ser máxima quando a imunoglobulina reage com o antígeno que provocou sua formação, dada a excelente adaptação dos sítios de combinação. Com outros antígenos estruturalmente parecidos, a reação será tanto menos intensa quanto mais se diferenciarem as estruturas dos respectivos domínios.

A resposta imune humoral pode acompanhar-se ou não de conseqüências biológicas, tais como o desenvolvimento de resis-

QUADRO 7.1 Diferentes tipos de imunoglobulinas e suas características

Peso molecular (aprox.)	150 kDa	170 kDa*	900 kDa†	196 kDa	150 kDa
Características	IgG	IgA	IgM	IgE	IgD
Tipo de cadeia H	gama	alfa	mi	épsilon	delta
Tipo de cadeia L	capa e lambda	capa e lambda	capa e lambda	capa e lambda	capa e lambda
Nº de subclasses	4	2	1	1	1
Concentração no soro normal (mg/ml)	12,5	2,8	1,2	0,0003	0,03
Meia-vida (dias)	23	6	5	1,5	2,8
1ª a formar-se na resposta imunológica	2	2	1	2	2
Maior produção	1	2	2	2	2
Atravessa placenta	1	2	2	2	2
Excreção (mucosas, leite, saliva, lágrima)	2	1	2	2	2
Fixação do complemento	1	2	1	2	2
Aglutinação eficiente	2	2	1	2	2

*Molécula simples de IgA1, pois IgA2 é geralmente um dímero com cadeia J e peça secretora.
†Molécula pentâmera e com cadeia J.

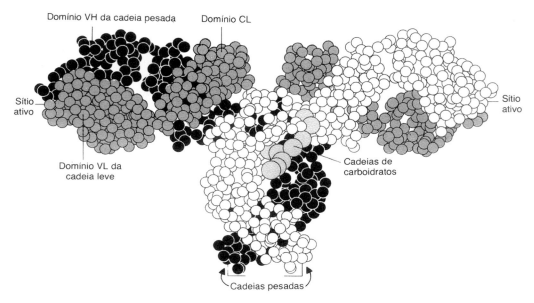

Fig. 7.2 Desenho esquemático de uma imunoglobulina G, onde cada aminoácido está representado por uma pequena esfera. As duas cadeias pesadas estão desenhadas uma em negro, outra em branco, e as duas cadeias leves com retículas mais claras. As esferas maiores representam uma cadeia de carboidratos. (Redesenhado segundo Silverton *et al.*, 1977.)

tência adquirida aos parasitos ou de fenômenos de hipersensibilidade. Quando menos, a presença de anticorpos específicos para determinado parasito terá valor diagnóstico, indicando a existência de uma infecção, atual ou no passado, por esse parasito.

Porém raramente a interação antígeno-anticorpo será suficiente para levar seu efeito até aquelas mudanças biológicas observadas. A expressão dos fenômenos imunológicos requer, em geral, uma segunda interação de que participam, de um lado, o **complexo antígeno-anticorpo** e, de outro, seja um mecanismo executor que utilize o **complemento** do soro, seja uma determinada **célula efetivadora** da ação imunológica (ver adiante).

Esse mecanismo é posto em ação por outros sítios ativos que existem na molécula das imunoglobulinas, sobre os segmentos constantes (domínios **CH1**, **CH2** e **CH3**).

Mas, contrariamente aos sítios de combinação para antígenos (que ocorrem em todas as imunoglobulinas e ocupam sempre a mesma localização no extremo dos segmentos Fab), os sítios executores têm sua presença e localização condicionadas pelas classes ou subclasses de imunoglobulinas.

Como veremos adiante, a fração Fc da molécula de IgG dispõe de sítios para fixar complemento, para prender-se aos macrófagos, aos polimorfonucleares e a alguns tipos de linfócitos, bem como para assegurar a travessia da placenta. Tais sítios encontram-se nos domínios CH2 e CH3. Alguns sítios executores parecem localizar-se no domínio CH1, isto é, na fração Fab.

As Classes de Imunoglobulinas

As cinco classes de imunoglobulinas e as respectivas subclasses apresentam diferenças de composição e estrutura que se traduzem por propriedades fisiológicas distintas e que lhes conferem significação e importância muito diversas nos processos imunológicos.

Devemos, pois, analisá-las separadamente (Quadro 7.1 e Fig. 7.3).

Imunoglobulina G (ou IgG). É a classe mais abundante na espécie humana, pois compreende a maioria dos anticorpos produzidos em presença de bactérias, protozoários e outros agentes infecciosos disseminados por via sangüínea, bem como muitos dos anticorpos neutralizadores de vírus, as antitoxinas, precipitinas, hemaglutininas etc.

Sua síntese é feita, principalmente, pelos plasmócitos da parte medular dos gânglios linfáticos e da polpa vermelha do baço. A expansão dos centros germinativos, nesses órgãos, está em relação com o aumento do número de células que produzem IgG.

Durante as imunizações, obtém-se maior rendimento na produção de IgG quando a segunda injeção do antígeno é dada 30 a 35 dias após a primeira, permitindo assim que as células da memória imunológica produtoras de IgG tenham alcançado um máximo de diferenciação.

Essas imunoglobulinas alcançam concentrações elevadas tanto no sangue como nos espaços extravasculares, pelo que desenvolvem sua ação também nos tecidos. Uma meia-vida relativamente longa (de 23 dias) também contribui para isso. Cabe-lhes a proteção antiinfecciosa dos recém-nascidos, enquanto não amadurecer neles o sistema imunológico, visto que as IgG podem atravessar a barreira placentária, passando do organismo materno ao fetal.

Pelo fato de serem bivalentes, estes anticorpos podem formar, com muitos antígenos polivalentes, estruturas reticulares (complexos insolúveis), durante as reações imunológicas.

Há quatro subclasses de IgG: a mais abundante é a **IgG1**, que representa 70% do total das IgG; seguida de **IgG2** (20%), de **IgG3** (7%) e de **IgG4**, que cobre os restantes 3% da classe.

Quanto às propriedades, IgG1 e IgG3 possuem sítios ativos para se fixarem à membrana de macrófagos e de neutrófilos,

Mecanismos Executores da Resposta Imunológica

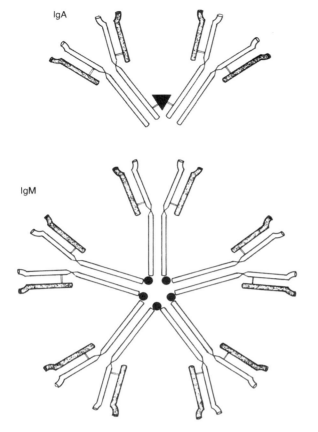

Fig. 7.3 A estrutura quaternária da **IgA** é dímera, isto é, constituída por duas unidades de imunoglobulina (cada uma com suas quatro cadeias), mais uma cadeia J e uma peça secretora; este último componente é adicionado ao dímero quando a IgA atravessa as células epiteliais da mucosa intestinal. A estrutura da **IgM** é pentâmera, ou seja, formada por cinco unidades idênticas, unidas entre si e adicionadas de uma cadeia J.

bem como para fixar e ativar o **complemento** (componente C1q); IgG2 fixa mal o complemento, enquanto IgG4 não o faz.

Imunoglobulina M (ou IgM). Anticorpos desta classe são os primeiros a aparecer como elementos protetores, tanto na escala filogenética quanto ontogenética. São também os que se formam mais rápido em resposta ao estímulo antigênico. Porém, à medida que a concentração de IgG aumenta, reduz-se a de IgM, cuja produção é controlada pela ação dos linfócitos T auxiliares.

O baço é o principal órgão produtor de IgM, graças aos plasmócitos da polpa vermelha.

Mas também os situados nos cordões medulares ou em torno dos centros germinativos dos gânglios linfáticos produzem IgM.

Cada molécula de IgM é formada por cinco monômeros (cada monômero possuindo duas cadeias H e duas cadeias L) unidos por um polipeptídio que atua como peça de junção e, por isso, denominado **cadeia J**. A função das cadeias J, segregadas pelos plasmócitos e tendo peso em torno de 20 kDa, seria a de provocar a polimerização das IgM.

O número de valências antigênicas das moléculas completas é, portanto, igual a dez.

Devido ao tamanho que apresentam, elas circulam quase só nos espaços vasculares (Fig. 7.3).

As IgM, sendo poderosas ativadoras do sistema complemento, desempenham o papel mais importante nas reações sorológicas.

A esta classe pertencem os anticorpos da reação de Wassermann, os anticorpos heterófilos, as hemolisinas, iso-hemaglutininas e crioaglutininas.

O **fator reumatóide** (um auto-anticorpo), que é também uma IgM, tem a particularidade de não fixar o complemento mas pode interferir nas reações de fixação do complemento de outras IgM ou IgG. Ele é responsável por falsas reações positivas em testes sorológicos onde se busca evidenciar a presença de IgM específicas.

Imunoglobulina A (ou IgA). Anticorpos desta classe são produzidos em plasmócitos do intestino, do sistema geniturinário e da árvore respiratória, bem como em quase todas as glândulas exócrinas.

São as Ig mais abundantes na saliva, nas secreções intestinais, nas lágrimas e no leite.

No intestino, quando ocorrem estímulos adequados, os plasmócitos aparecem de preferência nas placas de Peyer. Descreve-se portanto um sistema enteroentérico para a produção de IgA. Mas como as células imunocompetentes formadas nas placas de Peyer vão dar origem a plasmócitos que colonizam nos gânglios, no baço e nas glândulas mamárias, formam-se outros sistemas: enterolinfático e enteromamário.

Os monômeros de IgA reúnem-se em dímeros (com quatro valências) graças à presença de uma cadeia J, fabricada pelo próprio plasmócito.

Muitos desses dímeros acabam por fixar-se a receptores das células epiteliais (existentes na superfície da membrana celular voltada para o espaço intersticial ou a lâmina própria), para serem em seguida endocitados e transportados por vacúolos que vão despejar seu conteúdo na luz do órgão (tubo digestivo, bronquíolo, glândula secretora etc.).

Chegando aí, o receptor da membrana se dissocia e deixa unida à imunoglobulina uma cadeia polipeptídica, chamada **peça secretora** (com cerca de 60 kDa). Essa peça confere ao anticorpo maior resistência ao atuar na superfície das mucosas, onde representa a primeira linha de ação imunológica do organismo.

Ainda que não atravessem a barreira placentária, as IgA, muito abundantes no colostro, parecem suscetíveis de serem absorvidas pela mucosa intestinal dos recém-nascidos.

Imunoglobulinas E (IgE). A atividade biológica destes anticorpos resulta de sua singular capacidade para ligar-se, através da configuração de seu extremo Fc (domínios **CH3** e **CH4**), a receptores específicos da superfície de mastócitos e basófilos. Essa interação deixa as extremidades que se ligam ao antígeno (domínios V) disponíveis para combinação com este.

A desgranulação dos mastócitos e dos basófilos é desencadeada sempre que o antígeno formar pontes entre moléculas vizinhas de IgE, na superfície celular. Daí resultará a liberação de histamina e outros mediadores químicos vasoativos.

As IgE participam de mecanismos de proteção frente aos parasitos, sendo produzidas (como as IgA) principalmente nas mucosas do aparelho digestivo e do aparelho respiratório. Elas também estão envolvidas e são responsáveis pelos fenômenos alérgicos desencadeados pelos ácaros (ver o Cap. 61), pelo pólen, por poeiras etc., em pessoas predispostas.

Imunoglobulinas D (ou IgD). Nada se sabe sobre suas funções, visto que, aparentemente, não exercem a de anticorpo. Entretanto, parecem atuar como receptores, na superfície de linfócitos B, nas fases iniciais da diferenciação destas células.

INTERAÇÃO CELULAR E RESPOSTA IMUNOLÓGICA

Ativação de Linfócitos B

Vimos no Cap. 6 (item *Linfócitos B e plasmócitos*) que cada clone de linfócitos B tem, em sua membrana celular, moléculas de uma **imunoglobulina** com determinada especificidade, funcionando como **receptores** que fixam um **antígeno** correspondente a esse clone. A combinação com tal antígeno desencadeia um processo de intensa multiplicação celular (reação linfoblástica) e de transformação dos linfócitos B em **plasmócitos**, seguida da produção abundante do anticorpo específico.

Essa produção, baseada na atividade isolada de linfócitos B, sem a colaboração de outras células (linfócitos T, macrófagos) não é freqüente, pois exige substâncias com grande concentração superficial de grupos determinantes da antigenicidade, de um mesmo tipo (como nas substâncias polimerizadas, p. ex.).

Além disso, a produção de imunoglobulinas restringe-se à fabricação de IgM e não há formação, ou quase, de células da "memória" imunológica (Fig. 7.4).

Os agentes infecciosos e parasitários, ou os materiais que eles excretam, estão longe de se parecerem com antígenos poliméricos. São quase sempre imunógenos complexos que apresentam uma constelação variada de substâncias antigênicas, porém com número reduzido de grupos determinantes de cada tipo e que, além do mais, encontram-se em geral estereoquimicamente muito dispersos para poderem ativar os linfócitos B.

Por outro lado, a resposta imunológica desses linfócitos requer em geral uma dupla sinalização, que implica sua colaboração com outras células, envolvendo:

a) um sinal proveniente do **hapteno** ou do **grupo determinante da antigenicidade**, responsável pela especificidade da resposta;

b) outros sinais, produzidos por linfócitos T auxiliares.

COOPERAÇÃO ENTRE LINFÓCITOS B E T

Os linfócitos B entram em contato com os antígenos na superfície de células dendríticas dos folículos linfáticos, com as quais devem interagir.

A formação de anticorpos contra a maioria desses antígenos necessita de cooperação com **linfócitos T auxiliares** (ou células Ta), aos quais devem ligar-se.

Para isso as células B contam com receptores do complexo principal de histocompatibilidade (MHC classe II), CD40 e outros, enquanto as células T dispõem de HLA-D, CD2 a CD8, CD18, CD40L etc. Ligantes como ICAM-1 e FLA (5 CD11a/CD18) também unem essas células. Alguns determinantes antigênicos são reconhecidos pelos linfócitos T e outros pelos linfócitos B. A acessibilidade e o número de determinantes reconhecidos pelas células T auxiliares são fatores importantes na determinação da imunogenicidade.

O mecanismo de cooperação é hoje explicado por essa interação de células B e T, bem como pela conseqüente liberação, pelos linfócitos T, de mediadores solúveis e biologicamente ativos, que reagem com sítios apropriados da membrana do linfócito B (e do próprio linfócito T) e assim exercem influência ativadora. Esses mediadores são **linfocinas**.

O antígeno ligado a receptores de membrana dos linfócitos ativados produz sinal que dispara reações em cadeia no interior da célula, as quais chegam ao DNA nuclear e condicionam intensa multiplicação celular e a atividade imunológica dos linfócitos.

ATIVAÇÃO DE LINFÓCITOS B POR MACRÓFAGOS

Os macrófagos, sem a cooperação de linfócitos T, podem modificar as substâncias antigênicas que fagocitaram, ou que se dispõem sobre sua membrana celular, de modo a apresentá-las de forma adequada à ativação de células B, como quando estas entram em contato com antígenos polimerizados. Entretanto, diferentes autores, em função de suas experiências e observações, que não cabe expor aqui, oferecem outras explicações para esse fenômeno.

Síntese de Imunoglobulinas e sua Regulação

PRODUÇÃO DE IMUNOGLOBULINAS

Segundo a teoria da seleção clonal, cada anticorpo que um organismo pode produzir corresponde à existência de um clone de linfócitos com a informação genética necessária para fabricar essa imunoglobulina. O número desses clones é con-

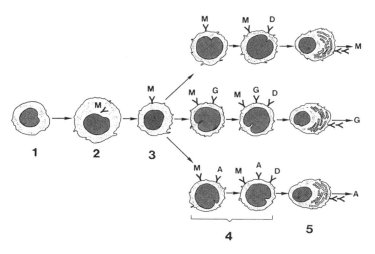

Fig. 7.4 Diferenciação de linfócitos B. O ponto de partida é uma célula-tronco (1) que forma pré-linfócitos B, nos quais a IgM só é encontrada no citoplasma (2); destas resultarão linfócitos com imunoglobulinas na membrana, mas na fase juvenil (3) apenas IgM; as células B maduras (4) podem ser induzidas por mitógenos a produzir as outras Ig. No entanto, para passarem a plasmócitos, requerem estímulos de antígenos e de células T. Os receptores IgD desaparecem depois da ativação.

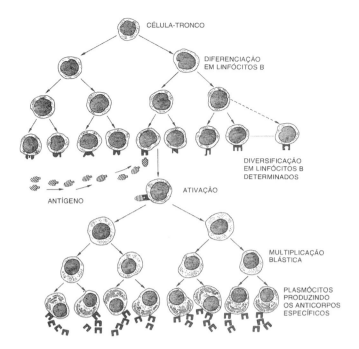

Fig. 7.5 Representação esquemática da expansão clonal.

siderável (da ordem de centenas de milhares), porém cada um só se manifesta quando os linfócitos respectivos são ativados (Fig. 7.5).

Ocorre, então, intensa multiplicação das células desse clone, seguida da transformação da generalidade dessas células em plasmócitos.

Alguns linfócitos ativados permanecem, no entanto, como pequenos elementos de vida bastante longa que passam a constituir as células da chamada "memória imunológica".

Estas só se multiplicam e se diferenciam para produzir anticorpos por ocasião de futuros encontros com o mesmo antígeno (depois de um mês ou de anos), dando o tipo de **resposta imunológica secundária** (ver adiante).

Os principais genes envolvidos na regulação da produção de anticorpos já foram identificados no 17º cromossomo do camundongo e no 6º cromossomo humano.

Eles estão situados em uma região que codifica também toda a informação para os **antígenos de histocompatibilidade** (ou **HLA**) e para a síntese de alguns componentes do complemento, uma região que governa grande parte do mecanismo de reconhecimento do que é "próprio" e "não-próprio" em relação a células, tecidos e substâncias que circulam no meio interno de cada organismo, tomado individualmente.

O estudo desses genes e de sua atividade é de importância primordial não só para a imunidade, como para o controle da rejeição de transplantes e para a compreensão de doenças que envolvem mecanismos de auto-agressão.

Uma singularidade dos genes que codificam a produção de cadeias L e H das imunoglobulinas (com suas variantes *capa* e *lambda* para as cadeias L; ou *gama*, *mi*, *alfa*, *delta* e *épsilon* para as cadeias H) está no fato de que se deve admitir a existência de genes independentes para a fabricação do segmento variável dessas cadeias (domínios **V**) e para a produção do segmento constante (domínios CH1 + CH2 + CH3), pois se demonstrou que os marcadores genéticos do segmento constante obedecem a um único par de alelos da célula (herança segundo caráter mendeliano simples), enquanto o domínio variável exige tantos genes quantos são os tipos específicos de imunoglobulinas que o indivíduo possa produzir (a rigor bem menos, porque a especificidade dos anticorpos depende de diferenças na estrutura primária tanto da cadeia L como da cadeia H).

Sintetizados os dois tipos de cadeias específicas, esses polipeptídios acumulam-se no aparelho de Golgi, onde adquirem suas estruturas secundárias e terciárias e se formam as estruturas quaternárias pela combinação de cadeias curtas e longas.

As IgM e IgA se polimerizam, adquirindo o segmento J.

Os produtos alcançam o meio extracelular mediante as vesículas excretoras.

REGULAÇÃO DA PRODUÇÃO

Além dos genes formadores de imunoglobulinas, há outros que são reguladores da produção. Por exemplo, cobaias injetadas com determinados antígenos respondem ou não com a produção de anticorpos, segundo sua constituição genética.

Essa característica transmite-se conforme um caráter mendeliano simples, sendo também dominante o tipo que responde. Assim, os híbridos produzidos pelo cruzamento de um animal que responde ao antígeno com outro que não responde são sempre animais que respondem fabricando o anticorpo respectivo.

Tais genes, também, encontram-se na área que codifica informação para os antígenos de histocompatibilidade. A falta de determinado gene pode traduzir-se, por exemplo, pela não-formação de receptores de membrana necessários à fixação de determinados antígenos, ou pela ausência de antígenos leucocitários (do complexo de histocompatibilidade) que são necessários para que se efetue a ação cooperadora entre células B, T e macrófagos.

Os linfócitos T não agem apenas como células cooperadoras, pois podem interferir também como elementos reguladores da produção de anticorpos, reduzindo a atividade de linfócitos B.

Os elementos que assim procedem são referidos como **células T supressoras**.

Um outro mecanismo repressor está na competição antigênica. Assim, um animal que receber injeções de dois materiais imunogênicos, sem qualquer relação entre si, pode ser levado a produzir anticorpos contra um deles em menor concentração do que o teria feito se recebesse esse mesmo antígeno puro.

O mecanismo desse processo ainda não está esclarecido, mas sua importância prática é enorme nos programas integrados de vacinação.

Além dos condicionamentos genéticos e dos outros sistemas reguladores referidos, a capacidade de produzir imunoglobulinas e, mais precisamente, a possibilidade de fazê-lo de modo eficiente depende de circunstâncias tais como:

a) **idade**, sendo pequena nos indivíduos muito jovens, o que os torna mais suscetíveis às infecções parasitárias;

b) **estado de nutrição**, pois a desnutrição limita a atividade do sistema imunológico (pela atrofia precoce do timo, redução de células T, restrição da resposta mediada por células, bem como da multiplicação dos linfócitos B);

c) **natureza do antígeno**, sua estrutura química e seu estado físico. As substâncias insolúveis e em forma de partículas são mais potentes que as solúveis, quando inoculadas endovenosamente. A função do adjuvante não é clara, parecendo atuar principalmente pela estimulação da função dos macrófagos e das células T auxiliares;

d) **via de inoculação**, cujo efeito parece depender do baço, pois desaparece após esplenectomia;

e) **dose do antígeno**, pois dentro de certos limites a produção de anticorpos aumenta com a dose, mas diminui ou pode ficar bloqueada por muito tempo (paralisia imunológica) quando ela é excessiva;

f) **intervalo entre as doses**, visto que a imunização é mais eficiente quando se subdividem as doses, mormente se o intervalo entre elas for grande. Chama-se **reação anamnésica** a resposta mais intensa que ocorre após uma segunda inoculação do antígeno, quando comparada com a primeira;

g) **interferência de certas drogas**: a resposta imunológica é deprimida ou moderada pelos corticosteróides, pelos agentes alquilantes (como a mostarda nitrogenada), pelos antagonistas do ácido fólico, antimetabólitos, salicilatos etc., que interferem na síntese de proteínas ou na multiplicação celular.

A Reação Antígeno-Anticorpo

Os antígenos são em geral polivalentes, e os anticorpos, bivalentes. A combinação entre ambos permite, então, a formação de uma rede tridimensional em que os nós são ocupados pelos antígenos e as malhas pelos anticorpos.

Conforme haja excesso de antígeno, excesso de anticorpo ou saturação de todos os sítios ativos devido às proporções adequadas de ambos, variará a estrutura da rede formada pelos complexos antígeno-anticorpo. Se os reagentes estão em concentrações apropriadas, a totalidade do antígeno e a totalidade do anticorpo serão precipitadas. Um excesso de antígeno removerá todo o anticorpo disponível, impedindo que se forme a estrutura de uma rede e, portanto, a precipitação do complexo.

Este permanecerá solúvel (Fig. 7.6).

O aspecto visível da reação poderá apresentar-se como:

a) **precipitação** — resultando do tamanho dos agregados formados;

b) **aglutinação** — quando o antígeno é constituído por células (protozoários, bactérias, hemácias etc.) e esses elementos são aglomerados pelas pontes de anticorpos que se estabelecem entre as superfícies das membranas, entre os cílios ou entre os flagelos, sendo o mecanismo essencialmente o mesmo que na formação de precipitados;

c) **opsonização** — quando, devido à combinação antígeno-anticorpo que se dá na superfície de um microrganismo, este se torna mais facilmente fagocitável pelos leucócitos ou pelos macrófagos. O **complemento** é necessário no processo de opsonização, como potenciador;

d) **lise** — observada em certos casos, quando uma célula constitui o imunógeno (hemácias, formas vegetativas de protozoários e algumas bactérias) e o anticorpo reage com ele e com o complemento. O mecanismo de lise é complicado

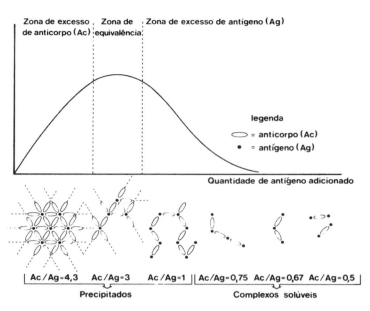

Fig. 7.6 Curva de precipitação em um sistema monoespecífico: um antígeno e o anticorpo correspondente. Embaixo, estruturas hipotéticas do precipitado imune e dos complexos solúveis, segundo a teoria da rede, de Pauling, Heidelberger e outros.

e não está completamente esclarecido, sabendo-se que para produzi-lo vários componentes do sistema complemento devem ser incorporados sucessivamente ao complexo antígeno-anticorpo (ver adiante). A lise das hemácias chama-se **hemólise**; o resultado é sempre a ruptura da membrana e a desintegração da estrutura celular, com liberação da hemoglobina;

e) **fixação do complemento** — quando uma reação antígeno-anticorpo implicar a participação do complemento, mas não se traduzir por nenhum fenômeno visível.

Pode-se evidenciar a ocorrência da reação e, mesmo, quantificá-la usando-se como indicador uma segunda reação de mesma natureza que se acompanhe de hemólise.

Esta segunda reação será de intensidade proporcional ao que restar de complemento no teste. Várias técnicas de estudo imunológico e diversos métodos de diagnósticos de doenças parasitárias têm por base esse procedimento, que permite medir a intensidade da resposta imunológica. Ver no Cap. 64 a descrição da técnica.

Ação Antiparasitária Mediada por Óxido Nítrico (NO)

A molécula de NO é produzida a partir da arginina nas células endoteliais, músculos lisos, macrófagos, neutrófilos, plaquetas etc., agindo como um vasodilatador natural ("fator de relaxamento derivado de epitélio").

É também um mediador gasoso de comunicação entre células, produzido sob a ação de uma NO-sintase constitutiva.

No fígado, é formado em hepatócitos e células de Kupffer por uma NO-sintase indutível (por endotoxinas, p. ex.).

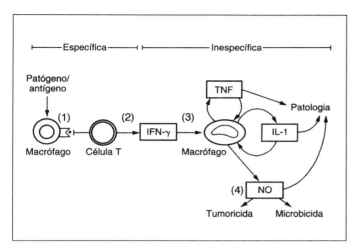

Fig. 7.7 Mecanismos executores da resposta imunológica, onde se distinguem uma primeira fase, específica, e uma segunda fase, inespecífica. (Segundo Liew & Cox, *in Immunoparasitology Today*, march 1991.)

O óxido nítrico parece constituir importante fator inespecífico de ação imunológica em uma seqüência na qual (Fig. 7.7):

a) macrófagos, ativados por um agente patogênico ou um antígeno, ativam linfócitos T;

b) estes produzem, então, interferon-gama (IFN-γ) que vai ativar a produção de outras citocinas — interleucina-1 (IL-1) e fator de necrose tumoral (TNF) — pelos macrófagos;

c) as citocinas, por sua vez, induzem os macrófagos a produzir NO, que se mostra tóxico para certos microrganismos e parasitos, ao inativar e degradar os grupos prostéticos Fe-S de suas enzimas respiratórias.

SISTEMA COMPLEMENTO

A palavra **complemento**, que designava outrora substâncias mal definidas do plasma, necessárias para completar reações imunológicas tais como a de hemólise de hemácias sensibilizadas, designa hoje um sistema de proteínas séricas que, agindo umas sobre as outras (em cascata), desencadeiam importantes funções biológicas de regulação e proteção.

A **ativação do complemento** pelos parasitos faz parte de vários mecanismos envolvidos nas relações parasito-hospedeiro.

Na maioria dos experimentos feitos *in vitro*, verificou-se que a ativação do complemento é letal para o parasito; mas, em alguns outros, não, e até pode ser necessária ao desenvolvimento da parasitemia.

O sistema complemento compreende 11 proteínas numeradas de **C1** a **C9**, havendo três elementos de C1 que são designados **C1q**, **C1r** e **C1s**. No Quadro 7.2 estão indicadas as principais características dessas proteínas.

Nomenclatura dos Componentes do Sistema Complemento

A designação das proteínas constituintes desse sistema segue duas convenções:

1. Os **componentes clássicos**, que são proteínas plasmáticas responsáveis pela lise das células (mas que exigem a ação prévia de anticorpos dirigidos contra antígenos da superfície celular), são simbolizados pela letra maiúscula **C** e por um número, que designa o componente: **C1**, **C4**, **C2**, **C3**, **C5** a **C9**, nessa ordem.

2. Os fatores que formam a chamada **via alternativa** do sistema complemento e que são capazes de levar à lise das células, sem a presença de anticorpos, são simbolizados por uma das letras maiúsculas: **B**, **D** e **P** (P = properdina).

Todas essas proteínas são **enzimas** que permanecem inativas enquanto não forem cindidas em dois fragmentos, para que o **sítio ativo** possa ficar exposto e atuar.

A forma enzimaticamente ativa da proteína será representada pela colocação de uma barra sobre a letra ou o número, assim:

$$\overline{C1} \text{ ou } \overline{D}$$

Os fragmentos resultantes da clivagem dos componentes são representados por uma letra colocada após o símbolo do componente, como **C3b** ou **C5a**, reservando-se o sufixo **b** para indicar o maior de dois fragmentos. Se o componente for inativado, acrescenta-se a ele a letra **i**: **C3bi**, por exemplo.

QUADRO 7.2 Características das proteínas do soro que constituem os elementos do sistema complemento

Elemento do complemento	Peso molecular em kDa (aprox.)	Concentr. no soro (mg/ml)	Coeficiente de sedimentação (S)	Mobilidade eletroforética relativa
C1q	400	190	11,1	gama 2
C1r	...	...	7,0	beta
C1s	79	22	4,0	alfa 2
C2	117	20-40	5,5	beta 2
C3	185	1.200	9,5	beta 1
C4	240	430	10,0	beta 1
C5	...	75	8,7	beta 1
C6	...	...	5-6,0	beta 2
C7	...	...	5-6,0	beta 2
C8	150	10	8,0	gama 1
C9	79	10	4,5	alfa

Ativação do Sistema Complemento

VIA CLÁSSICA DE ATIVAÇÃO

Por esta via, a ativação requer a formação prévia de um **complexo antígeno-anticorpo** de que deve participar uma imunoglobulina das classes IgM, IgG1, IgG3 ou IgG2, sendo esta última a menos eficiente. Pelo menos duas moléculas de IgG são necessárias nesse processo (Fig. 7.8).

1. A união do anticorpo específico com seu antígeno produz ou expõe um sítio, no segmento Fc da cadeia pesada, que se combina com C1q. Em presença de íons Ca^{++}, os três componentes da C1 costumam estar unidos em um complexo trimolecular designado C1qrs.

2. Nessas condições C1r, que é uma proenzima, fica ativada e, por sua vez, ativa C1s. Ora, esta última, sendo uma esterase, consegue cindir em dois fragmentos as moléculas de C4, assim como as moléculas de C2 (Fig. 7.8).

3. Fragmentos de C4 ativados (ou C4b) unem-se a C1 e mostram então dois sítios ativos: um capaz de fixar-se à membrana celular e outro à molécula de C2a. Uma molécula de C1 pode fixar até mesmo 200 outras de C4b em torno de si.

4. A cadeia ativada, que se costuma representar por $\overline{C142}$ ou $\overline{C42}$, passa a atuar como uma nova enzima, denominada **C3-convertase**, capaz de ativar numerosas moléculas de C3 (Fig. 7.9).

5. A única propriedade biológica conhecida do grupo molecular C14 é sua capacidade de neutralizar o vírus do herpes simples. Quanto à fração menor da cisão de C4, isto é, C4a, parece capaz de provocar a liberação de serotonina, que aumenta a permeabilidade da parede vascular e a labilidade das plaquetas.

6. A cadeia $\overline{C42}$ também concorre para aumentar a permeabilidade vascular e produz contração da musculatura lisa.

7. O componente C3 divide-se em um fragmento pequeno, C3a, e em outro grande, C3b, que corresponde a 96% da molécula inteira. Quando C3b se liga à membrana de um microrganismo, torna-o mais facilmente fagocitável (opsonização).

8. As partículas e células revestidas de C3b apresentam o fenômeno de **imunoaderência** e, assim, ao aderir a hemácias, a plaquetas ou a microrganismos (através da fixação de um anticorpo) estimulam a atividade dos macrófagos.

9. C3a, por sua vez, é um agente quimiotáxico para neutrófilos e possui ação anafilotóxica, provocando contração de fibras musculares lisas, aumento da permeabilidade vascular e desgranulação de mastócitos. É pois um **fator de inflamação aguda** (ver o Cap. 8) e está envolvido em reações alérgicas.

10. C3b é uma enzima proteolítica — a **C3-peptidase** — que, atuando em seqüência pela via clássica de ativação, desdobra C5 em C5a e C5b.

Esta segunda fração fixa-se à membrana celular em receptores que são distintos dos utilizados por C3b.

As frações C5a e C5b têm, aparentemente, propriedades semelhantes àquelas de C3a e C3b, respectivamente.

11. Quando aderido à membrana celular, um C3b pode fixar em bloco C567 e reagir com C8 e C9, completando o processo.

O complexo $\overline{C567}$ tem elevado peso molecular e, depois de ativado pelos componentes precedentes do sistema, exerce localmente forte ação quimiotáxica, provocando acumulação leucocitária (ver no Cap. 8: *Inflamação*).

12. Com a ativação de C9, observa-se na membrana celular, a que o sistema complemento estiver ligado, o aparecimento de orifícios pelos quais a célula perde água, sais e proteínas, vindo a morrer em conseqüência. Quando a lise das hemácias é provocada por um excesso de complemento, o número máximo de lesões desse tipo observadas é da ordem de 900.000, com diâmetros em torno de 10 nm (Fig. 7.9).

VIA ALTERNATIVA DE ATIVAÇÃO

Na ausência de complexos antígeno-anticorpo, o sistema complemento pode ser ativado pela via alternativa.

Ela começa com a ativação de C3 por uma variedade de substâncias, entre as quais se encontram diversas enzimas, lipopolissacarídeos, endotoxinas bacterianas, um fator contido no veneno de cobra etc. Também agregados de IgG e de IgA podem iniciar o processo.

Essa via depende da interação de uma série de fatores, ainda em estudo, e sobretudo de **properdina**, razão pela qual é também conhecida como a via properdina de ativação do complemento.

MECANISMOS REGULADORES

Sendo um complicado sistema executor de processos imunológicos de defesa, específicos ou inespecíficos, e interferindo também em outros mecanismos homeostáticos do organismo, como a coagulação sangüínea e a inflamação, o sistema complemento possui dispositivos reguladores de seu próprio funcionamento (um inibidor de C1-esterase, p. ex.).

Além disso, seus mediadores, como $\overline{C3a}$, $\overline{C5a}$ e $\overline{C567}$ ativados, têm uma meia-vida muito curta.

Quando ocorrem anomalias genéticas, alguns componentes do sistema podem faltar ou serem deficientes, diminuindo portanto a resistência do indivíduo às doenças infecciosas, ou predispondo os pacientes a doenças imunológicas de auto-agressão.

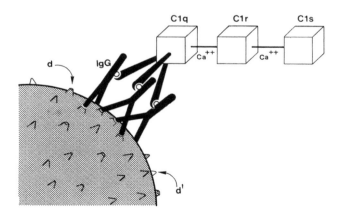

Fig. 7.8 Ativação do sistema complemento pela via clássica. Os anticorpos específicos (**IgG**), tendo-se ligado aos determinantes antigênicos do parasito (**d**), formaram complexos antígeno-anticorpo e expuseram cada qual um sítio no segmento Fc da imunoglobulina. A estes sítios veio ligar-se o elemento **C1q** do sistema complemento, que, em presença de Ca^{++}, uniu-se aos elementos **C1r** e **C1s**, ativando-os. O conjunto **C1qrs** ativado é uma esterase, capaz de cindir e ativar, por sua vez, os elementos **C4** e **C2**.

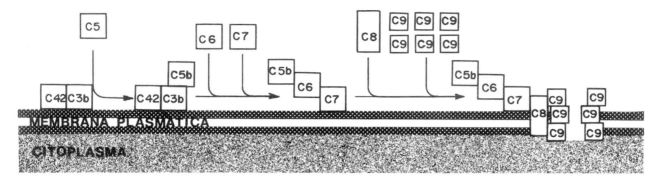

Fig. 7.9 Ativação do sistema complemento pela via clássica. O complexo molecular **C142** (ou **C42**) é uma C3-convertase capaz de ativar muitas moléculas de **C3**: **C3b** é uma C5-convertase. Ativado o elemento **C5**, formam-se complexos **C567** que, fixando-se em outros pontos da membrana celular, completam a ativação do sistema complemento até **C9** e conduzem finalmente à lise da célula-alvo, devido a perfurações e vazamentos da membrana.

No decurso de algumas doenças infecciosas e parasitárias, pode haver redução de certos componentes do complemento, acarretando sérias complicações para o paciente.

A ação do soro normal contra cercárias de *Schistosoma* depende da presença de C3 ou de properdina; a aderência e a destruição de esquistossômulos pelos eosinófilos requer a ativação da via alternativa do complemento, ainda que possa ser produzida igualmente por IgG sem complemento.

A inoculação dos protoescólex de *Echinococcus multilocularis* em ratos previamente tratados com veneno de cobra, para esgotá-los de complemento, determina rápido desenvolvimento de grandes massas císticas, o que contrasta com o crescimento lento e limitado dos cistos em animais normais.

A ativação do complemento pode ser obtida com líquido hidático de *E. multilocularis* ou de *E. granulosus*.

Também em camundongos infectados com *Trypanosoma cruzi*, a destruição do complemento por veneno de cobra causa exacerbação notável da parasitemia e mortalidade mais precoce desses roedores, quando comparada com a de animais testemunhas.

Por outro lado, a penetração de *Babesia rodhaini* nas hemácias do rato parece depender de fatores da via alternativa do sistema complemento, pois o parasitismo é menor em ratos previamente tratados com veneno de cobra.

Camundongos deficientes em C3 e C5 são refratários à infecção por *Babesia*.

Portanto, vê-se que, se em geral o sistema complemento faz parte dos mecanismos reguladores e protetores contra a ação de agentes patogênicos, pode em outros casos facilitar o parasitismo.

TIPOS DE RESPOSTA IMUNOLÓGICA

A Resposta Primária

Quando um agente infeccioso, uma proteína estranha ou outro tipo de antígeno penetra no organismo, o curso da resposta imunológica pode ser seguido mediante a titulação dos anticorpos que aparecem no soro (Fig. 7.10).

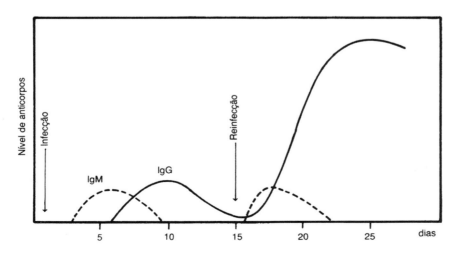

Fig. 7.10 Representação idealizada da resposta primária (como nas primoinfecções) e da resposta secundária (como nas reinfecções), notando-se a fase de latência menor, e maior produção de anticorpos no segundo caso, devido à "reação anamnésica", sobretudo em funções das IgG.

Os fatos observados mostram-se algo diferentes conforme se trate de um primeiro contato do hospedeiro com o parasito ou seus produtos, ou da repetição desse contato.

A resposta imunológica primária é aquela que se segue ao primeiro encontro parasito-hospedeiro, ou à primeira inoculação experimental de um antígeno. Ela pode ser descrita como apresentando três fases:

1. Entre o momento de penetração do material imunogênico e o aparecimento de anticorpos no soro, medeia um tempo durante o qual parece não haver resposta imunológica.

Esse intervalo é chamado **período de latência**.

Ele corresponde, em parte, ao tempo requerido para que os antígenos sejam tomados pelos macrófagos ou outras células imunocompetentes, mas também para que os linfócitos dos clones correspondentes sejam ativados, entrem em processo de rápida multiplicação e se transformem em plasmócitos.

Ele compreende, ainda, um período de duração variável durante o qual os anticorpos produzidos, combinando-se com os antígenos ainda abundantes no meio interno, são neutralizados e removidos do soro, não podendo ser revelados pelos testes imunológicos mais em uso.

Constata-se experimentalmente que o período de latência é tanto mais longo quanto maior a dose de antígeno injetado nos animais de laboratório.

2. Na segunda fase, os anticorpos, tendo superado em abundância os antígenos circulantes, aparecem em quantidades rapidamente crescentes, até atingir um máximo alguns dias depois.

Segue-se um período, de duração extremamente variável, durante o qual os títulos de anticorpos estabilizam-se.

Resulta isso do equilíbrio entre a produção e a destruição de imunoglobulinas, sendo esta última uma função da vida média das diferentes classes e subclasses de Ig.

3. A última fase caracteriza-se pela queda progressiva do título de anticorpos, que pode ser rápida, em muitas infecções de baixo poder imunizante, ou prolongar-se por muitos meses ou muitos anos, em outros casos. Em geral, os anticorpos que primeiro aparecem são as IgM.

Elas declinam enquanto aumenta a produção de IgG.

Estas são as que alcançam concentrações mais altas no sangue e que permanecem por tempo mais longo.

As imunoglobulinas formadas mais tarde costumam ter maior afinidade pelos antígenos (isto é, maior força atrativa entre os sítios ativos e as correspondentes estruturas antigênicas) e os complexos antígeno-anticorpo formados são mais estáveis.

Porém, como diferentes grupos imunogênicos costumam estar presentes (na membrana de um protozoário, p. ex.) e como os antígenos menos eficientes tomam mais tempo para induzir imunidade, as reações imunológicas vão-se complicando e determinado anti-soro tende a dar mais reações cruzadas nos períodos tardios de uma infecção.

Em verdade, a resposta imunológica costuma ser heterogênea, pois resulta da manifestação de uma população de moléculas de imunoglobulinas de diferentes classes que variam também quanto à especificidade, à afinidade e à avidez pelos antígenos.

A Resposta Secundária

Por ocasião de uma segunda estimulação pelos mesmos antígenos (reinfecções, recidivas, revacinações), a resposta imunológica se apresenta com as seguintes características, que a distinguem da resposta primária:

1. Período de latência muito mais curto, o que se explica pela persistência de células da "memória imunológica", formadas desde o primeiro contato do hospedeiro com o parasito.

O título de anticorpos circulantes pode mesmo cair a zero, nessa fase, em vista da ação neutralizante dos antígenos recém-introduzidos.

2. Produção mais rápida e intensa de células imunocompetentes e de imunoglobulinas, devido igualmente à abundância de células da "memória imunológica", tanto de tipo B como de tipo T.

Os autores chamam esse fenômeno (de natureza desconhecida) de **reação anamnésica**, para significar que o organismo, como que recordando sua experiência anterior, reage mais pronta e eficientemente frente ao mesmo material imunógeno.

A existência desse tipo de reação explica por que, nos casos de anticorpos protetores, é útil ao organismo do hospedeiro estar já imunizado contra determinado agente infeccioso, ainda que a quantidade de anticorpos que circulam no sangue seja muito pequena.

Toda vez que ele for reinfectado pelos mesmos parasitos a reação anamnésica assegurará rápida produção de anticorpos específicos, garantindo proteção maior que a desenvolvida na primeira infecção.

3. Ainda que as IgM sigam precedendo a aparição das IgG, na resposta secundária, seu título permanece relativamente menos importante, enquanto a maior proporção de imunoglobulinas é agora da classe IgG.

4. Nota-se, também, que a afinidade desses anticorpos é mais acentuada e que os anti-soros (isto é, os soros de animais imunizados) dão mais reações cruzadas com antígenos que se relacionam estruturalmente com aqueles que desencadearam o processo imunológico.

5. A resposta secundária pode ser iniciada por um imunógeno que muito se aproxime do responsável pela resposta primária.

Constata-se, então, que a maior parte dos anticorpos produzidos reage mais eficazmente com os antígenos da primeira imunização do que com os da segunda.

Este fenômeno foi observado pela primeira vez com as vacinas antigripais: ao se buscar reforçar a imunização de um indivíduo, injetando-lhe vacina preparada com determinada cepa de vírus, os anticorpos formados durante a resposta secundária mostravam maior afinidade pelas cepas do vírus de influenza que haviam previamente infectado o paciente, do que pela variedade empregada na imunização de reforço.

Nas infecções crônicas e nas parasitoses de longa duração, a produção de anticorpos, se bem que estimulada pela presença dos parasitos, é parcialmente neutralizada pelo contínuo lançamento de substâncias antigênicas no meio interno e conseqüente formação de complexo antígeno-anticorpo.

Uma situação de equilíbrio pode estabelecer-se, de tal modo que nem a quantidade de antígenos nem a de anticorpos circulantes chegue a provocar um estado de hiperimunidade que conduziria à completa destruição dos parasitos, mas que é suficiente para impedir sua multiplicação ativa ou a implantação de novos parasitos provenientes de reinfecções.

Desenvolve-se assim, em muitos casos, um mecanismo homeostático pelo qual os parasitos promovem a elaboração de anticorpos que, finalmente, regulam sua população, mantendo-a em níveis baixos, compatíveis com a sobrevivência tanto do hospedeiro como da espécie parasitária. Mecanismos desse tipo não devem ter sido estranhos aos fenômenos de adaptação parasito-hospedeiro amparados pela seleção natural.

A estimulação repetitiva de uma resposta imunológica pode acompanhar-se de efeitos desfavoráveis para o hospedeiro, particularmente quando haptenos ou imunógenos solúveis estão em jogo.

Parte das imunoglobulinas produzidas, sobretudo as da classe IgE, podem fixar-se sobre células do hospedeiro, por ocasião da resposta primária, e dar origem a hipersensibilidade do tipo I ou **anafilática**. Esses anticorpos associados às células, ao reagirem com os antígenos introduzidos mais tarde, põem em marcha mecanismos de liberação de mediadores de inflamação e alergia, nocivos ao próprio organismo que os fabricou (ver o Cap. 8).

A introdução de antígenos em excesso pode levar à formação de complexos imunes que lesarão as membranas serosas (nas articulações, pulmões, rins etc.) ao se depositarem aí e fixarem o complemento (hipersensibilidade do tipo III ou por complexos imunes).

IMUNIDADE NAS INFECÇÕES HELMÍNTICAS

As infecções produzidas por vírus, bactérias e protozoários têm em geral decurso agudo, com acentuada multiplicação do agente etiológico e marcada virulência.

Isso dá ensejo à produção maciça de material imunogênico em um hospedeiro suscetível, que será estimulado a produzir anticorpos rápida e intensamente.

A gravidade dos processos patogênicos desenvolve, por outro lado, uma pressão seletiva que tende a eliminar de uma população os indivíduos menos capazes de utilizar eficientemente seus mecanismos defensivos e poupa os geneticamente mais resistentes. Compreende-se pois que, graças a uma seleção natural dos hospedeiros, as respostas imunológicas contra esses tipos de agentes infecciosos sejam quase sempre tão importantes.

Nas infecções por metazoários, a situação é diferente. Os processos parasitários são geralmente de evolução crônica. O número de formas infectantes é reduzido e a população parasitária mantém-se ou decresce no decurso do tempo.

A maior capacidade imunogênica concentra-se nas formas invasoras (ovos, larvas infectantes ou primeiros estádios parasitários), enquanto os vermes adultos, como por exemplo os helmintos que habitam as cavidades do aparelho digestivo, pouco ou nenhum significado imunológico possuem.

A presença dos vermes adultos não é incompatível com uma resistência adquirida contra o parasito nas fases infectantes (imunidade contra as reinfecções).

Os anticorpos produzidos podem ser classificados, do ponto de vista de suas consequências para a defesa do hospedeiro, em duas classes:

1. **Anticorpos protetores** ou **funcionais**, isto é, capazes de reagir com um antígeno parasitário causando a morte ou, pelo menos, o bloqueio do desenvolvimento do parasito.
2. **Anticorpos não-funcionais**, que podem testemunhar a presença do parasitismo (sendo muito úteis para as técnicas de diagnóstico imunológico) mas sem poder efetivo para eliminar ou controlar a infecção.

Dos anticorpos produzidos nas infecções helmínticas muito poucos são funcionais, contribuindo para a proteção do hospedeiro ou para limitar o parasitismo.

Eles agem o mais das vezes contra as formas larvárias, durante o curto período da fase invasora do parasito.

Os anticorpos elaborados por ratos infestados com *Taenia taeniformis* (que compreendem IgA, ao nível da mucosa intestinal, e IgG nos tecidos do hospedeiro) são eficientes para impedir reinfecções, pois destroem as formas invasoras durante a primeira semana que se segue à ingestão de ovos do parasito, pelo rato.

Mas mostram-se incapazes de agir contra as larvas mais evoluídas (estrobilocercos, contidos em cistos de tecido conjuntivo, no fígado).

Essa mudança seria devida, de um lado, à dificuldade de travessia da parede cística pelas macromoléculas de imunoglobulinas e, de outro, pelo fato de começar o parasito a produzir uma glicoproteína anticomplementar. O complemento é requerido para a ação dos anticorpos sobre essas larvas.

Os vermes adultos mostram-se, em geral, refratários aos mecanismos imunológicos, apesar de serem bastante antigênicos e de estimularem produção por vezes abundante e variada de anticorpos.

Em macacos *rhesus*, uma infestação ligeira com *Schistosoma mansoni* produz considerável resistência a reinfecções. Mas, ainda que os vermes adultos constituam a principal fonte de antígenos, o alvo dos anticorpos são os esquistossômulos, formas larvárias que realizam o ciclo migratório entre a pele e o sistema porta intra-hepático.

A resistência contra os cestóides adultos, na luz intestinal, é pequena ou nula.

No entanto, produz-se intensa reação frente às formas larvárias. Contra o embrião hexacanto (ou oncosfera), que invade os tecidos do hospedeiro, surge precocemente um tipo de reação que provoca eventualmente a lise do parasito.

Deve-se lembrar que, através das glândulas de penetração das larvas, são lançados diretamente nos tecidos da mucosa intestinal poderosos antígenos funcionais. Entretanto, o processo de invasão requer apenas uns poucos minutos para completar-se.

Mais tarde, surgem os anticorpos contra as formas larvárias que se encontrem nos tecidos. Por exemplo, contra os cisticercos localizados nos músculos ou em outros órgãos. A reação pode induzir, então, certa proteção ao produzir alterações na cutícula dos cisticercos em desenvolvimento, de tipo opsonizante, que facilita o ataque das células fagocitárias.

Os estudos experimentais demonstram, geralmente, a ineficiência dos antígenos de nematóides adultos para induzir proteção do animal de prova. Esta pode ser conseguida, no entanto, com os antígenos existentes no líquido que produz o desencistamento das larvas, bem como nas secreções recuperadas dos líquidos em que as larvas foram mantidas, ou obtidos de extratos somáticos dos estádios larvários capazes de penetrar ou viver nos tecidos do hospedeiro.

Outro fato importante, demonstrado nesses estudos, é que as larvas de quarto estádio dos nematóides (isto é, as que precedem o desenvolvimento da fase adulta) constituem o alvo principal dos anticorpos protetores, de natureza humoral.

Em resumo, as formas infestantes de trematódeos, cestóides e nematóides têm algumas características comuns indispensáveis para a compreensão da imunidade nas helmintíases:

a) são freqüentemente organismos que desenvolveram uma fase de vida livre e possuem importantes reservas nutritivas;

b) dispõem de mecanismos de reconhecimento de seus hospedeiros e dispositivos que desencadeiam os processos de penetração. A reação dos parasitos ao estímulo fornecido pelo hospedeiro consiste muitas vezes na libertação de substâncias de grande poder antigênico, ora destinadas à penetração, ora apenas ao reconhecimento do hospedeiro adequado;

c) tais substâncias, que induzem a resistência do hospedeiro em grau maior ou menor, são produtos de uma atividade transitória e de duração muito curta (talvez minutos);

d) o próprio ato de penetração desencadeia mecanismos de transformação do parasito, encerrando uma etapa evolutiva, com seu metabolismo peculiar, para iniciar outra, conduzindo à vida parasitária do verme adulto.

A transitoriedade da fase imunizante e a resistência dos vermes adultos aos mecanismos defensivos são aspectos relevantes do problema. O caráter crônico da infecção e o baixo poder patogênico, na generalidade dos casos, contribuem pouco para a seleção de hospedeiros com reatividade tão acentuada contra os helmintos quanto costumam demonstrar frente às infecções por vírus e bactérias.

Evasão dos Parasitos aos Dispositivos Protetores do Hospedeiro

Vimos que alguns parasitos e, particularmente, certos helmintos adultos mostram-se refratários aos mecanismos imunológicos do hospedeiro. Este fato, de grande importância para a sobrevivência e propagação dos elementos parasitários, revela a existência de processos que se desenvolvem com o próprio parasitismo e que neutralizam as ações empreendidas pelo sistema imunológico.

Em alguns casos bem estudados, constatou-se que os mecanismos de evasão variam de espécie para espécie, podendo ser de natureza muito diferente.

Em *Schistosoma*, demonstrou-se a presença de antígenos semelhantes aos do hospedeiro (pertencentes ao sistema A, B, H dos tipos sangüíneos) na superfície externa da membrana plasmática que reveste todo o corpo do verme adulto. Dessa forma, o helminto consegue exibir certo mimetismo imunológico e evitar seu reconhecimento como "não-próprio" pelos macrófagos sensibilizados.

Esses antígenos aparecem uma semana depois de formado o esquistossômulo e parece resultarem da apropriação, pela larva, das moléculas antigênicas elaboradas pelo hospedeiro, pois são sempre características do animal que está albergando o parasito.

Outras particularidades da membrana externa do *Schistosoma*, como o fato de ser constituída por mais de uma camada de membrana celular unitária, bem como por descamar-se e renovar-se continuamente, favorecem o processo de escape, ao eliminar os complexos antígeno-anticorpo aí formados.

Trypanosoma brucei das subespécies *gambiense* e *rhodesiense*, agentes etiológicos da tripanossomíase africana (doença do sono), são protozoários flagelados que se multiplicam no sangue dos pacientes de forma a apresentar surtos de alta parasitemia, seguidos de pronunciada queda do número de parasitos por milímetro cúbico de sangue.

Este fenômeno, que se repete várias vezes em cada infecção, corresponde à destruição maciça dos flagelados pelos anticorpos produzidos pelo paciente contra os antígenos parasitários.

A cada vez que a parasitemia volta a subir, constata-se que o *Trypanosoma* exibe nova constituição antigênica, contra a qual os anticorpos elaborados anteriormente são inoperantes. O organismo terá que sintetizar novo tipo de anticorpo para controlar o segundo surto de parasitemia, e assim por diante.

Nove diferentes tipos antigênicos já foram detectados em *T. brucei*, sucedendo-se sempre na mesma ordem, no decurso de cada infecção que, desse modo, se prolonga, apesar dos anticorpos específicos e funcionais produzidos contra o flagelado.

Essas variações antigênicas têm sido descritas também em outras espécies dos gêneros *Plasmodium* e *Babesia*.

Outros mecanismos de evasão foram desenvolvidos por *Besnoitia*, *Toxoplasma*, *Leishmania*, *Trypanosoma cruzi*, *Mycobacterium tuberculosis* e *M. leprae*. Esses microrganismos conseguem resistir à fagocitose pelos macrófagos e outras células, utilizando um dos seguintes estratagemas:

Quando é fagocitado, o *Toxoplasma gondii* consegue, por mecanismo ainda não elucidado, impedir a fusão da parede dos lisossomos com a do vacúolo de fagocitose e, portanto, a penetração das enzimas digestivas neste último. *Leishmania enrietti* e outras espécies do mesmo gênero podem viver no interior de vacúolos digestivos dos macrófagos ativados, mesmo quando os lisossomos consigam fundir-se com eles.

Se esses macrófagos tiverem fagocitado *in vitro* uma mistura de *L. enrietti* e *Listeria monocytogenes*, o resultado observado será a destruição das *Listeria* e a persistência das *Leishmania* que aí se multiplicam.

Experiências feitas com macrófagos de rato e *Trypanosoma cruzi* demonstraram que, mesmo quando não ativadas, essas células eram capazes de fagocitar todos os *Trypanosoma* num prazo de duas horas e de destruir a grande maioria deles dentro de 24 horas.

Entretanto, três ou quatro dias depois, as células continham grande número de flagelados em multiplicação, e uma análise mais minuciosa demonstrou que esses parasitos encontravam-se fora dos fagossomos, vivendo no citoplasma celular, ao abrigo das enzimas digestivas do macrófago.

Ainda outro fenômeno constatado nas infecções por malária (*Plasmodium falciparum*) e por *Trypanosoma brucei gambiense* é a imunossupressão: nestas doenças, a produção de IgM é elevada, porém apenas 5% ou menos dessas imunoglobulinas reagem especificamente com antígenos de *P. falciparum* e de *T. b. gambiense*. Esses mesmos pacientes respondem fracamente à vacinação com toxóide tetânico ou antígenos de *Salmonella*.

Haveria nesses casos uma estimulação policlonal com grande produção de anticorpos inespecíficos.

Imunodepressão e Parasitoses

Vê-se a importância da imunidade, nos casos de pacientes que estão imunodeprimidos por qualquer razão (infecciosa, terapêutica ou genética).

A imunossupressão explicaria por que os pacientes com tripanossomíase africana têm aumentada suscetibilidade a numerosas outras infecções e, talvez, a razão pela qual é mais freqüente em áreas malarígenas a ocorrência do linfoma de Burkitt.

A infecção pelo vírus HIV, causador da síndrome de imunodeficiência adquirida (AIDS), torna os pacientes particularmente suscetíveis a várias outras viroses, protozooses e helmintíases. Assim, diversos patógenos passam a dominar o quadro clínico dessa doença, sucessiva ou associadamente, produzindo: pneumonia por *Pneumocystis carinii*, criptosporidiose crônica, toxoplasmose, isosporíase, candidíase brônquica, criptococose, histoplasmose disseminada, estrongiloidíase extra-intestinal, infecções por *Mycobacterium tuberculosis* ou *M. avium*, por citomegalovírus, por herpervírus etc. Eles se tornam freqüentemente a causa imediata da morte dos aidéticos.

8

Parasitismo e Processos Patológicos; Regeneração e Cicatrização

PATOGENICIDADE E VIRULÊNCIA
PENETRAÇÃO DOS PARASITOS NO HOSPEDEIRO
LESÕES CELULARES E MECANISMOS
    PATOGÊNICOS
    Etiopatogênese das lesões
        Anóxia e desorganização do metabolismo energético
        Desregulação do volume celular
        Alteração das mitocôndrias
        Auto-agressão por lisossomos
        Radicais livres
        Resposta imunitária na origem de lesões
    Manifestações sistêmicas na reação de fase aguda
    Aspectos microscópicos das lesões celulares
        Necrose
        Apoptose
        Inclusões e pigmentos
    Crescimento, envelhecimento e regeneração celular
    Lesões relacionadas com agentes infecciosos

INFLAMAÇÃO
CÉLULAS E MEDIADORES DA RESPOSTA LOCAL ÀS
    LESÕES
    Principais células dos mecanismos protetores
    Mediadores de natureza lipídica
    Citocinas e outros mediadores
O PROCESSO INFLAMATÓRIO
    Tipos de inflamação
        Inflamação aguda
        Inflamação crônica
        Inflamação crônica granulomatosa
RESTITUIÇÃO, REGENERAÇÃO E CICATRIZAÇÃO
    Regeneração
    Cicatrização e fibrose
        Homeostasia do tecido conjuntivo
        Cicatrização patológica: fibrose
HIPERPLASIAS, METAPLASIAS E NEOPLASIAS
    RELACIONADAS COM PARASITOS

PATOGENICIDADE E VIRULÊNCIA

Vimos, nos capítulos anteriores, que o parasitismo é um tipo de associação entre indivíduos de espécies diferentes (geralmente muito afastadas filogeneticamente) que estabelecem entre si relações ecológicas e bioquímicas muito íntimas e complexas.

Por suas conseqüências, essas relações soem beneficiar ambas as espécies envolvidas (no mutualismo e na simbiose) ou apenas uma delas (o parasito) sem prejuízos para o hospedeiro. Mas, em certos casos, o **parasitismo** pode resultar, a curto ou longo prazo, no desenvolvimento de condições desfavoráveis para um ou para ambos os organismos, ainda que isso em geral não afete grandemente o futuro das respectivas **populações** (pois atinge apenas parte delas, sendo normalmente compatível com a sobrevivência das duas **espécies**).

De acordo com a terminologia médica tradicional, essencialmente antropocêntrica e pragmática, costuma-se distinguir os parasitos que causam dano, doença ou enfermidade a seus hospedeiros, classificando-os como **patogênicos** (do grego *pathos*, doença, e *geno*, gerar). Os demais são ditos não-patogênicos.

A **patogenicidade** é uma característica que pode ser apresentada por certa espécie ou subespécie de parasito (algumas vezes, por uma variedade ou linhagem) em relação a um dado hospedeiro. Há parasitos sempre patogênicos, mas outros o são apenas em função de determinadas circunstâncias (localização, numerosidade, presença de imunodepressão no hospedeiro etc.). A patogenicidade é considerada atributo qualitativo, para o qual não distinguimos graus: dizemos que um parasito é ou não é patogênico, em determinadas condições.

A gravidade das lesões que possam resultar do parasitismo, o grau de nocividade para determinado hospedeiro, é outra característica da associação parasitária e a ela chamamos **virulência**. A virulência pode ser grande ou pequena, aumentar ou diminuir, em função de numerosos fatores, como por exemplo a variedade ou linhagem do parasito, sua capacidade invasora, sua passagem repetida por animais suscetíveis, a via de inoculação no hospedeiro e sua localização definitiva. Também influem a idade do hospedeiro, seu estado nutricional ou imunitário etc.

Alguns autores definem **patogenia** como a capacidade de produzir doença e **virulência** como a de multiplicar-se no organismo hospedeiro e transmitir-se a novos hospedeiros.

PENETRAÇÃO DOS PARASITOS NO HOSPEDEIRO

A ação dos parasitos começa muitas vezes com os mecanismos que permitem invadir e ocupar um nicho ecológico no organismo do hospedeiro. A penetração pode ser passiva ou ativa.

Passivamente penetram aqueles que são ingeridos com alimentos ou águas contaminadas, tais como os cistos de protozoários intestinais, os ovos de *Enterobius*, os cisticercos de *Taenia* contidos na carne de boi ou de porco. Também penetram passivamente os que são inoculados por insetos hematófagos (como as leishmânias, tripanossomos e plasmódios), pelos ácaros (como as babésias) etc.

A penetração ativa pode ter lugar pela pele, como o fazem as larvas de ancilostomídeos, de estrongilóides e de esquistossomos; ou pelas conjuntivas (como *Trypanosoma cruzi*). Alguns, depois de chegarem passivamente ao tubo digestivo do hospedeiro, onde sob a ação de fatores locais dá-se o desencistamento ou a eclosão dos cistos ou dos ovos, iniciam atividades líticas ou mecânicas, transpondo o epitélio ou também as demais camadas da mucosa e da submucosa (como os trofozoítas de *Entamoeba histolytica*, as larvas de *Ascaris* e *Fasciola*, as oncosferas de *Taenia* e de *Echinococcus*), para completarem sua evolução ou buscarem seu hábitat definitivo em diferentes órgãos ou tecidos do hospedeiro.

Os mecanismos de penetração ora consistem na excreção de enzimas proteolíticas, hialuronidase ou outros processos de lise dos tecidos, ora decorrem da adesão do parasito a receptores da membrana celular e endocitose. Mas também podem fazê-lo mediante ações mecânicas, como a dos acúleos de oncosferas.

LESÕES CELULARES E MECANISMOS PATOGÊNICOS

Etiopatogênese das Lesões

A ação nociva desenvolvida por determinado parasito é geralmente o produto de numerosos e complicados mecanismos patogênicos, nem sempre suficientemente esclarecidos. Aqui, vamos analisar, isoladamente, alguns tipos de lesão parasitária. Mas é nos próximos capítulos, quando se estudar cada parasito e a doença que produz, que faremos a integração da patologia com a biologia do parasito para caracterizar cada entidade nosológica e o quadro clínico correspondente.

A base de todo processo patogênico encontra-se em alterações das estruturas celulares e subcelulares, direta ou indiretamente ocasionadas pelo parasitismo. A doença, em última instância, resulta de certas modificações que se produzem em organelas ou em macromoléculas, diretamente — como pela fragmentação de moléculas importantes, alteração de sua conformação espacial, inibição de enzimas, ação detergente sobre membranas etc.; ou, indiretamente, ao prejudicar o fornecimento de O_2; ao modificar a resposta imunológica; ao alterar os mecanismos de produção e inativação de radicais livres etc., que afetam o equilíbrio fisiológico das células e tecidos.

Alguns autores falam de **agressões** ao referir-se a quaisquer perturbações que alterem, ainda que transitoriamente, o equilíbrio funcional ou a **homeostasia** celular.

Essas ações nocivas podem ser de origem interna (quando aparecem como defeitos genéticos ou metabólicos) ou de origem externa (quando envolvem fatores como os agentes físicos ambientais, as substâncias químicas tóxicas, os agentes microbianos e parasitários, as deficiências nutricionais ou a privação de elementos indispensáveis, como o O_2). Muitas vezes, causas externas e internas combinam-se na produção das lesões.

Diferentes tipos de células, em fases diferentes de seu ciclo reprodutivo ou em estádios evolutivos diversos, podem ser afetados por um mesmo fator nocivo de maneira bastante diversa. Determinada ação pode causar a morte imediata de uma célula; ou redução de sua longevidade, caso ela sobreviva, após um retorno às condições de normalidade.

Muitos tipos de lesão, que não chegam a ser letais para a célula, produzem modificações estruturais e funcionais ainda compatíveis com sua sobrevida por um período mais ou menos prolongado.

Exemplos disso são a acumulação no citoplasma de pigmento malárico ou de lipídios; a tumefação turva; a formação de inclusões nucleares ou citoplásmicas; a formação de lisossomos autotróficos; modificações de volume ou de forma da célula; modificações de suas migrações; bem como alterações no ciclo mitótico ou importantes mudanças da superfície celular, como nas transformações neoplásicas.

ANÓXIA E DESORGANIZAÇÃO DO METABOLISMO ENERGÉTICO

Qualquer que seja sua causa, uma redução do fornecimento de O_2 (**hipóxia**) ou a parada total desse suprimento (**anóxia**) são fatores freqüentes e importantes de lesão. Eles podem ser devidos a uma obstrução vascular, produzindo redução do fluxo sangüíneo, ou à interrupção deste (isquemia).

Uma **isquemia** completa produz efeito letal, capaz de destruir alguns neurônios após 3 minutos sem O_2 e destruir as fibras miocárdicas depois de meia hora. Caso a circulação seja restabelecida a tempo, pode haver recuperação e volta à normalidade funcional. Mas se o suprimento sangüíneo não retornar logo aos níveis anteriores, o déficit persistente levará as células a um processo de degeneração e morte (**necrose**).

As principais alterações decorrentes do fornecimento deficiente de O_2 são:

1. Primeiro, súbita redução da tensão de oxigênio no meio e, portanto, bloqueio retrógrado das oxidações na cadeia respiratória das mitocôndrias. A queda na liberação de energia, que daí resulta, impede a síntese fosforilativa de ATP a partir de ADP (reação que consome energia; ver o Cap. 1) e determina acúmu-

lo de $FADH_2$ e de $NADH_2$. O excesso destas substâncias reduz a atividade do ciclo de Krebs e causa elevação de acetil-CoA, favorecendo a síntese de ácidos graxos (Figs. 1.7 e 1.10).

2. O acúmulo de AMP e de ADP (visto que caiu a síntese de ATP) leva à estimulação das enzimas da glicólise anaeróbia (onde pouco ATP é formado), com produção aumentada de ácido lático e redução do pH intracelular.

Como a falta de circulação impede a remoção de ácido lático e de íons H^+, baixa também o pH extracelular. Mas, no núcleo celular, isso contribui para a aglomeração da cromatina (reversível) e redução da síntese de RNA. A continuação do processo, entretanto, leva à **picnose**.

3. A reduzida produção de ATP impede o funcionamento das bombas eletrolíticas da membrana, ATP-dependentes (ver o Cap. 1), causando desequilíbrio iônico do citoplasma, com perda de K^+ e Mg^{++} e acumulação de Na^+ e água no citosol, no retículo endoplásmico e nas mitocôndrias (**degeneração hidrópica** ou vacuolar).

Aumenta também o Ca^{++} no citosol, que altera o citoesqueleto e ativa proteases e fosfolipases. Os triglicerídios aumentam (**esteatose**).

A reoxigenação tardia pode agravar as lesões pela formação de radicais livres, a partir de O_2, sob a ação da xantina-oxidase formada no processo.

DESREGULAÇÃO DO VOLUME CELULAR

As células dos organismos superiores têm composição distinta daquela do meio interno onde vivem (líquido extracelular) e devem manter esta composição graças aos mecanismos reguladores da permeabilidade e do transporte através da membrana celular, descritos no Cap. 1 (ver *A membrana celular; Transporte de materiais*).

Lesões Diretas das Membranas e Desequilíbrio Hídrico. Depois das lesões isquêmicas, as agressões que mais freqüentemente provocam a morte celular são as dirigidas diretamente contra sua membrana. Elas podem ser devidas a toxinas, a metais pesados (como os sais de mercúrio) ou a outras substâncias tóxicas.

Algumas toxinas contêm fosfolipases que, ao desdobrarem os fosfolipídios, liberam diglicerídios e modificam as proteínas da membrana, alterando a estrutura e as funções desta.

Desde que seja alterada a integridade da membrana celular, de seu sistema transportador, do suprimento de energia (ATP) ou do gradiente eletroquímico, fica comprometida a regulação do equilíbrio iônico e do volume celular.

A entrada ou saída de água é controlada automaticamente por fatores como a pressão hidrostática nos dois lados da membrana, o potencial elétrico e a atividade química, que em condições normais asseguram o equilíbrio hídrico. Alterando-se algum dos mecanismos reguladores, a célula tende para um equilíbrio osmótico, com entrada de água e sais, aumento de volume e eventualmente ruptura da membrana (Fig. 1.5).

O desequilíbrio hídrico e a permeabilidade aumentada das membranas levam à dilatação do retículo endoplásmico, onde começa a notar-se o desprendimento dos polirribossomos, induzido pelo Ca^{++}. Estes e os ribossomos livres irão, depois, dispersar-se e desfazer-se em seus monômeros, já que para sua integração faltam mRNA e fontes de energia. A síntese de proteínas decai ao mesmo tempo. Mas tudo ainda pode voltar ao normal se for restabelecida a oxigenação e a produção de ATP.

Numa etapa seguinte do processo, a microscopia eletrônica mostra a formação de bolhas na superfície celular (cheias de um material de baixa densidade e reduzida viscosidade) que aparecem e desaparecem sucessivamente, bem como de alterações nas vilosidades das células epiteliais, provavelmente decorrentes das modificações sofridas pelo citoesqueleto (microtúbulos e microfilamentos) em função da maior concentração de íons Ca^{++}.

Nesta fase, as alterações que afetam o citoesqueleto começam a produzir modificações na forma das células.

A síntese protéica encontra-se paralisada e todos os ribossomos estão dissociados em seus monômeros. Os lisossomos apresentam-se, em geral, dilatados e claros, mas não há sinais de vazamento de hidrolases.

A membrana celular enfraquece, pela ação das lipases, falta de materiais de substituição e desacoplamento do citoesqueleto, podendo romper-se facilmente.

ALTERAÇÃO DAS MITOCÔNDRIAS

Na célula normal, as mitocôndrias deslocam-se, dividem-se ou se fundem, aumentam ou diminuem ligeiramente de volume em conseqüência de seu estado funcional. As agressões leves manifestam-se por aumento de tamanho das organelas e redução da densidade óptica, que produzem o aspecto histológico conhecido como **tumefação turva**. Este quadro é reversível.

Entre os agentes que provocam dilatação das mitocôndrias encontram-se os íons Ca^{++}, ácidos graxos, hormônios (tiroxina) e substâncias capazes de lesar membranas celulares, como as fosfolipases.

As lesões mais importantes conduzem a pronunciada dilatação, ruptura da membrana externa, desaparecimento das granulações da membrana interna (isto é, das formações pedunculadas que contêm as ATPases) e perda total da capacidade de produzir ATP (Fig. 1.10).

AUTO-AGRESSÃO POR LISOSSOMOS

A queda no pH, devido à glicólise, ao acúmulo de lactato e à quebra de ésteres de fosfato, aliada a alterações na composição iônica das células, provoca danos nas membranas dos lisossomos.

Eles se tumefazem, mas retêm suas enzimas, enquanto a degeneração celular for reversível. Depois da morte da célula, a passagem das hidrolases para o citosol e a ativação de suas hidrolases ácidas dão início ao processo de **autólise**.

Os lisossomos contêm RNAases, DNAases, proteases, fosfatases, glicosidases e catepsinas, que podem atuar sobre substratos específicos, tais como ribonucleoproteínas, desoxirribonucleoproteínas e glicogênio.

RADICAIS LIVRES

São moléculas que apresentam um elétron não emparelhado no orbital externo (por ganho ou perda de um elétron), pelo que se mostram muito reativas, principalmente em relação a lipídios, bases purínicas e pirimídicas dos ácidos nucléicos, assim como com os resíduos de metionina, histidina, cisteína e lisina das proteínas.

Os radicais livres formam reações em cadeia que levam à formação de novos radicais livres, ampliando sua capacidade de produzir lesões.

O oxigênio molecular (O_2) é a principal fonte de radicais livres, formados nas reações de óxido-redução e na cadeia respiratória, onde a transferência de elétrons é feita um a um, com possibilidade de formação de superóxido O_2^{-*} (o asterisco indica o caráter de radical livre).

Diversas agressões produzem lesões por liberar radicais livres. Entre elas, o metabolismo de certas substâncias químicas, as radiações ionizantes, fumaça de cigarro e alguns tipos de alimentos oxidados. As células dispõem de sistemas antioxidantes, como:

a) superóxido-dismutase, que acelera a transformação de $2O_2^{-*} + 2H$ em $O_2 + H_2O_2$;

b) catalase, que transforma $2H_2O_2$ em $2H_2O + O_2$;

c) sistema dependente de glutation (glutation-peroxidase e glutation-redutase), que cliva o H_2O_2;

d) vitaminas C e E;

e) outros sistemas e moléculas, como ácido úrico, bilirrubina, carotenóides, cisteína, taurina etc., que também removem os radicais livres, de modo que normalmente há um equilíbrio entre a produção e a inativação desses radicais.

Os fagócitos destroem microrganismos mediante a produção de radicais livres e outras espécies de moléculas reativas derivadas do oxigênio. Mas esses produtos também chegam a causar lesões celulares por reagirem com proteínas, lipídios e ácidos nucléicos.

RESPOSTA IMUNITÁRIA NA ORIGEM DE LESÕES

Se um agente patogênico é antigênico, o sistema imunitário desenvolve uma resposta que tanto pode proteger o organismo como causar lesão por diferentes mecanismos.

Anticorpos podem bloquear ou estimular uma função celular, formar complexos Ag-Ac ou fixar complemento, levando à liberação de fatores que desencadeiam reação inflamatória ou agressão direta às células-alvo. Também levam células citotóxicas (macrófagos, linfócitos, neutrófilos etc.) a reconhecerem o fragmento Fc de anticorpos presentes nas células-alvo e destruí-las (ver o Cap. 7).

Um mecanismo de imunidade celular faz com que linfócitos T citotóxicos, ao reconhecerem certos epítopos junto ao complexo de histocompatibilidade (MHC I), liberem proteínas (**perforinas**) que se inserem na membrana celular abrindo poros hidrófilos por onde a célula perde eletrólitos e morre.

Proteases contidas nas granulações desses linfócitos penetram pelos poros e fragmentam o DNA nuclear.

Por outro lado, a imunidade celular pode levar a lesões, indiretamente, mediante a mobilização de fagócitos que liberam enzimas, radicais livres e óxido nítrico, capazes de agredir células ou componentes do meio intercelular. As células destruídas, por sua vez, lançam nesse meio antígenos que induzem reação auto-imune transitória, dando origem a processos de remoção dos detritos e de estímulos para a reparação da lesão.

Manifestações Sistêmicas na Reação de Fase Aguda

Agressões localizadas podem ser responsáveis por respostas sistêmicas inespecíficas, envolvidas em mecanismos de adaptação do organismo em face das lesões produzidas. O conjunto de tais respostas é conhecido como **reação de fase aguda**. Ela compreende: modificação do padrão de síntese protéica pelo fígado; liberação de hormônios da supra-renal e da hipófise; alteração do centro termorregulador, do centro do apetite e da sensibilidade dolorosa; e modificações da resposta imunológica.

Proteínas de Fase Aguda. Os hepatócitos passam a produzir menos albumina e aumentam (até 50 vezes) a produção de proteína C reativa, de ceruloplasmina, transferrina, fibrinogênio, α-1-antitripsina, α-2-macroglobulina, haptoglobina e componentes do complemento, que em conjunto recebem a denominação de "proteínas de fase aguda".

A α-1-antitripsina é uma inibidora de proteases, que modula a ação das proteases dos fagócitos. Ceruloplasmina e transferrina têm ação antioxidante. A proteína C reativa, que é a mais sintetizada e utilizada em medicina como indicadora de inflamação, não tem função conhecida (*in vitro*, inibe a blastogênese). A haptoglobina é opsonizante e importante para a remoção dos restos celulares ou da hemoglobina livre na circulação.

Liberação de Hormônios. A epinefrina (= adrenalina) liberada pelas supra-renais estimula a glicogenólise no fígado e nos músculos, aumentando a glicemia. Ela também inibe a produção de insulina e aumenta a de glucagon. Age sobre o coração, aumentando o débito cardíaco, e produz dilatação arteriolar, principalmente na musculatura esquelética (o que facilita a "reação de fuga ou luta", em condições de perigo).

Os corticóides aumentam o catabolismo protéico e a gliconeogênese (a partir dos aminoácidos oxidados).

A elevação da glicemia e dos ácidos graxos circulantes aumenta a disponibilidade energética do organismo, favorecendo a atividade do sistema nervoso. O catabolismo protéico (induzido pela produção de glicocorticóides, do córtex supra-renal, bem como de TNF-α, IL-1 e IL-6, dos macrófagos ou dos linfócitos) proporciona materiais, como a glutamina e a arginina, importantes para a multiplicação celular dos linfócitos etc.

Febre. É o resultado da desregulação dos centros nervosos termorreguladores, que ficam com sua capacidade de regulação alterada para mais. Seus neurônios enviam sinais a outras estruturas levando a maior produção de calor (o paciente sente frio, inicialmente), mediante aumento de **tiroxina** (estimuladora do metabolismo celular) e contrações das fibras musculares (tremores). Ocorre principalmente quando a agressão provém de um agente infeccioso. Terminado o processo, o sistema regulador volta a funcionar para temperaturas em torno de 37°C, desencadeando os mecanismos de abaixamento térmico (sudorese e taquicardia, que por sua vez aumentam a filtração renal e a diurese).

Dor. Faz parte da reação de fase aguda um aumento da resistência à dor, devido à produção de endorfinas que, agindo sobre os centros talâmicos e sobre a formação reticular, elevam o limiar de sensibilidade a esse sintoma.

Alterações do Apetite e do Sono. IL-1 e TNF-α, além de induzirem a secreção de catecolaminas, atuam sobre o sistema nervoso central inibindo o apetite. Ingerindo menos alimentos, quando o metabolismo está aumentado, o paciente apresenta perda de peso, sobretudo nos processos crônicos. As mesmas citocinas aumentam a irritabilidade do sistema nervoso central e causam insônia.

Atividade de Fagócitos e Número de Leucócitos. O aumento de corticóides e hormônios adrenérgicos concorre para diminuir a capacidade das células fagocitárias, ao elevar a estabilidade das membranas e dificultar, assim, a atividade fagocitária que depende da fusão lisossomo-fagossomo. Por outro lado, a IL-1 e o fator estimulador de colônias para granulócitos e monócitos (CSF-GM), liberados por macrófagos e linfócitos, atuando sobre a medula óssea causam leucocitose. Mas os eosinófilos estão em geral diminuídos, pela ação dos corticóides.

Modulação da Resposta Imunitária. Esta resposta é modificada pelos **corticóides**, que, quando aumentados, reduzem a atividade das células T; pela **epinefrina**, que diminui a capacidade proliferativa dos linfócitos, e pelas **endorfinas**, que também interferem na atividade dos linfócitos T.

Por outro lado, TNF-α, IL-1 e IL-6 estimulam algumas atividades imunológicas, melhorando sob alguns aspectos seu desempenho. Aparentemente, na reação de fase aguda, há tendência para produzir-se imunossupressão, de forma a evitar respostas exageradas de auto-agressão que, destruindo células, liberam mais auto-antígenos. Isso pode favorecer, também, a sobrevida de alguns parasitos.

Aspectos Microscópicos das Lesões Celulares

As alterações iniciais das células, em nível molecular, podem não se traduzir por modificações morfológicas visíveis à microscopia óptica, mas identificáveis por outras técnicas.

Modificações do contorno celular, redução ou apagamento das vilosidades e aparecimento de bolhas decorrem de alterações da estrutura da membrana celular (por deficiência de fosfolipídios e proteínas) e do citoesqueleto subjacente (deficiência de espectrinas etc. que normalmente ligam a membrana ao citoplasma). Excesso de colesterol na membrana aumenta sua fluidez e a redução das proteínas prejudica o transporte normal de íons e moléculas através dela.

As mitocôndrias alteram-se precocemente, com retração da matriz interna e, depois, tumefação e redução das cristas. O processo é reversível nas lesões por anóxia, alcoolismo etc., mas após degeneração da membrana interna e o aparecimento de granulações densas ou cristais de sais calcários no seu interior, a desintegração é rápida.

Em presença de substâncias estranhas a metabolizar, o retículo endoplásmico é induzido a crescer e se dilata muito. Mas no complexo de Golgi a degeneração hidrópica é moderada e suas vesículas se retraem pela reduzida atividade.

No citosol, água e eletrólitos acumulam-se, desde que se alterem a permeabilidade da membrana celular e de outras estruturas, influenciando por sua vez o citoesqueleto. O aumento de Ca ativa uma proteína (gelsolina) que desfaz a rede tridimensional de microfilamentos, mantida por actina, miosina e filamina, no ectoplasma, e de que depende a forma da célula.

No núcleo da célula, a membrana nuclear apresenta aumento da cisterna perinuclear, invaginações e tortuosidades, espessamento da lâmina interna, alteração do número e diâmetro dos poros. O nucleoplasma aumenta, por conter mais água e eletrólitos, e seu pH baixa, levando a maior espiralização da cromatina que se acumula na periferia, antes de começar sua desorganização com a morte da célula.

NECROSE

Pode ser definida como a morte celular em um organismo vivo, seguida de **autólise**. Ela corresponde ao conjunto das alterações morfológicas, em um organismo ou órgão vivo, que resulta em geral da ação de enzimas degradadoras e letais, liberadas pelos **lisossomos** que perderam sua capacidade de conter as hidrolases no seu interior. No citossol, essas enzimas são ativadas pelas altas concentrações de Ca^{++} e iniciam o processo de autólise.

As alterações detectáveis pela microscopia óptica ocorrem algum tempo depois da morte celular bioquímica, que é determinada, essencialmente, por dois processos:

1) digestão enzimática da célula e
2) desnaturação das proteínas.

Quando as enzimas catalíticas derivam dos lisossomos da própria célula, o processo é dito **autólise**; quando de leucócitos imigrantes, o processo é denominado **heterólise**.

Nas colorações histológicas feitas com hematoxilina-eosina (HE), o aumento de afinidade pela eosina (eosinofilia) constitui uma das primeiras indicações de que está ocorrendo um processo de necrose, ainda que isto não se manifeste muito precocemente. Sua explicação estaria na maior exposição de sítios positivos para a fixação do corante, quando começa a desnaturação das cadeias polipeptídicas.

Outra causa é a perda da basofilia citoplásmica (a hematoxilina é um corante carregado positivamente) devida, em geral, aos polirribossomos que se desprendem do retículo endoplásmico e se desintegram (Fig. 8.1).

Notam-se, também, aumento de volume das mitocôndrias, visíveis como glóbulos eosinofílicos, por seu alto conteúdo em proteínas básicas; granulação do citoplasma; deposição de fosfato de cálcio e digestão das organelas.

O núcleo mostra, inicialmente, aumento dos agregados de cromatina; depois, basofilia acentuada, aspecto mais grosseiro e retração do material cromático, que se torna eletrondenso — **picnose**. Segue-se fragmentação da cromatina e do próprio núcleo — **cariorrexe** — e, finalmente, o desaparecimento do material cromático corável, por **cariólise** (digestão da cromatina, que perde sua densidade eletrônica).

Dependendo do balanço entre proteólise progressiva, coagulação de proteínas e calcificação, diversos tipos de necrose podem manifestar-se: necrose de coagulação, de liquefação, caseosa e gomosa.

Necrose de Coagulação ou Necrose Isquêmica. Além das alterações nucleares referidas, o citoplasma apresenta aspecto de material coagulado, acidófilo e granuloso. Os limites celulares são, no início, visíveis, mostrando a arquitetura do tecido, mas depois se apagam. Ao exame macroscópico, essa variedade de necrose apresenta-se esbranquiçada, quando sua causa é isquêmica, mas avermelhada ou cor de vinho se acompanhada de hemorragia.

Necrose de Liquefação. Devida à liberação de grande quantidade de enzimas lisossômicas, sendo caracterizada pela

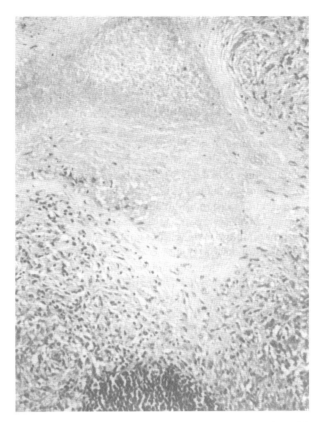

Fig. 8.1 Necrose. Desaparecimento da estrutura celular do tecido no centro de uma área com reação granulomatosa. (Documentação do Dep. de Patologia do Instituto Oswaldo Cruz, FIOCRUZ, Rio de Janeiro.)

consistência mole, semifluida ou pela liqüefação do tecido. É comum no tecido nervoso, na supra-renal ou na mucosa gástrica. Também se encontra nos processos purulentos, onde as enzimas hidrolíticas provêm dos lisossomos dos leucócitos (heterólise).

Necrose Caseosa. A zona necrosada tem aspecto de queijo (*caseum*, em latim) e microscopicamente apresenta-se como massa homogênea, acidófila e sem limites celulares, com alguns núcleos picnóticos ou em cariorrexe.

Supõe-se relacionada com processos de agressão imunológica.

Necrose Gomosa. É uma variedade de necrose por coagulação, mas apresentando consistência elástica (como borracha) ou de líquido viscoso (como goma arábica).

As zonas necróticas comportam-se, no organismo, como corpos estranhos e desencadeiam uma reação que varia segundo as circunstâncias.

Elas podem levar à sua reabsorção ou a um processo de reparação, conforme será exposto adiante (ver *Restituição, regeneração e cicatrização*).

APOPTOSE

Tipo de morte celular isolada, normal, que termina de forma programada o ciclo de vida peculiar a cada célula, segundo o órgão ou tecido a que pertença, criando as condições fisiológicas de sua substituição por novas células. Contrariamente ao que se observa nos casos de necrose, a apoptose não deixa resíduos celulares nem provoca reação inflamatória. Ela é organizada pelo próprio metabolismo celular (sendo perturbada se esse metabolismo for bloqueado) e leva a célula em causa ao seu isolamento das células vizinhas, enrugamento, condensação e formação de pacotes uniformes de materiais nucleares e citoplásmicos, envolvidos por membrana, facilmente fagocitáveis e digeríveis por macrófagos.

A apoptose é forma de morte celular muito freqüente, permitindo a remodelação de órgãos e tecidos durante a embriogênese e na vida pós-fetal. Participa no controle da proliferação celular e na eliminação de células que já cumpriram sua função, como na atrofia das glândulas mamárias, depois de terminada a lactação.

Quando ocorre em condições patológicas, pode estar sendo desencadeada por agentes como vírus, protozoários, agressão imunológica, substâncias químicas, radiações ionizantes etc. Não se sabe como ela é induzida na cardiopatia chagásica ou na destruição de fibras musculares das artérias, em casos de hipertensão ou de aterosclerose.

A apoptose compreende três fases:

a) indução inicial, através de receptores de membrana (TNFr, Fas etc.), durante a qual ocorre diminuição do volume celular, pela saída de água e potássio, e desnaturação de proteínas;

b) ativação de enzimas proteolíticas (cisteína-proteases), tais como enzimas conversoras de IL-1 (ou capsases), e proteólise;

c) ativação de endonucleases, que quebram os cromossomos em múltiplos fragmentos (cariorrexe). Segue-se a fragmentação do corpo celular.

Alguns genes da família bcl-2 parecem estar envolvidos nesse processo, como agonistas ou antagonistas.

O gene fas-ligante (CD95 ligante) codifica uma proteína de membrana que, ao unir-se a um anticorpo monoclonal, transmite sinais para desencadear a apoptose; o gene bcl-2 e outros atuam como repressores desse processo e seus produtos são proteínas abundantes em zonas de intensa multiplicação celular. Não se sabe precisamente como essas proteínas agem, mas parece que dependem das condições da parede mitocondrial, que tornada permeável deixa sair citocromo C e um "fator indutor de apoptose".

Estes ativam as capsases, e estas ativam endonucleases responsáveis pela fragmentação do DNA nuclear.

INCLUSÕES E PIGMENTOS

Correspondem ao acúmulo de materiais diversos, no citoplasma ou no núcleo, podendo apresentar formas as mais variadas.

Às vezes representam materiais residuais dos vacúolos digestivos (auto- ou heterofágicos), como as gotículas hialinas encontradas nos túbulos renais, em casos de proteinúria; ou provenientes de anormalidades do citoesqueleto e de proteínas contráteis (corpúsculos de Mallory na hepatite tóxica por alcoolismo; degeneração neurofibrilar na doença de Alzheimer); outras vezes são substâncias como a sílica, o asbesto e demais poluentes ambientais, importantes na patologia respiratória por desenvolverem processos de fibrose crônica ou induzirem o desenvolvimento de neoplasias.

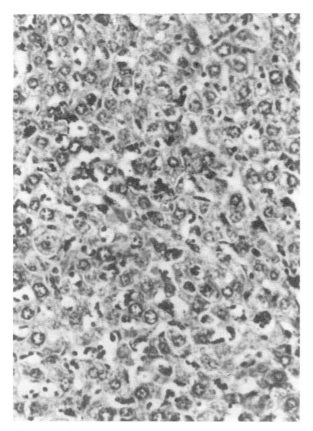

Fig. 8.2 Acúmulo de pigmento malárico (hemozoína), que aparece como manchas escuras no interior dos macrófagos do fígado (células de Kupffer), devido à fagocitose dos resíduos da digestão parasitária da hemoglobina. O mesmo fenômeno é observado na esquistossomíase. (Documentação do Dep. de Parasitologia da Escola Paulista de Medicina, São Paulo.)

Os pigmentos que se depositam nas células podem ser materiais endógenos, como a lipofuscina (composta de polímeros de lipídios e fosfolipídios complexados com proteínas), que os neurônios são incapazes de metabolizar ou de excretar, acumulando-se, em função do tempo, como um pigmento característico do envelhecimento; ou a **hemozoína**, que é um resíduo do metabolismo da hemoglobina deixado pelos plasmódios da malária ou pelos esquistossomos (Fig. 8.2). Também podem ser materiais exógenos (pigmento das tatuagens, carvão fagocitado pelas células do pulmão e característico das antracoses etc.).

Crescimento, Envelhecimento e Regeneração Celular

Hipertrofia Celular. O tamanho das células pode aumentar além de seus valores médios pelo crescimento ou hipertrofia de seus componentes estruturais. Observa-se então o aumento do número ou do tamanho de suas organelas, como o retículo endoplásmico, o aparelho de Golgi, as mitocôndrias etc. Os estímulos para isso podem ser as substâncias estranhas a serem metabolizadas (hidrocarbonetos carcinogênicos, inseticidas, esteróides, ácidos graxos etc.) ou a presença de parasitos intracelulares, como as *Leishmania* em macrófagos.

Por vezes a substância nociva induz a síntese de proteínas e de fosfolipídios e a formação de materiais para a construção de membranas do retículo endoplásmico, associadas a uma atividade aumentada da função mista oxidase-transporte de elétrons. Resulta, no fígado, uma hipertrofia dos hepatócitos (e de todo o órgão), com aumento considerável tanto do retículo endoplásmico liso como do granuloso. Em conseqüência, cresce a resistência do organismo não só para a droga que induziu a hipertrofia, como para algumas outras substâncias tóxicas que serão destoxificadas pelas mesmas enzimas.

No músculo, a hipertrofia constitui a resposta celular a um aumento da carga de trabalho. Elevam-se, então, as quantidades de retículo sarcoplásmico, de ribossomos e de miofilamentos.

Nos processos patológicos é comum a formação de **gigantócitos**, isto é, de grandes células multinucleadas. Elas têm origem, quase sempre, em modificações na interação entre células (macrófagos), com aderência, fusão e reabsorção de membrana plasmática. Ocorrem nas inflamações crônicas, sobretudo quando há grandes massas necróticas para reabsorver, restos quitinosos de helmintos, granulomas esquistossomóticos etc.

Hiperplasia e Regeneração. Nos epitélios e no tecido conjuntivo, ocorre regularmente um aumento do número de células, em função da reprodução celular, que deve cobrir as perdas devidas à morte de muitas delas, por envelhecimento (apoptose), ou por lesões causadas por traumas, ações tóxicas, infecciosas ou outras.

Algumas hiperplasias patológicas constituem terreno fértil em que podem surgir, eventualmente, proliferações tumorais.

Metaplasia e Neoplasia. Em presença de extensas destruições ou da ação prolongada de certas substâncias, a regeneração do tecido pode mostrar um crescimento celular com características novas. A transformação de um tecido em outro mais diferenciado é conhecida como **metaplasia**.

Ela pode ter lugar seja a partir de células indiferenciadas do tecido, que passam a diferenciar-se de uma forma nova, como de células diferenciadas que se modificam em função do novo estímulo a que estão submetidas. Esses processos são em geral reversíveis, mas, em alguns casos, quer devido à longa ação patogênica ou à natureza do agente causal (mutagênico ou carcinogênico), a metaplasia acompanha-se de uma atipia característica do "carcinoma *in situ*". Fala-se, então, de **neoplasia**. Por outro lado, a neoplasia pode não ter como antecedente uma metaplasia.

Atrofia e Envelhecimento. Entende-se por atrofia a redução do tamanho celular e da atividade que decorre de uma deficiência de oxigênio, desnutrição, sobrecarga de trabalho ou de estimulação hormonal. Nas células em processo de atrofia, costuma haver grande número de vacúolos autofágicos, com corpos residuais ou com lipofuscina, que conferem ao tecido coloração castanha. Os efeitos do envelhecimento celular são complexos mas não apresentam nenhum caráter definido.

A acumulação de lipofuscina, especialmente em neurônios, apresenta tendência de crescimento linear. Aparecem também outros aspectos da atrofia celular, mas todas as teorias que pretendem explicar o envelhecimento aguardam confirmação.

Lesões Relacionadas com Agentes Infecciosos

Um agente biológico pode produzir lesões diversas por um dos mecanismos seguintes:

1. Ação direta dos parasitos, pela penetração e multiplicação nas células do hospedeiro, que acabam por ser destruídas. Esse **efeito citopático** é observado com muitos protozoários, como os tripanossomos, as leishmânias e os plasmódios, p. ex.

2. Ação de produtos tóxicos elaborados por alguns parasitos, mas em geral por bactérias ou fungos. As toxinas podem ser produtos excretados pelos microrganismos (exotoxinas) ou elementos estruturais destes, liberados apenas depois da morte e decomposição (endotoxinas).

3. Indução de **resposta imunológica** aos diferentes antígenos do agente infeccioso. Ainda que, em geral, esse constitua um mecanismo importante na proteção do organismo contra os parasitos, participa muitas vezes do processo patogênico que leva à produção de doença.

4. **Antígenos parasitários** que aderem à superfície de células do hospedeiro podem marcá-las como alvos para anticorpos específicos ou para a imunidade celular que irá destruí-las.

5. Quando antígenos parasitários têm epítopos semelhantes a moléculas dos tecidos, a reação imunológica pode desenvolver-se contra uns e outros, produzindo **auto-agressão** induzida pelo agente invasor.

6. A **inflamação** desencadeada pelos agentes biológicos, através da ativação dos componentes do sistema proteolítico de contato de células fagocitárias e epiteliais, constitui a lesão principal nas doenças infecciosas e parasitárias, seja na fase aguda ou na crônica.

Todos esses mecanismos agem com intensidade maior ou menor segundo as condições do organismo hospedeiro. Quer sejam eles de ordem genética (que condiciona a existência de receptores de membrana para as toxinas ou para início da invasão celular, assim como determina o comportamento do sistema imunológico), quer sejam condições de ordem geral (como o estado nutricional, as patologias preexistentes, o estresse ou o comportamento do paciente).

Por tornar-se a membrana celular rapidamente permeável, passam através dela os íons (principalmente Na^+ e Ca^{++}) e a água, provocando a intumescência do citoplasma e demais organelas.

As alterações atingem as mitocôndrias, levando geralmente a uma calcificação mitocondrial, devido à função específica que possui esta organela de bombear e acumular Ca^{++} sob a forma de fosfato no interior da matriz mitocondrial. Esse trabalho compete com o de produção de ATP, pois utiliza a mesma fonte de energia, isto é, o potencial eletroquímico da membrana interna (veja o Cap. 1, item *Mitocôndrias e metabolismo energético*). Daí resulta uma redução importante na produção de ATP, que a glicólise anaeróbia não consegue compensar. A necrose instala-se, pois, de modo muito rápido.

A mesma calcificação ocorre na intoxicação mercurial, quando o Hg^+ se liga a grupos sulfidrilas das proteínas da membrana, com rápido aumento da permeabilidade e inibição dos sistemas transportadores da membrana celular.

A ação lítica do complemento (ver o Cap. 7, item *Ativação do sistema complemento*) e a das **perfurinas** dos linfócitos também causam lesões da membrana e uma permeabilidade que conduzirá pelos mesmos mecanismos à morte celular.

A hemólise é um dos mais notáveis exemplos desse processo destrutivo.

INFLAMAÇÃO

É um dos processos mais importantes de toda a patologia, não só por sua freqüência como pelas modificações que acarreta no meio interno, marcadas pela saída de líquido e células do sangue para o interstício.

Os antigos a identificavam por suas quatro características clínicas principais: tumor, rubor, calor e dor, decorrentes do edema local, da vasodilatação e da elevação do metabolismo local, que se acompanham em geral de impotência funcional do órgão afetado.

A inflamação está muitas vezes relacionada com a invasão do organismo vertebrado por agentes infecciosos e parasitários, ainda que possa ter outras causas. Descrita como um "mecanismo de defesa", sua interpretação tem levado muitas vezes a concepções idealistas e finalistas que, mesmo quando muito atrativas, não possuem caráter científico.

O processo inflamatório que, à primeira vista, consiste em uma série de reações vasculares, celulares e teciduais à lesão, segundo um padrão básico e idêntico em numerosas espécies, deve ser apreciado como mais um exemplo notável de mecanismos que conduzem à **homeostasia**, isto é, à manutenção de um meio interno praticamente constante.

A homeostasia resulta do conjunto de processos autodeterminados e auto-regulados que podemos analisar dentro de seu próprio contexto, sem recurso às explicações finalistas.

A **inflamação** é a reação local do tecido conjuntivo vascularizado em face de uma lesão. Todos os elementos do conjuntivo participam dela e, por esse motivo, quanto mais complexa a estrutura do tecido, tanto mais complicado será o quadro inflamatório. Nos animais inferiores, sem sistema vascular, a inflamação reduz-se à migração de células e fagocitose. Mas, à medida que se sobe na escala zoológica, o processo se complica.

A lesão de células parenquimatosas ou do estroma do órgão afetado, assim como dos epitélios e endotélios, das fibras musculares, das terminações nervosas etc., provoca a liberação de mediadores químicos (**citocinas**) de variados tipos e em momentos diferentes do processo inflamatório, o que em geral explica sua prolongada duração.

Desses numerosos mediadores, uns são agonistas (isto é, desencadeiam uma ação determinada) enquanto outros são antagonistas e suspendem ou impedem essa ação, por mecanismos diferentes. Uns agem diretamente, induzindo modificações na microcirculação, p. ex.; mas outros o fazem indiretamente, ao promoverem a migração de células fagocitárias para o local, ou a desgranulação de leucócitos e plaquetas, que aumentam a quantidade e a diversidade dos fatores químicos no meio.

CÉLULAS E MEDIADORES DA RESPOSTA LOCAL ÀS LESÕES

Principais Células dos Mecanismos Protetores

Alguns elementos do sangue e dos tecidos participam ativamente do processo inflamatório, direta ou indiretamente, pela produção de mediadores químicos de ação local. São eles principalmente os **mastócitos**, **basófilos**, **eosinófilos**, **macrófagos** e **plaquetas**, que foram descritos nos Caps. 5 e 6 (ver).

Mediadores de Natureza Lipídica

Os mediadores são substâncias fisiologicamente ativas, liberadas pelas terminações nervosas (neurotransmissores), pelas glândulas endócrinas (hormônios) ou por células inflamatórias (polimorfonucleares, mastócitos, macrófagos, plaquetas etc.) que secretam potentes fatores químicos do processo inflamatório.

Os **lipídios** das membranas são também fonte de mediadores extracelulares ou de mensageiros intracelulares gerados pela ativação de receptores de membrana, bem como os fosfolipídios derivados do ácido fosfatídico e a esfingomielina. As enzimas que liberam estes mediadores são fosfolipases e a esfingomielinase, que se encontram junto à membrana celular, sob forma inativa, sendo ativadas por determinados estímulos, como o cálcio e as proteínas G. A esfingomielinase é ativada pela vitamina D_2, IL-1β e TNFα.

Conjugado a fosfolipídios da membrana, sobretudo na posição do carbono-2 da fosfatidilcolina e do fosfatidilinositol encontra-se o **ácido araquidônico**. Ele representa o precursor das **prostaglandinas**, das **tromboxanas** e dos **leucotrienos**, mas para que possa ser utilizado na formação desses eicosanóides (ou autacóides), deve ser previamente desligado dos fosfolipídios pela ação das fosfolipases, ativadas por estímulos mecânicos, físicos, químicos ou por outros mediadores (como o C5α do sistema complemento). Em seguida, a produção dos metabólitos do ácido araquidônico pode seguir duas vias:

1) Pela via cicloxigenase, em que esta enzima o transforma em endoperóxido de prostaglandina. Este composto recebe enzimaticamente 2H e produz um radical livre de oxigênio, sendo então transformado em tromboxana A2 (um poderoso agregante plaquetário e vasoconstritor, com meia-vida de poucos segundos, observado nas plaquetas e outras células); ou em prostaciclina (um inibidor da agregação plaquetária e vasodilatador, encontrado na parede dos vasos); ou ainda em diferentes prostaglandinas, com ações diversas sobre o tônus e a permeabilidade vascular. A aspirina, a indometacina e outros antiinflamatórios não-esteróides são inibidores da cicloxigenase.

2) Pela via lipoxigenase, o ácido araquidônico é convertido, nas plaquetas e leucócitos, em hidroperóxidos que dão origem a vários leucotrienos e outros produtos envolvidos na reação inflamatória.

Citocinas e Outros Mediadores

As **citocinas** constituem uma classe de glicoproteínas que agem em baixíssimas concentrações, de forma não-enzimática e semelhante a hormônios. São produzidas e excretadas por diferentes células, que controlam outras células. Ligam-se com avidez a determinados receptores de membrana, promovendo ações variadas segundo o tipo de células-alvo, fase evolutiva em que estas se encontrem ou sua interação com outras citocinas, interleucinas e fatores de crescimento.

A base celular e molecular de ação das citocinas é muito complexa, pois quando uma delas se liga a um receptor, pode alterar a distribuição ou a expressão de receptores para outras citocinas.

As **linfocinas** são citocinas produzidas por linfócitos, e as **monocinas**, as produzidas por monócitos. Pertencem a esta classe de compostos todas as interleucinas e os interferons.

As **interleucinas** (IL) são proteínas solúveis produzidas principalmente por linfócitos e células fagocitárias, que desenvolvem suas funções nos processos inflamatórios e imunitários. Sua ação pode ser produzida em cascata: a IL-1 provoca a produção de IL-2. A IL-6 induz a secreção de anticorpos pelos linfócitos B sem que estes tenham proliferado previamente.

Os **interferons** (IFN) constituem uma classe de glicoproteínas de pequeno peso molecular (15 a 40 kDa) produzidas por uma grande variedade de células do organismo e definidas por sua atividade inespecífica contra os vírus.

Cada organismo infectado por um vírus produz rapidamente interferons que só protegem a espécie que os fabricou, mas, nessa espécie, atuam contra diferentes vírus.

O tipo I, induzido pelos RNA-vírus ou pelo RNA de cadeia dupla, abrange os **interferons-α** (com 12 espécies conhecidas, produzidas por linfócitos) e os **interferons-β** (com 2 espécies, produzidas por fibroblastos).

O tipo II é representado pelo **interferon-γ** (de linfócitos ativados por um antígeno ou um mitógeno). Este último interferon tem atividade antiviral preponderante, e também antitumoral, além de ser importante fator ativador de macrófagos e células NK.

O **fator ativador de plaquetas** é constituído por acetil-gliceril-éster de fosforilcolina e representado pela sigla **PAF** (do inglês: *Platelet Activating Factor*). Corresponde a um grupo de fosfolipídios que são poderosos ativadores de plaquetas, produzindo sua agregação, além de ativar outras funções leucocitárias. Constituem importantes mediadores da inflamação e da anafilaxia. São produzidos por vários tipos de células, inclusive basófilos, neutrófilos, plaquetas e células endoteliais. O PAF não é estocado como tal, mas rapidamente sintetizado quando os basófilos, p. ex., são sensibilizados por IgE e estimulados pelo antígeno correspondente. Ele causa vasoconstrição e broncoconstrição, mas em concentrações muito baixas produz vasodilatação das vênulas e aumento da permeabilidade vascular. Também aumenta a adesividade dos leucócitos ao endotélio, assim como a quimiotaxia, participando da maioria das manifestações inflamatórias.

Citotaxinas ou Quimiocinas. São peptídios de baixo peso molecular (menos de 14 kDa) produzidos de forma ubiqüitária por grande variedade de células, especialmente quando lesadas; exercem ação quimiotática. Essas citotaxinas apresentam grande homologia entre si (entre 20 e 80%) e se caracterizam quimicamente pela presença de 4 resíduos de cisteína: a) um grupo apresenta os resíduos de cisteína separados por uma seqüência qualquer de aminoácidos; é o grupo C-X-C (α) quimiotático e ativador para polimorfonucleares; b) o grupo C-C (β) tem os resíduos de cisteína adjacentes uns aos outros, sendo quimiotático para monócitos, linfócitos, eosinófilos, basófilos e células NK; c) no grupo C (γ), encontra-se a linfotactina, que atua como os C-C.

Fator de Necrose Tumoral (TNF). É uma citocina liberada principalmente por macrófagos ativados, estruturalmente relacionada com a linfotoxina produzida por linfócitos T ativados.

É produzida também por células de Kupffer e outras.

Tem capacidade para ligar-se aos receptores dos adipócitos, regulando seu metabolismo, e aos receptores de uma grande variedade de células.

A lesão tecidual e a necrose são mediadas por efeitos na microcirculação que dão lugar a inflamação intensa, necrose isquêmica e hemorragia. É um mediador importante das manifestações gerais da inflamação.

Nos indivíduos sadios, seu nível plasmático é baixíssimo ou nulo, mas, estimulado pela endotoxina da parede celular das bactérias Gram-negativas, o TNF-α é rapidamente liberado, sendo detectável após 20 minutos e atingindo um máximo 1 a 2 horas depois.

Em níveis baixos produz anorexia, febre, taquipnéia e taquicardia. Age liberando neutrófilos da medula óssea e regulando sua quimiotaxia e desgranulação; o sistema imunológico é estimulado, assim como a "síndrome da fase aguda".

Ele ativa o eixo hipotálamo-hipofisário provocando aumento da concentração de ACTH e cortisol. Causa elevação plasmática de triglicerídios e ácidos graxos livres, bem como proteólise e liberação de aminoácidos pelo músculo esquelético, ao mesmo tempo que aumenta a captação destes pelo fígado e o redirecionamento da síntese hepática. Estimula a produção de fibroblastos e inibe a produção de outras citocinas.

As citocinas induzem seus efeitos de três maneiras:

a) agindo sobre a própria célula produtora (p. ex.: a IL-2 produzida pelos linfócitos T ativados promove o crescimento dessas células);

b) agindo sobre as células vizinhas (p. ex.: a IL-1 produzida por células apresentadoras de antígeno age sobre os linfócitos T durante a indução da resposta imunológica);

c) agindo sistemicamente sobre diversas células, como o fazem duas citocinas que se mostram importantes fatores de inflamação: a interleucina-1 (IL-1) e o **fator de necrose tumoral** (TNF).

Elas atuam sobre os endotélios e induzem a síntese de moléculas de adesão superficial, facilitando a aderência de leucócitos; a síntese e a liberação de **prostaciclina** (vasodilatação e inibição da agregação de plaquetas), bem como do **PAF**; e o aumento das propriedades pró-coagulantes dos endotélios, tornando-os trombogênicos.

Quase todo processo inflamatório determina ativação de **macrófagos** teciduais e afluxo de **monócitos** do sangue.

Essa ativação induz numerosas modificações celulares, entre as quais a produção das citocinas, TNF, IL-1 e IL-6 que exercem múltiplos efeitos, tais como febre, desencadeamento hepático da **síndrome da fase aguda** (produção de proteína-C reativa etc.), diferenciação e ativação de linfócitos T e B.

A produção de TNF e de IL-1 é auto-indutível e ambas induzem a de IL-6. As ações dessas citocinas superpõem-se, em parte, ou se mostram sinergísticas na indução da ativação de linfócitos T. Elas podem tornar os hospedeiros mais resistentes aos agentes patogênicos. A proteína-C reativa, por sua vez, age como opsonina, facilitando a fagocitose de parasitos.

Entretanto, quando produzidas em excesso, as citocinas aumentam os efeitos patogênicos e podem causar a morte do hospedeiro. A injeção de TNF reproduz o quadro da malária aguda, e seu teor no soro (induzido nas infecções por *Plasmodium*) guarda paralelismo com a gravidade da malária. O mesmo se observa nas infecções por *Trypanosoma cruzi* e por *Leishmania donovani*.

O PROCESSO INFLAMATÓRIO

Além das alterações macroscópicas, já descritas por autores romanos do século I, que caracterizavam a inflamação pelo aparecimento de "calor, rubor, tumor e dor" na região afetada, há também impotência funcional do órgão atingido, descrita mais tarde.

Os seguintes fatos podem ser observados ao exame microscópico:

1. **Alterações na corrente sangüínea.** Consistem em modificações hemodinâmicas da microcirculação, comandadas em geral pelos mediadores químicos. Imediatamente depois de produzida uma lesão experimental, pode haver um período breve de isquemia, pela diminuição do calibre das arteríolas e dos capilares. Mas, logo em seguida, há vasodilatação arteriolar, produzida geralmente pela ação da histamina e do reflexo axônico (que libera a substância P e histamina), aumentando o fluxo de sangue para a área e sua velocidade. Esta não tarda a tornar-se lenta mas mantendo a hiperemia, com os capilares e as vênulas menores dilatados e abertura de outros capilares que estavam inativos.

Substâncias vasoativas produzidas pelo endotélio (NO, prostaciclina) parecem também contribuir para a vasodilatação inflamatória.

A pressão hidrostática intravascular aumenta, pois as vênulas maiores sofrem ligeira constrição. Nessa fase, os mediadores concorrem para um aumento da permeabilidade vascular e, portanto, para a formação de um transudato no meio intersticial, ao mesmo tempo que se produz hemoconcentração.

A viscosidade aumentada do sangue torna seu fluxo ainda mais lento. Em conseqüência passa a haver hipóxia e acúmulo de catabólitos (como ADP e H^+) acidificando o meio.

2. **Alterações celulares no sangue.** Na corrente sangüínea, os elementos celulares que normalmente fluem pelo centro (fluxo axial), enquanto o plasma corre pela periferia, passam a circular, no decurso da inflamação aguda, mais junto às paredes vasculares; e devido à exsudação de plasma as hemácias concentram-se, tendem a aglutinar-se, a formar pilhas, bem como a aderir transitoriamente à parede dos vasos. Quando o processo é mais intenso ou demorado, essa aderência passa a

ser permanente e ocorre também com leucócitos e plaquetas. A circulação começa, então, a estancar-se.

Os leucócitos não tardam a migrar para fora dos vasos, atravessando suas paredes, operação em que gastam 3 a 12 minutos.

3. **Alterações do plasma.** Depois de provocado um microtrauma na parede de um vaso fino, observa-se a formação de um precipitado intravascular gelatinoso que confere ao endotélio uma adesividade exagerada. Nas lesões produzidas por microqueimaduras, surgem, dentro da luz vascular e fora, glóbulos refringentes que se atribuem à polimerização do fibrinogênio.

4. **Alterações da parede vascular e os mediadores.** O acúmulo de leucócitos é a alteração mais importante da reação inflamatória e depende de três fases:

1) marginação dos leucócitos;
2) adesão ao endotélio; e
3) migração, através da parede vascular, pela ação de estímulos quimiotáxicos.

Embora, na inflamação, vários fatores (como Ca^{++}, carga da superfície celular etc.) possam influir na adesão celular ao endotélio, esta se dá principalmente através da interação específica entre moléculas complementares de adesão, presentes na superfície do leucócito e na do endotélio vascular.

A expressão dessas moléculas pode ser induzida, aumentada ou alterada por agentes inflamatórios e mediadores químicos, tais como endotoxinas, fragmentos do complemento (C5a), peptídios quimiotáxicos, leucotrienos (LB4), transferrina e citocinas (interleucina-1 ou IL-1 e fator determinante de necrose tumoral, TNF), além do fator ativador de plaquetas (PAF).

As **moléculas de adesão leucocitária** fazem parte da superfamília das **integrinas** e constituem uma família de três glicoproteínas (CD11a = LFA-1; Mac-1 = MO-1 ou CD11b e a proteína-150,95 = CD11c) que, individualmente, compõem as cadeias alfa e formam heterodímeros com idênticas subunidades beta (CD18), formando os complexos moleculares de adesão, CD11/CD18. Por outro lado, o endotélio pode expressar ELAM-1 (molécula de adesão intracelular 1), que assegura a adesão de linfócitos, neutrófilos e monócitos, servindo de receptor para a molécula de adesão leucocitária CD11a/CD18 (ou LFA-1).

Dá-se o nome de **migração** ou **emigração** ao processo pelo qual os leucócitos móveis passam do sangue para os tecidos perivasculares, podendo ser estimulados ou acelerados pelas substâncias quimiotáxicas.

A reação inflamatória, depois de desencadeada, é efetivada por um complexo de substâncias, ou **mediadores químicos**, que se originam do plasma, de células ou de tecidos lesados, podendo ser agrupados da maneira seguinte:

a) aminas farmacologicamente ativas, como a histamina e a 5-hidroxitriptamina (5-HT), assim como seus liberadores naturais;
b) proteases plasmáticas do sistema das **cininas** (como a bradicinina e a calicreína); do sistema **complemento** (C3a, C5a, C5b-C9) e do **sistema da coagulação e fibrinólise** (fibrinopeptídios e produtos de degradação da fibrina);
c) metabólitos do ácido araquidônico, tanto da via da ciclo-xigenase (endoperóxidos, prostaglandinas, tromboxana), como da via da lipoxigenase (leucotrienos, HPETE, HETE);
d) proteases dos lisossomos;
e) radicais livres, derivados do oxigênio;
f) fator agregador de plaquetas (PAF);
g) citocinas;
h) fatores de crescimento.

Esses mediadores químicos podem estimular, durante o processo inflamatório, a vasodilatação (prostaglandinas), o aumento da permeabilidade vascular (aminas vasoativas, C3a e C5a, bradicinina, leucotrienos C4, D4, E4, PAF), a quimiotaxia (C5a, leucotrieno B4, outros lipídios quimiotáxicos e produtos bacterianos), a febre (interleucina-1, TNF, prostaglandinas), a dor (prostaglandinas, bradicinina) e os danos teciduais (enzimas dos lisossomos e metabólitos do oxigênio).

5. **O exsudato inflamatório.** Todas as modificações já descritas conduzem à formação do exsudato inflamatório, isto é, à acumulação de líquido (edema) e de células sangüíneas no espaço intersticial da zona afetada. Uma das características desse líquido é seu elevado teor em proteínas, entre as quais as globulinas com função de anticorpos e o fibrinogênio, que logo se transformará em fibrina (coagulação).

O volume do edema também comporta fatores de regulação, tendo sido descrita a existência provável de uma substância antiinflamatória, que agiria através do eixo **hipotálamo-hipófise-córtex supra-renal**. A drenagem do exsudato faz-se essencialmente por via linfática.

As células que participam da inflamação aguda são, principalmente, polimorfonucleares neutrófilos, mas também eosinófilos, macrófagos e linfócitos.

Os neutrófilos são os primeiros que aparecem em grande número fora dos vasos. Eles começam por aderir à parede das vênulas e capilares, para em seguida empreenderem a travessia da parede vascular, passando entre as células endoteliais (cujas juntas de aderência conseguem abrir) graças à emissão de pseudópodes, e acabam por perfurar a membrana basal para chegar aos tecidos vizinhos.

Depois de algum tempo, surgem da mesma forma os monócitos (macrófagos) e, por último, os linfócitos.

Como os macrófagos têm maior longevidade e podem multiplicar-se nos tecidos, acabam por predominar nos focos inflamatórios.

Os eosinófilos aparecem em grande número quando a lesão é produzida por parasitos (helmintos, particularmente) ou quando aí se encontram complexos imunes, como nas infecções crônicas ou nas reações de hipersensibilidade.

A migração dos leucócitos é condicionada, como já dissemos, pela ação quimiotáxica de produtos bacterianos e componentes do complemento, de produtos do metabolismo do ácido araquidônico (LB4) e de citocinas, derivados de vários tipos de células (mastócitos, neutrófilos, macrófagos, células tumorais etc.).

Para desenvolver sua capacidade máxima, os eosinófilos (como várias outras células inflamatórias) precisam ser "ativados" por mediadores que se encontram no foco inflamatório.

O comportamento dos mastócitos e de cada tipo de leucócito e sua participação nos mecanismos de defesa ou de homeostasia do organismo já foram passados em revista nos Caps. 6 e 7 deste livro.

Relembramos a importância que têm a produção de anticorpos, a fagocitose e a excreção de enzimas, e de outras substâncias ativas, no desenvolvimento da reação inflamatória, na destruição de agentes infecciosos e parasitários, bem como na evolução ulterior dos processos patológicos.

6. **Mudanças bioquímicas nos tecidos.** Essas alterações têm importância não só por determinar a seqüência e a forma da inflamação, como pelos efeitos que exercem sobre o agente parasitário que as desencadeou.

Entre as primeiras e mais importantes alterações locais, constata-se uma diminuição do consumo de oxigênio e aumento da quantidade de CO_2. A anóxia dos tecidos deve-se provavelmente às alterações vasculares e ao bloqueio da circulação por fibrina etc., mas há também uma diminuição do consumo de O_2 devido às lesões sofridas pelas células.

O metabolismo passa a ser predominantemente anaeróbio, acumulando-se no local ácido lático e pirúvico. A glicólise é mais intensa e o pH baixa acentuadamente.

Aí se encontram proteínas derivadas do plasma, que pertencem aos sistemas complemento, de coagulação, fibrinolítico e calicreína-cinina.

Como resultado da presença e da desintegração de células no local, inclusive de grande número de leucócitos, mastócitos e plaquetas, ficam livres enzimas autolíticas, ou ativadoras de outras substâncias, que respondem pelo aparecimento de uma série complexa de moléculas biologicamente ativas, inclusive polipeptídios, ácidos orgânicos, lipídios etc.

Tais substâncias são mediadores do processo inflamatório, influindo sobre seu curso, e podem ter conseqüências para a sobrevivência dos parasitas, pois algumas têm propriedades antibióticas.

Outras interferem com a ação de medicamentos.

Tipos de Inflamação

Dentre os mais importantes para o conhecimento das doenças parasitárias destacaremos: as formas agudas, as formas crônicas e, entre estas, as granulomatosas, assim como as relacionadas com a hipersensibilidade (ver Pranchas).

INFLAMAÇÃO AGUDA

Caracteriza-se, localmente, pela instalação rápida dos fenômenos vasculares (vasodilatação, edema) e dos infiltrados inflamatórios, com abundantes neutrófilos. Esse quadro pode persistir durante dias ou semanas.

O aspecto da inflamação varia com a natureza do agente causal e com a estrutura do tecido onde ocorre, merecendo portanto uma descrição particular em cada caso, razão pela qual deixaremos para fazê-lo a propósito de cada doença.

De um modo geral, podemos dizer que o exsudato inflamatório pode ser predominantemente seroso, fibrinoso ou purulento (supurativo), conforme contenha pouca ou muita fibrina, pequena ou grande quantidade de leucócitos e células mortas, em desintegração. O **pus** consiste em um exsudato onde predominam os neutrófilos mortos ou já alterados, além de material necrótico do tecido. Ele é espesso, no início, mas vai-se liqüefazendo à medida que avança a proteólise, causada pelas enzimas que foram liberadas pelos lisosomos e granulações dos neutrófilos e outros granulócitos.

O **abscesso** é uma coleção localizada de pus em um tecido ou espaço fechado.

Nos processos mais graves, a intensidade das lesões da parede dos vasos imprime à inflamação caráter hemorrágico.

Os efeitos sistêmicos (gerais) dessas inflamações podem ser muito importantes. As inflamações agudas costumam acompanhar-se de mal-estar, febre, leucocitose, perturbações metabólicas e endócrinas, bem como de respostas imunológicas de maior ou menor amplitude segundo suas causas e as condições do organismo do paciente. Em geral a inflamação aguda, ao neutralizar ou diluir com seu exsudato os fatores tóxicos presentes, ao aprisionar nas redes de fibrina os microrganismos patogênicos e ao lançar contra eles substâncias antibióticas, anticorpos e fagócitos, contribui poderosamente para sua destruição e para a proteção do organismo.

A evolução habitual da inflamação aguda é para a reabsorção final dos exsudatos, para o restabelecimento da estrutura local, assim como das funções normais. Entretanto, esse objetivo nem sempre é alcançado. Pode, mesmo, prejudicar o organismo hospedeiro quando os parasitos fagocitados (tripanossomos, leishmânias ou toxoplasmas, por exemplo) permanecem viáveis no interior de macrófagos e são protegidos da ação dos anticorpos. Também quando a inflamação produz modificações irreversíveis do tecido (p. ex., a opacificação dos meios transparentes do olho).

Outras vezes a inflamação é a conseqüência de uma resposta imunológica sem efeito sobre os parasitos, ou que permanece até mesmo depois de eles serem eliminados.

INFLAMAÇÃO CRÔNICA

As inflamações agudas, que devem resolver-se dentro de prazos relativamente curtos, são muitas vezes seguidas não da cura, mas de uma série de fenômenos de longa duração em que as alterações vasculares e exsudativas se misturam com fenômenos de reparação, isto é, com a produção de **fibrose**. É a **inflamação crônica** (Fig. 8.3), que tem por causas, além de microrganismos e parasitos de baixa virulência, outros agentes nocivos físicos ou químicos com ação prolongada e reduzida intensidade.

No exsudato, linfócitos e macrófagos predominam sobre os polimorfonucleares; aparecem mais fibroblastos, derivados de outros fibroblastos, e começa a deposição de componentes de matriz extracelular.

A necrose é freqüente nos processos crônicos, contribuindo para estimular a formação de **tecido de granulação** e por conseguinte a proliferação de fibroblastos. A fibrose resultante é uma característica marcante das reações inflamatórias crônicas (ver adiante o item *Cicatrização e fibrose*).

A distribuição dos macrófagos, linfócitos e plasmócitos pode ser difusa ou focal, assim como pode ocorrer a formação isolada de células gigantes a partir de macrófagos.

Destruição e reparação podem equilibrar-se nos processos crônicos, ou predominar temporariamente uma sobre a outra. A cura deixa quase sempre uma cicatriz fibrosa.

INFLAMAÇÃO CRÔNICA GRANULOMATOSA

É um caso particular da forma crônica, caracterizada pela formação de **granulomas** (Fig. 8.4 e Pranchas).

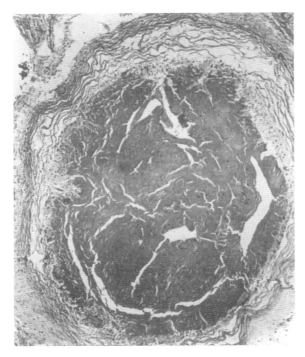

Fig. 8.3 Inflamação crônica. Reação inflamatória desenvolvida em torno de um parasito morto (cisticerco).

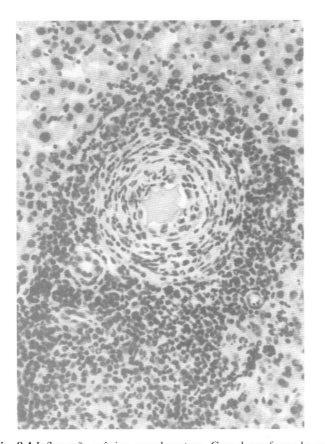

Fig. 8.4 Inflamação crônica granulomatosa. Granuloma formado em torno de um ovo de *Schistosoma mansoni*, no fígado, onde se vê a disposição em camadas concêntricas das estruturas celulares que o constituem. (Documentação do Dep. de Patologia da Escola Paulista de Medicina, São Paulo.)

Estes são estruturas compostas principalmente por coleções compactas e organizadas de macrófagos, que podem ou não acompanhar alterações acessórias, tais como necrose, infiltração de outros tipos de células (linfócitos, plasmócitos, eosinófilos, neutrófilos, mastócitos, fibroblastos ou miofibroblastos) e depósitos de elementos da matriz extracelular (fibronectina, colágeno, proteoglicanos).

Em vários tipos de granulomas, os macrófagos freqüentemente formam **células epitelióides** (com citoplasma abundante e claro, apertadas umas contra as outras, de modo a parecerem poligonais e lembrando células epiteliais) e **gigantócitos** (células grandes e multinucleadas).

Os granulomas apresentam fases em sua evolução e involução, que podem ter caráter predominantemente exsudativo, produtivo, cicatricial ou involutivo, segundo o agente que o induziu (p. ex., *Schistosoma mansoni, Mycobacterium tuberculosis* etc.).

A regulação do processo de maturação do granuloma é denominada **modulação**.

As inflamações granulomatosas apresentam-se quase sempre como manifestações locais em doenças crônicas acompanhadas de fenômenos de hipersensibilidade.

Formação de Granulomas. A formação do granuloma varia segundo o agente em causa.

Quando o bacilo da tuberculose é inoculado na pele ou aspirado para dentro dos alvéolos pulmonares, produz-se uma infiltração transitória de neutrófilos, logo superada pela chegada de macrófagos que se concentram no lugar, fagocitando os bacilos.

Numerosos macrófagos vizinhos aderem por suas membranas, que são em seguida absorvidas e dão lugar à formação de sincícios, as *células gigantes de Langhans.*

Depois de 10 a 12 dias, quando a produção de células linfóides sensibilizadas tornar-se mais abundante, os macrófagos centrais e os gigantócitos começam a apresentar um processo de necrose, enquanto novos macrófagos acumulam-se na periferia da área lesada, onde aparecem também linfócitos e plasmócitos.

Assim, ao fim de duas ou três semanas, a lesão exibe uma região central com necrose caseosa, cercada por uma camada de macrófagos onde se encontram um ou mais gigantócitos.

Envolvendo esse estrato, apresenta-se outro formado predominantemente por linfócitos; e, mais externamente, fibroblastos e tecido fibroso dispõem-se em camadas concêntricas.

Na esquistossomíase, encontramos também a reação granulomatosa como elemento básico do processo patológico. Sua origem está nos ovos vivos do parasito, com miracídio já formado, que ficam retidos nos tecidos do hospedeiro.

Eles eliminam antígenos solúveis que, ao atravessarem a casca ovular, estimulam células específicas.

A hipersensibilidade de tipo celular constitui o elemento fundamental da inflamação granulomatosa.

Em torno do ovo aparece logo um infiltrado composto de eosinófilos, macrófagos, linfócitos e plasmócitos (ao passo que em animais timectomizados observa-se pequena concentração de neutrófilos e ausência de eosinófilos).

No 38º dia de infecção, em torno dos ovos maduros observam-se depósitos de fibrina e maiores infiltrados, com aumento dos eosinófilos. Os macrófagos tornam-se mais numerosos, podendo aparecer necrose no centro da lesão. Depois do 40º dia, além da progressão do quadro anterior, começam a surgir fibroblastos e a estrutura do granuloma se completa com a fibrose que se organiza na periferia. Ao se multiplicarem os granulomas, pode haver coalescência das zonas de fibrose, que passam a ocupar áreas extensas.

Mas quando os agentes causais da reação granulomatosa são finalmente destruídos ou reabsorvidos, os granulomas regridem, ficando primeiro reduzidos a estruturas fibrosas (cicatrização) e depois a restos hialinizados, que serão reabsorvidos também.

No Cap. 7, ficou evidente a importância da imunidade como um dos mais eficientes mecanismos de proteção do hospedeiro contra microrganismos e parasitos que o invadem.

Mas nem sempre a união de antígenos e anticorpos é vantajosa para o hospedeiro. O complexo formado pode vir a ser mais nocivo que o antígeno neutralizado.

Quando a reação imunitária torna-se desfavorável, isto é, quando ela passa a ser causa imediata de doença para o próprio organismo que a desenvolveu, falamos de **hipersensibilidade**, ou de **alergia**, que pode ser de dois tipos:

1) **reação imediata** (tipo **urticária**), quando aparece segundos ou minutos após o contato do antígeno com o anticorpo, embora seus efeitos possam demorar minutos ou horas para se tornarem aparentes;

2) **reação retardada** (tipo **tuberculínico**), com manifestações mais lentas para se instalarem e mais persistentes, demorando em geral 24 ou 48 horas para se patentearem.

A reação de tipo imediato depende, para ser desencadeada, da presença de anticorpos circulantes, enquanto a de tipo retardado é mediada por células linfóides sensibilizadas, podendo ser experimentalmente transferida de um animal a outro pela transferência dessas células, mas não pelo soro imune.

As reações de hipersensibilidade podem ser também descritas como abrangendo quatro tipos:

Tipo I — Reação anafilática, que resulta da interação entre os antígenos e os anticorpos específicos (principalmente IgE) que se encontram fixados à superfície de mastócitos ou basófilos, o que dá lugar à liberação de substâncias preformadas (mediadores primários, associados a grânulos) ou recém-formadas (mediadores secundários).

Os mediadores primários são a histamina, a heparina, enzimas (triptose-beta-glicosaminidase), fatores quimiotáxicos e de atração para eosinófilos e neutrófilos (ECF-A e NCF). Os secundários incluem prostaglandina A2, tromboxana A2, leucotrienos C4, D4 e E4 (antigamente denominados de SRS-A, isto é, "substâncias de reação lenta" da anafilaxia), leucotrieno B4 e fator agregador de plaquetas (PAF).

As reações afetam, principalmente, a musculatura lisa (causando broncoconstrição), a parede dos vasos (vasodilatação e permeabilidade vascular) e o epitélio (secreção de muco).

No **choque anafilático**, há instalação súbita de um quadro clínico de ansiedade, dispnéia, tosse, cianose e colapso vascular periférico.

É o que sucede, por exemplo, quando um cisto hidático (forma larvária do verme *Echinococcus granulosus*) rompe-se e derrama o líquido hidático (antígeno) na cavidade peritoneal ou no interior de um vaso sangüíneo.

Tipo II — Reações citotóxicas dependentes de anticorpos, que têm origem em anticorpos dirigidos contra antígenos presentes na superfície de células ou de outros componentes teciduais. Os determinantes antigênicos podem ser intrínsecos à membrana celular ou serem exógenos e nela adsorvidos. As reações citotóxicas dependentes de anticorpos podem ser mediadas por complemento ou por células efetivadoras (células K, plaquetas, neutrófilos, eosinófilos, monócitos ou macrófagos). Os anticorpos envolvidos são geralmente IgG ou IgM.

Tipo III — Reações mediadas por imunocomplexos, induzidas por complexos antígeno-anticorpo, que se formam seja no sangue, seja nos tecidos e produzem dano tecidual devido à capacidade de ativar uma variedade de mediadores séricos, principalmente o sistema complemento.

Os imunocomplexos que se formam no sangue resultam da combinação dos novos anticorpos com os antígenos que persistem longamente na circulação, em grande quantidade.

O resultado pode ser uma reação do tipo **doença do soro**, que só se manifesta quando a produção de anticorpos tiver alcançado um nível suficientemente alto para que se evidencie clinicamente.

Nos tecidos a reação alérgica terá lugar quando o anticorpo estiver circulando no sangue e altas doses de antígeno forem introduzidas localmente. O resultado será uma **reação de Arthus**, isto é, uma angeíte aguda, com edema e necrose focal, quando os imunocomplexos, precipitados sobre as paredes dos vasos, ativarem o sistema complemento que irá lesar as membranas celulares.

Tipo IV — Reações mediadas por células, nas quais os mediadores são células sensibilizadas, isto é, que tiveram contato prévio com o antígeno. A reação tem lugar quando tais células unem-se localmente com o antígeno específico.

Incluem-se no tipo IV as reações clássicas de **hipersensibilidade retardada** e as reações citotóxicas mediadas por linfócitos T.

É a esse tipo de resposta que se devem as reações intradérmicas utilizadas no diagnóstico de algumas parasitoses, como a leishmaníase (reação de Montenegro), e a reação à tuberculina.

RESTITUIÇÃO, REGENERAÇÃO E CICATRIZAÇÃO

A morte e desintegração das células lesadas no decurso de processos inflamatórios ou necróticos põem em marcha mecanismos de **restituição** que devem conduzir à cicatrização das lesões e à regeneração dos tecidos.

Esses fenômenos começam a produzir-se ainda durante a fase inflamatória e só artificialmente podemos separar (para comodidade da descrição) a inflamação da restituição. Nesta última, tomam parte não só os elementos do tecido conjuntivo frouxo (indiferenciado), como também outras formas de conjuntivo e os tecidos epiteliais.

O tecido conjuntivo frouxo encontra-se por toda parte, no organismo, e a velocidade com que se desenvolvem nele os fenômenos de reparação é muito maior que nos demais tecidos. Assim, quando as lesões são pequenas e limitadas ao conjuntivo, isso facilita o trabalho de cura.

Mas quando a destruição abrangeu células parenquimatosas, o primeiro resultado da reparação é a ocupação do lugar que cabia a esses elementos mais diferenciados (e de regeneração lenta) por um tecido cicatricial que restabelece a integridade anatômica, mas não a função do tecido especializado.

Regeneração

Nem todos os tipos de células do organismo têm a mesma capacidade de regeneração. Desse ponto de vista podemos distinguir:

a) células que se multiplicam durante toda a vida do indivíduo, como por exemplo as epiteliais da pele e das mucosas, ou as células da medula óssea e as dos órgãos ou estruturas linfóides;

b) células estáveis, que depois da adolescência diminuem sua atividade reprodutiva mas conservam entretanto seu potencial de multiplicação, como as do parênquima hepático, do pâncreas, do rim, das supra-renais etc.;

c) células cuja capacidade reprodutiva praticamente cessa, por volta da época do nascimento. Seu número mantém-se constante no organismo, ou é decrescente a partir de então. Os neurônios, por exemplo, ainda que possam crescer em comprimento, emitir novas ramificações ou refazer seus axônios seccionados, não se multiplicam. Entretanto, como nos epitélios, encontram-se no sistema nervoso células totipotentes capazes de multiplicação e transformação em novos neurônios.

Em lesões traumáticas da pele ou das mucosas (com perda de substância, p. ex.), a superfície do ferimento é logo recoberta por um coágulo de fibrina, enquanto os vasos se fecham por trombose.

A reação inflamatória aguda que se instala promove a multiplicação dos elementos indiferenciados do conjuntivo perivascular e proliferação dos fibroblastos, que, em poucos dias, invadem a zona a reparar e começam a fabricar colágeno (ver o Cap. 5).

Enquanto isso, na superfície, as células epiteliais da borda da lesão, as das camadas basais, germinativas, e inclusive as dos fundos glandulares que tenham permanecido multiplicam-se e migram de modo a recobrir pouco a pouco toda a área exposta.

Células altas, ou mesmo ciliadas, tornam-se pavimentosas, perdem os cílios e estendem-se ao máximo, podendo essa cobertura alcançar meio a um milímetro por dia, nas mucosas. As mitoses são particularmente freqüentes na borda da lesão.

Cerca de uma semana depois o novo epitélio começa a tornar-se mais alto, cúbico ou cilíndrico, e estratificar-se. Ao fim de quatro a seis semanas retoma o aspecto característico do órgão a que pertence.

Em ressecções experimentais, o fígado demonstra ter grande capacidade regenerativa.

Assim, no coelho, mesmo a retirada de mais de metade do órgão é compatível com a reconstituição de todo o volume hepático normal, ao fim de alguns meses.

Cicatrização e Fibrose

Nas lesões necróticas e com grandes perdas de substância, como em ulcerações leishmanióticas, o tecido destruído fica substituído por depósitos de fibrina em cujas malhas estão retidas células mortas, hemácias, leucócitos e outros elementos inflamatórios que buscam fagocitar e digerir esse material, além de fibroblastos em atividade. O avanço dos macrófagos é logo seguido pelo de capilares.

Ao serem removidos os materiais necrosados ou purulentos que aí se encontram, vê-se no fundo da úlcera em evolução o aparecimento de brotos formados por células endoteliais em ativa multiplicação que invadem a área cicatricial. Esses brotos, que se vão canalizando em seguida, ao se unirem por anastomoses múltiplas, acabam por formar aí uma rede vascular abundante.

Em torno do endotélio dos vasos neoformados diferenciam-se outras estruturas, como as fibras musculares lisas, acompanhadas de terminações nervosas, de modo a constituírem depois os capilares, as vênulas e as arteríolas da região. Formam-se também linfáticos, com sua luz sempre aberta na extremidade.

As alças capilares fazem saliência no fundo da ulceração e podem ser vistas macroscopicamente como minúsculas granulações vermelhas. A esse aspecto do processo deu-se o nome de **tecido de granulação.**

A vascularização do tecido cicatricial é inicialmente muito maior que a do conjuntivo normal, seus vasos têm maior diâmetro e a permeabilidade da parede é igualmente mais importante.

Mas, depois de uma semana, sobrevém uma regressão do processo e, por fim, a cicatriz se mostra menos vascularizada que o conjuntivo frouxo.

Os fibroblastos estimulados multiplicam-se e avançam junto com as alças vasculares neoformadas do tecido de granulação. Eles não tardam a sintetizar e a depositar no meio os mucopolissacarídios (isto é, os glicosaminoglicanos, dentre os quais se destacam o ácido hialurônico, os condroitinsulfatos, a heparina etc.) e o procolágeno, que é transformado em tropocolágeno pela enzima procolágeno-peptidase. A polimerização do tropocolágeno dá origem ao colágeno.

Essas macromoléculas proporcionam a base estrutural do meio extracelular do tecido conjuntivo, onde, além de armarem sua arquitetura fibrosa, formam um gel hidratado e resistente a compressões.

Dos fatores que influem na marcha da cicatrização, os principais são: o tipo de agente causador da lesão e a extensão desta; sua localização anatômica; a presença ou não de massas necróticas; o estado nutritivo do paciente e a ação dos hormônios.

A extensão das lesões, a concomitância de infecções bacterianas e os materiais necróticos retardam a cicatrização. No mesmo sentido agem as dietas alimentares pobres especialmente em proteínas e vitamina C.

A cortisona, os estrógenos e a testosterona deprimem o processo cicatricial, enquanto o hormônio de crescimento o estimula.

HOMEOSTASIA DO TECIDO CONJUNTIVO

A relação quantitativa entre parênquima e estroma, em diferentes órgãos, é função do sexo, da idade, bem como de certos estados patológicos.

A relação entre a musculatura lisa e o colágeno permanece inalterada, no útero humano ou da rata, durante todo o ciclo da gestação, não obstante as consideráveis modificações de tamanho do órgão. O mesmo se observa durante a regeneração do fígado, em seguida à hepatectomia parcial, no rato.

Um mecanismo regulador da homeostasia parece atuar em nível local, assegurando o desenvolvimento ou a reabsorção de colágeno e mantendo-o dentro das proporções adequadas.

CICATRIZAÇÃO PATOLÓGICA: FIBROSE

A cicatrização patológica é o resultado de uma perturbação do mecanismo regulador antes referido e traduz-se por excessiva produção de tecido conjuntivo cicatricial, em prejuízo da regeneração do tecido parenquimatoso.

No fígado, uma destruição mais ou menos difusa das células parenquimatosas (hepatócitos) é seguida de processos regenerativos e cicatriciais que geralmente terminam pela volta à estrutura e funcionamento normais do órgão.

Mas em outros casos observa-se um desvio da normalidade, dando lugar à **cirrose**, isto é, a uma fibrose difusa, associada com regeneração nodular do parênquima, que passa a ocupar extensas áreas antes povoadas pelos hepatócitos. O resultado será o desenvolvimento de insuficiência hepática crônica e de hipertensão no território da veia porta, com todas as graves conseqüências que isso acarreta ao organismo.

A presença de parasitos, nos tecidos, atuando como um foco irritativo permanente, quer pelos produtos do seu metabolismo, quer pelas substâncias antigênicas produzidas, determina quase sempre o desenvolvimento de áreas de fibrose em torno dos corpos parasitários. Na esquistossomíase, por exemplo, o acúmulo de ovos de *Schistosoma*, retidos nos ramos intra-hepáticos do sistema porta, e a reação inflamatória crônica que se estabelece em torno desses ovos conduzem progressivamente a um quadro de fibrose generalizada — **fibrose periportal** — que pouco a pouco leva à hipertensão porta e à insuficiência hepática (Figs. 8.5, 33.8 e 33.9).

O mecanismo desse processo é bastante complicado e parece estar parcialmente ligado à formação de complexos antígeno-anticorpo que promoveriam o desenvolvimento da reação granulomatosa local. Esses mesmos complexos solúveis responderiam pela hipertrofia, hiperplasia e fibrose do baço, bem como pelas lesões renais, que ocorrem mesmo na ausência de ovos de *Schistosoma* nestas localizações.

Na elefantíase, produzida pela filária *Wuchereria bancrofti*, uma fibrose extensa desenvolve-se nos tecidos cronicamente distendidos pelo edema linfático que resulta da obstrução dos troncos linfáticos onde se localizam os vermes adultos.

Um estado crônico de isquemia também pode conduzir à fibrose dos órgãos parenquimatosos, devido à sensibilidade maior que as células diferenciadas mostram, frente à escassez de oxigênio, quando comparada com a dos elementos do tecido conjuntivo.

HIPERPLASIAS, METAPLASIAS E NEOPLASIAS RELACIONADAS COM PARASITOS

A presença e a atividade metabólica do parasito conduzem, por vezes, a alterações dos tecidos do hospedeiro, distintas dos processos inflamatórios e regenerativos. As mais freqüentes são **hiperplasias**, que correspondem a um crescimento exagerado das estruturas invadidas. Nas vias biliares dos coelhos infectados por coccídios, observa-se proliferação papilar e formação de nódulos com aspecto adenomatoso, em consequência da hiperplasia do epitélio dos canais biliares dilatados. A presença de trematódeos (*Fasciola hepatica*, *Opistorchis felineus*, *Dicrocoelium lanceolatum* e *Clonorchis sinensis*, entre outros) nos condutos biliares também provoca no homem e em outros animais hiperplasia epitelial e do tecido conjuntivo.

Papilomas intestinais e vesicais são encontráveis, respectivamente, nas esquistossomíases mansônica e hematóbica.

A infecção por *Leishmania braziliensis* promove hipertrofia e hiperplasia das células do sistema fagocítico mononuclear (ou SFM) da pele, hiperacantose e hiperqueratose dos estratos epiteliais das áreas afetadas; enquanto *Leishmania donovani* determina o mesmo fenômeno no SFM das vísceras e da medula óssea.

Em alguns casos, a mudança havida é mais profunda: um trematódeo parasita do pulmão (*Paragonimus westermanni*) faz com que o epitélio cilíndrico simples dos brônquios se transforme em epitélio pavimentoso estratificado, fenômeno esse denominado **metaplasia**.

No passado, atribuiu-se a esses e outros helmintos a capacidade de levar os tecidos normais a uma evolução neoplásica.

Mas, com exceção de um pequeno nematóide do rato (*Gongylonema neoplasticum*), que produz comprovadamente a cancerização do estômago de seu hospedeiro, os demais casos parecem dever-se principalmente a uma coincidência do parasitismo com neoplasias malignas de outra origem. Para alguns autores, o câncer da bexiga é tão freqüente nos pacientes com esquistossomíase hematóbica quanto nos indivíduos não parasitados, se bem que essa não seja a opinião geral.

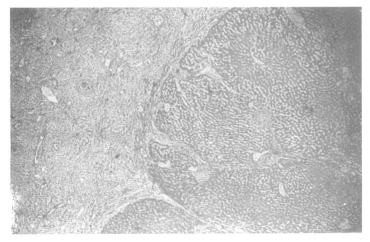

Fig. 8.5 Fibrose hepática esquistossomótica em um menino de nove anos (método de Gomori). (Documentação do Dep. de Patologia da Escola Paulista de Medicina, São Paulo.)

9

Principais Grupos de Protozoários e Metazoários Parasitos do Homem e Seus Vetores

INTRODUÇÃO
REINO PROTISTA
    SUPERGRUPO AMOEBOZOA
        PRIMEIRA DIVISÃO: TUBULINEA
            Divisão Tubulinida: Hartmannella
            Divisão Acanthamoebidae: Acanthamoeba
            Divisão Entamoebida: Entamoeba
            Divisão Mastigamoebidae: Endolimax
    SUPERGRUPO OPISTHOKONTA
        PRIMEIRA DIVISÃO: FUNGI
    SUPERGRUPO CHROMALVEOLATA
        PRIMEIRA DIVISÃO: ALVEOLATA
            Divisão Apicomplexa
                Haemospororida: Plasmodium
                Piroplasmorida: Babesia
                Coccidiasida: Eimeria
            Divisão Ciliophora
                Trichostomatia: Balantidium
    SUPERGRUPO EXCAVATA
        PRIMEIRA DIVISÃO: FORNICATA
            Eopharyngia
                Diplomonadida: Giardiinae: Giardia
                Retortamonadida: Chilomastix *e* Retortamonas
        PRIMEIRA DIVISÃO: PARABASALIA
            Divisão: Trichomonadida
                Trichomonadidae: Dientamoeba, Trichomonas *e* Pentatrichomonas
        PRIMEIRA DIVISÃO: HETEROLOBOSEA
            Vahlkampfiidae: Vahlkampfia *e* Naegleria
        PRIMEIRA DIVISÃO: EUGLENOZOA
            Divisão: Kinetoplastea
                Trypanosomatida: Trypanosoma *e* Leishmania
REINO ANIMALIA: SUB-REINO METAZOA
    FILO PLATYHELMINTHES
        TREMATODA: CLASSE DIGENEA
            Família Schistosomatidae
            Família Fasciolidae
            Família Opisthorchiidae
            Família Paragonimidae
            Família Heterophyidae
            Família Gastrodiscidae
            Outras Famílias
        CLASSE CESTODARIA (= CESTODA)
            Ordem Pseudophyllidea
                Família Diphylobothriidae
            Ordem Cyclophyllidea
                Família Taeniidae
                Família Hymenolepididae
                Família Dilepididae e outras
    FILO ACANTHOCEPHALA
    FILO NEMATHELMINTHES
        CLASSE NEMATODA
            Superfamília Ascaridoidea
            Superfamília Oxyuroidea
            Superfamília Rhabditoidea
            Superfamília Ancylostomatoidea
            Superfamília Metastrongyloidea
            Superfamília Filarioidea
            Superfamília Dracunculoidea
            Superfamília Trichuroidea
    FILO ARTHROPODA
        CLASSE INSECTA
            Ordem Hemiptera
            Ordem Diptera
                Subordem Nematocera
                      Família Psychodidae
                      Família Culicidae
                      Família Simuliidae
                      Família Ceratopogonidae
                Subordem Brachycera
                Subordem Cyclorrhapha
            Ordem Siphonaptera
            Ordem Anoplura
        CLASSE ARACHNIDA: SUBCLASSE ACARI
            Ordem Parasitiformes
                Subordem Metastigmata
                      Família Argasidae
                      Família Ixodidae
                Subordem Mesostigmata
                      Família Dermanyssidae

Ordem Acariformes
　Família Trombiculidae
　Família Sarcoptidae
　Família Acaridae
　Família Pyemotidae
　Família Demodicidae
FILO MOLLUSCA
　CLASSE GASTROPODA
　　SUBCLASSE PROSOBRANCHIA
　　　Ordem Archaeogastropoda
　　　Ordem Neogastropoda
　　　Ordem Mesogastropoda
　　　　Família Hidrobiidae
　　　　Família Synceridae
　　　　Família Thiaridae
　　　　Família Viviparidae
　　　　Família Pilidae
　　SUBCLASSE PULMONATA
　　　Ordem Basommatophora
　　　　Família Planorbidae
　　　　Família Physidae
　　　　Família Lymnaeidae
　　　　Família Ancylidae
　　　Ordem Stylommatophora
　　　Ordem Systellommatophora

INTRODUÇÃO

Toda descrição ou estudo correto de um parasito, das relações parasito-hopedeiro ou das doenças que decorrem eventualmente do parasitismo, requerem uma identificação precisa do parasito (gênero e espécie; por vezes, da linhagem etc.) e do uso da terminologia padrão internacional para designá-lo.

A indicação da família ou dos grupos superiores a que uma dada espécie pertence permite situá-la na escala zoológica e dispensar a descrição de suas características gerais que, em um livro como este, iria tornar-se repetitiva e enfadonha. Essa a razão deste capítulo.

Por conveniência didática, os temas parasitológicos serão abordados em geral seguindo a ordem da classificação sistemática dos parasitos, mas dando-se prioridade aos grupos de parasitos de maior importância médica e que, portanto, merecem estudo detalhado. Isso permite expor as doenças de modo mais racional e prático.

Por razões de simplicidade e para evitar repetições, no quadro de classificação que se segue, muitos termos técnicos não são definidos, porém o significado deles pode ser encontrado no texto dos capítulos respectivos, bastando para isso consultar o **ÍNDICE ALFABÉTICO**, no fim do livro, para saber em que página se encontra sua definição ou explicação. Consultar, também, **REY – DICIONÁRIO DE TERMOS TÉCNICOS DE MEDICINA E SAÚDE**.

Até a 3ª edição deste livro utilizamos a classificação zoológica clássica que, na parte referente aos protozoários, seguia a proposta do *Comitê de Sistemática e Evolução* da Sociedade de Protozoologia e publicada por Levine *et al.* (1980).

QUADRO 9.1 Categorias utilizadas em sistemática
(segundo o *Comitê de Sistemática e Evolução* da Sociedade de Protozoologia, 1980)

Categoria	Sufixos	Exemplos	
		Protozoários	Helmintos
REINO	...	Protista	Animalia
SUB-REINO	-a	Protozoa	Metazoa
FILO	-a	Sarcomastigophora	Platyhelminthes*
SUBFILO	-a	Sarcodina	Platoda
SUPERCLASSE	-a	Rhizopoda	Acercomermorpha
CLASSE	-ea	Lobosea	Digenea
SUBCLASSE	-ia	Gymnamoebia	Prosostomata*
SUPERORDEM	-idea	–	Fascioliidea
ORDEM	-ida	Amoebida	Schistosomatida
SUBORDEM	-ina	Tubulina	Schistosomatina
Superfamília	-oidea	–	Schistosomatoidea
Família	-idae	Entamoebidae	Schistosomatidae
Subfamília	-inae	–	Schistosomatinae
Gênero	...	*Entamoeba*	*Schistosoma*
Espécie	...	*E. histolytica*	*S. mansoni*

*A adaptação dos sufixos ou terminações conflita por vezes com denominações já consagradas pelo uso. Isto ocorre sobretudo na sistemática de artrópodes, em categorias acima de superfamília. Abaixo de subfamília, reserva-se, para as tribos, a terminação -ini; exemplo: *Anophelini*.

Em 2005, uma nova classificação dos protistas, elaborada por um comitê da Sociedade Internacional de Protozoologia, foi publicada por ADL, S.M. *et al*. Ainda que o Comitê evitasse dar nomes às categorias superiores a famílias (denominadas, simplesmente: supergrupos, primeira divisão, segunda divisão etc.), decidimos adotá-las neste livro por estarem baseadas nos conhecimentos atuais de ultra-estrutura, de genética e biologia molecular, seguindo um esquema de relações filogenéticas.

Dadas as mudanças que isso implica para a terminologia acima de gênero, e que só trataremos dos grupos de interesse para a Parasitologia Humana, esperamos que isso não cause maiores problemas para o ensino.

NOVA CLASSIFICAÇÃO DOS PROTISTAS
(apresentando somente os grupos contendo parasitos humanos)

A atual classificação de alto nível proposta para os eucariotas, pela Sociedade Internacional de Parasitologia (2005), compreende grupos que são considerados filogeneticamente relacionados. A filogenia molecular reúne os eucariotas em seis grandes agrupamentos:
1. Amoebozoa*
2. Opisthokonta*
3. Rhizaria
4. Archaeplastida
5. Chromalveolata*
6. Excavata.*

Os protozoários parasitos humanos encontram-se em apenas quatro desses grandes grupos (marcados com um *), razão pela qual só deles nos ocuparemos, neste livro, e também deixaremos de lado todos os numerosos grupos menores em que não há parasitos a descrever.

REINO PROTISTA
Supergrupo Amoebozoa

Protozoários geralmente com locomoção amebóide, pseudópodes não-eruptivos e morfologicamente variáveis (lobópode); em certos grupos há subpseudópodes. Têm, em geral, um só núcleo, mas alguns podem apresentar dois núcleos. Os cistos são comuns e de aspecto variável. A fase flagelada, quando presente, mostra um só flagelo.

DIVISÃO TUBULINEA

Organismos amebóides, sem ou com testa, que produzem pseudópodes tubulares subcilíndricos, ou podendo mudá-los para pseudópodes achatados e expandidos. Fluxo monopódico de citoplasma no organismo inteiro ou nos pseudópodes; o movimento sendo promovido pela ação do citoesqueleto de actina-miosina. Microtúbulos, se presentes, não formam feixes. Não há centrossomos nem fase flagelada.

A subdivisão Tubulinida, de células nuas, poduz pseudópodes subcilíndricos ou um deslocamento monopólico sem alteração da morfologia locomotora. Aqui se classificam as amebas dos gêneros *Amoeba* e *Chaos*, assim como inúmeros outros gêneros e espécies de vida livre. Também *Hartmanella* que, sendo um protozoário de vida livre, infecta o homem ocasionalmente, produzindo tanto infecções benignas das vias respiratórias superiores, como conjuntivites, lesões pulmonares ou meningoencefalites graves.

Divisão Acanthamoebidae

Glicocálice extremamente fino; subpseudópodes proeminentes, flexíveis e terminando em ponta fina (acantopódia). Um só núcleo. Cistos geralmente com parede dupla, com poros operculados. Locomoção baseada no citoesqueleto de actina-miosina. No citoplasma há um corpo semelhante a um centríolo.

O único gênero de interesse medico é *Acanthamoeba*, pois *A. poliphaga* parasita por vezes o homem, produzindo conjuntivites, e já foi indicada como agente de um caso de meningoencefalite.

Divisão Entamoebida

Amebas que não possuem flagelos, nem centríolos, mitocôndrias, peroxissomos ou hidrogenossomos. A mitose é fechada, com centrossomo e fuso endonucleares. É das mais importantes divisões, para a Medicina, pois é aí que se classifica o agente causal da amebíase, uma infecção crônica do grosso intestino (e outros órgãos), devida à *Entamoeba histolytica*.

Divisão Mastigamoebidae

Organismos amebóides com vários pseudópodes, por vezes rígidos e, segundo as circunstâncias, sem movimentos amebóides. Possuem um flagelo dirigido para a frente, dotado de movimento vibratório. O cinetossomo possui um cone de microtúbulos que se dirige para o núcleo. Este é único, mas há espécies multinucleadas. Um grande nucléolo persiste durante a divisão celular, com fuso intranuclear e sem flagelo. Não possuem mitocôndrias. Os cistos se formam em ambientes microaerófilos ou anaeróbicos ricos em nutrientes dissolvidos. *Endolimax nana* é um parasito não-patogênico do intestino humano.

Supergrupo Opisthokonta

Um só cílio posterior, sem mastigonemas, presente em pelo menos um estádio do ciclo, ou perdido secundariamente, com um par de cinetossomos ou centríolos, por vezes modificados. Aqui se encontra o vastíssimo grupo dos Fungi, de que não tratamos neste livro.

Lembramos que deste supergrupo derivam filogeneticamente os Animalia e outros grupos de metazoários.

Supergrupo Chromalveolata

Plastídio que resulta da endossimbiose com um arqueoplastídio ancestral. Plastídio perdido secundariamente ou algo reduzido. Em outros grupos houve uma reaquisição terciária.

Neste enorme e variado domínio da protozoologia, onde se encontram organismos clorofilados, autotróficos, com ou sem cloroplastos, com ou sem flagelos, podendo formar colônias ou filamentos, encontram-se organismos ciliados (como *Opalina*) ou sem cílios (como *Blastocystis*). Alguns apresentam reprodução sexual e produção de esporos.

DIVISÃO ALVEOLATA

Com alvéolos corticais (por vezes perdidos secundariamente); depressões ou microporos ciliares. Cristas tubulares ou ampuliformes.

A importância deste variado grupo para a patologia humana está no fato de aí estar incluída a subdivisão Apicomplexa dos agentes da malária e de outros parasitos.

Subdivisão Apicomplexa

Pelo menos um estágio do ciclo vital com vesículas achatadas sob a membrana e um complexo apical consistindo em um ou mais anéis polares, roptrias, micronemas, conóide e microtúbulos sob a membrana. A sexualidade (quando conhecida) é por singamia, seguida imediatamente por meiose para produzir descendentes haplóides. A reprodução assexual das fases haplóides ocorre por fissão binária, endodiogenia, endopoligenia e/ou esquizogonia. A locomoção é feita por deslizamento, flexões do corpo, cristas longitudinais ou flagelos. Todos são parasitos, exceto Colpodellida.

HAEMOSPORORIDA. Agrupamento que corresponderia à subordem Haemosporina da nomenclatura clássica. Na reprodução sexuada há formação de microgametas flagelados produzidos por esquizogonia e o zigoto é móvel (oocineto), dando lugar a um oocisto no qual se formam numerosos esporozoítas. Todos os agentes da malária pertencem ao gênero *Plasmodium*, sendo a espécie humana hospedeira de quatro espécies: *P. vivax*, *P. falciparum*, *P. malariae* e *P. ovale*.

PIROPLASMORIDA. Organismos amebóides, piriformes, arredondados ou em forma de bastão; sem conóide e sem flagelos em todas as fases evolutivas. Não formam oocistos.

Espécies do gênero *Babesia*, parasitas habituais do gado, produzem infecções assintomáticas do homem, que se tornam graves em casos de imunodepressão ou associação com outras doenças.

COCCIDIASIDA. Os gametas maduros desenvolvem-se separadamente no interior de células hospedeiras; o microgamonte produz tipicamente numerosos microgametas móveis. Não há sizígia. O zigoto é raramente móvel e os esporocistos formam-se habitualmente dentro do oocisto.

Na família Eimeriidae, muitas espécies dos gêneros *Eimeria* e *Isospora* parasitam animais domésticos, e *Isospora belli* infecta o homem (ver Cap. 13, Figs. 13.2 a 13.4). No gênero *Toxoplasma* encontramos um parasito ubiquitário que infecta aves e mamíferos, inclusive o homem. *Toxoplasma gondii* produz infecções agudas graves do feto e das crianças, mas nos adultos causa infecções assintomáticas que podem tornar-se muito graves nos imunodeprimidos.

No gênero *Sarcocystis* há parasitos que afetam peixes, répteis, aves e mamíferos. *Sarcocystis hominis* infecta freqüentemente o gado bovino e as pessoas que se alimentam de sua carne mal cozida. No porco, encontra-se *Sarcocystis suishominis*.

Subdivisão Ciliophora

Organismos ciliados com dimorfismo nuclear, incluindo um macronúcleo tipicamente poligenômico e pelo menos um micronúcleo diplóide.

A reprodução sexual, quando presente, é feita tipicamente por conjugação, com troca recíproca de núcleos gaméticos haplóides que se fundem para formar o sincário ou núcleo zigótico.

Dos numerosos subgrupos destacamos Trichostomatia, que apresenta na região oral ou cavidade oral numerosos cílios. E, no gênero *Balantidium*, a espécie *Balantidium coli*, parasita do porco, que infecta ocasionalmente a espécie humana produzindo um quadro semelhante ao da amebíase.

Supergrupo Excavata

Protozoários flagelados dotados tipicamente de um citóstoma, mas que foi secundariamente perdido em muitos grupos. As margens do citóstoma são sustentadas por fibras ou microtúbulos. As partículas alimentares são orientadas para ele pelo movimento de um flagelo de direção posterior.

DIVISÃO FORNICATA

Flagelados com um só núcleo e um só cinetoplasto ou com essas organelas duplicadas; sem mitocôndrias típicas. Geralmente com citóstoma ou citofaringe.

Subdivisão Eopharyngia

Um ou dois núcleos com respectivos sistemas de locomoção, com quatro cinetoplastos e quatro flagelos por sistema. Em geral com citóstoma ou citofaringe.

DIPLOMONADIDA. Flagelados com um par de núcleos e duplo conjunto cinético com quatro cinetossomos cada e os respectivos flagelos. Não há citóstoma ou equivalente, fazendo-se a alimentação através da membrana ou por pinocitose.

A espécie de interesse médico é *Giardia duodenalis* (= *G. intestinalis*) que parasita o intestino humano produzindo uma infecção geralmente assintomática que se propaga por meio de cistos (ver Cap. 30).

RETORTAMONADIDA. Um aparelho flagelar com quatro cinetossomos e dois (*Retortamonas*) ou quatro (*Chilomastix*) flagelos emergentes. Um flagelo corre posteriormente, associado com um conspícuo sulco nutricional (citóstoma). *Retortamonas intestinalis* e *Chilomastix mesnili* podem ser encontrados nas fezes humanas, sem causar inconveniente.

DIVISÃO PARABASALIA

Células com aparelho parabasal; duas ou mais fibras estriadas parabasais unindo dictiossomos do Golgi ao aparelho flagelar. Este geralmente compreende quatro flagelos/cinetossomos (mas por vezes mais um ou muitos outros adicionais).

Um cinetossomo traz fibras sigmóides que conectam o complexo pelta-axóstilo. Em alguns grupos há redução ou perda do aparelho flagelar, mas em outros grupos eles estão multiplicados. Há hidrogenossomos em lugar de mitocôndria.

Subdivisão Trichomonadida

Flagelados com 3 a 5 cinetossomos anteriores e um posterior, ondulante. Possuem um conspícuo complexo pelta-axóstilo (menos em *Dientamoeba* e *Histomonas*) e um flagelo recorrente freqüentemente unido a uma membrana lamelar acompanhada por uma fibra costal estriada.

TRICHOMONADIDAE. Aqui estão os gêneros: *Dientamoeba*, *Trichomonas* e *Pentatrichomonas*, que parasitam o tubo digestivo humano sem produzir sintomas. Entretanto, *Trichomonas vaginalis* causa vaginites e uretrites.

Deve-se assinalar que *Dientamoeba fragilis*, habitante da luz intestinal humana, por não possuir flagelos ou outros elementos do complexo pelta-axóstilo, foi confundida no passado com as amebas que parasitam o homem.

DIVISÃO HETEROLOBOSEA

Amebas heterotróficas com pseudópodes eruptivos e morfologia amebóide predominante. Algumas possuem dois a quatro flagelos paralelos. Mitose fechada com fuso interno.

VAHLKAMPFIIDAE. Núcleo único; nucléolo persistindo durante a mitose. Em alguns gêneros os protozoários são amebas obrigatórias, em outros são flagelados ou apresentam fase flagelada.

Os gêneros *Vahlkampfia* e *Naegleria* pertencem a esta família, sendo que *Naegleria fowleri* tem sido isolada de casos de meningoencefalite amebiana primária.

DIVISÃO EUGLENOZOA

Células com dois flagelos (ocasionalmente um só e raramente mais) inserido em um bolso flagelar apical ou subapical; geralmente com um aparelho alimentar tubular, associado com o aparelho flagelar.

Subdivisão Kinetoplastea

Euglenozoa com um cinetoplasto contendo grande massa de DNA fibrilar (kDNA) na mitocôndria, geralmente em conexão com a base flagelar.

TRYPANOSOMATIDA. Parasitos obrigatórios com uma rede de kDNA e com um flagelo que emerge de um bolso anterior ou lateralmente e, então, aderido ao corpo celular. Nutrição fagotrófica ou osmotrófica. O citóstoma, quando presente, é simples e associado ao bolso flagelar.

De mais de uma dezena de gêneros, interessam particularmente à medicina os gêneros *Trypanosoma* e *Leishmania*, responsáveis pelas tripanossomíases americana (doença de Chagas) e africana (doença do sono), assim como pelas leishmaníases tegumentares e pelas viscerais (calazar).

REINO ANIMALIA: SUB-REINO METAZOA

Não havendo uma classificação geral dos metazoários que corresponda ao consenso dos especialistas, adotaremos para cada filo ou para os agrupamentos menores aquela que melhor possa atender aos propósitos deste livro, seja pela autoridade e critério dos que a propõem, seja pela simplicidade com que aborde os problemas da sistemática dos parasitos e dos vetores envolvidos em sua transmissão.

Dentre os numerosos filos deste sub-reino (cerca de 30), serão considerados apenas os **Platyhelminthes**, **Nemathelminthes**, **Acanthocephala**, **Arthropoda** e **Mollusca**.

Filo Platyhelminthes

Animais metazoários com simetria bilateral e corpo achatado dorsoventralmente; não possuem cavidade celômica, estando todos os órgãos internos mergulhados em um parênquima de células estreladas. São também desprovidos de sistema esquelético, circulatório ou respiratório. O sistema digestório, quando presente, não possui abertura anal. O aparelho excretor é formado por protonefrídias, do tipo solenócito (um tipo de célula onde há uma cavidade com tufo de flagelos continuamente em movimento, continuando-se por um canal excretor, através do qual ela drena seus produtos para os tubos coletores). A maioria dos platielmintos é hermafrodita, contando com órgãos reprodutores bastante complexos.

A sistemática do grupo tem sido alterada muitas vezes, não se tendo chegado ainda a um consenso. Do ponto de vista prático, em medicina, abordaremos neste livro apenas dois grupos de Platyhelminthes que contêm parasitos do homem: **Trematoda** (essencialmente os **Digenea**) e **Cestoidea**, designados como classes, segundo fazem os autores em sua maioria.

TREMATODA: CLASSE DIGENEA

Os trematódeos digenéticos, únicos de que nos ocuparemos, são organismos endoparasitos, com o corpo não-segmentado e revestido por uma citomembrana que recobre o tegumento de natureza sincicial. Não há, pois, um revestimento de tipo epitelial, nem cutícula.

Possuem órgãos de fixação constituídos fundamentalmente por ventosas musculosas, desprovidas de acúleos, uma das quais dispõe-se em torno da abertura oral, estando a outra situada ventralmente. Sistema digestório incompleto, terminando em fundo cego (não há ânus). Aparelho excretor abrindo-se em um só poro posterior. Hermafroditas, porém com alguns gêneros tendo os sexos separados (dióicos).

O ciclo vital é complicado, heteroxeno, com vários estádios larvários e, pelo menos, um hospedeiro intermediário. Ver Cap. 31.

A classificação dos Digenea é extremamente difícil, razão pela qual cada especialista tem seu próprio esquema de agrupamento em famílias, superfamílias, ordens etc.

Para as finalidades deste livro, parece-nos suficiente que mencionemos as famílias em que se encontrem espécies que parasitam habitualmente o homem.

Família Schistosomatidae

Seus membros apresentam sexos separados e, na subfamília **Schistosomatinae**, acentuado dimorfismo sexual. São helmintos delgados e longos que, na fase adulta, habitam as veias de mamíferos e aves.

As espécies que parasitam o homem, todas do gênero **Schistosoma**, são: *S. mansoni*, *S. haematobium*, *S. japonicum*, *S. intercalatum*, além de outras que só ocasionalmente infectam as pessoas, na África ou na Ásia. Ver Caps. 32 a 35.

Família Fasciolidae

Vermes grandes e largos, de aspecto foliáceo, com a ventosa ventral situada próximo da oral, sendo ambas bem desenvolvidas. Tanto os cecos intestinais como os testículos e o ovário são estruturas tubulares muito ramificadas. As gônadas estão na parte posterior do corpo, o ovário adiante dos testículos e o poro genital à frente do acetábulo. Bolsa do cirro e cirro bem desenvolvidos.

São parasitos do fígado e das vias biliares. *Fasciola hepatica* tem ampla distribuição geográfica, sendo fundamentalmente uma zoonose dos países criadores de carneiros, do mesmo modo que a *F. gigantica*. Quanto a *Fasciolopsis buski*, é encontrado na Ásia e na Indonésia. Ver Cap. 36.

Família Opisthorchiidae

Trematódeos pequenos ou médios, delgados e de contorno lanceolado. Ceco simples, vesícula excretora em forma de Y, gônadas na região posterior do corpo, estando o ovário mais para a frente, e um testículo atrás do outro.

Habitam a vesícula biliar de répteis, aves e mamíferos. *Clonorchis sinensis* é um dos parasitos mais importantes do homem na Ásia Oriental, enquanto *Opisthorchis tenuicollis* (= *O. felineus*) encontra-se na Europa e na Ásia. Esta última espécie já foi descrita na República do Equador.

Família Paragonimidae

Helmintos de corpo carnoso, pequenos ou grandes, geralmente encurvados em forma de concha. Apresentam superfície espinhosa, ventosas pequenas, gônadas na região média do corpo, com ovário situado anteriormente aos testículos; poro genital geralmente posterior ao acetábulo. Vesícula excretora em forma de Y.

Esses helmintos infestam aves e mamíferos carnívoros, localizando-se no sistema digestório, na cavidade geral ou encapsulados na pele, pulmões e outros órgãos. *Paragonimus westermani* é encontrado freqüentemente parasitando o pulmão do homem em muitas regiões da Ásia e ocorre, também, nas ilhas do Pacífico, na África e em alguns países da América do Sul (Peru, Equador, Colômbia e Venezuela).

Família Heterophyidae

Espécies pequenas, ovóides ou piriformes, com a superfície do corpo espinhosa e com ventosa ventral situada, tipicamente, no meio do corpo. Gônadas na região posterior. Não há cirro e o poro genital abre-se para trás do acetábulo, em estrutura semelhante a uma ventosa (denominada gonocótilo). Parasitam mamíferos e aves que se alimentam de peixes, mas infestam ocasionalmente o homem, principalmente *Heterophyes heterophyes* e *Metagonimus yokogawai*, na Ásia, África e Europa.

Família Gastrodiscidae

Compreende helmintos grandes ou médios, grossos e de contorno piriforme, com uma ventosa oral na extremidade anterior e outra, ventral, muito desenvolvida, junto à extremidade posterior. Vivem na luz do sistema digestório de todas as classes de vertebrados. O homem é parasitado por *Gastrodiscoides hominis* na Índia e no Sudeste Asiático.

Outras Famílias

Já foram descritas infestações humanas ocasionais com cercárias dos trematódeos de aves e de outros animais silvestres (várias espécies de *Schistosoma*, *Schistosomatium*, *Gigantobilharzia*, *Trichobilharzia* etc.), produzindo dermatites nas pessoas expostas; ou infecções com as formas adultas dos trematódeos de famílias como **Dicrocoelidae** (*gêneros Dicrocoelium* e *Eurytrema*), **Clinostomatidae** (*Clinostomun*), **Strigeidae** (*Prohemistomum*), **Echinostomatidae** (*Echinostoma*), **Plagiorchidae** (*Plagiorchis*) etc.

CLASSE CESTODARIA (= CESTODA)

Platielmintos cuja extremidade anterior (delgada) constitui um órgão de fixação, denominado **escólex**, provido de estruturas adesivas que variam de espécie a espécie: ventosas, bótrias, botrídias, acúleos etc. O corpo ou estróbilo é geralmente alongado, em forma de fita, e dividido em certo número de segmentos, as **proglotes**. Falta completamente o aparelho digestório, mas há uma multiplicidade de órgãos reprodutores que, além do mais, são hermafroditas. Só no gênero *Dioicocestus* os sexos são separados. A larva, denominada **oncosfera**, possui seis acúleos.

Todas as espécies são parasitas, mas das nove ou mais ordens que formam a classe apenas duas têm importância médica: **Pseudophyllidea** e **Cyclophyllidea**. Ver Cap. 37.

Ordem Pseudophyllidea

Escólex tendo como órgãos adesivos, tipicamente, duas bótrias rasas e alongadas (pseudobotrídias). Proglotes curtas e largas, com suas glândulas vitelógenas de tipo folicular, numerosas e amplamente disseminadas por todo o estróbilo. Abertura uterina permanente, na superfície ventral. As proglotes grávidas não se destacam do estróbilo.

Ciclo vital com uma larva procercóides e, depois, outra plerocercóide, em hospedeiros diferentes. O tamanho do verme adulto varia de alguns milímetros a uma dezena de metros de comprimento. A maioria das espécies é encontrada em peixes. Ver Cap. 37.

FAMÍLIA DIPHYLLOBOTHRIIDAE. Contém uma única espécie de importância médica: *Diphyllobothrium latum* (= *Dibothriocephalus latus*), cujas principais áreas endêmicas estão nos lagos frios da região do Báltico e do Danúbio, bem como da Europa Ocidental, da América do Norte e dos Andes. Outras espécies já foram assinaladas como parasitas do homem.

Ordem Cyclophyllidea

Animais de tamanho muito variável (de alguns milímetros até 10 ou 20 metros), comumente encontrados parasitando o intestino de aves e mamíferos, menos vezes de répteis ou de anfíbios. O escólex possui quatro ventosas bem desenvolvidas e proeminentes, na generalidade dos casos, assim como um rostelo retrátil, armado ou não de acúleos. A glândula vitelógena é única e compacta. Os poros genitais abrem-se nas margens das proglotes.

Não há abertura uterina, desprendendo-se as proglotes grávidas à medida que completem seu amadurecimento. As seguintes famílias contêm parasitos habituais ou ocasionais do homem:

FAMÍLIA TAENIIDAE. Parasitos de mamíferos, especialmente carnívoros, e de algumas aves. Encontram-se aí algumas espécies com larga distribuição geográfica e grande significação médica, pois *Taenia solium* e *T. saginata* têm por único hospedeiro definitivo o homem, que além disso pode ser infestado pelas formas larvárias de *Echinococcus granulosus*, de *Multiceps multiceps* e da própria *Taenia solium*. Nas regiões neártica e paleártica, o mesmo pode suceder com as formas larvárias de *Echinococcus multilocularis*, se bem que raramente. Ver Caps. 38 a 40.

FAMÍLIA HYMENOLEPIDIDAE. Contém um parasito freqüente do homem (*Hymenolepis nana*) e outro ocasional (*H. diminuta*), próprio do rato.

FAMÍLIA DILEPIDIDAE E OUTRAS. Parasitos ocasionais da espécie humana são encontrados nas famílias Dilepididae *(Dipylidium caninum)*, Davaineidae *(Raillietina demerariensis* e outras*)*, Anoplocephalidae *(Bertiella studeri* e *Inermecapsifer cubensis)* e Mesocestoididae *(Mesocestoides variabilis)*.

Filo Acanthocephala

Constitui um grupo de helmintos endoparasitos (em todas as fases evolutivas), bastante homogêneo e filogeneticamente compacto. Suas principais características são: corpo segmentado, cilíndrico ou achatado, com simetria bilateral; na região anterior há uma probóscida revestida de numerosas fileiras de acúleos, móvel e invaginável.

Ausência dos aparelhos digestório, circulatório e esquelético; o aparelho excretor, quando presente, é formado de protonefrídias de tipo solenócito; a cavidade geral do corpo é um pseudoceloma amplo e ocupado quase inteiramente pelo aparelho reprodutor. Os sexos são separados e o ciclo vital heteroxeno, com um artrópode servindo de hospedeiro intermediário.

As espécies parasitas de animais domésticos infestam ocasionalmente o homem. Exemplos: *Macracanthorhynchus hirudinaceus* e *Moniliformis moniliformis*.

Filo Nemathelminthes

Reúne frouxamente um certo número de classes cujas relações filogenéticas são incertas, mas que apresentam em comum estes caracteres: corpo cilíndrico, não-segmentado e com simetria bilateral; cavidade geral constituída por um pseudoceloma; tubo digestivo completo, com esôfago altamente diferenciado; aparelho excretor geralmente do tipo protonefrídia; sistemas respiratório e circulatório ausentes. Os sexos são separados (mas há exceções e espécies partenogenéticas) com aparelho reprodutor de estrutura simples. Apenas duas classes contêm parasitos, encontrando-se os próprios da espécie humana na classe **Nematoda**. Ver Cap. 42.

CLASSE NEMATODA

Helmintos fusiformes ou filiformes, cujo revestimento exterior é uma cutícula formada por escleroproteínas, podendo apresentar projeções ou expansões especializadas. A camada subcuticular forma cordões longitudinais e, abaixo dela, só se encontra uma camada de músculos com disposição também longitudinal. Esôfago tipicamente muscular e com luz trirradiada. Anel nervoso anterior e periesofágico. Sistema excretor formado por células, por tubos ou por ambos, sem estruturas ciliadas. Ausência completa de cílios ou flagelos. Sexos separados, na generalidade dos casos. Gônadas de tipo tubular que, nas fêmeas, têm abertura própria e, nos machos, abrem-se em uma cloaca subterminal.

Esta classe, com um número de espécies só inferior à dos insetos, compreende uma grande maioria de seres de vida livre, tanto aquáticos como terrestres, além de numerosas espécies parasitas (talvez mais de cem mil). As ordens ou superfamílias (segundo o ponto de vista dos diversos autores, em relação à sistemática desta classe) em que se encontram organismos importantes para a medicina são:

Superfamília Ascaridoidea

Helmintos grandes, encontrados na luz do intestino de vertebrados. Boca provida de três lábios proeminentes, sem cápsula bucal; esôfago musculoso e cilíndrico. Tubos excretores em forma de **H**. Fêmea com um par de úteros, ovidutos e ovários (didelfa). Machos com um só testículo e com dois espículos iguais. Os órgãos sensoriais compreendem papilas labiais, anfídios, fasmídios e papilas genitais. Ciclo geralmente monoxeno. Uma única família interessa à parasitologia humana: **Ascarididae**. Ver Cap. 43.

Ascaris lumbricoides é freqüentemente encontrado no intestino, sobretudo nas zonas rurais e em áreas pouco saneadas. Parasitos ocasionais encontram-se no gênero *Toxocara* e em outros, provocando quadros clínicos de *larva migrans* visceral ou cutânea.

Superfamília Oxyuroidea

Nematóides fusiformes, de tamanho pequeno ou médio, com a cauda longa e pontuda nas fêmeas. Cutícula lisa ou ligeiramente anelada. Três a seis lábios, cavidade bucal pequena, esôfago com um segmento cilíndrico, seguido de um istmo estreito e de um bulbo posterior musculoso, provido de válvulas. Sistema excretor em forma de **H**. As fêmeas têm um ou dois úteros (monodelfas ou didelfas) cujas porções terminais contam com musculatura bem desenvolvida (ovijectores). Machos com um testículo e com dois, um ou nenhum espículo. Círculo de 8 a 10 papilas cefálicas, anfídios reduzidos a simples sacos, fasmídios e papilas genitais presentes. Ciclo monoxeno.

Na família **Oxyuridae** encontra-se *Enterobius vermicularis*, parasito comum do intestino humano. Ver Cap. 44.

Superfamília Rhabditoidea

Formas pequenas, geralmente de vida livre, no solo ou na água. Há espécies parasitas de vegetais e de animais. Possuem sortimento completo de papilas sensoriais cefálicas; anfídios reduzidos a pequenos sacos e fasmídios presentes. Cavidade bucal de aspecto variável. O esôfago musculoso pode apresentar um ou dois bulbos posteriores ou ser desprovido deles, como no gênero *Strongyloides*. Aparelho excretor simétrico. Fêmeas monodelfas ou didelfas, machos com testículo único, espículos iguais, um gubernáculo e asas caudais sustentadas pelas papilas genitais. Ver Cap. 45.

Strongyloides stercoralis desenvolve um ciclo de vida livre, no solo, e outro parasitário, na mucosa intestinal do homem, onde só se encontram fêmeas partenogenéticas e larvas.

Superfamília Ancylostomatoidea

Nematódeos de tamanho pequeno ou médio, que parasitam o intestino ou o sistema respiratório de vertebrados, principalmente mamíferos. Geralmente apresentam uma cápsula bucal bem desenvolvida, provida muitas vezes de dentes, placas cortantes ou outras formações cuticulares especiais. Possuem 4 a 10 papilas labiais e 4 papilas cefálicas; anfídios reduzidos. Esôfago cilíndrico ou claviforme, sem bulbo. Sistema excretor em forma de **H**, com duas células excretoras. Fêmeas com dois úteros (por isso ditas didelfas), dois ovários e com ovijectores bem desenvolvidos. Os machos possuem um só testículo, dois espículos iguais e uma bolsa copuladora muito característica, sustentada por raios. São monoxenos.

Na família **Ancylostomatidae** estão as espécies importantes para nós, particularmente *Ancylostoma duodenale* e *Necator americanus*, ainda que o homem possa infectar-se com outras espécies desses e de outros gêneros.

Superfamília Metastrongyloidea

Helmintos delgados, polimiários (pois têm sob o tegumento uma camada muscular com numerosas fibras musculares visíveis em corte transversal), tendo a boca rudimentar com seis lábios; bolsa reduzida ou ausente, nos machos; fêmeas prodelfas; exigem um hospedeiro intermediário. Ver Cap. 49.

Superfamília Filarioidea

São vermes sempre parasitos, caracterizados pelo aspecto geral filiforme. Habitam o sistema circulatório, as cavidades celômicas, os músculos ou o tecido conjuntivo de vertebrados. A cavidade bucal e os lábios são indistintos ou faltam completamente. Esôfago constituído de uma porção anterior muscular e outra posterior, glandular.

Sistema excretor, quando presente, em forma de U e sem células excretoras. As fêmeas são didelfas, ovíparas ou larvíparas, com vulva funcional situada na região anterior do corpo. Os machos são muito menores que as fêmeas, sem bolsa copuladora, com gubernáculo e espículos desiguais. Parasitos heteroxenos, exigindo para completar o ciclo um inseto hematófago como hospedeiro intermediário. Várias espécies são patogênicas para o homem (*Wuchereria bancrofti, Brugia malayi, Onchocerca volvulus, Dipetalonema perstans, Loa loa* etc.) ou nele desenvolvem parasitismo assintomático (*Mansonella ozzardi* e *Dipetalonema streptocerca*). Ver Caps. 50 e 51.

Superfamília Dracunculoidea

Também abrangendo vermes filiformes, que parasitam o tecido conjuntivo ou o celoma. O esôfago desses helmintos apresenta uma região anterior delgada e muscular, outra posterior, mais dilatada e glandular. As fêmeas são vivíparas, porém a vulva, situada posteriormente ou no meio do corpo, não é funcional para a saída das larvas, que devem abandonar o organismo materno através de uma ruptura na parede uterina e na parede do corpo do helminto, quando este entra em contato com a água. Os machos são muito menores que as fêmeas.

Em *Dracunculus medinensis* (conhecido como filária de Medina), a fêmea chega a medir 50 a 100 cm de comprimento, por 1 mm de diâmetro, enquanto o macho mede 2 a 4 cm apenas. As larvas desenvolvem-se em crustáceos *(Cyclops)*.

Superfamília Trichuroidea

Parasitos do tubo digestivo de mamíferos e aves, ou de órgãos anexos. O corpo, de tamanho pequeno ou médio, tem a região anterior filiforme e a posterior mais calibrosa e fusiforme. Os lábios e a cavidade bucal são indistintos ou ausentes; esôfago muito longo, delgado, formado por uma fiada de células glandulares atravessadas por um canal esofagiano, reduzido a uma simples parede cuticular. Quimiorreceptores: anfídios saculares e fasmídios ausentes. As fêmeas são monodelfas e os machos têm um só testículo, um espículo e uma bainha do espículo evaginável. O aparelho copulador pode faltar. Ciclo monoxeno.

As principais espécies são: *Trichuris trichiura* e *Trichinella spiralis,* havendo outras que raramente infectam o homem. Ver Cap. 52.

Filo Arthropoda

Metazoários celomados, com simetria bilateral e o corpo segmentado metamericamente. Alguns dos somitos (metâmeros), ou todos eles, podem apresentar apêndices articulados com forma e funções as mais variadas.

O processo de cefalização chega a produzir, em geral, uma cabeça bem distinta, onde se encontram os órgãos sensoriais especializados e os apêndices bucais. No tegumento, a cutícula apresenta placas ou segmentos bem quitinizados e rígidos, os **escleritos**, onde os músculos tomam inserção. Os escleritos articulam-se entre si pelas porções da cutícula que se conservam flexíveis.

A cavidade celômica contém a hemolinfa, que banha todos os órgãos e é movimentada pelas contrações de um tubo cardíaco dorsal (sistema circulatório aberto). O sistema digestório é completo e diferenciado no sentido crânio-caudal. O sistema nervoso compreende dois gânglios cerebrais, na região anterior, unidos por um anel circum-entérico a uma dupla cadeia nervosa ventral, com um par de gânglios em cada somito. Os sexos são separados. Ver Cap. 53.

Alguns grupos de artrópodes podem interessar à medicina, em vista da ação tóxica desenvolvida por espécies providas de glândulas ou estruturas venenosas. Mas, neste livro, só nos ocuparemos dos grupos e espécies que são realmente parasitos ou que são hospedeiros intermediários ou vetores de parasitos do homem, na região neotropical ou na região etiópica (particularmente em países de expressão portuguesa da África). Tais espécies encontram-se em duas classes: **Insecta** (ou **Hexapoda**) e **Arachnida**.

CLASSE INSECTA

Artrópodes com cabeça, tórax e abdome diferenciados. Na cabeça apresentam um par de antenas, olhos simples ou compostos, ou de ambos os tipos; peças bucais de tipo mastigador, lambedor ou picador-sugador. No tórax, inserem-se três pares de pernas e dois pares de asas, podendo estas últimas estarem modificadas ou ausentes. Respiração traqueal. Excreção por meio de tubos de Malpighi que se abrem no intestino. Sexos separados e uma só abertura sexual na extremidade do abdome. Desenvolvimento pós-ovular com várias mudas (ecdises), metamorfoses completas, incompletas ou sem metamorfoses. Das muitas ordens que compõem esta classe, estudaremos apenas quatro: Hemiptera, Diptera, Siphonaptera e Anoplura.

Ordem Hemiptera

Os hemípteros são insetos grandes, com peças bucais picadoras alojadas em uma bainha (labro) que, quando em repouso, fica dobrada sob a cabeça e o tórax; pronoto grande e escutelo triangular, aparecendo entre as bases das asas; tipicamente, estão providos de dois pares de asas, sendo o primeiro par de tipo hemiélitro, ou seja, com a base coriácea e a parte distal membranosa. Metamorfose incompleta. Ver Cap. 54.

Sua importância na agricultura é considerável, em vista dos danos que causam às plantas. Mas do ponto de vista médico-sanitário, apenas duas famílias interessam por seus hábitos hematófagos: **Cimicidae** (como os percevejos das camas), com asas rudimentares e reduzidas a duas escamas dorsais, e **Reduviidae**, que na subfamília **Triatominae** inclui os "barbeiros", com asas normais e probóscida reta, formada de três segmentos. Os transmissores da tripanossomíase americana (doença de Chagas) são espécies de triatomíneos dos gêneros *Triatoma*, *Rhodnius* e *Panstrongylus*, principalmente.

Ordem Diptera

Insetos pequenos ou grandes, com cabeça, tórax e abdome bem distintos.

O mesonoto, que é o arco dorsal do segundo segmento do tórax, é desenvolvido e com um par de asas transparentes. Segundo par de asas transformado em balancins. Há espécies ápteras. Peças bucais de tipo picador-sugador ou lambedor. Metamorfoses completas e larvas sem pernas. Três subordens de dípteros são importantes na transmissão de doenças: **Nematocera**, **Brachycera** e **Cyclorrhapha**.

SUBORDEM NEMATOCERA. Insetos que possuem antenas longas, com 6 a 39 artículos. Larvas com cabeça bem desenvolvida; pupa nua, que dá nascimento ao inseto adulto por uma fenda dorsal em forma de **T**. (Ver Cap. 55.) Principais famílias:

Família Psychodidae. Insetos pequenos e de tórax bastante arqueado, com o corpo, as asas e as pernas revestidos de pêlos, mas com raras escamas. Asas pontudas, com nove ou mais nervuras que chegam até a margem; as nervuras transversais são encontradas apenas na metade basal das asas.

Os transmissores das leishmaníases pertencem aos gêneros da subfamília **Phlebotominae**, tais como *Lutzomyia*, *Phlebotomus* etc.

Família Culicidae. Seus membros são conhecidos geralmente como mosquitos, caracterizando-se pelas asas arredondadas nas extremidades e com nove ou mais nervuras que lhes chegam até a margem; as nervuras transversais estão presentes na metade distal da asa. As escamas são abundantes em todo o corpo, sobre as nervuras das asas e na margem posterior destas. Mesonoto dividido em escudo, escutelo e pós-escutelo. Antenas pilosas nas fêmeas e plumosas nos machos. Ver Cap. 56.

No gênero *Anopheles* encontram-se os transmissores da malária; no gênero *Aëdes*, os da febre amarela; no gênero *Culex* (bem como nos dois anteriores), os transmissores da filariáse linfática e de viroses diversas (febre amarela, dengue, encefalites etc.).

Família Simuliidae. Insetos hematófagos, com aspecto de pequenas moscas; asas sem pêlos nem escamas e com menos de nove nervuras que se prolongam até a margem. Antenas curtas e sem pêlos. A *Onchocerca volvulus*, filária que habita o tecido conjuntivo subcutâneo, tem como hospedeiros intermediários espécies do gênero *Simulium*.

Família Ceratopogonidae. Composta de dípteros muito pequenos, medindo 1 a 2 mm de comprimento. Com peças bucais picadoras, relativamente curtas, e com antenas pilosas e longas (14 segmentos). As asas, sem escamas e com muitos pêlos, exibem venação típica, com poucas nervuras. Quando em repouso, as asas se cruzam sobre o dorso do inseto. Os transmissores de algumas filárias (*Acanthocheilonema*, *Mansonella*) pertencem ao gênero *Culiocoides*.

SUBORDEM BRACHYCERA. Dípteros com aspecto de moscas, de tamanho grande, sem lúnula na cabeça, mas com antenas mais curtas que o comprimento do tórax e formadas por 3 ou 4 segmentos, o último podendo apresentar-se anelado. As asas apresentam venação característica. Na família **Tabanidae**, única de interesse médico, os olhos exibem cores brilhantes; os ocelos são rudimentares ou ausentes, as larvas têm cabeça atrofiada e as pupas são nuas. Ver Cap. 57.

Várias espécies do gênero *Chrysops* são hospedeiras da filária *Loa loa*, podendo também transmitir mecanicamente tripanossomos de mamíferos e *Pasteurella tularensis*.

SUBORDEM CYCLORRHAPHA. Moscas caracterizadas por trazerem na região frontal da cabeça uma sutura curva — a **sutura ptilineal** — e uma cicatriz — a **lúnula** — de concavidade voltada para baixo. Antenas formadas de três segmentos, no último dos quais implanta-se uma cerda grossa, a arista, simples ou plumosa. Larvas com cabeça atrofiada e pupas que se desenvolvem dentro de um **pupário**. O adulto nasce do pupário por uma abertura circular.

Algumas espécies de moscas picadoras, em vista de seu hematofagismo, são vetores mecânicos de doenças (p. ex., *Stomoxys calcitrans*); outras, do gênero *Glossina*, participam do ciclo evolutivo do *Trypanosoma brucei gambiense*, do *T. b. rhodesiense* etc., sendo responsáveis pela ocorrência da doença do sono e de outras tripanossomíases, na África.

Finalmente, as larvas de várias espécies não-picadoras são parasitas habituais ou ocasionais do homem, produzindo doenças denominadas miíases. São gêneros causadores de miíases: *Dermatobia*, *Gasterophilus*, *Hypoderma*, *Oestrus*, *Calliphora*, *Chrysomyia*, *Lucilia*, *Phormia*, *Sarcophaga*, *Wohlfahrtia* etc. Mais de trinta espécies já foram assinaladas produzindo miíases cutâneas, e outras tantas foram responsabilizadas por miíases intestinais.

Ordem Siphonaptera

Esta ordem tem, como sinônimos, as denominações de **Aphaniptera** e **Suctoria**. Seus membros, popularmente conhecidos como pulgas, são insetos pequenos e sem asas, tendo o corpo achatado no sentido látero-lateral. A cutícula é bem esclerosada e os metâmeros nítidos imbricam-se uns sobre os outros.

São ectoparasitos ou micropredadores hematófagos, dispondo de peças bucais de tipo picador-sugador que ficam alojadas entre os palpos labiais, quando em repouso. As pernas são bem desenvolvidas, com tarsos pentâmeros. As metamorfoses são completas. Ver Cap. 58.

Ordem Anoplura

Insetos pequenos, sem asas e com achatamento dorsoventral do corpo. São os piolhos, ectoparasitos de mamíferos. As peças bucais estão adaptadas para furar e sugar, visto que a alimentação é exclusivamente sangüínea, retirando-se para o interior da cabeça quando não estão em uso. A cabeça é mais estreita que o tórax. Neste, os três segmentos encontram-se fundidos. Os espiráculos torácicos são dorsais, enquanto os abdominais abrem-se em placas quitinosas, nas margens laterais do corpo. Tarsos com um só artículo e uma só unha. Os **Anoplura** apresentam metamorfose incompleta. Três espécies de piolhos, da família **Pediculidae**, são encontradas infestando o homem: *Pediculus capitis*, *Pediculus humanus* e *Pthirus pubis*. Ver Cap. 59.

CLASSE ARACHNIDA: SUBCLASSE ACARI

Artrópodes que apresentam um cefalotórax, ora distinto ora fundido com o abdome. Antenas ausentes e seis pares de apêndices no cefalotórax, constituindo as quelíceras, os pedipalpos e quatro pares de pernas na fase adulta. Olhos simples, quando presentes. Não possuem apêndices locomotores abdominais. Peças bucais e aparelho digestório especialmente adaptados para sugar. Respiração cutânea, traqueal ou por sacos pulmonares. Sexos geralmente separados, com uma única abertura genital na região anterior e ventral do abdome. Desenvolvimento direto ou com fases larvárias.

Apenas a subclasse **Acari** contém parasitos e agentes transmissores de doenças, especialmente de viroses e rickettsioses. Compreende artrópodes de porte pequeno ou médio, com cefalotórax e abdome fundidos. As quelíceras, juntamente com os pedipalpos e as porções mediais destas, que se soldaram para constituir o **hipostômio**, formam um aparelho picador-sugador denominado **capítulo**. Ver Caps. 60 e 61.

Ordem Parasitiformes

Os carrapatos (ou carraças) são ácaros que pertencem a esta ordem, caracterizada pela abertura do sistema traqueal em placas espiraculares quitinosas, ditas peritremas ou estigmas. Compreende duas subordens: **Metastigmata** e **Mesostigmata**.

SUBORDEM METASTIGMATA. Que para alguns autores é sinônimo de **Ixodides**, reunindo espécies cujos peritremas estão situados perto do 4º par de pernas. Essas espécies são agrupadas em duas famílias:

Família Argasidae. Carrapatos cujo capítulo fica recoberto pela margem anterior do corpo. Sem escudo dorsal. Os peritremas estão situados nos espaços entre o 3º e o 4º par de pernas. Dois gêneros são importantes, *Argas* e *Ornithodoros*, com muitas espécies vetoras de doença.

Família Ixodidae. Capítulo situado na borda anterior do corpo. Presença de um escudo dorsal. Os peritremas encontram-se depois do quarto par de pernas. Vários gêneros e numerosas espécies participam da transmissão de doenças infecciosas, em particular: *Amblyomma*, *Ixodes*, *Rhipicephalus*, *Boophilus*, *Haemaphysalis*, *Dermacentor*, *Hyalomma* etc.

Todos os ixodídeos vivem como ectoparasitos ou micropredadores, alimentando-se do sangue dos animais ou do homem, razão pela qual facilmente se infectam e transmitem os agentes infecciosos de rickettsioses (tifo exantemático) e doença de Lyme, além da "paralisia por picada do artrópode".

SUBORDEM MESOSTIGMATA. Ácaros de dimensões menores que os carrapatos, desprovidos de olhos e com placas quitinosas no tegumento. O hipostômio é liso. Os peritremas ficam entre o 3º e o 4º par de pernas. A principal família é Dermanyssidae.

Família Dermanyssidae. Além de causar a sarna das galinhas, *Dermanyssus gallinae* pode atacar o homem e transmitir-lhe o vírus da encefalite tipo Saint Louis.

Ordem Acariformes

São os ácaros, no sentido restrito deste nome (em inglês: *mites*), de pequenas dimensões, sem peritremas, e importantes por transmitirem algumas doenças ou produzirem dermatites em seus hospedeiros. Nesta ordem encontramos as seguintes famílias e espécies:

FAMÍLIA TROMBICULIDAE. Espécies do gênero *Trombicula* e *Eutrombicula* são responsáveis por dermatites pruriginosas; e *Trombicula akamushi* transmite a febre tsutsugamushi, uma rickettsiose do Oriente. No Brasil, foi descrita uma dermatite por *Apolonia tegipioensis*.

FAMÍLIA SARCOPTIDAE. *Sarcoptes scabiei* é agente da sarna humana.

FAMÍLIA ACARIDAE. *Tyrofagus farinae* e espécies afins causam a sarna dos especieiros e, quando ingeridos com a farinha, onde se desenvolvem, produzem um quadro de diarréia, geralmente benigno.

FAMÍLIA PYEMOTIDAE. *Pediculoides ventricosus* é também um agente ocasional da sarna dos vendeiros na América do Norte, Europa, África e Ásia.

FAMÍLIA DEMODICIDAE. A sarna do cão e de outros animais é produzida por parasitos do gênero *Demodex*: *D. folliculorum* infecta eventualmente as glândulas sebáceas do homem.

Filo Mollusca

Metazoários com simetria básica bilateral e celoma reduzido à cavidade pericárdica. A forma varia consideravelmente, de um grupo a outro. Na classe Gastropoda, o corpo compreende: (a) uma cabeça nem sempre bem diferenciada; (b) o pé ou sola plantar, que se continuando com a cabeça forma um cefalopódio; (c) e, sobre este, uma concentração de vísceras formando a massa visceral, recoberta pelo manto ou *pallium*. A respiração, de tipo branquial, utiliza geralmente brânquias em forma de ctenídio ou outras estruturas. A única classe de interesse médico é **Gastropoda**, por conter grande número de espécies que são hospedeiras intermediárias de trematódeos digenéticos do homem. Ver Cap. 62.

CLASSE GASTROPODA

Moluscos assimétricos, providos de concha constituída por uma só peça (com ou sem opérculo) e com enrolamento espiral. A cabeça é geralmente diferenciada e a massa visceral apresenta, em relação ao resto do corpo, uma torção de 180°.

Além dessa torção, há um desenvolvimento assimétrico da massa visceral e do complexo paleal (coração, rim, gônadas, ctenídio etc.) que reduz esses órgãos a seu componente unilateral. Há três subcasses: **Prosobranchia**, **Opisthobranchia** e **Pulmonata**. Os **Opisthobranchia**, graças a um processo que desfez a torção primitiva, têm brânquias situadas para trás do coração; são todos marinhos e sem interesse para nós.

Subclasse Prosobranchia

Moluscos aquáticos, tendo a concha espiralada e sempre dotada de um opérculo. Possuem uma só gônada e as brânquias estão situadas para diante do coração. Compreende três ordens:

ORDEM ARCHAEOGASTROPODA. Designada também pelos nomes **Scutibranchiata** e **Aspidobranchia**, compreende moluscos primitivos, com rim duplo e duas aurículas; a rádula é formada por numerosas fileiras de dentes (cada uma com um dente central, dois a cinco laterais e numerosos marginais, dispostos em leque). São geralmente marinhos, havendo poucas famílias de água doce (**Neritidae**, **Helicidae** etc.), sem significação médica ou epidemiológica.

ORDEM NEOGASTROPODA. Moluscos exclusivamente marinhos e, portanto, sem importância para a transmissão de trematódeos que infectam o homem.

ORDEM MESOGASTROPODA. Ou, segundo alguns autores, **Pectinibranchiata**. Possuem um só rim (o esquerdo), e canal genital único, do lado direito, que se abre em um pênis cefálico. Os órgãos paleais direitos são atrofiados, a osfrádia bem desenvolvida e as brânquias em forma de pente estão presas ao manto em toda sua extensão. Rádula com três a sete fileiras longitudinais de dentes. Compreende a maioria dos moluscos operculados de água doce e todas as famílias que contêm hospedeiros intermediários de trematódeos de importância médica.

Família Hidrobiidae. Corresponde, na nomenclatura de outros autores, a: Amnicolidae, Bithyniidae ou Rissoidae. Moluscos aquáticos ou anfíbios com a concha dextrógira, delgada, alongada ou subesférica, geralmente com menos de 10 mm de comprimento. Opérculo córneo ou calcário presente. Sexos separados, possuindo o macho um órgão copulador (pênis) digitiforme ou ramificado, preso ao lado direito do corpo. Borda do manto lisa. Rádula com sete fileiras de dentes.

Na subfamília **Hydrobiinae** encontra-se o gênero *Oncomelania*, com os transmissores da esquistossomíase japônica.

Na subfamília **Buliminae** estão alguns gêneros de moluscos transmissores de *Clonorchis sinensis*.

Família Synceridae. Animais anfíbios ou terrestres, medindo menos de 8 mm de comprimento, com opérculo córneo e espiralado. Tentáculos curtos e grossos. Brânquias ausentes. Algumas espécies imitam por sua morfologia o gênero *Oncomelania*.

Família Thiaridae (= Melaneidae). Conchas de paredes espessas e bem calcificadas, turriculadas, de cor escura ou negra e erodidas na ponta. A borda do manto é franjada ou festonada. Na base dos tentáculos encontram-se os olhos pedunculados. Vivem em águas doces ou salobras e têm ampla distribuição geográfica.

Na subfamília **Thiarinae**, os descendentes são encubados em uma bolsa existente na região do colo. A borda do manto apresenta digitações. O gênero *Thiara (= Melania)* está envolvido na transmissão de *Paragonimus westermani*.

Na subfamília **Pleuroceriinae**, cujos membros põem ovos ou incubam a prole em uma bolsa uterina, a borda do manto é lisa ou ondulada, mas nunca digitada. Espécies dos gêneros *Semisulcospira* e *Hua* participam na transmissão de *Paragonimus* e de *Metagonimus*.

Família Viviparidae. Moluscos grandes, que habitam lagos e lagoas e possuem conchas dextrógiras, angulosas e carenadas, com opérculo córneo. Neste há um núcleo excêntrico envolvido por linhas concêntricas.

Os olhos estão em grandes dilatações bulbosas, na base dos tentáculos. Nos machos o tentáculo direito é truncado ou recurvado e serve de órgão copulador. As fêmeas incubam os descendentes no útero.

Família Pilidae (= Ampulariidae). Moluscos grandes, globosos, medindo vários centímetros de diâmetro e providos de opérculo com núcleo excêntrico e linhas de crescimento concêntricas ao núcleo. Enrolamento dextrógiro ou sinistrógiro; as espiras têm superfície arredondada, com listras paralelas ou sem elas. As espécies do gênero *Ampularia* são conhecidas, no Brasil, por aruás.

Subclasse Pulmonata

Gastrópodes sem brânquias, porém dotados de uma cavidade paleal muito vascularizada que funciona como pulmão e tem uma estreita abertura de entrada, fechada por prega contrátil — o pneumóstoma. O sistema nervoso, por apresentar-se concentrado e com seus troncos principais abaixo do tubo digestivo, não exibe o cruzamento observado nos outros grupos de moluscos, em conseqüência da torção da massa visceral. Coração com uma só aurícula e um só ventrículo, estando este colocado atrás da aurícula. São hermafroditas. Não possuem opérculo para fechar a concha. Habitam o solo ou as águas doces, sendo por vezes anfíbios. Dividem-se em quatro ordens, das quais três são de importância médica desigual:

ORDEM BASOMMATOPHORA. Cabeça com um único par de tentáculos, não-invagináveis, e com olhos sésseis situados na base destes. Tegumento liso. Hábitos exclusivamente aquáticos (dulcícolas) ou anfíbios. Compreende quatro famílias.

Família Planorbidae. Animais com concha discóide ou helicoidal, enrolamento sinistrógiro, tentáculos cilíndricos e finos e abertura dos órgãos genitais no lado esquerdo do corpo. Nesse mesmo lado, junto à abertura anal, há uma prega do tegumento muito vascularizada, denominada **pseudobrânquia**. O sangue é vermelho (fato que permite distingui-los facilmente de outros moluscos de água doce). A rádula possui muitas fiadas longitudinais de dentes, dispostos em filas transversais aproximadamente retilíneas, com um dente central simétrico e bicúspide, dentes laterais tricúspides e os marginais exibindo progressiva fragmentação dessas cúspides.

Os moluscos transmissores da esquistossomíase mansônica pertencem ao gênero *Biomphalaria*, enquanto os vetores da esquistossomíase hematóbica são do gênero *Bulinus*.

Família Physidae. Conchas helicoidais, acuminadas e sinistrógiras; animais com tentáculos cilíndricos e com abertura anal à esquerda; não possuem pseudobrânquia nem sangue vermelho, pelo que se distinguem dos *Planorbidae*. Dentes da rádula dispostos em V. Hospedam trematódeos de aves responsáveis por dermatite cercariana não-esquistossomótica.

Família Lymnaeidae. Conchas acuminadas, porém com enrolamento dextrógiro. Aberturas anogenitais do lado direito. Tentáculos curtos e triangulares. Dente central da rádula com uma só cúspide. Muitas espécies são transmissoras de *Fasciola hepatica* e de *Fasciola gigantica*, assim como de outros trematódeos que provocam dermatite cercariana.

Família Ancylidae. Sem importância médica. Esses moluscos são pequenos e aparentemente simétricos, providos de uma concha em forma de escudo ou barrete (concha pateliforme).

ORDEM STYLOMMATOPHORA. Cabeça com dois pares de tentáculos retráteis (invagináveis para o interior da cabeça), com os olhos situados nas extremidades do segundo par. Tegumento com textura granulosa. Concha bem desenvolvida, ou rudimentar e oculta no manto. Hábitos terrestres. Algumas espécies são hospedeiras de *Dicrocoelium dendriticum*, um trematódeo que muito raramente foi encontrado parasitando o homem. Outras espécies, da família *Veronicellidae*, são hospedeiras intermediárias do nematóide *Angiostrongylus costaricensis*.

ORDEM SYSTELLOMMATOPHORA. Reúne espécies (conhecidas como lesmas) que não apresentam concha, nem enrolamento do corpo, nem saco pulmonar ou cavidade pulmonar definida. O tegumento dorsal forma uma estrutura — o manto ou noto — que protege todo o corpo, da cabeça, anteriormente, até o ânus, no extremo posterior. Os tentáculos, não-invagináveis, trazem os olhos nas pontas. Há um pênis cefálico, encontrando-se a vagina sob o noto, no lado direito do corpo. Na família **Veronicellidae** encontram-se espécies que transmitem a angiostrongilíase.

II

Protozoários Parasitos do Homem

10

Amebas Parasitas do Homem

AS AMEBAS E SUA POSIÇÃO SISTEMÁTICA
   Divisão Entamoebida
      Gênero Entamoeba
         Entamoeba dispar
         Entamoeba hartmanni
         Entamoeba coli
         Entamoeba gingivalis
         Entamoeba polecki
   Divisão Mastigamoebidae
      Gênero Endolimax
         Endolimax nana
      Gênero Iodamoeba
         Iodamoeba bütschlii
AMEBAS DE VIDA LIVRE EVENTUALMENTE PATOGÊNICAS
   Família Hartmannellidae
      Gêneros Hartmannella *e* Acanthamoeba
   Família Schizopyrenidae
      Gênero Naegleria
MENINGOENCEFALITE AMEBIANA PRIMÁRIA

AS AMEBAS E SUA POSIÇÃO SISTEMÁTICA

As amebas são protozoários pertencentes a ordens e famílias que os sistematistas agrupam e reagrupam de diferentes maneiras sem um resultado satisfatório. A própria separação de rizópodes e flagelados, longamente sustentada e baseada na presença ou ausência de flagelos, não resiste a uma análise detalhada, pois o aparelho flagelar pode existir apenas temporariamente (durante parte do ciclo vital da espécie) ou haver sido perdido parcial ou totalmente por determinadas espécies.

Tal é o caso de *Dientamoeba fragilis*, considerada até há pouco como sendo um amebídeo (família Dientamoebidae) e hoje identificada pela microscopia eletrônica como pertencente à ordem ou divisão **Trichomonadida** do supergrupo **Excavata**, junto com os flagelados.

Os elementos usados até há pouco para a classificação desses protozoários tinham sido essencialmente a estrutura nuclear e o tipo de pseudópodes que emitem (Fig. 2.25), além da presença ou não de envoltórios protetores (conchas, tecas) e outras estruturas esqueléticas. Atualmente utilizam-se, para caracterizá-las, métodos imunológicos e a biologia molecular, particularmente o estudo do DNA, que permite um agrupamento segundo a filogenia (ver o Cap. 9).

As amebas que parasitam o homem são protozoários do supergrupo **Amoebozoa**.

Os que apresentam pseudópodes grossos, arredondados na extremidade e não anastomosados entre si (são do tipo lobópode) se incluem na divisão **Entamoebida** (ver o Cap. 9), como *Entamoeba histolytica*, *E. dispar*, *E. gingivalis*, *E. coli* e outras. Mas apenas a primeira exerce ação patogênica no organismo humano e será objeto dos próximos capítulos (ver Pranchas).

Parasitos habituais da espécie humana, mas não patogênicos, encontram-se também nos gêneros *Endolimax* e *Iodamoeba*.

Entre as amebas de vida livre ou de animais, encontram-se algumas espécies que já foram isoladas das vias aéreas superiores, das fezes ou de casos de meningoencefalite, como *E. moshkovskii* etc.

Divisão Entamoebida

Compreende amebas parasitas do aparelho digestivo ou dos tecidos de vertebrados, mas também formas coprozóicas, de vida livre.

São de pequenas dimensões, geralmente desprovidas de vacúolo pulsátil e formam cistos uni- ou plurinucleados. Três gêneros têm importância médica para o diagnóstico corrente da amebíase: ***Entamoeba***, ***Iodamoeba*** e ***Endolimax*** (esta última da divisão Mastigamoebidae).

GÊNERO *ENTAMOEBA*

Caracteriza-se pelo núcleo esférico, de aspecto vesiculoso, cuja membrana delgada é revestida, internamente, de grânulos cromáticos (cromatina periférica), enquanto um ou mais grânulos se reúnem no centro ou perto dele (cromatina central), formando uma estrutura denominada **cariossomo** ou **endossomo**. O cariossomo, nesse gênero, é sempre de pequenas dimensões (Fig. 10.1 e Fig. 10.2).

As espécies de *Entamoeba* podem ser distribuídas em vários grupos, de acordo com o número de núcleos que apresente sua forma cística:

a) com cistos de até oito núcleos: *Entamoeba coli* (do homem), *E. muris* (de vários roedores), *E. cobayae* (da cobaia), *E. gallinarum* (da galinha) etc.;

b) com cistos de até quatro núcleos: *Entamoeba histolytica* (ver Pranchas), *E. dispar* e *E. hartmanni* (do homem), *E. invadens* (de vários répteis, especialmente serpentes), *E. ranarum* (de anfíbios), *E. terrapinae* (de tartarugas) etc.;

c) com cistos de um núcleo: *E. polecki* (do porco e eventualmente do homem), *E. suis* (do porco), *E. debliecki* (de cabras e porcos), *E. chattoni* (de macacos), *E. bovis* (do gado) etc. Para alguns autores, *suis* e *debliecki* são sinônimos de *E. polecki*;

d) sem cistos conhecidos: *E. gingivalis* (do homem).

Descreveremos a seguir as espécies que, sendo freqüentemente encontradas parasitando o homem, não se mostram, entretanto, patogênicas para ele ou só ocasionalmente. Os próximos capítulos serão dedicados ao estudo da *Entamoeba histolytica* e da amebíase.

Entamoeba dispar

Desde 1925, o parasitologista francês Emile Brumpt admitia, em bases clínico-epidemiológicas, existirem duas espécies de amebas do homem com a mesma morfologia: **E. histolytica**, patogênica, e **E. dispar**, não-patogênica.

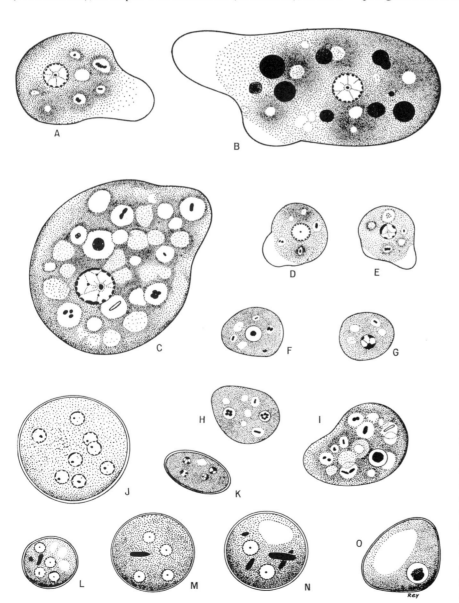

Fig. 10.1 As amebas que parasitam o intestino humano. A. *Entamoeba histolytica*, forma trofozoítica da luz intestinal. B. *E. histolytica*, trofozoíta encontrado nos tecidos, cuja atividade patogênica é caracterizada pela presença de hemácias fagocitadas, em seu citoplasma. C. *Entamoeba coli*, trofozoíta. D e E. *Entamoeba hartmanni*, trofozoítas. F e G. *Endolimax nana*, trofozoítas. H. *Dientamoeba fragilis*. I. *Iodamoeba bütschlii*. J. Cisto maduro de *E. coli*. K. Cisto de *Endolimax nana*. L. Cisto de *E. hartmanni*. M. Cisto maduro de *E. histolytica*. N. Cisto jovem de *E. histolytica*. O. Cisto de *Iodamoeba bütschlii*.

Mas, não se dispondo então, para distingui-las, senão do microscópio óptico, e sendo elas morfologicamente idênticas, foram em geral confundidas, como espécie única.

A análise do DNA comprovou que *E. dispar* é espécie distinta de *E. histolytica*, sendo esta a única cuja infecção leva ao aparecimento de anticorpos específicos no plasma, isto é, a única capaz de invadir os tecidos do hospedeiro, como veremos nos Caps. 11 e 12.

E. dispar é uma ameba alongada, com um só pseudópode anterior e um uróide notável. Possui no citoplasma grandes depósitos de glicogênio e apenas delgada camada de glicoproteínas na superfície externa da membrana celular (glicocálice) com carga elétrica negativa na superfície. Seus vacúolos são pequenos e contêm em geral uma única bactéria fagocitada; mas também são vistas bactérias livres no citoplasma.

E. dispar é cerca de dez vezes mais incidente que *E. histolytica* e com ampla distribuição geográfica.

Entamoeba hartmanni

É parasito intestinal do homem, com distribuição mundial; mas, ao que se supõe, prevalente nas regiões temperadas. Não é patogênica. Vive na luz do intestino, onde fagocita bactérias e fungos.

Por sua morfologia, tem sido confundida com demasiada freqüência com as formas pequenas de *Entamoeba histolytica*. No Quadro 10.1 são dados os principais caracteres distintivos entre ambas.

Na fase trofozoítica, mede 5 a 12 μm de diâmetro, move-se ativamente e permite ver claramente a distinção entre ecto- e endoplasma (ver Pranchas).

O diagnóstico diferencial entre essa ameba e as demais espécies que vivem no intestino do homem baseia-se na estrutura nuclear, após coloração pela hematoxilina (Fig. 10.1, *D* e *E*). O núcleo é pequeno (1,5 a 3 μm), com cariossomo em geral punctiforme e excêntrico (Fig. 10.2, *B*). A cromatina periférica, em dois terços dos casos, distribui-se como em *Entamoeba histolytica*, isto é, como grânulos pequenos, de tamanho uniforme, distintamente separados uns dos outros por intervalos regulares ou unidos numa linha contínua junto à membrana; mas no terço restante dos casos, o material cromático condensa-se para formar barras, ou desenhos em forma de crescente, de tamanho variável, mas sempre colados à face interna da membrana nuclear.

No citoplasma, os vacúolos contêm bactérias e, por vezes, leveduras, mas nunca hemácias.

Os cistos são esféricos ou ligeiramente ovalados, com quatro núcleos quando maduros. Medem 4 a 10 μm, nos exames a fresco, situando-se a maioria entre 5 e 8 μm. Após fixação e coloração pela hematoxilina, raramente ultrapassam 9 μm. O citoplasma acinzentado mostra um certo número de espaços claros (provavelmente os "vacúolos de glicogênio") em lugar de apresentar um só, como em *E. histolytica*.

Em muitos cistos há corpos cromatóides (que são agregados de ribossomos) de tamanho pequeno ou médio, fortemente corados e semelhantes aos de *E. histolytica*, quanto à forma.

Nos cistos uninucleados, o núcleo é do mesmo tamanho e aspecto que o dos trofozoítas. Seu diâmetro reduz-se muito nos cistos bi- e tetranucleados, tornando-se a cromatina muito tênue nestes últimos.

Entamoeba coli

Parasito da cavidade intestinal, onde se nutre de bactérias e detritos alimentares, seus trofozoítas e cistos são eliminados com as fezes. Sua distribuição geográfica é mundial.

QUADRO 10.1 Caracteres para a diferenciação entre *Entamoeba histolytica* e *E. hartmanni*, de acordo com a fase evolutiva e o método de observação (segundo Burrows, 1965)

Características	*E. histolytica* (ou *E. dispar*)	*E. hartmanni*
TROFOZOÍTAS		
Exame a fresco:		
Dimensões	12 a 20 μm	5 a 8 μm
Movimentação	Ativa.	Ativa.
Corados p/ hematoxilina:		
Tamanho do núcleo	3 a 4 μm	2 a 2,5 μm
Cariossomo	Punctiforme, central ou excêntrico.	Punctiforme, central ou excêntrico.
Cromatina periférica	Distribuição regular (grãos distintos ou linha contínua) por vezes com falhas.	Distribuição regular (em 70% dos casos) ou irregular: poucos grãos separados, acúmulos em crescente.
CISTOS		
Exame a fresco:		
Dimensões	10 a 15 μm	4 a 8 μm
Corados pelo lugol:		
Tamanho dos 4 núcleos	1/2 a 1/3 do diâmetro dos cistos.	1/3 a 1/4 do diâmetro dos cistos.
Glicogênio	Massas intensamente coradas.	Difuso e levemente corado.
Corados p/ hematoxilina:		
Núcleo (nos cistos uninucleados)	3,5 a 4,2 μm	2 a 2,8 μm
Cromatina periférica:	Distribuição variável.	Distribuição variável.
Núcleo (nos cistos com 2 a 4 núcleos)	Maiores.	Menores.
Glicogênio	Um só vacúolo.	Vários vacúolos.
Corpos cromatóides	Semelhantes.	Semelhantes.

As formas vegetativas medem geralmente 18 a 28 μm, se bem que possam apresentar tamanhos maiores ou menores que esses. O núcleo é visível mesmo a fresco, percebendo-se o cariossomo excêntrico e um anel de grânulos periféricos (Fig. 10.1, C e Fig. 10.2, C).

O endoplasma é bastante granuloso, cheio de vacúolos, onde se encontram bactérias fagocitadas em grande número, leveduras, algumas vezes cistos de outros protozoários e, muito raramente, hemácias. O ectoplasma escasso vê-se de preferência ao nível dos pseudópodes.

Os cistos são esféricos, ligeiramente ovóides ou, muito raramente, irregulares, medindo 15 a 25 μm.

A parede cística é espessa, o citoplasma não apresenta vacúolos e, conforme o grau de desenvolvimento (maturidade), contém de 1 a 8 núcleos. A fresco, pode-se notar no citoplasma uma área de textura mais lisa, correspondendo às reservas de glicogênio que se coram em vermelho pelo lugol. Também podem estar presentes umas formações refringentes lembrando agulhas ou espículas: são os corpos cromatóides.

Quando corados pela hematoxilina, os cistos uninucleados mostram núcleo semelhante ao das formas trofozoíticas. Nos binucleados o tamanho é menor. O diâmetro nuclear e a quantidade de cromatina vão-se reduzindo à medida que aumenta o número de núcleos, observando-se sempre um cariossomo irregular e excêntrico. Em alguns exemplares surpreendemos os núcleos com grânulos de cromatina dispostos sobre um fuso acromático, num processo de endomitose (isto é, sem desaparecimento da membrana nuclear).

Os corpos cromatóides, quando presentes, ficam intensamente corados, ora como agulhas isoladas, ora como feixes em que se notam suas pontas finas.

Mas o glicogênio é dissolvido durante o processo de coloração e deixa em seu lugar um "vacúolo" claro e grande, principalmente nos cistos que se encontram na fase binucleada.

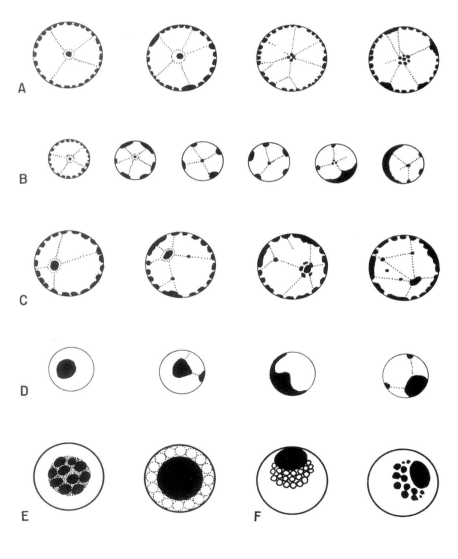

Fig. 10.2 Aspectos mais freqüentes da estrutura nuclear das amebas intestinais, após coloração pela hematoxilina: A. Entamoeba histolytica. B. Entamoeba hartmanni. C. Entamoeba coli. D. Endolimax nana. E. Núcleos de formas trofozoíticas de Iodamoeba bütschlii. F. Núcleos de formas encistadas de I. bütschlii. G. Dientamoeba fragilis.

Vacúolos de glicogênio e corpos cromatóides são raros nos cistos maduros.

Entamoeba gingivalis

Espécie cosmopolita que vive na boca, principalmente na base dos dentes posteriores, sem causar lesões, se bem que prolifere muito quando há processos inflamatórios causados por outros microrganismos. Requer meio redutor, pois é anaeróbia.

Varia muito de tamanho (entre 5 e 30 μm de diâmetro) e emite um ou vários pseudópodes enquanto caminha com movimentos direcionais.

Vê-se nitidamente a diferenciação entre o endoplasma granuloso e o ectoplasma hialino. No endoplasma, os vacúolos digestivos, geralmente em grande número, contêm bactérias, piócitos, células descamadas da mucosa e, mesmo, hemácias.

Os trofozoítas corados pela hematoxilina férrica apresentam um núcleo que se assemelha ao de *E. histolytica*, com cariossomo formado por um ou vários grânulos situados no centro, cromatina periférica constituída por numerosas granulações pequenas e coladas à membrana nuclear, mas podendo reunir-se em massas maiores ou menores, separadas por espaços sem granulações. Não se conhecem cistos desta ameba.

Entamoeba polecki

É parasita do porco e não-patogênica, provavelmente com ampla distribuição, porém só foi descrita em fezes humanas um número pequeno de vezes.

Sua semelhança com *E. histolytica* é muito grande, quer devido ao tamanho (10 a 25 μm) e movimentação, quer devido à estrutura nuclear, com cariossomo pequeno e cromatina periférica formada por pequenos grânulos revestindo a membrana nuclear.

Pequenas diferenças, mas de caráter inconstante, são a excentricidade do cariossomo, a deformação do núcleo pelos numerosos vacúolos digestivos contidos no citoplasma e a presença, dentro destes, de muitas células de leveduras fagocitadas, além de bactérias e outros materiais.

Não foi observada a ingestão de hemácias.

Esses elementos são insuficientes para o diagnóstico diferencial, que deverá estar baseado no fato de *E. polecki* produzir cistos uninucleados. Os cistos podem conter dois núcleos em cerca de 1% dos casos.

A diferenciação pelos cistos exige coloração pela hematoxilina. Em *E. polecki* o cariossomo costuma ser muito pequeno e excêntrico, podendo também ser grande e irregular.

No citoplasma, o lugar antes ocupado pelo glicogênio forma numerosos espaços claros e raramente um só "vacúolo", como é de regra nos cistos de *E. histolytica*.

Os corpos cromatóides, grossos e com extremidades arredondadas ou não, podem ser grandes e pouco numerosos, mas em geral são pequenos e tanto mais numerosos quanto menores forem. No citoplasma dos cistos de *E. polecki* encontra-se algumas vezes um corpo que se cora mais intensamente pela hematoxilina, parecendo uma inclusão.

Não se exclui a possibilidade de que *E. chattoni* e *E. bovis* sejam sinônimos de *E. polecki*.

Divisão Mastigamoebidae

GÊNERO *ENDOLIMAX*

Amebas de núcleo pequeno, vesicular, com membrana nuclear delicada e sem revestimento interno de grânulos de cromatina. Cariossomo relativamente grande, compacto e irregular, que às vezes se liga à membrana por filamentos delgados. Tais são os caracteres do gênero (Figs. 10.1, *F, G* e *K*; 10.2, *D*).

Endolimax nana

É uma pequena ameba, medindo 6 a 15 μm (a maioria tendo menos de 12 μm), que vive nos segmentos cólicos do intestino humano, sem causar nenhum mal. Emite lentamente seus pseudópodes grossos e hialinos.

O núcleo não é visível nos exemplares vivos.

Nas preparações coradas, o citoplasma mostra-se claro e cheio de vacúolos digestivos com fungos e bactérias fagocitadas (Fig. 10.1, *F* e *G*).

No núcleo o endossomo cora-se intensa e homogeneamente, mas sua forma varia de modo considerável, podendo ocupar posição central ou excêntrica, ficar aderido a um dos lados da membrana ou apresentar-se subdividido em dois blocos, ligados entre si e à membrana por delicadas fibras.

Os cistos são elípticos ou ovóides, medindo 8 a 12 μm, no maior diâmetro, por 5 a 7 μm de largura (Fig. 10.1, *K*). No interior encontram-se quatro núcleos pequenos, pobres de cromatina, mas lembrando o aspecto descrito nas formas trofozoíticas. No citoplasma observam-se, por vezes, corpos cromatóides pequenos, redondos, ovóides ou como bastonetes curtos. Pode também existir um "vacúolo" de glicogênio.

GÊNERO *IODAMOEBA*

As amebas deste gênero possuem núcleo limitado por espessa membrana, mas sem cromatina periférica. O cariossomo ou endossomo é grande, central e fica separado da membrana por uma fileira de grânulos acromáticos.

Nas preparações coradas pela hematoxilina, o endossomo mostra-se constituído por vários grânulos escuros cimentados por material um pouco menos denso.

Iodamoeba bütschlii

Tem o citoplasma muito vacuolizado e dentro dos vacúolos encontram-se muitas bactérias e partículas fagocitadas. Seu aspecto granuloso e escuro lembra o citoplasma de *E. coli* (Fig. 10.1, *I*).

A forma cística tem contorno irregular e um só núcleo. Seu tamanho é igual ao dos trofozoítas: 6 a 16 μm (Fig. 10.1, *O*).

Nas preparações coradas pelo lugol, os cistos são muito característicos não só pela forma irregular como por conterem uma ou duas áreas de glicogênio, de limites nitidamente marcados, que tomam o corante intensamente.

Corado pela hematoxilina, o aspecto do núcleo é semelhante ao dos trofozoítas ou, mais freqüentemente, vê-se nele um cariossomo excêntrico ou aderido por um lado à membrana nuclear. Os grânulos acromáticos aglomeram-se no outro lado do endossomo (Fig. 10.2).

I. bütschlii tem ampla distribuição geográfica e é encontrada nas fezes com relativa freqüência. É considerada um parasito não-patogênico, existindo uma única referência na literatura de caso fatal de amebíase generalizada, atribuída a essa espécie ou a espécie morfologicamente semelhante.

AMEBAS DE VIDA LIVRE EVENTUALMENTE PATOGÊNICAS

Em 1948, um caso de meningoencefalite amebiana foi diagnosticado na Austrália e, no material de necrópsia, registrou-se a presença de um amebídeo considerado na época como semelhante a *Iodamoeba*.

O interesse médico pelas amebas de vida livre começou, porém, em 1958, quando se demonstrou que protozoários da família **Hartmannellidae**, quando instilados na mucosa nasal de animais de laboratório, podiam invadir o cérebro diretamente, pela via olfativa, e produzir meningoencefalite de curso fatal.

Os primeiros casos humanos corretamente diagnosticados foram vistos na Austrália, em 1961, e no ano seguinte nos EUA. Até 1975, mais de 80 casos fatais de meningoencefalite amebiana primária haviam sido registrados em diversos países.

As amebas que só esporadicamente parasitam o homem pertencem a duas famílias: **Hartmannellidae** (da ordem **Amoebida**) e **Schizopyrenidae** (da ordem **Schizopyrenida**). Encontram-se elas por toda parte, habitando lagos e lagoas, piscinas, solos humíferos, esgotos e cursos de água que recebem efluentes industriais, em todos os continentes e climas.

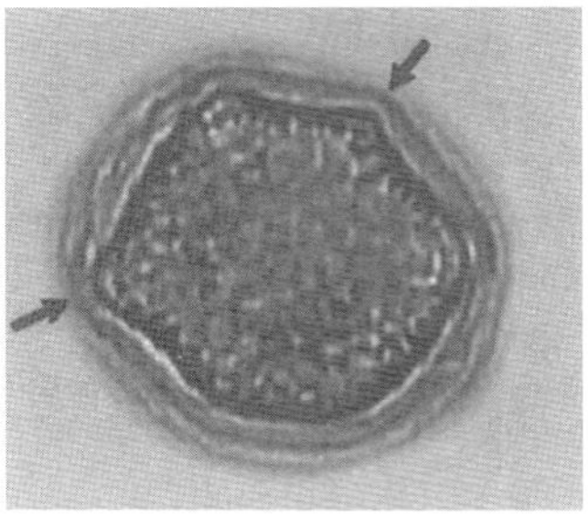

Fig. 10.3 A. *Acanthamoeba polyphaga*, trofozoíta visto em microscopia de fase, onde estão assinalados o núcleo (*N*) com um grande nucléolo central, vários vacúolos (*V*) e os pseudópodes de tipo acantopódio (setas). B. Cisto de *A. polyphaga*, com a parede cística bem definida onde podem ser vistas regiões diferenciadas, os ostíolos (setas). (Documentação da Dra. Regina Milder, Dep. de Parasitologia, USP.)

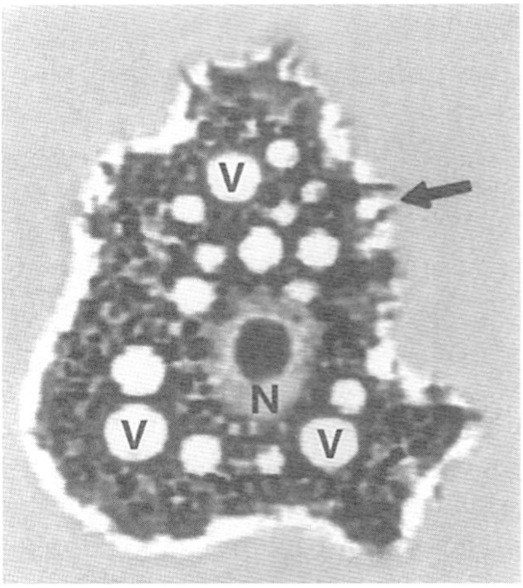

Família Hartmannellidae

GÊNEROS *HARTMANNELLA* E *ACANTHAMOEBA*

São amebas pequenas, em que o núcleo, na fase intermitótica, possui um ou mais nucléolos Feulgen-negativos (sem cromatina, portanto) que desaparecem durante a divisão celular. Esta faz-se como nas mitoses comuns, isto é, com desaparecimento da membrana nuclear e formação de placa equatorial.

Os trofozoítas são uni- ou multinucleados e não apresentam fase flagelada (Fig. 10.3). Produzem cistos, mesmo quando colonizando em tecidos do hospedeiro que venham a parasitar.

A sistemática do grupo é confusa e variável de autor para autor. Alguns deles separam a família Acanthamoebidae de Hartmannellidae. Aí se encontram as amebas dos gêneros *Hartmannella* e *Acanthamoeba*.

As espécies do gênero *Hartmannella* produzem cistos uninucleados com parede cística lisa, enquanto as do gênero *Acanthamoeba* têm cistos uninucleados mas com dupla parede, provida de poros (ostíolos) e com a camada externa irregular (Fig. 10.4).

O trofozoíta emite subpseudópodes de pontas finas, por vezes filiformes, que nascem de um pseudópode globoso e hialino.

Há autores que consideram *Acanthamoeba* como um sinônimo de *Hartmannella*, pois não atribuem importância genérica às diferenças morfológicas observadas.

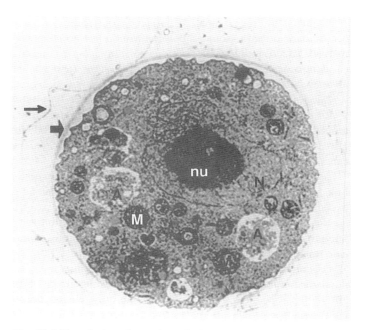

Fig. 10.4 Cisto de *Acanthamoeba polyphaga*. Microscopia eletrônica de transmissão onde se vê o ectocisto (seta fina), o endocisto (seta larga), o núcleo (*N*), o nucléolo (*nu*), autolisossomos (*A*) e mitocôndrias (*M*). (Documentação da Dra. Regina Milder, Dep. de Parasitologia, USP.)

Ainda que vários trabalhos publicados indiquem os *Hartmannellidae* como agentes de alguns casos de meningoencefalite humana, eles se referem geralmente a situações em que o diagnóstico etiológico foi estabelecido incorretamente, por basear-se unicamente na morfologia dos parasitos encontrados nos tecidos.

Não se deve, entretanto, descartar a possibilidade de tal responsabilidade, pois há evidências de que possam desenvolver ações patogênicas, como:

- encefalites e meningoencefalites de animais de laboratório infectados experimentalmente, por via nasal ou endovenosa;
- lesões pulmonares espontâneas do gado;
- ulcerações agudas e crônicas da córnea, em casos humanos;
- além de terem sido isoladas amebas dessa família a partir de secreções nasofaringianas de pacientes com infecções agudas das vias respiratórias superiores.

Em alguns estudos, pôde-se estabelecer uma correlação significativa entre a presença desses organismos nas fossas nasais e histórias pregressas de cefaléias, resfriados freqüentes e sangramento do nariz.

Como os isolamentos puderam ser repetidos nos mesmos indivíduos, em diferentes ocasiões, deve-se admitir que as amebas aí colonizavam.

Por outro lado, várias espécies e linhagens diferentes de *Hartmannella* foram isoladas de raspados da faringe, durante investigações sobre viroses respiratórias, em pessoas sem qualquer quadro clínico, vivendo em áreas urbanas e saneadas de uma cidade dos EUA.

No inquérito, que incidiu sobre mais de dois mil indivíduos, houve 33 positivos, 82% dos quais tendo menos de cinco anos de idade.

As espécies isoladas foram *H. agricola*, *H. glebae* e *H. rhyzoides*, podendo ocorrer duas espécies em um mesmo paciente. De três adultos positivos, isolou-se *H. rhyzoides*.

Até agora não há provas de que *Hartmannella* ou *Acanthamoeba* possam vir a instalar-se como parasitas intestinais do homem.

Acanthamoeba polyphaga (Fig. 10.3) já foi isolada de vários pacientes com ulcerações da córnea, de caráter agudo ou crônico.

Algumas estirpes desta espécie, encontradas no meio ambiente, mostraram-se patogênicas para camundongos, por via nasal.

Também foi descrito, na Austrália, um caso de meningoencefalite granulomatosa, em criança de dois anos e meio, que sofria de perturbações neurológicas oscilantes, com paralisia de nervos cranianos, ataxia, irritabilidade e cefaléias, que terminou com hemorragia subaracnóide, edema cerebral e morte. As amebas encontradas foram identificadas como *Acanthamoeba* sp.

Família Schizopyrenidae

GÊNERO *NAEGLERIA*

Amebas com o corpo de forma cilíndrica, um só pseudópode hialino, uninucleadas e com fase flagelada em seu ciclo vital. Dividem-se por endomitose. O núcleo, em repouso, tem um cariossomo só, volumoso e Feulgen-negativo.

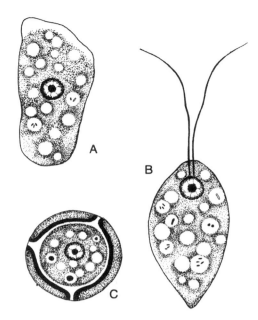

Fig. 10.5 *Naegleria fowleri*. A. Forma amebóide. B. Forma flagelada, contando com dois flagelos iguais. C. Forma cística.

Ao gênero *Naegleria* pertence a espécie causadora de meningoencefalites amebianas primárias do homem: *N. fowleri*. Outra espécie, *N. gruberi*, não é patogênica. Quanto a *N. aerobia*, é considerada como um sinônimo da primeira.

Os trofozoítas vivos de *N. fowleri* têm como dimensões, em média, 22 μm de comprimento por 7 μm de largura (Fig. 10.5).

Eles se mantêm ativos e com rápido movimento de translação, mesmo na água destilada, a 21°C, durante 10 dias. Um a seis vacúolos pulsáteis podem ser vistos, mas o núcleo é pouco visível. Há um único pseudópode anterior que assegura o movimento direcional do protozoário.

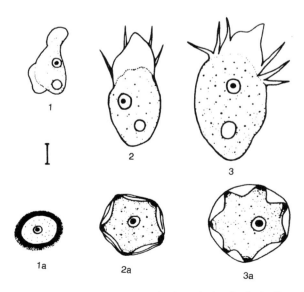

Fig. 10.6 Trofozoítas e cistos de *Naegleria fowleri* (**1** e **1a**), *Acanthamoeba castellanii* (**2** e **2a**) e *A. astronyxis* (**3** e **3a**). A escala corresponde a 5 mm. (Segundo K. Bose *et al.*, 1990.)

Horas depois de transferidos para a água destilada, alguns trofozoítas transformam-se em organismos biflagelados (desprovidos de citóstoma).

N. fowleri distingue-se de *N. gruberi* e de outras amebas isoladas de pacientes suspeitos de meningoencefalite primária por sua ultra-estrutura, pela ausência de poros na membrana cística e pelo comportamento em meios de cultura.

As amebas do gênero *Naegleria* podem ser cultivadas em ágar, semeando-se com *Escherichia coli* (ou com outras enterobactérias), entre 21°C e 37°C. Nesta última temperatura crescem rapidamente e produzem cistos, em pequeno número, depois do quarto dia. Desenvolvem-se, também, nesse meio se as *Escherichia coli* adicionadas forem mortas pelo calor a 60°C, durante uma hora. Grandes quantidades de amebas podem ser produzidas em meios mais complexos, com agitação contínua.

O metabolismo, em cultura, parece ser predominantemente aeróbio, sendo utilizadas como fontes de energia outras substâncias que não os carboidratos.

Os parasitos podem ser isolados do líquor dos pacientes, nos meios citados ou em cultivos de tecidos (onde crescem pouco). Suspensões de cérebro, provenientes de casos fatais, permitem o isolamento por instilação nasal em camundongos, que desenvolvem meningoencefalite e morrem ao fim de cinco ou seis dias.

MENINGOENCEFALITE AMEBIANA PRIMÁRIA

Etiologia e Infecção. Até o presente, todos os casos diagnosticados adequadamente foram atribuídos a amebas de vida livre do gênero *Naegleria* e, particularmente, a *N. fowleri*.

Os pacientes eram pessoas que se encontravam previamente em ótimas condições de saúde, sem antecedentes significativos até a eclosão da doença.

Os achados anatomopatológicos e as experiências de laboratório sugerem fortemente que a infecção ocorra por via olfativa, devido à contaminação da nasofaringe com águas contendo amebas.

Supõe-se que a natação em águas naturalmente habitadas por *Naegleria* constitua fator de alto risco, pois, no laboratório, podem-se infectar animais instilando-se na mucosa nasal um pequeno número desses protozoários. Outras possíveis fontes de infecção seriam as águas residuais e os esgotos, de onde se isolaram amebas semelhantes a *Naegleria*, porém pouco patogênicas para os camundongos.

Estima-se a patogenicidade das amebas de vida livre pela capacidade de infectar e matar camundongos, ou pelo efeito citotóxico que desenvolvem em cultivos de tecidos.

Patologia e Clínica. A maioria dos casos humanos registrados na literatura compreende pessoas na faixa etária de 7 a 20 anos, estando os dois sexos igualmente representados.

A doença inicia-se subitamente, com cefaléia e ligeira febre, acompanhada por vezes de dor de garganta ou de rinite. Nos três dias a seguir, os sintomas tendem a agravar-se consideravelmente, aumentando a cefaléia e a febre e aparecendo vômitos e rigidez da nuca. No fim do terceiro dia, o paciente acusa desorientação ou pode já ter entrado em coma.

O exame do líquido cefalorraquidiano mostra aumento da pressão e caráter purulento.

A evolução faz-se inexoravelmente para a morte, ao fim de cinco ou seis dias.

A necrópsia revela, nesses casos, um quadro uniforme: meninges com hiperemia e discretas coleções de exsudato purulento, principalmente nos sulcos e nas cisternas aracnóides da base do cérebro. Os bulbos olfativos, muito congestionados ou francamente hemorrágicos, exibem áreas necróticas.

O exame histológico permite ver a reação fibrino-purulenta das meninges, com infiltração de células mononucleares e polimorfonucleares, tanto no cérebro como na medula. Arterites necrosantes aparecem nas áreas mais afetadas. As amebas podem ser vistas nos exsudatos ou acumulando-se em torno de vasos sangüíneos.

Há sempre encefalite, que varia desde o aspecto de uma invasão amebiana dispersa, com inflamação do tecido nervoso, até intensa proliferação dos parasitos com alterações hemorrágicas e purulentas, mais pronunciadas na substância cinzenta, sob as áreas de meningite avançada.

As lesões podem acompanhar os vasos dos gânglios basais, do pedúnculo cerebral ou do cerebelo; porém, menos freqüentemente ao longo da substância branca, que, em todos os órgãos, é muito menos afetada.

A mucosa nasal costuma estar inflamada e ulcerada, mas as amebas aí são raras. Sua abundância e as alterações inflamatórias aumentam ao longo dos ramos nervosos olfativos e através da lâmina crivosa do etmóide, até alcançarem os bulbos olfativos. É nas porções ventrais dos bulbos que se encontram as maiores concentrações de amebas e a mais pronunciada desorganização inflamatória, sugerindo mais uma vez que a rota de infecção segue essa via nervosa.

As alterações encontradas em outros órgãos (congestão e edema pulmonar, broncopneumonia, esplenite aguda e, ocasionalmente, miocardite) parecem efeitos secundários e inespecíficos da infecção cerebral.

Diagnóstico e Tratamento. A maioria dos casos referidos na literatura foram hospitalizados como sendo de meningites bacterianas fulminantes, as quais costumam apresentar quadro clínico semelhante.

Os exames laboratoriais indicam sempre a existência de uma infecção piogênica aguda. O exame do líquido cefalorraquidiano, pelos métodos rotineiros, nada apresenta que aponte para um diagnóstico diferencial, se bem que a ausência de bactérias patogênicas, em um líquor purulento, deva alertar o médico para recomendar a busca insistente de amebas.

O diagnóstico deve ser feito pelo exame do material a fresco e sem que tenha sido previamente refrigerado (pois as amebas morreriam então) e depois de agitação para ressuspender o sedimento. Examinar entre lâmina e lamínula, com pequeno aumento do microscópio. Quando possível, fazer a observação em contraste de fase.

A identificação do parasito baseia-se na morfologia e em sua movimentação direcional.

Na ausência de tratamento o prognóstico é sempre fatal, nas infecções comprovadas por *Naegleria*.

A **anfotericina B**, administrada por via endovenosa, na dose de 1 mg por quilo de peso corporal, e por dia, é a única droga ativa, *in vivo*, contra as amebas desse gênero.

As vias intratecal e intraventricular foram utilizadas em aditamento à endovenosa em um caso que conseguiu obter alta, com desaparecimento completo das amebas.

Epidemiologia. As amebas de vida livre são ubiqüitárias, habitando tanto águas doces como salgadas, lagos, lagoas, terrenos úmidos, esgotos e solos ricos em matéria orgânica, suportando as temperaturas de águas termais ou de regiões antárticas.

As da família **Hartmannellidae** (*Acanthamoeba* e *Hartmannella*) contam-se entre as espécies mais freqüentes em coleções de água doce.

Mesmo as espécies de *Naegleria* têm distribuição mundial, em climas tropicais e temperados, podendo ser isoladas de fontes termais, lagoas, piscinas, águas servidas e esgotos.

Porém, as cepas patogênicas da espécie *N. fowleri* são muito mais raras que as estirpes ou as espécies não-patogênicas, tais como *N. gruberi* ou *N. jadini*.

As linhagens de *N. fowleri* patogênicas para camundongos, que foram isolados do meio ambiente, estavam associadas com outras não-patogênicas. Em certos meios de cultura, estas últimas podem mesmo obscurecer a presença das primeiras.

As *Naegleria* patogênicas têm sido encontradas principalmente em águas termais e efluentes aquecidos das indústrias. *N. fowleri* não foi encontrada em piscinas para natação, talvez devido à ação do cloro utilizado nesses locais, mas espécies patogênicas de *Acanthamoeba* foram freqüentemente isoladas. Em meios de cultura, *N. fowleri* cresce bem a 37°C e suporta mesmo temperaturas em torno de 44°C.

No Rio de Janeiro, inquéritos feitos entre 514 pacientes do Hospital Pedro Ernesto, mediante cultura das fezes, deu 10,7% de resultados positivos para amebas de vida livre. De 51 casos, isolou-se *Acanthamoeba*; de três casos, *Vahlkampfia*; e de um outro, *Echinamoeba*. A mesma técnica, aplicada a 106 pessoas de um orfanato dessa cidade (crianças e adultos), deu 14,1% de resultados positivos (*Acanthamoeba* em nove casos, *Hartmannella* em cinco e *Vahlkampfia* em três). Quando as amostras de *Acanthamoeba* que haviam crescido nos meios de cultura foram inoculadas em camundongos, por via intranasal, 57% delas puderam ser reisoladas do cérebro ou dos pulmões dos animais, onde haviam produzido processos inflamatórios agudos.

Esse encontro de amostras patogênicas, em fezes humanas, sugere que, eventualmente, os indivíduos portadores possam vir a desenvolver meningoencefalite amebiana granulomatosa, como infecção oportunística, de origem endógena.

Em Costa Rica, foram isoladas oito cepas de *Hartmannella*, nove de *Acanthamoeba* e duas de *Naegleria*, de 207 estudantes universitários (sendo 17 a partir de amostras fecais e duas de raspado nasal).

Os casos de meningoencefalite têm sido registrados, de forma esporádica, em regiões e países tão diferentes como a Austrália, a Nova Zelândia, a ex-Tchecoslováquia, a Bélgica, a Grã-Bretanha, a Nigéria, o Zaire, os EUA e o Brasil. Inquéritos feitos no México permitiram isolar das águas minerais largamente consumidas pela população: *Naegleria gruberi*, *Acanthamoeba astronyxis* e *Vahlkampfia vahlkampfia* (trofozoítas e cistos). Também na Cidade do Rio de Janeiro, puderam ser isolados cinco gêneros de amebas de vida livre, a partir de nove marcas de água mineral vendidas no país (dentre 10 submetidas ao exame), a maioria das quais continha *Hartmannella* e *Acanthamoeba*.

11

Entamoeba histolytica *e Amebíase:*
I. O Parasito

INTRODUÇÃO
VARIEDADES E ESPÉCIES AFINS
MORFOLOGIA E CICLO BIOLÓGICO
 Ciclo parasitário e hábitats
 Organização e ultra-estrutura
  Aspectos microscópicos
  Ultra-estrutura dos trofozoítas
FISIOLOGIA
 Locomoção
 Alimentação
  Fagocitose
  Pinocitose
  Absorção através da membrana

Metabolismo
 Carboidratos
 Lipídios
 Proteínas
 Ácidos nucléicos
 Vitaminas
 Ferro
Reprodução
 Divisão binária simples
 Encistamento
 Desencistamento
CULTURA DAS AMEBAS

INTRODUÇÃO

A amebíase é doença de distribuição ubíquitária, causada por uma das amebas que parasitam freqüentemente o homem: a **Entamoeba histolytica**. Foi diagnosticada pela primeira vez em 1875 por Loech, médico russo de S. Petersburgo, que encontrou o parasito nas fezes de um camponês com disenteria aguda.

A palavra amebíase costuma ser usada para designar a presença de *E. histolytica* no organismo de qualquer hospedeiro vertebrado, com ou sem manifestações clínicas. Mas desde que se passou a aceitar como boa a espécie *E. dispar*, não-patogênica, e morfologicamente indistinguível de *E. histolytica*, as estatísticas sobre sua distribuição e prevalência necessitam de revisão. Os supostos 480 milhões de casos de amebíase infecção devem ser reduzidos para 36 milhões apenas, visto que mais de 90% deles são realmente infecções por *E. dispar*.

Os estudos sorológicos mostraram que apenas *E. histolytica* é responsável pelos quadros amebianos invasivos dos tecidos, levando à produção de anticorpos específicos (enquanto nas infecções por *E. dispar* não se encontram tais anticorpos no soro) e, ainda assim, só produzindo quadros clínicos – **amebíase doença** – em cerca de 5 milhões de casos, com 40.000 óbitos anuais.

Nos casos sintomáticos, a **disenteria amebiana** representa apenas uma das modalidades clínicas da doença que, além da **colite amebiana** aguda ou crônica, pode produzir **abscessos amebianos** no fígado, nos pulmões, no cérebro e em outros órgãos e, mais raramente, ulcerações cutâneas ou outros tipos de lesões.

Sua importância decorre da ampla distribuição geográfica e da alta incidência, sobretudo nas regiões tropicais.

VARIEDADES E ESPÉCIES AFINS

Na sinonímia de *Entamoeba histolytica* devem ser incluídas as seguintes denominações: *E. dysenteriae, E. minuta, E. tetragena* e uma espécie descrita em macacos, *E. nuttalli*. Quanto a *E. tenuis*, é sinônimo de *E. hartmanni*.

No passado, confundiu-se *E. hartmanni* com *E. histolytica*, admitindo-se que havia uma só espécie com duas raças diferentes quanto às dimensões. Esta interpretação foi descartada em vista da comprovação de *E. hartmanni* como espécie diferente, não só por sua morfologia, como pelo fato de não ser patogênica (ver o Cap. 10).

De pacientes com colites, bem como de convalescentes e de portadores sãos, têm sido isoladas estirpes ou variedades de amebas morfologicamente semelhantes à *E. histolytica*, porém com algumas características diferentes, particularmente quanto à patogenicidade.

Sob o nome de *E. moshkovskii* isolou-se de esgotos, de cursos de água poluídos por esgotos e mesmo de águas não contaminadas uma ameba morfologicamente similar à *E. histoytica* e à *E. dispar*, porém não patogênica para os animais de laboratório, capaz de crescer em temperaturas entre 10 e 37°C, suportar meios hipotônicos e resistir aos amebicidas. Além disso, *E. moshkovskii* diferencia-se da *E. histolytica* por características imunogênicas, bioquímicas e moleculares. Sabe-se agora que ela, também, faz parte do grupo de amebas outrora chamadas de tipo-*histolytica* (incluindo o isolado Laredo) achadas nas fezes de pequeno número de indivíduos assintomáticos.

Recentemente, a *E. moshkovskii* foi encontrada com alta prevalência em fezes de crianças assintomáticas do Bangladesh, utilizando-se o diagnóstico molecular. O que sugere não ser ela simplesmente uma ameba de vida livre, mas um parasito próprio da espécie humana. *E. moshkovskii* tem sido isolada das fezes de adultos assintomáticos em diferentes regiões geográficas. Esse conhecimento é de grande importância para a definição da real prevalência da espécie patogênica, a *Entamoeba histolytica*, nas diferentes regiões do mundo.

Na prática, constatada microscopicamente a presença de trofozoítas ou cistos de amebas nas fezes, a existência de uma resposta sorológica específica indicaria uma infecção atual pela *E. histolytica* (ou sua cura recente), o que não aconteceria com as amebas não patogênicas.

Por outro lado, quadros clínicos semelhantes aos da amebíase podem ser devidos a vários outros agentes patogênicos, donde a importância de se demonstrar a presença do parasito nas fezes pela microscopia e, depois, confirmar o diagnóstico pelas técnicas imunológicas e/ou moleculares.

Os estudos com isoenzimas (particularmente hexoquinase, enzima málica, fosfoglicomutase e glicose-fosfato-isomerase) permitiram a separação em grupos, ou zimodemos, das várias linhagens de amebas isoladas do homem ou que apresentam morfologia semelhante à dos parasitos humanos.

Baseando-se na eletroforese dos extratos amebianos, em camada fina de gel de amido, foi possível até agora distinguir os seguintes grupos, no gênero *Entamoeba* (Fig. 10.1):

- *E. histolytica* .... 9 zimodemos
- *E. dispar* .... 12 zimodemos
- *E. hartmanni* .... 3 zimodemos
- *E. gingivalis*, *E. coli* e *E. invadens* 2 zimodemos cada
- *E. moshkovskii* .... 4 zimodemos
- *E. chattoni* .... 1 zimodemo

A análise de zimodemos é viável na diferenciação entre *E. histolytica* e *E. dispar*, devido a diferenças genéticas existentes na enzima hexoquinase dessas duas espécies.

MORFOLOGIA E CICLO BIOLÓGICO

Ciclo Parasitário e Hábitats

As amebas intestinais apresentam um ciclo relativamente simples. A infecção começa com a ingestão de formas resistentes — os **cistos** — geralmente com água ou alimentos contaminados por fezes de indivíduos portadores de *E. histolytica* ou *E. dispar*.

O desencistamento tem lugar no intestino delgado (**íleo terminal**) do novo hospedeiro. Aí, de cada cisto tetranucleado formam-se oito pequenas amebas com um só núcleo (estádio ou **fase metacística**) que se alimentam e crescem na luz intestinal para alcançarem a **fase trofozoítica** (Fig. 11.1).

As amebas maduras são maiores que as metacísticas e muito ativas. Fagocitam bactérias e outras partículas nutritivas do meio (ver Pranchas) e podem multiplicar-se indefinidamente na luz do intestino grosso.

Mas, em dado momento, já na massa fecal, algumas das formas trofozoíticas reduzem sua atividade, deixam de emitir pseudópodes, fagocitar e formar vacúolos digestivos, diminuem de tamanho e se arredondam para constituir uma forma pré-cística.

Em torno das amebas pré-císticas é segregado um envoltório resistente: a parede cística. No citoplasma aparecem inclusões especiais (os corpos cromatóides e os vacúolos de glicogênio), e o núcleo divide-se duas vezes, voltando a formar cistos típicos (com quatro núcleos) capazes de resistir às condições do meio exterior e propagar-se.

Esse é o ciclo multiplicativo que assegura a propagação da amebíase infecção.

Mas a *E. histolytica* tem a capacidade de invadir a mucosa intestinal e colonizar nos tecidos do hospedeiro, produzindo aí formas trofozoíticas maiores que as encontradas na cavidade intestinal, dada a abundância de vacúolos digestivos, contendo hemácias e células ou restos de tecidos fagocitados.

Esse é o ciclo patogênico, onde ela se multiplica por divisão binária, destruindo os tecidos, mas sem produzir cistos.

O ciclo não-patogênico, na luz do intestino grosso, e o ciclo patogênico, que se realiza nos tecidos da parede intestinal, do fígado ou de outros órgãos, podem ocorrer simultaneamente ou não.

Dependendo da fase em que se encontre, ou da circunstância de realizar um ciclo não-patogênico ou patogênico, a *E. histolytica* pode habitar distintos meios:

a) a fase cística desenvolve-se em fezes formadas e, expulsa com estas para o exterior, pode permanecer na água ou no solo durante semanas ou meses, se houver umidade suficiente; mas os cistos são destruídos abaixo de 5° ou acima de 40°C.

b) ingerido o cisto por uma pessoa, desencista-se e durante seu ciclo apatogênico vive na luz do intestino;

c) as amebas que invadem os tecidos colonizam nas paredes intestinais: mucosa e submucosa do ceco, do reto, do sigmóide e outras porções do intestino grosso; mais raramente o delgado (íleo), o fígado, os pulmões e a pleura, o cérebro, a pele etc.

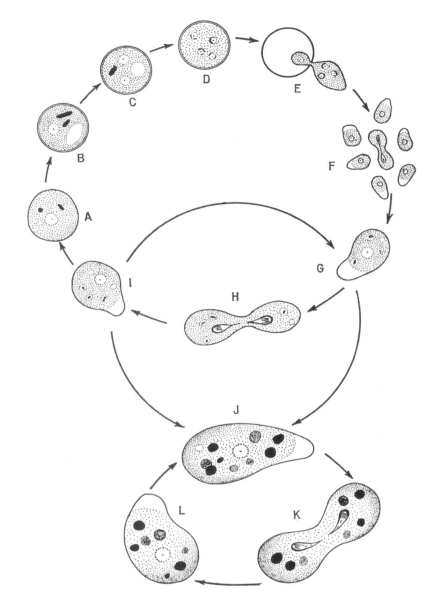

Fig. 11.1 Ciclo biológico da *Entamoeba histolytica*. *A*. Forma pré-cística do parasito. *B*. Cisto jovem, com um só núcleo, corpos cromatóides e vacúolos de glicogênio. *C*. Cisto com dois núcleos. *D*. Cisto maduro, com quatro núcleos. *E*. Desencistamento. *F*. Formação de oito amébulas metacísticas. *G, H* e *I*. Ciclo de multiplicação na luz do intestino. *J, K* e *L*. Ciclo reprodutivo na fase patogênica, nos tecidos do hospedeiro.

Organização e Ultra-estrutura

ASPECTOS MICROSCÓPICOS

Forma trofozoítica. Quando na luz intestinal ou nas fezes, os trofozoítas de *E. histolytica* costumam apresentar forma arredondada, com poucos pseudópodes, suas dimensões estando geralmente entre 20 e 40 µm de diâmetro.

Assim ela é encontrada de preferência em exames de fezes líquidas. Fixada e corada pela hematoxilina, mostra poucos detalhes estruturais além do núcleo, dos vacúolos contendo numerosas bactérias fagocitadas (uma ou mais por vacúolo) e dos pseudópodes. Morfologicamente se assemelha a *E. dispar*, com que pode ser facilmente confundida, mas distingue-se pela forma alongada desta e seus poucos vacúolos contendo uma bactéria cada.

Muito ativa, *E. histolytica* desloca-se emitindo um pseudópode continuamente. Essa deve ser considerada a forma normal do parasito, capaz de produzir cistos e, portanto, de completar o ciclo evolutivo da espécie (ver Pranchas, no primeiro caderno).

Entretanto, quando vista nos tecidos que invade, *E. histolytica* mostra-se como células relativamente grandes, que podem chegar até 60 µm, devido à intensa atividade fagocitária e ao acúmulo de vacúolos digestivos em seu citoplasma cheios de hemácias ou hemoglobina e de restos celulares do tecido necrosado. Ela aparece raramente nas fezes, nesse estado, a não ser em casos de disenteria aguda (Figs. 11.1 e 11.2).

In vivo, vê-se que modifica constantemente sua forma pela emissão de pseudópodes grossos e digitiformes. Como esses pseudópodes aparecem de preferência em um dos pólos celulares, a ameba exibe movimento direcional, caminhando durante certo tempo num sentido para mudar de rumo depois. Os pseudópodes formam-se subitamente, às vezes de modo explosivo. Outras vezes, com um único pseudópode anterior, a ameba parece deslizar sobre uma superfície sólida. No pólo posterior da célula, a membrana enrugada arrasta muco e detritos aderidos, constituindo uma espécie de cauda ou "uróide".

O núcleo em geral não é visível, nas preparações a fresco, mas em contraste de fase aparece como uma vesícula de contorno refringente. Sua posição é habitualmente excêntrica, deslocando-se no citoplasma, arrastado pelos movimentos de ciclose. Ele se cora distintamente, podendo-se ver a membrana nuclear, forrada internamente por uma série de pequenos grânulos escuros, aproximadamente de mesmo tamanho e separados por curtos intervalos claros. Essa cromatina periférica dá reação de Feulgen positiva, demonstrando conter DNA (ácido desoxirribonucléico).

Ocupando posição central no núcleo, há outro grânulo puntiforme, de contorno regular e igualmente escuro, denominado **cariossomo** ou **endossomo**, que é também Feulgen-positivo.

Entre o endossomo e a cromatina periférica não ocorrem outros grânulos cromáticos, mas percebe-se uma rede de filamentos tênues e claros conhecida como rede acromática. Em torno do cariossomo a rede acromática delimita um halo claro e mal definido (Fig. 11.2).

Estudos auto-radiográficos, feitos com timidina triciada, mostram que o DNA distribui-se de forma casual por todo o núcleo, na interfase; mas em outras ocasiões apontam para uma distribuição com forte concentração de DNA no cariossomo (talvez em relação com a endomitose). Quanto à cromatina periférica, os ensaios com precursores marcados levam a crer que aí tem lugar a síntese de RNA e, talvez, também sua estocagem.

Nesta fase, o diâmetro do núcleo da *E. histolytica* é de 4 a 7 μm.

Forma Pré-cística. Em determinadas circunstâncias (ver adiante), as amebas que se encontram na luz do intestino evoluem para a constituição de cistos resistentes às condições do meio externo.

Nessa transição a ameba reduz sua motilidade, deixa de emitir pseudópodes e de fagocitar. Os vacúolos digestivos com inclusões desaparecem. O parasito torna-se esférico ou ovóide. Desaparece a distinção entre endoplasma e ectoplasma e, no citoplasma, começam a aparecer estruturas refringentes em forma de bastão ou de charuto, que se coram fortemente pela hematoxilina: são os corpos cromatóides, constituídos por agregados de ribonucleoproteínas.

A forma pré-cística tem dimensões intermediárias entre as dos trofozoítas e as dos cistos. A estrutura do núcleo é de aparência mais grosseira que a descrita linhas atrás, talvez como prenúncio das transformações que conduzirão à divisão nuclear, no cisto.

Cistos. Com pequeno aumento, os cistos de *E. histolytica* apresentam-se ao microscópio como minúsculas esferas refringentes e hialinas. Medem 10 a 15 μm de diâmetro (média de 12 μm).

A parede cística é delgada, mas nas preparações coradas exibe duplo contorno (Fig. 11.1 e Pranchas).

Os núcleos, dificilmente visíveis a fresco, podem ser postos em evidência com uma gota de Lugol que se junte à preparação. Melhor ainda quando tratados pela hematoxilina.

Nos cistos jovens há um só núcleo, semelhante em tamanho e aspecto ao da forma pré-cística, que mede 4 a 5,5 μm; sua localização é geralmente marginal. Grande área do citoplasma é ocupada por uma formação rica em glicogênio que, por isso, cora-se em castanho-avermelhado pelo Lugol, enquanto o citoplasma fica amarelado. As técnicas de coloração pela hematoxilina removem o glicogênio, deixando em seu lugar um espaço claro (donde a denominação de "**vacúolo de glicogênio**" que se lhe dá).

Um a três ou quatro corpos cromatóides podem ser vistos nos cistos imaturos. Os cromatóides de *E. histolytica* caracterizam-se por serem grandes (5 a 10 μm), grossos e terem extremidades arredondadas.

À medida que os cistos amadurecem, o núcleo divide-se, produzindo primeiro cistos binucleados, depois tri- ou tetranucleados. Quando são dois, os núcleos medem 2 a 3,2 μm; quando são quatro, medem 1,4 a 2,6 μm de diâmetro.

O cariossomo é punctiforme e um pouco excêntrico; a cromatina periférica pouco abundante está constituída por grãos delicados colados à membrana nuclear. O restante do nucleoplasma mostra-se limpo de outras estruturas cromáticas.

Sinais de amadurecimento dos cistos são, também, o desaparecimento dos corpos cromatóides e dos "vacúolos de glicogênio", raramente observados naqueles que já exibem quatro núcleos.

Como a fase binucleada é de curta duração, ela é vista com pouca freqüência nas preparações para microscopia.

ULTRA-ESTRUTURA DOS TROFOZOÍTAS

A membrana celular pode ser lisa ou irregular, de acordo com o estado de atividade da ameba no momento da fixação.

Sua estrutura é aquela descrita classicamente como membrana unitária, ainda que sua composição química pareça complexa, como se mostrará adiante.

Ela é recoberta externamente por um envoltório veloso, constituído de glicoproteínas (o glicocálice), duas vezes mais espesso que a membrana propriamente dita.

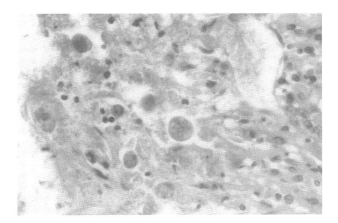

Fig. 11.2 *Entamoeba histolytica:* trofozoítas na fase patogênica, em um caso de colite amebiana perfurada. (Documentação do Dep. de Anatomia Patológica da Escola Paulista de Medicina, São Paulo.)

A microscopia eletrônica de varredura mostra, em *E. histolytica*, uma superfície granulosa, com granulações maiores que em *E. dispar*, cujo glicocálice é também muito mais delgado e descontínuo.

Estudos bioquímicos mostraram que o glicoconjugado tipo lipofosfoglicano (LPG) está presente em *E. histolytica* mas não em *E. dispar*. A modulação e a variação dos glicoconjugados de superfície parecem estar relacionadas com a virulência dos parasitos e facilitar a adesão dos trofozoítas ao epitélio intestinal.

Os trofozoítas de *E. histolytica* mostram-se suscetíveis de aglutinação pela concanavalina A (Con-A), cuja propriedade é a de ligar-se a antígenos superficiais formados por glicoproteínas. A Con-A, unindo-se aos antígenos da ameba, induz o fenômeno de formação de capuz (*capping*), isto é, a redistribuição dos complexos receptor-Con-A.

Os componentes periféricos da membrana movem-se independentemente de outros elementos estruturais.

Tanto em *E. histolytica* como em *E. invadens*, os complexos receptor-Con-A (que se formam de modo similar aos complexos antígeno-anticorpo) acabam por se acumularem no pólo posterior da ameba (o uróide, mais pronunciado em *E. dispar*) e são descartados pela célula, por exocitose.

Como o mesmo fenômeno se observa quando as amebas são expostas ao soro de coelhos imunizados ou de pacientes com amebíase, admite-se que ele deva participar dos mecanismos pelos quais o parasito se subtrai aos efeitos da imunidade desenvolvida pelo hospedeiro.

No citoplasma, a maioria das organelas aí observadas são vacúolos com diâmetros de 0,2 a 0,3 μm e membrana limitante parecida com a membrana celular, sugerindo que se formaram a partir desta por invaginação. No interior de outros vacúolos maiores podem ser vistos grãos de amido e bactérias em processo de digestão, dependendo do meio em que foi cultivada a ameba.

Estudos feitos pela técnica de fratura após supercongelação demonstraram, em espécimes de *Chaos* congelados sem fixação e sem crioprotetores, que a estrutura do citoplasma possui um grau de ordenação muito maior do que o sugerido pelas técnicas de fixação química.

Tanto em *E. histolytica* como em outras amebas intestinais não foram encontrados aparelho de Golgi, retículo endoplásmico rugoso ou mitocôndrias típicas. Entretanto, em *E. histolytica*, estruturas similares ou remanescentes foram descritas, como vesículas citoplásmicas que desempenham algumas funções do aparelho de Golgi ou do retículo endoplásmico (glicosilação de proteínas, p. ex.); os mitossomos são organelas remanescentes das mitocôndrias, encontradas no citoplasma, mas sem DNA.

Também já foram descritas estruturas citoplásmicas contendo DNA.

Tudo sugere que as amebas descendem de organismos que possuíam aquelas organelas típicas e as perderam. O retículo endoplásmico reduz-se, agora, a pequenas formações circulares rodeadas de ribossomos. Numerosos ribossomos encontram-se disseminados no citoplasma, constituindo granulações pequenas (20 a 30 nm) que se distinguem de outras maiores (40 a 70 nm) presumivelmente formadas por grânulos de glicogênio.

É possível que esse glicogênio, uniformemente disperso no citoplasma dos trofozoítas, venha a aglomerar-se nas formas císticas para constituir os chamados "vacúolos de glicogênio".

O núcleo esférico é envolvido por dupla membrana, amplamente crivada de poros que comunicam o nucleoplasma com o citoplasma. Na periferia do núcleo, encontram-se massas densas, formadas por agregados de delicadas partículas.

Essas massas correspondem à cromatina periférica, antes referida.

O endossomo apresenta-se constituído por dois tipos de materiais: um bastante denso (como a cromatina periférica) e outro de densidade média.

Nas amebas pré-císticas e nos cistos aparecem, no citoplasma, curiosas estruturas denominadas **corpos cromatóides**.

Os estudos citoquímicos e a microscopia eletrônica mostram ser eles agregados de ribossomos, que se dispõem em forma de fiadas espiraladas, as quais se juntam para formar lamelas justapostas e blocos alongados característicos dos cistos jovens.

Existe certa analogia entre essas estruturas de ribonucleoproteínas e o agrupamento de polirribossomos com disposição helicoidal encontrado no citoplasma de células embrionárias de alguns metazoários (rãs e ratos). No caso das amebas, os ribossomos não só se agrupam para formar hélices, como estas se reúnem em lamelas paralelas, com disposição parecida à de redes cristalinas, para constituir os corpos cromatóides que chegam a medir 5 a 10 μm de comprimento.

FISIOLOGIA

Locomoção

O citoplasma de qualquer tipo de célula é sede de constante turbulência e correntes protoplásmicas que fluem em várias direções. Dependendo das circunstâncias, essas correntes se traduzem por movimentos de locomoção de toda a célula. O movimento resultante é de **tipo amebóide**.

Quando uma ameba se desloca, o endoplasma flui em direção ao pólo anterior, projetando-o mais para a frente e constituindo uma expansão denominada **pseudópode** (etimologicamente: falso pé). Ao mesmo tempo em que a corrente líquida alcança a extremidade que avança e se desvia para os lados, o endoplasma fluido transforma-se em ectoplasma rígido (o colóide citoplasmático muda de sol a gel). Na extremidade posterior da ameba, os mesmos fenômenos ocorrem, porém em sentido inverso; o gel cortical passa novamente a sol, renovando o fluxo de material endoplásmico.

A ameba se move graças a uma corrente de endoplasma canalizada dentro de um túnel de gel cortical. Esse túnel cresce continuamente pela extremidade anterior e se desfaz no extremo posterior. Durante o movimento monopódico, a ameba apresenta um eixo ântero-posterior, com um pseudópode adiante e uma espécie de cauda (uróide) atrás.

Alimentação

As amebas ingerem alimentos por qualquer dos três processos seguintes: fagocitose, pinocitose e transporte através da membrana.

FAGOCITOSE

Consiste na apreensão de partículas alimentares relativamente volumosas, como bactérias, fungos, hemácias e outras células, após contato e aderência da membrana do protozoário, que emite filópodes em direção ao objeto a fagocitar, e graças a estruturas da membrana celular que funcionam como um sistema de reconhecimento (equivalente aos antígenos e receptores de membrana, particularmente a galactose lectina), e desencadeiam, em seguida, um processo de endocitose (ver Pranchas).

Em torno das partículas fagocitadas forma-se um vacúolo digestivo ou fagossomo.

A parede deste vacúolo tem a mesma estrutura que a membrana celular, parecendo ser simplesmente uma parte desta que se isola da superfície, enquanto o alimento é ingerido.

O conteúdo do vacúolo, inicialmente, é apenas uma porção do meio exterior incluído no corpo celular, mas pouco a pouco se vai transformando pela presença de enzimas procedentes dos lisossomos que aderem à membrana do vacúolo e aí se abrem, derramando nele seu próprio conteúdo. O pH baixa primeiro a valores em torno de 4. Mais tarde torna-se alcalino.

O fagossomo lembra funcionalmente o tubo digestivo dos metazoários, onde ocorrem os processos de hidrólise das proteínas, dos hidratos de carbono, das gorduras etc. liberando aminoácidos, monossacarídios, colesterol, ácidos graxos etc. que serão absorvidos em seguida.

Os vacúolos são numerosos em *E. histolytica* e, na luz intestinal, cada um contém várias bactérias (em geral três ou mais). Nos tecidos eles contêm hemácias ou hemoglobina e restos celulares sendo digeridos.

PINOCITOSE

É a ingestão de líquidos pela célula mediante a formação de delicadas invaginações tubulares da membrana externa, que logo se fragmentam em pequenas vesículas: os vacúolos de pinocitose (ver no Cap. 1 a Fig. 1.6).

Nas amebas a formação desses pequenos túbulos não requer mais que uns poucos segundos. A célula bebe o meio exterior quando aí se encontram determinadas substâncias dissolvidas (indutores).

Os melhores indutores são substâncias como gelatina, albumina, gamaglobulina, glutamato, ribonuclease e mesmo alguns sais; mas não os carboidratos.

Alguns indutores, como o azul de toluidina, não podem ser considerados alimentos.

Na *Amoeba proteus*, a pinocitose parece depender da respiração aeróbia e é retardada pelo abaixamento de temperatura.

Das substâncias que podem induzir a pinocitose, nem todas penetram efetivamente no interior do protozoário. Parece que inicialmente o indutor se fixa à membrana celular, por uma ligação de tipo iônico.

Na presença de uma substância indutora, a célula pode ingerir materiais que não são indutores. Assim, as amebas podem ficar com seu citoplasma marcado pela radioatividade se alimentadas com uma mistura de glicose-C^{14} e gamaglobulina. Mas na ausência de gamaglobulina a glicose deixa de ser absorvida por *A. proteus*.

É possível que a fagocitose também exija a participação de substâncias indutoras e que entre esses mecanismos de alimentação não existam mais que diferenças quantitativas.

Depois de formadas, as vesículas de pinocitose vão diminuindo progressivamente de tamanho até se tornarem irreconhecíveis entre as demais estruturas vesiculares do citoplasma.

ABSORÇÃO ATRAVÉS DA MEMBRANA

Este processo, que se desenvolve em qualquer tipo de célula, ocorre na ausência das ações fagotróficas que acabamos de descrever, ou concomitantemente com elas, limitando-se à ingestão de materiais capazes de atravessar a membrana celular (ver o Cap. 1).

O mecanismo envolvido varia segundo a natureza e o tamanho das moléculas a ingerir, podendo ir da simples difusão por gradiente de concentração ou de carga elétrica até o transporte ativo, exigindo um sistema transportador específico, na membrana, e o consumo de energia, mormente se a substância a absorver encontrar-se no meio externo em concentrações menores que no interior do protozoário.

Metabolismo

A *Entamoeba histolytica*, considerada outrora como um organismo anaeróbio, é reconhecida hoje como microaerófila. Ela deriva sua energia da transformação glicolítica da glicose em ácido pirúvico por um processo algo diferente da via clássica de Embden-Meyerhof. Quando há oxigênio, este é consumido avidamente pelo parasito, pois a *E. histolytica* (desprovida de mitocôndrias) tem a capacidade de desenvolver um metabolismo respiratório muito ativo, baseado em um ciclo de Krebs efetivo (ciclo dos ácidos tricarboxílicos) e uma cadeia transportadora de elétrons onde já foram identificados nucleotídios pirimídicos, flavinas, ferroproteínas e ubiquinona.

Alguns estudos ressaltam a importância de ferro-sulfo-proteínas ou outras metaloproteínas como transportadores terminais de elétrons, desempenhando a função que nos organismos aeróbios cabe à cadeia de citocromos.

O consumo de oxigênio tem sido demonstrado, *in vitro*, apenas para as formas trofozoítas em repouso.

As células em crescimento ativo toleram, paradoxalmente, apenas pequenas quantidades de O_2.

A capacidade do protozoário para destoxificar os produtos de oxidação é muito limitada, exigindo, quando *in vitro*, a presença de agentes redutores como a cisteína ou o ácido ascórbico, no meio.

CARBOIDRATOS

A digestão do amido de arroz tem sido comprovada pelo exame direto, ao microscópio, em condições de anaerobiose. A presença de amilase pôde ser demonstrada. Nos meios de cultura, a existência de uma fonte de carboidratos parece ser indispensável. Usa-se aí, geralmente, o amido de arroz ou de outro cereal.

Utilizando um substrato marcado com radioisótopo, a glicose-C^{14}, demonstrou-se a incorporação de C^{14} e sua recuperação como CO_2 e glicogênio.

Os estudos manométricos também revelaram a produção abundante de CO_2 e H_2S, quando as células intactas são mantidas anaerobiamente em um substrato que contenha ao mesmo tempo carboidratos e compostos sulfidrílicos orgânicos. Os melhores resultados foram obtidos em presença de glicose e cisteína.

Com homogenados, chega-se a resultados semelhantes substituindo a glicose por frutose-1,6-difosfato. Para um rendimento máximo é necessário algum cofator contido no fígado de rato.

O CO_2 parece provir da descarboxilação, antes que da formação de ácido, podendo-se demonstrar que o piruvato é descarboxilado rapidamente pela ameba.

Baseados nas reações a diversos substratos e inibidores do metabolismo, os autores chegaram a elaborar, provisoriamente, um caminho metabólico oxidativo em *E. histolytica*, que inclui o entrosamento da atividade de desidrogenases com sistemas enzímicos sulforredutores.

Supõe-se que a ameba contenha uma triose-fosfato-oxidase que transfere hidrogênio para o enxofre da cisteína. Uma fração com desidrogenase succínica pôde ser isolada de *E. histolytica*.

Entre os produtos finais do metabolismo anaeróbio encontram-se: ácidos acético, lático e succínico, álcool e hidrogênio.

As amebas intestinais acumulam grandes reservas de polissacarídios, dos quais ao menos uma parte é glicogênio, e os metabolizam ciclicamente.

Nos cistos de *Entamoeba* e de *Iodamoeba*, as reservas concentram-se nos chamados "vacúolos de glicogênio" que aparecem e logo desaparecem sem que se saiba seu destino ou finalidade.

A interconversão de hexose e pentose é feita por via diferente daquela utilizada pelas células humanas, pois a pentose-fosfato é formada por uma série de condensações C_2 mais C_3, catalisada por transcetolase, aldolase, fosfofrutoquinase e, de novo, transcetolase.

LIPÍDIOS

Ainda que poucos estudos relacionados com essas substâncias tenham sido feitos em amebas intestinais, há bons indícios de que o colesterol é um fator de crescimento específico. Assim, ele pode substituir as infusões de fígado, em meios de cultura. Mas resultados nitidamente melhores foram obtidos quando uma pequena concentração de ácido oléico (0,02 g/ml) reforçava a ação do colesterol.

PROTEÍNAS

As ulcerações amebianas do intestino e os abscessos hepáticos têm sido atribuídos à atividade proteolítica das amebas, tanto mais que, nas preparações histológicas, observam-se em torno dos protozoários zonas de liquefação do tecido parasitado. Mas nem todos os autores estão de acordo sobre isso.

Convém assinalar que, em relação aos protozoários, de maneira geral, é por vezes difícil distinguir entre enzimas utilizadas para a dissolução dos tecidos, enzimas empregadas na digestão do conteúdo dos fagossomos e enzimas próprias dos tecidos parasitados. Tal incerteza ocorre particularmente no caso de *E. histolytica*. Tanto os trofozoítas como seus extratos são capazes de hidrolisar uma grande variedade de substratos protéicos. Uma enzima semelhante à pepsina atua em pH 4,1. Três tipos de peptidases foram encontrados em amebas não-patogênicas, mas uma delas, a carboxipeptidase, falta em *E. histolytica*.

Vários trabalhos fazem referência à hemólise de glóbulos vermelhos não ingeridos pelas amebas, à liquefação de gelatina pelos trofozoítas em cultura e à digestão da fração protéica dos grãos de amido. A atividade de uma gelatinase foi demonstrada em cepas de *E. histolytica* e de *E. coli*. Uma catalase e uma glutaminase foram também encontradas em *E. histolytica*.

Peptonas e aminoácidos são essenciais para esta ameba, mas somente a tripticase, entre vários polipeptídios experimentados, pôde sustentar o crescimento de *E. histolytica* em um meio com tioglicolato.

Incubando-se os parasitos em solução com glicose ou acetato marcados com isótopos radioativos, pôde-se demonstrar que o C^{14} dessas substâncias havia sido incorporado às proteínas.

Os aminoácidos que ficaram marcados foram ácido aspártico, glicina, alanina e serina, porém alguma radioatividade foi registrada também em ácido glutâmico.

ÁCIDOS NUCLÉICOS

A via de síntese *de novo* foi comprovada para as pirimidinas, mas não para as purinas. Mas as amebas utilizam purinas e pirimidinas preformadas e os nucleosídios correspondentes para a síntese de seu DNA e RNA. A entrada de adenina, adenosina, guanosina, uridina e citidina depende de transportadores da membrana, havendo pelo menos quatro sítios de transporte já definidos: adenina-adenosina, adenina-guanosina, uridina-citidina e uridina-guanosina. Uracila, citosina, timina e timidina parecem entrar na célula por difusão passiva.

A capacidade de *E. histolytica* para incorporar esses materiais proporciona-lhe uma vantagem na competição com outras células por tais substratos.

VITAMINAS

Os meios de cultura ultimamente propostos para o desenvolvimento axênico dessa ameba contêm misturas de vitaminas, sem que se saiba quais delas são realmente necessárias.

FERRO

Entre os poucos organismos que têm necessidade deste elemento em quantidades acima da média normal, destaca-se a *E. histolytica*. Nas culturas axênicas, ela concentra esse metal em níveis muito mais altos que os existentes no meio. O ferro é utilizado pelo protozoário para formar ferro-sulfo-proteínas com importante função nos mecanismos respiratórios, conforme referimos anteriormente.

A avidez que os trofozoítas demonstram pelas hemácias talvez esteja relacionada com isso e se reflete na patogenicidade. A administração de grandes quantidades de ferro aos animais de laboratório exalta a ação patogênica de *E. histolytica* permitindo, por exemplo, que a injeção de amebas cultivadas axenicamente produza lesões mais freqüentes e mais graves, no fígado de cobaias, do que em animais mantidos em dieta normal.

Reprodução

Dois processos de reprodução foram descritos nestas amebas: o primeiro é a divisão binária simples que se observa nos trofozoítas; o segundo consiste na divisão múltipla que tem lugar no interior dos cistos, durante seu amadurecimento.

Tanto num caso como no outro, a divisão nuclear efetua-se por endomitose, isto é, no interior da membrana nuclear, que jamais desaparece durante a multiplicação celular.

A replicação do DNA da ameba é muito particular, pois quando desencadeada ela leva à formação de várias cópias (4 a 10), enquanto se inicia a citodiérese. Não há, pois, o sistema regulador que provoca a citodiérese após cada duplicação do DNA. O mecanismo de separação dos cromossomos é desconhecido, pois não há formação do fuso, como nos demais eucariotas.

O DNA de uma cepa de *Entamoeba histolytica* teve 24 Mb do genoma estudados e 9.938 genes identificados, muitos deles contendo íntrons. O genoma, cuja leitura permanece inacabada, mostra-se repetitivo e redundante: 10% das seqüências lidas são uma das 25 repetições em tandem contendo 1 a 5 tipos repetitivos de tRNA por unidade.

O mesmo sucede com os genes que codificam os fatores de virulência.

DIVISÃO BINÁRIA SIMPLES

As descrições do processo mitótico feitas por diferentes autores não concordam inteiramente, devendo-se isto, em grande parte, ao tamanho reduzido das estruturas nucleares (no limite do poder de resolução do microscópio óptico) e às dificuldades de coloração por métodos como os de Feulgen. Em *E. histolytica* só se conseguem reações nucleares debilmente positivas durante a mitose, sendo a prova negativa na interfase. O núcleo de *E. coli* é Feulgen-positivo em todas as fases.

As granulações cromáticas que se coram em negro pela hematoxilina férrica de Heidenhaim são de dois tipos: um, que dá reação de Feulgen positiva, forma grânulos (cromossomos) que apresentam divisão mitótica, migrando cada lote para o respectivo pólo celular; outro, de grânulos Feulgen-negativos que também se dispõem em placa equatorial e migram para os pólos, não se sabendo, porém, se há meiose nessas estruturas ou simples separação em dois grupos que se encaminham para os pólos.

Parece que o material Feulgen-positivo das figuras de mitose (cromossomos) provém essencialmente do cariossomo.

ENCISTAMENTO

As transformações morfológicas que conduzem à formação dos cistos têm lugar na luz do intestino grosso, a partir da forma "minuta", mas nunca nos tecidos invadidos pelas amebas (mucosa intestinal, fígado etc.). O encistamento observa-se principalmente em fezes formadas, não ocorrendo em material diarréico ou disentérico.

As amebas encistam-se também em meios de cultura com bactérias. Estas parecem essenciais ao processo de encistamento que, entretanto, varia de intensidade com a estirpe amebiana e com as espécies de bactérias presentes.

Clostridium perfringens, que mostrou ser o organismo mais favorável para o crescimento de *Entamoeba histolytica*, é também o que propicia o encistamento mais constante e mais abundante. Nas culturas monoxênicas de amebas com *Trypanosoma cruzi*, não se produzem cistos, a menos que se agreguem bactérias ao meio.

A fase de transição entre trofozoítas e cistos é a forma "pré-cística", caracterizada pela supressão dos movimentos amebóides, desaparecimento dos vacúolos digestivos e formações de corpos cromatóides.

Ao encistar-se, a ameba produz uma membrana espessa e refringente, a **parede cística**, que fica por fora da membrana celular. Desaparece a distinção entre ecto- e endoplasma, ao mesmo tempo em que se acumula glicogênio no citoplasma e o núcleo entra em divisão.

Formam-se, primeiro, dois núcleos filhos, e logo a seguir quatro núcleos. Formada a parede cística, o amadurecimento do cisto pode continuar no meio externo, mesmo quando ele tenha sido expulso na fase uni- ou binucleada.

No cisto maduro, os corpos cromatóides fragmentam-se e desaparecem, ainda que não diminua a quantidade total de RNA celular. Desaparecem também os "vacúolos de glicogênio".

DESENCISTAMENTO

O desencistamento, que só se opera a partir de cistos maduros, não exige mais que a temperatura adequada (37°C) e um meio anaeróbio.

A ameba tetranucleada move-se no interior da parede cística até que apareça nesta uma perfuração. Nas observações *in vitro*, a perfuração é tão pequena que os núcleos se deformam ao transpô-las. Terminada a eclosão, depois de uma série de movimentos de vaivém, a membrana cística parece íntegra.

O tempo requerido para o desencistamento é de 3 a 6 horas.

As experiências *in vivo*, no intestino e ceco de ratos, cães e macacos, sugerem que a saída nessas condições faz-se mais rapidamente, isto é, 2 a 4 horas depois da ingestão dos cistos, e através de uma abertura em forma de fenda.

A emergência de amebas *in vitro*, através de um pequeno poro, já foi vista nos casos de *E. moshkovskii*, *E. invadens*, *E. terrapine*, *E. aulastoni* e *E. ranarum*. Quanto à *E. coli*, sai por uma fenda pequena ou grande, mesmo *in vitro*, em 4 a 8 horas.

Depois que a ameba multinucleada abandonou o cisto, sobrévem um período de divisões nucleares e citoplásmicas sucessivas: cada um dos quatro núcleos císticos dividir-se-á uma só vez e por turno.

A cada divisão nuclear, segue-se uma divisão do citoplasma durante a qual cada núcleo filho isola-se de seu parceiro (núcleos metacísticos) e os demais se distribuem entre as duas células filhas segundo o acaso.

O processo se repete, da mesma forma, até resultarem oito pequenas amebas, cada qual com um só núcleo.

O tempo requerido para completar-se o desenvolvimento metacístico é de umas 11 ou 12 horas.

CULTURA DAS AMEBAS

A cultura de amebas de vida livre começou em fins do século passado, quando se isolou *"Ameba zimophila"* em meios com gelatina ou ágar, em presença de *Escherichia coli*, de *Acetobacter* ou de leveduras. Muitas vezes outras amebas da água ou do solo puderam ser mantidas em culturas onde se desenvolvia também alguma espécie determinada de bactéria: **culturas-monoxênicas**.

Mais tarde, essas mesmas amebas foram cultivadas em presença de bactérias mortas pelo calor a 60°C, até que se conseguiu estabelecer técnicas totalmente **axênicas** (isto é, sem outros microrganismos associados, vivos ou mortos), substituindo-se as bactérias por extratos de fígado, de cérebro ou por peptonas. Em alguns casos, a peptona bruta foi substituída por um meio básico definido a que se juntava hidrolisado de caseína e leite descremado (ver Pranchas).

Com as amebas parasitas, etapas semelhantes tiveram que ser vencidas, se bem que em datas muito mais tardias, pois foi somente a partir de 1925, com a introdução do meio de Boeck & Drbohlav e de suas modificações, que a técnica se generalizou. A reprodução do protozoário e o aparecimento de todas as fases evolutivas fazem-se muito bem, em associação com uma flora bacteriana complexa de origem fecal.

O meio original de Boeck & Drbohlav é difásico, sendo a fase sólida (inclinada) constituída por ovo total e a fase líquida (sobrenadante) por soro-glicose-Locke. A glicose foi substituída depois por amido de arroz. Entre as muitas modificações introduzidas citaremos a do meio de Dobell, onde a fase sólida é proteína coagulada pelo calor (soro de cavalo) e a líquida é a albumina de ovo diluída em solução salina isotônica. Amido de arroz é adicionado a esta última como fonte de hidratos de carbono.

Nesses meios, o protozoário mostra grande tolerância em relação às variações que os fatores ambientais possam apresentar. A cultura começa sendo aeróbia mas, devido ao crescimento da flora associada que consome o oxigênio, torna-se microaerófila.

As amebas dos mamíferos têm sido cultivadas entre 33 e 41°C, em pH próximo de 6. O efeito da temperatura sobre o crescimento foi estudado em várias estirpes e espécies semelhantes à *Entamoeba histolytica*.

Os intervalos ótimos para o crescimento dos trofozoítas são de 25 a 30°C, para as amebas do tipo *E. moshkovskii* (intervalo de sobrevida entre 0 e 41°C), e em torno de 37°C para *E. histolytica*, a qual se mostra muito sensível a temperaturas inferiores a 30°C.

Um método polixênico simples, muito usado ultimamente, é o de Pavlova.

Nos últimos anos fizeram-se notáveis progressos na cultura de *E. histolytica* em **meios axênicos**. Com a introdução, em 1968, de um meio líquido, monofásico (meio TP-S-1), livre de partículas grosseiras, o cultivo em massa e a contagem automática de trofozoítas tornou-se possível, facilitando a produção de antígenos específicos e de alta sensibilidade, assim como de material para os estudos bioquímicos e metabólicos.

Com um dos últimos meios produzidos (TYI-S-33), pode-se obter um incremento populacional de 50 vezes e reduzir o tempo de cada geração para os menores níveis conseguidos em culturas convencionais, com a presença de bactérias.

O isolamento de clones pode ser feito simplesmente empregando-se um meio de ágar nutritivo, semi-sólido. Dada a sensibilidade deste método e a excelente proporção obtida entre o número de células viáveis e o número de colônias clonadas, ele se presta para estimar-se quantitativamente a taxa de sobrevivência das amebas submetidas, por exemplo, à ação de uma droga em estudo; ou os efeitos da temperatura e do oxigênio sobre a vida desses protozoários.

12

Entamoeba histolytica e Amebíase: II. A Doença

INFECTIVIDADE E IMUNIDADE
PATOLOGIA
    Patogenicidade e virulência
    Localizações intestinais
    Localizações hepáticas
    Outras localizações
FORMAS CLÍNICAS E SINTOMATOLOGIA
    Amebíase intestinal
        Disenteria amebiana
        Colite amebiana crônica
        Forma fulminante da amebíase
        Complicações da amebíase
    Amebíase hepática
    Amebíase pleuropulmonar e de outros órgãos
DIAGNÓSTICO
    Diagnóstico clínico
    Pesquisa de Entamoeba histolytica
    Diagnóstico imunológico
TRATAMENTO
    Amebicidas da luz intestinal
    Amebicidas teciduais
EPIDEMIOLOGIA
    Distribuição geográfica
    Diferenças regionais da virulência
    Fontes de infecção
    Transmissão da amebíase
    Endemicidade e epidemias
CONTROLE DA AMEBÍASE
    Programas de controle
    Educação sanitária
    Saneamento ambiental
    Medidas específicas

INFECTIVIDADE E IMUNIDADE

A presença da *Entamoeba histolytica* na luz intestinal, caracterizada pela eliminação de cistos ou trofozoítas nas fezes, tem sido confundida com a de outras amebas e, particularmente, com a de *E. dispar*, que (apesar de descrita em 1925) teve seu nome, até há pouco tempo, considerado como sinônimo de *E. histolytica*.

Esclarecido esse equívoco, as estimativas sobre a prevalência mundial da infecção por *Entamoeba histolytica* foram reduzidas de 480 para 48 milhões de casos, com cerca de 70 mil óbitos em 1997, o que ainda a coloca como terceira causa de mortalidade, depois da doença de Chagas e da malária, entre as protozooses humanas. Além disso, a doença é responsável por prolongados períodos de incapacidade das pessoas atingidas, requerendo assistência médica e, mesmo, hospitalização, razão pela qual constitui importante problema médico e de saúde pública.

Infectividade. A infecção amebiana tem lugar quando os cistos maduros de *E. histolytica* são ingeridos por um indivíduo suscetível. Eles resistem à ação dos sucos digestivos e vão eclodir no íleo terminal ou no cólon.

Em alguns casos, a transmissão pode ter lugar diretamente entre homossexuais.

Como veremos adiante, ao analisar os trabalhos clássicos de Walker & Sellards, nem todos os pacientes inoculados por via oral se infectam.

As experiências em animais demonstram que, mesmo se um único cisto puder assegurar a infecção, o êxito depende em larga medida do número de elementos infectantes.

Na literatura encontram-se referências à implantação do parasitismo mediante administração de formas vegetativas, por via oral, porém a maioria dos autores considera que essas formas são destruídas pelos sucos digestivos e, portanto, inadequadas para iniciar a infecção.

A colonização do intestino, pelas amebas, depende também de fatores ambientais ainda desconhecidos e relacionados principalmente com a flora bacteriana e um baixo potencial de oxidorredução. As amebas sobrevivem durante alguns dias, mas não se implantam definitivamente no intestino de animais criados em condições estéreis (isto é, sem flora bacteriana intestinal).

A participação das bactérias, de produtos elaborados por elas ou das condições que elas criam parece constituir uma exigência para a vida das amebas, quando na luz do intestino, e talvez também quando se inicia a invasão da mucosa intestinal e a do parênquima hepático.

Já no seio do tecido, os parasitos aumentam de volume, pela quantidade de vacúolos digestivos que apresentam, e se multiplicam, produzindo extensas lesões necróticas, aparentemente em condições assépticas (Fig. 12.1).

A infecção humana foi conseguida por vários autores a partir de cistos isolados de "portadores sãos", isto é, de indivíduos que não apresentavam manifestações clínicas, e, em alguns casos, de pessoas que nem antes nem depois registraram em sua história sintomas relacionados com amebíase.

É conceito antigo que a virulência de *E. histolytica* pode apresentar variações muito amplas, razão pela qual os quadros clínicos vão desde as formas assintomáticas até lesões muito graves e fatais.

Verifica-se, no laboratório, que a virulência de *E. histolytica* é uma característica fenotípica modificável por fatores externos (p. ex., atenuação pela cultura em meios axênicos; reativação por passagens sucessivas em fígado de hamster, em culturas xênicas ou pela ação do colesterol), o que leva a crer que fenômenos semelhantes possam ocorrer em condições naturais.

Patogenicidade e virulência de diferentes cepas dessa ameba são avaliadas, experimentalmente, pela capacidade de produzir abscessos hepáticos no hamster, pelo tamanho das lesões, ou pelo tamanho mínimo do inóculo necessário para causá-las.

A amebíase-doença não pode ser provocada senão por linhagens de *E. histolytica* que apresentem, entre outras, as características seguintes:

- capacidade de produzir lesões em animais de laboratório;
- pronunciado efeito citopatogênico, *in vitro*;
- taxa elevada de eritrofagocitose;
- aptidão para crescer em meios semi-sólidos;
- ausência de cargas elétricas distribuídas pela superfície, o que facilitaria a interação da ameba com as células de mamíferos, carregadas negativamente;
- marcada tendência dos trofozoítas a aglutinarem-se em presença de uma lectina (concanavalina A), o que significa existirem numerosos receptores diretamente acessíveis contendo glicose e manose, para a fixação às células-alvo; essa fixação, feita por intermédio de uma lectina solúvel, pode ser inibida de modo característico pela N-acetil-D-glicosamina (ver o Cap. 10);

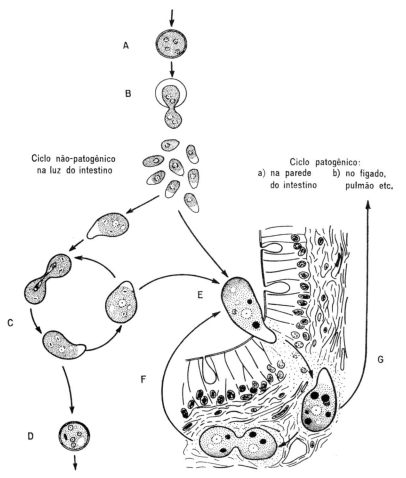

Fig. 12.1 Evolução de *Entamoeba histolytica* no organismo do homem. *A.* Cistos maduros ingeridos pelo paciente. *B.* Desencistamento no tubo digestivo. *C.* Ciclo não-patogênico desenvolvendo-se na luz do intestino grosso. *D.* Produção de cistos que são expulsos com as fezes. *E.* Desenvolvimento da forma invasiva de *E. histolytica*. *F.* Ciclo patogênico, com multiplicação dos trofozoítas na parede intestinal, onde se alimentam de hemácias ou restos celulares e determinam necroses. *G.* Propagação eventual das infecções para o fígado, pulmões ou outros órgãos.

- perfil enzimático típico. A mobilidade das isoenzimas (analisadas em eletroforese) de amebas isoladas de amostras procedentes dos quatro continentes permitiu identificar até agora vários zimodemos, dos quais nove são referentes à *E. histolytica* e 12 à *E. dispar* (ver o Cap. 10).

Ultimamente, tem-se atribuído a capacidade patogênica da *E. histolytica* a moléculas semelhantes às que produzem a citólise por células T e granulócitos (perforinas), abrindo poros nas membranas lipídicas, bem como à produção pelas amebas de cisteína-proteinase, que participa da citólise dos tecidos e ativa os mecanismos da reação inflamatória.

Imunidade. A resistência dos hospedeiros ao parasitismo é inquestionável. O acompanhamento de mais de mil casos curados de abscessos hepáticos, no México, mostrou que após 5 anos as recorrências eram da ordem de 0,29%, quando a incidência na população sem história clínica precedente era de 2 a 5%, sugerindo o desenvolvimento de imunidade nos curados.

Porém, quase nada sabemos dos mecanismos envolvidos, sendo difícil avaliar a importância relativa dos fatores humorais (gerais ou locais), dos fatores citológicos ou de outras condições.

Até aqui, não se conseguiu demonstrar uma correlação significativa entre a presença de reações imunológicas e a resistência do hospedeiro ao parasitismo.

A estrutura química da membrana celular das amebas parece ser mais complexa que a de outros organismos. Uma camada relativamente espessa de glicoproteínas oferece receptores para a aderência às células do hospedeiro e proporciona materiais antigênicos para os processos imunológicos.

Numerosos ensaios com antígenos de membrana, em busca de uma vacina, estão em curso, sem resultados práticos, até agora.

Os portadores de *E. dispar* ou de outras amebas não-invasivas não apresentam anticorpos específicos no soro, o que se explica por colonizarem apenas na luz intestinal. Entretanto, em modelos animais, *E. dispar* tem demonstrado ser capaz de produzir erosões focais da mucosa do cólon e lesões no fígado quando associada à presença de bactérias.

Nos casos de amebíase sintomática, sempre relacionados com *E. histolytica*, várias técnicas imunológicas demonstraram a presença de imunoglobulinas específicas no soro dos pacientes, sendo os títulos de IgG mais altos nas infecções hepáticas, e os de IgE, nas infecções intestinais. As IgM e IgA comportam-se do mesmo modo nos dois tipos clínicos de amebíase e estão sempre elevadas em relação aos níveis normais.

Coproanticorpos (IgA e IgG) têm sido encontrados freqüentemente (pela técnica de hemaglutinação indireta, ELISA etc.) nas fezes de pessoas com amebíase intestinal.

A produção de anticorpos pode persistir depois de curada a infecção por períodos compreendidos entre seis meses e alguns anos.

Os linfócitos de indivíduos com infecção dos tecidos (principalmente em casos de amebíase hepática) mostram transformação blástica, quando estimulados por alguns antígenos de *E. histolytica*.

Por outro lado, quando se administram a camundongos produtos que causam imunodepressão (ciclofosfamida ou soro antilinfocitário), os animais com infecção intestinal logo desenvolvem lesões hepáticas. Como esses produtos deprimem sobretudo os linfócitos T, pensa-se que estas células exerceriam função protetora contra a invasão amebiana do parênquima hepático.

Segundo alguns investigadores, a *E. histolytica* é capaz de ativar a via alternativa do sistema complemento, cujos produtos destroem amebas. O significado desse processo, para a patologia da amebíase, é desconhecido. É possível que a ativação do complemento e a ação das enzimas amebianas se combinem para produzir a lise dos tecidos e as reações inflamatórias.

Nos tecidos parasitados, a reação leucocitária é discreta, quando não ocorre uma invasão bacteriana concomitante. Predominam os linfócitos. Faltam os macrófagos e os gigantócitos, indicando que a resposta do organismo se apóia principalmente na produção de anticorpos e escassamente nos mecanismos celulares de ataque.

Os eosinófilos são abundantes localmente apenas nos tumores produzidos pelas amebas (amebomas). Em geral, não se constata eosinofilia sangüínea. A limitação à propagação dos parasitos, nos tecidos, seria devida a um mecanismo de bloqueio tissular do qual participariam a produção de exsudatos inflamatórios, deposição de fibrina na parede das úlceras e dos abscessos, coagulação da linfa e descamação dos vasos sangüíneos.

Esse processo é inespecífico e pode estar relacionado também com a invasão bacteriana das lesões.

As próprias alterações necróticas causadas pelas amebas podem criar condições desfavoráveis ao parasitismo. Os trofozoítas são encontrados principalmente na parede dos abscessos, no tecido são, e mostram-se como organismos degenerados ou mortos no "pus amebiano" e no interior das úlceras.

As ulcerações amebianas pequenas e não-complicadas curam-se espontaneamente.

Mas pacientes imunocomprometidos, mulheres grávidas e pacientes que, por outros motivos, recebem corticóides sofrem um agravamento das lesões amebianas que podem assumir curso fulminante e levar ao óbito.

PATOLOGIA
Patogenicidade e Virulência

A infecção amebiana tem caráter cosmopolita, mas os resultados do parasitismo são extremamente variáveis.

Em muitos casos, nenhuma manifestação clínica se apresenta; em outros, uma colopatia amebiana aguda ou uma necrose amebiana do fígado podem causar a morte do paciente. Entre os dois quadros extremos todos os graus intermediários são possíveis.

Diversos autores têm comprovado que a virulência de *E. histolytica* não é sempre a mesma, variando de uma cepa para outra, ou com as passagens sucessivas através de animais sensíveis ou de meios de cultura.

Patogenicidade e virulência, nas infecções experimentais, mostram-se dependentes da flora microbiana associada.

Essas idéias, desenvolvidas primeiro pelo descobridor do parasito (Loesch, 1875) e impulsionadas pelas experiências de

Westphal (1937), receberam forte apoio com os trabalhos para implantação da ameba em cobaias livres de germes (criadas assepticamente).

Nas experiências de Walker & Sellards, em 20 voluntários (presidiários filipinos) que ingeriram cistos, 18 infectaram-se e passaram a eliminar cistos nas fezes, depois de 1 a 44 dias de incubação; no entanto, apenas quatro (ou 22%) apresentaram um quadro clínico de disenteria, decorridos 20 a 95 dias.

Outros autores repetiram a experiência anterior. De 81 presidiários norte-americanos que receberam de 2.000 a 4.000 cistos cada um, e mais quatro que receberam 10.000 a 1 milhão de cistos, todos se infectaram mas nenhum adoeceu. O material administrado procedia de casos assintomáticos e o período pré-patente variou de 2 dias a 4 meses. A mesma cepa de *E. histolytica*, quando inoculada em ratos, cobaias e cães, mostrou-se patogênica para esses animais sensíveis.

Westphal infectou-se a si mesmo com material proveniente de um portador em convalescência. Durante oito meses eliminou cistos sem que aparecessem sintomas clínicos. Ao fim desse tempo, ingeriu material de outro paciente, que tinha disenteria amebiana, e do qual eliminou as amebas. Esta suspensão, que continha apenas a flora bacteriana do doente, foi dada também a outro voluntário não parasitado por amebas, para servir de testemunha. Ambos tiveram perturbações intestinais transitórias que cederam prontamente, mas enquanto a testemunha nada mais apresentou, Westhphal desenvolveu um quadro de disenteria amebiana 26 dias depois.

A inoculação intracecal de cobaias livres de germes intestinais não se acompanhou da implantação de *E. histolytica* que, entretanto, podia sobreviver no ceco estéril durante alguns dias.

As cobaias normais (isto é, com flora bacteriana intestinal) infectaram-se com o mesmo inóculo e sofreram a invasão dos tecidos com formação de úlceras amebianas em 90% dos casos.

Por outro lado, quando os animais livres de germes foram contaminados por via oral com *Escherichia coli* ou com *Aerobacter aerogenes*, alguns dias antes da inoculação das amebas, produziu-se uma colite ulcerativa em seguida à injeção dos protozoários.

Outras experiências em cobaias sem flora intestinal sugerem que substâncias químicas redutoras (tioglicolato de sódio ou cisteína) ou traumatismos (como a lesão por onde se procedeu à inoculação intratecal) podem concorrer para a invasão dos tecidos.

Quando os trofozoítas de *E. histolytica* são postos em presença de leucócitos polimorfonucleares, entre lâmina e lamínula, a 37°C, e são observados ao microscópio com contraste de fase, vê-se que os leucócitos são primeiro atraídos pelas amebas, mas, depois de um ou dois minutos, sofrem alterações morfológicas tais como o desaparecimento das granulações e liquefação do citoplasma. Ao fim de 10 minutos têm o aspecto de células vesiculosas, quase completamente vazias.

Mas se as amebas forem previamente inativadas ou lesadas pelo calor, ou por amebicidas, não se observa o efeito tóxico sobre os polimorfonucleares, mesmo depois de uma hora, sendo os parasitos finalmente destruídos e fagocitados pelos leucócitos.

Tanto *Entamoeba coli* como as amebas de vida livre (*Acanthamoeba* spp.) não exercem ação tóxica sobre os leucócitos.

Experiências *in vitro*, usando como substrato cultura de células dispostas em camada simples (como a linhagem de células MDCK), permitiram verificar que a lise dessas células era sempre precedida de aderência da membrana celular da ameba à membrana da célula a ser destruída e que o número de células destruídas era proporcional ao de amebas, bem como ao tempo de contato.

As enzimas citolíticas ligadas à membrana celular são produzidas pelas amebas e liberadas das expansões dendríticas da membrana.

A *E. histolytica* invade células epiteliais da mucosa e exerce ação lítica sobre outras células do hospedeiro, também através de mecanismos de contato, utilizando:

a) uma cisteína proteinase da membrana;
b) uma perforina (*amebapore*) contida em granulações citoplásmicas; e
c) uma lectina (*Gal-Gal-NAc-binding lectin*) com capacidade de aglutinar células de mamíferos. Ela induz citotoxicidade dependente de aderência, provoca endocitose de bactérias e a formação de capuz, assim como a produção de IgG, em pacientes com amebíase. Por sua virulência multifatorial, desempenha papel importante na patogenicidade da amebíase.

Para diferenciar *E. histolytica* de *E. dispar*, alguns pesquisadores isolaram uma lectina purificada de *E. histolytica* (uma glicoproteína heterodímera com 260 kDa, cuja sigla é GIAP, ou *galactose-inhibitable adherence protein*), que medeia a aderência dos trofozoítas à mucina do cólon e a células-alvo *in vitro*. Presume-se que essa lectina (cujo anticorpo monoclonal é utilizado em testes de ELISA altamente específicos) deva desempenhar um papel nos mecanismos de penetração e patogenia da amebíase invasiva.

Desses mecanismos devem participar, inclusive, os neutrófilos atraídos pelas amebas e por elas lisados, após aderência, ao libertarem nos tecidos suas enzimas lisossômicas que produzem lesões endoteliais e tromboses capilares (ver Pranchas).

Localizações Intestinais

Quando prevalecem condições favoráveis à patogenicidade das amebas, estas começam a atacar os tecidos do hospedeiro prontamente, encontrando-se lesões decorridas apenas 24 a 90 horas da contaminação. A mucosa íntegra pode ser invadida, mas o ataque é grandemente facilitado quando fatores traumáticos ou de outra natureza abrem portas à penetração do protozoário (Fig. 12.2).

Além da participação bacteriana, já discutida, verificou-se que dietas lácteas tornavam a mucosa intestinal da cobaia mais resistente, enquanto a carência de vitamina C age desfavoravelmente. Nesse animal, um aumento do colesterol no soro acompanha-se de maior tendência para as lesões intestinais, assim como para os abscessos amebianos do fígado.

Em macacos rhesus, uma dieta com predominância de carboidratos aumenta a eliminação de cistos nas fezes, ao passo que se observa o contrário em regimes onde as proteínas são mais abundantes.

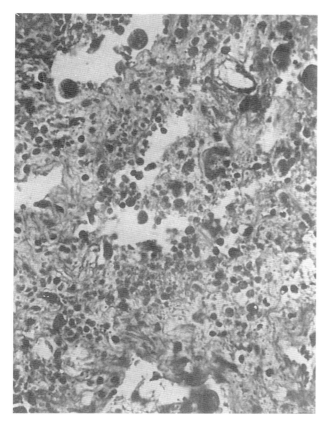

Fig. 12.2 Amebíase intestinal. Presença de trofozoítas de *Entamoeba histolytica* na mucosa do intestino grosso. (Documentação do Dep. de Patologia do IOC/FIOCRUZ.)

No homem, a dieta vegetariana parece favorecer a ação patogênica do parasito, quando comparada com os efeitos de uma dieta rica em proteínas.

No entanto, a influência da nutrição sobre a amebíase humana tem sido aceita mais pela repetição do conceito do que pela demonstração experimental. Há poucos estudos sobre o assunto, sugerindo algum papel para fatores nutricionais, tanto no que diz respeito à incidência da amebíase, como em relação à sua gravidade, e todos eles são de natureza epidemiológica.

Além da má nutrição, fatores que produzem imunodepressão tendem a provocar ou a agravar as manifestações clínicas da amebíase. Mulheres que são portadoras assintomáticas podem desenvolver um quadro severo durante a gravidez ou o puerpério.

Tanto nas infecções naturais como nas experimentais, as lesões iniciais situam-se na mucosa do intestino grosso.

O ponto por onde se dá a penetração das amebas tem sido objeto de controvérsias, pois a idéia inicial de que os parasitos penetrariam na mucosa pelas criptas ou glândulas de Lieberkühn foi muito contestada. A invasão das criptas só se faria *post-mortem*, enquanto, em vida, a secreção de muco opor-se-ia à progressão das amebas por essa via.

Em materiais fixados sem demora, as lesões iniciais parecem limitar-se ao epitélio da superfície intestinal. Os trofozoítas são vistos em diferentes níveis, no estroma conjuntivo entre as glândulas de Lieberkühn, levando a crer que essa é a via preferencial de invasão. Já foi demonstrada atividade colagenolítica em *E. histolytica*.

Multiplicando-se na submucosa, as amebas podem ganhar profundidade ou, mesmo, invadir as criptas a partir de sua base. Nos tecidos parasitados observam-se vários estádios de degeneração celular. A necrose desses tecidos é o principal elemento anatomopatológico para explicar o quadro desenvolvido pela amebíase.

As lesões encontram-se com maior freqüência na região cecal, no sigmóide e no reto, zonas essas onde normalmente ocorre mais prolongada estase do conteúdo intestinal. Nas zonas de trânsito rápido, cólons transverso e descendente, os processos amebianos são mais raros. Excepcionalmente são encontrados antes da válvula ileocecal.

O envolvimento do apêndice é freqüente. Nos casos mais graves, todo o intestino grosso está comprometido (ver Pranchas).

A necrose amebiana conduz à formação de pequenas úlceras superficiais. A multiplicação dos parasitos e sua progressão nos tecidos aumentam a área necrosada, em profundidade, até alcançar a camada muscular, que oferece resistência a essa propagação, e segue depois lateralmente, de modo a formar úlceras com paredes subminadas e uma abertura relativamente estreita para a luz intestinal.

Macroscopicamente, as lesões mais precoces caracterizam-se pelo surgimento de pontos avermelhados ao longo da mucosa do intestino grosso, correspondendo a pequenas áreas congestas. Algumas dessas áreas já apresentam uma ou mais ulcerações superficiais e de dimensões extremamente reduzidas.

Logo em seguida surgem úlceras de bordos nítidos, crateriformes, cheias de material necrótico, ou escavadas, tendo em volta um halo hiperêmico. Na medida em que progridem as ações necrosantes da mucosa e submucosa, subminando as paredes e provocando a morte das camadas superficiais, as úlceras aumentam de diâmetro, tornam-se confluentes e de limites irregulares.

Certos aspectos patológicos, como as grandes áreas ulceradas, encontram explicação pelo isolamento em que ficam algumas porções da mucosa com relação a suas fontes nutritivas, em vista das destruições subjacentes, interessando eventualmente a circulação local.

Microscopicamente, chama a atenção do observador a ausência ou escassez de reações inflamatórias em torno dos parasitos e das áreas necrosadas. Quando não há uma infecção bacteriana superajuntada, coisa que se vê com pouca freqüência, apesar da riqueza microbiana dos cólons, são escassos os elementos celulares que se acumulam no local: linfócitos, eosinófilos, macrófagos etc. (Fig. 12.3).

A lesão amebiana também não estimula significativamente os mecanismos de fibrose local, havendo pouca deposição de colágeno e discreta proliferação conjuntiva no lugar.

Contrariamente ao que se vê em muitos outros padecimentos intestinais, não se encontra aqui uma polipose cicatricial e raramente se observa fibrose difusa.

Na colite crônica, as lesões são de idades muito diferentes, encontrando-se lado a lado processos iniciais e outros em fases avançadas ou em via de recuperação.

Em raras ocasiões aparecem lesões semelhantes a tumores, os **amebomas**, caracterizados por grande espessamento da parede intestinal, com ulceração ou sem ela. Nesses casos, há

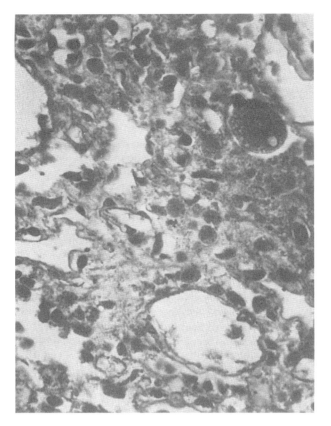

Fig. 12.3 Amebíase intestinal. *Entamoeba histolytica,* em sua forma invasiva e patogênica, leva à necrose as células do tecido parasitado, mas praticamente não provoca reação inflamatória local. (Documentação do Dep. de Patologia do IOC/FIOCRUZ.)

edema, infiltração linfoplasmocitária, histiócitos e proliferação fibroblástica.

O infiltrado celular é relativamente escasso, havendo por vezes uma predominância de eosinófilos. O processo interessa fundamentalmente à mucosa, mas pode estender-se a todas as camadas da parede.

Há suspeitas de que esse tipo de reação anatomopatológica onde as amebas são pouco abundantes corresponda a um processo de hipersensibilidade do organismo à *E. histolytica*.

De 119 casos de amebomas estudados, 40% localizavam-se no reto, 36% no ceco, seguindo-se, pela ordem de freqüência, sua localização no cólon transverso, no sigmóide, no ascendente e no descendente.

Localizações Hepáticas

É possível que a invasão dos vasos sangüíneos pelas amebas que se multiplicam na mucosa intestinal leve-as com freqüência para o fígado. Mas poucas vezes o parasitismo consegue implantar-se aí. O fígado humano e o de animais de experiência mostram grande resistência à colonização amebiana, curando-se em poucos dias das infecções experimentais.

Em cobaias, ao que parece, é necessária a existência de uma infecção intestinal crônica para facilitar a adaptação do parasito ao meio oferecido pelo parênquima hepático.

Como esses animais reagem vigorosamente aos antígenos amebianos, foi aventada a hipótese de que as lesões poderiam decorrer de fenômenos de hipersensibilidade local, tornando o tecido hepático mais suscetível à implantação do parasito. A presença de auto-anticorpos contra hepatócitos foi detectada em indivíduos com altos títulos na hemaglutinação indireta.

Outras alterações locais concomitantes poderiam concorrer no mesmo sentido. Assim, a injeção de esteróides, e particularmente a de progesterona, facilita o desenvolvimento de abscessos hepáticos em cobaias, quando culturas de amebas (com algumas bactérias não-patogênicas) são injetadas nas veias mesentéricas.

A presença de bactérias no inóculo parece indispensável. A ausência delas, nas culturas axênicas, condiciona modificações nos padrões enzimáticos das amebas, impedindo-as de produzir abscessos hepáticos no hamster. Basta associá-las à *Escherichia coli*, por exemplo, para que se formem regularmente os abscessos.

Quando a *Entamoeba histolytica* se implanta no fígado humano, formam-se inicialmente lesões muito pequenas e múltiplas, o que sugere sua origem hematogênica. Depois as lesões tendem a unir-se, dando lugar à constituição de focos de necrose extensos: os **abscessos amebianos**.

Estes podem ser vários, mas em geral um só está presente, alcançando não raro grandes dimensões. A localização preferencial é no lobo direito do fígado (onde se encontram em 85% dos casos), mas podem implantar-se também no lobo esquerdo (35%) ou no lobo quadrado (20%).

O material necrosado termina por fundir-se em um líquido espesso, castanho-avermelhado ou cor de chocolate, que contém tecido hepático lisado, sangue, bile e algumas amebas. Pelo seu aspecto, costuma ser referido como **pus chocolate**.

Tanto a palavra "pus" como a denominação de "abscesso" constituem, no caso, impropriedades de linguagem, pois, ainda que consagradas pelo uso, não designam o fenômeno observado, isto é, uma necrose de coagulação com posterior liquefação asséptica do tecido hepático.

A parede do "abscesso" é essencialmente constituída por uma faixa de tecido necrosado onde não se operou ainda a fusão do material morto. No parênquima vizinho encontram-se amebas em maior número, pois as que permanecem na área necrótica degeneram.

As lesões antigas podem estar envolvidas por uma cápsula fibrosa, que pouco a pouco vai sendo igualmente invadida pelos parasitos.

A ruptura de um abscesso hepático pode fazer-se para a cavidade peritoneal ou, depois de ter provocado aderências e reduzido a mobilidade do hemidiafragma direito, esvaziar-se na pleura ou no pericárdio. Outras vezes, estendendo-se por contigüidade, a infecção alcança o parênquima pulmonar, dando lugar à formação de um "abscesso" amebiano pulmonar.

Outras Localizações

Uma revisão de cerca de 400 casos da literatura mundial sobre a amebíase com localizações pleuropulmonares, pericárdicas e cerebrais mostrou que as complicações torácicas são geralmente resultantes dos processos hepáticos, seja em conseqüência da formação de abscessos subfrênicos, seja na ausência destes.

O resultado costuma ser uma necrose secundária do lobo inferior ou médio do pulmão direito. Eventualmente, há formação de uma fístula hepatobrônquica com evacuação do abscesso hepático, com produção de empiema, ou com ambas as coisas.

Abscessos do lobo esquerdo do fígado podem dar lugar a infecções pericárdicas ou do pulmão esquerdo.

Ocasionalmente, um ou mais abscessos pulmonares de origem supostamente hematogênica ocorrem nos pulmões, sem que existam antecedentes hepáticos. Acredita-se que a invasão torácica possa fazer-se também por via linfática.

Das localizações torácicas, 75% estão confinadas à metade inferior do hemitórax direito, ou incluem esta região. Em 10% dos casos, a sede é o hemitórax esquerdo. Apenas 3% das lesões ocupam o lobo superior do pulmão direito e 4% são bilaterais.

Há registro de pelo menos 47 casos de pericardite supurativa amebiana (com dois que sobreviveram ao processo) e 14 outros de amebíase em que a pericardite era presumivelmente de natureza amebiana (com quatro sobreviventes).

A amebíase cerebral é geralmente uma complicação das formas hepáticas ou pulmonares, mas foram descritos seis casos em que não se pôde demonstrar pela autópsia envolvimento do fígado ou dos pulmões. A via hematogênica deve ter sido a utilizada nesses casos.

Alguns autores registram complicações pulmonares com a freqüência de 1 para cada 1.000 casos de disenteria; outras estatísticas indicam taxas de 22% de envolvimento hepático, 8% de lesões torácicas e 1,2% cerebrais, sobre um total de 320 autópsias de pacientes com infecção por *Entamoeba histolytica*.

A amebíase cutânea, ainda que relativamente rara (36 casos, no México, de 1949 a 1973), constitui a quarta localização extra-intestinal, por sua freqüência. Dois terços desses casos tinham úlceras cutâneas nos órgãos genitais e eram ou lactentes (menores de 12 meses de idade), ou pessoas adultas com determinados comportamentos sexuais (pederastia, sodomia).

Outras localizações encontravam-se no períneo e região glútea, ou na parede abdominal. Estas últimas representavam implantações secundárias, decorrentes da drenagem de abscessos hepáticos sem prévio tratamento quimioterápico.

Também foram diagnosticadas ulcerações amebianas no nariz e no rosto. As úlceras amebianas da córnea são devidas a amebas de vida livre (ver o Cap. 10).

FORMAS CLÍNICAS E SINTOMATOLOGIA

O período de incubação varia consideravelmente, tendo sido registrados desde casos com sete dias, até os de 70, 80 e 95 dias. Aparentemente, esse período depende da quantidade de material infectante ingerida pelo paciente e das condições de seu aparelho digestivo.

As manifestações clínicas da amebíase e suas complicações são de tal modo proteiformes que, apenas por razões didáticas, vamos descrevê-las agrupadas em determinados quadros convencionais, sem atribuir-lhes maior importância por isso.

Amebíase Intestinal

Infecções assintomáticas são, em geral, devidas a amebas não-patogênicas (*E. dispar*, p. ex.). Porém, 90% das infecções por *E. histolytica* são também assintomáticas. Mas podem ocorrer formas latentes e casos com pouquíssimos sintomas que conduzem, mais tarde, a surtos agudos ou, eventualmente, a complicações graves. Nas autópsias, têm sido encontradas lesões em indivíduos que não apresentavam história clínica da doença.

Alguns autores propõem a expressão **amebíase invasiva** para caracterizar a existência de fatores, ligados tanto ao parasito quanto ao hospedeiro, que contribuem para o aparecimento de lesões anatomopatológicas. A amebíase intestinal invasiva evidencia-se por:

- sintomas e sinais da doença;
- presença de trofozoítas hematófagos, nas evacuações;
- alterações características da mucosa intestinal, observáveis mediante endoscopia;
- presença de anticorpos específicos, no soro.

A **amebíase não-invasiva** mostra, pelo contrário:

- decurso assintomático;
- ausência de trofozoítas hematófagos, nas fezes;
- aspecto normal da mucosa, à endoscopia;
- ausência de anticorpos específicos, no soro.

Nos casos sintomáticos, descrevem-se como variantes topográficas de localização:

a) formas bipolares, isto é, com lesões cecais e retossigmoidianas, que são as mais comumente encontradas;

b) retites, que se acompanham de tenesmo, às vezes bastante penoso;

c) a tiflite amebiana, que envolve o ceco e pode estender-se ao apêndice cecal, produzindo uma apendicite amebiana.

Mas há também formas predominantes febris, simulando febre tifóide ou tuberculose, e a forma pseudo-renal com lumbago.

Em crianças, o quadro se acompanha habitualmente de sintomas gerais, como febre, vômitos e desidratação.

DISENTERIA AMEBIANA

Os sintomas costumam instalar-se subitamente e sua evolução pode assemelhar-se à da disenteria bacilar, com dor abdominal, febre, leucocitose geralmente inferior a 10 mil glóbulos brancos por microlitro (raramente chega a 20 mil) e evacuações freqüentes. Estas, que a princípio contêm fezes líquidas, logo se tornam simples misturas de muco e sangue.

A mortalidade é geralmente alta, quando não medicada, podendo ocorrer o desfecho dentro de 7 a 10 dias. Em uma epidemia de Chicago, em 1933, a mortalidade foi da ordem de 7%.

Em geral, os sintomas mais graves se atenuam ao fim de 4 ou 5 dias, e a doença passa para a fase crônica, ou assume um curso subagudo, com recidivas.

Nas formas subagudas da disenteria amebiana, mais comuns que as formas graves, o ataque inicial ou os subseqüentes podem ter um começo rápido, com elevação de temperatura (37,5 a 39°C), fortes dores abdominais, tenesmos e dejeções diarréicas ou disentéricas, cujo número chega a ser bastante grande (10 a 20 por dia). As evacuações contêm matérias fecais, muco e sangue.

O quadro mantém-se por uma a quatro semanas, quando não é tratado, podendo causar emagrecimento, fraqueza, nervosismo e abatimento.

Nos casos benignos, nota-se anorexia, lassidão, desconforto abdominal, acompanhados de evacuações diárias de fezes moles, onde só uma observação atenta registra a presença de muco e um pouco de sangue.

COLITE AMEBIANA CRÔNICA

É uma das mais freqüentes modalidades clínicas da amebíase. Manifesta-se por evacuações de tipo diarréico ou não, várias vezes ao dia (cinco ou seis, talvez), flatulência, desconforto abdominal ou ligeira dor. Raramente a febre acompanha esse quadro, que dura poucos dias. Entre as crises medeiam longos períodos, de muitos dias ou semanas, absolutamente sem sintomas.

Se freqüentes, essas manifestações intestinais conduzem a um estado de fadiga, perda de peso e reduzida capacidade para o trabalho.

O quadro gastrintestinal pode sugerir perturbações funcionais do aparelho digestivo ou alterações psiconeuróticas com sintomas predominantes na esfera digestiva. Outras vezes, uma sensação de plenitude e inchaço abdominal ou de desconforto epigástrico podem acompanhar-se de náuseas e vômitos. Períodos de constipação alternam-se freqüentemente com outros de diarréia.

Outras queixas muito vagas são: insônia, inquietação, embotamento mental, nervosismo e palpitações.

O exame físico revela cólons ligeiramente dolorosos, principalmente nas regiões do ceco e do sigmóide.

A retossigmoidoscopia permite ver, nos casos sintomáticos, a mucosa congesta, recoberta de muco e com ulcerações múltiplas, superficiais e com exsudato necrótico purulento, de cor amarelo-acinzentada, em 7% dos casos (ver Pranchas).

Nas fases disentéricas, as úlceras são maiores e mais profundas, podendo ser vistas em quase metade dos casos. A mucosa é friável e com soluções de continuidade, sangrando facilmente.

FORMA FULMINANTE DA AMEBÍASE

Entre os quadros graves da amebíase intestinal aguda, destaca-se a forma fulminante, que afeta particularmente as mulheres durante a gravidez e o puerpério, bem como pacientes sujeitos à imunodepressão, seja medicamentosa, seja por AIDS, ou de outra natureza.

Os cólons ficam cravejados de úlceras, das quais grande parte chega até a perfuração da parede intestinal.

O quadro clínico é dominado por uma síndrome tóxica, febril, com dor em todo o abdome que pode apresentar reação de defesa, rigidez da parede e ausência de ruídos intestinais, devido à peritonite; ou mostrar-se distendido por um íleo paralítico.

Cólicas fortes e tenesmo acompanham evacuações mucossanguinolentas. Desidratação e hemorragia intestinal podem complicar o quadro.

A evolução é para o agravamento progressivo, com morte ao fim de alguns dias ou semanas, a menos que se consiga impedi-la pela administração parenteral de altas doses de deidroemetina, ou de ornidazol por via oral.

COMPLICAÇÕES DA AMEBÍASE

Perfuração. Ainda que de ocorrência relativamente rara, a perfuração com peritonite encontra-se em 3 a 5% das autópsias de casos fatais da doença.

A ruptura pode dar-se em uma ulceração amebiana ou em um ameboma. Algumas vezes ela é intraperitoneal, porém mais freqüentemente é retroperitoneal, dependendo então a evolução clínica e o prognóstico da reação parietal que se desenvolva para fechar a brecha.

A peritonite pode manifestar-se de duas maneiras:

A) Nos pacientes que, em geral, sofrem de disenteria grave, a peritonite desenvolve-se lentamente e sem um acidente dramático que assinale a perfuração e a contaminação do peritônio.

O diagnóstico costuma ser feito tardiamente e a mortalidade é elevada, podendo ultrapassar os 75% de letalidade.

Dado o caráter friável dos cólons, que estão muito edemaciados, uma intervenção cirúrgica pode agravar esse risco.

O tratamento deve ser, pois, conservador.

B) Nos pacientes com disenteria, eventualmente menos grave ou mesmo com sintomas discretos, pode sobrevir um quadro de abdome agudo, caracterizado por dor, defesa e espasmo muscular. O aspecto é o de um íleo paralítico, com estado toxêmico crescente, e o tratamento é o de uma peritonite aguda.

A laparotomia deve ser feita assim que as condições do paciente o permitirem. Uma colostomia proximal é necessária para o desvio fecal.

Hemorragia. Raramente maciça, ela pode ser pequena e persistente, quando uma úlcera de crescimento rápido chega a erodir artérias ainda não atingidas por processos de endarterite obliterante. Má nutrição e outros fatores, somando-se às perdas por sangramento, podem levar à anemia.

Apendicite e tiflite. Apresentam os mesmos sinais e sintomas que a apendicite bacteriana, distinguindo-se pela presença de sangue em evacuações diarréicas; mas a intervenção cirúrgica é contra-indicada, devido às condições da mucosa edemaciada e friável, às dificuldades com a sutura e à alta mortalidade.

As complicações podem ser agravadas por associação bacteriana, quando não é a amebíase que se implanta sobre as lesões infecciosas de natureza bacteriana.

Ameboma. É a mais freqüente das complicações de tipo crônico, constituído geralmente por tecido granulomatoso firme e com ulcerações, com tendência ao crescimento contínuo e produção de sintomatologia variada, capaz de ser confundida com a de outras condições patológicas.

Vimos que suas localizações preferenciais encontram-se na parede anorretal e no ceco (ver, anteriormente, Patologia).

A história clínica pode fazer referência a diarréias e disenterias, ou não. Sintomas freqüentes são: anorexia, perda de peso, febre e mal-estar.

Obstrução intestinal e massa tumoral palpável podem sugerir carcinoma do cólon ou reto.

O diagnóstico diferencial deve ser feito também com tumores benignos, diverticulites, esquistossomíase, tuberculose e outras colopatias.

A escassez de amebas nos amebomas dificulta o diagnóstico diferencial, mesmo nas biópsias. Mas os testes imunológicos são positivos e a resposta à terapêutica antiamebiana costuma ser rápida e eficiente, a menos que infecções bacterianas e fibrose alterem o quadro evolutivo, exigindo sua remoção cirúrgica.

Fístulas. São complicações raras, produzidas pela necrose de úlceras profundas ou de amebomas adjacentes a outros órgãos. As fístulas são em geral enterocólicas. Obstrução intestinal e vazamento peritoneal dão-lhe particular gravidade, quando ocorrem.

O tratamento é, geralmente, conservador, com boa resposta aos amebicidas.

Colite pós-disentérica. Alguns autores descrevem com este nome uma síndrome persistente, após eliminada a infecção por *E. histolytica*, que durante semanas ou meses manifesta-se por diarréias com muco e sangue, mucosa congesta e edematosa ao exame retossigmoidoscópico, ulcerações ou atrofia da mucosa.

Outros autores recusam vincular as manifestações tardias à prévia infecção amebiana e preferem considerá-la como uma colite ulcerativa não-específica (doença de Crohn) ou um outro processo mórbido do intestino grosso que existiria independentemente da amebíase e sem relação com ela.

Nesse sentido, vários especialistas alertam os médicos contra a tendência muito antiga e generalizada de atribuir à amebíase grande número de quadros sintomáticos, que traduzem disfunção intestinal e se relacionam com outros processos infecciosos, com colopatias orgânicas, ou dietas e hábitos inadequados dos pacientes. O reconhecimento desses fatos e o estabelecimento de diagnósticos em bases mais rigorosas permitiria livrar muita gente de tratamentos amebicidas inúteis.

Amebíase Hepática

O envolvimento hepático na amebíase não é raro, pois em autópsias dos pacientes que morrem dessa infecção há lesões amebianas do fígado em um terço dos casos.

As lesões difusas e abscessos pequenos ou afastados da superfície do órgão podem evoluir silenciosamente por muito tempo. Por outro lado, apenas 30 a 40% dos casos de abscesso hepático comprovado têm história clínica de disenteria amebiana, podendo o envolvimento do fígado surgir um a três meses depois do quadro intestinal ou concomitantemente. O quadro de amebíase hepática pode também só manifestar-se meses ou anos depois de o paciente ter visitado ou vivido em uma área endêmica.

A incidência do abscesso é 10 vezes mais freqüente nos adultos que nas crianças e, no sexo masculino, é três vezes mais encontrado que nas mulheres.

A evolução do processo é insidiosa, ainda que os sintomas possam instalar-se subitamente.

A sintomatologia inclui dor ou desconforto no hipocôndrio direito, que se agrava com a movimentação. A intensidade da dor é variável, algumas vezes simulando cólica biliar e irradiando-se, como esta, para a região escapular do mesmo lado (dor referida, devido à inervação metamérica). Pode haver febre irregular e intermitente, calafrios, suores, náuseas e vômitos; fraqueza e perda de peso.

Se a evolução de um quadro de hepatite persiste depois do quinto ou sexto dias de tratamento, deve-se suspeitar da presença de um abscesso amebiano.

Durante o exame físico, encontra-se geralmente um fígado aumentado de volume, doloroso à percussão da área relacionada com o abscesso (eventualmente com irradiação da dor para o ombro) e, quando o processo é superficial, pode ser palpado e reconhecido pelos "sinais de flutuação" do abscesso. Ligeira icterícia pode ser observada em 10 a 15% dos casos.

O exame radiológico revela elevação do hemidiafragma direito e diminuição de sua mobilidade. Quando há envolvimento do diafragma, por extensão das lesões hepáticas, a dor irradia-se para a região clavicular. A radiologia mostra pequeno derrame pleural, e o exame físico acusa modificação dos sinais acústicos da base pulmonar.

Geralmente há leucocitose, mas não eosinofilia e anemia discreta. Nas provas de função hepática, a fosfatase alcalina pode estar elevada, assim como a hemossedimentação.

Os abscessos localizados no lobo esquerdo são de difícil diagnóstico, devido a suas manifestações atípicas e confusão com outros processos patológicos abdominais.

A localização e a avaliação das dimensões do processo necrótico do fígado podem ser feitas por meio de técnicas cintilográficas ou mediante ecotomografia.

A punção exploradora ou evacuadora deve ser precedida de tratamento amebicida, para evitar a extensão do parasitismo a um trajeto fistuloso ou à pele.

Amebíase Pleuropulmonar e de Outros Órgãos

As manifestações clínicas, nas infecções pulmonares, variam amplamente. Em sua forma clássica, há febre, dor torácica no lado direito, tosse e expectoração de material com aspecto que ora lembra molho de chocolate, ora de tomate, ou então gelatina. Mas, havendo infecção secundária, o catarro torna-se amarelado, verde ou rosado.

Quase metade dos pacientes tem, ao mesmo tempo, fígado aumentado de tamanho ou doloroso, ou uma história pregressa de disenteria.

A radiologia permite identificar ampla gama de sinais, que vão desde pequena mobilidade do hemidiafragma direito ou uma discreta e limitada elevação projetando-se sobre o desenho da cúpula diafragmática, até uma efusão pleural franca, uma consolidação pulmonar ou a formação de abscesso.

Outros pacientes queixam-se de tosse pertinaz, pouca expectoração espessa, escura, ou mucóide, mas sem sinais de envolvimento hepático ou com manifestações radiológicas mínimas.

Entretanto, a *E. histolytica* pode ser encontrada no escarro de muitos deles, e o tratamento específico age eficazmente.

A pericardite amebiana acompanha-se de sintomas gerais como febre, debilidade, emaciação e estado tóxico. Localmente, há dor epigástrica muito forte, no início; depois, dor à pressão e ruído de atrito pericárdico à ausculta. Costumam estar presentes sinais de abscesso hepático esquerdo. Em alguns casos, manifestações agudas ou progressivas de tamponamento cardíaco.

A sombra cardíaca aparece, nas radiografias, aumentada e com aspecto globular, acompanhada de outros sinais pleuropulmonares ou diafragmáticos.

As localizações cerebrais podem simular um abscesso piogênico ou serem completamente inespecíficas, não recebendo diagnóstico adequado, a menos que seja este sugerido pelos antecedentes amebianos, sobretudo hepáticos ou pulmonares.

O estudo de 17 casos, no México, dava como sintomas principais febre, anorexia e perda de peso. Dois terços dos pacientes tinham dor abdominal, hepatomegalia e problemas respiratórios; metade tinha perturbações intestinais; e apenas cinco (ou seja, 29%), sintomas neurológicos.

Muitos desses pacientes foram considerados como encontrando-se na fase terminal das formas graves de amebíase hepática ou pulmonar. A morte sobreveio 3 a 17 meses depois da hospitalização, tendo a autópsia demonstrado lesões hepáticas em todos os casos.

DIAGNÓSTICO

Na maioria das vezes, o quadro clínico da amebíase inclui-se no que se denomina "síndrome do cólon irritável" ou colite mucosa. Esta síndrome tem numerosas causas. Por isso, a *Entamoeba histolytica* pode estar ausente de um quadro como esse ou, estando presente, pode ser ou não ser sua causa.

Aí reside uma das principais dificuldades do diagnóstico etiológico, razão pela qual são necessárias quatro condições para o diagnóstico seguro de amebíase:

1) um quadro clínico compatível com essa protozoose;
2) a presença demonstrada de *Entamoeba histolytica* com técnicas que a distingam de *E. dispar*;
3) um teste sorológico específico positivo, indicando que houve efetiva penetração do parasito nos tecidos do hospedeiro; e
4) uma resposta favorável à terapêutica antiamebiana, quando os tratamentos não-específicos tiverem falhado.

Diagnóstico Clínico

A forma aguda da amebíase exibe quadros clínicos comuns a outras doenças que produzem disenteria ou diarréia. Entre elas citaremos a disenteria bacilar, as salmoneloses, a balantidíase, a esquistossomíase, a colite ulcerativa, a enterite regional, a tuberculose e o carcinoma do cólon.

Nos casos típicos, a disenteria bacilar distingue-se pelo início súbito, febre constante e elevada, prostração, dor abdominal generalizada, grande número de evacuações, com tenesmo intenso, e pela enorme abundância de piócitos no exame microscópico das fezes.

Mas, em qualquer situação, o diagnóstico deve basear-se nos exames parasitológicos ou, quando isso não for possível, nas provas indiretas e outros recursos laboratoriais.

Nos casos crônicos, o diagnóstico pode ser prejudicado pela atitude do paciente e suas deficiências de comunicação, quer aceitando como normal o fato de defecar várias vezes por dia, eliminar fezes moles ou sentir cólicas precedendo as evacuações, quer pela dificuldade de descrever sintomas mais ou menos indefinidos.

Pesquisa de *Entamoeba histolytica*

A expulsão de parasitos nas fezes é intermitente, irregular, o que exige freqüentemente a feitura de vários exames, em dias diferentes, para que se possa dar um resultado seguramente negativo.

A eficiência dos exames reduz-se com o uso de purgativos, o mesmo sucedendo após o emprego de antibióticos e de outras drogas, especialmente amebicidas e antimaláricos. Recomenda-se, nesses casos, aguardar uns 10 dias para repetir a pesquisa.

O modo mais confiável de diagnóstico consiste no exame imediato de material colhido durante a retossigmoidoscopia (esfregaço de mucosa, aspiração de úlceras) ou de fezes recém-emitidas, para busca de amebas vivas e com mobilidade característica, eventualmente hematófagas.

Noutros casos, as técnicas a empregar serão distintas.

a) quando o paciente estiver com evacuações líquidas, por encontrar-se na fase aguda da doença ou em uma de suas recidivas, com diarréia ou disenteria;

b) quando ele estiver na fase crônica, ou for um caso assintomático, eliminando fezes formadas.

Pesquisa em Fezes Líquidas. Nela encontraremos sobretudo as formas trofozoíticas do parasito, sendo raros os cistos (ver Pranchas).

Para o exame direto, a fresco, diluir o material em solução fisiológica ou solução de Locke ou, ainda, em solução iodo-iodurada.

Nos casos de disenteria aguda, aparecem nas fezes as formas grandes de *E. histolytica*, contendo muitas vezes hemácias fagocitadas em seu citoplasma. Glóbulos vermelhos podem ser abundantes no campo microscópico, em vista das ulcerações hemorrágicas. Cristais de Charcot-Leiden e alguns leucócitos podem aparecer também. Os caracteres distintivos para separar *E. histolytica* das outras amebas intestinais foram apresentados nos Caps. 10 e 11.

Os exames a fresco devem ser feitos dentro de curto prazo após as evacuações, reduzindo-se a vitalidade do parasito mais ou menos rapidamente em função do abaixamento da temperatura e da desidratação do material.

Nas fezes diarréicas, ou obtidas após ação de purgativos salinos, bem como nas disenterias, encontramos também as formas pequenas da *E. histolytica* que, na maioria dos casos, é a única presente.

A maneira mais adequada de diagnosticar corretamente as formas trofozoíticas das amebas é fixá-las previamente, a úmido (no fixador de Schaudinn, p. ex.), e corá-las pela hematoxilina férrica.

Por ser fundamental para o diagnóstico da amebíase, a distinção morfológica entre *E. histolytica* e outras amebas deve ser feita por pessoal especialmente treinado para isso. Na falta de pessoal com experiência suficiente, os erros de diagnóstico são extremamente freqüentes. Entretanto, não há diferenças morfológicas entre *E. histolytica* e *E. dispar* (ver o Cap. 11).

Pesquisa em Fezes Formadas. Predominando aqui as formas encistadas, recomenda-se o emprego de técnicas que propiciem a concentração dos cistos.

A mais usada na prática é a técnica de centrífugo-flutuação no sulfato de zinco. Consiste ela em lavar o material, diluindoo em água filtrada, centrifugando e decantando o sobrenadante várias vezes; ressuspender o sedimento lavado em uma solução saturada de sulfato de zinco, onde, por razões de densidade, os cistos irão flutuar e separar-se dos resíduos fecais logo que submetidos a nova centrifugação.

Com uma alça de platina, retira-se a película superficial da amostra centrifugada; deposita-se essa película sobre uma lâmina, junta-se a ela uma gota de lugol, recobre-se a preparação com lamínula e examina-se ao microscópio. Um aperfeiçoamento desse método é a técnica de Ferreira & Abreu (ver o Cap. 64, *Métodos e técnicas usuais em parasitologia*).

O tamanho e a forma dos cistos, o número de núcleos e sua morfologia, presença de corpos cromatóides e de inclusões de glicogênio servem para identificá-los (ver o Cap. 11).

Se bem que a coloração pelo lugol seja suficiente para o diagnóstico dos cistos, estes podem ser fixados e corados pela hematoxilina para um exame mais acurado.

A morfologia dos cistos mantém-se perfeitamente em fezes guardadas em temperatura ambiente (com fixador) ou a 4°C (sem fixador) durante uma semana, alterando-se rapidamente depois desse prazo, ou em materiais conservados em temperaturas muito baixas.

Pesquisa em Outros Materiais. As formas trofozoíticas podem ser pesquisadas em material aspirado ou curetado de ulcerações intestinais, durante o exame retossigmoidoscópico, conforme foi referido anteriormente. Encontra-se nesse material a forma invasiva, patogênica. O mesmo sucede com as ulcerações cutâneas.

Nos casos de localizações viscerais extra-intestinais, o parasito deve ser procurado nos líquidos e exsudatos colhidos por punção, ainda que raramente possa ser demonstrado no "pus" extraído de abscessos do fígado e de outros órgãos.

A pesquisa nos tecidos limita-se quase sempre às biópsias e aos materiais de necrópsia.

Diagnóstico Imunológico

Mesmo que só a demonstração do parasito ofereça diagnóstico etiológico seguro, as dificuldades que se encontram para isso e a necessidade de demonstrar o caráter invasivo da ameba obrigam-nos a recorrer aos métodos imunológicos. Eles são importantes também nos casos de amebíase extra-intestinal.

Grandes progressos foram realizados nesse campo, nos últimos anos. As técnicas mais em uso, atualmente, são:
- ELISA;
- hemaglutinação indireta;
- reação de fixação do complemento;
- aglutinação do látex;
- contra-imunoeletroforese;
- imunodifusão dupla em gel de ágar;
- imunofluorescência indireta.

O mais sensível e específico deles é o conhecido pela sigla **ELISA** (do inglês: *Enzyme Linked Immuno Sorbent Assay*), que se mostra de fácil execução, mesmo nas condições que se apresentam em trabalhos de campo. Seu funcionamento consiste em ligar o anticorpo a um suporte adsorvente e colocá-lo em contato com o soro-problema. Encontrando-se aí o antígeno específico, este é capturado. Antígeno e anticorpo permanecem ligados mesmo depois de lavada a preparação.

Para tornar a reação visível, emprega-se anticorpo contra *E. histolytica* conjugado a uma enzima (peroxidase ou fosfatase-alcalina), que efetua uma reação colorida quando o teste é positivo.

Os reagentes mais recomendados são anticorpos (murinos ou de coelho) para captura de uma proteína de adesão galactose-inibível da ameba (cuja sigla é GIAP). Este antígeno é extraído de linhagens axênicas purificadas de *E. histolytica*. O obtido da cepa HM1:IMSS é uma glicoproteína dimérica de 260 kDa, que corresponde a uma lectina galactose-inibível mediadora da fixação do trofozoíta à mucina do cólon e às células-alvo (pelo que se supõe participar dos mecanismos invasivos).

O teste ELISA dá altos títulos com o soro de pacientes portadores de amebíase hepática e títulos menores nos casos de amebíase intestinal, porém mais elevados que os obtidos com outros métodos imunológicos.

Já se encontram largamente em uso anticorpos monoclonais com epítopos específicos para *E. histolytica*, permitindo seu diagnóstico nas fezes.

A hemaglutinação, a reação de fixação de complemento e a contra-imunoeletroforese são muito sensíveis, mas como os anticorpos envolvidos nesses processos persistem durante muitos anos após a infecção, eles pouco informam sobre a situação atual do paciente. Sua principal utilidade é nos inquéritos epidemiológicos, para revelar a proporção de indivíduos que têm ou tiveram amebíase em determinada localidade.

A aglutinação do látex dá resultados inferiores aos da hemaglutinação indireta, porém o teste tem a vantagem de ser de fácil execução. É, no entanto, muito mais caro.

Em populações pouco sujeitas a reinfecções, a imunofluorescência é um bom método de triagem, mas pode dar títulos baixos (1:64) tanto em casos de amebíase ativa, como em pessoas com história pregressa de disenteria.

A técnica da difusão de precipitinas em ágar-gel (teste da dupla difusão, de Ouchterlony) é das que maior correlação apresentam com as infecções efetivamente em curso. Nos casos em que ela se mantenha positiva por mais de um ano, deve-se suspeitar de que a infecção amebiana do paciente não foi eliminada pelo tratamento.

Na prática, os testes de maior sensibilidade devem ser usados como métodos de triagem diagnóstica, particularmente quando se tratar de amebíase extra-intestinal, ou quando o uso de drogas impossibilitar o recurso aos exames parasitoscópicos. Eles devem ser acompanhados por outros testes capazes de indicar atividade amebiana atual, mas sobretudo devem alertar o médico para persistir na busca dos parasitos ou de processos semiológicos que possam orientar segura e racionalmente o tratamento.

A contra-imunoeletroforese pode ser utilizada para detectar antígenos no "pus" amebiano.

TRATAMENTO

Nos casos de disenteria grave, o paciente deve permanecer em repouso, com dieta de consistência branda, rica em proteínas e vitaminas, mas pobre em resíduos e carboidratos. Deve receber líquidos em abundância.

Os medicamentos a empregar, tanto nas formas agudas como nas crônicas da amebíase intestinal, bem como nas localizações extra-intestinais, pertencem a duas categorias: a dos que atuam na luz do intestino e a dos que agem nos tecidos invadidos pelas amebas.

Amebicidas da Luz Intestinal

DICLORACETAMIDAS

Estes compostos, que se apresentam como pós brancos ou amarelos, insípidos e quase insolúveis na água, são muito pouco absorvidos pela mucosa intestinal, razão pela qual têm sua ação limitada à cavidade intestinal. Pela mesma razão são praticamente atóxicos para o homem e não têm contra-indicações. Como único efeito colateral, podem provocar flatulência, que desaparece ao fim do tratamento. Os principais produtos em uso são os seguintes:

Teclosan — comprimidos de 100 ou de 500 mg, e suspensão com 50 mg por 5 ml;

Furamida — ou furoato de **diloxamida** em comprimidos de 500 mg;

Etofamida — comprimidos de 200 ou de 500 mg, e suspensão com 100 mg/5 ml;

Clefamida — comprimidos de 250 mg.

Estes amebicidas agem, por contato, sobre os trofozoítas das amebas que se encontrem na luz do intestino; mas, como todos os demais medicamentos usados contra esses parasitos, não destroem seus cistos.

São eficazes contra os trofozoítas mesmo em diluições tão altas como 1:80.000, desconhecendo-se no entanto o mecanismo de ação.

As dicloracetamidas encontram indicação em todas as formas de parasitismo por *Entamoeba histolytica*:

a) Nos casos assintomáticos, ou de portadores sãos (eliminadores de cistos), para destruir o ciclo na luz intestinal, que é responsável pela produção de cistos e, portanto, pela transmissão da amebíase.

b) Nos casos de disenteria, de colite crônica ou nas infecções extra-intestinais, para impedir a reinvasão dos tecidos e assegurar a erradicação do parasito.

Nestes casos, devem ser associados aos medicamentos que agem nos tecidos (ver adiante).

A dosagem para os adultos é de 3 a 6 comprimidos por dia (dependendo da droga utilizada), durante 5 a 10 dias. Para as crianças prescrevem-se doses menores, geralmente sob a forma de suspensões.

Amebicidas Teciduais

NITROIMIDAZÓIS

São drogas de escolha para o tratamento das formas sintomáticas de amebíase, devido ao fato de serem absorvidos pelo intestino e agirem eficazmente sobre as amebas que se encontrem nos tecidos.

Em conseqüência de sua rápida absorção ao nível do intestino delgado, a quantidade de nitroimidazóis que chega ao intestino grosso é insuficiente para eliminar os parasitos que vivem na luz desse órgão, razão pela qual o esquema terapêutico deve incluir, sempre, uma dicloracetamida.

As principais drogas em uso são:

Metronidazol. É atualmente o produto mais usado (Fig. 30.6). Com a administração em doses terapêuticas, sua concentração no sangue atinge o nível eficaz em 2 a 3 horas e mantém-se por 12 horas após uma só dose oral.

Para o tratamento da amebíase sintomática, a posologia recomendada é de 25 a 30 mg/kg de peso, por dia, dividida em três tomadas por via oral, preferivelmente depois das refeições. Um tratamento dura 7 a 10 dias. Existem formulações injetáveis.

Doses menores (2,4 mg/kg de peso, de uma só vez ou divididas em três tomadas por dia) deram bons resultados em casos não complicados de abscesso hepático, combinado com a aspiração do "pus". Alguns insucessos já foram assinalados no tratamento de abscessos e em outros casos.

O medicamento é contra-indicado nas afecções do sistema nervoso, nas discrasias sangüíneas e no primeiro trimestre da gestação.

O metronidazol tem gosto amargo e produz efeitos colaterais pouco pronunciados, em 15 a 30% dos pacientes: náuseas, vômitos, gosto metálico na boca, dores abdominais e diarréia. Mais raramente, há dor de cabeça, tonturas e dormência nas pernas. Depois de metabolizado, é excretado pela urina (que fica avermelhada), pela bile, saliva, leite, esperma e secreção vaginal.

Devido à inibição que provoca em diversas enzimas do metabolismo do álcool (semelhante ao efeito do dissulfiram), a ingestão alcoólica durante ou depois do tratamento pode causar confusão mental, perturbações visuais, cefaléia, náuseas e vômitos, sonolência e hipotensão.

Apesar do efeito mutagênico em bactérias e de sua carcinogenicidade para o rato, não parece oferecer risco importante para a espécie humana, já que conta com mais de um quarto de século de uso sem problemas.

Tinidazol. Tem propriedades semelhantes às do metronidazol, mas alcança concentração dupla no sangue, após 24 horas. Sua vida média é também mais longa (12 a 14 horas).

Prescrevem-se para adultos, por via oral, 2 gramas por dia (tomados de uma só vez, após a refeição), durante dois dias. Para crianças, 40 a 60 mg/kg de peso, após as refeições, durante dois a três dias consecutivos. Não ingerir álcool durante todo o tratamento. Os efeitos colaterais são os mesmos que com o metronidazol.

Este medicamento não deve ser prescrito a gestantes, no primeiro trimestre de gravidez e durante o aleitamento, visto atravessar a barreira placentária e ser excretado pelo leite, mesmo que até agora nenhum efeito teratogênico tenha sido comprovado.

Ornidazol. Distingue-se dos anteriores apenas em alguns detalhes: concentração plasmática elevada, 1 a 2 horas depois da administração oral, e eliminação lenta (85% do produto são eliminados em cinco dias, dos quais 63% pela urina e 22% pelas fezes); ausência de incompatibilidade com o álcool; neurotoxicidade fraca e ausência de teratogenicidade.

Dosagem para os adultos: 500 mg, duas vezes ao dia, durante 5 a 10 dias, por via oral. Efeitos colaterais em cerca de 15% dos pacientes.

Nimorazol. Conhecido também como nitrimidazina, esta droga tem propriedades semelhantes às dos medicamentos precedentes. Alcança alta concentração sangüínea e urinária.

A dose habitual é de 40 mg/kg de peso do paciente, por dia, durante 5 a 10 dias; administração oral.

DEIDROEMETINA E EMETINA

A **emetina** é um alcalóide da ipecacuanha ou ipeca, empregado no tratamento da amebíase há mais de meio século. É a droga que dá resultados mais rápidos, no sentido de suprimir os sintomas graves, gerais e intestinais.

O cloridrato ou dicloridrato de emetina é administrado por via subcutânea ou intramuscular em doses diárias de 30 a 60 mg (a dose máxima é de 1 miligrama por quilo de peso do paciente, não se recomendando ultrapassar os 65 mg por dia).

O tratamento dura 3 a 6 dias, não devendo estender-se por mais de 10 dias, em vista do efeito cumulativo da droga.

O repouso no leito, durante o tratamento, é obrigatório.

A emetina tem ação irritante sobre as mucosas e efeito tóxico sobre a musculatura, o sistema nervoso e o aparelho circulatório (extra-sistolia, diminuição do tônus cardíaco, hipotensão e alterações eletrocardiográficas), que podem exigir a suspensão do tratamento.

É contra-indicada na gravidez e nas doenças cardiorrenais.

O tratamento deve ser associado, ou prosseguido, com outras drogas, pois não se consegue a cura parasitológica somente com a emetina.

Atualmente usa-se de preferência a **deidroemetina**, um produto sintético, mais ativo e menos tóxico que a emetina. Por ser eliminado mais rapidamente que esta última, a deidroemetina permite prevenir mais facilmente o risco de acumulação da droga nos tecidos. A posologia é a mesma: 30 a 80 mg por dia, subcutaneamente, segundo o peso do paciente.

EPIDEMIOLOGIA

Distribuição Geográfica

Américas. A amebíase incide no Novo Mundo com taxas elevadas. No México, um inquérito soroepidemiológico de amplitude nacional (1974) mostrou que as taxas de prevalência variavam de 5,95%, na Região geoeconômica Centro-Ocidental, a 2,23% na Região Nororiental. Valores semelhantes foram registrados em 1994. Em 2005, um inquérito utilizando PCR encontrou uma prevalência de 13,8%. Também constitui problema importante em Honduras, Nicarágua, El Salvador e Costa Rica, bem como em países do Caribe (Haiti, República Dominicana, Jamaica e Curaçao).

Na América do Sul, também são bastante atingidas determinadas áreas da Colômbia, Equador, Peru e Chile. Mas como os dados estatísticos foram baseados geralmente em exames parasitológicos de fezes, não sabemos qual é realmente a prevalência de E. histolytica.

No Brasil, foram encontradas prevalências altas em lugares como Manaus, Belém, João Pessoa e Porto Alegre; e relativamente altas nos Estados da Bahia, Minas Gerais e Rio Grande do Sul.

Atualmente, devido ao aparecimento dos amebicidas modernos, mais eficazes e mais fáceis de usar, assim como ao uso agora indiscriminado de antibióticos e de outras drogas que influem no sentido de reduzir a prevalência da amebíase, a incidência desta deve ter decrescido bastante.

África e Ásia. São os continentes onde mais incide a amebíase.

Na África, as maiores taxas de infecção ocorrem na faixa compreendida entre as latitudes de 10°N e 10°S, mas a incidência é elevada em toda a zona intertropical e mesmo na Região Mediterrânea, onde o Marrocos e o Egito são áreas de alta endemicidade.

Na Ásia, os focos principais encontram-se no Iraque, Índia, Bangladesh, Tailândia, Vietnã, China e Coréia. Na Oceania, devem ser mencionadas principalmente Java e Sumatra.

Diferenças Regionais da Virulência

Um fato notável chama a atenção dos epidemiologistas: nas regiões frias ou temperadas do mundo, a amebíase-doença é rara ou, mesmo, inexistente.

No entanto, o número de indivíduos sãos que eliminam cistos tetranucleados pode ser tão grande como nas regiões de endemia grave. Um exemplo é São Petersburgo (ex-Leningrado), a 60° de latitude norte, onde os portadores de cistos chegam a 25%, mas os casos de disenteria são extremamente raros.

Excluída a possibilidade de confusão com E. hartmanni, nos diagnósticos, ainda assim o complexo "E. histolytica" mostra-se tão variável quanto à patogenicidade que Brumpt reconheceu uma espécie apatogênica (E. dispar) e outra patogênica (E. dysenteriae), hoje perfeitamente caracterizadas como espécies distintas.

Dos vários grupos ou zimodemos em que se classificam as amebas deste complexo, separadas por eletroforese de suas enzimas, apenas os grupos II, XI, XIV e XIX contêm parasitos isolados de casos sintomáticos da amebíase (ver o Cap. 10 e a Fig. 10.1).

O abscesso amebiano também tem sua geografia própria. É freqüente na península indochinesa (em 25% dos casos de indivíduos com amebíase), também é encontradiço na Índia, na África do Norte e no México.

Fontes de Infecção

Os pacientes com amebíase intestinal de tipo crônico, os casos oligossintomáticos e os assintomáticos (portadores sãos) constituem as principais fontes de infecção, pois são legiões e expulsam cistos de E. histolytica em suas fezes consistentes e de aspecto normal. Podem-se contar, muitas vezes, 60 cistos por miligrama de fezes. Cada evacuação de 100 gramas sendo capaz, portanto, de disseminar 6 milhões desses cistos.

Os doentes com hepatite amebiana, com abscesso amebiano do fígado ou de outros órgãos, só transmitem sua infecção se apresentarem, concomitantemente, os quadros intestinais acima enumerados.

Normalmente, os pacientes com disenteria aguda só podem transmitir a amebíase na medida em que, além da forma trofozoítica invasora, evoluindo nos tecidos, existir uma população multiplicando-se na luz do intestino e em condições de poder encistar-se. Isto parece não ocorrer em fezes líquidas, mas pode produzir-se tão logo se modifique o estado da massa fecal, quando voltar a normalizar-se o trânsito intestinal.

As percentagens de exames positivos para cistos tetranucleados, obtidas em inquéritos sobre a população geral, dão idéia incorreta da importância das fontes de infecção em cada país ou região, se o diagnóstico não foi estabelecido com todo o rigor, isto é, confirmado sorologicamente. A maioria dos inquéritos publicados no passado, sem levar em conta a distinção entre *E. histolytica* e amebas não-invasoras (como *E. dispar* e *E. hartmanni*), não merece confiança.

Por ser extremamente rara, faremos apenas menção da propagação por relações sexuais (sodomia), responsável pelos casos de amebíase cutânea dos órgãos genitais.

Em diferentes países, foram encontrados ratos, cães e símios naturalmente parasitados por amebas morfologicamente indistinguíveis de *E. histolytica*, mas não há provas de que constituam reservatórios para a infecção humana.

Transmissão da Amebíase

MECANISMOS DE TRANSMISSÃO DIRETA

Todos os seres humanos parecem igualmente suscetíveis à *Entamoeba histolytica*.

A transmissão direta, de pessoa a pessoa, realiza-se habitualmente por meio das mãos sujas. Contaminadas com matéria fecal durante a higiene anal, depois das evacuações, as mãos podem reter cistos de amebas, sobretudo sob as unhas.

Nessas condições os cistos permanecem viáveis, quando menos, por 5 minutos, se o paciente não lavar as mãos. Esse tempo pode prolongar-se até 45 minutos se as unhas forem longas e bem ajustadas ao hiponíquio, prevenindo a dessecação, que mata os cistos em 5 a 10 minutos.

As mãos de um indivíduo suscetível podem contaminar-se ao prestar assistência a doentes, ou ao cuidar de um eliminador de cistos, e sendo depois levadas à boca (para comer, roer as unhas etc.) asseguram a ingestão das formas infectantes do parasito.

No estudo de 144 famílias entre as quais ocorriam casos de amebíase, verificou-se que, em 90% delas, havia mais de um caso por família e, só em 10%, apenas um dos membros estava parasitado.

MECANISMOS DE TRANSMISSÃO INDIRETA

De várias maneiras pode ter lugar a transmissão indireta do parasitismo, que resumiremos como segue:
- contaminação de alimentos pelas mãos poluídas de um eliminador de cistos;
- contaminação de alimentos naturais com fezes humanas utilizadas como adubo;
- veiculação dos cistos pela água poluída com dejetos humanos; e
- transporte mecânico por insetos.

É provável que os eliminadores de cistos que manipulam alimentos sejam importantes disseminadores de *E. histolytica*. Em uma epidemia havida em Chicago, em 1934, um preparador de saladas parece ter sido a fonte de infecção para os hóspedes de um hotel.

Em Aruba, nas Antilhas, o tratamento específico dos manipuladores de alimentos fez baixar de 90% a incidência da amebíase em uma população de trabalhadores.

Por outro lado, os manipuladores de legumes são os indivíduos mais sujeitos ao risco de infecção quando esses vegetais são adubados com fezes humanas.

O consumo de alimentos crus, quer porque tenham sido adubados com excrementos humanos, quer porque tenham sido regados com águas poluídas, ou porque manuseados por mãos infectadas, pode facilitar a transmissão.

Já foram descritos cinco surtos epidêmicos de amebíase em que a disseminação da parasitose foi motivada por conexões cruzadas entre a rede de esgotos e o abastecimento de água.

Vazamentos nos esgotos representam permanente ameaça de contaminação de canalizações de água imperfeitas, ou do lençol freático, ou de outras fontes de água usadas pela população.

Poços rasos, abertos, ou construídos em terrenos calcários, onde o fendilhamento natural impede uma filtração perfeita da água que chega a tais poços, estão muito sujeitos à contaminação fecal.

As coleções de águas superficiais (rios, córregos, valas, lagoas etc.) estão expostas ao mesmo risco.

Na água, os cistos mantêm-se viáveis cerca de 10 dias, em temperatura ambiente. E, em vista de possuírem densidade igual a 1,060, sua velocidade de sedimentação é pequena (3 metros em 4 dias), o que assegura prolongada permanência dos cistos em suspensão.

Se a contaminação ocorre com freqüência, é possível que determinada coleção de água mantenha-se permanentemente infectante.

Em temperaturas de refrigerador os cistos resistem, na água, até 6 ou 7 semanas.

Ainda assim, muitos autores consideram que, nas condições habituais, a função propagadora da água de beber é muito pequena, dada a dispersão dos elementos infectantes em volumes consideráveis do líquido. Inquéritos feitos na Índia confirmam esse conceito.

Finalmente, tem-se atribuído às moscas e às baratas algum papel como transportadores mecânicos de cistos.

Esses artrópodes são capazes de assegurar a sobrevivência dos cistos no seu intestino, pois, quando contaminados experimentalmente, as formas císticas transitam pelo tubo digestivo e são eliminadas com as dejeções dos insetos. As moscas já foram encontradas com infecções naturais.

FATORES COADJUVANTES DA TRANSMISSÃO

Além de circunstâncias que favorecem a implantação do parasitismo, devem-se considerar aquelas que facilitam a eclosão dos quadros patológicos.

Ainda que encontrada desde a mais tenra infância até a extrema velhice, a prevalência da amebíase é maior na idade adulta.

Algumas atividades profissionais aumentam o risco da doença, como o trabalho de desobstrução e reparação de redes de esgotos, a manipulação de alimentos adubados ou irrigados com água poluída etc.

A aglomeração e a vida em condições insalubres facilitam a eclosão de casos ou mesmo de epidemias, como tem sido verificado entre soldados em campanha; em campos de prisioneiros e entre refugiados; ou entre trabalhadores alojados em péssimas condições higiênicas; também entre doentes mentais ou institucionalizados.

Desnutrição, estafa e outras circunstâncias debilitantes predispõem à doença. A dieta, mesmo abundante, não parece estranha à freqüência maior ou menor da amebíase-doença, parecendo concorrer para ela uma predominância de alimentos hidrocarbonados ou a escassez de proteínas.

Lesões da mucosa podem constituir a porta de entrada para o desenvolvimento de uma colite amebiana, o que nos leva a considerar a importância de outras doenças como precursoras ou desencadeadoras dessa protozoose.

Tem sido assinalada, de longa data, a freqüência com que surtos de enterocolites e disenterias de outra etiologia se acompanham de aumento correspondente do número de casos de amebíase.

Possivelmente as modificações da flora intestinal que se apresentam em tais circunstâncias contribuam diretamente para exaltar a patogenicidade da *E. histolytica*, independentemente das lesões bacterianas produzidas na mucosa.

O simples deslocamento de indivíduos ou de populações (imigrantes, turistas, soldados etc.) de uma região para outra pode acrescentar a um intestino já parasitado pela *E. histolytica* aquele fator bacteriano (ou outro) que opera sua transformação para a forma invasiva. Talvez esteja aí a explicação de fenômenos muitas vezes atribuídos arbitrariamente ao clima.

Endemicidade e Epidemias

Contrariamente ao que em geral sucede com a disenteria bacteriana, a forma intestinal da amebíase é doença essencialmente endêmica.

Por toda parte registram-se variações no grau de endemicidade, algumas vezes relacionadas com as estações do ano (com máximos na estação mais quente, ou no início da estação das chuvas), outras sem explicação satisfatória.

Verdadeiras manifestações epidêmicas foram, no entanto, observadas algumas vezes. A mais famosa foi a da Exposição Internacional de Chicago, em 1933, quando o afluxo de mais de 8 milhões de visitantes e a superlotação dos hotéis e restaurantes deu como resultado a produção de 1.409 casos e 100 mortes, entre 1º de junho de 1933 e 30 de junho de 1934, com 7% de letalidade. Dois hotéis, principalmente, foram a origem das infecções, devido à contaminação da água de beber por instalações sanitárias acidentalmente em conexão com os reservatórios. Cerca de 930 pessoas infectaram-se em Chicago, e as demais tiveram contato com os viajantes que regressavam da exposição.

Na mesma Chicago, em 1934, depois de um incêndio nos matadouros da cidade, a intercomunicação entre as redes de água potável e de águas servidas levou à eclosão de 300 casos de colite e disenteria amebiana, entre as 1.600 pessoas que haviam bebido a água poluída.

Os inquéritos epidemiológicos comprovaram fatos análogos em outras ocasiões e em outros países.

CONTROLE DA AMEBÍASE
Programas de Controle

O estado em que se encontram os conhecimentos sobre a amebíase limitam nossa capacidade de intervenção quase unicamente ao controle da transmissão do parasito.

Nada a fazer, por ora, em relação ao aumento da resistência imunológica.

Nem a busca e o tratamento de casos assintomáticos podem influir sobre a situação, visto serem os "portadores sãos" as principais fontes de infecção.

O número destas e a falta de justificação para a quimioterapia de massa, quando a grande maioria de eliminadores de cistos tetranucleados (90% talvez) não o são de *E. histolytica*, obrigam-nos a buscar soluções mais realistas, dentro de programas integrados de luta contra as doenças transmissíveis de veiculação fecal, ou relacionadas com hábitos e condições insalubres.

De qualquer forma, inquéritos preliminares e sondagens periódicas são necessários para uma correta avaliação do problema e do valor dos métodos de controle. A formação de pessoal competente para diagnosticar e para orientar as medidas de controle é de importância fundamental.

Nesses programas integrados, distinguem-se as medidas gerais e aquelas que são específicas contra a *E. histolytica*.

Educação Sanitária

Dadas as características clínico-epidemiológicas da amebíase e as dificuldades de identificá-la, para o grande público, como um problema específico de saúde coletiva, sua abordagem educacional deve ser feita no contexto da luta contra as doenças diarréicas.

Vimos que a amebíase é, em larga medida, uma doença de mãos sujas.

A educação sanitária, além de insistir sobre a obrigação de usar as latrinas e instalações sanitárias, e de nunca defecar no chão, problemas esses correntes nas zonas rurais e entre as crianças pequenas, deve pôr ênfase no fato de que lavar as mãos é uma das medidas mais importantes para se evitar a transmissão da doença. Devem-se lavar as mãos, sempre que possível com água e sabão:

a) depois de defecar e limpar-se;
b) antes de tocar em alimentos que serão consumidos crus ou não sofrerão nova cocção;
c) antes das refeições;
d) depois de tocar em objetos ou alimentos que possam ter sido contaminados com fezes, águas poluídas ou mãos sujas;
e) depois de cuidar da higiene dos doentes e de possíveis eliminadores de cistos.

Aconselhar o uso de unhas curtas, ou lavá-las freqüentemente com escova e sabão.

Evitar alimentos que possam estar contaminados ou que (como legumes e frutas) possam não ter sido convenientemente lavados ou desinfetados. Evitar alimentos manipulados por vendedores ambulantes e consumidos sem outros cuidados.

Saneamento Ambiental

Para que as medidas acima tenham sentido, é essencial que o abastecimento de água seja abundante e de fácil acesso. A água para uso doméstico deve ser potável, livre de contaminação fecal.

A fim de que não veicule eventualmente cistos de amebas, a água destinada às redes urbanas deve sofrer um tratamento que comporte: a floculação por coagulantes químicos (sulfato de alumínio ou de ferro, ou cloreto ferroso, que floculam e se precipitam quando transformados em hidróxidos); a sedimentação e a filtração rápida; ou simplesmente uma filtração lenta, sem coagulante, para retenção dos cistos.

Para maior segurança (ou onde não haja tratamento de água), usar nos domicílios filtros de porcelana porosa.

Previne-se, assim, o risco de contaminação por defeitos existentes na rede de distribuição de água.

A cloração é ineficaz, pois para destruir os cistos seriam necessárias concentrações de cloro intoleráveis para se beber.

Dos métodos de depuração química, de uso limitado, citaremos o tratamento pelo permanganato de potássio (0,3 grama para 10 litros de água, ou 30 a 50 gotas da solução a 1% para o mesmo volume). Depois de 20 minutos, é preciso descorar a água, gotejando nela hipossulfito a 2%. A cloramina, menos ativa, deve ser empregada na proporção de 1 comprimido de 0,25 grama para 1 ou 2 litros (dependendo do grau de poluição da água), durante 30 minutos.

A existência de instalações sanitárias e rede de esgotos é importante para a profilaxia. O tratamento dos esgotos deve assegurar a destruição dos cistos.

Não se deve permitir que fezes humanas sejam utilizadas como adubo (a menos que convenientemente tratadas) ou que contaminem águas destinadas à irrigação.

O lodo seco, resultante do tratamento anaeróbio dos esgotos em câmaras digestoras, deve alcançar temperaturas de 60-70°C, para destruir os cistos, antes de poder ser utilizado como fertilizante.

O combate às moscas e baratas faz parte das medidas de saneamento, ainda que o papel desses insetos como vetores seja ainda muito discutível.

Para limitar as populações dessas pragas, deve-se remover o lixo e dar-lhe destino adequado (enterrar ou queimar, por exemplo); proteger os alimentos do acesso de insetos e, se necessário, usar inseticidas contra estes.

Medidas Específicas

Identificação e Tratamento das Fontes de Infecção. Ainda que importantes, essas medidas são extremamente difíceis de executar, devido ao número de pessoas que deveriam ser alcançadas por elas.

Os serviços básicos de saúde devem encaminhar aos centros de diagnóstico e tratamento todos os casos sintomáticos, suspeitos de amebíase, para confirmação e medicação.

Nas zonas de alta endemicidade da *E. histolytica*, os casos assintomáticos serão tratados com as **dicloracetamidas**. No entanto, os serviços de saúde devem ter por objetivo prioritário a identificação e o tratamento dos indivíduos cujas atividades (manipuladores e preparadores de alimentos, pessoal de hotéis, restaurantes etc.) impliquem maior risco para a disseminação dos parasitos.

Nesses casos, o exame de fezes feito de modo sistemático (periodicamente) e por técnicos competentes permitirá identificar e depois tratar os eliminadores de cistos da *E. histolytica*, sintomáticos ou não.

O tratamento dos assintomáticos é igualmente obrigatório sempre que os pacientes devam receber, por outros motivos, qualquer terapêutica imuncdepressora, ou que se lhes diagnostique doença imunodepressora (AIDS, particularmente).

Proteção dos Indivíduos de Alto Risco. Além das medidas gerais de higiene recomendadas, o uso das dicloracetamidas como quimioprofiláticos poderá encontrar emprego nos casos de exposição temporária ao risco de infecção.

13

Os Esporozoários ou Apicomplexa

INTRODUÇÃO
   Caracterização dos parasitos
   Ciclo vital
      Ciclo assexuado ou esquizogônico
      Ciclo sexuado ou esporogônico
   Famílias e gêneros de interesse médico
COCCIDIASIDA E COCCIDIOSES
   Coccidioses de animais
   Isospora belli *e isosporíase*
      Etiologia
      Patologia e clínica
      Diagnóstico e tratamento
      Epidemiologia e profilaxia
   Sarcocystis *e sarcosporidíase*
      Etiologia
      Patologia e clínica
      Diagnóstico e tratamento
      Epidemiologia e profilaxia
INFECÇÕES OPORTUNISTAS POR ESPOROZOÁRIOS
   Pneumocystis *e pneumocistose*
      O parasito
      A doença
      Diagnóstico e tratamento
      Epidemiologia e profilaxia
   Cryptosporidium *e criptosporidíase*
      O parasito
      A doença
      Epidemiologia e profilaxia

INTRODUÇÃO

Caracterização dos Parasitos

Os **Apicomplexa** são protozoários parasitos que formam agrupamentos bastante homogêneos na classe **Sporozoea** (= **Sporozoa**), dentro do filo **Apicomplexa** (ver o Cap. 9).

Além de serem todos parasitos obrigatórios intracelulares e apresentarem um ciclo biológico onde se alternam a reprodução sexuada e a reprodução assexuada, caracterizam-se por possuírem no pólo anterior de seu corpo alongado, durante as fases com capacidade invasora, umas estruturas celulares especiais que constituem o **complexo apical**, utilizado para a penetração nas células dos seus hospedeiros e para a formação e manutenção do vacúolo parasitóforo.

Quando bem desenvolvido, esse complexo co2mpreende estruturas em forma de anéis polares situados sob a membrana e centrados em torno de uma pequena depressão onde vêm terminar 2 a 8 organelas alongadas denominadas **roptrias** e outras conhecidas como **micronemas**, além de **granulações densas** ou **corpos esféricos** (Figs. 13.1 e 14.1) situados nas proximidades.

As roptrias são formações secretoras, eletrondensas, que contêm materiais necessários à formação de membranas (polipeptídios e glicopeptídios complexos, altamente imunogênicos, e diferentes nos gêneros ou espécies até agora estudados). Sua origem estaria no retículo endoplásmico e seu conteúdo elaborado pelo aparelho de Golgi, ao que se supõe. Estruturalmente apresentam-se como espirais membranosas, podendo participar da formação das **membranas dos vacúolos parasitóforos** (MVP) em expansão, de sua dissolução ou refacção, assim como podem incorporar-se à membrana dos eritrócitos. Elas participam não só da penetração como da saída dos parasitos de suas células hospedeiras. Desconhecem-se, entretanto, os mecanismos e a regulação dessas atividades pleomórficas.

Sob os anéis polares há geralmente outra organela que, por sua forma, recebeu o nome de **conóide**. Irradiando-se da circunferência do conóide, parte um conjunto de microtúbulos que ficam aderidos à face interna da membrana celular (Fig. 13.1).

A invasão da célula hospedeira compreende, em geral, uma série de etapas tais como:

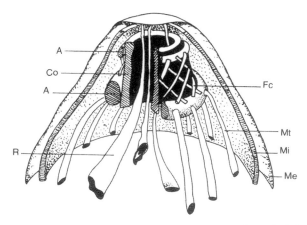

Fig. 13.1 Esquema para mostrar a estrutura do aparelho apical de um esporozoário, *Toxoplasma gondii* (redesenhado de Souza, 1974). **A,** anéis do conóide; **Co,** conóide; **Fc,** fibras do conóide; **Me,** membrana externa; **Mi,** membrana interna; **Mt,** microtúbulos do conóide; **R,** roptria.

a) reconhecimento e adesão à membrana celular por estruturas da membrana do parasito;

b) reorientação deste para que o complexo apical fique aplicado contra a superfície da célula hospedeira;

c) formação de junções móveis entre os dois organismos, que progressivamente envolvem o parasito;

d) descarga parcelada do conteúdo das roptrias e micronemas que facilitam a endocitose, o fechamento do vacúolo, a formação da membrana do vacúolo parasitóforo (MVP) e, por último, o abandono da célula hospedeira pelos parasitos que aí se multiplicaram.

Em alguns casos (*Theileria parva*, p. ex.) a endocitose não requer reorientação do parasito, e a MVP produzida desfaz-se, ficando o parasito livre no citoplasma da célula hospedeira, ou envolvido apenas pela membrana da hemácia. A saída do vacúolo eritrocítico se acompanha também de descarga das roptrias e micronemas.

Babesia sp. penetra na hemácia descarregando suas roptrias, mas a MVP formada logo se dissolve pela ação dos corpos esféricos.

Noutros casos (*Plasmodium, Eimeria, Sarcocystis, Toxoplasma*) a primeira MVP é desfeita, formando-se uma segunda, em seguida. Em alguns Apicomplexa, desaparece o aparelho apical, na fase que se segue à penetração, mas epítopos de proteínas das roptrias ou das granulações densas são encontrados tanto na MVP, como no interior do vacúolo e na membrana da célula hospedeira.

Ciclo Vital

A evolução dos Apicomplexa não é simples. Por comodidade de exposição, vamos distinguir nela dois ciclos menores, que se alternam regularmente: um assexuado e outro sexuado, podendo ter lugar no mesmo hospedeiro ou em hospedeiros diferentes.

CICLO ASSEXUADO OU ESQUIZOGÔNICO

Pode ser descrito como iniciando-se com o **esporozoíta**, uma forma infectante, alongada e móvel do parasito, dotada de complexo apical. O nome esporozoíta vem de sua formação no

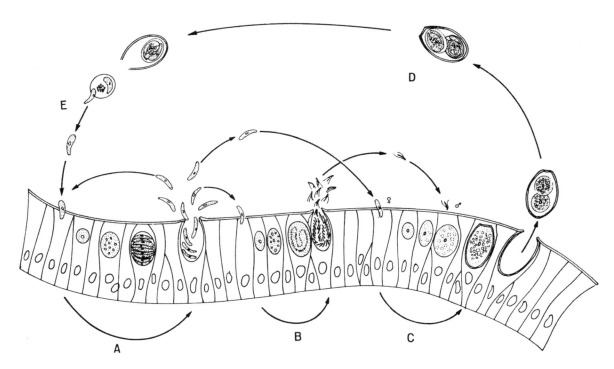

Fig. 13.2 Evolução de um coccídio. *A.* Ciclo assexuado (esquizogônico) que se repete certo número de vezes, segundo a espécie. *B.* Microgametogênese com formação dos gametas masculinos. *C.* Macrogametogênese e fecundação do gameta feminino por um microgameta, dando origem ao oocisto. *D.* Formação dos esporozoítas que se dá geralmente no meio exterior. O processo de reprodução sexuado (de *B* a *D*) constitui a fase de multiplicação esporogônica. *E.* Libertação dos esporozoítas, no organismo de um novo hospedeiro.

interior de um envoltório resistente, o **esporo** ou **esporocisto** (Fig. 13.2).

Ao abandonar um esporocisto, o esporozoíta deve alcançar de alguma forma seu hábitat, no organismo de determinado hospedeiro. Isso é facilitado, por exemplo, quando este ingere os esporos que estavam contaminando seus alimentos.

Graças ao aparelho apical, o esporozoíta invade células do organismo hospedeiro e torna-se parasito endocelular. Aí sofre transformações morfológicas (inclusive perda do complexo apical), nutre-se e cresce.

No fim do crescimento, o núcleo começa a dividir-se várias vezes, segundo processo de multiplicação assexuada, do qual resultam, primeiro, uma forma multinucleada, ou **esquizonte**; depois, o citoplasma se divide para dar origem simultaneamente a um certo número de elementos filhos uninucleados. O processo é denominado reprodução esquizogônica, ou **esquizogonia** (do grego *skhizo*, separo, e *gonos,* geração).

Os organismos filhos são os **merozoítas** (do grego *meros*, parte, e *zoon*, animal). Ao se formarem, os merozoítas voltam a possuir um complexo apical que lhes permite invadir novas células hospedeiras.

A partir de cada merozoíta, o ciclo assexuado pode repetir-se, sucedendo-se as fases de crescimento e de multiplicação esquizogônica, por várias gerações; ou, então, a evolução encaminha-se para um processo de reprodução sexuada, conhecido como **esporogonia** (do grego *spora*, semente ou esporo, e *gonos*, geração).

CICLO SEXUADO OU ESPOROGÔNICO

Inicialmente os merozoítas (ou alguns deles) diferenciam-se para formar células especializadas: os **gamontes** ou **gametócitos** (do grego *gametes*, cônjuge, e *kytos*, célula). Aqueles que se destinam a produzir gametas masculinos são os microgametócitos, e os que se transformarão em gametas femininos são os macrogametócitos. Como esses nomes sugerem, os elementos masculinos e femininos que vão resultar daí são morfologicamente diferentes. Os **microgametas** ou gametas masculinos são menores e flagelados, dotados de motilidade, portanto. Os **macrogametas** ou gametas femininos são maiores e imóveis.

Quando dois gametas de sexos diferentes se unem (cópula), formam um ovo ou **zigoto** que é diplóide e logo se encista, razão pela qual passa a chamar-se **oocisto** (do grego *oon*, ovo, e *kystis*, vesícula). No curso da primeira divisão do zigoto há meiose (isto é, redução dos cromossomos à metade) e, por isso, todas as formas parasitárias, exceto a célula-ovo, são haplóides (do grego: *haplous*, simples, singular).

Nas gregarinas, o oocisto torna-se o esporo (ou esporocisto), com esporozoítas dentro. Nos coccídios, ele aumenta de volume e produz no seu interior certo número de cistos secundários, que por sua vez contêm os esporozoítas (Fig. 13.3).

Nos hemosporídios, dentro do oocisto que cresce muito, forma-se considerável número de esporozoítas nus (Fig. 15.1).

Famílias e Gêneros de Interesse Médico

Dentro da divisão Apicomplexa (correspondendo à classe Sporozoea ou Sporozoa, das classificações anteriores) encontramos três grupos de importância médica:

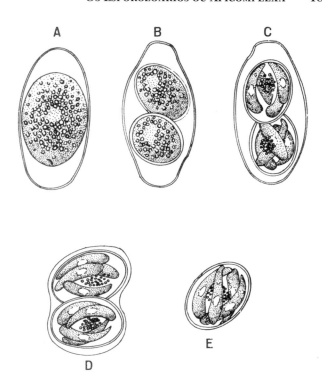

Fig. 13.3 As três figuras superiores representam oocistos de *Isospora belli*, em diferentes estádios de maturação. *A.* Na fase inicial, com um só esporoblasto. *B.* Em seguida, com dois esporoblastos que já produziram cada qual seus esporocistos. *C.* Oocisto maduro, com dois esporocistos, contendo quatro esporozoítas cada, além de granulações do corpo residual. As duas figuras inferiores representam formas infectantes de *Sarcocystis hominis. D.* Dois esporocistos maduros e ainda envolvidos pela frágil membrana do oocisto. *E.* Um esporocisto isolado, depois da ruptura do oocisto.

1. No primeiro, encontram-se os **Coccidiasida** (correspondendo à subclasse Coccidia) que incluem os coccídios e os hemosporídios, sempre pequenos, endocelulares, que parasitam vertebrados e invertebrados (ver o Cap. 9, para mais informações sobre a sistemática). Eles apresentam muitas características biológicas semelhantes e, filogeneticamente, os hemosporídios devem ter derivado de um grupo de coccídios (*Eimeriina*) ou de um tronco comum. Duas famílias contêm parasitos que infectam o homem.

Família **Eimeriidae**, cujas espécies desenvolvem a esquizogonia e a formação de gametas intracelularmente. Os gametas masculinos e femininos formam-se independentemente um do outro, havendo grande produção de microrganismos móveis. O zigoto é imóvel e a esporogonia tem lugar fora do organismo do hospedeiro. Os esporozoítas formam-se dentro de esporocistos, no interior do oocisto.

O número de esporocistos varia de zero a quatro ou mais, cada qual contendo um ou mais esporozoítas.

Muitas espécies dos gêneros *Eimeria* e *Isospora* parasitam os animais domésticos, e *Isospora belli* infecta o homem (Fig. 13.4).

Família **Sarcocystidae**. Seus membros são igualmente organismos endocelulares que se multiplicam assexuadamente por esquizogonia, ou por **endodiogenia** (Fig. 14.5). Esta é uma

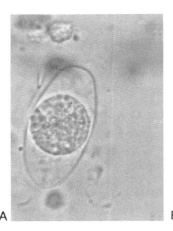 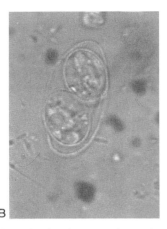

Fig. 13.4 Microfotos de *Isospora belli*. A. Oocisto imaturo, observado nas fezes de um paciente. B. Oocisto maduro com dois esporocistos contendo os respectivos esporozoítas.

forma de brotamento interno, também dito endogenia, cujos elementos filhos são os **taquizoítas** (do grego *takhys*, rápido), em vista de sua formação rápida. Outro tipo de reprodução tem lugar lentamente, no interior de um cisto, e produz **bradizoítas** (*bradys* = lento). A fase sexuada da reprodução dá origem a oocistos com dois esporocistos, contendo cada qual quatro esporozoítas.

Apenas três espécies têm interesse médico: *Sarcocystis hominis*, *Sarcocystis suihominis* e *Toxoplasma gondii*.

2. No segundo grupo, **Haemosporida** (que corresponde à subordem Haemosporina da nomenclatura clássica), encontra-se o gênero ***Plasmodium*** dos parasitos responsáveis pela malária humana e dos animais.

3. No grupo **Piroplasmorida** está o gênero *Babesia*, cujas espécies parasitam habitualmente o gado e, eventualmente, o homem.

Analisaremos em seguida as coccidioses humanas, mas deixaremos a **toxoplasmose** e a **malária** para os próximos capítulos, dada a grande importância médica que apresentam.

COCCIDIASIDA E COCCIDIOSES

Coccidioses de Animais

Numerosas espécies pertencentes à subordem **Eimeriina** causam doenças graves nas aves, no gado e em outros animais de importância econômica para o homem. Galinhas, patos, perus, faisões, pombos etc. são infectados por mais de vinte espécies de *Eimeria*.

Esse gênero caracteriza-se facilmente porque no interior dos oocistos formam-se quatro esporocistos, cada um deles com dois esporozoítas. Grande número de trabalhos tem sido publicado sobre a organização, a fisiologia e a patologia dos coccídios.

Os parasitos costumam ter localização bem precisa no organismo do hospedeiro. Nas galinhas, por exemplo, *Eimeria tenella* parasita as células epiteliais da mucosa cecal, enquanto *E. necatrix* produz infecção crônica do intestino delgado, *E. acervulina* fica nas porções altas deste último e *E. brunetti* localiza-se no reto.

Quando um oocisto de *Eimeria tenella*, que tem no seu interior oito esporozoítas, chega ao tubo digestivo de um frango, cada esporozoíta penetra em uma célula epitelial das glândulas do ceco e dá, na primeira geração, 900 merozoítas. Cada um deles, por sua vez, produz uma segunda geração com 350 merozoítas.

Em 2 ou 3 dias, e a partir de um só oocisto, mais de dois milhões de elementos parasitários estarão atacando a mucosa.

Aos cinco dias, as dejeções tornam-se hemorrágicas e a ave entra em estado de desnutrição que pode terminar com a morte. Depois da segunda ou terceira geração, aparecem os gametas, dá-se a fecundação e, por volta de uma semana, começam a ser eliminados oocistos nas fezes da ave.

Os casos de parasitismo crônico constituem fontes de infecção importantes para outras aves.

O coelho é suscetível a cinco espécies de coccídios pelo menos, uma das quais (*Eimeria stiedae*) afeta o fígado e as vias biliares, produzindo moléstia crônica, enquanto as demais (*E. perforans*, *E. magana* etc.) atacam os intestinos causando diarréia. A gravidade das lesões varia muito.

De um modo geral, as coccidioses representam importante causa de mortalidade entre aves e mamíferos domésticos, bem como entre animais de pele valiosa.

Isospora belli e Isosporíase

Ao ingerir carne de animais parasitados, inclusive aves e peixes, os oocistos dos respectivos coccídios podem aparecer nas fezes humanas, sem maior significação patológica, pois apenas atravessam o tubo digestivo sem desencistarem-se ou sofrerem um processo de digestão.

Várias espécies parasitam efetivamente o homem: *Isospora belli*, *Sarcocystis hominis* e *Sarcocystis suihominis*, além de duas que são especialmente patogênicas para indivíduos imunodeficientes — *Pneumocystis carinii* e *Cryptosporidium* sp.

ETIOLOGIA

A infecção por *Isospora belli*, ou **isosporíase**, é adquirida pela ingestão de oocistos procedentes de contaminação fecal.

Na luz do intestino delgado, os esporozoítas são liberados e vão invadir as células epiteliais da mucosa, onde se multiplicam abundantemente por esquizogonia. Assim que as células parasitadas degenerarem e se romperem, os merozoítas passam a invadir novos pontos do epitélio, produzindo extensas destruições a esse nível.

Por fim, parte dos merozoítas evolui para gametócitos e gametas que, após copularem, dão lugar à formação de zigotos e oocistos que são eliminados nas fezes, ainda imaturos. No solo, dependendo das condições ambientais, um processo de esporogonia tem lugar dentro de cada oocisto, originando dois esporocistos, cada qual contendo quatro esporozoítas.

Os oocistos são elípticos e freqüentemente apresentam uma ou ambas as extremidades estreitando-se à maneira de um colo. Medem uns 30 μm de comprimento por 10 a 12 μm de largura (Figs. 13.3 e 13.4).

Ao serem expulsos nas fezes, os oocistos ainda não completaram seu desenvolvimento: no interior da parede cística, com duplo contorno, vê-se a massa citoplásmica nucleada e cheia de granulações; ela não preenche todo o espaço, deixando livres as regiões polares (Fig. 13.4, *A*). Esta célula única (zigoto) divide-se em duas, que são chamadas **esporoblastos** (Fig. 13.4, *B*). Nessa fase do ciclo vital é que mais freqüentemente o parasito é visto nos exames de fezes.

Os esporoblastos segregam cada qual uma membrana resistente em torno de si, transformando-se em **esporocistos**. O amadurecimento estará completo quando cada esporoblasto formar quatro **esporozoítas**, restando ainda no interior de cada um dos esporocistos certa quantidade de citoplasma residual, granuloso e sem núcleo, de cuja superfície se destacam os esporozoítas, no fim da esporogonia (Fig. 13.3, *C* e Fig. 13.4, *B*). Os esporozoítas são encurvados (em forma de banana) e de extremidades afiladas, numa das quais se encontra o aparelho apical.

Em um dos pólos do oocisto há um poro, ou micrópila, por onde os esporozoítas escaparão, quando o parasito alcançar o tubo digestivo de outro hospedeiro.

PATOLOGIA E CLÍNICA

As isósporas produzem infecções benignas do intestino delgado, ao invadirem as células epiteliais de revestimento e das criptas de Lieberkühn, provocando reação inflamatória da mucosa.

Na maioria dos casos, o parasitismo por *I. belli* será provavelmente assintomático.

Nos demais, há diarréia, cólicas abdominais, meteorismo ou mesmo uma síndrome disenteriforme. Em casos observados de infecção experimental com oocistos de *I. belli*, surgiu febre e diarréia depois de 7 a 10 dias. Durante uns 10 dias perdurou o mesmo quadro com oscilações da temperatura em torno de 38-39°C. Depois sobreveio cura espontânea, sem necessidade de qualquer medicação, mas a eliminação de oocistos manteve-se por cerca de um mês ou mais.

O quadro de enterite pode alongar-se por um mês. Em um caso, os oocistos só apareceram nas fezes quatro semanas após ingestão acidental de material infeccioso e foram eliminados durante 10 dias.

Outros sintomas observados nas infecções naturais são: perda de apetite, astenia, dor de cabeça e náuseas. As evacuações chegam a ser freqüentes, com cólicas ou dores abdominais. O início pode ser súbito com febre, calafrios e, em seguida, diarréia.

Nos pacientes com AIDS, a infecção costuma ser crônica e, em geral, intermitente.

DIAGNÓSTICO E TRATAMENTO

O diagnóstico da isosporíase é feito pela demonstração de oocistos nas fezes. Ele é dificultado, muitas vezes, pela escassez de tais formas parasitárias, razão pela qual são sempre exigidas técnicas de concentração dos oocistos e repetição dos exames, nos casos suspeitos.

O aparecimento dos parasitos nas evacuações dá-se, em geral, após duas semanas da infecção e atinge seu máximo por volta da terceira semana.

A evolução da doença é para a cura espontânea e completa, ao fim de um prazo médio de 40 dias.

Alguns autores recomendam o tratamento com sulfamidas, antimaláricos ou antibióticos, porém outros não registraram modificações no curso da infecção com o emprego de tetraciclinas, cloranfenicol, sulfas etc.

Nos aidéticos, a isosporíase responde rapidamente ao tratamento oral com **trimetoprim-sulfametoxazol** (descrito adiante, nos itens *Diagnóstico* e *Tratamento* da criptosporidíase), em doses menores que as indicadas contra *Cryptosporidium*; porém, as recidivas e as reinfecções são freqüentes. Recomenda-se por isso, em certos casos, a instituição de tratamento quimioprofilático, tal como se propõe para a criptosporidiose. **Metronidazol** e **quinacrina** são apontados como drogas alternativas.

EPIDEMIOLOGIA E PROFILAXIA

A isosporíase humana tem sido registrada em países das mais diversas regiões do mundo, parecendo ser cosmopolita.

No Chile, os coccídios ocorrem em cerca de 3% dos exames coprológicos, sendo *I. belli* nove vezes mais freqüente que *Sarcocystis hominis*. No Brasil, a freqüência registrada em São Paulo é inferior a 1 por 1.000 exames, prevalecendo *S. hominis* na proporção de 3 para 2.

Nos EUA, *I. belli* tem estado implicada em vários surtos institucionais de diarréia, e, entre os pacientes com AIDS, a infecção atinge 0,2% daqueles que foram submetidos a exames coprológicos, o que parece ser uma subestimação. No Haiti, é encontrada em 15% dos aidéticos.

A infecção resulta provavelmente da ingestão de água ou de alimentos contaminados, tal como em outras protozooses intestinais, mas não dispomos de informações sobre as condições que regem sua propagação. A raridade dos casos faz pensar que o homem não deve ser o único hospedeiro de *I. belli*.

Sarcocystis e Sarcosporidíase

ETIOLOGIA

Os parasitos do gênero *Sarcocystis* são conhecidos há mais de 150 anos e foram encontrados em grande variedade de animais (peixes, répteis, aves e mamíferos, inclusive o homem), desde as regiões árticas até as tropicais. Em alguns lugares, 100% dos bois e carneiros estão infectados. No entanto, a natureza e a biologia desses parasitos permaneceram ignoradas até recentemente, de modo que as espécies eram identificadas, em geral, segundo seus animais hospedeiros.

Sabe-se, agora, que são parasitos heteroxenos, exigindo um hospedeiro para a fase assexuada de seu ciclo e outro para a fase sexuada. Na primeira, parasitam essencialmente os músculos esqueléticos e cardíacos de animais que servem de presa para os hospedeiros definitivos, se bem que tenham sido encontradas infecções do sistema nervoso, em alguns deles.

Ciclo Assexuado. Quando os animais ingerem os esporocistos maduros, a ação combinada da bile e da tripsina libera os esporozoítas, que penetram na mucosa e são levados pela circulação a diferentes órgãos. Aí a esquizogonia tem lugar no endotélio vascular, com formação de duas gerações de esquizontes e até 250 merozoítas por esquizonte. Os merozoítas vão localizar-se nos músculos estriados, onde produzem cistos. Eles formam cistos tubulares, nas massas musculares, que variam de forma e de tamanho, segundo as espécies, numa gama que vai de cistos microscópicos a formações com vários centímetros de comprimento. Estes últimos aparecem, ao exame macroscópico, como estrias brancas correndo paralelamente às fibras musculares, e quando as infecções são muito pesadas o próprio músculo fica esbranquiçado.

Cada cisto é envolvido por nítida parede, com aspecto liso em algumas espécies; noutras, com numerosas projeções externas filiformes ou digitiformes que são características específicas. O interior do cisto é, em geral, dividido por delgados septos que delimitam compartimentos repletos de elementos conhecidos como **cistozoítas**: uns são redondos (metrócitos), outros em forma de banana (bradizoítas). Os metrócitos não são infectantes (pelo menos no caso de *S. muris*), enquanto os bradizoítas maduros evoluirão para gametócitos, no hospedeiro final. Na parte central dos cistos velhos, os cistozoítas morrem e se desintegram, deixando ver o desenho dos septos que lembra o de favos de mel.

Ciclo Sexuado. Demonstrou-se experimentalmente que alimentando-se camundongos, assim como cães, gatos e outros carnívoros, ou o próprio homem, com carne de gado infectada com os cistos acima descritos, eles passam a eliminar, ao cabo de 15 dias, esporocistos semelhantes aos dos coccídios, e seguem expulsando-os por largo período.

Nesses hospedeiros os cistozoítas penetram na mucosa intestinal, localizando-se ao nível da lâmina própria subepitelial, e desenvolvem o ciclo sexuado ou esporogônico (sem ser precedido de esquizogonia).

Cada uma das três espécies de *Sarcocystis* dos bovinos tem seus próprios hospedeiros para o ciclo sexuado, ainda que os cistozoítas sejam relativamente eurixenos.

Os cistos são eliminados como esporocistos maduros e geralmente isolados, por tempo notavelmente longo. Eles só liberam os esporozoítas, entretanto, em contato com a bile de seus hospedeiros próprios para o ciclo assexuado (esquizogônico).

Assim, o homem, o cão e o gato são hospedeiros definitivos de diferentes espécies de *Sarcocystis* que desenvolvem sua fase esquizogônica nos músculos dos bovinos, suínos, roedores etc.

Duas espécies de *Sarcocystis* foram identificadas como parasitos do homem: *Sarcocystis hominis* e *Sarcocystis suihominis*.

1. ***Sarcocystis hominis*** (antes denominado *Isospora hominis*) tem por hospedeiro intermediário o gado bovino (*Bos taurus*). Além do homem, alguns macacos podem atuar como hospedeiro definitivo do parasito, albergando a fase sexuada de seu ciclo evolutivo.

O oocisto é um pouco maior que o de *Isospora belli*, mas, como sua membrana é muito delicada, rompe-se facilmente, deixando em liberdade os dois esporocistos já plenamente formados que aparecem nas fezes juntos ou isolados (Fig. 13.3, D e E).

Esses esporocistos, ovóides, medem cada um 10×15 µm, em média, e contêm quatro esporozoítas arqueados, além do citoplasma residual. Eles só aparecem nas fezes humanas cerca de 10 dias depois da infecção, mas seguem sendo eliminados durante 40 dias ou mais.

2. ***Sarcocystis suihominis*** (antes confundido com *I. hominis*) tem o porco doméstico (*Sus scrofa*) como hospedeiro intermediário. Os esporocistos medem em torno de $9 \times 12,5$ µm e têm a mesma organização que a espécie precedente. O período pré-patente é também de 10 dias, e a eliminação de esporocistos pode ir até 30 dias, pelo menos.

PATOLOGIA E CLÍNICA

Pelo fato de, na **sarcosporidíase** (= sarcocistose) intestinal produzida por *Sarcocystis*, não haver ciclo esquizogônico nos hospedeiros definitivos, as lesões na mucosa intestinal humana costumam ser mínimas e geralmente não se traduzem por um quadro sintomático.

Num ensaio feito com voluntários humanos, observou-se, 3 a 6 horas depois da ingestão de carne bovina crua com *S. hominis*, o aparecimento de náuseas, dor abdominal e diarréia, que se repetiram 14 a 18 dias depois, coincidindo com um máximo de eliminação de esporocistos nas fezes.

Os sintomas são mais pronunciados com *S. suihominis*.

No homem, não costuma haver uma resposta imunológica importante. As reinfecções podem repetir-se inúmeras vezes, em função do consumo de carne mal cozida, o que explicaria os casos de eliminação de esporocistos durante muito tempo.

A sarcosporidíase muscular humana é muito rara. Dos 40 casos descritos na literatura, até 1979, nem todos foram seguramente confirmados. Ignora-se também se o agente etiológico é o mesmo que produz as coccidioses intestinais, pois *S. hominis* não eclode em meio contendo bile de origem humana.

Em pacientes das Américas, da Europa, bem como da África e Ásia, foram descritos cistos medindo desde 57×45 µm até aqueles medindo $5,3$ cm $\times 322$ µm, localizados na musculatura esquelética, cardíaca ou da laringe.

Vários desses casos eram assintomáticos e só foram diagnosticados após necrópsia. Outros estavam relacionados com lesões locais ou doenças sistêmicas. Entre os sintomas registrados, encontravam-se dolorimento muscular persistente, miosite, inchaço, mal-estar, febre, broncoespasmo etc.

O quadro anatomopatológico compreendia fibrose intersticial e infiltração perivascular, com eosinofilia.

Em um caso diagnosticado e acompanhado durante muitos anos, havia inchaço muscular, temperatura elevada, mal-estar e broncoespasmo. Esse quadro, que apresentava recaídas severas, repetiu-se durante sete anos sem responder à terapêutica e acabou por desaparecer espontaneamente.

Sarcosporidíase Animal. O parasitismo causado por *Sarcocystis* adquire gravidade no hospedeiro intermediário, devido à sua localização nos músculos cardíacos e esqueléticos. E, por atingir o gado e outros animais domésticos, chega a ser importante problema de medicina veterinária.

Na infecção de cães, gatos e outros animais com doses maciças de cistozoítas, observou-se a expulsão de tiras de tecido subepitelial repleto de oocistos.

DIAGNÓSTICO E TRATAMENTO

Oferece as mesmas dificuldades referidas em relação às outras coccidioses humanas, pela pouca abundância de parasitos nas fezes. As técnicas de concentração devem ser as preferidas para exames coproscópicos.

Na sarcosporidíase muscular, a imunofluorescência indireta e a reação de fixação do complemento, com antígenos específicos, podem dar resultados positivos. Não parece haver reação cruzada com *Toxoplasma*.

A biópsia de músculo tem sido outro método de diagnóstico, permitindo visualizar o parasito.

Não se conhece medicação adequada para esta parasitose.

EPIDEMIOLOGIA E PROFILAXIA

Contrariamente à transmissão de *I. belli*, que parece fazer-se de homem a homem através de contaminação fecal, *Sarcocystis* apresenta um tipo de distribuição muito especial, por sua ocorrência cosmopolita e sua incidência mais freqüente entre pessoas com altos padrões de vida e de higiene. Segundo a OMS (1981), a prevalência oscila entre 6 e 10%.

A sarcosporidíase é uma zoonose contraída pelo homem ao consumir carne de boi ou de porco crua ou mal cozida. No intestino delgado os bradizoítas invadem a mucosa, transformando-se aí em macro- e microgametócitos que se unem para formar o zigoto.

A partir deste, inicia-se a esporogonia e a eliminação de esporocistos, decorridos apenas uns 10 dias.

A propagação da infecção aos hospedeiros intermediários é facilitada pelo longo período de eliminação dessas formas infectantes e, provavelmente, pela freqüência das reinfecções humanas.

Os esporocistos parecem resistentes tanto aos sistemas de tratamento de esgotos quanto às condições do meio ambiente, quando há poluição fecal do solo. Eles chegam às pastagens em quantidade suficiente para manter uma alta prevalência da infecção no gado bovino e suíno.

Para a prevenção seriam necessárias medidas como: consumir somente carne que estivesse suficientemente cozida para assegurar a destruição dos parasitos; evitar a poluição fecal do solo e o uso de dejetos humanos como adubo (inclusive quando provenientes de estações de tratamento de esgotos); fiscalizar o gado abatido, em matadouros, para eliminar as carcaças e vísceras evidentemente parasitadas. O congelamento da carne reduz o número de cistos viáveis.

Em alguns países da Europa, conseguiu-se eliminar a sarcosporidíase dos suínos, pelos cuidados higiênicos em sua criação e pelo uso de dietas artificiais.

INFECÇÕES OPORTUNISTAS POR ESPOROZOÁRIOS

Alguns protozoários, cuja posição sistemática permanece ainda incerta, adquiriram ultimamente considerável importância médica por serem parasitos oportunistas, isto é, que se tornam patogênicos em pacientes com imunodepressão de qualquer natureza. Entre eles encontram-se *Pneumocystis carinii* e *Cryptosporidium* sp.

Pneumocystis e Pneumocistose

Observado pela primeira vez no pulmão da cobaia, por Chagas, foi depois reconhecido por vários autores como agente de um tipo de pneumonia intersticial plasmocelular, do homem. A doença é conhecida como **pneumonia por *Pneumocystis carinii***, pneumocistose, pneumocistíase ou pneumonia intersticial plasmocelular.

A infecção é assintomática nos indivíduos imunocompetentes, encontrando-se sorologia positiva em 75 a 100% das crianças de 2 a 4 anos de idade.

A importância desta parasitose tornou-se evidente depois de 1981, ao ser constatada sua associação freqüente com a **síndrome de imunodeficiência adquirida** (AIDS). Segundo alguns autores, 80 a 90% dos aidéticos desenvolvem pneumonia por *Pneumocystis*, razão pela qual ela é reconhecida como uma das principais causas imediatas de morte (cerca de 40%) dos pacientes com AIDS, nos EUA.

O PARASITO

Os trofozoítas apresentam-se como pequenos corpos arredondados, uninucleados, que medem 7 a 10 µm de diâmetro e envolvidos por uma membrana da qual ficam separados por um espaço mucoso. No interior dessa membrana, que se espessa para constituir uma parede cística, o parasito multiplica-se seja por divisão binária, seja por esporogonia, dando em resultado a formação de cistos com oito núcleos e, depois, com oito células de tamanho igual aos trofozoítas. Corados pelo método de Giemsa, os núcleos tomam a cor violeta-avermelhada escura, e o citoplasma, azul-clara.

O parasitismo é extracelular (Fig. 13.5), mas os trofozoítas ficam aderidos por meio de microtúbulos às células do epitélio pulmonar e dos bronquíolos, sobre as quais se nutrem. Eles podem ser cultivados sobre cultura de células do epitélio pulmonar de embrião de galinha.

Alguns autores consideram esse parasito como afim dos coccídios e o incluem entre os haplosporídios, mas há os que pensam ser ele um fungo.

A DOENÇA

Há duas formas igualmente graves de **pneumocistose**:

1. A infantil, com pneumonia focal ou generalizada de células plasmáticas, que se apresenta em crianças prematuras, desnutridas ou muito debilitadas, entre 3 e 6 meses de idade,

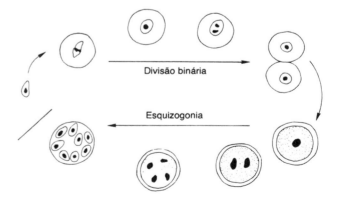

Fig. 13.5 *Pneumocystis carinii*. O ciclo biológico inclui uma fase de multiplicação por divisão binária e outra por esporogonia que dá lugar à formação de oito esporozoítas (modificada de Jirovec).

ou com pronunciada deficiência imunológica (de IgG e, possivelmente, IgA).

2. Em pacientes jovens ou adultos, com depressão da resposta imunológica humoral, de natureza iatrogênica (p. ex., em casos de transplantes que recebem tratamento com corticóides), ou em pacientes com ausência congênita de imunidade humoral (falta de IgG). Também em pessoas com doenças do sistema linfocitário, leucemias, linfomas, doença de Hodgkin, AIDS etc.

Ao exame anatomopatológico, os pulmões dos doentes estão aumentados de tamanho, apresentam consistência de borracha e não colapsam quando se abre a cavidade torácica. Nas áreas consolidadas há exsudato hialino de coloração avermelhada ou cor de café.

Microscopicamente, encontra-se reação inflamatória intersticial onde predominam os mononucleares e plasmócitos, mas faltam completamente os polimorfonucleares neutrófilos. Os cistos parasitários são abundantes no exsudato espumoso e hialino que reveste as paredes ou preenche os espaços alveolares.

O processo patológico limita-se, geralmente, à pneumonia intersticial plasmocelular, mas alguns autores têm descrito uma disseminação hematogênica, com presença do parasito em outros órgãos.

Clinicamente, a doença manifesta-se, na infecção infantil, depois de um período de incubação de 2 a 4 meses, de forma insidiosa, podendo apresentar como sintomas prodrômicos anorexia e diarréia. A sintomatologia, nos adultos, aparece em geral bruscamente (após incubação de 1 a 2 meses), com febre pouco elevada ou sem ela, anorexia e, muitas vezes, dor torácica ou abdominal. A evolução é aguda ou subaguda, surgindo então tosse, dispnéia e cianose crescentes. A dificuldade respiratória torna o paciente ansioso e taquipnéico.

O exame do tórax revela a existência de estertores e, nos casos mais avançados, sinais de consolidação. Evidentemente, os sinais e sintomas relacionados com a doença ou com a condição que predispõe o paciente à infecção oportunista por *Pneumocystis* somam-se aos desta e complicam o quadro clínico da pneumocistose. A morte pode sobrevir em poucas semanas.

DIAGNÓSTICO E TRATAMENTO

Sendo o quadro clínico semelhante ao de pneumonites de outra etiologia, ele é sugestivo apenas quando acompanha doenças ou terapêuticas imunodepressoras: AIDS, tratamentos anticancerosos ou de transplantes, por exemplo.

O diagnóstico final de pneumocistose é feito pelo encontro do parasito ou, indiretamente, pela detecção de anticorpos ou de antígenos circulantes.

Os principais obstáculos para a pesquisa do parasito são o característico mau estado geral do paciente e a dificuldade de isolá-lo das vias aéreas superiores, pelo que se requer a lavagem brônquica ou outras técnicas de alto risco.

Para visualizar o parasito e diferenciá-lo de certos fungos, o material precisa ser corado. O líquido do lavado brônquico deve ser previamente misturado com solução fisiológica e centrifugado por 5 minutos a 3.000 rotações/minuto, repetindo-se o procedimento duas vezes para lavar e concentrar os parasitos.

Fazer um esfregaço com o sedimento, deixar secar e corar pelo método de Giemsa. O diagnóstico microscópico requer certa experiência, sendo mais seguro quando se encontram os cistos com oito núcleos ou com oito cistozóitas.

Outra técnica consiste em tratar o material com éter-ácido sulfúrico e corar pela toluidina azul, com o que se obtêm melhores resultados. Ela serve apenas para os cistos, que ficam fortemente corados de azul e se destacam das demais células do tecido.

Os métodos imunológicos para o diagnóstico são ainda objeto de estudos e avaliações. Até aqui, tem sido difícil fazer-se com eles a distinção clara entre indivíduos infectados e não-infectados; a freqüência de infecções subclínicas e a imunodepressão agravam essas dificuldades, razão pela qual os métodos sorológicos foram abandonados pelo CDC (*Centers for Disease Control*, Atlanta, EUA), para fins diagnósticos.

Antibióticos e corticosteróides são contra-indicados para o tratamento. A medicação específica costuma ser feita com **trimetoprim-sulfametoxazol**, sendo o **isotianato de pentamidina** uma droga alternativa.

Trimetoprim-sulfametoxazol (Bactrim®, Septra®) é o medicamento de escolha, a menos que o paciente apresente sensibilidade à sulfa. Em indivíduos com AIDS, os efeitos colaterais manifestam-se com elevada freqüência (náuseas, vômitos, exantema, leucopenia, trombocitopenia ou nefrite) e obrigam por vezes a suspender a medicação.

A dose diária total (por via oral ou endovenosa) consiste em: **trimetoprim**, 20 mg/kg de peso; **sulfametoxazol**, 100 mg/kg de peso. Essas doses devem ser fracionadas para administração cada 6 ou 8 horas, durante 2 a 3 semanas. As reações adversas são menos freqüentes quando se administram 15 mg de trimetoprim e 75 mg de sulfametoxazol por kg de peso, em lugar das doses antes citadas. A sobrevivência, segundo diversos autores, varia de 45 a 94%, com 0 a 38% de recaídas. O tratamento teve que ser suspenso em 12 a 50% dos casos.

Trimetoprim pode ser associado com **dapsona** (100 mg/kg de peso, por dia), para uso oral com o mesmo esquema acima; e, segundo estudos preliminares em formas benignas da doença, proporciona 90% de curas.

O **isotianato de pentamidina** (Lomidine®) é administrado na dose de 4 mg/kg de peso, por dia, em perfusão endovenosa lenta, diluído em 100 ml do veículo, durante 60 minutos. Repetir cada 24 horas, durante 2 a 3 semanas.

As curas são da ordem de 80%, mas os efeitos colaterais costumam ser mais severos, obrigando a interromper o tratamento em 11 a 55% dos casos. Eles incluem gosto metálico na boca, náuseas, anorexia, hipotensão ortostática, elevação da creatinina no soro, hipoglicemia seguida de hiperglicemia, leucopenia, trombocitopenia ou falência renal, em combinações diversas. As alterações da glicemia podem ser graves e irreversíveis. A associação com corticosteróides pode melhorar a função respiratória, a curto prazo, mas não foi avaliada quanto à sobrevida do paciente.

EPIDEMIOLOGIA E PROFILAXIA

Pneumocystis carinii tem sido encontrado como habitante não-patogênico das vias respiratórias de vários roedores, de cães e gatos, assim como de ovelhas, cabras e macacos. O mecanismo de transmissão é ainda desconhecido, supondo-se que possa propagar-se por via aérea. Em pessoas que tratam de doentes com pneumocistose pôde-se constatar a presença de reação sorológica positiva, mas a doença não costuma propagar-se de um indivíduo a outro.

Nos hospitais e serviços de pediatria, a pneumocistose pode apresentar caráter endêmico ou epidêmico.

A distribuição geográfica do parasito é universal, ocorrendo as formas clínicas quando a infecção oportunista vem a encontrar um terreno favorável, representado pelas situações acima descritas de insuficiência ou depressão do sistema imunológico.

Dos casos de AIDS notificados nos EUA, 65% estavam associados com *Pneumocystis carinii*. Entre 1981 e outubro de 1987, foram registrados 36.530 casos desta parasitose, apresentando a maioria dos pacientes mais de um episódio de pneumonia devida ao *Pneumocystis*.

A fim de proteger os pacientes de alto risco (casos de transplante renal, p. ex.), foram ensaiados vários esquemas quimioprofiláticos. **Trimetoprim-sulfametoxazol** tomado diariamente, ou durante dois ou três dias consecutivos por semana, mostrou ser efetivo nos casos de AIDS (320 mg do primeiro e 1.600 mg do segundo, divididos em duas doses por dia). Para os que toleram mal essa medicação, recomenda-se **pirimetamina-sulfadoxina** (Fansidar®), 25 mg e 500 mg, respectivamente, uma vez por semana, ou o dobro da dose cada duas semanas, por via oral.

Como medida profilática, também se recorreu a enfermarias de isolamento para controlar os surtos epidêmicos ocorridos entre recém-nascidos, nos hospitais europeus. A falta de conhecimentos sobre os mecanismos de transmissão limita a busca de outras soluções.

Cryptosporidium e Criptosporidíase

Esta doença, descrita pela primeira vez em 1976, é devida a um protozoário da família **Cryptosporidiidae** (subdivisão **Coccidiasida**, subordem **Eimeriina**) denominado *Cryptosporidium parvum*. Esta espécie e *C. muris* são encontradas como parasitos intestinais de grande número de mamíferos. Outras espécies foram descritas em aves, répteis e peixes. Nos indivíduos imunologicamente normais, causa uma diarréia autolimitada, mas nos imunocomprometidos é responsável por diarréias prolongadas e graves.

O PARASITO

A transmissão de *Cryptosporidium parvum* de um hospedeiro a outro faz-se por via fecal-oral, quando os **oocistos** (com 4 esporozoítas e imediatamente infectantes) são ingeridos pelo novo hospedeiro.

Chegando ao intestino, os esporozoítas, que possuem um complexo apical (roptrias, micronemas, anel polar etc.), são liberados e se fixam às células epiteliais, onde terão lugar a esquizogonia e a esporogonia (Fig. 13.6).

No intestino, *Cryptosporidium* apresenta-se como um esquizonte esférico (medindo 4 a 6 μm de diâmetro), já sem aparelho apical, com núcleo volumoso e nucléolo evidente, aderido por

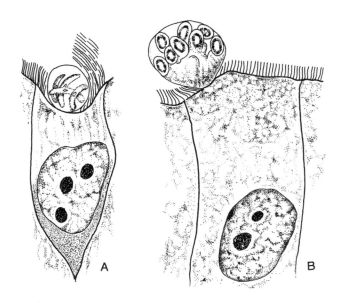

Fig. 13.6 *Cryptosporidium parvum*, no epitélio intestinal do camundongo. A. Oocisto maduro com seus quatro esporozoítas. B. Fim da esquizogonia (segundo E. Tyzzer, *apud* P.P. Grassé — *Traité de Zoologie*).

uma zona de adesão filamentosa a uma célula absorvente da mucosa, situando-se entre as microvilosidades desta.

Uma expansão da membrana celular dos microvilos acaba por abraçar e envolver completamente o parasito, de modo que a superfície livre deste fica constituída por um elaborado complexo de cinco membranas produzido por ambos os organismos.

Mas na área de contato parasito-hospedeiro, a dupla membrana interna própria do esporozoário desaparece, bem como a membrana da célula hospedeira, restando entre ambos apenas a membrana unitária do parasito em contato com o citoplasma da célula epitelial.

Durante o desenvolvimento posterior, essa membrana parasitária se amplia e se organiza para constituir uma organela de alimentação do trofozoíta limitada, na interface, por fibrilas pouco densas e com perfil serrilhado.

A zona de adesão parasito-hospedeiro é constituída, ainda, por densa faixa de filamentos citoesqueléticos (cuja função se desconhece), que fecha um espaço em que o trofozoíta fica contido, cresce e começa a multiplicar-se por esquizogonia.

O *Cryptosporidium* encontra-se, portanto, dentro de uma sorte de vacúolo parasitóforo, extracitoplásmico.

Esse esquizonte forma oito merozoítas alongados (merozoítas tipo I), com seus complexos apicais, que liberados no intestino fixam-se a outras células e produzem cistos com uma segunda geração de 4 merozoítas cada (tipo II), capazes de repetir o ciclo assexuado ou de formar gametócitos. A gametogonia, que se supõe realizar-se principalmente no íleo, leva à formação de um macrogameta por macrogametócito e de até 16 microgametas não-flagelados por microgametócito. Da união dos gametas resulta um oocisto, que deve abandonar a mucosa.

O oocisto maduro, esférico ou ovóide, com cerca de 5 μm de diâmetro, constitui a forma infectante e contém quatro esporozoítas. A maioria possui parede cística dupla e espessa que se mostra resistente às condições do meio externo, quando os oocistos são eliminados com as evacuações dos pacientes ou de animais apresentando diarréia. Mas um quinto dos oocistos tem parede delgada, singela, que se rompe facilmente, liberando esporozoítas no tubo digestivo, com o que se reinfecta o paciente e recomeça o ciclo esquizogônico sem mudança de hospedeiro. Este fato explicaria a ocorrência de infecções prolongadas observadas em indivíduos imunodeficientes.

A DOENÇA

No homem normal, a infecção provoca uma enterocolite aguda e autolimitada, que se cura espontaneamente dentro de 1 a 4 semanas. Em uma grande epidemia ocorrida em Milwaukee (EUA), os principais sintomas registrados foram: diarréia aquosa (em 93% dos casos), cólicas abdominais (em 84%), febre entre 37,2 e 40°C (em 57%) e vômitos (em 48%).

Ela se torna importante quando atinge pessoas com deficiência imunológica. De 58 casos notificados ao CDC, nos EUA, até 1983, 33 tinham AIDS e sofriam de diarréia que era geralmente intensa e irreversível.

Nesses casos, o início é insidioso e o quadro vai-se agravando progressivamente. As evacuações tornam-se freqüentes e volumosas, havendo considerável perda de peso.

Clinicamente, a criptosporidíase dos aidéticos caracteriza-se por diarréia aquosa, acompanhada de cólicas, flatulência, dor epigástrica, náuseas e vômitos, anorexia e mal-estar. A dor abdominal e a diarréia apresentam-se geralmente logo em seguida à ingestão de alimentos. O exame físico pouco acrescenta, além de revelar sinais de desidratação e caquexia.

Os pacientes apresentam intolerância à lactose e má-absorção de gorduras. Supõe-se que o parasitismo perturbe o metabolismo hídrico, reduza a superfície de absorção do epitélio e a atividade da lactase. Em alguns casos, as vias biliares estão envolvidas no processo, o que agrava a sintomatologia, aumenta a tendência à cronicidade e a dificuldade de tratamento.

Os sintomas persistem, em geral, até a morte do paciente, por outras causas supervenientes.

Casos de portadores assintomáticos de *Cryptosporidium* já foram descritos, mas quando se tratar de pacientes com AIDS, isto deve ser visto como um breve intervalo antes do desenvolvimento inevitável da enterocolite.

Deve-se suspeitar de criptosporidíase em pacientes imunodeprimidos, em casos com imunodeficiência de várias causas ou em homossexuais com diarréia.

Pensa-se que a transmissão possa ter lugar também pelo contato homossexual ou por materiais contaminados com fezes.

Patologia e Imunidade. Animais experimentalmente infectados apresentam, a partir do 3º ou 4º dia, atrofia das vilosidades (com 38% de redução da área de absorção), hiperplasia das criptas e ligeira inflamação com infiltração celular de linfócitos, macrófagos e polimorfonucleares. Em leitões recém-nascidos, verificou-se que a infecção causa má-absorção de Na^+ e H_2O glicose-dependente, nos enterócitos danificados pelo parasitismo (diarréia de má-absorção); mas também excreção exagerada de Cl^- (pelo epitélio das criptas hipertrofiadas), agravando a diarréia e aumentando os distúrbios hidroeletrolíticos. Alguns autores sugerem que o aumento local de determinadas substâncias ativas (interferon-γ, prostaglandina E_2, fator de necrose tumoral-α) participariam do processo.

A resposta dos pacientes imunologicamente normais à infecção por *Cryptosporidium* é tanto celular como humoral, detectando-se IgM específicas em concentrações elevadas no soro (que se reduzem aos 4 meses) e IgG (com pico aos 6 meses e volta ao normal dentro de um ano).

Diagnóstico. É feito pela demonstração do parasito, no exame de fezes. Uma das técnicas mais simples para isso consiste em misturar-se certa quantidade de matéria fecal com fucsina carbólica, fazer-se um esfregaço em lâmina, deixar secar e cobrir a preparação com óleo de imersão. Examinar ao microscópio. O parasito não se cora, mas destaca-se como um cisto claro contra o fundo vermelho. Há também diversas técnicas de coloração dos cistos (como a que utiliza solução de Ziehl-Neelsen e azul-de-metileno, p. ex.).

Os trabalhos sobre o diagnóstico sorológico indicam aumento de anticorpos específicos, pela técnica de imunofluorescência indireta, com títulos que permanecem altos durante pelo menos um ano.

Tratamento. Em que pesem algumas publicações registrando êxito na terapêutica da criptosporidíase em pacientes imunodeficientes, não foi ainda encontrada uma droga eficaz. As mais promissoras têm sido a paromomicina, a azitromicina e a espiramicina, por diminuírem a gravidade da infecção, quando administradas por via oral. Desconhecemos as razões da resistência observada aos medicamentos, bem como muitos aspectos da biologia e patologia desta parasitose.

EPIDEMIOLOGIA E PROFILAXIA

Encontrada em todos os continentes, esta infecção ocorre com prevalência de 0,6 a 20% em populações selecionadas de países desenvolvidos, e 4 a 32% em países em desenvolvimento. Nos EUA, 3 a 4% dos pacientes com AIDS apresentam enterite por *Cryptosporidium,* sendo a incidência maior entre os aidéticos homossexuais. No Haiti e na África, metade dos aidéticos tem criptosporidiose.

Nos países mais desenvolvidos, muitos casos estavam associados com poluição hídrica, causando surtos epidêmicos. Em algumas situações encontraram-se 2 a 112 oocistos/litro de água e 3.960 a 13.700 oocistos/litro em amostras de esgoto examinadas. Em Milwaukee (EUA), ocorreu um surto envolvendo 403.000 pessoas, em abril de 1993.

Em Fortaleza (Ceará), um inquérito revelou que 58% dos moradores de 31 casas estavam infectados, e, em um hospital, 45% das 18 pessoas que haviam cuidado de um único paciente com criptosporidíase tornaram-se soropositivas.

Experimentalmente, já foi possível infectar vários animais com o material de casos humanos.

Por outro lado, os animais foram incriminados em muitos casos de infecção humana.

A criptosporidíase é hoje considerada uma zoonose. O gado, os animais domésticos e os de laboratório constituem fontes de infecção, mas não sabemos se são mais importantes que a transmissão de homem a homem. Esta parece responsável pela disseminação domiciliar, em hospitais e outras instituições. A água contaminada tem sido incriminada em alguns surtos e em infecções de viajantes.

Os oocistos são resistentes a muitos desinfetantes iodados, clorados, cresílicos e mesmo ao formol a 5%, mas alguns ensaios indicam que a água sanitária do comércio, o formol a 10% e o aquecimento a 65ºC, durante 30 minutos, são capazes de destruí-los.

Como os aidéticos parasitados costumam ser grandes eliminadores de oocistos infectantes em suas fezes, devem ser atendidos com cuidados especiais: uso de luvas, lavagem e desinfecção das mãos, esterilização dos objetos contaminados e descontaminação adequada das superfícies.

14

Toxoplasma gondii e *Toxoplasmose*

GENERALIDADES
O PARASITO
    Organização e ultra-estrutura
    Fisiologia e ciclo vital
        Hábitat do parasito
        Ciclo biológico e reprodução
        Metabolismo
        Cultura e manutenção
RELAÇÕES PARASITO-HOSPEDEIRO
    Infectividade
    Resistência ao parasitismo
    Patologia
    Formas clínicas e sintomatologia
        Toxoplasmose congênita ou neonatal
        Toxoplasmose pós-natal
        Toxoplasmose em pacientes imunodeficientes

DIAGNÓSTICO
    Diagnóstico clínico
    Diagnóstico parasitológico
    Diagnóstico imunológico
    Exames neurológicos
TRATAMENTO
    Medicamentos disponíveis
    Terapêutica nas diversas formas clínicas
EPIDEMIOLOGIA E CONTROLE
    Distribuição geográfica e prevalência
    Transmissão do Toxoplasma gondii
        Fontes de infecção
        Condições do meio e transmissão
    Controle da toxoplasmose

GENERALIDADES

A toxoplasmose é zoonose que infecta o gato e numerosas outras espécies de vertebrados, inclusive o homem. Ela tem por causa uma só espécie de protozoário, o **Toxoplasma gondii**, parasito com ampla distribuição na natureza (mais de 30 espécies de aves e 300 de mamíferos já comprovadas) e que ocorre com muita freqüência na população humana (admite-se que em geral 1/3 das pessoas seriam sorologicamente positivas), sob a forma de infecção crônica assintomática, de longa duração. Em cada região a prevalência varia com a abundância de gatos e com os hábitos alimentares.

No entanto, *T. gondii* é capaz de determinar nos indivíduos adultos um quadro agudo febril, com linfadenopatia, e, nas crianças, uma forma subaguda de encefalomielite e coriorretinite. A forma congênita é particularmente grave e chega a ser fatal.

A partir dos anos 1980, a epidemia de AIDS iniciada nos EUA tornou a toxoplasmose um problema preocupante, pois a imunoincompetência tem a capacidade de agudizar as formas crônicas da doença, tornando-a uma das principais causas de morte dos aidéticos e de outros pacientes com imunodepressão.

O parasito foi descoberto em 1908, quase ao mesmo tempo e independentemente por Splendore, em coelhos, no Brasil, e logo depois por Nicolle & Manceaux no gondi, um roedor do norte da África. A partir de 1948, Sabin & Feldman desenvolveram um método sorológico que permitiu associar as diferentes formas clínicas da doença ao *Toxoplasma gondii*.

Toxoplasma gondii é parasito intracelular obrigatório, do filo **Apicomplexa** e classe **Sporozoea** (= **Sporozoa**), sendo portanto um esporozoário e, morfologicamente, muito próximo dos coccídios e plasmódios.

Nas classificações modernas, pertence à família **Sarcocystidae** (ver os Caps. 9 e 13).

Os primeiros casos humanos desta infecção foram assinalados em 1923, na então Tchecoslováquia, por Janku, e em 1927 por Magarinos Torres, no Brasil (se bem que classificando o parasito como *Encephalitozoon*).

Sua importância atual decorre de:

a) ser a infecção cosmopolita e estar muito difundida (15 a 68% da população adulta norte-americana, segundo as áreas geográficas, têm sorologia positiva para anticorpos de *T. gondii*);

b) atacar fetos e crianças pequenas (mais de três mil casos por ano, só nos EUA);

c) constituir uma infecção oportunista, que se manifesta com gravidade, sempre que o paciente venha a sofrer de imunodeficiência de qualquer natureza. Pelo menos 30% dos aidéticos que são soropositivos para *T. gondii* desenvolverão encefalite toxoplásmica. Assim, a expansão da pandemia de AIDS e o uso de imunodepressores, em medicina, aumentam a importância da toxoplasmose;

d) e por causar mortalidade neonatal em carneiros ou outros animais, a doença assume também significação na área econômica.

O PARASITO

A natureza do *T. gondii* permaneceu muito tempo incerta, até que a microscopia eletrônica demonstrou sua semelhança com os coccídios e com os esporozoítas de plasmódios da malária, pois todos eles possuem um **complexo apical** que permite a invasão das células de seus hospedeiros.

Como os *Sarcocystis* (da mesma família), desenvolvem um ciclo sexuado nos hospedeiros definitivos (gatos) e um ciclo assexuado nos hospedeiros intermediários. Mas, nos felídeos, encontra-se também a reprodução esquizogônica.

Foram reconhecidas três linhagens de *T. gondii*, sendo a de tipo II a mais freqüente como causa de doença (ao menos no hemisfério norte) e a mais relacionada com lesões oculares ou com a reagudização da toxoplasmose na imunodeficiência humana adquirida. O tipo I é o menos encontrado, porém de maior patogenicidade. O tipo III ocorre principalmente em animais, porém linhagens mistas I-II também podem ser encontradas. A virulência da infecção é multifatorial; encontram-se alguns fatores no cromossomo VIII.

Há uma outra espécie da família *Sarcocystidae* com ciclo inteiramente conhecido: *Hammondia hammondi*, que é parasito obrigatoriamente heteroxeno do gato e do camundongo doméstico. Mas faltam estudos para confirmar a validade de outras espécies descritas em batráquios e répteis.

Organização e Ultra-estrutura

Por sua forma, o *Toxoplasma gondii* parece-se com o esporozoíta de um coccídio (Fig. 14.1). Seu nome genérico compõe-se das palavras gregas *toxon*, arco, e *plasma*, molde, pois é alongado, encurvado em arco ou crescente e com uma das extremidades mais atenuada que a outra (lembra geralmente a forma de uma banana). Mede 4 a 8 μm de comprimento por 2 a 4 μm de largura. Quando examinado a fresco, no exsudato peritoneal de animais infectados, é bastante refringente. Cora-se com alguma dificuldade.

O núcleo fica situado no meio do corpo, ou mais próximo da extremidade posterior. Sua forma é esférica, oval ou alongada,

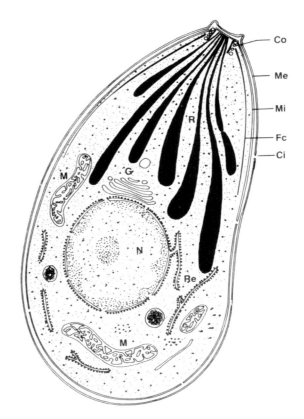

Fig. 14.1 Ultra-estrutura de *Toxoplasma gondii* (desenho esquemático). **Ci**, citóstoma; **Co**, conóide; **Fc**, fibras do conóide; **G**, aparelho de Golgi; **M**, mitocôndria; **Me**, membrana externa; **Mi**, membrana interna, fenestrada; **N**, núcleo; **R**, roptrias; **Re**, retículo endoplásmico.

e seu aspecto vesiculoso, tendo a cromatina disposta em rede ou como grânulos aderidos à face interna da membrana. O núcleo cora-se em vermelho, pelo método de Giemsa, enquanto o citoplasma fica azul.

Por vezes, o parasito mostra-se oval, em vez de arqueado, o que parece indicar que se prepara para uma divisão celular.

Ao microscópio eletrônico, vê-se que possui uma membrana externa simples (membrana celular unitária) e uma membrana interna dupla (constituída pelo acoplamento de duas membranas unitárias), que é fenestrada e incompleta, sobretudo no pólo anterior, onde se localiza o complexo apical. Na superfície foram identificados antígenos que são específicos de cada etapa: SAG1 é encontrado apenas em taquizoítas (ver adiante) e SAG3 parece importante para aderência e penetração nas células hospedeiras.

O **aparelho apical** (Fig. 13.1) compreende externamente uma prega circular que delimita pequena depressão central, tendo por baixo o conóide, organela com estrutura em forma de tronco de cone oco, formado por um sistema de três anéis polares ligados por microtúbulos que se cruzam obliquamente. Do contorno do anel polar inferior partem 22 microtúbulos que se dispõem sob a membrana interna e se dirigem para a metade posterior do corpo do toxoplasma, onde se terminam livremente. O aparelho apical goza de motilidade e participa das ações necessárias à penetração nas células do hospedeiro.

Organelas secretoras, denominadas **roptrias** e **micronemas**, dispõem-se como estruturas alongadas na região anterior do citossomo, indo desde as proximidades do núcleo, onde têm maior volume, até a extremidade anterior, que alcançam depois de se adelgaçarem e de atravessarem o interior do conóide. Ver organização e funções dessas organelas no Cap. 13.

O núcleo, limitado por membrana nuclear típica, com dois folhetos, contém um nucléolo. Para diante dele e em estreito contato, vê-se o aparelho de Golgi, enquanto para trás ficam situadas as mitocôndrias. O retículo endoplásmico, os ribossomos e granulações diversas são visíveis no citoplasma.

Na altura do meio do corpo há um citóstoma, semelhante ao encontrado nos esporozoítas e merozoítas dos plasmódios.

Fisiologia e Ciclo Vital

HÁBITAT DO PARASITO

Toxoplasma gondii é parasito intracelular, invadindo tipos de células nucleadas as mais diversas, no organismo dos hospedeiros. Sua afinidade maior é para as células do sistema fagocítico mononuclear, para os leucócitos e para as células parenquimatosas.

A fim de penetrar nas células do hospedeiro, os toxoplasmas desenvolvem um processo ativo de endocitose.

Quando um macrófago está sendo invadido, tem-se a impressão de simples fagocitose. Porém, em outros casos (células HeLa, em cultura, p. ex.), torna-se evidente o trabalho do parasito. Com a microscopia óptica, foi possível seguirem-se os discretos movimentos de flexão, de escorregamento, de rotação ou deslocamento em espiral que permitem ao *Toxoplasma* aproximar-se da célula, fixar-se a ela pelo conóide e insinuar-se para dentro, por endocitose (Fig. 14.2).

Em microscopia eletrônica pôde-se demonstrar que a membrana da célula invadida não se rompe, mas invagina-se para receber o *Toxoplasma*. Esse crescimento da membrana induzido pelo parasito não é impedido pelas drogas que inibem a fagocitose (pelo bloqueio da glicólise, p. ex.). Além disso, a membrana desse vacúolo parasitóforo deve ser diferente da dos fagossomos, visto que os lisossomos não conseguem fundir-se com ela e derramar aí seu conteúdo (Fig. 14.2, *A* e *B*).

No momento da penetração, as roptrias esvaziam-se; suas proteínas ou alguns epítopos do material parasitário são encontrados dentro do vacúolo parasitóforo, livres ou fazendo parte de sua parede. Há lugar, portanto, para se pensar que a membrana do vacúolo onde se abrigam os toxoplasmas seja, ao menos em parte, produzida por eles. Através dela realizam-se as trocas metabólicas entre os parasitos e o organismo hospedeiro. Os íons Ca^{++} parecem importantes no processo de protrusão do conóide, endocitose e formação do vacúolo parasitóforo, onde sua concentração é elevada, assim como no núcleo e na região perinuclear do parasito. Mesmo para sair das células hospedeiras o cálcio parece desempenhar algum papel.

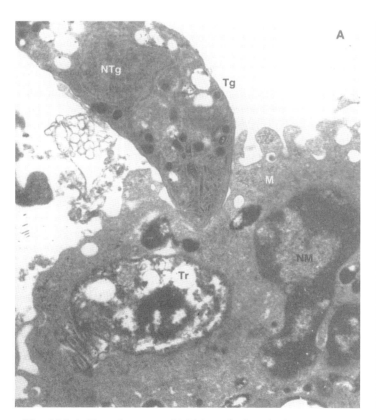
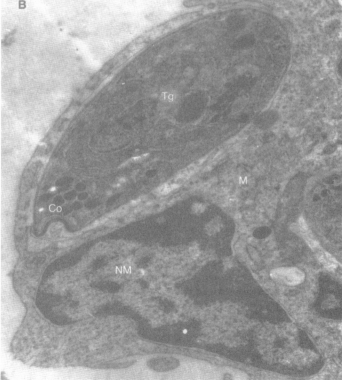

Fig. 14.2 *A. Toxoplasma gondii* (**Tg**) sendo fagocitado por um macrófago (**M**). Notar a aderência entre o macrófago e o parasito, em vários pontos da membrana do extremo anterior deste último. O macrófago da figura havia endocitado anteriormente um *Trypanosoma* (**Tr**) que se encontra em franca digestão. (Documentação da Dra. Maria de Nazareth S.L. de Meirelles. Dep. de Ultra-estrutura e Biologia Celular/IOC/FIOCRUZ, Rio de Janeiro.) *B. T. gondii* já no interior do vacúolo parasitóforo de um macrófago. (Original da Dra. Regina Milder, Dep. de Parasitologia/USP, S. Paulo.)

CICLO BIOLÓGICO E REPRODUÇÃO

Espécies dos gêneros *Felis* e *Lynx* — mas particularmente os gatos — são os únicos hospedeiros nos quais o *T. gondii* pode realizar todo seu complicado ciclo vital (Fig. 14.3). Os demais animais (mamíferos ou aves) não podem manter senão as fases assexuadas do ciclo e, portanto, desempenham o papel de hospedeiros intermediários, transmitindo a infecção apenas quando sua carne serve para a alimentação de outros animais (ou do homem), ou quando o fazem por via congênita.

No Tubo Digestivo dos Gatos. Quando um gato jovem come camundongos que apresentem toxoplasmose aguda ou crônica, começam a aparecer em suas fezes oocistos imaturos de *Toxoplasma*, alguns dias depois (Fig. 14.4). O mesmo sucede se lhe administrarmos, por via oral, cistos obtidos pela trituração de tecidos de algum animal infectado. A eliminação de oocistos pode durar um mês e, depois, desaparece, mas o isolamento de toxoplasmas do intestino de gatos infectados pode ser positivo mesmo um ano depois da infecção.

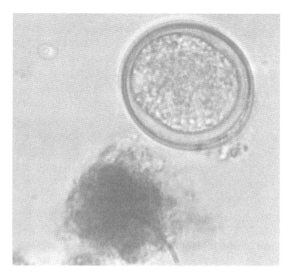

Fig. 14.4 Microfoto de um esporocisto jovem de *Toxoplasma gondii*, tal como é eliminado nas fezes do gato.

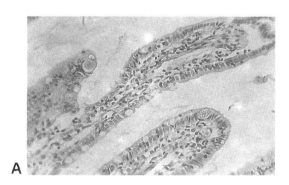
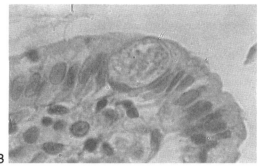
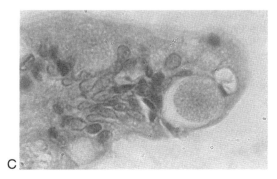

Fig. 14.3 *Toxoplasma gondii*. A. Corte de intestino de gato, onde se processa o desenvolvimento do ciclo sexuado. B. Esquizonte. C. Oocisto.

A necrópsia de gatinhos sacrificados durante o período de eliminação fecal dos parasitos revela a presença de toxoplasmas nas células epiteliais do intestino. Inicialmente, os parasitos que aí penetraram arredondam-se e começam a multiplicar-se assexuadamente (reprodução esquizogônica), podendo repetir esse ciclo muitas vezes (Fig. 14.5 e Pranchas).

Mas, logo, alguns esquizontes diferenciam-se em gamontes, produzindo macro- e microgametas, que vão unir-se, formar um zigoto e realizar seu ciclo sexuado (gametogônico). Os **oocistos** formados abandonam as células epiteliais, antes de completarem seu desenvolvimento, e saem para o exterior com as fezes (Fig. 14.4).

Esses **oocistos**, que medem em torno de 12,5 por 11 µm, amadurecem no meio externo em poucos dias (2 a 5 dias, segundo alguns autores), para o que requerem oxigênio, e produzem no seu interior dois esporocistos (com 8,5 por 6 µm). Cada um destes forma quatro esporozoítas (medindo 8 por 2 µm) e uma massa de citoplasma residual.

Desde que maduros, eles passam a ser infectantes, se ingeridos por gatos ou quaisquer outros animais suscetíveis (aves, mamíferos e o próprio homem). No meio ambiente, resistem meses ou anos, desde que as condições de temperatura e umidade sejam adequadas.

Nos Tecidos dos Hospedeiros. Dos tecidos de gatinhos infectados (lâmina própria do intestino, linfonodos mesentéricos, pulmões, tecidos muscular e nervoso etc.), podem-se isolar toxoplasmas, desde o sétimo dia, mediante inoculação intraperitoneal de triturados desses órgãos em camundongos jovens. As reações sorológicas tornam-se positivas em uma semana e alcançam títulos altos depois da segunda semana.

A evolução dos toxoplasmas nos tecidos (fora do ciclo gametogônico) compreende a invasão das células do hospedeiro e multiplicação do parasito por processo assexuado. Demonstrou-se que o mecanismo envolvido é semelhante a um brotamento interno (Fig. 14.5), formando-se primeiro, nas proximidades do pólo anterior do núcleo, duas estruturas membranosas que se desenvolvem para constituir dois conóides filhos. Em seguida,

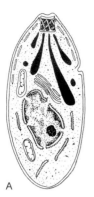 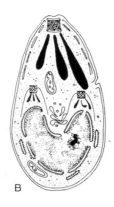 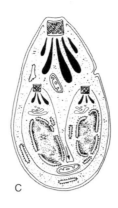 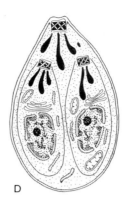 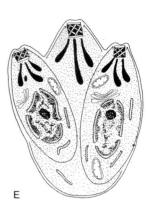

Fig. 14.5 Representação esquemática da reprodução de *Toxoplasma gondii* por endodiogenia. *A*. Um trofozoíta antes do processo. *B*. No citoplasma, formam-se inicialmente dois conóides filhos e o núcleo assume aspecto recurvado, em U, dirigindo-se cada ponta para um dos conóides. *C*. Completa-se em seguida a divisão do núcleo e a individualização estrutural dos trofozoítas filhos, pelo crescimento da membrana em direção posterior. *D* e *E*. Os dois novos trofozoítas separam-se, abandonando os restos da célula mãe que vai degenerar.

o núcleo adota a forma de uma ferradura, com as pontas crescendo em direção aos conóides. Na medida em que se vão formando dois núcleos filhos independentes, as estruturas membranosas crescem para trás, envolvendo cada um dos núcleos e englobando outras organelas celulares.

Os restos da célula mãe degeneram e deixam livres os dois toxoplasmas filhos que, por algum tempo, ainda se manterão unidos pela extremidade posterior. A esse processo de reprodução assexuada deu-se o nome de **endodiogenia**, ou **endogenia**.

Em hospedeiros não-imunes, com infecção aguda, a multiplicação dos toxoplasmas faz-se dentro das células parasitadas, em um espaço limitado por membrana: o **vacúolo parasitóforo**. Ela conduz à formação de agrupamentos parasitários (**pseudocistos**) que, ao atingirem certas dimensões, rompem a membrana envolvente e deixam os parasitos em liberdade para invasão de outras células. Como esse processo é relativamente rápido e novos pseudocistos podem desenvolver-se em seguida, os parasitos aí formados foram chamados **taquizoítas** (do grego *tachys*, rápido).

Nas formas crônicas da infecção, quando os hospedeiros desenvolvem imunidade, os toxoplasmas seguem reproduzindo-se por endodiogenia, porém muito lentamente, e formam grandes aglomerados parasitários que segregam envoltórios císticos, semelhantes aos que vimos formarem-se em torno dos *Sarcocystis* (Cap. 13). Estes cistos são muito resistentes às condições ambientes e aos medicamentos, podendo durar anos ou toda a vida dos pacientes, principalmente no sistema nervoso central.

Os **cistos** de *Toxoplasma* medem entre 20 e 200 μm, podendo ser arredondados ou alongados (Fig. 14.6). Os parasitos que se encontram dentro desses cistos contam-se por centenas ou milhares e foram denominados **bradizoítas** (do grego *bradys*, lento).

Quando os gatos são infectados, por via oral, a partir de cistos ou de pseudocistos, o período pré-patente da infecção dura 7 a 9 dias. Porém, quando se lhes administram oocistos, por via digestiva, eles só começam a eliminar uma nova geração de oocistos em suas fezes decorridas 3 a 7 semanas. O ciclo vital completo do *Toxoplasma gondii* nos hospedeiros definitivos e intermediários (ou acidentais) e suas alternativas podem ser resumidos como mostra a Fig. 14.7.

METABOLISMO

A glicose é a principal fonte de energia para os toxoplasmas. Ela é oxidada segundo o esquema de Embden-Meyerhof da glicólise fosforilativa. O açúcar é desdobrado em ácido lático, ácido acético e outros produtos. Traços de ácido propiônico, butírico e valérico foram encontrados por cromatografia em fase gasosa, bem como traços de ácido pirúvico.

T. gondii consome oxigênio e produz CO_2, tendo um sistema citocromo que oxida o NADH. A respiração é cianeto-sensí-

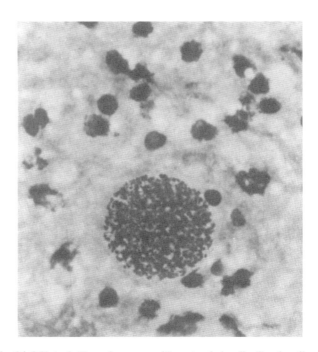

Fig. 14.6 Cisto de *Toxoplasma gondii*, contendo bradizoítas, localizado no sistema nervoso central. Impressão de órgão corado pelo Giemsa. (Documentação do Dep. de Parasitologia da USP, São Paulo.)

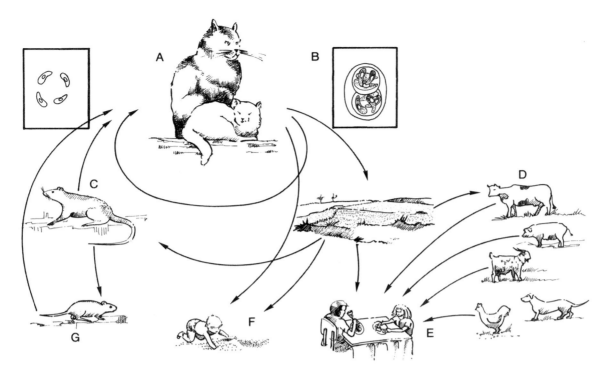

Fig. 14.7 Ciclo biológico de *Toxoplasma gondii*. *A*. O gato é o hospedeiro definitivo, porque no seu intestino desenvolve-se a fase sexuada do parasito e a produção de oocistos. *B*. Estes vão contaminar o meio ambiente (solo, pastagens, águas) ao serem eliminados com as fezes dos felídeos. *C*. Os roedores e outros pequenos animais são hospedeiros intermediários, por se infectarem com os oocistos e desenvolverem pseudocistos ou cistos em seus tecidos, capazes de infectar novos gatos e outros carnívoros, quando comidos por eles. *D*. Muitos animais domésticos ou silvestres adquirem igualmente a infecção, através das pastagens ou do feno poluído, comportando-se também como hospedeiros intermediários. *E*. O homem infecta-se ao comer carne mal cozida desses hospedeiros, ou quando ocasionalmente ingere oocistos eliminados pelos gatos (*F*). A transmissão congênita ocorre entre animais e na espécie humana (*G*).

vel. O glicogênio, sempre abundante nas células parasitadas, estimula a respiração. Vários açúcares simples e glutamina são metabolizados rapidamente. CO_2 e ácido lático respondem por 80% da glicose utilizada.

Em suspensões puras de *Toxoplasma* encontrou-se também uma catalase que lhe permite suportar concentrações de H_2O_2 letais para outros protozoários. Várias catalases e diaforases, ligadas às mitocôndrias, foram reveladas, sugerindo por sua presença que o parasitismo intracelular não decorre de exigências energéticas.

Em toxoplasmas livres e intracelulares, foram encontradas reservas que parecem ser de glicogênio, sob a forma de pequenos grânulos, mais volumosos nos parasitos contidos em cistos (bradizoítas). A reação de ácido periódico-Schiff dá coloração vermelha intensa a todo o cisto e cor rósea na membrana.

CULTURA E MANUTENÇÃO

Em Culturas de Tecido. Como parasito endocelular, o *T. gondii* não pôde ser cultivado nos meios acelulares até aqui experimentados, mas desenvolve-se bem em qualquer tipo de cultura de tecido (embrião de galinha, células HeLa, fibroblastos humanos etc.) ou em meios contendo células nucleadas, como hemácias de aves, sem perder a virulência.

No ovo embrionado, cresce abundantemente e dissemina-se por todo o embrião, quando inoculado no saco vitelino. Também nessas condições conserva suas propriedades infectantes e sua virulência.

Nas culturas de tecido, pôde-se observar os movimentos do parasito e sua invasão das células hospedeiras. A penetração demora cerca de 15 minutos. Duas a três horas depois começa a divisão do taquizoíta, que se repete, em seguida, de hora em hora.

Observações feitas por outros autores registram o tempo de penetração como sendo de uma hora, e o período de repouso que se segue, de 8 a 10 horas. Inicia-se então um crescimento exponencial com divisões ocorrendo cada 6 a 8 horas.

A mesma célula pode sofrer infecção múltipla ou ser reinvadida, parecendo que o único limite para o número de parasitos em uma célula hospedeira seja a capacidade da mesma.

Cada parasito que penetrou na célula forma um clone, confinado em seu vacúolo parasitóforo e isolado dos demais. Os elementos filhos passam a constituir aglomerados em forma de cachos de banana ou de rosáceas. Finalmente a célula, repleta de toxoplasmas, rompe-se e os **taquizoítas** invadem novas células, onde continuarão seu ciclo multiplicativo assexuado.

Em Animais de Laboratório. No laboratório, o *Toxoplasma* é mantido, geralmente, por passagens em animais, qualquer via podendo ser utilizada para a inoculação. Tem-se conseguido a infecção de camundongos até mesmo pela deposição do inóculo sobre as mucosas, ou alimentado-os com tecidos infectados.

Qualquer animal de sangue quente pode ser infectado experimentalmente, se bem que alguns contraiam apenas uma infecção inaparente. A inoculação intracerebral feita em camundongos, coelhos, hamsters, cobaias, pombos e outros animais de laboratório conduz à morte em uma semana, mais ou menos, mesmo quando se usem linhagens de *Toxoplasma* com baixa virulência. O mesmo sucede com o rato, que é resistente, por via cutânea, até para cepas virulentas.

A tendência da infecção é para a generalização, qualquer que tenha sido a via de inoculação. Porém, com injeções intraperitoneais, a maioria das cepas determina a produção de abundante exsudato, riquíssimo em toxoplasmas ao fim de três ou quatro dias. Essa é uma fonte importante para a obtenção de parasitos, seja para trabalhos experimentais, seja para funcionar como antígeno na reação de Sabin-Feldman ou na reação de imunofluorescência indireta.

Em Baixas Temperaturas. Os toxoplasmas sobrevivem oito dias a 5°C, porém em solução a 1% de peptona ou no leite, resistem duas semanas. No líquido peritoneal de camundongo a infectividade começa a decrescer depois de 20 dias e é totalmente perdida aos 30 dias. Ainda a 5°C, conserva-se infectante por 4 a 8 dias na carcaça de camundongo, ou duas semanas no cérebro desse roedor, mantido em solução de Tyrode.

T. gondii pode ser mantido a –70°C (nitrogênio líquido), em solução glicerinada.

RELAÇÕES PARASITO-HOSPEDEIRO

Infectividade

Vimos que tanto os oocistos, eliminados pelos gatos e amadurecidos no meio exterior, quanto os taquizoítas e os bradizoítas, encontrados no interior de pseudocistos e de cistos, respectivamente, ou livres nos tecidos dos animais hospedeiros, são capazes de infectar os animais de laboratório inoculados por via digestiva ou parenteral.

Desde as primeiras investigações, foi observado que os toxoplasmas não apresentam sempre a mesma infectividade e virulência. Os resultados variam segundo a fonte de onde se isolou o parasito.

Assim, a inoculação de camundongos com toxoplasmas isolados de diferentes hospedeiros naturais traduz-se pelo desenvolvimento lento do quadro infeccioso, difícil de confirmar e exigindo, por vezes, numerosos repiques "cegos" (isto é, aparentemente negativos) antes que se estabeleça uma infecção evidente e virulenta.

Essa particularidade tem sido atribuída a uma progressiva adaptação do parasito a cada espécie de novo hospedeiro onde esteja evoluindo.

Outros indicadores da virulência são a quantidade de inóculo necessária para produzir uma infecção letal, ou o tempo de sobrevivência do animal, os sintomas produzidos, o grau de imunidade conferida ao animal por ocasião das reinoculações etc.

A mesma linhagem de *T. gondii*, mantida por repiques em animais de laboratório ou em ovo embrionado, apresenta, após algum tempo, poder patogênico completamente distinto para esses animais, perdendo a que foi mantida em ovo sua virulência para o camundongo, a cobaia etc. Do mesmo modo, pode-se desenvolver um neurotropismo, ou um viscerotropismo preponderante, em linhagens de *T. gondii* que foram diferenciadas a partir de um mesmo material original.

Contudo, não se pode negar a existência de cepas diferentes de *Toxoplasma gondii*, na natureza.

Resistência ao Parasitismo

O grau de suscetibilidade dos animais varia com a cepa de *Toxoplasma*; mas, para uma dada linhagem, alguns hospedeiros mostram-se mais suscetíveis que outros.

Assim, camundongos, coelhos, cobaias e hamsters sucumbem mais facilmente a uma inoculação experimental do que os ratos, que apresentam apenas um surto febril transitório, se a inoculação for cutânea. Os pombos são mais sensíveis que as galinhas. Nos cães e macacos a evolução tem curso subagudo. No entanto, o parasito sempre pôde ser isolado do organismo resistente, nos casos de inoculação experimental de animais de sangue quente.

Todas as espécies estudadas revelam certo grau de imunização nas reinoculações. Algumas tornam-se resistentes inclusive às inoculações intracerebrais (coelhos, ratos, cobaias, hamsters e pombos). Nos animais mais sensíveis, como os camundongos, houve pelo menos um aumento da sobrevida.

A inoculação dos camundongos com uma cepa "avirulenta" de *Toxoplasma* (a cepa AS28, p. ex.) tornou-os tolerantes a uma segunda infecção por cepa "virulenta" (cepa N). Os títulos de anticorpos, geralmente baixos depois da primoinfecção, tornaram-se altos depois da reinfecção.

Gatos experimentalmente infectados com cistos, por via oral, passaram a eliminar oocistos em 60% dos casos, mas após uma segunda dose infectante, apenas 25% voltaram a eliminá-los e em bem menor quantidade. Já na terceira infecção, nenhum oocisto foi eliminado. A resposta sorológica foi observada, após a primoinfecção, em todos os animais testados. Os títulos de anticorpos mantiveram-se estáveis em um terço dos gatos reinfectados, elevando-se nos demais. Os sinais clínicos de toxoplasmose reapareceram por ocasião das reinfecções.

Portanto, mesmo nos hospedeiros definitivos e com ciclo parasitário completo, a imunidade não é absoluta, apesar de persistirem os anticorpos aparentemente durante toda a vida dos felídeos. Na fase crônica da infecção, encontrando-se apenas formas encistadas nos tecidos, as provas sorológicas podem ser negativas ou apresentarem títulos extremamente baixos.

O *Toxoplasma* tem sido isolado de muitos pacientes com reações imunológicas negativas, assim como de aves e mamíferos igualmente negativos aos testes do corante.

Aliás, todas as observações sobre a resistência e pequena permeabilidade da parede cística convergem no sentido de que devam ser muito reduzidas as trocas de substâncias antigênicas através dessa membrana.

Alguns trabalhos experimentais sugerem que na toxoplasmose, como noutras infecções por parasitos endocelulares, a proteção é assegurada principalmente pela imunidade celular, cabendo aos anticorpos circulantes um papel secundário.

Conseguiu-se transferir a imunidade contra *T. gondii*, em hamsters, pelo transplante de células esplênicas ou de gânglios linfáticos procedentes de animais imunes, mas o anti-soro destes últimos só aumentou ligeiramente o efeito protetor.

Os macrófagos ativados parecem ser os principais agentes dessa imunidade celular. Eles são estimulados a inibir a reprodução dos parasitos ou a destruir os toxoplasmas, quando previamente incubados com linfócitos e antígenos específicos.

A permanência de infecções latentes e silenciosas, em pequenos cistos localizados no sistema nervoso, em linfonodos ou no globo ocular, constitui uma grave ameaça para indivíduos que venham a desenvolver futuramente uma imunodepressão ou que recebam tratamentos imunodepressores.

Patologia

Em função da linhagem de *Toxoplasma* usada nas inoculações dos animais de laboratório, duas evoluções podem ter lugar:

1. **Com linhagens virulentas**. Em vários animais (canários, camundongos, cobaias e outros roedores) desenvolve-se um quadro agudo e, como as células mais freqüentemente invadidas pelos parasitos são os leucócitos e macrófagos, os toxoplasmas podem ser encontrados, em breve prazo, em quase todos os tecidos do hospedeiro.

A multiplicação intracelular dá-se em ritmo acelerado, distendendo a célula e recalcando o núcleo para a periferia. O número de parasitos chega logo a algumas dezenas ou centenas, formando um agrupamento tecidual (pseudocisto) que, por ser uma formação transitória, rompe-se e libera grande número de parasitos para invasão de novas células.

A ação destrutiva assim desenvolvida pode levar os animais à morte em poucos dias. Como não foi confirmada, até agora, a produção de qualquer toxina pelo parasito, deve-se supor que os mecanismos patogênicos dependam da destruição celular e de fenômenos alérgicos. Os toxoplasmas virulentos (de multiplicação mais rápida e de produção de cistos mais lenta) conseguiriam destroçar as defesas orgânicas em tão pouco tempo que provocariam a morte. No camundongo, o quadro é o de meningoencefalomielite aguda e peritonite.

2. **Com linhagens não-virulentas**. A inoculação em cães jovens, coelhos e camundongos, por via intraperitoneal, produz a formação de agrupamentos parasitários em ritmo lento. A maior densidade de parasitos é encontrada no exsudato peritoneal, por volta do sexto dia. As células geralmente contêm menos de 20 parasitos quando estão prestes a romperem-se.

Esse parasitismo decresce até que, após duas semanas, já não se encontram toxoplasmas nessa localização.

A partir do quarto dia, porém, já podem ser vistas no cérebro algumas células parasitadas, e as subinoculações mostram-se sempre positivas. Com oito dias já se observam parasitos envolvidos por uma membrana cística, contendo 2 ou 4 elementos e medindo 5 a 10 µm.

A parede cística, elástica e muito resistente, vai aumentando de espessura à medida que cresce o **cisto** e o número de **cistozoítas** (bradizoítas) no seu interior. Ao cabo de quatro meses, os cistos alcançam suas dimensões máximas. No sistema nervoso são esféricos, medindo 40 a 50 µm, e podem conter mais de 3.000 microrganismos.

Na fase crônica, isto é, 4 a 10 meses depois do início da infecção, ao lado dos cistos grandes notam-se outros, de pequenas dimensões, agrupados nas proximidades dos primeiros.

Em torno dos cistos não se observa nenhuma reação do tecido, nem se encontram parasitos isolados ou pseudocistos, como na etapa inicial (aguda) da doença.

A partir do sétimo dia, começam a aparecer cistos no pulmão do camundongo, mais evidentes depois da segunda semana. As células que os contêm fazem hérnia para a luz dos alvéolos e bronquíolos, à medida que crescem. Finalmente, os cistos aparecem livres no interior dos espaços respiratórios. Eles são vistos, em pequeno número, na musculatura esquelética, onde diferem apenas pela forma alongada.

Do fígado, baço, rins e músculo cardíaco, puderam ser isolados os parasitos por inoculação de triturados desses órgãos em camundongos limpos, admitindo-se que ali se encontrassem também sob a forma de cistos.

Interconversão Taquizoíta-Bradizoíta. Fato muito importante na patogenia da toxoplasmose, em pacientes imunodeprimidos, é a interconversão bradizoíta-taquizoíta, cujos fatores determinantes são praticamente desconhecidos.

Normalmente, quando os taquizoítas penetram nas células hospedeiras, alteram a parede do vacúolo, de modo que aí não mais se encontram muitas proteínas normais (o que impede a adesão de lisossomos ou a acidificação de seu interior) e aparecem outras que levam o vacúolo a evoluir para uma parede cística dentro da qual se diferenciam os bradizoítas. Esta transformação corresponde ao estabelecimento de uma proteção imunológica, que pode manter-se por toda a vida do paciente.

Os bradizoítas possuem antígenos de superfície e plasmáticos diferentes dos de taquizoítas, têm maior quantidade de micronemas e granulações de amilopectinas, sendo mais resistentes à ação da pepsina ou da tripsina.

A resposta imunológica do hospedeiro é mediada por interferon-gama (IFN-γ), que aparentemente impede a ruptura dos cistos. Por outro lado, a ativação dos toxoplasmas pode ser obtida pela neutralização do IFN-γ com o fator de necrose tumoral (ou TNF-α).

Na infecção *in vitro* de diversas culturas de tecido, muitos bradizoítas diferenciam-se espontaneamente em taquizoítas, dentro de umas 15 horas ou algumas gerações (de modo assincrônico e com estágios intermediários), sem intervenção de fatores moduladores externos.

Mas o fenômeno inverso pode ocorrer espontaneamente, com freqüência muito baixa, ou ser induzido em cultura de macrófagos murinos por IFN-γ, que inibiria a reprodução dos parasitos através de complicado mecanismo produtor de óxido nítrico (NO), inibidor da função mitocondrial, e induziria a transformação taquizoíta-bradizoíta. Outros fatores são também capazes de levar a essa transformação.

Formas Clínicas e Sintomatologia

O quadro da doença, no homem, varia consideravelmente, sobretudo em função da idade em que se dê a contaminação. Por isso têm sido descritas duas formas de toxoplasmose-doença: a forma congênita ou neonatal e a forma dos adultos e crianças maiores.

TOXOPLASMOSE CONGÊNITA OU NEONATAL

Mulheres com infecção crônica pelo *Toxoplasma gondii* não contaminam seus filhos, durante o desenvolvimento intra-uterino. Nem existem provas de que a toxoplasmose crônica possa causar abortamento. No entanto, as mulheres que contraem toxoplasmose durante o período de gestação estão sujeitas a riscos de alta gravidade.

O curso da doença parece depender da idade da gestação em que se deu a infecção e da capacidade que possam ter os anticorpos maternos para proteger o feto.

Quando a infecção materna ocorre entre a concepção e o sexto mês de gestação, costuma haver um quadro agudo ou subagudo. Quando no último trimestre, a doença tende a ser branda ou assintomática. Entretanto, mais da metade dos filhos de mães que se infectaram durante a gravidez nasceram sem toxoplasmose.

Geralmente os casos de toxoplasmose congênita apresentam-se com um decurso subagudo ou crônico, invadindo os parasitos todos os órgãos, mas prevalecendo as lesões do sistema nervoso e da retina.

Ela se inicia com um processo agudo em que há espleno- ou hepatomegalia, icterícia, exantema e, por vezes, linfadenopatia e meningoencefalite. Esse quadro agudo poucas vezes é observado, porque ocorre geralmente durante a vida intra-uterina e leva à morte fetal ou ao abortamento. As crianças que sobrevivem em geral apresentam graves anomalias e grande retardo no desenvolvimento físico e mental.

A infecção passa muitas vezes para sua fase subaguda ou crônica, regredindo as alterações viscerais e permanecendo as neurooculares. Estima-se que 20 a 30% das crianças nascidas com toxoplasmose têm esta forma da doença. A localização exclusivamente ocular aparece em 10% dos casos.

Evidências da doença podem manifestar-se por ocasião do nascimento ou, mais freqüentemente, surgem alguns dias depois, ou decorridas semanas ou meses.

A síndrome mais característica compreende:
a) **retinocorioidite**, em 90% dos pacientes com infecção;
b) **calcificações cerebrais** (em 69%);
c) **perturbações neurológicas** (em 60%);
d) **hidrocéfalo interno** ou **microcefalia** (em 50% dos casos).

As lesões iniciais são nódulos miliares disseminados por todo o encéfalo, ou agrupados em torno de focos necróticos. Nos nódulos predominam células da micróglia que parecem proliferar em torno dos parasitos livres e de restos celulares. Há também linfócitos, monócitos e eosinófilos em pequeno número.

Algumas áreas maiores de necrose e caseificação, podendo chegar até 2 cm de diâmetro, são encontradas no tecido nervoso e nas meninges. Observam-se desde pequenas lesões constituídas por mononucleares agrupados em torno de capilares, até extensas zonas em que desapareceu, completamente, a arquitetura do tecido, cercadas por reação inflamatória e macrófagos.

Nas proximidades de tecido aparentemente sadio podem ser vistos grupos de taquizoítos ou cistos.

Os ventrículos cerebrais estão dilatados, com tecido de granulação nas paredes e descamação do epitélio ependimário. Há hiperplasia e infiltração nas leptomeninges.

As lesões cerebrais podem calcificar-se, aparecendo ao exame radiológico como manchas arredondadas, faixas ou grãos disseminados.

O exame do líquor, que é hipertenso, revela xantocromia, aumento das células e da albumina e, por vezes, parasitos. A inoculação em animais de laboratório é quase sempre positiva.

Lesões oculares graves, extensas e bilaterais caracterizam-se por edema da retina, graus diversos de degeneração e de inflamação, envolvendo as áreas necrosadas. A coróide apresenta alterações vasculares, hemorragias, infiltrados inflamatórios e edema. Pode haver neurite óptica. Mononucleares contendo parasitos são abundantes na retina. Zonas cicatriciais aparecem vivamente demarcadas por áreas de atrofia da coróide e da retina, com pigmentação irregular.

Outras alterações oculares também podem estar presentes, como microftalmo, nistagmo, estrabismo, irite ou atrofia óptica.

Entre as manifestações neurológicas estão as perturbações psicomotoras, convulsões generalizadas, espasticidade, opistótono ou retração da cabeça, rigidez de nuca, paralisias. Pode haver dificuldade para a alimentação da criança.

A proporção de casos fatais, na toxoplasmose congênita sintomática, é muito alta. As crianças que sobrevivem são, com freqüência, mentalmente retardadas.

TOXOPLASMOSE PÓS-NATAL

Não se conhece a duração do período de incubação, supondo-se que possa ser de 5 a 20 dias, ou alcançar vários meses.

A maioria dos casos adquiridos na segunda infância ou na idade adulta é assintomática ou não exibe um quadro clínico definido. Os casos sintomáticos mais freqüentes podem ser agrupados nas categorias seguintes:

1) **formas subclínicas**, sem febre ou outras queixas, que são diagnosticadas somente nos exames médicos de rotina ou pela sorologia;
2) **formas com adenopatia** e sem febre;
3) **formas febris**, com adenopatia.

A duração da doença pode variar de uma semana a alguns meses, acompanhando-se de quadros sintomáticos inconstantes, ora obrigando o paciente a ficar acamado, ora não. Em alguns casos predomina a sensação de fadiga. Comumente há linfocitose, com mononucleares atípicos.

As **adenopatias** parecem ser o sintoma mais freqüente da infecção em adultos, representando 5 a 15% dos casos de adenopatias de origem desconhecida. Os gânglios mais afetados costumam ser os cervicais; e, como algumas vezes simulam um quadro de linfoma, podem dar motivo a biópsias.

Nestas o diagnóstico nem sempre é claro, por ser a patologia sugestiva de sarcoidose ou de mal de Hodgkin; ou porque se diagnostica apenas hiperplasia reativa de natureza desconhecida. Outros sintomas que a acompanham são mal-estar, mialgias, cefaléia e anorexia.

Uma **retinocoroidite** pode ser a conseqüência ou a única manifestação de uma toxoplasmose, confirmada pelos títulos altos das provas sorológicas. Provavelmente, ela é a seqüela tardia de uma infecção congênita. A perda da visão em um olho ou alterações da visão normal, sentidas pelo paciente, talvez sejam o motivo da consulta ao médico. O exame oftalmológico vai encontrar lesões de retinite focal necrotizante.

Mas ocorrem também **formas graves**, nos adultos. Há casos clínicos fulminantes e rapidamente fatais, com exantema macropapular (durando até duas semanas e cobrindo todo o corpo, com exceção da face e das regiões palmar e plantar), com febre, mal-estar, dores musculares e articulares, no início. Esses casos acompanham-se de prostração, hepatite, esplenite, miocardite e, por vezes, meningite e encefalomielite. A morte sobrevém em uma semana, talvez, ou então a evolução pode fazer-se para a cura.

Já foi descrita uma forma de pneumonia atípica por *T. gondii*.

TOXOPLASMOSE EM PACIENTES IMUNODEFICIENTES

Contrastando com a infecção de indivíduos normais, a doença é extremamente grave em pacientes com imunodepressão.

Infecções crônicas e totalmente assintomáticas assumem subitamente caráter agudo e passam a dominar a cena, em doentes que venham a sofrer depressão imunológica de etiologias diversas, ou em conseqüência de terapia imunodepressora.

Com a pandemia de AIDS, a partir dos anos 80, a situação tornou-se freqüente, pois a toxoplasmose vem ocupando um lugar destacado como causa de óbito por infecções oportunistas, nesses pacientes.

Na maioria dos casos desenvolve-se um quadro clínico de encefalite aguda, que mata em poucos dias. Outras vezes a evolução é prolongada.

Em apenas 2% dos casos observa-se toxoplasmose extracerebral (ocular, pulmonar ou cardíaca).

Os indivíduos HIV-positivos que desenvolvem encefalite toxoplásmica já têm, em geral, o diagnóstico de AIDS; porém, em alguns casos, a encefalite é a primeira manifestação clínica de uma imunodepressão. Isto ocorre principalmente em áreas de alta endemicidade de *T. gondii*. Até fevereiro de 1987, os CDC (Atlanta, EUA) já haviam registrado 637 casos comprovados de toxoplasmose do sistema nervoso central, naquele país, entre os 30 mil casos de AIDS, mas essa taxa de 2,1% não representaria a realidade.

Nos países e lugares em que se consome muita carne mal cozida, a freqüência de sorologia positiva para toxoplasmose é elevada, como em algumas regiões na França (96%) e da Alemanha (70%); 25% dos pacientes com AIDS desenvolvem encefalite toxoplásmica.

A maioria dos pacientes apresenta febre e dor de cabeça. A alteração das funções cerebrais manifesta-se por confusão, letargia, alucinações ou psicose franca, perda de memória ou do conhecimento e coma.

Convulsões aparecem em um terço dos casos, e sintomas neurológicos focais, em 60% dos pacientes, principalmente hemiparesias, além de afasia, ataxia, escotomas, paralisia de nervos cranianos, movimentos desordenados etc.

Em poucos casos observa-se coriorretinite e, mais raramente, meningismo.

Os achados do laboratório clínico são inespecíficos. O exame do líquor pode ser normal, revelar discreto aumento de linfócitos e monócitos e um aumento das proteínas.

A tomografia computadorizada e as imagens de ressonância magnética podem oferecer subsídios sugestivos de encefalite toxoplásmica.

DIAGNÓSTICO

Diagnóstico Clínico

É praticamente impossível na toxoplasmose do adulto, assintomática ou com sintomas indefinidos, podendo o exame clínico apenas sugerir a eventualidade dessa etiologia. As suspeitas são grandes nos casos de retinocoroidite. O quadro da toxoplasmose congênita ou neonatal, com sua síndrome sintomática, é mais característico, porém não basta para firmar o diagnóstico, que dependerá sempre da confirmação laboratorial.

Nos aidéticos com encefalite, tem-se generalizado a prática do diagnóstico terapêutico, devendo-se pensar em outras etiologias quando não houver resposta favorável ao tratamento contra a toxoplasmose.

Diagnóstico Parasitológico

Demonstrar a presença de toxoplasmas no organismo do paciente, ou isolar os parasitos mediante inoculação do material suspeito em animais de laboratório, constituem as principais técnicas parasitoscópicas de diagnóstico.

1. **Busca de toxoplasmas**. Geralmente é feita durante os exames anatomopatológicos dos casos fatais ou nas biópsias.

A parasitemia é muito fugaz e só se observa na fase aguda da doença. Mas, em exsudatos e no líquor, os parasitos podem ser pesquisados no sedimento, após centrifugação.

Os toxoplasmas podem ser vistos em cortes de tecidos, fixados e corados pela hematoxilina-eosina, ou em impressões de órgãos fixadas, preferivelmente, por técnica de fixação úmida (sublimado, Zenker, Bouin, ácido ósmico), quando se quiser preservar melhor a morfologia dos parasitos, corando-os depois pelo Giemsa.

Nas infecções congênitas, os parasitos podem ser vistos em cortes de placenta, ou isolados mediante inoculação em camundongo de um triturado desse órgão. Observações desse gênero podem orientar o tratamento e a prevenção de seqüelas tardias da toxoplasmose.

Na caracterização morfológica é preciso ter presente a semelhança do *Toxoplasma* com fungos (*Histoplasma, Cryptococcus*), com *Leishmania* e *Trypanosoma* (formas amastigotas) e com outros protozoários (*Sarcocystis, Encephalitozoon*).

A PCR (reação de polimerase em cadeia) também tem sido utilizada para a detecção do parasitismo, principalmente em gestantes, por ser rápida e por sua relativa sensibilidade e especificidade.

2. **Isolamento de toxoplasmas**. Faz-se habitualmente pela inoculação do material suspeito em animais de laboratório, como o camundongo jovem, bastante suscetível à infecção.

O camundongo albino é o animal de escolha não só pela sensibilidade, como por não apresentar infecção natural (caso freqüente em coelhos, cobaias etc.).

A via usual é a intraperitoneal, mas pode-se usar também, em outro lote de animais, a via intracerebral. Devem-se empregar de 4 a 6 animais. Examinar o exsudato peritoneal, depois de 6 a 10 dias, e, caso este seja negativo, inoculá-lo em outros camundongos.

Quando se utilizar a via nervosa, fazer repiques em outros camundongos limpos, injetando triturado de cérebro dos primeiros animais, caso estes permaneçam negativos ou venham a falecer. O melhor é fazer um *pool* com o tecido nervoso triturado de vários animais sacrificados e injetá-los em outro lote de camundongos.

Se a cepa for pouco virulenta para o camundongo, o isolamento pode ser difícil, exigindo várias "passagens cegas", de animal a animal, até que, exaltada a virulência para esse hospedeiro, possam ser encontrados os toxoplasmas no exsudato peritoneal.

Se os animais resistirem vivos seis semanas e os parasitos não forem encontrados após 8 a 10 passagens, o resultado pode ser considerado negativo.

A semeadura em cultura de tecidos tem sido objeto de estudos recentes para contornar as dificuldades diagnósticas, nos casos de toxoplasmose dos pacientes imunodeprimidos. A semeadura do material infeccioso (creme leucocitário, líquido cefalorraquidiano etc.) em meio com fibroblastos humanos (ou outras células de cultura), em camada única e semiconfluente, provoca a formação de placas depois de quatro dias, bastando para isso a presença de uns poucos taquizoítas. Essas placas, coradas pelo método de Wright-Giemsa e examinadas ao microscópio, mostram acúmulos de células necróticas e pesadamente infectadas por toxoplasmas, além de parasitos livres no meio. Evidenciação mais precoce (cerca de uma semana) pode ser obtida mediante fluorescência.

Diagnóstico Imunológico

Devido às limitações e dificuldades inerentes às técnicas parasitológicas, os métodos sorológicos são os mais comumente usados para o diagnóstico da toxoplasmose. No entanto, essa prática sofre das complicações que resultam da alta prevalência de anticorpos específicos na população geral, conforme mencionamos no início deste capítulo. Diferentes marcadores sorológicos têm sido descritos para distinguir entre infecção latente e infecção recente ou toxoplasmose-doença.

Outras necessidades são: datar na gestante seu contágio pelo toxoplasma ou, no imunocomprometido, assinalar a reagudização de uma toxoplasmose latente.

Os testes para pesquisa de anticorpos específicos podem ser reunidos em dois grupos: aqueles que usam organismos intactos (o teste do corante, o da aglutinação direta e o do anticorpo fluorescente) e os que usam parasitos rotos como fontes de antígenos (ELISA, fixação do complemento, aglutinação do látex, hemaglutinação indireta).

Os antígenos utilizados provêm seja do citoplasma, seja da membrana celular do toxoplasma. Na fase inicial da infecção a resposta imune do hospedeiro é dirigida principalmente contra os antígenos de membrana, enquanto os antígenos citoplásmicos vão se tornando mais importantes nas infecções crônicas. Ensaios que utilizam toxoplasmas inteiros como fonte de antígenos são mais reativos na fase aguda da infecção, enquanto os que dependem da destruição dos toxoplasmas dão títulos inicialmente baixos, mas que vão aumentar e durar por muito mais tempo.

A gravidade da infecção não guarda relação com a intensidade desses testes.

Atualmente, o diagnóstico é feito sobretudo pelo método de ELISA (IgG ou IgM) ou pela imunofluorescência indireta.

Outras técnicas são:
- reação de Sabin-Feldman, ou teste do corante (IgG e IgM);
- reação da imunofluorescência direta;
- reação de hemaglutinação;
- reação de aglutinação do látex (IgG e IgM);
- reação de fixação do complemento.

Anticorpos IgM Específicos. São detectados mediante o teste imunoenzimático (ELISA), a imunofluorescência indireta ou outros métodos. Aparecem na primeira semana de infecção e apresentam seu pico, geralmente, dentro de um mês. Estima-se que o teste de ELISA para anticorpos específicos IgM tem uma sensibilidade de 97% e uma especificidade de 100%.

Na maioria dos pacientes, os soros tornam-se não-reagentes (isto é, com títulos menores que 1:16) depois de alguns meses. Nos casos mais favoráveis, os anticorpos IgM específicos tendem a não ser mais detectados entre o terceiro e o quinto mês pós-infecção.

De acordo com os conhecimentos atuais, um título de IgM negativo exclui o diagnóstico de toxoplasmose aguda com menos de três semanas de duração, mas não exclui a possibilidade de infecções mais antigas.

Raramente um título baixo pode permanecer por um ano ou mais. Portanto, um só exame com título alto de IgM, ou uma série de dois ou mais testes com elevação do título (realizar concomitantemente os testes com as várias amostras), permitem diagnosticar infecção recente ou reativação de infecção anterior.

Anticorpos IgG Específicos. Podem ser detectados e dosados pelo teste de ELISA (o mais usado atualmente), pela imunofluorescência indireta, pela reação de Sabin-Feldman, pelo teste de hemaglutinação indireta e pela reação de fixação do complemento.

Sempre que a comparação de duas amostras de soro do paciente, tomadas com intervalo de três semanas (mas processadas simultaneamente), acusar uma elevação do título com qualquer desses métodos, podemos falar de infecção aguda.

Em geral, essa elevação do título vai a 1:1.024 ou mais, na fluorescência e no teste do corante. Mas como o pico de anticorpos IgG é alcançado ao fim de um ou dois meses, os testes devem ser aplicados logo, caso se queira surpreender uma elevação da titulação. Um teste isolado para IgG, mesmo quando o título seja elevado, tem pouco valor diagnóstico, visto que pode ocorrer no decurso de infecções crônicas.

Sorologia em Mulheres Grávidas. Os testes mais usados são o de ELISA e a imunofluorescência indireta para IgM.

Mas recentemente tem sido empregado o teste imunoenzimático reverso, para captura de anticorpos IgM específicos.

O teste de avidez de IgG tem sido usado para ajudar a discriminar entre a infecção passada e a recentemente adquirida por mulheres grávidas. Entretanto este teste deve ser usado como método confirmatório, apenas, e não o único para estabelecer o diagnóstico.

Caso não se disponha desses métodos, repetir o teste de imunofluorescência indireta para IgG ou o teste do corante, em duas amostras de soro com intervalo de uma a três semanas, para verificar se o título está em elevação.

Se o título na imunofluorescência para IgG for menor que 1:1.024 e for negativo na imunofluorescência com anti-IgM, não será necessário prosseguir na avaliação.

Um resultado negativo pela imunofluorescência indireta com anti-IgM, dentro das três primeiras semanas de gestação, significa que a toxoplasmose não foi adquirida durante essas três semanas, quaisquer que sejam os títulos na imunofluorescência indireta para IgG ou no teste do corante. Por outro lado, depois de três semanas, um teste negativo para IgM não exclui a possibilidade de que a infecção começou durante ou após a concepção.

Sorologia em Pacientes Imunodeprimidos. No caso de pacientes com AIDS, a determinação de IgG, IgM, IgA ou IgE não é satisfatória, devendo-se procurar toxoplasmas no líquor, em lavado broncopulmonar ou no humor aquoso; ou pesquisar a presença de antígenos parasitários.

Ensaios com a técnica de polimerase no sangue (PCR), em casos de encefalite toxoplásmica, deram 50% de resultados positivos (contra 7,4% nas culturas de tecido *in vitro*), mas como foram encontrados falsos positivos dos grupos testemunhas, o método requer novos estudos.

Tem-se procurado desenvolver antígenos recombinantes, para os testes sorológicos. O antígeno SAG1 é o principal da membrana de taquizoítas (ausente nos bradizoítas), sendo muito específico para a fase aguda. Ele se presta para o diagnóstico da toxoplasmose (em *immunoblotting*), sendo reconhecido pelas IgG e IgM em pessoas imunocompetentes. Mas está ainda em estudo seu valor em pacientes com imunodeficiência.

Um antígeno citoplásmico, proteína de 30 kDa codificada pelo gene BAG1, é expresso apenas em bradizoítas, enquanto P18 é outro antígeno específico dessa fase crônica da doença, situado na membrana.

Além desses antígenos, os existentes nas organelas secretoras, como GRA5 e GRA6, são também importantes na patologia da toxoplasmose.

Exames Neurológicos

Devido ao fato de a encefalite toxoplásmica ser a causa mais freqüente de lesões focais intracerebrais, em pacientes com AIDS, o estudo das imagens obtidas pela tomografia computadorizada (TC) e pela ressonância magnética (RM) tornaram-se indispensáveis para o diagnóstico e tratamento desses pacientes.

Massas lesionais hipodensas, múltiplas e bilaterais são reveladas pela TC. As lesões têm predileção pelos gânglios da base e pela junção hemisférica corticomedular. No entanto, os abscessos podem aparecer isoladamente e localizarem-se em qualquer parte do cérebro.

Nos pacientes com sintomas neurológicos focais, a TC tem sido praticamente tão eficiente quanto a RM para a identificação das lesões cerebrais, mas nos outros casos esta última técnica revela massas lesionais não detectadas pela TC. Na toxoplasmose cerebral, a RM sempre revela multiplicidade de lesões, a ponto de se dever pensar em outras etiologias se for encontrada uma única lesão.

Os efeitos da terapêutica específica podem ser apreciados mediante as imagens neurorradiológicas ou de ressonância magnética, que diminuem em número e tamanho, mas a resolução das lesões requer semanas ou meses, podendo deixar seqüelas nos focos de necrose.

TRATAMENTO

O tratamento da toxoplasmose é ainda assunto controverso. A maioria dos estudos têm sido feitos em animais de laboratório e instituídos pouco depois de estabelecida a infecção. Os estudos clínicos são ainda insuficientes para que se possam fixar normas quanto à posologia e à duração da terapêutica.

Acresce que as drogas efetivas são poucas e bastante tóxicas, nas doses requeridas para o tratamento.

Os únicos medicamentos que já demonstraram ser eficazes contra a toxoplasmose aguda de pacientes adultos são combinações de **sulfonamidas** com **pirimetamina**.

A quimioterapia tem caráter sobretudo supressivo, agindo sobre os toxoplasmas em fase proliferativa (taquizoítas), mas deixando fora de alcance os bradizoítas protegidos pelas formações císticas. Por isso as principais indicações terapêuticas são para o tratamento de processos e lesões em atividade.

Medicamentos Disponíveis

Sulfadiazina

É a mais utilizada das sulfonamidas. São igualmente ativas a **sulfamerazina**, a **sulfametazina** e a **sulfapirazina**, com a mesma posologia. Associações dessas sulfas, conhecidas como sulfonamidas tríplices, são igualmente recomendadas.

Para adultos e crianças, a dosagem de sulfadiazina que se recomenda é de 100 a 125 mg/kg de peso do paciente e por dia, dividida em quatro doses, por via oral. Continuar o tratamento por duas a quatro semanas.

Se aparecerem fenômenos tóxicos, encurtar sua duração. Se a doença ativa persistir, prolongar a terapêutica.

Pirimetamina

Essa droga (Daraprim, Malocide) deve ser administrada oralmente, em associação com as sulfas.

Para os adultos, alguns especialistas recomendam a dose de 75 a 100 mg, durante 10 dias, reduzindo-se para 50 mg, por mais 10 dias e, depois, 25 mg diariamente. Outros recomendam doses menores, desde o início (25 mg/dia).

Para crianças, dar 2 mg/kg/dia divididos em duas doses para tomar cada 12 horas, nos três primeiros dias; reduzir depois as doses à metade, se persistirem as manifestações clínicas, ou à quarta parte (0,5 mg/kg/dia), nos casos sem sintomatologia. A duração será a mesma que para as sulfas.

Uma a duas vezes por semana, é necessário controlar os pacientes com exames de sangue completos: contagem de hemácias, de leucócitos (leucograma) e de plaquetas, visto que a pirimetamina é um antifólico e pode deprimir a atividade da medula óssea. Para reduzir o efeito tóxico da pirimetamina sobre a medula, administrar **ácido folínico** (não ácido fólico, que neutralizaria a ação do medicamento sobre o toxoplasma) na dose de 2 a 10 mg por dia, para um adulto; ou substituí-la por levedura de pão, fresca e refrigerada (5 a 10 gramas por dia).

O tratamento da toxoplasmose ocular é feito, também, segundo o esquema acima. Mas, para reduzir as reações de hipersensibilidade, que constituem os principais responsáveis pelas manifestações inflamatórias locais, acrescentar corticóides ao esquema terapêutico: 30 a 60 mg de **prednisona** ou **prednisolona** por dia, durante 5 a 10 dias, e doses decrescentes depois.

Clindamicina

Quando há intolerância às sulfas, pode-se usar esta droga como medicação alternativa, por via endovenosa: 900 a 1.200 mg cada 6 ou 8 horas, durante seis semanas, associada à pirimetamina. A posologia, por via oral, é de 450 mg a cada 6 horas.

Terapêutica nas Diversas Formas Clínicas

Nas Infecções Congênitas. A toxoplasmose contraída durante o primeiro trimestre da gravidez foi considerada, no passado, como razão suficiente para indicar-se o abortamento, nos países em que a legislação e a ética médica o permitiam. Atualmente, pensa-se que esta não deva ser uma regra absoluta, pois cerca de metade das crianças nascidas nessas condições nunca apresentaram a infecção.

O tratamento materno, precoce, é aconselhado para prevenir a contaminação fetal, empregando-se para isso a **espiramicina** (2 a 4 mg por dia), que, não atravessando a barreira placentária, também não oferece risco iatrogênico para o embrião.

Nos últimos estádios da gravidez, quando o aborto está fora de possibilidade, o diagnóstico de infecção fetal requer a instalação de um tratamento à base de **sulfadiazina** ou de outras sulfonamidas.

A pirimetamina é absolutamente contra-indicada, nesses casos, por sua ação reconhecidamente teratogênica.

Nas Infecções Adquiridas Depois. Admite-se em geral que os casos assintomáticos, mesmo com altos títulos de anticorpos, não devam ser tratados. Também os casos de simples linfadenites toxoplásmicas não requerem tratamento, por sua evolução benigna e autolimitada.

Mas tanto os pacientes com processos ativos (febre, miocardites, pneumonites, retinocoroidites ou encefalites) como os imunodeficientes devem ser tratados adequadamente.

Nos Pacientes Imunodeprimidos. Em aidéticos e outros doentes com imunodepressão, é imprescindível fazer-se sistematicamente o diagnóstico sorológico de infecção por *T. gondii*, para se conhecer a situação de risco existente (sempre muito alto) e, aos primeiros sintomas neurológicos, proceder aos exames do encéfalo por TC ou RM, que permitirão precisar a ocorrência de encefalite e, inclusive, fazer depois a avaliação dos resultados terapêuticos.

Excluídos outros diagnósticos prováveis, nesses casos (linfoma, abscesso por fungos, tuberculose, infecção por citomegalovírus e sarcoma de Kaposi) o tratamento deve ser instituído mesmo quando não haja senão razoável suspeita de toxoplasmose.

Como terapia primária, administrar **sulfadiazina** (ou sulfonamidas tríplices) associada com **pirimetamina** e **ácido folínico**, durante pelo menos seis semanas. Continuar, depois, com tratamento supressivo à base de pirimetamina (25 a 50 mg diariamente, por via oral). A natureza recidivante da encefalite toxoplásmica torna este tratamento permanentemente necessário, nos aidéticos.

Resultados iniciais favoráveis são obtidos em 80 a 90% dos pacientes com síndrome de imunodeficiência adquirida, porém os efeitos tóxicos sobre a medula acabam por exigir a suspensão desses medicamentos anti-*Toxoplasma*, tanto mais que as drogas utilizadas contra a infecção por HIV (azidotimidina, p. ex.) também produzem alterações das funções hematológicas. É, pois, urgente a descoberta de novas drogas menos tóxicas e mais eficazes.

EPIDEMIOLOGIA E CONTROLE

Distribuição Geográfica e Prevalência

A distribuição da toxoplasmose é universal, tendo sido registrada em todos os continentes e em todos os climas. Mas, por falta de inquéritos epidemiológicos, a prevalência não é bem conhecida.

Em escala mundial, os índices costumam estar compreendidos entre 25 e 50% ou mais. No Brasil, situam-se entre 50 e 80%, sendo esta última taxa a prevalência encontrada em inquéritos feitos no Rio de Janeiro e em população indígena de Mato Grosso.

Alguns estudos indicam que as taxas de positividade aumentam com a idade dos indivíduos: 0% abaixo dos cincos anos; 18% de 6 a 15 anos; 26% de 16 a 30 anos. Elas são mais elevadas nas zonas rurais que nas urbanas, mas também tem sido assinalada uma distribuição irregular, por manchas.

Nos EUA, por exemplo, predomina nas regiões orientais e no sul, sem diferenças do meio urbano para o rural.

Os casos clínicos confirmados, no entanto, constituem reduzido número, não ultrapassando em geral a ordem das centenas, nas maiores estatísticas publicadas antes da pandemia de AIDS. Não sabemos, entretanto, em que medida isso expressava uma despreocupação com o problema ou as dificuldades com o diagnóstico.

A ocorrência da toxoplasmose adquirida por mulheres, durante o período de gravidez, nos EUA (antes dos anos 60), foi estimada em dois a seis casos por 1.000 gestações.

No Rio de Janeiro, foi verificado que quatro recém-natos em 1.000 nascidos vivos apresentaram-se com toxoplasmose congênita inaparente (subclínica). No Rio Grande do Sul foi encontrada uma taxa de 2,2 por 1.000 nascimentos e de 0,7 em 1.000 nascidos vivos apresentando sintomatologia.

Considerando que em certas regiões dos EUA e da Europa os testes do corante deram 50% ou mais de positividade, entre os adultos, e que não é impossível a existência de reações cruzadas com *Sarcocystis*, por exemplo, pergunta-se: Qual o real significado de tais números?

Transmissão do *Toxoplasma gondii*

FONTES DE INFECÇÃO

As fontes de infecção nesta parasitose são as mais abundantes e disseminadas que se possam imaginar. *Toxoplasma gondii* tem sido encontrado em grande número de animais domésticos e silvestres, dentre os quais podem ser citados o cão, o gato, o coelho, o porco, o carneiro, o boi, além de ratos, pombos e outras aves domésticas (Fig. 14.7). O número de animais silvestres que se encontram infectados aumenta continuamente com as pesquisas.

O parasito mostra-se ubíqüitário, entre os animais homeotermos, e a incidência chega a ser elevada, segundo os resultados de inquéritos imunológicos, atingindo 40 a 75% dos gatos, 16 a 32% dos cães, 8 a 50% dos porcos, 12 a 64% dos carneiros, zero a 21% dos bovinos, 23% dos ratos, 10% dos coelhos etc. Conseguiram-se isolar toxoplasmas da retina em 24,3% de 300 bovinos examinados, bem como dos olhos de porcos, carneiros, cavalos e gatos.

Mas enquanto os animais que se comportam como hospedeiros intermediários de *T. gondii*, ao serem caçados ou consumidos pelos carnívoros, só contaminam a um ou poucos predadores, os hospedeiros definitivos conseguem, através da contaminação fecal do solo, multiplicar enormemente as fontes de infecção.

O número de oocistos eliminados em uma só evacuação de um gato infectado é da ordem de 2 a 20 milhões, isto em 20 gramas de fezes, que misturados com o solo podem assegurar uma concentração de 10 a 100 mil oocistos por grama. Acrescente-se o fato de permanecerem os gatos infectados por um ano ou mais.

A dispersão desse material pela chuva, pelo vento ou pela fauna coprófila pode representar alto potencial de disseminação do *Toxoplasma gondii*.

CONDIÇÕES DO MEIO E TRANSMISSÃO

Enquanto os taquizoítas de *T. gondii* são pouco resistentes às condições do meio externo, os oocistos eliminados pelos felinos embrionam no solo em poucos dias e mantêm-se viáveis até um ano ou um ano e meio no solo úmido e sombreado.

Dessa forma, os gatos asseguram a poluição do domicílio e do peridomicílio, onde devem infectar-se os animais domésticos e, eventualmente, crianças e adultos.

O gado deve contaminar-se através das pastagens e do feno poluídos pelos felinos, particularmente pelos gatos errantes, que acusam maiores taxas de prevalência de toxoplasmose que os domésticos. Não há informações sobre a possível participação das aves na cadeia de transmissão.

Os dados epidemiológicos indicam que os gatos se infectam principalmente caçando pequenos roedores parasitados, tal como deve suceder também com outros carnívoros; ou com os restos de animais abatidos para o fornecimento de carne à população humana. Mas podem infectar-se igualmente ao revolver a terra dos lugares onde costumam defecar e ao lamberem as patas ou o pêlo contaminado com oocistos de origem fecal.

Inquéritos feitos em algumas ilhas do Pacífico mostraram que a toxoplasmose humana e a toxoplasmose animal estavam ausentes daquelas ilhas em que não havia gatos.

Ao que parece, basta um só gato infectado para que se tenha uma fonte adequada de contaminação do meio para uma infecção geral dos herbívoros de uma região (ovelhas, p. ex.). A eliminação de oocistos dura 3 ou 4 semanas. Como já referimos, os gatos podem reinfectar-se e voltar a eliminar oocistos (ao menos em condições experimentais).

Ainda que os oocistos sejam infectantes também para o homem e que as crianças possam contaminar-se ao brincar em caixas de areia dos parques infantis (provavelmente freqüentadas pelos gatos) ou em função da intimidade com estes animais, a origem da toxoplasmose humana deve-se principalmente a:

1) ingestão de carne crua ou mal cozida de gado ou de caça, que contenha cistos de *T. gondii*, e o consumo de produtos cárneos não-cozidos (lingüiça, presunto etc.) igualmente infectados. A manipulação dessas matérias cruas pode oferecer risco de contaminação, por via oral, através das mãos sujas;

2) transmissão congênita por mulheres que se infectaram durante a gravidez. Os taquizoítas atingem primeiro a placenta e, depois, o feto. Nas infecções crônicas (por exemplo, nas que ocorreram antes da gravidez) não há transmissão transplacentária.

Na carne e nas vísceras, as formas infectantes são os bradizoítas contidos nos cistos. Esses suportam temperaturas de 4°C durante três semanas, mas morrem se a carne for congelada a –15°C, durante mais de três dias; ou a –20°C, durante mais de dois dias.

Controle da Toxoplasmose

Os indivíduos com infecção crônica parecem ter relativa proteção contra reinfecções (estado de premunição) e correm um risco limitado de reagudização do processo, exceto em casos de imunodepressão, natural ou iatrogênica.

Os grupos populacionais mais expostos ao risco de infecção por *Toxoplasma* são as crianças de baixa idade e as pessoas que não apresentem sorologia positiva, principalmente quando convivam com gatos, ou quando manipulem carnes e produtos cárneos crus.

Para prevenir a toxoplasmose congênita, as mães devem obedecer rigorosamente aos preceitos a seguir.

O risco maior vem do consumo de carne crua ou mal cozida de porco, de carneiro, de boi etc. (aves e ovos sendo de menor significação), bem como de derivados cárneos que não sofreram cocção suficiente. Portanto, a medida preventiva mais importante consiste na cocção adequada: os cistos morrem se a carne for inteiramente submetida a uma temperatura de 65°C e mantida nessa temperatura durante 4 a 5 minutos. Eles são também destruídos nos produtos salgados ou preparados com nitratos.

Manter boa higiene e lavar as mãos depois de manipular aqueles alimentos crus.

Esses mesmos cuidados higiênicos devem ser dispensados às crianças que brincam em tanques de areia ou em contato com o solo, eventualmente poluído por gatos. Também depois de contato com os gatos, em cujos pêlos podem estar retidos oocistos que amadurecem em poucos dias.

Deve-se evitar esses animais em casa e proteger os tanques de areia onde brincam as crianças com telagem para impedir o acesso aos gatos da vizinhança que aí vão para defecar.

Os gatos domésticos (daqueles que insistem em criá-los) devem receber alimentos secos, enlatados ou fervidos e não se deve permitir que cacem (combater os ratos) ou comam carniça. Eles devem ser examinados para ver se eliminam oocistos. Se os exames forem positivos, tratá-los administrando a 2-sulfamoil-4,4'-diaminofenilsulfona, 10 mg por quilo de peso do animal. Para que não se reinfectem, impedi-los de sair.

Caso não se disponha do diagnóstico ou do tratamento, esses animais devem ser descartados, especialmente se na casa vivem crianças pequenas ou mulheres em perspectiva ou início de gestação. Evitar contato com gatos vadios ou desconhecidos.

As fezes dos gatos e o material de forração de seu leito devem ser eliminados diariamente, antes que os oocistos tenham tempo para embrionar. Quando se utilizam caixas de areia para a defecação dos gatos, estas devem ser tratadas periodicamente (2 vezes por semana) com água fervendo, para destruir os oocistos eventualmente existentes. Nunca envolver gestantes nessas tarefas.

O exame e o acompanhamento sorológico das gestantes, além de identificar as pacientes em situação de risco (que têm sorologia negativa), podem permitir o reconhecimento de uma toxoplasmose aguda materna e recomendar o tratamento específico, com curas repetidas durante todo o período de gravidez, a fim de proteger a criança até seu nascimento. O exame sistemático do material placentário deveria constituir uma forma de vigilância epidemiológica, além de assegurar a prevenção das seqüelas tardias da toxoplasmose congênita.

Até o presente não existem vacinas para prevenir a infecção pelo *T. gondii*.

15

Os Plasmódios e a Malária: I. Os Parasitos

INTRODUÇÃO
CICLO EVOLUTIVO DOS PLASMÓDIOS
   No hospedeiro vertebrado (homem)
   No hospedeiro invertebrado (inseto)
MORFOLOGIA E ULTRA-ESTRUTURA
   Esporozoítas
   Criptozoítas
   Merozoítas
   Trofozoítas sangüíneos
   Esquizontes
   Gametócitos ou gamontes
   Microgametas
   Macrogametas
   Zigoto ou oocineto
   Oocisto e esporoblastóide
FISIOLOGIA DOS PLASMÓDIOS
   Hábitat dos parasitos
   Nutrição e metabolismo
CARACTERIZAÇÃO MORFOLÓGICA DOS PLASMÓDIOS HUMANOS
   Plasmodium falciparum
   Plasmodium vivax
   Plasmodium malariae
   Plasmodium ovale
   Alterações morfológicas das hemácias parasitadas

INTRODUÇÃO

Todos os agentes da malária, tanto humana como de outros mamíferos, pertencem à família **Plasmodiidae** e ao gênero ***Plasmodium***.

Há quase 100 espécies de plasmódios, 22 das quais infectam macacos e 50 parasitam aves ou répteis. Plasmódios de roedores e de aves são freqüentemente utilizados, no laboratório, como modelos experimentais. As espécies que habitualmente parasitam o homem são quatro:

1. *Plasmodium falciparum*, responsável pela febre terçã maligna, com acessos febris a intervalos de 36 a 48 horas (ver Pranchas).

2. *Plasmodium vivax*, agente da febre terçã benigna, com ciclo de 48 horas (ver Pranchas).

3. *Plasmodium ovale*, com distribuição limitada ao Continente Africano e responsável por outra forma da febre terçã benigna (ciclo de 48 horas).

4. *Plasmodium malariae* causa a febre quartã, que se caracteriza pela ocorrência de acessos febris a cada 72 horas (ver Pranchas).

Outros plasmódios (de macacos) podem infectar o homem ocasionalmente ou em condições experimentais. *P. rodhaini*, parasito de símios superiores, é reconhecido hoje como idêntico ao *P. malariae*.

É possível que a malária seja muito mais antiga que a humanidade, visto que esses parasitos são encontrados em répteis (que tiveram seu apogeu nos períodos Permiano e Triássico, quando os insetos hematófagos já existiam), bem como em aves e em mamíferos. Os lemurianos, que surgiram de um tronco comum com os outros primatas (na Era Terciária), têm seus próprios plasmódios (do tipo quartão), assim como os símios do Novo e do Velho Mundo (plasmódios do tipo quartão, *P. ovale*, *knowlesi*, *cynomolgi* etc.). Os macacos antropóides são suscetíveis a espécies próprias, dos mesmos grupos. O chimpanzé e o homem são hospedeiros do *Plasmodium malariae*.

Em relação aos hospedeiros vertebrados, os plasmódios são estritamente estenoxenos. Os da malária humana, com a exceção de *P. malariae*, só admitem o homem como hospedeiro, de onde a suposição de que tenham evoluído juntamente com nossa espécie.

Os hospedeiros invertebrados, que se tornaram elos obrigatórios no ciclo dos plasmódios humanos, limitam-se a umas quantas espécies de mosquitos do gênero **Anopheles**.

CICLO EVOLUTIVO DOS PLASMÓDIOS

No Hospedeiro Vertebrado (Homem)

O ciclo parasitário inicia-se quando, ao picar uma pessoa, o mosquito inocula juntamente com sua saliva as formas infectantes do *Plasmodium*, que se haviam acumulado nas glândulas salivares do inseto, isto é, os **esporozoítas** (Figs. 15.1 e 15.2).

Estudos experimentais mostraram que o inseto inocula em média 20 esporozoítas por picada.

Dada a circunstância de que, para chupar sangue, os insetos buscam com a extremidade de suas peças bucais o interior de um vaso, os parasitos são injetados diretamente na circulação.

Porém, antes de decorrida uma hora (em geral 15 a 45 minutos), já não se encontram mais no sangue. Isto ficou demonstrado pela impossibilidade de transmitir a malária a outra pessoa fazendo-se a transfusão de grandes volumes de sangue, depois desse prazo.

É que os parasitos já alcançaram o fígado, invadindo os hepatócitos. Os esporozoítas transformam-se, então, em estruturas arredondadas, denominadas **criptozoítas**, pois é com dificuldade que podem ser descobertos nessa fase (Fig. 15.1, *A*, *B*).

Além de crescer, os criptozoítas iniciam um ciclo de reprodução assexuada, conhecido como **ciclo pré-eritrocítico** ou esquizogonia pré-eritrocítica, em vista de preceder obrigatoriamente à fase de parasitismo sangüíneo.

Os esquizontes que se formam no fígado criam milhares de elementos filhos, os **merozoítas** (Fig. 15.1, *C*).

A esquizogonia pré-eritrocítica dura seis dias, no caso de *P. falciparum*, oito dias no de *P. vivax*, nove dias no de *P. ovale* e 12 a 16 dias na evolução de *P. malariae*. A célula parasitada, muito distendida e alterada, acaba por romper-se, deixando em liberdade os merozoítas.

Muitos destes são fagocitados e destruídos pelas células de Kupffer, outros sobrevivem, invadem as hemácias e dão início ao segundo ciclo de reprodução assexuada dos plasmódios: o ciclo hemático ou **ciclo eritrocítico**.

As recaídas nas infecções por *P. vivax* (que podem ocorrer muitos meses depois dos primeiros ataques de malária e, eventualmente, depois de um tratamento eficiente) correspondem a ciclos pré-eritrocíticos e eritrocíticos tardios, devidos a esporozoítas que permaneceram quiescentes no fígado durante todo esse tempo. Esta incubação prolongada é uma característica genética em determinadas espécies e estirpes de *Plasmodium*. Nesse estado o parasito é denominado **hipnozoíta** (do grego *hypnos*, sono).

No sangue, o ciclo esquizogônico repete-se em prazos bastante regulares e característicos para cada espécie: 36 a 48 horas para *P. falciparum*, 48 horas para *P. vivax* e *P. ovale* ou 72 horas para *P. malariae* (Fig. 15.1, *D*). Veremos, mais adiante, como essa periodicidade se relaciona com o ritmo das crises febris observado em cada forma de malária.

A esquizogonia dos plasmódios humanos ocorre de preferência no sangue dos capilares profundos, das vísceras. No caso particular de *P. falciparum*, as formas esquizogônicas raramente são vistas no sangue periférico, exceto em infecções graves. Constatou-se que as hemácias, quando parasitadas por *P. falciparum*, apresentam modificações da superfície com a formação de protuberâncias e estruturas da membrana (moléculas de citoaderência) que aumentam a adesividade do glóbulo vermelho às células endoteliais. Isso favorece a retenção dessas formas parasitárias nas paredes dos vasos profundos, de pequeno calibre.

Depois de algum tempo de evolução da infecção malárica, aparecem no interior das hemácias algumas formas que já não se dividem (Fig. 15.1, *E*). São os gamontes ou **gametócitos**: eles crescem, igualmente, no sangue dos capilares profundos, porém mais lentamente que os trofozoítas, e logo aparecem na circulação geral.

Possuem morfologia geralmente bem característica e vão assegurar a continuidade da espécie, quando são retirados da circulação sangüínea do hospedeiro vertebrado (homem, p. ex.) por um mosquito anofelino que venha alimentar-se de sangue.

Os gametócitos são encontráveis nos exames de sangue, poucos dias depois de iniciado o ciclo eritrocítico, e sua longevidade alcança aproximadamente 60 dias, segundo se admite classicamente.

No Hospedeiro Invertebrado (Inseto)

Quando o anofelino suga sangue de um paciente portador dessas formas sexuadas (indivíduo **gametóforo**), os elementos figurados do sangue são digeridos no estômago do inseto, degenerando também todas as formas evolutivas do parasito ingeridas pelo mosquito, com exceção dos gametócitos (Fig. 15.1, *F*, *G*).

Estes são de dois tipos:

1) gamonte feminino, ou **macrogametócito**, que no estômago do mosquito passará a **macrogameta** ou gameta feminino;

2) gamonte masculino, ou **microgametócito**, que sofrerá, também no estômago do inseto, três mitoses de que resultarão oito núcleos filhos e a formação de outros tantos **microgametas** (gametas masculinos).

Para a formação dos microrganismos, os núcleos migram para a periferia do gametócito; aí, desenvolvem-se subitamente estruturas flagelares muito longas e móveis, recobertas pela membrana celular. Cada núcleo filho migra para a bainha de um dos flagelos; estes não tardam em separar-se da massa residual de citoplasma anucleado e partem em busca de gametas femininos. Os microgametas medem 20 a 25 μm de comprimento (Fig. 15.5).

O processo rápido de formação de microgametas, denominado **exflagelação**, dura poucos minutos e é desencadeado pelo simples abaixamento da temperatura do meio, podendo ser observado ao microscópio, entre lâmina e lamínula, em sangue citratado que contenha gametócitos.

Quando os gametas se unem, forma-se uma célula-ovo ou **zigoto**. Em prazo de poucas horas, os dois pronúcleos fundem-se e, cerca de 20 horas depois, o zigoto começa a deslocar-se com movimentos amebóides, razão pela qual é chamado **oocineto** (do grego *oo*, ovo, e *kinetos*, móvel). Este se dirige para o revesti-

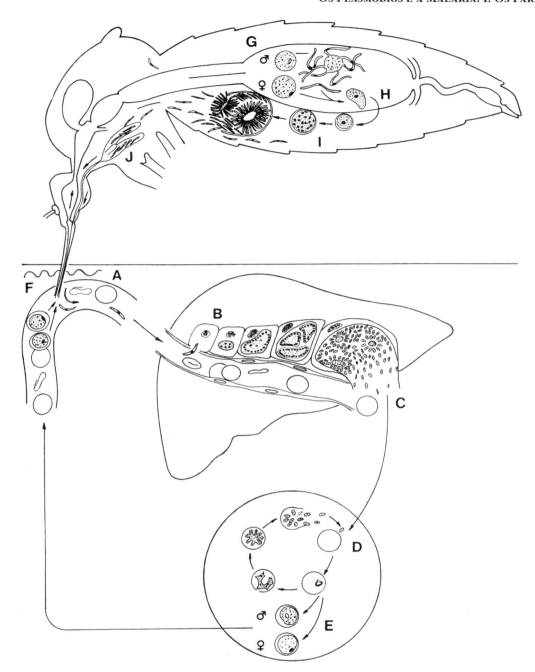

Fig. 15.1 Ciclo evolutivo dos plasmódios humanos. *A.* Inoculação de esporozoítas pelo mosquito *(Anopheles)*, na circulação do homem. *B.* Invasão e multiplicação assexuada (ciclo esquizogônico pré-eritrocítico) no interior das células hepáticas. *C.* Disseminação das formas infectantes para as hemácias (merozoítas). *D.* Invasão e multiplicação assexuada dos parasitos (ciclo esquizogônico eritrocítico) no interior das hemácias, passando pelas fases de trofozoíta, esquizonte, rosácea e merozoítas sangüíneos que irão repetir o ciclo eritrocítico. *E.* Formação de gametócitos masculinos e femininos. *F.* Ingestão dos gametócitos por um anofelino. *G.* Ciclo sexuado no inseto, com formação de gametas masculinos (exflagelação) e femininos. *H.* Zigoto ou oocineto. *I.* Oocisto e produção de esporozoítas que se disseminam pela hemolinfa do inseto. *J.* Concentração de esporozoítas infectantes nas glândulas salivares do inseto. Para maior clareza, o esquema não tomou em consideração o tamanho relativo das diversas estruturas.

mento epitelial da parede intestinal do inseto, perfura-o e se aloja entre o epitélio e a membrana basal, ou no próprio epitélio.

Aí segrega um envoltório protetor e, transformando-se em **oocisto**, cresce consideravelmente de tamanho. Inicia-se então o processo de **multiplicação esporogônica**, mediante o qual produzem-se, no interior do oocisto, milhares de elementos filhos, os **esporozoítas** (Fig. 15.1, *H, I*).

A primeira divisão nuclear é de tipo reducional (meiose), que produz núcleos com metade dos cromossomos; e as demais são mitoses típicas.

O oocisto maduro acaba por romper-se e libertar os esporozoítas que invadem a hemolinfa do inseto. Daí, muitos migram para as glândulas salivares. Completa-se, assim, o ciclo evolutivo dos plasmódios no hospedeiro invertebrado *(Anopheles)*.

MORFOLOGIA E ULTRA-ESTRUTURA

Esporozoítas

São organismos alongados que medem, em média, 11 μm de comprimento por 1 μm de diâmetro e têm extremidades afiladas (Fig. 15.2).

A superfície é constituída por uma membrana plasmática (a membrana externa), que é forrada por uma outra membrana, dupla (a membrana interna). Aderidos à face citoplásmica desta última, por meio de estruturas moleculares da própria membrana, encontram-se dispostos 11 a 15 microtúbulos longitudinais que se supõe relacionados com a motilidade do esporozoíta e com fenômenos de superfície, como a formação de coifa ou capuz.

Na extremidade anterior, em forma de cone truncado, há um sistema de penetração ou **complexo apical** que compreende três estruturas anulares, centradas por uma pequena depressão apical, aonde vêm ter um par de roptrias e numerosos micronemas. Estas estruturas osmiófilas contêm proteínas necessárias à penetração do parasito nas células do hospedeiro. Elas ocupam todo o terço anterior do corpo do esporozoíta.

No terço médio, encontra-se o núcleo, alongado e ocupando quase todo o diâmetro interno do parasito. Para trás dele podem ser vistos o retículo endoplásmico e uma mitocôndria única, com cristas no seu interior.

Pouco adiante do núcleo, as membranas celulares são interrompidas por um citóstoma que não é funcional, nesta fase do ciclo vital do plasmódio, pois não foram encontrados vacúolos digestivos no citoplasma.

A membrana externa do esporozoíta encontra-se revestida de uma capa superficial formada principalmente por uma espécie molecular — a **proteína circunsporozoítica** — de grande importância antigênica. Sua composição e estrutura têm sido estudadas em detalhe.

A proteína de superfície tem peso molecular em torno de 45.000 (em *P. vivax*) ou de 58.000 (em *P. falciparum*), com uma região imunodominante contendo epítopos repetitivos, definidos pela repetição de um número limitado de aminoácidos.

A maioria dos anticorpos monoclonais ou policlonais reconhece preferencialmente essa região antigênica (mas não exclusivamente). Entretanto, já foram identificadas outras com determinantes imunológicos, situadas fora da região dos epítopos repetitivos.

A clonagem de genes que codificam essas proteínas circunsporozoíticas permitiu elucidar sua composição em ácidos aminados e mostrou a existência de uma região extensa onde se sucedem, ao azar, os epítopos repetitivos, característicos para cada espécie de *Plasmodium*.

A identificação deste grupo de proteínas foi baseada na produção de anticorpos monoclonais por pesquisadores que estudavam as possibilidades de produção de uma vacina antimalárica. O seqüenciamento dos aminoácidos deu origem à produção de peptídios sintéticos que foram ensaiados como candidatos a vacina, juntamente com proteínas recombinantes obtidas por engenharia genética.

Ao emergirem dos esporocistos, os esporozoítas invadem a hemolinfa do inseto e mostram certo grau de motilidade (Fig. 15.1, *J*). Em pouco tempo eles conseguem penetrar e concentrar-se nas células das glândulas salivares do inseto (alojando-se no citoplasma ou em vacúolos), passando depois para a luz glandular. Nas glândulas salivares muitos deles podem permanecer viáveis quase dois meses.

Quando depositados sobre uma lâmina de vidro, os esporozoítas da malária (assim como de outros apicomplexa, *Toxoplasma* e *Cryptosporium* spp.) ficam deslizando ativamente em círculos, aparentemente sem mudar de forma. O mecanismo molecular na base deste tipo raro de locomoção está relacionado com proteínas adesivas da família das trombospondinas (TRAP). Os genes que codificam as TRAP e proteínas relacionadas (CTRP) são expressos nos esporozoítas e oocinetos, formas móveis do ciclo parasitário que se desenvolvem exclusivamente no inseto. Mutantes com esses genes inativos de *Plasmodium berghei* não conseguem invadir as glândulas salivares do inseto nem penetrar nos hepatócitos.

As proteínas da família TRAP são moléculas transmembrana que possuem uma ou mais cópias, no extremo amino-terminal, de dois motivos adesivos: o domínio I de integrinas e o domínio tipo 1 de trombospondina. Nas células eucariotas, esses domínios atuam nas interações célula-célula e célula-matriz. Observações feitas inclusive em *Toxoplasma* sugerem fortemente que os movimentos de deslizamento e de penetração dos parasitos Apicomplexa dependem da ligação dessas moléculas ao substrato.

Depois de aderidos os parasitos são orientados por um movimento de capuz (*capping*, em inglês) para a posição de penetração na célula hospedeira.

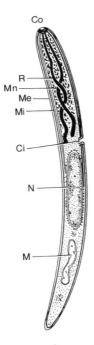

Fig. 15.2 Estrutura de um esporozoíta, mostrando o aparelho de penetração ou complexo apical (**Co**), as roptrias (**R**) e os micronemas (**Mn**); vê-se a membrana externa (**Me**) e a dupla membrana interna (**Mi**), bem como o citóstoma (**Ci**), o núcleo (**N**) e a mitocôndria (**M**).

Criptozoítas

Com estudos *in vitro*, demonstrou-se que a penetração do parasito nas células hepáticas pode ser inibida pela ação da quimiotripsina sobre a superfície dos hepatócitos ou da tripsina sobre os parasitos, bem como pela incubação prévia dos parasitos com anticorpos contra a proteína circunsporozoítica. Esta parece importante para a aderência ao hepatócito e para a endocitose do plasmódio.

Assim que se encontrem no interior das células do fígado, as formas infectantes acima descritas sofrem profundas transformações morfológicas. Ficam arredondadas e sofrem uma simplificação estrutural, desaparecendo os componentes do aparelho apical (estruturas anulares, roptrias e micronemas), assim como os microtúbulos e a dupla membrana interna. Nos plasmódios de mamíferos, as mitocôndrias das formas intra-hepáticas e intra-eritrocíticas não têm cristas internas, diversamente do que ocorre nos plasmódios de aves e de répteis.

Os processos morfogenéticos foram estudados em cultura de tecido infectada com *P. fallax* (próprio de aves), que realiza, nessas circunstâncias, um ciclo exoeritrocítico de multiplicação esquizogônica, com produção de merozoítas.

No interior da célula hospedeira o parasito cresce rapidamente e logo se produzem numerosas divisões nucleares, passando a constituir um esquizonte. Em dois ou três dias, cerca de 200 núcleos filhos podem ser contados, bem como outras tantas mitocôndrias. A membrana nuclear não desaparece durante a divisão.

A primeira indicação de que um esquizonte vai formar uma geração de merozoítas consiste no aparecimento, em diferentes pontos de sua superfície, de zonas espessadas da membrana celular. Esta se reforça, pela formação da dupla membrana interna, e começa a projetar-se para fora, no ponto onde irá formar-se o complexo apical. Ao mesmo tempo que cada saliência torna-se mais pronunciada, surgem no citoplasma as roptrias.

As áreas do esquizonte que não estão se diferenciando em merozoítas conservam a estrutura simples da membrana. Nas outras, as saliências acabam por constituir pequenas expansões digitiformes, com um complexo apical na extremidade, em cujo citoplasma penetram sucessivamente um núcleo e uma mitocôndria.

Finalmente o pedúnculo que mantém o merozoíta ligado ao citoplasma residual do esquizonte restringe-se e rompe-se, deixando-o em liberdade.

No citoplasma residual fica apenas certa quantidade de ribossomos e de retículo endoplásmico.

Estudos com microscopia óptica indicam que um esquizonte de *P. fallax* pode produzir mais de uma geração de merozoítas.

Como se vê, o ciclo esquizogônico caracteriza-se por um duplo processo de desdiferenciação e nova diferenciação celular, com uma fase de multiplicação nuclear intercalada. Reprodução e diferenciação celular alternam-se no tempo, já que o destino dos merozoítas é invadir novas células do hospedeiro e repetir o mesmo fenômeno reprodutivo.

O número de merozoítas produzidos pelos esquizontes pré-eritrocíticos (criptozoítas) de *P. falciparum* é da ordem de 40.000, enquanto os de *P. vivax* são cerca de 10.000.

Nem todos os esporozoítas de *P. vivax* (ou de *P. ovale* e *P. cynomolgi*) iniciam um ciclo esquizogônico desde que penetrem na célula hepática.

Distinguem-se, hoje, esporozoítas que o fazem imediatamente e que, portanto, produzem malária com período de incubação curto (de duas a quatro semanas) e esporozoítas que após invadirem os hepatócitos entram em estado de latência, no qual permanecem muitos meses.

São estes últimos — os **hipnozoítas** — os responsáveis pelas recaídas tardias, observadas em pacientes com malária do tipo terçã benigno. Eles são também os agentes das formas de malária com períodos de incubação muito longo (6 a 9 meses) encontradas na Rússia, na China (Província de Liaoning), na Coréia do Norte e em outros países com invernos prolongados.

Infecções por *P. vivax*, com período de latência prolongado, podem produzir-se também nos trópicos, como foi visto em El Salvador (25 semanas em média). A diferença entre esses tipos de esporozoítas parece resultar da diversidade genética que caracteriza individualmente os membros de uma população de plasmódios na fase infectante.

Merozoítas

Tanto os que são produzidos na fase pré-eritrocítica, como os resultantes das esquizogonias sangüíneas, são similares e não podem invadir senão hemácias.

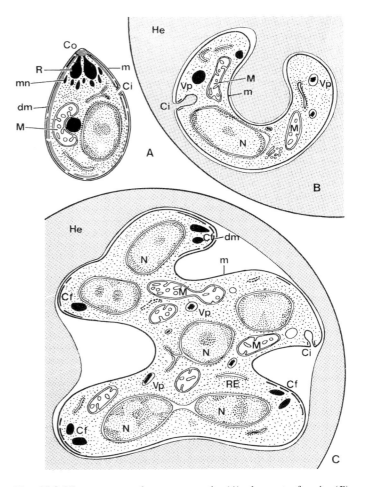

Fig. 15.3 Ultra-estrutura de um merozoíta (*A*), de um trofozoíta (*B*) e de um esquizonte (*C*). **Cf**, complexos apicais em formação; **Ci**, citóstoma; **Co**, conóide; **dm**, dupla membrana interna; **He**, hemácia hospedeira; **M**, mitocôndria; **m**, membrana externa; **mn**, micronemas; **N**, núcleo; **R**, roptrias; **RE**, retículo endoplásmico; **Vp**, vacúolos com pigmento malárico.

Os do ciclo pré-eritrocítico distinguem-se, porém, por terem dimensões um pouco maiores (1,5 × 2,5 μm) que os sangüíneos (1 × 1,5 μm).

Estruturalmente, parecem-se com os esporozoítas, sendo entretanto muito mais curtos e grossos (Fig. 15.3, A).

A superfície do merozoíta possui também uma membrana plasmática externa, simples, forrada por outra que é dupla e fenestrada. Internamente a esta última, encontram-se vários microtúbulos que vão de um pólo a outro da célula.

Na extremidade anterior está o complexo apical, com três anéis envolvendo uma depressão de onde partem as roptrias, relativamente curtas e dilatadas; em torno delas, vê-se um certo número de micronemas e microesferas.

Além do núcleo, encontram-se no citoplasma: uma grande mitocôndria (que nos plasmódios aviários possui expansões internas tubulares, mas nos plasmódios de primatas é quase desprovida de cristas); o retículo endoplásmico granuloso; e ribossomos livres. Há um citóstoma, situado no nível do meio do corpo celular (Fig. 15.3, A).

A superfície do parasito é recoberta, nesta fase, por uma capa ou envoltório de aspecto piloso (com 20 nm de espessura), constituída por glicoproteínas, em forma de T ou Y, regularmente distribuídas, e com a parte glicídica voltada para dentro.

O envoltório glicoprotéico forma o material adesivo que permite ao merozoíta capturar o eritrócito que vai parasitar.

Ele é, também, acentuadamente antigênico. Em *P. falciparum*, o principal antígeno aí encontrado é um polipeptídio de 190 kDa, sintetizado pelo esquizonte, que depois se desdobra em fragmentos menores (de 35 a 55 kDa), integrantes da membrana.

Outras proteínas imunologicamente importantes foram localizadas nas roptrias (polipeptídios de 41 e 76 kDa) e nos micronemas (polipeptídio de 155 kDa), também envolvidos na aderência e na penetração dos merozoítas em hemácias.

Os merozoítas invadem as hemácias rapidamente (em menos de um minuto), devendo previamente aderir à superfície do glóbulo vermelho mediante as glicoproteínas de sua membrana celular, mas a penetração só se completará quando o merozoíta tiver conseguido reorientar-se de modo que o ponto de aderência coincida com o vértice de seu aparelho apical.

Observa-se então a formação de uma junção, entre a membrana do parasito e a da hemácia, e o aparecimento de uma depressão nesta última, em seguida a um derrame do conteúdo das roptrias.

Essa depressão aprofunda-se, ao mesmo tempo que a junção se desloca em forma de anel, e arrasta para dentro de sua cavidade todo o corpo do merozoíta (endocitose).

O envoltório piloso externo é abandonado pelo parasito, durante esse processo, e se difunde no plasma sangüíneo (material antigênico solúvel, glicoprotéico). As estruturas densas do complexo apical (micronemas e microesferas) diminuem em número e tornam-se mais delgadas, enquanto as roptrias parecem esvaziar seu conteúdo.

A proteína de 155 kDa (também denominada antígeno RESA) passa depois a fazer parte da membrana da hemácia parasitada. Uma proteína extraída de *P. lophure* (com peso molecular 38.500 e contendo 73% de histidina) mostrou-se capaz de provocar invaginações na membrana celular de hemácias, quando incorporada a ela.

A invasão é inibida pela presença de soro imune. Talvez as imunoglobulinas, ligadas ao envoltório piloso anteriormente referido, constituam o mecanismo que impede a aderência e a penetração. Mas é também possível que haja um bloqueio dos **receptores de membrana** da hemácia pelos anticorpos. Esses receptores são diferentes e específicos para cada espécie de *Plasmodium*.

Os merozoítas de algumas espécies, como *P. vivax*, invadem sobretudo hemácias jovens (reticulócitos), outros o fazem em eritrócitos maduros, como é o caso de *P. malariae*, mas *P. falciparum* parasita indiferentemente qualquer tipo de hemácia.

Trofozoítas Sangüíneos

No interior das hemácias, observa-se o mesmo processo de desdiferenciação do merozoíta, conduzindo à produção de um trofozoíta amebóide, que emite pseudópodes ora grossos, ora finos e laminares, os quais, abraçando porção do estroma eritrocítico, simulam movimentos de fagocitose e formação de grandes vacúolos digestivos (ver Pranchas).

Esses "vacúolos" grandes são produtos de uma ilusão óptica, pois, contrariamente ao que se pensava antigamente, a fagocitose nos trofozoítas faz-se através do citóstoma, com a ingestão de pequenos fragmentos do citoplasma da célula hospedeira.

Ao microscópio eletrônico, vê-se a formação de uma invaginação da membrana que forma o fundo do citóstoma, incluindo porções da hemácia ainda não alteradas, bem como diversos vacúolos digestivos em diferentes fases da digestão, até aqueles que contêm apenas cristais retangulares de pigmento (hemozoína) em um meio de baixa densidade.

A membrana celular do trofozoíta é simples, pois desapareceram a segunda membrana e os microtúbulos periféricos. Regrediram totalmente as estruturas anulares, as roptrias e os micronemas (Fig. 15.3, B).

Não há capa externa de glicoproteínas.

No citoplasma destacam-se, além do núcleo e dos vacúolos digestivos, o retículo endoplásmico e os ribossomos abundantes.

Esquizontes

Ao mesmo tempo que o parasito cresce, aumentando sua massa citoplásmica e sua riqueza em ribossomos e retículo endoplásmico, expressões da intensa atividade sintetizadora, vemos o núcleo dividir-se sucessivamente em dois ou mais núcleos filhos, até chegar aos números característicos para cada espécie, porém bastante variáveis: 6 a 12 (geralmente 8) em *Plasmodium ovale* e *P. malariae*; 8 a 24 (geralmente 12 a 18) em *P. vivax*; e 8 a 26 (geralmente 8 a 18) em *P. falciparum*.

Em plasmódios de aves, pôde-se constatar a formação de um fuso no interior do núcleo em divisão, onde, por outra parte, a membrana nuclear mantém-se íntegra, exceto nos dois pólos correspondentes aos extremos do fuso. Aí comunicam-se francamente o nucleoplasma e o citoplasma.

As mitocôndrias crescem e multiplicam-se, aparentemente por bipartição transversal, na mesma medida em que os núcleos se dividem. O aparelho de Golgi foi identificado nesta fase.

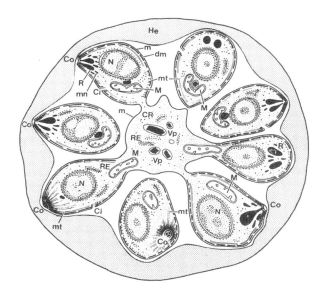

Fig. 15.4 Estrutura de uma rosácea ou merócito, no interior de um glóbulo vermelho do sangue. Os merozoítas filhos foram apanhados pelo corte em diferentes planos ou direções e mostram, portanto, aspectos diversos das mesmas estruturas. **Ci**, citóstoma; **Co**, complexo apical com as roptrias (**R**) e micronemas (**mn**); **CR**, citoplasma residual, onde ficam retidos todos os vacúolos com pigmento malárico (**Vp**) após a separação dos merozoítas; **dm**, membrana interna dupla e fenestrada; **He**, hemácia; **m**, membrana externa; **mt**, microtúbulos situados sob a membrana interna e irradiando-se do complexo apical; **N**, núcleo; **M**, mitocôndrias.

No fim da esquizogonia eritrocitária, o citoplasma do plasmódio começa a elevar-se em alguns pontos onde a membrana celular se espessa, duplica-se e forma um complexo apical. Por baixo, aparecem de novo as roptrias, os micronemas e as microesferas.

As saliências citoplásmicas logo se transformam em digitações ocupando um espaço vazio que se abre entre o parasito e o citoplasma da hemácia. Em cada uma das digitações penetram um núcleo e a respectiva mitocôndria, para formarem o futuro merozoíta, e já se pode ver o citóstoma em posição lateral, a meia distância entre os dois extremos (Fig. 15.3, C).

Os vacúolos digestivos, reduzidos agora a simples cavidades com cristais de hemozoína, fundem-se e permanecem na porção de citoplasma que não participará da constituição dos merozoítas. Este citoplasma residual apresenta-se como pequena massa em que se inserem os merozoítas por seus delgados pedúnculos.

O aspecto do parasito neste momento, à microscopia óptica, é o de uma rosácea, com o pigmento malárico concentrado no que será o **corpo residual**, quando a hemácia romper-se e os merozoítas adquirirem completa independência.

A rosácea recebe, também, o nome de merócito (Fig. 15.4).

Gametócitos ou Gamontes

Ainda que a palavra **gametócito** seja a mais usada para nomear as formas precursoras dos gametas de hemosporídeos, convém notar que não se aplica corretamente a esses protozoários, por ter sido tomada da nomenclatura dos metazoários, onde indica células que sofreram um processo de meiose. No caso dos plasmódios, estamos em presença de elementos haplóides, como sucede em todas as outras fases do ciclo vital, exceto no **zigoto**, que é diplóide.

A redução do número de cromossomos dá-se na primeira divisão do zigoto.

A formação dos gamontes, na malária humana e de outros primatas, tem início a partir dos trofozoítas sangüíneos.

Os de *P. vivax* aparecem no sangue quase ao mesmo tempo que a parasitemia, enquanto os de *P. falciparum* tardam ainda 12 a 15 dias e requerem mais 2 a 4 para se tornarem infectantes.

Alguns trofozoítas só produzem formas assexuadas, enquanto outros dão tanto descendentes sexuados como assexuados. Desconhecemos qual o estímulo ou o mecanismo que desencadeia a diferenciação. Há evidências, entretanto, que indicam a imunidade do hospedeiro, bem como a ação de algumas drogas (pirimetamina, p. ex.), como promotoras da gametocitemia.

A proporção relativa dos sexos varia de uma linhagem para outra, predominando a de macrogametócitos.

Os gametócitos jovens desenvolvem pouca atividade amebóide e não produzem figuras de anel. Gastam o dobro do tempo de um trofozoíta para amadurecer completamente, mas alcançam tamanhos maiores e vivem no sangue por tempo consideravelmente mais longo. Seu potencial infectante para os anofelinos é maior em pacientes com infecção recente.

Os estudos de microscopia eletrônica não trouxeram informações muito ricas em relação a eles. A membrana celular é espessa devido à presença de uma membrana interna dupla. Há um citóstoma funcional. As mitocôndrias são pequenas e densas. Nos gametócitos maduros de plasmódios de primatas, essas mitocôndrias passam a ter cristas (e portanto um ciclo de Krebs ativo) que se manterão durante as fases evolutivas do parasito no hospedeiro invertebrado, contrastando com o que se observa no vertebrado.

O citoplasma do macrogametócito é rico em ribossomos, razão pela qual essa forma cora-se fortemente em azul pelos métodos derivados do Romanovsky, enquanto o microgametócito se mostra pobre e dá reações mais pálidas.

Não foram reveladas estruturas que prenunciam as transformações ulteriores em macro- e microgametas.

Microgametas

A formação dos gametas masculinos é tão rápida que o processo citológico ainda não pôde ser perfeitamente analisado. Dura cerca de 5 a 20 minutos. Os oito núcleos filhos formam-se por endomitose e deslocam-se para a periferia da célula. A exflagelação inicia-se com violenta comoção no conteúdo do gamonte masculino, fenômeno esse relacionado com a formação das organelas motoras dos elementos sexuados.

Os flagelos organizam-se e crescem a partir dos corpúsculos basais ou centríolos, situados na profundidade da massa citoplásmica.

Rapidamente, cada um alcança a superfície e a ultrapassa, arrastando consigo uma expansão da membrana celular. Os núcleos filhos migram então para a bainha do flagelo. Cada uma

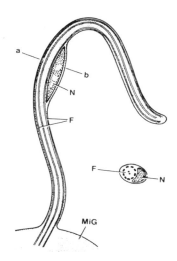

Fig. 15.5 Estrutura de um microgameta, por ocasião de sua formação (exflagelação). **F**, flagelo, com suas nove fibrilas pares, periféricas, e duas singelas centrais; **MiG**, superfície do microgametócito; **N**, núcleo masculino; à direita, secção transversal correspondente ao plano **a-b**.

dessas formações mantém-se ativa, chicoteando continuamente em torno, até que se desprendam e passem a buscar livremente um gameta feminino (Fig. 15.5).

A estrutura do microgameta resume-se, pois, praticamente a uma membrana que envolve o flagelo e o núcleo, este situado a meia distância entre os dois extremos. Em poucas ocasiões foram encontradas mitocôndrias nos microgametas de *Plasmodium*.

Macrogametas

As modificações observadas na diferenciação dos gamontes femininos são discretas. Os supostos glóbulos polares não correspondem a estruturas derivadas de uma mitose de maturação. Antes da fecundação, aparece um cone atrativo na superfície do macrogameta, por onde se dará a penetração do microgameta.

Zigoto ou Oocineto

A fecundação do macrogameta pelo microgameta efetua-se poucos minutos depois que o anofelino alimentou-se de sangue infectado com gametócitos.

Nesse momento, os grânulos de pigmento que persistem no citoplasma do macrogameta são agitados por fortes movimentos, mas em menos de 20 minutos restabelece-se a calma.

O macro- e o micronúcleo tardam ainda por algum tempo para fundirem-se e constituírem o **zigoto**, que só estará em condições de continuar sua evolução ao fim de 18 a 24 horas de maturação.

Então o zigoto alonga-se, adquire mobilidade (**oocineto**) e se desloca para atravessar a parede do estômago do mosquito.

Seu tamanho varia entre 10 e 20 µm, segundo a espécie. O núcleo é grande e excêntrico. Duas membranas, uma externa e outra interna, envolvem a massa citoplásmica. Na extremidade anterior, a membrana interna torna-se mais grossa e parece fendida de modo a simular o desenho da boca de um tubarão. Numerosos microtúbulos revestem a face interna das membranas, dispondo-se a intervalos regulares.

Próximo do pólo anterior, são vistos também alguns corpos densos, de forma esférica, oval ou alongada. No citoplasma encontram-se áreas formadas por aglomerações de pequenas esferas de 35 nm de diâmetro e dispostas como numa rede cristalina. Essas áreas não têm localização definida nem membrana limitante. Outras estruturas presentes são as mitocôndrias, os grânulos de pigmento aglomerados nos vacúolos etc.

No estômago do mosquito, o oocineto atravessa a membrana peritrófica (ver o Cap. 54, item *Aparelho digestivo*), passa entre os processos da borda estriada das células epiteliais (microvilos) e lisa a membrana destas células no ponto em que entram em contato com a extremidade anterior do parasito.

Oocisto e Esporoblastóide

O oocineto pode ficar ancorado no interior de uma célula epitelial ou, ultrapassando-a, ocupar situação extracelular. Passa então a fazer saliência na cavidade geral do inseto (hemocele), da qual fica separado apenas pela membrana basal de epitélio intestinal (Fig. 15.7). Seu desenvolvimento não depende das relações que mantenha com o intestino do inseto.

O oocineto transforma-se em **oocisto** ao envolver-se por uma grossa cápsula, com 0,1 a 0,2 µm de espessura, perfeitamente distinta da membrana basal acima referida. Através da cápsula passam facilmente os aminoácidos e outros materiais necessários à nutrição do parasito. O estádio de desenvolvimento do oocisto durante o qual se processa o crescimento e a multiplicação nuclear é conhecido como **esporoblastóide**.

Abaixo da cápsula há uma membrana com 7,5 nm de espessura que será a membrana externa do esporoblastóide. Cápsula e membrana externa estão a princípio justapostas, mas quando começam a formar-se os esporozoítas na superfície do corpo esporoblástico, a membrana afasta-se da cápsula, deixando nela as impressões produzidas pelos microvilos que possui em sua superfície (Fig. 15.6).

O núcleo único do oocineto divide-se reiteradamente no oocisto e, portanto, o esporoblastóide conterá um número crescente de núcleos.

O citoplasma, fortemente basófilo, devido à sua riqueza em ácido ribonucléico, contém abundante retículo endoplásmico e ribossomos, donde sua grande atividade sintetizadora. As mitocôndrias alongadas e às vezes ramificadas também estão se dividindo.

Por baixo da membrana externa do esporoblastóide, não tardam a aparecer, em áreas limitadas e adjacentes aos núcleos, estruturas multilaminares que correspondem a uma segunda membrana celular, espessa (dupla), descontínua e que será sua membrana interna.

Com o progredir da diferenciação do esporoblastóide, podem-se distinguir nele duas regiões:

a) uma central, basófila, onde se acumulam as mitocôndrias e os núcleos, agora incontáveis e pequenos; ela forma o **corpo central do esporoblastóide**, que pode fragmentar-se em várias massas menores;

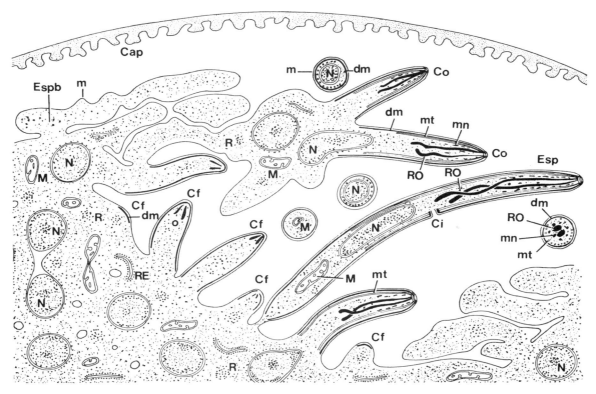

Fig. 15.6 Formação de esporozoítas (**Esp**) na superfície de um esporoblastóide (**Espb**) contido no interior de um oocisto. **Cap**, cápsula que reveste o oocisto. Em **Cf**, vêem-se complexos apicais em formação, que encabeçam as projeções digitiformes e que se transformarão em esporozoítas, depois de receberem um núcleo e uma mitocôndria. Os desenhos circulares representam secções passando pela região anterior, média e posterior dos esporozoítas. **Ci**, citóstoma; **Co**, complexo apical com as respectivas roptrias (**RO**) e micronemas (**mn**); **dm**, membrana interna, dupla; **m**, membrana externa do esporoblastóide; **mt**, microtúbulos sob a membrana interna; **M**, mitocôndria; **N**, núcleo; **R**, ribossomas; **RE**, retículo endoplasmático.

b) outra região, periférica, formada por digitações da superfície do esporoblastóide ou por invaginações membranosas que limitam amplas cisternas, dispostas paralelamente à superfície da entidade parasitária. Essa é a área de formação dos **esporozoítas** (Fig. 15.6).

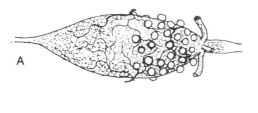

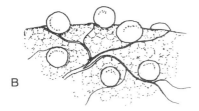

Fig. 15.7 A. Oocistos desenvolvendo-se na superfície do estômago de um anofelino, sobretudo na metade posterior (ou inferior, se considerarmos o hábito de as fêmeas descansarem, após o repasto, com a cabeça dirigida para cima). B. Oocistos de *P. falciparum* com três ou quatro dias de idade, representados com maior aumento.

As digitações começam a formar-se lá onde se haviam produzido os espessamentos da membrana antes referidos. Logo aparecem, nesses pontos, os constituintes do complexo apical, os microtúbulos etc. As membranas externa e interna do esporoblastóide passam a formar, respectivamente, as membranas externa e interna dos esporozoítas.

Em movimentos mais ou menos sincronizados, os núcleos migram para o interior das digitações, seguidos das respectivas mitocôndrias e outros elementos citoplasmáticos. O desenvolvimento dos esporozoítas ficará completo quando seus pedúnculos de inserção se estrangularem e se romperem.

Continuando a produção de esporozoítas, o corpo central do esporoblastóide vai diminuindo de tamanho e ficando reduzido a um citoplasma vacuolizado, com grânulos de pigmento malárico.

Os esporozoítas acumulam-se com disposição regular, no interior do oocisto, que ao atingir plena maturidade rompe-se, permitindo a saída e a disseminação desses elementos filhos através da hemolinfa do inseto.

A dispersão dos esporozoítas faz-se por todo o organismo do mosquito, mas posteriormente eles se concentrarão principalmente nas glândulas salivares, conforme foi referido anteriormente (ver *Esporozoítas*).

O ciclo esquizogônico é condicionado pela temperatura ambiente, realizando-se apenas dentro de limites determinados para cada espécie. Dura 10 a 12 dias para *P. falciparum* e 8 a 10 para *P. vivax*.

FISIOLOGIA DOS PLASMÓDIOS

Hábitat dos Parasitos

O hábitat ocupado pelos parasitos é diferente em cada etapa do ciclo evolutivo. Ele vai, sucessivamente, da luz do intestino médio dos anofelinos fêmeas (onde têm lugar a formação de gametas e a fecundação), ainda em presença do sangue ingerido pelo inseto, para o epitélio do órgão e para a cavidade geral (onde ficam oocistos e esporozoítas) e, depois, para as glândulas salivares do mosquito (localização dos esporozoítas).

Sem estabelecer contato com o meio exterior a seus hospedeiros, os esporozoítas passam através da picada do inseto diretamente para o meio circulante sanguíneo do homem e, meia hora depois, já invadem as células do fígado, onde efetuarão o ciclo pré-eritrocítico.

Finalmente, os trofozoítas passam a viver no interior das hemácias (ciclo eritrocítico), com breves momentos de vida extracelular sob a forma de merozoítas, no plasma.

Nutrição e Metabolismo

A maioria da informação que possuímos sobre esse assunto relaciona-se com a fase eritrocítica dos parasitos. Sabemos entretanto que os esporozoítas podem viver durante meses nas glândulas salivares dos mosquitos e que, *in vitro*, morrem rapidamente se não contarem com várias substâncias nutritivas, entre as quais a glicose e as proteínas do soro parecem ser as mais importantes.

Os trofozoítas e esquizontes sangüíneos alimentam-se da **hemoglobina**, contida nas hemácias parasitadas e ingerida através do citóstoma. Os vacúolos alimentares que aí se formam aparecem inicialmente mais densos à passagem das radiações e, depois, mais volumosos e claros, para finalmente diminuírem de tamanho e permanecerem como envoltórios de algumas estruturas cristalinas ou amorfas constituídas pela **hemozoína** residual.

O parasito chega a destruir 3/4 da hemoglobina das hemácias.

Ele aproveita a fração globina, que separa da hematina.

Mas nem todos os materiais necessários ao parasito encontram-se dentro da hemácia. Alguns procedem evidentemente do plasma, que deverá fornecer, além da glicose, metionina, ácido p-aminobenzóico, biotina, riboflavina, ácido pantotênico, certas purinas e pirimidinas, fosfato etc.

Em macacos *rhesus* infectados com *P. knowlesi*, verificou-se que o jejum reduz o curso da infecção já desenvolvida e que impede a multiplicação dos parasitos, se estabelecido ao mesmo tempo que a inoculação destes. Neste caso o restabelecimento da dieta completa eleva rapidamente a parasitemia, sempre que isso se dê com menos de 9 ou 10 dias.

Depois desse prazo, o desenvolvimento da imunidade já não permite a progressão da infecção.

No animal em jejum, a parasitemia eleva-se igualmente com a administração de glicose mais ácido p-aminobenzóico ou de glicose mais metionina. O ácido ascórbico, que não entra na composição dos meios de cultura como fator essencial, quando aumenta no sangue do macaco estimula o crescimento dos plasmódios por algum processo indireto, ainda não conhecido.

Carboidratos

Como não possuem fontes energéticas próprias, as formas assexuadas dos plasmódios dependem de um fornecimento contínuo de hidratos de carbono. Mas, ainda que vários deles possam ser oxidados pelo parasito (glicose, manose, frutose etc.), somente a glicose pode satisfazer suas necessidades a longo prazo.

A penetração dos açúcares simples através da membrana do parasito faz-se através de dois sítios distintos, cada qual com diferente especificidade.

A utilização da glicose por parte dos plasmódios, e muito particularmente pelo *P. vivax*, é considerável; *P. falciparum* usa menos; e ainda menor é o consumo de *P. knowlesi* ou de *P. cynomolgi*. A razão está, em parte, no fato de ser o consumo proporcional ao tamanho do parasito.

Todos os plasmódios produzem ácido lático em proporções maiores ou menores (90% dos produtos finais, em plasmódios de primatas, 80% nos de roedores e 40% nos de aves). A produção de lactato mantém-se constante, aumentando porém por ocasião do desenvolvimento dos esquizontes.

Como a glicólise é fonte precária de energia (visto fornecer apenas 10% da energia máxima que a combustão total do açúcar poderia dar (segundo foi dito no Cap. 1), esses microrganismos mostram-se perdulários, pois consomem muito mais glicose do que necessitariam se utilizada esta com maior aproveitamento. Acrescente-se a isso a quantidade de parasitos encontrados no sangue, ao fim de algum tempo de infecção (50.000 por mm^3 de sangue, ou mais, na terçã maligna), e compreender-se-á facilmente o motivo da grande redução do nível de glicogênio hepático nesses casos.

Nos plasmódios de primatas não se demonstrou a presença de um ciclo de Krebs funcional, sendo as mitocôndrias desprovidas de cristas. Há dúvidas quanto ao consumo de oxigênio, pelas diferentes espécies de plasmódios.

Quando se faz a cultura *in vitro* (em hemácias humanas), *P. falciparum* comporta-se como um microaerófilo, com crescimento máximo em atmosfera que contenha 5% de oxigênio.

Para organismos que convertem quase toda a glicose em lactato, o consumo de oxigênio não é muito compreensível, podendo estar em relação com o metabolismo das células hospedeiras, talvez.

Para a produção de pentoses, todos os plasmódios têm uma via de fosfogluconato incompleta.

Proteínas e Hematina

São ainda poucas as informações sobre o metabolismo protéico dos plasmódios. Sabemos que o parasito digere a hemoglobina, separando o pigmento (hematina) que, depois de transformado em hemozoína ($C_{33}H_{43}N_4O_4$ e FeOH), vai-se acumulando no próprio citoplasma sob a forma de cristais ou de formações amorfas, no interior dos vacúolos digestivos residuais.

A ferriprotoporfirina IX (heme) é um dos principais componentes da hemozoína e muito tóxica para as membranas celulares (na ausência de hemoxigenases que a transformem em biliverdina, como no organismo dos mamíferos hospedeiros).

Mas os plasmódios fabricam proteínas que se ligam ao heme, seqüestrando a ferriprotoporfirina sob a forma desse complexo inerte que é a **hemozoína**.

No fim da esquizogonia, ao romperem-se as hemácias e libertarem-se os merozoítas, o pigmento que se havia acumulado é lançado no plasma sangüíneo, junto com o citoplasma residual do esquizonte.

Daí ele é retirado pelas células de Kupffer do fígado e pelos macrófagos ou outras células fagocitárias do baço ou de outros órgãos. Os leucócitos também ficam ingurgitados de pigmento.

No interior das células do sistema fagocítico mononuclear, a hemozoína vai sendo oxidada muito lentamente, para formar hemossiderina, que o organismo do vertebrado pode reaproveitar.

A fração globina e outras proteínas da célula hospedeira são rompidas por hidrólise ou fosforólise, e cerca de metade dos aminoácidos são reutilizados na síntese protéica do parasito.

No entanto, apesar da exuberância de materiais da hemácia, os plasmódios ainda precisam de uma fonte suplementar de metionina. A razão está, ao que parece, no fato de a hemoglobina conter em sua fração protéica apenas 1% de metionina, quando a maioria das proteínas do plasmódio inclui 3 a 4% desse aminoácido.

Ainda que os parasitos possam desaminar os aminoácidos, não parece que normalmente utilizam proteínas como fontes de energia. A adição de aminoácidos não estimula senão de modo insignificante a respiração. Eles são utilizados essencialmente para a síntese de novas proteínas.

A síntese, em *Plasmodium*, faz-se provavelmente de modo análogo ao das células dos mamíferos.

Nas formas intra-eritrocíticas de *P. lophurae*, comprovou-se a produção de uma proteína com peso molecular de 38 mil dáltons, contendo 73% de resíduos de histidina. Nos trofozoítas, ela fica estocada em grânulos citoplásmicos, enquanto nos merozoítas localiza-se nas roptrias e micronemas.

Essa proteína tem propriedades singulares, pois causa a extensão e a invaginação das membranas celulares. Sendo insolúvel e inativa em pH fisiológico, ela é ativada por uma mudança desse pH e parece desempenhar papel relevante na penetração dos merozoítas no interior das hemácias.

Lipídios

Dos poucos dados disponíveis, pode-se deduzir que os plasmódios possuem acentuada capacidade para sintetizar esses materiais, pois os lipídios constituem cerca de 39% do peso seco do parasito (*P. knowlesi*). Colesterol e outros produtos não-saponificáveis representam a quarta parte dessa fração. Aí se encontram ácidos graxos livres, di- e triglicerídios, entre os quais ácidos esteárico e oléico (ou um ácido graxo insaturado em C_{18}).

Não se sabe qual o motivo de tão grande acúmulo de material lipídico.

Dos fosfoglicerídios, constituintes das membranas celulares, encontram-se, nas fases intra-eritrocíticas, fosfatidilcolina, fosfatidiletanolamina e fosfatidilinositol, mas não fosfatidilserina. Os parasitos da malária hidrolisam os fosfoglicerídios da célula hospedeira (inclusive a fosfatidilserina), parecendo que essa atividade está relacionada com o aumento da permeabilidade das hemácias induzida pelos plasmódios e, através dos produtos de hidrólise, com a fragilidade dos glóbulos vermelhos e sua hemólise.

Ácidos Nucléicos

O metabolismo destes compostos relaciona-se com a síntese e o catabolismo das purinas e pirimidinas, bem como sua utilização na constituição do DNA e RNA.

Nos mamíferos há duas fontes de nucleotídeos purínicos:
- a síntese *de novo*, que tem lugar no fígado, a partir de glicina, ácido fórmico, CO_2 e ácido aspártico;
- a via de utilização dos substratos pré-formados, encontrada em muitas células e tecidos.

Os parasitos até agora estudados (com duas exceções, talvez) parecem incapazes de sintetizar *de novo* o anel purínico e, portanto, precisam encontrá-lo já formado no meio onde se encontrem.

Os plasmódios dispõem de três vias para formar seus ácidos nucléicos a partir de precursores: a da hipoxantina, a da adenosina e a da adenina. A primeira é a mais importante.

A hipoxantina atravessa a membrana celular do plasmódio e é transformada em inosina-monofosfato (IMP) e adenosina-monofosfato (AMP), que podem ser interconvertidas em todos os outros nucleotídeos purínicos.

Todos os plasmódios são capazes de sintetizar suas pirimidinas *de novo*, a partir de glutamina, bicarbonato e aspartato, para formar uridina-monofosfato (UMP), convertível nas demais pirimidinas.

A uridina-monofosfato é transformada em desoxiuridina-monofosfato (dUMP), que por um processo de metilação se converte em desoxitimidina-monofosfato (dTMP).

A enzima que promove a metilação requer, como coenzima, o N^5,N^{10}-metileno-tetraidrofolato, que no curso da reação passa a diidrofolato.

Como a formação do tetrafolato segue, em *Plasmodium*, uma via de síntese distinta daquela encontrada nos mamíferos, várias drogas que interferem no metabolismo dos ácidos fólicos (sulfonamidas, sulfonas, pirimetamina e proguanil) agem também como eficientes antimaláricos, por bloquearem a síntese de ácidos nucléicos dos parasitos.

CARACTERIZAÇÃO MORFOLÓGICA DOS PLASMÓDIOS HUMANOS

Plasmodium falciparum

Formas Pré-eritrocíticas

Quando injetados por um anofelino, todos os esporozoítas evoluem concomitantemente, de modo a produzir uma só geração de formas pré-eritrocíticas. Em cerca de 30 minutos, esses esporozoítas chegam ao fígado, onde aderem aos hepatócitos, graças à proteína circum-esporozoítica (CSP) que reconhece moléculas sulfatadas da membrana dos hepatócitos e aí penetram.

O desenvolvimento é rápido. Aos dois dias medem 4 µm, mas, no fim do quinto dia, o esquizonte maduro já alcança 60 µm e contém 40.000 núcleos. Durante a maturação, o citoplasma se fragmenta em áreas que lembram citômeros multinucleados e terminam formando os merozoítas pré-eritrocíticos, medindo 0,7 µm de diâmetro, que ganham a circulação e vão invadir hemácias (ver Pranchas).

Formas Eritrocíticas

A primeira característica dessa fase está no fato de encontrarem-se no sangue circulante apenas as formas jovens dos trofozoítas sangüíneos e os gametócitos maduros; todas as demais formas do ciclo esquizogônico sangüíneo evoluem nas hemácias que se encontram nos capilares das vísceras, geralmente aderidas às paredes endoteliais.

Esta circunstância se deve a uma alteração da hemácia parasitada que aumenta sua adesividade a outras hemácias e, principalmente, às células de revestimento endotelial. Vê-se, à microscopia eletrônica, que essas hemácias não são inteiramente lisas, mas mostram saliências em sua superfície. Uma escarificação da pele demonstra que o mesmo fenômeno ocorre nos capilares superficiais, aparecendo então as formas esquizogônicas do parasito aí situadas.

Trofozoítas. Em exames a fresco, os trofozoítas de *P. falciparum* mostram-se como formações pequenas, hialinas e anulares, no interior dos glóbulos vermelhos parasitados.

Estes contêm, muitas vezes, mais de um parasito.

O trofozoíta apresenta movimentos amebóides, se bem que não tão intensos como os observados em *P. vivax*.

Depois de fixados e corados, esses parasitos exibem o citoplasma corado em azul intenso, e não tarda a aparecer pigmento escuro no citoplasma (ver Pranchas).

A forma e a coloração da hemácia invadida não se modificam em consequência do parasitismo, pelo menos quando apreciadas à luz da microscopia comum.

A coloração pelo Giemsa revela certo número de manchas vermelhas, grosseiras e relativamente grandes, que a microscopia eletrônica mostrou serem constituídas por fendas existentes no estroma da hemácia, revestidas de membranas e de comprimento variável. Essas manchas recebem o nome de **granulações de Maurer**, sendo raramente observadas nas fases iniciais do parasitismo da hemácia (quando esta contém apenas trofozoítas jovens).

As dimensões de *P. falciparum* são bem menores que as das outras espécies de plasmódios humanos. As formas jovens, em anel, medem um sexto a um terço do diâmetro da hemácia. O citoplasma azul (pelo método de Giemsa), aparece como o aro de um anel delgado envolvendo amplo "vacúolo". Em um ponto de seu contorno, o núcleo (cromatina), fortemente corado em vermelho, apresenta-se ora como um bloco redondo, ora com a forma de barra, ou já dividido em dois (ver Pranchas).

Nas hemácias fixadas à parede dos capilares prossegue a esquizogonia, que termina pela formação de 8 a 32 merozoítas (geralmente 8 a 16), ao fim de 36 a 48 horas de evolução.

Gametócitos. Por sua forma peculiar, proporcionam outro dado importante para o diagnóstico de *P. falciparum*: são alongados e curvos (ver Pranchas).

O **macrogametócito**, em forma de banana ou de crescente, mede 12 a 14 μm de comprimento e tem as extremidades ligeiramente afiladas. Em geral é maior que o microgametócito.

O citoplasma do macrogametócito toma coloração azul intensa, o núcleo é mais ou menos denso, geralmente periférico ou excêntrico e cercado de grânulos de hemozoína. A hemácia, distendida pelo parasito, deforma-se, ou rompe-se, deixando-o livre no plasma.

Quanto ao **microgametócito**, em forma de salsicha, é pouco mais curto (9 a 11 μm) e menos encurvado. O citoplasma cora-se fracamente em azul ou róseo; a cromatina nuclear é difusa e centralmente situada e o pigmento malárico está disseminado por todo o citoplasma.

Os gametócitos surgem pela primeira vez no sangue periférico 6 a 8 dias depois do início das crises febris.

Suas formas juvenis não costumam aparecer, a não ser quando se trate de casos graves, com alta parasitemia, ocasião em que as demais formas esquizogônicas também são encontráveis nos exames hematológicos.

Formas Evolutivas no Mosquito

As formas em crescente do microgametócito, ao chegarem ao estômago do inseto (ou à temperatura de 21°C, entre lâmina e lamínula) arredondam-se e começam a exflagelação 20 minutos depois. A 33°C o processo tem lugar dentro de 10 minutos, porém a 16°C tarda mais de 100. Os **microgametas** medem 16 a 25 μm de comprimento, são filiformes e trazem a cromatina nuclear na sua porção média.

Também o macrogametócito arredonda-se, quando no estômago do mosquito. Seu núcleo aproxima-se da superfície, onde se forma um cone de atração e por onde penetra o gameta masculino. Em meia hora, o zigoto formado alonga-se em um **oocineto** que mede 11 a 13 μm de comprimento por cerca de 2,5 μm de largura. Ele toma coloração azulada na região anterior, onde se encontram o núcleo e um ou dois vacúolos, porém é amarelado ou rosado na parte posterior, que contém grãos de pigmento.

Ao transformar-se em **oocisto**, diminui de tamanho, mas cresce em seguida para alcançar 55 μm no fim da evolução, uns 10 dias mais tarde (a 25°C) (Fig. 15.6).

Terminada a esporogonia, foram produzidos cerca de 10.000 **esporozoítas** alongados e curvos, com as extremidades mais finas, e medindo 10 a 12 μm nas preparações fixadas.

O poder infectante desses esporozoítas, nas glândulas salivares do inseto, vai decrescendo com o tempo para extinguir-se depois de 40 a 55 dias. Eles são muito sensíveis às variações da pressão osmótica e ao calor mas resistem a altas concentrações de quinino ou cloroquina.

Plasmodium vivax

Formas Pré-eritrocíticas

Os esquizontes, observados nas infecções experimentais do homem e do chimpanzé, medem 40 μm no sétimo dia, quando apresentam citoplasma basófilo e grande número de núcleos.

Eles completam sua evolução no oitavo dia, produzindo em torno de 10.000 merozoítas cada um. Cada merozoíta livre mede de 0,8 a 1,2 μm de tamanho.

Os hipnozoítas, por outro lado, permanecem quiescentes no fígado durante longos períodos.

Formas Eritrocíticas

Trofozoítas. A fresco, o trofozoíta jovem de *P. vivax* apresenta-se como um disco arredondado que, em poucas horas, manifesta intensa atividade amebóide, no interior da hemácia. O núcleo refringente aparece como um grânulo brilhante (ver Pranchas).

Decorridas cerca de 2 a 4 horas, começam a acumular-se no citoplasma as granulações de pigmento malárico (hemozoína).

Entre 24 e 36 horas é quando a movimentação do parasito alcança maior intensidade, justificando sua vivacidade plenamente o nome dado à espécie: *P. vivax*.

Quando começa a esquizogonia, os movimentos reduzem-se, o parasito arredonda-se, o pigmento fica concentrado em uma pequena zona, o núcleo divide-se primeiro em dois e depois novas divisões nucleares acabam por formar rápida e tipicamente 16 merozoítas, ao término de 48 horas. Esse número pode variar um pouco.

As esquizogonias costumam completar-se durante as horas da tarde, em toda a massa sangüínea.

Em menos de 5 minutos, os merozoítas libertados pelas hemácias que se romperam penetram em novas células sangüíneas para repetir o ciclo.

Nas preparações coradas (Giemsa), o **trofozoíta jovem** aparece sob a forma de pequena massa azul de citoplasma, ovóide ou redonda, com a cromatina densa e fortemente corada em vermelho (ver Pranchas). A grande mobilidade do plasmódio faz com que sua forma se torne logo irregular, muito variável e mesmo extravagante: algumas vezes, o citoplasma se alonga em prolongamentos finos e curvos que imitam anéis completos ou incompletos.

Quando maiores, os trofozoítas exibem aspectos bizarros, espalhando-se por toda a hemácia, onde porções do citoplasma azul, unidas ao resto do parasito apenas por delgadas pontes, parecem blocos independentes e anucleados. Pequenos grânulos de pigmento encontram-se disseminados pelo citoplasma. Com 16 horas de evolução, o *P. vivax* já ocupa um terço do volume da hemácia.

Esta última, tendo sido modificada pelo parasitismo, também apresenta particularidades que ajudam a reconhecer uma infecção pelo *P. vivax*:

a) os eritrócitos parasitados dilatam-se e ficam mais pálidos, contrastando esses aspectos com os das hemácias vizinhas não-infectadas;

b) conforme veremos adiante, a membrana celular dos eritrócitos parasitados modifica-se e exibe uma fina granulação vermelha, como um pontilhado uniformemente distribuído, conhecida como **granulações de Schüffner**. As granulações tornam-se mais evidentes quando a coloração da lâmina é feita em meio ligeiramente alcalino (pH entre 7,2 e 7,4).

Nos **pré-esquizontes**, o citoplasma é mais abundante, e os grânulos de pigmento, maiores e mais escuros. Por vezes, chega a ser difícil distingui-los dos gametócitos.

A cromatina dos esquizontes varia muito de aspecto, em função das mitoses que se estão processando.

Vemos, assim, algumas massas vermelhas e densas, bem como outras de textura frouxa, finamente granulosa, ou como filamentos estirados entre porções nucleares mais compactas. Os esquizontes maduros tendem a apresentar contornos mais regulares, arredondados, e a ocupar quase todo o volume da célula hospedeira.

Raramente a mesma hemácia contém mais de um parasito. A proporção de glóbulos vermelhos parasitados varia com a intensidade da infecção inicial e com a duração da doença. Não costuma passar de 50.000 o número de parasitos desta espécie por milímetro cúbico de sangue, devido a que o *P. vivax* só parasita reticulócitos.

As **rosáceas** de *P. vivax* são grandes, pois enchem 4/5 ou mais do volume da hemácia, com 8 a 10 µm de diâmetro. Aí são visíveis 16 núcleos pequenos (algumas vezes menos, outras vezes mais), fortemente corados, correspondendo a outros tantos **merozoítas**.

Gametócitos. Aparecem mais tarde que os trofozoítas, pois seu desenvolvimento é duas vezes mais lento. No sangue periférico, podemos encontrar tanto as formas juvenis como os gametócitos maduros.

As formas juvenis distinguem-se dos elementos assexuados porque são densos, sem vacúolos e não apresentam movimentos amebóides. Os gametócitos maduros têm citoplasma abundante, contorno regular, arredondado, e núcleo grande, com cromatina pouco densa. No citoplasma há muito pigmento malárico.

Os **gametócitos femininos** ocupam quase todo o volume das hemácias dilatadas (10 a 11 µm de diâmetro). Costumam ser de 3 a 8 vezes mais freqüentes que os masculinos.

Seu citoplasma cora-se mais fortemente em azul (pelo Giemsa), e o núcleo, situado geralmente na periferia, possui cromatina relativamente densa (ver Pranchas).

Os **microgametócitos** são ligeiramente menores e apresentam citoplasma azul-pálido. Eles têm o núcleo situado centralmente e a cromatina frouxa.

Enquanto a população de trofozoítas e esquizontes decai, em face dos mecanismos imunológicos desenvolvidos pelo hospedeiro, os gametócitos sobrevivem na corrente sangüínea por muito tempo ainda.

Formas Evolutivas no Mosquito

Os oito microgametas que se formam em 6 a 12 minutos (a 24 ou 25°C) medem 20 a 25 µm, sendo maiores e mais ativos que os das outras espécies. O processo é inibido abaixo de 10°C.

A fecundação do macrogameta ocorre 10 a 60 minutos depois da alimentação do mosquito.

O **oocineto**, de forma irregular, medindo 15 a 20 µm de comprimento por 3 µm de largura, cora-se intensamente em azul e apresenta vacúolos, além de pigmento malárico reunido geralmente na parte posterior do citoplasma. O núcleo é grande e redondo.

Decorridas 24 a 48 horas, forma-se o **oocisto** (com diâmetro de 11 a 14 µm) que, ao completar sua evolução, no oitavo ou nono dia, mede mais de 50 µm. Ele contém de 1.000 a 10.000 esporozoítas. A distribuição do pigmento malárico é muito característica, nesta espécie.

Quando vivos, os esporozoítas de *P. vivax* têm 14 µm de comprimento, forma delgada e afilada nas pontas. Depois de fixados e corados, são mais curtos e exibem um núcleo ovóide e central que também pode ser alongado ou dividido em duas massas vermelhas.

Plasmodium malariae

Formas Pré-eritrocíticas

Os esquizontes, com 12 dias e meio de evolução e medindo 40 µm de diâmetro, contêm cerca de 1.500 núcleos. Seu desenvolvimento é mais lento que o das outras espécies e provoca alterações nucleares (dilatação) nos hepatócitos infectados.

Os merozoítas formados são esféricos e medem cerca de 2 μm de diâmetro.

Formas Eritrocíticas

Trofozoítas. A fresco, os trofozoítas de *P. malariae* mostram-se muito menos ativos que os de *P. vivax*, realizando movimentos lentos.

Os parasitos dispõem-se freqüentemente em faixa transversal ou enchem quase todo o volume da hemácia.

No citoplasma, sempre abundante, os grãos de pigmento são pouco numerosos, porém têm maior volume que nos demais plasmódios humanos.

Este parasita cresce mais lentamente que os demais plasmódios humanos, pois a realização do ciclo assexual requer 72 horas.

Após coloração, a morfologia de *P. malariae* pode ser caracterizada pelas considerações seguintes (ver Pranchas).

Os **trofozoítas jovens** são os que primeiro aparecem na circulação e, quando exibem a forma de anel, são indistinguíveis dos de *P. vivax*, ocupando também um terço do diâmetro da hemácia.

Seu citoplasma mostra-se logo mais abundante, e sua forma tende a estirar-se em faixas que cruzam o glóbulo vermelho de lado a lado.

Essas faixas são muito características, apresentando-se delgadas nos trofozoítas e esquizontes jovens, ou largas nas fases mais tardias, podendo ocupar quase toda a hemácia. Tais formas podem simular perfeitamente gametócitos.

De um modo geral, o parasitismo pelo *P. malariae* distingue-se daquele desenvolvido por *P. vivax* em vista de *P. malariae* invadir eritrócitos já maduros e que mantêm, durante todo o ciclo esquizogônico, seu diâmetro e coloração normais.

Assim, as formas evolutivas que preenchem todo o volume da hemácia normal são menores que as de *P. vivax* (que lotam o espaço de hemácias dilatadas). Esta distinção serve particularmente para identificar os gametócitos de ambas as espécies, morfologicamente muito semelhantes.

Nas hemácias com infecção por *P. malariae* não há granulações de Schüffner. Em raras ocasiões, aparecem alterações nas células parasitadas, as **granulações de Ziemann**, que são maiores e de aspecto mais grosseiro que as de Schüffner.

O **merócito** forma 6 a 12 merozoítas (média 8), dispostos como as pétalas de uma flor em torno do citoplasma residual, onde fica acumulado todo o pigmento.

Gametócitos. São como os de *P. vivax*, diferindo apenas por seu menor tamanho. Muitas vezes é impossível distingui-los dos trofozoítas médios.

Normalmente os microgametócitos superam, em número, os macrogametócitos; mas a proporção pode variar segundo as cepas.

Formas Evolutivas no Mosquito

Tanto os microgametócitos como os microgametas são menores que os *P. vivax*, medindo os gametas masculinos cerca de 16 μm.

O oocisto tarda 21 dias (a 25°C) para alcançar seu tamanho máximo (40 μm) e plena maturidade.

Mesmo nas infecções experimentais, apenas um ou dois esporocistos desenvolvem-se no estômago do mosquito, enquanto com *P. vivax* conseguem-se centenas.

Os esporozoítas são grandes e grossos (13 a 14 μm, nas preparações coradas), e o núcleo dispõe-se como uma barra alongada e larga, no terço médio desse organismo.

Plasmodium ovale

Formas Pré-eritrocíticas

Os esquizontes maduros medem 70 a 80 μm, no nono dia de infecção, e produzem cerca de 15.000 merozoítas cada.

Estes merozoítas pré-eritrocíticos são esféricos e têm 1,8 μm de diâmetro.

Formas Eritrocíticas

Os **trofozoítas jovens** são grandes e possuem um núcleo redondo e volumoso. As hemácias parasitadas aumentam de tamanho precocemente e exibem granulações de Schüffner. Seus contornos ovalares ou irregulares têm quase sempre a margem denteada.

Os **esquizontes** não chegam a preencher quase toda a hemácia, como nas infecções por *P. vivax*. Os **merócitos** formam 6 a 12 merozoítas (geralmente oito), no fim de cada ciclo de 48 horas.

Os **gametócitos**, que se assemelham aos de *P. vivax*, também se distinguem por apresentarem diâmetro menor que o do glóbulo vermelho onde se encontram. Os gametócitos imaturos são difíceis de distinguir do trofozoíta maduro.

Formas Evolutivas no Mosquito

Gametas e oocineto são de pequeno tamanho. O oocisto caracteriza-se pela forma como se distribui o pigmento palúdico no seu interior, formando um desenho em cruz. Quanto aos esporozoítas aí produzidos, medem 9 a 12 μm.

Alterações Morfológicas das Hemácias Parasitadas

Os glóbulos vermelhos onde se desenvolvem os plasmódios sofrem alterações morfológicas características que variam segundo a espécie de parasito.

Assim, a microscopia eletrônica revela a presença de digitações ou protrusões que se formam na superfície das hemácias contendo *P. falciparum* ou *P. malariae*. As saliências são ricas em antígenos parasitários incorporados à membrana celular do eritrócito. Nas infecções por *P. falciparum*, essas alterações contribuem para aumentar a adesividade das hemácias entre si ou às células endoteliais dos pequenos vasos e explicariam o seqüestro visceral das hemácias contendo trofozoítas maduros, esquizontes e rosáceas.

Elas seriam também a razão da formação de pequenos êmbolos ou de trombos capazes de obliterar a circulação local.

No caso de *P. malariae*, essas anomalias não se acompanham do desaparecimento dos parasitos em esquizogonia, na circulação periférica.

Porém, quando a imunidade do hospedeiro se desenvolve, os glóbulos vermelhos parasitados começam a ser retidos no fígado, onde formam sólidos complexos com as células de Kupffer (aparecendo juntas de aderência entre as membranas plasmáticas celulares).

Tais seqüestros poderiam explicar a duração extremamente longa das infecções por *P. malariae*, com recidivas tardias do quadro clínico da doença (ver o Cap. 16) e evasão do parasito aos mecanismos imunológicos de defesa do hospedeiro.

Os eritrócitos habitados por *P. vivax* e *P. ovale* tornam-se maiores e mais pálidos que os não-parasitados e apresentam, na superfície, pequenos alvéolos cercados de numerosas vesículas adjacentes (com aspecto de vesículas de pinocitose) cujas membranas também contêm antígenos parasitários. Os alvéolos correspondem ao que se descreve habitualmente, em microscopia óptica, como **granulações de Schüffner**.

As grosseiras **granulações de Maurer**, observadas nas hemácias que contêm *P. falciparum,* resultam da produção de estreitas fendas membranosas no citoplasma do eritrócito. Fendas citoplásmicas mais discretas são vistas, com o microscópio eletrônico, também nas células parasitadas por outros plasmódios.

16

Os Plasmódios e a Malária: II. A Doença

GENERALIDADES
INFECTIVIDADE
RESISTÊNCIA AO PARASITISMO: IMUNIDADE
    Imunidade natural
    Imunidade adquirida
    Mecanismos imunológicos
PATOLOGIA
    Mecanismos patogênicos
    Alterações anátomo- e fisiopatológicas
SINTOMATOLOGIA
    Quadro clínico habitual
        Início da doença
        O acesso malárico
        Recrudescências e recaídas
    Variações clínicas da doença
        Malária grave por Plasmodium falciparum
        Febre hemoglobinúrica
        Nefropatias maláricas
        Síndrome da esplenomegalia hiper-reativa à malária
DIAGNÓSTICO
    Diagnóstico clínico
    Diagnóstico laboratorial (hemoscopia)
    Diagnóstico imunológico
    Diagnóstico por outras técnicas
TERAPÊUTICA
    Drogas antimaláricas e seu uso
    Resistência aos quimioterápicos
    Tratamento da malária
        Segundo o nível de atendimento
        Em áreas sem P. falciparum resistente
        Em áreas com P. falciparum resistente
    Tratamento das complicações na malária grave
PROGNÓSTICO

GENERALIDADES

A malária ou paludismo, também conhecida por impaludismo, febre palustre, febre intermitente ou, em suas formas específicas, febre terçã benigna, febre terçã maligna e febre quartã, recebe no Brasil nomes populares como maleita, sezão, tremedeira, batedeira ou, simplesmente, febre.

A malária continua sendo uma das mais importantes doenças infecciosas, nas regiões tropicais, se bem que as medidas de controle e os medicamentos modernos já tenham reduzido muito aquele caráter de flagelo da humanidade que antes se lhe atribuía.

O povoamento de muitas regiões do mundo havia sido limitado, no passado, pela malária, e surtos epidêmicos graves chegaram a reduzir populações de áreas densas, como as da Campanha Romana, da Grécia etc., parecendo ter influído no próprio curso da História Antiga, pois a desorganização econômica característica do fim dos impérios levava à decadência da agricultura e ao abandono das terras, propiciando graves epidemias, nessas áreas.

Em seu apogeu, o número de casos anuais de malária chegou a ser estimado pela Comissão de Malária da Índia em 100 milhões, com 3 milhões de óbitos. Em todo o mundo, os doentes chegavam a somar 300 a 350 milhões. Durante a Primeira Guerra Mundial, os exércitos foram dizimados pela malária, na campanha da Macedônia, e na Segunda Guerra, sucedeu em algumas frentes que as baixas por essa parasitose foram maiores que as de combate.

Em 1957, ainda se contavam 4 milhões de casos notificados, em 125 países. As campanhas de erradicação reduziram a extensão geográfica e fizeram baixar a prevalência, nos anos seguintes, de modo que, no primeiro semestre de 1971, apenas 400 mil casos foram diagnosticados, em 33 países.

No entanto, o problema voltou a agravar-se posteriormente de tal forma que, segundo a OMS, o número de casos notificados em 1977 foi da ordem de 4,88 milhões na África (com cerca de 800 mil óbitos por ano) e 10,74 milhões de casos nos outros continentes (total: 15,62 milhões). Esse total subiu para 16,39 milhões, em 1978, e manteve-se acima de 15 milhões de 1979 a 1981.

Mas, segundo o "Relatório Sobre a Saúde Mundial" da OMS (1998), estimou-se que haviam ocorrido entre 300 e 500 milhões de casos clínicos em 1997, com 1,5 a 2,7 milhões de óbitos. Nos últimos anos, várias reuniões internacionais de organismos técnicos ou financiadores de programas de saúde, liderados pela OMS, reafirmaram ser a malária questão prioritária no mundo e particularmente na África ao sul do Saara.

O impacto da malária varia, qualitativa e quantitativamente, de lugar para lugar. Na Gâmbia, 5 a 10% dos menores de 5 anos de idade morrem de malária.

Fora da África e Nova Guiné, ela afeta quase todos os grupos etários e, entre os adultos, um simples ataque malárico incapacita para o trabalho durante 2 semanas, em média.

No Brasil, cerca de 99% dos casos ocorrem na Amazônia, e os registrados fora da região amazônica são de pacientes procedentes de lá em 55% dos casos (ver Pranchas).

INFECTIVIDADE

Os esporozoítas da malária são inoculados com a saliva das fêmeas dos anofelinos diretamente nos vasos sangüíneos da pele.

A infectividade dos **esporozoítas** de *Plasmodium vivax*, para o homem, reduz-se com o tempo de vida do mosquito. Assim, em uma experiência obtiveram-se 90% de resultados positivos nas picadas após três semanas do início de evolução no anofelino, 66% na quinta semana, 20% na sétima semana e nenhuma após 51 dias.

O fenômeno é explicado em parte pelo esgotamento progressivo das formas infectantes existentes nas glândulas salivares, nas sucessivas operações de alimentação do inseto. Se este é mantido em baixa temperatura ou em hibernação, a sobrevivência dos esporozoítas pode estender-se por vários meses.

O número de esporozoítas encontrados nas glândulas salivares de um anofelino pode variar entre amplos limites: desde uma centena até várias dezenas de milhares (mais de 68 mil em um caso).

Depois de injetados, a permanência deles na circulação talvez não vá além de meia hora, sendo transportados passivamente até o fígado, onde são endocitados pelos hepatócitos e passam a multiplicar-se por esquizogonia (ciclo pré-eritrocítico) (ver o Cap. 15).

O homem é o hospedeiro natural de *Plasmodium falciparum*, de *P. vivax*, de *P. malariae* e de *P. ovale*. Somente o *P. malariae* infecta seguramente outros animais (chimpanzés) em condições naturais. Quanto às outras espécies humanas, tem sido possível demonstrar experimentalmente sua infectividade para o chimpanzé, onde evoluem até a fase eritrocítica; porém esta mantém-se apenas no animal esplenectomizado.

Alguns autores sugerem que os plasmódios de macacos brasileiros tenham sua origem em plasmódios humanos.

Como hospedeiros experimentais, tem sido possível adaptar e manter *P. falciparum* e *P. vivax* em primatas dos gêneros *Aotus* (macaco-da-noite) e *Saimiri* (macaco-de-cheiro ou jurupari), bem como *P. malariae* em *Aotus*.

Espécies dos gêneros *Ateles*, *Saguinus*, *Alouatta* e *Cebus* também se mostraram suscetíveis a plasmódios humanos.

Os plasmódios de macacos antropóides, semelhantes aos das espécies humanas, são praticamente destituídos de infectividade para o homem.

O mesmo não se pode dizer de alguns plasmódios de outros símios, tais como *P. brasilianum*, *P. inui*, *P. cynomolgi* e *P. knowlesi*, que podem eventualmente infectar o homem.

No entanto, existem poucos casos registrados na literatura médica de pacientes que contraíram malária simiana em condições naturais.

No Brasil, há registro de um caso com *P. simium*.

O poder infectante das diversas espécies não é igual, tanto assim que, nas infecções mistas, umas tendem a eliminar ou a manter latente a infecção concorrente das demais.

A predominância, segundo a ordem decrescente de infectividade, é a seguinte: *P. falciparum*, *P. vivax*, *P. malariae* e *P. ovale*.

Numa infecção dupla por *falciparum* e *vivax*, a segunda espécie poderá vir a desenvolver-se logo que a outra entrar em declínio ou for suprimida, como nos casos já observados na natureza ou em estudos experimentais.

RESISTÊNCIA AO PARASITISMO: IMUNIDADE

A resistência, na malária, decorre da interação de diferentes fatores que regulam as relações parasito-hospedeiro, dos quais vários têm sido objeto de intensa investigação nos últimos anos.

Os avanços consideráveis feitos recentemente deixam claro que muitos fenômenos permanecem até aqui sem explicação, a exigir novas investigações.

A imunidade na malária depende tanto de fatores genéticos e de mecanismos fisiológicos inespecíficos, que se opõem à implantação dos parasitos no organismo do hospedeiro, como do desenvolvimento de imunidade adquirida humoral ou celular, que tendem a bloquear os plasmódios, acelerar sua destruição ou reduzir a suscetibilidade do hospedeiro aos efeitos patogênicos por eles desencadeados.

Por razões didáticas, analisaremos separadamente os fenômenos que dependem da imunidade natural e aqueles que decorrem da imunidade adquirida.

Imunidade Natural

Varia muito de grau, indo desde uma resistência absoluta, que impede determinadas espécies de *Plasmodium* de infectarem o homem, até uma resistência relativa, que depende da capacidade de o organismo hospedeiro mobilizar rapidamente seu sistema macrófago-linfóide contra os parasitos.

O homem e os mamíferos em geral são resistentes aos plasmódios aviários. Coelhos e cobaias resistem ao *P. berghei*, que produz infecções benignas em ratos, mas mortais em camundongos.

Em macacos asiáticos, foram descritas três raças de *P. cynomolgi*, com base na imunidade cruzada: *P. cynomolgi cynomolgi*, *P. c. bastianellii* e *P. c. cyclops*. São parasitos do tipo *vivax*, transmitindo-se as duas primeiras facilmente ao homem, por picada de mosquito.

P. knowlesi, que produz no macaco rhesus uma infecção grave, mortal, só desenvolve no homem uma doença benigna.

Alguns fatores de defesa mostram sua prevalência em determinadas populações humanas. É fato bastante conhecido que certas populações negras da África Ocidental, principalmente na faixa que vai da Mauritânia à República dos Camarões, são refratárias ao *Plasmodium vivax*, que não é aí encontrado.

Em uma série de experimentos feitos nos EUA, cepas de *P. vivax* procedentes da América, do Mediterrâneo ou do Pacífico infectaram 96% dos brancos e apenas 23% dos negros inoculados.

Essa imunidade decorre essencialmente de características genéticas. Alguns dos mecanismos envolvidos têm sido identificados, como os relacionados com os sistemas dos **grupos sangüíneos** e a invasão das hemácias pelos merozoítas; ou os relacionados com **hemoglobinopatias**.

O eritrócito humano, cuja membrana tem sido objeto de estudos muito detalhados quanto à sua estrutura molecular, contém cerca de 300 ou mais determinantes de grupos sangüíneos diferentes, classificados em vários sistemas já identificados.

Como os merozoítas "reconhecem" receptores específicos na superfície da hemácia, através dos quais desenvolve-se o processo de penetração do parasito, vários tipos de eritrócitos destituídos de certos determinantes de grupos sangüíneos foram testados quanto à capacidade invasiva de *P. knowlesi* e de *P. vivax*.

Constatou-se, *in vitro*, que os eritrócitos humanos do tipo **Duffy-negativo**, Fy (a⁻b⁻), são refratários à penetração de *P. knowlesi* e de *P. vivax* e que as pessoas que apresentem o genótipo FyFy resistem à infecção pelas duas espécies de plasmódios, enquanto a infecção é possível nos indivíduos Duffy-positivos, isto é, com fenótipos Fy^a ou Fy^b, ambos dominantes, ou seus híbridos. O caráter FyFy é freqüente nas populações negras, o que explica a ausência de *P. vivax* em muitas áreas do Continente Africano.

Os receptores para *P. falciparum* são diferentes dos de *P. vivax*, pois aquele plasmódio infecta todos os tipos Duffy. Somente eritrócitos En(a⁻) apresentam uma suscetibilidade reduzida (50% em relação aos controles) para *P. falciparum*.

Hemácias tratadas com tripsina ou com neuraminidase têm a sua suscetibilidade consideravelmente reduzida ao *P. falciparum*, enquanto apenas as enzimas proteolíticas que removem os determinantes relacionados com o sistema Duffy (quimiotripsina, p. ex.) reduzem a suscetibilidade ao *P. knowlesi*, nas experiências *in vitro*.

Sabe-se, agora, que a glicoforina A é o fator responsável pela ligação do merozoíta de *P. falciparum* à membrana da hemácia e por sua penetração.

A resistência à infecção malárica está muitas vezes relacionada com a presença de **hemoglobinas anormais** no sangue dos pacientes. Essas hemoglobinas atípicas são o resultado de mutações genéticas (herdadas como um caráter mendeliano) produtoras de cadeias peptídicas diferentes dos tipos α e β que integram a estrutura normal.

Certas hemoglobinas anormais são responsáveis por quadros de anemia crônica, pois suas hemácias são frágeis e facilmente hemolisadas, tendo uma vida média relativamente curta. Em muitos casos, a vida curta das hemácias pode impedir que o ciclo esquizogônico sangüíneo se complete, conduzindo a uma redução considerável da parasitemia. Daí a benignidade da infecção e sua tendência para a cura em prazos mais curtos.

As principais hemoglobinopatias são:

1) a **drepanocitose** ou anemia falciforme, caracterizada pela **hemoglobina S** (ou Hb-S);

2) a devida à **hemoglobina C** (ou Hb-C), produzindo anemia, como no caso anterior, mas apenas nos indivíduos heterozigotos S-C, que são mais freqüentes que os C-C;

3) as **talassemias**, encontradas na bacia do Mediterrâneo, na África e no Extremo-Oriente, que são devidas a uma proporção anormalmente elevada de cadeias γ (*gama*) ou δ (*delta*) substituindo a cadeia β na molécula da hemoglobina.

Na anemia drepanocítica, a hemoglobina oxigenada (oxi-Hb-S) é altamente solúvel, tal como a hemoglobina normal; porém a desoxi-Hb-S tende a polimerizar-se ou a formar agregados ordenados que deformam as hemácias.

A tensão de O_2 é, portanto, um primeiro fator dessa modificação estrutural; outros fatores são os que modificam a afinidade da hemoglobina pelo oxigênio, como o pH, o nível de metemoglobina etc.

Os parasitos da malária, segundo estudos *in vitro* com o *P. falciparum*, levam as hemácias parasitadas a deformarem-se mais facilmente ao provocarem um abaixamento do pH intracelular e do potencial de oxigenação da hemoglobina. Os cristais de Hb que então se formam perfuram como agulhas a membrana da hemácia e determinam sua lise.

Uma baixa do conteúdo da hemácia em potássio também parece contribuir para a morte dos plasmódios.

As hemácias falciformes são logo fagocitadas.

A resistência ao parasitismo foi encontrada também em indivíduos que apresentam outro defeito genético: a deficiência de **glicose-6-fosfato-desidrogenase** (G6PD), nas hemácias. Essa condição parece interferir no mecanismo oxidativo da via das pentoses e prejudicar o crescimento do plasmódio.

Há ainda outros mecanismos de resistência que não encontraram até aqui uma explicação. Entre as linhagens de camundongos suscetíveis, sempre se observa cerca de 1% de animais refratários ao *P. berghei*. Tal resistência aumenta com a idade.

Do mesmo modo, algumas pessoas conseguem permanecer indenes, em áreas malarígenas, não obstante os reiterados ataques dos anofelinos; e outras só apresentam os quadros mais benignos da doença.

Essa resistência, provavelmente, é o produto de uma seleção natural no seio de populações longamente submetidas à prova do parasitismo pelos plasmódios.

Quanto a fatores fisiológicos, sabe-se que ratos e camundongos postos em dieta láctea resistem muito mais ao *P. berghei*. A mesma dieta protege macacos contra *P. cynomolgi* e *P. knowlesi*. Esse efeito, no entanto, pode ser abolido com a administração de ácido p-aminobenzóico, que é um fator de crescimento indispensável aos plasmódios e inexistente no leite.

Imunidade Adquirida

Varia com a espécie, a linhagem e o número de parasitos inoculados; varia também com o grau e a duração da infecção. Depende, por outro lado, das condições do paciente, inclusive de seu estado nutricional, das condições de repouso ou fadiga, do uso de medicamentos etc.

A imunidade adquirida nas regiões hiperendêmicas pode ser passiva, durante os três primeiros meses, nas crianças que receberam das mães, por via placentária, as imunoglobulinas IgG específicas. É possível que a resistência nesse período seja, ainda, aumentada pela dieta láctea (amamentação).

Por outro lado, é possível que uma imunidade humoral, herdada pela criança, concorra para retardar o desenvolvimento de sua própria imunidade antiparasitária e, desse modo, responderia pela alta parasitemia e pelos sintomas mais graves da malária na infância.

Tolerância Clínica. Em áreas de intensa transmissão de malária, na África, crianças com mais de 5 anos de idade (sobretudo entre 5 e 10 anos) abrigam densidades tão elevadas de *Plasmodium falciparum* no sangue, que não seriam suportadas por pessoas procedentes de regiões não-endêmicas; e, no entanto, não apresentam manifestações sintomáticas.

O estado de tolerância instala-se antes que a imunidade antimalárica se tenha tornado eficiente. Esta imunidade chega a ser muito eficaz contra os parasitos, anos depois, parecendo que só se mantêm enquanto o indivíduo continuar a ser inoculado pelos mosquitos anofelinos infectados.

Caso contrário a imunidade declina rapidamente e torna o organismo vulnerável a uma nova infecção, como se observa em regiões onde a transmissão é interrompida durante muitos meses.

Pensa-se que a capacidade de desenvolver tolerância contra a malária diminui em função da idade.

Produção de Anticorpos. A importância dos fatores humorais foi demonstrada experimentalmente pela proteção passiva conferida a hospedeiros suscetíveis que receberam globulinas ou soro de doadores imunes.

No entanto, em pacientes infectados por *P. falciparum*, a presença de altos títulos de anticorpos não impede o parasito de reproduzir-se, de modo que o tratamento quimioterápico segue sendo imprescindível.

Por meio de marcadores adequados já se podem distinguir os anticorpos protetores dos não-protetores (mas que, aparentemente, "reconhecem" as mesmas estruturas parasitárias).

Diferentes técnicas imunológicas permitem demonstrar nas infecções maláricas a presença de anticorpos que dão reações cruzadas com plasmódios de outras espécies ou variedades. Mas os testes de mais alta especificidade, como os de aglutinação de hemácias parasitadas (com esquizontes) ou de precipitação periesporozoítica, demonstram a existência de antígenos que não originam reações cruzadas com outras espécies ou estirpes e que são, mesmo, exclusivos de cada fase do ciclo evolutivo de um *Plasmodium* determinado.

Posto que a imunidade na malária é espécie-específica e fase-específica, conclui-se que os antígenos que induzem proteção devam ser diferentes de *Plasmodium* a *Plasmodium* e em cada fase do ciclo evolutivo.

Também os ensaios de vacinação, em macacos, evidenciaram a especificidade, para cada estádio parasitário, da proteção conseguida.

A aquisição gradual de uma imunidade protetora, por pessoas expostas à malária em áreas de alta endemicidade, é dirigida contra a fase sangüínea. Ela requer vários anos de exposição para assegurar, aos indivíduos que sobrevivem, larga proteção contra os efeitos mórbidos e quase completa eliminação dos riscos de mortalidade devida aos plasmódios. Mas ainda que o nível de anticorpos continue a crescer, raramente se alcança uma proteção total.

A maioria dos adultos continua a ter parasitos circulando no sangue durante longos períodos. Essa imunidade não interfere na produção de gametócitos, senão pela redução considerável dos trofozoítas sangüíneos, a partir dos quais eles são formados. Como a gametocitogênese ocorre inteiramente no interior dos glóbulos vermelhos, a resposta imunológica do hospedeiro contra as formas sexuadas é mínima ou nula, não interferindo portanto na infectividade desses pacientes crônicos para os anofelinos da região.

Mecanismos Imunológicos

Os estudos feitos em animais, mediante técnicas de vacinação, permitiram constatar que o processo imunológico na malária envolve diferentes mecanismos, interdependentes, que compreendemos ainda muito pouco.

Esquematicamente vamos resumi-los como sendo humorais (por meio de anticorpos) e mediados por células (em que estas colaboram com os anticorpos ou elaboram substâncias ativas distintas dos anticorpos).

Mecanismos Humorais. Iniciando-se com as primeiras esquizogonias sangüíneas, e a intervalos regulares, uma grande quantidade de antígenos parasitários é lançada na circulação, compreendendo desde os corpos residuais dos merócitos até as glicoproteínas da superfície externa dos merozoítas que são abandonadas por ocasião da penetração destes nas hemácias.

Outros produtos do catabolismo são também eliminados no meio interno. Muitas substâncias estranhas ao organismo hospedeiro aparecem como resultado da morte e destruição dos parasitos bem como das hemácias por eles invadidas.

Dentre as várias proteínas parasitárias destacadas como antígenos (e estudadas como candidatas a vacinas para os seres humanos, desde 1936), nenhuma mostrou-se capaz de conferir proteção aos indivíduos expostos à infecção, em condições experimentais ou naturais, ainda que tenham produzido resultados animadores em animais.

Um dos aspectos característicos da infecção malárica é a hipergamaglobulinemia.

Ela é marcada por uma produção aumentada de IgG, assim como pelos níveis elevados de IgM. Já aos três anos de idade, nas zonas de forte endemicidade, a hipergamaglobulinemia IgG e IgM é patente.

Nos adultos, a síntese de IgG chega a ser sete vezes maior que em indivíduos normais.

No entanto, apenas 5 a 10% das IgG presentes no soro podem ser adsorvidas pelos parasitos da malária.

A abundante produção de anticorpos não-específicos, inclusive a de anticorpos heterófilos e auto-anticorpos, sugere que os plasmódios devam estimular sua produção, seja mediante a elaboração de substâncias mitogênicas linfocitárias, seja através da inibição de células T supressoras (ver o Cap. 7).

Mecanismos Celulares. A hiperplasia do **sistema macrófago-linfóide** é a base da imunidade celular contra os protozoários em geral e contra os plasmódios em particular.

A **fagocitose** é, em verdade, o principal dispositivo de defesa do organismo contra esses parasitos. Após cada esquizogonia, muitos merozoítas são fagocitados e destruídos, e o mesmo sucede com muitas hemácias parasitadas.

Esse trabalho de limpeza desenvolve-se principalmente no baço, que aumenta consideravelmente de volume (esplenomegalia), assim como no fígado e na medula óssea, onde o **sistema fagocítico mononuclear (SFM)** é também abundante.

O ritmo de fagocitose encontra-se bastante aumentado.

A hiperplasia do SFM e a eritrofagocitose na malária eram interpretadas, no passado, como simples fenômenos de fagocitose.

Estudos mais recentes mostraram que a recuperação, nessa parasitose, é timo-dependente, pois ratos timectomizados depois de nascer não conseguem vencer a infecção por *P. berghei*, como o fazem os ratos normais.

O mesmo sucede com camundongos geneticamente privados desse órgão (linhagem nu/nu), que sucumbem ao parasitismo por *P. yoelli*, ao passo que animais normais desenvolvem infecções autolimitantes.

A falta de **linfócitos T**, nesses e noutros casos, pode ser corrigida com enxertos de timo, restabelecendo-se a resistência imunológica dos roedores submetidos à infecção malárica.

A falta de **linfócitos B** (provocada pela injeção de anticorpos contra as cadeias m das imunoglobulinas, nos animais recém-nascidos) também impede a defesa contra os plasmódios. No entanto, nestes animais, sem linfócitos B mas com células T, se a infecção for contida com cloroquina, a imunidade acabará por produzir-se, o que será impossível sem os linfócitos T.

Os linfócitos de indivíduos que haviam tido malária em prazos variando entre um mês e 15 anos (muitos dos quais já não possuíam anticorpos circulantes contra plasmódios) respondem *in vitro* à presença de baixas concentrações de antígenos parasitários, multiplicando-se ativamente.

Os mecanismos pelos quais os linfócitos T participam da destruição dos plasmódios são vários: como células auxiliares dos linfócitos B (aumentando a resposta humoral), como ativadores de macrófagos ou de células NK (*natural killer cells*) ou, ainda, pela produção de substâncias capazes de agir sobre os esquizontes, no interior das hemácias.

A interação anticorpo-célula imunocompetente parece ser fenômeno importante nos mecanismos de defesa antimalárica.

Macrófagos provenientes de pacientes imunes são mais aptos a fagocitar merozoítas do que macrófagos de indivíduos normais. Esse aumento da atividade fagocitária relaciona-se unicamente com os merozoítas e é mediado por anticorpos específicos. Assim, a incubação de macrófagos de indivíduos normais com imunoglobulinas de soros imunes também potencializa a atividade fagocítica desses macrófagos.

Conforme vimos anteriormente (Cap. 15), as hemácias parasitadas apresentam antígenos específicos do *Plasmodium* em sua membrana e, portanto, podem ser reconhecidas pelo sistema imunológico do hospedeiro.

A degeneração de parasitos dentro de eritrócitos circulantes tem sido registrada por numerosos observadores, principalmente na fase de declínio da infecção.

Qualquer que seja sua causa, esse fenômeno é distinto daqueles promovidos pela aglutinação das hemácias ou sua opsonização e conseqüente aumento da fagocitose. Uns e outros vêm somar-se à ação direta dos anticorpos sobre os merozoítas livres no plasma, bloqueando sua capacidade de penetrar em novos glóbulos vermelhos.

Linfocinas também podem estar envolvidas na imunidade específica contra as formas intra-hepáticas do parasito.

O **interferon gama** (IFN-γ), ou interferon imune (fabricado por células T ativadas pelo antígeno), mostrou-se capaz de inibir o desenvolvimento do *Plasmodium* dentro do hepatócito, em modelos experimentais com murinos e símios.

A participação da imunidade celular pôde ser também demonstrada pela reação de hipersensibilidade retardada.

Animais imunes, quando inoculados subcutaneamente na pata com hemácias parasitadas por plasmódios da mesma espécie, desenvolvem dias depois uma tumefação local duradoura.

Em áreas de malária hiper- ou holoendêmica, onde os habitantes são picados freqüentemente por mosquitos infectados, constata-se a aquisição progressiva de imunidade, de forma a apresentarem os pacientes infecções assintomáticas ou formas benignas da doença.

Essa situação é freqüente na África.

Mas, no Brasil, encontrou-se, em 1995, 70% de casos assintomáticos entre garimpeiros de Mato Grosso e 64,8% em populações nativas de Rondônia (2002), assim como 20,4% de assintomáticos na população extrativista do médio Rio Negro (em 2004).

Tais pessoas, geralmente gametóforas, mas que não buscam tratamento, constituem fontes importantes para a infecção dos anofelinos da região.

PATOLOGIA

Mecanismos Patogênicos

A malária é doença sistêmica que provoca alterações na maioria dos órgãos, variando porém sua gravidade dentro de amplos limites, desde as formas benignas até as muito graves e fatais.

Além dos fatores pessoais de que depende a gravidade da infecção, admite-se que características genéticas de determinadas estirpes dos parasitos possam ter influência.

Em certas regiões a freqüência de casos graves de terçã maligna é maior que em outras. Assim, no Estado de Orissa (Índia) ocorrem 50% dos óbitos por malária cerebral, quando sua população corresponde a 4% apenas da população do país.

Em alguns lugares da África, constatou-se que a freqüência de formas graves estava relacionada com a capacidade potencial do *P. falciparum* de induzir a produção, *in vitro*, de TNF ("fator de necrose tumoral").

Há também evidências de que a gravidade da malária tem relação com genes localizados no *locus* do sistema principal de histocompatibilidade (MHC) da classe I e da classe II e com genes que codificam a produção de TNF (localizados também no *locus* do MHC humano).

Na África Ocidental encontrou-se correlação altamente significativa entre o alelo B53 (MHC classe I) e proteção contra malária cerebral ou anemia, o qual reduz de 40% o risco de sucumbir por essas patologias.

O alelo DR1302 (MHC classe II) protege do mesmo modo contra a anemia, mas não contra a malária cerebral.

Por sua vez, o gene de TNF, que apresenta polimorfismo, quando homozigoto para seu alelo TNF-2 aumenta o risco de malária cerebral e de seqüelas neurológicas.

Em geral, a principal ação patogênica dos plasmódios é exercida pela anóxia dos tecidos, devida à redução da capacidade de transporte de oxigênio pelo sangue.

A ela somam-se as perturbações locais do fluxo circulatório e um aumento da glicólise anaeróbia nos tecidos.

A anóxia é uma decorrência da destruição intra- e extravascular de elevado número de hemácias, parasitadas ou não. Parte de tal destruição ocorre quando os merócitos (rosáceas) se rompem. No entanto, os macrófagos são capazes de fagocitar não só esses restos celulares, como eritrócitos inteiros contendo parasitos ou não, pois demonstrou-se que na superfície das hemácias encontram-se imunocomplexos, com complemento, adsorvidos pela membrana.

O complemento destes complexos é capaz de danificar a membrana celular, mesmo em células sangüíneas que não contenham plasmódios, além de participar do mecanismo de citoaderência e de facilitar a fagocitose.

A destruição de hemácias normais por processos auto-imunes corresponde a uma hipótese alternativa atraente para explicar a anemia da malária, que não guarda relação com o grau de parasitismo e, muitas vezes, aparece quando a parasitemia já se tornou negativa. A redução da taxa de hemoglobina começa desde os primeiros dias de febre e se torna evidente ao fim de uma semana. Valores da ordem de 4 a 5 g% podem ser devidos, em parte, à hemodiluição.

A circulação cerebral está aumentada (devido a vasodilatação por hipertermia, anemia, hipóxia, acidose ou liberação de NO causada pelo TNF) e se associa a uma hipertensão intracraniana, que pode levar ao óbito.

Convulsões e outros distúrbios neurológicos acompanham, muitas vezes, essa hipertensão ou têm outras causas.

Em certas áreas a circulação é perturbada por vasoconstrição arteriolar e dilatação capilar, que agravam a anóxia local (hiperatividade do simpático, controlável por bloqueadores adrenérgicos).

Hemorragias petequiais são mais freqüentes no cérebro, nos olhos e no aparelho digestório, em infecções por *P. falciparum*.

Na terçã maligna, a aderência das hemácias parasitadas a outros eritrócitos e ao endotélio microvascular e vênulas pós-capilares do cérebro é facilitada pelas protrusões digitiformes e pela presença aí de antígenos (PfEMP-1, isto é, "proteínas de membrana de eritrócitos infectados por *P. falciparum*") que se ligam a receptores da membrana das células endoteliais (ICAM-1 e CD36, cuja abundância nas células endoteliais cerebrais é induzida, na malária, pela alta produção de citocinas).

Juntamente com leucócitos e plaquetas, essas hemácias podem concorrer para a obstrução de pequenos vasos e, conseqüentemente, para a anóxia tissular ou para as necroses isquêmicas focais.

A função das **citocinas** na patogênese da malária humana vem sendo estudada, tendo-se encontrado relação positiva entre a concentração de TNF-α e os acessos febris. O aumento ou diminuição desse fator precede de 30 minutos o começo e o fim da febre, na terçã benigna. Ele age só ou associado com outros mediadores solúveis (radicais-livres do oxigênio, NO etc.) e com produtos parasitários.

A produção de TNF-α pelos macrófagos ativados e de outros mediadores (como o IFN-γ pelos linfócitos T/CD4$^+$) é induzida, aparentemente, por substâncias liberadas com a ruptura das rosáceas (possivelmente, o glicosil-fosfatidil-inositol ou GPI), no fim de cada esquizogonia.

O IFN-γ é um potente sinergista na ativação de monócitos para produzir TNF e outros compostos solúveis com propriedades patogênicas.

Segundo alguns autores, os mecanismos executores de que as citocinas são mediadoras envolvem principalmente a produção de **óxido nítrico** (ou NO) a partir de arginina.

O NO pode ser produzido através de duas vias enzimáticas: a) uma, mediante a NO-sintetase dependente de cálcio, operando nas sinapses e que dispõe de mecanismo auto-regulador; b) outra, mais importante em patologia, graças à NO-sintetase ativada por citocinas, que pode elevar o teor de NO até mil vezes e prolongar sua ação.

Uma de suas conseqüências seria o bloqueio das sinapses nervosas e perda temporária da consciência.

Também a imunossupressão observada na malária pode estar relacionada com a produção de NO que agiria bloqueando a síntese de DNA nos linfócitos e, portanto, a sua multiplicação.

Além da carência de oxigênio devida à destruição ou às alterações eritrocitárias, às modificações das paredes vasculares e às perturbações circulatórias nos tecidos, outro fator de anóxia histiotóxica desenvolve-se no interior das próprias células. Assim, a fosforilação oxidativa das mitocôndrias hepáticas é inibida pelo soro de pacientes com malária aguda.

Os paroxismos do acesso malárico aumentam o impacto dessas dificuldades pela elevação do quociente metabólico e maior necessidade de um rápido processo oxidativo.

Algumas dificuldades provêm diretamente do metabolismo dos parasitos, como o elevado consumo de glicose, com redução conseqüente das reservas de glicogênio hepático; consumo de metionina e outros aminoácidos, de vitaminas, fosfatos etc. Grande parte dos materiais necessários aos plasmódios, no entanto, é retirada diretamente das hemácias. Estas são, por assim dizer, consumidas pelos parasitos.

Do seu catabolismo resulta o lançamento na circulação do organismo hospedeiro de quantidades crescentes de ácido lático, hemozoína e detritos celulares representados pelo citoplasma residual dos merócitos e pelos restos de hemácias destruídas. Mas o aumento do ácido lático no líquor, observado em quase todos os casos de malária cerebral, parece devido também à predominância da glicólise anaeróbia nos tecidos, face à deficiente oxigenação.

A hipoglicemia ocorre em dois grupos de pacientes com infecção por *P. falciparum*: aqueles com formas graves e as mulheres grávidas ou que tiveram crianças recentemente. Ela resulta de um suprimento reduzido de glicose (distúrbios da glicogenólise e da gliconeogênese hepática, como resultado da hiperinsulinemia, da acidemia e da própria disfunção hepática) e de uma demanda aumentada (pela hiperinsulinemia, pelo metabolismo anaeróbio dos tecidos e pelo metabolismo dos parasitos).

Note-se que a quinina é um poderoso estimulante da secreção de insulina pelas ilhotas de Langerhans e pode agravar a hipoglicemia.

No momento da ruptura das rosáceas, que tem lugar sincronicamente, eleva-se de súbito a taxa de K^+ sangüíneo e há uma queda do Na^+. Os cloretos sofrem alterações e o P está em geral diminuído.

A redução do CO_2 é atribuída ao consumo de bicarbonato para neutralização do ácido lático. Nas infecções pesadas isso conduz a uma redução do pH sangüíneo.

O pigmento lançado na circulação é fagocitado pelos leucócitos, pelos macrófagos e pelos demais elementos do sistema fagocitário. Muito lentamente ele é transformado em hemossiderina, para posterior reutilização do Fe pelo organismo.

O acúmulo de hemozoína nos tecidos, principalmente nas formas crônicas da malária, leva a uma pigmentação escura dos órgãos, especialmente daqueles mais ricos em elementos do SFM ou daqueles que, como o encéfalo, revelam facilmente a pigmentação malárica, devido à sua cor própria.

A hemoglobina das hemácias destruídas, que não foi metabolizada pelos plasmódios, é transformada em bilirrubina e excretada pelo fígado, voltando o Fe ao seu *pool* de reserva.

Na fase eritrocítica da infecção, constata-se a presença dos antígenos que integram as várias formas do parasito, mas também a existência de antígenos parasitários solúveis, que circulam no plasma, ou que se manifestam na superfície da membrana das hemácias, parasitadas ou não.

Os **antígenos maláricos solúveis** encontram-se no sangue durante as infecções e nas primeiras semanas depois da cura.

Eles representam um alvo potencial para testes alternativos que permitam o diagnóstico de infecções subclínicas, bem como a triagem de doadores de sangue.

Na malária experimental de camundongos, a determinação dos títulos mostra haver uma relação cinética entre o aparecimento dos antígenos solúveis, a produção de anticorpos e a formação subseqüente de complexos imunes.

Depósitos formados por IgM foram revelados por imunofluorescência nos glomérulos renais, desde o terceiro dia. A partir da segunda semana, os cortes histológicos mostram depósitos de imunocomplexos contendo IgG e complemento (C3). No início, a deposição de imunocomplexos é focal mas durante as recrudescências e recaídas tende a tornar-se generalizada e difusa.

A nefrite produzida pela febre quartã (*Plasmodium malariae*) é mediada por complexos imunes.

No cérebro, depósitos de IgM foram demonstrados apenas nos plexos coróides, mas sua função na malária cerebral ainda não está esclarecida.

Alterações Anátomo- e Fisiopatológicas

Nos diversos órgãos e tecidos observamos as seguintes modificações:

1. **Sangue**. Destruição das hemácias, correspondendo a um dos aspectos mais salientes da patologia da malária. Mesmo nas infecções benignas, o número de glóbulos vermelhos destruídos é considerável e tende a levar, caso a doença se prolongue, a certo grau de anemia. Nas infecções pesadas, a anemia instala-se rapidamente, ainda na fase aguda da moléstia, pois em cada esquizogonia eritrocítica podem estar envolvidos 0,5 a 1% das hemácias, na terçã benigna; ou 2 a 25% na terçã maligna, raramente mais.

Nos casos de *P. malariae* e de *P. ovale*, a parasitemia é sempre mais baixa.

Observa-se que nem sempre há paralelismo entre a parasitemia e a anemia resultante. Várias explicações têm sido aventadas para explicar o fato.

Entre elas encontra-se a que atribui à presença de antígenos parasitários adsorvidos ou incorporados à estrutura da membrana dos glóbulos vermelhos, ou a alterações das proteínas da própria hemácia, o desenvolvimento de reações imunológicas que levariam à produção de hemolisinas, aglutininas ou opsoninas que intensificariam a hemólise ou a eritrofagocitose.

O quadro hemático pode apresentar também reticulocitose (moderada no início e pronunciada depois), poiquilocitose, anisocitose, policromatofilia e granulações basófilas.

Com a diminuição do número de eritrócitos, surgem fenômenos de anóxia, tanto mais que as hemácias atualmente parasitadas cedem todo seu oxigênio ao metabolismo do parasito.

Hipoproteinemia, aumento da permeabilidade capilar e edema acompanham a anemia e a anóxia dos tecidos.

Na terçã maligna, além de ocorrerem esses fenômenos com particular intensidade, surgem outras complicações decorrentes de alterações da superfície das hemácias e forte tendência das mesmas a se aglutinarem, constituindo pequenos êmbolos; ou a aderirem em grande número à superfície dos endotélios vasculares, principalmente no sistema nervoso central, no rim e no baço, formando eventualmente pequenos trombos e zonas de enfarte. No sistema nervoso, daí decorrem manifestações neurológicas as mais variadas, cuja gravidade pode ir até o estado de coma e a morte do paciente.

2. **Sistema macrófago-linfóide**. Há hiperplasia dos macrófagos e demais células do SFM que ficam abarrotadas de pigmentos, parasitos e restos celulares fagocitados, inclusive hemácias parasitadas inteiras.

Todas as funções que lhe são peculiares, incluindo a fagocitose, a formação de bilirrubina e a produção de anticorpos, estão exaltadas.

3. **Baço**. Nas infecções agudas mostra-se dilatado, congesto e de tonalidade escura. A cápsula fica tensa, sujeita à ruptura traumática.

Não há alterações histológicas específicas, mas capilares e seios venosos estão repletos de hemácias parasitadas, com os parasitos em todas as fases evolutivas, inclusive nos casos de *P. falciparum*. A fagocitose aí é intensa.

Depois dos surtos agudos, o baço volta ao tamanho e condições anteriores. Nos casos crônicos, porém, a **esplenomegalia** é permanente; a consistência do órgão, firme; e a coloração tende para um cinza-chocolate, devido ao acúmulo de pigmento e à redução da hiperemia.

Há hiperplasia dos elementos histiocitários e macrófagos, que contêm grânulos volumosos de hemozoína. Há também fibrose intersticial, espessamento da cápsula e das trabéculas.

4. **Fígado**. Na fase aguda, também o fígado apresenta-se congesto, ligeiramente aumentado de tamanho, porém liso e mole. Ao corte, mostra coloração normal, tendendo para o chocolate ou castanho-escuro.

Nos casos crônicos, há **hepatomegalia**, espessamento da cápsula e consistência firme do parênquima, que fica castanho-escuro (ver Pranchas e Fig. 16.1).

As alterações histológicas são atribuíveis, em parte, à anóxia devida à circulação lenta através dos capilares do órgão. Há hiperemia periportal e, nos sinusóides, hiperplasia das células de Kupffer que contêm muito pigmento. Parasitos e hemácias fagocitadas são vistos no interior dos macrófagos. Os hepatócitos apresentam tumefação turva, alterações nucleares, numerosas mitoses e infiltração gordurosa.

5. **Medula óssea**. Além da congestão, da presença de grande número de glóbulos vermelhos parasitados e de ativa fagocitose, notam-se: hiperplasia do **sistema fagocítico mononuclear (SFM)**, reação eritroblástica com grande produção de reticulócitos (proporcional ao grau de anemia) e inibição da maturação de granulócitos.

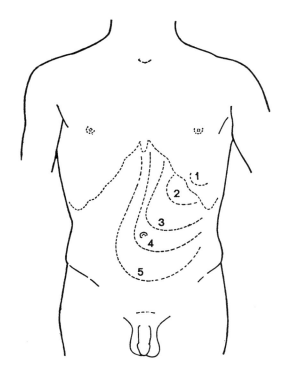

Fig. 16.1 Diferentes graus de esplenomegalia, segundo a escala de Hackett. *1,* Baço palpável somente em inspiração forçada; *2,* limite inferior do órgão chegando até metade da distância entre o rebordo costal e o umbigo; *3,* limite inferior entre essa distância e o umbigo; *4,* idem entre o umbigo e a metade da distância deste ao púbis; *5,* além dessa medida.

Com o tempo, vai-se acumulando o pigmento malárico.

6. **Cérebro**. Nos casos fatais, devidos exclusivamente à terçã maligna, encontram-se no cérebro congestão e edema, com exsudato nos sulcos; fenômenos de anóxia e eventualmente microembolias ou tromboses capilares; parasitos em grande número de hemácias fagocitadas, pigmentação do órgão etc. (ver Pranchas).

Até recentemente a mortalidade das crianças africanas era atribuída principalmente à malária cerebral e, menos vezes, à anemia.

Atualmente, considera-se que a importância da acidose havia sido subestimada nos pacientes que morrem entre 1 e 3 anos de idade, pois os óbitos por anemia têm seu pico nos dois primeiros anos de vida e os da forma cerebral ocorrem geralmente entre os 3 e os 4 anos.

A diversidade dos quadros clínicos da malária e a variedade dos valores obtidos para os múltiplos fatores que parecem condicioná-los, tanto em nível de comunidade como de indivíduos, têm levado à formulação de diferentes hipóteses e teorias sobre sua patologia.

Mas não sabemos quão perto estamos de uma explicação desse complexo processo. Pode ser que existam poucas "causas básicas": uma "toxina" única, uma cascata patogênica predominante, um ou dois fatores genéticos predisponentes (no homem ou no parasito); mas pode ser que existam muitos fatores intercorrentes, mecanismos e caracteres subjacentes na patogênese da malária.

São ainda necessários muitos recursos e muitas pesquisas (inclusive pesquisas básicas) para uma compreensão global do processo e dos meios mais adequados para seu controle.

SINTOMATOLOGIA

Quadro Clínico Habitual

Na malária, os sintomas variam com a espécie e a cepa do plasmódio, bem como com a resistência ou imunidade do paciente. Diferem também com as regiões geográficas e outros fatores.

O período de incubação é também muito variável. Em alguns casos a febre surge antes que se possa demonstrar a presença dos parasitos no sangue; outras vezes, só alguns dias depois de confirmada a parasitemia.

O tempo decorrido entre a inoculação dos esporozoítas e o aparecimento dos trofozoítas pela primeira vez, nos exames de sangue, denomina-se **período pré-patente**. Em estudos estatísticos, verificou-se que o período pré-patente foi menor que o de incubação em 60% dos casos, igual em 17% e maior em 23% (Fig. 16.2).

A duração da fase pré-clínica oscila em torno de 12 dias na terçã maligna (9 a 15 dias de incubação), 14 dias na terçã benigna (10 a 20 dias de incubação) e 30 dias na febre quartã (incubação de 20 a 40 dias).

Nas regiões setentrionais da Europa e da Ásia, encontra-se uma linhagem de *P. vivax*, considerada por alguns autores como uma subespécie (*P. vivax hibernans*), cujo período de incubação varia de 8 a 13 meses.

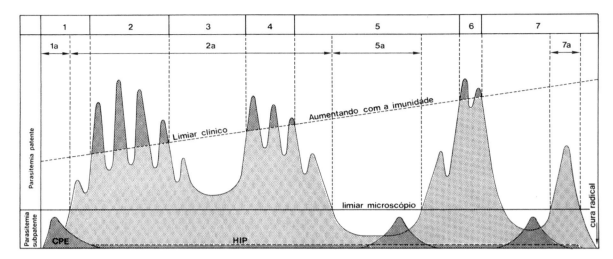

Fig. 16.2 Fases de uma infecção malárica. *1,* Período de incubação; *1a,* período pré-patente (exame de sangue negativo); *2,* ataque primário composto de vários paroxismos; *2a,* período de hemoscopia positiva; *3,* período de infecção latente; *4,* recrudescência (ou recidiva em curto prazo); *5,* período de infecção latente; *5a,* hemoscopia negativa; *6,* recidiva clínica, em longo prazo; *7,* cura clínica; *7a,* recidiva parasitológica. As recidivas em longo prazo significam que os hipnozoítas, eventualmente existentes no fígado, entraram em atividade reprodutiva e seus merozoítas iniciaram novo ciclo eritrocitário. **CPE**, ciclo pré-eritrocítico; **HIP**, hipnozoíta.

INÍCIO DA DOENÇA

O aparecimento do ataque primário pode ser retardado em indivíduos que estiveram tomando drogas antimaláricas com finalidade profilática. Um caso de malária a *P. falciparum* já foi descrito cuja sintomatologia começou três anos depois de o paciente haver abandonado a área endêmica.

Pela mesma razão, o quadro clínico é passível de profundas modificações.

Antes que surjam os acessos febris típicos, o paciente pode apresentar sintomas prodrômicos que consistem em dores de cabeça, mal-estar, dores pelo corpo e ligeira elevação da temperatura, especialmente nas infecções pelo *P. vivax*. O início costuma ser súbito, principalmente com *P. falciparum* e *P. malariae*.

O ACESSO MALÁRICO

Quando começa a febre alta, esta pode não apresentar o aspecto que tanto caracteriza a doença, sendo, pelo contrário, contínua, remitente ou irregular.

Pode ser diária, no princípio, para assumir um ritmo terção ou quartão dias depois.

Três fases podem ser reconhecidas no curso de um paroxismo ou acesso malárico típico:

1) Calafrios marcam a primeira fase. O paciente é rapidamente invadido por forte sensação de frio que o faz buscar cobertores e toda sorte de agasalhos. Esse frio é, no entanto, puramente subjetivo, porque sua temperatura já entrou em ascensão. Mas nada pode aliviá-lo e, ao agravar-se o quadro, o doente fica pálido, cianótico, a pele fria, enquanto os dentes começar a bater e todo o corpo é sacudido por tremores de frio intensos e incontroláveis. O pulso torna-se rápido e fino, podendo sobrevir náusea e vômitos.

Depois de 15 minutos a uma hora o frio passa. Começa a segunda fase.

2) Sensação de calor, o rosto afogueado e cefaléia intensa marcam o novo quadro. A temperatura alcança 39 a 40°C, podendo chegar a 41°C. O pulso agora é cheio, amplo; a pele, quente e seca. Ondas de calor fazem o paciente pedir a retirada das cobertas. Em alguns casos há delírio. A situação permanece estacionária por duas a quatro horas. Algumas vezes mais.

3) Finalmente, a sudorese aparece, ao mesmo tempo que a temperatura cai. A pele úmida logo é regada por abundante transpiração que empapa a roupa do paciente e molha os lençóis. Passa a dor de cabeça, e uma sensação de alívio substitui o mal-estar anterior.

Como resíduo da crise, o doente pode manifestar certo grau de fadiga ou, então, recuperar-se totalmente.

Por vezes, retoma o trabalho como se nada houvesse sucedido.

O intervalo apirético dura até que se complete um ciclo esquizogônico nas hemácias, repetindo-se o mesmo quadro no terceiro dia, ou seja, dia sim, dia não, no caso de infecção por *P. vivax* ou *P. ovale*, e a cada 72 horas nas infecções por *P. malariae* (Fig. 16.3).

A irregularidade da febre, no início da doença, seria devida ao assincronismo das esquizogonias. No decorrer do tempo, um processo de sincronização vai permitir a repetição dos acessos a intervalos regulares.

Mas, na terçã benigna, observa-se algumas vezes um ritmo cotidiano. As crises sobrevêm cada 24 horas, o que indica a existência de dois ciclos eritrocíticos independentes e alternados no tempo: um completando-se nos dias ímpares, outro, nos dias pares. O ritmo cotidiano representa, pois, a soma de dois ciclos normais, cada qual com seu intervalo de 48 horas.

Se um dos ciclos desaparecer, a curva térmica passará a ser típica.

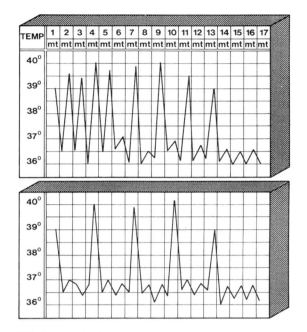

Fig. 16.3 Curva térmica na malária. Acima, febre terçã benigna (*Plasmodium vivax* ou *P. ovale*), com acessos cotidianos no início e ritmo regular, dia sim, dia não, depois. No gráfico inferior, ritmo quartão, produzido pelo *Plasmodium malariae*, com acessos espaçados de 72 horas.

Também na terçã maligna e na quartã podem ocorrer ritmos aditivos. Nesta última, três ciclos, cada um atrasado de 24 horas em relação ao outro, dão em resultado uma febre diária.

O ciclo do *P. falciparum* é menos sincronizado que os demais, visto que as esquizogonias se realizam com intervalos variáveis de 36 a 48 horas. Por isso a febre é com freqüência irregular, e os paroxismos, mais demorados que nos outros casos.

RECRUDESCÊNCIAS E RECAÍDAS

Nas infecções por *P. vivax*, os acessos repetem-se durante uma semana, duas ou mais. Depois, tornam-se menos intensos, a parasitemia reduz-se consideravelmente e negativa-se; o paciente passa bem durante alguns dias ou algumas semanas. Mas a febre pode retornar, com igual ou menor intensidade, constituindo o que se chama de **recrudescência**.

As recrudescências correspondem, pois, ao reaparecimento em curto prazo de manifestações clínicas, devidas à persistência do ciclo hemático e sua reagudização (elevação da parasitemia). Distinguem-se das **recaídas** da malária porque estas últimas apresentam-se mais tardiamente, por vezes depois de meses ou anos de evolução silenciosa do parasitismo (isto é, sem ciclo hemático).

A explicação das recaídas foi dada por Moshkovsky, em 1973, ao distinguir dois tipos de esporozoítas de *P. vivax*:

a) o primeiro, com período pré-patente curto, produz infecções que se manifestam clinicamente com menos de 15 dias e acompanham-se de recrudescências, quando não se faz o tratamento radical;

b) o segundo produz parasitos que só invadem a circulação sangüínea após 6 a 9 meses, como no caso de *Plasmodium vivax hibernans*, descrito por Nikolaiev, em 1949.

Admite-se, hoje, que as **recaídas** resultem da lenta maturação de certos esquizontes — os **hipnozoítas** — nos tecidos.

O tempo gasto nessa maturação é determinado pelas características genéticas de cada esporozoíta, dentro da população de parasitos injetados pelo mosquito.

Assim se explicam tanto os longos períodos de incubação da malária encontrada na Rússia ou na Holanda, como a ocorrência de recaídas mais precoces ou mais tardias, segundo as cepas de *P. vivax* e de *P. ovale*.

O *P. falciparum* só determina umas poucas recidivas a curto prazo, isto é, recrudescências do ciclo sangüíneo, não havendo pois o mecanismo de dormência em seus esporozoítas.

Quanto ao *P. malariae*, esse mecanismo estaria também ausente, todas as recidivas ficando na dependência da prolongada persistência das formas eritrocíticas.

Estas puderam ser comprovadas em pacientes inoculados com sangue parasitado (ciclo hemático) mesmo após mais de 520 dias. O seqüestro de hemácias parasitadas por *P. malariae*, no fígado, ao formar complexos com as células de Kupffer (ver o Cap. 15), contribuiria para prolongar consideravelmente a infecção. Há registro de infecções com a duração de 30 a 40 anos.

Variações Clínicas da Doença

A malária mostra-se freqüentemente grave em crianças e gestantes, ou em adultos procedentes de áreas não-endêmicas (e portanto sem imunidade) que vão trabalhar ou, simplesmente, visitar zonas com transmissão ativa.

É raro que ocorra envolvimento cerebral nos casos de terçã benigna, se bem que tonturas, vertigens, desorientação transitória e síncope possam ser observadas.

Nas crianças, a febre nem sempre apresenta o ritmo intermitente, podendo ser ligeira, irregular ou quase contínua. As convulsões aparecem mais freqüentemente que nos adultos. Nos casos prolongados, há anemia progressiva e grandes aumentos do volume do baço (esplenomegalia) que, também, são mais vezes encontráveis em pacientes de pouca idade.

A localização intestinal pode resultar numa forma que lembra a cólera, mas também pode simular apendicite, obstrução intestinal ou mesmo peritonite. Descreve-se uma forma álgida, com hipotermia e súbito colapso, geralmente acompanhado de vômitos sangüíneos, dores abdominais, enterorragia, anúria e cãibras musculares.

As **formas crônicas** da malária tornam-se agora cada vez mais raras nos países ou nas regiões que instituíram seu controle.

Mas, no decurso delas, a sintomatologia que interrompe os períodos assintomáticos reduz-se, muitas vezes, a certo mal-estar, dores de cabeça, mialgias e artralgias, palpitações, cansaço, insônia e irritabilidade.

Nas crianças, a malária crônica compromete o desenvolvimento físico e mental, em vista da anemia crônica, hepatosplenomegalia, perturbações do aparelho digestivo e do apetite.

A febre é recorrente. A evolução faz-se em geral para a cura, se bem que possa conduzir também à caquexia e às complicações fatais.

Dois quadros da forma aguda e outros dois da forma crônica merecem destaque por sua gravidade:

MALÁRIA GRAVE POR *PLASMODIUM FALCIPARUM*

São critérios clínicos e laboratoriais de gravidade desta espécie de malária os seguintes:

1. **Coma malárico**: paciente em coma profundo, não atribuível a outras causas, persistindo por mais de 30 minutos, após convulsão generalizada.

2. **Anemia grave**, normocítica, com hematócrito abaixo de 15% ou hemoglobina inferior a 5 g/dl, em presença de parasitemia acima de 10.000 parasitos por milímetro cúbico de sangue.

3. **Insuficiência renal**: quando a produção de urina nas 24 horas é inferior a 400 ml, em adulto (ou 12 ml/kg nas crianças), e não melhora após reidratação controlada, associada a teor de creatinina maior que 3,0 mg/dl.

4. **Edema agudo do pulmão** ou síndrome de angústia respiratória do adulto.

5. **Hipoglicemia** (glicemia menor que 40 mg/dl).

6. **Sangramento espontâneo** pelas mucosas orais, nasais, gastrintestinais etc. e/ou evidências laboratoriais de **coagulação intravascular** disseminada.

7. **Choque ou colapso circulatório**: pressão sistólica menor que 50 mm Hg, em crianças entre 1 e 5 anos de idade, ou menor que 70 mm Hg em adultos.

8. **Convulsões generalizadas** repetidas, duas ou mais em 24 horas em período afebril (crianças mais jovens podem ter convulsões febris por outros motivos).

9. **Acidemia**, definida por pH menor que 7,2; ou **acidose** com concentração de bicarbonato plasmático menor que 15 mmol/litro.

10. **Hemoglobinúria macroscópica**: lembrar a possibilidade de hemólise devida à primaquina em pacientes com deficiência de glicose-6-fosfato desidrogenase (G6PD).

11. Nos casos fatais, confirmação diagnóstica pós-morte por **biópsia cerebral**.

Aliado a esses critérios, também são indicadores sugestivos de malária grave, em potencial, a existência de alta parasitemia (mais de 100.000 parasitos/mm^3), icterícia e hiperemia, bem como temperatura axilar superior a 40ºC.

A malária grave tem sido registrada com maior freqüência durante os surtos epidêmicos, em indivíduos recentemente infectados, isto é, sem imunidade. Em certas áreas endêmicas, entretanto, tanto crianças e gestantes como adultos de todas as idades e condições podem ser atingidos, tendo-se notado nesses casos baixos títulos de imunoglobulinas no soro e no líquor, em contraste com os títulos elevados nos demais membros da população local.

As conseqüências clínicas da malária perniciosa podem manifestar-se através de uma variedade de síndromes, segundo os órgãos e sistemas mais atingidos.

As principais são a malária cerebral, a malária aguda das crianças e a das gestantes.

Malária Cerebral. As formas com envolvimento cerebral ocorridas entre soldados americanos e aliados durante a Segunda Guerra Mundial representaram 2,3% de todos os casos de malária tratados em determinado hospital. Em algumas estatísticas chegam a 10% dos casos com infecção por *P. falciparum*.

Elas são responsáveis por 80% dos óbitos devidos à malária (ver Pranchas).

O início da doença é gradual ou súbito. Queixando-se apenas de dor de cabeça, o paciente pode entrar em coma horas depois. O coma persistente pode ser precedido de convulsões.

Sinais de meningite são mais comuns em crianças.

Em casos de evolução rápida e dramática, os principais sintomas e sinais clínicos são febre, cefaléia, confusão mental, sonolência, vômitos, diarréia, desidratação, convulsões e coma.

Os sintomas variam consideravelmente de um caso para outro, muitos deles não tendo relação com os demais: cefaléia, vômitos, diplopia e outras perturbações sensoriais, ligeira rigidez de nuca, desorientação, depressão, sonolência, excitação, convulsões, delírios e coma.

Por outro lado, a sintomatologia muda de um momento para outro, surgindo monoplegias, hemiplegias ou disartrias transitórias. Quadros espásticos e flácidos sucedem-se.

Se, em geral, a malária cerebral sugere um processo de encefalite ou de meningite, outras vezes lembra o alcoolismo, o tétano, a epilepsia e outras condições, sem prejuízo de sua variabilidade.

Síndromes espinhais e de nervos periféricos também foram observadas.

A anemia é uma característica constante da malária grave, 5% ou mais dos pacientes necessitando transfusões.

A icterícia costuma ser conseqüência da hemólise.

Ao serem hospitalizados, os pacientes apresentam em geral hipovolemia (baixa pressão venosa central, hipotensão postural, oligúria com alta densidade urinária) e desidratação (falta de turgor cutâneo e tensão ocular diminuída).

As complicações podem ser múltiplas, como o edema pulmonar (por sobrecarga de fluidos ou outras causas, entre as quais a gravidez ou o puerpério), a hipoglicemia (principalmente em gestantes), as infecções associadas (inclusive septicemia por bactérias Gram-negativas) etc.

Malária Grave em Lactentes e Crianças. A infecção por *P. falciparum* é potencialmente grave e mesmo fatal para as crianças das áreas endêmicas, nos cinco primeiros anos de vida.

A malária congênita é rara devido à resistência das hemácias com hemoglobinas fetais. Algumas hemoglobinopatias, como a anemia falciforme, também protegem as crianças.

Nos primeiros meses, a doença é geralmente benigna, graças à imunidade passiva recebida da mãe imune. Depois, o índice parasitário vai aumentando com a idade e pode elevar-se de menos de 10%, nos três primeiros meses, para 80 a 90% ao fim do primeiro ano.

A taxa de mortalidade alcança seu máximo durante os dois primeiros anos de vida para baixar em seguida. O grau de imunidade já é importante durante a idade escolar, quando as parasitemias assintomáticas podem chegar a 75% dos casos. A anemia costuma ser grande, nos casos com alta parasitemia, e, nas crianças que antes já eram anêmicas, acompanha-se de taquicardia, dispnéia e insuficiência cardíaca.

Na malária cerebral, as convulsões ocorrem em quase 10% das crianças com menos de cinco anos e em apenas 1,5% das maiores de cinco anos. Elas são seguidas pelo coma. Mas este pode instalar-se depois de um estado de sonolência progressivo.

Malária Grave na Gestação. A malária pode representar uma complicação muito séria da gravidez, causando a morte materna, o aborto ou morte fetal, a natimortalidade, a prematuridade ou o baixo peso ao nascer, e predispõe a gestante para a eclâmpsia e para as toxemias nefríticas.

Formas latentes da infecção palúdica tornam-se patentes durante o parto ou o puerpério. Não se sabe, porém, se isso é devido à imunodepressão natural na gravidez ou a fatores associados com a placenta que promoveriam acentuada multiplicação parasitária.

A placenta parece ser o local preferencial para a seqüestração e desenvolvimento dos parasitos de P. falciparum, que acabam por levar esse órgão à falência e conseqüente sofrimento fetal.

O organismo materno fica muito sujeito à anemia, assim como à hipoglicemia, que já foi constatada em 50% das gestantes com malária cerebral, tratadas com quinina.

Em outros casos, a hipoglicemia aparece em infecções aparentemente normais tratadas com quinina, em mulheres que se encontravam no segundo ou terceiro trimestre da gravidez.

Os sintomas que acompanham são comportamento anormal, sudorese ou perda repentina da consciência. Nestes casos, as pacientes respondem logo à dextrose hipertônica endovenosa (20 a 50 ml da solução de dextrose a 50%) ou ao glucagon parenteral (0,5 a 1,0 mg).

Outro risco importante, sobretudo depois do parto, é o edema pulmonar agudo, cuja etiologia não está esclarecida.

A malária devida ao P. falciparum pode causar anemia profunda após o primeiro trimestre de gravidez. Por outro lado, ela induz geralmente contrações uterinas e, conseqüentemente, sofrimento fetal, que costuma passar despercebido.

FEBRE HEMOGLOBINÚRICA

É uma complicação rara da terça benigna, especialmente em casos tratados com quinina. A primaquina também pode ajudar a desencadear o processo em pacientes com deficiência de glicose-6-fosfato-desidrogenase (G6PD) nas hemácias.

Caracteriza-se pelo aparecimento de crises hemolíticas de intensidade e freqüência variáveis. Os sintomas são os de uma hemólise intravascular aguda, com hemoglobinúria, febre, prostração e, mesmo, choque. A anemia instala-se rapidamente, com icterícia ligeira.

NEFROPATIAS MALÁRICAS

Ainda que lesões renais possam ser produzidas tanto pelas infecções agudas como pelas formas crônicas da doença, os quadros anatomopatológicos diferem em vários aspectos. No homem, glomerulonefrites e síndrome nefrótica foram descritas em infecções agudas por P. falciparum, demonstrando-se a presença de depósitos de imunoglobulinas (principalmente IgM) e complemento na membrana basal dos glomérulos e nas áreas do mesângio.

A presença de antígenos maláricos também foi posta em evidência em alguns casos.

Histologicamente, encontrou-se hiperplasia e hipertrofia das células endoteliais, espessamento irregular da membrana basal e aumento da área mesangial, com ou sem proliferação das células do mesângio.

Os sintomas clínicos são ligeiros, surgindo duas a três semanas após a infecção.

Com o tratamento antimalárico, os depósitos de imunocomplexos desaparecem rapidamente e as alterações renais mostram-se reversíveis, desaparecendo também a albuminúria e outras anomalias urinárias.

Na malária quartã, não obstante ser a infecção tanto ou mais benigna que a devida ao P. vivax, com períodos apiréticos mais longos e crises febris de mais curta duração, as complicações renais são vistas com maior freqüência que em outras formas de malária. Trata-se em geral de um quadro nefrótico, acompanhado de albuminúria e edema.

As nefropatias associadas com P. malariae têm caráter crônico e progressivo, com proteinúria persistente, não respondendo ao tratamento específico e reagindo debilmente aos corticosteróides. Histologicamente, encontram-se depósitos granulosos de imunoglobulinas G e M em quase todos os casos, complemento em um terço e antígenos maláricos em um quarto das biópsias estudadas. Nos casos mais graves e mais rebeldes ao tratamento, predominavam os depósitos granulosos finos contendo IgG_2, mas complemento-negativos.

As lesões mais comuns, descritas em crianças, eram os espessamentos e aumento das células do mesângio, que evoluem para a esclerose glomerular total e atrofia tubular secundária.

Nos adultos, a lesão mais freqüente é uma glomerulonefrite proliferativa.

O fato de só uma pequena proporção de indivíduos com infecção malárica desenvolver esses tipos de lesão renal e, também, as razões por que os depósitos de imunocomplexos tendem a perpetuar-se nas paredes capilares permanecem sem explicação. Suspeita-se do envolvimento de mecanismos de auto-imunidade nesse processo.

SÍNDROME DA ESPLENOMEGALIA HIPER-REATIVA À MALÁRIA

Corresponde a uma forma de resposta imunológica aberrante, observada em casos de malária recorrente e caracterizada por:

- esplenomegalia persistente e pronunciada,
- linfocitose sinusoidal hepática e
- elevação exagerada dos níveis de IgM no soro, bem como dos títulos de anticorpos específicos contra a malária.

Normalmente, os pacientes com malária crônica atravessam uma fase da doença em que a esplenomegalia é notável. Mas com o correr do tempo e o desenvolvimento da imunidade, esses habitantes de zonas endêmicas apresentarão uma diminuição do volume do baço (ainda que o peso médio do órgão mantenha-se acima da norma), mesmo em presença de altos títulos de anticorpos (sobretudo IgG).

Estes últimos são mantidos pelas reinfecções, agora com parasitemias autolimitadas, breves e assintomáticas.

A esplenomegalia tropical tem sido registrada em áreas malarígenas da Amazônia, de países africanos (Nigéria, Zâmbia, Uganda e Sudão) e asiáticos ou do Pacífico (Aden, Índia, Sri-Lanka, Vietnã e Nova-Guiné).

Ocorre tanto em zonas holo- e hiperendêmicas como em áreas mesoendêmicas, quer seja o *P. falciparum* ou o *P. vivax* a espécie de plasmódio presente.

Sua relação com a etiologia malárica é comprovada pela concomitância com elevados títulos de anticorpos específicos; por ter a síndrome desaparecido de regiões onde o paludismo foi erradicado; e por regredir a esplenomegalia, a anemia e o teor de imunoglobulinas com os tratamentos antimaláricos prolongados. A razão de encontrar-se tão raramente essa síndrome permanece ignorada, assim como seu mecanismo causal.

Possivelmente esteja relacionada com a associação da malária a outros fatores patogênicos (infecções concomitantes, virais ou bacterianas, malnutrição ou alterações da resposta imunológica) ou a fatores predisponentes pessoais (genéticos).

O quadro pode ser clinicamente discreto e sem queixa; caracterizar-se por manifestar-se em adultos jovens, com história de febres recorrentes durante muitos anos e esplenomegalia que começou na infância ou na adolescência; sensação de desconforto abdominal ou de repuxamento no hipocôndrio esquerdo, quando o tamanho do baço for muito grande. Há, por vezes, crises dolorosas, com reação de defesa abdominal, rigidez e sensibilidade da parede (como nos casos de abdome agudo), mas que regridem dias depois com medidas conservadoras.

A anemia, que acompanha regularmente o quadro, pode ser assintomática, por instalar-se lentamente, de modo a permitir uma acomodação do paciente à sua limitada capacidade de esforço.

Porém, episódios hemolíticos agudos podem agravar subitamente a situação. Ela é devida em parte à hemodiluição que decorre da elevação oncótica causada pela hipergamaglobulinemia. Ao exame, o paciente apresenta-se pálido, com veias jugulares e do antebraço dilatadas (hipervolemia), pulso em geral lento e pressão baixa; coração normal ou ligeiramente aumentado; e hepatosplenomegalia.

*

O número de óbitos por malária tem decrescido nos últimos anos, baixando de 243, no ano 2000, para 100 em 2004, a grande maioria (cerca de 74%) ocorrendo na Região Norte (ver a Fig. 16.4).

Os estados com maior mortalidade, no período 1999-2004, são por ordem decrescente de casos: Pará (342 óbitos), Amazonas (108), Maranhão (95), Rondônia (67), Mato Grosso (64), Amapá (41), Acre (34), Roraima (33) e Tocantins (27 óbitos); segundo MS/SVS/DASIS – Sistema de Informações sobre Mortalidade (SIM), 2006.

DIAGNÓSTICO

Segundo as circunstâncias, ele pode ser clínico, microscópico, imunológico ou mediante uso do PCR para buscar DNA dos parasitos.

Diagnóstico Clínico

No diagnóstico da malária, não se pode deixar de levar em conta o contexto epidemiológico do caso suspeito. Nas áreas

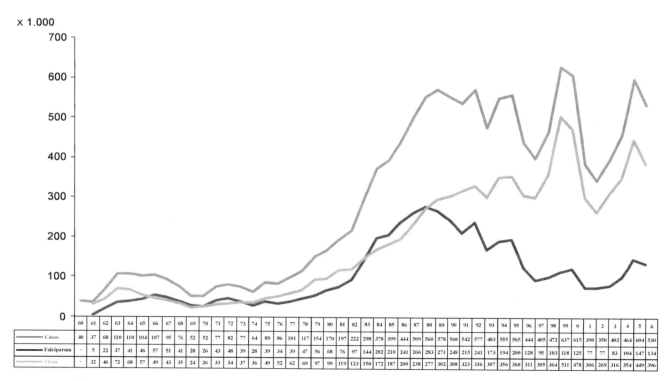

Fig. 16.4 Coeficiente de letalidade da malária (óbitos por 1.000 casos), na Amazônia Legal, de 1960 a 2006.

endêmicas e em pessoas que estiveram, mesmo que temporariamente, em zonas de risco, bem como em pessoas com história recente de transfusões de sangue ou hemoderivados, com padrão de febre intermitente, deve-se pensar em malária.

Quando o exame de sangue não puder ser feito, ou quando permanecer negativo, apesar das razões que mantêm a suspeita, devem-se considerar como fatos sugestivos e mais freqüentemente relacionados com a malária os seguintes:

1) febre com caráter intermitente, especialmente se a febre ou os sintomas que a acompanham recorrem com regularidade cada 48 a 72 horas (ver *Sintomatologia*);

2) anemia de tipo hipocrômico, com taxa de leucócitos normal ou ligeiramente baixa, alta percentagem de monócitos e, talvez, alguns leucócitos com pigmento; a contagem leucocitária pode elevar-se no início da febre (fase dos calafrios);

3) baço aumentado e doloroso (mas pouco freqüente na Amazônia);

4) residência ou procedência de zona endêmica; visita curta ou turismo em zona endêmica; assim como história pregressa de uma exposição provável à picada de mosquitos anofelinos;

5) resposta favorável e rápida aos antimaláricos.

O diagnóstico diferencial terá de ser feito, em certos casos, com a febre tifóide, a febre amarela, a hepatite infecciosa, o calazar, a esquistossomíase mansônica, o abscesso amebiano do fígado, a leptospirose, a febre recorrente, septicemias diversas e outros processos febris.

Em crianças pequenas, que podem apresentar quadros clínicos mais variados e menos típicos, há que excluir outras causas de doenças febris prevalentes na área, antes de passar ao tratamento.

Diagnóstico Laboratorial (Hemoscopia)

A maneira mais segura e amplamente utilizada para estabelecer-se o diagnóstico é demonstrar a presença de *Plasmodium* nos exames de sangue.

O exame deve ser feito o mais cedo possível, para prevenir as formas graves, imprevisíveis, de malária causada por *P. falciparum* e suscetíveis de instalarem-se subitamente, evoluindo eventualmente para um desfecho fatal.

Uma amostra de sangue é colhida por punção digital, recomendando-se preparar com ela uma lâmina com gota espessa e outra com gota estirada ou esfregaço; ou melhor, utilizar os dois processos de diagnóstico na mesma lâmina. A técnica de preparação de um esfregaço é vista na Fig. 16.5 (ver também o Cap. 66).

O sangue é corado geralmente pelo método de Giemsa, de Leishman ou de Wright e examinado ao microscópio com aumento de $1.000 \times$ (objetiva de imersão em óleo).

A gota espessa deve ser cuidadosamente examinada por profissional competente, durante 5 minutos pelo menos, antes de considerar-se o exame negativo. O esfregaço fino, ou gota estirada, requer 10 a 15 minutos de exame.

Se aparecer pigmento malárico em leucócitos, continuar a pesquisa, pois isso constitui sério indício de parasitismo.

Se a suspeita clínica ou outras circunstâncias justificarem novas buscas, os exames de sangue serão repetidos duas vezes ao dia, nos dias subseqüentes.

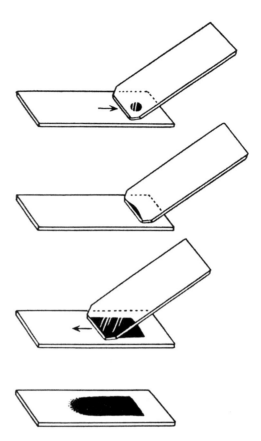

Fig. 16.5 Maneira de preparar um esfregaço de sangue para a pesquisa de plasmódios. O material é depois fixado e corado pelo método de Giemsa, ou outro derivado da técnica de Romanovski.

O diagnóstico só é completo quando identificada a espécie de *Plasmodium*, pois o prognóstico a curto e longo prazos, bem como a escolha dos medicamentos a administrar, dependem, em certa medida, da espécie em causa.

Também é útil estimar-se o grau de parasitemia, se bem que, nas infecções por *P. falciparum*, a escassez de trofozoítas no sangue periférico não assegura nem a benignidade da doença, nem sua evolução favorável, se a medicação não for estabelecida rápida e energicamente.

Diagnóstico Imunológico

Os testes de diagnóstico rápido estão baseados na detecção de antígenos derivados dos parasitos da malária no sangue hemolisado.

A metodologia é imunocromatográfica. Emprega-se em geral uma tira impregnada com anticorpos monoclonais dirigidos contra antígenos específicos de um ou mais plasmódios. Vários *kits* comerciais já estão disponíveis.

Um dos antígenos-alvo é a **proteína II rica em histidina** (HRP-2) produzida pelos trofozoítas e gametócitos jovens de *P. falciparum*, detectada pelos *kits* em geral.

Outro alvo é a **desidrogenase lática** (pLDH) produzida pelas formas assexuadas e sexuadas dos parasitos.

Os *kits* disponíveis detectam a pLDH das quatro espécies de plasmódios humanos.

Encontram-se no mercado testes rápidos com boa especificidade, como Parasight®, Ictmalariapftm® e o OptiMAL®, produzidos a partir de Pf-HRP2 (proteína 2 de *P. falciparum* rica em histidina) e de lactato desidrogenase (pLDH) específica de *Plasmodium* em geral.

Mas outros antígenos presentes em todas as espécies podem ser utilizados como alvo em combinação com o HRP-2, de modo a identificar, numa banda, a infecção malárica (por qualquer espécie) e noutra banda a infecção por *P. falciparum* especificamente.

Uma gota de sangue do paciente é misturada com a solução tampão contendo substância hemolisante e um anticorpo específico marcado (com ouro coloidal, p. ex.). Se o antígeno procurado encontrar-se na mistura, formar-se-á um complexo antígeno-anticorpo que irá migrar por capilaridade ao longo da tira (geralmente de nitrocelulose/fibra de vidro).

O complexo será fixado nas bandas em que houver anticorpos antiantígenos de *P. falciparum* ou onde se encontrarem os anticorpos não-específicos de plasmódios.

Uma banda é também destinada ao anticorpo marcado (controle). Ver a Fig 16.6.

Se apenas esta última banda for marcada pela reação, o resultado será negativo. Se também a destinada aos antígenos genéricos, a infecção é confirmada para malária, mas não para terçã maligna. O diagnóstico de infecção por *Plasmodium falciparum* é feito quando as três bandas ficarem marcadas.

Este método de diagnóstico é de fácil e rápida execução no campo, não requerendo microscópio; mas tem pouca sensibilidade, em casos de baixa infecção, e dá resultados positivos em pacientes curados, até duas semanas após a cura parasitológica. Seu emprego é também limitado pelo preço: entre US$ 0,60 e US$ 2,50 ou mais por teste, dependendo da marca e do mercado, quando a hemoscopia custa entre US$ 0,12 e US$ 0,40 por exame.

Diagnóstico por Outras Técnicas

A presença de anticorpos no soro de um paciente não significa, necessariamente, a presença de infecção, uma vez que os anticorpos podem permanecer algum tempo depois da cura.

Por isso, nas áreas endêmicas, uma abordagem alternativa para a triagem de doadores em bancos de sangue é a pesquisa de antígenos parasitários no sangue ou na urina, ou sua demonstração mediante o uso de sondas moleculares de DNA.

Técnicas novas, de incorporação do corante acridina-orange ao DNA e RNA do parasito, vêm sendo ensaiadas. A principal delas (QBC) consiste em coletar a amostra de sangue em tubo capilar heparinizado e contendo o corante no seu interior; centrifugando-se o tubo a 14.000 *g* (com a ajuda de um flutuador), as hemácias contendo parasitos são separadas das demais e visualizadas sob um foco de luz com determinado comprimento de onda, posto que o corante ficou incorporado ao material genético.

Embora bastante sensível, esta técnica não permite a quantificação dos parasitos nem a distinção entre espécies de plasmódios. A necessidade de equipamentos e insumos especiais e seu custo muito elevado tornam este método de aplicação limitada.

A técnica de PCR de amplificação gênica, usando oligonucleotídios contendo seqüências específicas de cada espécie plasmodial, oferece grande sensibilidade diagnóstica, sendo por ora utilizável apenas na investigação científica.

TERAPÊUTICA

O tratamento dos pacientes com malária deve levar em conta fatores como: a gravidade da infecção, o estado de gestação, a idade, a possibilidade ou não de se administrar a medicação por via oral, e a espécie de *Plasmodium* em causa

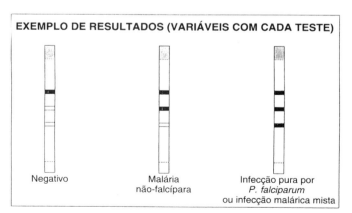

Fig. 16.6 Técnica imunocromatográfica para o diagnóstico rápido de malária, utilizando uma fita em que se encontram (dispostos como linhas ou bandas transversais) os anticorpos monoclonais contra antígenos específicos de *P. falciparum* (HRP-II) e antígenos de grupo (pLDH) dos quatro plasmódios humanos. A terceira banda é para controle de anticorpo.

(visto que só *P. falciparum* tem potencial para desenvolver formas graves).

A condição de gestante e a idade limitam o uso de drogas como a primaquina, a tetraciclina, a mefloquina e os derivados da artemisina (Fig. 16.7).

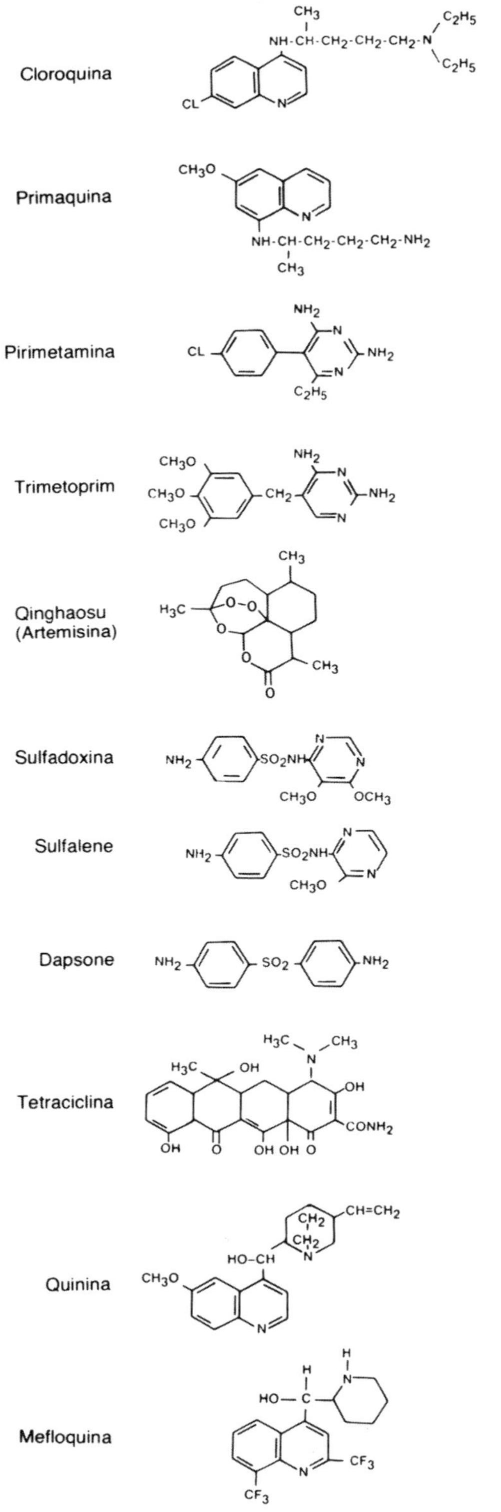

Fig. 16.7 Estrutura química das principais drogas utilizadas atualmente no tratamento e profilaxia da malária.

Quando o paciente não pode ingerir o medicamento, outros esquemas terapêuticos devem ser utilizados.

As drogas antipalúdicas não agem todas sobre as mesmas fases evolutivas dos plasmódios. Em conseqüência, seus efeitos não serão os mesmos, permitindo reconhecerem-se vários tipos de atividade terapêutica antimalárica:

1. **Ação esquizonticida tecidual**, quando as drogas atuam sobre o ciclo esquizogônico hepático. Destruindo os parasitos durante o ciclo pré-eritrocítico, os medicamentos dotados desta propriedade impedem o aparecimento da fase sangüínea e, portanto, das manifestações clínicas da malária.

Tais medicamentos, quando aplicados na fase pré-patente da infecção, são ditos etioprofiláticos ou clinoprofiláticos. Se também impedem as recaídas, são chamados de anti-recidivantes ou curativos radicais.

2. **Ação esquizonticida hemática**, quando as drogas agem sobre os parasitos que estão efetuando o ciclo esquizogônico eritrocítico.

O paciente apresenta nessa ocasião seus acessos maláricos, e o resultado do tratamento será a cura clínica da doença. Tais medicamentos são chamados supressivos, por suprimirem a sintomatologia. Como em muitos casos a parasitemia prossegue em níveis subpatentes, as recaídas ainda são possíveis, nas infecções por *P. vivax, malariae* ou *ovale*. Nos casos de terçã maligna, consegue-se em geral a cura radical.

3. **Ação gametocitocida** é desenvolvida por algumas substâncias que destroem os macro- e microgametócitos do sangue, suprimindo a possibilidade de vir o paciente a infectar anofelinos. Do ponto de vista do indivíduo parasitado, nenhum benefício resulta disso; mas, em virtude de interromperem a cadeia de transmissão do parasito, as drogas gametocitocidas são muito interessantes para a medicina preventiva.

Os medicamentos esquizonticidas hemáticos (supressivos) eliminam também os gametócitos de *P. vivax* e, provavelmente, os de *P. malariae*; mas são ineficazes contra os gametócitos de *P. falciparum*.

4. **Ação esporonticida**. Finalmente, há drogas que atuam sobre os gametócitos sem destruí-los, impedindo entretanto que possam evoluir mais tarde, quando chegarem ao estômago do mosquito.

Essa atividade, por impedir a formação de oocistos e esporozoítas, é denominada ação esporonticida. Medicamentos deste tipo interessam basicamente à medicina preventiva.

Drogas Antimaláricas e Seu Uso

Cloroquina

Esta amino-4-quinoleína (conhecida também sob os nomes registrados de Resorquina®, Nivaquina®, Aralém® etc.) foi usada até duas décadas atrás contra todos os plasmódios, porém o aparecimento de resistência à droga em *P. falciparum* limita agora seu uso às infecções pelas demais espécies (Fig. 16.7).

Por ser de baixo custo, bem tolerada e praticamente sem contra-indicações, continua sendo amplamente utilizada. Ela é rápida e quase completamente absorvida, no intestino, e alcança maior concentração no sangue que outras aminoquinoleínas, quando se empregam as mesmas doses. Sua vida média é de 100 a 200 horas.

Ação. Esquizonticida rápido e gametocitocida de infecções por *P. vivax*, *P. malariae* ou *P. ovale*, destrói também as formas imaturas de gametócitos de *P. falciparum*. Tem ação antipirética e antiinflamatória.

Contra *P. vivax* e *P. ovale*, a cloroquina deve ser associada à **primaquina**, pois não elimina os hipnozoítas.

Dose. Prescrever, por via oral, 10 mg de sal base/kg de peso, no 1º e 2º dias, mais 5 mg/kg no 3º dia (total: 25 mg/kg). Administrar de preferência às refeições.

Efeitos Colaterais. Ainda que incômodos, são raros e de curta duração, sem outras complicações. Os mais freqüentes são náuseas, vômitos, diarréia e prurido.

Raramente ocorrem: leucopenia, aplasia da medula óssea, crises agudas de porfiria cutânea e psoríase, distúrbios neurológicos, entre os quais epilepsia.

Contra-indicações. Hipersensibilidade à droga e psoríase. Desaconselha-se o uso parenteral da cloroquina devido aos possíveis efeitos tóxicos.

Manifestações clínicas agudas foram vistas em crianças que ingeriram acidentalmente doses elevadas de cloroquina e em adultos que tomaram deliberadamente a droga para suicidar-se.

As menores doses assinaladas como fatais, para criança entre 1 e 6 anos, foram estimadas entre 450 mg e 1,5 g de cloroquina-base, isto é, 2 a 3 vezes as doses máximas recomendadas para esse grupo etário.

Além da estreita margem de segurança entre as doses terapêuticas e tóxicas para crianças, há que registrar a instalação súbita dos sintomas graves (entre 10 minutos e 2 a 3 horas) e a alta letalidade, devida à falência respiratória ou cardíaca (ver o Quadro 16.1).

Doses de cloroquina, entre 150 e 750 mg de base, tomadas de modo sistemático, durante longos períodos, podem dar lugar a efeitos tóxicos pela acumulação seletiva do produto em certos tecidos, causando opacidades corneanas (reversíveis) e lesões retinianas (menos freqüentes e irreversíveis), podendo conduzir à cegueira.

As alterações podem aparecer com a tomada diária de 100 mg de cloroquina, durante 10 anos, mas nunca foram registradas com doses semanais de 300 mg.

Primaquina

É uma amino-8-quinoleína, pouco ativa contra as formas assexuadas sangüíneas, mas eficiente como esquizonticida hepático e gametocitocida. Sempre que possível, deve ser associada à **cloroquina** para impedir as recaídas, na terçã benigna (efeito hipnozoiticida), e assegurar a cura radical. Sua vida média é de 5 horas.

Dose. Como hipnozoiticida, 0,25 mg/kg por dia, durante 14 dias (às refeições) ou dose dupla durante 7 dias; mas como gametocitocida, contra qualquer espécie de *Plasmodium*, administrar 0,75 mg/kg (em dose única, durante a refeição), nos 3 dias que seguem o fim do tratamento das formas assexuadas.

QUADRO 16.1 Esquema recomendado para o tratamento das infecções por *Plasmodium vivax* ou *Plasmodium malariae* com cloroquina em 3 dias e primaquina em 7 dias

GRUPOS ETÁRIOS	DROGAS E DOSES							
	1º dia			2º e 3º dias			4º ao 7º dia	
	Cloroquina (Comp.)	Primaquina (Comp.)		Cloroquina (Comp.)	Primaquina (Comp.)		Primaquina (Comp.)	
		Adulto	Infantil		Adulto	Infantil	Adulto	Infantil
Menor de 6 meses	1/4	–	–	1/4	–	–	–	–
6 a 11 meses	1/2	–	1	1/2	–	1	–	1
1 a 2 anos	1	–	1	1/2	–	1	–	1
3 a 6 anos	1	–	2	1	–	2	–	2
7 a 11 anos	2	1	1	1 e 1/2	1	1	1	1
12 a 14 anos	3	1 e 1/2	–	2	1 e 1/2	–	1 e 1/2	–
15 ou mais	4	2	–	3	2	–	2	–

Observação: Na malária por *Plasmodium malariae*, não usar primaquina. Não administrar primaquina para gestantes e crianças até 6 meses de idade.
Primaquina: comprimido para adultos com 15 mg da base e para crianças com 5 mg da base.
A cloroquina e a primaquina deverão ser ingeridas preferencialmente às refeições. Se surgir icterícia, suspender a primaquina.

Em caso de recaída, repetir o tratamento aumentando a dose de primaquina em 50%, durante 14 dias (Quadro 16.1).

Efeitos Colaterais. Os mais freqüentes são anorexia, náuseas, vômitos e dor abdominal. Pacientes com deficiência de G6PD podem apresentar hemólise.

Menos vezes e com doses maiores podem ocorrer metemoglobinemia, anemia, leucopenia e supressão da hematopoese.

Contra-indicações. Gestantes e crianças com menos de 6 meses, deficiência da enzima G6PD e hipersensibilidade à droga.

Nota: Embora não utilizada, na prática, como profilático causal contra *P. vivax* e *P. falciparum*, a primaquina pode ser empregada, na dose de 0,5 mg/kg por dia.

Quinina

É a substância mais ativa dentre uma vintena de alcalóides extraídos da casca de quina (*Cinchona ledgeriana*), tendo em comum com outros antimaláricos um núcleo quinoleína (Fig. 16.8). Interfere no metabolismo da glicose em diferentes pontos e, provavelmente, em outras vias metabólicas alternativas do protozoário.

Durante muitos anos, a quinina ou seus sais foram os únicos medicamentos contra a malária. Depois do aparecimento dos antimaláricos sintéticos, seu uso foi praticamente abandonado, só voltando a ser empregado depois do aparecimento de resistência do *P. falciparum* aos demais medicamentos.

Trofozoítas, esquizontes e merozoítas sangüícolas das quatro espécies de plasmódios humanos são destruídos rapidamente, mas não as formas teciduais, nem os gametócitos de *P. falciparum*. Trata-se, pois, de uma droga supressiva, curando os surtos agudos, sem impedir as recaídas.

O cloridrato, ou o sulfato de quinina (este último conhecido por **quinino**), é administrado por via oral na dose de 8 mg de sal base/kg de peso, 3 vezes ao dia, durante 3 dias; de preferência durante as refeições.

Nos casos graves, administrar o bicloridrato de quinina: 10 mg/kg de peso corporal, em solução fisiológica para perfusão endovenosa, durante 2 a 4 horas. Repetir de 8 em 8 horas ou de 12 em 12 horas, até que o paciente possa absorver um medicamento por via oral. Não ultrapassar 2 gramas por dia.

Por via oral, o quinino é absorvido rapidamente, no intestino, e atinge seu pico plasmático em 1 a 3 horas, sendo metabolizado no fígado e excretado em parte tal qual.

A depuração renal não vai além de 20% do total.

Ao fim de 48 horas, não restam senão traços do medicamento, cuja vida média é de 10 a 12 horas, em indivíduos normais, e mais lenta nos pacientes com malária.

Devido ao aparecimento de cepas de *P. falciparum* resistentes ao quinino, recomenda-se associá-lo a outro esquizonticida (tetraciclina, doxiciclina ou clindamicina).

Efeitos Colaterais. A droga exerce ação irritativa e chega a causar fenômenos tóxicos, principalmente nos elementos nervosos do ouvido e da retina, com produção de zumbido, vertigens, surdez, fotofobia e diplopia; também causa cefaléia, náuseas, vômitos, diarréia e febre. Com doses terapêuticas, tais manifestações costumam ser discretas e reversíveis, mas graves se houver superdosagem.

Por via intravenosa, se injetado rapidamente, causa hipotensão.

Não há contra-indicações durante a gravidez, mas pode causar hipoglicemia em gestantes.

Contra-indicações. Sensibilidade à droga e uso pregresso ou concomitante de mefloquina ou halofantrine. Requer prudência em pessoas que estão tomando cardiotônicos ou bloqueadores de canais de cálcio.

Tetraciclina e Doxiciclina

São antibióticos que possuem ação lenta sobre esquizontes de todos os plasmódios e agem também sobre formas teciduais de *P. falciparum*, devendo ser utilizados associados a outros esquizonticidas rápidos (como o quinino).

Apresentam poucos efeitos colaterais e são de baixo custo.

Doses. A **tetraciclina** é administrada longe das refeições, 250 mg de sal base, 4 vezes ao dia, durante 7 dias. Sua vida média é de 8 a 10 horas.

Quanto à **doxiciclina**, prescrevem-se 200 mg/dia, longe das refeições, durante 7 dias, pois sua vida média vai de 15 a 25 horas.

Efeitos Colaterais. Dispepsia, náuseas e vômitos, dor abdominal e diarréia. Raramente: fotossensibilidade, dermatite esfoliativa, urticária, glossite, vaginite ou choque anafilático.

Em crianças, pode prejudicar a osteogênese, provocar displasia dentária e alteração da coloração dos dentes.

Contra-indicações. Hipersensibilidade às drogas, gestantes, nutrizes e crianças com menos de 8 anos; pacientes com insuficiência renal ou hepática.

Clindamicina

Antibiótico de largo espectro, que atua como esquizonticida lento contra todos os plasmódios. Substitui a tetraciclina e a doxiciclina no tratamento de gestantes e crianças com menos de 8 anos.

Deve ser associada sempre a um esquizonticida rápido (quinino, p. ex.). A dose total é de 20 mg/kg/dia, do sal base, dividido em 3 tomadas. A vida média é de 2 a 3 horas. Seu custo é elevado.

Efeitos Colaterais. São freqüentes, porém raramente graves, como reações alérgicas diversas, diarréia e, raras vezes, colite pseudomembranosa.

Mefloquina

É uma 4-quinolona-metanol, quimicamente relacionada com o quinino, e com ação esquizonticida rápida sobre todos os parasitos da malária, mas não contra as formas sexuadas e teciduais dos plasmódios. Sua prolongada vida média (15 a 33 dias) permite que a droga alcance níveis subterapêuticos no sangue que facilitam o aparecimento de cepas resistentes de *P. falciparum* (fato constatado desde 1980).

Dose Total. Dose única de 15 mg de sal base/kg de peso, com água, durante a refeição.

Onde houver resistência à mefloquina, administrar 25 mg/kg, sendo 15 mg/kg, no 1º dia, e 10 mg/kg, no 2º dia.

Se ocorrer vômito durante a 1ª hora, após o paciente tomar a medicação, repetir a dose. Este medicamento pode ser usado na gestação, a partir do 2º trimestre, bem como pelas nutrizes.

Efeitos Colaterais. Os mais comuns e dose-dependentes são náuseas, vômitos e diarréia, dor abdominal e vertigens. Com alguma freqüência, ocorrem distúrbios neuropsíquicos (ansiedade, tonturas, perda do poder de concentração, distúrbios afetivos e do sono, alucinações, convulsões, encefalopatia tóxica e outros) e problemas cardiovasculares (bradicardia e arritmia sinusal).

Raramente se observa discrasia sangüínea, febre hemoglobinúrica ou a síndrome de Stevens-Johnson (eritema multiforme grave).

Contra-indicações. A droga, que é de custo médio, deve ser usada com critério, tendo como contra-indicações, além da possível existência de hipersensibilidade, a presença de doença neurológica ou psiquiátrica preexistente, tratamento concomitante com halofantrine, mefloquina (nas últimas 4 semanas) e quinino (nas últimas 12 horas). Não se recomenda para pessoas que devam executar tarefas que exigem muita atenção e boa coordenação motora (direção de veículos, manejo de máquinas ou ações perigosas).

Lumefantrine

É um álcool arílico composto por fluorometanol, relacionado com a mefloquina e a quinina. Como medicamento, deve ser usado associado a outros antimaláricos. A OMS recomenda sua associação com arteméter como a melhor opção terapêutica contra o *P. falciparum* em muitos lugares do mundo. Tal associação tem efeito contra as formas sangüíneas do parasita, mas não contra os hipnozoítos do *P. vivax*.

Arteméter/lumefantrine é mais bem tolerado que a mefloquina.

Os efeitos adversos são geralmente leves e incluem problemas gastrintestinais (vômitos, anorexia, náuseas, dor abdominal e diarréia), cefaléia, fadiga, distúrbios do sono, mialgia, artralgia e erupção cutânea. Por falta de maiores informações clínicas, na gestação, seu uso não é recomendado no primeiro trimestre da gravidez.

Artemisina e Derivados

São extraídos da planta *Artemisia annua*, utilizada há séculos pelos chineses para o tratamento de "febres".

O princípio ativo é um esquizonticida de ação rápida, contra todos os plasmódios da malária. Tem sido comercializado sob a forma de artemisinina, artesunato, arteméter, arteéter, ácido artenílico e **diidroartemisinina**, sendo esta última a droga mais potente. Não possui ação hipnozoiticida, razão pela qual o tratamento segue-se de freqüentes recaídas se não for associado com droga de efeito prolongado (como a mefloquina, p. ex.). A vida média desses medicamentos varia de 1 a 10 horas, dependendo da apresentação.

A OMS recomenda que seu uso seja reservado para áreas onde haja resistência à cloroquina, ao quinino e à mefloquina.

A) Na monoterapia (que não se recomenda, pela alta freqüência de recrudescências da malária) há que prolongar o tratamento:

1) **Artemisina** — 10 mg/kg, uma vez ao dia, durante 5 dias, com dose dupla (2 doses de 10 mg/kg, com 12 horas de intervalo, no 1º dia).

2) **Artesunato**, **Arteméter** ou **Diidroartemisinina** — 2 mg/kg uma vez ao dia, durante 5 dias, com dose dupla (como indicado antes) (Quadro 16.2).

B) Na terapia associada (que é a preferível):

1) **Artemisina** (10 mg/kg, uma vez ao dia, por 3 dias) + **mefloquina** (15 mg/kg, em dose única, no 2º dia; ou 15 mg/kg, no 2º dia, e 10 mg/kg, no 3º dia).

2) **Artesunato** (4 mg/kg, uma vez ao dia, por 3 dias) + **mefloquina** (15 mg/kg, em dose única, no 2º dia; ou 15 mg/kg, no 2º dia, e 10 mg/kg, no 3º dia).

Na malária grave, pode-se utilizar o **arteméter** injetável (via intramuscular profunda), 1 ampola a cada 12 horas, por 3 dias, associado à **mefloquina** (como acima) ou à **clindamicina**.

QUADRO 16.2 Esquema de primeira escolha, recomendado para tratamento das infecções por *Plasmodium falciparum* com associação de arteméter + lumefantrine (Coartem®) em 3 dias

Peso	Idade	Manhã	Noite	Manhã	Noite	Manhã	Noite
5 a 14 kg	6 meses a 2 anos	⊘ Dia 1	⊘	⊘ Dia 2	⊘	⊘ Dia 3	⊘
15 a 24 kg	3 a 8 anos	⊘⊘ Dia 1	⊘⊘	⊘⊘ Dia 2	⊘⊘	⊘⊘ Dia 3	⊘⊘
25 a 34 kg	9 a 14 anos	⊘⊘ Dia 1	⊘⊘	⊘⊘ Dia 2	⊘⊘	⊘⊘ Dia 3	⊘⊘
> 35 kg	> 14 anos	⊘⊘ Dia 1	⊘⊘	⊘⊘ Dia 2	⊘⊘	⊘⊘ Dia 3	⊘⊘

Observação: cada tratamento com Coartem® vem em uma cartela individual, para tratar uma só pessoa. O Coartem® vem em quatro tipos de embalagem de acordo com peso ou idade das pessoas. No primeiro dia a segunda dose pode ser administrada em intervalo de 8 a 12 horas.

Para crianças pequenas, esmagar o comprimido para facilitar a administração, podendo ingeri-lo com água ou leite. Recomenda-se administrar o comprimido junto com alimentos. Não administrar a gestantes durante o primeiro trimestre de gravidez nem a menores de 6 meses (nesses casos, usar o esquema de quinina isolada ou quinina + clindamicina).

Também é eficiente a associação do **artesunato** injetável por via intravenosa (na dose de 1,2 mg/kg, nas horas zero, 4, 24 e 48, diluído em solução glicosada a 5%, e injetado em dois a três minutos, para evitar a precipitação dos sais), associado também com mefloquina ou clindamicina.

A artemisina e derivados não devem ser usados como quimioprofiláticos, nem em tratamentos repetidos de um mesmo paciente, pois ainda não está claro se essa prática poderia ou não levar a efeitos colaterais sobre o sistema nervoso central.

Efeitos Colaterais. Não são importantes, limitando-se em geral a prurido, náuseas, vômitos e febre. Raramente observam-se discrasia sangüínea, urina escura e alterações do eletrocardiograma, com bloqueio atrioventricular de primeiro grau, temporário.

Mas está contra-indicada no primeiro trimestre da gestação ou quando houver hipersensibilidade à droga.

C) Artemotil:

Produto esquizonticida semi-sintético da artemisinina (registrado na Holanda em maio de 2000) e indicado para tratamento das formas graves da malária, particularmente em crianças, sendo capaz de agir mesmo contra os *P. falciparum* resistentes às outras drogas. O produto comercial (Artecel®) consiste em uma suspensão de Artemotil (50 ou 150 mg) em óleo de sésamo, para uso intramuscular, durante três dias.

A substância ativa é liberada lentamente na circulação, onde alcança um pico após 3 a 12 horas. Metabolizada no fígado, produz artenimol, que é igualmente esquizonticida.

Resistência aos Quimioterápicos

De longa data é sabido que nem todas as espécies e cepas de plasmódios são igualmente sensíveis aos medicamentos. O primeiro registro de resistência de plasmódios a quimioterápicos foi feito no Brasil, em 1910. Porém, a partir de 1947, começaram a surgir referências ao aparecimento de resistência em plasmódios de regiões tratadas com alguns antimaláricos sintéticos.

Primeiro foi o proguanil (paludrina), na Malásia, Indonésia, Nova Guiné e Assam; depois a pirimetamina, na África. Como eram drogas antifólicas, parecia que a resistência estaria relacionada com esse mecanismo de ação. Mas, a partir de 1961, constatou-se o surgimento de resistência do *P. falciparum* à cloroquina no Brasil, na Colômbia, na Venezuela, no Panamá, no Peru e no Sudeste da Ásia.

Depois de 1970, o problema acabou por estender-se ao Sul da Ásia e, mais recentemente, à África (Fig. 16.8).

A resistência parece devida, principalmente, a mutações espontâneas, pois nada demonstra que os antipalúdicos utilizados na clínica exerçam efeitos mutagênicos sobre os plasmódios. Mas, também, parece devida à pressão seletiva, desenvolvida sobre as populações de parasitos sensíveis e de parasitos resistentes de uma determinada espécie, pelos medicamentos em uso, que acabam por eliminar os parasitos mais sensíveis.

Até aqui, os trabalhos experimentais têm demonstrado que a resistência de *P. falciparum* à cloroquina, à pirimetamina e às sulfamidas transmite-se segundo as leis de Mendel, durante a reprodução sexuada do parasito, no organismo dos anofelinos.

Pode-se, mesmo, promover a hibridação experimental de clones portadores de resistência a um medicamento com clones (da mesma espécie) portadores de resistência a outra droga.

Na natureza, esse fenômeno explicaria a existência de *P. falciparum*, por exemplo, resistente a diversos tipos de medicamentos.

É possível, também, que ao adaptarem-se a viver em presença de cada medicamento os *Plasmodium* tenham desenvolvido um mecanismo fisiológico que estimule as células hospedeiras a compensar as carências metabólicas do parasito criadas pelas drogas. Desenvolvido esse mecanismo, seria mais fácil adquirir resistência a novos medicamentos. Essa hipótese permitiria compreender por que se desenvolve rapidamente uma polirresistência em áreas onde o parasito começou por tornar-se resistente à cloroquina ou à pirimetamina.

Geralmente, quando as biguanidas (proguanil etc.) perdem sua eficácia contra determinada linhagem de plasmódios, sucede o mesmo com a pirimetamina, que já não servirá para o tratamento, e vice-versa.

As que são resistentes ao proguanil e à pirimetamina mantêm-se sensíveis às sulfonamidas. As sulfonamida-resistentes apresentam, entretanto, uma resistência cruzada para o proguanil e a pirimetamina.

Esses fatos indicam que os medicamentos agem em pontos diferentes do metabolismo do parasito.

Tanto a pirimetamina como o proguanil e a diidrotriazina interferem na síntese de purinas e pirimidinas, através do sistema

*ácido p-aminobenzóico → ácido diidrofólico →
ácido folínico*

que fornece coenzimas e co-fatores para aquelas operações de síntese (Fig. 16.9).

Os plasmódios dependem de ácido p-aminobenzóico (ou PABA), de pteridina e de glutamato como fontes de diidrofolatos (enquanto as células dos mamíferos produzem diidrofolato diretamente, a partir do ácido fólico da dieta). A enzima que combina PABA com pteridina é a sintetase do diidropteroato.

As moléculas de sulfonamida, ou de sulfona, imitam a forma do PABA e, portanto, competem com este junto à sintetase, comprometendo assim o metabolismo do plasmódio. Na etapa seguinte, o glutamato é acoplado ao diidropteroato para dar diidrofolato (sendo a diidrofolato-sintetase a enzima envolvida). Depois, o diidrofolato é transformado em tetraidrofolato pela desidrogenase do tetraidrofolato (ou diidrofolato-redutase).

Tanto a pirimetamina como o cicloguanil (um derivado metabólico do proguanil) inibem essa desidrogenase e apresentam uma toxicidade seletiva contra o plasmódio. Pois, têm uma afinidade pela enzima do parasito que é mais de mil vezes superior à exibida frente à mesma enzima dos vertebrados.

O estudo da desidrogenase do tetraidrofolato mostrou que, nas linhagens resistentes à pirimetamina, há grande produção de uma enzima anormal, com reduzida afinidade tanto para o diidrofolato como para a pirimetamina. Nesse caso, o plasmódio passa a requerer maiores doses de PABA e torna-se mais sensível às sulfonamidas e sulfonas.

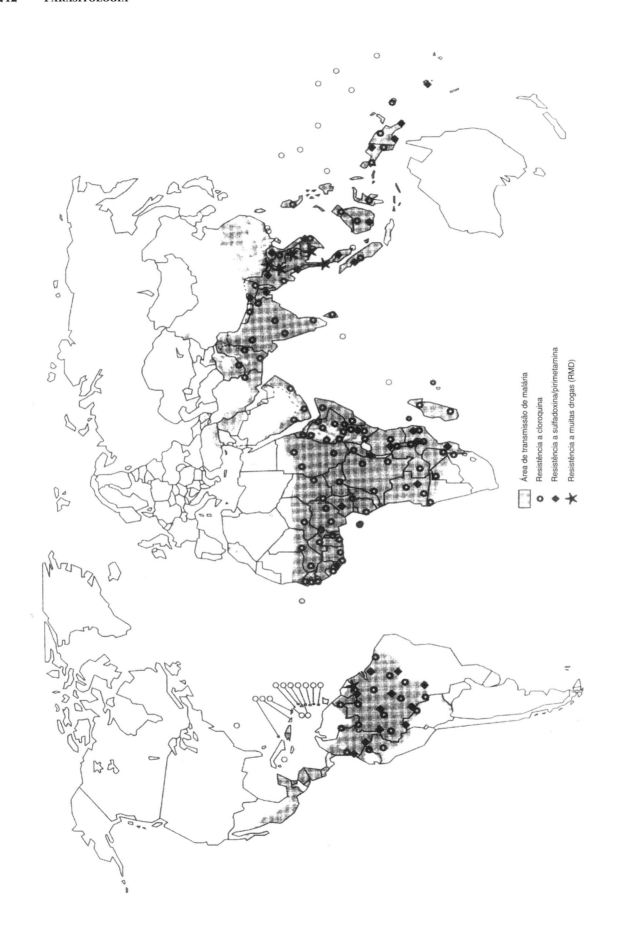

Fig. 16.8 Distribuição mundial da malária e da resistência de *Plasmodium falciparum* aos antimaláricos, na atualidade. Segundo o *WHO Expert Committee on Malaria: Twentieth Report*, Geneva, ano 2000.

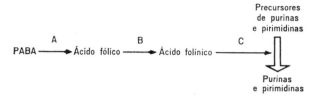

Fig. 16.9 Prováveis lugares do metabolismo dos plasmódios onde alguns medicamentos antimaláricos exercem sua ação. Sulfonamidas em A e pirimetamina em B. Outras drogas agem em níveis mais avançados do sistema (em C), de tal modo que o efeito terapêutico não sofre a ação antagônica dos ácidos p-aminobenzóico, fólico ou folínico, se administrados conjuntamente.

A associação pirimetamina-sulfamida tende, portanto, a potencializar o efeito isolado de cada droga, agindo em diferentes pontos da cadeia de síntese do ácido fólico.

A resistência às sulfas (que atuam sobre a enzima diidropteroato-sintetase) constitui um caráter genético que segrega independentemente daquele que marca a resistência à pirimetamina. No laboratório, tem sido possível obter linhagens de plasmódios (*P. yoelii*, *P. chabaudi* e outros) resistentes à pirimetamina.

Como a resistência aparece em descendentes de um mesmo clone, primitivamente sensível à droga, e como ela se mostra geneticamente estável e só pode ser agregada ou recombinada durante o ciclo em mosquito (fase sexuada do parasito), chegou-se à conclusão de que se trata de mutação de genes nucleares. Não havendo evidências de que a pirimetamina seja mutagênica, admite-se que as mutações ocorram espontaneamente.

A ação do medicamento consiste apenas em exercer uma pressão seletiva favorável às estirpes resistentes do *Plasmodium*.

Essa seleção é independente da dose utilizada. Assim, a resistência que aparece em casos tratados com pequenas doses torna os parasitos refratários também às doses altas da droga.

Enquanto a resistência dos plasmódios à pirimetamina é uniforme e constante, a sensibilidade à cloroquina mostra-se muito variável de espécie a espécie, sendo mais difícil provocar-se um forte aumento de resistência dos parasitos à cloroquina, nas condições de laboratório. Tratando-se os animais infectados com doses crescentes do medicamento, consegue-se elevar paulatinamente a resistência e mantê-la durante muitas passagens em hospedeiros experimentais. Mas é impossível consegui-la de uma só vez, com aplicação de doses elevadas de cloroquina, contrariamente ao observado em relação à pirimetamina.

Por outro lado, a resistência é instável. Procedendo-se ao cruzamento de estirpes resistentes à dose de 2 mg/kg e outras resistentes à dose de 30 mg/kg, foi possível segregar, depois, os tipos originais, bem como recombiná-los com outros marcadores genéticos (variantes enzímicos, resistência à pirimetamina etc.).

Ao cruzar uma variedade cloroquino-sensível com outra altamente resistente (a 30 mg/kg), obtém-se entre os descendentes principalmente as variedades resistentes a doses baixas e variedades sensíveis. Esses resultados parecem compatíveis com a hipótese de que a cloroquino-resistência é devida a mutações em diferentes genes do parasito e que a alta resistência corresponde à ação combinada de vários genes que sofreram mutação.

O mapa genético de *P. falciparum* encontra-se em estudo, tendo sido identificados três genes relacionados com a resistência à cloroquina. Na malária murina, dois genes foram reconhecidos como envolvidos na suscetibilidade do hospedeiro aos parasitos. Permanecem desconhecidos quais os elos metabólicos que se encontram alterados nos plasmódios resistentes à cloroquina.

Sabe-se apenas que sua capacidade de concentrar a droga ficou muito reduzida. Enquanto as hemácias parasitadas por plasmódios sensíveis podem elevar de 600 vezes a concentração de cloroquina procedente do plasma, as que estão infectadas com cepas resistentes não aumentam essa concentração senão 100 vezes.

O número de receptores com alta afinidade para cloroquina reduz-se, e até se pôde constatar que a amodiaquina alcança concentrações três vezes maiores que a cloroquina nos eritrócitos com plasmódios resistentes a esta última droga.

Em 1991, registrou-se o primeiro caso de resistência de *P. vivax* à cloroquina, no Brasil. O mesmo passou a ocorrer em regiões da Ásia e da Oceania.

Tratamento da Malária

Dada a importância da malária como problema de saúde pública, nas áreas endêmicas, e sendo o tratamento condição primordial para seu controle, é indispensável que os medicamentos adequados sejam facilmente encontráveis por toda parte e acessíveis a todos os que deles necessitem: uma responsabilidade dos sistemas de saúde.

Alguns princípios devem nortear a conduta terapêutica para garantir os melhores resultados possíveis.

Primeiro, um diagnóstico correto da infecção deve ser estabelecido.

Em todos os casos suspeitos, tomar uma amostra de sangue e preparar uma gota espessa (ou um esfregaço), mesmo que as condições do paciente possam exigir a administração do tratamento antes que a coloração e a leitura da lâmina possam ser feitas.

Segundo, o estado geral do paciente deve ser claramente apreciado, para imediata aplicação de medidas corretivas, em relação ao balanço hídrico e ao estado de choque, especialmente.

A atenção deve estar voltada para o grau de anemia presente, a taxa de hemoglobina circulante e a anóxia dos tecidos. Pacientes mal nutridos são freqüentemente encontrados em áreas endêmicas, principalmente por ocasião de surtos epidêmicos, e requerem melhoria de seu estado nutricional.

Ainda que os antimaláricos devam ser administrados de preferência por via oral, a presença de vômitos ou o mau estado geral podem aconselhar a via parenteral, até que essas condições sejam superadas e volte a ser possível a medicação pela boca. Das vias parenterais, a endovenosa é a mais aconselhável, mormente se o paciente tiver que ser reidratado também.

Dados os riscos de complicações renais, controlar a diurese.

TRATAMENTO SEGUNDO O NÍVEL DE ATENDIMENTO

Como em geral a atenção aos maleitosos deve ser dispensada em diferentes níveis dos serviços de saúde, deve-se definir o que pode ser feito em cada um deles.

1. **No nível periférico** (cuidados primários de saúde), o agente sanitário ou enfermeiro deve tomar uma amostra de sangue em todos os casos de febre (excluídos evidentemente aqueles com etiologia clara, como sejam, em crianças: sarampo, varicela, otites, amigdalites, difteria etc.) e, em seguida, administrar aos suspeitos de malária um **tratamento presuntivo**.

Se o exame de sangue permitir a comprovação parasitológica do diagnóstico, dar o **tratamento radical**, isto é, completo.

Todo paciente em estado grave deve ser encaminhado para um centro de saúde ou hospital, onde será visto por um médico.

2. **Nos centros de saúde e hospitais**, o diagnóstico de laboratório deve ser estabelecido sem demora, e o tratamento radical, instituído depois de comprovada a parasitemia, a menos que o exame clínico recomende outra orientação.

As formas mais graves de malária devem receber a orientação de um especialista.

Juntamente ou após o tratamento do quadro clínico, medicamentos antimaláricos adequados devem ser administrados para prevenir recrudescências ou recaídas, assim como impedir que a infecção possa ser transmitida aos anofelinos (medicamentos clinoprofiláticos, anti-recidivantes e gametocitocidas ou esporonticidas).

De maneira prática, o tratamento da malária compreende duas situações:

a) esquemas terapêuticos para tratar infecções por *P. vivax*, *P. malariae* ou *P. ovale*;

b) esquemas para tratar os casos de *P. falciparum*.

TRATAMENTO EM ÁREAS SEM *P. FALCIPARUM* RESISTENTE

Em áreas endêmicas de malária com *P. vivax*, o tratamento é feito com cloroquina durante 3 dias e primaquina durante 7 dias (Quadro 16.1).

Em casos de infecção por *P. malariae*, o tratamento é realizado só com cloroquina. A primaquina não deve ser utilizada em mulheres gestantes, crianças com menos de 6 meses de idade e em indivíduos com deficiência da enzima glicose-6-fosfato desidrogenase.

No **tratamento presuntivo**, a posologia, para as pessoas adultas, é de 600 mg de cloroquina-base, por via oral, um só dia (isto é, 4 comprimidos).

O **tratamento radical** com cloroquina, a ser administrado aos pacientes com confirmação parasitológica da infecção, deve prolongar-se por três dias (conforme descrito anteriormente).

TRATAMENTO EM ÁREAS COM *P. FALCIPARUM* RESISTENTE

No Brasil, considera-se que atualmente a maior parte dos *P. falciparum* são resistentes aos esquemas de tratamento anteriormente usados. A OMS (1991/1995) e o Ministério da Saúde (2006) recomendam os tratamentos seguintes, que devem ser adaptados à situação de cada área endêmica:

I. MALÁRIA SIMPLES E NÃO-COMPLICADA: a medicação de primeira escolha é feita com **arteméter + lumefantrine** (Coartem®, Riamet®), em 3 dias, como tratamento padrão (ver o Quadro 16.2).

Este esquema tem como vantagem ser apresentado em cartelas individuais diferenciadas segundo o grupo de idade, melhorando a adesão do paciente e evitando perdas desnecessárias de medicamento.

Esta associação não deve ser administrada a mulheres gestantes no primeiro trimestre e a crianças menores de 6 meses.

Como tratamento alternativo, está a **quinina** em 3 dias, junto com **doxiciclina** em 5 dias e **primaquina** no 6º dia (Quadro 16.3). A doxiciclina não pode ser tomada por crianças menores de 6 meses, nem por mulheres grávidas.

Mulheres gestantes, no primeiro trimestre, devem receber uma associação de **quinina**, 30 mg/kg/dia durante 3 dias e **clindamicina**, 20 mg/kg/dia quatro vezes ao dia durante 5 dias. A partir do segundo trimestre, a mulher grávida já pode receber o esquema de **arteméter/lumefantrine**.

II. MALÁRIA GRAVE OU COMPLICADA: prescrever, por ordem de preferência:

1. **Derivados da artemisinina**:

A. Artesunato intravenoso — injetar 1 mg/kg de peso do paciente, em solução isotônica glicosada a 5 ou 10% (isto é, 1

QUADRO 16.3 Esquema de segunda escolha, recomendado para o tratamento das infecções por *Plasmodium falciparum* com quinina em 3 dias, doxiciclina em 5 dias e primaquina no 6º dia

GRUPOS ETÁRIOS	DROGAS E DOSES			
	1º, 2º e 3º dias		4º e 5º dias	6º dia
	Quinina comprimido	Doxiciclina comprimido	Doxiciclina comprimido	Primaquina comprimido
8 a 11 anos	1 e 1/2	1	1	1
12 a 14 anos	2 e 1/2	1 e 1/2	1 e 1/2	2
15 ou mais anos	4	2	2	3

Observação: a dose diária da quinina e a da doxiciclina devem ser divididas em duas tomadas de 12/12 horas. A doxiciclina e a primaquina não devem ser dadas a gestantes e as crianças menores de 8 anos.

QUADRO 16.4 Esquema recomendado para o tratamento das infecções por *Plasmodium vivax* e *Plasmodium falciparum* (malária mista) com associação de arteméter + lumefantrine (Coartem®) em 3 dias (Quadro 16.2) + primaquina em 7 dias

1º ao 3º dia	4º ao 10º dia		
	Primaquina (Comprimido)		
	Grupos etários	Adulto	Infantil
Esquema do Quadro 16.2 (combinação de arteméter + lumefantrine – Coartem®)	Menor de 6 meses	–	–
	6 a 11 meses	–	1
	1 a 2 anos	–	1
	3 a 6 anos	–	2
	7 a 11 anos	1	1
	12 a 14 anos	1 e 1/2	–
	15 ou mais	2	–

Importante: não administrar primaquina para gestantes e crianças até 6 meses de idade.

ml/kg de peso, até 50 ml, em 2 a 5 minutos), 4 doses, nos momentos 0, 4, 24 e 48 horas.

B. Arteméter intramuscular — aplicar, no primeiro dia, 2,4 mg/kg de peso, em dose única. Depois, durante 4 dias, 1,2 mg/kg de peso a cada 24 horas.

C. Artemotil — produto novo, esquizonticida, indicado para tratamento das formas graves da malária, particularmente em crianças, agindo mesmo contra *P. falciparum* resistentes às outras drogas (Fig. 16.10).

É uma excelente alternativa para a quinina, pois não produz efeitos colaterais de importância. O produto comercial (Artecel®) consiste em uma suspensão de artemotil (50 ou 150 mg) em óleo de sésamo para uso intramuscular imediato (já vem com a seringa), a repetir durante três dias. Espera-se que venha a modificar consideravelmente a atual conduta terapêutica na malária.

2. **Quinina intravenosa** — Perfusão de uma dose inicial de 20 mg/kg de peso do paciente, de cloridrato de quinina, em solução isotônica glicosada a 5 ou 10% (5 a 10 ml/kg de peso), até um máximo de 500 ml, durante 4 horas.

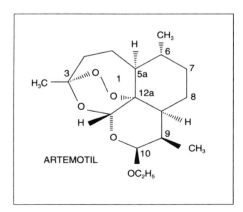

Fig. 16.10 Estrutura da molécula de artemotil, um derivado da artemisinina. (Segundo *TDR news,* nº 63, p. 13, outubro de 2000.)

Depois, a cada 8 horas, 10 mg do sal/kg de peso, na mesma diluição, durante 4 horas (dose de manutenção).

3. **Quinina intravenosa + clindamicina intravenosa** — A quinina é administrada durante 3 dias, como no item anterior, e a clindamicina na dose de 20 mg/kg de peso do paciente, dividida em 2 vezes (uma a cada 12 horas), em solução fisiológica glicosada a 5 ou 10%, e perfundida gota a gota por uma hora, durante 7 dias.

4. **Cloroquina intravenosa** — Na ausência dos medicamentos anteriores, utilizar 10 mg de cloroquina base/kg de peso do paciente, em solução isotônica glicosada, perfundida gota a gota, durante 8 horas. Nas 24 horas seguintes, perfundir 15 mg/kg de peso.

Esses esquemas devem ser completados, no final, com medicamentos que previnam recaídas, como: **clindamicina**, 20 mg/kg de peso/dia, durante 5 dias, divididos em duas tomadas (a cada 12 horas); ou **doxiciclina**, 3,5 mg/kg de peso/dia, divididos da mesma forma e com a mesma freqüência; ou **mefloquina**, 15 mg/kg de peso, em dose única. Levar em consideração as contra-indicações. Na falta destes medicamentos, continuar o tratamento com artesunato, via oral, por mais 4 a 6 dias.

Tratamento das Complicações na Malária Grave

Sempre que possível, hospitalizar o doente e instituir imediatamente o tratamento parenteral, segundo os regimes recomendados pela OMS, Ministério da Saúde e outros.

Desidratação. O grau de desidratação, no doente que chega, pode variar muito de caso para caso, devendo ser corrigido cautelosamente com solução isotônica glicosada a 5%. Monitorar a pressão venosa central, a pressão arterial e o débito urinário, para assegurar um balanço hídrico rigoroso.

Há que prevenir tanto a super-hidratação (que na febre terçã maligna pode levar a edema pulmonar, cerebral e coma) como a desidratação, que leva à hemoconcentração, dificuldade circulatória e anóxia dos tecidos (inclusive do miocárdio), ou à oligúria e uremia. O balanço hídrico deve compensar também as perdas devidas ao estado febril (sudorese).

Choque. Pode ser decorrente de hipovolemia, edema pulmonar ou septicemia. A hipovolemia é corrigível com um expansor plasmático (albumina, plasma, Haemacell etc.), monitorando-se a pressão venosa central para mantê-la entre 0 e 5 cm H_2O. Se houver persistência da hipotensão, deve-se usar dopamina ou dobutamina.

Em todos os casos, procurar a existência eventual de um foco infeccioso associado, fazer hemocultura e, na suspeita de choque séptico, iniciar imediatamente a antibioticoterapia.

Em geral, a associação de um antibiótico beta-lactâmico com um aminoglicosídio oferece boa cobertura, na maioria dos casos.

Insuficiência Renal. Verificar logo se ela é devida a hipovolemia (desidratação) ou lesão tubular. No primeiro caso, reidratar o paciente; caso contrário, tratar com furosemida intravenosa (diurético poderoso) ou, havendo insucesso, providenciar logo a diálise.

Insuficiência Respiratória. A "síndrome da angústia respiratória do adulto" é manifestação grave e freqüentemente fatal da malária por *P. falciparum*, que se instala alguns dias depois de iniciado o tratamento. Ela pode ser precipitada por hidratação excessiva, sobretudo em pacientes com insuficiência renal, ou ocorrer em casos sem indícios clínicos ou hemodinâmicos de hipervolemia.

O tratamento consiste em fornecer suplemento de O_2, através de catéter nasal ou máscara, além de medidas para reduzir a pressão venosa central, decúbito com cabeceira elevada e uso de diurético poderoso (p. ex., furosemida). Alguns casos podem exigir a entubação orotraqueal, para melhorar a assistência respiratória.

Anemia. A que é causada pela malária raramente requer transfusões para seu tratamento e pode ser corrigida com concentrado de hemácias. Nos casos graves, porém, elas são necessárias, desde que o hematócrito caia abaixo de 20% (taxa de hemoglobina a menos de 4,4 mmol/l ou 7,1 g/dl) ou haja sinais de insuficiência cardíaca e oxigenação tecidual inadequada ou choque. A transfusão deve ser lenta, podendo-se administrar concomitantemente a furosemida, se a função renal for boa, para evitar hipervolemia.

Convém lembrar que, freqüentemente, os pacientes de áreas endêmicas já apresentavam certo grau de anemia, antes da febre, devido à subnutrição, à ancilostomíase ou a outras causas, e requerem por isso um complemento de **Fe** na dieta, bem como ácido fólico para atender à demanda aumentada pela eritropoese (mormente se a pirimetamina foi empregada no tratamento).

PROGNÓSTICO

Um tratamento correto assegura, quase sempre, excelente prognóstico, com total recuperação do paciente.

A mortalidade por malária tem declinado nos últimos anos, como se vê no gráfico da Fig. 16.11, não obstante a incidência continuar em nível elevado (Quadros 16.5 e 16.6 e Fig. 18.4).

Nas infecções por *P. vivax* e por *P. malariae*, costuma haver recaídas, mesmo quando o tratamento da fase aguda tenha sido feito com toda a correção, pois apenas as amino-8-quinoleínas, como a primaquina, conseguem impedi-las.

Essas recaídas podem apresentar-se durante os três anos que se seguem ao ataque primário por *P. vivax* e, no caso de *P. ovale*,

QUADRO 16.5 Transmissão da malária na Amazônia. Número de casos por estado, de 2000 a 2006

Estado	2000	2001	2002	2003	2004	2005	2006*
Acre	21.560	7.774	9.216	12.247	31.720	57.105	93.537
Amazonas	96.026	48.285	70.223	140.642	147.482	222.545	180.290
Amapá	35.278	24.487	16.257	16.650	20.671	28.052	29.123
Maranhão	78.818	39.507	16.000	11.017	14.470	11.159	9.400
Mato Grosso	11.767	6.832	7.085	5.022	6.484	8.436	6.577
Pará	278.204	186.367	149.088	115.605	109.828	122.442	100.436
Rondônia	54.074	57.679	71.224	93.786	106.166	118.534	100.273
Roraima	35.874	16.028	8.036	11.819	26.201	31.961	20.036
Tocantins	1.640	1.244	1.130	1.207	850	718	375
Total	613.241	388.303	388.259	407.995	464.863	600.952	540.047

*Dados sujeitos a revisão.
Fonte: Ministério da Saúde – Secretaria de Vigilância em Saúde, 2007.

QUADRO 16.6 Transmissão da malária fora da Região Amazônica. Número de casos por estado, de 2000 a 2006

Estado	2000	2001	2002	2003	2004	2005	2006*
Bahia	1	72	14	71	1	–	–
Ceará	2	–	402	4	3	2	1
Distrito Federal	–	–	–	–	–	2	–
Espírito Santo	5	14	–	–	74	68	39
Goiás	24	–	5	–	10	9	–
Mato Grosso do Sul	–	2	38	–	1	–	–
Minas Gerais	–	14	1	31	2	17	–
Paraná	16	133	106	5	4	2	7
Pernambuco	–	–	–	–	15	2	–
Piauí	29	13	9	38	120	23	25
Rio de Janeiro	–	–	1	19	2	3	3
Rio Grande do Sul	–	–	–	–	1	2	1
Santa Catarina	3	–	–	–	4	2	1
São Paulo	3	–	4	20	12	30	57
Total	80	248	580	188	249	160	135

*Dados sujeitos a revisão.
Fonte: Ministério da Saúde – Secretaria de Vigilância em Saúde, 2007.

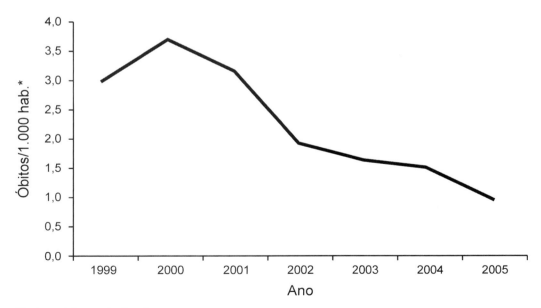

*Dados sujeitos a atualização.
Fonte: SIM/Datasus/MS e Sivep-Malária, SVS/MS.

Fig. 16.11 Evolução do número de óbitos por 10.000 habitantes, no Brasil, no período compreendido entre 1999 e 2005.

durante um ano e meio. É ao *P. malariae* que se devem as recaídas mais tardias, podendo ocorrer mesmo depois de 20 anos.

A freqüência com que elas se manifestam depende inclusive das condições epidemiológicas, variando de 15%, em áreas de baixa endemicidade, a 80% nos focos epidêmicos de *P. vivax*.

Nas infecções por *P. falciparum*, só se observam recaídas em curto prazo, isto é, recrudescências, extinguindo-se o parasitismo após o tratamento do primeiro surto agudo. Nos casos não-tratados, o prognóstico (em pacientes não imunes) é geralmente grave, resultando muitas vezes na morte do doente. O risco é particularmente grande nas crianças de baixa idade, nas gestantes e em pessoas procedentes de áreas não-endêmicas.

Nos casos de malária cerebral, a mortalidade varia de 5 a 25% e, quando aparecem convulsões ou coma, a proporção de óbitos sobe a 80% dos casos.

A expectativa de vida é curta na síndrome da esplenomegalia hiper-reativa à malária, sobretudo devido à predisposição para infecções intercorrentes. Admite-se a possibilidade de que a hiperplasia folicular do baço e sua involução possam levar a uma transformação maligna (linfoma).

17

Os Plasmódios e a Malária: Ecologia e Epidemiologia

DISTRIBUIÇÃO GEOGRÁFICA
O ECOSSISTEMA: FOCOS NATURAIS E ZONAS MALARÍGENAS
OS INSETOS VETORES: ANOFELINOS
   Caracteres gerais e biologia
      Atividade e hábitos dos insetos
      Longevidade
      Dispersão e distribuição dos insetos adultos
   Principais espécies transmissoras
   Principais vetores nas Américas
   Principais vetores na África Equatorial e Austral
OS HOMENS: FONTES DE INFECÇÃO E HOSPEDEIROS SUSCETÍVEIS

O MEIO: CLIMA E MALÁRIA
   Águas superficiais e chuvas
   Lençol freático
   Temperatura e umidade
   Tipos climáticos de malária
EPIDEMIOLOGIA
   Intensidade da transmissão
   Estabilidade da transmissão
      Malária estável
      Malária instável
      Medidas de estabilidade
      Estratificação epidemiológica de risco
   Epidemias de malária

DISTRIBUIÇÃO GEOGRÁFICA

No passado a malária já ocupou extensas áreas geográficas em quase todo o mundo, desde os 60°N, na Rússia, até os 32°S, na Argentina. Zonas hiperendêmicas existiram entre 45°N e 30°S, principalmente na América Central, no Norte e Centro da América do Sul, na África Central (das costas do Oceano Atlântico às do Índico), na África do Norte, no Sul e Sudoeste da Europa, na Ásia (Próximo e Médio Oriente, Paquistão, Índia, China e Sudeste Asiático), bem como no Pacífico (Filipinas, Indonésia e muitas outras ilhas do grande oceano).

Nunca se pôde compreender por que as ilhas da Nova Caledônia eram naturalmente livres de malária e de anofelinos, quando estes abundavam pouco mais ao norte, nas Novas Hébridas.

Apesar dos esforços desenvolvidos para controlar esta endemia, que resultaram na redução das áreas de risco de transmissão em 50% das regiões (de 53% em 1900 para 27% em 2002), o crescimento demográfico elevou a população exposta ao risco de malária a 2 bilhões de pessoas.

Atualmente encontram-se zonas malarígenas em mais de 90 países do mundo, quase metade deles situados na África, ao sul do Saara (Fig. 17.1).

Estima-se que cerca de 515 (ou entre 300 e 660) bilhões de episódios clínicos de malária ocorram anualmente, causando entre 1,5 e 2,7 milhões de óbitos, sobretudo entre crianças com menos de 5 anos de idade e mulheres grávidas.

As áreas malarígenas foram divididas em 12 regiões, cada qual com características epidemiológicas próprias e mais ou menos homogêneas, se bem que a malária deva ser considerada sempre como um problema local.

Sua distribuição é descontínua e a incidência varia de lugar para lugar.

Nas Américas, onde a malária ocorre em 21 países, 262 milhões de pessoas encontram-se em três regiões de risco:
- uma do Planalto Mexicano para o norte, onde os principais vetores são *Anopheles quadrimaculatus* e *A. pseudopunctipennis*;
- outra abrangendo toda a América Central e Antilhas, desde Tehuantepec até a costa norte da Colômbia e da Venezuela, tendo como principal vetor o *A. albimanus*;
- e a terceira ocupando grande parte do Continente Sul-americano, onde a transmissão cabe geralmente ao *A. darlingi*.

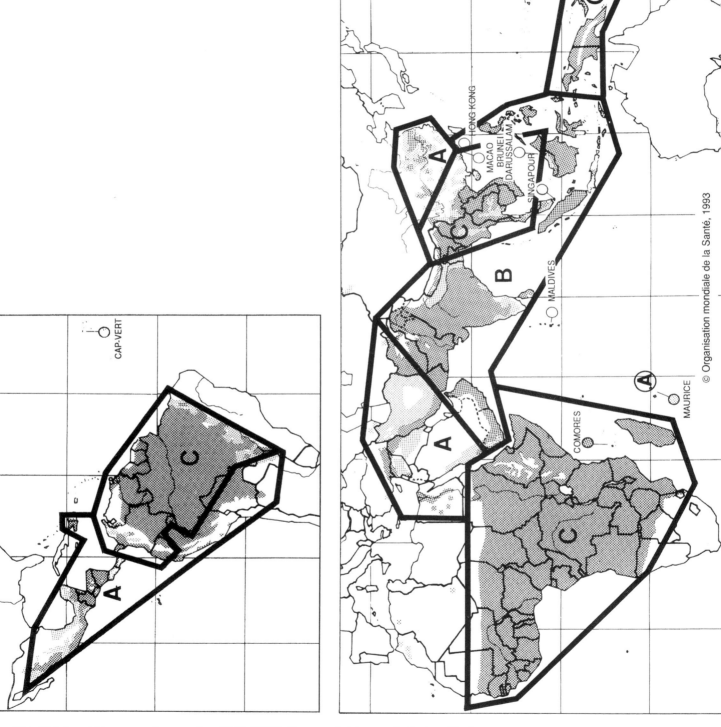

Fig. 17.1 A malária no mundo segundo a OMS (1993). Zonas onde há transmissão (pontilhado grosso) e zonas de risco limitado (pontilhado fino). *A.* Risco geralmente fraco e sazonal, com áreas sem risco (zonas urbanas, p. ex.), onde o *P. falciparum* está ausente ou é sensível à cloroquina. *B.* Zona de baixo risco, onde a cloroquina só protege contra *P. vivax*. *C.* Risco em geral elevado na maioria das regiões africanas e da Amazônia, salvo em lugares de grande altitude; a resistência à sulfadoxina-pirimetamina é freqüente (ver também a Fig. 16.8).

A incidência de malária nas Américas costuma ser baixa, com predominância de infecções por *P. vivax*, atingindo igualmente crianças e adultos, e manifestando-se com um quadro relativamente benigno. As formas graves e complicadas, devidas ao *P. falciparum*, são, em geral, pouco freqüentes. No ano 2002, foram notificados 883.459 casos de malária nas Américas, dos quais 39,6% no Brasil, 22,1% na Colômbia, 9,8% no Equador, 9,7% no Peru e 4,0% na Guatemala.

O mesmo se constata no sul da Ásia (ainda que possam ocorrer epidemias) e onde as formas graves se concentram no Estado de Orissa (Índia) e regiões do norte de Sri Lanka, com formas cerebrais predominando em adultos jovens.

A freqüência de formas graves eleva-se no Sudeste Asiático, onde também ocorre tipicamente em adultos, e onde a alta resistência à cloroquina ou a resistência multidrogas do *P. falciparum* agravam o problema.

Nos territórios africanos compreendidos entre as faixas tropicais de desertos, e recobertos por savanas ou florestas, a malária é transmitida por *Anopheles gambiae* e por *A. funestus* que, sendo vetores particularmente eficientes, determinam a existência de extensas zonas hiper- e holoendêmicas.

Na África Subsaariana e na Nova Guiné, quase todos os membros da população contraem malária, mas a doença manifesta-se nos grupos etários mais jovens. As infecções sintomáticas ocorrem entre os 6 meses e os 5 anos de idade, com cerca de 2% de formas graves e complicadas. Estas são raras, entre 5 e 10 anos, enquanto nos adultos a infecção é em geral assintomática, por apresentarem já certo grau de imunidade. Na Nigéria, 96% dos casos são devidos ao *P. falciparum* e o restante ao *P. malariae*, o mesmo parecendo ocorrer no resto daquele continente. *P. vivax* pode ser encontrado na África Oriental. A resistência à cloroquina desenvolveu-se lá rapidamente. Um terço das crianças, no Serviço de Emergência Infantil do Hospital Universitário de Ibadan (Nigéria), morriam de malária cerebral.

A Fig. 17.1 mostra um mapa da situação mundial da malária, tal como se encontrava em 1993, segundo a Organização Mundial da Saúde. Alguns dados sobre a incidência e sobre as tendências da endemia, nos anos mais recentes, foram apresentados no Cap. 16 (Quadros 16.5 e 16.6).

Fora da África Subsaariana, o quadro das áreas primitivamente malarígenas tem sido em grande parte modificado pelas campanhas de controle e de erradicação.

O ECOSSISTEMA: FOCOS NATURAIS E ZONAS MALARÍGENAS

Para que determinada paisagem geográfica possa ter malária autóctone é necessário que reúna todas as condições indispensáveis à formação dos **focos naturais** da doença.

O **foco natural** pode ser definido como a área em que uma coletividade humana e uma população de anofelinos, de determinadas espécies, mantêm a existência e a circulação dos parasitos da malária. Ele é, portanto, a unidade epidemiológica fundamental. As zonas malarígenas de um país são reuniões de focos naturais.

Os elementos típicos da biocenose, nos focos de malária, são:

a) **pessoas parasitadas** por alguma espécie de *Plasmodium*, em cujo sangue encontram-se gametócitos; tais pacientes são chamados **gametóforos** e constituem as fontes de infecção da área;

b) **mosquitos do gênero *Anopheles*** de espécies capazes de infectar-se, de permitir toda a evolução correspondente ao ciclo esporogônico dos plasmódios e de efetuar a transmissão: são os vetores da malária local;

c) **pessoas suscetíveis** à infecção ou à reinfecção.

Para que um desses indivíduos venha a infectar-se é preciso que, ao picá-lo, o mosquito inocule um número razoável de esporozoítas. Experimentalmente isso tem sido conseguido com apenas 50 esporozoítas. O número destes elementos nas glândulas salivares depende fundamentalmente do número de oocistos e, este, da quantidade de gametócitos ingeridos pelo anofelino ao sugar o sangue de um maleitoso (ver o Cap. 16).

A malária permanecerá estável, em determinada área, ou sofrerá flutuações para mais e para menos, em função das condições epidemiológicas presentes. Esse equilíbrio (ou suas variações) depende da interação de numerosos **fatores ecológicos**, dentre os quais destacam-se:

1) prevalência, duração e infectividade dos casos de malária, em indivíduos não-imunes. Por **prevalência** entende-se o número de casos existentes em determinado momento ou período;

2) densidade e suscetibilidade dos anofelinos vetores, na área;

3) freqüência com que eles picam o homem;

4) duração média da vida dos anofelinos transmissores (que deve ser superior à requerida para completar-se o ciclo esporogônico do parasito);

5) tempo requerido para que se complete esse ciclo, nos insetos, variável com a temperatura e a espécie de *Plasmodium* (ver o Cap. 15);

6) proporção de indivíduos suscetíveis na população humana.

Outros fatores do meio interferem no sistema, atuando através dos que foram acima enumerados e, muito especialmente, através da biologia das espécies de anofelinos que participam mais ativamente da transmissão, em cada lugar. Analisaremos os principais dentre esses fatores ao longo deste capítulo.

OS INSETOS VETORES: ANOFELINOS

Todos os transmissores de malária dos mamíferos são insetos da ordem **Diptera**, da família **Culicidae** e do gênero *Anopheles* (ver o Cap. 57).

Dentro da família **Culicidae** encontramos, entre outros, dois grupos de mosquitos de grande importância médica: as subfamílias **Culicinae** e **Anophelinae**.

O aspecto geral desses dípteros é muito semelhante, sendo útil na prática sua distinção, já que somente os Anophelinae estão envolvidos na transmissão da malária humana. Pode-se fazer tal separação, de modo sumário, considerando-se os caracteres distintivos apontados nas Figs. 17.2 e 17.3 ou, mais exatamente, usando as chaves de classificação do Cap. 57.

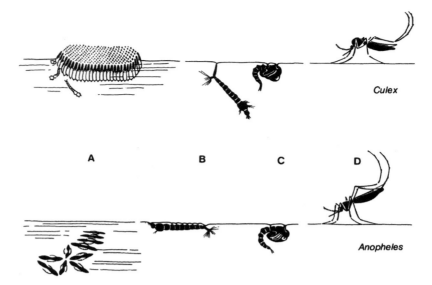

Fig. 17.2 Distinção entre anofelinos (transmissores de malária) e culicíneos (transmissores de filaríases, febre amarela e outras arboviroses). *A.* Os ovos de culicíneos são aglutinados e flutuam como jangadas; os dos anofelinos ficam isolados e possuem flutuadores. *B.* As larvas dos culicíneos têm um sifão respiratório que lhes permite respirar com o corpo em posição oblíqua, enquanto os anofelinos devem fazê-lo horizontalmente. *C.* As pupas não apresentam diferenças importantes. *D.* Mas os insetos adultos distinguem-se pela posição que adotam, quando pousados: os anofelinos pousam mantendo o corpo obliquamente em relação ao suporte, e os culicíneos ficam com o corpo paralelamente a este.

O gênero *Anopheles* compreende cerca de 400 espécies, das quais apenas reduzido número tem importância para a epidemiologia da malária, em cada região. Os malariologistas devem fazer um estudo detalhado da morfologia e da classificação desses insetos para poderem distinguir as poucas espécies transmissoras daquelas outras, numerosas e sem importância médica, que habitam os mesmos territórios (ver o Cap. 57, item *Subfamília Anophelinae*).

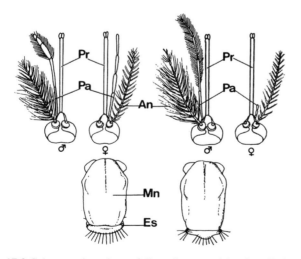

Fig. 17.3 Cabeça e tórax de anofelinos (à esquerda) e de culicíneos (à direita). Os anofelinos têm os palpos longos, tanto nas fêmeas como nos machos, terminando nestes em uma dilatação espatulada; no tórax, o escutelo é simples e com cerdas distribuídas uniformemente. Os culicíneos apresentam palpos curtos nas fêmeas e longos, mas não espatulados, nos machos; o escutelo é trilobado, com um tufo de cerdas em cada lobo. **An**, antenas; **Es**, escutelo; **Mn**, mesonoto; **Pa**, palpos; **Pr**, probóscidas.

Na região Neotropical, existem quatro espécies que são vetores primários da malária em extensas áreas do Continente:
- *Anopheles darlingi* (Fig. 17.5)
- *Anopheles aquasalis* (Fig. 17.6)
- *Anopheles albimanus*
- *Anopheles pseudopunctipennis*

Outras 10 espécies compreendem transmissores importantes em áreas limitadas deste ou daquele país. Finalmente, muitas outras constituem vetores secundários ou acidentais, principalmente em focos de elevada transmissão malarígena.

Na África, ao sul do Saara, os vetores principais são: *Anopheles gambiae* e *Anopheles funestus*.

O primeiro é, em verdade, um complexo de espécies morfologicamente semelhantes, mas com tipos de comportamento diferentes (como se verá no item: *Principais vetores na África Equatorial e Austral*).

Caracteres Gerais e Biologia

Os anofelinos são pequenos dípteros, medindo em geral menos de um centímetro de comprimento ou de envergadura, de corpo delgado e longas pernas, que lhes valeram em algumas regiões o nome de "pernilongos". No Brasil, são conhecidos também por carapanã, muriçoca, sovela, mosquito-prego ou, simplesmente, mosquito.

ATIVIDADE E HÁBITOS DOS INSETOS

A maioria dos anofelinos tem hábitos crepusculares ou noturnos. Durante o dia, dirigem-se para lugares onde ficam ao abrigo da luz excessiva, do vento e dos inimigos naturais. Aí encontram também maior grau de umidade durante as horas quentes do dia.

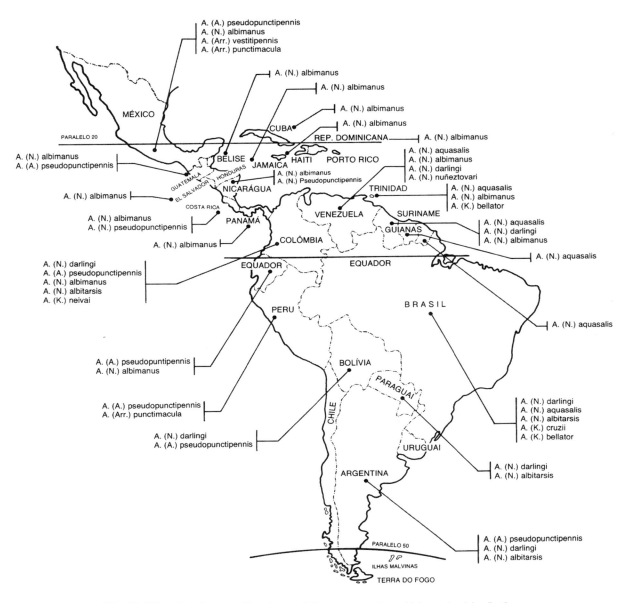

Fig. 17.4 Distribuição geográfica dos anofelinos vetores de malária na América Latina.

Nos abrigos situados próximo aos criadouros, o número de machos e de fêmeas costuma ser mais ou menos o mesmo. Em geral, tais ambientes são constituídos por arbustos e lugares de vegetação densa; ocos de árvores; espaços sob raízes e troncos caídos, ou sob pedras; em grutas ou tocas de animais etc.

Ao crepúsculo, movidas pela necessidade de uma refeição sangüínea, as fêmeas partem em busca de suas fontes alimentares: animais ou homens. As espécies que procuram principal ou unicamente o sangue de animais (mamíferos, aves etc.) são qualificadas pela maioria dos especialistas como "zoófilas", enquanto as que picam freqüente ou preferencialmente o homem são ditas "antropófilas".

Certo grau de **antropofilia** é condição fundamental para que uma espécie de anofelino seja boa vetora de malária humana.

Se quisermos saber em que medida uma espécie capturada em zona malarígena é antropófila ou zoófila, os exemplares ingurgitados de sangue deverão ser esmagados e, em seguida, o material recolhido do estômago será submetido à **prova de precipitinas**; isto é, reação com soro precipitante anti-humano ou anti cada um dos animais existentes na região.

Assim se determinará a proporção de insetos que picaram o homem e a daqueles que se alimentaram sobre os animais.

A **freqüência** com que as fêmeas se alimentam pode ser em geral estimada pelo exame dos ovários, pois cada série de desovas deve ser precedida necessariamente da ingestão de sangue, sem o que não haverá maturação dos folículos ovarianos.

O número de vezes que uma fêmea desovou fica marcado por pequenas dilatações residuais nos pedúnculos dos ovaríolos (ver o Cap. 57, item *Subfamília Anophelinae*). Esse exame permite, portanto, que se calcule a idade fisiológica dos insetos e se aprecie a dinâmica das populações de anofelinos em uma área malarígena. Uma elevada proporção de nulíparas, por exemplo, indica baixa longevidade.

As variações populacionais são acompanhadas mediante capturas sistemáticas feitas em condições padronizadas, ao ar livre ou no interior das casas. As médias horárias de insetos capturados são utilizadas para os cálculos.

Anofelinos que costumam penetrar nas habitações humanas participam mais ativamente da transmissão da malária do que as espécies que permanecem de preferência no exterior. Esse traço do comportamento, qualificado como **domesticidade** ou **endofilia** da espécie, é tomado em consideração nos inquéritos epidemiológicos. Ele fornece um dos parâmetros para medir a eficiência dessa espécie, como vetora da doença, e ajuda a planejar a luta antianofélica pela aplicação de inseticidas no interior das casas. A característica oposta à endofilia denomina-se **exofilia**. Entretanto há regiões (no Estado de Santa Catarina, p. ex.) em que a malária é transmitida por espécies de anofelinos exófilos, fato este que requer outra orientação no planejamento do controle.

O **grau de domesticidade** é calculado fazendo-se capturas no interior e no exterior das habitações e comparando-se as freqüências horárias (isto é, o número de exemplares capturados por hora, numa e noutra situação). Nas casas e nos abrigos próximos, costuma haver predomínio considerável de fêmeas em relação aos machos.

Há mosquitos que penetram nas casas durante o crepúsculo vespertino e só se retiram ao amanhecer.

Depois de picar, as fêmeas de certas espécies procuram repousar no interior das casas, nas partes baixas das paredes, detrás dos móveis, quadros, roupas penduradas ou outros esconderijos.

Outras espécies, como o *A. gambiae* em Moçambique, preferem descansar sob os tetos de palha das casas.

A duração do contato dos insetos com a superfície interna das habitações tem grande importância para o efeito dos inseticidas de ação residual aí aplicados. As espécies ou as variedades que têm por hábito abandonar as casas logo depois de alimentarem-se, ou que aí ficam muito pouco tempo, subtraem-se mais facilmente à intoxicação pelos inseticidas, principalmente quando estes (como o DDT) exercem alguma ação excito-repelente sobre os mosquitos.

O ritmo diário de atividade dos anofelinos parece estar condicionado por fatores do meio tais como a luminosidade, a temperatura e a umidade. Em condições experimentais, se esses elementos permanecerem constantes, os anofelinos mostram-se igualmente ativos em todas as horas do dia.

A luz artificial, à noite, atrai os insetos, mas uma diminuição da luminosidade (como o apagar das luzes) estimula o hematofagismo. A atividade aumenta com a temperatura, até um ótimo situado ao redor de 30ºC. A umidade mais favorável está compreendida entre 40 e 80% de umidade relativa.

Na orientação para as fontes de alimentação, vários fatores parecem atuar: a concentração do CO_2 parece ser a mais importante, mas também a temperatura e a umidade da pele, os odores exalados, as cores escuras e opacas.

LONGEVIDADE

Os machos costumam ter vida curta, limitada a uns poucos dias. As fêmeas vivem muito mais e, nos países frios, atravessam o inverno hibernando, para procriar na estação favorável.

A **longevidade** depende de fatores genéticos próprios de cada espécie (longevidade fisiológica) e de fatores ecológicos muito variados, como a alimentação durante a fase larvária e adulta, a atividade desenvolvida pelos alados, a ação da temperatura e da umidade, o efeito das chuvas, dos ventos, dos predadores etc.

Deixando de lado a infortunística, a mortalidade dos mosquitos segue uma curva com razão geométrica. A taxa de mortalidade diária pode ser da ordem de 20% ou muito mais baixa, segundo a espécie. A mesma espécie, *A. gambiae*, apresentou taxas de mortalidade diária de 7 a 8% em regiões costeiras da África, contrastando com 13 a 15% em outras áreas da Tanzânia.

A sobrevivência por períodos de 60, 70 e 100 dias tem sido registrada para diferentes espécies. As relações entre longevidade e eficiência na transmissão da malária são evidentes.

Algumas espécies devem falhar como vetores da doença porque sua vida média é inferior ao tempo requerido para completar-se o ciclo esporogônico dos plasmódios.

DISPERSÃO E DISTRIBUIÇÃO DOS INSETOS ADULTOS

O raio de vôo dos anofelinos depende da presença e direção do vento, mas também de suas características específicas. Enquanto *A. cruzi* e *A. bellator* não vão além de 1.500 metros, *A. darlingi* alcança 2 km, *A. albitarsis*, 3 km, *A. pseudopunctipennis*, quase 6 km, *A. gambiae*, 5 a 6 km, e *A. aquasalis*, 8 km.

A dispersão de algumas espécies, particularmente do subgênero *Kerteszia*, depende muito de o terreno ser limpo ou recoberto de vegetação.

Além do vôo singular, tem sido observada na natureza a migração de nuvens de fêmeas a distâncias relativamente grandes de seus criadouros.

A dispersão pode ser passiva, por ação dos ventos, mas a modalidade que assume grande importância prática é a realizada pelos meios de transporte humanos, especialmente navios e aviões. A criação de sistemas de transporte rápido entre a África e o Brasil foi responsável pela introdução do *A. gambiae*, no nordeste do Brasil, nas décadas de 1930-40.

Principais Espécies Transmissoras

O mapa da Fig. 17.4 apresenta os vetores de malária mais destacados em cada país do Continente Americano, e o da Fig. 17.7, a distribuição de *A. gambiae* na África.

No Brasil, eles pertencem a dois grupos com biologia algo distinta e, por isso mesmo, levantando problemas de natureza diferente para a luta antianofélica.

O primeiro grupo compreende espécies do subgênero *Nyssorhynchus*, das quais *A. (Nyssorhynchus) darlingi* e *A. (N.) aquasalis* são as mais importantes, cabendo a outras espécies (como *A. albitarsis*, *A. deaneorum* e *A. nuñeztovari*) papel muito secundário ou restrito a certos lugares. Os *Nyssorhynchus*

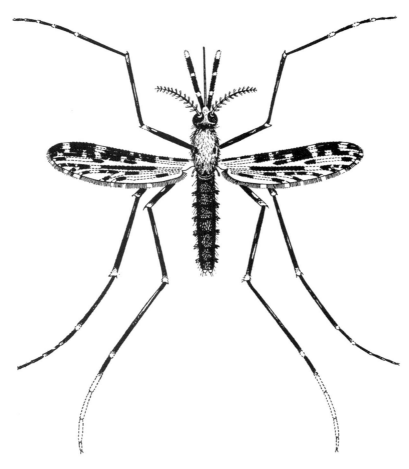

Fig. 17.5 *Anopheles darlingi*, principal transmissor de malária na América do Sul. (Segundo ENDEMIAS RURAIS — Métodos de trabalho adotados pelo DNERu, Rio de Janeiro, 1968.)

distinguem-se dos demais anofelinos do Novo Mundo por possuírem os três últimos segmentos tarsais, do terceiro par de pernas, totalmente brancos ou brancos com pequenos anéis escuros (Figs. 17.5 e 17.6).

O segundo grupo compreende espécies do subgênero *Kerteszia*, onde *A. (Kerteszia) cruzii* já foi transmissor importante no litoral do Brasil e em Trinidad e *A. (K.) bellator*, menos relevante. As *Kerteszia* podem ser reconhecidas pela presença de quatro faixas negras longitudinais no dorso do tórax (mesonoto); ausência de escamas no abdome; e por terem os segmentos tarsais posteriores escuros, com anéis brancos.

Para a caracterização e a classificação dos anofelinos, remetemos o leitor ao Cap. 57, *Dípteros Nematóceros: Anofelinos e Culicíneos*.

Aqui descreveremos as espécies de maior significação para a epidemiologia da malária, sua distribuição, biologia e hábitos relacionados com a transmissão da endemia.

Principais Vetores nas Américas

Anopheles darlingi (Fig. 17.5). Sua área de ocupação primitiva era das mais extensas, tendo sido encontrado desde as regiões orientais do México até o norte da Argentina.

No Brasil, antes das campanhas de erradicação, só estavam livres de sua presença dois estados nordestinos (Rio Grande do Norte e Paraíba) e dois sulinos (Santa Catarina e Rio Grande do Sul).

Cria-se em grandes coleções de água ensolaradas ou parcialmente ensolaradas, como represas, lagos, lagoas, remansos de grandes rios. A salinidade das águas do litoral marítimo constitui fator desfavorável, razão pela qual não é aí observado. Encontra-se em águas profundas, límpidas, pobres de matéria orgânica e sais. Na época das chuvas, formam-se novos criadouros nos alagadiços, escavações e depressões do terreno, valas etc. Nos focos larvários típicos costuma haver vegetação de superfície (*Pistia*, *Eichhornia* etc.) que, ao desgarrar-se como "ilhas flutuantes", ao longo dos grandes rios, contribui para o transporte e dispersão do *A. darlingi*.

Os insetos adultos são capturados em maior abundância no interior das casas do que fora delas, mas ultimamente o *A. darlingi* tem sido encontrado mais no peridomicílio. Além de sua grande domesticidade (endofilia), é notavelmente antropófilo, picando homens de preferência a outros animais. Tem-se observado que em casas dedetizadas pousa nas paredes externas e, em muitos lugares, o *A. darlingi* pica freqüentemente fora das casas, condicionando uma transmissão extradomiciliária da malária.

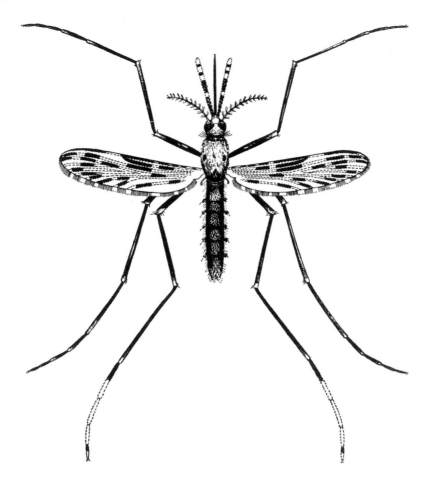

Fig. 17.6 *Anopheles aquasalis*, transmissor de malária nas regiões litorâneas das Américas Central e do Sul, onde se cria em águas salobras. (Segundo ENDEMIAS RURAIS — Métodos de trabalho adotados pelo DNERu, Rio de Janeiro, 1968.)

A densidade de mosquitos nem sempre é grande e, em certas áreas, ocorre seu desaparecimento completo nos meses de estio. A ausência do *A. darlingi* pode obedecer a um ritmo mais prolongado, reaparecendo ele após cada cinco anos, como sucedia habitualmente (em função das cheias do Rio Paraná) em certas regiões dos Estados de São Paulo e Paraná. Na Amazônia isso não ocorre.

Esta espécie é muito suscetível a infecção pelos plasmódios, tendo sido observadas, em condições naturais, taxas de parasitismo superiores a 20% no estômago (índice oocístico) e superiores a 5% nas glândulas salivares (índice esporozoítico). Em experiências de laboratório, conseguiu-se infectar metade dos mosquitos que sugaram pacientes com gametócitos de *P. vivax* no sangue.

Anopheles aquasalis (Fig. 17.6). Em vista de criar-se em águas salobras e suas larvas suportarem alto teor de salinidade, a distribuição desta espécie é quase exclusivamente litorânea, em terrenos de sedimentação marinha.

Já ocupou toda a costa Atlântica, desde Peruíbe (no Estado de São Paulo) até o Panamá e Costa Rica; e, na costa do Pacífico, desde estes últimos países até o golfo de Guaiaquil, no Equador.

A maioria das Pequenas Antilhas também se inclui em sua área de distribuição geográfica.

Os criadouros variam consideravelmente, quanto ao tamanho e outras características: grandes extensões alagadiças de mangues, valas de drenagem, como as existentes nos bananais, pequenas depressões do terreno, sulcos deixados pelas rodas dos veículos e até mesmo impressões de cascos dos animais, com reduzido volume de água.

Embora sejam mais abundantes durante a estação chuvosa, esses anofelinos costumam estar presentes, em grande quantidade, o ano todo, dentro das habitações e fora delas. No Nordeste do Brasil são muito domésticos, mas em outros lugares predominam no exterior, onde picam mais freqüentemente os animais (bovinos e eqüinos) que o homem.

A eficiência de *A. aquasalis* como vetor de malária na Amazônia (Amapá) pode ser apreciada pelos baixos índices esporozoíticos encontrados, na faixa de 2 a 5% de positivos.

Anopheles albimanus. Sua área de distribuição compreende o México, a América Central, Colômbia, Equador, Venezuela e Antilhas. Em alguns lugares chega a ser o anofelino mais freqüente. É o mais importante vetor de malária na região do Caribe e no litoral do Golfo do México.

As fêmeas têm hábitos domésticos, penetrando nas casas ao crepúsculo; mas saem para repousar fora, assim que tenham completado seu repasto sangüíneo. Picam indiferentemente homens ou animais, segundo as disponibilidades. Voam grandes distâncias (até um raio de 20 km).

As larvas criam-se em grande variedade de coleções de água, ensolaradas, doces ou salobras, sobretudo em pântanos, grandes lagos e lagoas, canais e campos de arroz; mas raramente em criadouros temporários. Na estação seca, adaptam-se a pequenos buracos com água e algas, depósitos artificiais para guardar água etc.

Por exigir climas quentes e úmidos, a densidade de *A. albimanus* oscila consideravelmente com as estações.

Sua distribuição estende-se muito durante a época das chuvas, para voltar a reduzidos focos na estação seca.

***Anopheles cruzi* e *Anopheles bellator*.** Estes mosquitos do subgênero *Kerteszia* desovam na água que se acumula na base das folhas de algumas bromélias (plantas dos gêneros *Vriesia*, *Aechmea*, *Canistrum*, *Nidularium* e outros), conhecidas popularmente por gravatás, caraguatás ou caroatás.

A. cruzi é encontrado somente no Brasil, nas zonas do litoral e encosta do planalto, estendendo-se de Sergipe ao Rio Grande do Sul.

A. bellator ocorre em Trinidad, Venezuela (Delta Amacuro) e Suriname, habitando a costa brasileira da Paraíba ao Rio Grande do Sul, com exceção de Alagoas e Sergipe. A densidade desses anofelinos é função da abundância de bromélias. Estas, por sua vez, dependem da pluviosidade, que no nordeste do Brasil é gerada pelos ventos alísios ao encontrarem barreiras geográficas que funcionam como condensadores de chuva.

Na planície litorânea, as *Kerteszia* formam populações importantes quando a encosta do planalto (Serras do Mar e Geral) se aproxima da orla marítima, como entre Vitória e Porto Alegre. Suas áreas de distribuição são freqüentemente de anofelismo sem malária.

***Anopheles pseudopunctipennis*.** Único vetor de malária nas vertentes ocidentais dos Andes e principal transmissor nas grandes altitudes, esta espécie é encontrada desde o sul dos Estados Unidos e México até o norte do Chile e Argentina, ocupando também o norte da Venezuela.

Está adaptada a climas secos de montanha, onde se mantém todo o ano em nascentes, pequenas correntes e coleções de água doce, para propagar-se, na época das chuvas, pelos rios e terrenos alagados, a extensas áreas com menores altitudes. As larvas são encontradas, então, em pequenas lagoas, rios temporários e águas rasas expostas ao sol.

As fêmeas voam distâncias consideráveis, invadem as casas e sugam avidamente. Em muitas regiões podem ser capturadas em grande número dentro das casas, com altas taxas de infecção. Porém, em outras (Costa Rica e Panamá, p. ex.) são exófilas e pouco importantes como vetores de malária.

Principais Vetores na África Equatorial e Austral

***Anopheles gambiae*.** O *A. gambiae*, *sensu lato*, ou "complexo *gambiae*", encontra-se em toda a África tropical, Madagascar, Ilhas Maurício e Reunião, bem como em parte da Península Arábica (Fig. 17.7). Já existiu no Nordeste Brasileiro, durante alguns anos, de onde foi erradicado.

O *Anopheles gambiae* corresponde a um conjunto de seis espécies diferentes genética e fisiologicamente, mas com morfologia semelhante.

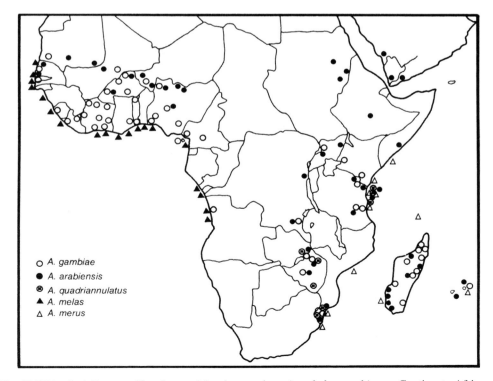

Fig. 17.7 Distribuição geográfica das espécies do complexo *Anopheles gambiae* no Continente Africano.

1. *Anopheles gambiae*, sensu stricto (ou *A. gambiae* A), encontra-se em zonas de floresta e savana úmida, sendo a espécie mais antropófila e um dos melhores vetores de malária em todo o mundo.

2. *Anopheles arabiensis* (ou espécie B) prefere as zonas de savana seca e estepes, sendo relativamente mais zoófila e exófila que a espécie A, mas ainda assim bastante endófila.

3. *Anopheles quadriannulatus* (ou espécie C) tem distribuição limitada à África Oriental e Austral, da Etiópia à África do Sul. Tem hábitos prevalentemente zoófilos e exófilos, porém mostra-se endófilo nos planaltos etíopes.

4. *Anopheles* sp. (ou espécie D), na floresta Semliki, na Uganda, é exófilo e zoófilo.

5. *Anopheles melas* habita a costa atlântica, do Senegal ao Zaire, onde constitui importante vetor de malária.

6. *Anopheles merus* vive na costa oriental do Continente Africano e, como o anterior, cria-se em águas salobras.

O comportamento de *A. gambiae* varia de região para região. Em algumas localidades, predomina a domesticidade, em outras ele entra nas casas somente à noite, abandonando-as antes do amanhecer. Prefere lugares mais escuros, escondendo-se nos cantos sombrios, porém em certas áreas prefere pousar sob o teto de palha das habitações. As fêmeas costumam repousar também fora das casas, e aí picam as pessoas, sendo mais ativas depois de meia-noite. Penetram nos domicílios de preferência entre 22 horas e 5 horas da manhã, onde sua atividade sugadora apresenta geralmente um só pico entre as 2 e 4 horas.

Contrariamente a outras espécies vetoras de malária, *A. gambiae* costuma abandonar o interior das casas pouco depois de alimentar-se, o que limita o tempo de contato das formas aladas com as superfícies tratadas com inseticidas. O DDT aplicado às paredes exerce sobre essa espécie um efeito excito-repelente que reduz ainda mais o tempo de contato e, por conseguinte, o efeito tóxico desse inseticida sobre os mosquitos.

Em vários países da África Ocidental, no Sudão, Quênia, Tanzânia e Madagascar, *A. gambiae* desenvolveu resistência ao dieldrin e outros inseticidas e, desde 1967, encontram-se também estirpes resistentes ao DDT, em várias áreas.

Os criadouros mais importantes para as larvas de *A. gambiae* consistem em coleções de água criadas pelo homem junto às casas, tais como escavações, valas, pequenas depressões formadas pelas rodas dos carros, assim como pelo pisoteio de animais domésticos; depósitos de água, recipientes abandonados, cocos partidos, pneus velhos etc.; ou coleções naturais, como lagoas, pântanos, terrenos alagados pelas cheias dos rios ou inundados pelas chuvas, contendo água limpa, ensolarada e com pouca vegetação. As populações de larvas e de adultos guardam estreita relação com o regime de chuvas.

A eficiência de *A. gambiae* como transmissor de malária decorre da variada gama de criadouros que aceita para seu desenvolvimento larvário, das condições favoráveis que o inseto oferece à evolução dos plasmódios e de sua antropofilia.

Nas zonas endêmicas, encontra-se sempre elevada proporção de exemplares com glândulas salivares infectadas.

Anopheles funestus. Espécie particularmente antropófila e endófila, pica no interior das casas, onde costuma permanecer muito tempo, sobretudo entre as 20 horas e as 6 da manhã.

Cria-se de preferência em grandes coleções de águas permanentes: em margens de lagos e lagoas, em pântanos etc., sempre que as larvas fiquem protegidas da insolação direta pela vegetação flutuante (*Pistia, Eichhornia, Marsilea*) ou vertical (gramíneas etc.). Os arrozais favorecem a reprodução de *A. funestus* assim que o crescimento das plantas assegure sombreamento adequado do meio. Outros criadouros são constituídos por pequenos rios e represas, ou por escavações, poços, depósitos e recipientes abandonados. As populações de *A. funestus*, quando mantidas por criadouros de grande volume de água e estáveis ao longo do ano, caracterizam-se por alta densidade anofélica e maior estabilidade que as de *A. gambiae*.

OS HOMENS: FONTES DE INFECÇÃO E HOSPEDEIROS SUSCETÍVEIS

Com exceção dos casos aparentemente raros de malária de símios transmitida ao homem, este constitui, quando parasitado, a única fonte de infecção para os anofelinos que irão provocar novos casos humanos.

Tanto os doentes como os convalescentes e os casos crônicos assintomáticos podem ser fontes de infecção, desde que apresentem **gametócitos** circulando no sangue.

Nas infecções por *P. vivax*, os gametócitos aparecem praticamente ao mesmo tempo em que se torna patente a parasitemia pelas formas assexuadas. Cada ciclo esquizogônico acompanha-se de nova produção de gametócitos, de modo que a parasitemia é quase sinônimo de gametocitemia. Mas, com *P. falciparum*, a situação é distinta: os gametócitos só aparecem 10 a 12 dias depois dos trofozoítas sanguícolas e necessitam de mais dois a quatro dias para tornarem-se infectantes.

Eles permanecem no sangue por menos tempo que os de *P. vivax*, reaparecendo em ondas, separadas por intervalos sem gametocitemia.

A duração total da gametocitemia, isto é, o número total de dias em que o paciente permanece infectante para os mosquitos, é muito menor que a duração da parasitemia. Em compensação, o número de gametócitos no início da infecção é muito elevado, podendo ultrapassar 1.000/mm^3 de sangue, durante várias semanas.

Depois, há um declínio acentuado e a densidade pode permanecer em torno de 10/mm^3, nas infecções prolongadas.

A infectividade para os mosquitos é, *grosso modo*, função da densidade de gametócitos no sangue. Nos estágios iniciais da doença, consegue-se infectar 50% ou mais dos mosquitos postos a picar; depois, essa taxa cai para 10% ou menos.

A possibilidade de transmissão da malária, por parte de uma população de anofelinos com determinado índice esporozoítico, vai depender consideravelmente da proporção de indivíduos suscetíveis e de indivíduos resistentes ao *Plasmodium* que vivem na região. Sabe-se que *P. vivax* não circula em extensas regiões da África e que muita gente ali é refratária a essa espécie, quando inoculada experimentalmente, o mesmo sucedendo com seus descendentes. Tal resistência é devida à presença do caráter genético Duffy negativo (genótipo FyFy) em grande parte da população (ver o Cap. 16).

Em outros casos, uma resistência parcial ao parasitismo decorre de outros fatores genéticos: a presença de hemoglobina S, anormal. Mesmo os indivíduos heterozigotos para esse caráter apresentam sempre infecções benignas com o *P. falciparum*, que não consegue multiplicar-se intensamente nas hemácias com o estigma falciforme.

A elevada freqüência desse caráter genético (por vezes superior a 40%), em populações de zonas malarígenas, tem sido atribuída a uma seleção natural operada através de inúmeras gerações pelas conseqüências nefastas da terçã maligna em indivíduos com hemoglobinas normais.

Crianças nos primeiros meses de vida apresentam parasitemias mais baixas que as de maior idade, talvez devido a anticorpos recebidos através da placenta ou à presença de hemoglobinas fetais, ainda em quantidades elevadas; possivelmente também à dieta láctea.

Mais tarde, a imunidade resulta da própria experiência dos indivíduos com infecções e reinfecções sucessivas que criam um estado de imunidade parcial, tão generalizado nas áreas de alta endemicidade, que chega a ponto de constituir fator limitante e estabilizador da malária.

As condições de vida, habitação e situação econômica implicam maior ou menor exposição aos riscos de infecção.

Ora é o tipo de trabalho que expõe mais ao contato com os anofelinos; ora são as habitações de baixo padrão, facilitando sua invasão pelos mosquitos; ora a escassez de recursos econômicos, pois os medicamentos e dispositivos de proteção, quando não são fornecidos pelos serviços públicos de saúde, têm preços que limitam ou impedem seu uso.

Outros fatores humanos, como a agricultura irrigada por processos primitivos ou por canais abertos, multiplicando os criadouros de mosquitos; o sombreamento de culturas de cacau (em Trinidad) com árvores que propiciam o crescimento de bromélias; a invasão das florestas e a degradação do meio ambiente pelos garimpeiros, concorrem igualmente para criar ambientes favoráveis à reprodução dos anofelinos.

Situações decorrentes de atos de guerra, desde os deslocamentos de exércitos compostos de gente sem imunidade, ou transferindo de um lugar para outro cepas de plasmódios com características antigênicas novas, até as destruições produzidas por bombardeios, com formação de criadouros nas crateras abertas pelas bombas e a desorganização dos serviços locais de saúde, são elementos que interferem na epidemiologia da malária, conforme nos ensina a História.

O MEIO: CLIMA E MALÁRIA

Águas Superficiais e Chuvas

A presença e abundância de anofelinos em dado momento é função das condições do meio físico e, muito particularmente, do número ou da extensão das coleções hídricas, em determinada área, que correspondam às exigências ecológicas das espécies locais.

As características dos criadouros variam enormemente, desde as encontradas nas margens dos grandes lagos até as observadas em pequenos volumes de água de chuva que se acumulam em bromélias, em latas, cocos partidos ou impressões deixadas no solo pelas patas dos animais.

Diferem quanto à salinidade, turbidez, riqueza em matéria orgânica e em O_2, ou quanto ao pH, demanda biológica de oxigênio (BOD) etc., além da abundância de vegetação vertical, flutuante ou em suspensão (macro- e microflora). Distinguem-se pela movimentação mais ou menos rápida da corrente ou por sua estagnação, bem como pela exposição ao sol.

Como essas condições variam em função do tempo, das chuvas etc., sua adequação pode modificar-se também, facilitando ou dificultando a multiplicação dos insetos.

As relações entre abundância de chuvas e malária são evidentes, fazendo-se sentir através da biologia dos insetos transmissores, seja determinando um aumento pronunciado da densidade de anofelinos na região e acelerando a transmissão, até criar uma **onda epidêmica**, seja diminuindo a população de mosquitos de forma a reduzir a taxa de propagação da malária e, assim, terminar a onda epidêmica ou mesmo interromper temporariamente a transmissão.

Essa influência varia, entretanto, de espécie para espécie de vetor, em função dos requisitos apresentados pelos ovos, larvas e pupas. Chuvas pesadas podem arrastá-las para lugares inadequados ou destruir os criadouros de espécies que se desenvolvem em pequenas coleções de água. Mas em geral aumentam o número e a extensão dos biótopos favoráveis à multiplicação dos insetos, principalmente quando as precipitações são moderadas, intermitentes e alternadas com períodos de insolação.

Lençol Freático

Um dos efeitos das chuvas, dos degelos e das inundações é modificar a quantidade de água do subsolo, elevando o nível do lençol freático e favorecendo a perenidade dos criadouros. Por isso a drenagem dos terrenos tem sido empregada como recurso eficiente da luta antianofélica, em muitos lugares.

A elevação do lençol freático e a produção de novos criadouros de mosquitos pode ser a conseqüência da construção de barragens para formação de lagos artificiais destinados aos mais diversos fins: abastecimento de água para cidades, sistema de irrigação, hidrelétricas, regulação do curso dos rios ou de sua navegabilidade etc. (ver o Cap. 4, item *Conseqüências epidemiológicas das grandes obras hidráulicas*).

Temperatura e Umidade

A influência da temperatura sobre a transmissão da malária é muito grande por influir sobre a evolução dos insetos, conforme já vimos, e sobre o ciclo do parasito no organismo desses hospedeiros. Temperaturas abaixo de 20°C impedem que se complete o ciclo esporogônico de *P. falciparum*, tendo as demais espécies também suas temperaturas críticas, em níveis um pouco mais baixos.

A malária observada em climas frios e a grandes altitudes deve-se ao fato de os mosquitos abrigarem-se dentro das casas, onde a temperatura mantém-se favorável.

Há também limites máximos de tolerância, ao redor de 33ºC. Porém, entre esses extremos, o ciclo esporogônico é tanto mais rápido quanto mais elevada é a temperatura.

Em relação ao inseto, o efeito da temperatura está estreitamente ligado ao da umidade.

A vida média dos mosquitos é muito curta em climas secos, impedindo que os plasmódios possam completar sua evolução e, portanto, que ocorra a malária em regiões semi-áridas ou desérticas. Em outros lugares, a transmissão interrompe-se nos meses mais secos.

O fator umidade faz sentir seu efeito através da capacidade dessecante do ar. Mais que os valores absolutos da temperatura e da umidade, importa o "déficit de saturação", isto é, a quantidade de umidade que falta para se alcançar o ponto de saturação atmosférica.

Tipos Climáticos de Malária

Nas regiões equatoriais, onde as condições climáticas são relativamente estáveis, a transmissão da malária é permanente. A intensidade com que se propaga a infecção é elevada, fazendo com que eventualmente mosquitos pouco eficientes possam participar da estrutura epidemiológica.

Nas regiões tropicais, havendo alternância de uma estação chuvosa e outra seca, mesmo permanecendo elevada a temperatura, a falta de umidade reduz temporariamente a população dos anofelinos mais capazes e exclui a participação dos outros no ciclo de transmissão. A doença adquire um ritmo estacional, relacionado com as chuvas e a umidade atmosférica, ainda que possa ocorrer durante todo o ano.

Em áreas subtropicais, a temperatura cai nos meses de inverno, impedindo a atividade de qualquer tipo de vetor. A transmissão interrompida assume o caráter de surtos epidêmicos anuais, que variam muito quanto à incidência e à severidade.

A situação nas zonas temperadas é definida por invernos prolongados e verões curtos, relativamente frios, durante os quais a duração da esporogonia é longa em comparação com a vida média dos anofelinos. Apenas o *P. vivax* pode ser aí encontrado, causando surtos de malária instável e ocorrendo junto a áreas de anofelismo sem malária.

EPIDEMIOLOGIA

Intensidade da Transmissão

Visto que a malária apresenta padrões epidemiológicos muito diversos de um lugar para outro, ou de uma época para outra, têm-se buscado critérios para definir ou caracterizar situações, de modo a torná-las suscetíveis de estudos quantitativos, para a avaliação das campanhas antimaláricas.

Nas zonas de incidência muito alta, quase todas as crianças, na primeira infância, têm parasitemia elevada após os primeiros meses, e a maioria exibe esplenomegalia. Crianças maiores também têm exame de sangue positivo, mas a parasitemia é mais baixa, em vista dos processos imunitários que se desenvolvem.

Nos adultos, esses processos asseguram considerável proteção, e tanto a freqüência de exames de sangue positivos como de esplenomegalias tende a diminuir. Os sinais clínicos da doença também se reduzem ou desaparecem, nos adultos imunes. Quando a incidência da malária é baixa, adultos e crianças são igualmente suscetíveis de contraí-la, e a proporção dos que exibem aumento do baço, em cada grupo, é praticamente igual.

Distinguem-se, portanto, as seguintes situações epidemiológicas:

1. **Malária holoendêmica** — quando o índice esplênico em crianças é constantemente alto, mais de 75% dos habitantes entre 2 e 10 anos apresentando esplenomegalia, e o índice em adultos é baixo.

2. **Malária hiperendêmica** — índice esplênico maior que 50% nas crianças e elevado nos adultos.

3. **Malária mesoendêmica** — índice esplênico infantil entre 11 e 50%.

4. **Malária hipoendêmica** — quando esse índice não ultrapassa 10% em crianças.

Estabilidade da Transmissão

Os critérios mencionados nem sempre se mostram satisfatórios na prática, encobrindo um mesmo termo situações diferentes, em regiões distintas. Para melhor caracterizar o que ocorre em cada lugar, alguns especialistas propõem medir-se o grau de estabilidade ou de instabilidade da transmissão.

Se o coeficiente de reprodução dos casos de malária for maior que 1, isto é, a partir de um indivíduo parasitado resultar a transmissão do parasito a mais de um indivíduo suscetível, o número de fontes de infecção crescerá. Elevar-se-ão, em conseqüência, os índices esporocísticos e esporozoíticos dos mosquitos, acelerando os mecanismos de propagação da infecção.

Mas esse crescimento, teoricamente exponencial, irá logo esbarrar em fatores limitantes da transmissão: em dado momento, insetos já infectados voltarão a sugar doentes gametóforos, sem aumentar por isso a percentagem de anofelinos positivos; ou estes injetarão esporozoítas em pacientes com malária, sem elevar o número de casos humanos.

Mais importante, porém, como elemento estabilizador é o desenvolvimento da imunidade em uma população. O maleitoso apresenta, depois de algum tempo de infecção, resistência à espécie ou cepa de *Plasmodium* que o infectou. Além disso, sua imunidade reduz a parasitemia e a gametocitemia, tornando-o provavelmente incapaz de servir como fonte de infecção para os mosquitos. Ao contrair novas infecções, com linhagens ou espécies diferentes de plasmódios, existentes na região, acabará por desenvolver uma heteroimunidade.

Posto que esse fenômeno ocorre em larga escala, na população local, os gametóforos efetivos para a transmissão da malária ficarão reduzidos às crianças de pouca idade e aos adultos recém-ingressados na área, ainda sem imunidade. Sua proporção será pequena em relação às fontes de alimentação disponíveis para os anofelinos (que abrange toda a população exposta ao contato com os insetos). Assim, baixarão os índices esporozoíticos e a transmissão, até um nível de equilíbrio peculiar às condições epidemiológicas locais.

MALÁRIA ESTÁVEL

Ela é o resultado da presença de uma espécie de *Anopheles* que pica o homem com freqüência, que possui boa ou grande longevidade e que atua em um meio cuja temperatura favorece a evolução dos plasmódios.

Dependendo da freqüência com que esse *Anopheles* se alimenta, não necessita estar presente em grande densidade.

Em seu território não costuma haver anofelismo sem malária, prevalecendo em geral elevada endemicidade.

Se a temperatura nos meses mais frios descer abaixo de 15°C, haverá interrupção da transmissão, criando um ritmo estacional. Mas se os fatores ecológicos, nos criadouros, dificultarem apenas a reprodução dos insetos, haverá uma redução da transmissão sem que ela cesse completamente.

A malária estável pode ser encontrada mesmo em grandes altitudes ou latitudes, desde que não se alcancem temperaturas críticas para o plasmódio.

A regularidade com que a população é atingida pelo parasitismo assegura imunidade geral contra a malária, exceto para as crianças de baixa idade, que não tardarão a ter sua experiência com a infecção.

A luta contra essa espécie de malária é difícil, pois qualquer abandono dos métodos de combate, antes de completada a erradicação, restabelecerá prontamente a situação anterior.

O *A. gambiae* é uma das espécies responsáveis pelas áreas de malária estável. Freqüentemente o agente etiológico que aí predomina é o *P. falciparum*.

MALÁRIA INSTÁVEL

Sua incidência varia de mês para mês e de ano para ano. Encontra-se onde a espécie vetora pica o homem de modo infreqüente. Se, além disso, a temperatura ambiente for desfavorável ou a longevidade do inseto relativamente pequena para o tempo de evolução do plasmódio, a instabilidade ficará ainda mais acentuada.

Para que a transmissão se processe, é necessária alta densidade anofélica. Em alguns lugares haverá anofelismo sem malária, em conseqüência da densidade insuficiente dos vetores, como ocorria nas áreas de *Kerteszia* do Brasil. Em outros lugares, a endemicidade será pequena ou moderada. Mas também pode vir a ser grande.

As variações estacionais costumam ser pronunciadas, como resposta às variações de temperatura, à estiagem, às condições desfavoráveis nos criadouros etc. Só haverá eclosão de surtos epidêmicos estacionais quando a temperatura for relativamente alta, ocasiões em que tais surtos aparecem abruptamente e com grande intensidade. Grandes variações podem decorrer de causas pequenas ou inaparentes.

Um aumento das condições favoráveis nos criadouros, ou a multiplicação deles, podem seguir-se de elevação da endemicidade ou de um surto epidêmico de grandes proporções.

Faz parte dessas flutuações a extensão da área malarígena a territórios antes indenes ou sua regressão a estreitos limites, de acordo com as variações do meio ecológico. Ciclos com periodicidade de cinco a oito anos têm sido registrados.

O frio pode extinguir focos malarígenos com tais características. Eles não são encontrados em lugares elevados ou em altas latitudes.

O grau de imunidade da população varia muito. Apesar das epidemias por vezes devastadoras, essa imunidade pode permanecer muito baixa e não interferir no curso da parasitose. As crianças freqüentemente escapam à infecção.

A malária instável costuma estar relacionada mais vezes com o *P. vivax* do que com o *P. falciparum*. As medidas de controle são mais fáceis de realizar do que em zonas de malária estável.

MEDIDAS DE ESTABILIDADE

Os dois quadros, antes esboçados, representam apenas os tipos teóricos extremos de situações que podem variar segundo uma gama contínua de situações intermediárias.

Para medir a intensidade da endemia e suas variações, diversos critérios foram ensaiados, entre os quais o coeficiente de mortalidade específica por malária, o índice esplênico e o índice de estabilidade.

O **coeficiente de mortalidade específica** corresponde ao número de óbitos causados por malária em um ano, por 100.000 habitantes.

O **índice esplênico** é a porcentagem de crianças, entre 2 e 9 anos de idade, com esplenomegalia palpável. Pode-se fazer, também, um **censo esplênico**, em que a esplenomegalia será medida em uma escala de 0 a 5 (conforme se vê na Fig. 17.1), e estabelece-se a freqüência numérica de cada grau de hipertrofia. Outra maneira de exprimir o resultado é calcular a esplenomegalia média.

O **índice de estabilidade** corresponde ao número médio de picadas no homem, efetuadas por mosquitos, durante seu período médio de vida. Ele toma em consideração a longevidade, a antropofilia e os hábitos de alimentação do inseto vetor. Os limites extremos de variação estão em torno de 10, como máximo, e de 0,1, como mínimo. Abaixo de 0,5 indica instabilidade; entre 0,5 e 2,5, estabilidade média; e acima de 2,5 significa estabilidade.

Esta classificação empírica situa no grupo dos vetores de malária estável os anofelinos com elevada antropofilia e longa sobrevivência, como *A. gambiae*, *A. funestus*, *A. minimus*, *A. fluviatilis* etc.; no grupo de estabilidade média, os que têm uma ou outra dessas qualidades em grau menor, como *A. darlingi*, *A. quadrimaculatus*, *A. atroparvus*, *A. pharoensis* etc.; e no grupo instável, os vetores de menor antropofilia e longevidade, como *A. aquasalis* etc.

ESTRATIFICAÇÃO EPIDEMIOLÓGICA DE RISCO

A OMS estabeleceu uma estratificação epidemiológica de risco classificando as áreas em de alto, médio, baixo e sem risco, dependendo da incidência parasitária anual (IPA). O IPA é uma medida malariométrica construída usando-se como numerador o número de casos de malária em um ano determinado, num local específico, e como denominador a população em risco desse lugar, no mesmo período, por 1.000 pessoas.

Esse IPA depende da presença de fatores de risco relacionados com questões biológicas, ambientais, econômicas, sociais e culturais, bem como da infra-estrutura de serviços de saúde.

Considera-se que o conhecimento desses fatores de risco é fundamental para a classificação dos estratos, assim como para o estabelecimento de medidas de controle adequadas a cada área.

No Brasil, as áreas são assim divididas:
- Alto risco malarígeno: IPA maior ou igual a 50 por 1.000 habitantes;
- Médio risco: IPA igual ou maior que 10 e menor que 50 por 1.000 habitantes;
- Baixo risco: IPA igual ou maior que 1 e menor que 10 por 1.000 habitantes;
- Sem risco: IPA menor que 1 por 1.000 habitantes.

EPIDEMIAS DE MALÁRIA

São o resultado da transmissão feita simultaneamente a um número não habitual de pacientes. Correspondem, portanto, a uma exacerbação da incidência da malária na região considerada.

As **epidemias** são comuns apenas em zonas de malária instável, onde pequenas modificações em quaisquer dos fatores da transmissão podem alterar o equilíbrio existente, não sendo refreadas pela reduzida ou nula imunidade da população.

Elas foram muito frequentes no Sudeste Asiático, mais raras no Mediterrâneo e nas Américas, sendo quase sempre desconhecidas na África tropical, onde predomina a malária estável.

Epidemias de grande duração prevaleceram no passado, em vários lugares do mundo, inclusive na Europa. Elas foram afastadas pelo desenvolvimento econômico e social, pelos progressos da agricultura (que trouxeram o saneamento dos pântanos e a supressão de outros criadouros), pelo desenvolvimento da pecuária (desviando para o gado grande parte da atividade nutritiva dos mosquitos), bem como pela mudança da estrutura demográfica, onde a baixa natalidade reduziu a proporção de indivíduos suscetíveis e a de fontes de infecção.

Epidemias periódicas, resultantes de modificações cíclicas nas condições de transmissão e relacionadas com fatores climáticos, aumento das chuvas e dos criadouros, ou chuvas mais precoces que estendem a duração do período de transmissão, ocorrem com frequência (Fig. 17.8).

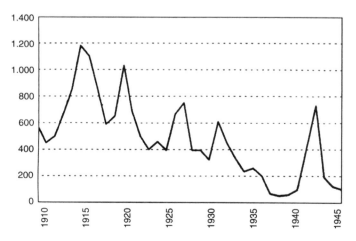

Fig. 17.8 Variação da taxa de mortalidade por malária, devida a epidemias com periodicidade quase qüinqüenal, observada no Estado de Carabobo, Venezuela, entre 1910 e 1945. Segundo Gabaldón, *apud* Nájera *et al.*, 1998.

Anos epidêmicos, com intervalos qüinqüenais, ocorriam em São Paulo, e em outros lugares, antes das campanhas de erradicação.

Epidemias irregulares podem resultar da introdução de uma nova espécie ou linhagem de parasitos, para a qual a população não apresente imunidade; ou da reintrodução do mesmo parasito após longo período de ausência. Também da introdução de novo e eficiente vetor ou de modificações da densidade, longevidade ou hábitos alimentares de espécies locais.

Em 1930, o *A. gambiae* foi introduzido no Brasil, trazido da África a bordo de navios mais rápidos, postos então em serviço entre Dacar e Natal.

Pequenos surtos epidêmicos locais começaram a ser registrados, anos depois, enquanto a espécie se disseminava de Natal para extensa área do Norte brasileiro.

Em 1938, começaram devastadoras epidemias, com elevada mortalidade, que ameaçavam transformar a América tropical em uma segunda África, quanto à gravidade do problema.

Isso motivou intensa e sistemática campanha (anterior à introdução do DDT no controle de malária), que terminou pela erradicação do *A. gambiae* neste lado do Atlântico.

Surtos epidêmicos foram registrados em vários países, nos últimos anos, onde a malária havia sido eliminada ou estava em via de chegar à erradicação.

Essas zonas vulneráveis encontram-se geralmente na vizinhança de áreas endêmicas, ou são muito expostas a receber indivíduos ou mosquitos infectados. Aí, as epidemias caracterizam-se pelo desenvolvimento fulminante, predominância de *P. vivax* e baixa mortalidade; o índice esplênico, o índice parasitário e a densidade parasitária situam-se em níveis elevados, tanto para adultos como para crianças.

Em alguns casos, os fatores predisponentes ou agravantes dessas epidemias são as más colheitas, as crises econômicas, as guerras e lutas internas, gerando subnutrição, fome e redução das defesas imunológicas das populações.

Situação particularmente grave é observada atualmente na Bacia Amazônica, tanto na parte brasileira (principalmente em Rondônia e Pará) como na Venezuela (Estado Bolivar), determinada por mudanças profundas no ecossistema onde circulam os mosquitos e os plasmódios, mas principalmente pela entrada nesse meio de um grande número de indivíduos sem imunidade, alojados e vivendo em precárias condições.

No Brasil, depois de ter alcançado seu nível mais baixo de endemicidade por volta de 1970 (52.500 casos), a malária voltou a aumentar anualmente para chegar a cerca de 169 mil casos em 1980, quase 400 mil em 1985 e mais de 577 mil em 1989, dos quais 99% ocorriam ou procediam da Amazônia (ver Quadro 18.2 e Pranchas). As prevalências mais altas ocorreram em 1999 e 2000 (acima de 600 mil casos por ano) baixando nos anos seguintes para níveis em torno de 400 mil (Fig. 17.9).

Em 2005, voltou a superar os 600 mil casos.

A razão estava no ambicioso e desordenado programa de povoamento e exploração dessa extensa região (60% do território nacional, onde vivem apenas 11% da população). Em 1998, sobre cerca de 2 milhões de exames feitos, foram encontradas 471.882 lâminas positivas (quase 22% devidas ao *P. falciparum*), com 99,6% dos casos registrados na Amazônia (sobretudo no Pará, Amapá e Rondônia).

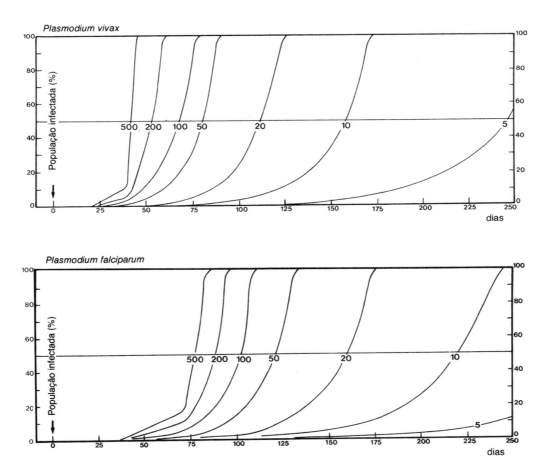

Fig. 17.9 Aumento provável dos índices de infecção humana, em epidemias que surjam a partir de pequenos focos (com 0,1% da população), em função de diversas taxas de propagação da malária (entre 5 e 500). Quando o parasito é *P. vivax* (gráfico superior), a vaga epidêmica é mais precoce devido ao período de incubação total (soma dos períodos de incubação dos gametócitos, dos esporozoítas e dos esquizontes) ser de 20 dias, enquanto para *P. falciparum* é de 35 dias (gráfico inferior); a flecha indica a data do primeiro caso. (Segundo MacDonald, 1957.)

Centenas de milhares de habitantes de outras regiões não-endêmicas do país deslocaram-se para lá, fugindo muitas vezes ao desemprego que afetava o Sul e o Nordeste, e povoaram improvisadamente aquelas zonas florestais para proceder ao desmatamento, iniciar culturas, construir estradas ou barragens (em geral de hidrelétricas), para garimpar ouro, diamantes ou buscar outros minerais, nas mais precárias condições imagináveis.

Instalaram-se geralmente à margem dos rios, em tendas e habitações provisórias, sem paredes, expondo-se permanentemente ao ataque dos insetos, cuja densidade aumentou com a tala das florestas e a formação de criadouros muito favoráveis à reprodução do *A. darlingi*.

A população não-imune de garimpeiros e agricultores passou a ser a principal fonte alimentar para os anofelinos e a comportar-se como enorme massa de hospedeiros suscetíveis aos plasmódios que circulam na área, independentemente da idade ou, mesmo, compreendendo quase só adultos, nas zonas de garimpo.

Há referências ao encontro, na região, de *P. falciparum* em *A. darlingi* e *A. oswaldoi*, enquanto *P. vivax* foi identificado nessas espécies de mosquitos e em *A. albitarsis*, *A. nuñeztovari* e *A. triannulatus*. A infecção natural de outras espécies, além do *A. darlingi*, necessita entretanto de confirmação, e seu significado epidemiológico permanece desconhecido. Os casos de infecção por *P. malariae* são muito raros.

Situação idêntica à do Pará desenvolve-se no Estado Bolivar (Venezuela), relacionada com a exploração da minas de ouro em plena floresta amazônica. Em uns poucos municípios desse país, originam-se mais de 80% dos casos novos de malária que, depois, em função da grande mobilidade da população de garimpeiros, são encontrados em todo o território venezuelano.

De um modo geral, as epidemias progridem através de uma série de etapas correspondentes ao intervalo de incubação (período compreendido entre a aparição de gametócitos em uma pessoa e sua reaparição em outro paciente, que surge como caso secundário ao precedente). Esse intervalo é de aproximadamente 20 dias, nas infecções por *P. vivax*, e de 35 dias, nas devidas ao *P. falciparum*; razão pela qual a taxa de reprodução (ou taxa de propagação) da malária é mais rápida na epidemia por *P. vivax* que nas produzidas por *P. falciparum*.

Na Fig. 17.9, mostra-se graficamente como seria o aumento provável do índice de infecção humana, em uma população suscetível, se a taxa de propagação da infecção variasse entre 5 e 500.

A **curva epidêmica** compreende uma **fase pré-epidêmica**, durante a qual processa-se a transmissão entre o primeiro caso (geralmente desconhecido) e os indivíduos suscetíveis da localidade, que formarão em seguida um **reservatório primário de infecção** aparente.

A **fase epidêmica** pode ser subdividida em um período inicial (de umas três semanas, no caso de *P. vivax*), em que esse reservatório conserva-se quase com as mesmas dimensões, e um segundo período (de igual duração), em que a multiplicação obedece a um ritmo lento, para desembocar finalmente em uma terceira etapa, onde os casos se multiplicam por vagas sucessivas, em ritmo que se acelera rapidamente; até a interrupção da epidemia, por razões climáticas, por desenvolvimento de imunidade na população ou por medidas de controle.

Nas epidemias por *P. falciparum*, os períodos são mais longos (cinco semanas ou mais), devido à demora no aparecimento de gametócitos no sangue e à maior duração do ciclo esquizogônico nos mosquitos (ver o Cap. 15).

Nas áreas em que a malária foi erradicada ou reduzida a um nível baixo de endemicidade, o aparecimento de uma epidemia tende a restabelecer o nível de endemicidade natural da região, se nenhuma medida enérgica de controle for tomada. Essa evolução já foi constatada em vários países e exige, portanto, que um programa de **vigilância epidemiológica** seja mantido em atividade permanente.

Urbanização da Transmissão da Malária

Nos últimos anos, Manaus/AM e Porto Velho/RO apresentam extensas áreas de aglomerados urbanos em regiões periféricas – indicadas como rurais – que se tornaram importantes locais de infecção por receberem intenso fluxo de pessoas que se deslocam de outros municípios em busca de oportunidades de trabalho ou outras razões. Como conseqüência, esses municípios concentraram 21,1% do total de casos de malária ocorridos na região amazônica em 2005. Merece destaque à região do Alto Juruá, no Acre, em especial o município de Cruzeiro do Sul, responsável por 5,2% das notificações da Amazônia Legal.

18

Controle da Malária

INTRODUÇÃO
OBJETIVOS E ESTRATÉGIAS
    Estratificação epidemiológica e definição dos objetivos
    Estratégias para a ação
CONTROLE DA MALÁRIA
    Redução da taxa de mortalidade
    Redução das taxas de mortalidade e de morbidade
    Redução da prevalência e da endemicidade
    A implantação de programas de controle

ELIMINAÇÃO DA MALÁRIA
    Planejamento
    Controle vetorial
        Controle dos anofelinos vetores
        Resistência aos inseticidas
        Uso de larvicidas
        Exaustão das fontes de infecção
        Critérios de eliminação da malária
PROFILAXIA INDIVIDUAL
SITUAÇÃO DA MALÁRIA NO MUNDO E NO BRASIL

INTRODUÇÃO

O desenvolvimento de uma metodologia de controle da malária teve seu início há mais de 100 anos.

Desde o começo do século passado até os anos 20 ou 30, as medidas de controle baseavam-se na luta antilarvária, por meio da aplicação de petróleo nos criadouros, da intoxicação das larvas com "verde-paris" ou da eliminação dos focos de reprodução dos mosquitos mediante obras de saneamento (drenagem de terrenos, aterros etc.). Nas casas, fazia-se nebulização com piretro e tratavam-se os pacientes com quinino (sulfato de quinina). O controle biológico foi estabelecido desde logo, com o emprego de peixes carnívoros (*Gambusia*) no combate às larvas.

Alguns êxitos importantes foram obtidos nessa época, como a erradicação do *Anopheles gambiae* do Nordeste brasileiro, baseada em planejamento racional e em rigorosa metodologia de aplicação das medidas adotadas. O grande controle da malária na Venezuela e no NE do Brasil é anterior aos programas de controle e erradicação.

De 1922 a 1945, o aparecimento de medicamentos sintéticos e o êxito obtido com eles no controle de grandes epidemias ou na proteção dos exércitos que operavam no Pacífico, durante a Segunda Guerra Mundial, criaram grande confiança no uso de antimaláricos como método de controle, através da quimioterapia de massa.

A descoberta do DDT (em 1943) veio, entretanto, revolucionar os conceitos de luta contra a malária.

A ação do inseticida contra os anofelinos adultos e seu prolongado efeito residual, assim como a observação de que, após alguns anos de dedetização, esgotavam-se as fontes de infecção malárica, fizeram com que no período 1946-1970 todos os programas de luta se apoiassem quase exclusivamente no emprego do DDT e, dada sua eficácia, se propusesse a **erradicação da malária**.

Através de uma resolução da 8ª Assembléia Mundial da Saúde (OMS, 1955), os governos dos países endêmicos foram instados a adotar um programa de erradicação, com prazos definidos, em um gigantesco esforço por eliminar a malária em escala mundial.

O programa global de erradicação começou em 1957 e alcançou cerca de 60 países. Calcula-se que, em 1961, perto de 190 mil agentes, em todo o mundo, aplicavam, em 100 milhões de casas, 64.000 toneladas de DDT, 4.000 toneladas de dieldrin e 500 toneladas de HCH, salvando anualmente um milhão de vidas. Cerca de 500 milhões de pessoas vivendo em áreas outrora malarígenas ficaram livres do risco de infecção.

Os resultados foram espetaculares, em muitos lugares, permitindo eliminar a endemia em 37 países, sobretudo da Europa

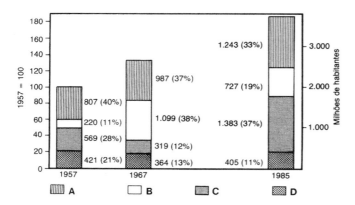

Fig. 18.1 Evolução mundial (exceto China) da situação epidemiológica da malária, expressa em termos de populações que se encontram em cada condição. *A.* Zonas originariamente não-endêmicas (antes de 1947). *B.* Zonas onde a malária foi erradicada ou sua transmissão foi interrompida. *C.* Zonas protegidas, principalmente por medidas antivetoriais. *D.* Zonas não protegidas por medidas contra os vetores. (Segundo a OMS — *Rapport Trimestriel de Statistiques Sanitaires Mondiales,* Vol. 42, 1989.)

e das Américas, e reduzir o risco de infecção a um nível insignificante, em outros 15 países. Mesmo nas áreas de alta prevalência do Pacífico, do Sudeste Asiático e do Médio-Oriente, a redução da incidência foi considerável.

Entretanto, na África, ao sul do Saara, apenas alguns projetos-pilotos haviam sido criados. Em 1970, esses programas tinham protegido do risco de infecção 53% das populações de zonas originalmente endêmicas.

A confiança em uma solução fácil e atingível a curto prazo levou logo pesquisadores especialistas ao desinteresse pelos estudos epidemiológicos aprofundados, pelas investigações médicas sobre a doença, ou pela busca de soluções alternativas para as áreas onde os esquemas simplistas não traziam os resultados esperados.

Depois, a situação começou a deteriorar e, em 1977, apenas 29% dessas populações tinham proteção assegurada (Fig. 18.1).

A perspectiva otimista foi-se modificando a partir de 1967, quando se reconheceu a importância de problemas técnicos cuja gravidade crescia em ritmo inesperado, como:

- a **exofilia** de algumas espécies de *Anopheles*;
- a **resistência aos inseticidas** (DDT e outros) desenvolvida pelas principais espécies vetoras;
- a **resistência dos plasmódios** e, particularmente, de *P. falciparum* aos antimaláricos.

Somaram-se, a essas dificuldades técnicas, as de ordem financeira, quando a economia mundial passou a sofrer o impacto de uma outra "endemia": a inflação, em grande parte exportada para os países do Terceiro Mundo.

Entre 1972 e 1977, o DDT já havia dobrado de preço e o malation aumentado oito vezes. Por outro lado, sempre que o aparecimento de resistência ao DDT obrigasse a usar um outro inseticida, o custo total das operações aumentava de 5 a 20 vezes.

Tornou-se então evidente que a eliminação da malária não poderia ser completada, na maioria dos países, em prazos curtos e que os governos teriam que suportar seu elevado preço por tempo indeterminado (Fig. 18.2).

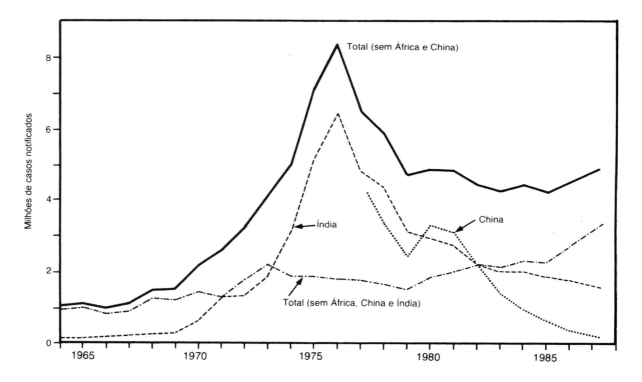

Fig. 18.2 Número de casos de malária notificados, de 1964 a 1987. (Segundo a OMS — World Malaria Situation, 1986-1987. *WHO Weekly Epidemiological Record,* Nº 32, 1989.)

QUADRO 18.1 Situação da malária no mundo (números em milhares), segundo as Regiões dos Estados Membros da OMS. Estimativas para 1998

Região	Incidência	Óbitos	AVCI (*)
África	237.647	961	34.506
Mediterrâneo Oriental	13.693	53	1.854
Sudeste Asiático	15.791	73	2.185
Pacífico Ocidental	3.751	20	591
Américas	2.043	4	130
Europa	0	0	0
Total	272.925	1.111	39.266

(*) AVCI = Anos de vida corrigidos de incapacidade, isto é, anos perdidos em conseqüência de morte prematura ou de invalidez devida à malária.
Fonte: OMS — *Repport sur la Santé dans le Monde, 1999*. Genebra, 1999.

Nos países em desenvolvimento e naqueles de economia mais débil, as dificuldades provinham também da falta de quadros técnicos e da falta de infra-estrutura de serviços de saúde para permitir a extensão dos programas de controle a vastas regiões endêmicas. Não raro, notou-se ainda a falta de engajamento das autoridades responsáveis, por não compreenderem a necessidade de lutar efetiva e sistematicamente contra a malária.

A ressurgência da endemia no Sul e Sudeste da Ásia, na Turquia e em outros países atingiu proporções dramáticas, havendo sido notificados cerca de 30 milhões de casos no período 1977-1979.

O Relatório da OMS (1999) estimava que cerca de 300 milhões de casos clínicos ocorreram no mundo, em 1998, com mais de um milhão de óbitos (Quadro 18.1).

Em 1969, a 22ª Assembléia Mundial da Saúde decidiu reorientar a estratégia de luta contra a malária, abandonando o programa global de erradicação. A nova estratégia, revista e adotada pela OMS em 1980, propõe o **controle integrado da malária**.

Entende-se por tal o emprego racional e integrado de todos os métodos disponíveis de luta contra a endemia, tomando-se em consideração as condições objetivas do problema em cada área.

Volta-se agora a valorizar uma **combinação de todos os métodos de controle possíveis e aplicáveis** em cada ecossistema, inclusive a luta antilarvária e outros que o estudo de cada situação particular possa recomendar como adequado, eficaz ou econômico.

Passou-se a enfatizar a necessidade de desenvolver os **serviços básicos de saúde** (inexistentes ou ineficientes na maioria das áreas endêmicas), como condição para apoiar e para ampliar o setor de ação preventiva, e de assegurar a continuidade dessa ação no tempo, bem como sua penetração no seio das comunidades.

A **participação comunitária** na luta contra a malária e outras endemias começa a ser sentida como necessidade e fator importante para o êxito dos programas de saúde.

Entretanto, não há que subestimar a importância primordial da tomada de decisões pelos níveis técnico-administrativos mais altos, da alocação de recursos adequados, do planejamento técnico e operacional centralizado, assim como da supervisão e da avaliação independente dos resultados — únicos que, até aqui, têm podido mostrar resultados concretos nos países com malária.

O "Relatório sobre a Saúde no Mundo" da OMS (1999) reconhece que malária e subdesenvolvimento estão intimamente ligados. Uma estratégia mais realista, denominada "**Fazer recuar a malária**" (ou, em inglês, *Roll back malaria*) foi proposta em 1998. Ela consiste no estabelecimento de colaboração entre diversas instituições (OMS, PNUD, UNICEF, Banco Mundial e outras) e as autoridades nacionais a fim de:

a) Examinar e aprovar o conteúdo técnico das estratégias e programas de controle da malária elaborados para cada país ou região;

b) Buscar a assistência técnica e financeira necessária para pôr em marcha essas estratégias;

c) Encorajar os colaboradores (governos) a respeitarem os acordos que concluíram;

d) Acompanhar os progressos da iniciativa no contexto do desenvolvimento do setor de saúde.

Para fornecer a ajuda técnica necessária, o programa "**Fazer recuar a malária**" propõe-se a criar redes de especialistas para questões como a vigilância da resistência aos medicamentos; para a melhoria dos sistemas de saúde e da competência técnica do pessoal local; para a colaboração científica na busca de novos medicamentos, de eventuais vacinas e de outros recursos úteis ao controle.

Por outro lado, é cada vez mais evidente que o desenvolvimento sócio-econômico acelerado dos países ou regiões subdesenvolvidas é condição fundamental para o êxito da luta contra a malária, em prazos razoáveis. O planejamento, a exploração racional e científica das terras e riquezas minerais, o investimento adequado e sério, tendo em vista mais do que tudo a **qualidade de vida** dos homens envolvidos na produ-

QUADRO 18.2 Número de casos de malária e variação anual, segundo notificação por Estado, na Amazônia Legal, de 1999 a 2005

UNIDADE DA FEDERAÇÃO	Número de casos/Ano							Variação 1999/2005 (%)
	1999	2000	2001	2002	2003	2004	2005	
Acre	23.730	21.560	7.774	9.216	12.247	31.720	57.105	140,6
Amazonas	167.722	96.026	48.385	70.223	140.642	147.349	222.545	32,7
Amapá	28.646	35.278	24.487	16.257	16.650	20.672	28.052	–2,1
Maranhão	54.800	78.818	39.507	16.000	11.017	14.433	11.159	–79,6
Mato Grosso	10.950	11.767	6.832	7.085	5.022	6.484	8.436	–23,0
Pará	248.233	278.204	186.367	149.08	115.605	109.865	122.442	–50,7
Rondônia	63.296	54.074	57.679	71.224	93.786	106.763	118.534	87,3
Roraima	36.238	35.874	16.028	8.036	11.819	26.196	31.961	–11,8
Tocantins	2.031	1.640	1.244	1.130	1.207	854	718	–64,6
Amazônia Legal	635.646	613.241	388.303	348.25	407.995	464.336	600.952	5,5

Fonte: Sismal, Sivep-Malária/SVS/MS. Dados sujeitos a atualizações.

ção e a da comunidade como um todo, poderão contribuir seguramente para interromper a degradação do meio ambiente e corrigir as situações, cada dia mais graves, observadas atualmente em regiões como a da Amazônia (ver Quadro 18.2 e Pranchas).

OBJETIVOS E ESTRATÉGIAS

Estratificação Epidemiológica e Definição dos Objetivos

Os objetivos do combate à endemia devem ser claramente definidos e cronologicamente fixados para serem atingidos a curto, médio ou longo prazos. Eles devem ser estabelecidos em função da realidade característica de cada país ou região.

A diversidade das situações epidemiológicas, devida a grande número de fatores diferentes, exige um tratamento também diferenciado para cada lugar.

Essa realidade deve ser estudada para que se avalie a adequação e o potencial de eficiência dos métodos de intervenção disponíveis, frente a certo número de situações malariológicas, caracterizadas sobretudo por fatores parasitológicos, entomológicos, ecológicos, demográficos, sociais e político-administrativos.

A identificação da distribuição geográfica desses problemas de malária constitui o que se chama de **estratificação epidemiológica**. Esta estratificação é que permite uma escolha apropriada dos métodos de intervenção.

Os esquemas a seguir são destinados, portanto, apenas a uma orientação geral:

1. **A longo prazo**, o objetivo de todo programa antimalárico deve ser a **eliminação** da endemia, de uma zona, de um país ou de um continente e, finalmente, sua **erradicação** do mundo.

2. Os **objetivos intermediários** aplicam-se a zonas onde a eliminação não é atualmente possível, conformando-se com:

   a) **reduzir a mortalidade** e a **morbidade** a níveis insignificantes para o estado de saúde geral da população;

   b) **reduzir a endemicidade** a níveis que não entravem o desenvolvimento sócio-econômico da região.

3. Os **objetivos imediatos** devem ser estabelecidos segundo as condições epidemiológicas, os recursos e as reais possibilidades:

   a) **reduzir a mortalidade** e a **morbidade** devidas à malária;

   b) **reduzir o nível de transmissão** nas zonas epidêmicas;

   c) proteger as zonas de alta significação para a economia do país, particularmente os centros industriais, os grandes projetos agropecuários, as minas etc.

   d) **impedir a reinvasão da malária** em zonas já libertadas da endemia.

Do ponto de vista prático, os objetivos situam-se ao longo de uma gama de medidas que vão da redução da mortalidade específica, em áreas limitadas, até a execução de um programa completo para a eliminação da endemia.

Mas, fixados os **objetivos**, a organização dos serviços e a estratégia adotadas devem ser perfeitamente ajustadas a eles, evitando-se os graves erros geralmente cometidos pelos Serviços de Malária que, ao passarem dos "programas de erradicação" para os "programas de controle", resistiram a mudar sua estrutura e suas práticas, gastando grande parte de suas verbas para manter serviços caros e inadequados para a nova programação.

Estratégias para a Ação

Para organizar a luta contra a malária, em qualquer nível, é absolutamente imprescindível a existência de um **órgão técnico central**, responsável pela orientação, coordenação e avaliação contínua dos programas de ação, e capaz de assegurar sua continuidade sem falhas, tanto do ponto de vista operacional como financeiro.

Desse órgão devem participar, pelo menos:
- um médico-malariologista,
- um epidemiologista,
- um engenheiro sanitário,
- um administrador, especializado em planificação e gestão no campo da saúde.

Os serviços de epidemiologia devem ser capazes de guiar as operações de controle ou de erradicação, detectando precocemente e predizendo, eventualmente, as situações epidêmicas; identificando áreas de intensa endemicidade ou aquelas com problemas demográficos ou sócio-econômicos especiais. Condições preliminares e essenciais, para que a programação seja conduzida com eficiência e economia, são:

a) detalhado **conhecimento da situação epidemiológica**, com base em inquéritos paludológicos e entomológicos;

b) **reconhecimento geográfico** preciso, classificação e estratificação das áreas com características topográficas, climáticas, demográficas e epidemiológicas diferentes;

c) **seleção dos métodos de controle** adequados a cada área e estudos de factibilidade, custos etc.;

d) **definição dos objetivos** e de uma **estratégia** de luta contra a malária, tendo em vista a situação epidemiológica, os recursos econômicos disponíveis, a quantidade e capacidade do pessoal engajado nessa luta, os meios materiais e o apoio logístico;

e) elaboração de um **plano de ação antimalárica** para as diferentes fases da luta, a serem desenvolvidas no espaço e no tempo, de acordo com a estratégia adotada e com o programa de implementação (estratificado), incluindo um sistema de **avaliação periódica** dos resultados;

f) estabelecimento das **bases legais** e da **regulamentação** exigida para a execução do plano;

g) **mobilização**, **organização** ou **reorganização** dos serviços chamados a implementar o plano de ação, em cada nível da estrutura sanitária do país;

h) **formação e treinamento do pessoal** necessário, não só nos aspectos técnicos do programa, como nos relacionados com a educação sanitária e a mobilização da comunidade para participar das atividades antimaláricas.

CONTROLE DA MALÁRIA

Onde um programa de erradicação (no sentido clássico da palavra) não for atualmente possível, os projetos de controle podem visar objetivos mais simples ou mais ambiciosos, como os que enumeramos a seguir:

Redução da Taxa de Mortalidade

A redução da mortalidade, bem como da duração do período de doença ou incapacidade, pode ser conseguida mediante administração de **tratamento** a todos os casos confirmados ou suspeitos.

Este programa implica dispor-se das quantidades suficientes de antimaláricos, estocados em locais, postos e serviços de saúde facilmente acessíveis, assim como esclarecer a população sobre a natureza da malária, sua importância, gravidade e necessidade de tratamento precoce.

Mas depende, em larga medida, do trabalho desenvolvido em **cada localidade** da área endêmica por pessoal preparado para descobrir, diagnosticar e tratar cada paciente com febre, quer se conte aí com médicos, com enfermeiros ou com qualquer tipo de agentes sanitários formados para dispensar cuidados primários de saúde.

Um programa que treinou mães para reconhecer os sintomas da malária e medicar seus filhos precocemente reduziu de até 40% as mortes pela doença em crianças menores de 5 anos.

Redução das Taxas de Mortalidade e de Morbidade

Este objetivo é o mais ambicioso e consiste em fazer, além das medidas preconizadas anteriormente, a proteção dos grupos de alto risco, isto é, das mulheres grávidas (a partir do quinto mês de gestação) e das crianças, administrando às pessoas desses grupos o **tratamento preventivo** (quimioprofilaxia) ao menos durante os períodos de alta transmissão e durante os surtos epidêmicos.

Esse programa, fácil de dizer, tem-se mostrado na prática muito difícil de realizar, por exigir estruturas periféricas dos serviços de saúde com capacidade para dar cobertura completa à população respectiva e com a possibilidade de manter, sobre os grupos de alto risco, uma tal vigilância e ascendência que assegurem a tomada sistemática e efetiva das doses prescritas do medicamento.

A irregularidade e semi-abandono em que costumam cair rapidamente esses programas, em vista das dificuldades de convencer gente aparentemente sadia a tomar medicamentos (amargos) por prazos indeterminados, leva à ineficácia da prevenção e à sua desmoralização.

Leva ainda, o que é mais grave, ao uso irregular de doses subterapêuticas, que concorrem para o desenvolvimento da **resistência dos plasmódios** aos poucos medicamentos de que se dispõe para a luta antimalárica.

A consciência dessa realidade tem levado as autoridades a abandonar a quimioprofilaxia como medida geral de controle, restringindo-a aos casos e situações em que se possa pô-la em prática efetivamente.

Redução da Prevalência e da Endemicidade

Ela requer o controle ou a interrupção da transmissão e só pode ser conseguida com a **luta antivetorial**, à qual estarão associadas as demais medidas já enumeradas nos itens anteriores. Os métodos a empregar são os que visam reduzir a população de mosquitos, ou sua vida média, e particularmente a das fêmeas infectadas dos anofelinos mais importantes para a transmissão da malária.

O principal recurso para isso é a **aplicação de inseticidas**, com ação residual, nas habitações. Outras medidas, como a eliminação de criadouros de mosquitos ou o combate às larvas, com produtos larvicidas (químicos ou biológicos), podem contribuir para fazer baixar a densidade de insetos.

Concorrem ainda, para diminuir a transmissão, as medidas que reduzem o contato mosquito-homem, como a localização conveniente das casas, o tipo de construção e a telagem das janelas; o uso de mosquiteiros, de vestuário adequado ou de repelentes.

A estratégia deve estabelecer a ordem de prioridades, sempre que a luta antimalárica deva começar em territórios limitados e estender-se progressivamente a outras áreas do país. Deve distinguir o controle em meio urbano, baseado sobretudo no saneamento e em obras de engenharia que eliminem os criadouros de anofelinos, daquele a fazer em zonas rurais, onde a destruição de insetos adultos com inseticidas constitui o aspecto mais importante.

A Implantação de Programas de Controle

Contrariamente ao que se pensou muitas vezes, não é suficiente a mudança de objetivos para que se possam transformar serviços organizados para campanhas de erradicação (nas décadas de 1960 e 70) em órgãos adequados para o controle.

As estruturas e os métodos de trabalho devem ser modificados de acordo com os novos programas e com a flexibilidade que eles requerem.

Para a execução de **programas de controle**, os serviços antimaláricos devem ter a capacidade de identificar os problemas que se apresentem em cada área e buscar-lhes uma solução, em lugar de cuidar simplesmente da execução rigorosa de rotinas padronizadas, como se fazia com os programas de outrora.

A escassez de pessoal competente no campo da malariologia e da entomologia é, hoje, considerável e exige a formação de quadros capazes de equacionar e solucionar os problemas que se multiplicam por toda parte.

Os aspectos econômicos devem ser estudados com cuidado, pois, esgotadas as esperanças de erradicação mundial da malária em prazos previsíveis, os financiamentos reduziram-se drasticamente, contribuindo tanto quanto os fatores técnicos para a degradação da situação epidemiológica.

Em muitos países, a tentativa de integrar seus serviços antimaláricos, parcialmente efetivos, em serviços básicos de saúde pobremente desenvolvidos e mal equipados agravou ainda mais a situação, obrigando, por vezes, a retornar às abordagens verticais do controle da malária.

O desenvolvimento de uma rede de serviços básicos de saúde eficiente e abrangente é necessária não só para a luta contra a malária, mas para todos os programas de atenção à saúde da população.

ELIMINAÇÃO DA MALÁRIA

Planejamento

Esse programa, que já foi aplicado com êxito em numerosos países, tem por objetivos **interromper a transmissão** da malária, **eliminar os reservatórios** de parasitos e **impedir a reinvasão** da área, depois da erradicação.

Outra característica importante das campanhas deste tipo é sua **duração limitada** no tempo, devendo ser completada em prazos determinados (de poucos anos).

Os programas desta natureza compreendem os seguintes tipos de atividades:

a) **estudo epidemiológico** detalhado das condições existentes antes de começar a campanha;

b) **operações de eliminação** propriamente ditas; e

c) **avaliação** posterior dos resultados alcançados.

A magnitude e o custo atual dessas campanhas são de tal monta, e seu interesse para o bem-estar social e econômico é tão grande, que sua organização e planejamento devem efetuar-se em **escala nacional**, cobrindo áreas suficientemente amplas para que não fiquem expostas à reintrodução da parasitose a partir de áreas endêmicas vizinhas.

Estabelecidas as condições indispensáveis para a realização da campanha, inicia-se o trabalho preliminar com o propósito de reunir os dados indispensáveis à redação do **plano de operações**.

Nesse plano devem estar compreendidas as tarefas para as seguintes fases do programa (Fig. 18.3):

1. **Fase preparatória**. Destina-se ao reconhecimento geográfico e estratificação da área malarígena e ao treinamento do pessoal que participará dos trabalhos.

2. **Fase de ataque**. Durante a qual procede-se à aplicação de inseticidas em todas as casas ou à execução de outras medidas técnicas antimaláricas. Tratamento de todos os casos descobertos.

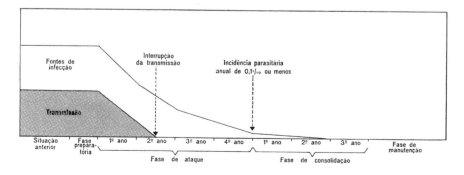

Fig. 18.3 Fases de uma campanha de eliminação ou erradicação da malária e situação epidemiológica da parasitose. (Segundo a OMS.)

3. **Fase de consolidação**. Conseguida a interrupção da transmissão e a redução dos reservatórios a níveis extremamente baixos (incidência de parasitemia anual inferior a 0,01%), começa o trabalho de consolidação, que consiste na vigilância das condições que poderiam levar, eventualmente, ao reinício da transmissão.

4. **Fase de manutenção**. Inicia-se quando a doença foi totalmente eliminada do país ou da região.

Controle Vetorial

CONTROLE DOS ANOFELINOS VETORES

O principal recurso disponível para interromper a transmissão da malária consiste na aplicação de **inseticidas de ação residual**.

O sucesso da aspersão intradomiciliar desses inseticidas deve-se ao fato de agirem precisamente no ponto crítico do contato mosquito-homem, isto é, nos locais e nas horas em que a transmissão irá efetuar-se, intoxicando especificamente aquelas fêmeas de anofelinos que deveriam tomar parte no mecanismo de propagação da infecção.

Encontra-se aí o ponto mais débil da cadeia epidemiológica, pois a fêmea do anofelino vetor deve sobreviver ao repasto sangüíneo infectante, quando menos, por um tempo suficiente para que se complete o ciclo esporogônico do *Plasmodium* e, então, seus esporozoítas possam ser inoculados em outro paciente.

Vimos que, em condições climáticas favoráveis, o ciclo esporogônico dura 10 a 12 dias para *P. falciparum* e 8 a 10 dias para *P. vivax*. Nesse prazo, uma fêmea terá que alimentar-se três a quatro vezes e, portanto, expor-se igual número de vezes ao risco de pousar sobre paredes onde o inseticida com ação residual foi aplicado (Quadro 18.3).

Lá, onde a concentração do inseticida for suficiente para causar a morte de 25% dos anofelinos que entram cada dia na casa tratada, a densidade e a longevidade dos insetos será suficientemente reduzida para interromper a transmissão da doença, em áreas com malária instável.

Nas áreas de malária estável e com *A. gambiae* como vetor, a taxa de letalidade do inseticida (em um dia) deve atingir 45%, pelo menos.

Na prática, recomendam-se concentrações letais que assegurem mortalidade de 65 e 85% dos insetos, segundo o tipo de malária, posto que o efeito do inseticida faz-se sentir principalmente através da diminuída longevidade do vetor.

O **DDT** ou dicloro-difenil-tricloretano (composto do grupo dos organoclorados) foi o inseticida mais usado, há algumas décadas, devido à sua eficácia, ao efeito residual duradouro e ao custo muito mais baixo que o dos demais inseticidas. Sendo praticamente não-volátil e insolúvel na água, sua ação é realmente prolongada. Os insetos são intoxicados apenas quando entram em contato direto com a droga, ocasião em que esta penetra através da cutícula.

Com o uso de DDT foi conseguida a eliminação da malária em numerosos países.

Porém, suas qualidades como inseticida e seu baixo preço levaram ao emprego abusivo na agricultura, tão intenso e irresponsável, em escala mundial, que produziu considerável poluição dos terrenos e das águas.

Por não ser rapidamente biodegradável, sua concentração através da cadeia alimentar (plâncton, peixes e aves) levou a preocupante destruição de aves aquáticas, no período de reprodução (nidação), quando estes animais perdem peso e a concentração do DDT alcança níveis tóxicos nos tecidos do organismo.

Essas circunstâncias levaram à proibição do uso de organoclorados, mesmo em saúde pública (que só aplicava essas drogas no interior das habitações e, portanto, praticamente sem risco), tornando o controle da malária muito mais caro ou difícil para os países que mais necessitam dele.

Três classes de inseticidas estão disponíveis, atualmente, para a ação antivetorial:

1. Compostos organofosforados (**malation**, fenitrotion, diclorvos etc.) agem inibindo a enzima colinesterase e interferem na transmissão do impulso nervoso, em insetos.

2. Os carbamatos, que também são inseticidas inibidores da colinesterase e se assemelham aos organofosforados. O mais freqüentemente utilizado é o **carbaril**.

3. Os **piretróides** constituem uma classe de inseticidas estruturalmente semelhantes às piretrinas naturais, mas produzidos sinteticamente como ésteres do ácido crisantêmico ou seus derivados.

Os resultantes da combinação com o álcool-3-fenoxibenzil são muito estáveis e de ação prolongada. Há muitos isômeros, com poder inseticida diferente. Atualmente, os mais utilizados no Brasil são: **deltametrina, permetrina, cipermetrina, lambdacialotrina** e **ciflutrina**.

De um modo geral, os riscos relacionados com o uso desses inseticidas envolvem principalmente os que manejam as drogas durante sua fabricação, preparação e aplicação, sendo desprezíveis para aqueles que vivem nas casas tratadas.

A melhor maneira de usar os inseticidas, para obter um efeito residual prolongado, consiste em aplicá-los em suspensão aquosa, sob a forma de pós molháveis.

QUADRO 18.3 Inseticidas de ação residual usados para aspersão no interior das habitações

Inseticida	Dosagem (g/m^2)	Efeito residual (meses)	Toxicidade oral (LD^{50}) (mg/kg)
Alfa-cipermetrina	0,02-0,03	4-6	79
Bendiocarb	0,1-0,4	2-6	55
Carbossulfan	1-2	2-3	250
Clorpirifus-metil	0,33-1,00	2-3	3.000
Ciflutrina	0,02-0,05	3-6	250
Cipermetrina	0,5	4 ou mais	250
DDT	1-2	6 ou mais	113
Deltametrina	0,01-0,025	2-6	135
Etofenprox	0,1-0,3	3-6	10.000
Fenitrotiona	2	3-6	503
Lambdacialotrina	0,02-0,03	3-6	56
Malation	2	2-3	2.100
Permetrina	0,5	2-3	500
Pirimifos-metil	1-2	2 ou mais	2.018
Propoxur	1-2	3-6	95

Apud: Najera, J.A. et al., 1998 (modificado de Chevasse & Yap, 1997).

Bons resultados são obtidos também com o uso de pasta, em vez do concentrado emulsionável.

Em geral, os produtos comerciais contêm 75% de substância ativa. Depois de misturados com água, são aplicados por meio de pulverizadores de compressão (Quadro 18.3).

Feita a cobertura de todas as casas das áreas malarígenas, deve-se repetir sua aplicação a intervalos regulares, iguais aos de permanência do efeito residual, durante o ano todo ou só nos períodos de transmissão da malária, se ela for descontínua.

Em geral, oito ciclos de rociamento, com intervalos semestrais, são programados para os quatro anos da fase de ataque, em campanhas de erradicação.

O efeito destruidor sobre as populações de anofelinos é tanto maior quanto mais acentuada for a domesticidade da espécie (endofilia) e o tempo que as fêmeas permanecerem repousando no interior das casas, pois apenas os mosquitos que penetram nas habitações e anexos pulverizados serão intoxicados.

Em alojamentos precários, muitas vezes sem paredes onde aplicar os inseticidas, têm-se usado com sucesso cortinas e mosquiteiros impregnados com piretróides, com igual finalidade.

Não é indispensável, porém, acabar com a espécie vetora para conseguir-se a erradicação da malária.

Em verdade os inseticidas operam dois fenômenos:

a) redução da **densidade de anofelinos**, em função de sua elevada mortalidade, principalmente de fêmeas, e conseqüente diminuição da oviposição. Este resultado nem sempre se consegue, pois as espécies pouco domésticas (ou seja, exófilas) são pouco atingidas sob esse aspecto;

b) causam também redução da **longevidade das fêmeas** que penetram nas habitações e picam os homens, isto é, das mais propensas a contrair a infecção e transmiti-la, se vivessem por um tempo suficientemente longo para que se completasse o ciclo esporogônico dos plasmódios.

Reduzida a um nível crítico a **vida média** destas últimas, cessa a transmissão, ainda que permaneça pouco alterada a densidade anofélica na região. A eliminação da doença ficará assegurada se as fontes de infecção — **indivíduos gametóforos** — esgotarem-se durante o período da campanha. O resultado será o **anofelismo sem malária**, como já se pode ver em muitas partes do mundo.

Outro efeito do inseticida manifesta-se quando exerce ação repelente sobre a espécie vetora, reduzindo sua densidade (ou tempo de permanência) dentro das casas e, portanto, a probabilidade do contato mosquito-homem.

RESISTÊNCIA AOS INSETICIDAS

Um grave obstáculo para a consecução desses objetivos foi o aparecimento, entre os anofelinos, de resistência (ou tolerância) a doses de inseticidas que seriam letais para a maioria dos membros de uma população normal da mesma espécie.

Em 1946, a mosca doméstica começou a mostrar-se ligeiramente tolerante ao DDT, na Itália. Esse caráter, transmitido hereditariamente às gerações seguintes, foi-se acentuando cada vez mais até torná-la resistente a doses centenas de vezes mais fortes.

O fenômeno repetiu-se em todo o mundo, com as moscas, e apareceu também em outros grupos de insetos de interesse médico, exceto nas glossinas.

Dois tipos de resistência foram descritos: a de comportamento e a fisiológica.

A **resistência de comportamento** resulta de uma mudança observada nos hábitos do inseto que o leva a expor-se menos à ação da droga. *Anopheles albitarsis*, no Panamá, pousa agora muito pouco ou não pousa nas superfícies com inseticida, reduzindo o risco de intoxicar-se, o que parece decorrer de uma reação de repelência frente à droga.

Em outros casos, como foi visto em Madagascar com *A. gambiae*, por exemplo, a espécie tornou-se exófila, raramente invadindo agora os domicílios, ainda que continuasse sensível às mesmas doses de inseticida.

A **resistência fisiológica** decorre da capacidade de a espécie suportar maiores concentrações do tóxico que anteriormente. Os mecanismos envolvidos nesse processo são vários e específicos para cada classe de inseticidas.

Até 1981, já haviam demonstrado capacidade de desenvolver resistência ao dieldrin 47 espécies de anofelinos; ao DDT 34 espécies e a ambos os produtos outras 30 espécies diferentes. Dentro de sua área de distribuição nas Américas, *A. albimanus* já apresentou resistência aos quatro principais grupos de inseticidas; *A. pseudopunctipennis* e *A. aquasalis*, ao dieldrin; *A. quadrimaculatus*, ao DDT e ao dieldrin.

Quanto ao *A. gambiae*, revelou tolerância ao dieldrin, em vários lugares da África, especialmente nos países ocidentais.

Os insetos não adquirem a tolerância no decurso de suas vidas. Essa característica é de natureza genética e já se encontra no *pool* genético de uma população, geralmente como um caráter recessivo, ou intermediário, e com freqüência muito baixa.

Os inseticidas até agora estudados não exercem efeito mutagênico e, portanto, não contribuem para que esse caráter apareça numa população sensível. Experiências de laboratório comprovam que se o inseticida for usado em doses subletais não haverá desenvolvimento de resistência na população de mosquitos.

Nas doses tóxicas para determinada espécie, seu efeito consiste em exercer uma pressão seletiva, destruindo os indivíduos mais sensíveis da população (genótipo SS) e poupando os mais resistentes. O resultado será a concentração de indivíduos com as características fenotípicas correspondentes aos genótipos resistentes (SR e RR), com aumento da freqüência dos homozigotos resistentes e, finalmente, seleção de uma população totalmente resistente e estável, onde só ocorrem indivíduos homozigotos RR.

Interrompida a pressão seletiva do inseticida poderá haver retorno a populações sensíveis, se ainda persistirem muitos indivíduos com caráter S, visto que este tende a predominar por trazer associadas, geralmente, outras vantagens para a seleção natural.

No entanto, formada uma população RR pura, chegou-se a um ponto de não-retorno, quanto ao estabelecimento da resistência.

Os estudos genéticos (cruzamentos de linhagens sensíveis com linhagens resistentes e segregação desses caracteres nos descendentes) mostram que a resistência é devida a um gene principal único, específico para cada um dos principais grupos de inseticidas.

Assim, a tolerância ou resistência costuma aparecer de forma independente e sem efeitos cruzados para: a) DDT e análogos

(DDD, metoxiclor etc.); b) HCH, dieldrin e outros derivados do ciclodieno, como aldrin, clordane, isodrin, endrin etc.; c) organofosforados, como o malation etc.; d) carbamatos (carbaril, propoxur etc.); e) piretróides.

No caso de *A. albimanus*, um só gene, quase-dominante, é responsável pela resistência aos organofosforados e carbamatos, no cromossomo 2; a resistência ao DDT e ao dieldrin são devidas a genes distintos situados no cromossomo 3.

A resistência ao DDT resulta da capacidade do inseto de metabolizar rapidamente essa molécula, transformando-a em DDE ou em produtos hidroxilados que não possuem propriedades tóxicas.

Quanto a outros inseticidas, a resistência pode resultar de:

1) atividade metabólica aumentada das oxidases de função mista, situadas no retículo endoplásmico liso e encarregadas de metabolizar materiais diversos, inclusive carbamatos, organofosfatos, organoclorados e piretróides;

2) atividade de outras enzimas (hidrolases, esterases e transferases dependentes de glutation) que conferem proteção contra os organofosforados, talvez através de um mecanismo de replicação e amplificação de *locus* genético onde essas enzimas estão codificadas, e, conseqüentemente, aumento de sua produção;

3) redução da sensibilidade do sistema nervoso do inseto ao DDT e piretróides, mediante modificação no funcionamento das sinapses neuromotoras, dependentes de um único fator genético (kdr) mas que pode expressar-se com alto nível de atividade (super-kdr). O gene é amplamente recessivo, conferindo apenas pequeno grau de proteção aos indivíduos heterozigotos.

Os homozigotos gozam de proteção que não pode ser suplantada pelas doses usuais dos piretróides;

4) reduzida sensibilidade da acetilcolinesterase aos inseticidas que são seus inibidores (organofosfatos e carbamatos), provavelmente devido a uma seleção de indivíduos com isoenzimas de menor sensibilidade aos tóxicos, em populações submetidas a ação prolongada daquelas drogas.

Convém ressaltar que a resistência é sempre um problema de populações de insetos submetidas à pressão seletiva das drogas, aparecendo portanto apenas nas áreas onde estas tenham sido aplicadas por períodos prolongados (geralmente para fins agrícolas).

Para superar tais problemas, ou para retardar o aparecimento da resistência, em zonas onde ela é ainda desconhecida, busca-se descobrir novos tipos de inseticidas, ou selecionar criteriosamente aqueles para os quais as espécies vetoras da malária, na região, permanecem ainda sensíveis.

Estão em curso ensaios com o emprego alternado de diferentes inseticidas, ou sua aplicação em mosaico (para que em áreas vizinhas possa produzir-se a diluição dos genes resistentes na população de insetos); uso combinado de inseticidas de grupos químicos distintos; uso de potenciadores dos inseticidas (substâncias que inibem as enzimas metabolizadoras desses tóxicos); e novas técnicas de emprego dos inseticidas conhecidos.

USO DE LARVICIDAS

A destruição das formas larvárias dos anofelinos tende a produzir uma redução da densidade populacional da espécie.

No passado, êxitos importantes foram conseguidos desse modo. Um exemplo foi a eliminação do *A. gambiae* do Nordeste do Brasil, onde, ao tratamento antilarvário, associou-se o tratamento mensal das casas com piretro e o dos pacientes com quinino.

As medidas a tomar visam **suprimir os criadouros** de mosquitos ou, na impossibilidade disso, **destruir as formas larvárias** na água.

Com o primeiro propósito, eliminam-se os focos de reprodução dos anofelinos mediante aterros, drenagem de pântanos e retificação do curso de rios; desobstrução, limpeza e taludagem das margens de rios e canais; substituição da irrigação com canais a céu aberto por sistemas que utilizam tubos fechados e aspersão.

Onde os vetores são espécies do subgênero *Kerteszia*, devem ser destruídas as bromélias, por meios mecânicos ou com herbicidas (sulfato de cobre, verde-paris, arseniato de cálcio, dinitrocresóis).

Para eliminar as larvas dos criadouros permanentes, empregam-se geralmente os óleos minerais (que, espalhando-se na superfície de coleções hídricas, impedem a respiração de larvas e pupas), o verde-paris (aceto-arsenito de cobre, com ação tóxica por via digestiva), ou os novos inseticidas orgânicos, como o malation, o fention e o abate.

Destes, o **abate**, sendo o produto menos tóxico para os mamíferos, é de emprego mais seguro. O controle das larvas é mais eficiente onde as coleções de água são de pequenas dimensões, como nas áreas urbanas ou em zonas áridas e semi-áridas.

Como método de controle biológico, recomenda-se o emprego de peixes larvófagos, em particular os do gênero *Gambusia*, ainda que sua eficiência seja muito limitada.

Hoje, a ação antilarvária só é empreendida quando as circunstâncias a recomendarem.

As razões para isto são que ela envolve técnicas muito especializadas, exigindo grande quantidade de pessoal diferenciado para o estudo dos criadouros, identificação das larvas de espécies vetoras e conhecimento de sua biologia. Seu custo é elevado, pois os gastos são proporcionais à área trabalhada, geralmente extensa; e seus resultados serão precários, se for conseguida apenas uma redução da densidade dos alados, quando estes são suficientemente domésticos e antropófilos para continuar a transmitir a malária nessas condições.

Exaustão das Fontes de Infecção

Condição básica para a eliminação da endemia, além do controle dos insetos vetores, é a extinção das fontes de onde a infecção possa recomeçar um dia: a **parasitemia** dos pacientes.

A cura parasitológica pode ocorrer espontaneamente, após a interrupção da transmissão por certo tempo, ou em seguida à terapêutica específica. Considerações de ordem prática, durante as campanhas antimaláricas, recomendam que se aguarde a exaustão natural da grande maioria das infecções assintomáticas, ao mesmo tempo que se assegure a proteção da população contra as reinfecções.

Quando se tenham esvaziado quase completamente as fontes de infecção, será mais fácil programar a suspensão medicamentosa dos casos restantes, pela identificação dos pacientes e realização do tratamento radical.

A maioria das infecções por *P. vivax* esgota-se em cerca de dois anos e meio; as devidas ao *P. falciparum*, muito antes desse prazo. Mas, como já referimos, *P. malariae* pode resistir 20 anos ou mais. Decorridos três ou quatro anos de suspensa a transmissão, pode-se dar início ao trabalho de eliminação dos reservatórios.

As drogas a empregar foram discutidas no Cap. 16. Os esquemas para o tratamento das formas benignas e moderadamente graves de malária por *P. falciparum* (bem como das infecções por *P. vivax* e *P. malariae*) encontram-se nos Quadros 16.1 e 16.2.

Em diferentes circunstâncias foram ensaiados métodos de controle que envolviam a quimioprofilaxia de massa, administrando-se a toda a coletividade medicamentos em doses profiláticas ou seguindo esquemas especiais. Tais métodos, que exigem uma disciplina e controle muito severos, são de valor discutível ou inúteis, se desacompanhados de outras medidas eficazes.

Por ocasião de epidemias e por tempo limitado, podem ser benéficos, como recurso auxiliar.

Critérios de Eliminação da Malária

Para comprovar a efetiva eliminação da malária em determinada região, é necessário que exista:

1. Prova de que um sistema de vigilância epidemiológica funcionou durante pelo menos três anos e que, durante dois anos, não foram necessárias medidas de controle contra os anofelinos.
2. Evidências de que não ocorreram casos autóctones de malária contraída durante esse período.
3. Evidência de que os casos registrados foram, comprovadamente: (a) importados; (b) recaídas de infecções preexistentes; (c) induzidos, por transfusão sangüínea ou inoculação parenteral; (d) diretamente secundários a um caso importado conhecido.

A segurança de que não ocorreram casos que escapassem ao controle dos serviços de vigilância depende da existência de facilidades para o estabelecimento do diagnóstico de malária em todos os casos suspeitos, ao alcance de toda a população.

Chama-se **busca passiva de casos** a essa triagem feita pelos exames de sangue em serviços de saúde, hospitais ou outras organizações médicas.

A **busca ativa de casos** é empreendida pelos serviços especializados antimaláricos e incide sobre uma amostra da população.

Em áreas onde ainda estejam em execução medidas antianofélicas, o critério de eliminação deve basear-se na busca ativa em 10% da população.

PROFILAXIA INDIVIDUAL

Quando se trate de pessoas, isoladamente ou em pequenos grupos, a proteção pode ser conseguida mediante diversas técnicas que, muitas vezes, não se distinguem das usadas para as coletividades. Outras vezes, elas entram no âmbito da iniciativa pessoal.

Para evitar ser picado pelos mosquitos, utilizam-se barreiras mecânicas, tais como habitações teladas, mosquiteiros para camas ou para redes, roupas que assegurem cobertura adequada etc. Empregam-se também mosquiteiros e cortinas impregnadas com piretróides.

Em vista da insuficiência desses métodos, alguns autores recomendam a quimioprofilaxia, que outros reprovam, por serem as doses geralmente insuficientes para curar e por contribuírem para aumentar a resistência dos plasmódios às drogas. Ver o Cap. 16, item *Terapêutica*.

SITUAÇÃO DA MALÁRIA NO MUNDO E NO BRASIL

Conforme mostramos no Quadro 18.1 e nos gráficos das Figs. 18.1 e 18.2, a prevalência da endemia, depois dos programas de erradicação, apresentou variações consideráveis e diferentes de país a país.

Não dispomos de dados seguros sobre a África, nem sobre a China, antes de 1977. Mas o gráfico mostra o impacto do ressurgimento maciço da transmissão na Índia provocando elevada onda epidêmica, com pico em 1976. As operações de controle fizeram baixar rapidamente o número de casos notificados, até 1979, e mais lentamente depois.

Na China não houve programa de erradicação. Mas a boa organização da rede sanitária nacional (para os cuidados primários de saúde), que era considerada uma premissa para isso, permitiu obter, com o controle, os mesmos resultados conseguidos em outros países com as medidas de erradicação.

Nos demais países do mundo, a tendência foi para a estagnação, com um agravamento nos últimos anos, onde a América do Sul tem alta participação (Fig. 18.2).

Em verdade, a análise epidemiológica dos países, tomados isoladamente, revela que muitos deles tiveram ressurgências, seguidas da mobilização de esforços para o controle, numa alternância de situações que, para os países mais desenvolvidos, trouxeram melhora progressiva, mas para outros sempre chegam tarde, quando o surto epidêmico já havia produzido seus efeitos maléficos e entrado em declínio.

Problemas novos têm surgido em áreas de exploração agrícola ou mineira desordenada, como na Bacia Amazônica; em novas zonas de colonização, como nas ilhas externas da Indonésia ou em outros países do Sudeste Asiático. Também em novos projetos agrícolas, que atraem mão-de-obra numerosa e desorganizada, ao mesmo tempo que multiplicam os criadouros de anofelinos. Assim como o crescimento de populações periurbanas, economicamente carentes, com altas taxas de natalidade e frouxa organização social, não raro engajadas em atividades ilegais, onde a malária se expande para além da capacidade de resposta dos serviços de saúde existentes.

São essas áreas que constituem os mais difíceis problemas para o controle, favorecendo a seleção de *P. falciparum* resistente (devido à automedicação e ao uso dos antimaláricos como quimioprofiláticos) e sua dispersão, em vista das migrações e da mobilidade freqüente desse pessoal.

Segundo a OMS (1989), os habitantes do planeta distribuem-se, em relação ao problema da malária, da seguinte forma:

- 27,4% vivem em áreas onde nunca houve malária ou onde ela desapareceu sem intervenções antimaláricas;

- 28,0% vivem onde a malária foi eliminada e não retornou;
- 34,9% habitam zonas em que a malária chegou a ser reduzida ou eliminada mas a transmissão voltou a estar presente ou se agravou;
- 8,6% encontram-se em áreas malarígenas que nunca tiveram programas de controle ou erradicação (África Equatorial, notadamente), permanecendo em situação estacionária;
- 1,1% está em lugares onde surgiram novos problemas, de ordem ecológica ou social, como nas explorações agrícolas e mineiras em zonas florestais; nas áreas politicamente conturbadas ou socialmente instáveis etc.

As manifestações da malária também variam segundo as áreas geográficas (ver a Fig. 17.1).

Nas regiões tropicais e subtropicais da América do Sul, expostas a níveis de transmissão moderada ou baixa, *P. vivax* e *P. falciparum* são os agentes habituais.

A transmissão é focal, podendo ser intensa, predominando a forma de malária não-complicada. As formas assintomáticas não são raras e as de malária complicada grave, cerebral (com perda de consciência ou convulsões) ou renal, ocorrem em algumas áreas, atingindo sobretudo adultos.

A resistência à cloroquina e outras drogas é comum.

Transmissão de grande intensidade, envolvendo *P. falciparum* e *P. vivax*, ocorre em quase toda África tropical, com exceção dos desertos, de lugares muito elevados e algumas zonas urbanas.

A infecção é encontrada em quase todos os membros da população, mas são geralmente os grupos de baixa idade que manifestam a doença (entre os 6 meses e os 5 anos, com 2% de complicações cerebrais). Poucos casos de malária grave ocorrem entre crianças de 5 a 10 anos e raras vezes são registrados em adultos, quase sempre gestantes. Na Nigéria, 96% dos casos são devidos a *P. falciparum* e os demais a *P. malariae*, o mesmo ocorrendo provavelmente em toda África Ocidental e Central. A resistência de *P. falciparum* à cloroquina espalhou-se rapidamente pelo continente, nos últimos 20 anos.

No sul da Ásia, *P. falciparum* e *P. vivax* são responsáveis por focos de transmissão estáveis, em geral com baixa taxa de incidência, que envolve tanto crianças como adultos, sendo raras as formas graves e complicadas, concentradas em determinadas regiões da Índia (Estado de Orissa) e de Sri Lanka.

Entretanto, no passado, ocorreram por lá mortíferos surtos de malária. A cloroquina continua a ser a droga de escolha para o tratamento, na região.

No Brasil, a tendência foi francamente ascendente entre 1979 e 1989, quando atingiu um total de 577.520 casos notificados (391,79 casos por 100.000 hab.); nos anos subseqüentes houve estabilização, com mais de 500 mil casos, seguidos de queda acentuada no período 1996-97. Os casos foram cerca de 405 mil (ou 253,73 por 100.000 hab.), em 1997.

Em 1998, foram notificados 471.892 casos de malária (21,8% devidos ao *P. falciparum*) e, em 1999, os casos notificados subiram para 632.913 (18,6% causados pelo *P. falciparum*). Do total de casos, 99,7% foram registrados na Amazônia (Quadro 18.2).

Nessa região, a maior parte dos casos de malária é devida ao *P. vivax*. No entanto, apesar da ocorrência de uma redução geral de casos na área, é preocupante o incremento do percentual de casos de malária por *P. falciparum*, o que favorece a ocorrência de formas graves e óbitos. No período de 1999 a 2005, observa-se aumento de 19,2% para 25,7% na proporção de malária por *P. falciparum*, representando um incremento de 33,9%.

Segundo o Programa Nacional de Controle de Malária (PNCM), em 2005 foram notificados 600.952 casos, dos quais mais de 99% ocorrendo na Amazônia Legal: 20,4% no Estado do Amazonas, 19,7% no Pará, 9,5% em Rondônia e 9,5% no Acre.

Mas, mesmo na Amazônia, a distribuição dos casos é bastante heterogênea, com áreas de risco muito diferentes de um lugar para outro (ver Pranchas e Fig. 18.4). Um dos problemas sérios é a persistência da malária urbana em Manaus, Porto Velho e Cruzeiro do Sul.

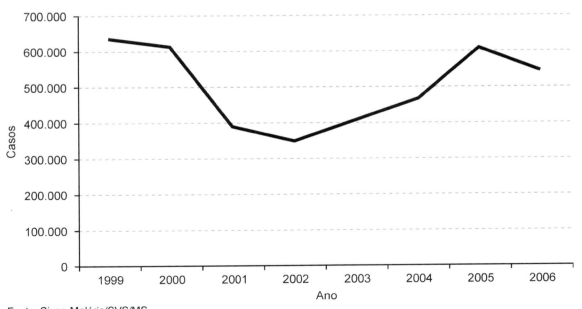

Fonte: Sivep-Malária/SVS/MS.

Fig. 18.4 Incidência parasitária anual da malária (IPA) notificada pelos Estados da Amazônia Legal, de 1999 a 2006. (Fonte: Sismal, Sivep-Malária/SVS/Ministério da Saúde).

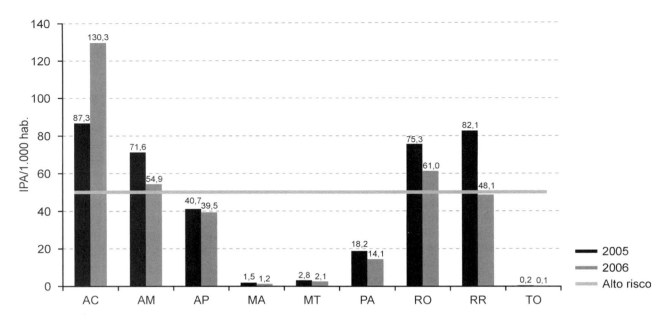

Fonte: Sivep-Malária/SVS/MS.

Fig. 18.5 Incidência parasitária anual (IPA) da malária, por Unidade da Federação. Amazônia Legal, 2005 e 2006.

O coeficiente de mortalidade por malária que vinha aumentando no país até 1988, quando chegou a 0,76 por 100.000 habitantes, passou a baixar a partir do ano seguinte, chegando a 0,14 em 1996, e continua diminuindo (Fig. 18.5).

No Estado do Rio de Janeiro, onde a malária havia sido erradicada desde o fim dos anos 60, alguns casos autóctones foram descobertos, em inquérito sorológico na região da Mata Atlântica (município de Nova Friburgo), a partir de 1993.

Aí ocorrem casos esporádicos de infecção pelo *P. vivax* transmitida pelo *Anopheles cruzii*, que se cria na água das bromélias.

As fontes de infecção devem encontrar-se em pacientes procedentes de áreas endêmicas ou em casos assintomáticos.

*

A nova estratégia de controle adotada pela FNS/MS, a partir de 1992, é baseada em:

a) diagnóstico imediato e tratamento oportuno dos casos;

b) planejamento e aplicação de medidas antivetoriais seletivas;

c) detecção pronta de epidemias;

d) reavaliação regular da situação da malária no país, incluindo os fatores ecológicos, sociais e econômicos que determinam a doença; e

e) esclarecimento e mobilização populacional.

Os objetivos são ajustados às condições diversas de cada área, para evitar a mortalidade e reduzir a morbidade, bem como as perdas sociais e econômicas devidas à malária.

"Replanejar o controle da malária não é simplesmente um problema técnico: a organização antimalárica existente pode servir de base para criar serviços epidemiológicos gerais, mas é necessário assegurar que a infra-estrutura sanitária mantenha um núcleo de competência epidemiológica para planejar intervenções de controle apropriadas, para treinar e reorientar os serviços médicos e sanitários, aumentando-lhes o rendimento, e para direcionar a educação sanitária da população" (Najera, 1989).

19

Balantidium coli e Balantidíase

INTRODUÇÃO
O PARASITO
RELAÇÕES PARASITO-HOSPEDEIRO
   Infectividade e resistência
   Patologia
   Sintomatologia
   Diagnóstico
   Tratamento
EPIDEMIOLOGIA E PROFILAXIA

INTRODUÇÃO

A balantidíase é uma infecção do intestino grosso que, em suas formas mais típicas, produz diarréia ou disenteria, muito semelhante clinicamente à amebíase.

Seu agente etiológico é um protozoário ciliado — *Balantidium coli* — pertencente à ordem Trichostomatida, da subclasse Holotrichia; ou, segundo a classificação filogenética (de 2005), à subdivisão Trichostomatia da divisão Ciliophora.

Ainda que apresente distribuição geográfica cosmopolita, os casos humanos são observados raramente e se relacionam em geral com a presença de porcos infectados.

O PARASITO

Por suas dimensões, o *Balantidium coli* é o maior dos protozoários parasitos do homem, pois mede geralmente 30 a 90 µm de comprimento (podendo chegar a 150 µm), por 20 a 60 µm de largura.

Sua forma é aproximadamente ovóide e a extremidade mais delgada anterior. Aqui, encontra-se uma depressão em forma de funil, o perístoma, que conduz ao citóstoma. Toda a superfície da membrana celular, inclusive o perístoma, apresenta cílios dispostos em fileiras helicoidais, cujo batimento coordenado assegura ao protozoário movimentação rápida e direcional, além de produzir correntes líquidas no meio, que dirigem as partículas alimentícias em direção ao citóstoma (Fig. 19.1).

Como nos demais ciliados, a membrana apresenta arquitetura complexa, devido à infraciliatura e às depressões e cristas que se elevam entre as fileiras de cílios.

Balantidium coli vive no intestino grosso, especialmente na região cecal e no sigmóide, onde se alimenta de bactérias, de fungos, de outros protozoários, grãos de amido, hemácias, células e detritos orgânicos.

Os materiais ingeridos através do **citóstoma** ficam incluídos em fagossomos onde se processa a digestão. Os resíduos não assimilados são expulsos para o exterior através de um poro permanente localizado na extremidade posterior, o **citopígio**.

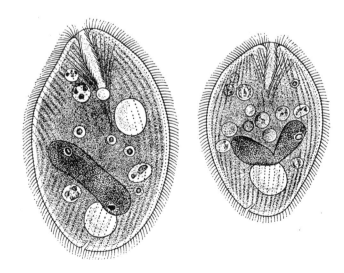

Fig. 19.1 *Balantidium coli* é o maior dos protozoários que parasitam o homem. É diagnosticado raramente em casos de disenteria, sendo encontrado freqüentemente no intestino do porco. (Segundo Wenyon, 1926.)

No citoplasma encontram-se dois **vacúolos pulsáteis**, um na região anterior e outro na posterior.

Em preparações coradas pela hematoxilina, destaca-se pelo volume e coloração intensa o **macronúcleo**, ou núcleo vegetativo, grande e riniforme. Um segundo núcleo, o **micronúcleo**, fica situado na região deprimida do macronúcleo. Ele é pequeno, compacto e desempenha seu papel mais importante durante a reprodução do parasito.

A multiplicação processa-se, em geral, por divisão binária transversal, sendo precedida pela divisão do macro- e do micronúcleo. Em cultura, pôde-se observar a reprodução sexuada, por conjugação, de que participa apenas o micronúcleo.

O hábitat do ciliado, na fase intestinal, consiste em um meio fortemente redutor (ver o Cap. 5), onde deve viver em anaerobiose. Mas, em meios de cultura, com bactérias controladas por antibióticos, ele consome oxigênio, podendo a respiração ser inibida por cianeto.

Reservas de polissacarídios já foram assinaladas em *B. coli*, assim como inclusões lipídicas.

A cultura é feita em meios usuais para protozoários intestinais (para amebas, p. ex.). Nos meios acelulares não se formam cistos.

Em condições naturais os parasitos, que se multiplicam na luz do intestino, produzem cistos ovóides ou esféricos, revestidos de espessa membrana e com 50 a 60 μm de diâmetro. Eles aparecem em grande número nas fezes formadas. Tais formas, resistentes às condições do meio externo, parecem constituir os elementos infectantes para novos hospedeiros. Entretanto, já se demonstrou que os trofozoítas podem desempenhar o mesmo papel, em vista de atravessarem o estômago da cobaia sem serem destruídos.

RELAÇÕES PARASITO-HOSPEDEIRO

Infectividade e Resistência

Espécies de ciliados do gênero *Balantidium* são encontradas em numerosos hospedeiros vertebrados, e a que parasita o porco é indistinguível morfologicamente da encontrada no homem.

Entretanto as tentativas de contaminação experimental de voluntários sempre deram resultados negativos, quer quando a fonte de infecção fosse o porco, quer quando o próprio homem. Isto pode indicar um alto grau de resistência natural, ou grande dificuldade de adaptação do parasito às condições peculiares do organismo humano, o que, por outro lado, se coaduna com a raridade dos casos de balantidíase registrados na literatura médica.

Patologia

Estabelecida a infecção, o *Balantidium coli* pode permanecer um simples habitante da cavidade intestinal, sem produzir qualquer quadro mórbido, ou então desenvolver sua capacidade invasora dos tecidos e tornar-se patogênico.

A produção de hialuronidase pelo ciliado já foi demonstrada. A isto soma-se uma grande capacidade motora, resultado dos batimentos ciliares que o fazem girar sobre seu eixo, quando se aplica contra um obstáculo.

Penetrando na mucosa ou abrindo passagem até a submucosa ou as camadas musculares, o parasito determina lesões de tipo necrótico semelhantes às que descreveremos no Cap. 12, produzidas pela *Entamoeba histolytica*.

A gravidade das lesões varia consideravelmente, indo desde a simples hiperemia da mucosa com inflamação catarral até a ulceração franca, com gradação contínua, passando pelas pequenas úlceras superficiais, circundadas de mucosa normal ou hiperemia, e chegando às úlceras extensas, com bordas subminadas, coalescentes, que ganham todo o intestino grosso e chegam mesmo a degenerar em gangrena.

No porco, elas são superficiais, enquanto no rato e no homem ganham profundidade.

Histologicamente, as lesões consistem em abscessos (com ninhos de parasitos), localizados na mucosa ou na submucosa, que depois se abrem para a luz formando úlceras.

Também podem ser encontradas zonas hemorrágicas. Localizações extra-intestinais (pulmões, peritônio e trato urogenital) são raríssimas, podendo ocorrer em imunodeprimidos.

Sintomatologia

O quadro clínico na balantidíase pode ser:
- assintomático;
- disentérico; ou
- de tipo crônico, com surtos de diarréia.

A severidade da forma disentérica vai desde as formas brandas até as fulminantes. Na Geórgia (ex-URSS), cerca de metade dos casos eram assintomáticos.

Em geral o paciente queixa-se de diarréia, meteorismo e dores abdominais, acompanhadas de fraqueza e indisposição geral, podendo apresentar anorexia, náuseas e vômitos, cefaléia e febre.

As fezes são líquidas, e o número de evacuações pode elevar-se a meia ou uma dúzia de vezes por dia, com tenesmo ou sem. O quadro é indistinguível daquele produzido pela amebíase. Nas formas mais graves, além de evacuações mucossanguinolentas, pode haver hemorragias intestinais, desidratação, febre e um desfecho fatal ao fim de alguns dias.

Nos casos crônicos, que se podem alongar por muitos anos, a diarréia é intermitente, alternando-se com períodos normais ou de constipação intestinal. Pode haver emagrecimento, anemia, eosinofilia e uma síndrome de colite crônica.

Diagnóstico

A etiologia só pode ser estabelecida pelo exame das fezes e demonstração da presença, aí, de formas trofozoítas ou císticas do *Balantidium coli*. No intestino do homem a produção de cistos é, em geral, muito pequena.

Os cistos predominam em fezes sólidas ou semi-sólidas, quando se recomenda o uso de técnicas de concentração, como na amebíase. Os trofozoítas podem ser diagnosticados em exames a fresco.

Convém ter presente a possibilidade de uma contaminação da amostra fecal, após sua emissão, com ciliados de vida livre, pois estes são muito abundantes no solo e nas águas naturais.

A cultura, como método de diagnóstico, tem dado resultados inconstantes.

Tratamento

Os casos assintomáticos evoluem espontaneamente para a cura; mas, nas formas graves, a morte do paciente pode resultar de hemorragia, perfuração intestinal ou desidratação.

Os antibióticos, principalmente as **tetraciclinas** (40 a 50 mg/kg de peso/dia, durante 10 dias), são recomendados como os mais eficientes agentes terapêuticos. O **nimorazol** é prescrito na mesma posologia recomendada para a amebíase (ver o Cap. 12). O **metronidazol** (Flagyl®) e a **paromomicina** (Humatin®) são também eficazes.

EPIDEMIOLOGIA E PROFILAXIA

O porco tem sido considerado a principal fonte de infecção para o homem, pois está freqüentemente parasitado em proporções que oscilam entre metade e quase 100% dos animais. As duas espécies descritas no porco, *B. coli* e *B. suis*, parecem ser sinônimas. O parasito foi encontrado também em primatas e mais raramente no cão, no rato e na cobaia. Ele já foi isolado de 27 espécies de vertebrados.

Não se conseguiu até agora infectar o homem com parasitos de suínos. Porém, com material de origem humana produziu-se a infecção em porcos, macacos, gatos, ratos e cobaias. Por outro lado, o *Balantidium* do porco infectou macacos, cobaias e coelhos, e o de macacos foi transmissível ao porco. Tanto os macacos do Velho como do Novo Mundo são suscetíveis à balantidíase, inclusive gorilas e orangotangos.

As relações entre as linhagens do homem, do porco e de outros animais não estão suficientemente esclarecidas. Nos planaltos de Irian ocidental (Indonésia) as taxas de parasitismo humano guardam paralelismo com a quantidade de suínos.

As dúvidas sobre a importância do porco como reservatório da balantidíase decorrem não só da desproporção geralmente observada entre a incidência suína e a humana, como da raridade da balantidíase em países onde é grande o contato com esses animais (como na China, p. ex.) e sua freqüência entre os muçulmanos (no Irã, p. ex.), onde não se observa esse contato.

Entre os trabalhadores que lidam com porcos, a ocorrência de balantidíase é igualmente rara.

Em alguns surtos da doença parece que as relações inter-humanas foram importantes para a transmissão (manipulação de alimentos e contato direto).

Até 1960, haviam sido publicados ao redor de 770 casos em todo o mundo, 60 dos quais em crianças. Atualmente esse número não vai além de alguns milhares.

Em todos os inquéritos coprológicos realizados em populações normais (entre 1988 e 1996), a taxa de parasitismo foi sempre muito baixa (1,8% em crianças da Bolívia; 0,05% nas do México ou valores intermediários na Venezuela e Argentina). Taxas altas foram registradas em hospitais psiquiátricos e em raros surtos epidêmicos de gastrenterite.

Em vista dos escassos conhecimentos epidemiológicos, as recomendações para a profilaxia limitam-se àquelas usadas contra a amebíase (ver o Cap. 12) e outras parasitoses de disseminação fecal. O porco deve ser tratado como possível fonte de infecção, até que novos dados esclareçam o assunto.

20

Flagelados Parasitos do Sangue e dos Tecidos: Trypanosomatidae

INTRODUÇÃO
MORFOLOGIA E SISTEMÁTICA
    Formas evolutivas dos parasitos
    Sistemática
        Gênero Trypanosoma
        Gênero Leishmania
        Gênero Leptomonas
        Gênero Phytomonas
        Gênero Crithidia
        Gênero Blastocrithidia
        Gênero Herpetomonas
        Gênero Endotrypanum

    Organização e ultra-estrutura
FISIOLOGIA
    Reprodução dos parasitos
    Ciclo evolutivo
        Evolução anterior e posterior
        Formas do parasito durante o ciclo
    Nutrição e metabolismo
        Cultura in vitro
        Metabolismo
    Crescimento e diferenciação
        Crescimento em meios de cultura
        Diferenciação

INTRODUÇÃO

Entre os protozoários flagelados, desprovidos de clorofila, destaca-se um grupo que apresenta uma organela bastante singular — o **cinetoplasto** —, pois esta estrutura contém abundante DNA e é capaz de auto-replicação. O grupo constitui a divisão **Kinetoplastea** (ordem Kinetoplastida), onde a família **Trypanosomatidae** (ver o Cap. 9) reúne grande número de espécies com caracteres muito homogêneos, todas parasitas, e dotadas de um único flagelo. Variam amplamente de tamanho, entre extremos de 2 e 130 μm.

Os membros dessa família parasitam os mais diversos organismos, numa gama extremamente ampla que abarca protistas, animais e vegetais, atacando desde protozoários, rotíferos, nematóides, anelídeos, moluscos e artrópodes, até vertebrados de quase todas as classes (peixes, anfíbios, répteis, aves e mamíferos), inclusive o homem.

A grande maioria das espécies, em verdade, tem por hábitat permanente ou temporário o tubo digestivo de insetos. As monoxenas são quase todas parasitas de invertebrados; as heteroxenas evoluem alternadamente em invertebrados e vertebrados, ou naqueles e em plantas.

Esses flagelados têm merecido particular atenção dos pesquisadores porque assumem grande importância médica e econômica: eles são os agentes causais das leishmaníases humanas (espúndia ou úlcera de Bauru, uta, úlcera dos "chicleros", botão do Oriente e calazar), das tripanossomíases humanas (doença de Chagas e doença do sono) e de diversas tripanossomíases do gado e outros animais domésticos (nagana, surra, durina, mal-de-cadeiras etc.), além de algumas espécies daninhas para os vegetais, como a da necrose do floema do café, a da atrofia da mandioca e de doenças das palmáceas.

MORFOLOGIA E SISTEMÁTICA

Formas Evolutivas dos Parasitos

Os membros da família **Trypanosomatidae** não apresentam sempre o mesmo aspecto. Suas dimensões, morfologia e organização modificam-se de acordo com a fase evolutiva em que se encontrem, com o hospedeiro que estejam a parasitar (vertebrado ou invertebrado) ou com outras circunstâncias do meio. Morfologicamente, distinguem-se os seguintes tipos ou formas que, em maior ou menor número, caracterizam os diferentes estádios evolutivos dos vários gêneros e espécies (Fig. 20.1):

Amastigota. Organismo de pequenas dimensões e contorno aproximadamente circular, ovóide ou fusiforme (Fig. 20.1, *A*). O corpo é achatado, com pouco citoplasma e núcleo relativamente grande, redondo e excêntrico. O cinetoplasto é bem visível, porém o flagelo, reduzido ao segmento intracelular, em geral não é reconhecível nas preparações coradas e examinadas à microscopia óptica. Por não haver a parte externa do flagelo, o amastigota é praticamente imóvel.

Promastigota. É a forma com citossomo (corpo celular) longo e achatado, ora mais largo, ora mais delgado; por vezes, lanceolado (Fig. 20.1, *B*) ou espiralado (nas fitomonas). Núcleo situado na porção média, enquanto o cinetoplasto fica próximo à extremidade anterior, por onde sai o flagelo. Este nasce de um blefaroplasto (ou corpúsculo basal) que se encontra junto à face anterior do cinetoplasto e atravessa estreito canal denominado **bolso flagelar** ou reservatório, que se abre para o exterior por uma abertura geralmente estreita, no pólo anterior do corpo celular.

Epimastigota. Distingue-se de promastigota porque o cinetoplasto está situado nas proximidades do núcleo e porque o bolso flagelar, sempre estreito, abre-se lateralmente (Fig. 20.1, *D*). O flagelo emerge, portanto, longe da extremidade anterior, mas mantém-se colado à membrana do citossomo por uma prega da bainha flagelar denominada **membrana ondulante**, em vista de acompanhar os movimentos flagelares.

Só depois de ultrapassar o pólo anterior da célula é que o flagelo se torna livre.

Tripomastigota. Esta forma tem o citossomo longo e achatado, como em promastigota, porém apresenta o cinetoplasto e o bolso flagelar deslocados para a região entre o núcleo e a extremidade posterior, não raro muito próximos desta (Fig. 20.1, *E*). O flagelo percorre externamente toda a extensão do corpo celular aderido por sua longa membrana ondulante.

Dentro de cada forma ou estádio evolutivo, observa-se em algumas espécies certo grau de polimorfismo, caracterizado pela presença ou ausência da porção livre do flagelo, pela posição do cinetoplasto, pelas dimensões do parasito, pela presença de formas finas e grossas etc.

Opistomastigota. Nos flagelados do gênero *Herpetomonas*, observa-se uma forma sem membrana ondulante, pois o flagelo, ainda que se originando atrás do núcleo, dirige-se para o extremo anterior através da massa citoplásmica. O bolso flagelar é consideravelmente longo e se abre na extremidade anterior da célula (Fig. 20.1, *F*).

Esferomastigota. Distingue-se da forma amastigota por apresentar um flagelo mais longo, que se exterioriza e permite movimentar o corpo arredondado do parasito. Constitui, em verdade, uma forma de transição na transformação de amastigotas para as demais formas flageladas do protozoário.

Coanomastigota. Nos flagelados do gênero *Crithidia*, encontramos formas pequenas, com o corpo curto, truncado na extremidade flagelar e com ligeira constrição no terço anterior (Fig. 20.1, *C*). O bolso flagelar é mais amplo e afunilado, concorrendo para dar um aspecto de taça à região de onde parte o flagelo. O cinetoplasto é grande, lateralizado e relativamente posterior, situando-se em geral junto ao núcleo.

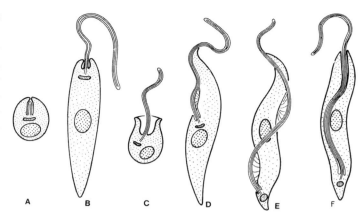

Fig. 20.1 Principais formas sob as quais podem apresentar-se os flagelados da família Trypanosomatidae. *A*. Amastigota. *B*. Promastigota. *C*. Coanomastigota. *D*. Epimastigota. *E*. Tripomastigota. *F*. Opistomastigota.

Sistemática

A nomenclatura e a classificação dos **Trypanosomatidae** padecem de incertezas e podem vir a sofrer modificações no futuro.

A sistemática tem sido baseada fundamentalmente na morfologia, mas outros critérios, como o ciclo evolutivo, os hospedeiros etc., também foram utilizados e, em alguns casos, as distinções basearam-se exclusivamente na epidemiologia e patologia das parasitoses que produzem.

Trabalhos experimentais sobre a biologia, a bioquímica e a imunologia, feitos muitas vezes a partir de clones desses parasitos, prometem esclarecer muitas das questões até aqui não resolvidas.

A maioria das espécies gravita em torno de dois grandes gêneros: *Leptomonas* e *Trypanosoma*, ainda que as mais estudadas, por sua importância médica, pertençam a *Trypanosoma* e *Leishmania*.

A caracterização dos principais gêneros pode ser resumida da seguinte forma:

GÊNERO *TRYPANOSOMA*

Compreende espécies de parasitos de vertebrados que se apresentam, nesses hospedeiros, sob a forma tripomastigota. São quase todas heteroxenas. As que vivem em vertebrados terrestres têm como vetores insetos hematófagos, e as de vertebrados aquáticos são transmitidas por hirudíneos (sanguessugas) e realizam parte de seu ciclo evolutivo no tubo digestivo desses invertebrados.

Alguns *Trypanosoma* podem exibir quase todas as formas evolutivas anteriormente descritas. Assim, o *T. cruzi* é observado no sangue dos vertebrados como tripomastigota e nos tecidos como amastigota; no tubo digestivo dos insetos triatomíneos (e na glândula anal do gambá) encontram-se as formas amastigota, esferomastigota, epimastigota e tripomastigota. Outras espécies possuem apenas formas epi- e tripomastigota, como sucede no grupo *T. brucei* dos tripanossomos africanos. No entanto, *T. brucei equiperdum* adota somente a forma característica de tripomastigota.

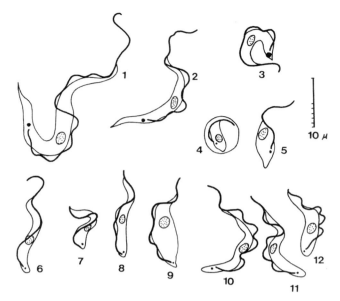

Fig. 20.2 Espécies representativas de vários grupos de tripanossomídios (segundo Hoare, 1964). *1. Trypanosoma theileri. 2. T. lewisi. 3. T. cruzi. 4 e 5. T. (Endotrypanum) schaudini. 6. T. vivax. 7 e 8. T. congolense. 9. T. suis. 10 a 12. T. brucei gambiense.*

Não se dispõe ainda de uma classificação das numerosas espécies que compõem o gênero *Trypanosoma*. Para agrupá-las, costuma-se fazer referência a *Trypanosoma* de peixes, de répteis, de batráquios, de aves ou de mamíferos (Fig. 20.2).

Para estes últimos, entretanto, foram criados subgêneros, como se indica no Quadro 20.1.

GÊNERO *LEISHMANIA*

Compreende espécies heteroxenas de vertebrados e invertebrados, com duas fases apenas: amastigota e promastigota. A primeira, no hospedeiro vertebrado, é parasito intracelular.

As leishmânias de lacertídeos, de que se conhecem várias espécies, evoluem na região posterior do tubo digestivo dos flebotomíneos. As leishmânias de outros vertebrados evoluem na região anterior (isto é, nos intestinos anterior e médio dos insetos). Estes transmitem a infecção inoculando os parasitos pela picada, não havendo pois formas de resistência no meio exterior (cistos).

O reconhecimento de algumas espécies deste gênero é feito praticamente sem o apoio de dados morfológicos, baseando-se em considerações como a localização do parasito nos tecidos do hospedeiro vertebrado, a patogenicidade e o tipo de lesões que produz. Caracteres epidemiológicos, clínicos, imunológicos e genéticos são utilizados para a separação de espécies, subespécies ou raças fisiológicas que atacam o homem.

Por isso, as leishmânias são agrupadas em "complexos" assim:

Complexo "Leishmania braziliensis", compreendendo as espécies: *L. braziliensis, L. guyanensis* e *L. panamensis.*

Complexo "Leishmania mexicana", abrangendo as espécies *L. mexicana, L. pifanoi, L. amazonensis, L. venezuelensis* e *L. garnhame.*

Complexo "Leishmania donovani", com *L. donovani* e *L. infantum* (= *L. chagasi*).

As isoenzimas e outras técnicas genéticas têm sido utilizadas com o mesmo propósito.

GÊNERO *LEPTOMONAS*

Constituem parasitos monoxenos de invertebrados (insetos, nematóides, moluscos e rotíferos) e possivelmente de alguns vertebrados. São encontrados quando se examinam várias espécies de hemípteros, assim como em larvas e adultos de pulgas, em dípteros e outros insetos. Apresentam, como *Leishmania*, duas formas evolutivas: amastigota e promastigota.

GÊNERO *PHYTOMONAS*

Tem características morfológicas próximas das do gênero anterior, com promastigotas que apresentam uma torção do corpo ao longo do eixo longitudinal. As espécies vivem no látex de várias famílias de plantas e nos vasos liberianos de alguns vegetais ou de seus frutos. Exemplo: *Phytomonas leptovasorum*, do floema do café. Em alguns casos demonstrou-se a transmissão por insetos.

GÊNERO *CRITHIDIA*

As espécies parasitam insetos, tendo tamanho pequeno e forma coanomastigota.

GÊNERO *BLASTOCRITHIDIA*

Parasitos de insetos que possuem as formas epimastigotas e, eventualmente, cistos.

GÊNERO *HERPETOMONAS*

Como nos casos mencionados, este gênero de parasitos de insetos produz formas promastigotas. Distingue-se, porém, por ter uma fase opistomastigota.

GÊNERO *ENDOTRYPANUM*

Ainda mal definido, este gênero de flagelados conta com estádios amastigota e promastigota, no hospedeiro intermediário (flebotomíneo), e com forma epimastigota no hospedeiro vertebrado (Fig. 20.2, *4* e *5*).

QUADRO 20.1 Quadro sistemático dos tripanossomos de mamíferos. Subgêneros de *Trypanosoma* e espécies-tipo

Categoria sistemática	Espécie-tipo
Família Trypanosomatidae	
Gênero *Trypanosoma*	
A. Seção Stercoraria	
1. Subgênero *Megatrypanum*	*T. (Megatrypanum) theileri*
2. Subgênero *Herpetosoma*	*T. (Herpetosoma) lewisi*
3. Subgênero *Schizotrypanum*	*T. (Schizotrypanum) cruzi*
B. Seção Salivaria	
4. Subgênero *Duttonella*	*T. (Duttonella) vivax*
5. Subgênero *Nannomonas*	*T. (Nannomonas) congolense*
6. Subgênero *Trypanozoon*	*T. (Trypanozoon) brucei*
7. Subgênero *Pycnomonas*	*T. (Pycnomonas) suis*

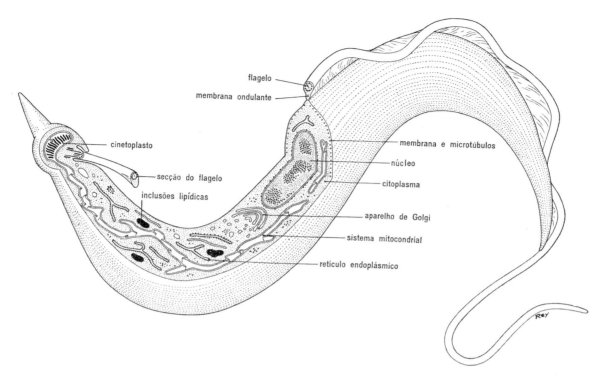

Fig. 20.3 Representação esquemática de um tripanossomo, supondo que a metade superior de sua região posterior tivesse sido removida para mostrar as estruturas de suas várias organelas.

Organização e Ultra-estrutura

As principais estruturas observadas em um tripanossomo são:

1. A **membrana celular**, que é do tipo unitário, porém sustentada em sua face interna por numerosos **microtúbulos**, colocados paralelamente uns aos outros, de modo bastante regular, e estendendo-se com disposição levemente helicoidal de um extremo a outro do corpo do protozoário (Figs. 20.4 e 20.6). Entre os microtúbulos há pequenas pontes de material (fibrilas com 6 nm de diâmetro) que mantêm estável a disposição em paliçada e a forma externa da célula, unindo não só os microtúbulos entre si, como estes com a membrana celular e com partes do retículo endoplásmico.

A densidade de partículas (proteínas) observada na superfície da membrana, pelo método de congelamento e fratura, varia com as espécies e com a fase evolutiva dos parasitos. Nos amastigotas de *T. cruzi*, seu número é de aproximadamente 300 por μm^2, na face interna, e 540 na face externa, valores esses intermediários entre os observados em epimastigotas e tripomastigotas.

A superfície externa de *T. cruzi* possui carga elétrica que está diretamente correlacionada com a presença de ácido siálico, associado a glicolipídios da membrana, e desempenha papel importante na interação parasito-macrófago (fagocitose). Por outro lado, determinadas proteínas e glicoproteínas (com peso molecular entre 80 e 90 kDa) mostraram-se de fundamental importância para a penetração dos tripomastigotas em células não-fagocitárias. Uma delas contém N-acetil-D-glicosamina. Essas glicoproteínas da membrana são também os principais determinantes antigênicos da superfície de *T. cruzi*.

2. O **núcleo**, que ora é denso e de configuração esférica, ovóide ou elipsóide, ora é mais frouxo e alongado, mostra um cariossomo central e cromatina periférica, quando corado pela hematoxilina. Pelos corantes derivados do Romanowski, cora-se de vermelho-vivo, exibindo aspecto granuloso.

O microscópio eletrônico demonstra a presença de um ou mais nucléolos (Figs. 20.4 e 20.5).

Os estudos físico-químicos revelam a organização de nucleossomos, com histonas formadas por octâmeros e abrangendo cerca de 200 pares de bases cada.

3. A **mitocôndria** apresenta-se como formação tubular única e ramificada, com paredes irregulares e exibindo na parte interna número relativamente pequeno de cristas (Figs. 20.3, 20.8, 21.7 e 21.8).

Em todas as fases evolutivas já se mostrou haver continuidade estrutural entre a parede do cinetoplasto e a da mitocôndria gigante. A formação de mitocôndrias a partir do cinetoplasto parece bem demonstrada.

Nas espécies de *Trypanosoma* transmitidas mecanicamente, isto é, sem evolução do parasito no organismo dos insetos vetores, como se comprovou experimentalmente com *T. evansi* e outras do grupo *brucei*, o sistema de canais que mantém conexão com o cinetoplasto é pobre ou destituído de cristas internas. Discutiremos adiante o significado desse fato.

4. O **cinetoplasto** (Figs. 20.4 a 20.6 e 20.9), como vimos, é um orgânulo característico dos **Kinetoplastea**. Sua parede representa uma parte da única mitocôndria existente na célula. No seio da matriz que preenche seu interior, pouco densa à microscopia eletrônica, há uma estrutura filamentosa formada por ácido desoxirribonucléico ou DNA: o **nucleóide**. Esse DNA do cinetoplasto é também representado pela sigla kDNA e consti-

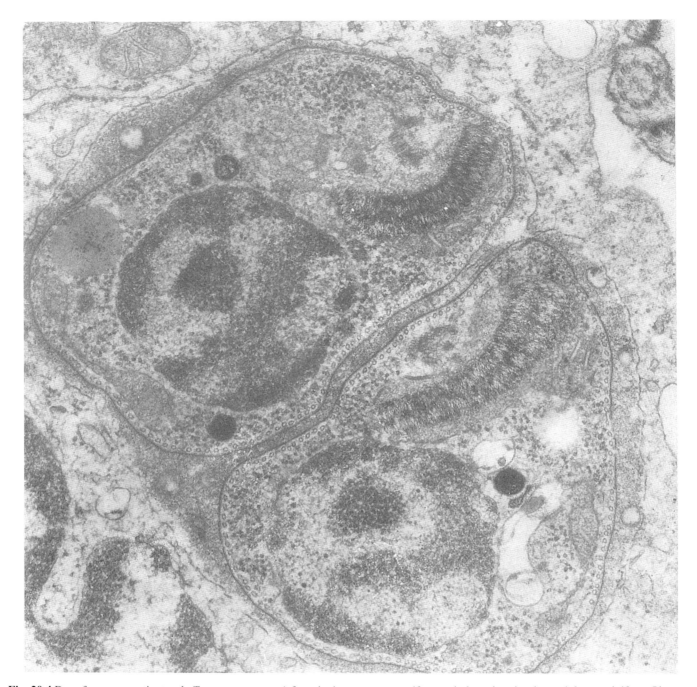

Fig. 20.4 Duas formas amastigotas de *Trypanosoma cruzi*, fagocitadas por um macrófago e ainda no interior do vacúolo parasitóforo. Observar a membrana celular forrada de microtúbulos (cortados transversalmente), o núcleo com nucléolo, o cinetoplasto e a mitocôndria, além de ribossomos e vesículas diversas. O glicocálice é bem evidente em toda a superfície dos parasitos. (Foto em microscopia eletrônica, com aumento de 45.000 ×; original de Regina Milder, USP, São Paulo.) Ver também a Fig. 6.8.

tui 20 a 25% do DNA celular. O Giemsa comunica a essa organela uma coloração vermelho-violácea característica.

Contrariamente ao que sucede com todas as demais organelas da célula eucariota, as mitocôndrias e, portanto, o cinetoplasto não podem ser fabricados somente com a informação genética contida no DNA nuclear (cromossômico), havendo necessidade de participação também do kDNA (extracromossômico).

O kDNA é constituído: a) por 20 a 50 cadeias fechadas em maxicírculos, que codificam um pequeno número de tipos de RNA-ribossômicos e alguns tRNA e mRNA que permitem a síntese de várias proteínas da cadeia respiratória e da parede mitocondrial; e b) por milhares de cadeias fechadas em minicírculos (5 a 20 mil), que codificam os RNA-guias, isto é, pequenas moléculas de RNA que participam do processo de adição e deleção de resíduos de uridina dos transcritos dos maxicírculos. Este processo é conhecido como edição do RNA.

Nas formas amastigota, promastigota e epimastigota, o cinetoplasto tem o aspecto de um disco, côncavo na face vol-

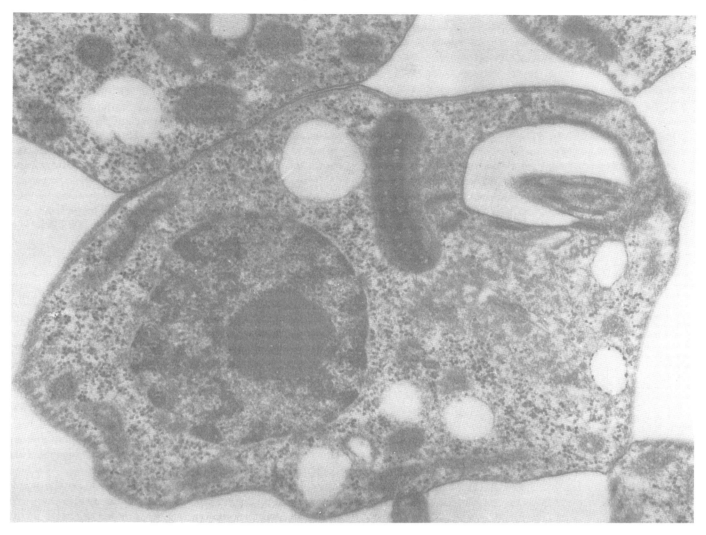

Fig. 20.5 Forma epimastigota de *Trypanosoma cruzi* em cultivo acelular (48.000 ×), mostrando núcleo com nucléolo, cinetoplasto com dupla fileira de kDNA (em corte transversal), um dos corpúsculos basais do flagelo, bolso flagelar com secção oblíqua do flagelo e membrana celular revestida internamente de microtúbulos (estes são vistos em secções transversais, longitudinais e oblíquas). (Original de R. Milder.)

tada para o blefaroplasto e convexo do outro lado. Em corte transversal, mostra a estrutura de DNA formada por filamentos densos, dispostos em alças paralelas e apertadas, arrumadas em um ou dois planos (Figs. 20.4 e 20.5).

Nos tripomastigotas, o cinetoplasto apresenta-se dilatado e globoso, com o filamento interno frouxamente organizado (Fig. 20.6) que se dispõe em fiadas superpostas.

Cinetoplasto e blefaroplasto mantêm-se topograficamente solidários em todas as formas do flagelado, graças à presença de filamentos que unem as duas organelas.

Nos mutantes de algumas espécies de *Trypanosoma* (como *T. brucei* e *T. evansi*, especialmente) ou em organismos tratados com pararrosanilina, acridina (= tripaflavina) ou outros corantes, observa-se o desaparecimento da estrutura de kDNA, ficando o cinetoplasto reduzido à sua parede mitocondrial e a inclusões que não dão a reação de Feulgen, específica para DNA. Tais formas com cinetoplastos atípicos ou discinetoplásticas são, por vezes, chamadas acinetoplásticas, pois, desaparecendo as afinidades tintoriais do DNA, deixa a organela de ser visível à microscopia óptica.

5. O **blefaroplasto**, ou corpúsculo basal do flagelo, aparece ao microscópio eletrônico como formado pela continuação dos microtúbulos do flagelo. Mas sua estrutura se modifica para constituir organela dupla (Fig. 20.6) semelhante à dos centríolos e cinetossomos das células ciliadas (ver o Cap. 2, item *Movimento ciliar* e *flagelar*). A estrutura par do blefaroplasto, quase sempre com disposição perpendicular a ele, não se acompanha de flagelo.

6. O **flagelo** tem a estrutura habitual em todos os organismos eucariotas, isto é, nove microtúbulos pares, dispostos em círculo, mais dois centrais, mergulhados em uma matriz citoplásmica (Figs. 20.6 e 21.4). Ao longo do aparelho flagelar, os tripanossomatídeos apresentam um longo bastão ou corpo paraxial, com estrutura de aspecto cristalino. A membrana celular, que envolve inteiramente o flagelo, invagina-se na região denominada bolso flagelar, por onde o flagelo se implanta no citossomo, e se continua com o revestimento da célula, porém ela não possui microtúbulos nos segmentos móveis.

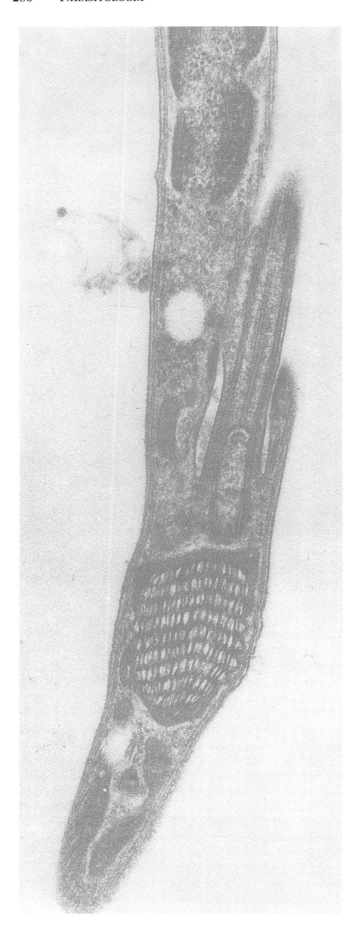

Nas formas tripo- e epimastigota, a membrana flagelar adere à membrana do corpo celular mediante desmossomos e, alargando-se em certa medida, passa a constituir uma membrana ondulante que se agita com os movimentos flagelares (Fig. 20.6).

7. No **bolso flagelar** encontra-se a abertura do **citóstoma** que se continua com uma citofaringe. Na extremidade desta formam-se os vacúolos digestivos (Figs. 20.7 e 20.8).

8. Outras formações, encontradas no citoplasma, são: o sistema retículo-endoplásmico liso e o granuloso, o aparelho de Golgi localizado próximo ao núcleo (Fig. 20.8), vacúolos diversos, lisossomos, ribossomos e polirribossomos (Fig. 20.7) etc.

FISIOLOGIA

Reprodução dos Parasitos

O processo de multiplicação desses flagelados (Fig. 20.10) é por divisão binária simples, longitudinal (igual ou desigual), ou por divisão múltipla.

A duplicação do DNA do cinetoplasto parece preceder aos demais fenômenos de divisão celular. Esse kDNA não se recupera quando venha a desaparecer, como nas formas discinetoplásticas, induzidas por substâncias bloqueadoras da replicação dos ácidos nucléicos, dando origem então a clones que são definitivamente discinetoplásticos.

A primeira imagem evidente do processo reprodutivo consiste na duplicação do blefaroplasto, que se acompanhará da produção de um segundo flagelo.

O cinetoplasto e o núcleo dividem-se em seguida, aquele por estrangulamento em sua porção média (Fig. 20.9) e o núcleo por endomitose (Fig. 2.27). Como neste caso a membrana nuclear não desaparece, o estudo da cariocinese nesses organismos é bastante dificultado, dando lugar a descrições pouco claras e às vezes contraditórias, por parte de diferentes autores.

Na divisão binária, o corpo celular começa logo a dividir-se, progredindo o processo do pólo anterior (flagelar) para o posterior, de modo que cada célula filha receba um lote completo de estruturas duplicadas: flagelo, blefaroplasto, cinetoplasto, núcleo, aparelho de Golgi etc. (Figs. 2.28 e 20.10). Uma nova mitocôndria formar-se-á a partir da parede cinetoplástica.

Na divisão múltipla, a citodiérese tem lugar somente após um certo número de divisões nucleares. As particularidades que caracterizam a reprodução em cada grupo ou espécie de flagelado serão apresentadas nos respectivos capítulos.

Fig. 20.6 Forma tripomastigota metacíclica de *Trypanosoma cruzi* em cultivo acelular, visto em secção longitudinal de sua metade posterior. Junto ao cinetoplasto globoso e com cromatina frouxa, encontram-se os dois corpúsculos basais ou blefaroplastos, continuando-se o da direita com o flagelo; este atravessa um bolso flagelar curto e se exterioriza, mantendo-se entretanto aderido ao corpo celular. Nesta preparação vêem-se, além dos microtúbulos centrais e periféricos do flagelo, os microtúbulos aderentes à membrana. O núcleo ocupa a parte superior da figura. (Aumento de 48.000 ×; original de R. Milder.)

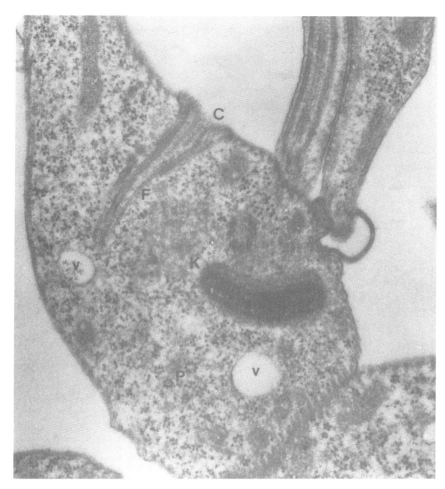

Fig. 20.7 *Trypanosoma cruzi* em cultivo acelular; vêem-se o citóstoma, que se abre no bolso flagelar, a citofaringe e vacúolos digestivos; cinetoplasto e secções do flagelo. (Aumento de 36.000 ×; original de R. Milder.)

Em infecções experimentais de camundongos (*Mus musculus*) ou de ratos, o intervalo com que se repetem as divisões dos flagelados sangüícolas (*T. brucei* e *T. lewisi*) é de seis horas, aproximadamente.

Em meios de cultura, o intervalo entre duas divisões de *T. cruzi* varia de 14 a 24 horas (a 27 ou 28°C), dependendo do meio utilizado e da linhagem de parasito observada. Em culturas de tecido, as formas amastigotas de *T. cruzi* dividem-se a cada 12 horas.

O tempo que separa duas divisões de *Leishmania tropica* é de mais ou menos 9 horas; de *L. braziliensis*, 15 horas; e de *L. donovani*, 25 horas, ao menos para determinadas estirpes e condições experimentais.

Um monofosfato de adenosina cíclico (cAMP) foi encontrado em *T. cruzi*, tendo capacidade de inibir a reprodução do flagelado ao ligar-se a determinada proteína receptora. Análogos desse nucleotídio cíclico têm sido estudados com vistas a descobrir drogas úteis para a quimioterapia.

Ainda que vários autores, em diferentes ocasiões, tenham admitido ou descrito processos sexuados de reprodução nessa ordem de flagelados, nenhuma demonstração completamente satisfatória foi até agora apresentada.

Ciclo Evolutivo

Os parasitos monoxenos de insetos reproduzem-se sob a forma de pró- e de epimastigotas (ou mesmo sob outras formas) na luz do intestino, nos tubos de Malpighi etc. Depois de uma fase multiplicativa, a evolução completa-se, no intestino posterior, com a transformação em elementos leishmanióides que, eliminados com as fezes dos insetos, seriam talvez capazes de resistir às condições do meio exterior (formas císticas só foram encontradas em *Blastocrithidia*) e, quando ingeridos por outros artrópodes, reiniciariam o ciclo parasitário.

Os parasitos heteroxenos exibem um ciclo mais complicado, com evolução alternada em um hospedeiro invertebrado e em algum vertebrado ou planta. A evolução num e noutro hospedeiro difere bastante, pois é o resultado de adaptação a hábitats completamente diversos.

O meio ambiente dos flagelados, no invertebrado, é freqüentemente representado pela luz intestinal ou pelas células epiteliais de revestimento do intestino médio; outras vezes, pela hemocele, pelas glândulas salivares etc. Ainda que já existam estudos sobre esses meios, nos insetos, faltam investigações re-

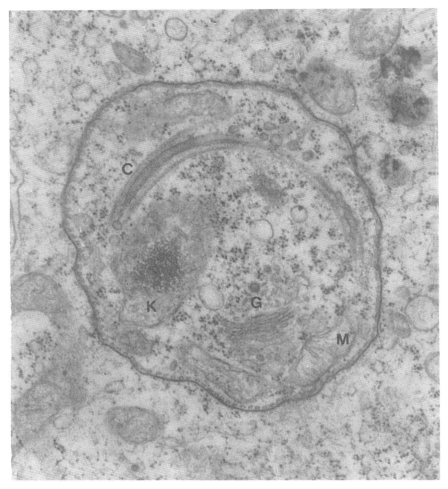

Fig. 20.8 Forma amastigota de um *Trypanosoma cruzi* (em situação intracelular). Notar o longo percurso curvilíneo da citofaringe, o aparelho de Golgi e secções da mitocôndria. (Aumento de 40.000 ×; original de R. Milder.)

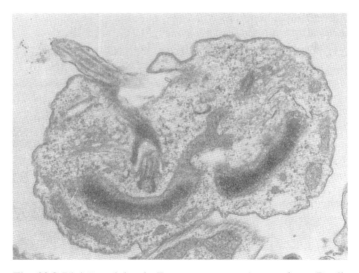

Fig. 20.9 Divisão celular de *Trypanosoma cruzi*, em cultura. Duplicação do cinetoplasto; mitocôndria partindo da parede do cinetoplasto. (Original de R. Milder.)

lacionando as condições do hábitat com as necessidades fisiológicas e o desenvolvimento dos parasitos.

Algumas informações podem ser deduzidas do estudo dos flagelados *in vitro*, pois nos meios de cultura a temperatura em que se desenvolvem e as formas que adotam aproximam-se bastante das encontradas nos insetos vetores.

EVOLUÇÃO ANTERIOR E POSTERIOR

Alguns parasitos heteroxenos da família **Trypanosomatidae**, como o *T. cruzi*, evoluem no intestino médio e posterior dos insetos e as formas infectantes para os vertebrados são **tripomastigotas metacíclicos** eliminados com as fezes. Esses parasitos são ditos "de evolução posterior" e a transmissão é do tipo contaminativo, ocorrendo quando as fezes do inseto entram em contato com uma porta de entrada no organismo do hospedeiro vertebrado (como as mucosas, as conjuntivas ou lesões cutâneas, inclusive a produzida pela picada do inseto, naquele momento).

Outros parasitos, depois de um período de multiplicação no intestino médio, retornam ao aparelho bucal picador-sugador

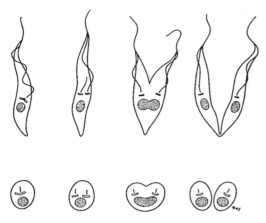

Fig. 20.10 Divisão binária longitudinal em forma epimastigota (na série de cima) e em forma amastigota (na série inferior). A divisão do blefaroplasto e do cinetoplasto, com elaboração de um segundo flagelo, precede a divisão nuclear e, esta, a do corpo celular que progride da extremidade anterior (flagelar) para a posterior.

(*T. congolense*, p. ex.) ou invadem as glândulas salivares (*T. brucei gambiense* e *T. b. rhodesiense*), e as formas infectantes são injetadas pela picada do inseto. Tais flagelados são ditos "de evolução anterior", sendo a transmissão por inoculação.

A inoculação pode ser o resultado do bloqueio do proventrículo de certos insetos pelo crescimento exuberante dos flagelados a esse nível, como sucede no caso de várias espécies de *Leishmania*, no intestino anterior dos fletobomíneos. Os insetos, impedidos de se alimentarem normalmente, acabam por regurgitar junto com o sangue aspirado o material infectante acumulado no esôfago e no proventrículo.

Casos há em que a multiplicação do flagelado faz-se na hipofaringe ou na cavidade bucal do vetor, facilitando a inoculação. É o que ocorre com *T. vivax*, por exemplo, transmitido por moscas tsé-tsé aos antílopes e aos ungulados domésticos.

Finalmente, alguns insetos hematófagos podem transportar mecanicamente os parasitos de um hospedeiro vertebrado a outro sem que haja nenhuma evolução ou multiplicação do flagelado no organismo do inseto. *T. evansi* e *T. equinum* são exemplos disso, pois podem ser repassados de eqüino a eqüino por tabânidos, durante as picadas. Esses casos representam uma transição do ciclo heteroxeno para o ciclo monoxeno, com hospedeiro vertebrado apenas, como sucede com *T. equiperdum*, transmitido entre os eqüinos pelo coito.

FORMAS DO PARASITO DURANTE O CICLO

No decurso do ciclo evolutivo sucedem-se várias das formas que o parasito pode apresentar e que foram descritas anteriormente (Fig. 20.1).

Mesmo que elas não sejam sempre as mesmas para os diversos gêneros e espécies, ocorrem de forma regular e constante em cada caso.

Tomemos como exemplo o *T. cruzi*, causador da tripanossomíase americana ou doença de Chagas (Fig. 21.1).

Os hospedeiros invertebrados são hemípteros reduvídeos (os "barbeiros") que se infectam ao ingerir sangue com formas tripomastigotas. Essas formas não encontram no estômago do inseto (segmento anterior do intestino médio) um meio favorável: muitas delas são destruídas e outras transformam-se em elementos arredondados (amastigotas) que também degeneram se não forem levadas para o segmento posterior do intestino médio. Aí está o hábitat ideal para o flagelado que, transformando-se em epimastigota, multiplica-se ativamente e, ao que parece, por todo o tempo que durar a vida do hemíptero.

Alguns epimastigotas, arrastados para o intestino posterior, fixam-se por sua extremidade flagelar ao revestimento epitelial; outros aí permanecem livres, mas ao fim de algum tempo sofrem nova metamorfose, adotando a forma tripomastigota. Trata-se, porém, de um tripomastigota diferente daquele ingerido pelo inseto com o sangue, pois tem menores dimensões, é delgado e muito móvel, tendo recebido o nome de **tripomastigota metacíclico**, por representar a etapa final da evolução no inseto. O tripanossomo metacíclico constitui a forma infectante para o vertebrado e, se penetrar no organismo deste, está capacitado para invadir células do sistema fagocítico-mononuclear e, no novo hábitat, transformar-se em amastigota. Sob esta forma de parasito endocelular começa uma nova fase multiplicativa.

Quando a célula ficar cheia de parasitos e com o citoplasma quase completamente destruído, os amastigotas recuperam a forma tripomastigota sangüícola, saem para os espaços intercelulares ou ganham a circulação, antes de invadir novos macrófagos ou outras células de diferentes tecidos e órgãos do hospedeiro. No interior das células voltam sempre à fase amastigota e multiplicam-se.

Vê-se logo que as modificações não são apenas morfológicas. Antes, são adaptações biológicas a distintos meios, com notáveis mudanças em sua fisiologia. Basta considerar que as únicas fases capazes de multiplicação do *T. cruzi* são as de amastigota (no hospedeiro vertebrado) e de epimastigota (no inseto). Esta última vive à temperatura ambiente no tubo digestivo dos hemípteros ou em meios de cultura adequados, mas é destruída a 37°C e lisada pelo soro sangüíneo dos vertebrados, quando *in vitro*.

Todas as formas tripomastigotas do *T. cruzi* têm seu mecanismo reprodutor bloqueado e não podem sintetizar DNA, mas são viáveis tanto no organismo do inseto, como no dos hospedeiros definitivos.

Como veremos mais adiante, as atividades metabólicas diferem de uma forma para outra, do mesmo modo que a capacidade patogênica, a resistência às drogas terapêuticas etc.

Nos tripanossomos africanos, em vez da multiplicação intermitente, no hospedeiro vertebrado (que acabamos de descrever para *T. cruzi*), observa-se reprodução contínua sob a forma de tripomastigotas sangüícolas, só interrompida quando intervém uma inibição imunológica.

T. brucei, por exemplo, no tubo digestivo das glossinas (moscas tsé-tsé) apresenta apenas formas tripomastigotas que se multiplicam ativamente no intestino médio. Nas glândulas salivares, para onde emigram depois, transformam-se em epimastigotas que iniciam nova fase reprodutiva, extremamente importante, porque conduz finalmente ao desenvolvimento dos tripomastigotas metacíclicos, pequenos, porém os únicos capazes de infectar os hospedeiros vertebrados, quando inoculados pela picada da mosca.

Nutrição e Metabolismo

Os tripanossomídios não se alimentam apenas através da membrana celular. Vacúolos de pinocitose foram vistos em muitas espécies, originando-se em zonas relacionadas com o bolso flagelar. Em sua forma mais simples, as vesículas de pinocitose aparecem em área predestinada da membrana, enquanto em outros casos (ou em determinadas fases do ciclo evolutivo) um citóstoma bem demarcado pode ser visto à microscopia eletrônica na parede do bolso flagelar (Fig. 20.7).

Em epimastigotas de *T. conorrhini*, bem como em epi- e amastigotas de *T. cruzi*, o citóstoma é uma estrutura bem diferenciada e se continua com uma citofaringe bastante longa, no extremo da qual formam-se as vesículas digestoras (Figs. 20.7 e 20.8).

CULTURA *IN VITRO*

A cultura dos tripanossomídios pode ser feita em meios monofásicos ou difásicos de ágar-sangue ou ágar-caldo-de-carne, em que a fase sólida representa uma reserva de onde os materiais nutritivos se difundem para a fase líquida. São exemplos os meios de NNN, Bonacci, Noeller etc. Utilizam-se também os meios líquidos, de composição definida, parcialmente ou não, bem como dialisados desses meios.

Um meio líquido, muito usado para cultura de *T. cruzi*, é o de LIT (= *Liver Infusion Tryptose*), que proporciona crescimento abundante e permite obterem-se parasitos limpos para os trabalhos de laboratório.

Dependendo dos objetivos em vista, empregam-se ainda meios semi-sólidos, culturas em embriões de ave, ou em culturas de tecidos. Para sustentar crescimentos abundantes, adicionam-se aos meios extratos de fígado ou de carne, soro bovino etc.

A maioria dos tripanossomídios de mamíferos, em quaisquer dos meios acelulares, multiplica-se nos estádios peculiares ao seu ciclo no hospedeiro invertebrado.

Em algumas espécies essas formas chegam a ser infectantes, em outras, não. Em poucos casos conseguiu-se um desenvolvimento além do habitual no invertebrado, indo a diferenciação até a produção de formas sangüícolas (*T. mega* e *T. conorhini*, p. ex.).

Em culturas de tecido, o *T. cruzi* invade as células e se multiplica sob a forma amastigota, reproduzindo a evolução que desenvolve nos mamíferos. A temperatura necessária é de 37°C.

Um meio de cultura cuja composição é definida, se bem que bastante complexa, foi proposto para *T. brucei* e mostrou-se adequado também para *T. cruzi*. Dispõe-se igualmente de meios definidos para *Leishmania braziliensis* e para *L. donovani*. O meio denominado RE-1 contém, além de glicose, sais minerais e vitaminas, 14 aminoácidos, adenosina ou guanosina, hematina e ácido fólico. A hematina, ou melhor, as porfirinas férricas, são componentes constantes de todas as células, animais ou vegetais, bem como dos microrganismos aeróbios. A grande maioria dos seres vivos pode sintetizá-las.

Os tripanossomídios são organismos aeróbios e também contêm ferro-porfirinas, mas são incapazes de efetuar sua síntese, exigindo hemina ou protoporfirinas como precursores para constituir seu próprio sistema catalítico respiratório (citocromos). As poucas exceções conhecidas são: *Crithidia oncopelti*, de hemípteros; *C. parva* e *C. media*, de dípteros.

A maioria das espécies mostra dependência de ao menos uma purina.

METABOLISMO

Metabolismo de Carboidratos e Respiração. O consumo de hidratos de carbono pelas formas sangüícolas dos tripanossomos africanos é bastante grande, correspondendo a valores entre 15 e 30% de seu peso úmido, ou 50 e 100% do peso seco, por hora. É também alto o das espécies do grupo *evansi*.

Com *T. lewisi* esse consumo é menor, e não foi possível demonstrá-lo com *T. cruzi*.

Note-se que os tripanossomídios não possuem reservas acumuladas de carboidratos. De algumas espécies dos gêneros *Leishmania*, *Leptomonas* e de *Trypanosoma cruzi* pôde-se isolar uma fração polissacáride com propriedades antigênicas. Mas, na aparência, os flagelados dependem inteiramente de uma fonte externa de hidratos de carbono, o que é bem compreensível quando se considera que o consumo é tão elevado.

Os tripanossomos causadores da tripanossomíase africana (doença do sono) obtêm quase toda a energia de que necessitam dos açúcares que absorvem e, portanto, são estritamente dependentes de sua presença no meio (sangue, líquido cefalorraquidiano etc.). Eles são capazes de extrair quantidades adequadas de glicose mesmo de soluções muito diluídas.

O carboidrato mais abundante, nos meios naturais ocupados por esses parasitos, é a glicose. Mas, além dela, são boas fontes energéticas para eles a frutose, a manose, a sacarose e a maltose.

Há, entretanto, diferenças marcantes na utilização dos vários açúcares pelas diversas espécies de flagelados.

Outras diferenças quantitativas ou qualitativas podem ser observadas em relação às várias fases evolutivas de uma mesma espécie. Já vimos que os tripanossomos do grupo *brucei* consomem muito mais glicose na fase sangüícola do que em cultura. Nesta, o crescimento populacional de *T. brucei gambiense* ou *rhodesiense* não se modifica, quer a concentração de glicose seja baixa ou alta, indicando que o açúcar nos meios utilizados não é o fator limitante. *T. cruzi*, que no sangue não acusa utilização de açúcar, consome em cultura, na fase epimastigota, mais que os africanos.

Uma das características dos Trypanosomatidae até agora estudados é que não oxidam completamente os glicídios até CO_2 e H_2O. Além de CO_2, formam-se produtos de oxidação parcial, como os ácidos pirúvico, lático, fórmico, acético, oxálico e succínico, ou como álcool etílico e glicerol, em número e proporções que variam com as espécies e outras condições, pois nem todos vão igualmente longe na seqüência da cadeia metabólica. Alguns, praticamente, não desprendem CO_2 (ver o Cap. 1, itens *Metabolismo dos carboidratos* e *Ciclo de Krebs*).

Os estudos do metabolismo intermediário dos glicídios sugerem a existência de outra via metabólica, além da fermentativa ou glicolítica, seguida, em alguns casos, da oxidação dos ácidos formados. A via das pentoses é também utilizada. Espécies distintas apresentam diferenças consideráveis com respeito ao método adotado na utilização dos açúcares. Tal diferença pode ser observada entre as várias formas de uma mesma espécie.

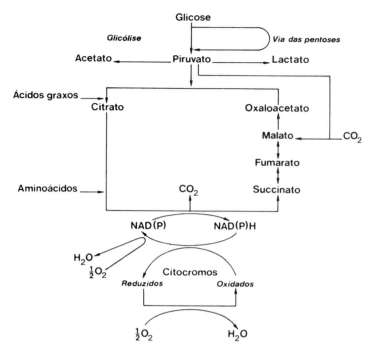

Fig. 20.11 Prováveis vias do metabolismo energético, em *Trypanosoma cruzi*.

Em relação ao *T. cruzi*, há evidências de uma glicólise de tipo fosforilativo, nas formas de cultura, que talvez não corresponda exatamente ao esquema de Embden-Meyerhof. Admite-se também a presença de um ciclo de Krebs completo (Fig. 20.11).

Os tripanossomos sangüícolas consomem, a 37°C, muito oxigênio, especialmente os do grupo africano (*T. b. gambiense*, *T. b. rhodesiense* e *T. congolense*), bem como *T. evansi* e *T. equiperdum*. Quanto ao *T. lewisi*, apresenta consumo muito menor, ao passo que *T. cruzi* ocupa, nesse particular, uma posição intermediária.

Mas em cultura a 28-32°C, todos os tripanossomídios utilizam menos oxigênio, sendo essa redução muito mais acusada no grupo africano.

O meio tem considerável influência sobre o processo: além da presença de hemantina, necessária à construção do sistema catalítico respiratório dos flagelados, a abundância de glicose determina a razão desse consumo. Também a elevação da temperatura aumenta o consumo de oxigênio até certo ponto, variável com as espécies.

Nos parasitos de animais de sangue frio, o ponto crítico está a 28°C; em *T. cruzi*, a 40°C.

Em alguns casos, têm-se verificado modificações no consumo de O_2 em função da idade da infecção; assim, no caso de *T. lewisi*, as formas jovens utilizam mais açúcar e menos O_2 que as tardias, o que parece indicar alterações no metabolismo da glicose provocadas pela formação de anticorpos pelo hospedeiro, modificações essas que ocorrem concomitantemente com o bloqueio da reprodução do parasito e transformações morfológicas.

O quociente respiratório (QR) é elevado nas formas culturais, em função naturalmente da quantidade de açúcar disponível no meio. Mas os valores iguais ou próximos de 1 não indicam oxidação completa da glicose, pois os Trypanosomatidae são fermentadores aeróbios. O QR alto é resultado do equilíbrio de vários processos metabólicos em jogo.

A respiração das formas culturais dos gêneros *Leishmania*, *Leptomonas* e *Crithidia* é fortemente inibida por cianeto e CO_2, indicando que a atividade de seu sistema de enzimas respiratórias depende de metais pesados (ferro-porfirinas). As evidências espectroscópicas e outras falam a favor da presença de um sistema citocromo nessas formas.

No gênero *Trypanosoma*, o mesmo se conclui para as formas culturais e sangüícolas das espécies do grupo *lewisi*. Mas, nas formas sangüícolas do grupo *brucei*, não se constata a inibição respiratória por cianeto, o que, por outra parte, obtém-se com inibidores do radical **-SH** (existente nas desidrogenases).

A ausência de citocromos é compensada, pois, por um sistema alternativo que reage com o oxigênio molecular e consiste em uma glicerofosfato-desidrogenase mais uma oxidase.

As formas de *T. brucei* encontradas no tubo digestivo da glossina, ou em cultura, apresentam respiração aeróbia típica, utilizando os produtos intermediários do ciclo de Krebs.

Conforme explicado no Cap. 1, os citocromos são constituintes estruturais das paredes das mitocôndrias e as enzimas do ciclo de Krebs estão localizadas na luz mitocondrial. A microscopia eletrônica de *T. brucei* permitiu correlacionar os fatos bioquímicos com alguns dados estruturais.

a) as formas sangüícolas possuem uma mitocôndria única e simples, que parte do cinetoplasto em direção anterior;

b) nas formas de cultura, a mitocôndria anterior prolifera extensamente e se ramifica por todo o citoplasma do flagelado; as cristas mitocondriais desenvolvem-se; uma mitocôndria adicional, sinuosa, nasce do cinetoplasto e expande-se em direção posterior, provocando o deslocamento do cinetoplasto para a frente.

O menor consumo de glicose e de oxigênio dessas formas providas de aparelho mitocondrial desenvolvido e de um sistema citocromo corresponderia à necessidade de o parasito desenvolver processos metabólicos mais econômicos em um meio pobre, como é o tubo digestivo do inseto. Por outro lado, o desaparecimento do sistema citocromo nas formas do grupo *evansi*, que têm por hábitat o sangue dos vertebrados, poderia ser interpretado como uma adaptação parasitária, ou melhor, uma mutação no mecanismo de regulação genética que o rico meio nutritivo oferecido pelo hospedeiro permite seja compatível com a sobrevivência das espécies em causa.

Metabolismo das Proteínas. Os tripanossomos são capazes de obter energia a partir de proteínas, mediante processo de desaminação. Por isso, em culturas de *Leishmania tropica* e de *T. cruzi* observa-se que, na ausência de carboidratos, ou quando estes começam a esgotar-se, aumenta a quantidade de nitrogênio amoniacal.

Segundo o gênero, os Trypanosomatidae excretam uréia, amônia ou ambas. Espécies de *Trypanosoma* e *Herpetomonas* são amoniotélicas. As dos gêneros *Leishmania*, *Leptomonas*, *Crithidia* e *Blastocrithidia* podem ser ureotélicas ou amoniotélicas, ou as duas coisas, dependendo da composição do meio de cultura.

Em culturas de *T. b. gambiense* e de *T. b. rhodesiense*, apenas traços de amônia aparecem, fazendo supor que a utilização das proteínas se faz de outro modo, que não a desaminação. Em verdade, essa utilização parece insignificante, pois eles morrem rapidamente quando vêm a faltar açúcares.

No caso de *T. cruzi*, seu consumo nulo de glicose, quando no sangue, permite inferir que quase toda a energia dos tripomastigotas vem das proteínas. A acumulação de lisina, nesta espécie, faz-se contra um gradiente de concentração e é processada de forma pouco usual por transportadores que requerem energia. Outros aminoácidos intensamente utilizados em cultura são a arginina, a serina, a treonina e a histidina. A respiração endógena do *T. cruzi* é estimulada por vários aminoácidos (sobretudo pelos ácidos aspártico e glutâmico, pela asparagina, a glutamina e a prolina). A glicina é excretada abundantemente.

As conexões entre o metabolismo dos glicídios e o de outras substâncias podem ser exemplificadas com a observação, feita em homogenatos de *T. evansi*, de que apenas 1,75 molécula de ácido pirúvico resulta de cada molécula de glicose, em lugar das duas esperadas, sendo a fração restante incorporada, possivelmente, no ciclo da síntese protéica.

Metabolismo dos Lipídios. A quantidade de substâncias álcool- e éter-solúveis é bastante elevada nos tripanossomídios, chegando a 20% do peso seco, em *T. cruzi*.

Em cultura, os epimastigotas desta espécie parecem utilizar ácido palmítico, interconvertendo-o em outros ácidos graxos e esterificando-o.

A síntese de lipídios faz-se *de novo*, havendo também o alongamento das cadeias lipídicas. Porém, as unidades acetato usadas para isso provêm da molécula de treonina e não da glicose, como sucede no metabolismo dos mamíferos. A fração fosfolipídica é sintetizada em ritmo rápido, a partir de fosfato inorgânico.

Quanto aos esteróides, os tripanossomídios parecem habilitados a produzi-los *de novo* ou a partir de precursores complexos. A presença de ergosterol nesses organismos é uma particularidade a registrar. Não há indicações de que sejam capazes de utilizar gorduras como fontes de energia.

Metabolismo dos Ácidos Nucléicos. Em espécies desta família, até agora estudadas, constata-se a existência de vias metabólicas diferentes para a síntese de ácidos nucléicos.

A síntese *de novo*, isto é, a construção progressiva a partir de moléculas pequenas e de radicais simples (tal como se encontra nos fitoflagelados e nas células dos metazoários), pode ser observada em muitos casos. Assim, *T. cruzi* pode sintetizar lentamente, *in vitro*, os nucleotídios da adenina a partir de glicina como um precursor, porém o faz rapidamente quando encontra já formado no meio o anel purínico, sob a forma de adenina, o que demonstra ser esta a via preferencial para esse protozoário.

Outros flagelados não crescem em meios de cultura na ausência de purinas ou de seus derivados. A cultura *in vitro* de *T. b. rhodesiense* também exige adenina ou adenosina. Os meios de composição definida para *Leishmania braziliensis* e para *L. donovani* contêm adenosina ou guanosina.

A dependência de precursores que possuam anel pirimídico já formado para a síntese de nucleotídios parece menos freqüente. Muitos organismos, partindo de CO_2, NH_3 e ATP (em presença de acetilglutamato) mais aspartato, podem formar ácido orótico, que é a molécula-chave para sintetizar os ácidos uridílico, citidílico ou timidílico. A outra alternativa, ou "via de salvação", consiste em usar uracila, uridina, citidina ou timidina (mas não timina) como precursores.

O *T. cruzi* conta com duas vias para a síntese de suas pirimidinas, tanto nas formas sangüícolas como nas intracelulares, ou nas de cultivo.

Nos elementos provenientes de cultura, o ácido orótico (cuja utilização testemunha a atividade da "via *de novo*") é incorporado, em níveis muito baixos, primeiro aos compostos ácido-solúveis e coenzimas pirimídicas, depois aos ácidos nucléicos, ficando em ambos os casos mais intensamente marcada a fração uridílica que a citidílica. A uracila-C14 ("via de salvação") é incorporada em proporções 10 a 20 vezes maiores que o ácido orótico e segue a mesma distribuição que este, nas diversas frações.

A 5-fluorouracila inibe 70 a 90% de incorporação da uracila em ambas as frações.

A propiltiouracila inibe pouco a incorporação em ácido uridílico, porém interfere sensivelmente na conversão de ácido uridílico → ácido citidílico.

A presença de uridina-fosforilase e uridina-fosfoquinase foi demonstrada em *T. cruzi*, confirmando a possibilidade da via de síntese:

uracila → uridina → ácido uridílico

Crescimento e Diferenciação

CRESCIMENTO EM MEIOS DE CULTURA

Quando se observa o crescimento de tripanossomídios em meios de cultura, verifica-se que o aumento numérico dos parasitos segue uma curva logística (ver o Cap. 3, item *Crescimento populacional*) em que se distingue uma fase de crescimento exponencial (precedida em alguns casos de curta fase sem crescimento aparente ou *lag fase*) e seguida de outra em que o ritmo de aumento populacional decai progressivamente até atingir um equilíbrio estatístico. Nesta fase estacionária, o número de flagelados mantém-se aproximadamente constante porque a reprodução de uma parte deles é compensada pela morte de muitos outros. Ou, mesmo, podem predominar os fatores letais e declinar a população.

O ritmo de crescimento, na fase exponencial, depende das condições nutritivas do meio, da temperatura e da duração do período intermitótico para cada espécie, em circunstâncias determinadas. *Leishmania tropica* cresce mais rápido que *L. braziliensis*, e esta, mais rapidamente que *L. donovani*.

O ritmo acelera-se com a elevação da temperatura até um ponto crítico: cerca de 22,5°C para *L. donovani*; 27,5°C para *L. tropica*; 32°C para *T. cruzi* e *L. braziliensis*. Acima desses níveis, a multiplicação diminui rapidamente; à medida que se acelera o crescimento em função da temperatura, diminui, por outra parte, o tempo que dura a fase exponencial.

DIFERENCIAÇÃO

Durante o ciclo evolutivo, as modificações morfológicas e fisiológicas que sobrevêm e dão origem às diversas formas antes descritas exprimem a existência de um processo de diferenciação desencadeado por fatores ambientais ainda insuficientemente conhecidos ou totalmente desconhecidos. Dos fatores morfogenéticos já identificados, devemos destacar: a temperatura, os mecanismos de regulação química e a ação dos anticorpos.

Temperatura. Seu efeito é notável sobre muitas das transformações observadas nos tripanossomídios.

Assim, a modificação das formas sangüícolas (dos hospedeiros vertebrados homeotérmicos) para epimastigotas pode ser conseguida *in vitro* simplesmente deixando-se o sangue parasitado à temperatura ambiente. *T. cruzi*, ao passar de 37°C para temperaturas mais baixas, muda para epimastigota dentro de 24 a 48 horas.

Mas essa transformação é inibida em temperaturas de geladeira, e o sangue permanece infectante durante 21 dias, a 6°C.

As formas sangüícolas de *T. lewisi* transformam-se em epimastigotas nas culturas mantidas a 28-30°C, porém uma elevação a 37°C faz reaparecerem os tripomastigotas, em virtude da transformação das formas epimastigotas, que ocorre durante alguns dias.

No caso de *T. conorhini*, a conversão *in vitro* depende da redução da temperatura para 25 a 28°C, mas também da presença de algum fator não-identificado, existente no sangue total ou em hemácias lavadas (hematina ou hemoglobina são ineficazes). Se a temperatura conservar-se a 37°C, nenhuma reversão ocorrerá, mesmo que estejam reunidas as demais condições, prosseguindo a multiplicação sob a forma de tripomastigotas.

Partindo de culturas em ágar-sangue, a 25-28°C, e elevando-se a temperatura para 37°C, surgem os tripomastigotas sangüícolas, e os epimastigotas que não se transformaram morrem.

Se, porém, a temperatura continuar baixa, os epimastigotas de *T. conorhini* prosseguem multiplicando-se indefinidamente e, mais tarde, aparecerão formas metacíclicas, mas não as sangüícolas.

Em culturas de tecidos, as formas amastigotas de uma determinada linhagem de *T. cruzi* que, entre 33 e 37°C, dividiram-se ativamente e produziram tripomastigotas, ao serem colocadas a 38°C continuaram a multiplicar-se, mas a capacidade de transformação **amastigota → tripomastigota** ficou bloqueada. As células parasitadas abarrotaram-se de parasitos, mas o número de formas flageladas extracelulares da cultura caiu notavelmente.

A ação da temperatura sobre a transformação **epimastigota → amastigota** foi também estudada. Em determinado meio de cultura acelular, o crescimento de *T. cruzi* abaixo de 30°C produz quase só epimastigotas, porém a 35,5°C aparecem 60 a 90% de amastigotas, a partir da segunda subcultura. Esse mesmo meio, adicionado de soro de galinha, exibe transformação maciça em amastigotas (85 a 99,9% dos parasitos), independentemente da temperatura. A influência desta, na morfogênese, parece pois estar na dependência de outros fatores ambientais ou das condições metabólicas prevalentes.

Observações interessantes foram feitas ao cultivar-se *T. cruzi* em ovo embrionado de galinha. A 32-34°C, os parasitos adotam as formas habituais nos hospedeiros invertebrados, desde que se encontrem nos órgãos ou estruturas cavitárias; mas produzem as formas peculiares aos hospedeiros vertebrados quando nos tecidos do embrião.

Se a temperatura é elevada para 37°C, só se desenvolvem estas últimas formas, isto é, amastigotas e tripomastigotas.

Admite-se como possível a existência de mecanismos reguladores termossensíveis no processo de transformação **tripomastigota → amastigota**.

Regulação Química. Um fator morfogenético contido em hemácias já havia sido assinalado, há muito, para a transformação **tripo → epimastigota** em *T. cruzi* e em *T. conorhini*.

No caso dos tripanossomos africanos, suspeita-se que algum fator capaz de mudar epimastigotas em tripomastigotas infectantes encontre-se nas glândulas salivares da mosca tsé-tsé.

Constatou-se também que a adição de um extrato aquoso solúvel de *Rhodnius prolixus* ao meio de cultura (meio de Grace, contendo soro fetal de bezerro) provoca o aparecimento de elevada proporção de tripomastigotas metacíclicos.

A influência morfogenética de fatores elaborados pelo inseto vetor sobre o desenvolvimento de *T. cruzi* aparece também claramente nas observações sobre a eliminação de flagelados na secreção urinária de triatomíneos. Depois de um repasto sangüíneo, *Triatoma infestans* ou *Dipetalogaster maximus* eliminam um líquido fecal rico em flagelados, mas onde predominam as formas epimastigotas.

Na segunda ou em posteriores evacuações, constituídas fundamentalmente de secreção dos tubos de Malpighi (urina), os tripomastigotas metacíclicos aumentam muito em número, predominando sobre a população de epimastigotas, até se tornarem a quase totalidade dos flagelados.

Essa urina é muito rica em uréia, ácido úrico, uratos e outros compostos nitrogenados (Fig. 20.12).

Em culturas de *Herpetomonas megaselidae*, a diferenciação de promastigota para opistomastigota é estimulada por hidroxiuréia. O processo parece ter lugar enquanto a síntese de DNA nuclear é bloqueada, prosseguindo no entanto inal-

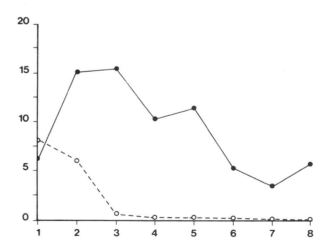

Fig. 20.12 Relação entre o número de tripomastigotas (linha cheia) e epimastigotas (linha interrompida) nas sucessivas dejeções de um triatomíneo (*Dipetalogaster maximus*), após uma refeição sangüínea. Enquanto as primeiras dejeções continham matéria fecal, as seguintes eram constituídas apenas de secreção dos tubos de Malpighi (urina), cujos produtos catabólicos parecem condicionar a morfogênese de *T. cruzi* e induzir a produção das formas tripomastigotas (segundo Zeledón, 1977).

terada a do DNA cinetoplástico (ou kDNA). Em *T. cruzi* a hidroxiuréia determina imediata perda da capacidade de replicação, tanto do DNA nuclear quanto do cinetoplástico, e não há diferenciação celular, isto é, não há produção de novos tripomastigotas.

Por outro lado, a colchicina (um alcalóide antimitótico que age não sobre a síntese de DNA, mas sim sobre a formação de microtúbulos do fuso, durante a cariocinese) reduz o ritmo de multiplicação dos epimastigotas de *T. cruzi* e provoca acentuada formação de tripomastigotas, dos quais muitos são anucleados, outros poliplóides.

Quando se cultiva *T. cruzi* a 28°C, em meio líquido como o de LIT, verifica-se que os metacíclicos não aparecem se, por repiques diários, as culturas forem mantidas permanentemente em meio novo.

Mas se o meio envelhecer, os metacíclicos começam a surgir ao fim da fase de crescimento logarítmico, aumentando rapidamente em número, sem contudo ir além de certa percentagem, mesmo nos casos mais favoráveis. Em meios nutritivos pobres, o aparecimento dos tripomastigotas é mais precoce.

Tais fatos fazem suspeitar que o esgotamento de um ou mais fatores do meio, ou do *pool* interno das formas epimastigotas, seja indispensável para que a diferenciação ocorra.

Anticorpos. As modificações do *T. lewisi*, no decurso da infecção em ratos, têm sido atribuídas à produção de anticorpos (ablastina), porém o mecanismo de ação ainda não foi elucidado.

21

Tripanossomíase por Trypanosoma cruzi (Doença de Chagas): O Parasito

INTRODUÇÃO
POSIÇÃO SISTEMÁTICA E CARACTERIZAÇÃO DO
  PARASITO
CICLO E FORMAS EVOLUTIVAS
  Em hospedeiros vertebrados
    Tripomastigotas sangüícolas
    Amastigotas intracelulares
  Em hospedeiros invertebrados
    Epimastigotas intestinais
    Tripomastigotas metacíclicos
BIOLOGIA E CULTURA
    Hábitats no hospedeiro vertebrado
    Relações parasito-célula hospedeira
    Interação com macrófagos
    Penetração em outras células
    Cultura e crescimento

INTRODUÇÃO

A **tripanossomíase americana**, ou doença de Chagas, tem por agente causal o *Trypanosoma cruzi*, que determina no homem quadros clínicos com características e conseqüências muito variadas. Destacam-se, por sua gravidade, a cardiopatia chagásica e as dilatações de órgãos cavitários que afetam principalmente o aparelho digestivo (magaesôfago, megacólon etc.). As lesões cardíacas são responsáveis por elevada mortalidade, especialmente na fase crônica da doença.

Em 1908, Carlos Chagas encontrou pela primeira vez os flagelados no intestino de triatomíneos, em Lassance, Minas Gerais (Brasil). Suspeitando que esses insetos hematófagos pudessem transmitir o parasito ao homem ou a outros animais, fez inocular macacos, que desenvolveram parasitemia e uma doença febril. Desse modo, pôde descrever não só o agente etiológico em todas as suas formas evolutivas, como caracterizar a nova moléstia infecciosa que, logo mais, confirmou ocorrer naturalmente no gato e no tatu.

Coube-lhe diagnosticar e estudar clinicamente o primeiro caso humano da tripanossomíase americana, encontrado na mesma área endêmica, em 1909.

Fato único, na história da Medicina, Chagas conseguiu estabelecer a etiologia e o ciclo parasitário, identificar os insetos vetores, os reservatórios domésticos e silvestres da nova tripanossomíase, descrever a doença e seu diagnóstico, enfeixando assim todos os aspectos básicos de sua patologia e epidemiologia.

Estima-se que existam atualmente entre 12 e 14 milhões de indivíduos infectados pelo *T. cruzi*, em 18 países da América Latina, com 70 a 80 milhões ainda expostos ao risco de infecção (WHO, 2002).

Calcula-se que, no Brasil, há atualmente 2 ou 3 milhões de infectados, dos quais 60% vivendo em áreas urbanas (WHO, 2002).

POSIÇÃO SISTEMÁTICA E CARACTERIZAÇÃO DO PARASITO

Trypanosoma cruzi é um flagelado da família **Trypanosomatidae** (ver os Caps. 9 e 20), que parasita mamíferos e tem como hospedeiros invertebrados numerosas espécies de hemípteros hematófagos da família **Reduviidae**.

A transmissão do inseto ao homem resulta, em geral, de processo contaminativo da conjuntiva, das mucosas ou de lesões cutâneas (inclusive o local de picada do inseto) com as fezes do inseto. Nos hospedeiros vertebrados, o parasito multiplica-se habitualmente sob a forma amastigota intracelular.

A espécie que morfologicamente mais se aproxima de *T. cruzi* é *T. vespertilionis*, um parasito de morcegos, com distribuição cosmopolita nas Américas, Europa e Ásia.

Entretanto, *T. cruzi* apresenta muitas variações morfológicas, fisiológicas e ecológicas, além de variações quanto à sua infectividade e patogenicidade, o que leva os autores a pensar que não se trate de uma espécie bem definida mas sim de um "complexo *cruzi*", englobando várias entidades difíceis, por ora, de definição taxonômica precisa. Mais de 60 linhagens ou cepas já foram descritas por diferentes autores, segundo diferentes critérios, que incluem:

a) a origem geográfica; b) as espécies de hospedeiros; c) a virulência e a patogenicidade; d) as formas clínica e epidemiológica da doença; e) a resistência dos parasitos a drogas e medicamentos; f) as características fenotípicas, definindo **zimodemos**, isto é, populações que diferem entre si pelas propriedades eletroforéticas de algumas isoenzimas; ou (g) **esquizodemos**, isto é, populações que diferem entre si pelos padrões eletroforéticos do seu DNA mitocondrial (reveladas com enzimas de restrição) ou por seqüências específicas de DNA ribossomal.

Com base nas informações reunidas e nos estudos sobre o DNA ribossômico, três grupos de *T. cruzi* foram propostos recentemente no Brasil (1999):

A) ***T. cruzi* I** (ou grupo 1) é aquele encontrado em animais silvestres e triatomíneos que com eles convivem, particularmente na região amazônica, onde se mantém em um ciclo silvestre e produzem, no homem, infecções esporádicas e assintomáticas.

B) ***T. cruzi* II** (ou grupo 2) é o prevalente nas áreas endêmicas da doença de Chagas humana e tem como principal vetor o *Triatoma infestans*. Supõe-se que seja originário dos Andes bolivianos, tendo-se adaptado, com este vetor, a um ciclo doméstico nas habitações rústicas das zonas rurais. Acompanhando migrações humanas, propagou-se para os países do sul do Continente e invadiu o Brasil a partir dos estados sulinos. Ele é responsável pelas formas sintomáticas e graves da doença.

C) Um terceiro grupo (zimodema 3 ou Z3), de ocorrência mais rara, é também uma zoonose de animais silvestres, a merecer mais estudos para compreensão de seu papel epidemiológico.

Os *T. cruzi* I e os do grupo 3 causam, raramente, infecções assintomáticas do homem.

CICLO E FORMAS EVOLUTIVAS

Em Hospedeiros Vertebrados

Em seu ciclo vital, o parasito exibe formas amastigota, epimastigota e tripomastigota, ou de transição entre elas.

Nos hospedeiros vertebrados ocorrem os tripomastigotas de tipo sangüícola e os amastigotas intracelulares, enquanto nos hospedeiros invertebrados e em meios de cultura predominam as formas epimastigotas, que passam depois a tripomastigotas metacíclicos.

Porém, nas glândulas anais do gambá, encontrou-se uma situação singular, pois aí se desenvolvem as mesmas formas que habitam o tubo digestivo dos insetos.

TRIPOMASTIGOTAS SANGÜÍCOLAS

No sangue periférico dos mamíferos, o *T. cruzi* apresenta-se como um pequeno flagelado, medindo 10 a 25 µm (média, 20 µm) de comprimento por 1 a 5 µm de largura (média, 2 µm). (Ver Pranchas.)

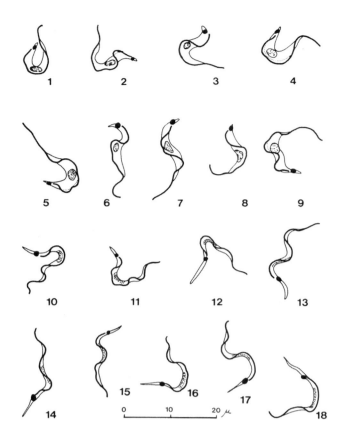

Fig. 21.1 Variação morfológica exibida pelos indivíduos que formam uma população de *Trypanosoma cruzi*, no sangue, onde se destacam as formas largas (*1* a *9*) e as delgadas (*10* a *18*). Desenho de L. M. Deane.

O citossomo, quando fixado, adota em geral a forma de um C; outras vezes a de um S, com extremidades afiladas. Um cinetoplasto grande e redondo faz saliência a pouca distância da extremidade posterior. A membrana ondulante é estreita e pouco preguada, e a porção livre do flagelo representa cerca de um terço do comprimento total. O núcleo ocupa o segmento médio do corpo celular.

Observa-se nítido polimorfismo nos tripanossomos sangüícolas (Fig. 21.1). Assim, costuma-se descrever dois tipos morfológicos polares, entre os quais podem existir todas as formas intermediárias:

a) **formas finas**, com 20 µm de comprimento por 1 µm de largura, sinuosas, com cinetoplasto afastado da extremidade posterior, que é longa e delgada, destacando a saliência do cinetoplasto; o núcleo é longo e estreito, contendo grânulos cromáticos frouxamente reunidos (em colorações pelo método de Giemsa). A membrana ondulante é inconspícua e o flagelo livre muito curto. A movimentação dessa forma é rápida e direcional, de modo que o parasito atravessa facilmente o campo do microscópio;

b) **formas largas**, caracteristicamente recurvadas em C ou U, ou com dupla curvatura em S; medem até 15 µm, com cinetoplasto muito próximo da extremidade posterior (situação subterminal); núcleo elipsóide ou redondo, de aspecto compacto, quando corado pelos métodos derivados do Romanowski;

membrana ondulante bem visível e flagelo longo. A movimentação é lenta e não direcional, agitando-se o parasito no campo microscópico quase sem afastar-se do lugar.

Linhagens de procedências diversas podem apresentar predominância de uma ou outra forma, mas exibem sempre um certo grau de polimorfismo. O significado dessas diferenças morfológicas não está perfeitamente esclarecido.

Algumas observações, feitas em infecções experimentais de animais de laboratório ou *in vitro*, sugerem que:

i) as formas delgadas dos tripomastigotas desaparecem rapidamente da circulação, ou por terem penetrado em células dos tecidos do hospedeiro (onde passam a amastigotas), ou por se mostrarem muito sensíveis às reações imunológicas. Para invadirem aquelas células, as formas finas devem possuir, em sua membrana, estruturas moleculares que assegurem: (a) o reconhecimento de receptores na membrana das células hospedeiras; (b) a fixação e a interiorização do parasito;

ii) as formas largas não penetram nas células do hospedeiro vertebrado e persistem muito tempo no sangue, pois se mostram muito resistentes à aglutinação ou à lise pelo soro imune, e são também pouco sujeitas à fagocitose pelos macrófagos; estas formas tendem, portanto, a se acumularem no sangue e caracterizam a parasitemia dos períodos crônicos da infecção. Elas são muito infectantes para os triatomíneos.

As formas delgadas parecem incapazes de evoluir no tubo digestivo dos insetos, mas a partir dos tripomastigotas largos o

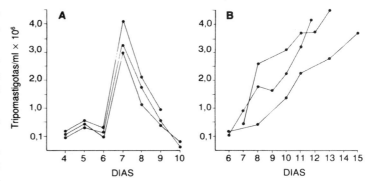

Fig. 21.3 Curvas de parasitemia em camundongos *(Mus musculus)* inoculados com 100.000 tripomastigotas sangüícolas de *T. cruzi*. Em *A*, experimentação com a cepa Y; em *B*, com a cepa CL, que é mortal para esses animais. (Segundo Z. Brener, in: PAHO/WHO — Chagas' disease, 1977.)

ciclo evolutivo completa-se e todas as demais formas do parasito podem ser produzidas (Fig. 21.2).

Há linhagens de *T. cruzi* que produzem infecções onde, no período agudo, predominam as formas finas (cepa Y e cepa "Berenice", p. ex.) e outras em que as formas largas são mais abundantes (como nas cepas F, CL e MR, p. ex.). Daí resultam diferenças na evolução parasitológica, na patologia e na resposta do parasitismo a diferentes drogas.

Assim, camundongos inoculados com a linhagem Y ou com a "Berenice" apresentam curva parasitêmica caracterizada por pequeno pico no 4º ou 5º dia e acentuado aumento dos flagelados no sangue, logo depois, alcançando seu acme no 7º dia.

Nos animais que sobrevivem, ocorre depois rápida e dramática queda da parasitemia que, a seguir, permanece em nível baixo e irregular.

Com a cepa CL, rica em formas largas, a parasitemia é gradualmente ascendente e os animais morrem com número elevadíssimo de parasitos, sempre com absoluta maioria de formas largas (Fig. 21.3).

Os tripomastigotas não se reproduzem no sangue.

Do sangue, os flagelados podem ser fagocitados ou invadir os mais variados tipos de células dos hospedeiros, especialmente as do sistema fagocítico mononuclear (Figs. 6.8 e 21.4), as fibras musculares estriadas, tanto cardíacas como esqueléticas (Figs. 22.1 e 22.2), as fibras musculares lisas e as células nervosas.

AMASTIGOTAS INTRACELULARES

Nas culturas de tecidos, examinadas ao microscópio e a fresco, pode-se ver a penetração dos parasitos no interior das células. As formas finas efetuam essa penetração em duas horas, mais ou menos.

O mecanismo de interiorização corresponde a um processo de fagocitose induzida, de que participam tanto o parasito como a célula hospedeira, sendo precedida pela aderência dos tripomastigotas à membrana do macrófago ou de outras células (Fig. 6.7).

O parasito fica, pois, contido em um vacúolo digestivo (fagossomo) onde pode ser eventualmente morto e digerido (Fig. 6.8).

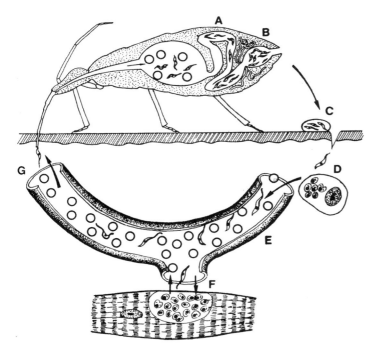

Fig. 21.2 Ciclo evolutivo do *Trypanosoma cruzi*. Há multiplicação de formas epimastigotas no intestino posterior *(A)* do inseto; na ampola retal *(B)*, os parasitos transformam-se em tripomastigotas metacíclicos que são eliminados com as fezes *(C)*; ao penetrar no hospedeiro vertebrado, os flagelados invadem células do SFM cutâneo *(D)* onde, sob a forma amastigota, voltam a multiplicar-se; daí passam para o sangue, como tripomastigotas *(E)*, e disseminam-se pelo organismo, atacando músculos e outros tecidos *(F)*. O ciclo fecha-se quando o paciente é sugado por outro triatomíneo *(G)* e as formas sangüícolas chegam ao intestino do inseto.

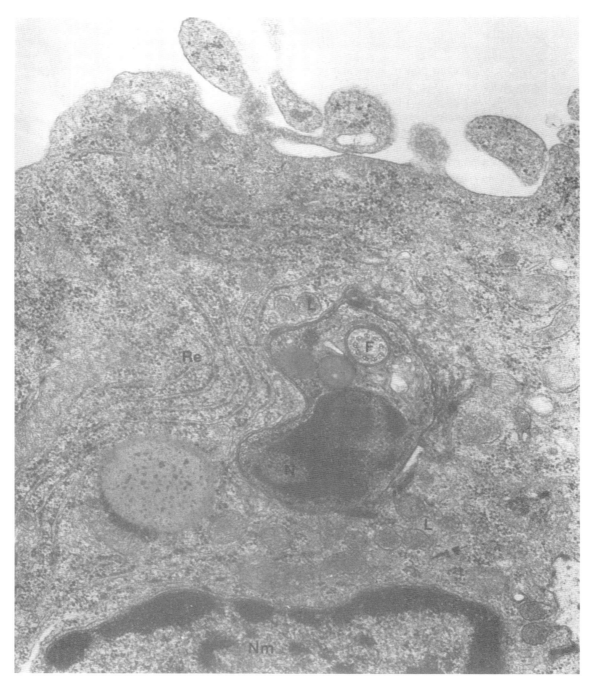

Fig. 21.4 Forma tripomastigota sangüícola de *T. cruzi* no interior de um macrófago, 24 horas após a infecção experimental de um animal. Comparar com a Fig. 6.8 (aumento de 34.000 ×). Microfoto de Regina Milder, USP, São Paulo.

Esse desfecho, que tem lugar sempre que formas epimastigotas são fagocitadas por macrófagos, pode ser evitado pelos tripomastigotas que escapam do vacúolo digestivo e invadem o citoplasma da célula parasitada (Figs. 21.4, 21.5 e Pranchas).

Desde que penetrem no interior de uma célula, seja no organismo do hospedeiro vertebrado, seja em cultivo de tecido, os tripanossomos sofrem total reorganização estrutural, transformando-se em amastigotas ovóides, que medem apenas 4 μm no maior diâmetro (Fig. 20.8 e Figs. 21.4 e 21.6).

Desaparecem o flagelo livre e a membrana ondulante, ficando o aparelho locomotor reduzido ao segmento contido no bolso flagelar. O único movimento que os amastigotas apresentam é o de rotação.

No pólo anterior da célula, e localizando-se nas proximidades da abertura do bolso flagelar, encontra-se o citóstoma. Segue-se a este um canal longo e delgado, que se dirige para trás, contorna o núcleo e volta a encaminhar-se para a região anterior do citossomo: é a citofaringe. Em toda sua extensão ela é acompanhada por alguns microtúbulos semelhantes aos que se dispõem sob a membrana celular (Fig. 20.8).

O cinetoplasto, um disco convexo-côncavo, aparece agora à microscopia óptica (coloração pelo Giemsa) como um bastone-

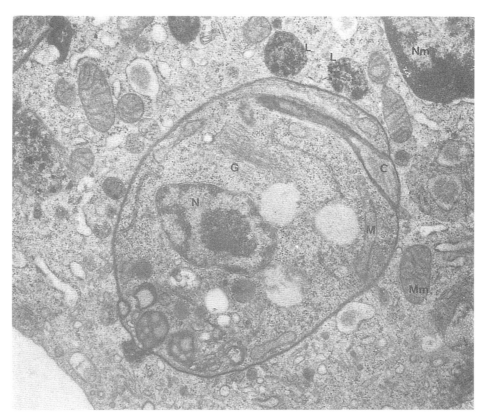

Fig. 21.5 Forma amastigota de *T. cruzi* já mergulhada no citoplasma do macrófago. **C**, citóstoma e citofaringe; **G**, aparelho de Golgi; **M**, mitocôndria e **N**, núcleo. Em torno do parasito, vêem-se lisossomos (**L**), além das mitocôndrias (**Mh**) da célula hospedeira. (Original de Regina Milder.). **Nm**, núcleo do macrófago.

te curto e encurvado (visão de perfil do cinetoplasto), situado perto do núcleo ovóide e compacto. A localização do núcleo é em geral excêntrica.

O sistema mitocondrial dessa forma apresenta cristas internas bem visíveis.

Fisiologicamente, a característica mais importante dos amastigotas é a recuperação da capacidade de multiplicação, que se manifesta cerca de 35 horas após a invasão da célula hospedeira. Mediante uma divisão binária simples, que se repete a intervalos de 12 horas, cada amastigota produz um número crescente de elementos filhos semelhantes que, pouco a pouco, vão consumindo o citoplasma da célula parasitada, até que, umas 12 horas antes de provocarem a ruptura desta, sofrem uma nova transformação: agora no sentido amastigota → tripomastigota (Fig. 21.7). O ciclo intracelular dura, ao que parece, 5 ou 6 dias e produz cerca de nove gerações de parasitos, qualquer que seja o tipo de célula infectada.

O mecanismo regulador da transformação, no fim do ciclo, é ainda desconhecido, não obstante o grande interesse que seu conhecimento teria para o tratamento da tripanossomíase americana. Algumas linhagens de *T. cruzi*, quando mantidas em culturas de tecidos, mostram-se sensíveis à temperatura e sofrem considerável bloqueio da transformação amastigota→ tripomastigota se colocadas a 37 ou 38°C.

Os amastigotas também exibem dimorfismo, pois, além dos elementos ovóides ou arredondados, observam-se outros tipicamente fusiformes. Em cada célula parasitada, todos os elementos pertencem ao mesmo tipo, ainda que nas culturas possam ser vistas células vizinhas contendo, cada qual, um tipo de amastigota.

O ciclo **tripomastigota sangüícola → amastigota → tripomastigota** assegura a continuidade da infecção no hospedeiro vertebrado, bem como a propagação do parasitismo a outros órgãos e tecidos (formação de novos "ninhos de parasitos") e o progresso das lesões devidas diretamente ao parasitismo.

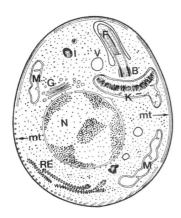

Fig. 21.6 Desenho esquemático da ultra-estrutura da forma amastigota de *T. cruzi*. **B**, blefaroplasto; **F**, flagelo; **G**, aparelho de Golgi; **I**, inclusão citoplásmica; **K**, cinetoplasto; **M**, mitocôndria; **mt**, microtúbulos; **N**, núcleo; **RE**, retículo endoplásmico; **V**, vacúolo.

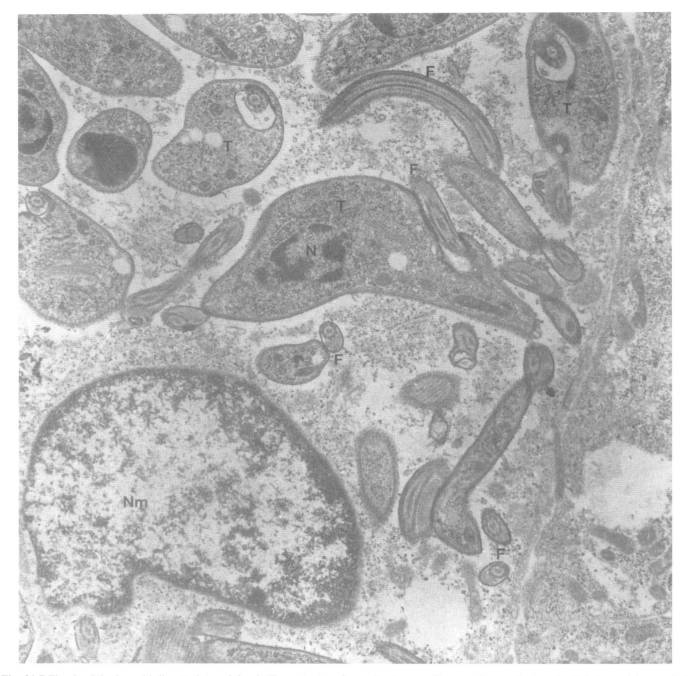

Fig. 21.7 Fim do ciclo de multiplicação intracelular de *T. cruzi* e transformação dos parasitos em tripomastigotas. A célula hospedeira, aqui, é um elemento de cultura de tecido de rim de macaco. (Original de R. Milder.)

Em Hospedeiros Invertebrados

Quando o inseto, ao sugar sangue de um vertebrado, ingere tripanossomos sangüícolas, tem início o ciclo de desenvolvimento característico do *T. cruzi* na luz intestinal dos triatomíneos (Fig. 21.2). Esse ciclo lembra, sob muitos aspectos, o crescimento em meios de cultura à temperatura ambiente.

Na porção anterior do intestino médio (ou estômago) do hemíptero, constatam-se fenômenos regressivos, passando os tripomastigotas sangüícolas a epimastigotas e esferomastigotas, enquanto outros degeneram, como se o meio lhes fora inadequado. Os tripomastigotas delgados parecem condenados à destruição.

EPIMASTIGOTAS INTESTINAIS

Os flagelados que chegam à porção posterior do intestino médio do inseto encontram aí um meio extremamente favorável onde se instalam permanentemente, pois a infecção mantém-se nessa região durante toda a vida do inseto.

Os epimastigotas apresentam-se com dimensões e formas bastante variáveis, citoplasma abundante, cinetoplasto como nas formas amastigotas e situado perto do núcleo. Membrana

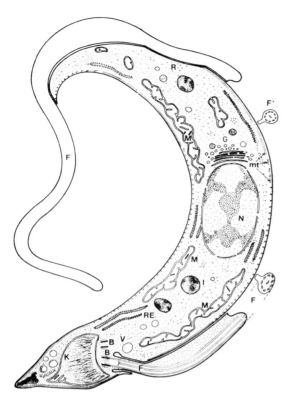

Fig. 21.8 Ultra-estrutura da forma tripomastigota de *T. cruzi* (desenho esquemático). As letras têm a mesma significação que nas Figs. 21.5 e 21.6. **R**, ribossomos.

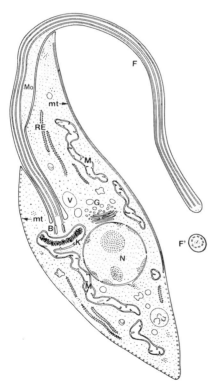

Fig. 21.9 Desenho esquemático sobre a ultra-estrutura da forma epimastigota de *T. cruzi*. As letras têm a mesma significação que na Fig. 21.5. **F'**, corte transversal do flagelo; **Mo**, membrana ondulante e **V**, vacúolo.

ondulante curta e flagelo livre bem desenvolvido (Fig. 21.9). Numerosos parasitos encontram-se em divisão, pois foi restabelecida a capacidade reprodutiva do flagelado, bloqueada durante a fase anterior.

A multiplicação é muito ativa, mediante divisão binária longitudinal. Os epimastigotas permanecem muitas vezes agrupados, formando enormes rosáceas, com as extremidades flageladas voltadas para o centro.

Essas formas, que se desenvolvem bem à temperatura ambiente, não suportam a dos hospedeiros vertebrados e são lisadas se postas em contato com o soro normal de cobaia a 37°C. Elas são intensamente fagocitadas pelos macrófagos e, quando em cultura, não se mostram capazes de invadir as células e iniciar o ciclo parasitário intracelular.

As informações sobre o metabolismo e o crescimento da forma epimastigota provêm de estudos feitos em cultura acelular e serão examinadas adiante.

TRIPOMASTIGOTAS METACÍCLICOS

Quando os epimastigotas são levados para o intestino posterior do triatomíneo, alguns fixam-se por sua extremidade flagelar ao revestimento epitelial, enquanto outros permanecem livres. Mas, depois de algum tempo, sofrem nova metamorfose, pela qual retomam a forma tripomastigota.

Os esferomastigotas antes referidos parecem guardar a capacidade de evoluir diretamente para tripomastigotas metacíclicos, ao chegarem à ampola retal.

Os metacíclicos lembram as formas delgadas dos tripanossomos sangüícolas. Medem cerca de 17 µm de comprimento, sendo finos, com cinetoplasto grande, redondo e afastado da extremidade posterior; núcleo alongado e de estrutura frouxa (nas preparações coradas); membrana ondulante estreita e curto flagelo livre. Nos exames a fresco, vê-se o tripanossomo metacíclico cruzar rapidamente o campo microscópico.

Tendo outra vez suspensa a capacidade de sintetizar DNA e de reproduzirem-se, esses tripanossomos não podem evoluir se não penetrarem em um hospedeiro vertebrado. Para isso, exibem propriedades que não se encontram nos epimastigotas: podem viver em temperaturas mais altas; têm capacidade invasiva para atravessar as mucosas e a conjuntiva, ou penetrar pelas soluções de continuidade da pele; não são lisados pelo soro sangüíneo dos mamíferos; invadem as células dos vertebrados, transformando-se aí, de novo, em amastigotas.

Os amastigotas que derivam imediatamente de tripomastigotas metacíclicos reproduzem-se mais rapidamente que os provenientes dos tripomastigotas sangüícolas e completam seu ciclo intracelular (cerca de nove gerações) dois dias mais cedo, o que sugere a existência de outras diferenças fisiológicas entre um e outro tipo de tripomastigotas.

Dessa maneira, as diferentes formas adotadas pelo parasito permitem que se feche o ciclo biológico de *T. cruzi* através de seus hospedeiros vertebrados e invertebrados.

BIOLOGIA E CULTURA

Muitos aspectos da fisiologia do *T. cruzi* já foram analisados no capítulo anterior (ver o Cap. 20, item *Fisiologia*). Falaremos, aqui, dos hábitats que o parasito ocupa no organismo do hospedeiro vertebrado, das relações entre o parasito e a célula hospedeira e de sua cultura, no laboratório.

Hábitats no Hospedeiro Vertebrado

A forma amastigota pode ser encontrada no interior de muitos tipos de células, mas predominantemente nas fibras musculares estriadas, tanto cardíacas como esqueléticas (Figs. 22.2 e 22.3), nas fibras musculares lisas e no sistema fagocítico mononuclear.

Algumas linhagens demonstram maior afinidade que outras para o sistema nervoso (central e periférico). No tecido nervoso, invadem tanto as células da glia como os neurônios.

A forma tripomastigota pode ser observada no interior das células na fase final do processo reprodutivo (que tem lugar nos "ninhos de amastigotas"), nos espaços intersticiais, no líquido cefalorraquidiano, bem como no leite, no esperma etc. Mas seu hábitat característico é a corrente circulatória, onde permanece nadando no plasma, enquanto não invade novas células do vertebrado.

No Cap. 5, descrevemos as características fisiológicas dos principais hábitats ocupados pelos parasitos, particularmente o sangue, a linfa e os líquidos intersticiais. No Cap. 22, estudaremos as alterações patológicas que decorrem da presença dos tripanossomos, nessas localizações.

Relações Parasito-Célula Hospedeira

A membrana do tripanossomo e das células do hospedeiro são as organelas que primeiro se põem em contato, ao iniciar-se uma infecção. Os estudos sobre a membrana de *T. cruzi* mostraram que:

a) na membrana dos tripomastigotas sangüícolas há um revestimento superficial (glicocálice) que é três vezes mais espesso que na dos epimastigotas (Figs. 6.8 e 20.4);

b) as proteínas próprias da membrana (estudadas pela técnica de congelamento e fratura) são menos abundantes nos tripomastigotas do que nos epimastigotas;

c) os primeiros têm maior carga negativa na superfície do que os segundos.

Uns e outros possuem sítios para ligarem-se com a concanavalina A ou outros "ligantes". Mas só os tripomastigotas mostram mobilidade lateral desses sítios e a capacidade de formar "capuz" com os "complexos antígeno-anticorpo" aí inseridos.

Os epimastigotas são lisados pelo soro normal de animais suscetíveis ou naturalmente resistentes, enquanto a lise dos tripomastigotas só se observa quando incubados com soro de pacientes com infecção crônica ou de animais imunizados.

INTERAÇÃO COM MACRÓFAGOS

Os macrófagos fagocitam tanto os epimastigotas como os tripomastigotas. Ambas as formas são vistas, inicialmente, no interior de vacúolos digestivos (fagossomos), mas têm um destino diferente.

Os epimastigotas são digeridos, enquanto os tripomastigotas escapam do vacúolo (Fig. 21.10) e se instalam no citoplasma do macrófago, onde se transformam em amastigotas (Fig. 21.5).

Depois de se multiplicarem sob essa forma, durante algum tempo, os amastigotas filhos voltam a adotar a forma tripomastigota (Fig. 21.7), lisam a célula hospedeira e ganham o meio intersticial.

Os estudos sobre o mecanismo de interiorização dos parasitos pelos macrófagos indicam haver diferenças segundo as formas a fagocitar. Assim, o processo de ingestão de epimastigotas ou de tripomastigotas procedentes de culturas pode ser impedido tratando-se previamente os macrófagos com tripsina ou com quimotripsina, enquanto a de tripomastigotas sangüíneos, não.

Essas observações sugerem que os receptores para Fc e C3 não estão envolvidos na interiorização de *T. cruzi* e que os tripomastigotas do sangue dispõem de um mecanismo diferente de penetração.

PENETRAÇÃO EM OUTRAS CÉLULAS

Todos os tipos de células cultivadas de mamíferos são passíveis de invasão por *T. cruzi*, porém apenas as formas tripomastigotas podem penetrar em elementos que não desenvolvam grande atividade fagocitária. A eficiência com que isso se dá depende da natureza da célula e da linhagem do tripanossoma. Mas pouco se sabe dos mecanismos envolvidos.

Em baixas temperaturas (em torno de 4°C), os parasitos aderem à membrana das células de vertebrados mas não penetram, demonstrando que os mecanismos de aderência e de penetração são distintos. A aderência ocorre tanto com tripo- como com epimastigotas, porém a penetração só se dá com tripomastigotas, como foi dito antes.

A endocitose dos tripanossomos é maior em certas fases do ciclo da célula hospedeira (fase S, durante a qual o DNA cromossômico está sendo duplicado), havendo indícios de que dependa da abundância de receptores adequados (glicoproteínas) na membrana celular.

A presença de anticorpos contra as formas tripomastigotas impede a penetração destes tipos de células, talvez devido ao bloqueio de receptores da membrana parasitária envolvidos no processo de penetração. Essas observações, feitas *in vitro*, necessitam de comprovação para as condições existentes nos hospedeiros infectados.

Cultura e Crescimento

Conforme vimos no Cap. 20, as fases correspondentes ao ciclo parasitário no invertebrado crescem bem em uma variedade de meios difásicos, semi-sólidos ou líquidos, caracterizados por conterem os fatores de crescimento exigidos pelo *T. cruzi*: hemina, ácido fólico, ácido esteárico etc.

Os meios que sustentam maior crescimento incluem sangue total, ou soro e hemácias, ou ovo; outras vezes, extrato de fígado ou de carne, ou hidrolisados de proteína mais aqueles fatores essenciais.

Os parasitos são cultivados geralmente a 27-28°C, com elevado rendimento.

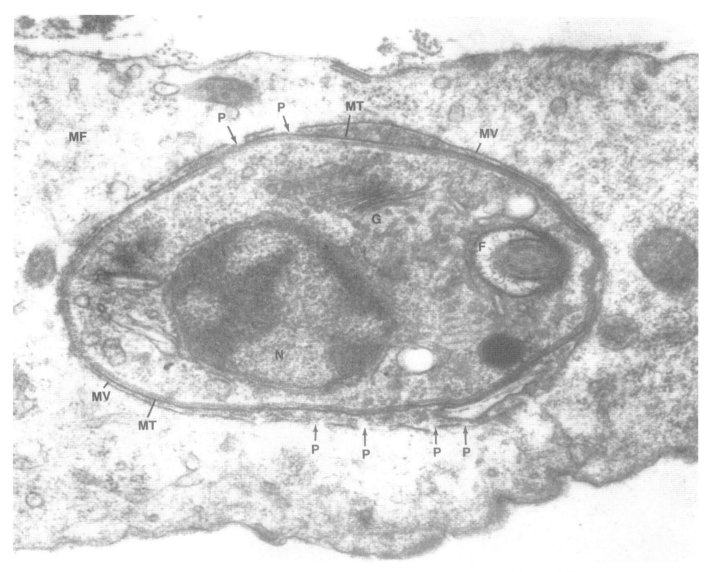

Fig. 21.10 Depois de endocitado pelos macrófagos (**MF**), o *Trypanosoma cruzi* consegue escapar do vacúolo parasitóforo ao promover a ruptura da parede do vacúolo em numerosos pontos, como se vê nesta foto realizada com microscopia eletrônica por Helene Santos Barbosa, no Dep. de Ultra-estrutura e Biologia Celular, do Inst. Oswaldo Cruz, Rio de Janeiro. **F**, sistema flagelar; **G**, aparelho de Golgi; **MT**, membrana do tripomastigota forrada por microtúbulos; **MV**, membrana do vacúolo parasitóforo; **N**, núcleo do *T. cruzi*; **P**, pontos de ruptura da membrana vacuolar.

Um meio líquido complexo, denominado LIT (do nome inglês: *Liver Infusion Tryptose*), tem sido empregado freqüentemente por apresentar grande rendimento e permitir que se proceda facilmente à contagem dos flagelados por métodos automáticos (contadores de células).

A partir desse meio, podem ser obtidos tripanossomos lavados e livres de ingredientes do meio nutritivo (ver o Cap. 63).

Vários meios de composição química definida são atualmente disponíveis para estudos metabólicos ou outros que requerem essa condição.

Também se desenvolveram técnicas para cultivar as formas amastigotas *in vitro* (meios contendo soro de galinha), bem como para obtê-las a partir de culturas de tecidos.

Quando uma amostra de sangue contendo parasitos é semeada em qualquer dos meios mencionados, as formas tripomastigotas transformam-se em epimastigotas dentro de 24 a 48 horas. Essa transformação é induzida pelo simples abaixamento da temperatura de 37°C para 20-28°C, mas fica inibida se o sangue for mantido a cerca de 5°C, como quando é conservado em geladeira.

À temperatura de 27,5°C, os flagelados dividem-se a cada 18 a 20 horas. A fase de crescimento exponencial dura 4 a 6 dias, segundo a temperatura. Se esta se elevar de 17° a 32°C, a constante de multiplicação aumentará também, porém acima do último valor haverá um rápido declínio da reprodução.

Na fase logarítmica, as formas epimastigotas representam a quase totalidade da população (ou mesmo a totalidade, se excluirmos aqueles tripomastigotas metacíclicos que são introduzidos com o inóculo, ao fazer-se cada repique). A partir do quarto dia, começam a aparecer novos elementos metacíclicos, resultantes da transformação de alguns epimastigotas, no fim do período exponencial (ver o Cap. 20, item *Crescimento e diferenciação*).

Trypanosoma cruzi pode ser mantido em culturas de tecido, a 33°C, e nestas condições infecta as células dos cultivos, reproduzindo-se sob a forma de amastigota (intracelular).

Os tripomastigotas (intercelulares) resultam dessa fase multiplicativa e, ao reinvadirem novas células, repetem o ciclo parasitário continuamente.

Com o propósito de manter o *T. cruzi* nessas condições, já se empregaram culturas de fibroblastos, de macrófagos, de células epiteliais, renais, pulmonares, miocárdicas etc., procedentes de embriões de galinha, de camundongo, de rato, de cão, de boi ou de macaco, assim como células embrionárias, placentárias ou tumorais (células Hela) humanas (Figs. 21.4 e 21.6).

Os flagelados desenvolvem-se, também, em ovos embrionados de galinha (com 5 a 6 dias de incubação) e aparecem no sangue circulante do embrião por volta do décimo dia, desaparecendo quando nasce o pinto. As formas amastigotas são isoladas por xenodiagnóstico (ver o Cap. 22) de aves nascidas de tais ovos.

22

Tripanossomíase por Trypanosoma cruzi: *A Doença*

INTRODUÇÃO
INFECTIVIDADE
   Vias de infecção
   Dispersão e localização do parasito
RESISTÊNCIA AO PARASITISMO
   Resistência natural
   Resistência adquirida
      Atividade dos anticorpos
      Atividade dos macrófagos
      Imunização contra o parasito
PATOLOGIA
   Virulência
   Mecanismos patogênicos
   Alterações anátomo- e fisiopatológicas
      Chagoma de inoculação
      Alterações no sangue
      Alterações no coração
      Alterações no aparelho digestivo
      Alterações do sistema nervoso
      Lesões em outros órgãos
SINTOMAS E FORMAS CLÍNICAS
   Período de incubação
   Fase aguda
   Fase crônica
      A cardiopatia chagásica crônica
      Os casos com megas
      A tripanossomíase americana em imunodeprimidos
DIAGNÓSTICO CLÍNICO
DIAGNÓSTICO LABORATORIAL
   Exames parasitológicos
      Pesquisa de parasitos no sangue
      Punção biópsia de linfonodos
      Cultura dos parasitos
      Xenodiagnóstico
   Testes imunológicos
      Hemaglutinação indireta (HAI)
      Imunofluorescência indireta (IFI)
      Testes imunoenzimáticos (ELISA)
      Aglutinação direta e com 2-mercaptoetanol
PROGNÓSTICO
TERAPÊUTICA
   Outros recursos terapêuticos
   Diagnóstico e tratamento da infecção congênita

INTRODUÇÃO

A **tripanossomíase americana** ou **doença de Chagas** é uma zoonose do continente americano que se estende do sul dos Estados Unidos até a Argentina e o Chile, com forte incidência no Brasil.

Como zoonose, não parece ter afetado o homem antes da colonização européia. Com os colonizadores foram introduzidas novas relações de produção, novas formas de ocupação da terra e novos modos de morar, entre os quais se contam as casas com paredes de barro (pau-a-pique) e os casebres de palha, habitados pelas famílias mais pobres das áreas rurais.

Nessas habitações criaram-se ecótopos favoráveis para a vida de várias espécies de **triatomíneos**, conhecidos no Brasil sob as denominações populares de "barbeiro", "chupança" ou "bicho de parede", bem como por "fincão", "bicudo" ou "chupão"; e, na Argentina, por "*vinchucas*". Originalmente silvestres ou exóticos, eles aí se domiciliaram e passaram a transmitir a infecção aos moradores e aos seus animais domésticos.

Nem todos os indivíduos infectados apresentam um quadro clínico. Muitos, depois de uma fase aguda, permanecem como portadores assintomáticos da infecção. Outros, porém, desenvolvem lesões graves e progressivas que conduzem à **cardio-**

patia chagásica, ao megaesôfago, ao megacólon e a outras formas da doença.

Não existe, até o presente, um tratamento específico preventivo ou curativo para a doença de Chagas crônica, sendo os medicamentos atuais úteis apenas na fase aguda.

Seu controle repousa, por isso, na luta antivetorial e nas medidas para prevenir sua transmissão através dos bancos de sangue, uma nova modalidade de propagação da endemia, criada pela tecnologia moderna mal dirigida.

INFECTIVIDADE

O *Trypanosoma cruzi* (Fig. 21.1) é infectante para grande número de espécies. Cerca de uma centena de mamíferos silvestres e domésticos, pertencentes às ordens **Marsupialia**, **Edentata**, **Carnivora**, **Rodentia**, **Artiodactyla**, **Perissodactyla**, **Chiroptera** e **Primates**, já foram encontrados naturalmente infectados. As outras classes de vertebrados são refratárias ao *T. cruzi*, ainda que se tenha conseguido infectar um lagarto fazendo-o ingerir os triatomíneos parasitados.

No laboratório, infectam-se facilmente camundongos, ratos, cobaias, carneiros, porcos etc., sendo particularmente sensíveis os ratos brancos novos (de 20 dias), os camundongos albinos, os hamsters e os cães e gatos novos. A intensidade da infecção depende da linhagem de *T. cruzi*, da dose inoculada e da pouca idade dos animais. A cepa Y (de origem humana) é particularmente mortífera para camundongos jovens.

Amostras isoladas de pacientes humanos, de outros mamíferos ou de triatomíneos apresentam grande variação quanto à capacidade infectante e virulência para animais de laboratório. Experiências feitas *in vitro* sugerem que a temperatura influi na eficiência com que os parasitos invadem as células, aumentando de modo regular esta capacidade até os 35°C, bem como com o tempo que dura a exposição das células à ação dos tripomastigotas.

Em relação aos insetos vetores, são os **triatomíneos** que se apresentam naturalmente infectados, ainda que já tenham sido encontrados percevejos (*Cimex*) eventualmente parasitados.

No laboratório, puderam ser infectados tanto os percevejos como os carrapatos (*Ixodidae* e *Argasidae*).

Mais de trinta espécies de triatomíneos podem ser encontradas com infecção, em seus hábitats naturais. Elas pertencem aos gêneros *Triatoma*, *Panstrongylus*, *Rhodnius* e *Eutriatoma* mas, no laboratório, todas as espécies de triatomíneos ensaiadas contraíram a infecção pelo *T. cruzi*.

As espécies de uma região podem mostrar-se sensíveis às linhagens de *T. cruzi* locais e refratárias às procedentes de outros lugares. Assim, *Triatoma phyllosoma*, do México, não se infecta com *T. cruzi* do Brasil e da Costa Rica; da mesma forma se comportam *Triatoma infestans* e *Panstrongylus megistus* do Brasil, em relação ao *T. cruzi* norte-americano. *Triatoma protracta*, um hemíptero dos Estados Unidos, quando infectado com flagelados de linhagens sul-americanas apresenta índice de metacíclicos mais baixo do que quando se usa uma cepa de tripanossomo norte-americana.

Vias de Infecção

As formas infectantes, ou seja, os **tripomastigotas metacíclicos** contidos nas fezes dos insetos, penetram facilmente através das mucosas e conjuntivas ou de qualquer solução de continuidade da pele.

Não atravessam a pele íntegra, mas o próprio local da picada do inseto pode constituir a porta de entrada, se contaminada com as dejeções que esses hemípteros costumam emitir enquanto se alimentam. Feridas ou escoriações causadas por coçar (que é motivado pela resposta alérgica à saliva do triatomíneo) são outros pontos favoráveis para a invasão (Fig. 21.2).

A penetração pela mucosa bucal deve ser freqüente entre os animais que caçam ou matam os insetos, ou que lambem o pêlo contaminado, junto aos pontos da pele irritada pela picada.

Também deve ter sido digestiva a via de penetração em microepidemias observadas entre pessoas que haviam consumido caldo de cana (em Catolé do Rocha, Paraíba; no Paraná e em Santa Catarina) ou suco de açaí contaminados (mais de 400 casos no Amapá e Pará, entre 1969 e 2005).

A transmissão materno-infantil, por via transplacentária, já foi comprovada tanto no homem como em animais. Mas dispomos de informações escassas sobre a freqüência com que ela ocorre. O *Trypanosoma cruzi* deve atravessar o epitélio corial e parasitar o estroma das vilosidades da placenta, antes de alcançar a circulação fetal.

Outros modos de transmissão possíveis, se bem que mais raros, ocorrem pelo leite materno e pelo coito.

Este último processo foi comprovado experimentalmente, em animais.

Em zonas endêmicas, ou nos centros para onde afluem indivíduos parasitados, as transfusões de sangue constituem sério fator de risco, quando não se faz a seleção dos doadores de sangue ou a esterilização das amostras pela violeta de genciana.

Dispersão e Localização do Parasito

Na região do tegumento onde se deu a penetração, os tripomastigotas são fagocitados por macrófagos (conforme descrito no Cap. 21; Figs. 21.4 e 21.5) e transformam-se em **amastigotas**, iniciando-se a fase de multiplicação intracelular.

De cada amastigota formam-se, por divisão binária, dezenas de elementos filhos que, ao fim de 4 a 6 dias, readquirem a forma tripomastigota e, depois de lisar a célula hospedeira, ganham os espaços intersticiais. Alguns desses flagelados invadem novas células da vizinhança, enquanto outros se disseminam com a corrente circulatória linfática e sangüínea para irem colonizar nos órgãos e tecidos mais diversos, em pontos afastados do local de penetração.

A parasitemia começa a fazer-se notar entre o 8º e o 12º dia, dependendo da linhagem e da via de penetração do parasito.

No sangue, estes podem sobreviver longamente, apenas nos períodos iniciais da infecção (fase aguda), pois, quando se desenvolve a reação imunitária, por volta da quarta ou quinta semana, cai rapidamente a parasitemia. Na fase crônica, a

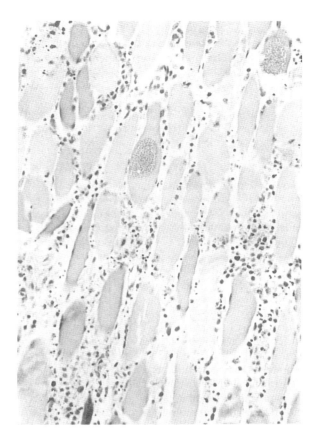

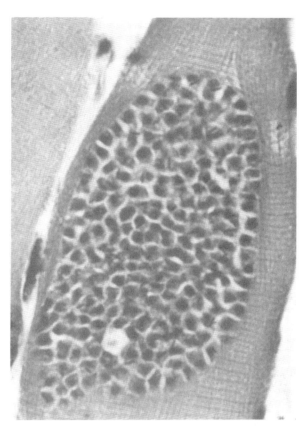

Fig. 22.1 Tecido muscular estriado esquelético, infectado por *Trypanosoma cruzi* (cepa CL), que produziu miosite caracterizada por edema e infiltrado mononuclear intersticial (coloração H.E.; 200 aumentos). Um dos ninhos de formas amastigotas (situado próximo ao centro da figura) é visto com maior aumento na Fig. 22.2. (Original do Dr. H. Lenzi, Dep. de Patologia, IOC/FIOCRUZ, Rio de Janeiro.)

Fig. 22.2 Corte de fibra muscular esquelética, apresentando um ninho parasitário com formas amastigotas de *Trypanosoma cruzi* (cepa CL). Alguns parasitos (como os situados no limite superior do conjunto) mostram claramente o núcleo e o cinetoplasto, este simulando um bastonete. (Original do Dr. H. Lenzi.)

presença de flagelados no sangue é raramente observada nos exames diretos, sendo demonstrada em até 30% dos casos pelo xenodiagnóstico, pela inoculação em animais sensíveis ou pela cultura.

Em condições experimentais, os parasitos podem ser isolados do coração 4 a 8 dias depois da inoculação por escoriação da pele.

As localizações preferenciais das formas intracelulares variam consideravelmente com a cepa de *T. cruzi* em causa. Algumas linhagens são predominantemente "miotrópicas", isto é, colonizam de preferência nas fibras musculares esqueléticas e miocárdicas (Figs. 22.1 e 22.2), sendo pouco encontradas nas células do SFM.

Outras são "reticulotrópicas", apresentando-se em número considerável no interior de macrófagos do baço, do fígado, da medula óssea etc.

A cepa Y, a que já nos referimos, produz infecções experimentais caracterizadas pela abundância de parasitos na polpa vermelha do baço, nas células de Kupffer do fígado etc., que alcançam um máximo por volta do oitavo dia; ocorre depois forte depleção celular, coincidindo com a espetacular queda da parasitemia.

RESISTÊNCIA AO PARASITISMO

Resistência Natural

Os flagelados procedentes de cultura e suspensos em fezes de triatomíneos apresentam uma sobrevivência de 17 minutos, quando essas formas são misturadas com volume igual de suor humano.

Porém, depois de superadas as barreiras anatômicas à penetração, representadas pela pele íntegra, a imunidade natural depende da reação inflamatória local e da fagocitose, ou de substâncias antiparasitárias do soro e dos tecidos.

Tanto o soro normal humano como o de outros animais (exceto o do camundongo) produzem imobilização e lise das formas epimastigotas. O soro normal do homem e o do rato contêm aglutininas para essas formas.

Nas aves e anfíbios, o soro tem poder lítico sobre as formas tripomastigotas de *T. cruzi*. Essa lise depende do sistema complemento, envolvendo a participação de properdina, mas não requer a presença de anticorpos, isto é, utiliza a via alternativa (ou via properdina) do sistema complemento (ver o Cap. 7).

A infecção de camundongos com *T. cruzi* induz a produção de interferon-2, ou interferon γ, que é fator ativador de macrófagos e células NK, importantes na defesa contra *T. cruzi*, enquanto *T. equiperdum* faz aparecer no soro desses animais, desde o primeiro dia, interferon-1 (IFN-1). Os macrófagos ativados passam a produzir TNF, IL-2 e óxido nítrico que tanto participam da destruição dos parasitos como desencadeiam a reação de proteínas da fase aguda. Mas, quando em concentrações elevadas, agravam sensivelmente o curso da infecção.

A freqüência com que se observam infecções assintomáticas no homem depõe a favor de uma resistência natural em muitos indivíduos. Os adultos mostram-se mais resistentes que as crianças, e o mesmo se observa, no laboratório, com a infecção de animais, especialmente cães e ratos. Nas infecções experimentais, os machos mostram-se mais suscetíveis que as fêmeas. As baixas temperaturas aumentam a virulência das infecções.

Resistência Adquirida

No homem, ela só pode ser inferida de dados indiretos e por analogia com o que se observa em animais. Resumiremos, em seguida, alguns desses dados.

ATIVIDADE DOS ANTICORPOS

Ao recuperar-se de uma infecção prévia, os animais de laboratório mostram-se resistentes em maior ou menor grau a uma segunda inoculação. A resposta imune adquirida é mediada pelos linfócitos TCD4 e TCD8, essenciais para o controle da parasitemia e a sobrevivência do hospedeiro.

Em camundongos infectados, os anticorpos começam a aparecer no sexto dia, aumentam até o 14º dia e diminuem depois. Nos ratos, os títulos mais elevados de anticorpos observam-se quando ocorre a segunda crise parasitária, por volta do 20º dia.

Os tripomastigotas que circulam no sangue de animais com infecção aguda (com quatro ou mais semanas de duração) têm a superfície revestida de imunoglobulinas. Esses parasitos são lisados, *in vitro*, quando incubados com soro humano normal, devido à ativação do sistema complemento. Nos animais esplenectomizados, não se constata a presença de imunoglobulinas sobre a membrana dos tripomastigotas.

Entretanto, apesar das evidências de uma participação de anticorpos na resistência que o hospedeiro oferece ao parasito, a esplenectomia não influi, aparentemente, no curso da infecção dos animais inoculados com *T. cruzi*, e isto tanto para linhagens virulentas como para as demais.

Em pacientes que se encontram na fase aguda da doença, tem sido comprovado um aumento significativo das IgM, acompanhado de uma elevação das IgG. Porém, na fase crônica, apenas as IgG costumam estar aumentadas.

Em animais inoculados no laboratório, as IgM alcançam um máximo por volta da sexta semana e retornam ao normal decorridas umas 20 semanas. Neles e em pacientes observados, constatou-se que:

a) As lisinas encontram-se em soro normal humano e de outros animais, mas sua produção nos organismos infectados parece muito irregular. O fator lítico é parcialmente destruído a 70°C e não requer complemento para agir, parecendo distinto da ablastina. As formas epimastigotas são rapidamente lisadas, mas os metacíclicos, não.

b) As precipitinas aparecem precocemente: aos nove dias, em ratos, e persistem durante a fase aguda da doença. Nos casos humanos pôde-se demonstrar a presença de precipitinas durante os quatro primeiros meses, porém nos pacientes crônicos apenas um quinto dá reação positiva, quando ao menos quatro quintos respondem à reação de fixação do complemento e à prova de aglutinação.

c) As aglutininas apresentam-se com títulos elevados, tanto nos pacientes como nos animais infectados experimentalmente. Mas os títulos baixos ocorrem em indivíduos normais. O mecanismo da reação traduz-se por prévia imobilização dos flagelados e posterior aglutinação; finalmente, formam-se cadeias e massas multinucleadas.

d) Os anticorpos fixadores do complemento são de aparecimento mais tardio: na fase aguda, 50% dos pacientes dão reação positiva; na crônica, 98% são positivos. Os títulos são altos no fim do período agudo, reduzindo-se muito, em seguida, e apresentando flutuações no decurso do tempo.

e) No soro dos animais infectados, mas não no humano, pôde-se demonstrar a presença de anticorpos protetores.

f) Anticorpos sensibilizantes: quando se injeta, na pele de indivíduos com tripanossomíase americana, a fração dialisada de um extrato de *T. cruzi*, produz-se uma reação intradérmica caracterizada pela formação de pápula eritematosa, com "pseudópodes". O máximo da reação é observado após 24 horas, e sua regressão completa tarda cerca de cinco dias. A mesma resposta foi obtida em coelhos previamente sensibilizados com culturas mortas e, depois, inoculados intradermicamente com parasitos vivos.

ATIVIDADE DOS MACRÓFAGOS

A participação dos macrófagos na imunidade não-específica pôde ser estudada *in vitro* e em animais de laboratório.

Assim, no interior de macrófagos normais observa-se o crescimento e a multiplicação das formas amastigotas que, em vacúolos ou no citoplasma da célula hospedeira, resistem à capacidade digestiva desta.

Porém, a ativação de macrófagos por antígenos parasitários leva à ativação dos linfócitos T que passam a excretar interferon-gama; este, por sua vez, induz os macrófagos a produzirem **interleucina-1** (IL-1), **fator de necrose tumoral** (TNF) e **óxido nítrico** (NO), sendo este um produto altamente tóxico que parece responsável pela atividade tripanolítica dos macrófagos parasitados (ver a Fig. 7.7).

Em macrófagos retirados de animais parasitados, a resistência aos tripanossomos manifesta-se a partir da terceira semana, ou seja, a partir dos dias que precedem a queda da parasitemia característica das infecções agudas.

Diversos experimentos acumularam provas de que os mecanismos que habitualmente estimulam a atividade do sistema fagocítico mononuclear (vacinação pelo BCG, administração de dietilestilbestrol etc.) contribuem para fazer baixar a parasitemia e diminuem a mortalidade dos animais inoculados. Por outro lado, nas condições que reduzem a atividade dos macrófagos (animais atímicos ou precocemente timectomizados, e naqueles que receberam soro antilinfocitário T, ou que foram injetados com suspensões de sílica etc.) as infecções mostram-se mais graves, com elevada mortalidade.

Em ratos novos, a resposta do sistema macrofágico é particularmente intensa após a reinoculação feita aos vinte dias da primoinfecção, quando o nível de anticorpos já é elevado.

A administração de cortisona ou a intervenção de outros imunodepressores físicos, químicos ou biológicos (como a malária) aumentam a parasitemia em ratos e camundongos, provavelmente devido à inibição do sistema fagocítico mononuclear.

Tanto IL-1 e TNF, como o NO produzido por macrófagos e outras células, contribuem para o controle da parasitemia, sempre que seus níveis permaneçam baixos. Mas, quando se tornam elevados, passam a ser nocivos para o hospedeiro. Assim, o TNF (que, injetado em animais, produz um quadro semelhante ao da malária aguda) reduz as defesas do organismo, acompanhando-se de alta parasitemia, e provoca mais rapidamente a morte em ratos que receberam TNF que a dos ratos não tratados.

IMUNIZAÇÃO CONTRA O PARASITO

Inoculando-se culturas de virulência atenuada, conseguiu-se desenvolver boa resistência em diversos animais de laboratório; e resultados mais precários foram obtidos com cepas virulentas mais primaquina.

Obteve-se também bom êxito tratando com furaltadone os animais inoculados, de modo a conseguir que desenvolvessem uma infecção crônica, com parasitemia extremamente baixa. Quando, 6 a 9 meses depois, eles foram novamente inoculados, não se pôde observar aumento da parasitemia.

PATOLOGIA

Virulência

A virulência depende da linhagem de *Trypanosoma cruzi*, assim como das condições que prevalecem entre uma determinada cepa do flagelado e o hospedeiro vertebrado em causa. A fonte de infecção pode ser uma das razões da diversidade de comportamento do parasito.

De quatro linhagens isoladas de animais silvestres do Brasil e inoculadas em camundongos, a que se mostrou mais virulenta procedia de um rato silvestre (*Nectomys squamipes*, ou rato d'água), e a menos virulenta de um morcego (*Eumops abrasus*), ocupando posição intermediária as obtidas de marsupiais (*Didelphis marsupialis*) e de um símio (*Saimiri sciureus*).

Do tatu (*Dasypus novemcinctus*), que suporta sem qualquer inconveniente o parasitismo pelo *T. cruzi*, isolou-se uma estirpe extremamente violenta para o cão, capaz de produzir graves lesões no sistema nervoso, paralisia etc.

A manutenção prolongada do parasito em meios de cultura, ou a passagem sucessiva através de animais resistentes, parece diminuir sua virulência.

Por outro lado, quando se fazem passagens freqüentes em camundongos novos, que são muito sensíveis, consegue-se exacerbar a virulência e selecionar cepas que matam 100% dos animais em poucos dias.

É bastante conhecido o fato de ser a doença de Chagas mais benigna em certas regiões geográficas que em outras: no Rio Grande do Sul (Brasil), no México, bem como no Chile, os inquéritos eletrocardiográficos em indivíduos com reação sorológica positiva mostram-se geralmente normais. Mas, nos Estados de São Paulo e Minas Gerais, as cardiopatias chagásicas são freqüentes.

Fatores dependentes do hospedeiro e que condicionam maior virulência são:

a) a idade, pois a suscetibilidade é sempre maior em indivíduos jovens, tanto em humanos como em animais;

b) as influências hormonais, visto que cortisona ou hidrocortisona estimula a parasitemia em macacos e em camundongos. O mecanismo envolvido parece ser a inibição do sistema fagocítico mononuclear, reduzindo a inflamação, a produção de anticorpos e a fagocitose;

c) as deficiências nutricionais, particularmente a carência de ácido pantotênico, de piridoxina ou uma carência prolongada de vitamina A, levam a um aumento da parasitemia, das lesões viscerais e da mortalidade, em ratos. O mesmo efeito causa a esses animais uma dieta deficiente em lisina.

Mecanismos Patogênicos

Quando a infecção dá-se através da pele, os parasitos podem ser encontrados pouco depois no interior de células do sistema fagocítico mononuclear. Aí, a multiplicação dos parasitos e a destruição das células hospedeiras, pela ação direta do metabolismo parasitário, seguidas pela repetida invasão de novas células, vão num crescendo que se manifesta pelo aumento concomitante da parasitemia, durante o período inicial da doença. Eventualmente, a morte pode sobrevir na fase aguda da infecção.

Essa destruição parasitotrófica, como a poderíamos chamar, constitui um dos mecanismos patogênicos da tripanossomíase americana, mas não é o único (Fig. 22.3).

Mesmo na fase aguda, observa-se que não há paralelismo entre a carga parasitária e a gravidade da doença. Em experiências feitas inoculando-se a cepa Y de *T. cruzi* em camundongos novos, a parasitemia foi elevada e registrou-se mortalidade superior a 80%; porém, nos esfregaços e seções do baço, fígado, coração, rins e sistema nervoso central, não se conseguiu demonstrar a invasão dos tecidos pelos tripanossomos.

Também em casos de infecção congênita grave, que determinaram prematuridade e morte dentro de prazos que variaram de 2 semanas a 3 meses, com hepatosplenomegalia, anemia e meningencefalopatia, a autópsia revelou poucos ninhos de parasitos, ainda que a parasitemia fosse alta, em alguns casos.

O mecanismo patogênico é praticamente desconhecido, lembrando, por seu aspecto, um processo tóxico.

As células e fibras parasitadas não despertam, inicialmente, nenhuma reação em torno. Mas, quando se rompem, destruídas pelo parasitismo, são envolvidas por um processo inflamatório focal que, nos primeiros dias da infecção (fase aguda), caracteriza-se por infiltração fugaz de leucócitos polimorfonucleares neutrófilos, como em um flegmão.

Nesses leucócitos podem ser vistas formas amastigotas fagocitadas.

Segue-se o aparecimento de mononucleares, principalmente células de linhagem linfocitária e alguns macrófagos.

Se o organismo sobrevive ao período agudo, surgem as reações imunológicas e, a partir da terceira semana, os monócitos

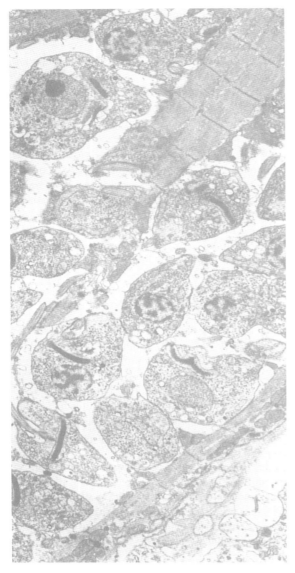

Fig. 22.3 Formas amastigotas de *Trypanosoma cruzi*, multiplicando-se no interior de uma fibra muscular estriada. Microfotografia feita em microscopia eletrônica. (Original do Dr. Zigman Brener, Centro de Pesquisas René Rachou, Belo Horizonte.)

e linfócitos passam a predominar nos exsudatos inflamatórios que se tornam confluentes e difusos.

Quando o processo se agrava, podem surgir fenômenos degenerativos ou, mesmo, focos de necrose que, depois, se transformam em áreas focais de fibrose. Mas a inflamação da fase aguda, em nítido contraste com o que ocorre na fase crônica, não tem grande potencial fibrosante.

Os processos inflamatórios agudos tendem a curar-se pela reabsorção dos exsudatos, enquanto as lesões da fase crônica evoluem para a fibrose. Neste caso, o processo orienta-se para a formação de focos granulomatosos e granulomas. Vêem-se, então, numerosos macrófagos (histiócitos), dispostos de maneira mais ou menos ordenada, em camadas, e com abundante citoplasma, constituindo as chamadas células epitelióides, e os gigantócitos.

Quando se procede ao exame histológico do coração dilatado e flácido da fase aguda da doença, encontra-se uma miocardite focal, por vezes confluente, que pode chegar ao aspecto de verdadeiro flegmão miocárdico. Como conseqüência, as manifestações clínicas principais são: taquicardia, diminuição da pressão arterial, pulso pequeno e filiforme, aumento da área cardíaca na imagem radiológica.

Esse quadro encontra explicação nas lesões promovidas diretamente pelos parasitos.

Na fase crônica, observa-se cardiomegalia com hipertrofia e dilatação global do coração, tromboses parietais extensas, aneurisma da ponta e, histologicamente, apenas escassos focos inflamatórios crônicos. Clinicamente, as anomalias eletrocardiográficas são variadas, indicando intensas alterações da formação e da condução do estímulo cardíaco.

Segundo uma das escolas que buscam explicar a patogenia da doença de Chagas (Koeberle), toda vez que se rompem ninhos de amastigotas e os flagelados são destruídos, libertar-se-iam substâncias tóxicas ou neurolíticas que atuariam sobre as células nervosas situadas nas proximidades. Haveria, então, considerável destruição de neurônios, principalmente dos gânglios parassimpáticos.

Os pesquisadores dessa escola verificaram que, no coração de ratos, durante a fase aguda, 80% dos neurônios são destruídos ou lesados.

O mesmo constataram no coração humano.

Estudos histopatológicos do sistema nervoso central, da medula espinhal e dos plexos parietais do tubo digestivo levaram à comprovação de fatos semelhantes.

Em conseqüência da destruição dos neurônios dos plexos mientéricos do tubo digestivo (e da desnervação de outros órgãos cavitários) sobrevêm, inicialmente, diminuição da coordenação muscular e, portanto, alterações do movimento peristáltico progressivo, bem como hipersensibilidade da musculatura desnervada, que passa a reagir mais intensamente aos estímulos mecânicos, químicos ou nervosos.

A resposta exacerbada dos órgãos tubulares conduz a hipermotilidade, hipertonia e perda da coordenação peristáltica (aperistalse). A retenção ou estase de seu conteúdo produz dilatação do órgão e maior estimulação.

Sobrevêm, então, hipertrofia da musculatura e um agravamento progressivo das perturbações fisiológicas, devido ao círculo vicioso que se estabelece.

Finalmente, a musculatura lesada pela hiperatividade e pela irrigação insuficiente (desproporcional, em face da hipertrofia do órgão) entra em atonia. Assim se formariam os "megas", que são caracterizados pela enorme dilatação de vísceras ocas e pelo aperistaltismo.

Esse mecanismo patogênico (segundo a escola de Koeberle) é responsável por alterações (Fig. 22.4) tais como:

a) cardiopatia chagásica crônica;

b) dilatações do tubo digestivo: megaesôfago, megaduodeno, megacólon etc.;

c) dilatações de outros órgãos, como bronquiectasias, megavesícula biliar, megabexiga, megaureter etc.;

d) alterações da secreção salivar, gástrica, sudoral etc.;

e) perturbações da motilidade, da linguagem ou outras manifestações polimorfas, de feições neurológicas, relacionadas com a forma nervosa da doença.

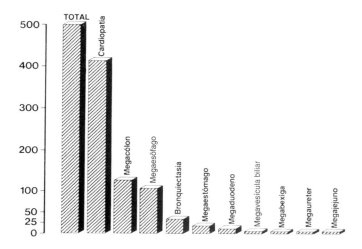

Fig. 22.4 Freqüência das manifestações anatomopatológicas da tripanossomíase americana, em 500 casos necropsiados de pacientes crônicos. (Redesenhado segundo os dados do Prof. F. Koeberle, 1968.)

Muitos autores divergem desse modo de interpretar os fatos, pois em autópsias de casos agudos humanos e em animais inoculados (cobaias) não encontraram destruição significativa de neurônios ganglionares cardíacos.

Em outros casos agudos e nos crônicos, com acentuada destruição de neurônios, havia intensa reação inflamatória, levando-os a pensar que as alterações nervosas seriam secundárias aos processos de miocardite. Margarinos Torres considerava que as lesões da fase crônica deviam-se não só aos efeitos diretos dos parasitos sobre os tecidos, como à produção de um estado hiperérgico. A injeção de tripanossomos mortos é suficiente para hipersensibilizar macacos e produzir lesões análogas às da infecção chagásica.

Entre as manifestações da hipersensibilidade contam-se as reações inflamatórias granulomatosas de diferentes órgãos (coração, sistema nervoso, aparelho digestivo etc.), periarterites, endarterites e arterites necrosantes, que se acompanham de tromboses, perturbações tróficas ou necrose dos territórios irrigados pelos vasos envolvidos.

A degeneração dos plexos nervosos viscerais, bem como a de áreas parenquimatosas ou do sistema nervoso central, pode ocorrer, então, durante a fase crônica e não apenas como conseqüência das lesões do período agudo.

Sempre chamou a atenção dos autores a desproporção entre o número reduzido de parasitos e a extensão das lesões cardíacas ou de outros órgãos, na fase crônica. É possível que a hipersensibilidade do organismo doente se desenvolva não só em relação aos parasitos e seus produtos, mas também aos materiais alterados das células do hospedeiro, destruídas pelos amastigotas, e não mais reconhecidas como materiais próprios pelo sistema produtor de anticorpos (auto-imunidade). Desse modo, desenvolver-se-ia um mecanismo de auto-agressão semelhante ao existente na febre reumática e outras doenças do colágeno.

Em crianças e adultos com infecções chagásicas crônicas, já foram encontrados anticorpos que reagem contra células endoteliais, estruturas vasculares, fibras musculares cardíacas ou estriadas etc.

Mas a função desses anticorpos na patogenia da doença ainda não foi suficientemente esclarecida.

A constituição histológica da miocardite crônica difusa, onde predominam as células imunocompetentes, infiltrados celulares em torno dos pequenos vasos, tendência destrutiva e evolução para a esclerose, está de acordo com os processos de hipersensibilidade de tipo retardado: uma imunidade tecidual que mostra semelhança com a rejeição de transplante.

Trabalhos experimentais, feitos sobretudo em coelhos e em cultura de células cardíacas, demonstraram que os linfócitos T sensibilizados (procedentes de um hospedeiro infectado com *T. cruzi*) têm a capacidade de atacar células e fibras miocárdicas que contenham parasitos, desenvolvendo ação citotóxica específica. Tal ação seria importante nas fases iniciais da doença, quando é grande a abundância de parasitos nos tecidos.

Porém, os mesmos linfócitos mostram-se capazes de destruir células e fibras musculares não-parasitadas.

Assim, o mecanismo de auto-agressão prosseguiria durante a fase crônica da moléstia (quando o parasitismo já se tornou muito escasso), sendo estimulado por antígenos parasitários e, talvez, por grupos antigênicos das fibras musculares cardíacas que mostram alguma semelhança (dando reações cruzadas) com antígenos de *T. cruzi*.

Um processo de hipersensibilidade de tipo retardado, mediado por linfócitos T sensibilizados, seria pois a causa da destruição auto-imune das fibras musculares, na miocardite chagásica. Neurônios e outras células poderiam sofrer processo análogo.

Os trabalhos mais recentes, que, com diversas técnicas (PCR, imunoperoxidase etc.), têm constatado sempre a presença de parasitos ou de seus antígenos, nas formas crônicas e graves da doença, indicam a importância de *T. cruzi* nos mecanismos patogênicos.

Em indivíduos com baixa resposta imunológica ou com imunodepressão (permitindo a extensão do parasitismo e suas conseqüências), desenvolve-se a **forma crônica da tripanossomíase**.

Quando há forte hipersensibilidade retardada, em indivíduos hiperérgicos, o processo leva a reações inflamatórias intensas, estimuladas pelos antígenos parasitários e fenômenos de auto-agressão decorrentes da semelhança de alguns epítopos encontrados nesses antígenos e componentes das células do hospedeiro (na mioglobina, sobretudo). Resulta, então a **forma grave, com miocardiopatia**.

Se a resposta imunológica for adequada, o número de parasitos permanece baixo, a hipersensibilidade retardada é fraca, bem como as lesões miocárdicas e a fibrose, condicionando a **forma indeterminada** (assintomática) da doença.

Alterações Anátomo- e Fisiopatológicas

CHAGOMA DE INOCULAÇÃO

A lesão inicial (que nem sempre é observada na prática cotidiana) chama particularmente a atenção quando se implanta no olho ou em suas imediações. A reação inflamatória acompanha-se, então, de conjuntivite e de edema bipalpebral, geralmente unilateral, que impede a abertura do olho correspondente (Fig. 22.5).

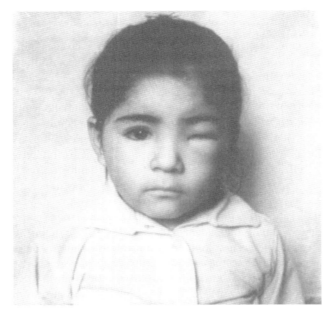

Fig. 22.5 Paciente com chagoma de inoculação (sinal de Romaña), onde o edema bipalpebral e unilateral comunica à fácies chagásica um aspecto característico. (Documentação cedida pelo Dr. João Carlos Pinto Dias.)

Isso constitui o **sinal de Romaña** e, embora possa ser produzido simplesmente por hipersensibilidade à secreção salivar dos triatomíneos, representa na maioria dos casos um indício de primoinfecção característico da tripanossomíase americana.

A inflamação propaga-se, por via linfática, aos linfonodos regionais pré- e retroauriculares, submaxilares ou cervicais. A adenite satélite contribui para formar, então, um complexo oftalmoganglionar, de importância para o diagnóstico clínico.

Mesmo quando a penetração de parasito não se dê pela região periocular, pode haver a formação de uma tumoração cutânea, com hiperemia e ligeiro dolorimento local, constituindo outra modalidade do **chagoma de inoculação**.

As lesões iniciais regridem espontaneamente, ao fim de uma ou duas semanas.

ALTERAÇÕES NO SANGUE

A parasitemia torna-se patente entre o 4º e o 40º dias (em geral, entre o 8º e o 12º dias), depois da infecção, e dura cerca de um mês.

Durante a fase aguda pode haver hipoproteinemia, com redução da soro-albumina e aumento das globulinas alfa, beta e gama.

Às vezes, o hemograma dos pacientes nessa fase mostra uma ligeira leucocitose, com linfocitose, mas há tendência à leucopenia.

A anemia pode ser particularmente grave, em alguns casos.

ALTERAÇÕES NO CORAÇÃO

Esse órgão é o que se encontra afetado com maior freqüência, se bem que as lesões possam ser leves, nas formas benignas da doença.

Os parasitos formam "ninhos" de amastigotas, às vezes bastante grandes e de formato alongado, ao se multiplicarem no interior das fibras musculares. Mas, enquanto estas não se romperem, não haverá sinais de inflamação no local.

Depois, as fibras cardíacas apresentam-se parcialmente dissociadas pelo edema intersticial. Em torno das que estão sendo destruídas, observa-se um infiltrado inflamatório, presente também em outros pontos do miocárdio. Esse infiltrado tende a ser de tipo linfoplasmocitário, nas fases iniciais da doença. Mais tarde, porém, conduz à formação de granulomas, segundo ficou dito antes.

Além das lesões inflamatórias, vêem-se outras, isquêmicas e com enfartes microscópicos, em função das alterações arteriolares. As fibras cardíacas podem apresentar intensa degeneração das miofibrilas. As células nervosas ganglionares ficam quase sempre lesadas. A miocardite aguda é mais freqüente em crianças que em adultos e pode levar à dilatação cardíaca, à congestão passiva, a edemas e derrames cavitários, como conseqüência da insuficiência circulatória. A morte pode ocorrer então.

Em outras ocasiões, as lesões da fase aguda continuam-se com as da fase crônica. Mas pode haver melhora, com diminuição da dilatação cardíaca e desaparecimento dos sintomas clínicos, por tempo variável.

Na fase crônica, uma fibrose difusa ocupa o lugar das áreas inflamadas e necrosadas, principalmente no ventrículo esquerdo, onde também se produzem tromboses com maior freqüência.

Interpondo-se aos processos de cicatrização e reparação, surgem novas áreas inflamatórias, de recente formação. Há arterites necrosantes, zonas hemorrágicas e áreas de microenfartes. A substituição dos elementos musculares por tecido conjuntivo acarreta redução da força de contração do coração e põe em marcha mecanismos compensadores tais como:

- aumento do diâmetro das fibras musculares cardíacas, tanto mais acentuado quanto mais extensos forem os focos inflamatórios crônicos e maiores as seqüelas fibróticas;
- aumento do volume cardíaco: dilatação das cavidades e hipertrofia da parede do órgão (Figs. 22.6 e 22.7), com aumento eventual dos óstios valvulares, decorrentes da dilatação (insuficiência valvular); e taquicardia.

Segundo alguns autores, a cardiomegalia resulta da incapacidade de adaptação do coração às condições criadas pela desnervação parassimpática, ocorrida sobretudo na fase aguda da infecção. É portanto uma cardiomegalia neurogênica.

Segundo outros, seu substrato morfológico fundamental é uma miocardite crônica difusa, progressiva e fibrosante. Ela tem sua origem, provavelmente, em processos imunológicos que desencadeiam reações inflamatórias focais e determinam, por outro lado, fenômenos citotóxicos de auto-imunidade.

O comprometimento do sistema autônomo regulador das contrações cardíacas (nódulos sinusal, nódulo atrioventricular e feixe de His) traz como conseqüência uma grande variedade de perturbações, tanto da formação dos estímulos cardíacos, como de sua propagação.

Daí resultam arritmias sinusais, extra-sistolia, bloqueio da condução em um dos ramos do feixe de His (principalmente do direito), bloqueio atrioventricular (com ritmo ventricular de 40-50 batimentos por minuto), fibrilação etc.

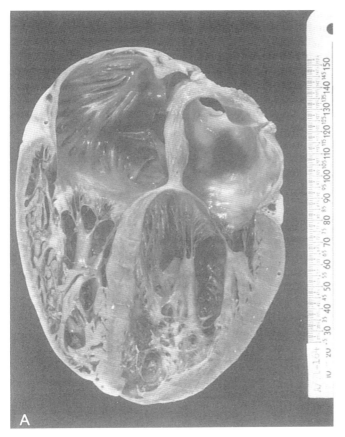 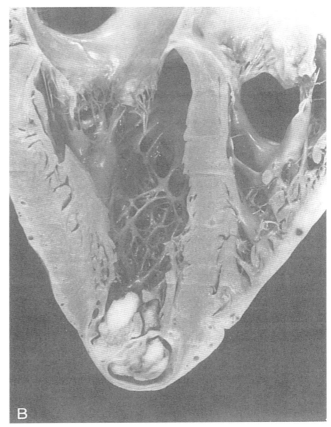

Fig. 22.6 *A*. Secção através do coração de um paciente com infecção crônica por *Trypanosoma cruzi* (visão póstero-anterior), em que se pode observar a dilatação afetando todas as câmaras do órgão, espessamento da parede e adelgaçamento da ponta do ventrículo esquerdo. *B*. Secção através dos ventrículos de um coração com infecção crônica por *Trypanosoma cruzi* em que se vê, além do espessamento das paredes e do adelgaçamento da ponta, a presença de trombo formado no ápice do ventrículo esquerdo. (Documentação do Dr. H. Lenzi, IOC/FIOCRUZ.)

Quando os mecanismos de compensação cardíacos tornarem-se incapazes de superar as deficiências de sua força de contração, aparece a insuficiência circulatória, pois passa a haver um déficit no volume de sangue e na quantidade de oxigênio que chegam por minuto a cada órgão ou tecido, inclusive no próprio miocárdio, comprometendo o metabolismo local.

Isso traduz-se clinicamente por dispnéia aos esforços, insônia, congestão visceral e edema dos membros inferiores, que terminam, como nas insuficiências cardíacas de outra etiologia, em dispnéia contínua, anasarca e morte em assistolia.

Devido às lesões vasculares, aos microenfartes ou às embolias, a morte pode ser súbita. Na autópsia de um caso crônico, o coração mostra macroscopicamente:
- aumento do volume global, devido à dilatação e a um certo grau de hipertrofia ventricular (Figs. 22.6 e 22.7);
- tromboses antigas e recentes, e fibrose subendocárdica, principalmente na parede do ventrículo esquerdo;
- lesões hemorrágicas sob o endocárdio e o epicárdio;
- tromboses parietais, especialmente junto ao ápice do ventrículo esquerdo, que muitas vezes se apresenta delgado e fibroso. Freqüentemente forma-se um aneurisma da ponta desse ventrículo.

A presença desses trombos parietais pode ter como conseqüência o destacamento de fragmentos que vão produzir, em outros órgãos (pulmões, rins, baço, encéfalo etc.), fenômenos embólicos graves ou fatais.

ALTERAÇÕES NO APARELHO DIGESTIVO

Os parasitos são encontrados na musculatura lisa, nas células nervosas e em outros elementos da parede do tubo digestivo. Sempre escassos, porém.

As lesões podem produzir-se em qualquer sítio, mas predominam no esôfago, nos cólons e sigmóide, ou no intestino delgado. São principalmente processos subagudos e crônicos de miosite focal e intersticial, acompanhados de:
- formação de granulomas;
- arterites necrosantes, que destroem total ou parcialmente a camada média arteriolar;
- destruição dos plexos nervosos da parede (plexos de Meissner e de Auerbach);
- e inflamação crônica em diferentes fases.

A destruição dos neurônios ganglionares parece desempenhar papel relevante nas alterações do trânsito esofágico e intestinal (que se tornam cada vez mais lentos e difíceis), bem como na hipertrofia muscular e, finalmente, na dilatação e atonia desses órgãos, conhecidos respectivamente por **megaesôfago** (Fig. 22.8) e **megacólon** (Fig. 22.9).

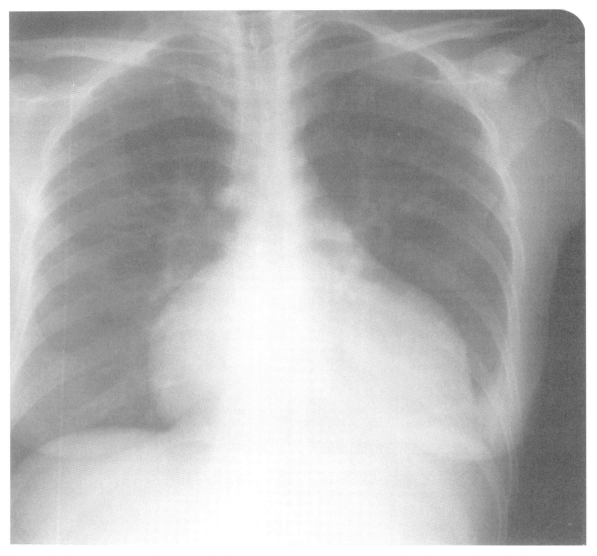

Fig. 22.7 Radiografia de um paciente, 40 anos de idade, que apresenta grande aumento do volume cardíaco devido à doença de Chagas. (Documentação do Serviço do Dr. N. C. Caminha, Rio de Janeiro.)

O que caracteriza a aperistalse do esôfago é a incoordenação motora, de modo que não se observa a propagação da onda contrátil ao longo do órgão, nem o reflexo de abertura do cárdia, após o ato de deglutição.

A mesma incoordenação é responsável pela estagnação do bolo fecal no grosso intestino e conseqüentes hipertrofia e dilatação das paredes do cólon distal, sigmóide e reto (Fig. 22.9).

O conteúdo sólido desses segmentos do trato digestivo, que exige perfeita coordenação peristáltica, é a razão de predominarem aí as manifestações clínicas da desnervação chagásica.

Em 500 autópsias de chagásicos crônicos, o megaesôfago foi encontrado em 20% e o megacólon em 24% dos casos (Fig. 22.4).

ALTERAÇÕES DO SISTEMA NERVOSO

No sistema nervoso central pode-se encontrar:
a) congestão e edema, com escassos focos hemorrágicos;
b) discreta infiltração perivascular de células inflamatórias; e
c) formação de numerosos nódulos (granulomas) disseminados pelo cérebro, cerebelo e pedúnculos cerebrais, os quais contêm sobretudo células da microglia, monócitos e alguns leucócitos polimorfonucleares.

Nas células nervosas ou outras, degeneradas, encontram-se acúmulos parasitários. A destruição dessas células e a disseminação dos flagelados levam a uma meningencefalite difusa. Há também necroses focais. No núcleo dorsal do vago e do hipoglosso, foram descritas lesões com grande redução do número de neurônios, com significado particular para a fisiopatologia do megaesôfago.

LESÕES EM OUTROS ÓRGÃOS

O fígado apresenta muitas vezes aumento de volume, na fase aguda, assim como congestão e degeneração gordurosa das células parenquimatosas. O baço, também, pode estar aumentado. Os linfonodos, conforme referimos, são sede de linfadenopatias satélites, que acompanham o chagoma de inoculação, ou de uma adenite generalizada, na fase aguda.

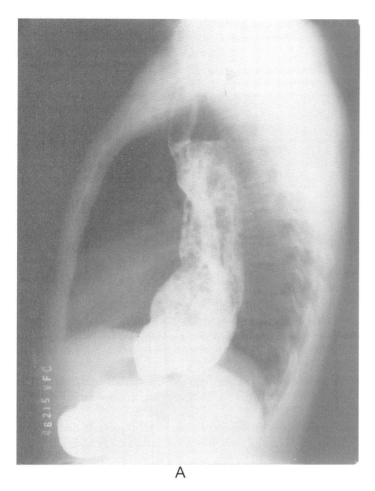 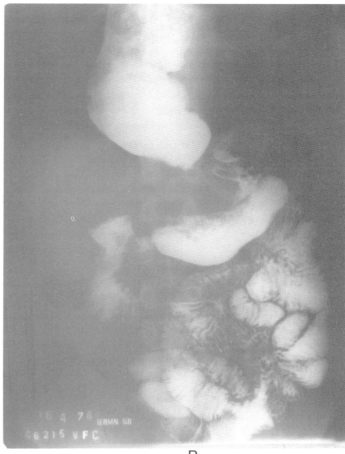

Fig. 22.8 Radiografias, com contraste, do esôfago de doentes com tripanossomíase americana e megaesôfago. *A.* Visão lateral, vendo-se o órgão dilatado em toda sua extensão. *B.* Outro caso, mostrando a parte inferior do esôfago, radiografado de frente. (Documentação do Serviço do Dr. N. C. Caminha, Rio de Janeiro.)

Há proliferação das células endoteliais dos seios linfáticos, bem como dos histiócitos. Aí, encontram-se parasitos fagocitados ou livres.

Na pele e, com maior freqüência, no rosto, aparecem edemas, no período agudo. Os exantemas são raros. Nos músculos esqueléticos há aglomerados parasitários com amastigotas, focos inflamatórios e edema difuso. Esse edema inflamatório encontra-se em quase todos os órgãos e somente regride quando cai a parasitemia, por volta de 6 a 12 semanas após o início da doença.

SINTOMAS E FORMAS CLÍNICAS

Período de Incubação

Depende da via de penetração, do inóculo, da estirpe de *T. cruzi* em causa e das condições do paciente. Varia entre 1 e 3 semanas, na transmissão vetorial, ainda que já se tenham registrado casos com apenas 4 a 5 dias. Na oral, 3 a 22 dias. Nas infecções transfusionais, esse período pode estender-se por mais de 60 dias.

Fase Aguda

Graças ao eficiente controle de triatomíneos nos domicílios e à melhor seleção do sangue utilizado em transfusões, os casos agudos da tripanossomíase americana tornam-se cada vez mais raros. Mas infecções esporádicas e, mesmo, pequenos surtos epidêmicos já foram registrados, além de casos congênitos ou devidos a transplante de órgãos.

No início, a doença pode apresentar uma sintomatologia frustra ou tão fugaz que passa inteiramente despercebida.

Na maioria das vezes, em áreas endêmicas, a fase aguda é oligossintomática, decorrendo com febre pouco característica e apresentando uma reduzida resposta celular a antígenos de *T. cruzi* (teste intradérmico).

A morte súbita e inesperada pode ocorrer desde então.

Nos demais casos, os sintomas manifestam-se geralmente em indivíduos jovens e sobretudo quando nos primeiros anos de vida.

Antes das operações de controle, na Argentina, a "Misión de Estudios de Patología Regional" (MEPRA), analisando 1.232 casos agudos, encontrou uma proporção de 66% com idade me-

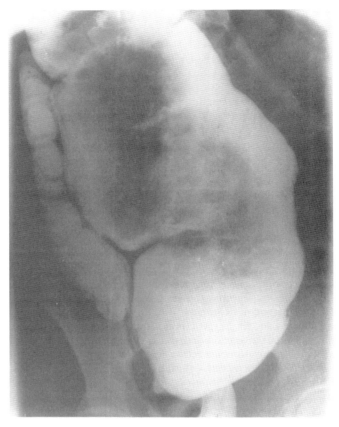

Fig. 22.9 Megacólon em paciente com tripanossomíase americana e importante dilatação do grosso intestino. (Documentação do Serviço do Dr. N. C. Caminha, Rio de Janeiro.)

nor que 10 anos. Em Bambuí (Minas Gerais, 1955), 78,6% dos pacientes estavam nesse grupo etário.

Correspondendo ao período em que os tripanossomos são facilmente encontrados no sangue, essa fase caracteriza-se clinicamente por febre, astenia, poliadenite, aumento do fígado e do baço e sinal de Romaña ou de outros tipos de chagoma de inoculação.

A febre, no início da doença, umas vezes é pouco elevada, outras chega a 39° ou 40°C, para manter-se depois abaixo de 38°C. Pode ser de tipo contínuo, remitente ou irregular, e acompanhar-se de outros sintomas gerais como astenia, cefaléia, dores pelo corpo e anorexia. O período febril dura 30 a 45 dias.

O edema bipalpebral e unilateral (Fig. 22.5), que marca o começo da doença (sinal de Romaña), não ocorre em todos os casos, pois é função da penetração do parasito pela região ocular ou suas imediações. Sua freqüência tem sido constatada em 40 a 60% dos casos agudos registrados; mas, na realidade, não deve ser maior que 10% do total.

O edema instala-se rapidamente; é elástico, de coloração vermelho-violácea e indolor, acompanhando-se de conjuntivite e lacrimejamento. O olho pode ficar completamente fechado. Costuma haver adenite satélite. Esse edema pode estender-se a toda a face ou ser, mesmo, mais generalizado.

Convém recordar, entretanto, que um quadro semelhante ao sinal de Romaña pode ser desencadeado pela simples inoculação de saliva de triatomíneos nas proximidades do olho, como já foi demonstrado em pessoas sensibilizadas previamente (ou não) pelas picadas desses insetos. Também outros agentes infecciosos ou traumáticos podem simular o mesmo quadro.

Quando a infecção tem início em outras regiões do corpo, é possível que se forme no local um nódulo inflamatório subcutâneo que tem a mesma significação que o sinal de Romaña. Em poucos casos aparecem exantemas nessa fase.

Os linfonodos superficiais costumam aumentar de tamanho, mesmo quando não se relacionem com a porta de entrada da infecção.

Esse aumento é discreto e indolor, abrangendo tanto os linfonodos auriculares, cervicais e submaxilares, como os axilares, epitrocleanos e inguinais.

O aumento do fígado e o do baço são relativamente pequenos, não ultrapassando em geral o rebordo costal em mais de três ou quatro centímetros.

Nas formas agudas graves, surgem quadros de miocardite, com taquicardia ou outras alterações do ritmo, abafamento de bulhas, aumento da área cardíaca e sinais de insuficiência circulatória (edemas de estase, congestão hepática, falta de ar aos esforços etc.).

Em crianças com menos de 5 anos, a mortalidade é elevada.

As alterações cardíacas da fase aguda costumam ser reversíveis.

Outras formas graves são as que se acompanham de meningencefalite. Bastante raras e observadas quase sempre em lactentes, sua evolução termina em geral pela morte do paciente, ao fim de poucos dias.

Fase Crônica

Em alguns casos ela segue imediatamente o período agudo; em outros, instala-se depois de um intervalo assintomático de duração variável: muitos anos, às vezes. Também pode instalar-se sem que tenha havido um quadro agudo característico, como se observa freqüentemente nas áreas endêmicas.

Em certa proporção de casos, que varia com a região considerada e outros fatores desconhecidos, o parasitismo pelo *T. cruzi* desenvolve-se assintomaticamente, revestindo uma forma latente desde o início. Tais casos assintomáticos (só com reações sorológicas ou xenodiagnósticos positivos, mas com eletrocardiograma normal e com coração, esôfago e cólons radiologicamente normais) são designados por alguns autores como **formas indeterminadas**, pois têm um prognóstico incerto: tanto podem evoluir para as formas crônicas típicas, como permanecer continuamente sem sintomas.

A forma indeterminada é a mais freqüente entre os chagásicos crônicos, representando 50 a 70% dos casos, nas áreas endêmicas do Brasil estudadas nas décadas de 1970 e de 1980.

Há pacientes com sintomatologia pobre e, por isso, difíceis de diagnosticar (**formas oligossintomáticas**). Esses casos são descobertos ocasionalmente, pelo achado de parasitos no sangue ou por reações sorológicas positivas, durante inquéritos sistemáticos.

Duas formas clínicas são muito importantes pela freqüência com que ocorrem e pela gravidade que podem apresentar:
a) a **cardiopatia chagásica crônica**;
b) os "megas": **megaesôfago** e **megacólon**, principalmente.

A CARDIOPATIA CHAGÁSICA CRÔNICA

Apresenta-se com grande variedade de quadros clínicos, que nada têm de específico, a não ser sua etiologia.

Aí observamos desde simples arritmias até os sinais e sintomas de uma insuficiência cardíaca compensada ou descompensada.

Há pacientes que têm apenas palpitações e astenia, com alterações eletrocardiográficas (principalmente perturbações da condução e da repolarização ventricular, extra-sistolia), área cardíaca normal ou ligeiramente aumentada.

Os pacientes com arritmias queixam-se de palpitações, sensação de parada do coração e vertigens. No bloqueio atrioventricular há bradicardia acentuada, com crises vertiginosas e, por vezes, ataques convulsivos (síndrome de Stokes-Adams).

Em 90 casos estudados, com eletrocardiogramas alterados, 43% tinham distúrbios da formação do estímulo (dos quais 34% com extra-sístoles, 4% com fibrilação auricular e 4% com taquicardia paroxística), enquanto os distúrbios de condução do estímulo estavam presentes em 94% dos casos (39% com bloqueio do ramo direito do feixe de His e 49% com bloqueio atrioventricular).

Outra característica da fase crônica é o aumento do coração. A área cardíaca, apreciada pelo exame radiológico, pode mesmo orientar o prognóstico da doença, pois dá informações mais seguras sobre sua evolução que o eletrocardiograma (Fig. 22.7).

Se o tamanho do órgão é normal, ou pouco aumentado, melhor é o prognóstico.

Quando o aumento das cavidades é global, ou quando predomina no ventrículo direito, a dispnéia ou não se manifesta

QUADRO 22.1 Óbitos por tripanossomíase ocorridos anualmente no Brasil, no período 1999-2004, segundo as Regiões e os Estados da Federação

Estados	1999	2000	2001	2002	2003	2004
Brasil	**5.001**	**5.134**	**4.889**	**4.891**	**5.016**	**5.041**
Região Norte	**57**	**51**	**63**	**67**	**74**	**64**
Rondônia	12	12	16	14	17	11
Acre	-	-	-	-	1	1
Amazonas	-	-	1	1	-	3
Roraima	-	1	-	-	-	1
Pará	11	9	9	14	11	12
Amapá	-	-	1	-	-	-
Tocantins	34	29	36	38	45	36
Região Nordeste	**799**	**834**	**807**	**843**	**850**	**888**
Maranhão	1	4	8	5	7	-
Piauí	27	53	47	62	56	55
Ceará	53	42	48	44	39	34
Rio Grande do Norte	7	10	4	13	9	16
Paraíba	17	15	18	20	30	29
Pernambuco	105	120	108	122	120	133
Alagoas	54	66	68	59	67	90
Sergipe	2	4	4	8	6	10
Bahia	533	520	502	510	516	521
Região Sudeste	**2.745**	**2.728**	**2.622**	**2.524**	**2.620**	**2.670**
Minas Gerais	1.255	1.300	1.249	1.231	1.278	1.299
Espírito Santo	5	5	6	4	2	6
Rio de Janeiro	39	27	30	31	32	34
São Paulo	1.440	1.396	1.337	1.258	1.308	1.331
Região Sul	**323**	**326**	**264**	**293**	**324**	**312**
Paraná	285	288	224	258	278	258
Santa Catarina	2	3	5	2	2	1
Rio Grande do Sul	36	35	35	33	44	53
Região Centro-Oeste	**1.077**	**1.195**	**1.133**	**1.164**	**1.148**	**1.107**
Mato Grosso do Sul	44	31	39	40	53	37
Mato Grosso	52	54	59	62	64	65
Goiás	781	880	845	815	807	797
Distrito Federal	200	230	190	247	224	208

Fonte: MS/SVS/DASIS – Sistema de Informações sobre Mortalidade – SIM.

ou, pelo menos, não está em proporção com a gravidade do padecimento cardíaco.

Ela pode apresentar-se só tardiamente.

Nos casos mais graves, a insuficiência cardíaca descompensada acompanha-se dos mesmos sintomas que aparecem nas cardiopatias de outras etiologias (edemas, derrames cavitários, congestão visceral, dispnéia etc.).

Entre os acidentes mais sérios que podem sobrevir nessa fase estão as tromboses e as embolias por destacamento de trombos parietais, que são levados a outros órgãos.

A morte súbita foi registrada com elevada freqüência (em 22,8% dos casos estudados em Bambuí, Minas Gerais), enquanto a devida à insuficiência cardíaca crônica, menos vezes (5,7% dos casos, na mesma localidade).

Mesmo com o êxito do controle da transmissão, que impede reinfecções e casos novos, a mortalidade de pacientes crônicos ainda é elevada, oscilando em torno de 5.000 óbitos por ano no período 1999-2004 (ver a Fig. 22.11 e o Quadro 22.1).

OS CASOS COM MEGAS

As perturbações funcionais do esôfago e do cólon começam a manifestar-se, em alguns casos, apenas decorridos um a três meses da fase aguda. Em muitos outros, esse intervalo é inferior a dois anos. Por essa razão o megaesôfago tem sido encontrado mesmo em crianças.

De 800 casos estudados em Goiás (Brasil), 15% só acusavam trânsito lento; cerca de metade apresentava esôfago com pequeno ou moderado aumento de calibre; enquanto os grandes aumentos, com atividade motora reduzida ou inaparente, atonia e grande retenção de contraste (ao exame radiológico) representavam 37% dos pacientes.

A proporção de doentes chagásicos em que se observa trânsito esofágico lento chega a ser elevada (28 em 104 casos examinados).

Em zonas endêmicas dos Estados de Goiás, Minas Gerais e Bahia, a prevalência de esofagopatias chagásicas varia entre 6 e 8% da população geral.

Os primeiros sintomas são sempre de disfagia. O paciente tem dificuldade de deglutir alimentos sólidos, como arroz, e bebe água para ajudar a descer. Surge depois uma tendência à regurgitação. Nos casos mais avançados a disfagia é substituída pela sensação de plenitude intratorácica retroesternal.

Dor epigástrica ou retroesternal (que melhora com a ingestão de líquidos), soluços, intensa salivação e emagrecimento são outras manifestações clínicas.

As reações sorológicas são positivas em mais de 90% dos casos.

As lesões intestinais (colopatias) da tripanossomíase americana causam inicialmente constipação, que se vai agravando pouco a pouco.

O doente começa fazendo uso de laxativos suaves e termina por necessitar de catárticos e lavagens intestinais.

No megacólon, que freqüentemente está associado ao megaesôfago, constata-se ainda meteorismo e timpanismo do hipocôndrio esquerdo; sigmóide palpável, volumoso e com aspecto tumoral (devido aos fecalomas, nas fases avançadas), além de outros sintomas da doença.

A TRIPANOSSOMÍASE AMERICANA EM IMUNODEPRIMIDOS

A imunodepressão em pacientes com infecção pelo *T. cruzi* pode resultar em reativação de um processo crônico ou assintomático, que passa a assumir formas agudas mais graves que as habituais, com parasitemia evidente.

Em muitos casos de pacientes submetidos a transplantes de órgãos e que, por isso, devem receber terapêutica imunossupressora, há ocorrência de encefalite ou de miocardite grave, com alta letalidade. Em alguns casos, constatou-se que a infecção provinha do próprio órgão transplantado ou de transfusões feitas na ocasião, manifestando-se meses após o transplante.

Depois do aparecimento da pandemia de AIDS, ou **síndrome de imunodeficiência adquirida**, devida aos retrovírus HIV, vários casos de ativação da tripanossomíase foram constatados, prevendo-se que esse número tende a aumentar no futuro.

Como a imunidade nas infecções pelo *T. cruzi* depende sobretudo da ação dos linfócitos T e são justamente estes os atingidos seletivamente pelo HIV, é natural que baixe consideravelmente a proteção do organismo contra os flagelados, que passam a multiplicar-se ativamente.

Na autópsia dos casos com essa dupla infecção, constatam-se agravamento dos focos de cardite crônica (com ou sem fibrose), lesões neuronais no esôfago, no intestino grosso etc., lesões relacionadas com AIDS e com parasitos oportunistas, principalmente *Toxoplasma gondii*, *Pneumocystis carinii* e citomegalovírus. A meningoencefalite ou a encefalite chagásica aguda (focal ou difusa) constituem os quadros mais freqüentemente observados nesses casos, com lesões geralmente ricas em parasitos.

A miocardite aguda vem em segundo lugar, caracterizada em uns casos por cardiomegalia, hipertrofia miocárdica, focos de necrose e infiltrados parasitários; noutros casos há miocardite crônica acentuada.

Em alguns pacientes foram encontradas lesões cutâneas, com eritema, edema, focos necróticos e infiltração de neutrófilos e mononucleares na tela subcutânea.

Os mesmos quadros puderam ser produzidos experimentalmente em animais de laboratório tratados com drogas imunossupressoras. Entretanto, o uso concomitante de nifurtimox preveniu a reativação da infecção pelo *T. cruzi*.

DIAGNÓSTICO CLÍNICO

Elementos importantes para a suspeita da etiologia chagásica são a região de procedência do paciente ou o fato de ter vivido ou pernoitado em casas onde havia triatomíneos (ver o Cap. 23).

Outro antecedente a levar em conta é o fato de ter o paciente recebido transfusões sangüíneas, mesmo fora das áreas endêmicas, pois nem todos os bancos de sangue cumprem as normas para uma triagem rigorosa dos doadores.

Entre as razões que levam o paciente com tripanossomíase a procurar o médico estão: um exame sorológico positivo, um eletrocardiograma anormal, falta de ar aos esforços, palpitações, perda de consciência ou outras manifestações de insuficiência cardíaca, disfagia ou obstipação prolongada.

Em pacientes das áreas endêmicas, deve-se pensar na tripanossomíase americana sempre que crianças apresentarem febre, com poliadenite, aumento do fígado e do baço e sintomas cardíacos. O diagnóstico diferencial deve ser feito principalmente com o reumatismo poliarticular agudo. Nesses casos, chama particularmente a atenção uma sintomatologia cardíaca, com arritmias e insuficiências, em adultos jovens.

Durante a fase aguda, o diagnóstico é facilitado quando está presente o sinal de Romaña (Fig. 22.5).

As doenças coronárias parecem-se muito com a cardiopatia chagásica crônica, se bem que aquelas predominem em adultos de meia-idade ou velhos, e esta última não costuma acompanhar-se de dores precordiais.

DIAGNÓSTICO LABORATORIAL

Devido à inespecificidade e diversidade das manifestações clínicas, os métodos de laboratório devem ser utilizados sempre que se queira confirmar ou afastar o diagnóstico de tripanossomíase.

No período agudo, em vista da parasitemia ser geralmente alta, recomenda-se o exame parasitoscópico do sangue, mas também a punção biópsia de linfonodo, a imunofluorescência indireta (IFI), a hemaglutinação (HA) etc.

Na fase crônica, os métodos parasitológicos não revelam mais que metade dos casos positivos.

Mas, havendo em geral títulos altos de anticorpos específicos no soro, são mais indicados, além da imunofluorescência e da hemaglutinação, a reação imunoenzimática (ELISA) e o radioimunoensaio. Também podem ser úteis o xenodiagnóstico, a hemocultura ou a inoculação em animais de laboratório.

Exames Parasitológicos

PESQUISA DE PARASITOS NO SANGUE

1. Os tripanossomos são abundantes nas primeiras 6 a 8 semanas de infecção e podem ser encontrados em exame de uma gota de sangue fresco, entre lâmina e lamínula, graças à sua motilidade característica.
2. Utilizam-se, também, esfregaços corados pelo Giemsa, Leishman ou outros métodos derivados do Romanowsky (Fig. 22.10), que permitem identificar os parasitos morfologicamente. Repetir os exames se negativos.
3. Quando diminui a parasitemia, convém mais a pesquisa em gota espessa, desemoglobinizada e corada, ou a busca no "creme leucocitário" de uma amostra de sangue centrifugada.
4. Obtém-se uma concentração dos flagelados colhendo-se sangue por punção venosa, com anticoagulante, centrifugando-o 5 minutos em baixa rotação e tomando-se o plasma sobrenadante para centrifugá-lo, agora, em alta rotação durante 15 minutos. Procurar os tripanossomos neste sedimento.
5. Pode-se, também, obter uma concentração dos flagelados mediante:
   - hemólise rápida, com água;
   - restabelecimento da isotonia;

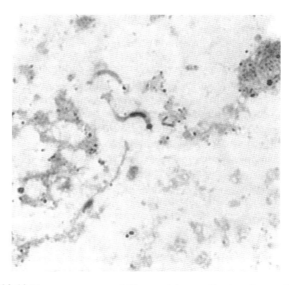

Fig. 22.10 *Trypanosoma cruzi*. Formas tripomastigotas observadas no sangue, durante o período agudo da infecção. (Original do Dr. J. R. Coura, IOC/FIOCRUZ, Rio de Janeiro.)

- separação dos estromas das hemácias rotas por centrifugação lenta;
- decantação e
- sedimentação em alta velocidade do soro decantado.

6. Outra técnica eficiente consiste em coletar o sangue em tubo capilar e centrifugá-lo em baixa rotação. Os flagelados, quando presentes, são vistos (com lupa entomológica) na interface hemácias/soro. O tubo capilar pode ser cuidadosamente rompido a esse nível e o soro colocado entre lâmina e lamínula, para exame ao microscópio, a fresco ou após coloração.

O mesmo procedimento pode ser aplicado em amostra de líquor.

Deve-se distinguir morfologicamente o *T. cruzi* de *T. rangeli*, encontrado no sangue humano em algumas regiões endêmicas da América Central e norte da América do Sul, mediante fixação e coloração dos parasitos.

PUNÇÃO BIÓPSIA DE LINFONODOS

Visto que os parasitos acumulam-se desde cedo nos linfonodos, especialmente quando há adenite satélite do chagoma de inoculação, podem eles ser facilmente encontrados em macrófagos ou no exsudato inflamatório.

As formas intracelulares assemelham-se, por sua morfologia, aos amastigotas do gênero *Leishmania* (*L. braziliensis*, *L. mexicana* ou *L. donovani*) mas distinguem-se de *Toxoplasma gondii* pela ausência de cinetoplasto nos trofozoítas deste último.

CULTURA DOS PARASITOS

Com finalidade diagnóstica, utilizam-se principalmente os meios difásicos com base de ágar-sangue; ou o meio de LIT; ou, ainda, o meio de Warren (ver os Caps. 21 e 64).

Em que pese à existência de grande variedade de meios de cultura onde o *T. cruzi* cresce fácil e abundantemente, a hemocultura, como processo diagnóstico desta tripanossomíase, tem sido decepcionante na fase crônica.

O inóculo deve ser grande (sedimento leucocitário correspondente a 30 ml de sangue e semeado em seis tubos, com meio de LIT); a incubação deve ser longa (a 28°C), isto é, com exames após 30, 45 e 60 dias, por exemplo; e o número de testes deve multiplicar-se no tempo (seis amostras em dias sucessivos e, mesmo, duas séries desse gênero, com 30 dias de intervalo, segundo sugerem alguns autores). Ainda assim, mais de metade dos casos escapa ao diagnóstico.

Comparada com o xenodiagnóstico, a hemocultura (com 30 ml de sangue, por teste) mostra-se mais eficiente. A associação dos dois métodos é recomendada para aumentar as probabilidades de se demonstrar a existência do parasitismo, nas infecções crônicas.

XENODIAGNÓSTICO

Alguns exemplares de triatomíneos, criados no laboratório a partir de ovos e alimentados com sangue de aves (e, portanto, limpos de qualquer infecção), depois de mantidos em jejum por 3 a 4 semanas são postos a sugar sangue do paciente suspeito (ver técnica, no Cap. 64).

Quando há tripanossomos no sangue, os insetos infectam-se e, alguns dias ou semanas mais tarde, passam a eliminar parasitos em suas fezes (ver o Cap. 21 e a Fig. 21.2).

Os triatomíneos utilizados devem ser da espécie que transmite a doença na região de contágio do paciente, ou serem comprovadamente suscetíveis à estirpe local do parasito.

A probabilidade de êxito da prova depende do nível de parasitemia, do volume de sangue ingerido pelos insetos e do número de triatomíneos empregados.

Quando negativa, a prova não exclui a possibilidade de tratar-se de infecção chagásica, pois, em alguns casos, oito ou mais ensaios foram necessários para se conseguir um resultado positivo.

Nos casos agudos o método é mais eficiente e o resultado lido após 7 a 10 dias.

Para se evitar possível reação alérgica à picada dos insetos (ou a repugnância do paciente), o xenodiagnóstico pode ser feito com sangue retirado da veia, adicionado de anticoagulante e colocado dentro de saco de plástico (um preservativo sem lubrificante, p. ex.) para expô-lo, depois, à picada dos triatomíneos, mesmo à temperatura ambiente.

A possibilidade de infecção com *T. rangeli* deve ser levada em conta em pacientes do norte do Brasil, da Venezuela, Colômbia, Panamá, El Salvador, Guatemala, Guianas e eventualmente outros países.

Testes Imunológicos

São muito importantes no reconhecimento da tripanossomíase americana, não só pela grande sensibilidade e facilidade de execução, como por fornecerem informações de valor em prazos curtos (de minutos ou horas).

Eles são utilizados para confirmar ou excluir o diagnóstico de tripanossomíase, em casos suspeitos, sobretudo na fase crônica, e para selecionar doadores em bancos de sangue.

Esses métodos beneficiam-se do fato de aparecerem os anticorpos no sangue muito cedo, ainda na fase aguda da infecção, e de se manterem em geral continuamente ao longo de toda a fase crônica da doença. Entretanto, não se pode excluir a possibilidade de falsos positivos ou de falsos negativos, razão pela qual se recomenda utilizar dois métodos diferentes. Os recomendados pela OMS e mais utilizados na rotina são:
- a hemaglutinação indireta;
- a imunofluorescência indireta;
- o teste imunoenzimático (ELISA);
- a aglutinação direta com 2-mercaptoetanol.

Outros testes, por suas dificuldades técnicas (como a reação de fixação de complemento ou RFC), são da alçada apenas de laboratórios de pesquisa, ou estão ainda em fase experimental ou de avaliação (radioimunoensaio, western blot, antígenos recombinantes etc.).

Há também métodos que já não se recomendam pela baixa sensibilidade ou baixa especificidade.

HEMAGLUTINAÇÃO INDIRETA (HAI)

Existem técnicas padronizadas de preparação e preservação de reagentes para essa prova, bem como *kits* comercializados. O reagente liofilizado é estável, podendo ser conservado em temperatura ambiente. Nele se acham incorporados, além de hemácias sensibilizadas, os componentes que se fazem necessários nas soluções diluidoras.

Com esse material, a realização da prova consiste apenas em diluir o soro (ou eluir o sangue coletado em papel de filtro) em solução salina a 0,85%, na proporção de 1:30, misturar duas gotas desta diluição com uma de suspensão de hemácias sensibilizadas, agitando levemente; e ler o resultado uma a duas horas depois.

O reagente é preparado fixando-se à hemácia os componentes protéicos de *T. cruzi*, mediante ação do ácido tânico ou de cloreto de cromo. Outro tipo de reagente obtém-se por fixação de polissacarídios do parasito às hemácias; mas, neste caso, a hemaglutinação dá resultados negativos ou títulos baixos na fase crônica e títulos altos nos casos recentes, o que permitiria seu uso para a descoberta de novos casos da doença. A hemaglutinação "protéica" é, por vezes, negativa nas formas agudas, sendo comparável à RFC ou à imunofluorescência, nos demais casos.

Um teste de hemaglutinação rápida foi desenvolvido para uso em bancos de sangue e em inquéritos epidemiológicos. Ele utiliza hemácias de carneiro sensibilizadas com extrato de *T. cruzi*, em suspensão concentrada a 10%.

Basta adicionar, sobre uma lâmina de vidro, duas gotas de soro ou plasma e uma de reagente, agitar a mistura com leve movimento de rotação e ler ao fim de três minutos.

Por usar eritrócitos não-preservados, o reagente é de curta duração.

IMUNOFLUORESCÊNCIA INDIRETA (IFI)

Caracteriza-se pela grande sensibilidade e pela precocidade das respostas positivas, na fase aguda da doença. Mais de 70% dos casos podem ser diagnosticados nesse período, após a segunda ou terceira semana da doença.

As reações cruzadas, nas leishmaníases, podem ser evitadas pela absorção seletiva do soro ou comparando-se com reações homólogas (com antígenos de *Leishmania* sp.), que dão títulos muito mais altos que nas reações heterólogas.

A produção de reagentes rigorosamente padronizados é relativamente fácil. O antígeno é o próprio parasito, fixado em lâminas de microscopia. A execução da prova é simples e rápida, de modo que um técnico consegue fazer centenas de exames dentro de um prazo de duas a três horas.

As amostras de sangue podem ser recolhidas da polpa digital, em papel de filtro, conservando-se (depois de secas) por várias semanas em temperatura ambiente, ou vários meses em refrigerador.

O método é pois adequado para inquéritos epidemiológicos, em larga escala, desde que se conte com o equipamento necessário (microscópio de fluorescência).

A imunofluorescência pode ser usada para detectar as IgM antitripanossomo, características da fase aguda da doença, exigindo-se, para isso, conjugados específicos anti-IgM.

No entanto, como as IgM não-específicas dão reações cruzadas e também reações positivas falsas, com soros de indivíduos normais, deve-se preferir o uso de conjugados anti-IgG para conseguir resultados mais seguros.

Estudos comparativos feitos com quatro métodos de diagnóstico (RFC, imunofluorescência, hemaglutinação e floculação) mostraram que os resultados são concordantes em 97% dos casos, mantendo-se a sensibilidade sempre em torno de 99% e oscilando a especificidade entre 98,3% no teste de floculação e 99,9% na RFC; na imunofluorescência, a especificidade é da ordem de 99,7%.

A imunofluorescência compreende técnicas que utilizam antígenos solúveis, mas sem vantagem sobre os outros métodos.

TESTES IMUNOENZIMÁTICOS (ELISA)

Como na imunofluorescência, estes testes são baseados no uso de **antiglobulinas**; porém os anticorpos são marcados com enzimas, em vez de fluorocromos.

A fixação do conjugado sobre os tripanossomos é revelada por um substrato que, sob a ação da enzima (peroxidase ou fosfatase alcalina), forma um produto corado. A leitura é feita ao microscópio comum.

No teste conhecido pela sigla **ELISA** (do inglês *Enzime-Linked ImmunoSorbent Assay*), a reação faz-se em tubos ou em cavidades de uma placa de matéria plástica em cuja superfície interna os extratos do antígeno solúvel foram fortemente adsorvidos.

Nas placas previamente "sensibilizadas" com o antígeno de *T. cruzi*, cada cavidade pode ser usada para um paciente, procedendo-se a incubações sucessivas com soro de pacientes e com o conjugado imunoenzimático antiglobulina; em seguida, lava-se bem a placa, para eliminar os reagentes não-fixados, e se junta o substrato a cada uma das cavidades. A coloração desenvolve-se toda vez que o soro incubado contiver anticorpos anti-*T. cruzi*.

Além de simples e barato, o método pode ser automatizado para o processamento de grande número de amostras.

AGLUTINAÇÃO DIRETA E COM 2-MERCAPTOETANOL

O reagente consiste em suspensão de epimastigotas de *T. cruzi* tratados por tripsina e formol.

O reagente é estável e as reações sensíveis (títulos superiores a 1/256), principalmente nos casos agudos.

Nestes, o tratamento do soro com 2-mercaptoetanol (2-ME) determina uma queda significativa de títulos, se existirem de fato anticorpos da classe IgM, o que não ocorre nos casos crônicos. Considera-se positivo o teste quando o título do soro tratado com 2-ME cai pelo menos 4 diluições daquela obtida sem o 2-ME.

PROGNÓSTICO

A infecção não se cura espontaneamente. Na fase aguda, a doença pode ser grave e fatal (por meningoencefalite ou cardiopatia grave). Mesmo assim, a mortalidade não chega aos 10%, de acordo com estudos a respeito. Nos demais casos, o tratamento pode modificar o prognóstico, reduzindo a mortalidade.

Ultrapassada essa fase, a tendência em geral é para lenta evolução que, segundo alguns autores, leva inexoravelmente ao aparecimento de lesões cardíacas e de outros órgãos.

Outros especialistas distinguem dois tipos de evolução:

1. Na **forma indeterminada**, sem manifestações clínicas e sem alterações eletrocardiográficas, a taxa de mortalidade, 10 anos depois de estabelecido o diagnóstico, é muito baixa. A análise de uma amostra de 2.364 pacientes com sorologia positiva, em Bambuí (Minas Gerais, Brasil), examinados entre 1943 e 1973, mostrou que 45% dos casos pertenciam a essa forma e que a sobrevivência era de 97,4%, no 10º ano após o diagnóstico.

O tratamento dos pacientes jovens ainda pode melhorar o prognóstico se instituído precocemente.

2. Na **forma crônica da cardiopatia chagásica**, isto é, nos casos com sintomatologia clínica (ainda que por vezes oligossintomática) e com alterações eletrocardiográficas precoces, o prognóstico é menos favorável.

A partir das formas assintomáticas, a cada ano que passa 2% dos pacientes desenvolvem cardiopatias e 1% começa a apresentar megas.

A sobrevivência, após o 10º ano, em Bambuí, foi de aproximadamente 55% para os homens e 70% para as mulheres. A mortalidade máxima, nesse estudo longitudinal da casuística, situava-se no grupo etário de 35 a 45 anos.

Os casos com bloqueio aurículo-ventricular completo têm prognóstico muito mais severo: 32,7% de sobreviventes, após cinco anos; 16,4% aos 10 anos; e 4,5% ao fim de 15 anos.

Outras alterações eletrocardiográficas de mau prognóstico são: extra-sistolia freqüente, bloqueio completo de ramo esquerdo, fibrilação atrial e padrões extensos de áreas eletricamente inativas.

A insuficiência cardíaca congestiva evolui lentamente, manifestando-se em geral entre os 20 e os 60 anos, tal como a parada cardíaca. Esta pode ocorrer em pacientes com ou sem sintomatologia.

Síncopes e vertigens freqüentes são prenúncios de morte súbita, exigindo medidas urgentes, como medicação antiarrítmica, instalação de marcapasso etc.

As internações hospitalares por doença de Chagas continuam a ser altas. Mas a mortalidade tende a declinar (Fig. 22.11).

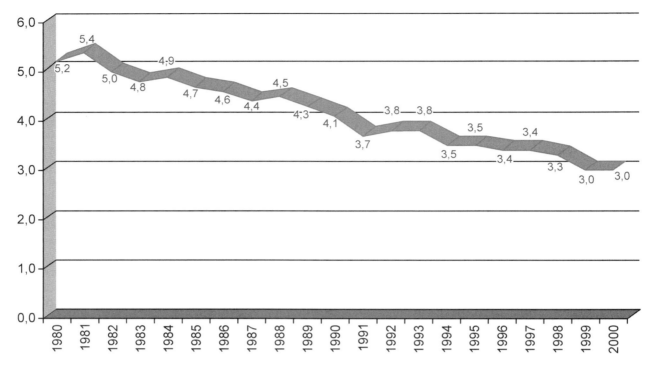

Fig. 22.11 Taxa de mortalidade por doença de Chagas, no Brasil, entre 1980 e 2000. Fonte: Secretaria de Vigilância em Saúde (SVS), Ministério da Saúde.

Esofagopatias desenvolvem-se em cerca de 25% dos indivíduos infectados com *T. cruzi* e, menos freqüentemente, colopatias.

TERAPÊUTICA

Numerosas drogas já foram ensaiadas no tratamento específico da doença de Chagas, encontrando-se compostos ativos contra o *T. cruzi* entre os 5-nitrofuranos (nifurtimox e nitrofurazona), os nitroimidazóis (benznidazol) e os nitrotiazóis; também entre as 8-aminoquinolinas e outros grupos de substâncias orgânicas.

No entanto, os ensaios clínicos só revelaram, até agora, dois medicamentos a que se pode recorrer para o tratamento, embora se tenha demonstrado que essa atividade é parcial e ainda não se tenha demonstrado que qualquer deles produza a cura da tripanossomíase.

São eles o **benznidazol**, do grupo dos nitroimidazóis (único atualmente à disposição dos médicos), e o **nifurtimox**, do grupo dos nitrofuranos (retirado do mercado, no Brasil). Tanto os testes de laboratório como os ensaios clínicos têm revelado que a eficiência dessas drogas varia com a linhagem do parasito. Por seus efeitos colaterais e necessidade de acompanhamento laboratorial, eles não podem ser utilizados nos tratamentos em larga escala, e, nos casos individuais, requerem consentimento esclarecido do paciente ou de seus responsáveis.

Benznidazol. As pessoas tratadas com este produto tiveram o xenodiagnóstico negativado durante sua administração (efeito supressivo) e retorno à positividade depois, na maioria dos casos.

Em um dos pacientes estudados, o xenodiagnóstico só voltou a positivar-se três anos depois da medicação.

O benznidazol deve ser usado na dose de 5 mg por quilograma de peso do paciente, por dia, durante 60 dias.

Em crianças, essa posologia pode ser elevada para 7 a 10 mg por quilograma por dia.

Um terço dos pacientes tratados com doses superiores a essas apresentou erupção cutânea (no 8º ou 9º dia de tratamento), o que não obriga a interromper a terapêutica, a menos que apareçam febre e enfartamento ganglionar.

Depois da segunda semana, deve-se fazer um hemograma semanalmente, para detectar o aparecimento de granulocitopenia, que exige interrupção do tratamento.

Algumas manifestações de intolerância à droga são: polineuropatia periférica, de intensidade variável, em quase todos os pacientes adultos, depois da quarta semana, quando a dose diária excede 8 mg por quilograma; erupção cutânea de tipo eritema polimorfo não-bolhoso, ora discreto e benigno, ora generalizado e grave; distúrbios da hematopoese, com granulocitopenia em uns casos e agranulocitose em outros.

Nos casos agudos, o benznidazol produz remissão rápida da febre (em 24 a 48 horas) e dos outros sintomas, ao mesmo tempo que cai a parasitemia. Em 10% dos casos, entretanto, mantém-se a parasitemia, sem que se saiba se a razão está em um déficit de absorção da droga ou na resistência de algumas linhagens de *T. cruzi*.

Tratamento de Pacientes com Imunodepressão. A terapêutica da reagudização da tripanossomíase em imunodeprimidos não difere, em geral, da recomendada para os outros casos agudos.

O benznidazol é a droga de escolha. Os derivados triazólicos parecem ser alternativas promissoras, quando o nível de toxicidade impede o uso das demais.

Os resultados têm sido satisfatórios, desde que diagnóstico e tratamento tenham sido estabelecidos precocemente, e mantido este por um mínimo de 60 dias, sendo suspenso depois de desaparecerem os sintomas e normalizados os exames de laboratório.

Outros Recursos Terapêuticos

Visto que nenhuma droga demonstrou capacidade curativa, em doses isentas de toxicidade para o homem, outras medidas são necessárias.

Nas perturbações do ritmo cardíaco e na insuficiência circulatória, a medicação é sintomática, como em outras cardiopatias.

Antiarrítmicos de última geração, como o **amiodarone**, a **propafenona** e a **mexiletine**, vieram acrescentar grandes facilidades no controle das arritmias severas da doença.

A implantação de marcapassos eletrônicos e cirurgia cardíaca podem encontrar indicação em certos casos.

O megaesôfago e o megacólon são tratados cirurgicamente. Nas alterações esofágicas consegue-se aliviar a situação dos pacientes provocando a dilatação mecânica do cárdia.

Também se indicam a miotomia esofagogástrica ou a substituição do terço inferior do esôfago por um segmento intestinal.

Para suprimir os efeitos do megacólon, procede-se à ressecção de todo o segmento dilatado, inclusive o reto e a mucosa anal, e à implantação do coto operatório na pele, respeitando-se o esfíncter anal (abaixamento do reto).

Diagnóstico e Tratamento da Infecção Congênita

O diagnóstico da infecção congênita deve ser feito de preferência pelo encontro do parasito, utilizando o microematócrito, em vista da escassez de flagelados no sangue, durante o período perinatal.

Os filhos de mães soropositivas devem ser examinados entre o 6º e 8º mês de vida, sorologicamente (pesquisa de IgG), e, se positivos, devem receber tratamento com benznidazol, 10 mg/kg/dia, durante 60 dias. A cura é comprovada pela negativação da sorologia, em geral, um ano depois do fim do tratamento.

23

Tripanossomíase por Trypanosoma cruzi: *Ecologia, Epidemiologia e Controle*

DISTRIBUIÇÃO GEOGRÁFICA E PREVALÊNCIA
HÁBITATS E FOCOS NATURAIS
ELEMENTOS DA CADEIA EPIDEMIOLÓGICA
    Os triatomíneos
    Triatomíneos de importância médica
        Espécies silvestres
        Espécies semidomiciliares e peridomiciliares
        Espécies com hábitos domiciliares
    Hospedeiros vertebrados
        Mamíferos silvestres
        Mamíferos domésticos
MECANISMOS E CICLOS DE TRANSMISSÃO
    Ciclo silvestre
    Ciclo paradoméstico
    Ciclo doméstico
    Tripanossomíase americana endêmica e infecções ocasionais
        Transmissão transfusional
        Transmissão congênita
        Transmissão por outras vias
CONTROLE DA TRIPANOSSOMÍASE AMERICANA
    Objetivos do controle
    Metodologia do controle
        Controle de triatomíneos
        Saneamento ambiental: melhoria das habitações
        Educação sanitária e participação comunitária
        Profilaxia em bancos de sangue
        Controle da transmissão congênita
        Controle da transmissão acidental e nos transplantes
        Vigilância epidemiológica
TRYPANOSOMA RANGELI
    O parasito
    Relações parasito-hospedeiro
    Ecologia e epidemiologia

DISTRIBUIÇÃO GEOGRÁFICA E PREVALÊNCIA

O *Trypanosoma cruzi* faz parte de um ecossistema exclusivamente americano, sendo encontrado em extensas áreas do Continente, desde o sul dos Estados Unidos até o sul da Argentina e do Chile.

Como enzootia, essa tripanossomíase encontra-se em quase todos os territórios habitados por triatomíneos (Fig. 23.1), entre as latitudes de 41°N e 46°S. A distribuição da doença de Chagas é menos ampla, pois em certas regiões a infecção humana não ocorre ou só se verifica esporadicamente (Fig. 23.2). Estima-se que cerca de 80 milhões de pessoas, em 18 países, vivem em áreas onde há risco de infecção, das quais mais de 12 milhões estariam atualmente infectadas.

Nos EUA o parasitismo foi encontrado em muitas espécies de triatomíneos e em mamíferos silvestres, mas apenas dois casos humanos foram comprovados.

Os imigrantes com tripanossomíase, entretanto, são estimados em mais de 300.000. No México, os casos diagnosticados são relativamente poucos. Os primeiros foram encontrados nos Estados de Guerrero e Oaxaca, porém a área endêmica conhecida já se estende de Zacatecas a Chiapas e Yucatán.

Os países endêmicos foram distinguidos epidemiologicamente em 4 grupos:

1. Aqueles com áreas de transmissão natural, intradomiciliar e alta prevalência de casos humanos, compreendendo: Brasil, Argentina, Paraguai, Bolívia, Peru, Equador e Venezuela (Fig. 23.2). Encontram-se aí todas as formas clínicas da doença, principalmente a cardiopatia crônica. Mas as formas digestivas são raras ou não ocorrem ao norte da linha do equador. No Brasil, Argentina e Venezuela, os programas de erradicação dos vetores domésticos estão reduzindo consideravelmente as regiões com transmissão intradomiciliar. No Uruguai e Chile a transmissão da doença já foi interrompida, assim como na maioria dos estados brasileiros (ver a Fig. 23.14). Também a

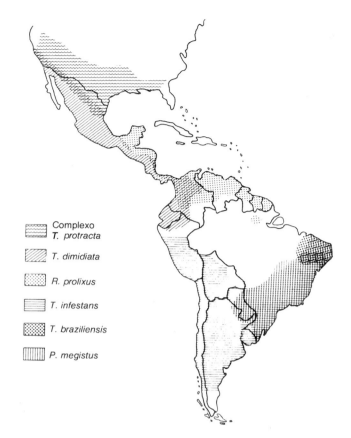

Fig. 23.1 Distribuição geográfica das principais espécies de triatomíneos vetores de *Trypanosoma cruzi* (redesenhado, com algumas modificações, de I. A. Sherlock, *apud:* Brener & Andrade, 1979).

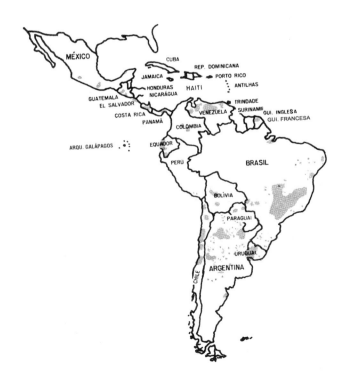

Fig. 23.2 Distribuição geográfica das áreas endêmicas de tripanossomíase americana (doença de Chagas), no Brasil e países latino-americanos. (Segundo o Min. da Saúde/SUCAM.)

transmissão transfusional está sendo controlada com bastante êxito no Brasil, Argentina e Venezuela, já tendo sido eliminada no Uruguai.

2. Países com evidência de transmissão intradomiciliar e casos de cardiopatia chagásica crônica: México, Colômbia e Costa Rica. Neste último, mudanças sócio-econômicas, como melhoria das habitações e grande redução do uso de lenha nas casas (criadouro de triatomíneos), fizeram baixar os índices de prevalência e transmissão vetorial.

3. Países onde ocorre a transmissão intradomiciliar e há grande número de doadores de sangue positivos, mas com pouca informação epidemiológica: Panamá, Salvador, Nicarágua e Guatemala.

4. Países onde existe enzootia silvestre, como os EUA e os da região do Caribe, e onde podem ocorrer casos humanos esporádicos (constatados nos EUA, Belise, Trinidad-e-Tobago e Guianas).

A área endêmica brasileira, onde se encontravam os insetos vetores, tinha uma extensão de 2 milhões de quilômetros quadrados (quase um quarto do território nacional). Ela abrigava uma população rural, exposta ao risco de infecção, da ordem de 18 milhões de habitantes, em 1980 (Fig. 23.2). A incidência era estimada, então, em 120 mil casos novos por ano.

No Quadro 23.2 reunimos as principais informações sobre a prevalência da infecção nessa época.

Nessa área, um inquérito soro-epidemiológico nacional, pela técnica de imunofluorescência, feito de 1979 a 1980, constatava uma taxa de positividade igual a 4,2%, variando amplamente a percentagem de soros positivos entre 0,1% no Maranhão e 8,8% no Rio Grande do Sul e Minas Gerais. O número de pessoas infectadas era estimado em 5 milhões.

Os inquéritos sorológicos na população escolar (de 7 a 14 anos) realizados no período 1990-1999 mostraram que a prevalência havia baixado para 0,14% no país, tornando-se igual a zero no Maranhão, em Tocantins, Alagoas, Mato Grosso, Distrito Federal e Espírito Santo.

No Rio Grande do Sul baixou para 0,70% após as medidas de controle vetorial e nos demais Estados endêmicos variou entre 0,02 e 0,45%.

Em junho de 2006, o Brasil recebeu da OPAS/OMS a certificação da interrupção da transmissão vetorial pelo *Triatoma infestans*.

HÁBITATS E FOCOS NATURAIS

Pela grande variedade de hospedeiros vertebrados suscetíveis à infecção, bem como pelo número de espécies de triatomíneos que propagam o parasitismo dentro de suas extensas áreas de distribuição geográfica, a tripanossomíase americana apresenta os mais diversos e variados hábitats ou nichos ecológicos.

Como zoonose de animais silvestres, seus focos naturais ocupam tanto os espaços aéreos, onde voam os morcegos infectados, como as copas das grandes árvores da floresta ou das árvores isoladas (palmeiras e macaubeiras, por exemplo), onde se capturam insetos, roedores e outros pequenos mamíferos infectados. Ocupam ninhos e abrigos de animais, instalados em

QUADRO 23.1 Estimativa sobre a população humana que se encontrava exposta ao risco de infecção por *Trypanosoma cruzi* (em milhares), nos anos de 1980-1985, assim como a prevalência e a incidência anual. Segundo PAHO, TDR e outras fontes

País	População exposta*	População infectada*	Prevalência no país (%)	Incidência anual
Argentina	6.900	2.333	7,2	...
Chile	1.800	187 a 1.239	1,6 a 10,6	1.613
Uruguai	975	37	1,5	...
Brasil	41.054	5.000	4,3	...
Paraguai	1.475	397	11,59	14.680
Bolívia	2.834	1.134	22,2	86.676
Peru	6.766	643	3,47	24.320
Equador	3.823	30	0,34	7.488
Colômbia	3.000	900	3,3	39.162
Venezuela	11.392	1.200	7,42	...
Panamá	898	220	10,6	7.130
Costa Rica	1.112	30	5,3	4.030
Nicarágua	...	...	...	5.016
Honduras	1.824	300	7,4	9.891
El Salvador	2	322	6,9	10.048
Guatemala	4.022	730	9,8	30.076

*Em milhares de habitantes.
Quadro modificado de: SCHMUNIS G.A. — Tripanossomíase americana: Seu impacto nas Américas e perspectivas de eliminação. *In*: DIAS, J.C.P. & COURA, J.R. — *Clínica e terapêutica da doença de Chagas; uma abordagem prática para o clínico geral*. Rio de Janeiro, Ed. FIOCRUZ, 1997.

QUADRO 23.2 Tripanossomíase americana no Brasil — Inquérito sorológico nacional (1975-1981) e inquérito sorológico em escolares de 7 a 14 anos (1990-1999)

Unidade da Federação	Prevalência estimada (em %) nos períodos	
	1975-1981	1990-1999
BRASIL	4,2	0,14
Roraima	0,3	—
Amapá	—	—
Pará	0,5	—
Amazonas	1,9	—
Acre	2,4	—
Rondônia	0,4	—
Maranhão	0,1	0,00
Piauí	4,0	0,04
Ceará	0,8	0,02
Rio Grande do Norte	1,8	0,20
Paraíba	3,5	0,16
Pernambuco	2,8	0,07
Alagoas	2,5	0,00
Sergipe	6,0	0,19
Bahia	5,4	0,03
Minas Gerais	8,8	0,07
Espírito Santo	0,3	0,00
Rio de Janeiro	1,7	—
Tocantins	7,4	0,00
Goiás	7,4	0,45
Distrito Federal	6,1	0,00
Mato Grosso	2,8	0,00
Mato Grosso do Sul	2,5	0,05
Paraná	4,0	0,03
Santa Catarina	1,4	—
Rio Grande do Sul	8,8	0,70

Fonte: GT – Doença de Chagas/FNS/MS (1999).

troncos de árvores, ou entre a vegetação do sub-bosque, das savanas (cerrados) e dos campos. Também aqueles dos animais que habitam grutas, buracos no solo ou sob pedras; e estendem-se até mesmo aos rios e lagos onde nadam as iraras (*Eira barbara*), um carnívoro viverrídeo que já foi encontrado com infecção natural.

Os focos naturais da tripanossomíase, além da considerável variedade de ambientes, contribuindo cada tipo de ecótopo para formar modalidades distintas de focos elementares da parasitose, possuem os seguintes organismos como elementos essenciais de sua biocenose:

a) mamíferos suscetíveis ao *T. cruzi* e sobre os quais se alimentam os triatomíneos;

b) triatomíneos que vivem nos ninhos e refúgios desses mamíferos, ou em locais por eles freqüentados;

c) uma linhagem de *Trypanosoma cruzi* adaptada a esses hospedeiros vertebrados e invertebrados.

Como os insetos infectam-se ao sugar sangue dos mamíferos e estes contaminam-se por via mucosa quando matam ou comem os triatomíneos, é provável que os fatores do meio ambiente capazes de maior influência sobre a transmissão da infecção sejam aqueles que mais repercutem sobre a vida dos próprios hospedeiros e, muito particularmente, sobre a biologia dos triatomíneos.

Aliás, a distribuição geográfica do *T. cruzi* inscreve-se praticamente dentro das áreas ocupadas por algumas espécies desses insetos.

É possível que certo grau de umidade, no microclima onde convivem os hospedeiros vertebrados e invertebrados, assegure uma dessecação mais lenta das fezes dos triatomíneos (onde se encontram os tripomastigotas metacíclicos) e facilite a infecção de lesões cutâneas ou das mucosas do animal, durante o ato de lamber o pêlo, eventualmente poluído por dejeções do inseto.

Os nichos ecológicos de *Trypanosoma cruzi* só podem ser descritos convenientemente depois de um estudo mais detalhado das espécies que participam da cadeia epidemiológica, bem como da biologia e da ecologia de cada uma.

Os dados necessários para isso são ainda precários e, para muitas regiões, praticamente inexistentes. Nossa visão dos focos naturais da tripanossomíase americana é fragmentária. Desconhecemos a estrutura e o funcionamento de muitos focos epizoóticos elementares que devem existir nas áreas endêmicas e, mais ainda, nas áreas exclusivamente enzoóticas, isto é, onde se encontram animais infectados mas não o homem. Este capítulo pretende apenas destacar alguns pontos importantes do problema, de interesse para a luta contra a endemia.

ELEMENTOS DA CADEIA EPIDEMIOLÓGICA

Pessoas ou animais (mamíferos) parasitados, algumas espécies de hemípteros reduvídeos da subfamília **Triatominae**, além de outros animais ou pessoas suscetíveis constituem os elos da cadeia de transmissão ou, melhor, da vasta rede de transmissão da parasitose.

Os Triatomíneos

São insetos grandes, medindo 1 a 4 cm de comprimento (Fig. 23.3). Eles podem ser facilmente distinguidos de outros hemípteros por serem hematófagos e possuírem uma probóscida retilínea com apenas três segmentos. Os gêneros de maior interesse para a medicina são: **Triatoma**, **Panstrongylus** e **Rhodnius**, reconhecíveis pela morfologia da cabeça (Fig. 23.4).

A descrição morfológica e a caracterização dos principais gêneros e espécies encontram-se no Cap. 55, dedicado ao estudo dos Hemiptera. Aqui, passaremos em revista apenas os elementos da biologia e da ecologia desses insetos que se relacionem com a epidemiologia da tripanossomíase.

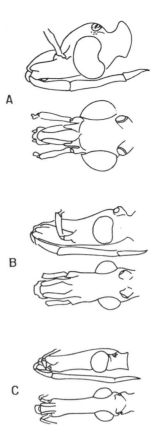

Fig. 23.4 Cabeças de triatomíneos hematófagos, caracterizados pela probóscida ou tromba retilínea, formada de três segmentos: (*A*) no gênero *Panstrongylus*, que possui cabeça globosa, a antena implanta-se em um tubérculo situado junto à margem anterior do grande olho composto; (*B*) no gênero *Triatoma*, esse tubérculo fica a meia distância entre o olho e a extremidade anterior da cabeça; (*C*) no gênero *Rhodnius*, a inserção antenal fica próxima à extremidade anterior de sua cabeça cilíndrica e alongada.

Os triatomíneos nascem de ovos que medem cerca de um milímetro. O tempo necessário para a eclosão, variável segundo as espécies, depende da temperatura ambiente: 11 a 13 dias, a 33°C; e 75 a 85 dias, a 15°C. Entre 24° e 28°C e em atmosfera úmida, a maioria eclode em cerca de 20 dias.

As ninfas que surgem passam por cinco estádios (sofrendo mudas ao fim de cada estádio), antes de chegarem a adultos (Fig. 23.5). Nos últimos estádios aparecem esboços de asas, mas só os insetos adultos são alados e voam.

Aos poucos dias de nascidas, as ninfas começam a alimentar-se de sangue.

O ciclo ninfal, no laboratório, dura 3 a 6 meses para *Triatoma infestans* e para *Panstrongylus megistus*, sendo muito mais lento para *Triatoma dimidiata* (8,5 a 12 meses). A temperatura e a freqüência da alimentação têm marcada influência sobre a evolução dos hemípteros. As temperaturas extremas causam elevada mortalidade, principalmente na fase embrionária.

Tanto as ninfas como os machos e as fêmeas são hematófagos obrigatórios, em todas as fases da vida.

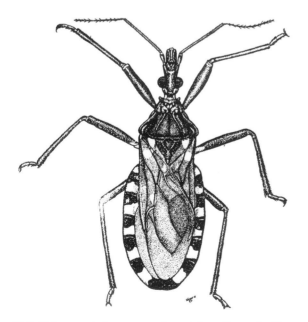

Fig. 23.3 *Triatoma infestans,* macho adulto. (Segundo Pessoa & Martins, *Parasitologia Médica,* 1982.)

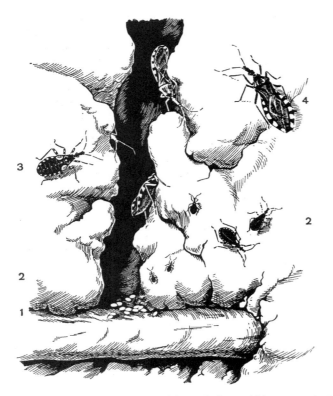

Fig. 23.5 *Triatoma infestans* e seu ciclo evolutivo no biótopo constituído pelas paredes de barro fendilhado, em casas de taipa. Vê-se em: (*1*) ovos, (*2*) ninfas nos primeiros estádios, (*3*) ninfa de quinto estádio e (*4*) inseto adulto. (Segundo Geigy & Herbig, *Erreger und Übertrager tropischer Krankheiten*, 1955.)

Essa dependência estrita do hematofagismo relaciona-se com o fato (raro entre os organismos vivos) de serem incapazes de sintetizar as moléculas de ferroporfirinas e dependerem de hematina como fator do crescimento.

As fêmeas requerem refeições sangüíneas também para o amadurecimento de seus folículos ovarianos (ver o Cap. 55).

A hemoglobina circula na hemolinfa sob a forma de catemoglobina e é degradada ao nível dos tubos de Malpighi, ou destes e do intestino, para biliverdina e bilirrubina.

As preferências alimentares variam com as espécies, mas também com as oportunidades criadas pela biocenose dos novos ecótopos onde algumas populações de insetos passaram a viver. A proximidade da fonte alimentar e sua abundância são mais importantes na orientação dos insetos para a busca de alimentos que outros fatores.

No Quadro 23.3 vê-se que populações silvestres de *T. infestans*, de *P. megistus* e de *Rhodnius prolixus*, que se nutrem preferencialmente sobre marsupiais, roedores e aves, passaram a buscar o sangue humano ou de cães e gatos, quando se adaptaram às casas rurais e ao peridomicílio. *Triatoma sordida*, porém, mesmo quando se crie junto às casas, guarda suas preferências pelo sangue de aves e roedores.

Os triatomíneos têm hábitos noturnos, correm e voam bem. Durante o dia, mantêm-se escondidos e, à noite, saem para alimentar-se. A picada é indolor, podendo demorar 20 minutos ou mais, e em algumas pessoas provoca intensa reação alérgica. Em lugares sombrios, ou quando famintos, picam também de dia.

O sangue sugado forma um coágulo no estômago que leva muitos dias para ser digerido. Quando não dispõem de nenhuma fonte alimentar, resistem meses em jejum.

O hematofagismo desses insetos parece ter evoluído do predatismo, pois outros hemípteros atacam diferentes espécies de artrópodes para sugar-lhes a hemolinfa. Os triatomíneos manifestam, por vezes, certo grau de canibalismo.

Durante o ato de alimentar-se ou depois, os insetos costumam defecar, fato que tem grande importância na transmissão da tripanossomíase (Fig. 21.2).

Os transmissores mais eficientes, como *R. prolixus*, *T. infestans* e *P. megistus*, o fazem habitualmente durante o repasto sangüíneo ou logo após.

Como a probabilidade de infecção dos insetos aumenta com o número de repastos que tenham feito (e com o volume de sangue ingerido), as ninfas de quinto estádio e os adultos mostram-se parasitados com maior freqüência que as ninfas mais jovens.

Apenas decorridos alguns dias da última ecdise, os insetos adultos já podem copular. A oviposição começa 10 a 20 dias depois (Fig. 23.5).

QUADRO 23.3 Hábitos alimentares de algumas espécies de triatomíneos, em função do hábitat que ocupem: silvestres (Sil.) ou domésticos (Dom.). Percentagem de insetos encontrados com sangue de determinados tipos de vertebrados, segundo o teste de precipitinas específicas

	P. megistus		*T. infestans*		*R. prolixus*		*T. sordida*	
Origem do sangue	Sil.	Dom.	Sil.	Dom.	Sil.	Dom.	Sil.	Dom.
Homem	—	80,8	—	29,7	—	91,1	0,06	8,4
Cão	—	2,5	—	18,6	—	4,4	0,1	6,5
Gato	—	0,1	—	10,0	...	...	0,4	2,9
Roedor	9,7	0,1	12,1	3,5	17,2	—	26,6	13,0
Marsupial	68,6	...	29,3	2,4	50,2	—	19,3	8,7
Ave	17,7	12,9	56,9	18,6	6,7	—	41,2	47,5
Morcego	2,3	—	1,7	0,5	—	—	6,5	3,6
Tatu	1,1	—	—	—	—	—	0,1	0,2
Outras	—	2,2	—	4,1	9,4	—	0,7	5,0
Mista	0,6	1,9	—	7,3	16,5	—	3,4	4,2

Fonte: Vários autores.

O número de ovos produzidos por fêmea, nas observações de laboratório, vai de 0 a 30 por dia. No total, chega a mais de 500, variando com a espécie, a alimentação, a temperatura e a umidade prevalentes. Médias superiores a 900 ovos já foram comprovadas com fêmeas de *T. infestans*, e superiores a 800 ovos, com as de *P. megistus*.

A longevidade média das fêmeas adultas de *T. infestans* é de 15 a 16 meses, e a das de *P. megistus*, 9 a 10 meses, nas condições de laboratório. Os machos vivem um pouco mais. Há espécies cuja fase adulta dura cerca de 20 meses. A capacidade de povoamento de novas casas infestadas deve ser grande, pois, na ausência de inimigos naturais ou de condições adversas do meio, 92 a 98% dos ovos eclodem e o índice de sobrevivência dos estádios larvários é superior a 90%.

Triatomíneos de Importância Médica

Ainda que todas as espécies ensaiadas se infectem no laboratório com uma ou outra linhagem de *Trypanosoma cruzi*, o número de espécies que em condições naturais têm importância epidemiológica é reduzido, pois a maioria das outras alimentam-se sobre aves (ornitofilia), que são refratárias à infecção por *T. cruzi*.

Pertencem quase sempre aos gêneros **Triatoma**, **Panstrongylus**, **Rhodnius**, **Psammolestes**, **Cavernicola**, **Eratyrus** e **Parabelminus**, dentre os quais os três primeiros são os mais importantes. Ao sul do equador a espécie mais eficiente como vetor da tripanossomíase é **Triatoma infestans** (Fig. 23.3), enquanto ao norte esse papel cabe ao **Rhodnius prolixus** (Fig. 55.10) ou ao **Triatoma dimidiata**. Do ponto de vista epidemiológico, as espécies vetoras podem ser agrupadas em três categorias:

 a) espécies estritamente silvestres;
 b) espécies semidomiciliárias ou peridomiciliárias; e
 c) espécies predominantemente domiciliárias.

ESPÉCIES SILVESTRES

Algumas são encontradas unicamente em hábitats silvestres e associadas a certos vertebrados, como sucede com *Psammolestes coreodes*, que vive em ninhos de pássaros, ou *Cavernicola pilosa*, em abrigos de morcegos; ou, ainda, com *Triatoma protracta*, habitante de ninhos do rato-do-mato.

A maioria das espécies dos gêneros *Belminus*, *Parabelminus*, *Dipetalogaster* e *Microtriatoma*, bem como algumas de *Rhodnius*, pertencem a essa categoria; e, ainda que só transmitam a infecção ao homem quando este invade os ecótopos selváticos onde vivem, são muito importantes epidemiologicamente porque mantêm os focos naturais da zoonose, transmitindo o *Trypanosoma cruzi* entre os vertebrados que constituem reservatórios naturais da infecção.

Nas regiões em que apenas se encontrem triatomíneos com hábitos silvestres, como na Amazônia, em grande parte do México e nos EUA, os casos de infecção humana são muito raros.

Outras espécies, ainda que essencialmente silvestres, podem ser capturadas ocasionalmente perto ou dentro das casas, atraídas pela luz. Mas não colonizam em ambientes artificiais e podem ser, mesmo, difíceis de criar no laboratório.

Um exemplo ilustrativo é o de *Panstrongylus geniculatus*, que vive em tocas de tatus (*Dasypus novemcinctus*) e se encontra parasitado em fortes proporções. É interessante notar que *P. geniculatus* se distribui por quase todas as áreas endêmicas, abrangendo Nicarágua, Costa Rica, Panamá, Colômbia, Venezuela, Guianas, Brasil, Peru, Bolívia, Paraguai, Uruguai e Argentina. Desde 1995, *P. geniculatus* vem sendo encontrado colonizando em chiqueiros de porcos de alguns municípios do Pará, onde foram encontrados porcos infectados pelo *T. cruzi*.

Pertencem também à categoria de triatomíneos silvestres, no Brasil: *Rhodnius domesticus* e *R. pictipes*; *Triatoma arthurneivai*, *T. rubrovaria* e *T. vitticeps*. No Chile: *Triatoma spinolai*. Na Argentina: *Triatoma patagonica*, *T. eratyrusiforme* e *T. rubrovaria*. Na América Central: *Triatoma nitida*.

ESPÉCIES SEMIDOMICILIARES E PERIDOMICILIARES

Constituem um grupo de espécies encontradas em hábitats silvestres mas que invadem as casas e seus anexos com relativa freqüência, podendo formar aí pequenas colônias.

Vamos mencionar, como exemplos, na Argentina, Paraguai e Bolívia: *Triatoma platensis*, *T. sordida* e *T. guasayana*; no Brasil: *Rhodnius neglectus*, *Triatoma brasiliensis*, *T. pseudomaculata* e *T. sordida*, além de *Panstrongylus megistus*; na Venezuela: *T. maculata*. No México, América Central, Colômbia, Equador e Peru: *Triatoma dimidiata*.

Nos estados do Centro-Oeste e do Centro-Leste do Brasil, encontra-se *Rhodnius neglectus* que vive em palmeiras (*Acrocomia*, *Mauritia*, *Orbignya* e *Scheelea*), em tufos de piteira (*Fourcroya*) ou em ocos de árvores. Invade porém o peridomicílio e as dependências das casas, como galinheiros, pombais etc. e, eventualmente, as próprias casas.

Triatoma sordida coloniza em moirões de cercas, em palmeiras e em construções peridomiciliares ou, mesmo, nas casas. Nestas, vive quase sempre nos telhados, onde prefere alimentar-se do sangue de aves. Sua distribuição geográfica é muito ampla, estendendo-se entre latitudes de 3ºS e 39ºS: do Peru e Nordeste do Brasil até a Argentina e o Chile.

Triatoma brasiliensis e *T. pseudomaculata* (principalmente em zonas semiáridas) e *Panstrongylus megistus* (em zonas úmidas) constituem os principais vetores da doença de Chagas no Nordeste brasileiro, podendo criar-se nas habitações ou simplesmente invadir as casas, atraídos pela luz. Eles se multiplicam preferencialmente em tocas de animais, debaixo de pedras etc., de onde trazem a infecção adquirida dos hospedeiros vertebrados silvestres.

Panstrongylus megistus demonstra hábitos diferentes conforme a região em que o localizemos. No Sul do Brasil (Ilha de Santa Catarina e litoral de São Paulo) é espécie exclusivamente silvestre da Mata Atlântica. Prefere climas quentes e úmidos e coloniza em ninhos de roedores e marsupiais, nunca se encontrando formas jovens (ninfas) nas casas. Nestas vêem-se raramente alguns alados.

No interior do Estado de São Paulo, tem sido freqüente em galinheiros e outras construções peridomiciliares, invadindo facilmente as residências, além de ocupar hábitats tipicamente silvestres. Em Minas Gerais e na Bahia, particularmente na cidade de Salvador, *P. megistus* cria-se nas casas, em plena zona urbana.

Em Costa Rica, *T. dimidiata* vive associado a marsupiais (sobretudo *Didelphis marsupialis*), mas está parcialmente adaptado ao ambiente doméstico ou peridoméstico. Nas casas, encontra-se em pilhas de lenha, nos pilares em que se apóia a construção e nas paredes de barro. O fato de conter freqüentemente sangue humano e sangue de gambá, tanto nos exemplares capturados nas casas como fora delas, mostra o grau de mobilidade desses insetos que guardam sempre contato com o meio silvestre.

ESPÉCIES COM HÁBITOS DOMICILIARES

São espécies que, por uma razão ou outra, adaptaram-se a certos tipos de casas existentes nas zonas rurais, em particular às casas de taipa, cobertas de palha, ou às construções igualmente más de zonas urbanas e suburbanas (mocambos, barracões etc.). Por isso, são os insetos de maior importância para a transmissão do *Trypanosoma cruzi* ao homem.

Essas espécies que colonizam no interior dos domicílios são também encontráveis em dependências tais como galinheiros, pombais, coelheiras e currais, bem como em armazéns ou depósitos e em muros externos de pedra ou de outros materiais, de onde estabelecem vínculos epidemiológicos com o ecossistema onde circula o *T. cruzi*, fora do hábitat humano.

Quase sempre podem ser encontradas também em seus hábitats primitivos (selvagens), com exceção de uma só, *Triatoma rubrofasciata*, hoje inteiramente doméstica.

Rhodnius prolixus, que em algumas regiões da Venezuela apresenta-se como espécie exclusivamente silvestre, tem uma variedade doméstica que constitui um dos vetores mais eficientes da doença, distribuindo-se desde o sudeste do México, através da Guatemala, El Salvador, Panamá, Colômbia e Venezuela, até a Guiana Francesa. No norte da América do Sul é incontestavelmente o principal transmissor da tripanossomíase americana.

No México, observou-se em vários lugares a domiciliação de *Triatoma phyllosoma pallidipennis*. Em Costa Rica, El Salvador e Nicarágua, o *Triatoma dimidiata* coloniza nos domicílios. Outro tanto sucede com o *Panstrongylus lignarius*, no Peru. *P. megistus*, conforme já referimos, é espécie doméstica na cidade de Salvador (Bahia) e em muitos lugares dos Estados da Bahia, Minas Gerais e Goiás, onde assume o primeiro lugar entre os transmissores.

Triatoma infestans é outra espécie que merece destaque. Originária dos Andes bolivianos, onde se adaptou aos domicílios, mesmo em ambientes urbanos, como Sucre e Cochabamba (Bolívia), ela acompanhou as migrações humanas, na parte meridional do continente sul-americano, mas tornou-se prevalente sobretudo nas habitações rurais.

T. infestans tem predominado pelo número, pelo grau de infecção e pela extrema adaptação ao hábitat doméstico, no Peru, Bolívia, Paraguai, Chile, Argentina, Uruguai e Sul do Brasil; invadiu também os Estados de Mato Grosso, Goiás, Tocantins, Pernambuco, Sergipe, Bahia e Minas Gerais, onde foi o principal, quando não o único, vetor no interior das casas (Fig. 23.5). Na Argentina, foi encontrado desde o nível do mar até a 4.000 metros de altitude, sobre os Andes.

A distribuição de *T. infestans* coincide com a dos climas mesotérmicos, evitando as áreas mais úmidas. No litoral sul, encontra-se em zonas sujeitas aos ventos terrestres (secos). Onde predominam os ventos marinhos, a área de ocupação desses triatomíneos começa geralmente atrás de um obstáculo geográfico capaz de interceptar as massas de ar úmido. Essa a razão de não ser encontrado no litoral dos Estados do Rio Grande do Sul, Santa Catarina, Paraná, São Paulo e Rio de Janeiro.

Além das casas de barro (taipa), onde costuma ser muito abundante, e de algumas casas de madeira ou tijolo, *T. infestans* tem sido encontrado com menor freqüência em construções peridomiciliares (currais e galinheiros) bem como, eventualmente, em ecótopos naturais (palmeiras, p. ex.).

Triatoma rubrofasciata é um inseto cosmopolita que vive nas cidades litorâneas de numerosos países, não só das Américas como da África, da Ásia e da Oceania. No Brasil, parece ser estritamente domiciliário, porém, ainda que encontrado em muitas moradias, sua localização preferencial é nos telhados e forros das casas, onde se alimenta do sangue de ratos domésticos, descendo raras vezes para picar os moradores.

Hospedeiros Vertebrados

MAMÍFEROS SILVESTRES

A lista dos animais silvestres já encontrados com infecção natural por *Trypanosoma cruzi* é considerável. Nela se encontram gêneros e espécies pertencentes às ordens: *Marsupialia*, *Edentata*, *Chiroptera*, *Rodentia*, *Logomorpha*, *Artiodactila*, *Carnivora* e *Primates*.

Os marsupiais, principalmente *Didelphis marsupialis*, parecem ser os reservatórios selvagens mais importantes, dadas as observações feitas no Brasil, na Guiana Francesa, na Venezuela, no Equador, na Colômbia, assim como no Panamá, Costa Rica, Honduras, Guatemala, Belise, México e EUA.

Didelphis marsupialis (Fig. 23.6), popularmente chamado gambá, mucura ou cassaco, no Brasil ("*tlacuache*", em países hispano-americanos), é um mamífero arborícola, de hábitos noturnos, que se alimenta de frutas, vermes, larvas, bem como de pequenos vertebrados, pelo que ataca os galinheiros. Constrói seus ninhos em buracos de árvores, entre folhas de palmeiras e gravatás, ou em outros locais; às vezes, mesmo, dentro das casas. É abundante na Região Amazônica, sobretudo onde o homem introduziu desequilíbrios ecológicos que reduziram ou afastaram seus inimigos naturais, ou onde aumentaram suas fontes alimentares, tal como tem sucedido com tantos outros reservatórios naturais de doenças.

Nas regiões da caatinga, do cerrado e no sul do país, a espécie é *Didelphis albiventris* e, no sul do Brasil, *D. aurita* habita toda a Mata Atlântica.

As taxas de infecção pelo *Trypanosoma cruzi* variam amplamente de lugar para lugar, sendo geralmente altas: de 3 a 90% (mas quase sempre acima de 20%). Os tripanossomos infectantes são abundantes na secreção das glândulas anais dos gambás que estes conseguem ejetar como um mecanismo de defesa.

Algumas espécies de marsupiais mostram-se pouco propensas a freqüentar os locais onde vivem os homens, porém conservam grande significação como mantenedores do ciclo silvestre do parasito.

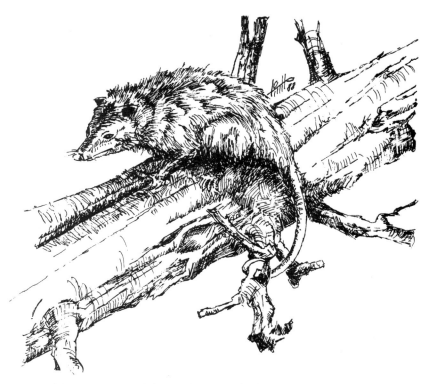

Fig. 23.6 Gambá (*Didelphis marsupialis*) e outros marsupiais constituem os principais reservatórios do *Trypanosoma cruzi*, nos ecótopos naturais.

Uma particularidade dos marsupiais, observada nas condições de laboratório, está no fato de colonizarem os tripanossomos abundantemente no interior de suas glândulas anais, adotando as formas normalmente encontradas no tubo digestivo dos insetos e em meios de cultura.

O significado epidemiológico disso ainda não está esclarecido, mas como as secreções anais podem ser ejetadas pelos gambás, essa poderia ser outra forma de contaminação infectante.

Desde os estudos pioneiros de Carlos Chagas, em 1912, o tatu — *Dasypus novemcinctus* — foi reconhecido como um dos reservatórios naturais da doença (Fig. 23.7). Durante o dia, esse animal vive em galerias subterrâneas comendo, eventualmente, vermes e larvas de insetos; de noite, sai para atacar formigueiros e ninhos de cupim.

Em suas tocas encontra-se o *Panstrongylus geniculatus*, igualmente infectado com *T. cruzi*. Nos parágrafos anteriores, chamamos a atenção para a extensa área de distribuição deste triatomíneo, em toda a América. Cabe-nos assinalar, agora, o mesmo fato em relação aos tatus (ou *"armadillos"*).

Dasypus novemcinctus, ou alguma de suas subespécies, já foi encontrado com infecção natural na Argentina, Brasil, Guiana Francesa, Venezuela, Colômbia, Panamá, Costa Rica e México. Sua taxa de infecção varia de 10 a 50%, no Brasil.

O parasitismo foi registrado também em *Dasypus kapleri*, na Venezuela; em *Euphractus sexcinctus*, na Venezuela e no Brasil; em *Cabassous unicinctus*, na Venezuela, Guiana Francesa e Brasil; bem como em vários tatus argentinos dos gêneros *Cabassous*, *Chaetophractus* e outros. No Panamá, atribui-se importância epidemiológica a dois outros desdentados: o tamanduá e a preguiça.

Mais de 50 espécies de roedores já foram encontradas naturalmente parasitadas, nos diferentes países do continente.

Chamam a atenção, no Brasil, por suas taxas de positividade entre 10 e 20%, os animais seguintes: cotia (*Dasyprocta azarae*), rato-do-campo (*Akodon cursor* e *A. montensis*) e preá (*Cavia aperea*). Em inquéritos feitos na Venezuela, esquilos, cotias, pacas, ouriços e ratos (do gênero *Oryzomys*) foram encontrados com taxas ainda mais altas.

Quanto aos morcegos, várias espécies dos gêneros *Desmodus*, *Eumops*, *Carollia*, *Phyllostomus*, *Artibeus* etc. são comprovadamente reservatórios de *Trypanosoma cruzi*. Outro flagelado, *Trypanosoma vespertilionis*, causa de muita confusão com *T. cruzi*, é freqüentemente encontrado nos quirópteros.

Os morcegos são importantes não só pela grande mobilidade e adaptação fácil ao domicílio humano, como pelas taxas de parasitismo por vezes bastante elevadas. *Phyllostomus hastatus* foi encontrado com *T. cruzi* em 80% dos exemplares capturados no Pará, em 75% dos do Estado de São Paulo e em 23% dos examinados na Colômbia.

Alguns destes animais selváticos vivem próximo das casas, na zona rural; freqüentam galinheiros, currais e depósitos, ou compartilham a habitação com homens e animais domésticos, como sucede com os ratos, morcegos etc.

MAMÍFEROS DOMÉSTICOS

Como conseqüência da adaptação de algumas espécies de triatomíneos ao hábitat humano, e muito particularmente a de *Triatoma infestans*, *Panstrongylus megistus* e *Rhodnius prolixus*, a infecção de animais domésticos e sinantrópicos passou a ser encontradiça nas zonas endêmicas. Em geral, os cães são

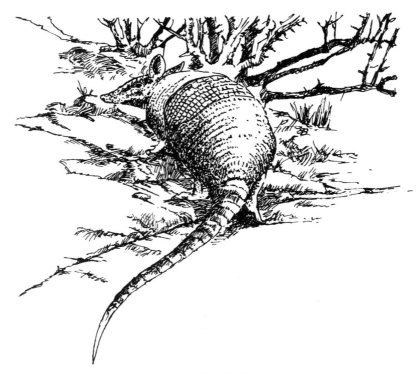

Fig. 23.7 Tatu (*Dasypus nevemcinctus*), juntamente com outras espécies de desdentados, contribuem para manter o ciclo de transmissão do *Trypanosoma cruzi* no ambiente silvestre.

mais parasitados que os gatos de uma mesma área, mas o contrário pode suceder em determinados lugares.

O grau de parasitismo, para cada espécie, varia largamente, podendo escalonar-se entre 3 e 50%, ou mesmo 60%, sendo mais freqüentes as taxas entre 15 e 25%, nos focos endêmicos.

A prevalência da infecção humana pode ser inferior ou superior à dos animais da localidade, dependendo provavelmente das preferências alimentares dos triatomíneos e da freqüência dos contatos que se estabelecem para isso.

Entretanto, a significação de cães e gatos como reservatórios de parasitos para as novas gerações de insetos que se criam no domicílio parece evidente e sobrepuja a dos demais mamíferos, pois estes outros participam de modo menos constante da biocenose que sustenta o ciclo parasitário, lá onde vivem os homens.

Ainda que menos estudada, a infecção de ratos, camundongos, cobaias e outros animais pode ser igualmente significativa em alguns lugares. Um quarto dos ratos capturados em Jaguaribe (Ceará, Brasil) estava infectado. Na região NE do Estado de São Paulo, o xenodiagnóstico era positivo para 12,2% dos camundongos (*Mus musculus*). Taxas mais altas para estes últimos foram encontradas em S. Felipe (Bahia) e na Colômbia, enquanto *Rattus rattus* mostrou seus máximos de infecção em Costa Rica e Panamá.

No Peru e na Bolívia, a cobaia ou "*cuy*" (*Cavia aperea*) é criada nas casas como animal doméstico, para a alimentação. Vivendo nas habitações, às vezes promiscuamente, ela contribui para manter as populações de *T. infestans* e encontra-se fortemente parasitada: 19,2% de positividade, no sudoeste do Peru, e 10,5 a 61,1%, na Bolívia.

O porco foi encontrado naturalmente infectado poucas vezes, no Brasil, outras no Peru e em El Salvador.

MECANISMOS E CICLOS DE TRANSMISSÃO

A tripanossomíase americana era, primitivamente, uma zoonose de mamíferos selvagens e só mais tarde adquiriu o caráter de zoonose de animais domésticos e de endemia humana.

Em muitas regiões da Hiléia Amazônica e na América do Norte, o parasitismo costuma manter-se apenas no ciclo silvestre. A dinâmica da transmissão parece não exigir mais que uma espécie de hospedeiro vertebrado e outra de hospedeiro invertebrado, em cada foco enzoótico. Sua eficiência depende de fatores como:

a) A abundância de triatomíneos que, por sua vez, é função das condições ambientais e da disponibilidade de fontes de alimentação para os insetos (densidade de vertebrados das espécies antes referidas), no local.

b) O poder infectante da linhagem de *Trypanosoma cruzi* local, para os hospedeiros vertebrados e invertebrados: já foram assinalados graus variáveis de suscetibilidade entre as espécies de triatomíneos face a diversas estirpes de *Trypanosoma cruzi*.

Assim, *Triatoma infestans*, *Triatoma sordida* e *Panstrongylus megistus* mostram-se mais sensíveis a uma amostra brasileira do flagelado que *Rhodnius prolixus*. Sucede o contrário quando se utiliza uma cepa venezuelana do *Trypanosoma*.

c) O tempo que o hospedeiro vertebrado permanece infectante para o hemíptero: *Neotoma lepida* (ou rato-de-madeira, das zonas desérticas da Califórnia) geralmente deixa de ser infectante para *Triatoma protracta* após a oitava semana de parasitismo, enquanto *Neotoma fuscipes* continua como boa fonte de infecção durante 64 semanas.

d) Os hábitos insetívoros dos hospedeiros vertebrados, assegurando sua infecção por via mucosa (orofaringe e esôfago, provavelmente) ao destruírem os "barbeiros" que os molestam nos ninhos: experiências feitas com *Neotoma lepida* e *Triatoma protracta* demonstraram que os roedores infectam-se em maior proporção quando podem comer os insetos parasitados, e mais dificilmente quando apenas se depositam em seus ninhos as fezes dos triatomíneos positivos.

e) Quando a transmissão se faz por contaminação fecal, o êxito depende da freqüência com que os insetos defecam, enquanto se alimentam ou logo depois (variável para cada espécie). Mas depende também das condições de umidade ambiental, para que os tripanossomos não sejam destruídos rapidamente pela dessecação.

Depois de um repasto sangüíneo, as evacuações do inseto que se seguem à primeira (sobretudo da segunda à quinta dejeção) são constituídas essencialmente por secreção urinária e são também as mais ricas em tripomastigotas metacíclicos, segundo se observou nas infecções de *Triatoma infestans* e de *Dipetalogaster maximus*.

Em cada ecótopo e em cada nicho ecológico desenvolve-se um ciclo de transmissão de que participam poucas espécies de hospedeiros, quer vertebrados, quer invertebrados, formando um foco epizoótico elementar. Este foco elementar pode ser uma toca, um ninho, uma árvore, um curral ou uma casa.

Ainda que os triatomíneos sejam insetos que correm e voam, suas migrações parecem ser habitualmente limitadas. Suas preferências alimentares também restringem consideravelmente os nichos ecológicos. Insetos capturados nos telhados das casas (como vimos anteriormente, em relação ao *Triatoma rubrofasciata*), por alimentarem-se aí de sangue de ratos, raramente descem para picar pessoas ou animais domésticos.

O mesmo sucede com as espécies que vivem em galinheiros ou sobre as árvores do peridomicílio. Mas os focos epizoóticos elementares estão longe de serem compartimentos estanques. Um número pequeno de triatomíneos silvestres invade ocasionalmente as casas ou as construções anexas.

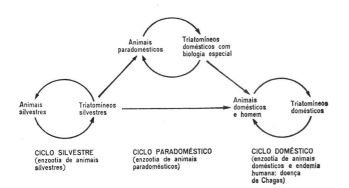

Fig. 23.8 Representação esquemática dos três ciclos epidemiológicos que asseguram a circulação do *Trypanosoma cruzi* nos ecossistemas silvestres, paradomésticos e domésticos, apontando suas relações de origem e suas possíveis influências no desenvolvimento da endemia chagásica.

Com maior probabilidade, alguns espécimes adultos, alados, devem passar de um foco epizoótico elementar para outro, fazendo circular o parasito.

Do ponto de vista epidemiológico, podemos distinguir: um ciclo de transmissão silvestre, outro paradoméstico e um terceiro relacionado mais estreitamente com a endemia humana (Fig. 23.8).

Ciclo Silvestre

Conforme vimos, grande é o número de reservatórios e de vetores, nos hábitats primitivos.

O hematofagismo obrigatório dos triatomíneos, em todas as fases de sua vida, exige a convivência (ou é o resultado adaptativo de uma convivência) com várias espécies de mamíferos.

Neste capítulo, mencionamos bom número de exemplos dessa associação hemíptero-vertebrado. Relembramos a de *Panstrongylus geniculatus* com os tatus. Na Venezuela, *P. geniculatus* é a espécie silvestre que mais vezes se encontra infectada com *T. cruzi*.

Panstrongylus megistus reproduz-se em ninhos de gambás, situados na base das folhas de gravatás (*Fourcroya gigantea*), bem como em palmeiras (*Acrocomia macrocarpa*), freqüentadas por pequenos roedores, aves etc. O sangue contido no estômago dos insetos, conforme se verificou nas identificações com prova de precipitinas específicas, procede principalmente de marsupiais e, menos vezes, de roedores ou de aves.

Os *P. megistus* capturados em ninhos de gambás estavam infectados com *T. cruzi* em 12 a 40% dos casos, ao passo que os procedentes de ninhos de aves, em 0 a 18% dos exemplares.

Ciclo Paradoméstico

Os animais parasitados que vivem próximo das casas mantêm focos epizoóticos com características interessantes para a compreensão da epidemiologia da tripanossomíase americana, bem como dos problemas de seu controle ou erradicação.

Temos um exemplo desse ciclo nos ratos que vivem nos forros das casas, onde também se encontra *Triatoma rubrofasciata*. Nesse ecótopo circula o *Trypanosoma cruzi* que poderá, eventualmente, ser inoculado pelos "barbeiros" nos animais domésticos e no próprio homem.

Triatoma dimidiata, em Costa Rica, é bastante eclético quanto aos hábitos alimentares.

As provas de precipitinas mostraram que quase metade dos insetos examinados em um inquérito continha sangue humano no estômago; 30%, sangue de rato ou camundongo e 30%, sangue de cães ou gatos. O sangue era de ave em 15% e de gambás em 11% dos insetos. Em uma localidade, San Rafael, onde cerca de um terço das casas abrigava *T. dimidiata*, a maioria dos insetos podia ser capturada no exterior das habitações.

O xenodiagnóstico era positivo, aí, em 25,5% dos gambás (*Philander frenatus*), 20% dos zorrilhos (*Conepatus tropicalis*), 30% dos ratos e 10% dos camundongos. Quanto aos animais domésticos, estavam infectados quase 10% dos cães e 3% dos gatos. Vários outros animais silvestres ou freqüentadores

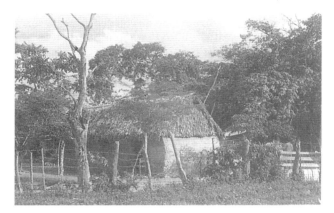

Fig. 23.9 Habitação rústica infestada por triatomíneos e habitada por pacientes com doença de Chagas.

do peridomicílio (*Marmosa*, *Dasypus*, *Caluromys* e *Rattus norvegicus*) também mostravam graus variáveis de parasitismo.

Nessa complicada biocenose, onde o *Trypanosoma cruzi* circulava em diferentes nichos ecológicos, os habitantes da localidade também eram atingidos numa proporção de 11,7%, sendo que 6% deles tinham alterações eletrocardiográficas.

Ciclo Doméstico

Os animais domésticos e o próprio homem constituem as fontes de infecção neste ciclo, onde os vetores são espécies de triatomíneos que se encontram nas miseráveis casas habitadas por uma parte considerável das populações rurais latino-americanas (especialmente as casas de barro cru, com paredes fendilhadas), um hábitat extremamente favorável para a multiplicação dos hemípteros (Fig. 23.9).

Na maioria das regiões endêmicas, cães e gatos são os reservatórios mais importantes, apresentando índices de parasitismo elevados. Na Bolívia, a cobaia, com 25% ou mais de positividade, supera todas as demais fontes de infecção domésticas.

Centenas e até milhares de *Triatoma infestans* podem ser capturados em uma só casa de taipa. A proporção de insetos infectados, nas casas das áreas endêmicas, varia muito, mas pode chegar a 65% em alguns casos (Fig. 23.10).

Os inquéritos feitos pela antiga SUCAM/MS, no Brasil, entre 1975 e 1977, demonstraram que 5% das casas de 1.492 municípios das áreas endêmicas tinham "barbeiros" e que 4,5% dos insetos examinados encontravam-se infectados (Quadro 23.4).

Na Venezuela, 45% dos *Rhodnius prolixus* podiam estar eliminando tripanossomos em suas fezes e, no Equador, 25,9% dos *Triatoma dimidiata*.

Quanto a outras espécies, a positividade vai de 0,6 a 19% para *Panstrongylus megistus*, 3 a 12% para *Triatoma brasiliensis* e 2 a 3% para *Triatoma sordida*.

Por esses dados, vê-se que o ciclo doméstico comporta uma intensa circulação dos parasitos, a qual, uma vez estabelecida, já não depende mais dos ciclos silvestres e paradomésticos (ainda que as comunicações entre eles não estejam fechadas).

Nas regiões onde os triatomíneos se domiciliaram, como é o caso onde prevalece o *T. infestans*, a função dos animais silvestres é praticamente nula no ciclo doméstico, porque, com exceção dos gambás, eles quase nunca se aproximam das casas (Fig. 23.8).

QUADRO 23.4 Inquéritos epidemiológicos e controle de vetores de *Trypanosoma cruzi* realizados pela Superintendência de Campanhas de Saúde Pública (SUCAM), no período 1957-1977, em 130.402 localidades de 1.492 municípios brasileiros. Dessas localidades, 34,3% tinham casas infestadas por triatomíneos

Estados	Casas e anexos inspecionados		Triatomíneos infectados		Prédios tratados com inseticidas	
	Número	% posit.		%	Casas	Anexos
Piauí	123.431	5,8		4,6	9.389	2.699
Ceará	166.845	13,8		6,2	71.634	52.403
R. G. do Norte	292.348	4,9		1,0	44.231	129.969
Paraíba	124.265	4,0		3,2	44.184	20.581
Pernambuco	153.799	8,4		4,0	59.919	29.988
Alagoas	119.209	2,7		2,5	13.786	8.614
Sergipe	103.307	0,8		0,9	15.781	4.482
Bahia	770.406	4,7		4,9	129.861	169.473
Minas Gerais	721.679	8,1		4,4	140.733	209.876
Goiás	994.386	4,3		4,6	130.541	73.505
Mato Grosso*	281.185	1,4		9,1**	73.737	47.541
Paraná	347.676	1,1		2,3	40.796	56.874
R. G. do Sul	392.057	4,5		13,6	90.087	137.129
Total***	4.540.656	5,0		4,5	864.679	941.144

Fontes: BRASIL, Ministério da Saúde — Erradicação e controle de endemias, 1978. SUCAM — Súmula informativa sobre grandes endemias, 1977.
Notas: *Inclusive Mato Grosso do Sul.
**Campo Grande.
***Excluído o Estado de São Paulo.

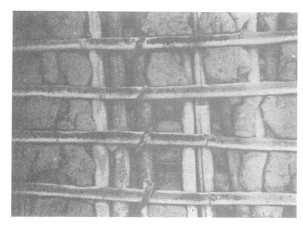

Fig. 23.10 Parede de uma casa de pau-a-pique onde a presença de triatomíneos pôde ser comprovada facilmente, em vista das numerosas manchas que os insetos deixaram com suas dejeções sobre as estruturas de madeira e barro.

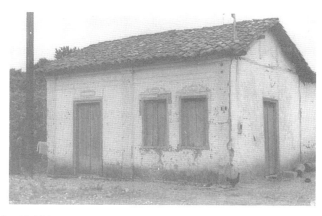

Fig. 23.11 Habitação de Lassance, Minas Gerais, Brasil, onde vivia a paciente Berenice, que com menos de dois anos de idade tornou-se o primeiro caso humano conhecido de tripanossomíase americana, diagnosticado por Carlos Chagas, em 1909. (Foto cedida pelo Dr. Adauto Araújo, ENSP/FIOCRUZ, Rio de Janeiro.)

Nos lugares onde predominam triatomíneos com hábitos semidomésticos (como o *T. brasiliensis*), a passagem do *Trypanosoma cruzi* de um ciclo ao outro é mais provável.

Tripanossomíase Americana Endêmica e Infecções Ocasionais

As pessoas contaminam-se quase sempre nas casas, quando à noite os insetos vêm sugar-lhes o sangue e expulsam com as fezes os **tripanossomos metacíclicos**, altamente infectantes. Esta é a modalidade habitual de transmissão da doença, operando-se no ciclo doméstico e determinando seu caráter endêmico, muitas vezes com elevada incidência, como se observa em certas localidades do Brasil, da Argentina, da Venezuela, do Equador e de outros países. Adultos e crianças estão igualmente expostos ao risco de contaminação (Fig. 23.11).

Infecções ocasionais são produzidas, eventualmente, quando os homens penetram em ambientes silvestres: trabalhando nas florestas, abrindo estradas, construindo barragens, fazendo derrubadas, atuando nos garimpos ou em outras circunstâncias; mas também quando os triatomíneos silvestres e para-

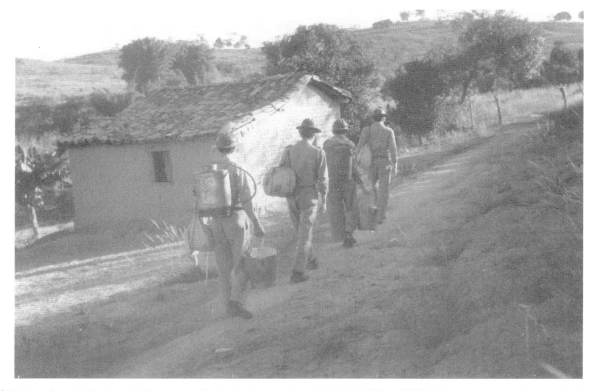

Fig. 23.12 Equipe de trabalhadores da Superintendência de Campanhas de Saúde Pública (SUCAM) percorre uma área endêmica para fazer aplicação de inseticidas nas casas. (Documentação cedida pelo Dr. João Carlos Pinto Dias.)

domésticos penetram casualmente no interior das habitações próximas.

Isto ocorre tanto nas áreas endêmicas, juntando mais alguns casos ao número elevado dos que contraíram sua infecção no ciclo doméstico, como também em regiões em que apenas ocorre o ciclo silvestre.

TRANSMISSÃO TRANSFUSIONAL

Outra modalidade de transmissão ocasional é a que se dá por **transfusão de sangue**, quando os doadores estão com parasitemia.

A maioria dos doadores ignora sua condição de parasitado. Entretanto, os inquéritos feitos em bancos de sangue têm mostrado que a infecção pode estar presente neles em proporções que vão desde 0,01 até 60%, como em certas cidades bolivianas.

O risco de transmissão existe mesmo fora das regiões endêmicas. Um exemplo é a Califórnia (EUA), onde, em 1990, 40% dos doadores eram de origem latino-americana e estavam infectados em 0,1 a 1,1% dos casos.

Também foram registradas infecções transfusionais em outros lugares dos EUA, no Canadá, na Espanha e em toda a América Latina. O aumento das migrações, observado nas últimas décadas, tende a aumentar o risco e estendê-lo geograficamente.

Não obstante os resultados já obtidos com o controle de vetores e conseqüente supressão da transmissão vetorial da tripanossomíase americana na maioria das áreas endêmicas, persistem como fontes de infecção os indivíduos contaminados no passado.

Por isso, no Brasil, os candidatos a doadores de sangue com mais de 55 anos apresentam 2,5 vezes mais sorologia positiva que a observada entre os indivíduos com menos de 26 anos (escolares e recrutas do exército).

Não oferecem risco o plasma liofilizado e os derivados sangüíneos submetidos a procedimentos industriais esterilizantes (gamaglobulina, albumina e fatores de coagulação).

No sangue estocado para transfusões, *T. cruzi* pode manter-se vivo e infectante a 48ºC durante 18 dias, pelo menos, ou até 250 dias em temperatura ambiente. O risco é pois elevado tanto em zonas endêmicas como nos grandes centros médicos, para onde convergem doadores vindos de todos os quadrantes.

Esse risco varia com o nível de parasitemia dos doadores, com o volume de sangue transfundido e com o número de transfusões feitas. A população de alto risco é representada principalmente por hemofílicos e por outros pacientes politransfundidos.

A freqüência de exames de sangue positivos é maior entre os doadores que procedem de zonas rurais, das áreas endêmicas, muitos dos quais atuavam como doadores "remunerados", condição hoje proibida no Brasil.

Este é mais um fator que está contribuindo para diminuir os casos de transmissão transfusional da doença. Outro é a preferência por "doadores de repetição" (altruístas) já selecionados, e que, fazendo novos exames a cada ocasião, apresentam os mais baixos índices de positividade.

Convém lembrar que os métodos de triagem sorológica do sangue podem dar resultados falsamente negativos em 0,8% dos casos, razão pela qual a OMS e a OPAS recomendam utilizar para isso duas técnicas diferentes, com o que se assegura sensibilidade diagnóstica da ordem de 99,7%.

O número de transfusões feitas no Brasil é estimado em cerca de 2,5 milhões por ano. Supondo-se que 1% do sangue estivesse infectado, e que uma triagem eficiente fosse feita com a sensibilidade referida, o risco residual seria da ordem de 1:200.000, isto é, entre 10 e 15 casos agudos por ano. Mas em zonas onde a triagem é precária, o risco pode ser 100 vezes maior.

Os pacientes que contraem a doença por transfusão apresentam febre em 80-100% dos casos, durante 6 a 8 semanas, quando não-tratados. Com freqüência há também linfadenopatia e esplenomegalia.

Outras manifestações (palidez, edemas, hepatomegalia) aparecem em menos de metade dos casos. Podem ocorrer distúrbios cardíacos, que são mais freqüentes e mais graves (ou fatais) em imunodeprimidos. Nestes, as lesões neurológicas chegam a evoluir para meningoencefalite grave.

Por outro lado, 20% dos infectados por transfusão permanecem assintomáticos, os demais podendo evoluir como nas formas clássicas da doença.

TRANSMISSÃO CONGÊNITA

Os casos de transmissão congênita foram suspeitados por Chagas, desde 1911. Mais de uma centena de casos novos foram publicados depois.

O conhecimento que temos sobre a incidência da transmissão por via transplacentária é muito precário, levando naturalmente à subestimação do problema. O método mais utilizado para medir essa ocorrência tem sido o estudo feito em prematuros. No Chile, ele mostrou ocorrer um caso para cada 20 prematuros com peso inferior a 2.000 gramas.

Na Bahia, a tripanossomíase congênita foi encontrada em 1,3% dos recém-nascidos examinados e em 2,8% dos fetos necropsiados. Entre 500 partos prematuros, de maternidades de Salvador, registraram-se 2% de casos com transmissão congênita. Na Argentina, foram encontradas taxas de transmissão equivalentes, estimando-se que a passagem transplacentária do *T. cruzi* ocorre em 0,5% a 3,5% dos casos.

Segundo alguns autores, para que haja transmissão congênita é necessário que existam lesões placentárias, produzidas pelo tripanossomo ou por outras causas. Não parece haver qualquer relação com a forma clínica ou o grau de parasitemia materna, se bem que a maioria das gestantes apresenta-se na fase crônica da doença, e, em geral, na forma indeterminada.

Produzida a infecção, o feto pode sofrer lesões que comprometam sua viabilidade e crescimento, resultando em aborto, morte fetal, prematuridade ou desnutrição fetal.

Os órgãos mais afetados são: o coração, o esôfago, o intestino, o músculo esquelético e o cérebro. Mas a maioria das crianças nasce a termo e não apresenta alterações do crescimento intra-uterino.

O recém-nascido desenvolve, em geral, a forma aguda da doença. Sobre 100 casos relatados, 66 nasceram vivos e 28 faleceram entre o 4º e o 24º mês.

O diagnóstico da doença é feito pela demonstração do parasito no sangue, facilitado pela parasitemia geralmente alta (exame a fresco, em lâmina corada e gota espessa, ou por xenodiagnóstico).

Os títulos altos de IgM, no sangue da criança, determinados pela imunofluorescência indireta, são indício seguro da infecção. Por atravessarem a barreira placentária, as IgG não possuem a mesma significação.

Nos casos positivos, tem sido recomendado o tratamento com benznidazol.

TRANSMISSÃO POR OUTRAS VIAS

O contágio por via digestiva deve ser freqüente entre os animais, porém raro na espécie humana.

Trata-se da contaminação de alimentos (particularmente do caldo de cana, do açaí e da bacaba) por triatomíneos ou pelas secreções anais dos gambás. Pequenos surtos epidêmicos, geralmente de âmbito familiar ou após refeições coletivas, foram registrados no Rio Grande do Sul, em Santa Catarina, na Paraíba e na Amazônia. Resultaram então formas agudas da tripanossomíase, com alguns casos fatais.

As transmissões pelo coito ou pelo leite materno, assinaladas por alguns autores, devem ser muito raras, na espécie humana.

Os acidentes de laboratório foram responsáveis por mais de 30 casos, registrados na literatura até 1977.

O transplante de órgãos já produziu casos, agravados pelo uso concomitante de imunodepressores.

Tripanossomíase na Região Amazônica

A epidemiologia da tripanossomíase por *T. cruzi* na Amazônia é pouco conhecida e está a merecer mais investigações em vista das características ecológicas e demográficas da região.

Ela ocorre com alta prevalência e ampla dispersão como **enzootia silvestre**, e a exposição ao risco de contato humano com os triatomíneos é bastante variada.

Contrariamente ao que ocorre em outras áreas endêmicas, a transmissão intradomiciliar por triatomíneos que colonizam nas moradias é rara, predominando a transmissão acidental por outras formas mas principalmente por via oral, devido à contaminação de alimentos poluídos de alguma forma por reservatórios ou vetores infectados.

De 1969 a março de 2005, houve 400 casos no Pará e Amapá de contaminação pela doença de Chagas por ingestão de açaí e bacaba, segundo o Instituto Evandro Chagas, de Belém.

O consumo de caça mal cozida pode ser outra condição de risco.

Mas a origem da infecção, em zonas rurais ou periurbanas, pode ser devida à invasão dos domicílios sem proteção por triatomíneos silvestres ou às atividades ocupacionais, na floresta, como extração de madeira, de borracha, mineração, abertura de estradas etc.

Os casos se multiplicam com o povoamento crescente e desordenado da Amazônia e a destruição da floresta primitiva.

CONTROLE DA TRIPANOSSOMÍASE AMERICANA

O fato de apresentarem os animais de laboratório, após uma primeira infecção, resistência evidentemente aumentada contra as reinfecções tem levado muitos pesquisadores a buscar um processo de vacinação.

Deve-se ressaltar que duas ordens de problemas se antepõem a esse objetivo.

1. A inoculação experimental com tripanossomos vivos, mesmo de cepas atenuadas ou ditas não-patogênicas, acompanha-se quase sempre da implantação permanente dos parasitos. A reinfecção de animais imunes (ainda que tolerada pelo hospedeiro, sem o aparecimento de uma fase aguda) permite, no entanto, que sobrevivam tanto os tripanossomos da primeira infecção como os descendentes da segunda inoculação.

2. A presença prolongada do parasitismo oferece um risco potencial de desenvolvimento das manifestações da fase crônica da doença de Chagas, desde que não se possa prever, nem prevenir, o desencadeamento de mecanismos de hipersensibilidade do tipo retardado e a ação citotóxica ligada aos processos de auto-imunidade.

A utilização de vacinas vivas, com cepas avirulentas ou atenuadas, não oferece, por ora, qualquer perspectiva prometedora. A segurança de que uma vacina viva não produza infecção, mesmo inaparente, é condição fundamental. O uso de frações subcelulares de *Trypanosoma cruzi*, ou de outras espécies, só conferiu proteção incompleta.

Não existindo terapêutica eficaz, nem processos de imunização para proteger os indivíduos suscetíveis, a luta contra essa endemia restringe-se fundamentalmente ao **combate aos triatomíneos** e à modificação do biótopo que propiciou a instalação do ciclo doméstico de transmissão do parasito: a casa de taipa e similares.

Para as pessoas que se expõem ao risco de contaminação apenas ocasionalmente, recomenda-se evitar o pernoite em lugares abertos ou em casas com triatomíneos, usando mosquiteiros quando não tiverem outras alternativas. Vimos quão numerosos e dispersos são os focos epizoóticos elementares da *tripanossomíase cruzi*. Extingui-los todos constitui objetivo totalmente fora de nossas possibilidades atuais, em vista da grande variedade de hospedeiros vertebrados e invertebrados silvestres, dos hábitats que ocupam, de seus hábitos e do caráter crônico das infecções que transportam.

Objetivos do Controle

O que se deve ter em vista é a interrupção dos ciclos parasitários doméstico e paradoméstico, bem como a transmissão por transfusões de sangue. Conseguidos esses propósitos, os novos casos humanos ficariam reduzidos a uns poucos e quase inevitáveis acidentes de transmissão ocasional, citados nos itens anteriores.

Os triatomíneos visados pelas campanhas preventivas são pois os que vivem nas casas e suas dependências, ou que invadem as casas com freqüência, vindos do meio exterior.

O êxito impressionante alcançado pelo programa de controle desenvolvido no Estado de São Paulo, outrora uma das áreas endêmicas mais importantes do Brasil, demonstrou que a solução do problema já existia (na verdade, desde 1947) e podia ser aplicada, independentemente de quaisquer outros recursos científicos a serem inventados.

QUADRO 23.5 Controle de tripanossomíase americana, no Brasil. Número de municípios infestados por *Triatoma infestans* em 1975-83 e em 1986. Segundo J. C. Pinto Dias, SUCAM/Ministério da Saúde

	Número de municípios controlados	Número de municípios com *T. infestans*				
		1975-1983		1986		
		Nº	%	Nº	%	Redução %
Piauí	114	12	10,5	8	7,0	33,37
Pernambuco	164	17	10,4	5	3,0	70,59
Bahia	336	122	36,3	42	12,5	65,58
Minas Gerais	722	168	23,3	35	4,8	9,17
Goiás	244	162	66,4	22	9,0	86,42
Mato Grosso	55	5	9,1	2	3,6	60,00
M. G. do Sul	64	38	59,4	6	9,4	84,22
Paraná	291	90	30,9	9	3,1	90,00
R. G. do Sul	244	97	39,8	57	23,4	41,24
Total	2.234	711	31,0	186	8,3	73,85

Inquéritos sorológicos e entomológicos de âmbito nacional serviram para determinar a área de risco da doença no país (1975-1983). Dezessete espécies vetoras estavam presentes e *T. infestans* era encontrado em 711 municípios de 9 estados (Quadro 23.5).

Um programa de amplitude nacional, iniciado na Argentina nos anos 1960, e no Brasil e no Chile nas décadas seguintes, foi reforçado a partir de 1991 pela ação conjunta dos países do Cone Sul, coordenada pela Organização Pan-Americana de Saúde (OPAS/OMS), visando à erradicação do principal vetor da doença, o *T. infestans*. Mais de 3 milhões de casas encontram-se, nesses países, sob controle e vigilância entomológica, sendo os resultados avaliados pelo exame sorológico da população escolar.

No Brasil, as ações de controle baseadas no tratamento químico domiciliar das habitações infestadas foram sistematizadas em 1975 e alcançaram toda a área endêmica a partir de 1983.

Metodologia do Controle

De um modo geral, a metodologia recomendada para o controle da tripanossomíase americana obedece à seguinte ordem:

1. Reconhecimento geográfico da área a trabalhar.
2. Inquérito epidemiológico preliminar, por método imunológico estandardizado.
3. Inquérito sobre triatomíneos, para identificá-los, conhecer sua distribuição geográfica, seus hábitats e os índices de infecção por *Trypanosoma cruzi*.

QUADRO 23.6 Controle de tripanossomíase americana no Brasil. Pesquisa, captura e borrifação com inseticida, na área endêmica, entre 1990 e 2004. (Fonte: Ministério da Saúde/SVS/COVEV/DEVEP)

Anos	Municípios trabalhados	Casas			Triatomíneos			
		pesquisadas	positivas	borrifadas	capturados	examinados	positivos	% positivos
1990	1.327	2.917.480	62.317	326.119	520.286	330.113	2.711	0,82
1991	1.360	2.262.255	45.003	247.826	386.830	237.106	1.576	0,66
1992	1.049	2.361.231	45.826	402.470	397.096	259.364	1.800	0,69
1993	1.098	2.361.231	32.841	103.068	292.630	184.607	1.565	0,85
1994	1.714	1.544.206	20.852	175.533	201.860	139.706	957	0,69
1995	1.170	1.630.619	46.143	448.052	277.804	201.596	1.730	0,86
1996	1.036	1.292.658	32.238	336.978	290.966	197.197	1.932	0,98
1997	765	1.090.636	21.912	152.476	153.714	108.263	1.374	1,27
1998	1.799	890.554	33.278	182.100	184.219	135.385	2.350	1,74
1999	961	1.230.012	36.022	170.235	252.507	185.275	1.785	0,96
2000	556	697.445	9.333	67.192	73.327	58.565	630	1,08
2001	...	1.312.077	28.222	140.645	189.721	146.939	1.540	1,05
2002	...	1.420.787	20.455	101.347	175.139	144.726	1.095	0,76
2003	...	861.821	12.383	63.617	90.570	74.667	593	0,79
2004*	...	416.406	6.775	24.044	35.347	29.773	427	1,43

*Dados preliminares (10 dos 18 estados trabalhados).
Fonte: Secretaria de Vigilância em Saúde (SVS/MS).

4. Fixação de objetivos, planejamento das medidas de intervenção e mobilização dos recursos econômicos.

5. Organização ou adaptação dos serviços encarregados da implementação do programa.

6. Aquisição do material necessário e preparação do pessoal.

7. Desenvolvimento de programas de educação sanitária e de participação da comunidade na luta contra a endemia.

8. Borrifação dos domicílios e anexos com inseticidas de ação residual. Tratar todas as casas das localidades onde foram encontrados triatomíneos domiciliados. Nas operações seguintes, somente as casas positivas (aplicação seletiva do inseticida). Para reconhecer as habitações que ainda contêm "barbeiros", usam-se drogas insetífugas, como o *piretro*, que os obriga a sair de seus esconderijos.

9. Vigilância epidemiológica, baseada em inquéritos entomológicos periódicos que indicarão a necessidade e a freqüência de novas intervenções (quando subsistir infestação residual ou houver reinvasão de triatomíneos) ou confirmarão a ausência de hemípteros nas áreas liberadas de transmissão.

Um recurso importante para essa vigilância é a denúncia de focos, feita pela população local conscientizada e mobilizada para um trabalho participativo (vigilância epidemiológica com participação comunitária).

CONTROLE DE TRIATOMÍNEOS

Faz-se aplicando inseticidas de efeito residual nas paredes das casas, depósitos, galinheiros, currais e estábulos em que se verifique a presença de insetos adultos, ninfas ou ovos; ou de todas as construções da localidade ou área endêmica.

O efeito residual, prolongado, consegue-se quando a droga aplicada permanece semanas ou meses nas superfícies tratadas, por não ser volátil nem decompor-se ou perder a toxicidade para os insetos.

As mais usadas, até recentemente, foram o hexacloro-ciclo-hexano (HCH ou BHC), o dieldrin, o malathion e outros compostos organoclorados, organofosforados ou carbamatos. No Brasil, utilizam-se agora somente os **piretróides** de longa ação residual, biodegradáveis e muito menos tóxicos que as outras drogas para o homem e os animais domésticos.

Piretróides. São estruturalmente análogos das piretrinas naturais, produzidos sinteticamente como ésteres do ácido crisantêmico ou do ácido diclorovinil-crisantêmico e derivados. Os primeiros são rapidamente decompostos pela luz, porém os últimos (combinados com o álcool 3-fenoxibenzil) são muito estáveis e de ação prolongada. Tanto a fração álcool como a fração ácido apresentam múltiplos isômeros de poder inseticida diferente.

As doses eficazes nas superfícies rociadas são: a deltametrina, 25 mg/m^2; as cipermetrinas, 125 mg/m^2; a lambdacialotrina, 30-35 mg/m^2; e a ciflutrina, 50 mg/m^2.

O efeito residual dura 90 a 270 dias, no interior das habitações, e 30 a 90 dias no peridomicílio.

Hexacloro-Ciclo-Hexano. Conhecido também como HCH, BHC, gamexane e hexaclorobenzeno, encontra-se no comércio sob a forma de produto quase puro (95% do isômero gama) com o nome de lindane; ou sob a forma de pós secos ou de pós molháveis trazendo indicada a concentração do isômero gama, que é seu princípio ativo.

A concentração mínima do pó molhável, na água, necessária para obter bons resultados é de 0,5 grama/m^2 do isômero gama.

A persistência da ação residual oscila entre alguns meses e um ano, dependendo de vários fatores.

Malathion. É um composto organofosforado de largo espectro, ativo contra grande número de insetos.

Contra os triatomíneos, utiliza-se sob a forma concentrada e desodorizada, com 95% de substância ativa. Aplica-se na proporção de 2,5 g/m^2 de superfície, com máquina motorrociadora.

Na Argentina, ele tem sido utilizado anualmente sob a forma de aspersão com partículas de volume ultrabaixo (ULV, *ultra low volume,* em inglês), com bons resultados e reduzido custo operacional.

Aplicação e Efeito dos Inseticidas. Os ovos dos hemípteros são refratários à ação dos melhores inseticidas, mas as ninfas, que deverão nascer algum tempo depois, poderão encontrar um poder tóxico residual suficiente para destruí-las, em vista da grande sensibilidade exibida por essas formas juvenis.

O expurgo das moradias deve ser feito com muito cuidado, removendo-se previamente todos os móveis, quadros, retratos, cartazes e enfeites de parede. Os alimentos devem ser bem cobertos ou retirados das casas. O inseticida será aplicado não só na superfície das paredes e no forro ou teto, como também nas frestas, rachaduras e buracos que possam abrigar os hemípteros. Nas habitações de barro, taipa ou tábuas, tratar inclusive as superfícies externas.

Os anexos da casa serão igualmente desinsetizados.

Muitos autores recomendam, para assegurar desinsetização completa, uma segunda aplicação da droga depois de um, seis ou doze meses.

Resultados da Desinsetização Domiciliar. A Superintendência de Controle de Endemias do Estado de São Paulo, reexaminando, em 1975, mais de 450 mil casas e 900 mil anexos, na antiga área endêmica do Planalto Paulista, submetida a prolongado trabalho de controle, encontrou apenas 0,48% das habitações e 1,86% dos anexos ainda infestados, sendo que *T. infestans* não representava mais que 1,9% dos triatomíneos capturados.

No Brasil, dos 711 municípios infestados pelo *T. infestans*, em 1992, apenas 83 continuavam positivos em 1993. Entre 1983 e 1993, as capturas desses insetos nos domicílios caíram de 84.000 para 2.500 exemplares, sendo que a redução do número de exemplares de *Triatoma infestans*, comparada com o total de triatomíneos de todas as espécies capturados, nesse período, baixou de 13,54 para 0,88%.

Na Argentina, entre 1982 e 1994, a redução da infestação das casas foi de 75%, em 13 das 15 províncias endêmicas; a prevalência sorológica, nos recrutas do exército, baixou de 5,8 para 1,2%. No Chile, entre 1982 e 1992, a redução foi de 90%, sendo que, na Região IV, a soroprevalência entre os menores de 15 anos baixou de 20,3 (em 1986) para 4,2% (em 1992) e em 1996 já estava em torno de 1,8% no grupo etário de 0-10 anos (Fig. 23.13).

Perspectivas do Controle Vetorial. Ainda que se tenha conseguido interromper quase completamente a transmissão vetorial em todos os países do Cone Sul, não se pode pretender o esgotamento das fontes de infecção, devido aos animais reservatórios (e aos pacientes crônicos, durante muito tempo).

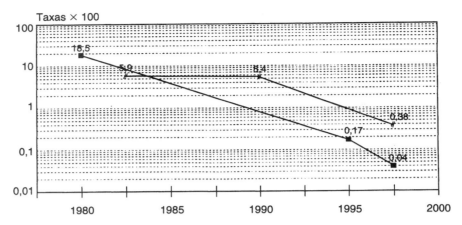

Fig. 23.13 Situação do controle da tripanossomíase americana, após 1980, de acordo com as taxas de infecção registradas na população de 7 a 14 anos, no Brasil (–■–), e da população de 0 a 10 anos, no Chile (#). (Fonte: Ministérios da Saúde do Brasil e do Chile, segundo *TDR News*, junho de 1999.)

Os triatomíneos domésticos podem ser eliminados, porém a reinvasão das casas por espécies silvestres vem ocorrendo em muitos lugares e exige vigilância epidemiológica contínua, enquanto existirem condições para sua domiciliação.

Mesmo sendo o meio de controle mais eficiente, o custo da luta contra os insetos vetores (US$ 208 milhões gastos pelos países envolvidos, no período 1992-1995) não dispensa a busca de novas soluções para o problema, sobretudo depois que sua importância sanitária tornar-se insignificante.

Encontram-se em estudo o uso de hormônios juvenilizantes, de feromônios e de substâncias ou dispositivos atrativos, com vistas a aumentar a eficiência da luta antivetorial. Os quimio-esterilizantes e os controles biológicos seguem sendo investigados, ainda que não tenham, por ora, trazido contribuições práticas.

SANEAMENTO AMBIENTAL: MELHORIA DAS HABITAÇÕES

A medida mais radical e definitiva para interromper a transmissão da doença de Chagas, nos domicílios, é a substituição dos casebres de taipa (construções de pau-a-pique barreadas) e outros tipos igualmente insalubres de moradias por casas construídas dentro das normas técnicas e higiênicas mínimas, onde os triatomíneos não encontrem condições para implantar-se.

Esta é também a solução política e economicamente mais difícil, enquanto perdurar o descaso pela situação sanitária das populações rurais e faveladas.

As paredes de barro fendilhado e os tetos de palha fornecem a determinadas espécies de hemípteros um ambiente tão favorável à sua existência e multiplicação que algumas delas, como *T. infestans*, relativamente raras nos ecótopos naturais, passaram a formar populações muito numerosas nesse hábitat artificial (Figs. 23.9 e 23.10).

Os barracos e mucambos não são condenáveis apenas por constituírem um nicho ecológico da tripanossomíase.

Eles propiciam a manutenção de diversas outras doenças, incluindo muitas das parasitoses descritas nos próximos capítulos, cuja transmissão depende da falta de abastecimento de água potável, da falta de um destino adequado aos dejetos, da falta de proteção contra insetos, roedores etc., tais como a esquistossomíase, as verminoses intestinais, a filaríase, a malária, a amebíase e tantas outras.

São lugares onde os homens, as mulheres e as crianças vivem em condições subumanas e mais em contato com a fauna silvestre de vertebrados, artrópodes, helmintos e protozoários parasitas do que com os benefícios da civilização contemporânea.

Nos estudos sócio-econômicos fala-se de um déficit de habitações para indicar o número de moradias que seria necessário construir para substituir habitações coletivas congestionadas e promíscuas; as que não oferecem proteção suficiente contra as intempéries; as que carecem dos serviços sanitários básicos e, em geral, as que não oferecem facilidades materiais indispensáveis para que haja condições mínimas compatíveis com a dignidade humana.

Com esse critério em mente, o Fundo Fiduciário de Progresso Social, administrado pelo Banco Interamericano de Desenvolvimento (BID), estimou que existia um déficit de habitações de ordem de 5 a 19 milhões de unidades, na América Latina, em 1965.

"Para absorvê-lo em um prazo de 30 anos e ao mesmo tempo satisfazer as necessidades oriundas do crescimento da população e da reposição por estragos pela ação do tempo, seria necessário construir anualmente entre 2,5 e 3,3 milhões de unidades, isto é, 11 a 12 moradias anuais para cada 1.000 habitantes."

Segundo relatório do Fundo, eram "construídas anualmente não mais de 2 habitações por 1.000 habitantes. Por conseguinte, o déficit habitacional da região aumenta anualmente a uma taxa mais alta que a do crescimento da população. O problema da habitação na América Latina pode ser observado com maior precisão se dissermos que, de sua população urbana da ordem de 114 milhões de pessoas, cerca de 40% vivem em habitações coletivas com três ou mais pessoas em cada quarto, moradias construídas de forma improvisada, inadequadas para dar real abrigo e localizadas em favelas desprovidas de água encanada, de esgotos e dos demais serviços indispensáveis à vida moderna. No tocante à população rural, 50% vivem em condições piores".

As necessidades de habitações no Brasil foram estimadas em 8 milhões, para o decênio 1967-1976, das quais 10% (ou 822 mil) correspondiam ao déficit ou demanda latente, 16% à demanda de substituição e 74% à demanda de crescimento demográfico.

Isso teria exigido a construção de 8,3 habitações por 1.000 habitantes por ano. Ora, no período 1970-1980, o número de casas aumentou de 7,58 milhões, em todo o país, representando um incremento de 6,37 por mil habitantes e por ano.

No campo, caracterizado por forte êxodo rural, o número de habitações permaneceu quase estacionário (aumento de 2,9% no período de 1960-1970 e de 1,5% no período 1970-1980), enquanto a população rural baixava de 6% nesta última década. Desse modo, a densidade de moradores por domicílio passava de 5,42 em 1970 a 5,18 em 1980. Em 1985, a densidade baixava para 4,9 moradores por habitação rural.

Em 1990, o Governo reconhecia a existência de um déficit habitacional de 10 milhões de casas no Brasil.

Os domicílios classificados como rústicos pelo IBGE (isto é, prédios nos quais predominam paredes e cobertura de taipa, sapé, madeira não aparelhada ou material de vasilhame usado; e piso de terra batida, tijolo de barro ou adobe) eram 1.591.800 na zona rural do Brasil, em 1986, abrigando quase 8 milhões de habitantes (*Anuário Estatístico do Brasil — 1987*).

Uma certa melhoria das condições sanitárias ocorreu, sem dúvida, ao menos nas aglomerações maiores, pois a proporção de casas ligadas à rede geral de abastecimento de água passou de 2,6%, em 1970, a 4,3% em 1980, e a 11,6% em 1995. Uma melhoria tão insignificante, em 25 anos, que só realça o atraso em que se isola cada vez mais a população das áreas subdesenvolvidas, na época em que vivemos.

Na opinião dos especialistas, o problema da habitação rural complica-se em função da estrutura agrária do país, onde "nem o proprietário da gleba, nem os trabalhadores têm interesse na construção de uma boa casa. Ao proprietário falta a necessária determinação legal. Além disso, não pode ele dispor de financiamento para cobrir casa destinada à locação dos trabalhadores, enquanto ao simples rurícola (que na maioria dos casos trabalha como parceiro, arrendatário ou assalariado) faltam os necessários estímulos para construir em terra alheia, inclusive porque teme não receber, no futuro, a indenização que lhe couber pelas benfeitorias introduzidas".

"O problema, em verdade, para ser enfrentado em seus termos mais amplos, só poderá encontrar solução se estiver estreitamente relacionado com os organismos promotores da Reforma Agrária e do Desenvolvimento Agrário." (BRASIL, Ministério do Planejamento e Coordenação Econômica — *Plano decenal de desenvolvimento econômico e social*. Tomo IV, v. 5, Habitação. Imprensa Nacional, 1967.)

EDUCAÇÃO SANITÁRIA E PARTICIPAÇÃO COMUNITÁRIA

O esclarecimento das populações que vivem em zonas endêmicas, além de despertar-lhes a consciência para os riscos de doença inerentes às más condições de habitação, terá que motivá-las a buscar soluções práticas para o problema.

A participação da comunidade nos programas de controle da endemia deve ser promovida e estimulada para que a população local assuma parte da responsabilidade na execução dos programas de luta contra essa e outras doenças, assim como para que exija, com conhecimento de causa, a continuidade das operações profiláticas ou a correta aplicação das medidas de vigilância epidemiológica.

Os membros mais conscientes e ativos da comunidade podem ajudar grandemente o trabalho do pessoal encarregado dos inquéritos e expurgos domiciliares, acompanhando-os e apoiando-os nas tarefas práticas.

Eles podem contribuir também para assegurar a necessária vigilância epidemiológica, em face das falhas que possivelmente ocorram na desinsetização, e em caso de reinvasão das casas por triatomíneos procedentes de hábitats silvestres.

Nesse convívio com o pessoal dos serviços de saúde, a comunidade deve assimilar os conhecimentos úteis para proteger a saúde de sua gente e difundi-los em cada unidade familiar.

PROFILAXIA EM BANCOS DE SANGUE

Duas ordens de medidas devem ser adotadas:

1. Exclusão dos candidatos a doadores de sangue que se revelarem positivos nos testes sorológicos recomendados pela OMS para o diagnóstico de infecção por *T. cruzi*, em bancos de sangue.

2. Adição de substâncias tripanossomicidas às partidas de sangue destinadas à transfusão, sempre que não for possível (ou confiável) a triagem sorológica dos doadores, ou que a prevalência da endemia for elevada. Comprovou-se que a **violeta de genciana** é eficiente para impedir a transmissão da tripanossomíase quando adicionada na proporção de 0,25 grama do corante para cada litro de sangue.

O problema maior para este tipo de quimioprofilaxia é que exige 24 horas de contato do corante com o sangue para completar sua ação tripanossomicida.

CONTROLE DA TRANSMISSÃO CONGÊNITA

Não há medidas que impeçam o risco de contaminação fetal quando a gestante apresentar-se infectada. Não se justificam, entretanto, o tratamento da gestante ou a interrupção da gestação, mas sim, proceder ao diagnóstico precoce e, desde que confirmada a infecção da criança, tratá-la com benznidazol.

Na ausência de novas infecções em mulheres que chegam à idade fértil, a transmissão congênita torna-se cada vez mais rara e tende a desaparecer.

CONTROLE DA TRANSMISSÃO ACIDENTAL E NOS TRANSPLANTES

Os laboratórios e biotérios onde se trabalhe com *T. cruzi* devem obedecer estritamente às normas de segurança máxima recomendadas nesses casos, e o pessoal deve ser treinado e protegido contra os riscos. Ocorrendo um acidente, fazer o tratamento específico dentro dos 10 dias que se seguem.

Em caso de transplante de órgãos, doador e receptor devem ser examinados sorologicamente.

Sendo o primeiro positivo e o segundo suscetível, o ideal é medicar o doador durante os 10 dias que precedem a cirurgia e o receptor nos 10 dias seguintes ao ato cirúrgico.

Não sendo isso possível, este último deve ser tratado como um caso agudo da doença.

Deve-se proceder da mesma forma quando um paciente chagásico sofre reagudização da doença por ter sido submetido a imunodepressores.

VIGILÂNCIA EPIDEMIOLÓGICA

Em áreas endêmicas, deve ser orientada para detectar a presença ou o reaparecimento de insetos vetores e para impedir a formação de colônias no interior das habitações. Os casos agudos da doença devem ser notificados imediatamente aos serviços de saúde, para as providências adequadas.

Em áreas não endêmicas, a vigilância deve detectar o aparecimento de surtos da doença. Na Amazônia Legal, está sendo implantado um sistema de vigilância baseado na preparação dos profissionais de saúde da área malarígena para fazerem o diagnóstico de infecções pelo *Trypanosoma cruzi*.

TRYPANOSOMA RANGELI

Este tripanossomo também parasita o homem e grande número de mamíferos domésticos e silvestres, mas não causa doença alguma. Lá onde ocorre, seu conhecimento é de grande importância médica em vista de criar problemas para o diagnóstico correto da doença devida ao *Trypanosoma cruzi*, bem como para os estudos epidemiológicos desta zoonose.

Sua área de distribuição é exclusivamente americana e, sendo ela bem menor, fica incluída dentro daquela mais extensa do *T. cruzi*.

O Parasito

Parece-se muito com o *Trypanosoma lewisi*, do rato, sendo por isso incluído no grupo lewisi de tripanossomos de mamíferos (ver Quadro 20.1).

Morfologicamente, a forma sangüícola do *Trypanosoma rangeli* é descrita como a de um tripomastigota de tamanho médio (25 a 35 μm de comprimento por 1,8 a 2,7 μm de largura), delgado e de extremidades bem afiladas.

O cinetoplasto pequeno e punctiforme está situado, quase sempre, longe da extremidade posterior. A membrana ondulante é bem visível e o flagelo alonga-se em uma porção livre anterior. O núcleo oval ou alongado encontra-se próximo ao centro do corpo celular (Fig. 23.14).

Os tripomastigotas da corrente sangüínea não se multiplicam, ocorrendo a reprodução sob a forma de amastigotas no interior de vasos capilares das vísceras, tal como sucede com

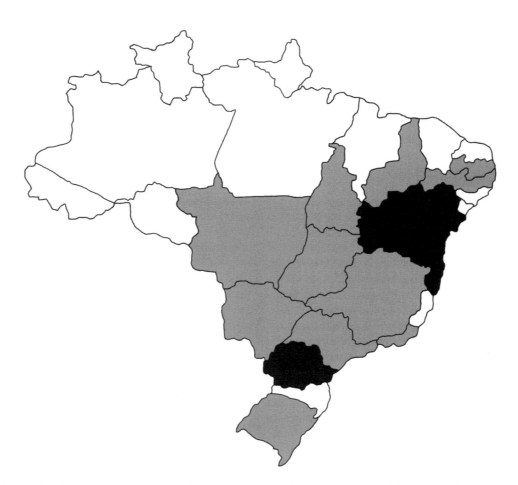

Fig. 23.14 Mapa dos estados brasileiros em que foi certificada a interrupção da transmissão vetorial da doença de Chagas (cinza) ou em que a transmissão está possivelmente interrompida mas aguardam confirmação (preto), segundo o Ministério da Saúde (2005).

T. conorhini. Não existem formas intracelulares dos parasitos nos tecidos dos hospedeiros vertebrados.

Mesmo quando a parasitemia é muito baixa, *T. rangeli* consegue estabelecer-se com êxito nos triatomíneos que constituem seus hospedeiros invertebrados (tanto em ninfas, como em adultos), após uma só refeição sangüínea. No intestino do inseto há multiplicação do parasito. Aí, são encontradas desde formas amastigotas e epimastigotas curtas ou longas, até tripomastigotas delgadas e longas. Na ampola retal, misturam-se formas epi- e tripomastigotas. As últimas estão em pequena proporção e demonstram pouca atividade. O poder infectante desses elementos parecer ser pequeno e é, mesmo, posto em dúvida por muitos pesquisadores.

A evolução de *T. rangeli* completa-se quando os flagelados da luz intestinal passam para a cavidade geral do inseto, onde se multiplicam como epimastigotas, transformando-se depois em tripomastigotas; da hemolinfa invadem as glândulas salivares e adotam a forma de pequenos tripomastigotas metacíclicos, com elevada capacidade infectante.

Quando o inseto pica outro vertebrado, inocula o parasito com sua secreção salivar. A transmissão é, portanto, inoculativa.

Como se vê, *T. rangeli* realiza um ciclo evolutivo em que a "evolução anterior" soma-se à "evolução posterior". A primeira não é constante, podendo estar ausente ou ocorrer numa proporção variável de insetos testados ou capturados na natureza (10 a 20%, em alguns casos; 50 a 70%, em outros), mas parece essencial à transmissão da parasitose em condições naturais.

T. rangeli cresce bem em diversos meios de cultura, em temperaturas de 25-28°C, produzindo todas as formas observadas nos insetos, inclusive os metacíclicos.

Relações Parasito-Hospedeiro

As infecções humanas pelo *Trypanosoma rangeli* produzem parasitemias tão escassas que os estudos sobre o parasitismo devem ser feitos em animais de laboratório, infectados experimentalmente, e de preferência em roedores.

Depois de três semanas de parasitemia, a infecção torna-se inaparente, só podendo ser comprovada por hemocultura ou xenodiagnóstico. Nos roedores, sua duração chega a sete meses ou, mesmo, um ano.

No homem, a infecção experimental pode manter-se ano e meio. Não se conseguiu demonstrar a produção de alterações anatomopatológicas ou clínicas atribuíveis ao *T. rangeli*.

Para distinguir esta parasitose da produzida por *T. cruzi*, tanto nas infecções puras como nos casos de associação, recorre-se ao xenodiagnóstico, à cultura ou a provas imunológicas.

A reação de fixação do complemento (com antígeno de *T. cruzi*) é negativa na grande maioria dos casos com rangelose apenas. Mediante semeadura em cultura de tecido, *T. rangeli* é facilmente isolável de *T. cruzi*.

Ecologia e Epidemiologia

Trypanosoma rangeli tem sido encontrado parasitando o homem, na região neotropical, e já foi registrado na Guatemala, em El Salvador, Panamá, Colômbia, Venezuela, Caiena (Guiana Francesa) e Paraguai, com casos esporádicos em Costa Rica, no Brasil e possivelmente no Peru.

Hoare admite que sua distribuição geográfica seja possivelmente tão ampla quanto a de seu principal vetor, o *Rhodnius prolixus*.

Em área endêmica da Venezuela, onde o número de casos é elevado, um inquérito sobre mais de mil pacientes revelou que de 383 xenodiagnósticos positivos, 37,8% correspondiam a *T. cruzi*, 52,2% a *T. rangeli* e 9,8% a infecções mistas. Na Colômbia e na Guatemala, a pesquisa tem revelado muitos casos.

Dos animais naturalmente parasitados, foram assinalados o cão e o gato, assim como os gambás, tamanduás, coatis e vários símios. No laboratório, usam-se camundongos e ratos.

Os insetos vetores são sempre triatomíneos. Destaca-se como espécie principal o *Rhodnius prolixus*, freqüentemente encontrado com infecção natural pelo *T. rangeli*. Na Venezuela, a proporção de *Rhodnius* positivos chega a ultrapassar os 50%. No Paraguai, *Triatoma infestans* é o vetor. Em certas regiões, encontram-se também outras espécies com infecção natural: *Rhodnius pallecens* e *Triatoma dimidiata*, por exemplo. Mas, nas condições de laboratório, muitos outros triatomíneos mostram-se suscetíveis.

Como a própria suscetibilidade de *Rhodnius prolixus* varia segundo a procedência geográfica das estirpes de *Trypanosoma rangeli*, muitos autores pensam que esta espécie é formada por um complexo, com características que diferem ligeiramente de lugar para lugar.

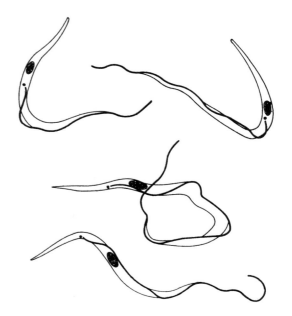

Fig. 23.15 *Trypanosoma rangeli*: formas epimastigotas e tripomastigotas. As últimas são sangüícolas e medem geralmente 25 a 35 μm de comprimento.

24

Tripanossomíase por Trypanosoma brucei e Doença do Sono

INTRODUÇÃO
OS PARASITOS
    Posição sistemática e caracterização
    Ciclo evolutivo e transmissão
RELAÇÕES PARASITO-HOSPEDEIRO
    Infectividade e resistência
    Patologia
    Clínica: a tripanossomíase africana (doença do sono)
        Tripanossomíase do tipo gambiense
        Tripanossomíase do tipo rhodesiense
    Diagnóstico
        Métodos parasitológicos
        Métodos imunológicos
    Tratamento
        Medicamentos tripanocidas
        Escolha do tratamento
ECOLOGIA E EPIDEMIOLOGIA
    Tripanossomíase gambiense
        Distribuição geográfica e incidência
        Os vetores e a transmissão
        Características epidemiológicas
    Tripanossomíase rhodesiense
        Distribuição geográfica e incidência
        Vetores e reservatórios naturais
PREVENÇÃO E CONTROLE
    Busca e tratamento dos casos positivos
    Quimioprofilaxia
    Luta antivetorial
    Realização de programas de controle

INTRODUÇÃO

A **tripanossomíase africana** ou **doença do sono** (em inglês, *sleeping sickness*, e em francês, *maladie du sommeil*) é causada por tripanossomos morfologicamente indistinguíveis daquele que causa no gado a infecção denominada nagana, todos incluídos no grupo *brucei* dos tripanossomos africanos.

Sua distribuição é exclusivamente africana, ocupando 200 focos endêmicos, em 36 países, devido ao fato de a transmissão depender de insetos do gênero *Glossina* (moscas tsé-tsé), que se encontram apenas na África Subsaariana.

Nessa parte do continente, constitui importante problema de saúde pública, pois cerca de 55 milhões de pessoas estão expostas ao risco de infecção, das quais apenas 4 milhões encontram-se sob vigilância, e, a cada ano, mais de 30 mil casos novos são notificados e tratados, ainda que se suponha ocorrerem cerca de 300 e 500 mil por ano. A doença, se não tratada, é quase sempre mortal. Cerca de 100 mil óbitos ocorrem anualmente (OMS, 1998).

As glossinas transmitem também outras tripanossomíases do gado e da fauna bravia, com forte impacto sobre as atividades agropecuárias, pois essas parasitoses destroem impiedosamente os rebanhos de gado e muitos animais domésticos. Reduzem-se, em conseqüência, as fontes de alimentação protéica e torna-se muito difícil, ou impossível em certas áreas, o uso da força animal na produção e nos transportes das zonas rurais atingidas por tais flagelos.

OS PARASITOS

Posição Sistemática e Caracterização

Os agentes etiológicos da doença do sono são, atualmente, considerados como subespécies de *Trypanosoma brucei*. Esta espécie compreende, em verdade, cinco subespécies:

- *T. brucei gambiense*
- *T. brucei rhodesiense*
- *T. brucei brucei*
- *T. brucei evansi*
- *T. brucei equiperdum*

A primeira (*T. b. gambiense*) causa a doença do sono da África Ocidental, e a segunda (*T. b. rhodesiense*) responde por uma forma aguda e mais grave da mesma doença na África Oriental. As amostras de *T. b. gambiense* compreendem dois grupos ou tipos: o tipo I representa a forma clássica desse flagelado, caracterizado por baixa virulência para o homem, enquanto o tipo II provoca uma síndrome que lembra a infecção por *T. b. rhodesiense*.

As cinco subespécies são morfologicamente indistinguíveis. No entanto, as três últimas não infectam o homem.

T. brucei brucei, com ampla distribuição na África tropical, é encontrado na fauna nativa de ungulados (sobretudo nos antílopes) e em carnívoros, causando doença nos animais domésticos: a **nagana**.

T. b. evansi, que é transmitido mecanicamente por moscas hematófagas, em geral pertencentes ao gênero *Tabanus*, infecta camelídeos e outros mamíferos domésticos do Velho Mundo, nos quais causa uma tripanossomíase conhecida por **surra**; na América Latina, adquiriu um outro vetor, além das moscas: o morcego *Desmodus rotundus*, responsável pela transmissão entre eqüinos e bovinos.

T. b. equiperdum é o agente causal de uma infecção de eqüinos, a **durina**, transmitida diretamente de animal a animal pelo coito.

Ele parece resultar (como *T. b. evansi*) de uma adaptação do *T. brucei brucei* a novos ecossistemas e novas condições de propagação, com alargamento considerável de sua área de distribuição geográfica, que passou a incluir a Europa, a Ásia e as Américas, além do Continente Africano, onde se supõe tenha tido sua origem.

Para separar de *T. brucei brucei* as subespécies infectantes para o homem (mas que se encontrem nas mesmas glossinas e nos mesmos animais reservatórios), basta colocá-las em contato com o soro humano que só lisa *T. brucei brucei*, ou em um meio de cultura contendo soro humano.

Pela análise dos fragmentos de DNA, obtidos sob a ação de endonucleases de restrição, e sobretudo pela técnica de hibridação molecular com sondas específicas de DNA, pode-se distinguir nitidamente *gambiense* de *brucei* e de *rhodesiense*, mas não as duas últimas subespécies entre si.

Todas as subespécies de *T. brucei* caracterizam-se pelo polimorfismo ou pleomorfismo de suas populações, que exibem no sangue dos hospedeiros vertebrados tanto formas longas e delgadas, como formas curtas e grossas, além de elementos com morfologia intermediária entre esses tipos extremos (Fig. 24.1).

As dimensões variam entre 10 e 40 μm. As formas finas costumam ter o extremo posterior afilado (mas nunca pontudo), o cinetoplasto pequeno, subterminal, e o flagelo com um segmento que é livre e relativamente longo; núcleo alongado e geralmente central. As formas largas não costumam apresentar a porção livre do flagelo, que é curto, mas têm membrana ondulante bem desenvolvida; o núcleo arredondado localiza-se na parte central ou posterior do citossomo.

As formas finas são mais características e constantes, enquanto as grossas variam no decurso da infecção e podem desaparecer nas fases crônicas ou nas infecções experimentais. Nestas, depois de prolongadas passagens mecânicas de mamí-

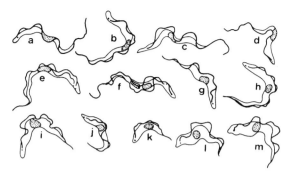

Fig. 24.1 Formas sangüícolas de *Trypanosoma brucei gambiense*. **a-d**, formas delgadas; **e-f**, idem, em divisão; **g-i**, formas intermediárias; **j-m**, formas curtas e grossas. (Segundo Hoare, 1972.)

fero a mamífero, a cepa chega a tornar-se monomórfica (só com elementos delgados).

As formas finas são as que se reproduzem mais ativamente (por divisão binária longitudinal), enquanto as grossas mostram-se mais adequadas ou as únicas capazes de infectar as glossinas (Fig. 24.2).

Formas discinetoplásticas aparecem espontaneamente ou sob a influência de várias drogas, não impedindo a reprodução do parasito.

A multiplicação ocorre normalmente no sangue, não existindo formas amastigotas intracelulares. No Cap. 20 (ver), passamos em revista muitas das características fisiológicas dos tripanossomos africanos, inclusive seu metabolismo.

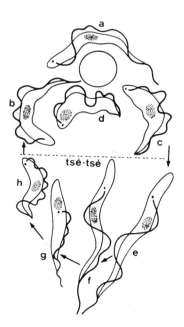

Fig. 24.2 Ciclo do *Trypanosoma brucei*. **a-d**, formas sangüícolas; **a**, tripanossomo delgado; **b** e **c**, formas intermediárias; **d**, forma curta e grossa; **e-h**, formas encontradas no inseto; **e**, tripomastigota do estômago; **f**, idem, do cárdia (= proventrículo); **g**, epimastigota da glândula salivar; **h**, metatripomastigota (forma infectante) a ser injetada com a saliva, pela mosca tsé-tsé, ao picar. (Segundo Hoare, 1967.)

Ciclo Evolutivo e Transmissão

As moscas tsé-tsé infectam-se ao se alimentarem do sangue de vertebrados com parasitemia. Nelas, o ciclo evolutivo do flagelado completa-se no intestino médio (estômago), no intestino anterior e nas glândulas salivares.

O sangue ingerido fica contido em um espaço do intestino médio do inseto, delimitado pela membrana peritrófica, e separado do epitélio gástrico (Fig. 24.3).

Enquanto ele é digerido, as formas grossas do parasito começam a transformar-se em elementos alongados (por volta do 3º ou 4º dias), com cinetoplasto afastado da extremidade posterior, membrana ondulante menos pronunciada e flagelo com sua porção livre anterior sempre presente. Estes tripomastigotas, que chegam a medir 35 µm de comprimento, dividem-se ativamente durante uns 10 dias e vão ocupando situação cada vez mais distal, até transporem a borda posterior da membrana peritrófica.

Penetram, então, no espaço compreendido entre essa membrana e o epitélio do estômago e, por aí, migram em direção à extremidade cefálica do órgão. Atravessam, agora, a zona de implantação da membrana peritrófica, de consistência mais branda, e (entre o 10º e o 20º dia da infecção) invadem o proventrículo da mosca (Fig. 24.3).

Aí chegando, os tripomastigotas tornam-se mais finos e longos (formas proventriculares), e continuam sua migração em direção anterior até alcançarem, segundo as descrições clássicas, os canais das glândulas salivares e invadirem as estruturas glandulares.

Nas glândulas salivares, permanecem livres ou fixados ao epitélio pela extremidade flagelar, e continuam a multiplicar-se ativamente, adotando então a forma de epimastigotas grossos, não-infectantes para o homem ou outros mamíferos.

No fim dessa evolução, os parasitos, ao retomarem a forma tripomastigota, tornam-se altamente infectantes para os hospedeiros vertebrados. Apresentam-se, então, como pequenos tripanossomos (14 a 18 µm de comprimento), grossos, com núcleo central e cinetoplasto próximo ao extremo posterior, geralmente sem flagelo livre: são os tripomastigotas metacíclicos ou **metatripanossomas infectantes**, que as glossinas passam a inocular nas pessoas expostas a suas picadas (Fig. 24.4, *D*).

O ciclo, nas glossinas, dura três a sete semanas.

Os tripanossomos têm sido encontrados também na hemolinfa das moscas, o que sugere a existência de outras vias de migração dos parasitos no organismo desses insetos.

Não obstante serem os tripanossomos africanos difíceis de cultivar, diversas técnicas foram desenvolvidas nos últimos anos, tanto para as formas sangüícolas como para as do hospedeiro invertebrado.

A morfologia do parasito em cultura assemelha-se à observada no intestino das glossinas; mas, ainda que surjam formas semelhantes aos metacíclicos, o material de cultura tende a perder rapidamente seu poder infectante.

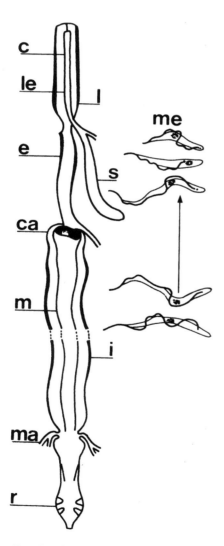

Fig. 24.3 Tubo digestivo de uma glossina. **c**, canal salivar; **ca**, cárdia; **e**, esôfago; **i**, intestino; **l**, lábio; **le**, labro-epifaringe; **m**, membrana peritrófica; **ma**, tubos de Malpighi; **me**, metatripanossomo; **s**, glândula salivar; **r**, reto.

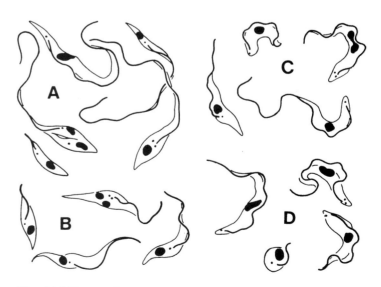

Fig. 24.4 Formas de *Trypanosoma* observadas no aparelho digestivo da mosca tsé-tsé. *A*. Flagelados encontrados no proventrículo do inseto. *B*. Na parte posterior das glândulas salivares. *C*. Na parte anterior destas. *D*. No canal excretor da saliva. (Segundo Geigy & Herbig, 1955.)

Tripomastigotas sangüícolas puderam ser cultivados a 37°C (em meio RPMI-1640 adicionado de soro fetal bovino, sobre camada monocelular de fibroblastos humanos ou de *Microtus montanus*) durante mais de oito meses, sem perder suas características e seu poder infectante para vertebrados. Há também meios acelulares que permitem o isolamento dos flagelados patogênicos para o homem a partir de diferentes hospedeiros.

A maioria dos mamíferos é sensível à infestação por *T. b. rhodesiense*, mas para *gambiense*, que costuma produzir infecções pouco intensas, os animais de laboratório mais sensíveis são *Mastomys natalensis* e *Microtus montanus*.

A mesma dificuldade que se encontra para cultivar as subespécies de *T. brucei* existe para infectar glossinas. Geralmente, nas melhores condições, apenas 20 ou 30% dos insetos desenvolvem uma infecção no tubo digestivo, e talvez metade apresentará tripanossomos nas glândulas salivares.

RELAÇÕES PARASITO-HOSPEDEIRO

Infectividade e Resistência

Com a picada de uma glossina infectada, são inoculados não só os metacíclicos, mas também epimastigotas e tripomastigotas proventriculares. Admite-se que estas últimas formas, tal como quando se injetam flagelados de cultura, são rapidamente lisadas pelo soro.

Animais de laboratório e quase todos os mamíferos até aqui utilizados, bem como algumas aves, puderam ser infectados experimentalmente. Em alguns ensaios, a dose mínima infectante foi igual a um só tripanossomo.

Quando glossinas picam animais de laboratório, os metatripanossomos de *T. b. rhodesiense* invadem imediatamente a corrente sangüínea. Porém, em voluntários humanos, constatou-se que durante os primeiros nove dias os parasitos foram confinados em um nódulo inflamatório (o *cancro de inoculação*), no local da picada.

Aí, os metatripanossomos vão-se transformando, depois de algum tempo, em tripanossomos finos que, finalmente, ganham a circulação geral. Decorridos mais alguns dias, começam a aparecer no sangue as formas grossas.

Há dois tipos de infecção, nos animais de laboratório:
a) com aumento rápido da parasitemia e êxito fatal a curto prazo;
b) com parasitemia baixa, oscilante, e evolução crônica.

As linhagens virulentas matam roedores em poucos dias, com uma parasitemia terminal extremamente alta (até 10 bilhões de tripanossomos por mililitro de sangue) e sem lesões histológicas importantes. A morte parece resultar de graves perturbações metabólicas, comparáveis com as da exaustão de um meio nutritivo. Este quadro é observado também na infecção humana pelo *T. b. rhodesiense*.

As formas crônicas da doença do sono envolvem complexos mecanismos imunopatológicos, muito variáveis segundo o hospedeiro, o parasito e outros fatores, difíceis de reproduzir em condições experimentais.

O organismo do hospedeiro responde à infecção com a produção de anticorpos específicos. Os antígenos que estimulam a resposta imunológica são de dois tipos:

a) **antígenos comuns**, constituídos por proteínas e outras substâncias internas ou somáticas (que se supõe desempenharem funções enzímicas ou estruturais).

b) **antígenos específicos variantes**, formados por glicoproteínas de peso molecular relativamente baixo, situadas na superfície externa dos tripanossomos sangüícolas e metacíclicos.

O repertório de tipos de antígenos variantes de superfície glicoprotéicos (VSG) que o protozoário pode produzir parece chegar a muitas centenas, mas a membrana exibe predominantemente um só VSG de cada vez, segundo uma ordem determinada pelos mecanismos reguladores da transcrição do DNA.

A população de metatripanossomos que a glossina expulsa com a saliva é constituída por flagelados que expressam na membrana 10 a 20 desses VSG. Durante as primeiras semanas da infecção humana, aparecem sucessivamente algumas dezenas de tipos (precoces) de antígenos variantes e, depois, outros VSG semitardios e tardios.

Cada glicoproteína, correspondente a um VSG, é codificada por um gene independente (que pode ser único, ou repetido em grande número). Em geral um só dos genes que codificam para esses antígenos específicos variantes está ativo de cada vez.

Algumas observações sugerem que esses antígenos específicos constituem produtos de excreção elaborados no aparelho de Golgi e transportados até o bolso flagelar do tripanossomo, de onde vão impregnar a superfície externa da membrana celular.

Os antígenos específicos variantes são responsáveis pelo estímulo à produção de imunoglobulinas (IgM) aglutinantes, precipitantes, neutralizantes e que desencadeiam os mecanismos de lise dos parasitos.

Os anticorpos específicos contra cada VSG vão-se acumulando no sangue dos pacientes, à medida que progride a infecção, causando hipergamaglobulinemia.

Durante os dois ou três dias que se seguem à evidenciação da parasitemia, os tripanossomos multiplicam-se exponencialmente no sangue. Em seguida, parecem desaparecer completamente, destruídos que são pelos anticorpos IgM formados. Mas recuperam-se logo, produzindo nova população de flagelados que se mostra refratária à ação dos anticorpos anteriormente produzidos, graças ao fato de possuírem, agora, antígenos diferentes na superfície celular.

O organismo responde com a produção de novas IgM contra essa segunda variante antigênica do tripanossomo, repetindo-se a crise parasitária (lise) dias depois, até que uma terceira variante antigênica permita o crescimento de nova população de flagelados, e assim por diante.

Esse fenômeno pode repetir-se muitas vezes, pois demonstrou-se que o *T. brucei* é capaz de exibir no decurso de um processo infeccioso numerosas variantes antigênicas, sempre na mesma ordem cronológica e com características constantes. As recidivas freqüentes da parasitemia e o curso prolongado da infecção são explicados por essa variação que, por outro lado, impede a produção de uma vacina contra a doença do sono.

Supõe-se que os antígenos variantes não façam parte das proteínas fisiológicas ou estruturalmente importantes da membrana celular, mas recobrem esta externamente (e são encontrados no soro como exoantígenos), tendo sido selecionados durante a evolução biológica da espécie graças ao efeito de "camuflagem" e proteção que emprestam ao parasito.

Outro efeito de "camuflagem" observado em *T. brucei* é a presença de antígenos do hospedeiro incorporados à membrana celular do parasito.

A cada crise parasitêmica, grandes quantidades de substâncias antigênicas (do citoplasma e do núcleo dos flagelados, isto é, de antígenos comuns e invariáveis) são liberadas na corrente sangüínea e nos líquidos intersticiais e, por sua vez, estimulam a formação de novos anticorpos. Estes são, agora, do tipo IgG, detectáveis pelas provas de imunofluorescência, de fixação do complemento, de precipitação e de aglutinação indireta, muito úteis para o diagnóstico da doença.

Um excesso temporário de antígenos manifesta-se a cada crise. Foram evidenciados também o aparecimento de fator reumatóide, de anticorpos heterófilos e de auto-anticorpos.

Quando no organismo das glossinas, os flagelados perdem o revestimento com VSG e apresentam um outro invariável, denominado prociclina, peculiar à fase epimastigota. A expressão de VSG retorna na fase de tripanossomos metacíclicos infectantes, na mosca.

Patologia

Os tripanossomos do grupo *brucei* caracterizam-se pela tendência a viver no tecido conjuntivo. Depois das altas parasitemias iniciais, e contrariamente ao que se observa na infecção de roedores, a concentração de flagelados no sangue pouco informa sobre a abundância de parasitos nos tecidos. Aqui eles são muitos, quando já se tornaram raros no sangue.

A atividade metabólica dos parasitos tem sido suspeitada como um dos mecanismos patogênicos, em vista do elevado consumo de glicose, que poderia levar a uma depleção semelhante à do diabetes, sempre que a quantidade de parasitos albergados pelo hospedeiro vertebrado fosse muito elevada.

Nenhum metabólito do tripanossomo demonstrou, até agora, possuir efeito nocivo para o hospedeiro.

Por outro lado, as observações convergem no sentido de sugerir que a patologia da doença do sono estaria relacionada com mecanismos imunológicos e, provavelmente, com reações de hipersensibilidade mediada por células, ou por complexos antígeno-anticorpo, agindo em combinações diversas e muito variáveis.

Há notável semelhança entre os acontecimentos que levam à morte os coelhos infectados com *T. brucei* e a síndrome de Arthus, desencadeada pela reação generalizada do animal que foi sensibilizado ao soro de cavalo.

O **cancro de inoculação** é de natureza inflamatória apenas nos primeiros dias. Depois de uns cinco dias, começa a caracterizar-se por uma base endurada e, microscopicamente, por edema e infiltração perivascular de pequenas células redondas, com poucos polimorfonucleares.

Nos estádios iniciais da infecção, destaca-se como manifestação patológica importante a anemia. Esta é hemolítica e hematofágica, desconhecendo-se o mecanismo que a produz. Entre as hipóteses sugeridas pelos pesquisadores, encontram-se os mecanismos imunológicos e a expansão e atividade do sistema fagocitário. Alguns autores constataram aumento da adesividade das hemácias e agregação de plaquetas.

Nos períodos tardios, a anemia segue sendo importante, mas é agravada por outros processos. Há hipertrofia dos linfonodos, do baço e do fígado, edemas e ascite; distúrbios cardiovasculares e endócrinos.

Lesões celulares aparecem em todos os órgãos e tecidos, principalmente no miocárdio, nos músculos esqueléticos e no fígado, onde degeneração e morte celular se acompanham de infiltração linfoplasmocitária e de macrófagos.

Ainda que a anemia deva participar dos mecanismos degenerativos, estes parecem estar relacionados principalmente com a presença de imunoglobulinas nos tecidos, sob a forma de depósitos granulosos, e com a ativação de sistemas imunológicos executores da resposta imunitária. Há alterações da parede vascular e perturbação da microcirculação, em geral com pronunciado edema perivascular.

No sistema nervoso, essas lesões conduzem a um quadro de meningoencefalite que passa a dominar a patologia e a condicionar os aspectos clínicos da doença do sono. Anatomopatologicamente encontram-se:
- aumento do volume do líquor;
- infiltração de linfócitos e plasmócitos em torno dos vasos das meninges e do encéfalo, principalmente no córtex cerebral, nos núcleos cinzentos da base e no cerebelo;
- zonas de necrose isquêmica e de hemorragias petequiais.

Uma meningoencefalite difusa vai criando focos destrutivos cada vez mais extensos.

Há diminuição do complemento no soro, elevação da conglutinina e deposição de complemento nos tecidos. O grupo das cininas encontra-se ativado, provocando dilatação vascular e aumento da permeabilidade capilar.

No líquor, constata-se aumento de interferon-gama (INF-γ), cuja produção é estimulada tanto por produtos do *T. b. gambiense* como do *T. b. rhodesiense* e se correlaciona com a gravidade da infecção. O INF-γ contribui para maior multiplicação dos flagelados. A intensa estimulação do sistema imunológico, acentuada pelas variações antigênicas do parasito, traduz-se pela hipertrofia e hiperplasia dos gânglios linfáticos e do baço, onde predominam as células plasmáticas.

Há hipergamaglobulinemia, devida sobretudo ao aumento das IgM. Em animais de laboratório, foi posta em evidência a presença de imunocomplexos circulantes e depósitos no rim e nos tecidos.

Os anticorpos produzidos não são todos dirigidos contra os tripanossomos, pois aparecem também anticorpos heterófilos, uma substância análoga ao fator reumatóide e auto-anticorpos com atividade anti-DNA.

Entre os múltiplos efeitos desencadeados pelos imunocomplexos encontram-se, portanto, os de caráter patogênico, como a indução da anemia, as lesões renais e de outros tecidos e a interferência nos próprios mecanismos imunitários. A doença acompanha-se de imunodepressão (redução da resposta imunológica a uma série de outros antígenos) e conseqüente aumento da suscetibilidade às infecções intercorrentes, principalmente do aparelho respiratório.

Nos estádios tardios da infecção o sistema imunológico acusa depleção de células linfocitárias.

Clínica: a Tripanossomíase Africana (Doença do Sono)

O quadro clínico das tripanossomíases africanas e, particularmente, o da produzida por *T. b. gambiense* é muito variável. Há casos benignos que passam despercebidos. Em uma paciente togoleza, diagnosticada aos quatro anos de idade, a saúde manteve-se normal durante os 24 anos que permaneceu sob observação, apesar da parasitemia sempre positiva, da resistência à quimioterapia e do fato de serem seus tripanossomos infectantes para os animais de laboratório.

O período de incubação varia em geral de alguns dias ou semanas (na infecção por *T. b. rhodesiense*) a alguns meses ou anos (na por *T. b. gambiense*).

Dois períodos evolutivos são descritos na doença: a) o primeiro ou fase linfático-sangüínea, que inclui o cancro de inoculação; b) o segundo ou fase meningoencefálica.

Primeiro Período. Uma inflamação pruriginosa e de curta duração pode marcar o início do processo, no ponto em que se deu a inoculação dos flagelados pela picada da mosca tsé-tsé.

Algum tempo após o estabelecimento da parasitemia, os tripanossomos invadem os vasos e gânglios linfáticos, que aumentam de volume. Na forma gambiense da doença, a adenopatia é muito acentuada nos linfonodos cervicais e nos supraclaviculares.

Quando a parasitemia alcançar seus valores mais altos, o paciente terá seu primeiro acesso febril, que dura 1 a 3 dias, marcando o início clínico da doença. Depois de alguns dias de remissão, novos surtos febris se sucederão, em nítido paralelismo com os altos da parasitemia, mas sem características especiais. O quadro pode confundir-se com o da gripe ou da malária.

Na infecção por *T. b. gambiense*, os picos de parasitemia vão sofrendo um declínio progressivo até que se torne por vezes muito difícil, durante meses, detectar a presença dos flagelados no sangue. Entre os máximos da concentração parasitária, separados pelas crises de lise de cada variante antigênica, decorrem intervalos de duas semanas ou menos.

No caso de *T. b. rhodesiense*, a parasitemia costuma ser mais elevada e persistente, com intervalos de uma semana entre os máximos.

Febres, cefaléias intensas e persistentes, dores musculares e articulares, prurido e exantemas são os sintomas mais freqüentes; mas nas infecções por *T. b. gambiense* eles podem ser pouco pronunciados e o paciente não sentir necessidade de procurar médico.

Durante a fase aguda, os parasitos podem ser isolados do sangue, dos linfonodos, do baço e da medula óssea. O exame de sangue, além da parasitemia, revela anemia e leucocitose moderadas, com linfocitose e monocitose. Com freqüência, o baço está aumentado.

O parasitismo do sangue e da linfa chega a persistir durante dois anos ou mais na forma gambiense, porém não excede três ou quatro meses no tipo rhodesiense.

A gravidade das manifestações patológicas na fase aguda da doença, marcada por hipergamaglobulinemia do tipo M, anemia, trombocitopenia, coagulações intravasculares difusas, lesões celulares e imunodepressão, guarda proporções com o grau de parasitemia. Esta, quando alta, produz elevadas concentrações de antígenos variantes, com forte poder imunogênico, além daqueles liberados pela lise dos parasitos, e determina uma proliferação linfocitária anárquica.

As IgM, predominantes na fase aguda, causam um aumento da pressão osmótica e da viscosidade sangüínea. Os imunocomplexos circulantes ativam a calicreína, as cininas, o complemento e os mecanismos de coagulação sangüínea, alterando a permeabilidade vascular e agravando os edemas, a inflamação e as lesões celulares.

Segundo Período. Os parasitos são sempre escassos no líquido cefalorraquidiano, mas não apresentam as flutuações registradas no sangue. As lesões, entretanto, costumam ser graves e extensas no sistema nervoso central, pois, dos espaços subaracnóides, os tripanossomos passam ao tecido nervoso. Os fenômenos inflamatórios ao nível dos vasos e dos tecidos dos plexos coróides provocam alterações da barreira hemoliquórica e facilitam a invasão do sistema nervoso central pelos flagelados. Quando aí se instalam as reações inflamatórias, produz-se uma encefalite auto-imune desmielinizante.

As descrições anatomopatológicas da doença baseiam-se em número relativamente pequeno de autópsias feitas (devido aos preconceitos religiosos) e poucas delas relacionam esses dados com os da clínica.

Macroscopicamente, as lesões são encontradas no baço e nos gânglios hipertrofiados, no coração (miocardite difusa e derrames pericárdicos), no encéfalo e meninges (edema e hemorragias punctiformes), bem como nos pulmões e em outros órgãos. Em nível histológico, predominam as vasculites com infiltração perivascular linfoplasmocitária e, nos estádios mais avançados da doença, processos de desmielinização e lesões dos neurônios. O quadro é o de uma meningoencefalite crônica, com áreas inflamadas da substância branca e zonas hemorrágicas perivasculares. Há uma pancardite, de intensidade variável, e miocitólise ao nível dos músculos esqueléticos.

TRIPANOSSOMÍASE DO TIPO GAMBIENSE

É causada pelo ***Trypanosoma brucei gambiense*** e se encontra em países da África Ocidental e Central.

Os pacientes raramente apresentam um cancro de inoculação (ver adiante) no ponto em que os tripanossomos foram inoculados pela glossina. O início da doença é marcado por ataques febris (relacionados com os surtos de parasitemia) que podem durar meses ou anos.

No interrogatório, o paciente refere períodos de mal-estar, com dores de cabeça, vertigens, dores articulares, perda de peso e prurido, principalmente ao nível do esterno. Quando o prurido é intenso, notam-se escoriações devidas às arranhaduras de coçagem.

Erupções cutâneas — **tripânides** — podem estar presentes sob a forma de pápulas dispostas em placas de contorno circinado, com 1 a 10 cm de diâmetro.

Há pronunciada linfadenopatia, sobretudo cervical, os gânglios superficiais ficando aumentados de volume, indolores e móveis, cercados de edema periférico. Por isso, o pescoço engrossa notavelmente, constituindo o **sinal de Winterbottom** (Fig. 24.5).

Nos casos mais típicos, a fase aguda dura cerca de um ano. Os principais sintomas são: cefaléia contínua ou remitente; sur-

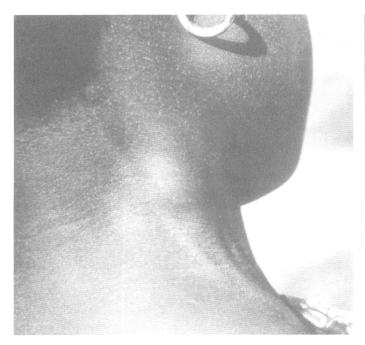

Fig. 24.5 Tripanossomíase gambiense. O enfartamento ganglionar cervical é uma das manifestações características da fase aguda da doença. Quando muito pronunciado, constitui o sinal de Winterbottom. Fotografia tomada pelo Prof. M. Wery, do Inst. Med. Trop. de Antuérpia. (*In:* Molyneux, D.H. *et al.* — *African trypanosomiasis. Media 5.* Amsterdam, Royal Tropical Institute, s.d.)

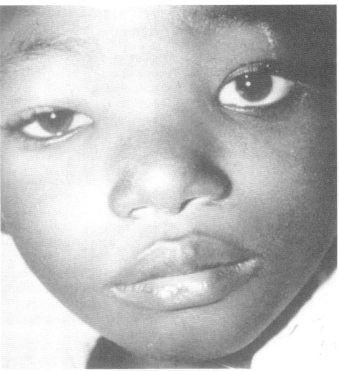

Fig. 24.6 Jovem com forma avançada da doença, mostrando edema facial (mixedema) e hemiparesia no lado direito. Fotografia tomada pelo Dr. P. de Raadt, da OMS, Genebra. (*In:* Molyneux, D.H. *et al.* — *African trypanosomiasis. Media 5.* Amsterdam, Royal Tropical Institute, s.d.)

tos de febre irregular, que duram de um a três dias; hiperestesia profunda com sensação dolorosa nas articulações e massas musculares; anemia e fraqueza progressiva; resistência diminuída às infecções de outra etiologia.

Mesmo após meses ou anos de febre irregular, é possível a regressão dos sintomas e uma cura espontânea. Mas, geralmente, os casos não tratados passam para a fase crônica, no decorrer do segundo ano da doença (Fig. 24.6).

A febre, a cefaléia, a fraqueza e os demais sintomas da fase aguda acentuam-se, surgindo transtornos nervosos e mentais progressivos: desânimo, indiferença e tristeza; tremores, incoordenação motora e paralisias, marcha arrastada e dificuldades na fala. Os reflexos cutâneos e tendinosos estão alterados. A perturbação mental traduz-se sobretudo por alterações do humor, com crises de melancolia que se alternam com períodos de exaltação; apatia, sonolência cada vez mais freqüente e prolongada, tornando-se difícil despertar o paciente mesmo para a alimentação.

Na fase crônica, persistem os sinais e sintomas da fase aguda, mas instala-se o quadro neurológico. Há distúrbios do sono, com desaparecimento do ritmo nictimeral, relacionados aparentemente com aumento de interleucina-1 (IL-1), do fator de necrose tumoral (TNF) e da prostaglandina D_2. Há alterações do estado mental (confusão, desorientação espaço-temporal, perturbações da personalidade e do comportamento, bem como do humor, que varia da euforia à depressão).

Os reflexos são anormais (hiper-reflexia osteotendinosa, clônus, sinal de Babinsky etc.). Aparecem, também, alterações motoras (tremores e córeo-atetose) e sensitivas (hiperestesia profunda, parestesias e perda do sentido da postura), além de vários outros distúrbios neurológicos possíveis.

Por fim, o coma e a morte. Doenças intercorrentes, de natureza microbiana ou viroses, aceleram muitas vezes o desfecho fatal.

TRIPANOSSOMÍASE DO TIPO RHODESIENSE

Encontra-se limitada a certas áreas da África Oriental, onde ocorre como zoonose da fauna bravia e só infecta o homem de modo esporádico ou em pequenos surtos epidêmicos. Seu agente etiológico é o ***Trypanosoma brucei rhodesiense***.

Mais grave que a forma gambiense, esta modalidade da doença começa, freqüentemente, com um cancro de inoculação e evolui com estados febris e parasitemia irregular, durante algumas semanas ou poucos meses, seguida por rápido desenvolvimento de quadro toxêmico severo, que pode acompanhar-se ou não de sintomas cerebrais.

A lesão primária — **tripanoma** — que aparece no lugar da picada, após dois ou três dias, caracteriza-se pelo desenvolvimento de tumefação eritematosa e quente, dolorosa à pressão, que vai adquirindo consistência endurada na base. Ela pode estar cercada de uma área descamativa. Quando regredir, ao fim de duas a três semanas, pode deixar hiperpigmentação local duradoura.

O sinal de Winterbottom costuma estar ausente, porém os demais sintomas e sinais não diferem essencialmente dos observados na forma gambiense, senão pela rapidez de sua evolução para um desfecho fatal que não dá tempo ao desenvolvimento das lesões neurológicas e respectivos quadros clínicos.

Quando não tratada, a infecção leva à morte em prazos compreendidos geralmente entre três e nove meses.

Diagnóstico

Ainda que alguns dados epidemiológicos permitam suspeitar o diagnóstico, não há sinais clínicos patognomônicos.

O diagnóstico laboratorial é sempre necessário, pois os medicamentos a utilizar, não sendo destituídos de risco, exigem para sua prescrição a certeza de que o paciente esteja infectado com o *T. b. rhodesiense* ou com o *T. b. gambiense*.

MÉTODOS PARASITOLÓGICOS

Compreendem: exames de sangue ou do sedimento sangüíneo centrifugado; exame do líquido cefalorraquidiano; o do material de punção ganglionar, assim como a inoculação em animais de laboratório.

Exame de Sangue. No campo e nos laboratórios periféricos, recomenda-se a pesquisa do *Trypanosoma* no sangue, em gota espessa ou estendida, coradas pelo Giemsa. Os parasitos são mais facilmente encontráveis nos períodos febris e mais abundantes nas infecções produzidas pela subespécie *rhodesiense* do que nas devidas a *gambiense*. Sua densidade no sangue tende a diminuir com o tempo.

No início da doença, podem ser vistos em preparações a fresco entre lâmina e lamínula, graças ao movimento flagelar.

Quando se tornarem raros, buscá-los acima do creme leucocitário, depois de centrifugar o sangue em tubo capilar. Ao microscópio, eles podem ser vistos através da parede do tubo. Mas pode-se, também, partir o tubo capilar a esse nível (com as devidas precauções, devido ao alto risco desse ato) e, colocando-se o material entre lâmina e lamínula, examiná-lo a fresco, ou após coloração. A fresco, é mais fácil descobri-los em microscopia com fundo escuro.

Punção de Linfonodo. Este método é usado principalmente nas infecções pelo *T. b. gambiense*, enquanto a busca no sangue é preferível para *rhodesiense*.

Exame do Líquor. Na fase crônica, quando a parasitemia fica muito reduzida, a pesquisa de flagelados no líquido cefalorraquidiano adquire maior valor.

Um dos métodos mais sensíveis para diagnosticar infecção por *T. b. rhodesiense* consiste em tomar dois camundongos e inocular cada um com 0,5 ml de sangue ou de líquido cefalorraquidiano. Em ratos, pode-se injetar intraperitonealmente um volume de 1 a 2 ml desses líquidos.

Outros Métodos. Em laboratórios com equipamento adequado, outras técnicas podem ajuntar-se às precedentes:
- semeadura de amostras de sangue ou de líquor em meios de cultura com soro, glicose, lactalbumina e hemoglobina.
- isolamento dos tripanossomos a partir de amostras de sangue filtradas sobre coluna de DEAE-celulose, trocadora de íons, e depois centrifugadas ou filtradas em membranas de Millipore.
- pesquisa em material de punção do esterno, praticada sob controle médico.

MÉTODOS IMUNOLÓGICOS

Dispõe-se atualmente de uma série de testes para diagnóstico, baseados na presença de anticorpos específicos, na elevação da taxa de IgM ou de antígenos circulantes. Mas nenhum deles é suficientemente seguro para justificar, por si só, a indicação de um tratamento.

Aglutinação em Cartão (CATT). Mistura-se uma gota de sangue heparinizado com uma gota de reativo contendo os antígenos liofilizados e corados (somente para *T. b. gambiense*). Aplicável no campo e dando resultado dentro de 5 minutos.

Hemaglutinação em Tubo Capilar. Pode ser praticada no campo, com facilidade, mas o antígeno deve ser estocado em refrigerador.

Imunofluorescência Indireta. Feita em laboratórios centrais, em amostras de sangue heparinizado ou colhidas no campo em papel de filtro.

Técnica de ELISA (titulação com imunoadsorvente ligado a uma enzima). Pode ser adaptada para uso no campo ou em laboratórios periféricos, desde que seja mantido o controle de qualidade por um laboratório de referência.

Determinação de IgM. Feita com prova de soroprecipitação em gel de gelose contendo um soro específico anti-IgM. O sangue do paciente é colhido em papel de filtro, e se utilizam pequenos discos, recortados deste, para o teste. Quando praticada no líquor, a demonstração de uma elevação do nível de IgM é considerada patognomônica de lesão do sistema nervoso central.

Floculação em Tubo Capilar. Nas reações intensas, a floculação começa imediatamente, na zona de contato antígeno-anticorpo, com o soro não-diluído. Nos outros casos, a leitura pode ser feita contra um fundo escuro, depois de uma hora aproximadamente.

Tratamento

Os pacientes devem ser hospitalizados durante um mês, pelo menos, para essa finalidade. Nas infecções pelo *T. b. gambiense* tratadas precocemente, o período de hospitalização poderá ser mais curto.

Tais cautelas são devidas ao fato de apresentarem as drogas tripanocidas, atualmente disponíveis, sérios riscos por sua relativa toxicidade. Sempre que indicado, fazer previamente o tratamento de outras doenças, como a malária, as helmintíases etc. e corrigir o estado de má-nutrição com dieta hiperprotéica.

MEDICAMENTOS TRIPANOCIDAS

Os principais medicamentos em uso são preparações orgânicas não-metálicas (pentamidina, suramina), o melarsoprol, a eflornitina e o nifurtimox.

As recomendações para o tratamento variam segundo a fase da doença: na primeira fase, a suramina sódica ou a pentamidina são em geral eficazes; mas, na segunda fase, a barreira hemoliquórica dificulta a ação. Então, o melarsoprol é útil, mas possui efeitos secundários que podem ser graves. A eflornitina é bem-sucedida na segunda fase, porém apenas contra *T. b. gambiense*.

Pentamidina. É eficaz nos estádios iniciais da infecção por *T. b. gambiense* (fase aguda), mas em vista de não cruzar facilmente a barreira hemoliquórica, é destituída de efeito no sistema nervoso. Não deve ser utilizada contra o *T. b. rhodesiense*, pois observou-se que em certas regiões desenvolve-se uma resistência primária à droga.

Pentamidina é uma diamidina aromática, produzida sob duas formas: etanolsulfato (Pentamidina) e metanolsulfato (Lomidina). A Pentamidina é apresentada como um pó branco para preparar soluções a 10%, administrando-se 4 mg de base por quilo de peso do paciente, diariamente ou em dias alternados, até completar 7 a 10 injeções intramusculares. A Lomidina é fornecida em solução a 4%, pronta para uso, segundo o mesmo esquema e a mesma posologia.

As manifestações secundárias são mínimas, se o paciente permanecer deitado depois de cada injeção (para evitar o efeito hipotensor). No decurso da primeira hora, podem sobrevir vômitos e dores abdominais. Por vezes, há reação hipoglicêmica severa, devendo encontrar-se sempre à mão, durante a medicação, adrenalina, glicose e cálcio. As neurites periféricas são raras.

Suramina. É muito mais ativa que a pentamidina, tanto para *gambiense* como para *rhodesiense*. Nos primeiros estádios da infecção pode destruir 100% dos tripanossomos sangüícolas, porém é inativa mais tarde, quando os parasitos tiverem atravessado a barreira hemoliquórica.

A medicação é feita dissolvendo-se a suramina em pó imediatamente antes de usar, para obter-se uma solução a 10% em água destilada estéril. Injetar na veia, no 1º dia, uma dose de ensaio de 5 mg por quilo de peso corporal e, depois, cinco injeções, com intervalos de 7 dias, em dose de 20 mg/kg (até um máximo de 1 grama, em dose única).

Os efeitos secundários não são raros: febre (sobretudo depois da terceira ou quarta injeção), erupção papular irritativa, dores nas articulações e na planta dos pés. Por vezes, descamação extensa, predominando na sola plantar e na palma das mãos. Há indivíduos (1 para cada 20.000) que apresentam idiossincrasia à suramina, razão pela qual se aconselha ensaiar com uma dose preliminar de 0,2 grama.

O risco é consideravelmente aumentado nos pacientes que sofrem também de oncocercose. A insuficiência renal é contra-indicação formal ao uso dessa droga.

Melarsoprol. Esta preparação, registrada com os nomes de Arsobal e de Mel B, é composta de um arsenical trivalente, o óxido de melársen, e de dimercaprol (BAL).

Constitui o medicamento de escolha tanto para a tripanossomíase gambiense como para a rhodesiense, quando a infecção tiver alcançado o sistema nervoso central (isto é, quando a contagem de células e a dosagem de proteínas no líquor estiverem aumentadas). Mas, em vista dos riscos de efeitos secundários graves, não deve ser prescrito nos períodos iniciais da doença.

Seu uso é habitualmente precedido de uma ou duas injeções de medicamento da primeira fase (pentamidina ou suramina).

O melarsoprol vem dissolvido na concentração de 36 gramas por litro, em propileno-glicol (solvente muito irritante, a injetar escrupulosamente dentro da veia, com seringa e agulhas esterilizadas a seco).

A dose máxima, por injeção, é de 3,6 miligramas por quilo de peso corporal. Uma cura compreende três séries de três injeções endovenosas, cotidianamente, separadas por intervalos de uma semana ao menos, entre as séries. O número de curas a fazer depende do quadro liquórico encontrado antes do tratamento (ver Quadro 24.1).

QUADRO 24.1 Esquema de tratamento aplicável às infecções humanas por *Trypanosoma b. gambiense* e *T. b. rhodesiense*; posologia para adultos (segundo a OMS, 1979)

Nos estádios precoces		Nos estádios tardios		
Duração do tratamento (dias)	Dose de suramina*	Duração do tratamento (dias)	Medicamento* e dose	Corticosteróides
1º	0,25 g	1º	suramina 0,25 g	50 mg
		2º		50 mg
3º	0,5 g	3º	suramina 0,5 g	50 mg
5º	1,0 g	4º		50 mg
11º	1,0 g	5º	melarsoprol 2,5 ml	50 mg
17º	1,0 g	6º	melarsoprol 3,0 ml	50 mg
23º	1,0 g	7º	melarsoprol 3,5 ml	50 mg
30º	1,0 g	8º ao 13º		37,5 mg
		14º	melarsoprol 3,5 ml	37,5 mg
		15º	melarsoprol 4,0 ml	25 mg
		16º	melarsoprol 4,5 ml	25 mg
		17º ao 21º		25 mg
		23º	melarsoprol 5,0 ml	
		24º	melarsoprol 5,0 ml	
		26º	melarsoprol 5,0 ml	

*Todas as doses indicadas de suramina e melarsoprol devem ser administradas por via endovenosa. O melarsoprol é usado na concentração de 3,6%.

Entre os efeitos secundários destacam-se: reação local, com tumefação intensa e reabsorção lenta, quando o medicamento extravasa das veias; diarréia intensa, que pode exigir a interrupção do tratamento; e uma encefalopatia reacional, que aparece depois da terceira injeção ou no início da segunda cura.

Esta reação pode produzir-se lentamente, com febre, dores de cabeça, tremores e dificuldades da fala, para terminar-se com manifestações convulsivas e coma. Outras vezes, instala-se brutalmente, sem que se possa prevê-la pelo estado do paciente. A taxa de letalidade relacionada com tal reação varia de 1 a 5%, sendo desconhecido seu mecanismo. O tratamento comporta a aplicação de corticosteróides, de soluções hipertônicas (para lutar contra o edema cerebral), de anticonvulsivantes e de adrenalina subcutânea.

Eflornitina. É a DL-alfa-difluorometilornitina, que inibe a ornitina-descarboxilase e mostrou-se útil nas infecções pelo *T. b. gambiense*. A posologia, para adultos, é de 400 mg/kg por dia, dividida em quatro doses, durante 14 dias.

Nifurtimox. Não está homologado para o tratamento da doença do sono, mas é utilizado como último recurso nos casos refratários ao melarsoprol, ou quando não se disponha de eflornitina para o tratamento da doença por *T. b. gambiense*.

ESCOLHA DO TRATAMENTO

O Comitê OMS de especialistas para a doença do sono propôs a seguinte orientação para a escolha do tratamento (Quadro 24.1):

A. Nas zonas com *T. b. rhodesiense*:

i) se o exame do líquido cefalorraquidiano (LCR) for normal, cura pela suramina;

ii) se o LCR for anormal, tratamento combinado de suramina e melarsoprol.

B. Nas zonas com *T. b. gambiense*:

i) se o LCR for normal, cura pela suramina ou pela pentamidina (caso o medicamento não tenha sido já empregado localmente em campanhas profiláticas de massa);

ii) se o LCR for anormal, tratamento com melarsoprol, de preferência precedido de duas a três injeções de suramina.

Consideram-se como valores limites superiores de normalidade para o líquido cefalorraquidiano:
- 5 elementos celulares por milímetro cúbico;
- 25 mg% de proteínas totais (pelo método de Sicard-Cantaloube).

ECOLOGIA E EPIDEMIOLOGIA

Tripanossomíase Gambiense

DISTRIBUIÇÃO GEOGRÁFICA E INCIDÊNCIA

A doença do sono causada por *T. b. gambiense* é uma endemia encontrada em países da África Ocidental e Central, entre os paralelos de 15°N e 29°S, mas com áreas de distribuição descontínuas, correspondendo aos focos residuais da doença, dentro das zonas mais amplas de distribuição de seus vetores.

As áreas endêmicas encontram-se no Senegal, Guiné-Bissau, Guiné-Conacry, Serra-Leoa, Libéria, Costa do Marfim, Ghana, Togo, Benin, Mali, Burkina-Faso, Níger, Nigéria, Tchad, Sudão, República Centro-Africana, República dos Camarões,

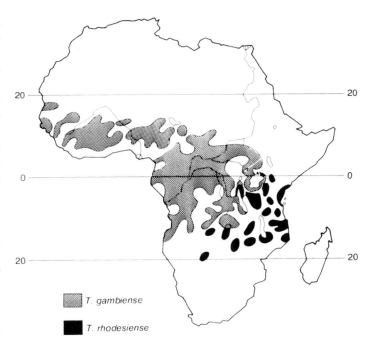

Fig. 24.7 Distribuição geográfica das áreas endêmicas da doença do sono, causada por *Trypanosoma brucei gambiense*, na África Ocidental e Central, ou por *T. b. rhodesiense*, na África Oriental, em 1995. (Segundo *OMS, Série de Rapports techniques*, **881**, 1998.)

Gabão, Guiné-Equatorial, Congo, Angola, Zaire, Uganda, Ruanda, Burundi e Quênia (Fig. 24.7).

Em Angola, são atingidas as províncias de Zaire, Uige e Luanda, situadas na região noroeste do país.

Antes da introdução das medidas de controle, 400 mil casos haviam sido registrados durante o período 1932-1953, só na então chamada África Ocidental Francesa. A incidência foi sendo reduzida progressivamente até baixar a 260 casos, em 1966.

Na Nigéria, decresceu de 84 mil casos em 1935, para 2 mil em 1967; em Angola, de mais de 4 mil casos em 1949, baixou para 3 apenas em 1974, elevando-se posteriormente a 337 em 1978 e 306 casos notificados em 1980. No Zaire, tinham sido registrados cerca de 4 mil casos por ano (1973-1975).

Com a crise da independência, muitos países africanos viram agravar-se sua situação epidemiológica, seja devida ao retorno maciço de refugiados que se encontravam em zonas endêmicas de outros países, seja devido à desorganização dos serviços de saúde, causada pelas guerras de libertação ou pelo êxodo dos médicos e outros profissionais da rede sanitária, que compreendia quase exclusivamente quadros colonizadores. Influíram no mesmo sentido as intervenções com tropas mercenárias sustentadas por interesses internacionais.

Assim, nos últimos vinte anos constatou-se a ressurgência da doença do sono nos focos históricos da endemia, pelo que há necessidade de vigilância epidemiológica e controle, mesmo onde a transmissão é baixa.

OS VETORES E A TRANSMISSÃO

A doença do sono é essencialmente rural, ainda que encontrada também em pequenos povoados. Mas não se observa em cidades densamente povoadas.

Em verdade, a tripanossomíase gambiense ocupa certo número de pequenos centros endêmicos de onde partem ondas epidêmicas. As áreas livres da endemia são aquelas onde as moscas tsé-tsé não conseguem viver (com menos de 500 mm de chuva por ano, por exemplo).

As glossinas são dípteros ciclorrafos (família **Glossinidae**) com aspecto geral de moscas (Fig. 24.8) mas com características biológicas muito peculiares: as fêmeas não põem ovos, pois o desenvolvimento larvário tem lugar no interior do aparelho reprodutor feminino, ao fim do qual a fêmea pare uma larva já prestes a mudar-se em pupa. Isto vai acontecer no solo, onde a larva, depois de enterrar-se, transforma-se em pupa e permanece durante todo o período pupal (umas cinco semanas).

Logo depois de terem emergido dos pupários, as formas adultas abandonam o solo, buscando o encontro sexual e a fecundação, e recomeçam o ciclo vital, que parece ser anual.

Cada fêmea produz, aproximadamente, uma larva a cada 10 dias, até um total de 8 a 10 larvas.

Os vetores da tripanossomíase africana são espécies que têm necessidade de um meio sombreado, úmido e com temperatura não muito elevada. O ótimo situa-se em torno de 25°C.

O microclima mais favorável para as moscas encontra-se em bosques e florestas que recebem mais de 1.000 mm de chuva por ano. Nas savanas, muitas espécies têm seu hábitat permanente em florestas-galerias, junto aos rios e pequenos cursos de água.

A densidade máxima das glossinas é encontrada na estação úmida.

Os insetos passam grande parte do tempo em repouso, sobre folhas e troncos de árvores, a pouca distância do solo (a menos de 0,5 ou 1,5 metro de altura, segundo a espécie), e desenvolvem sua maior atividade entre as 11 e as 16 horas do dia, ou ao crepúsculo.

As glossinas são dotadas de peças bucais picadoras e alimentam-se de sangue, cada 2 a 4 dias (Fig. 24.8).

Existem mais de 30 espécies ou subespécies conhecidas, que reuniremos em três grupos:

1. As espécies dos rios (*Glossina palpalis*, *G. fuscipes* etc.), que habitam lugares de clima quente e úmido, tendo seus criadouros nas areias e solos das margens dos rios, lagos e outras coleções de água da África Ocidental e Central.

2. As espécies das savanas, dentre as quais a *Glossina morsitans* é a mais importante, que se criam no solo sombreado pelos arbustos, na África Oriental.

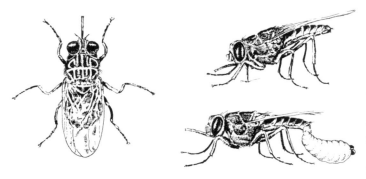

Fig. 24.8 *Glossina* ou mosca tsé-tsé. Vista dorsalmente; vista no ato de picar e no momento de parturição de uma larva. (Segundo Geigy & Herbig, 1955.)

3. As espécies das florestas, como *Glossina fusca* e outras.

Machos e fêmeas picam o homem e outros animais, sendo as do grupo *palpalis* mais antropófilas e as dos grupos *morsitans* e *fusca* mais zoófilas.

A percentagem de moscas infectadas é sempre baixa, nas áreas endêmicas (menos de 1% de glândulas salivares com tripanossomos infectantes para o homem).

As moscas podem permanecer parasitadas durante toda a vida do inseto (60 a 200 dias ou mais).

A proporção da população humana que se infecta e a incidência por sexo, idade, ocupação etc. dependem da freqüência, duração e facilidade (proximidade) com que se dão os contatos das pessoas com os focos de tsé-tsé. Também das espécies vetoras e de seus hábitos.

CARACTERÍSTICAS EPIDEMIOLÓGICAS

Existem grandes diferenças epidemiológicas entre a doença do sono da África Ocidental e a da África Oriental.

Na região ocidental, os transmissores são moscas do grupo *palpalis*: *Glossina palpalis*, *G. fuscipes* e *G. tachinoides*.

São espécies ribeirinhas que vivem entre as árvores das florestas marginais (pobres de grandes mamíferos), ao longo dos cursos de água. Alimentam-se habitualmente do sangue de répteis, sobretudo de crocodilos, mas atacam também o homem, o porco e outros animais, principalmente quando escasseiam os grandes répteis, ou quando os habitantes da região vão buscar água, lavar, banhar-se ou pescar. Os insetos picam durante o dia e têm grande capacidade de dispersão.

A transmissão fica assegurada por um ciclo:

Homem doente → glossina → homem suscetível

A densidade de vetores não necessita ser muito grande para garantir a transmissão, visto que as moscas têm grande longevidade e permanecem infectadas toda a vida. Cada mosca pode inocular seus tripanossomos a muitos hospedeiros vertebrados.

Porém, sempre que a densidade dos vetores aumenta, durante a estação úmida, o número de casos da doença do sono costuma elevar-se, produzindo um pico anual de maior incidência da moléstia.

A demonstração de que o porco possa adquirir uma infecção inaparente e manter-se infectante para as glossinas durante mais de um mês poderia conferir-lhe a função de reservatório secundário. Outros animais domésticos foram encontrados com infecção natural pelo *T. b. gambiense* (cães, bovinos e ovinos) ou por *T. b. rhodesiense* (bovinos, ovinos, caprinos e cães), sem que se saiba qual a importância epidemiológica desses animais.

Entretanto, a doença do sono do tipo gambiense deve ser considerada essencialmente uma antroponose de caráter endêmico em determinados biótopos naturais.

Surtos epidêmicos têm sido registrados freqüentemente e, no passado, foram motivo de devastadoras epidemias, capazes de despovoar regiões inteiras.

As epidemias surgem quando a doença penetra em áreas previamente indenes, principalmente se encontrar populações densas e se os vetores locais forem suficientemente antropófilos. É possível que tais epidemias estejam relacionadas com migrações humanas, diminuição da resistência orgânica dos habitantes em períodos de escassez ou de crise, ou com modificações do próprio parasito.

Depois de um surto epidêmico, podem subsistir pequenos focos endêmicos (focos residuais) que representam ameaça permanente para as novas gerações de indivíduos suscetíveis.

O registro histórico mostra que, durante os últimos séculos de dominação colonial, uma sucessão de importantes explosões epidêmicas progrediram da Senegâmbia em direção aos países do Golfo de Guiné e do Sahel, por um lado, e por outro chegaram à bacia do rio Zaire (Congo) e às margens do Nilo Branco e dos lagos Vitória e Tanganica.

Em geral, os focos tradicionais da endemia persistem até hoje, porém na grande maioria deles a transmissão é, atualmente, fraca.

Tripanossomíase Rhodesiense

DISTRIBUIÇÃO GEOGRÁFICA E INCIDÊNCIA

A infecção devida ao *Trypanosoma brucei rhodesiense* é uma zoonose de animais selvagens que ataca o homem quando este vive ou visita áreas onde circula o parasito.

Ocorre principalmente em países da parte oriental do continente africano, tais como Uganda, Quênia, Tanzânia, Zâmbia, Maláui, Zimbábue e Moçambique, havendo alguns focos também na Botsuana, em Angola e na Etiópia (Fig. 24.7).

A incidência anual de novos casos oscila entre algumas dezenas e algumas centenas por país: em 1975, foram notificados 66 casos na Uganda, 166 na Tanzânia e 132 na Zâmbia.

Em Moçambique, houve uma queda progressiva entre 1968 (43 casos) e 1977 (18 casos), com recrudescência no período 1978-1981 (108 casos em 1981), retornando a 18 casos em 1983. Nesse país, os principais focos encontram-se nas províncias do norte (Tete, com 90% dos casos; Nampula, Niassa e Cabo Delgado com muito menos).

Em Angola, o foco de tripanossomíase rhodesiense fica no extremo sudeste, junto às fronteiras com a Zâmbia e com a Namíbia (113 casos, de 1963 a 1967; e nenhum depois de 1975).

VETORES E RESERVATÓRIOS NATURAIS

As moscas tsé-tsé envolvidas na transmissão de *T. b. rhodesiense* são glossinas do grupo *morsitans* que habitam as savanas, estando restritas a biótopos formados por bosques com um tipo definido de vegetação arbórea (*Berlinia*, *Isoberlinia* e *Brachystegia*, em combinações diversas) onde vivem também antílopes e outros mamíferos da fauna bravia, sobre os quais as moscas se alimentam (Fig. 24.9).

Em Moçambique, há quatro espécies de *Glossina*: *G. morsitans*, *G. pallidipes*, *G. brevipalpis* e *G. austeni*. As duas primeiras constituem os vetores principais da tripanossomíase oriental.

O hábitat de *G. morsitans* é xerófilo e extenso, ocupando quase três quartos da superfície de Moçambique, ao norte do paralelo de 22°S. Esta espécie é a mais importante na transmissão da doença do sono, assim como da nagana.

G. pallidipes requer vegetação mais densa, enquanto as duas outras espécies necessitam de hábitats mais úmidos, seja na vegetação ribeirinha e nas florestas de montanha (como *G. brevipalpis*), seja nesses ambientes e na costa (como *G. austeni*).

A distribuição da doença do sono devida ao *T. b. rhodesiense* é, no entanto, muito mais restrita que a área de ocupação das glossinas, estando reduzida, em Moçambique, a umas poucas zonas do norte, com tendência à redução progressiva. Os focos da doença são pequenos e dispersos, próximos de cursos de água.

Nos ecótopos onde circula essa subespécie de tripanossomo, os antílopes e outros animais constituem o suporte biológico para a nutrição das glossinas.

Um dos principais é o *Tragelaphus scriptus* (imbabala ou "*bush-buck*"), habitante comum das galerias florestais dos rios, bem como das matas e florestas com elas confinantes, ou situadas próximo de cursos de água.

Nas savanas e campos, pastam a vaca-do-mato ou bubalo (*Alcelaphus*) e várias outras espécies do gênero *Tragelaphus* (cudo, inhala etc.), além do elande (*Taurotragus*), do impala (*Aepyceus*) e do facocero ou "javali" (*Phacochoerus aethiopicus*), que suportam a infecção pelos tripanossomos durante muito tempo, sem apresentar quaisquer manifestações patológicas (Fig. 24.9).

São eles os reservatórios do parasito, assegurando o ciclo de propagação de *T. b. rhodesiense* independentemente da presença do homem na área.

A doença do sono da África Oriental é, pois, uma zoonose e o homem, um hospedeiro acidental que contrai a infecção quando penetra no ecossistema onde *T. b. rhodesiense* tem seu nicho ecológico difuso.

Constatou-se, ultimamente, que carnívoros como o leão e a hiena podem apresentar-se naturalmente infectados. Supõe-se que, nesses casos, o parasitismo não foi adquirido com a participação das glossinas, mas sim através da mucosa bucal enquanto as feras devoravam suas vítimas parasitadas.

O gado, nas áreas enzoóticas, adquire a infecção ao ser picado pelas moscas. A transmissão passa a contar, em certas regiões (como junto do lago Vitória, por exemplo), com a participação de glossinas do grupo *palpalis* (*G. fuscipes*).

T. b. rhodesiense tem sido mantido durante muitos anos, por passagem cíclica entre carneiros, conservando seu poder infectante para o homem. Com base nesta observação experimental, tem-se sugerido a possibilidade de que o gado possa constituir um reservatório secundário, peridoméstico, da doença do sono. O que ainda não foi confirmado.

PREVENÇÃO E CONTROLE

Sendo esta uma doença de populações rurais, com habitações geralmente dispersas e precárias condições de vida, compreende-se facilmente como seu modo de existência e as atividades cotidianas tendem a influir sobre os riscos de infecção, sempre que obriguem os habitantes a multiplicar seus contatos com as glossinas, nas idas aos rios e aos bosques marginais.

Os riscos diminuem quando as populações se agrupam em comunidades densas e distanciadas dos criadouros e dos

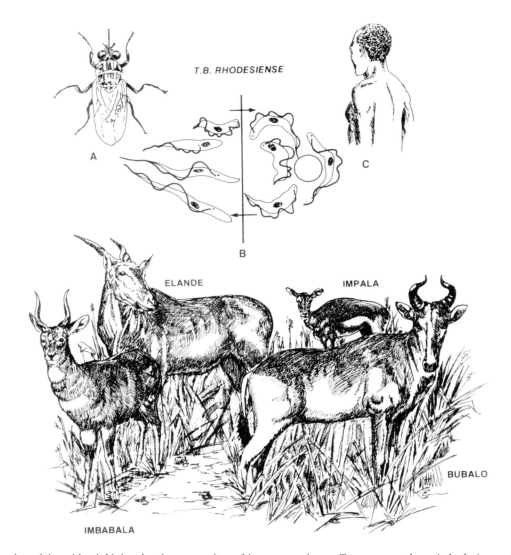

Fig. 24.9 Elementos da cadeia epidemiológica da tripanossomíase africana causada por *Trypanosoma brucei rhodesiense*. A. O inseto vetor, mosca tsé-tsé (*Glossina* spp.). B. O ciclo parasitário desenvolvido no inseto (à esquerda) e nos hospedeiros vertebrados (à direita). C. O homem, que vem a ser um hospedeiro acidental quando penetra no ecossistema onde circula o parasito. Embaixo, alguns dos principais reservatórios de *T. b. rhodesiense*, que habitam as savanas da África Oriental: elande (gênero *Taurotragus*), impala (gênero *Aepyceus*), imbabala (gênero *Tragelaphus*) e bubalo (gênero *Alcelaphus*).

locais de repouso das glossinas, mediante faixas de terreno desmatado ou de áreas cultivadas. Também quando fontes de água adequada são instaladas no interior das aldeias, dispensando os moradores de irem freqüentemente aos rios, lagoas etc.

Porém, o reagrupamento das populações não impede os indivíduos de se infectarem quando vão pescar, caçar, recolher lenha ou apascentar o gado. Concorrem, igualmente, para expor as pessoas à doença, ou para reintroduzir a tripanossomíase em zonas previamente saneadas, os movimentos migratórios e os deslocamentos periódicos da população.

É, pois, da mais alta importância identificar os focos residuais da doença e dar-lhes combate persistente até sua erradicação.

É importante, para isso, o estudo dos fatores que influem sobre as taxas de transmissão. Entre eles estão:

- as espécies e o comportamento nutricional das glossinas;
- seu grau de antropofilia;
- a taxa de infestação das moscas tsé-tsé;
- a longevidade desses insetos;
- o comportamento e a atividade dos homens, relacionados com os biótopos das glossinas;
- o papel, eventual, dos animais como reservatórios de tripanossomos infectantes para o homem.

Deve-se destacar que, entre os parâmetros mais importantes, encontram-se a duração da parasitemia humana (ou dos animais) e a eficiência com que os tripanossomos passam dos hospedeiros vertebrados aos hospedeiros invertebrados e vice-versa.

Os principais recursos para a luta contra as tripanossomíases humanas da África são: a) busca e tratamento dos casos, b) quimioprofilaxia e c) luta antivetorial.

Busca e Tratamento dos Casos Positivos

A tripanossomíase gambiense é doença de evolução lenta, que permite ao paciente deslocar-se e seguir com suas atividades habituais durante muito tempo. O interesse em descobrir os casos o mais cedo possível é duplo:
- para o paciente, torna o tratamento mais suportável e seu resultado mais garantido;
- para a coletividade, visto que a parasitemia humana é sempre mais alta nos períodos iniciais da doença, o tratamento precoce reduz as fontes de infecção (para as glossinas) e, portanto, diminui a transmissão da tripanossomíase.

Esse objetivo só pode ser alcançado com a **busca ativa** dos casos e seu tratamento completo. Tal busca implica inquéritos sobre a população total das localidades das áreas endêmicas ou dos focos residuais.

Como a parasitemia pode ser muito baixa ou, mesmo, temporariamente negativa, sobretudo nas infecções por *T. b. gambiense*, a busca dos casos pode ser iniciada com os inquéritos sorológicos (aglutinação em cartão ou, no caso de *T. b. rhodesiense*, imunofluorescência) que, quando positivos, justificam a pesquisa persistente de tripanossomos no sangue, nos linfonodos ou no líquor.

Equipes especializadas e motorizadas devem estar preparadas para fazer, durante esses inquéritos prospectivos:

a) o diagnóstico clínico (estado geral, febre, pesquisa de adenopatias etc.) e o sorológico inicial (coleta de sangue em papel de filtro, p. ex.);

b) exame laboratorial (gota espessa de sangue, microcentrifugação, coleta de amostra para imunodiagnóstico etc.), repetindo os exames parasitológicos negativos, a curtos intervalos, se a sorologia tiver sido positiva;

c) nos casos de adenopatia: punção ganglionar e esfregaço corado ou exame a fresco;

d) confirmado o diagnóstico, hospitalizar, para que seja feito o tratamento de cada paciente de acordo com as normas recomendadas.

O trabalho dessas equipes (abordagem vertical) deve ser articulado com o dos serviços de saúde de base, onde os agentes locais dispõem de melhores condições para o acompanhamento dos casos e a mobilização da população em vista do controle (exames periódicos, instalação de armadilhas para glossinas etc.).

Nas zonas de tripanossomíase rhodesiense, os pacientes são mais motivados a procurar logo os serviços de saúde, devido à sintomatologia mais grave, o que torna a **pesquisa passiva** mais adequada e de custo mais baixo.

O mapeamento dos casos ajuda a localizar os focos de transmissão e a orientar as medidas de controle.

Quimioprofilaxia

Nas áreas com *T. b. rhodesiense*, ela é contra-indicada, por ser a dose utilizada para esse fim capaz de mascarar o período agudo da doença, isto é, aquele durante o qual o tratamento é mais fácil e mais eficaz. A dose profilática é geralmente incapaz de curar a infecção.

A quimioprofilaxia só se recomenda em áreas com a tripanossomíase do tipo gambiense, para as pessoas que se expõem ao risco de infecção por um tempo limitado.

A pentamidina deverá ser tomada em dose única de 4 mg/kg de peso corporal, por via intramuscular, a intervalos menores que seis meses. Essa droga é metabolizada no organismo e eliminada em poucos dias. Assim, seu efeito não é realmente profilático, como antes se supunha, mas sim curativo, provocando a lise dos tripanossomos sangüíneos, nas infecções inaparentes, e prevenindo a invasão do sistema nervoso central. Daí a necessidade de doses repetidas a intervalos relativamente curtos.

Pode-se usar também a suramina.

A quimioprofilaxia de massa foi utilizada, no passado, em zonas endêmicas a *T. b. gambiense* com bons resultados, por esterilizar ou reduzir a parasitemia dos pacientes assintomáticos e dificultar, assim, a contaminação das moscas.

Entretanto, não se deve promover a quimioprofilaxia de massa em uma localidade sem estar seguro de que:

1. Um inquérito preliminar, bem conduzido, demonstrou não haver na população caso algum de infecção ativa, que correria o risco de ser tratado com uma dose insuficiente para a cura.

2. Que a proteção medicamentosa irá beneficiar realmente toda a população, sendo o intervalo entre as doses não maior que seis meses.

Em certos casos, convém diagnosticar e tratar os animais domésticos, particularmente o gado, a fim de reduzir as fontes de infecção no peridomicílio.

Luta Antivetorial

Nas áreas de *T. b. gambiense*, o combate às moscas deve somar-se ao tratamento dos casos, como forma de reduzir consideravelmente ou interromper a transmissão.

Não se pretende erradicar as glossinas dos focos endêmicos, senão impedir sua participação na propagação do parasito, enquanto estiver em curso a esterilização ou a redução das fontes de infecção humana, pela quimioterapia.

Na luta contra as tripanossomíases de animais, o objetivo é a recuperação de grandes superfícies de pastagens; e, dado seu valor econômico (para o que se dispõe, em geral, de recursos financeiros importantes a investir), a erradicação das glossinas passa a entrar no rol das medidas programáveis.

Nas áreas de *T. b. rhodesiense*, o controle da doença deve ser feito em estreita colaboração com os projetos de desenvolvimento econômico do campo.

No passado, tentou-se eliminar as moscas tsé-tsé pelo abate das árvores e florestas. Além do custo elevado, este método traz consigo todos os inconvenientes do desflorestamento, inclusive a erosão dos terrenos e a redução dos recursos hídricos. Ele é hoje inaceitável.

O método de controle fundamental consiste na aplicação de inseticidas, por uma das técnicas seguintes:

1. **Tratamento de efeito residual** — Aplicação do inseticida com pulverizadores em concentração forte (2 a 3%), de modo que, durante ao menos dois meses, as moscas possam ser intoxicadas ao pousar sobre as folhas e troncos das árvores. Nesse prazo, todas as pupas devem ter eclodido e os insetos adultos entraram em contato com o inseticida.

2. **Tratamento de efeito imediato** — É realizado mediante aspersão do inseticida, que deve ser ativo em doses muito baixas, sob a forma de nebulização com gotículas extremamente finas (30 a 40 μm de diâmetro médio), para manter-se em suspensão no ar e entrar em contato com o corpo das glossinas diretamente.

O tratamento deve ser repetido cada 2 a 3 semanas, quatro ou cinco vezes, para agir sobre os insetos adultos que vão saindo da fase pupal. Por encontrar-se enterrada no solo, a pupa escapa ao efeito imediato do inseticida.

3. **Aplicação dos inseticidas** — As drogas usadas no passado foram: o DDT, o dieldrin e o endossulfan. Todas elas são compostos organoclorados, estáveis, e tóxicos para muitos outros pequenos animais, tendo sido abandonadas para se evitar a poluição ambiental e suas conseqüências.

Os piretróides sintéticos, como a **deltametrina** e a **cipermetrina**, são eficazes e, agora, os únicos utilizados. Aplicam-se tanto sob a forma de pós molháveis, como de emulsões concentradas ou de nebulizações muito finas (estas últimas ditas "de volume ultrabaixo" ou **ULV**, sigla extraída da expressão inglesa *ultra low volume*).

Os pós molháveis e emulsões devem ser aplicados ao nível do solo, sobre troncos e folhagens, até uma altura que varia de 0,60 a 1,50 metro, segundo a biologia das espécies de glossinas em causa, nos bosques e florestas-galerias, próximo dos cursos de água.

Nas savanas e também sobre as florestas-galerias, se a topografia do terreno o permitir, os inseticidas de ação residual podem ser aplicados por meio de avionetas ou de helicópteros, em aspersões ou em nebulizações ULV. Os de ação imediata teriam que ser aplicados muitas vezes, em curto prazo, o que torna os custos operacionais muito altos.

4. **Outras técnicas de controle** — Em algumas regiões, o uso de **armadilhas para glossinas**, bem como de **telas** de algodão/poliéster ou poliamida (de cores negra e azul-rei), impregnadas com deltametrina, tem-se mostrado eficaz durante 4 a 6 meses e muito econômico, substituindo as aspersões no solo.

Dispõe-se de diferentes modelos de armadilhas, adaptados à biologia de cada espécie, e que, colocadas em lugares estratégicos, depois da estação das chuvas, mostram-se altamente seletivas para as glossinas. Em uma floresta-galeria, coloca-se uma a cada 300 metros. Armadilhas e telas podem ter sua eficiência aumentada com substâncias químicas atrativas, mas que infelizmente não agem sobre as glossinas ribeirinhas.

As telas são menos eficientes que as armadilhas, porém mais baratas e mais fáceis de usar ou de manter impregnadas com inseticidas.

A luta biológica contra as moscas tsé-tsé tem sido tentada sem sucesso, nos últimos 50 anos, por vários meios, e por fim abandonada.

Realização de Programas de Controle

A formulação de um programa de luta eficiente contra as tripanossomíases africanas do homem exige, como condições preliminares:

a) Realização de um inquérito epidemiológico sobre a doença e seus vetores na área, feita por equipes multidisciplinares, com especialistas nos campos médico, entomológico e sociológico, de modo que se fique conhecendo perfeitamente a situação de partida. Esse inquérito é necessário tanto para o planejamento como para uma avaliação, posterior, das medidas aplicadas.

b) Fixação dos objetivos, a médio e a longo prazo, da luta contra a doença, bem como das ações necessárias para que tais objetivos sejam alcançados.

c) Elaboração do plano de ação e escolha dos métodos a empregar, considerando-se os recursos necessários e disponíveis para isso. A participação da comunidade é do mais alto interesse para o êxito da campanha.

Por ocasião da busca e tratamento dos casos, os doentes devem ser interrogados sobre suas atividades (locais de trabalho, itinerários seguidos, utilização de pontos de água, lugares de pesca, de caça etc.) para permitir um levantamento dos prováveis locais de transmissão.

Para conhecer os limites da área a tratar com inseticida, o entomologista deve proceder à identificação dos focos, calculando também as qualidades necessárias do produto químico a utilizar, segundo o método escolhido de aplicação.

O conhecimento dos lugares de reprodução das glossinas permite orientar as medidas de controle, inclusive a localização das armadilhas e telas, para eliminá-las assim que as moscas jovens deixem o pupário.

A campanha antivetorial deve começar no início da estação seca, para dispor de tempo suficiente para a cobertura completa da área. Ela deverá prosseguir, enquanto forem registrados casos novos da doença, sempre de forma intensiva, mas não muito prolongada, para que a participação da comunidade não decline, quando a densidade de glossinas tornar-se muito reduzida.

Os limites da zona sob controle serão protegidos, contra a reinvasão de glossinas, por faixas tratadas periodicamente com inseticidas.

25

Leishmania e Leishmaníases: Os Parasitos

INTRODUÇÃO
SISTEMÁTICA E PRINCIPAIS ESPÉCIES
   Subgênero Viannia
      Complexo "Leishmania braziliensis"
   Subgênero Leishmania
      Complexo "Leishmania mexicana"
      Complexo "Leishmania donovani"
   Leishmaníases cutâneas do Velho Mundo
CICLO BIOLÓGICO E FORMAS EVOLUTIVAS
   Nos hospedeiros vertebrados
   Nos hospedeiros invertebrados

FISIOLOGIA DOS PARASITOS
   Isolamento e cultura
   Nutrição e metabolismo
RELAÇÕES PARASITO-HOSPEDEIRO
   No hospedeiro não-imune
   No hospedeiro com imunidade
   Fatores genéticos
   Função dos macrófagos
HOSPEDEIROS INVERTEBRADOS
   Os flebotomíneos
   Evolução das leishmânias nos insetos

INTRODUÇÃO

A leishmaníase tegumentar constitui problema de saúde pública em 88 países de quatro continentes (Américas, Europa, África e Ásia) com registro anual de 1 a 1,5 milhão de casos.

Os parasitos do gênero *Leishmania* são agentes de **zoonoses** que infectam eventualmente a espécie humana nas regiões tropicais e subtropicais do Velho e do Novo Mundo, determinando doenças do **sistema fagocítico mononuclear (SFM)**. Mas em vista dessas doenças apresentarem características clínicas e epidemiológicas tão diversas, em cada área geográfica, foram consideradas entidades nosológicas distintas. Podemos reuni-las em quatro grupos:

1. Formas que produzem exclusivamente lesões cutâneas, ulcerosas ou não, porém limitadas — é a **leishmaníase cutânea**.

2. Formas que se complicam freqüentemente com o aparecimento de lesões destrutivas nas mucosas do nariz, boca e faringe — designadas, coletivamente, por **leishmaníase mucocutânea** ou **leishmaníase cutâneo-mucosa**.

3. Formas disseminadas cutâneas, que se apresentam em indivíduos anérgicos ou, tardiamente, em pacientes que haviam sido tratados de calazar — é a **leishmaníase cutânea difusa**.

4. Formas viscerais, em que os parasitos apresentam acentuado tropismo pelo SFM do baço, do fígado, da medula óssea e dos tecidos linfóides — é a **leishmaníase visceral** ou **calazar**.

A leishmaníase cutânea é doença relativamente benigna.

A mucocutânea pode causar lesões terrivelmente mutilantes do maciço facial, ao passo que a forma visceral acompanha-se de elevada mortalidade, quando não tratada. Os parasitos isolados de todos os casos são morfologicamente semelhantes mas não idênticos entre si (Fig. 25.1). As relações entre as formas clínicas e os agentes etiológicos possíveis, em cada caso, estão resumidas no mesmo quadro.

A leishmaníase tegumentar americana já havia sido retratada pelos ceramistas incas do Peru e Equador, no período pré-hispânico, e referida pelos primeiros colonizadores espanhóis, no século XVII. Em 1855, Cerqueira a relacionara clinicamente com o botão de Biskra, uma das muitas denominações da forma cutânea no Velho Mundo.

As primeiras observações e descrições de uma *Leishmania* foram feitas em fins do século XIX. Borovsky (1898) identificou-a em um paciente com a forma cutânea da doença, em Tachkent (Ásia Central). Leishman e Donovan, independentemente um do outro, e desconhecendo os trabalhos de Borovsky, redescreveram o parasito de um caso de cala-

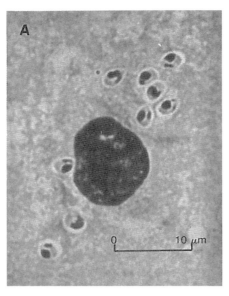 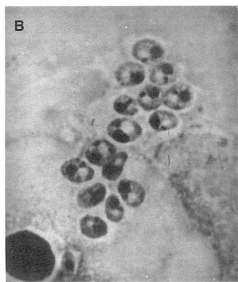

Fig. 25.1 Formas amastigotas de *Leishmania* em esfregaços coradas pelo método de Giemsa. A. *Leishmania braziliensis*. B. *Leishmania amazonensis*. Notar as diferenças de tamanho e de outros aspectos morfológicos. (Fotos originais cedidas pelos Drs. R. Lainson e J.J. Shaw, Wellcome Parasitology Unit, Instituto Evandro Chagas, Belém, Pará.)

zar indiano, em 1903. Ross, nesse mesmo ano, denominou-o *Leishmania donovani*.

Ainda em 1903, Wright chamou de *Leishmania tropica* ao parasito isolado de criança armênia, com leishmaníase cutânea, que ele examinara em Boston (EUA).

Mas foi somente em 1909 que Lindenberg, por um lado, e Carini & Paranhos, por outro, demonstraram a presença dos parasitos nas lesões de pacientes brasileiros. Gaspar Vianna deu-lhe o nome de *Leishmania braziliensis* e, em 1912, descobriu a ação curativa do tártaro emético, mudando definitivamente a sorte dos pacientes com leishmaníase no mundo todo.

A participação de insetos — dípteros flebotomíneos — na transmissão da infecção foi descrita por Cerqueira (1920) e por Aragão (1922), que a comprovou experimentalmente.

Ainda que estas doenças ocorram geralmente de forma endêmica em muitos países do Velho e do Novo Mundo, a leishmaníase visceral ou **calazar** tem produzido grandes surtos epidêmicos na Índia. Entre 1890 e 1900, os casos foram tantos que vilas inteiras se despovoaram em Assam.

Em 1917, começou nova onda, tendo alcançado seu máximo em 1925, para reaparecer em 1931. Em 1937, produziu-se outra onda epidêmica em Bihar, também na Índia, e, em 1977, ocorreram 70 mil casos com 7% de óbitos (em 4 distritos) e, talvez, um milhão de casos em toda essa província indiana.

Na África, uma epidemia teve lugar no Quênia, nos anos 1953-1954, com mais de 3.000 casos.

No Sudão Oriental, entre 1989 e 1994, haviam sido registrados 100 mil óbitos e, desde setembro de 1997, uma média de 700 casos novos por mês eram referidos.

Em 1935 e nos anos seguintes, durante um surto epidêmico ocorrido no Estado do Ceará (Brasil), puderam ser diagnosticados mais de 800 casos.

Fortemente reduzida durante as campanhas de dedetização antimalárica, a incidência das leishmaníases urbanas ou periurbanas voltou a elevar-se desde que cessou a aplicação de inseticidas nas áreas endêmicas.

Desde 1993, tornou-se evidente que as leishmaníases são zoonoses muito mais prevalentes que suspeitado anteriormente, e com tendência a aumentar sua incidência. Em muitos países, o desflorestamento, as obras de represamento hidráulico e irrigação, o desenvolvimento agrícola, as migrações para áreas novas e a urbanização precária, assim como o aparecimento do vírus HIV, aumentaram o risco de infecções por leishmânias e sua extensão geográfica.

Por outro lado, elas aumentaram a suscetibilidade ao vírus HIV da síndrome da imunodeficiência adquirida (ou AIDS). A interação observada nas infecções duplas (HIV-leishmaníase visceral) conduz, em geral, a um agravamento de ambas as infecções.

Segundo o Relatório Mundial de Saúde da OMS (1998), a prevalência estimada das leishmaníases no mundo, em 1997, era da ordem de 12 milhões de casos; a incidência anual seria de 2 milhões (1,5 milhão de formas cutâneas e 500 mil casos de calazar que determinaram cerca de 80 mil óbitos naquele ano).

Sob a denominação de **leishmaníase tegumentar americana** (LTA), abrangendo as leishmaníases cutâneas e as mucocutâneas do Brasil, a Secretaria de Vigilância Epidemiológica do Ministério da Saúde registrou, no período de 1987 a 2004, a ocorrência média anual de 27.738 casos de LTA, apresentando coeficientes de detecção que oscilavam entre 13,47 e 22,94 por 100.000 habitantes.

Ao longo desse período observou-se uma tendência ao crescimento da endemia com os coeficientes mais altos nos anos 1994 e 1995, quando atingiram níveis de 22,83 e 22,94 por 100.000 habitantes, respectivamente.

Em 2004, os casos registrados foram cerca de 30.000, dos quais 73% em pessoas do sexo masculino. Em 91% deles a tes de detecção por 100.000 habitantes na Região Norte (97,53), na Região Centro-Oeste (36,0) e na região Nordeste (17,11).

SISTEMÁTICA E PRINCIPAIS ESPÉCIES

Os agentes causais das leishmaníases humanas são protozoários da divisão **Kinetoplastea** (ordem **Kinetoplastida**, família **Trypanosomatidae**) e gênero *Leishmania* (ver o Cap. 9).

Caracteriza-se, este gênero, por apresentar apenas duas formas durante seu ciclo vital:

a) Forma **amastigota**, quando é parasito intracelular em tecidos de hospedeiros vertebrados (Fig. 25.2, *A*).

b) Forma **promastigota**, quando se desenvolve no tubo digestivo de hospedeiros invertebrados (flebotomíneos), bem como em meios de cultura (Fig. 25.2, *B*).

Por parasitarem o homem e outros mamíferos, as espécies do gênero *Leishmania* distinguem-se dos membros de gêneros afins — *Leptomonas*, *Phytomonas*, *Crithidia* e *Endotripanum* — que são em geral parasitos de invertebrados ou destes e de plantas. Estudos de filogenia molecular mostram que se distanciam mais dos *Trypanosomas*, mas, por muitas de suas características morfológicas e biológicas, aproximam-se de *Trypanosoma cruzi*.

A classificação e a nomenclatura das leishmânias oferecem algumas dificuldades porque, devido ao tipo de reprodução que apresentam, a taxa de modificações genéticas é baixa ou nula; mas, sendo as espécies morfologicamente muito parecidas (por vezes indistinguíveis), causam doenças com características clínicas e epidemiológicas tão diferentes e tão peculiares que não se pode atribuir sua etiologia a um mesmo agente patogênico (ver o Quadro 25.1).

Para identificar as diferentes estirpes isoladas, tem sido elaborada uma classificação compreendendo subgêneros, "complexos", espécies e subespécies.

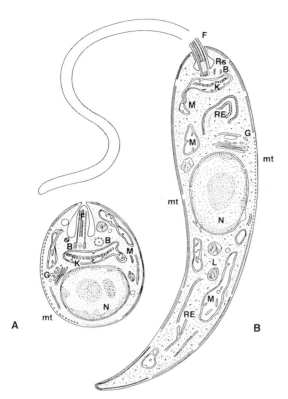

Fig. 25.2 Representação esquemática da ultra-estrutura das diferentes fases evolutivas de uma *Leishmania*. *A*. Forma amastigota. *B*. Forma promastigota. As letras têm a mesma significação que as das Figs. 21.5 e 21.6.

idade era superior a 10 anos. A maioria (94%) correspondia a casos de leishmaníase cutânea.

Geograficamente, as zonas endêmicas, que no início da década de 80 encontravam-se em 20 estados, agora são encontráveis em todos os estados brasileiros, registrando-se os maiores coeficien-

QUADRO 25.1 Leishmaníases do Novo Mundo, seus agentes etiológicos e distribuição geográfica (modificado de Marzochi *et al.*, 1999)

Espécies de *Leishmania*	Lesões causadas no homem	Distribuição geográfica
L. (V.) braziliensis	Cutâneas e mucosas	América Central e do Sul, até o norte da Argentina
L. (V.) peruviana	Predominantemente cutâneas	Altos vales andinos e encosta ocidental dos Andes
L. (V.) guyanensis	" "	Países do noroeste e norte da América do Sul, até o rio Amazonas
L. (V.) panamensis	" "	América Central e costa pacífica da América do Sul
L. (V.) lainsoni	Casos raros, com lesões cutâneas	Norte do Estado do Pará
L. (V.) shawi	" "	Região Amazônica
L. (V.) naiffi	" "	Região Amazônica
L. (L.) mexicana	Cutâneas e, eventualmente, cutâneo-difusas	México e América Central
L. (L.) amazonensis	" "	América Central e norte, nordeste e sul do Brasil
L. (L.) pifanoi	" "	Venezuela
L. (L.) venezuelensis	Cutâneas	Venezuela
L. (L.) infantum [= *L. (L.) chagasi*]	Lesões viscerais (calazar)	Do sul do México ao norte da Argentina, com predominância no Nordeste Brasileiro

Nota: Outras espécies da América do Sul, como *L. colombiensis*, *L. equatoriensis*, *L. enriettii*, *L. hertig*, *L. deanei*, *L. aristidesi*, *L. garnhami* e *L. forattini*, foram descritas até agora apenas em animais silvestres.

A maioria dos autores concorda quanto à identificação das espécies patogênicas para o homem, alguns nomes tendo sido postos na sinonímia.

Os parasitos que, nas Américas, não apresentam tendência à visceralização foram reunidos em grupos naturais, denominados **"complexos"**.

Porém, tanto esses "complexos", "seções", "grupos de espécies", como os subgêneros propostos, estão sujeitos a controvérsias e podem ser deixados de lado, como não essenciais à taxonomia.

As maiores divergências estão na caracterização das espécies e subespécies dos parasitos identificados, isto é, no emprego de terminologias binominais ou trinominais. Mas, desde que as entidades biológicas são geralmente admitidas, a questão de saber se elas representam efetivamente espécies ou subespécies tem pouca importância prática. Atualmente, aceita-se como razoável classificar as leishmânias que atacam o homem em complexos fenotípicos, agrupados em dois subgêneros (Fig. 25.1): *Viannia* e *Leishmania*.

Subgênero *Viannia*

COMPLEXO *"LEISHMANIA BRAZILIENSIS"*

Os parasitos intracelulares têm tamanho relativamente pequeno (em torno de 2-4 µm, no maior diâmetro da forma amastigota) e distribuição limitada à Região Neotropical. Não apresentam tropismo visceral. As lesões no homem podem ser simples ou múltiplas, com caráter extensivo e tendência a produzir metástases. Os parasitos não costumam ser abundantes nas lesões e crescem pobremente em meios de cultura. Nos insetos, crescem tanto no intestino anterior e médio, como no posterior. A doença que determina constitui a **leishmaníase tegumentar americana** (Fig. 25.3).

Os membros do complexo são considerados, por alguns autores, como subespécies de *Leishmania braziliensis* e, por outros, como espécies independentes:

Leishmania (Viannia) braziliensis. Apresenta ampla distribuição no Brasil, Venezuela, Guiana Francesa, América Central e nas áreas florestais dos Andes, caracterizando-se por formar úlceras cutâneas (raramente múltiplas), expansivas e persistentes, muitas vezes acompanhadas de lesões nasofaringianas destrutivas e desfigurantes. A doença recebe os nomes de leishmaníase mucocutânea ou cutâneo-mucosa, espúndia, úlcera de Bauru e ferida brava.

Leishmania (Viannia) guyanensis. Ocupa territórios da Venezuela, Guiana, Suriname, Guiana Francesa e Brasil (na calha norte do Vale Amazônico). Os que a consideram uma subespécie dizem: *L. braziliensis guyanensis*. Causa ulcerações simples ou (mais freqüentemente) múltiplas, com metástases ao longo dos trajetos linfáticos; mas divergem os autores quanto à possibilidade de ela atingir as mucosas. Seus nomes locais são: *"pians bois"* (na Guiana Francesa) e *"bosch-yaws"* (no Suriname).

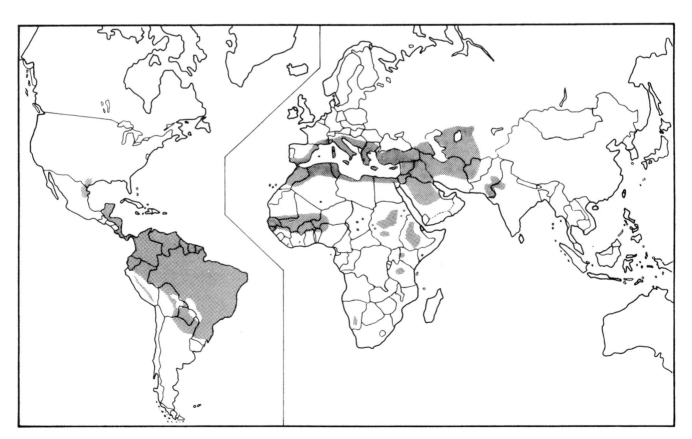

Fig. 25.3 Distribuição geográfica das zonas endêmicas de leishmaníases cutâneas e mucocutâneas, no mundo. Os pontos indicam a existência de casos esporádicos. Segundo *OMS Série de Informes Técnicos*, nº 701, 1984.

Leishmania (Viannia) panamensis. É encontrada no Panamá, mas provavelmente deve ocupar outras áreas centro-americanas ou para o sul do continente. Produz lesões únicas ou pouco numerosas e metástases nodulares ao longo dos vasos linfáticos, mas também se propaga às mucosas. Como subespécie de *L. braziliensis*, seu nome seria *L. braziliensis panamensis*.

Leishmania (Viannia) peruviana. É o agente causal da *"uta"*, que se distingue das demais leishmaníases americanas por encontrar-se longe das áreas florestais, em vales muito elevados e secos das vertentes ocidentais dos Andes, na Bolívia, Peru, Equador, Colômbia e Venezuela. O cão doméstico é o reservatório do parasito. Os transmissores são *Lutzomyia peruensis* e talvez outros flebotomíneos.

Clínica e epidemiologicamente a uta lembra a leishmaníase cutânea do Médio Oriente, porém os estudos sobre o parasito ainda não permitem classificá-lo adequadamente. Há quem o inclua no complexo *"braziliensis"*. Outros mantêm-no como espécie isolada.

Outras *Leishmanias*. Diversas espécies do subgênero *Viannia* têm sido isoladas recentemente de animais silvestres, na Região Amazônica e países vizinhos, mas que nunca ou raramente infectam o homem, como *L. lainsoni*, *L. shawi*, *L. naifi*, *L. colombiensis* e *L. equatoriensis*.

Subgênero *Leishmania*

COMPLEXO *"LEISHMANIA MEXICANA"*

Na fase amastigota, os parasitos são maiores e medem cerca de 3-6 μm de comprimento (Figs. 25.4 e 25.5). Os flagelados crescem rapidamente nos meios de cultura e no hamster, produzindo neste animal lesões ricas de parasitos, as quais dão metástases. No tubo digestivo dos insetos colonizam somente no intestino anterior e médio.

No homem, as lesões localizam-se na pele e são benignas, pois não costumam causar metástases nasofaringianas. Os reservatórios animais compreendem roedores e marsupiais (*Didelphis*) que apresentam lesões muito discretas, principalmente na cauda. Os flebotomíneos do grupo *Lutzomyia intermedia* (particularmente *Lutzomyia olmeca olmeca* e *Lutzomyia flaviscutellata*) são os insetos vetores.

Parece que vários tipos de *Leishmania mexicana* integram este complexo, na Região Neotropical e na planície litorânea do Golfo do México, ainda que apenas as duas primeiras, a seguir relacionadas, estejam bem caracterizadas:

Leishmania (Leishmania) mexicana. Encontra-se no México, Guatemala e Belise, como uma zoonose florestal. Causa úlceras benignas da pele, geralmente únicas e com tendência para a cura espontânea. Com freqüência (em 60% dos casos), produz ulcerações nas orelhas, que costumam ter um curso crônico. Naqueles países a doença é conhecida por *"úlcera de los chicleros"* e por *"bay sore"* (em Belise). Como subespécie é *L. mexicana mexicana*.

Leishmania (Leishmania) pifanoi. Esta espécie ou subespécie (*L. mexicana pifanoi*) tem sido isolada de alguns casos com leishmaníase cutâneo-difusa, na Venezuela.

Leishmania (Leishmania) amazonensis. Ou *L. mexicana amazonensis*, é peculiar à Bacia Amazônica, sendo encontrada nas Regiões Nordeste, Centro-Oeste e Sudeste do Brasil, mas tem sido referida igualmente em Trinidad (Antilhas), Colômbia

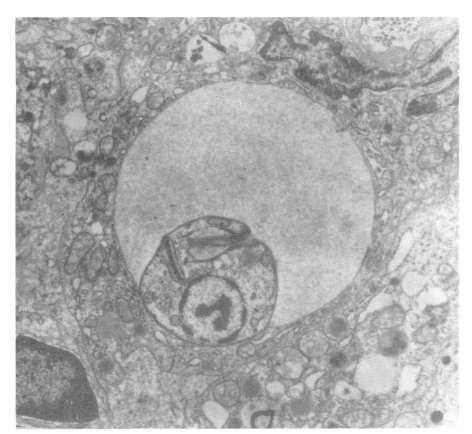

Fig. 25.4 *Leishmania mexicana.* Forma amastigota no interior de um vacúolo parasitóforo, onde se destacam o núcleo, o cinetoplasto e o flagelo contido no bolso flagelar; o parasito está aderido à membrana do vacúolo do macrófago sobre um terço de seu contorno. Material de lesão experimental, na pata do hamster. (24.000 aumentos; original de R. Milder, Dep. de Parasitologia, USP, São Paulo.)

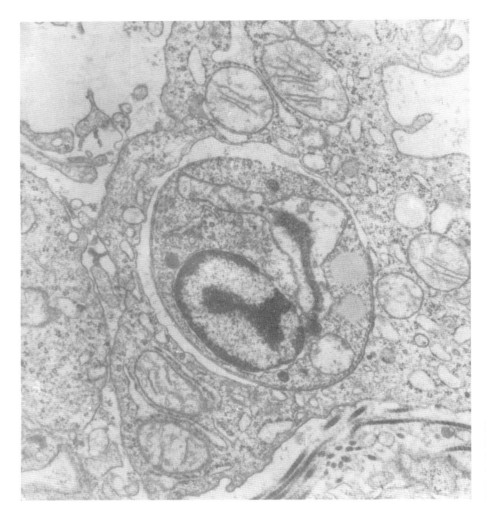

Fig. 25.5 *Leishmania mexicana*. Parasito no interior do vacúolo de um macrófago, como na figura anterior. Notar a continuidade entre o cinetoplasto, onde se encontra o kDNA, e a mitocôndria do flagelado. (48.000 aumentos; original de R. Milder.)

e Panamá. Ela é, a muitos propósitos, semelhante senão idêntica a *L. pifanoi*.

Raramente a infecção atinge o homem, pois é uma zoonose de pequenos roedores silvestres. Porém, quando o faz, produz lesões cutâneas únicas ou em pequeno número, que poucas vezes se curam espontaneamente. Habitualmente, não dá metástases mucosas, estando muito relacionada com a leishmaníase cutâneo-difusa ou forma disseminada (anérgica) da doença, em indivíduos com deficiência inata da resposta imune.

Leishmania (Leishmania) venezuelensis. Designada também como *L. mexicana venezuelensis*, ela causa lesões nodulares indolores e geralmente únicas.

Leishmania (Leishmania) garnhami. Causa lesões únicas ou múltiplas, que costumam curar-se naturalmente em seis meses. Ela é designada em muitas publicações como *L. mexicana garnhami*.

COMPLEXO "LEISHMANIA DONOVANI"

Os parasitos são de pequeno tamanho (amastigotas com cerca de 2,1 µm de diâmetro) e mostram forte tendência a invadir as vísceras, localizando-se de preferência no sistema macrofágico do baço, do fígado, da medula óssea e dos órgãos linfóides. Os vetores são dípteros psicodídeos dos gêneros *Lutzomyia* (nas Américas) e *Phlebotomus* (no Velho Mundo: Regiões Paleártica, Etiópica e Oriental). Alguns autores propõem como membros deste complexo as espécies seguintes:

Leishmania (Leishmania) donovani. Encontra-se em países asiáticos, principalmente na Índia, Paquistão e Bangladesh, bem como em países da África Oriental (Fig. 29.4). Infecta indivíduos adultos e é transmitida de homem a homem pelos *Phlebotomus*. A doença chama-se **leishmaníase visceral** ou calazar indiano.

Leishmania (Leishmania) infantum. Infecta sobretudo as crianças, em áreas do Mediterrâneo, África Oriental, Próximo Oriente, Norte da Ásia e da China. Os cães das zonas endêmicas encontram-se parasitados, atuando como reservatórios para a infecção dos *Phlebotomus*. A doença é o **calazar infantil**.

A leishmaníase visceral das Américas (ou **calazar americano**) ataca tanto crianças como adultos, sendo transmitida por psicodídeos do gênero *Lutzomyia* (Fig. 29.5). O cão doméstico, canídeos silvestres e mesmo alguns gambás já foram encontrados com infecção natural (ver Pranchas).

Sua etiologia tem sido atribuída por diferentes autores seja à ***Leishmania (Leishmania) infantum***, trazida da Região Mediterrânea por cães infectados (assintomáticos ou em período de incubação, que pode chegar a dois anos) e que acompanhavam os imigrantes europeus, seja à ***Leishmania (Leishmania) chagasi***, nome criado na suposição de tratar-se de espécie dis-

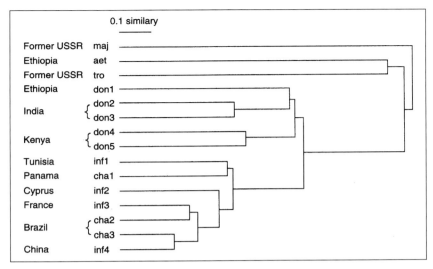

Fig. 25.6 Relações cladísticas entre diversas cepas e espécies do complexo *Leishmania donovani* (*major, aethiopica, tropica, donovani, infantum* e *chagasi*), ilustradas com métodos de PCR-RAPD (*random amplification of polymorphic DNA*), análise seqüencial do DNA da protease de superfície (gp63) e hibridização com sonda de DNA (Lmet9). Esses estudos apontam para a identidade específica entre *L. infantum* e *L. chagasi*. (Adaptada de I. L. Maurício, *Parasitology Today*, **16**:188-9, 2000.)

tinta, existente no Continente Americano antes da colonização européia.

Não há evidências de ter existido calazar nas Américas antes da chegada desses imigrantes. Por outro lado, as pesquisas recentes (Maurício, 1999 e 2000), baseadas em estudos com métodos enzimáticos e genéticos, mostram que as diferenças entre amostras de *L. infantum* e de *L. chagasi* de diversas procedências são tão restritas que não permitem diferenciá-las (Fig. 25.6). Sinal de separação geográfica recente.

Assim sendo, o nome *"Leishmania chagasi"* passa a ser sinônimo de **Leishmania infantum**, como já haviam proposto muitos dos autores que tinham anteriormente estudado o assunto.

Leishmaníases Cutâneas do Velho Mundo

Os parasitos responsáveis por estas formas produzem infecções que ficam limitadas à pele, não dando origem a metástases mucosas nem invadindo as vísceras dos pacientes. Eles pertencem ao subgênero *Leishmania*.

Conhecem-se duas espécies: *L. tropica* e *L. major*, cujos vetores principais são *Phlebotomus papatasi* e *Phlebotomus sergenti*, na Bacia do Mediterrâneo e na Ásia. Na África, há uma terceira espécie: *L. aethiopica*.

***Leishmania (Leishmania) tropica*.** Produz a forma seca da leishmaníase cutânea, que é uma antroponose predominantemente urbana e de evolução crônica. Encontra-se em toda a Bacia do Mediterrâneo, Próximo e Médio Oriente, Ásia Central, Paquistão e Índia.

A doença recebe denominações regionais, sendo conhecida por "botão do Oriente", úlcera ou botão de Biskra (Argélia), de Gafsa (Tunísia), de Bagdá (Iraque) etc.

Não há reservatórios animais conhecidos para esta espécie que anteriormente era conhecida como *Leishmania tropica minor* (hoje, um nome relegado à sinonímia).

***Leishmania (Leishmania) major*.** Outrora denominada *L. tropica major*, constitui o agente de uma zoonose com distribuição rural. Os parasitos são grandes, na fase amastigota (3,2 μm de diâmetro).

Encontra-se na Ásia Central, Índia e Paquistão, assim como no Médio Oriente, Norte da África e Região do Sahel.

Os reservatórios naturais são roedores dos gêneros *Rhombomys*, *Meriones* e outros, que vivem nos climas desérticos das regiões endêmicas. Esta espécie é responsável por infecções humanas que produzem ulcerações úmidas, de evolução rápida: a leishmaníase cutânea do deserto.

***Leishmania (Leishmania) aethiopica*.** Causa também uma zoonose tendo como reservatório um mamífero do gênero *Hyrax* e, como vetores, espécies locais do gênero *Phlebotomus*, em Quênia, Etiópia e Namíbia.

CICLO BIOLÓGICO E FORMAS EVOLUTIVAS

Nos Hospedeiros Vertebrados

Por suas dimensões (geralmente 2 a 6 μm de comprimento por 1,5 a 3 μm de largura), a forma aflagelada encontra-se entre os protozoários de menor tamanho que parasitam o homem.

Seu hábitat é constituído pelos vacúolos digestivos (ou fagossomos) de **macrófagos** que fagocitam os parasitos mais ou menos rapidamente: em 5 a 60 minutos, se as leishmânias são inoculadas na cavidade peritoneal do hamster (Fig. 25.4).

Aí, o **amastigota** caracteriza-se por apresentar um citossomo levemente achatado e de contorno ovóide, por vezes elíptico ou fusiforme, mostrando poucas estruturas internas, quando fixado e corado pelos métodos derivados do Romanovsky (Giemsa, Leishman etc.).

Corado em azul, o citossomo contrasta com o núcleo excêntrico, que se cora em vermelho. Metade ou dois terços do corpo celular podem estar ocupados pelo núcleo arredondado. A estrutura deste mostra-se compacta, quando o corante empregado for Giemsa, por exemplo, mas apresenta-se vesiculoso, com cromatina junto à delicada membrana nuclear e um endossomo central, se a coloração for pela hematoxilina.

Situado para diante do núcleo, quase sempre tangente a ele, encontra-se o cinetoplasto, de aspecto baciliforme, reto ou curvo, corando-se em violeta pela técnica de Giemsa. Sua forma, em verdade, é a de um disco convexo-côncavo, visto de perfil. Em geral, o blefaroplasto e o curto flagelo intracelular não são visíveis nessas preparações.

Examinado ao microscópio eletrônico, o parasito mostra seu limite externo formado pela membrana celular unitária, sob a qual encontram-se microtúbulos dispostos de forma regular e eqüidistantes uns dos outros. O número de microtúbulos é da ordem de 100 a 120, em *L. donovani*, e de 150 a 200, em *L. mexicana* (Fig. 25.5).

Na região anterior do corpo celular há uma invaginação da membrana, o bolso flagelar, onde se aloja o flagelo (Figs. 25.2, A e 25.4).

Sob a membrana que forra esse bolso e o flagelo não há microtúbulos, mas em suas proximidades encontram-se numerosas estruturas saculares e tubulares, entre as quais a vesícula pulsátil que esvazia seu conteúdo para dentro do bolso flagelar.

Flagelo, blefaroplasto e cinetoplasto apresentam a ultra-estrutura já descrita no Cap. 23. Quanto à mitocôndria, provida de septos internos irregulares e pouco numerosos, mostra continuidade com a parede do cinetoplasto (Fig. 25.5). O retículo endoplásmico é pouco abundante. O aparelho de Golgi, as vesículas e outras formações citoplásmicas não apresentam particularidades dignas de nota. Uma citofaringe muito longa é vista em algumas espécies de *Leishmania*, como a *L. donovani*, com trajeto circular, que percorre quase todo o citossomo. O núcleo contém geralmente dois nucléolos e abundante material granuloso forrando a membrana nuclear.

As leishmânias reproduzem-se por divisão binária simples, longitudinal, notando-se primeiro a divisão do cinetoplasto em dois (um dos quais conserva o flagelo antigo e o outro produz nova estrutura flagelar); segue-se a divisão do núcleo e, por fim, a do citossomo, que progride no sentido ântero-posterior (Fig. 20.10).

Desse modo, o número de parasitos vai crescendo, no interior do macrófago parasitado, até que, por sua quantidade e pela destruição citoplásmica produzida na célula hospedeira, rompe-se a membrana desta e os flagelados são liberados no meio intercelular, para serem logo fagocitados por outros macrófagos.

Nos Hospedeiros Invertebrados

Quando o inseto vetor, sempre um flebotomíneo (dos gêneros *Phlebotomus* ou *Lutzomyia*), pica o indivíduo ou o animal parasitado, retira com o sangue ou com a linfa intersticial as leishmânias, que passarão a evoluir no interior de seu tubo digestivo.

Aqui, como nos meios de cultura, as formas **amastigotas** tornam-se nitidamente flageladas, passando a **promastigotas**.

O citossomo alonga-se, assume aspecto fusiforme ou piriforme, com a extremidade anterior mais arredondada e a posterior mais fina. Alcança, então, dimensões entre 14 e 20 µm de comprimento por 1,5 a 4 µm de largura. O corpo flexível movimenta-se, tracionado pelo comprido flagelo que emerge da extremidade anterior.

O núcleo fica situado no terço médio da célula, e o cinetoplasto, em posição mais anterior, apresentando (de perfil) o aspecto de pequeno bastonete curvo.

Em meios de cultura, pôde-se constatar que as formas amastigotas diferenciam-se em promastigotas algumas horas depois de semeadas. As modificações observadas na ultra-estrutura são:
- alongamento do flagelo;
- estrutura mais frouxa dos filamentos de kDNA dentro do cinetoplasto, que conserva o aspecto geral exibido na forma amastigota;
- desenvolvimento da mitocôndria que parece expandir-se a partir da parede do cinetoplasto;
- núcleo maior, aparelho de Golgi mais evidente e retículo endoplásmico mais abundante.

Em cerca de 12 a 23 horas, quase todos os parasitos completam sua transformação morfogenética.

No intestino dos flebotomíneos encontramos formas variadas, desde as amastigotas típicas, passando por esferomastigotas e por organismos piriformes ou fusiformes, até alcançarem a configuração promastigota, com elementos ora mais grossos ora mais delgados e longos; estes com ativos movimentos flagelares. Também se descrevem aí formas ditas **paramastigotas**, que são geralmente ovais e mais curtas que os promastigotas, com cinetoplasto localizado ao lado do núcleo e flagelo curto. No subgênero *Viannia*, essas formas aderem ao epitélio do intestino posterior do inseto vetor por meio de desmossomos. No subgênero *Leishmania*, observam-se, com freqüência, paramastigotas presos ao epitélio do intestino anterior de flebotomíneos com infecção exuberante.

Entretanto, as formas promastigotas são as que predominam no intestino do inseto, pois é nessa fase que ocorre intensa atividade multiplicadora. Ainda que as divisões sejam sempre binárias e completas, os parasitos permanecem freqüentemente agrupados, formando aglomerados com aspecto de rosáceas.

Aumentando consideravelmente em número, os flagelados invadem as porções anteriores do estômago e o proventrículo do flebotomíneo, onde a multiplicação parasitária pode determinar uma obstrução mecânica ou dificultar a ingestão de sangue, pelo inseto, quando este tentar de novo alimentar-se. O inseto faminto é assim levado a picar e a sugar muitas vezes e, eventualmente, a atacar muitas pessoas ou animais.

Depois de cada esforço por ingerir sangue, os músculos encarregados da sucção relaxam e causam a regurgitação do material aspirado, de mistura com muitos flagelados (promastigotas, em geral). Fica assegurada assim a inoculação das formas infectantes em um novo hospedeiro vertebrado.

Na pele do vertebrado (homem, p. ex.), ao serem fagocitados pelos macrófagos e retornarem à forma amastigota intracelular, completa-se o ciclo vital heteroxeno dos parasitos e sua propagação a novos indivíduos suscetíveis.

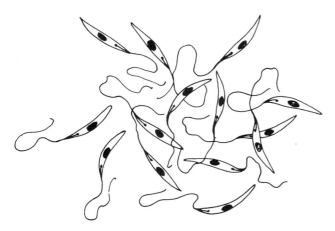

Fig. 25.7 Formas promastigotas de *Leishmania*, que se encontram no intestino médio de flebotomíneos.

FISIOLOGIA DOS PARASITOS

Isolamento e Cultura

Na maioria das infecções naturais, sobretudo de animais silvestres, a densidade parasitária é baixa, dificultando o encontro dos parasitos. Por conseguinte, para detectar uma infecção, costuma-se recorrer a um dos dois métodos seguintes:
- a incubação do material suspeito (tecido etc.) em um meio de cultura adequado; ou
- inoculação do tecido (devidamente triturado) em animais de laboratório muito suscetíveis, como o hamster (*Mesocricetus auratus*).

Leishmania mexicana e *L. major* cultivam-se facilmente. Mas os isolamentos que se supõe serem de *L. braziliensis* crescem mal e, com freqüência, acabam sendo perdidos, devido à inadequação de todos os meios experimentais utilizados até o presente.

Meios de cultura não-celulares, dos quais o mais antigo e mais empregado é o de Novy-MacNeal-Nicolle (conhecido como "meio de NNN"), são utilizados nos laboratórios para as leishmânias que aí se cultivam bem. O de NNN compõe-se de uma base sólida, que contém ágar e sangue desfibrinado, mais uma fase líquida, que pode ser a solução fisiológica ou, simplesmente, a água de condensação que se acumula durante a preparação do meio. O parasito cresce na fase líquida, as temperaturas mais adequadas estando compreendidas entre 22 e 28°C.

O crescimento processa-se em condições aeróbias, podendo-se encontrar no meio todas as formas que foram descritas no intestino dos flebotomíneos, isto é:

1 — organismos fusiformes curtos e flagelados, que se movimentam pouco e se encontram em ativa reprodução. Eles permanecem agrupados em rosáceas, com as extremidades flagelares voltadas para o centro. Esses promastigotas constituem a maioria da população celular e caracterizam a **fase de crescimento exponencial**;

2 — indivíduos fusiformes e longos, alguns bastante delgados, com flagelo também muito longo, que se movimentam rapidamente e quase não mostram sinais de divisão (**fase de estabilização da cultura**);

3 — esferomastigotas com flagelo pequeno, que permanecem imóveis ou muito pouco ativos (caracterizam a **fase de declínio**);

4 — amastigotas pequenos e grandes (que se apresentam na **fase de exaustão** ou em temperatura elevada);

As leishmânias dividem-se a intervalos regulares que variam, segundo as espécies, entre 9 e 25 horas.

Tanto a rapidez de crescimento quanto a densidade parasitária final dependem muito da espécie, da subespécie ou da linhagem que está sendo estudada, assim como do tempo durante o qual os parasitos vêm sendo mantidos no laboratório, em meio de cultura, bem como da composição desse meio.

A elevação da temperatura, até 32°C, acelera o processo. O tamanho dos parasitos modifica-se também, tendo cada espécie sua temperatura ótima de crescimento.

A curva de crescimento costuma atingir seu máximo por volta dos 15 a 20 dias, mas as diversas espécies de *Leishmania* mostram ligeiras diferenças de cultivo.

L. donovani é a que cresce mais lentamente, produzindo aglomerados entrelaçados, sem formar filme na superfície.

L. tropica não oferece dificuldades. Ela é de crescimento mais rápido, dando pequenas rosetas e um aspecto finamente granuloso à superfície do líquido de cultura.

L. braziliensis requer condições especiais para ser cultivada, como o emprego do meio NNN tendo por fase líquida o LIT (meio que deriva seu nome da composição, em inglês: *liver infusion tryptose*). Ela pode adaptar-se e crescer em meios de cultura para células de insetos ou de mamíferos (meios de Grace ou de Schneider) adicionados de 20% de soro fetal bovino.

Esses meios são adequados também para *L. mexicana* e para *L. amazonensis*.

Para estudos de nutrição e de atividade bioquímica, bem como para a produção de material antigênico adequado, Steiger & Steiger (1976) desenvolveram um meio de cultura de composição definida (meio RE 1) para *L. donovani* e *L. braziliensis*.

As leishmânias podem ser cultivadas em células de cultura de tecidos, onde crescem como parasitos intracelulares, sob a forma amastigota. Depois da segunda semana, as leishmânias abandonam as células destruídas e passam a constituir aglomerados de promastigotas livres. Obtêm-se culturas, também, em ovo de galinha embrionado.

Nutrição e Metabolismo

Dentro da família *Trypanosomatidae*, que se caracteriza por certo grau de homogeneidade, as espécies apresentam algumas particularidades nutricionais comuns a todas, mas também outras exigências específicas que podem ser restritas até mesmo a determinadas linhagens.

Os conhecimentos disponíveis referem-se às formas de cultura.

Na fase promastigota, as leishmânias são organismos aeróbios estritos, mas podem adaptar-se com facilidade a condições de baixa tensão de oxigênio.

Do mesmo modo que outros tripanossomatídeos, exigem hematina como fator de crescimento, indispensável para a construção de seu equipamento respiratório, onde os citocromos (com ferro-porfirinas) exercem função importante como transportadores de elétrons.

Na fase amastigota, as leishmânias carecem de sistema citocromo. Seu metabolismo passa a ser essencialmente anaeróbio. Concordando com isso, registra-se elevada atividade da desidrogenase lática, que participa do mecanismo de reoxidação do NADH, durante a glicólise (ver o Cap. 1).

Semeadas em meio de cultura, na temperatura ambiente, observa-se que a transformação amastigota-promastigota acompanha-se do desaparecimento da atividade da desidrogenase lática e aparecimento das porfirinas (heme) dos citocromos, além das alterações morfológicas descritas.

O ácido ascórbico é exigido por *L. donovani*, por *L. braziliensis* e por algumas linhagens de *L. tropica*.

Outros fatores ainda não determinados encontram-se no soro sangüíneo e são indispensáveis para o crescimento dos parasitos em meios de cultura. Hematina, ácido ascórbico e esses fatores não determinados encontram-se todos no sangue, razão pela qual a maioria dos meios utilizados o contém em sua composição.

Para o isolamento de *L. donovani* e de *L. braziliensis*, em meio de composição conhecida, antes referido (meio RE 1), os parasitos são inicialmente mantidos nesse meio adicionado de 10% de soro fetal bovino.

Como fontes de energia, as leishmânias utilizam açúcares. Uma fração polissacáride obtida de diversas espécies de *Leishmania* talvez represente material de reserva.

A glicólise e o ciclo de Krebs constituem as principais vias metabólicas envolvidas (ver o Cap. 1, item *Citoplasma e atividades metabólicas*). A oxidação dos carboidratos, entretanto, não é completa, deixando entre seus produtos residuais os ácidos pirúvico, lático, fórmico e succínico.

A utilização das proteínas como fonte energética parece comprovada pelas observações feitas com *L. tropica*, pois, na ausência de carboidratos, observa-se aumento do nitrogênio amoniacal no meio.

Os parasitos podem ser adaptados, lentamente, para viver em meios de cultura nas temperaturas de 32 a 34°C, assumindo então a forma amastigota, mesmo na ausência de células hospedeiras. Nessas condições, multiplicam-se retendo sempre a mesma forma. Mas, levados novamente para 24°C, readquirem o aspecto de promastigotas. A partir de então, a forma passa a depender unicamente do fator temperatura. O poder infectante é conservado durante essas experiências.

A temperatura agiria como elemento crítico da transformação, atuando como um fator de seleção para linhagens com capacidade genética de perpetuar-se nas temperaturas mais altas. A adaptação a diferentes temperaturas faz-se mais facilmente com *L. donovani* que com *L. tropica*, sendo *L. braziliensis* a menos tolerante.

Esse comportamento das formas promastigotas tem sido observado também nas fases amastigotas intracelulares e explicaria por que as espécies do complexo "*L. donovani*" podem parasitar tanto a pele como as vísceras, onde a temperatura alcança 37°C, enquanto *L. tropica* e *L. braziliensis* ficam restritas ao tegumento do hospedeiro.

RELAÇÕES PARASITO-HOSPEDEIRO

Todas as leishmânias de mamíferos são parasitos intracelulares do **sistema fagocítico mononuclear (SFM)**.

A infecção do vertebrado com qualquer delas envolve uma série de elementos macrofágicos cujas populações são estimuladas a crescer de modo extraordinário.

O decurso das relações parasito-hospedeiro, seja no sentido da cura, seja no da produção de formas clínicas as mais diversas, depende de fatores genéticos do parasito ou do hospedeiro, bem como das interações que se desenvolvem entre as populações de células hospedeiras (macrófagos) e de outras células imunocompetentes (principalmente linfócitos T e B) envolvidas em mecanismos de estimulação ou de modulação das reações imunológicas.

A infecção leishmaniótica induz respostas imunitárias que são tanto de tipo humoral (produção de anticorpos) como de tipo celular (hipersensibilidade de tipo retardado). Mas o grau com que ocorrem essas respostas varia muito com as diversas formas da doença.

No Hospedeiro Não-imune

Quando a *L. tropica* é introduzida pela primeira vez na pele de um homem, o parasitismo induz a proliferação histiocitária e a fagocitose dos flagelados pelos macrófagos, que aparentemente não conseguem destruir os parasitos.

Assim, nos fagossomos dessas células, as leishmânias multiplicam-se sob a forma de amastigotas.

A proliferação de histiócitos e o crescimento numérico das leishmânias continuam até que uma infiltração de linfócitos e plasmócitos apareça no local.

Depois que estes elementos imunocompetentes se apresentem, vê-se que os macrófagos deixam de proliferar como antes e sua população decai.

Concomitantemente, diminui o número de parasitos a tal ponto que, após certo tempo, só se possa comprovar sua presença mediante semeadura do material de punção, ou de biópsia, em um meio de cultura conveniente.

Finalmente, os parasitos desaparecem (as culturas ficam negativas) e a reação inflamatória local regride, dando lugar a um processo de reparação.

Esse esquema geral de evolução da lesão leishmaniótica cutânea, no homem, apresenta variantes. Por exemplo, a epiderme e as camadas subjacentes podem sofrer necrose, em vista das perturbações mecânicas e tróficas decorrentes da hiperplasia histiocitária e da inflamação celular. O processo adota, então, a forma ulcerosa, complicada algumas vezes por infecções bacterianas, e a cura envolve agora mecanismos de reparação e cicatrização que deixam alterada a estrutura histológica primitiva.

A duração e extensão da proliferação histiocitária, bem como a de infiltração linfoplasmocitária, variam de indivíduo para indivíduo, de modo que a cura espontânea (na ausência de qualquer tratamento) pode tardar de 3 a 18 meses.

Em algumas infecções experimentais, o período ocupado pela multiplicação histiocitária pura foi muito curto, e os parasitos eram raros, mesmo algumas semanas após a inoculação.

A cura espontânea, no botão do Oriente, é seguida de imunidade sólida e duradoura, em relação à espécie de *Leishmania* que o produziu. O mesmo não sucede se a lesão for extirpada cirurgicamente, antes de completar sua evolução, ou quando for tratada precocemente com drogas.

Se, antes de completar-se o processo evolutivo da lesão, o paciente for reinoculado com leishmânias da mesma espécie, contrai uma superinfecção que, entretanto, não repete toda a evolução, iniciando-a ao nível do processo histopatológico já alcançado pela primeira lesão.

No Hospedeiro com Imunidade

Quando a *L. tropica* é injetada em um indivíduo imune, nem todos os flagelados são destruídos imediatamente.

Em uma experiência realizada nessas condições, pôde-se recuperar o parasito mediante cultura, a partir do material da lesão, 24 horas depois da inoculação; mas, 48 horas mais tarde, já não se conseguiam culturas positivas.

Na uta, causada pela *L. peruviana* e clinicamente muito parecida com a leishmaníase cutânea do Velho Mundo, a epidemiologia da doença sugere que a cura é seguida, também, de sólida imunidade, pois as pessoas residentes nas zonas endêmicas sofrem apenas uma infecção.

Mas, nas experiências acima citadas (com *L. tropica*), verificou-se que, em uma minoria de indivíduos, a imunidade resultante da cura espontânea das lesões não foi totalmente eficiente.

Nesses casos, a área de infiltração contígua à margem da lesão aparentemente curada segue estendendo-se progressivamente.

Clínica e histologicamente, o processo lembra o *lupus vulgaris*, havendo grande infiltração linfoplasmocitária, com alguns gigantócitos ocasionais. Os parasitos são raros. A reação inflamatória tende a ser exagerada e grave.

Evidentemente, as reações celulares aqui são também expressão de um mecanismo de defesa que, no entanto, não chega a destruir completamente os parasitos. O máximo que consegue é reduzi-los consideravelmente em número, mas permitindo que a reação celular se mantenha indefinidamente.

A *L. tropica*, isolada desses pacientes, é indistinguível da que se isola dos casos que evoluem para a cura espontânea; o organismo do hospedeiro é que manifesta comportamento diferente.

Essa situação corresponde ao que se observa habitualmente com *L. braziliensis*, na espúndia, onde não só as lesões cutâneas tendem a manter um decurso crônico, como surgem metástases a distância, particularmente na mucosa do nariz.

Se a infiltração de leucócitos e plasmócitos não consegue desenvolver sua função protetora, reduzindo a um mínimo o número de leishmânias ou, mesmo, suprimindo-as completamente, o processo tende a agravar-se.

Teoricamente, na ausência de mecanismos protetores eficazes, a proliferação dos histiócitos e a multiplicação dos parasitos devem prosseguir sem limites.

É o que se passa, realmente, nos casos de leishmaníase cutânea difusa: aqui, instala-se uma hipertrofia e uma hiperplasia do sistema fagocitário mononuclear, que passa a ocupar quase todas as áreas cutâneas, insinuando-se entre os demais elementos histológicos e invadindo todos os espaços livres.

Alguns autores consideram essas lesões como verdadeiros histiocitomas. Nelas o citoplasma dos macrófagos fica abarrotado de leishmânias.

A falta de uma resposta imunológica celular comprova-se, na leishmaníase cutânea difusa, pela negatividade da prova de Montenegro (reação que se observa quando se faz uma injeção intradérmica de parasitos mortos, de cultura).

Essa prova é positiva quando o paciente desenvolve uma reação de hipersensibilidade de tipo retardado (ver o Cap. 8, item *Inflamação*).

Fatores Genéticos

Observações experimentais levam a crer que as modalidades evolutivas das infecções por diferentes espécies de *Leishmania* (tais como sua tendência para a cura, para a cronicidade ou para a extensão progressiva das lesões) dependem de condições genéticas do hospedeiro.

L. mexicana, por exemplo, quando injetada em camundongos de estirpe Balb/c, causa lesões que aumentam continuamente, ulceram e produzem metástases. Esses animais, altamente suscetíveis, não desenvolvem reação de hipersensibilidade do tipo retardado e só produzem baixos títulos de anticorpos aglutinantes.

Outras linhagens de camundongos (C57BL/6 e AKR) respondem ao mesmo ensaio com lesões que crescem e ulceram rapidamente, mas regridem e se curam dentro de 20 semanas ou, mesmo, evoluem lentamente e regridem sem ulcerar.

Animais das estirpes DBA/2 e NMRI, inoculados em iguais condições, desenvolveram lesões nodulares não ulcerosas, cujo crescimento estabilizou-se depois da 14ª semana, e permaneceram assim cronicamente.

Todas as linhagens resistentes mostram boa reação de hipersensibilidade do tipo retardado e a produção de anticorpos específicos.

Os animais híbridos de C57BL/6 × Balb/c são resistentes à infecção, sugerindo que tal resistência é um caráter dominante.

Outras experiências, em que se injetaram 10 milhões de amastigotas de *L. donovani* na veia de camundongos pertencentes a 25 linhagens puras diferentes, demonstraram (pela contagem de parasitos no fígado, após duas semanas) que as respostas eram de dois tipos:

a) com multiplicação dos parasitos inferior a 10 vezes;
b) com aumento dos parasitos superior a 80 vezes.

Não havia nenhuma estirpe que apresentasse comportamento intermediário, nem os resultados eram influenciados pela timectomia (isto é, não eram de natureza imunológica).

Os cruzamentos feitos entre as estirpes de camundongos mais resistentes à infecção e aqueles muito suscetíveis permitiu constatar que a resistência transmitia-se como um caráter mendeliano, comandado por um só gene, parcialmente dominante.

A importância de fatores controlados pelos genes do sistema principal de histocompatibilidade, ou por genes independentes dele, em camundongos, tem merecido destaque.

Função dos Macrófagos

A fagocitose de leishmânias requer aderência dos parasitos à membrana do macrófago, pelo que se supõe estar ela na dependência da interação de estruturas semelhantes a lectinas (nos macrófagos) com os correspondentes ligantes do parasito.

Quando os promastigotas são fagocitados, os lisossomos fundem-se com a parede do vacúolo parasitóforo (fagossomo) e aí derramam seu conteúdo. Segue-se um aumento do metabolismo oxidativo do macrófago que provoca a morte dos parasitos e sua posterior digestão.

Mas os flagelados que conseguem transformar-se em amastigotas parecem dispor de mecanismos que reduzem ou impedem a ação destrutiva normal dos fagolisossomos. Este bloqueio terá que ser vencido mediante a ação dos processos imunológicos.

A indução da resposta imunológica depende, em grande parte, do processamento do material antigênico e de sua adequada apresentação aos linfócitos, por células assessoras (ver o Cap. 6).

Esta função cabe aos macrófagos que fagocitam e digerem e em cuja superfície pôde-se demonstrar a presença de antígenos de leishmânias.

O reconhecimento pelos linfócitos desses antígenos (situados na membrana dos macrófagos) tem potencial duplo:
- induzir a resposta imunológica linfocitária das células T e B;
- desencadear as operações efetivas da resposta imunológica mediante a ativação dos macrófagos, ativação essa promovida pelos linfócitos que foram sensibilizados ao entrarem em contato com os antígenos específicos.

A cooperação macrófago-linfócito parece estar na dependência de estruturas da membrana celular cuja produção é controlada pelos genes (Ia) do complexo de histocompatibilidade (sistema H-2, no camundongo). A incapacidade dos animais da estirpe Balb/c para curar sua infecção leishmaniótica parece estar ligada à reduzida quantidade de antígenos H-2 na superfície dos macrófagos parasitados, quando comparada com a dessas mesmas células em animais de linhagem resistentes às leishmânias.

Se essas observações forem corretas, a baixa capacidade curativa estaria relacionada com um defeito da cooperação macrófago-linfócito, induzida pelo parasitismo.

A ativação do macrófago é o processo pelo qual esse elemento do SFM adquire maior capacidade de fagocitar, matar e digerir microrganismos.

Uma das conseqüências da ativação é a produção de uma série de metabólitos oxigenados, extremamente tóxicos para os parasitos, tanto no interior dos vacúolos como no meio extracelular.

Entre essas substâncias estariam incluídas: peróxidos (H_2O_2), o ânion superóxido (O_2^-), o oxigênio ($1/2\ O_2$) e o radical OH^-. As leishmânias, na fase amastigota, são organismos anaeróbios, desprovidos de catalases e, portanto, extremamente sensíveis a esses produtos.

No caso de *Listeria monocytogenes*, a ativação dos macrófagos é mediada por linfócitos T que, tendo sido estimulados pelos antígenos específicos, passam a elaborar fatores solúveis (as linfocinas) capazes de agir sobre esses macrófagos.

Em cobaias inoculadas com *Leishmania enriettii*, demonstrou-se que, três semanas após uma infecção local primária, uma segunda inoculação (em outra região da pele) terminava pela eliminação da nova infecção dentro de sete dias.

Essa resistência adquirida era tão forte nos animais com infecção atual, como naqueles que se haviam curado previamente.

Quando a primoinfecção se acompanhava da produção de metástases, a resistência era igualmente intensa, no início, mas desvanecia-se com a continuação do processo, mesmo que não desaparecesse completamente.

Essa resistência pode ser transferida a outra cobaia, com as células do exsudato peritoneal do primeiro animal infectado (mas não com seu soro), mormente se o exsudato for enriquecido com células T. A proteção máxima ocorre quando o animal doador encontra-se na sétima ou oitava semana de infecção, mas diminui depois.

A resistência adquirida pelas cobaias que desenvolvem metástases sofre, pois, um processo de imunodepressão que passa a influir no curso da infecção, marcando sua tendência para a cronicidade.

A imunodepressão coincide com o desenvolvimento de uma população de linfócitos T supressores que podem suprimir a capacidade das células esplênicas de proliferarem ativamente, em resposta ao estímulo da concanavalina A.

HOSPEDEIROS INVERTEBRADOS

Os Flebotomíneos

Os insetos vetores das leishmaníases são pequenos dípteros, muito pilosos e cor-de-palha ou castanho-claros, facilmente reconhecíveis pela atitude que adotam quando pousados, pois as asas permanecem entreabertas e ligeiramente levantadas, em vez de se cruzarem sobre o dorso. Por isso são conhecidos, no Nordeste brasileiro, por "cangalha", "cangalhinha", "orelha-de-veado" e "asa-dura"; no Sul dão-lhes os nomes de "mosquito-palha" e "birigui"; na Amazônia, é "tatuíra". Noutros países do continente: *"aliblanco"*, *"jején"*, *"papalotilla"*, *"mosco"* etc. (Fig. 25.8).

São dípteros ortorrafos da seção Nematocera, pois têm as antenas longas e com muitos segmentos (16) e pertencem à família **Psychodidae**, caracterizada pelas asas de forma lanceolada, densamente revestidas de cerdas longas; com nove ou mais veias atingindo a margem da asa e com nervuras transversais apenas na sua metade basal. Eles constituem a subfamília **Phlebotominae** (ver os Caps. 9 e 56).

Das 300 espécies já descritas nas Américas, muito poucas foram incriminadas na transmissão das leishmaníases, tal como ocorre em outros continentes. Apenas dois gêneros são realmente importantes:

1. ***Lutzomyia*** — abrangendo a maioria das espécies e quase todas aquelas cujas fêmeas picam o homem. Aqui se encontram todos os vetores de leishmaníases das Américas.

2. ***Phlebotomus*** — onde estão todos os transmissores de leishmaníases da África, Europa e Ásia.

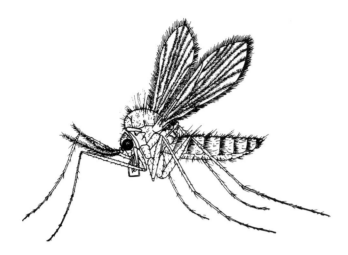

Fig. 25.8 Os hospedeiros intermediários e transmissores de leishmaníase são dípteros da família Psychodidae pertencentes ao gênero *Lutzomyia* (nas Américas) ou ao gênero *Phlebotomus* (no Velho Mundo).

O estudo morfológico dos flebotomíneos, sua biologia e o emprego de chaves dicotômicas para o reconhecimento das principais espécies envolvidas na transmissão das leishmaníases será feito no Cap. 56, item *Família Phychodidae: os flebotomíneos*, cuja leitura recomendamos.

A participação das diferentes espécies na transmissão e epidemiologia das leishmaníases será analisada nos Caps. 26 a 29, quando forem abordadas as questões relativas à ecologia, epidemiologia e controle de cada uma das doenças.

Evolução das Leishmânias nos Insetos

A infecção dos insetos dá-se quando eles se alimentam, sugando sangue de um paciente ou de um animal infectado. Os parasitos (amastigotas) encontram-se nos macrófagos da pele e na linfa intersticial, quando as células se rompem. No calazar, eles podem estar circulando no sangue, quer no plasma, quer no interior de monócitos.

No tubo digestivo dos flebotomíneos, esses amastigotas passam logo a promastigotas e multiplicam-se ativamente, de modo a encherem, sucessivamente, o intestino médio (estômago), o proventrículo e o intestino anterior (esôfago) do inseto.

O crescimento parasitário só será abundante se, após o repasto sangüíneo infectante, a fêmea vier a alimentar-se de sucos vegetais ou de substâncias açucaradas. Essas circunstâncias vão facilitar a proliferação dos flagelados no tubo digestivo do inseto, criando condições para a transmissão da infecção, pois a fêmea fortemente parasitada, quando voltar a picar, acaba por regurgitar algum sangue, de mistura com os flagelados que se haviam acumulado no intestino anterior ou no proventrículo.

Se, em lugar disso, houver nova refeição de sangue, por volta do quarto ou quinto dias, os flagelados degeneram ou a infecção torna-se leve. Assim, será improvável que os parasitos possam ser inoculados em novos hospedeiros, pela picada dos insetos.

Outras condições necessárias ao bom crescimento dos flagelados são:
- que o sangue já tenha sido digerido e
- que não tenha ocorrido infecção bacteriana do tubo digestivo do artrópode.

Esse crescimento é notável a partir do 4º dia, mas alcança seu máximo entre o 6º e o 10º dia, nas infecções experimentais de *Lutzomyia longipalpis* com a *Leishmania donovani* do Brasil.

26

O Complexo "Leishmania braziliensis" e as Leishmaníases Tegumentares Americanas

LEISHMANÍASE POR LEISHMANIA BRAZILIENSIS
    Etiologia e patologia
        Infectividade e virulência
        Imunidade
        Lesões cutâneas
        Lesões mucosas
    Sintomatologia e formas clínicas
    Diagnóstico
        Pesquisa do parasito
        Diagnóstico imunológico
    Tratamento
    Ecologia e epidemiologia
        Distribuição geográfica
        Fontes de infecção
        Hospedeiros intermediários
        Transmissão
    Controle
LEISHMANÍASE POR L. GUYANENSIS
    Etiologia
    Patologia e clínica
    Ecologia, epidemiologia e controle
LEISHMANÍASE POR L. PANAMENSIS
    Etiologia
    Patologia e clínica
    Ecologia, epidemiologia e controle
LEISHMANÍASE POR L. PERUVIANA
    Etiologia
    Patologia e clínica
    Ecologia, epidemiologia e controle

LEISHMANÍASE POR *LEISHMANIA BRAZILIENSIS*

A leishmaníase mucocutânea ou cutâneo-mucosa é uma das formas da leishmaníase tegumentar americana e recebe também os nomes de espúndia, "úlcera de Bauru" e "ferida brava". Tem por causa a **Leishmania braziliensis**, também designada *Leishmania braziliensis braziliensis*.

Caracteriza-se pela produção de lesões cutâneas de vários tipos e, muitas vezes, por lesões secundárias na região nasal ou na região bucofaringiana. Distingue-se de outras infecções produzidas por leishmânias do mesmo complexo (*L. guyanensis*, *L. panamensis* e *L. peruviana*) porque estas determinam lesões cutâneas geralmente sem metástases nas mucosas.

Etiologia e Patologia

No capítulo anterior, discutimos o conceito de *Leishmania braziliensis* e estudamos, em conjunto com as demais espécies afins, sua posição sistemática, ciclo evolutivo e fisiologia, bem como os principais aspectos das relações parasito-hospedeiro. Remetemos o leitor ao Cap. 25, para melhor conhecimento do agente etiológico da leishmaníase mucocutânea.

INFECTIVIDADE E VIRULÊNCIA

O parasito não se apresenta sempre com as mesmas características, quanto à capacidade invasiva ou à virulência. Assim, estirpes isoladas de diferentes casos mostram patogenicidade variável para os animais de laboratório. No hamster, produzem lesões discretas e localizadas, na zona de inoculação, evoluindo rapidamente para a cura espontânea, mas com tendência à visceralização paucicelular, enquanto os camundongos não se infectam. O cão doméstico e os eqüinos são, ao que se saiba, os únicos animais que desenvolvem lesões semelhantes às do homem.

Os promastigotas perdem seu caráter infectante após certo número de subculturas. Nessas condições, os parasitos deixam de ser aglutinados por algumas lectinas, como a aglutinina de

Ricinus comunis, o que indicaria ter a membrana do flagelado perdido ligantes, como a alfa-D-galactose, que talvez estejam relacionados com a infectividade da *Leishmania*. Por outro lado, vimos que as características genéticas do hospedeiro e seus mecanismos de regulação imunológica muito contribuem para a diversidade dos quadros apresentados pela doença e a maior ou menor freqüência da produção de metástases (Cap. 25).

IMUNIDADE

Nas infecções que se manifestam apenas por lesões cutâneas simples e de curta duração, geralmente não se consegue demonstrar a presença de **anticorpos** pelo teste de imunofluorescência, um dos mais sensíveis para esse propósito.

Mas desde que apareçam infiltração linfoplasmocitária nos tecidos parasitados, lesões extensas ou múltiplas, assim como metástases nas mucosas, a imunofluorescência, o teste de ELISA ou a hemaglutinação indireta passam a detectá-los, com maior freqüência.

A prova de imunofluorescência (cuja sensibilidade é de 70% nas infecções por *Leishmania braziliensis*) revela a presença de anticorpos contra os antígenos comuns a várias espécies e subespécies do gênero *Leishmania*, havendo portanto **reações cruzadas** dentro desse gênero e, até mesmo, com *Trypanosoma cruzi*.

Nos casos tratados, a persistência do teste positivo pode ser uma indicação de que o parasitismo continua, mesmo quando haja cura clínica das lesões; mas em alguns pacientes curados e com imunofluorescência negativa, foi possível isolar o parasito mediante cultura da antiga lesão, 11 anos depois.

A imunidade celular manifesta-se mais tardiamente que a sorológica. Ela é considerada de importância fundamental para o processo de cura, visto seu aparecimento coincidir com os primeiros sinais de regressão das lesões e com a diminuição da população de parasitos. Para evidenciá-la, usa-se a **reação de Montenegro**, que é um teste de hipersensibilidade retardada aos antígenos de *L. braziliensis* (ver o item *Diagnóstico*). Esse teste pode ser negativo até seis ou mais semanas, após o início da lesão cutânea, ou permanecer negativo nos casos tratados precocemente.

A reação é nitidamente positiva na quase totalidade dos casos crônicos de leishmaníase tegumentar americana e mantém-se positiva por muitos anos.

O papel desempenhado pela imunidade humoral não é ainda bem conhecido. Pelo fato de serem baixos os títulos de anticorpos específicos no soro e ser difícil conseguir proteção de animais de experiência pela transferência de soro imune, a tendência dos pesquisadores tem sido subestimá-lo. No entanto, alguns estudos confirmam a abundância de linfócitos e plasmócitos nas lesões, com intensa produção local de IgG e IgM.

LESÕES CUTÂNEAS

As leishmânias inoculadas pela picada do inseto vetor penetram nas células do **sistema fagocítico mononuclear** (SFM), no local da inoculação, ao serem fagocitadas por macrófagos.

Estes, quando infectados, apresentam-se de tamanho aumentado e, ao fim de algum tempo, quando repletos de parasitos que aí se multiplicaram, rompem-se e liberam dezenas de formas amastigotas que irão habitar novas células.

Na área do tegumento em que se processa tal ação parasitária, vêem-se, além das destruições celulares, outras modificações histológicas que produzem localmente uma reação inflamatória caracterizada por:

a) **hiperplasia histiocitária**, com macrófagos grandes (parasitados ou não) e que, por se acumularem em grande número, destacam-se das demais estruturas, nos cortes histológicos, aparecendo como áreas claras do derma, denominadas *clareiras de Montenegro*;

b) **edema** e **infiltração celular**, representada por grande número de linfócitos e plasmócitos, dispostos por vezes em torno dos focos de proliferação histiocitária;

c) **alterações vasculares** e circulatórias de pequena importância;

d) **hiperplasia do epitélio** que recobre a zona inflamada, com acentuada acantose, e onde as células da camada espinhosa formam cordões que penetram profundamente no derma (Fig. 26.1). Pode haver **hiperqueratose** e formação de pérolas córneas. As papilas dérmicas, também, mostram-se inflamadas.

O número de leishmânias, no início, é considerável.

Macroscopicamente, o processo pode tornar-se patente uma a quatro semanas após a picada infectante, ou apresentar um longo período de incubação. Surge, inicialmente, um nódulo pequeno ou uma lesão de aspecto impetiginoso.

Depois, a evolução pode apresentar cursos muito diferentes. Ora encaminha-se para completa regressão das manifestações

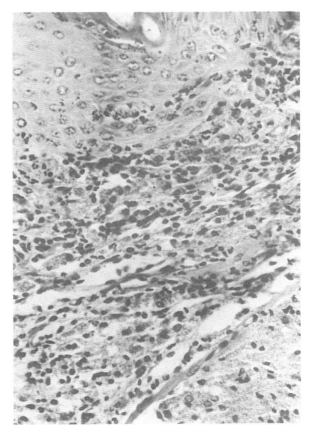

Fig. 26.1 Histopatologia de lesões leishmanióticas da pele. Inflamação, hipertrofia do sistema fagocítico mononuclear e proliferação das leishmânias no interior dos macrófagos. (Documentação da Dra. Regina Milder, Dep. Parasitologia, USP, São Paulo.)

cutâneas, ora adota um curso lento, com progressão discreta, sem ulceração.

Mais freqüentemente a inflamação cutânea marcha para a necrose, formando-se uma **úlcera** rasa (Fig. 26.2) ou uma ulceração profunda, de bordas salientes, enduradas, com os limites internos talhados a pique, ou mesmo com as margens subminadas (Fig. 26.3). Removido o material necrótico que a recobre, o fundo da úlcera mostra-se granuloso e limpo. (Ver Pranchas.)

A contaminação bacteriana tende a alterar esse quadro histopatológico, ao provocar acúmulo de polimorfonucleares neutrófilos, congestão vascular, maior destruição celular e formação de tecido de granulação.

A úlcera leishmaniótica caracteriza-se pela tendência à cronicidade e a uma evolução tórpida, quer para a expansão, quer para a regressão, mesmo sem tratamento (Fig. 26.3). A cicatrização pode dar-se num prazo de seis meses a vários anos, curando-se, muitas vezes, dentro de 12 a 15 meses.

Na fase ulcerativa, os parasitos tornam-se cada vez menos abundantes, sendo por fim encontrados com dificuldade na base endurada de suas margens. Nas lesões crônicas, podem ser encontrados gigantócitos e nódulos tuberculóides, aumentando os fibroblastos com a tendência à cicatrização.

Uma adenite regional, satélite, pode estar presente.

Nas lesões não-ulcerosas, quando predominam os processos hiperplásicos, a epiderme mostra-se muito espessada, com acentuada acantose e proliferação das papilas dérmicas inflamadas. Histologicamente, as lesões não são qualitativamente diferentes, mas traduzem-se, macroscopicamente, pelo crescimento verrucoso ou papilomatoso da pele, na região afetada.

A ulceração posterior desses processos vegetantes dá lugar às formas úlcero-vegetantes.

LESÕES MUCOSAS

Qualquer que seja o curso e a forma das lesões cutâneas, estejam elas em evolução ou tenham já regredido inteiramente e cicatrizado, a leishmaníase tegumentar mostra marcada tendência para a formação de **metástases na mucosa nasal**.

A propagação dá-se provavelmente por via hematogênica, segundo parecem demonstrar os casos com processos cutâneos não-ulcerosos e que se complicam com o surgimento de outros nódulos secundários na pele, ou com ulceração nasal, sem que pudesse ter havido reinfecção por picada de inseto ou por autoinoculação externa.

Nódulos circunscritos de infiltrados histiocitários podem surgir, com raros parasitos e tendência à ulceração, localizando-se na porção cartilaginosa do septo nasal. Essas úlceras costumam progredir em extensão e profundidade, determinando a produção de periostites e destruição das cartilagens e ossos do nariz, região palatina e maciço facial (ver Pranchas).

Dá-se, progressivamente, a perfuração do septo ou do palato e infiltração inflamatória das partes moles contíguas. Eventualmente, o processo estende-se à faringe e à laringe.

Além dessas lesões secundárias, é possível o encontro de metástases cutâneas, por vezes múltiplas, e osteoperiostites de ossos longos (tíbia, por exemplo).

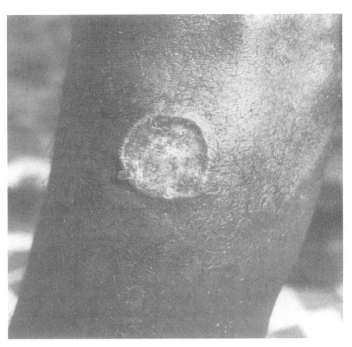

Fig. 26.2 Lesão ulcerosa típica, no membro inferior de um paciente de Mesquita, Rio de Janeiro, Brasil. (Documentação do Dr. Cruz Manuel Aguilar, Fac. de Medicina, Valência, Venezuela.)

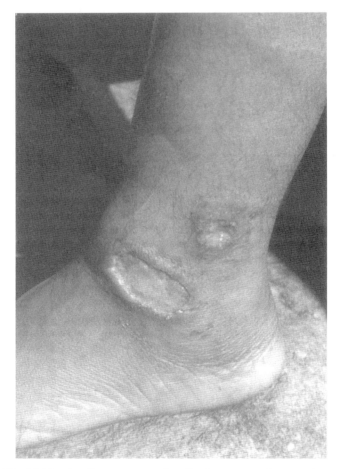

Fig. 26.3 Lesões úlcero-crostosas localizadas na perna de um paciente. (Caso do Dr. C.M. Aguilar.)

Sintomatologia e Formas Clínicas

O período de incubação é muito variável, geralmente em torno de 2 a 3 meses, mas podendo encurtar-se para alguns dias ou estender-se por mais de um ano.

As lesões iniciais, no ponto de inoculação, costumam ser do tipo pápulo-vesiculoso, podendo ser precedidas por adenite ou acompanhar-se de linfangite e de adenite satélite. Mas, também, chegam a ser tão discretas que passam despercebidas.

A pápula termina por ulcerar-se e exibir aqueles caracteres típicos da lesão leishmaniótica: ulceração crônica, indolor, de contornos regulares, com bordas salientes e talhadas a pique, pouco exsudativa e com fundo granuloso (Figs. 26.2 e 26.3). Nas úlceras antigas, as infecções bacterianas supervenientes comunicam-lhes aspecto purulento, com formação de crostas sob as quais fica por vezes retido o seqüestro de pus.

Sua localização preferencial é nas partes descobertas do corpo, mais expostas às picadas dos flebótomos. Segundo observações antigas, feitas no Estado de São Paulo (em período epidêmico e relacionado com a ocupação de novas terras), distribuíam-se do seguinte modo: nos membros inferiores, 37,3% dos casos; nos membros superiores, 30,2%; na cabeça, 6,4% e no tórax, 6,0%.

Quanto ao número de lesões, sobre 757 casos dessa mesma área, 50% tinham uma só ulceração; 22% tinham duas; 17% tinham três ou quatro, e os demais exibiam acima de quatro úlceras (11% dos casos). O mesmo se observa em outras regiões endêmicas (Fig. 26.4).

No início da doença costuma haver uma só lesão, para dentro de alguns meses apresentar-se o que parece ser uma disseminação hematogênica, ou linfática, com parasitos em novas localizações.

O comprometimento das mucosas, segundo diferentes autores, encontra-se em 15 a 20% dos casos. Em São Paulo, foi outrora observado em mais de um terço dos pacientes com lesões cutâneas há mais de um ano. Mas, atualmente, graças ao diagnóstico e ao tratamento precoces, o envolvimento das mucosas não vai além de 2% dos casos, nas áreas endêmicas conhecidas.

As leishmânias podem ser isoladas da mucosa nasal com aspecto normal. Em seguida, aparecem hiperemia e infiltrações localizadas que não tardam a ulcerar.

Os sintomas iniciais, aqui, são os de uma coriza crônica. Os pacientes queixam-se de obstrução nasal e, à medida que progride a destruição ulcerativa, aparece dor.

A destruição do septo provoca o abaixamento da ponta do nariz. Isto, mais a infiltração local e o aspecto telangiectásico, concorrem para dar à fisionomia do paciente a impressão sugestiva de focinho de anta (fácies tapirídica).

O lábio superior também é atingido pela inflamação (Fig. 26.5).

Nas formas mais avançadas da doença, há destruição do dorso do nariz, que tende a estender-se sobre as áreas vizi-

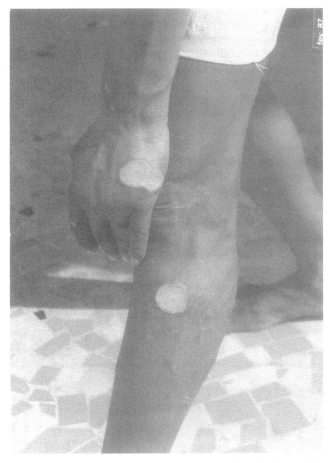

Fig. 26.4 Lesões ulcerosas múltiplas em um paciente de área endêmica de Mesquita, Rio de Janeiro, Brasil. (Documentação do Dr. C.M. Aguilar.)

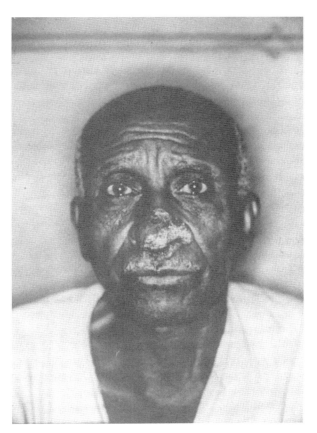

Fig. 26.5 Lesões mucosas na leishmaníase tegumentar americana. (Documentação do Dr. M.C.A. Marzochi, FIOCRUZ/ENSP, Rio de Janeiro.)

QUADRO 26.1 Classificação dos quadros clínicos da leishmaníase tegumentar americana, no Brasil

Quadro clínico	Manifestações
Infecção inaparente ou subclínica	Casos assintomáticos, mas com reações imunológicas positivas (reação de Montenegro ou presença de anticorpos específicos). Pode evoluir para as outras formas clínicas.
Leishmaníase ganglionar	Adenopatias sem manifestações cutâneas.
a) ganglionar simples	Evolução espontânea para a cura.
b) ganglionar inicial	Lesão precedendo outras formas clínicas.
Leishmaníase cutânea	Lesão única ou múltipla.
a) localizada	Ulceração sem metástases, com tendência para a cura ou boa resposta ao tratamento.
b) disseminada	Ulcerações múltiplas, por disseminação hemática ou linfática. Costumam responder ao tratamento.
c) difusa	Rara e muito grave, em pacientes com imunidade deficiente. Lesões cutâneas, em forma de placas infiltradas (não-ulcerativas), que tendem a generalizar-se progressivamente. Tratamento difícil ou ineficaz.
Leishmaníase mucocutânea	Lesões em geral ulcerativas na pele e nas mucosas.
a) concomitante	Ulcerações cutâneas com metástases nas mucosas nasal ou orofaringiana.
b) contígua	Propagação para a mucosa nasal de lesões da pele vizinha, que podem ter regredido ou não por ocasião do diagnóstico.
Leishmaníase mucosa	Lesões restritas às mucosas.
a) tardia	Associadas a forma cutânea subclínica ou a lesões prévias da pele, clinicamente curadas há meses ou anos, que haviam sido tratadas insuficientemente.
b) primária da mucosa	Resultante de eventual picada infectante do inseto nos lábios ou na mucosa genital.

Nota: Esquema adaptado da classificação de Marzochi & Marzochi, 1994.

nhas do maciço facial, mutilando horrivelmente o semblante do indivíduo.

O aspecto repugnante e o mau cheiro condenam o paciente a certo grau de segregação social, e suas conseqüências repercutem sobre o psiquismo e o comportamento do doente.

As lesões orofaringianas e laríngeas produzem perturbações da fonação, ou afonia, além de comprometerem a alimentação.

Sintomas gerais que podem acompanhar o quadro são: febre, mal-estar e anemia moderada.

De acordo com os tipos de lesões encontradas, os pacientes podem ser distribuídos nos seguintes grupos, se bem que um mesmo doente possa apresentar lesões de vários tipos, seja concomitantemente, seja pela evolução de um para outro tipo, no decurso do tempo.

Formas Cutâneas Não-ulceradas. Compreendem as formas iniciais e outras que decorrem delas, mas sem produzir necrose dos tecidos:
- **papular**, inicial, que pode ser única ou múltipla, situando-se de preferência nas partes descobertas do corpo, onde o inseto injetou os parasitos ao picar;
- **impetiginosa**, que se propaga superficialmente com lesões vésico-pustulosas, geralmente cobertas de crostas;
- **nodular**, ou subcutânea;
- **tuberosa** ou **lupóide**, lembrando por vezes a lepra tuberculóide e representando uma forma de resposta hiperérgica do organismo aos antígenos parasitários; as leishmânias aí são escassas ou estão ausentes;
- **vegetante**, que tanto pode adotar um aspecto verrucoso, como uma aparência fambroesóide, no que lembra as lesões da bouba.

Formas Cutâneas Ulceradas. Compreendem as variedades seguintes:

- **ectimóide**, na qual as ulcerações são muito rasas, afetando apenas a epiderme e o derma;
- **ulcerosas francas**, que são as mais típicas e mais freqüentes na leishmaníase tegumentar americana;
- **úlcero-vegetantes.**

Formas Mucosas. São de natureza metastática e, portanto, podem acompanhar-se dos quadros cutâneos acima, ou não. Muitas vezes desenvolvem-se por contigüidade a partir de lesões cutâneas situadas nas proximidades. Compreendem as formas: **infiltrativas iniciais**, **ulcerosas**, **vegetantes** e **úlcero-vegetantes.**

Formas Linfáticas. As que ocorrem mais freqüentemente são as adenites e as linfangites satélites de outras lesões cutâneas. Apresentam-se também linfangites com uns nódulos bem marcados, de espaço a espaço (ver Pranchas). Tais nódulos podem necrosar e abrirem-se para o exterior, produzindo uma série de ulcerações com disposição linear.

Formas Ósseas. Foram descritos alguns casos de periostites e de lesões eburnizantes de ossos longos, sem relação de continuidade com os processos cutâneos ou mucosos.

Clinicamente, as principais formas com que se apresenta a doença podem ser classificadas como mostra o Quadro 26.1.

Diagnóstico

Nas formas típicas, o diagnóstico clínico pode ser feito sem dificuldade, especialmente se o paciente procede de áreas endêmicas ou esteve em contato com as florestas de zonas leishmanióticas. Mas, em geral, esse diagnóstico deve ser confirmado ou estabelecido mediante provas de laboratório.

As ulcerações cutâneas devem ser distinguidas das **úlceras tropicais** (fusoespiroquéticas), que geralmente se localizam na parte inferior das pernas, onde costumam ser extensas, de limites irregulares, muito supurativas, fétidas e dolorosas.

As formas verrucosas, vegetantes etc. devem ser diferençadas de iguais lesões produzidas pela bouba, pela blastomicose, pela esporotricose etc.

Diagnóstico diferencial cabe, também, com o impetigo, a sífilis, a lepra, a tuberculose cutânea e outros quadros semelhantes.

PESQUISA DO PARASITO

A *Leishmania braziliensis* deve ser pesquisada mediante biópsia ou raspagem das lesões cutâneas ulceradas, especialmente na borda da úlcera, junto à base, após completa limpeza da lesão. Melhor ainda e mais cômoda é a punção da borda inflamada, bem como das lesões não-ulceradas, mediante aspiração com agulha fina. As úlceras novas são ricas de parasitos que, depois, vão-se tornando raros. Também se pode injetar um pouco de soro fisiológico no tecido lesado e aspirá-lo, em seguida, para preparar uma lâmina fixada e corada. Os amastigotas serão vistos no interior de macrófagos ou espalhados na lâmina, quando estes se rompem.

Com o material de biópsia pode-se fazer impressão (por aposição) sobre lâminas de microscopia e corá-las pelo Giemsa, para exame ao microscópio; ou se procede à preparação de cortes histológicos.

Nas formas verrucoso-papilomatosas o número de parasitos costuma ser muito pequeno ou nulo. Nas lesões mucosas, as leishmânias são encontradas com dificuldade. Mas nas fases iniciais, ainda não ulceradas, é mais fácil demonstrar o parasitismo que, eventualmente, chega a ser abundante. Antes de fazer a curetagem, deve-se anestesiar a mucosa.

A punção dos gânglios regionais, aumentados de volume, também pode ser positiva. Em todos os casos, o material obtido pode ser semeado em meios de cultura, como o de NNN.

Em serviços especializados, o cultivo chega a comprovar 60% dos casos examinados.

Há, no comércio, tubos selados contendo meio de cultura adequado para semear o material de punção.

A identificação das espécies (ou subespécies), tanto no complexo *braziliense* como no complexo *mexicana*, pode ser feita mediante caracterização eletroforética das **isoenzimas** em celulose acetato. Identifica-se a cepa por comparação (grau de homologia) com material de referência.

DIAGNÓSTICO IMUNOLÓGICO

A reação intradérmica é a mais usada para esse fim. Conhecida também como **reação de Montenegro** ou como teste da leishmanina, essa prova é realizada com antígeno preparado a partir de culturas. O antígeno consiste em promastigotas de *L. braziliensis*, mortos e suspensos em solução fenolada, contendo 40 mm de N/ml.

Injeta-se 0,1 a 0,2 ml do antígeno, geralmente na face anterior do antebraço. Faz-se a leitura no 3º dia, pois sua positividade é indicada pelo aparecimento de uma pápula eritematosa, com base dura, que alcança seu máximo dentro de 48 horas, mas persiste ainda 4 a 5 dias. A resposta positiva é obtida em 95% dos casos comprovados de leishmaníase. A prova pode ser negativa nos casos recentes (onde o encontro dos parasitos pelo exame microscópico é geralmente fácil), mas nos casos crônicos torna-se o método de escolha por sua alta sensibilidade e especificidade. Nestes a pesquisa dos parasitos só é positiva numa pequena proporção dos pacientes: 20%, em algumas zonas endêmicas.

Por outro lado, a reação de Montenegro mantém-se positiva durante toda a vida do paciente, o que limita seu valor diagnóstico para os habitantes de áreas endêmicas.

Outros métodos de diagnóstico, baseados em técnicas imunológicas (imunofluorescência e imunoperoxidase) ou na biologia molecular (hibridação de DNA e PCR), são mais sensíveis que as técnicas tradicionais, porém exigem uma infra-estrutura laboratorial adequada, de custo relativamente alto.

Tratamento

As leishmaníases não contavam com qualquer terapêutica até que Gaspar Vianna, em 1912, descobrisse a ação curativa dos antimoniais. Atualmente utilizam-se compostos de antimônio, bem como diamidinas aromáticas e anfotericina B.

ANTIMONIAIS PENTAVALENTES (Sb^{5+})

São os mais recomendados, devido à rápida eliminação renal do Sb pentavalente e sua limitada acumulação nos tecidos, o que torna dispensáveis as interrupções do tratamento após curtos períodos de cura.

Os que têm tido maior aceitação, na prática, são (Fig. 26.6):

1. **Antimoniato de meglumine** ou antimoniato de N-metilglucamina (Glucantime): ampolas de 5 ml, contendo 85 mg de Sb^{5+} por ml. Administrar 20 mg/kg/dia, divididos em 2 doses por via intramuscular profunda, durante 20 a 28 dias. A dose diária não deve exceder 850 mg/dia de Sb^{5+} (isto é, 10 ml ou 2 ampolas de Glucantime).

Efeitos colaterais podem resultar de intolerância ao antimônio, com febre, tosse, exantema e mialgias, que obrigam a suspender o tratamento. Doses excessivas causam envenenamento, com lesões neurológicas (polineurite), hepáticas e renais.

A OMS recomenda tratar os pacientes com doses de 20 mg/kg/dia, por via intramuscular ou intravenosa (até um máximo diário de 850 mg), por um período mínimo de quatro semanas. Se necessário, prolongar o tratamento das lesões cutâneas até a cura completa; mas, nas formas mucosas, prosseguir por alguns dias mais, depois da cura clínica e parasitológica. As recaídas devem ser tratadas com o mesmo esquema terapêutico, mas com maior duração.

Para reduzir os efeitos colaterais, que são freqüentes, alguns autores recomendam tratamentos durante 10 dias, com intervalos de 10 dias sem medicação, até a cura das lesões.

2. **Estibogluconato de sódio** (Pentostan etc.): ampolas de 5 ml, contendo 100 mg de Sb^{5+} por ml. Tem as mesmas indicações e posologia que o Glucantime, e mesmo grau de toxicidade.

Os antimoniais são contra-indicados na gestação.

Alguns estudos clínicos sugerem que tanto o uso de doses de 5 mg/kg/dia de Sb^{5+}, por via sistêmica, como a terapia intrale-

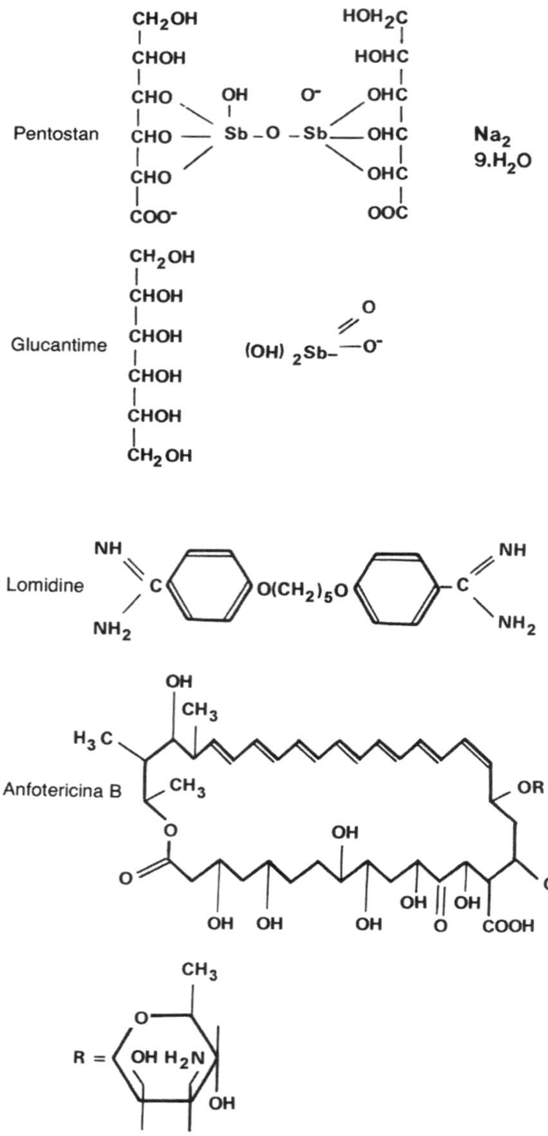

Fig. 26.6 Medicamentos mais usados no tratamento de leishmaníases.

sional com N-metil-glucamina podem ser eficazes, com menor toxicidade e menor custo.

PENTAMIDINAS

Têm poder curativo inferior ao do Glucantime e toxicidade maior. **Pentamidina-isotionato**, **hidroxiestilbamidina** e **estilbamidina** estão entre as mais utilizadas. Exigem amplo monitoramento, antes e durante o tratamento. Ver o Cap. 29.

ANTIBIÓTICOS

São utilizados os seguintes, como medicação alternativa, na falência dos antimoniais e pentamidinas:

1. **Anfotericina B** é administrada por via intravenosa, gota a gota, na dose diária de 0,2 mg por quilo de peso do paciente (até um máximo de 50 mg), dissolvidos em 500 ml de solução glicosada a 5%; o tempo de perfusão é de 3 a 4 horas.

O tratamento pode ser diário ou três vezes por semana, durante 3 a 12 semanas. A dose total fica entre 0,2 e 1,2 grama.

Quase todos os pacientes apresentam efeitos colaterais, como cefaléia, febre, calafrios e náuseas, controláveis com aspirina ou dexametasona.

Alguns têm proteinúria transitória. Além de avaliação no início do tratamento, os pacientes requerem supervisão constante.

2. **Rifampicina** foi utilizada na Amazônia, em casos com lesões cutâneas, produzindo cicatrização total em 73% dos casos e redução a menos de metade do diâmetro em 20% de 55 pacientes. No entanto, mostra-se ineficaz quando o agente etiológico é a *L. braziliensis*.

OUTRAS DROGAS E FORMAS DE TRATAMENTO

Em vista do caráter insatisfatório das drogas atualmente em uso e do fato de algumas estirpes do parasito serem mais ou menos resistentes a esses produtos, continuam as pesquisas sobre novos agentes terapêuticos, tais como o alopurinol, o pamoato de cicloguanil, as sulfas etc.

Também a forma de apresentação dos medicamentos conhecidos pode ser muito mais eficiente quando o produto é incorporado à fase líquida dos lipossomos.

A imunoterapia utilizada só ou associada a um antimonial tem sido proposta para tratamento tanto da forma tegumentar, causada pela *L. braziliensis*, como da difusa, devida à *L. amazonensis*.

CONTROLE DE CURA

Não há método seguro para isso, havendo necessidade de reavaliações periódicas, durante 5 a 10 anos. Metade dos casos que evoluirão para formas mucosas, depois de curadas as lesões cutâneas, o farão dentro de 2 anos e 90% dentro de 10 anos.

Durante esse período, espera-se que as lesões cutâneas permaneçam cicatrizadas, as alterações mucosas ausentes, a reação de Montenegro positiva e, no soro, ausência de anticorpos específicos, ou apenas baixos títulos de IgG. Ainda assim, alguns parasitos podem permanecer vivos nas cicatrizes.

Ecologia e Epidemiologia

DISTRIBUIÇÃO GEOGRÁFICA

A leishmaníase mucocutânea é autóctone do Novo Mundo, como sugerem as representações da doença na cerâmica inca pré-colombiana ("huacos" peruanos). Sua distribuição compreende todo o território brasileiro, particularmente a Amazônia, e as áreas florestais adjacentes dos países vizinhos: Venezuela, Colômbia, Equador, Peru, Bolívia, Paraguai e norte da Argentina (Tucumán, Salta e Jujuy). Já foi descrita também em Costa Rica e Guatemala (Fig. 26.7).

No Brasil, entre 1979 e 1986, foram registrados 60 mil casos novos (dos quais 12 mil no Estado do Amazonas).

De então para cá, aumentou muito a incidência, pois ocorrem em média 20 mil casos por ano no país (Fig. 26.9).

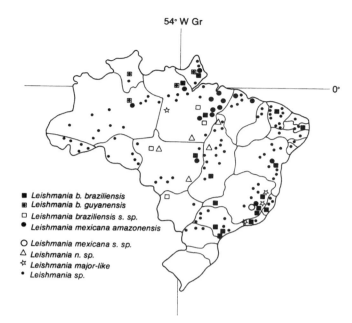

Fig. 26.7 Distribuição geográfica da leishmaníase cutânea no Brasil, com indicação das espécies e subespécies. (Segundo Deane & Grimaldi, 1985.)

No Leste Brasileiro, a incidência cresce a partir da Floresta Atlântica, na encosta do planalto, e se prolonga por este, rumo ao ocidente. É bastante disseminada na Bahia. Em Minas Gerais, as áreas mais afetadas estão na bacia do Rio Mucuri e na do Rio Doce. No Espírito Santo, encontra-se dentro do mesmo quadro geográfico. Para o interior, a área endêmica ocupa o Sul e o Triângulo Mineiro, bem como Mato Grosso do Sul e Goiás.

Focos ativos de leishmaníase mucocutânea encontram-se, ainda, no próprio Município do Rio de Janeiro (Bairros de Campo Grande e Jacarepaguá).

Em São Paulo, a doença manifestou-se com grande intensidade no começo do século e ocupou extensa área. A partir de 1907, começou a ocorrer de forma epidêmica entre os trabalhadores da construção da Estrada de Ferro Noroeste do Brasil, tornando-se endêmica em toda a região servida pela estrada e onde se procedia a um trabalho intenso e extensivo de derrubada de bosques e florestas para instalar fazendas ou construir vilas e cidades. O mesmo se deu durante a extensão das linhas da Companhia Paulista de Estradas de Ferro e da Companhia Sorocabana.

Pessôa, em 1941, calculou em 30 mil o número de casos existentes somente nas zonas rurais da região considerada de alta endemicidade.

A Comissão de Estudos da Leishmaníase registrou, aí, cerca de 9 mil doentes, em dois anos de funcionamento.

Atualmente, os casos novos são diagnosticados no sul do Estado de São Paulo, que abrange a zona da Mata Atlântica (336 casos estudados, durante um período de 15 meses, em 1978-1979). Outros focos foram assinalados no nordeste e no extremo oeste desse estado. A doença é bastante encontrada no norte do Paraná, decrescendo sua importância para o sul do Brasil.

FONTES DE INFECÇÃO

A leishmaníase tegumentar parece ser uma zoonose de animais silvestres cuja transmissão depende, em grande parte, de certas espécies de flebotomíneos das florestas primitivas. Aqui, a composição florística condiciona hábitats a que estão adaptados os diversos elementos faunísticos envolvidos na estrutura epidemiológica: hospedeiros naturais ainda não bem caracterizados e insetos. No sul do Brasil, por exemplo, as espécies predominantes na mata virgem são: *Lutzomyia migonei*, *Lu. whitmani* e *Lu. pessoai*.

Derrubada a floresta primitiva, cresce a mata secundária ou "capoeira", onde a fauna de vertebrados e de insetos já não é mais a mesma.

Além disso, a presença do homem e dos animais domésticos (cães e eqüinos), em suas proximidades, tende a interferir no ecossistema em que circula *Leishmania braziliensis*, associada à *Lutzomyia intermedia* ou à *Lu. whitmani*; aquela, facilmente adaptável ao ambiente modificado, e esta última mais silvestre.

A pesquisa de reservatórios vertebrados, no passado, foi prejudicada pela tendência a tentar identificá-los pela existência de lesões cutâneas evidentes. Compreendeu-se, mais tarde, que os reservatórios naturais devessem ser organismos bem adaptados ao parasitismo, sem lesões notáveis ou, mesmo, sem processos visíveis, e buscou-se descobri-los por métodos como a hemocultura ou a semeadura, em meios de cultura, de material obtido da pele aparentemente normal.

Essa técnica, desenvolvida no Panamá, permitiu encontrar a infecção da paca (*Cuniculos paca*), da cutia (*Dasyprocta azarae*) e do rato-de-taquara (*Kannabateomys amblyonyx*), em São Paulo; e de *Oecomys concolor* (= *Orizomys concolor*), em Mato Grosso. Porém, as leishmânias envolvidas não foram caracterizadas.

No Ceará, o rato doméstico (*Rattus rattus*) tem sido capturado com infecções, em áreas endêmicas situadas distante de florestas e bosques. A *Leishmania braziliensis* vem sendo isolada com grande freqüência de cães (Fig. 26.8), eqüinos e muares, tanto na Venezuela como no Brasil (Bahia, Minas Gerais e Rio de Janeiro).

Entretanto, a incriminação definitiva desses animais como reservatórios importantes continua aguardando novas pesquisas.

HOSPEDEIROS INTERMEDIÁRIOS

A primeira demonstração de que a leishmaníase tegumentar americana é transmitida por flebotomíneos foi dada por Aragão, em 1922, quando conseguiu produzir uma úlcera em um cão, injetando triturados de insetos naturalmente infectados. Estes eram *Lutzomyia intermedia*, capturados nas matas da Cidade do Rio de Janeiro, durante um pequeno surto epidêmico.

A dificuldade de repetir essa demonstração fez com que, durante muito tempo, os autores devessem basear em dados puramente epidemiológicos a responsabilidade de cada espécie de flebotomíneo como vetor efetivo. Os insetos deviam estar sempre presentes nas zonas onde ocorriam casos humanos e, pelo menos em uma pequena proporção deles, devia-se poder demonstrar a presença de leishmânias no tubo digestivo.

A percentagem de insetos com leishmânias é sempre muito baixa (entre 0,01 e 0,3%, em alguns inquéritos).

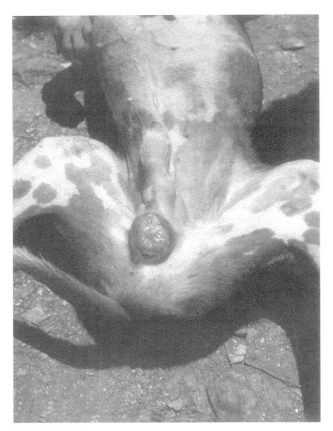

Fig. 26.8 Cão doméstico, de uma área endêmica de leishmaníase tegumentar, apresentando lesão ulcerosa da bolsa escrotal. (Documentação do Dr. C.M. Aguilar.)

No Brasil, as espécies tidas como principais vetores de leishmaníase tegumentar (ou espúndia) são:

a) ***Lutzomyia whitmani***, que apresenta vasta área de distribuição (do Maranhão ao Paraná e Mato Grosso do Sul) e é a espécie mais encontrada nas zonas endêmicas do Estado de São Paulo, onde pode constituir mais de 40% da população flebotômica. De hábitos silvestres, ocorre quase exclusivamente nas florestas úmidas.

Pica com avidez o homem e os animais domésticos, mormente nas horas crepusculares e começo da noite. Juntamente com *Lu. migonei* e *Lu. pessoai*, torna-se mais abundante nos meses de verão, caindo sua densidade nos meses mais secos do inverno.

b) ***Lutzomyia pessoai***, com distribuição do Rio Grande do Sul até a Bahia, Goiás e Mato Grosso do Sul. Silvestre como a espécie anterior, pode invadir as casas próximas da mata (até 100 ou 150 metros de distância), durante o crepúsculo ou à noite. É mais antropófila que *Lu. whitmani* e pica igualmente diversos animais de sangue quente, domésticos ou não.

c) ***Lutzomyia migonei***, encontrada principalmente nas florestas virgens, mas também em capoeiras, onde sua densidade é muito menor. Invade habitações situadas perto da mata. Ainda que menos freqüente que as espécies anteriores, constitui com elas a quase totalidade dos flebotomíneos capturados nos focos do Estado de São Paulo. Sua distribuição geográfica vai da Colômbia e Venezuela até o Paraguai e Argentina, tendo sido identificada em quase todos os Estados do Brasil.

d) ***Lutzomyia intermedia***, cuja vasta área de distribuição inclui o Norte da Argentina, o Paraguai e o Brasil (até a Paraíba como limite setentrional), é encontrada tanto no litoral como

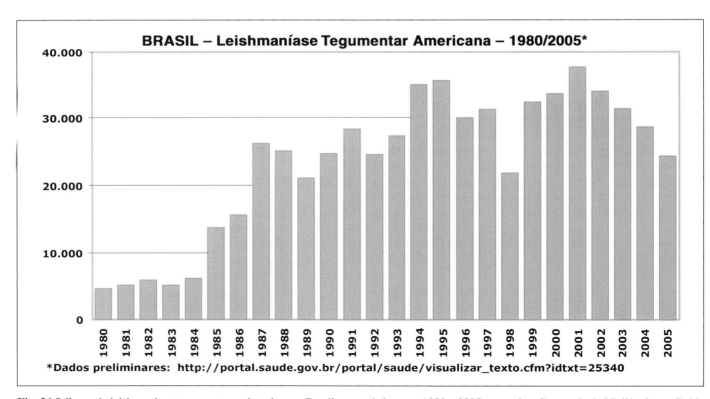

Fig. 26.9 Casos de leishmaníase tegumentar registrados, no Brasil, no período entre 1980 e 2005, segundo a Secretaria de Vigilância em Saúde (SVS), do Ministério da Saúde. *Casos de 2005 sujeitos a revisão.

no interior. Habita florestas primitivas e de segunda formação. Tem sido capturada no interior de cidades, bastando a proximidade de vegetação densa para criar-se. Nas áreas anteriormente ocupadas pela Mata Atlântica, é o flebotomíneo predominante, pois chega a constituir 95% da fauna flebotômica. Seus hábitos são semidomésticos, invadindo casas e abrigos de animais domésticos; porém é menos antropófila que as espécies anteriores.

e) ***Lutzomyia fischeri***, encontrada somente na Venezuela, Peru e Brasil, desde Pernambuco até o Rio Grande do Sul e Mato Grosso do Sul. Predomina nas matas de segunda formação, onde compete com *L. intermedia* em freqüência. É muito antropófila e invade casas em grande número, mesmo a distâncias relativamente grandes da mata.

f) ***Lutzomyia wellcomei*** é transmissora na Amazônia (Serra dos Carajás), onde vive em florestas altas, de terra firme, picando o homem de dia e de noite, pois é espécie antropófila.

TRANSMISSÃO

Aparentemente, todos os indivíduos têm suscetibilidade semelhante à infecção leishmaniótica, dependendo a incidência de casos, em determinada área, da maior ou menor exposição das pessoas ao risco de inoculação pela picada dos flebotomíneos.

O ciclo epidemiológico primitivo (e ainda o mais importante) compreende:

Reservatórios silvestres → ***Lutzomyia* spp.** → **Novos animais silvestres**

O homem e alguns animais domésticos são eventualmente infectados ao penetrarem no ecótopo florestal, onde circula o parasito.

A população suscetível é constituída principalmente de trabalhadores empenhados em obras de desbravamento, como a abertura de estradas, as derrubadas para o aproveitamento agrícola do solo e outras finalidades, bem como de lenhadores, caçadores, garimpeiros etc. Estão sujeitos ao mesmo risco os familiares que vivem na orla florestal ou em casas construídas em clareiras no seio da mata.

O parasitismo de ratos domésticos, em zona não-florestal do Ceará, mostra a evolução do ecossistema para uma condição epidemiológica particular, lembrando a uta, do Peru. Explica-se de modo análogo a leishmaníase em áreas suburbanas ou em zonas rurais onde apenas o cão (ou muares etc.) foi encontrado com infecção.

O ciclo epidemiológico, aqui, passou a compreender:

Reservatórios domésticos → ***Lutzomyia* spp.** → **Novos animais domésticos (e homens)**

O homem participa agora, eventualmente, como resultado de uma adaptação parasitária e condições locais muito peculiares.

Como a proporção de flebotomíneos encontrada com infecção natural é geralmente muito baixa, a transmissão fica na dependência da densidade dos insetos na região, de sua antropofilia e da freqüência com que os indivíduos são picados.

Resulta desse fato certa periodicidade na maior ou menor incidência da doença, durante o ano, devido ao aumento das populações flebotômicas em seguida ao início da época das chuvas.

Ondas epidêmicas acompanham muitas vezes os movimentos de populações humanas que, em busca de novas terras para cultura, deslocam a frente pioneira rumo às terras virgens das florestas tropicais (como sucedeu no Oeste Paulista, nas primeiras décadas deste século, em função da cultura cafeeira).

Tais deslocamentos são propiciados por empreendimentos econômicos (como a exploração de minérios) ou simplesmente pela abertura de novas vias de comunicação através da paisagem geográfica que abriga os extensos focos naturais da zoonose (como, p. ex., a construção da Rodovia Transamazônica).

Controle

A planificação do controle da leishmaníase tegumentar e os resultados que se podem esperar dele dependem das condições epidemiológicas locais e de um certo número de condicionamentos econômicos e sociais.

Na Baixada Fluminense (Estado do Rio de Janeiro), onde a transmissão efetuada pela *Lutzomyia intermedia* tem caráter domiciliar, a aplicação de DDT nas casas, durante o período de combate à malária, permitiu controlar o problema, durante algum tempo. O mesmo sucedeu em outros lugares, como em países da Bacia Mediterrânea.

Onde os flebotomíneos são estritamente silváticos, as medidas mais importantes a tomar são a construção das casas a grande distância da orla florestal e o desmatamento em torno dos povoados, além do uso eventual de inseticidas nas casas.

A telagem das casas e o uso de mosquiteiros exigem telas de trama muito fina (em geral muito quentes para os climas tropicais).

O controle dos animais reservatórios é impensável, enquanto não tivermos melhores conhecimentos a respeito. Porém os animais domésticos podem ser diagnosticados e tratados.

A proteção das pessoas sob risco, mediante vacinação, talvez seja uma solução para o futuro. Portanto, as investigações nesse sentido estão a merecer maiores estímulos.

LEISHMANÍASE POR *L. GUYANENSIS*

Esta variedade de leishmaníase cutânea, conhecida como *"pian-bois"*, na Guiana Francesa, *"bosch-yaws"*, em Suriname, ou "piã das florestas", só se distingue da espúndia pela benignidade de suas lesões e pela ausência de complicações mucosas oronasais, além de apresentar diferenças em seus aspectos epidemiológicos.

Sua distribuição geográfica é tida como abrangendo a Guiana, o Suriname, a Guiana Francesa e, no Brasil, o Amapá e Roraima, além das regiões setentrionais do Pará e do Amazonas.

Etiologia

O agente causal é a **Leishmania guyanensis**, semelhante morfologicamente à *L. braziliensis*. Quando inoculada no hamster, produz lesões localizadas e pobres de parasitos. Cultiva-se com dificuldade no meio de NNN, mas muito bem se houver sangue de coelho na composição do meio.

Patologia e Clínica

As lesões cutâneas são semelhantes às da espúndia, porém as úlceras são menores e curam-se espontaneamente. Pode haver uma só úlcera crateriforme, sendo mais freqüente a multiplicidade de lesões. Já foram vistos casos com mais de 20 ou 30. Elas aparecem de preferência nos membros inferiores e superiores, mas podem instalar-se em todo o corpo. Observam-se também metástases ao longo dos trajetos linfáticos, sob a forma de nódulos subcutâneos.

Mesmo tendo alguns autores admitido a existência de metástases na mucosa nasal em 5% dos casos, o fato é contestado por outros pesquisadores, que atribuem tais casos à infecção pela *L. braziliensis*, cuja área de distribuição imbrica-se com a de *L. guyanensis*.

Diagnóstico e tratamento, como nas outras leishmaníases tegumentares.

Ecologia, Epidemiologia e Controle

A área de distribuição dos focos enzoóticos do piã das florestas parece estender-se pelo Planalto Guiano, na região setentrional da América do Sul.

Nesta parte do continente, os casos têm sido registrados tanto em território brasileiro como no dos países vizinhos (ver antes).

O meio ecológico é representado pelas florestas tropicais situadas em elevações compreendidas entre 500 e 1.000 metros de altitude e caracterizadas por um clima quente e úmido. Mas a doença ocorre também na Planície Amazônica, ao norte dos rios Negro e Amazonas, milhares de casos sendo encontrados nos subúrbios de Manaus.

Os animais reservatórios mais importantes são mamíferos silvestres da ordem **Edentata**. Inquéritos feitos no Amapá e no Pará permitiram encontrar 46% das preguiças (*Choloepus didactylus*) e 22% dos tamanduás (*Tamandua tridactyla*) infectados com a *Leishmania guyanensis*. No estado do Amazonas, apresentaram infecção natural um marsupial (*Didelphis marsupialis*) e um roedor (*Proechimys guyanensis*).

Na Guiana Francesa, a mesma espécie de preguiça parece ser o reservatório principal, havendo outros animais de que se isolou a leishmânia (*Potos flavus* e *Proechimys* sp.).

Tanto no Brasil como na Guiana Francesa, o inseto vetor que tem maior responsabilidade na transmissão é *Lutzomyia umbratilis*, pois encontra-se em todas as áreas endêmicas desses países, apresenta-se com alta densidade nas capturas e com índices relativamente elevados de infecção (entre 1 e 7,3%). Ataca o homem com grande intensidade. A *Lutzomyia whitmani* foi encontrada com infecção, no Pará.

O aparecimento de casos humanos da doença relaciona-se, em geral, com os trabalhos de derrubada da floresta primitiva, principalmente em função de uma agricultura rudimentar e itinerante. Outras vezes, porém, decorre de grandes empreendimentos econômicos, como a exploração do manganês, no Amapá (Brasil).

As medidas de controle são as mesmas recomendadas para a luta contra a espúndia.

LEISHMANÍASE POR *L. PANAMENSIS*

Etiologia

A **Leishmania panamensis** é o agente causal de uma outra variedade de leishmaníase cutânea das Américas, de caráter benigno, pois as lesões localizam-se quase exclusivamente na pele.

Foi descrita no Panamá, mas ocorre também desde Costa Rica (ou regiões mais ao norte) até a Colômbia e Venezuela. Cultiva-se bem no meio de NNN. Infecta facilmente o hamster, disseminando-se por toda a pele, mas sem produzir lesões metastáticas importantes.

Patologia e Clínica

As lesões, no homem, são únicas ou em pequeno número, consistindo em úlceras rasas ou crateriformes, de caráter persistente. Há tendência para a disseminação do parasitismo ao longo dos linfáticos com a produção de nódulos leishmanióticos.

Em raras ocasiões (cerca de 2% dos casos) assinalaram-se localizações nasais da infecção, parecendo entretanto que se devam à inoculação pelo vetor diretamente no nariz, e não a uma propagação secundária, metastática, partindo das lesões cutâneas.

Para o diagnóstico e o tratamento, seguem-se as mesmas normas propostas para a leishmaníase tegumentar ou espúndia.

Ecologia, Epidemiologia e Controle

Diversos animais silvestres são portadores da infecção nas zonas florestais. A preguiça (*Choloepus hoffmanni*) é o reservatório mais importante, no Panamá, pois 20% dos animais examinados mostraram-se parasitados. Segundo a localidade, essa taxa variou de zero a 59,4%, em observações que se prolongaram por 10 anos.

As infecções são crípticas em todos os animais. No entanto, os parasitos podem ser isolados da pele, do sangue, do fígado, do baço, da medula óssea e dos pulmões.

Cerca de 3% dos cães das áreas endêmicas encontram-se infectados, exibindo ulcerações nas orelhas ou inflamação nas narinas, que podem perdurar anos. Assim, eles se apresentam como reservatórios domésticos da leishmaníase.

Os moradores que se instalam em áreas florestais são atingidos em proporções elevadas (mais de 40% em uma localidade próxima da cidade de Panamá).

Em Costa Rica, a *L. panamensis* foi isolada de duas espécies de preguiça (*Choloepus hoffmanni* e *Bradypus griseus*) e de um ratinho (*Heteromys desmarestianus*). Mas, enquanto a percentagem dos *C. hoffmanni* infectados aproximava-se de 80%, apenas 2% dos *Heteromys* tiveram um exame positivo.

Os casos humanos diagnosticados nesse país, que em 1973 eram quase 1.000, haviam baixado para 633 em 1975, incidindo 40% das infecções em crianças com menos de 10 anos de idade e quase 30% no grupo etário de 10-19 anos.

Lutzomyia trapidoi, *Lu. pessoana* e *Lu. panamensis* são os mais prováveis transmissores da leishmaníase cutânea panamensis.

As medidas de controle são as mesmas já referidas para as outras leishmaníases tegumentares americanas.

LEISHMANÍASE POR *L. PERUVIANA*

Etiologia

Conhecida desde o período pré-colombiano e já atribuída pelos nativos à picada de insetos, esta leishmaníase cutânea (ou "uta") foi descrita pelos cronistas da época colonial e pelos naturalistas que visitaram o Peru, antes do século XX.

Essa modalidade cutânea e de natureza benigna da leishmaníase distingue-se clínica e epidemiologicamente da espúndia e tem como agente etiológico a **Leishmania peruviana**.

Patologia e Clínica

A "uta" assemelha-se, sob muitos aspectos, à leishmaníase cutânea do Mediterrâneo e da Ásia (ver o Cap. 28). A lesão inicial é uma pápula avermelhada e pruriginosa que se vesiculiza, algumas vezes, no prazo de 1 a 4 semanas. Logo se ulcera, mostrando um fundo granuloso, com as bordas elevadas e enduradas. Os parasitos, que a princípio são aí muito abundantes, vão-se tornando raros depois.

A úlcera exsuda um líquido viscoso e sangra facilmente com qualquer trauma. O processo inflamatório estende-se muitas vezes ao longo dos linfáticos, produzindo um rosário de nódulos que podem ulcerar, por sua vez.

Os linfonodos que drenam a região estão, em geral, aumentados de volume, em vista das infecções bacterianas supervenientes.

As alterações histológicas são do tipo descrito no Cap. 25 (item *Relações parasito-hospedeiro*). Elas se parecem também com as do "botão do Oriente" (Cap. 28).

Quando as lesões são muito superficiais e destroem apenas a camada papilar do derma e o epitélio, formam-se processos ectimatiformes, geralmente recobertos por uma crosta de cor castanho-avermelhada ou vermelho-escura. Removida esta, aparece a ulceração rasa, com tecido de granulação no fundo.

No Equador, as lesões são múltiplas em cerca de metade dos casos. Mas não mostram tendência para produzir metástases na mucosa nasal. Quando ocorrem lesões nasais, são elas devidas à propagação, por contiguidade, de outras existentes na pele da vizinhança.

Em geral, a infecção encaminha-se para a cura espontânea num lapso de tempo que varia de 12 a 15 meses, mas sua duração pode estender-se de 6 meses a muitos anos. Aparentemente, o primeiro ataque confere sólida imunidade, pois não se observam recaídas nos habitantes das regiões endêmicas.

Diagnóstico e tratamento fazem-se como nas outras formas de leishmaníase tegumentar.

Ecologia, Epidemiologia e Controle

A "uta" ocorre nas regiões da Cordilheira Andina que atravessam a Venezuela, a Colômbia, o Equador, o Peru e a Bolívia, em lugares que ficam situados entre 500 e 2.000 metros de altitude, no Equador, ou entre 1.000 e 3.000 metros, nos demais países, enquanto a espúndia é lá encontrada em altitudes abaixo dos 500 metros.

A paisagem em que se encontra a infecção por *Leishmania peruviana* compreende os vales elevados da vertente ocidental dos Andes, com clima seco e com escassa vegetação. Aí não existem florestas ou bosques.

A doença é encontrada tanto no meio rural como nas cidades, se bem que sua incidência seja maior no primeiro. Em 1949, a prevalência de leishmaníases (todas as formas) na população geral do Peru era de 1,3%, entre os menores de 15 anos, e 2,3% acima dessa idade. Mas, em algumas localidades, podia chegar a 38%, como em Collabuanca.

Depois de 1950, o uso extensivo de inseticidas de ação residual havia feito cair muito a prevalência. Nos últimos anos observa-se um aumento dos casos, com maior incidência em indivíduos jovens, pois 60% dos pacientes têm menos de 16 anos.

Nas zonas endêmicas, encontrou-se o cão infectado na proporção de 40%. Em geral ele não mostra ulcerações, mas o parasito pode ser isolado da pele, em áreas discrômicas ou com alopecia, principalmente no focinho e nas orelhas.

O papel do cão como reservatório do parasito aproxima ainda mais a epidemiologia da "uta" daquela peculiar à leishmaníase cutânea da Bacia do Mediterrâneo e à forma urbana descrita na Ásia.

Três espécies de flebotomíneos, *Lutzomyia peruensis*, *Lu. verrucarum* e *Lu. noguchii*, são encontradas nas áreas endêmicas, sendo que as duas primeiras picam o homem, e a terceira, somente roedores silvestres. Apenas *Lu. peruensis* já foi encontrada com flagelados e permitiu a infecção de animais de laboratório, devendo ser portanto o vetor principal.

Utilizando-se hamsters sentinelas, constatou-se que a transmissão é mais intensa no verão e no outono que no resto do ano. É também no verão que caem as poucas chuvas anuais, na região, e a fauna flebotômica aumenta consideravelmente nessa época.

O combate aos flebotomíneos mediante inseticidas de ação residual é a medida fundamental para o controle da endemia. Outros recursos são o tratamento dos pacientes, a eliminação dos cães parasitados e a proteção contra a picada dos insetos.

27

O Complexo "Leishmania mexicana" e as Leishmaníases Cutâneas das Américas

COMPLEXO "LEISHMANIA MEXICANA"
LEISHMANÍASE POR LEISHMANIA MEXICANA
   Etiologia
   Infectividade e imunidade
   Patologia e clínica
   Diagnóstico e tratamento
   Ecologia e epidemiologia
   Controle

LEISHMANÍASE POR LEISHMANIA AMAZONENSIS
   Etiologia, patologia e clínica
   Epidemiologia e controle
LEISHMANÍASE TEGUMENTAR DIFUSA
   Etiologia
   Patologia e imunologia
   Quadro clínico
   Diagnóstico e tratamento
   Epidemiologia

COMPLEXO *"LEISHMANIA MEXICANA"*

O complexo da *"Leishmania mexicana"* caracteriza-se por serem os parasitos, na fase amastigota, organismos relativamente grandes, se comparados com os do complexo *"L. braziliensis"* (Fig. 25.1). Os flagelados crescem fácil e rapidamente no meio de cultura NNN. Quando injetados na pele do hamster, provocam no ponto de inoculação lesões grandes, semelhantes a tumores (histiocitomas), e freqüentemente produzem metástases nesse hospedeiro.

Habitualmente são parasitos de pequenos roedores silvestres e transmitidos por determinados flebotomíneos do gênero **Lutzomyia**. Nesses insetos, as formas promastigotas multiplicam-se habitualmente no intestino anterior e médio (estômago), sem invadir a porção posterior, no que se distinguem das leishmânias do complexo *"L. braziliensis"*.

Duas espécies são reconhecidas pela maioria dos autores:
1) *Leishmania mexicana*, que muitas vezes infecta o homem em ambientes silvestres da Mesoamérica (Figs. 27.1 e 27.2).
2) *Leishmania amazonensis*, que é causa de uma zoonose silvestre, mas algumas vezes atinge o homem (Fig. 25.1).

LEISHMANÍASE POR *LEISHMANIA MEXICANA*

Esta forma de leishmaníase cutânea é uma zoonose florestal que ocorre no México, na Guatemala e em Belise. Popularmente é conhecida, no México, por *"úlcera de los chicleros"* e, em Belise, por *"baysore"*.

Etiologia

O parasito (Figs. 25.4 e 25.5) é morfologicamente semelhante às demais espécies de *Leishmania*, porém destaca-se das que integram o complexo *"L. braziliensis"* pelo tamanho maior de suas formas amastigotas (3,2 µm de comprimento, em média) e pelo espectro de suas isoenzimas.

Cresce muito bem nos meios de cultura, inclusive NNN, e pode ser cultivado abundantemente em meio de Schneider, adicionado de soro fetal bovino inativado (em frascos rotatórios), a 26°C (Fig. 27.3).

In vitro, a transformação amastigota-epimastigota faz-se em 48 horas, desenvolvendo-se em três etapas:
1) crescimento e alongamento do corpo celular;
2) desenvolvimento do flagelo; e
3) divisão celular.

A hidroxiuréia inibe a transformação, na segunda fase. A respiração celular aumenta nas sucessivas etapas do desenvolvimento.

Quando fagocitados por macrófagos, os promastigotas devem passar rapidamente a amastigotas, como condição para evitarem ser mortos e digeridos dentro dos fagossomos (Fig.

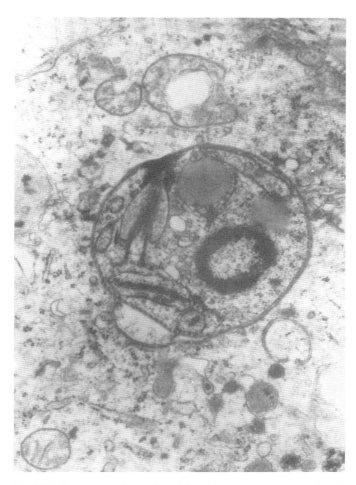

Fig. 27.1 Forma amastigota de *Leishmania mexicana*, no interior do vacúolo fagocitário de um macrófago da pele. Lesão experimental, na pata de um hamster (24.000 aumentos). (Original de R. Milder, USP, São Paulo.)

27.2). Esses amastigotas produzem proteinases cuja atividade é 20 vezes maior que a dos promastigotas ou que a dos macrófagos, contribuindo para sua sobrevivência.

Infectividade e Imunidade

A *L. mexicana* infecta geralmente pequenos roedores silvestres, aos quais causa apenas discretas lesões cutâneas.

Em diferentes linhagens de camundongos utilizados no laboratório, as lesões desenvolvem-se de forma bastante diversa:

a) Em animais de linhagens resistentes (como *Mus musculus* da cepa AKR) só aparecem nódulos palpáveis, no local da inoculação, depois de 10 semanas.

Esses nódulos crescem lentamente, durante algum tempo, e regridem espontaneamente ao fim de 20 semanas.

b) Nos animais da estirpe C57BL/6, já se pode palpar um nódulo ao fim da primeira semana; ele cresce e se ulcera por volta da sexta semana. Um mês mais tarde, a ulceração alcança seu tamanho máximo, apresenta-se recoberta por uma crosta e começa a regredir, para sarar algum tempo depois (20ª semana).

c) Contrariamente a essa evolução apresentada por animais resistentes ao parasitismo, nos das linhagens de camundongos DBA/2 e NMRI os nódulos crescem gradualmente até a 14ª semana e, depois, permanecem estacionários, sem ulcerar nem curar. Os parasitos podem ser encontrados nas lesões granulomatosas mesmo na 20ª semana.

d) Finalmente, na estirpe de camundongos Balb/c, cujos animais apresentam grande suscetibilidade à infecção, forma-se um nódulo palpável no local da inoculação já ao fim de duas semanas; esse nódulo segue crescendo sempre, e ulcera-se na 10ª semana. Aparecem metástases por volta da sexta semana, que só regridem três meses depois. A úlcera inicial torna-se persistente e continua a crescer, mostrando-se rica de parasitos, mesmo seis meses depois de adquirida a infecção.

Essas diferenças no comportamento da infecção estão relacionadas com as características genéticas do hospedeiro e se transmitem como um caráter dominante.

Tais diferenças traduzem-se fisiologicamente pela capacidade ou não de os animais desenvolverem uma reação imunológica do tipo celular. A resposta celular ao parasitismo é verificada pela prova intradérmica de Montenegro (ver o Cap. 26, item *Diagnóstico imunológico*), que dá um teste nitidamente positivo nos camundongos resistentes e muito débil nos animais suscetíveis (Balb/c). Observa-se o mesmo fato em relação à produção de anticorpos.

O comportamento da infecção, nos camundongos AKR e C57BL/6, tem grande semelhança com as infecções humanas benignas pela *L. mexicana*, que podem curar-se espontaneamente, após algum tempo.

As infecções das outras linhagens lembram as formas de leishmaníase humana crônica, com reação de Montenegro positiva, sem que esta prova de imunidade celular possa testemunhar a capacidade que tenha o organismo hospedeiro para vencer a infecção. Mecanismos complexos de regulação imunológica, dependentes talvez do sistema de histocompatibilidade (ver o Cap. 25), parecem ser importantes na patologia das leishmaníases.

Nas infecções experimentais de tipo crônico, em animais suscetíveis, nota-se que, depois de um certo período de aumento das funções imunológicas protetoras, sobrevém outro, mais tardio, em que se constata imunodepressão.

Algumas observações estão a sugerir que haja, nesses casos, a indução da atividade de células T supressoras, nos animais infectados.

O mecanismo pelo qual as leishmânias conseguem escapar à digestão no interior dos macrófagos é desconhecido, pois já se constatou, à microscopia óptica (campo escuro) e eletrônica, que a fusão dos lisossomos com os vacúolos parasitóforos tem lugar normalmente nas infecções por *L. mexicana*. No entanto, a inibição ou a estimulação dessa fusão em macrófagos infectados, *in vitro*, causa respectivamente um aumento ou uma redução do crescimento parasitário (ver o Cap. 25, item *Função dos macrófagos*).

Leishmania mexicana desenvolve imunidade cruzada com *L. tropica* mas não assegura proteção dos indivíduos imunes contra as infecções por leishmânias do complexo *"L. braziliensis"*. No entanto, em muitos casos, os pacientes imunizados por infecções devidas a parasitos do complexo *"L. braziliensis"* adquirem resistência às do complexo *"L. mexicana"*.

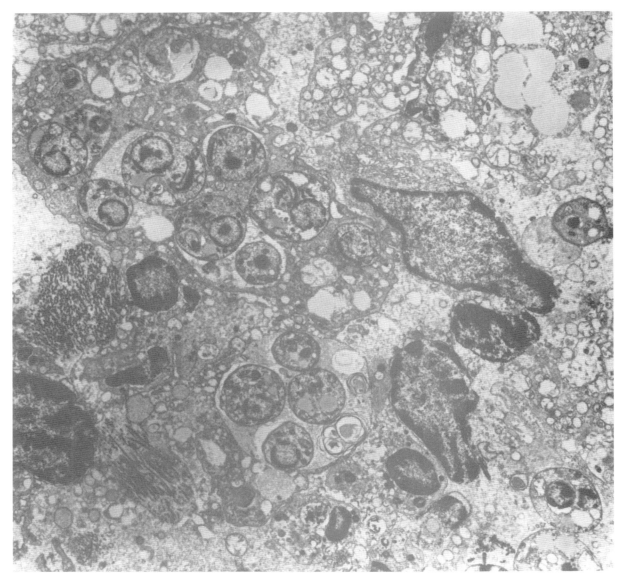

Fig. 27.2 *Leishmania mexicana*: aspecto dos parasitos nas lesões, segundo se observa em infecção experimental, na pata do hamster. (Original de Regina Milder.)

Patologia e Clínica

A "úlcera dos chicleros" caracteriza-se pela produção de lesões infiltrativas da pele, do tipo nodular subcutâneo, bem como de processos ectimóides. Ao fim de 1 ou 2 meses, a evolução leva em geral à ulceração franca, geralmente única e indolor, que se localiza predominantemente na cabeça, ainda que ocorram úlceras também nos membros superiores e inferiores ou no tronco dos pacientes. Pele e tecido subcutâneo são envolvidos, apresentando a úlcera bordas elevadas, enduradas, com fundo liso ou granuloso e secretante. Nas formas não-ulceradas, as placas infiltrativas tornam-se vegetantes. Pode haver adenopatia regional.

O pavilhão da orelha é a sede mais freqüente dessa leishmaníase, conforme se constata em 60 a 90% dos casos. Em geral há uma só lesão, de caráter mutilante.

Nas infecções experimentais, os nódulos mostram, histologicamente, infiltração de histiócitos, linfócitos e plasmócitos. Os neutrófilos estão presentes em dois terços dos casos e os eosinófilos, em cerca de metade. Nas lesões maiores, o infiltrado inflamatório circunda áreas de macrófagos vacuolizados e de histiócitos não-vacuolizados, mais abundantes na periferia dos nódulos.

Os amastigotas podem ser vistos em 50% dos exames, mas os parasitos são facilmente encontrados nas lesões apenas no período inicial da doença.

O envolvimento linfático é raro, sendo encontrado em cerca de 2% dos pacientes. As metástases cutâneas são pouco freqüentes (em 7% deles), havendo apenas alguns casos na literatura médica de invasão da mucosa nasal, sempre por contigüidade.

A tendência é para a cura espontânea, em menos de um ano, em cerca de 80% dos pacientes; mas, quando nas orelhas, o

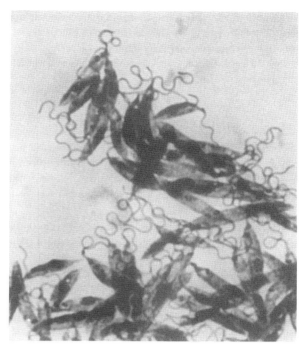

Fig. 27.3 *Leishmania mexicana*: parasitos observados em meio de cultura.

processo segue geralmente um curso crônico que pode durar anos. Períodos ulcerativos alternam-se, por vezes, com outros de regressão ou cura aparente.

A ação corrosiva das úlceras pode levar a uma destruição progressiva e mutilante das orelhas, ou propagar-se para as regiões vizinhas. Nos casos curados fica uma cicatriz, retraída e discrômica. As lesões pequenas tendem a evoluir para a fibrose.

Diagnóstico e Tratamento

Empregam-se aqui os mesmos métodos de diagnóstico que nas demais leishmaníases tegumentares, isto é, a demonstração dos parasitos nas lesões ou a intradermorreação de Montenegro (ver o Cap. 26).

O tratamento segue também a orientação que se adota para a espúndia e outras formas.

Ecologia e Epidemiologia

O ecossistema onde circula a *Leishmania mexicana* pertence ao ambiente das florestas tropicais de clima úmido, que, no México, se estendem pelos Estados de Yucatán, Quitana Roo, Campeche, Tabasco, Vera Cruz, San Luís Potosí, Tamaulipas, Nuevo León, Coahuila, Chiapas, Oaxaca, Michoacán, Jalisco e Nayarit. A zona endêmica estende-se pelo norte da Guatemala (mais de 1.000 casos por ano) e por Belise, incluindo as ilhas da baía de Honduras.

As fontes de infecção estão representadas por roedores silvestres que foram encontrados parasitados em elevadas proporções:
- *Ototylomys phyllotis*, 40% dos animais capturados;
- *Nyctomys sumichrasti*, 12%;
- *Heteromys desmarestianus*, 10% dos examinados.

Estes animais e outros reservatórios já identificados têm hábitos arbóreos, descendo ao solo durante a noite, quando são picados pelos flebotomíneos.

Não obstante os trabalhadores envolvidos na extração do chicle se acompanharem de muitos cães, na floresta, estes são pouco sensíveis à infecção. Essa resistência é constatada mesmo em condições experimentais, não parecendo portanto desempenharem os cães um papel na transmissão da doença.

Os insetos que habitualmente transmitem o parasitismo entre roedores devem ser diferentes dos que picam o homem.

Em relação a este, os vetores mais prováveis são: *Lutzomyia pessoana*, *Lu. flaviscutellata*, *Lu. panamensis* e *Lu. shannoni*, sendo que com as três primeiras já se conseguiu a transmissão experimental em voluntários. No Yucatán, em Belise e na Guatemala, o vetor é *Lu. olmeca*.

A doença é exclusivamente selvática, pois não infecta as pessoas que não penetram nas florestas, mesmo quando habitem perto ou em povoados situados nas clareiras. Quando a floresta é substituída por plantações, como sucedeu em Honduras e Costa Rica, modifica-se o bioma, desaparecem os transmissores naturais e, por conseguinte, essa forma de leishmaníase.

A população exposta ao risco de infecção é constituída quase só por trabalhadores adultos e do sexo masculino, que ficam morando nos acampamentos no seio da mata, sendo picados ao crepúsculo ou durante a noite.

Controle

A profilaxia é eficiente quando se possa evitar o contato com a floresta, mas constitui um problema difícil para os que tenham de viver nos acampamentos ou trabalhar dentro da mata, enquanto não se possa contar com maiores conhecimentos sobre a epidemiologia da parasitose, ou com algum processo de imunização.

O uso de mosquiteiros adequados (com tela de malhas muito finas, à prova de flebótomos) e o emprego de repelentes podem, eventualmente, ser úteis, quando a exposição ao risco for temporária.

LEISHMANÍASE POR *LEISHMANIA AMAZONENSIS*

A *Leishmania amazonensis* circula entre pequenos roedores da floresta e alguns marsupiais, mas é pouco encontrada infectando o homem.

O parasito é maior que as leishmânias do complexo *"L. braziliensis"*, tanto na forma amastigota como na promastigota. Cresce abundantemente no meio de NNN (Fig. 25.1, *B*) e pode ser distinguido de outras espécies e subespécies pelo espectro das isoenzimas. Quando injetado na pele do hamster, produz grandes histiocitomas, no local, e metástases em outras partes (nas extremidades, por exemplo) dentro de poucos meses.

Etiologia, Patologia e Clínica

O homem é raramente afetado por esta modalidade de leishmaníase devido ao fato de seu principal vetor ser pouco antropófilo.

Clinicamente, a doença manifesta-se pela produção de lesões únicas ou limitadas em número, geralmente ricas em parasitos.

Não há predileção pela localização no pavilhão da orelha, como sucede com a úlcera dos chicleros, nem costuma dar origem a metástases na mucosa oronasal.

Seu diagnóstico e tratamento são feitos de maneira idêntica às que se recomendaram para as outras leishmaníases cutâneas ou cutâneo-mucosas.

Epidemiologia e Controle

A área geográfica onde se encontra a *Leishmania amazonensis* estende-se por toda a Bacia Amazônica (compreendendo a parte brasileira e, seguramente, a dos países vizinhos) bem como outros territórios, inclusive Maranhão, Ceará, Bahia, Minas Gerais e Espírito Santo. A presença desta *Leishmania* foi assinalada também em Trinidad.

As fontes de infecção compreendem pequenos roedores da floresta, tais como:
- *Proechimys guyanensis* (Echimyidae);
- *Oryzomys capito*, *O. maconnelli* e *O. laticeps* (Muridae);
- *Nectomys squamipes* (Muridae) e
- *Neacomys spinosus* (Cricetidae).

Mais raramente, alguns marsupiais (Didelphidae), como: *Marmosa murina*, *M. fusca* e *M. mitis*.

O inseto vetor, no Brasil, é *Lutzomyia flaviscutellata*, enquanto na Venezuela, a transmissão seria devida à *Lutzomyia panamensis*.

Não há medidas específicas de controle.

LEISHMANÍASE TEGUMENTAR DIFUSA

Esta modalidade clínica ou forma lepromatosa da leishmaníase tegumentar foi atribuída a uma espécie ou subespécie distinta de *Leishmania*: *L. pifanoi*, que apresentaria, além de acentuado tropismo dérmico, marcada tendência à disseminação das lesões. Considerada como subespécie, ela seria **Leishmania mexicana pifanoi**.

Sabemos hoje que a etiologia não é específica, mas sim uma modalidade de resposta do hospedeiro ao parasitismo por certas leishmânias (ver o Quadro 25.1).

As formas clínicas da leishmaníase são vistas atualmente como expressões de um largo espectro de manifestações mórbidas.

Como na lepra, esse espectro apresenta um pólo anérgico, onde há abundância parasitária nas lesões (representado, neste caso, pela leishmaníase tegumentar difusa), e um outro pólo alérgico, ou tuberculóide, onde há escassez ou ausência aparente dos parasitos na lesão (representado pela forma recidivante ou lupóide). Entre esses extremos encontram-se as formas cutâneas auto-resolutivas.

Etiologia

A leishmaníase cutânea difusa pode ser induzida por parasitos diferentes, como *L. mexicana* e *L. amazonensis*, nas Américas, ou *L. aethiopica*, na África. *L. pifanoi* tem sido isolada apenas de casos de leishmaníase cutânea difusa, na Venezuela, mas *L. amazonensis* é o parasito mais freqüentemente relacionado com casos dessa forma da doença. Admitem alguns que estas duas espécies possam ser idênticas.

Patologia e Imunologia

O processo tem início com o desenvolvimento de lesão única no ponto de inoculação dos parasitos pelos flebotomíneos. Segue-se uma disseminação metastática que dará origem a lesões múltiplas, não-ulcerativas, disseminadas por todo o tegumento do paciente.

Os nódulos são ricos em macrófagos que vão sendo abarrotados de parasitos. Mas a reação inflamatória local é reduzida ou mesmo ausente.

A sorologia consegue detectar, em muitos casos, a presença de anticorpos circulantes. A imunidade celular, avaliada pela reação à leishmanina (reação de Montenegro), está, porém, ausente ou é muito reduzida. Entretanto, os pacientes com reação negativa respondem normalmente a outros testes imunológicos de tipo retardado e não exibem maior sensibilidade que as pessoas normais a outras infecções intercorrentes.

Supõe-se que, como sugerem experiências em animais (ver o Cap. 25 e, neste mesmo capítulo, o item *Leishmaníase por Leishmania mexicana: infectividade e imunidade*), as condições preliminares para o desenvolvimento deste tipo de leishmaníase são as características genéticas dos pacientes. Um defeito na regulação da função dos macrófagos impediria que estes pudessem destruir os parasitos de maneira eficiente. Por outro lado, o crescimento exagerado da população parasitária poderia levar à produção de antígenos em níveis que induzissem a tolerância imunológica, responsável pela negatividade do teste de Montenegro.

Quadro Clínico

O parasitismo manifesta-se inicialmente pelo aparecimento de um nódulo eritematoso (alguns pacientes apresentam máculas ou úlceras). A partir da lesão inicial o tegumento vizinho vai sendo alcançado paulatinamente, quer mediante um processo infiltrativo, quer mediante o aparecimento, meses depois, de lesões satélites de tipo macular, papular ou nodular.

O crescimento e multiplicação das lesões é processo lento, que dura anos. Há pouca propensão para que venham a ulcerar; mas, alastrando-se em superfície, as lesões chegam a confluir e a formar placas, de tamanho e forma muito variáveis, cujos limites podem ser nítidos ou apagarem-se, insensivelmente, na transição para a pele sã.

Em alguns casos foram registrados episódios eruptivos, sob a forma de numerosas manchas eritematosas, planas, que depois se infiltravam e se transformavam em nódulos. Tais surtos parecem devidos a uma disseminação hematogênica e se acompanham de adenopatias.

No rosto, o processo localiza-se geralmente nas partes centrais e nos pavilhões auriculares, lembrando, por seu aspecto, a lepra lepromatosa (Fig. 27.4 e Pranchas).

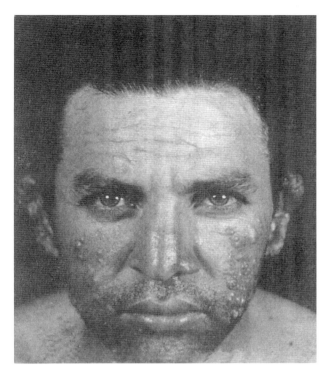

Fig. 27.4 Leishmaníase tegumentar difusa: lesões infiltrativas disseminadas e sem tendência a ulceração, nos pavilhões auriculares e no rosto. Documentação do Prof. J. Convit, Clínica Dermatológica da Univ. Central de Venezuela, Caracas.

Nos membros inferiores, predominam as lesões escamosas. Nos joelhos, tornozelos, cotovelos e dorso das mãos podem apresentar-se como hiperqueratose.

Na mucosa nasal encontra-se por vezes infiltração discreta, com muitos parasitos e pequenas ulcerações no septo cartilaginoso, revestidas de crostas.

Os parasitos são sempre abundantes nas lesões, bem como nos linfonodos infartados. Em algumas ocasiões foram encontrados no sedimento do sangue, obtido por punção venosa. Conseguiu-se também isolar a *Leishmania* mediante cultura de material retirado por punção da medula óssea, fato este que aproxima a leishmaníase tegumentar difusa de alguns aspectos descritos no calazar, como a leishmaníase dérmica pós-calazar (ver o Cap. 29).

Diagnóstico e Tratamento

Clinicamente, a doença se parece muito com a sarcoidose de Boeck, com a lepra lepromatosa e, naturalmente, com a leishmaníase dérmica pós-calazar. Freqüentemente os doentes são atendidos em serviços de leprologia, até que um exame parasitológico demonstre sua verdadeira etiologia.

O diagnóstico é fácil quando se suspeita de leishmaníase e se busca o parasito nas lesões cutâneas. Vimos que aí ele é sempre abundante.

O tratamento dá bons resultados nas formas incipientes, com o emprego de Solustibosan, um antimonial pentavalente, em injeções diárias (ver o Cap. 29). Na forma cutânea difusa, a resposta pode ser boa no início do tratamento com antimoniais, mas as recidivas são freqüentes. A imunoterapia, isolada ou associada às drogas usuais, vem sendo proposta para tratar a forma cutânea difusa causada por parasitos do "complexo *L. mexicana*".

O prognóstico, ainda que bom quanto à sobrevivência dos pacientes, é mau quanto ao desenvolvimento do quadro patológico, observando-se muitas vezes a contínua progressão das lesões por todo o tegumento.

Epidemiologia

Depois dos primeiros casos descritos na Venezuela, em 1945, vários outros foram assinalados naquele e em outros países da América: no Equador, no Panamá, na República Dominicana e no Brasil (Amazônia, Maranhão, Nordeste do país e Bahia).

Na África, foram assinalados casos na Etiópia e na Tanzânia.

28

Leishmânias e Leishmaníases Cutâneas do Velho Mundo

INTRODUÇÃO
LEISHMANÍASE CUTÂNEA ZOONÓTICA
   Infectividade e imunidade
   Patologia e clínica
   Diagnóstico e tratamento
   Epidemiologia
   Controle
LEISHMANÍASE CUTÂNEA ANTROPONÓTICA
   Etiologia
   Patologia e clínica
   Epidemiologia e controle
LEISHMANÍASE CUTÂNEA ETIÓPICA
   Etiologia
   Patologia e clínica
   Diagnóstico e tratamento
   Epidemiologia

INTRODUÇÃO

As leishmaníases cutâneas do Velho Mundo são conhecidas há milênios, encontrando-se referências a elas nos textos bíblicos e nos manuscritos orientais. As primeiras descrições científicas foram feitas no século XVIII, e os parasitos, descobertos por Borovski, em 1897.

As principais espécies identificadas como responsáveis por essas formas de leishmaníases são:
- *Leishmania major*,
- *Leishmania tropica*,
- *Leishmania infantum* (variedade dermotrópica) e
- *Leishmania aethiopica*.

Muitas das características gerais desses parasitos, tanto morfológicas como fisiológicas, imunológicas etc., foram analisadas no Cap. 25. Eles têm poucas relações, do ponto de vista bioquímico, com as espécies americanas.

LEISHMANÍASE CUTÂNEA ZOONÓTICA

É causada pela *Leishmania major* e conhecida como leishmaníase cutânea úmida, leishmaníase do deserto ou das aldeias, leishmaníase de Murgab e "*pendinka*". Ocorre na África e na Ásia (Fig. 28.1).

Parece constituir a forma mais primitiva da doença, pois é uma zoonose de roedores campestres, que se transmite eventualmente ao homem quando este penetra no ecossistema onde circula a *Leishmania major*.

Infectividade e Imunidade

O estudo das *Leishmanias* isoladas de flebótomos de áreas endêmicas da Ásia mostrou que, onde *Phlebotomus papatasi* é o principal vetor e *Rhombomys opimus*, o reservatório natural, a espécie encontrada é *Leishmania major*. Em lugares onde os vetores são *Ph. caucasicus*, *Ph. andrejevi* e *Ph. mongolensis*, apenas os roedores encontram-se infectados, pois esses flebótomos são muito zoófilos e os parasitos são *Leishmania major*, *L. gerbilli* e *L. turanica*.

Por outro lado, a patogenicidade varia com as características genéticas do hospedeiro, tal como já vimos suceder no caso de *L. mexicana*. Os camundongos da estirpe Balb/c não desenvolvem reação de hipersensibilidade retardada e apresentam uma infecção geral que mata 100% dos animais.

Outras estirpes (CBA, AKR, C57B, A/J e C3H), quando inoculadas, têm lesões cutâneas que curam em 3 a 4 meses.

Somente os animais que controlam a infecção e se curam das lesões cutâneas são capazes de fornecer macrófagos que, *in vitro* e em combinação com linfócitos ativados produtores

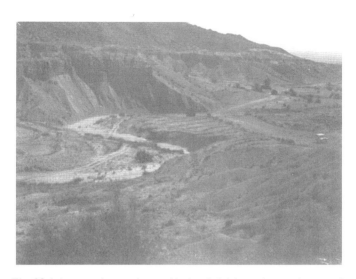

Fig. 28.1 Aspecto de uma área endêmica de leishmaníase cutânea rural, no norte da África (região de Kairouan, Tunísia), onde é alta a prevalência de roedores infectados por *Leishmania major*. (Documentação cedida pelo Dr. A. Mohsen Farza, Ministério da Saúde, Tunes, Tunísia.)

de linfoquinas, podem destruir leishmânias intracelulares de *L. major*.

Se, em vez de linfócitos, fornecermos linfoquinas (renovadas diariamente), os macrófagos de qualquer estirpe de camundongos destroem os amastigotas. Isso demonstra que a incapacidade de controlar a infecção não é devida a um defeito celular total, mas sim, provavelmente, à quantidade de moléculas ativadoras produzidas (ou requeridas) para a ativação dos macrófagos.

Animais infectados têm no soro títulos crescentes de anticorpos específicos, particularmente se a infecção for generalizada. Entretanto, esses anticorpos não os protegem contra uma evolução letal.

Patologia e Clínica

As lesões desenvolvem-se apenas no local da inoculação, podendo ser múltiplas e mesmo em grande número (há casos com uma ou duas centenas) se o número de picadas dos flebótomos foi igualmente grande. Predominam nos membros inferiores; depois, nos superiores.

A incubação tarda 1 a 4 semanas. Aparece inicialmente uma mácula ou pápula edematosa, outras vezes flictenas. Na base, forma-se um nódulo alargado, compacto, com meio a um centímetro de diâmetro, e pouco doloroso. O nódulo evolui rapidamente para a ulceração na parte central, recoberta em geral por uma crosta. Nos casos mais favoráveis a úlcera é rasa e tende a cicatrizar dentro de poucos meses.

Em outros casos, forma-se ulceração profunda, com bordas abruptas e irregulares.

O nódulo infiltrativo da base, ao mesmo tempo que cresce, dá origem a brotos periféricos que, ao necrosarem, darão lugar a uma expansão irregular da úlcera, com bordas festonadas e podendo alcançar diâmetro de 10 a 15 centímetros. O fundo é granulomatoso, exsudando um líquido purulento e fétido.

Há linfadenite regional e, por vezes, linfangites (sob a forma de cordões, de nódulos isolados ou em rosário) situadas nas proximidades da úlcera ou a alguma distância dela.

A evolução é para a cura espontânea e cicatrização, acompanhada de sólida imunidade contra reinfecções pela *L. major*, mas não contra a *L. tropica*.

Diagnóstico e Tratamento

O diagnóstico clínico é quase sempre fácil, nas regiões endêmicas, podendo ser confirmado pela demonstração dos parasitos na lesão.

As leishmânias encontram-se em grande abundância nas fases iniciais do processo, sobretudo em nódulos não ulcerados. Depois, os parasitos tornam-se escassos e devem ser pesquisados na periferia da zona infiltrada. Faz-se também biópsia ou intradermorreação com finalidade diagnóstica.

Nos pacientes que vivem em áreas endêmicas, o tratamento é contra-indicado antes que se estabeleça uma boa imunidade, sem o que haveria reinfecções. Essa imunidade demora muitos meses para efetivar-se. Deve-se aguardar e prevenir a contaminação bacteriana com medicação local.

Para os demais, o tratamento deve ser instituído logo. Usa-se o estibogluconato de sódio (Pentostan) ou o antimoniato de meglumine (Glucantime). A infiltração local com monomicina é usada na Ásia.

Epidemiologia

A forma zoonótica ou rural da leishmaníase cutânea tem ampla distribuição, estando a *Leishmania major* circunscrita às zonas áridas e semi-áridas limítrofes entre as regiões zoogeográficas Paleártica, Etiópica e Oriental (Figs. 25.3 e 28.1).

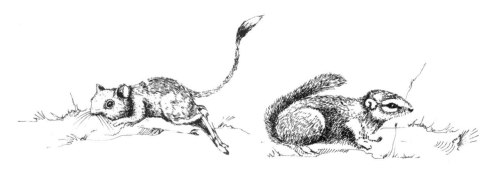

Fig. 28.2 Gerbos e outros roedores dos gêneros *Rhombomys*, *Arvicantis*, *Tatera* e *Psammomys* são os reservatórios da leishmaníase cutânea rural, ou forma antroponótica (seca) da doença, na Bacia do Mediterrâneo e na Ásia.

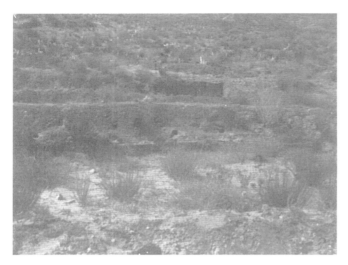

Fig. 28.3 Os roedores vivem em galerias subterrâneas, onde encontram umidade mais elevada e temperaturas mais estáveis, sendo muitos deles de hábitos noturnos. Aí vivem também os flebótomos. Foto do Dr. A. M. Farza, na mesma área endêmica apresentada na Fig. 28.1.

Na África Ocidental e do Norte, no Sudoeste Asiático, na CEI (ex-URSS) e na Índia (Rajasthan), os reservatórios são roedores dos gêneros *Arvicanthis*, *Tatera*, *Psammomys* e outros (Figs. 28.2 e 28.3), sendo vetores principais os *Phlebotomus papatasi*, *Ph. duboscqi* e *Ph. selehi*.

Ainda que as leishmaníases tenham sido eficazmente controladas na CEI (ex-URSS, onde os casos são hoje raros) é de lá que procedem as informações epidemiológicas mais precisas e mais úteis para a compreensão de sua dinâmica.

Nas estepes da Ásia Central, em regiões desérticas e semiáridas, encontram-se gerbos (*Rhombomys opimus*) e outros roedores (*Meriones* etc.) infectados.

Nas escavações onde constroem seus ninhos e onde se abrigam durante as horas quentes do dia, vivem também os *Phlebotomus papatasi* e outras espécies que transmitem a infecção de roedor a roedor.

Cada uma dessas galerias subterrâneas constitui um foco epizoótico elementar, onde dezenas ou centenas de flebótomos podem ser encontrados.

O número de gerbos reduz-se consideravelmente durante o inverno, mas na primavera seguinte alguns animais adultos, dentre os sobreviventes, ainda apresentam a infecção. As leishmânias podem ser isoladas dos animais parasitados mesmo após dois anos.

A população flebotômica nos criadouros de gerbos aumenta rápido na primavera (maio e junho), e os roedores jovens começam a apresentar-se infectados em meados de julho.

No oásis Karshi (Usbek), onde foram feitos estudos minuciosos, a densidade populacional dos flebótomos, que havia caído nos meses mais quentes, voltou a elevar-se em agosto e setembro, quando o microclima das galerias subterrâneas abertas pelos *Rhombomys* tornou-se favorável a uma segunda geração de insetos. Os dois picos anuais da curva de densidade flebotômica coincidem com os meses mais úmidos.

Em agosto, no meio do verão, 96% dos roedores capturados encontravam-se infectados.

Os flebótomos abandonam seus esconderijos ao anoitecer, não obstante serem os buracos dos roedores lugares adequados tanto para abrigo como para a alimentação e a criação. Muitas fêmeas parecem famintas. A necessidade de repastos sangüíneos coincide com o ciclo gonotrófico, pois o sangue é indispensável para a maturação dos folículos ovarianos.

Por isso, o conhecimento da proporção de fêmeas fecundadas (paridas) é importante para os estudos epidemiológicos. Entre os *Phlebotomus papatasi* essa proporção chega a 75%, mas em outras espécies é bem menor. Esse dado deve ser associado ao da densidade populacional da espécie para uma apreciação justa de sua importância como transmissora.

O ciclo gonotrófico repete-se cada 5 a 8 dias, tempo suficiente para que um inseto, que se infectara na primeira refeição sangüínea, apresente já exuberante multiplicação dos flagelados no seu tubo digestivo e sofra um bloqueio total ou parcial, capaz de assegurar a inoculação das formas infectantes (promastigotas) durante a segunda refeição que venha a fazer.

A proporção de flebótomos que apresentavam infecção natural durante o segundo máximo populacional (isto é, quando também a taxa de positividade dos gerbos era máxima) chegava a quase 20% dos *Ph. papatasi*, nos inquéritos antes referidos.

Os estudos feitos com insetos marcados, para verificar suas migrações e raio de vôo, demonstraram que este alcançava até 1,5 km, havendo grande intercâmbio entre as populações de flebótomos das colônias de roedores e as das vilas de camponeses.

Das várias espécies que participavam evidentemente da transmissão, algumas (*Phlebotomus mongolensis* e *Ph. arpaklensis*) o faziam predominantemente entre os animais reservatórios; outras, por seu maior antropofilismo e domesticidade (como *Ph. papatasi*), respondiam com maior probabilidade pela contaminação humana.

A manutenção da leishmaníase nos focos epizoóticos é totalmente independente da participação do homem. No entanto, em certas épocas do ano, a permanência dele, mesmo por pouco tempo, nas regiões que constituem focos naturais da parasitose assegura sua infecção numa taxa elevada.

Controle

As medidas a tomar, para o controle da leishmaníase cutânea zoonótica, abrangem três aspectos principais:

- busca e tratamento dos casos humanos;
- controle dos roedores hospedeiros naturais do parasito;
- controle dos insetos transmissores e proteção contra suas picadas.

O método que se mostrou mais eficiente, nas estepes, foi a destruição dos roedores com venenos (cloropicrina e fosforados, como o Zn_3P_2) associados a cereais e introduzidos nas galerias subterrâneas, no início da primavera. Usa-se também o dicumarol (anticoagulante).

Nas vilas e cidades, aplicam-se inseticidas nas casas e outras dependências. Outras medidas eventuais são: telagem das casas, uso de mosquiteiros e de repelentes.

Um costume antigo consistia em inocular os indivíduos suscetíveis com secreção retirada de lesões ulcerosas, para que a

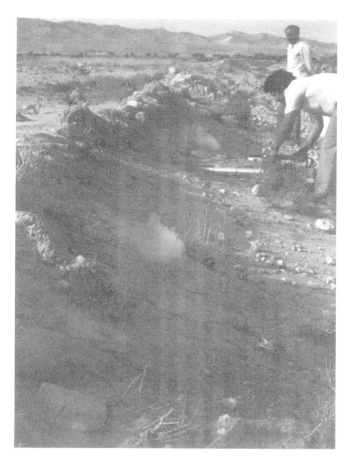

Fig. 28.4 O controle de roedores, com a aplicação de gases tóxicos ou de rodenticidas, constitui uma das formas de luta contra a forma úmida da leishmaníase cutânea do Velho Mundo. A fotografia mostra esse procedimento em Kairouan, Tunísia. (Documentação cedida pelo Dr. A.M. Farza.)

úlcera se desenvolvesse em uma região do corpo escolhida e habitualmente coberta pela roupa. Evitava-se assim, definitivamente, o risco de vir a ter lesões antiestéticas situadas no rosto, particularmente em mulheres.

A vacinação com material de cultura de virulência atenuada não confere imunidade protetora. Para alguns autores, a proteção seria efetiva durante seis meses a um ano.

A vacinação com promastigotas vivos e virulentos assegura resistência permanente. Ela imita a infecção natural e demora muitos meses para instalar-se. Não se conhece o mecanismo de sua produção, nem se a imunidade é estéril. Durante o período que precede a cura do processo imunizante, o paciente torna-se fonte de infecção eventual para os flebótomos da região, caso viva em área endêmica; e, se a imunidade for realmente um estado de premunição, poderá ter parasitos para toda a vida.

O risco de recaídas estará sempre presente, mormente se o paciente vier a sofrer de uma depressão imunológica. Convém lembrar que a própria leishmaníase é fator de imunodepressão para outros processos infecciosos ou para vacinações.

Não há imunidade cruzada entre a forma zoonótica (úmida) e a forma antroponótica (seca) da leishmaníase cutânea do Velho Mundo.

LEISHMANÍASE CUTÂNEA ANTROPONÓTICA

A leishmaníase de ulceração tardia recebe designações locais, em cada país, geralmente relacionadas com sua geografia: úlcera ou botão do Oriente, botão de Biskra (Argélia), botão de Gafsa (Tunísia), botão de Alepo (Síria), úlcera de Bagdá (Iraque), úlcera do Nilo ou do Cairo (Egito), botão de Delhi (Índia) etc. Na CEI é conhecida como úlcera de Ashjabad ou "*kokandka*".

Etiologia

Seu agente causal é habitualmente a *Leishmania tropica*, acentuadamente dermotrópica. Mas no sul da Europa encontra-se a variedade dermotrópica de *L. infantum* transmitida por diferentes espécies de *Phlebotomus*.

L. tropica distingue-se de *L. major* e das outras espécies não só pelo quadro clínico que determina e por suas características epidemiológicas, como também pela caracterização sorológica.

A distinção pode ser feita pela análise de isoenzimas, mediante imunoeletroforese bidirecional, que é atualmente o método mais empregado; ou pela sorotipagem do fator excretado, **EF**, glicolipídio formado por um segmento peptídico (80%) mais outro de carboidrato (20%). O fator excretado funciona como um hapteno, compartilhando fatores antigênicos de todo o parasito. É muito estável, fácil de tipar e, por outro lado, mostra nítida correlação com os quadros clínicos e a distribuição geográfica das espécies. Em verdade, ele é mais útil para destacar diferenças intra-específicas do que interespecíficas.

Patologia e Clínica

A *Leishmania tropica* determina uma infecção cutânea benigna, com período de incubação longo, geralmente de 2 a 6 semanas, que pode estender-se até 1 ou 2 anos.

A manifestação inicial, que se localiza quase sempre no rosto, é uma pápula com eritema vermelho-azulado e base endurada. Ela evolui lentamente e se ulcera ao fim de 4 a 6 meses, ou mais (até 10 a 12 meses).

Quando se remove a crosta que a recobre, aparece uma úlcera rasa, com 1 ou 2 mm de profundidade, pouco exsudativa. Mas se ela é invadida por infecção bacteriana, passa a eliminar secreção mucosa ou purulenta.

Normalmente a cicatrização completa-se ao fim de um ano, permanecendo no local uma cicatriz indelével, despigmentada e retraída.

A imunidade que se instala costuma perdurar por toda a vida do paciente.

Nos indivíduos cuja resposta imunológica é deficiente, desenvolve-se uma leishmaníase cutânea de tipo tuberculóide, com evolução tórpida.

Na forma denominada **leishmaníase recidivante**, a lesão primária pode curar-se, mas aparecem focos satélites, onde apenas uns poucos amastigotas são demonstráveis (mediante cultura), multiplicando-se nas margens ou no centro da cicatriz. A lesão indolente segue crescendo continuamente e, pouco a pouco, vai estendendo sua área, que chega a ser muito grande.

Histologicamente, o processo aqui é de tipo tuberculóide, com numerosos linfócitos, células epitelióides e gigantócitos. Supõe-se que alguns parasitos, que escapam aos mecanismos destrutivos dos tecidos invadidos, produzem antígenos que estimulam uma reação de hipersensibilidade.

No Cap. 25 (item *Relações parasito-hospedeiro*) descrevemos em detalhe a evolução da infecção por *Leishmania tropica*, tanto no hospedeiro não-imune como no hospedeiro com imunidade. Recomendamos consultá-lo.

Diagnóstico e Tratamento. Como para as outras formas de leishmaníase cutânea.

Epidemiologia e Controle

A leishmaníase cutânea antroponótica (ou seca) encontra-se no Sul da Europa (devida à *L. infantum* dermotrópica), no Norte da África, na Turquia e Próximo Oriente, na Ásia Central, Afeganistão, Irã, Paquistão, Índia e outros países asiáticos.

Representa o resultado de um processo de urbanização da parasitose de origem rural, mediante adaptação do agente etiológico a novos hospedeiros vertebrados e a novos insetos vetores. O grau de modificação do parasito pode ser estimado pelo fato de serem os gerbos (hospedeiros naturais da *L. major*) resistentes à *Leishmania tropica*.

No Afeganistão e no Irã, o cão substitui aparentemente os roedores como reservatórios da infecção. Em Teerã, em certas ocasiões, encontram-se infectados 50% dos cães.

A incidência da leishmaníase canina oscila muito, chegando a desaparecer em muitas regiões. Assim, o cão não sofre dessa modalidade de leishmaníase no Egito, onde também não foi possível isolar *L. tropica* dos roedores.

Em amplas regiões, apenas o homem constitui reservatório de *L. tropica*. Aí, o botão do Oriente deixou de ser uma zoonose ou uma antropozoonose para tornar-se pura antroponose, transmitida de homem a homem por *Phlebotomus*, particularmente *Ph. sergenti*.

Durante as campanhas de erradicação ou controle da malária, a forma urbana da leishmaníase desapareceu ou tornou-se rara, nos respectivos territórios.

Abandonados os programas de aplicação de inseticidas de ação residual nos domicílios (DDT, geralmente), a leishmaníase antroponótica (ou de tipo seco) voltou a incidir em muitos lugares.

Na CEI (ex-URSS), onde durante o regime socialista as operações antivetoriais em grande escala foram conduzidas especificamente contra os flebótomos, e tratados os casos humanos, a leishmaníase cutânea antroponótica foi praticamente eliminada desde os anos 1960.

LEISHMANÍASE CUTÂNEA ETIÓPICA

Etiologia

Os parasitos isolados dos casos de leishmaníase cutânea do homem, na Etiópia, bem como de flebótomos (*Ph. longipes* e *Ph. pedifer*) e de um mamífero, hírax, que é seu reservatório natural, são todos de um mesmo sorotipo **EF** e, por serem distintos dos agentes das leishmaníases cutâneas da Europa, da Ásia e do Norte e Oeste da África, receberam denominação específica própria: *Leishmania aethiopica*.

Também se reconheceu que, aí, tanto o quadro típico da leishmaníase cutânea (ou botão do Oriente) como a forma mucosa e a leishmaníase cutânea difusa tinham a mesma etiologia.

Amostras de *Leishmania* isoladas na Namíbia (sudoeste da África) correspondem a dois sorotipos diferentes, mas não têm ainda nomes específicos.

Patologia e Clínica

As lesões são do tipo ulceroso crônico e alcançam geralmente 0,5 a 3 cm de diâmetro. Sua duração pode alongar-se por três anos, antes da cura.

Na maioria dos casos há uma única ulceração que se localiza nas partes descobertas do corpo, principalmente nos braços.

Histologicamente as lesões têm a morfologia típica do botão do Oriente, com muitos parasitos na fase de proliferação histiocitária e poucos nos processos de tipo tuberculóide. Na Etiópia, depois do primeiro ano de infecção, os parasitos podem ser demonstrados mais facilmente pela cultura que pelo exame microscópico dos esfregaços.

Diagnóstico e Tratamento

Os métodos utilizados para o diagnóstico são os mesmos recomendados para as outras formas de leishmaníase cutânea.

A elevada freqüência de reações intradérmicas positivas para a leishmânia, observada em certas regiões da África, leva a suspeitar da sensibilização da população com leishmânias não-humanas inoculadas pelos flebótomos da região.

A *L. aethiopica* não responde aos antimoniais nas doses usuais e, até que se disponha de melhores medicamentos, deve-se deixar, na maioria dos casos, que a evolução siga naturalmente para a cura. Entretanto, como as lesões mucocutâneas são de grande cronicidade e muito desfigurantes, justifica-se, aí, o emprego da pentamidina (3 a 4 mg/kg de peso corporal, uma a duas vezes por semana) até a resolução completa da lesão, ao fim de poucas semanas. As recaídas são pouco freqüentes.

Nos casos de leishmaníase cutânea difusa, produzida pela *L. aethiopica*, os pacientes carecem de imunidade celular específica contra as leishmânias. Como essa imunidade em geral não chega a desenvolver-se, as recaídas são freqüentes. Dá-se pentamidina: uma só dose semanal de 3 a 4 mg/kg de peso, até quatro meses depois de constatada a ausência de parasitos em esfregaços feitos a partir de incisões cutâneas. Enquanto o teste da leishmanina não se positivar, as recaídas são possíveis. Nestes casos, repetir o tratamento.

Epidemiologia

Esta zoonose transmite-se esporadicamente ao homem, em gargantas e escarpas do planalto etíope (entre 1.700 e 2.700

metros de altitude) ou nas encostas ocidentais, onde os flebótomos encontram, em nichos ecológicos primitivos de florestas-galerias, o microclima úmido e, como fonte de alimentação, os reservatórios silvestres do parasito: certos mamíferos plantígrados da ordem *Hyracoidea* (com aspecto de coelhos), pertencentes aos gêneros *Heterohyrax*, *Dendrohyrax* e *Procavia*.

Híraces-das-rochas (*Heterohyrax brucei* e *Procavia habessinica*) são animais encontrados com infecção natural na Etiópia. O parasito pôde ser isolado de 20% ou mais dos *H. brucei* examinados. A infecção nesses hospedeiros é assintomática, não-ulcerativa e sem reação intradérmica positiva.

Esses mamíferos colonizam em fendas rochosas de vales escarpados, vivendo em buracos das rochas ou de figueiras que aí crescem.

Em Quênia, os reservatórios são: hírax-das-rochas (*Procavia johnstoni*) e hírax-arbóreo (*Dendrohyrax arboreus*); na Namíbia, encontra-se *Procavia capensis* igualmente infectada. Essas espécies fazem parte da fauna de Moçambique, onde são conhecidas por hírax, coelhos-das-rochas e coelhos-das-árvores.

A presença da infecção, entretanto, ainda não foi investigada nesse país.

Os insetos vetores são *Phlebotomus longipes*, encontrados em abundância junto às colônias de hírax, na Etiópia, e sua participação na transmissão pôde ser comprovada experimentalmente ao infectarem-se sobre casos humanos.

Em Quênia, essa função cabe a *Ph. pedifer*; na Namíbia, a *Ph. rossi*, que se encontra também nos países vizinhos, sendo muito abundante na estação chuvosa.

Nos focos endêmicos etíopes, os casos contam-se por muitas centenas, em certas localidades, atingindo sobretudo crianças e adultos jovens. Na Namíbia, ocorrem esporadicamente, enquanto um só caso foi descrito no Zimbábue e outro na África do Sul.

29

O Complexo "Leishmania donovani" e a Leishmaníase Visceral

INTRODUÇÃO
OS PARASITOS
RELAÇÕES PARASITO-HOSPEDEIRO
    Infectividade e resistência
    Imunidade adquirida
    Patologia
    Sintomatologia e formas clínicas
        Período de incubação
        Fase inicial da doença
        Decurso da doença
        Formas clínicas
DIAGNÓSTICO
    Métodos parasitológicos
    Métodos sorológicos e imunológicos

TRATAMENTO E PROGNÓSTICO
ECOLOGIA E EPIDEMIOLOGIA
    Distribuição geográfica e incidência
    Fatores ecológicos da distribuição
    Fontes de infecção e reservatórios
    Os insetos vetores: flebotomíneos
    Mecanismos de transmissão
    Tipos epidemiológicos do calazar
CONTROLE DO CALAZAR
    Planejamento e estudos preliminares
    Combate aos flebotomíneos
    Tratamento dos doentes
    Tratamento ou eliminação dos cães doentes

INTRODUÇÃO

A **leishmaníase visceral** ou **calazar** deve ser doença de conhecimento muito antigo. Mas, devido à sua semelhança com várias outras moléstias tropicais de caráter febril e, também, devido ao fato de não chamar a atenção por lesões facilmente visíveis, foi confundida durante muito tempo com outras endemias. Os médicos coloniais, na Índia, a descreviam como "caquexia malárica", ou confundiam-na com a anemia ancilostomótica.

Os habitantes de Assam davam-lhe o nome de *kala-azar*, que significa febre negra. Outras denominações pelas quais é conhecida são: febre dun-dun e esplenomegalia tropical, na Índia; calazar infantil ou anemia esplenomegálica, na Bacia do Mediterrâneo; calazar, leishmaníase visceral, calazar americano ou neotropical etc., em outras regiões.

A doença foi corretamente descrita em 1822 e seu agente etiológico identificado muitos anos depois (1903), segundo vimos no Cap. 25 (Fig. 29.1).

O calazar caracteriza-se por produzir febre irregular e prolongada, hepatoesplenomegalia, anemia e, em sua fase terminal, caquexia (ver Pranchas). Antes da introdução dos antimoniais no arsenal terapêutico, por Gaspar Vianna, em 1912, estimava-se que a taxa de letalidade dos pacientes estava entre 75 e 95%.

Segundo estimativa da OMS (1998), a prevalência da leishmaníase visceral no mundo, em 1997, era da ordem de 2,5 milhões de casos, com uma incidência de 500 mil e com 80 mil óbitos naquele ano.

OS PARASITOS

A leishmaníase visceral tem por causa o parasitismo desenvolvido por leishmânias do complexo *"Leishmania donovani"*. Aqui estão incluídas, pela generalidade dos autores, as espécies:

Leishmania donovani – agente do calazar na África Oriental, na Índia e na China.

Leishmania infantum – responsável pelo calazar no Mediterrâneo, na África Ocidental e Central, no Oriente Médio e na China.

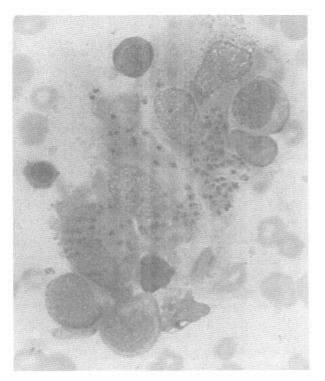

Fig. 29.1 Leishmânias em esfregaço de material de baço (hamster), corado pelo método de Giemsa. (Documentação do Dep. de Hematologia da Escola Paulista de Medicina, EPM/UNIFESP, São Paulo.)

Quanto ao calazar americano, tem sido atribuído por muitos autores à **Leishmania chagasi**, nome criado na suposição de tratar-se de espécie distinta, existente no Continente Americano antes da colonização européia. Como vimos no Cap. 25, vários estudos imunológicos e genéticos têm demonstrado não haver diferenças suficientes entre L. infantum e L. chagasi para justificar essa separação, pois são maiores as variações entre cepas diferentes de L. donovani que entre cepas atribuídas a L. chagasi e L. infantum (ver Fig. 25.6).

Os estudos recentes reforçam a impressão de que o calazar foi introduzido nas Américas por cães ou pacientes vindos da Bacia do Mediterrâneo e adaptou-se a um ecossistema em que o cão, o homem e flebotomíneos do gênero **Lutzomyia** mantêm o ciclo parasitário. Este, por vezes, estende-se a outros animais. Por outro lado, faltam provas de haver existido calazar nas Américas antes da colonização européia.

A morfologia e a fisiologia dos parasitos já foram tratadas no Cap. 25. Nele, mostrou-se que os flagelados do complexo "L. donovani" estão adaptados para viver em temperaturas em torno de 37°C, fato que lhes permite invadir os órgãos profundos, depois de terem colonizado na pele. Esse tropismo visceral é uma característica importante do parasito e explica muito de sua patogenia.

Todos os membros do complexo "L. donovani" vivem, sob a forma amastigota, no interior de vacúolos das células do **sistema fagocítico mononuclear** (**SFM**), principalmente nas células de Kupffer do fígado, nas células reticulares e macrófagos do baço, da medula óssea e dos linfonodos, que são os órgãos mais ricos em células desse sistema; mas também nos rins, supra-renais, intestinos, pulmões e pele (ver Pranchas).

Os parasitos podem ser vistos no sangue, no interior de leucócitos e, sobretudo, de monócitos. Dentro dos vacúolos parasitóforos das células invadidas, multiplicam-se por divisão binária, até que a acumulação de um grande número de amastigotas filhos acabe por destruí-las e, depois de rota a membrana celular, voltam ao meio intersticial ou ao plasma. Ao serem fagocitados (endocitados) por outros macrófagos, esses parasitos recomeçam o ciclo peculiar ao seu desenvolvimento no organismo do hospedeiro vertebrado, homem ou animal.

Os monócitos (macrófagos móveis) podem levá-los a todos os pontos do organismo.

Quando os flebotomíneos sugam o sangue de animais ou de pessoas infectadas, contraem o parasitismo e as leishmânias passam de amastigotas para promastigotas, no tubo digestivo do inseto. Sob esta forma, multiplicam-se intensamente, particularmente se esse crescimento for estimulado por sucos vegetais ou açucarados que os insetos tenham ingerido nas refeições subseqüentes, em vez de sangue. A acumulação de flagelados chega a ser tão abundante que provoca, às vezes, o bloqueio do proventrículo (câmara anterior do estômago) dos flebotomíneos.

RELAÇÕES PARASITO-HOSPEDEIRO

Infectividade e Resistência

Os flebotomíneos infectam novos hospedeiros vertebrados mediante inoculação pela picada, conforme foi descrito no Cap. 25.

No hamster, a infecção pode dar-se pela ingestão de alimentos contaminados com fezes ou urina de doentes, mas no homem a transmissão direta não parece ter importância, ainda que já tenha sido comprovada a transmissão pelo coito.

O poder infectante parece depender da cepa do parasito, da abundância de reservatórios da infecção na área, e de insetos vetores adequados, bem como de circunstâncias, como a suscetibilidade dos novos hospedeiros.

Essa suscetibilidade à L. donovani foi estudada em diversas linhagens de camundongos, constatando-se que a resistência natural ao parasitismo é geneticamente determinada (por um gene autossômico simples e parcialmente dominante) e não depende do timo (Cap. 25).

A resistência natural de determinada linhagem (como a de camundongos C3H, por exemplo) é absoluta e não pode ser vencida aumentando-se a dose do inóculo.

Quanto às estirpes de animais suscetíveis, observa-se que a evolução de sua infecção pode ser muito diversa. Alguns animais, depois de infectados, conseguem pôr em marcha mecanismos imunológicos capazes de controlar a infecção em prazos razoáveis, enquanto outros não podem fazê-lo, e o processo infeccioso progride, então, continuamente, sem limites, até produzir a morte do hospedeiro.

Os animais que se curam desenvolvem forte capacidade de responder com uma reação de hipersensibilidade retardada e seus macrófagos mostram-se capazes, in vitro, de destruir leishmânias. Pôde-se demonstrar que essa resposta é timo-dependente.

Imunidade Adquirida

A resposta do homem à infecção por leishmânias do grupo "*L. donovani*" é muito complexa. No local da picada infectante do inseto, desenvolve-se um processo inflamatório com formação de pápula ou nódulo de base dura que, em alguns casos, evolui para a cura.

Em experiências feitas mediante inoculação, na pele do homem, de cepas procedentes de casos humanos, de gerbilos e de esquilos, verificou-se que com as destes dois últimos produziam-se apenas lesões cutâneas, que saravam sem deixar seqüelas, enquanto as primeiras (humanas) determinavam a invasão visceral e o desenvolvimento de um quadro típico de calazar.

Em condições naturais, nem todas as infecções evoluem para o tipo visceral, a maioria delas são frustras ou têm evolução benigna, assintomática e com cura espontânea. Em áreas endêmicas do Brasil, constatou-se que a proporção de indivíduos infectados para indivíduos doentes varia de 5:1 a 18:1. As infecções benignas também conferem imunidade, impedindo muitas das pessoas sujeitas ao risco de contágio, nas áreas endêmicas, de adoecer quando recebem uma estirpe mais virulenta do parasito. Dois tipos de resposta imunológica podem ser observados:

1) A **imunidade humoral**, que se traduz pela elevação do teor de gamaglobulinas no soro e pelas reações sorológicas positivas. Anticorpos específicos são produzidos durante a infecção, mas não asseguram proteção contra o parasitismo. Há, mesmo, uma superprodução de imunoglobulinas pelo sistema imunológico que se encontra desregulado e fabrica enormes quantidades de anticorpos inespecíficos.

No homem, o título de imunoglobulinas eleva-se rapidamente (particularmente o de IgG) e as gamaglobulinas podem chegar a representar 50% do total de proteínas séricas. Mas logo que os sinais e sintomas desapareçam, caem os títulos (rapidamente também), mantendo-se entretanto positivos por vários anos, na grande maioria dos casos tratados.

2) O segundo tipo de resposta é a **imunidade celular**, que pode ser demonstrada pela **reação da leishmanina** (ou **reação de Montenegro**). Esta é feita injetando-se intradermicamente o antígeno (leishmanina), constituído por uma suspensão de culturas mortas de *Leishmania*.

Na leishmaníase visceral, assim como na leishmaníase tegumentar difusa, o teste da leishmanina permanece negativo durante o curso da doença e só se torna positivo por ocasião da cura. Ele é, pois, um indicador importante para o prognóstico.

De 119 voluntários inoculados com culturas vivas de uma cepa isolada de esquilo, 80% passaram a ter reação de Montenegro positiva após 6 a 8 meses. Seis deles, inoculados posteriormente com cepa humana de *L. donovani*, não contraíram calazar.

No local da reinoculação produziu-se o fenômeno de Arthus, com formação de um nódulo edematoso, mole e purulento, do qual não se pôde isolar o parasito, por semeadura do material em meios de cultura. A reação intradérmica negativou-se em 11% dos 52 voluntários, testados dois anos mais tarde.

Três indivíduos dessa experiência mantinham-se imunes, após um ou dois anos, às cepas humanas do calazar da África Central, do Sudão, da Índia e do Mediterrâneo.

A infecção com *L. donovani* não confere imunidade contra a *L. tropica*.

Os macrófagos (células fundamentais na ativação dos linfócitos CD41) são afetados pelo calazar. Ocorre um desequilíbrio das vias de ativação Th2, com diminuição da resposta Th1 protetora. As IL2, IL12 e o interferon-gama ficam diminuídos, enquanto se elevam a IL4 e o fator de necrose tumoral (FNT-α), cujo nível parece estar relacionado com a gravidade da doença. Também ficam diminuídos os receptores eritrocitários tipo 1 do complemento.

A supressão da resposta mediada por linfócitos T, tanto a mitógenos como a antígenos de leishmânia, altera profundamente a imunidade celular, sobretudo a hipersensibilidade celular de tipo IV.

Patologia

A presença de leishmânias no interior de células do sistema fagocítico mononuclear de alguns órgãos não se acompanha de alterações patológicas muito importantes. É o que se verifica geralmente na pele, no intestino, na mucosa nasal etc., cujas células ao romperem-se são responsáveis pela presença de parasitos nas fezes, na urina, nas secreções nasais etc.

Porém, a hipertrofia e hiperplasia do sistema macrofágico das vísceras é a razão das espleno- e hepatomegalias, bem como das alterações da medula óssea. As células reticulares e macrófagos aumentam consideravelmente em número e seu citoplasma torna-se abundante, contenham ou não parasitos no seu interior. Progressivamente, endocitando as leishmânias que abandonam as células destruídas, quase todas essas unidades vão ficando parasitadas.

Os histiócitos que em outras circunstâncias protegem o organismo, por fagocitar e destruir corpos estranhos ou microrganismos presentes no meio interno, transformam-se neste caso em extenso campo de cultura para a *Leishmania*, crescendo ao mesmo tempo que se estende a infecção parasitária.

Como conseqüência, o baço aumenta de volume, sua cápsula se espessa e sua polpa mostra, ao exame microscópico, predominância tal de macrófagos que estes chegam a comprimir os folículos linfóides (corpúsculos de Malpighi) atrofiados e constrangem a circulação nos capilares, provocando grande congestão do órgão. Zonas de infarto podem ser observadas.

No fígado, também, há aumento de volume do órgão, que se mostra friável. Microscopicamente, ressalta a considerável hipertrofia das células de Kupffer, fazendo saliência no interior dos capilares sinusóides ou aglomerando-se nos espaços porta, sempre abarrotados de leishmânias. Na medula óssea, os macrófagos parasitados substituem, pouco a pouco, o tecido hematopoético. Os linfonodos ficam ingurgitados e cheios de parasitos.

Mesmo na parede intestinal, principalmente nas placas de Peyer, pode haver hiperplasia histiocitária, necrose e formação de pequenas úlceras da mucosa.

Com o crescimento da população de leishmânias, passa a haver enorme massa de material antigênico que vai provocar tolerância imunológica por excesso de antígeno (ver o Cap. 7). A doença assume, então, caráter agudo e pode ter evolução fulminante, se não for controlada pela quimioterapia.

Há também imunodepressão, ficando reduzida a capacidade de resposta a outros antígenos e de resistência a outras doenças infecciosas.

Em virtude das alterações que atingem os órgãos formadores e reguladores da composição sangüínea (hiperplasia plasmorreticular e hipoplasia do setor hematopoético, bloqueio da série granulocítica e inibição da plaquetogênese), sobrevém anemia, que nas fases avançadas da doença faz baixar a contagem de hemácias a menos de 3 milhões por milímetro cúbico.

A anemia no calazar não é devida apenas à superpopulação histiocitária dos órgãos hematopoéticos. Constatou-se que a vida média das hemácias está diminuída.

O título de conglutininas no soro do paciente é elevado e um mecanismo de auto-imunidade, com eventual ativação do complemento, deve estar envolvido na destruição precoce dos glóbulos vermelhos.

Há leucopenia, com redução predominante de polimorfonucleares e aumento do número absoluto de mononucleares. O número total de glóbulos brancos está em geral abaixo de 4 mil. Os linfócitos acusam aumento percentual, mas há ligeira redução do número absoluto por milímetro cúbico. Há plaquetopenia.

No soro, verifica-se redução das proteínas do tipo albumina e aumento das globulinas, dando como resultado uma inversão da relação albumina/globulina (que normalmente está em torno de 1,5). Esta inversão é responsável pelo resultado positivo de uma série de provas sorológicas, como a do formol-gel, a de Brahmachari etc., que discutiremos adiante.

No rim, o comprometimento glomerular pode ser discreto, sendo devido ao acúmulo de imunoglobulinas IgG, IgM, complemento C3 e fibrinogênio, retidos pelo filtro renal; pode haver hipertrofia e hiperplasia mesangial, glomerulite e um processo de auto-imunidade.

Nos casos crônicos, há fibrose do baço que pouco a pouco conduz à completa modificação de sua arquitetura, espessamento da cápsula e das trabéculas e considerável redução dos folículos de Malpighi.

A fibrose do fígado, por sua vez, acompanha-se de hipertensão porta, ascite e outras manifestações correlatas.

No Nordeste Brasileiro, a presença de leishmânias na pele foi comprovada em 20% dos casos.

Em pacientes tratados, e após decorridos alguns anos, é possível que surjam na pele lesões nodulares e infiltrativas, com eritema, as quais contêm grande número de parasitos: é a **leishmaníase dérmica pós-calazar** (ver Pranchas).

Sintomatologia e Formas Clínicas

PERÍODO DE INCUBAÇÃO

Sua duração é muito variável, situando-se entre 2 e 4 meses, nos casos estudados no Ceará (Brasil). Na Índia, a inoculação de voluntários mostrou que a incubação pode ir de 2,5 a 7 ou 8 meses. A literatura mundial registra casos que vão de 10 dias a 3 anos.

FASE INICIAL DA DOENÇA

No local da picada dos insetos vetores pode formar-se pequeno nódulo endurecido (de alguns milímetros) que se apresenta externamente como uma pápula, de cor pálida ou ligeiramente pigmentada. Esta lesão inicial, que foi descrita na África e na Ásia Central, localiza-se de preferência no rosto e desaparece antes que surja o quadro sintomático típico.

A infecção pode terminar aí, tudo dependendo da estirpe de *Leishmania* e da resposta imunológica do hospedeiro. Em sua maioria os pacientes permanecem assintomáticos ou apresentam formas frustras.

Geralmente, a leishmaníase visceral ou começa de modo gradual, imperceptivelmente, com adinamia, anorexia, palidez e ligeiro aumento do baço, com elevação da temperatura, ou então de forma abrupta, com febre alta (39,5-40°C), contínua ou não, lembrando infecções intestinais, febre tifóide ou malária. Neste período pode haver eosinofilia.

DECURSO DA DOENÇA

A febre é o sintoma mais notável, pela sua constância, sendo de tipo irregular ou remitente. Em muitos casos, a curva febril mostra um duplo ascenso diário. Mas há, também, casos subfebris ou com hipertermia (40-41°C), acompanhada de pulso rápido, palidez e astenia.

A esplenomegalia é a segunda manifestação em importância. O volume do baço aumenta com relativa rapidez, tanto em crianças (Figs. 29.2 e 29.3) como em adultos (ver Pranchas), e pode ultrapassar a cicatriz umbilical. Sua consistência é dura e, mesmo sendo indolor à palpação, causa uma sensação de dor surda pela distensão de sua cápsula. O aumento do fígado costuma ser em escala menor que o do baço. Há, quase sempre, micropoliadenia.

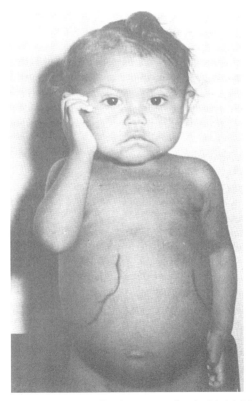

Fig. 29.2 Criança com baço e fígado aumentados devido à leishmaníase visceral, em área endêmica de Sobral (Ceará, Brasil). Documentação do Prof. L.M. Deane, FIOCRUZ/IOC, Rio de Janeiro.

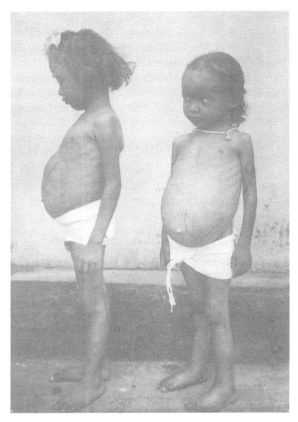

Fig. 29.3 Manifestações clínicas de calazar. Note-se o emagrecimento e o grande volume do abdome devido à esplenomegalia e à hepatomegalia, em pacientes de um foco de Viçosa, no Ceará. (Casos do Dr. Felizardo Pinho Pessoa; documentação cedida pelo Prof. L.M. Deane.)

Nos casos não-tratados, a esplenomegalia segue aumentando, ao mesmo tempo em que cresce o esgotamento geral e a atonia muscular. Mas com tratamento bem conduzido, consegue-se notável redução do baço e do fígado, como não se observa na malária, nem em outras doenças que produzem hepato- e esplenomegalia.

Com o progredir da doença, acentua-se a anemia e há marcada tendência às hemorragias. As epistaxes são freqüentes, assim como as hemorragias gengivais ou digestivas, e algumas vezes há petéquias. Pode haver edema da pele, bem como hiperpigmentação.

Aparecem comumente tosse seca e sinais de bronquite; raramente broncopneumonia.

As perturbações do apetite e o emagrecimento tendem a conduzir, progressivamente, a um estado de desnutrição grave.

A evolução da doença pode ser rápida, levando o paciente à caquexia e à morte dentro de algumas semanas ou de alguns meses; ou assumir um curso crônico. O desfecho sobrevém, muitas vezes, por doenças intercorrentes num organismo cujos mecanismos imunológicos já se encontram definitivamente comprometidos.

FORMAS CLÍNICAS

Costuma-se distinguir, segundo a sintomatologia e a evolução, as seguintes formas de leishmaníase visceral, cujos limites são naturalmente convencionais, pois o quadro clínico pode evoluir de uma para outra:

a) **Formas assintomáticas, latentes e frustras**. Observadas geralmente em adultos jovens e nas crianças maiores, eutróficas, com evolução silenciosa ou com sintomas tão discretos que a doença fica sem diagnóstico; ou este é feito casualmente, quando um outro caso mais típico ocorre na família, chamando a atenção do médico; também durante um inquérito epidemiológico, com testes positivos. Os anticorpos antileishmânia estão presentes e a reação de Montenegro é positiva.

Ainda que esses pacientes tenham importância epidemiológica, ficam em geral desconhecidos e escapam aos estudos clínicos. Alguns casos desse gênero foram investigados na Itália, durante pequeno surto epidêmico (1971-1972), e mais recentemente foram descritos outros no Brasil. A forma assintomática pode evoluir para a cura ou para um quadro sintomático.

b) **Formas agudas**. De evolução rápida e fatal em prazos curtos (20 a 40 dias), sobretudo em lactentes e crianças de um ou dois anos, ou nas maiores quando subnutridas.

A febre é alta e contínua, com pronunciada anemia, palidez, emagrecimento, adinamia e aumento relativamente pequeno do baço, que vai se tornando maior e mais rijo, com o tempo. A sintomatologia é rica, como se descreveu no item *Decurso da doença*. Aparecem freqüentemente complicações próprias da patologia infantil, tais como pneumonia, enterocolite, otite etc.

As provas laboratoriais revelam, além da anemia, pancitopenia, inversão da relação albumina/globulina, títulos elevados de anticorpos, reação de Montenegro negativa, mas a punção da medula óssea comprova a presença de leishmânias.

A morte pode ser causada por infecções associadas (septicemia), hemorragia grave ou caquexia. Ela pode ser devida à instalação tardia do tratamento ou à ausência de resposta aos antimoniais e outros medicamentos.

c) **Forma subaguda**. Que ocorre freqüentemente entre crianças, com evolução mais lenta (de 5 a 12 meses), e terminando, nos pacientes não tratados, pela morte em caquexia.

d) **Formas crônicas**. São as mais comuns e apresentam evolução lenta, que pode durar anos, com fases de remissão e recaídas alternando-se por períodos de semanas ou meses. É encontrada nas crianças maiores e nos adultos. Representa a forma que melhor responde aos tratamentos.

e) **Leishmaníase dérmica pós-calazar**. No calazar da Índia e do Sudão, 10 a 20% dos pacientes que não receberam tratamento ou, mesmo, alguns dos que foram tratados passam a apresentar **leishmânides**, isto é, lesões secundárias tardias, meses ou anos depois da recuperação. Estas lesões aparecem na pele do rosto, membros e em outras partes do corpo, sob a forma de discromias, de máculas eritematosas, de pequenos nódulos ou de papilomas contendo leishmânias (lembrando a lepra lepromatosa), com tendência crônica e expansiva. Elas constituem manifestações secundárias da infecção por *L. donovani*, não ocorrendo na leishmaníase infantil produzida por *L. infantum*.

DIAGNÓSTICO

O encontro do parasito constitui o requisito básico para o diagnóstico da leishmaníase visceral. A sorologia é útil para uma triagem de casos, quando for difícil demonstrar a presença de leishmânias (no início da infecção ou em formas benignas e autolimitantes), bem como em inquéritos epidemiológicos.

A diferenciação clínica entre esta parasitose e outras condições mórbidas capazes de causar esplenomegalia febril é praticamente impossível. No entanto, a suspeita clínica deve ser levantada sempre que ocorrerem quadros com febre irregular, anemia progressiva e esplenomegalia. A dosagem de proteínas e a eletroforese do soro, com alteração da relação albumina/globulina e hipergamaglobulinemia acentuada, são bastante sugestivas, bem como um hemograma acusando anemia, leucopenia, monocitose e linfocitose.

Durante os estudos epidemiológicos, utilizam-se os mesmos métodos laboratoriais para o diagnóstico da infecção em animais.

Métodos Parasitológicos

As leishmânias podem ser encontradas no interior de células fagocitárias fixas ou livres, sendo reconhecidas por sua morfologia de amastigotas.

Elas devem ser distinguidas das formas amastigotas de *Trypanosoma cruzi* e dos trofozoítas de *Toxoplasma*. O material para exame pode ser recolhido de vários órgãos.

1. **Punção das vísceras**. Os parasitos podem ser encontrados no material aspirado do baço (98% dos casos dão resultados positivos), da medula óssea (54 a 86% de positivos) ou de linfonodos aumentados de volume (64% dos casos).

Alguns autores recomendam a punção do baço como método de escolha, porém a maioria prefere a punção esternal (em adultos) ou a punção da crista ilíaca (em crianças), para evitar os riscos de ruptura do baço e hemorragia interna, que podem suceder na punção esplênica. Esta deve ser praticada apenas por pessoal competente e onde se possa contar com recursos adequados para acudir às emergências.

Com o material aspirado, preparar esfregaço (estendido em lâmina de microscopia), fixar e corar pelo método de Giemsa, ou por método equivalente. A semeadura em meios de cultura (como o de NNN) pode melhorar as chances de se evidenciar o parasitismo, em casos de infecção leve.

2. **Pesquisa de leishmânias no sangue**. Elas podem ser encontradas, eventualmente, no interior de leucócitos, devendo a pesquisa ser feita no creme leucocitário, obtido por centrifugação de amostras de sangue em tubo capilar. Fixar e corar o material como mencionado; ou semear em meio de NNN.

3. **Pesquisa de leishmânias na pele**. Tal como no exame de sangue, esta pesquisa não faz parte da rotina diagnóstica, devido à escassez de parasitos na pele, exceto nos casos de leishmaníase dérmica pós-calazar. A escarificação da pele não deve provocar sangramento. Com o material obtido faz-se um esfregaço ou, no caso de biópsia, uma impressão sobre lâmina de microscopia, e se cora pelo método de Giemsa.

4. **Cultura em meio NNN**. Sempre que a escassez de parasitos dificultar sua busca ao microscópio, o material suspeito deve ser semeado no meio de NNN. As culturas, incubadas a 24-26°C, devem ser examinadas 5, 7 ou 10 dias depois; mas, caso sigam negativas, repicar para novo meio após 15 dias. Essa demora para obtenção do resultado constitui seu maior inconveniente. A inoculação em animal de laboratório (hamster) é bastante sensível, mas não é prática porque requer meses para dar resposta.

Métodos Sorológicos e Imunológicos

Têm indicação nas fases incipientes da doença, nas formas assintomáticas ou oligossintomáticas, com parasitismo pobre, e nos inquéritos epidemiológicos.

Dão respostas rápidas e precisas. Há vários procedimentos; porém os mais usados são:

1. **Método de ELISA**. Além de muito simples e econômico, requer apenas 50 ml de sangue, colhido em papel de filtro sobre incisão na polpa digital. O sangue é, depois, eluído no laboratório. Sua sensibilidade fica acima de 98%, mas a especificidade é de grupo, podendo dar resultados positivos na leishmaníase tegumentar e na tripanossomíase americana (doença de Chagas), ainda que os títulos sejam muito mais altos no calazar.

2. **Imunofluorescência indireta** (IFAT 5 *indirect fluorescent antibody test*). Realizada em lâmina, usando-se como antígenos as formas promastigotas de cultura. Sensibilidade e especificidade superiores a 90%.

Na fase de estado do calazar é positiva, com títulos elevados, na totalidade dos casos.

Dá reações cruzadas, mas em geral fracas, com tripanossomíases, malária, esquistossomíase, oncocercose, lepra, sífilis e algumas micoses sistêmicas, mas particularmente com a leishmaníase tegumentar.

Seu inconveniente é a necessidade de microscópio de fluorescência para a leitura dos resultados. Por outro lado, os títulos mantêm-se elevados durante seis a nove meses após a cura.

3. **Teste de aglutinação direta** (DAT 5 *direct agglutination test*). É muito simples, barato e não requer habilidade ou equipamentos especiais. O antígeno é constituído por flagelados de cultura ou extrato de glicoproteínas de membrana dos promastigotas, que reagem com anticorpos séricos do paciente. Apresenta sensibilidade e especificidade elevadas.

4. **Reação intradérmica de Montenegro**. É também denominada teste da **leishmanina**, sendo este antígeno constituído por uma suspensão de promastigotas de cultura, lavadas e ressuspensas em salina com 5% de fenol (concentração final de 10 milhões de promastigotas por mililitro). Injeta-se intradermicamente 0,1 ml da suspensão. O resultado é lido 48 a 72 horas depois, registrando-se o diâmetro da reação. Ela indica contato com antígenos de leishmânia e costuma ser negativa na fase ativa da doença; porém torna-se positiva depois de decorridos 6 meses a 3 anos da cura.

Reação cruzada pode ocorrer na lepra, tuberculose e algumas infecções fúngicas. Seu uso é indicado em inquéritos epidemiológicos e em crianças com menos de 12 anos, quando é sugestiva de infecção.

5. **Reação em cadeia de polimerase (PCR)**. O estudo do DNA sérico de *Leishmania donovani* está sendo feito em países como a Índia e comparado com o método de ELISA e os esfregaços de medula óssea.

Os resultados coincidem, pelos três métodos, em cerca de metade dos casos; PCR e ELISA concordaram também em 28% de negativos, mas em 18% apenas PCR foi positivo. A reação de PCR mostra-se muito sensível para detectar casos incipientes. Mas as condições para sua realização limitam seu emprego na rotina médica.

6. **Métodos presuntivos inespecíficos.** São provas que decorrem de uma simples alteração da relação albumina/globulina, acentuada no calazar, mas que se mostram também positivas em outras doenças infecciosas, como lepra, bouba, malária, esquistossomíase etc. 1) A **reação do formol-gel** consiste na gelificação e opacificação do soro de pacientes com calazar, quando a ele se adicionam algumas gotas de formol (duas gotas de formol do comércio para um mililitro de soro). A prova não é precoce. 2) Na **reação de Brahmachari**, ao soro contido em um tubo de hemólise junta-se água, deixando-a escorrer pela parede do tubo para que não haja mistura. A reação é positiva quando há produção de um anel de turvação na interface formada pelo soro do doente e a água.

TRATAMENTO E PROGNÓSTICO

A 1ª linha de medicamentos para a leishmaníase visceral é constituída pelos antimoniais pentavalentes. Com eles é feito o tratamento padrão, ainda que não sejam medicamentos ideais, exigindo administração parenteral prolongada e acompanhando-se muitas vezes de recaídas. Em todas as regiões endêmicas encontram-se casos que não respondem ao tratamento.

A 2ª linha de medicamentos compreende a anfotericina B, o isotiocianato de pentamidina e o alopurinol, que são mais tóxicos que os antimoniais pentavalentes.

ANTIMONIAIS PENTAVALENTES

Duas drogas são atualmente usadas: o **antimoniato de meglumine** e o **estibogluconato de sódio**. São produtos quimicamente similares, muito eficazes, com meia-vida longa e com mesmo grau de toxicidade. Quando administrados por via parenteral são excretados pela urina. A concentração de antimoniais pentavalentes (Sb^v) cai, no sangue, a menos de 10% de seu nível máximo após 8 horas, razão pela qual recomenda-se a prescrição de doses diárias do medicamento, para maior efeito terapêutico.

As crianças requerem doses um pouco mais altas que os adultos e mostram-se também mais resistentes aos efeitos colaterais das drogas.

Com ambos os produtos, tais efeitos manifestam-se geralmente por anorexia, náuseas, vômitos, mal-estar, mialgias, dor de cabeça e letargia. O comprometimento renal é raro. Não há efeito cumulativo das drogas em vista de sua rápida excreção; mas a insuficiência renal é uma contra-indicação formal ao uso desses medicamentos.

Antimoniato de N-metilglucamina ou **Antimoniato de Meglumine** (Glucantime). O produto farmacêutico contém 8,5% de Sb^v, isto é, 85 mg por mililitro, e a dose diária é de 20 mg de Sb^v/kg de peso do paciente, por dia (divididos em 2 doses), até um máximo de 850 mg.

Isto implica tomar, por via endovenosa ou intramuscular, um máximo de 10 ml de antimoniato de meglumine (2 ampolas), diariamente, durante 20 dias pelo menos.

A injeção endovenosa deve ser feita lentamente (em 5 minutos) com agulha fina, para evitar-se a trombose da veia.

Estibogluconato de Sódio ou gluconato de sódio e antimônio (Pentostam, Stibanate, Dibanate, Stihek ou Solyusurmin). É fornecido em solução a 10%, ou seja, com 100 mg/ml. A dose diária é, portanto, de 20 mg/kg/dia, para adultos. Segue-se o mesmo esquema terapêutico e a mesma forma de administração indicados para Glucantime.

Num e noutro caso, a duração do tratamento varia com as características locais das estirpes de *L. donovani* e de *L. infantum*, devendo ser avaliada pela observação terapêutica, na respectiva área.

Fatores que podem interferir no tratamento são:
- retardo na instituição de terapêutica adequada;
- intercorrência de infecções secundárias, devido à imunodepressão acentuada, produzida pela leishmaníase;
- ocorrência de diarréias, uma das causas freqüentes de óbito no Sudão, exigindo rigoroso controle do balanço hídrico;
- hemorragias e anemia, relacionadas com hipotrombinemia e trombocitopenia (podendo ser agravadas pelo uso de salicilatos: há que evitar a aspirina), a serem corrigidas com transfusões;
- o estado nutricional do paciente, que requer dieta protéica muito rica, além de cobertura completa das necessidades de ferro e de outros fatores, eventualmente carentes.

A ausência de resposta ao primeiro tratamento, isto é, a falta de melhora clínica ou parasitológica, tem sido constatada em certa proporção de casos (8% na Índia, 5% na China e 2% no Quênia). Há que distinguir os que respondem lentamente à terapêutica daqueles que não respondem de todo. Nos primeiros, deve-se prolongar o tratamento; nos outros, elevar a dose ou passar para outras drogas.

Quando há recaídas, aumenta o risco de insucesso. Na Índia, conseguiu-se abolir esse risco dobrando o tempo de tratamento, de 10 para 20 dias.

Pacientes com infecção concomitante pelo HIV devem receber 20 mg de Sb^v/kg/dia, durante 40 dias consecutivos. Depois da cura clínica, seguir tomando 20 mg de Sb^v/kg, quinzenalmente, por tempo indeterminado.

ANFOTERICINA B

É um produto de eliminação lenta, que persiste no sangue em concentrações de 0,5 a 2 mg/litro, quando se administra 0,5 a 1 mg/kg de peso corporal, durante 20 dias, ou em dias alternados.

Os efeitos colaterais observados em muitos casos são: anorexia, náuseas e vômitos, febre, calafrios, elevação da uréia e da creatinina no sangue, anemia. Pode haver tromboflebite local.

Prescrever a anfotericina B em perfusões endovenosas diárias, durante várias horas, começando com doses de 5 a 10 mg e aumentando cada dia 5 a 10 mg, até alcançar a dose de 0,5 a 1 mg/kg de peso do paciente. Continuar o tratamento, com essa dosagem, agora em dias alternados. Sua duração total dependerá da resposta obtida, ficando a dose total utilizada entre 1 e 3 gramas da droga.

As formulações lipossomais, em complexos lipídicos ou em dispersão coloidal, asseguram maior concentração no interior das células, com posologias de 4 mg/kg/dia, nos dias 0, 3, 6, 8, 10 e 13.

A dispersão de anfotericina B em colesterol (Amphocil), na dose de 2 mg/kg/dia, permite limitar o tratamento a 5 ou 7 dias, mas não se indica para crianças com menos de 5 anos.

DIAMIDINAS AROMÁTICAS

Medicamentos que se destinam a tratar os casos que não responderam aos antimoniais e à anfotericina B, ou nos casos de recidivas. Devido à maior toxicidade e menor eficácia dessas drogas, seu uso deve ser limitado a tais pacientes.

As diamidinas aromáticas (pentamidina, estilbamidina e hidroxiestilbamidina) são eliminadas do sangue lentamente, sendo excretadas pela urina durante várias semanas.

A **pentamidina** deve ser dada na dose de 4 mg/kg de peso do paciente, três vezes por semana, durante 5 a 25 semanas (não mais), dependendo da resposta. Usar a solução de 1%, se a via for intramuscular. No local da injeção forma-se uma induração dolorosa que pode evoluir para um abscesso asséptico. Uma solução a 10% é empregada para a via endovenosa.

Efeitos tóxicos imediatos que costumam aparecer são: hipotensão, astenia, dispnéia, dor de cabeça, sudorese e sensação de formigamento; também vômitos e dores epigástricas. Em tratamentos prolongados pode haver lesões hepáticas, pancreáticas, renais e do sistema nervoso. Não usá-lo em tratamentos de ambulatório ou em campanhas sanitárias.

ALOPURINOL

É outro medicamento disponível, na 2ª linha, cuja vida média no sangue é de 40 minutos, sendo rapidamente metabolizado para oxipurinol, muito menos ativo. Os efeitos tóxicos são raros (exantema, febre, leucopenia e hepatite).

No Quênia, este medicamento foi usado com bons resultados nos casos que não respondiam aos antimoniais.

A dose a ser prescrita é de 6,7 a 10 mg/kg de peso, três vezes ao dia, durante seis semanas (isto é, 20 a 30 mg/kg/dia).

O critério de cura deve ser a negativação do exame parasitológico (em material de baço ou medula óssea) durante 2 a 8 semanas, segundo a rapidez da resposta terapêutica.

PROGNÓSTICO

É mau em doentes não-tratados, havendo mortalidade da ordem de 75 a 85%, entre as crianças, e de 90 a 95%, entre os adultos. Essas taxas caíram consideravelmente graças aos recursos terapêuticos atuais.

Conforme já foi referido, na Índia e na China costuma aparecer a leishmaníase dérmica pós-calazar, decorridos dois a 10 anos do tratamento da doença. Este quadro responde bem à terapêutica antimonial, mas a recorrência não é rara e exige repetidos tratamentos. A leishmaníase dérmica pós-calazar do Sudão e do Quênia pode apresentar-se durante ou depois da medicação, mas geralmente evolui espontaneamente para a cura dentro de poucos meses.

ECOLOGIA E EPIDEMIOLOGIA

Distribuição Geográfica e Incidência

A leishmaníase visceral ocorre na Ásia, na África, na Europa e nas Américas Central e do Sul (Fig. 29.4).

Uma das mais antigas áreas endêmicas conhecidas de calazar encontra-se na Índia, na faixa aluvial do rio Ganges (Estados

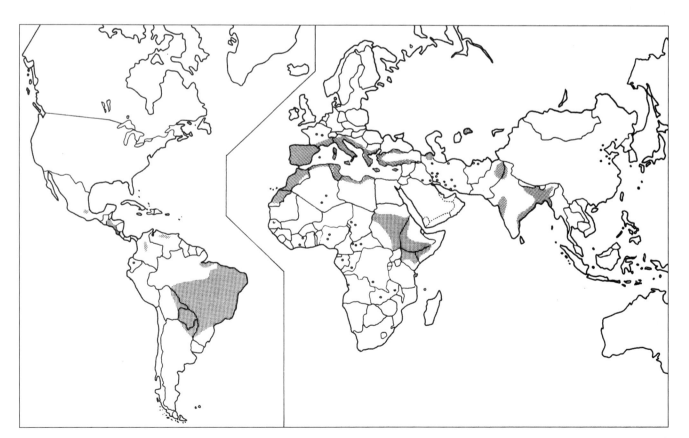

Fig. 29.4 Distribuição geográfica das zonas endêmicas de leishmaníase visceral, no mundo. Os pontos indicam a existência de casos esporádicos. Desenhado segundo *OMS Série de Informes Técnicos*, nº **701**, 1984.

de Bengala Ocidental e Bihar), de onde ela se estendeu para o vale do Brahmaputra (Estado de Assam), para Madras etc. Os grandes surtos epidêmicos foram controlados pelo DDT, nesse país, durante os anos de luta antimalárica. Mas, depois de 1963, o calazar voltou a ser preocupante no Estado de Bihar (mais de 100 mil casos em 1977, 44.000 em 1978), com a proliferação de seu principal vetor, o *Phlebotomus argentipes*, muito antropófilo e responsável por epidemias decenais. Em 1990, os casos assinalados (mas subestimados) foram aí 54.000, com 590 óbitos. Não foram encontrados reservatórios animais.

Na Ásia Central, *Leishmania donovani* é a causa de uma zoonose de canídeos silvestres, transmitida eventualmente ao homem por *P. caucasicus* e *P. smirnovi*.

Na China vizinha, onde antes de 1950 a endemia afetava 600 mil pessoas, havia três tipos de leishmaníase visceral:

a) **forma zoonótica**, das regiões desérticas ocidentais do país (Província de Sinkiang), onde não há reservatórios domésticos (os vetores que aí transmitem *L. donovani* são *P. wui, P. longiductus* e *P. alexandri*) e os casos são esporádicos;

b) **forma zooantroponótica**, principalmente nas regiões planálticas de loess, no centro-norte da China, que lembra o tipo Mediterrâneo, tendo o cão por reservatório de *L. infantum* e, como vetor mais importante, o *Phlebotomus sinensis*;

c) **forma antroponótica**, nas planícies das Províncias de Kiangsu e de Shandong, onde a doença assemelhava-se ao calazar indiano, atacando adultos e crianças maiores, mas hoje perfeitamente controlada.

As medidas de controle aplicadas desde 1958, compreendendo tratamento dos casos em massa, abate dos cães infectados e aplicação de inseticidas, reduziu a incidência a cerca de 200 ou 300 por ano.

Em alguns outros países da Ásia também houve recrudescência do calazar, após terminada a campanha antimalárica (como sucedeu no Paquistão, com cerca de 10 ou 15 mil casos em 1990); ou sempre foram zonas de baixa endemicidade. O Sudeste Asiático e o Pacífico Ocidental estão livres desse problema.

A leishmaníase visceral infantil encontra-se na Ásia Central, no Próximo Oriente e em todos os países da Bacia do Mediterrâneo, tanto do Sul da Europa, inclusive Portugal (em regiões do Alto-Douro, Lisboa e Algarve), como do Norte da África. Sua área endêmica estende-se ao Sudão, à Etiópia, Uganda e Quênia, havendo casos esporádicos descritos nos outros países da África Oriental, Central e Ocidental.

No sul do Continente, raros casos foram diagnosticados em Moçambique (1928), Angola (1963), Zâmbia (1976), Zaire (1968 e 1978) e Malawi (1981).

Nas Américas, a leishmaníase visceral incide sobretudo no Brasil, na Venezuela e na Argentina (Chaco), ocorrendo infecções isoladas no Paraguai, Bolívia, Peru, Colômbia, El Salvador, Honduras, Guatemala e México.

No Brasil, o número médio de casos notificados anualmente, no período 1984-2004 (ver a Fig. 29.9) foi superior a 3.000, com tendência sempre crescente. Em 2004, foram confirmados 3.573 casos, prevalecendo entre crianças menores de 10 anos (59,3% dos casos), dos quais 47% em menores de 5 anos. Incidiam no sexo masculino 60% deles.

A taxa de letalidade em 2004 foi igual a 7,2%.

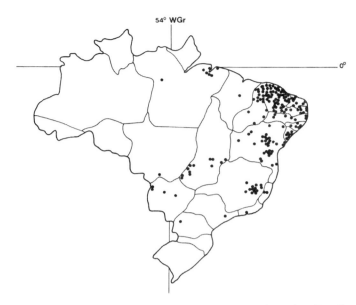

Fig. 29.5 Distribuição geográfica da leishmaníase visceral no Brasil. Principais municípios onde foram assinalados casos humanos. (Segundo Deane & Grimaldi, 1985.)

A distribuição geográfica da endemia é muito irregular, mas desde 2000 para cá 67% dos casos ocorrem no Nordeste (na década de 90 eles eram 90%) (Fig. 29.5).

Outro fato constatado é a tendência da transmissão a tornar-se periurbana e urbana, em consequência do êxodo rural e das precárias condições de habitação da população migrante. Assim, têm havido surtos de leishmaníase visceral nos municípios de Santarém, Teresina, São Luís, Natal, Fortaleza, Camaçari, Belo Horizonte, Rio de Janeiro, Araçatuba, Corumbá e, mais recentemente, em Três Lagoas (MG), Campo Grande (MS) e Palmas (TO).

Em outros lugares houve transformações ecológicas que resultaram em perda ou degradação da cobertura vegetal primitiva, com impacto sobre a epidemiologia.

Fatores Ecológicos da Distribuição

CLIMA

O parasitismo e a doença são observados em climas equatoriais, tropicais e subtropicais, nas Américas e na África, mas também em climas temperados do Mediterrâneo e da Ásia. Certo grau de umidade é necessário (não inferior a 70%), razão pela qual os casos ocorrem de preferência em vales, margens de rios, de lagos etc.

A dependência em que a transmissão se encontra, relativamente ao clima, pode ser apreciada de modo indireto pelo aparecimento dos casos clínicos principalmente em certas estações do ano, variável de região para região.

Quando há uma estação chuvosa bem marcada, a maioria dos casos surge no início da estação seca. Durante o período das chuvas, aumenta a densidade dos insetos transmissores e, cerca de três meses depois, tendo a população de vetores alcançado seu máximo, começa a aumentar consideravelmente o número de pacientes com calazar.

MEIO AMBIENTE

Raramente o calazar é observado em altitudes superiores a 600 ou 700 metros, predominando no Brasil em cotas abaixo dos 500 metros. Há, no entanto, espécies de flebotomíneos que se criam a grandes altitudes (*P. peruensis* a 3.200 metros, no Peru; *P. chinensis* a 2.900 metros, na Ásia).

As áreas rurais são as mais atingidas pela endemia e, nas cidades, são os bairros periféricos que guardam algumas características de zona rural (ver Pranchas).

Casas de barro e outras habitações miseráveis, situadas próximo da mata, com quintais onde se abrigam animais domésticos e de criação, favorecem o contato reservatório-vetor-homem e, por conseguinte, o surgimento de novos casos (Fig. 29.6).

Vários são os quadros ambientais (ou as paisagens) em que se encontra a leishmaníase visceral, nas Américas:

a) as "terras firmes" da Planície Amazônica, evitando as "várzeas" onde as inundações ou as marés dificultam o crescimento das larvas dos flebotomíneos;

b) as faixas de planícies litorâneas do Nordeste Brasileiro e as baixadas dos grandes rios dessa região;

c) os vales e sopés das serras do sertão semi-árido, onde a topografia assegura um pouco de umidade, nas matas. Na Bahia e em Minas Gerais, são também os vales boscosos os ambientes mais propícios à *Lutzomyia longipalpis*.

Nesses vales e pés-de-serra, o calazar não só é mais freqüente, como pode assumir caráter endemo-epidêmico.

BIOCENOSE E CADEIA EPIDEMIOLÓGICA

Com exceção do calazar de tipo indiano, onde apenas os homens e os flebotomíneos participam da cadeia de transmissão da *Leishmania donovani*, o parasito é mantido por complicados circuitos biológicos.

Como zoonose que é, a infecção por *L. infantum* exige a participação do cão ou de outros vertebrados, além dos flebotomíneos específicos de cada foco natural da doença. Os reservatórios vertebrados variam de região para região, ora compreendendo animais domésticos, ora silvestres ou, ainda, uma combinação de ambos que serve de suporte biológico para os dípteros hematófagos.

Fontes de Infecção e Reservatórios

Em áreas desabitadas onde se pode contrair a leishmaníase visceral, são os canídeos silvestres, como o chacal na Ásia Central e a raposa na Europa, ou outros animais não identificados, que mantêm a infecção como uma zoonose.

E talvez tenha sido esta a condição primitiva da parasitose. A inclusão do cão doméstico no ciclo parasitário provavelmente foi uma adaptação secundária.

No Mediterrâneo, o cão apresenta-se infectado com muita freqüência e constitui, assim, a principal fonte de infecção. Mas não se exclui a possibilidade de reservatórios selvícolas, que explicariam a explosão de surtos epidêmicos ocasionais, como os observados na Itália (região da Emilia-Romagna), em 1971-1973.

Nas Américas e em algumas regiões da China, o cão é também reservatório importante. Na Venezuela, constatou-se elevada incidência da leishmaníase canina, parecendo que lá sua condição de fonte de infecção mais importante não padece dúvidas.

Animais silvestres foram encontrados parasitados, no Brasil, com o que se dispõe aqui de três tipos de fontes de infecção:

a) pacientes na fase ativa da infecção ou convalescentes;

b) cães parasitados (Fig. 29.7);

c) canídeos silvestres, como *Lycalopex vetulus* (Fig. 29.8), e *Cerdocyon thous*, conhecidos localmente como "raposas" e encontrados naturalmente infectados em áreas da endemia humana. Na Amazônia, é alta a freqüência do parasitismo em *C. thous*, que não apresenta sintomas, sendo considerado a fonte silvestre mais importante de leishmaníase visceral da região. No Brasil e na Colômbia foram encontrados gambás naturalmente infectados.

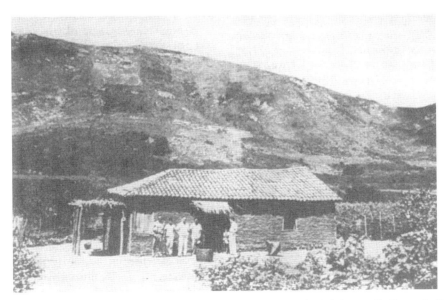

Fig. 29.6 Casa de doentes com calazar, situada nas proximidades da mata de "pé-de-serra". (Segundo Deane, 1956.)

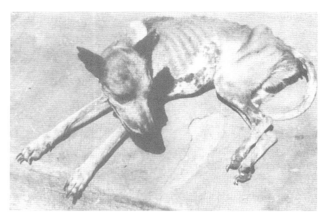

Fig. 29.7 Cão calazarento, apresentando sinais da doença; pele com áreas glabras e úlceras disseminadas, com abundância de leishmânias; unhas muito crescidas, devido à falta de atividade; diarréia e caquexia. Examinado pela equipe do Prof. L.M. Deane, durante um surto epidêmico, no Ceará, Brasil.

Tanto no homem como no cão, as leishmânias são raras no sangue; mas na pele encontram-se em 16,3% das biópsias humanas e 77,6% das caninas, segundo se apurou no Ceará, sendo que na pele dos cães elas são muito mais abundantes.

A infecção experimental das *Lutzomyia longipalpis* foi conseguida com maior freqüência (três vezes mais) e maior intensidade quando os insetos picavam cães do que quando sugavam homens doentes. Individualmente, portanto, o cão é reservatório mais importante que o homem, já que em natureza ambos são avidamente sugados pelos flebotomíneos.

A percentagem de cães infectados tem sido sempre mais alta, ou muito mais alta, que a de pessoas doentes, mas como a população humana é consideravelmente maior que a canina, os percentuais não exprimem o número relativo de fontes de infecção disponíveis para os insetos vetores.

Em várias regiões do Nordeste, durante os surtos epidêmicos, o número absoluto de casos humanos superou sempre o de animais infectados. Entretanto, no decurso de uma epidemia, as condições de transmissão podem fazer com que, em determinado momento, prevaleça ora a zoonose, ora a antroponose (ver Pranchas).

Quanto à importância de nossa "raposa" (*Lycalopex vetulus*), torna-se difícil sua estimativa por não se conhecer nada sobre o número de animais existentes nas áreas endêmicas. Nos focos de calazar do Ceará, estavam infectadas 5,3% de 206 raposas examinadas.

A abundância de parasitos na pele é enorme, permitindo infectar 100% dos flebotomíneos que a picam.

Individualmente uma raposa é fonte tão eficiente para os insetos quanto o cão. Possivelmente elas constituem fator de disseminação da doença para regiões afastadas das áreas endêmicas, em virtude de seus hábitos migratórios. Mas pelo fato de que esse canídeo contrai uma infecção grave e geralmente mortal, parece excluída a possibilidade de que constitua um reservatório primitivo da leishmaníase visceral, nas Américas.

Os Insetos Vetores: Flebotomíneos

Na família **Psychodidae**, subfamília **Phlebotominae**, há numerosas espécies pertencentes ao gênero *Lutzomyia* que vivem nas Américas, porém poucas estão envolvidas na transmissão das leishmaníases e só uma tem importância como vetora do calazar: é ***Lutzomyia longipalpis***.

Na Europa, Ásia e África, os transmissores de calazar pertencem ao gênero *Phlebotomus*, variando as espécies de uma região para outra:
- na Bacia do Mediterrâneo: *Phlebotomus perniciosus*, *P. ariasi*, *P. major*, *P. longicuspis*, *P. perfiliewi* etc.;
- na Ásia Central: *P. longiductus*, *P. smirnovi* etc.;
- na Índia: *P. argentipes*;
- na China: *P. chinensis*, *P. alexandri*, *P. longiductus* etc.;
- no Sudão e Quênia: *P. orientalis* e *P. martini*.

Um estudo da biologia dos flebotomíneos foi apresentado no Cap. 25 (item *Hospedeiros invertebrados: os flebotomíneos*). A caracterização sistemática está no Cap. 56.

No Brasil, inquéritos realizados em áreas endêmicas (Ceará) mostraram que a *Lutzomyia longipalpis* representava 97% da população flebotômica local e era a única espécie encontrada com infecção natural. Ela é muito freqüente no sopé das serras e nos vales estreitos, bem como ao longo dos rios da planície litorânea. Sua distribuição coincide com a da doença, diminuindo consideravelmente nos planaltos e serras elevadas, onde também se registram poucos casos de leishmaníase visceral.

L. longipalpis invade habitualmente as casas, nas zonas rurais, e encontra-se também em áreas urbanas de localidades pequenas ou na periferia de cidades grandes, como Fortaleza. Ela habita áreas periurbanas da Cidade do Rio de Janeiro, em encostas desmatadas de morros, ao nível da cota de 100 metros.

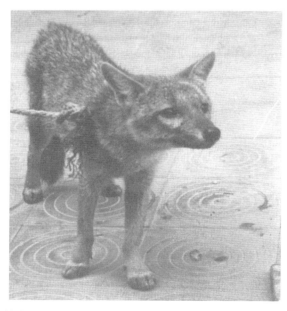

Fig. 29.8 *Lycalopex vetulus*, canídeo campestre de pequeno porte (60 cm de comprimento, mais 35 a 40 cm de cauda), encontrado no Nordeste e regiões centrais do Brasil, até o Sul de Minas Gerais e São Paulo. O exemplar da foto e 5,3% dos espécimes capturados em áreas endêmicas de calazar tinham grande abundância de leishmânias na pele. Documentação do Prof. L.M. Deane.

Quando a temperatura e a umidade ambientais aproximam-se das encontradas nos microclimas dos abrigos naturais, os flebotomíneos abandonam estes locais e, como têm hábitos zoófilos e antropófilos, vão picar indiferentemente homens e animais.

Durante a noite, são atraídos pela luz, o que facilita a invasão dos domicílios e o contato com as pessoas.

Isto é particularmente verdadeiro em relação às fêmeas, que necessitam alimentar-se de sangue para a oviposição, ao passo que os machos, sempre mais abundantes nos ambientes externos, só se alimentam de sucos vegetais.

Nas regiões semi-áridas, com uma estação de chuvas bem marcada, é nesse período que se multiplicam os insetos. Mas, durante o início da quadra estival, uma população numerosa persiste ainda e vai diminuindo pouco a pouco. A variação da densidade dos insetos, segundo os meses do ano, condiciona, por sua vez, o ritmo periódico da curva de incidência da doença.

Mecanismos de Transmissão

Os estudos epidemiológicos convergem todos no sentido de apontar os flebotomíneos como peças mestras do mecanismo de transmissão da leishmaníase visceral. A transmissão ocorre depois que os insetos se alimentaram sobre homens ou animais infectados, e a seguir o crescimento dos flagelados no intestino médio e anterior do vetor tornou-se suficiente para assegurar sua inoculação em hospedeiros suscetíveis.

Se, pouco depois de infectar-se, o flebotomíneo volta a alimentar-se com sangue, o crescimento dos flagelados pode ser inibido. Mas se a segunda refeição for feita com sucos de plantas (ou, nas condições de laboratório, com passas ou soluções açucaradas), os promastigotas multiplicar-se-ão abundantemente no inseto, podendo mesmo obstruir seu proventrículo.

Então, quando ele tentar novamente chupar sangue, encontrará dificuldade e poderá regurgitar com o sangue aspirado os grumos de leishmânias (promastigotas infectantes) que cresciam no esôfago e no proventrículo.

Em vista do tempo requerido para o crescimento abundante dos flagelados e da vida curta dos insetos adultos (cerca de duas semanas ou pouco mais), é necessário que o flebotomíneo se infecte muito cedo, talvez por ocasião de suas primeiras refeições sangüíneas, para que possa efetuar a transmissão do calazar.

A proporção de insetos encontrados com infecção natural é sempre muito baixa. Assim, a transmissão fica na dependência de existir, nos focos americanos, uma densidade grande de *Lutzomyia longipalpis*, fato que se constata mesmo no interior das casas, nas áreas de leishmaníase visceral, sempre que haja um surto epidêmico.

Outro mecanismo de transmissão possível, entre os animais, é a transmissão direta, sem flebotomíneos.

Em certas áreas endêmicas, observou-se a pequena densidade de insetos vetores, raros casos humanos e grande incidência do calazar canino.

Como os insetos aí mostravam pouca tendência a picar os cães, supôs-se que a propagação pudesse ter lugar pelo coito, tanto mais que em diversas pesquisas pôde-se comprovar o parasitismo da glande e da uretra dos cães por leishmânias.

Tipos Epidemiológicos do Calazar

Resumindo as observações feitas em diferentes regiões do mundo, os especialistas têm descrito, na leishmaníase visceral, os seguintes tipos clínico-epidemiológicos:

CALAZAR DA ÁSIA CENTRAL

Em algumas regiões da Ásia, como o Tadjiquistão, o aparecimento de casos de leishmaníase visceral em trabalhadores que foram ocupar áreas até então despovoadas levou os pesquisadores russos a suspeitar da existência de reservatórios da doença entre os animais silvestres. Aí encontraram o chacal, o lobo e a raposa naturalmente infectados pela *Leishmania donovani*. No chacal, comum nos bosques da região, o calazar evolui de modo benigno, assintomático, e com grande quantidade de leishmânias localizadas na pele, o que facilita a infecção dos insetos.

A parasitose é lá, portanto, uma zoonose silvestre transmitida aos homens que invadem seu foco epizoótico natural. Sucede o mesmo no nordeste da China (Sinkiang).

Várias espécies de *Phlebotomus* estão envolvidas.

Em outras regiões, o cão doméstico também se apresenta muito parasitado, podendo chegar a 25% seu índice de parasitismo.

O calazar canino deve ser muito antigo, porque nos países da Ásia Central, na China e no Mediterrâneo ele é geralmente assintomático. Talvez o cão traga de um passado remoto essa condição de hospedeiro da *L. donovani*, ainda encontrada em outros canídeos silvestres, longe do contato com a civilização.

CALAZAR DO MEDITERRÂNEO

Encontrado nos países da bacia do Mar Mediterrâneo e do Oriente Próximo, ele atinge preferencialmente as crianças: 95% dos casos têm menos de cinco anos de idade. Seu agente etiológico é a *Leishmania infantum*.

A endemicidade, a julgar pelos casos sintomáticos, é baixa, podendo ocorrer mesmo de forma esporádica. A escassez de parasitos no sangue dos pacientes faz com que o homem não seja considerado de importância para a manutenção do ciclo biológico da *L. infantum*.

O cão é o maior reservatório do parasito, podendo a doença ser considerada como uma zoonose de incidência rural e urbana.

A importância do cão pode ser avaliada pelo fato de que a destruição sistemática desses animais trouxe considerável redução da incidência humana do calazar, nos lugares onde se fizeram campanhas nesse sentido. A transmissão da infecção é facilitada pela abundância de parasitos na pele do animal, mesmo quando ele se mantenha com aspecto sadio.

O principal vetor desse tipo de calazar é *Phlebotomus perniciosus*, secundado, segundo a região, por *P. longicuspis*, *P. ariasi*, *P. perfiliewi*, *P. major*, *P. tobbi* etc.

No centro-norte da China (áreas planálticas de loess), o calazar aproxima-se do tipo clínico e epidemiológico da leishmaníase visceral do Mediterrâneo. Os doentes são crianças e adultos jovens. O agente é *Leishmania infantum*.

O ciclo é mantido pelos cães domésticos (ou pelo racum) e por *Phlebotomus chinensis* ou outros.

CALAZAR AMERICANO

Conforme referido nas páginas anteriores, a leishmaníase visceral das Américas assemelha-se à do Mediterrâneo e à do centro-norte da China, atacando também principalmente crianças e adultos jovens. Há escassa parasitemia e raríssimas formas dérmicas (Fig. 29.9).

Além do homem, os cães são os principais reservatórios da infecção; mas quando infectados, apenas 40% deles apresentam sinais clínicos da doença (perda de pêlos, descamação furfurácea da pele, anemia, apatia e caquexia).

O parasito adaptou-se também a um canídeo campestre (*Lycalopex vetulus*) que parece ser hospedeiro de recente aquisição, ainda sujeito a sofrer um calazar agudo que pode ser-lhe mortal.

Na Região Amazônica, onde há mais de 40 anos vêm sendo registrados casos esporádicos, não se encontra esse canídeo, mas sim o *Cerdocyon thous* que, contrariamente a *Lycalopex*, não aparenta a infecção.

O inseto vetor é *Lutzomyia longipalpis* e, como ela se mostrou suscetível à infecção experimental pela *Leishmania infantum* do Mediterrâneo, aumentam as razões para admitir-se que, provavelmente, a doença tenha sido introduzida nas Américas com a vinda de cães calazarentos procedentes da Península Ibérica. No mesmo sentido falam os trabalhos sobre tipagem das cepas isoladas na América do Sul, que se mostraram afins das encontradas no Mediterrâneo.

CALAZAR INDIANO

Depois de ter sido zoonose de animais silvestres na Ásia Central e zoonose de animais domésticos na Europa, no Norte da África e outros lugares, a leishmaníase visceral tornou-se independente de animais vertebrados, como reservatórios. A transmissão passou a compreender unicamente o ciclo homem-flebótomo-homem, isto é, evoluiu para uma antroponose típica, na Índia e em regiões orientais da China (que como vimos apresenta os três tipos de calazar, distribuídos geograficamente de oeste a leste).

Nem o cão, nem outros mamíferos foram encontrados parasitados pela *Leishmania donovani*, nas províncias indianas.

A transformação da espécie humana em reservatório exclusivo do parasito, nesses lugares, foi possível devido à relativa abundância de leishmânias na pele e no sangue circulante dos pacientes regionais, que asseguram a infecção dos *Phlebotomus argentipes* numa proporção de 44% e mais, quando postos a picar os doentes. Além disso, a leishmaníase dérmica pós-calazar é muito freqüente na Índia.

O calazar indiano incide principalmente em adultos, sendo endêmico ou altamente endêmico em certas áreas, e sujeito a ciclos epidêmicos. No fim do século passado, desencadeou mortíferas epidemias que dizimaram populações no Assam, Bengala e Bihar.

CALAZAR SUDANÊS

Na África tropical, particularmente no Sudão (3 a 5 mil casos por ano), na Etiópia e no Quênia, a doença tem características próprias. Ela se parece ao tipo indiano, por não incidir em cães, preferir indivíduos adultos e acompanhar-se muitas vezes de leishmaníase dérmica pós-calazar. Por outro lado, mostra-se muito mais resistente à terapêutica antimonial. Mas os casos são quase sempre esporádicos, com raros surtos epidêmicos (40 mil óbitos no Sudão, em 1989).

A busca de reservatórios silvestres deu como resultado o encontro de uns poucos animais com formas amastigotas no baço (dos gêneros *Acromys* e *Rattus*, assim como *Felis serval* etc.), sem que se saiba quais são, realmente, os reservatórios naturais da doença.

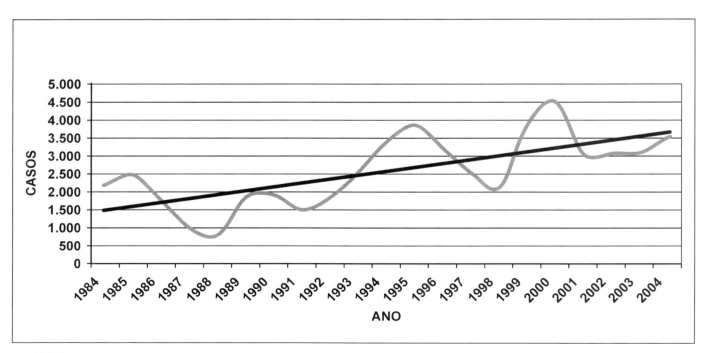

Fig. 29.9 Casos de leishmaníase visceral notificados no Brasil, durante o período 1984-2004, segundo a Secretaria de Vigilância em Saúde, do Ministério da Saúde.

CONTROLE DO CALAZAR

Planejamento e Estudos Preliminares

O controle da leishmaníase visceral exige um conhecimento preliminar das condições epidemiológicas, em cada região, para que se possa elaborar um plano racional, objetivo e ajustado às peculiaridades de cada ecossistema, bem como aos recursos disponíveis.

A coleta de dados epidemiológicos, antes de se iniciarem as operações de controle (ou, melhor, antes de planejá-las), é indispensável para a avaliação dos resultados. Portanto, fazer:

1) Levantamentos para conhecer as áreas endêmicas e a prevalência (ou incidência) da doença na população humana de cada lugar, tomando como base as notificações feitas pelos médicos, hospitais e serviços de saúde, bem como os inquéritos sorológicos realizados especialmente para isso.

2) Inquéritos sorológicos em cães, para estimar a prevalência do calazar canino e avaliar sua importância como fonte de infecção (ver Pranchas).

3) Estudo da fauna flebotômica da região, para conhecer a distribuição e a freqüência da espécie vetora, dentro e fora das casas, nas diversas épocas do ano e sob diferentes condições.

4) Estudos sobre reservatórios silvestres do parasito que eventualmente se encontrem na área, para completar o quadro epidemiológico e recomendar medidas específicas de controle dessas fontes de infecção, quando for o caso.

5) Preparação de mapas regionais detalhados e reconhecimento geográfico da área a trabalhar.

6) Estabelecimento de um plano de controle que defina os objetivos precisos, a estratégia adotada, os métodos de ação e os recursos necessários (econômicos, logísticos e de pessoal). Ele deve compreender os métodos de avaliação dos resultados do controle a curto e longo prazo. Este plano deverá ser apro-

QUADRO 29.1 Óbitos por leishmaníase ocorridos anualmente no Brasil, no período 1999-2004, segundo as regiões e os estados da Federação

Estados	1999	2000	2001	2002	2003	2004
Brasil	**226**	**276**	**220**	**222**	**247**	**262**
Região Norte	**16**	**18**	**17**	**22**	**21**	**33**
Rondônia	2	2	–	–	–	1
Acre	–	–	–	1	1	–
Amazonas	–	–	–	–	1	–
Roraima	1	–	1	–	1	–
Pará	6	11	8	8	2	18
Tocantins	7	5	8	13	15	14
Região Nordeste	**164**	**211**	**160**	**139**	**150**	**129**
Maranhão	22	25	29	31	47	33
Piauí	10	18	20	15	32	16
Ceará	40	37	33	30	24	27
Rio Grande do Norte	19	16	7	5	4	4
Paraíba	4	8	4	4	1	2
Pernambuco	20	34	18	11	8	9
Alagoas	10	24	9	9	4	3
Sergipe	6	15	8	5	1	–
Bahia	28	34	32	29	29	35
Região Sudeste	**23**	**26**	**25**	**34**	**42**	**73**
Minas Gerais	11	17	19	21	21	58
Espírito Santo	5	1	1	2	–	1
Rio de Janeiro	–	2	–	–	–	1
São Paulo	7	6	5	11	21	13
Região Sul	**3**	**1**	**1**	**2**	**2**	**1**
Paraná	3	1	1	2	1	1
Rio Grande do Sul	–	–	–	–	1	–
Região Centro-Oeste	**20**	**20**	**17**	**25**	**32**	**26**
Mato Grosso do Sul	10	2	11	14	18	15
Mato Grosso	3	8	2	6	5	3
Goiás	5	6	4	4	8	5
Distrito Federal	2	4	–	1	1	3

Fonte: MS/SVS/DASIS – Sistema de Informações sobre Mortalidade – SIM.

vado e apoiado pelas autoridades competentes e pelas que vão assegurar seu financiamento.

7) Recrutamento e formação adequada do pessoal que participará dos trabalhos programados para o controle da endemia.

Segundo a Fundação Nacional de Saúde (1998), a cobertura conferida aos municípios, no Brasil, situou-se em torno dos 2/3 da que seria indicada, não obstante o incremento de municípios atendidos, que passou de 236, em 1990, para 535, em 1997, dos 803 municípios com transmissão nesse ano. Evidentemente as medidas atuais, da forma como têm sido aplicadas, são insuficientes para atingir um nível satisfatório de controle.

Desde 2003, o Ministério da Saúde tem repassado recursos específicos para o controle da doença nos municípios prioritários, assim como adquirido e distribuído medicamentos para reduzir a morbidade e a mortalidade.

Combate aos Flebotomíneos

Para impedir o aparecimento de novos casos, é preciso interromper a transmissão com a aplicação de inseticidas. Os flebotomíneos são suscetíveis à ação dos inseticidas de efeito residual, como os piretróides e outros inseticidas, em emulsão ou suspensão aquosa a 3%, fazendo-se a aspersão das paredes das casas e dos abrigos de animais domésticos (estrebarias, currais, chiqueiros e galinheiros), onde os insetos se reúnem em grande número. A quantidade de inseticida por metro quadrado deve ser da ordem de 2 gramas.

Desse modo, as fêmeas são destruídas em proporções elevadas, fazendo cair rapidamente a população de insetos.

Mas quando estes têm hábitos exófilos, ou são estritamente silvestres, seu controle torna-se difícil. Daí ser necessário desenvolver, ao mesmo tempo, um trabalho de extinção das fontes de infecção existentes na região.

Tratamento dos Doentes

Todos os pacientes com calazar devem ser procurados e tratados, inclusive os casos assintomáticos. Para fazê-lo dentro dos prazos mais curtos, é indispensável aperfeiçoar os métodos de diagnóstico (treinando o pessoal técnico), equipar os laboratórios e colocá-los ao alcance da população.

Sempre que se suspeite ou se tenha notícia de casos em uma região, devem ser programados inquéritos sistemáticos com essa finalidade.

A triagem dos casos pode ser feita com métodos sorológicos ou imunológicos, confirmando-se os diagnósticos positivos mediante o uso de técnicas parasitológicas.

O tratamento, como foi explicado antes, será feito com o antimoniato de meglumine (Glucantime) ou com o gluconato de antimônio e sódio (Pentostam) etc. Os casos resistentes aos antimoniais receberão prescrições adequadas dos medicamentos da 2ª linha (anfotericina B, diamidinas ou alopurinol).

Tratamento ou Eliminação dos Cães Doentes

Todo animal com diagnóstico de calazar confirmado, quer apresente os sinais da doença, quer não, deve ser tratado, sempre que possível, ou então eliminado.

Fazer a triagem com provas imunológicas e confirmar o diagnóstico parasitologicamente.

A eficácia desse procedimento foi amplamente demonstrada na China e no Brasil (Ceará, Minas Gerais e Rio de Janeiro). Tolerar a presença de cães calazarentos, mesmo quando apresentem aspecto saudável, é contribuir seguramente para o aumento das mortes de crianças e adultos jovens, nas áreas endêmicas.

30

Flagelados das Vias Digestivas e Genitourinárias: Tricomoníase e Giardíase

INTRODUÇÃO
TRICHOMONAS VAGINALIS *E TRICOMONÍASE*
   O parasito
      Morfologia e estrutura
      Fisiologia
   Relações parasito-hospedeiro
      Infectividade e resistência ao parasitismo
      Imunidade
      Patologia e sintomatologia
      Diagnóstico e tratamento
      Epidemiologia e profilaxia
TRICHOMONAS TENAX
PENTATRICHOMONAS HOMINIS
DIENTAMOEBA FRAGILIS
GIARDIA DUODENALIS
   O parasito
   Relações parasito-hospedeiro
      Patologia
      Sintomatologia
      Diagnóstico
      Tratamento
      Epidemiologia e profilaxia
CHILOMASTIX, RETORTAMONAS *E* ENTEROMONAS

INTRODUÇÃO

Na luz de vários órgãos cavitários do homem e da mulher encontram-se, muitas vezes, alguns flagelados parasitos, pertencentes a distintos grupos filogenéticos, mas que reunimos neste capítulo. No entanto, apenas duas espécies são patogênicas: **Trichomonas vaginalis** e **Giardia duodenalis**.

Quanto às demais, nenhum dano causam. Persiste, contudo, certo interesse em seu estudo por duas razões: primeiro, porque o diagnóstico diferencial com as espécies patogênicas depende de um conhecimento completo, quando menos, de sua morfologia; segundo, porque as condições que regem a distribuição e a prevalência desses parasitos são, em geral, análogas às observadas para organismos patogênicos.

O estudo epidemiológico de quaisquer parasitos intestinais, por exemplo, proporciona informações indicativas do grau de insalubridade do meio, que decorre freqüentemente da poluição do solo, das águas ou dos alimentos por resíduos fecais; informa também sobre o nível e a extensão do saneamento ambiental e sobre os hábitos higiênicos das populações.

Os flagelados que vivem no aparelho digestivo (Fig. 30.1) são:
- ***Trichomonas tenax***, na boca;
- ***Giardia duodenalis***, no duodeno;
- ***Pentatrichomonas hominis***, ***Chilomastix mesnili***, ***Enteromonas hominis***, ***Retortamonas intestinalis*** e ***Dientamoeba fragilis***, nos intestinos.

A vagina da mulher, assim como a uretra e a próstata do homem constituem hábitats para outro flagelado: *Trichomonas vaginalis*.

Três dessas espécies pertencem à família **Trichomonadidae** (*T. vaginalis*, *T. tenax* e *P. hominis*), caracterizada por apresentarem seus membros 3 a 6 flagelos e um sistema de estruturas fibrilares, ligadas aos blefaroplastos, uma das quais é denominada axóstilo. Este, em forma de faixa ou de um grosso bastão, atravessa o corpo celular de um pólo a outro e faz saliência na extremidade posterior. Um dos flagelos, dirigindo-se para trás, forma uma membrana ondulante. Os outros são livres.

Os representantes da família **Trichomonadidae** (exceto umas raras espécies de vida livre) são parasitos de invertebrados (hirudíneos, moluscos, insetos) e de vertebra-

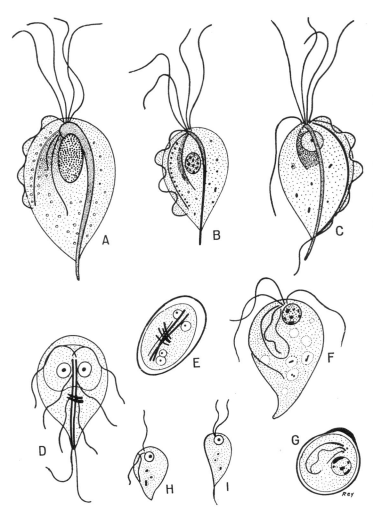

TRICHOMONAS VAGINALIS E TRICOMONÍASE

O Parasito

MORFOLOGIA E ESTRUTURA

Das três espécies que parasitam o organismo humano, *Trichomonas vaginalis* destaca-se por ter as maiores dimensões, variando de 10 a 30 μm de comprimento por 5 a 12 μm de largura.

A forma do protozoário modifica-se facilmente, pois não existem, sob a membrana, estruturas de sustentação que lhe confiram rigidez. Em meio a uma população de flagelados, aparecem sempre, em maior ou menor número, certos indivíduos que emitem pseudópodes do tipo lobópode ou, mesmo, que as-

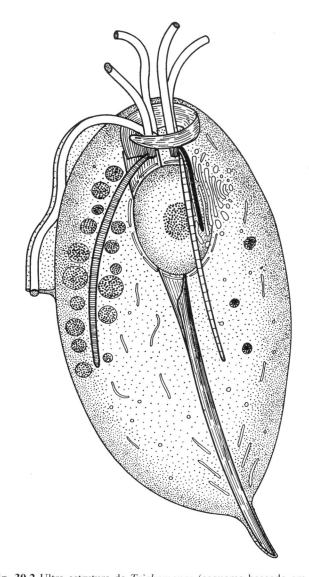

Fig. 30.1 Flagelados das cavidades naturais do homem. *A. Trichomonas vaginalis*, parasito que habita o aparelho geniturinário. *B. Trichomonas tenax*, da cavidade bucal. *C. Pentatrichomonas hominis* que, como todos os demais enumerados a seguir, é encontrado no intestino. *D. Giardia duodenalis*, trofozoíta. *E.* Cisto de *Giardia. F. Chilomastix mesnili*, trofozoíta. *G.* Cisto de *Chilomastix. H. Retortamonas intestinalis. I. Enteromonas hominis.*

dos, tanto de sangue frio como de sangue quente. Em alguns casos, produzem lesões graves em seus hospedeiros, como *Trichomonas gallinae* (= *T. columbae*), no pombo, e *Tritrichomonas foetus,* na vaca; mas em geral não acarretam grandes prejuízos.

Foi uso, durante muito tempo, reunir todas as espécies em um só gênero — *Trichomonas* — mas hoje prefere-se separá-las, segundo o número de flagelos e outras características, em:

- *Ditrichomonas*, com dois flagelos livres;
- *Tritrichomonas*, com três flagelos livres;
- *Trichomonas*, com quatro flagelos livres; e
- *Pentatrichomonas*, com cinco flagelos livres.

As espécies de interesse médico pertencem aos dois últimos gêneros.

Fig. 30.2 Ultra-estrutura de *Trichomonas* (esquema baseado em dados de microscopia eletrônica). Os flagelos estão seccionados e seus blefaroplastos são envolvidos pela pelta; à esquerda do núcleo, vê-se a costa, cercada de hidrogenossomos, e à direita, o aparelho de Golgi com duas fibras parabasais; o axóstilo percorre o eixo celular, fazendo saliência no extremo inferior.

sumem aspecto inteiramente amebóide, com flagelos livres ou sem eles.

A forma típica é alongada, ovóide ou piriforme, provida de quatro flagelos livres que partem de uma depressão do pólo anterior, denominada **canal periflagelar**, e se dirigem para a frente. Um outro flagelo, recorrente, emerge fora desse canal e fica voltado para trás, mantendo-se aderente em toda sua extensão ao corpo celular por uma prega que constitui a **membrana ondulante**, mas que não chega até a extremidade posterior (Figs. 30.1, A; 30.2 e 30.3, A).

Cada flagelo nasce de um blefaroplasto (ou cinetossomo). Desses mesmos blefaroplastos, ou de suas proximidades, partem feixes com estrutura fibrilar que percorrem distâncias maiores ou menores, no interior do citoplasma. São eles (Fig. 30.3) os seguintes:

1) O **axóstilo**, em forma de fita, constituído pela justaposição de microtúbulos (de 20 nm de diâmetro cada um), percorrendo toda a extensão do corpo celular e fazendo saliências no pólo posterior. A extremidade anterior continua-se, por justaposição, com outra formação de igual estrutura denominada **pelta** (escudo), que, à maneira de um colarinho, sustenta as paredes de uma depressão, no pólo anterior do protozoário, por onde saem os flagelos.

2) A **costa** é uma faixa que, ao microscópio eletrônico, mostra nítidas estrias transversais metidas em uma rede estrutural com malhas hexagonais. Ela percorre o citoplasma nas proximidades do flagelo recorrente, tendo partido do mesmo blefaroplasto que este.

3) O **corpo parabasal**, correspondente a uma designação antiga, que hoje sabemos compreender as fibras parabasais (uma mais longa que a outra), com estriação transversal um pouco diferente da encontrada na costa, e ao longo das quais dispõe-se o aparelho de Golgi, com suas membranas paralelas e suas vesículas.

O núcleo celular é relativamente grande, alongado, e situado na metade anterior do citossomo. Uma camada do retículo endoplásmico envolve a membrana nuclear. No citoplasma encontram-se disseminados inúmeros vacúolos, granulações e membranas do retículo endoplásmico.

FISIOLOGIA

T. vaginalis vive habitualmente sobre a mucosa vaginal, podendo ser observado em outros lugares do aparelho geniturinário. No homem, já foi encontrado no prepúcio, na uretra e na próstata.

Cresce bem em meios artificiais complexos, em temperaturas entre 25 e 40°C e em faixa de pH bastante ampla, com seu ótimo entre pH 5,5 e 6, isto é, em meios nitidamente ácidos.

Como fontes energéticas, os parasitos utilizam glicose, frutose, maltose, glicogênio ou amido. A partir dos carboidratos do meio formam suas reservas citoplásmicas de glicogênio, consumindo-as quando se esgotam as fontes externas. A importância dos hidratos de carbono em sua alimentação é aumentada pelo fato de não disporem, aparentemente, de enzimas proteolíticas para digerir as proteínas do meio.

Não há ciclo de Krebs completo nem citocromos.

Todas as enzimas glicolíticas que transformam 1 mol de carboidrato em 2 moles de fosfoenolpiruvato estão no citossol. Aí estão também a piruvatoquinase (formando ácido pirúvico), fosfoenolpiruvato-carbóxi-quinase e malato desidrogenase (formando ácido málico, via oxaloacetato).

O ácido málico é formado também a partir de succinato e de fumarato. As possíveis inter-relações metabólicas estão representadas na Fig. 30.4.

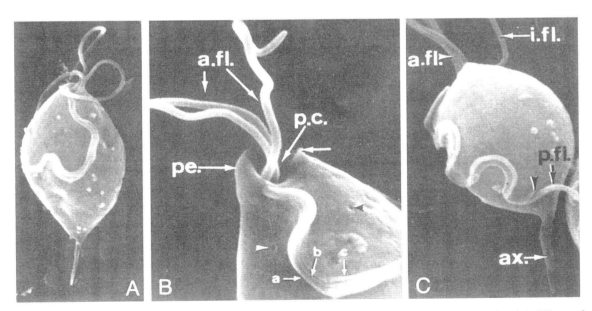

Fig. 30.3 Aspectos que apresentam *Trichomonas vaginalis (A)*, *Tritrichomonas foetus (B)* e *Pentatrichomonas hominis (C)* quando vistos por meio da microscopia eletrônica de varredura, com aumentos de 4.720 ×, 10.450 × e 8.000 ×, respectivamente. **a.fl.**, flagelos anteriores; **ax.**, axóstilo; **i.fl.**, flagelo independente ou recorrente; **p.c.**, canal periflagelar; **pe.**, pelta; **p.fl.**, flagelo posterior e membrana ondulante (indicados também pelas letras **a**, **b** e **c**). As depressões assinaladas com flechas são talvez vesículas de pinocitose. (Segundo Warton & Honigberg. *J. Protozool.*, **26**:56-62, 1979.)

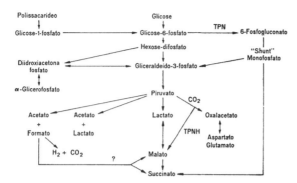

Fig. 30.4 Possíveis inter-relações no metabolismo hidrocarbonado de tricômonas. (Segundo Lindblom, *apud* Shorb, 1964.)

Entre os produtos do metabolismo anaeróbio formam-se CO_2, H_2 e ácidos, dos quais apenas uma parte é ácido lático. A formação de hidrogênio molecular está ligada ao transporte de elétrons.

Todos os tricomonadídeos possuem organelas vesiculares com dupla membrana — os **hidrogenossomos** —, dispostas ao longo da costa ou do axóstilo (Fig. 30.2). Elas contêm enzimas relacionadas com a produção de H_2 (α-glicerofosfato-desidrogenase, malato-desidrogenase e piruvato-sintase). Os aceitadores de elétrons são flavina e ferredoxina (esta é uma proteína que aceita elétrons do hidrogênio), que requerem tiol-compostos para sua atividade.

Tanto ácido málico como ácido pirúvico entram nos hidrogenossomos, onde, em condições anaeróbias, os processos oxidativos levam à produção de acetato e hidrogênio molecular.

O metabolismo sendo anaeróbio, compreende-se que o desenvolvimento do flagelado, tanto em cultura como em condições naturais, faz-se melhor em presença de um crescimento bacteriano. A ação favorável das bactérias consistiria em criar um ambiente redutor, pois demonstrou-se que a presença de oxigênio é nociva para *Trichomonas vaginalis*.

A utilização de O_2 por este protozoário leva à produção de H_2O_2. Muitas espécies de tricomonadídeos possuem uma catalase que desdobra H_2O_2 em oxigênio e água. Mas, como *T. vaginalis* não dispõe dessa enzima, fica intoxicado quando acumula H_2O_2. Assim se explica o efeito nocivo de O_2 sobre as culturas do parasito (Fig. 30.5).

Quando culturas de fibroblastos, macrófagos ou células epiteliais são infectadas com *Trichomonas*, sofrem modificações no seu equipamento enzimático semelhantes às provocadas por outros agentes infecciosos e tóxicos ou pela degeneração maligna.

A reprodução de *T. vaginalis* faz-se por divisão binária longitudinal. Não se conhecem formas de multiplicação sexuada.

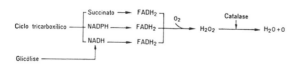

Fig. 30.5 Transporte de elétrons em tricômonas, produção de H_2O_2 em presença de oxigênio e ação da catalase. (Segundo Baernstein, *apud* Shorb, 1964.)

Também não há formação de cistos, para a propagação. *T. vaginalis* sobrevive, entretanto, 6 horas em uma gota de secreção vaginal e 24 horas na solução de Ringer, em temperatura ambiente. Na água, resiste 2 horas, a 40°C, e mais de 20 minutos a 46°C.

Relações Parasito-hospedeiro

INFECTIVIDADE E RESISTÊNCIA AO PARASITISMO

Os mecanismos de transmissão de *T. vaginalis* ainda não estão inteiramente esclarecidos. A propagação pelo coito deve ser a forma mais freqüente, visto que o parasito infecta facilmente o homem, alojando-se na uretra, nas vesículas seminais ou na próstata, mesmo quando isso não se acompanhe de manifestações clínicas.

As mães infectadas podem contaminar suas filhas durante a parturição, numa pequena proporção de casos (cerca de 5%).

A freqüência com que se observa a infecção de moças virgens, quando a mãe está parasitada (superior a 80%, em um estudo sobre o assunto), sugere que a propagação da parasitose ocorra muitas vezes pela água ou por fômites (banho, roupa íntima ou de cama, artigos de toalete etc. quando molhados ou incompletamente secos).

A vagina normal é notavelmente resistente às infecções e, para alguns autores, a implantação do *T. vaginalis* estaria associada a modificações do meio vaginal. Dentre as alterações que favoreceriam o desenvolvimento do flagelado, estariam:
- modificações da flora bacteriana vaginal;
- diminuição da acidez local;
- diminuição do glicogênio, nas células do epitélio;
- acentuada descamação epitelial.

Na base dessas modificações poderiam estar fatores hormonais, ou outros processos de natureza inflamatória ou irritativa.

Trichomonas vaginalis pode ser encontrado em mulheres com pH vaginal entre 4 e 8, porém incide com maior freqüência entre pH 6 e 6,5.

Depois da puberdade os valores normais do pH local estão em torno de 3,8 e 4,5. Nesse meio fortemente ácido (definido como grau I) proliferam os bacilos de Döderlein, que metabolizam o glicogênio e produzem ácido lático; nessas condições, não se observa em geral a presença de *T. vaginalis*.

Quando o pH se eleva (grau II), decresce a população de bacilos de Döderlein e os flagelados passam a ser encontrados.

Mas sua freqüência é máxima quando a acidez se torna ainda menor e o bacilo de Döderlein é completamente substituído pela microflora constituída por bactérias de outra natureza (grau III). Nessas condições, metade das mulheres examinadas alberga *T. vaginalis*.

IMUNIDADE

A presença de aglutininas específicas e de anticorpos fixadores do complemento foi demonstrada em pacientes com tricomoníase geniturinária. Esses anticorpos desaparecem depois de um ano, ou ano e meio, de curada a infecção.

Para que os testes funcionem perfeitamente, é necessário que o antígeno usado contenha todos os sorotipos apresentados por *T. vaginalis*.

Provas de proteção realizadas em camundongos, aos quais se inoculavam culturas axênicas de *T. vaginalis*, revelaram que a proteção conferida pelo soro dos doentes era tanto mais intensa quanto maior havia sido a duração da infecção, dependendo ainda dos títulos de aglutininas e de fixação do complemento, do sexo e da idade dos pacientes. O desaparecimento do poder protetor e dos anticorpos específicos num prazo relativamente curto, após a cura, sugere a existência de um estado de premunição, nessa parasitose.

PATOLOGIA E SINTOMATOLOGIA

Quando *Trichomonas vaginalis*, sob a forma de culturas puras, é inoculado intraperitonealmente em camundongos, verifica-se que seu poder patogênico depende da estirpe de parasitos utilizados. Aquelas que procedem de casos humanos agudos ou subagudos são mais virulentas para o animal de experiência que as cepas isoladas de casos assintomáticos. A virulência pode ser modificada, entretanto: diminui após manutenção prolongada em meios de cultura; ou exacerba-se por repiques freqüentes em camundongos.

A infecção humana por *T. vaginalis* não se acompanha, em muitos casos, de qualquer manifestação patológica. A proporção de casos assintomáticos varia muito nas estatísticas apresentadas por diferentes autores (desde 3,7% até 87%), parecendo depender dos métodos de diagnóstico e dos critérios adotados para definir quais sinais ou sintomas indicam patogenicidade.

Há pacientes que não apresentam queixa alguma, e o exame ginecológico demonstra a existência de lesões discretas. Outras exibem alterações de importância maior ou menor, acompanhadas de sintomas. Algumas vezes produzem-se erosões da superfície da mucosa, na vagina e na uretra, com intensa reação inflamatória que chega até o cório.

O infiltrado inflamatório contém principalmente neutrófilos e alguns eosinófilos.

Das manifestações objetivas, a mais freqüente é leucorréia, que, em mulheres adultas, consiste na produção de um corrimento abundante, geralmente esbranquiçado e sem sangue, podendo ter origem na vulva, na vagina, no fúndus ou na cérvix uterina. Ainda que *Trichomonas vaginalis* seja a principal causa de leucorréia, outros agentes podem estar envolvidos, tais como as leveduras do gênero *Candida* (monília), infecções gonocócicas e outras.

O corrimento varia muito, quanto ao aspecto e quantidade, sendo constituído de soro, muco, células epiteliais descamadas, leucócitos e piócitos em abundância, bactérias diversas e considerável número de *Trichomonas*. Dependendo dos microrganismos associados, modificam-se a cor, a viscosidade, o cheiro e o aspecto (espumoso ou bolhoso, se há fermentação com muita produção de gás). Muitas vezes ele é irritante para a pele das regiões perigenitais. Nas formas agudas, a vulva, o períneo e as áreas cutâneas vizinhas, das nádegas, podem estar avermelhadas e edemaciadas.

Dos processos inflamatórios da mucosa, os mais encontrados são as cervicites, parecendo ser justamente o muco cervical um dos focos de resistência do parasito. Em um terço dos casos de cervicite, ela pode ser pura, isto é, desacompanhada de lesões em outras partes. Mas geralmente se associa com vaginite ou vulvovaginite. Estas, por sua vez, podem ser as únicas alterações anatomopatológicas.

A vaginite pode ir desde um pontilhado hiperêmico da mucosa até um processo inflamatório intenso e generalizado. Essa colpite tende a agravar-se nos dias que precedem ou seguem a menstruação, mas os autores divergem de opinião quanto à influência que a gestação possa exercer no processo. Há os que registram uma piora do quadro, durante a prenhez, e os que negam tal fato.

As pacientes, à parte o corrimento, queixam-se de prurido, por vezes intenso; de ardor e de sensação de queimação, que se agravam à noite e são exacerbados pelo ato sexual.

Geralmente há infecção masculina quando o cônjuge apresenta tricomoníase. Nos homens, a infecção costuma ser subclínica e benigna, mas pode produzir uretrites e próstato-vesiculites, acompanhadas de disúria e polaciúria, com secreção matutina mucóide ou purulenta, prurido e escoriações no sulco bálano-prepucial. Há casos de evolução crônica.

DIAGNÓSTICO E TRATAMENTO

O quadro clínico, ainda que muitas vezes sugestivo (corrimento esbranquiçado, cremoso e espesso, acompanhado de forte prurido, e vaginite com pontilhado hiperêmico), não é constante nem específico.

Numerosas outras causas podem responder por ele (moníliase, blenorragia ou outras infecções bacterianas, corpos estranhos e diversos fatores irritativos, lesões traumáticas, ulcerações, tumores etc.).

A demonstração do parasito é essencial para um diagnóstico seguro. A técnica empregada consiste na coleta de um pouco de secreção vaginal, recolhida preferivelmente com pipeta grossa e após colocação de espéculo; misturar com soro fisiológico em uma lâmina, cobrir com lamínula e examinar ao microscópio, para buscar os tricômonas vivos e em movimento.

Se os parasitos forem pouco abundantes e o exame a fresco negativo, deve-se semear o material no meio de cultura de Kupferberg. Como os flagelados sobrevivem pelo menos 24 horas na secreção vaginal diluída com solução de Ringer, não é necessário fazer a semeadura imediatamente. Inocular no tubo de cultura o sedimento obtido por centrifugação.

Alguns dias antes do exame, suspende-se a aplicação local de quaisquer desinfetantes ou de anticoncepcionais de natureza química.

Nos homens, a pesquisa é feita no sedimento urinário, na secreção uretral ou prostática, após massagem da próstata.

A imunofluorescência indireta é útil para demonstrar a presença de anticorpos no soro.

O tratamento da tricomoníase, para ser efetivo, deve ser administrado tanto aos pacientes como a seus parceiros sexuais. Caso contrário, a reinfecção é a regra.

As drogas a usar são os derivados nitroimidazólicos, que se descrevem detalhadamente a propósito do tratamento da amebíase (ver o Cap. 12). Elas atuam não por sua fórmula, que é pouco tóxica, mas através da formação de radicais tóxicos. Metronidazol, por exemplo, ao ser reduzido em seu grupo nitro-, forma intermediários citotóxicos de curta duração. Isto ocorre com organismos anaeróbios que têm ferredoxina, flavodoxina ou análogos, como transportadores de elétrons em sua cadeia metabólica. Recomenda-se um ou outro dos medicamentos seguintes:

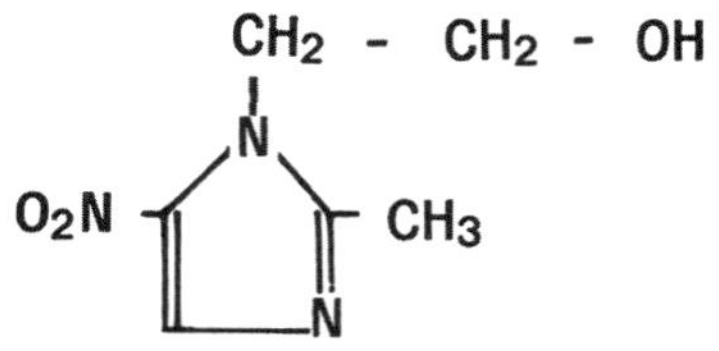

Fig. 30.6 Metronidazol (hidróxi-etil-metil-nitro-imidazol) é um dos compostos ativos contra *Trichomonas vaginalis*.

Metronidazol. Por via oral, 2,0 g em dose única ou na dose de 250 miligramas, 2 a 3 vezes por dia, durante 10 dias (Fig. 30.6).

Ornidazol. Nas infecções agudas, administrar como dose única, oral: três comprimidos de 500 mg. Nos casos crônicos: dois comprimidos de 500 mg, diariamente, durante cinco dias.

Tinidazol. Também em dose única por via oral: quatro comprimidos de 500 mg, cada um.

Nimorazol. Como acima: comprimidos de 250 mg, duas vezes ao dia, durante seis dias. A mesma dosagem é prescrita para homens e mulheres.

Qualquer que seja a terapêutica adotada, as mulheres devem fazer uso concomitante de medicação local, com aplicação diária de um comprimido ou geléia contendo 500 mg da mesma droga.

Esses medicamentos podem apresentar efeitos colaterais (ver o Cap. 12) e são contra-indicados durante a gravidez, quando devem ser substituídos por clotrimazol (creme vaginal a 0,5%).

EPIDEMIOLOGIA E PROFILAXIA

A tricomoníase é moléstia cosmopolita, incidindo nas mulheres adultas em proporções elevadas. As estatísticas mundiais e as do Brasil registram taxas que oscilam entre 20 e 40% das pacientes examinadas. Entre aquelas que apresentam leucorréia, a proporção pode chegar a 70% dos casos.

Nos homens a prevalência parece ser muito menor, talvez porque o diagnóstico se faça com maior dificuldade, ou porque a benignidade da infecção raras vezes dê motivo a uma consulta médica para isso. Ainda assim, inquéritos têm revelado taxas que oscilam entre 10 e 15% e, entre maridos de mulheres infectadas, um positivo sobre cada quatro.

Sendo transmitida principalmente pelas relações sexuais, pode ser considerada uma doença venérea e como a de maior prevalência entre as infecções sexualmente transmitidas. A OMS estimou que, em 1997, ocorreram no mundo 170 milhões de casos novos. Incide de preferência no grupo etário de 16 a 35 anos. Entretanto, a propagação em outras circunstâncias deve ocorrer muitas vezes, quando a promiscuidade e a falta de higiene asseguram a transferência do parasito através da água do banho, das instalações sanitárias (bidês, banheiras, privadas etc.), de objetos de toalete e de roupa íntima ou de cama.

Trichomonas vaginalis resiste muito tempo na água corrente e suporta durante uma ou duas horas temperaturas entre 40 e 46°C. Em gotículas de secreção vaginal, não completamente dessecadas, permanece viável por algumas horas.

O controle da tricomoníase tropeça nos complicados problemas relativos aos costumes sexuais e aos preconceitos que prevalecem nessa área, tal como sucede com a prevenção das outras doenças de transmissão sexual.

As formas assintomáticas (principalmente entre os homens), sua tendência à cronicidade e a inexistência de um período de incubação bem definido (entre 4 e 20 dias) impedem a pesquisa de contatos extramatrimoniais, para tratamento das fontes de infecção.

No mesmo sentido concorre a tendência à promiscuidade sexual, que caracteriza amplos setores da sociedade contemporânea.

O controle deve repousar, pois, na educação sanitária, no diagnóstico precoce, no tratamento intensivo dos casos (sempre que possível, por casais ou famílias) e na recomendação de medidas higiênicas. A intensa propaganda para o uso de preservativos, que se seguiu ao aparecimento da síndrome de imunodeficiência adquirida (AIDS), deverá contribuir para seu controle.

TRICHOMONAS TENAX

Esse flagelado parece-se com *T. vaginalis*, do qual se distingue pelo tamanho menor (5 a 12 μm), pelo núcleo pequeno e arredondado e por seu hábitat, que é a cavidade bucal. A estrutura geral e os flagelos são muito semelhantes (Fig. 30.1, *B*).

Vive no tártaro que circunda os dentes, nas cáries e nas lesões ulcerativas ou purulentas, beneficiando-se do meio redutor que se cria nesses lugares em vista da predileção bacteriana, pois, como a espécie anterior, é anaeróbia. Entretanto, não parece capaz de qualquer atividade patogênica. Todas as lesões onde é encontrado este flagelado são atribuíveis a outras causas. Alimenta-se de bactérias e de detritos orgânicos.

A transmissão deve fazer-se pelas partículas de saliva, projetadas durante a tosse ou a fala e pelo beijo. A distribuição de *Trichomonas tenax* é cosmopolita, com prevalência que pode chegar a 34%, mas que varia de lugar para lugar. Seu controle faz-se pela higiene dentária e pelo tratamento de cáries ou focos inflamatórios.

PENTATRICHOMONAS HOMINIS

Além de possuir cinco flagelos livres, saindo pela depressão de sua extremidade anterior, *P. hominis* apresenta mais um outro, recorrente, que forma membrana ondulante. Como esse flagelo é muito mais longo que o corpo celular (diversamente do que sucede no gênero *Trichomonas*), a membrana ondulante estende-se até o pólo posterior do citossomo e, a partir desse ponto, ainda sobra um segmento de flagelo livre (Figs. 30.1, *C* e 30.3, *C*).

Essa espécie mede 5 a 15 μm de comprimento, sendo pois de tamanho intermediário entre *T. vaginalis* e *T. tenax*. Seu núcleo é arredondado e bem visível nas preparações coradas. O número de flagelos livres pode reduzir-se a 3 ou 4, em certa proporção dos flagelados.

Os estudos fisiológicos e bioquímicos com *P. hominis* e *T. tenax* têm sido relativamente poucos, parecendo aplicar-se a essas espécies muitos dos conhecimentos adquiridos sobre *T. vaginalis*, *T. gallinae* e *Tritrichomonas foetus*.

O limitado interesse com relação a *Pentatrichomonas hominis* decorre, em parte, de ser um parasito não-patogênico. Vive ele no intestino delgado e no grosso, povoando principalmente a região cecal e últimas porções do íleo. Aí, nutre-se à custa de bactérias e outros materiais da luz intestinal.

Raramente aparece em fezes formadas (de onde pode ser cultivado), mas torna-se abundante em dejeções líquidas, onde deve ser diagnosticado cuidadosamente para não ser confundido com outros protozoários intestinais patogênicos.

A presença do axóstilo, dos flagelos anteriores e da membrana ondulante é suficiente para caracterizá-los, tanto a fresco como em preparações fixadas e coradas.

Tal como os demais tricomonadídeos, não produz cistos, supondo-se que resista suficientemente às condições exteriores, na fase trofozoíta, para assegurar a transmissão a novos hospedeiros. Em verdade, os flagelados permanecem viáveis nas fezes durante muitos dias (até um mês, ao que parece), morrendo rapidamente se dessecados. Não são destruídos quando ingeridos por moscas, podendo, ao menos teoricamente, ser por elas disseminados.

A distribuição do parasito é universal. Tanto no Brasil como nos EUA a prevalência está em torno de 1% das pessoas examinadas. Em outros países, como o México, ocorre em taxas entre 9 e 54%, segundo os grupos humanos estudados.

O parasitismo é diagnosticado pelo exame de fezes ou pela semeadura desse material em meios de cultura. A infecção pode ser suprimida com o uso dos tricomonicidas.

DIENTAMOEBA FRAGILIS

Espécie de protozoário da família **Dientamoebidae** (ordem **Trichomonadida**), muito próxima de *Histomonas*, mas que nunca apresenta flagelos, razão pela qual assemelha-se bastante com as amebas intestinais e, no passado, foi tomada por uma delas. Parasita habitualmente o intestino grosso do homem. Os trofozoítas são pequenos (5 a 15 µm) e binucleados em 80% dos casos, locomovendo-se por meio de pseudópodes e multiplicando-se por divisão binária simples (Fig. 10.1, *H*). Ainda que faltem evidências de possuir capacidade patogênica, alguns autores lhe atribuem casos de diarréia recorrente.

GIARDIA DUODENALIS

Este flagelado, também denominado *Giardia intestinalis*, pertence à ordem **Diplomonadida** (ver o Cap. 9, para informações sobre sua posição sistemática) e pode ser responsável por um quadro de enterite, geralmente benigno. A doença recebe os nomes de giardíase, giardose ou lamblíase, pois alguns autores davam ao parasito o nome de *Lamblia intestinalis*.

O Parasito

Giardia duodenalis (sinonímia: *G. intestinalis*, *G. lamblia* e *Lamblia intestinalis*) é um pequeno protozoário, flagelado, que durante seu ciclo vital apresenta duas formas: trofozoíta e cisto.

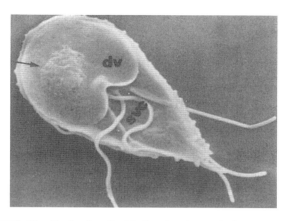

Fig. 30.7 *Giardia duodenalis*. Trofozoíta visto pela face ventral, em microscopia eletrônica de varredura. **dv**, disco adesivo ventral, com protrusões de sua superfície (flecha); **svc**, superfície ventral e caudal, onde se vêem as porções livres dos flagelos. Fotografia feita no Dep. de Ultra-estrutura e Biologia Celular, do IOC/FIOCRUZ, por Fátima Knaippe, do Centro de Investigaciones y Estudios Avanzados del Inst. Politécnico Nacional, México, DF.

A forma trofozoíta, medindo 12 a 15 µm de comprimento por 6 a 8 µm de largura, tem simetria bilateral e contorno piriforme, quando vista de face (Fig. 30.1, *D*). O corpo, bastante deformável, mostra um achatamento dorsoventral. Na superfície ventral há uma área ovóide que constitui um disco adesivo ou **disco suctorial**, que ocupa os dois terços dessa face (Fig. 30.7); ele é sustentado internamente por placas estriadas e circunscrito externamente por um delicado rebordo.

Outras descrições do parasito atribuem-lhe a forma de um cone oblíquo, fortemente inclinado, estando a base representada pelo disco suctorial.

No interior do citoplasma, as estruturas são quase sempre duplas e simétricas e compreendem: um par de núcleos, cada qual tendo um cariossomo central, mas sem cromatina periférica; e dois feixes de fibras longitudinais — os **axóstilos** — que se iniciam junto a oito blefaroplastos e se continuam com os flagelos posteriores. Os flagelos formam pares com a seguinte disposição:

- dois nascem de blefaroplastos situados junto às extremidades anteriores dos axóstilos, cruzam-se em X para dirigirem-se aos lados opostos do citossomo e emergem lateralmente, depois de bordejar a margem anterior do disco (Fig. 30.8);
- dois nascem próximo aos primeiros, encaminham-se para trás e emergem medialmente na margem posterior do disco (Fig. 30.7);
- o terceiro par sai um pouco mais para trás;
- o último par surge da extremidade posterior do corpo celular.

Nas preparações coradas pela hematoxilina aparecem duas formações paralelas, semelhantes a vírgulas: são os corpos parabasais, que correspondem efetivamente ao aparelho de Golgi.

Os trofozoítas vivem no duodeno e primeiras porções do jejuno, sendo por vezes encontrados nos condutos biliares e na

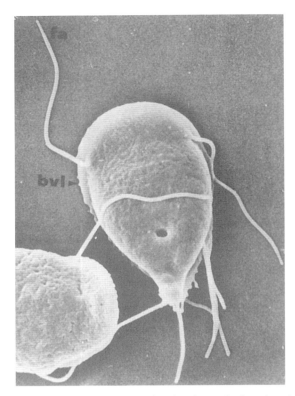

Fig. 30.8 *Giardia duodenalis*. Trofozoíta visto pela face dorsal. **bvl**, borda ventrolateral do disco adesivo; **fa**, um dos oito flagelos que asseguram a movimentação do parasito. O orifício que se vê corresponde, provavelmente, a um processo de pinocitose. Foto de Fátima Knaippe.

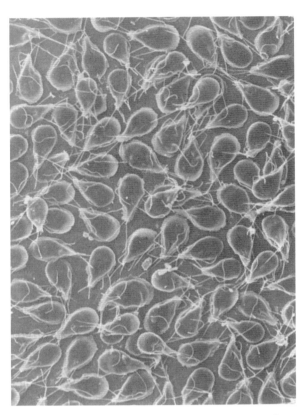

Fig. 30.9 População de *G. duodenalis* cultivada sobre um substrato de colágeno, onde os trofozoítas se fixam por meio do disco ventral. Foto de Fátima Knaippe.

vesícula biliar. A atividade dos flagelos imprime-lhes um deslocamento rápido e irregular, como que às sacudidas. Porém, aderem em grande número à superfície da mucosa, graças ao disco suctorial que possuem, chegando a formar um revestimento extenso a tal ponto que, segundo alguns autores, seria capaz de interferir na absorção de gorduras e vitaminas lipossolúveis, especialmente a vitamina A (Fig. 30.9).

A nutrição das giárdias faz-se através da membrana e por processo de pinocitose que se observa tanto na face ventral como na dorsal. Seu desenvolvimento é favorecido em pH compreendido entre 6,38 e 7,02.

O metabolismo de carboidratos de *G. duodenalis* é similar ao de *Trichomonas* e de outros parasitos anaeróbios do intestino. Porém, como em *Entamoeba* e diversamente de *Trichomonas*, todas as enzimas do metabolismo glicolítico estão no citosol, não existindo hidrogenossomos. Formam-se ácido acético, CO_2 e, em lugar de hidrogênio molecular, etanol (Fig. 30.10).

A reprodução realiza-se assexuadamente, por divisão binária longitudinal, sendo o processo bastante complexo.

Nas evacuações líquidas (diarréicas) os trofozoítas aparecem em grande número, porém em fezes formadas predominam os cistos. Centenas de milhões ou bilhões de cistos podem ser eliminados diariamente por um indivíduo infectado. Ao encistar-se, o trofozoíta torna-se globoso, desaparece o disco ventral e o parasito como que se enrola sobre si mesmo; os flagelos tornam-se intracitoplásmicos. Forma-se uma

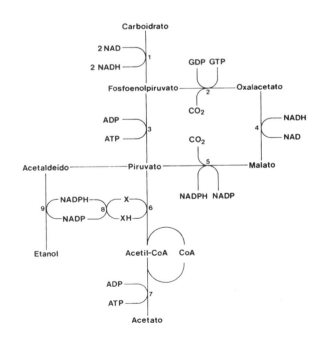

Fig. 30.10 Metabolismo dos carboidratos em *Giardia duodenalis*, dando como produtos finais etanol, ácido acético e CO_2. As enzimas envolvidas são: **1**, glicolíticas; **2**, carboxiquinase do fosfoenolpiruvato; **3**, piruvatoquinase; **4** e **5**, desidrogenase málica; **6**, piruvato-sintase; **7**, acetil-COA sintetase; **8**, desidrogenase; e **9**, óxido-redutase.

membrana cística fina, porém bem destacada do citoplasma, e os dois núcleos dividem-se para constituir quatro núcleos filhos.

Os cistos são elipsóides ou ovóides (Fig. 30.1) e medem cerca de 12 μm de comprimento (entre 8 e 15 μm). Nas preparações coradas pelo Lugol e, melhor ainda, nas coradas pela hematoxilina, vêem-se as estruturas internas que estão duplicadas em relação às do trofozoíta, isto é, quatro núcleos pequenos, aproximadamente circulares e com um cariossomo central; axóstilos e corpos parabasais (aparelhos de Golgi). A disposição, entretanto, pode ser irregular, estando ora os quatro núcleos agrupados perto de um dos pólos, ora divididos entre os dois extremos.

Na água os cistos podem conservar sua vitalidade durante dois meses ou mais. *In vitro*, consegue-se o desencistamento desde que haja umidade, prévia exposição a pH 2 e temperatura de 37°C; e depois, semeadura em meio de cultura com manutenção do pH em torno de 6,8 na mesma temperatura. Essas condições imitam a da passagem dos cistos pelo estômago e sua eclosão no intestino delgado.

No intestino do rato, o desencistamento demora 30 minutos ou mais.

As giárdias podem ser cultivadas em meios HSP-1 e TPS-1, ou sobre cultura de tecidos, tendo-se conseguido a cultura axênica.

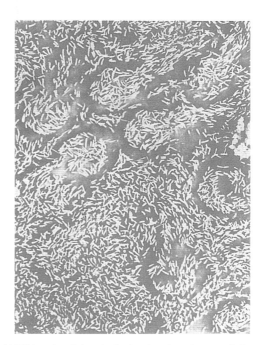

Fig. 30.11 Efeito citotóxico de *G. duodenalis* sobre as células epiteliais (monocapa de MDCK), vendo-se o desaparecimento das vilosidades nas áreas antes ocupadas pelas bordas do disco ventral dos trofozoítas. Documentação de Fátima Knaippe.

Relações Parasito-hospedeiro

PATOLOGIA

Nas infecções experimentais de voluntários, conseguiu-se a implantação do parasito em todos os casos, quando o inóculo compreendia 100 cistos ou mais. Com 10 a 25 cistos, apenas um terço dos pacientes se infectava. Uma ou duas semanas depois, começavam a aparecer cistos nas fezes. O parasitismo permanecia em geral assintomático, curando-se espontaneamente em muitos casos. A eliminação de cistos pelo indivíduo infectado não é constante, podendo negativar-se temporariamente durante muitos dias.

Apesar de suas pequenas dimensões, as giárdias chegam a forrar a mucosa duodenal e de outras áreas, tal sua abundância nos casos sintomáticos. Em consequência, pode haver perturbação da absorção de gorduras e vitaminas e o aparecimento de quadro diarréico, com esteatorréia, cólicas abdominais, evacuações freqüentes e emagrecimento. Entretanto, na maioria dos casos, a infecção é assintomática.

Alguns autores têm relacionado a patogenia da giardíase com a existência de hipogamaglobulinemia e, principalmente, com uma deficiência de IgA, pois a infecção leva normalmente à produção de anticorpos, detectáveis no soro e na luz intestinal, que asseguram a cura ou a benignidade da doença.

Até agora, não puderam ser demonstradas lesões anatomopatológicas atribuíveis ao parasito, mesmo empregando-se a técnica da biópsia duodenal, em casos parasitologicamente comprovados e com sintomatologia. Por isso, tem-se buscado uma explicação patogênica em possível interferência na absorção de gorduras pela mucosa intestinal, quando o número de parasitos forrando as superfícies duodenal e jejunal fosse muito grande. O elevado teor de gorduras que permanece na luz intestinal causaria então uma síndrome diarréica persistente.

Atribui-se também a uma irritação superficial da mucosa a perturbação funcional do aparelho digestivo, com trânsito acelerado. Fenômenos alérgicos, ou uma hipersensibilidade induzida pelo parasitismo, poderiam fornecer outra explicação.

No laboratório, a cultura sobre células epiteliais (monocapa de MDCK) proporciona aos trofozoítas a possibilidade de aderirem por seu disco às vilosidades. Mas, quando removidos, deixam a marca do contorno do disco, desaparecendo daí as vilosidades (Fig. 30.11).

Sabe-se que a má-absorção intestinal é corrigida com o tratamento antiparasitário, mas não se sabe por qual mecanismo ela é produzida.

SINTOMATOLOGIA

As manifestações clínicas variam. Elas têm sido associadas a um amplo espectro de quadros clínicos, indo desde uma enterite branda e autolimitada, até diarréias crônicas e debilitantes, com esteatorréia e perda de peso.

Os sintomas mais freqüentemente registrados em alguns surtos epidêmicos de giardíase foram: evacuações líquidas ou pastosas (em 93 a 96% dos pacientes), número aumentado de evacuações (88 a 96%), mal-estar (72 a 80%), cólicas abdominais (61 a 77%), perda de peso (62 a 73%). Sintomas menos freqüentes foram: diminuição do apetite, náuseas, vômitos, flatulência, distensão abdominal, ligeira febre, cefaléia e nervosismo.

A diarréia, que é a manifestação mais constante, ora é aguda e autolimitada, ora intermitente, ou crônica e persistente. As fezes pastosas ou liquefeitas são malcheirosas, geralmente claras ou acinzentadas. Freqüentemente elas contêm muco, mas raramente sangue ou pus.

Nos casos mais graves pode haver esteatorréia.

O intervalo entre a infecção e o aparecimento dos sintomas costuma ser de duas semanas, mas pode durar vários meses. A duração média da doença, em surtos epidêmicos, é de seis semanas (variando de 1 a 30 semanas).

Além das formas agudas (que duram entre duas semanas e dois meses) o processo pode evoluir para formas subagudas ou crônicas. Assim, em uma epidemia estudada no Oregon, um terço dos 500 casos evoluiu para a forma subaguda, que se estendeu até quatro meses. Nestes pacientes, além de diarréia intermitente, durante poucos dias de cada vez, as queixas eram de anorexia, náuseas, inchaço e desconforto abdominal; flatulência, lassidão e perda de peso.

Em alguns casos pode haver distensão e desconforto epigástrico, sem alterações do trânsito intestinal, simulando os quadros de úlcera péptica, de alteração das vias biliares, de hérnia do hiato ou de pancreatite.

Os sintomas da giardíase crônica, alongando-se por muitos meses ou anos, variam também entre manifestações benignas e outras de gravidade, tal como na forma subaguda. Em pacientes com deficiência imunológica, pode-se encontrar diarréia persistente, má-absorção e perda de peso acentuada.

Em crianças, a sintomatologia é semelhante, constituindo por vezes uma síndrome com diarréia crônica, dor abdominal e abdome distendido, anorexia, perda de peso e crescimento retardado.

Nos pacientes com giardíase, a má-absorção afeta em particular a assimilação de gorduras, de vitaminas A e B_{12}, de ácido fólico, glicose, lactose e D-xilose.

Evidentemente, todos os quadros clínicos só poderão ser imputados a uma etiologia giardiana se, após o tratamento específico, os sintomas desaparecerem com a desparasitação.

DIAGNÓSTICO

Os métodos de diagnóstico habituais são: (a) nos casos de fezes formadas, a busca de cistos de *Giardia*; (b) nas evacuações diarréicas, a pesquisa de trofozoítas ou de cistos.

As técnicas de enriquecimento por centrífugo-flutuação dos cistos em solução saturada de sulfato de zinco (ver o Cap. 64) são as mais adequadas para encontrar estas formas do parasito. Recomenda-se corar a preparação com Lugol, que os torna mais evidentes e permite o reconhecimento das estruturas internas.

Os trofozoítas podem ser vistos e caracterizados a fresco, diluindo-se a matéria fecal com solução fisiológica, ligeiramente aquecida, e examinando-a ao microscópio entre lâmina e lamínula.

Os parasitos podem ser vistos também no conteúdo duodenal aspirado por meio de sonda, onde se encontram as formas vegetativas. Aí, as pesquisas são mais freqüentemente positivas que nos exames de fezes, pois muitos pacientes eliminam poucos cistos ou só o fazem por curtos períodos, entremeados de intervalos negativos ora mais, ora menos longos.

No entanto, há também casos em que o exame de fezes é positivo e o conteúdo duodenal negativo, razão para que nunca se deixe de utilizar os métodos coprológicos.

Convém lembrar que o uso de purgativos, laxantes, enemas e contrastes de bário, bem como de vários medicamentos, tende a dificultar o reconhecimento dos parasitos ou a tornar os exames temporariamente negativos.

TRATAMENTO

Os derivados nitroimidazólicos (**metronidazol**, **ornidazol**, **tinidazol** e **nimorazol**) são os medicamentos mais recomendados para a cura da giardíase.

As doses a prescrever para os adultos são as mesmas utilizadas no tratamento da tricomoníase (ver). Para crianças, recomenda-se:

Albendazol. É pouco absorvido no tubo digestivo, rapidamente metabolizado no fígado e eliminado pela urina. Acima de 2 anos, as crianças podem ser tratadas com dose única de albendazol (400 mg).

Metronidazol (Fig. 30.6). 15 a 20 mg/kg de peso corporal, por dia, sob a forma de xarope, fracionados em duas ou três tomadas por dia. A duração do tratamento é de cinco dias.

Tinidazol. 50 a 60 mg/kg de peso corporal, por dia, da formulação pediátrica, também durante cinco dias.

Outras drogas que podem ser empregadas no tratamento da giardíase são a **furazolidona** e a **quinacrina**.

EPIDEMIOLOGIA E PROFILAXIA

Giardia duodenalis é encontrada em todo o mundo, mas parece incidir mais em regiões de clima temperado do que em zonas tropicais. Sua incidência mundial foi estimada pela OMS (1998) em cerca de 500 mil casos novos por ano.

Enquanto no Estado de São Paulo a taxa de prevalência entre escolares era de 20 a 25%, em Sergipe estava em torno de 5%, e na Bahia, de 2% apenas.

A incidência aumenta, nas crianças, até a puberdade e cai depois para taxas muito menores, não se sabendo se devido à imunidade ou a outras condições fisiológicas. Ela é maior entre os grupos populacionais que apresentam condições higiênicas mais precárias e em instituições fechadas (asilos, orfanatos etc.).

Nos EUA, onde a prevalência média estava em torno de 4% (variando geralmente entre 1,5 e 20%), aproximadamente 30 surtos epidêmicos devidos à água foram registrados desde 1942, afetando dezenas de milhares de pessoas. Muitos deles tiveram lugar em Oregon (1954-55), Colorado (1965-66 e 1972), Utah (1974), New Hampshire (1974), Kentucky (1974), Nova York (1974-75) etc. Vários grupos de turistas também se infectaram em viagens ao exterior.

Estudos de epidemiologia e genética permitiram distinguir cinco espécies de *Giardia*:

- *G. duodenalis* (= *G. intestinalis*) que, além do homem, parasita amplo grupo de animais domésticos e silvestres.
- *G. muris*, de roedores (encontrado no rato, no camundongo e no hamster).
- *G. psittaci* e *G. ardeae*, de aves.
- *G. agilis*, de anfíbios.

Apenas *Giardia duodenalis* infecta o homem. Mas esta espécie apresenta grande heterogeneidade genética, apesar da morfologia uniforme. Dois grupos genotípicos (A e B), ainda incompletamente definidos, foram distinguidos, assim como subgrupos (A-I, A-II etc.).

Certos genótipos infectam o homem e outros animais (principalmente do subgrupo A-I e mais raramente do grupo B), enquanto outros correspondem a zoonoses e não parasitam o homem. O cão, o gato, o rato, a cobaia e alguns outros animais puderam ser infectados experimentalmente com amostras de casos humanos de giardíase. Outros animais mostraram-se refratários (coelho, hamster, camundongo, bovinos, carneiros domésticos etc.).

Alguns genótipos são exclusivos de determinada espécie animal (do cão, do gato, do rato doméstico etc.) e talvez correspondam a espécies distintas de *Giardia*.

Os surtos localizados de giardíase parecem resultar da contaminação das águas de abastecimento. A infecção pode provir do consumo de água poluída com dejetos humanos e, menos freqüentemente, de alimentos contaminados com matéria fecal; ou das mãos sujas de indivíduos infectados, ao prestar serviços pessoais; assim como entre homossexuais.

Os portadores assintomáticos (que são eliminadores de cistos) parecem mais importantes na transmissão que os doentes.

A concentração de cloro utilizada habitualmente para o tratamento da água não é suficiente para destruir os cistos de *Giardia*.

A prevenção deve compreender todas as medidas higiênicas recomendadas para controlar a propagação de agentes infecciosos e parasitários disseminados com as fezes e pelas mãos sujas (ver o Cap. 12, *Entamoeba histolytica e amebíase*).

Uma vacina veterinária, preparada com antígenos de giárdias rompidas por sonicação e utilizada no tratamento de cães e gatos, mostrou possuir ação favorável para reduzir a carga parasitária e a eliminação de cistos, além de suprimir as manifestações clínicas da giardíase. Muitos animais domésticos podem ser assim tratados, para evitar-se a poluição ambiental com cistos do parasito.

CHILOMASTIX, RETORTAMONAS E ENTEROMONAS

Na ordem **Retortamonadida** há dois flagelados que parasitam o homem: um com muita freqüência — *Chilomastix mesnili* — e outro raramente — *Retortamonas intestinalis*.

Ambos são destituídos de patogenicidade e, do ponto de vista médico, só merecem ser conhecidos por causa do diagnóstico diferencial com outras espécies patogênicas, no exame de fezes.

Chilomastix mesnili tem corpo piriforme e assimétrico que termina em delgada ponta na extremidade posterior. Mede 10 a 20 µm de comprimento.

O núcleo pequeno e redondo fica situado próximo ao pólo anterior da célula, onde se encontram também os cinetoplastos de quatro flagelos. Três dos flagelos dirigem-se para a frente e são completamente livres. O quarto está colado à membrana, no interior de um grande citóstoma alongado e com as bordas nitidamente marcadas por um sistema de fibrilas. Os movimentos desse flagelo parecem destinados a facilitar a ingestão de bactérias e outras partículas nutritivas, ao promoverem correntes líquidas em direção ao fundo do citóstoma. No citoplasma de *Chilomastix* podem ser vistos numerosos vacúolos digestivos (Fig. 30.1, *F* e *G*).

Reproduz-se por divisão binária e forma cistos de 7 a 10 µm, ovais ou piriformes. No interior dos cistos vê-se, além do núcleo, a estrutura do citóstoma.

O hábitat do parasito é o intestino grosso, especialmente na região cecal. Quando há diarréia, os trofozoítas aparecem em grande número das fezes, mas quando estas são sólidas predominam os cistos. A incidência na população varia entre 1 e 10% dos examinados.

Retortamonas intestinalis (= *Embadomonas intestinalis*) é bem menor que *Chilomastix*, pois mede 4 a 9 µm, e, durante as coproscopias, deve passar muitas vezes inadvertido. Protozoários semelhantes ocorrem em vários animais, fazendo pensar que o homem seja hospedeiro acidental de espécies zoófilas.

Núcleo, citóstoma e flagelos ficam situados na região anterior de seu corpo alongado (Fig. 30.1, *H*). Os flagelos são dois apenas: um dirigido para diante e outro emergido através do citóstoma. Os cistos são piriformes.

Enteromonas hominis (= *Tricercomonas intestinalis*) é outro raro achado, nos exames de fezes. O trofozoíta possui três flagelos livres: dois anteriores e um dirigido para trás, correndo em parte colado à membrana celular. Não há citóstoma. O corpo achatado mede 4 a 10 µm de comprimento. Os cistos alongados contêm quatro núcleos (Fig. 30.1, *I*).

III

PLATELMINTOS PARASITOS DO HOMEM

31

Trematódeos Digenéticos do Homem

INTRODUÇÃO
ORGANIZAÇÃO E FISIOLOGIA DOS VERMES ADULTOS
    Parede do corpo e parênquima
    Aparelho digestivo
    Nutrição e metabolismo
    Circulação e excreção
    Sistema nervoso e órgãos sensoriais
    Locomoção e comportamento
    Órgãos reprodutores e reprodução
        Aparelho genital masculino
        Aparelho genital feminino

CICLO BIOLÓGICO
    Os ovos
    O miracídio
    O esporocisto
    A rédia
    A cercária
    A metacercária
    O esquistossômulo
SISTEMÁTICA E ESPÉCIES IMPORTANTES

INTRODUÇÃO

Os **Trematoda** da subclasse (ou infraclasse) **DIGENEA** (ver o Cap. 9) são os únicos que interessam à medicina humana ou veterinária. Eles são endoparasitos obrigatórios e apresentam um ciclo biológico complexo, com morfologia e hospedeiros diferentes em cada fase do ciclo. Constituem um grupo zoológico de espécies inteiramente adaptadas ao parasitismo, muitas das quais têm o homem como hospedeiro habitual ou ocasional.

A importância médica desses helmintos pode ser aquilatada pela freqüência com que atacam a população humana nas regiões tropicais e temperadas do mundo, mas particularmente nas áreas menos desenvolvidas. As esquistossomíases estão entre as doenças de mais alta endemicidade, principalmente na Ásia, na África, na América do Sul e em algumas ilhas do Caribe.

Clonorchis sinensis, *Fasciolopsis buski* e *Paragonimus westermani* encontram-se entre as causas de grandes endemias do Extremo Oriente e outras áreas, assim como *Heterophyes heterophyes* no delta do Nilo e na Ásia. Muitas outras espécies infestam o homem, como *Opisthorchis viverrini*, *O. felineus*, *Gastrodiscoides hominis*, *Metagonimus yokogawai*, *Echinostoma ilocanum*, *Fasciola hepatica* etc.

Nas Américas, apenas uma espécie constitui problema importante de saúde pública — *Schistosoma mansoni* — enquanto na África, além dessa espécie, há também *S. haematobium* a destacar e, menos freqüentemente, *S. intercalatum*. A ocorrência de fasciolíase humana é rara em nosso meio.

Schistosoma japonicum encontra-se na Indonésia, na China e nas Filipinas. No Japão, atualmente não há transmissão. Outra espécie, *S. mekongi*, tem distribuição limitada à bacia do Rio Mekong (Laos e Camboja).

ORGANIZAÇÃO E FISIOLOGIA DOS VERMES ADULTOS

Estes helmintos são hermafroditas (com exceção dos *Schistosoma*), dotados de simetria bilateral, corpo em geral achatado dorsoventralmente, alongados e de aspecto foliáceo; outras vezes são piriformes, ou longos e delgados, chegando as fêmeas de *Schistosoma* a serem cilíndricas e filiformes. O tamanho varia de menos de um milímetro até vários centímetros de comprimento (geralmente, 1 a 5 mm).

A coloração esbranquiçada pode ser modificada, nas espécies hematófagas, pela presença de pigmento hemático escuro no interior do intestino.

O nome **trematódeo** (do grego *trematodes*, furado) faz referência a estruturas conspícuas da superfície do corpo, as **ventosas**, das quais uma, situada na superfície ventral, é particularmente desenvolvida. Essa ventosa é chamada **acetábulo**. Nas espécies que parasitam o homem, uma segunda ventosa dispõe-se em torno da boca, na extremidade anterior do corpo: é a **ventosa oral** (Fig. 31.1).

Parede do Corpo e Parênquima

O tegumento dos platelmintos até aqui estudados compõe-se de duas camadas: a mais externa é um sincício anucleado que possui mitocôndrias, retículo endoplásmico e inúmeros vacúolos e que mantém conexões através de pontes citoplásmicas com a segunda camada, mais interna, formada por aglomerados celulares nucleados (Fig. 31.2).

A **camada sincicial** fica limitada externamente por uma **membrana plasmática**. Em *Schistosoma*, ela é heptalaminar (*hepta* = sete), quando examinada em corte pela microscopia eletrônica, e mede 10 nm de espessura, o que equivale a uma dupla membrana celular. A face interna da camada sincicial é forrada pela **membrana basal**.

Na superfície exterior da membrana plasmática há uma camada poliônica, de espessura variável, constituindo o **gli-**

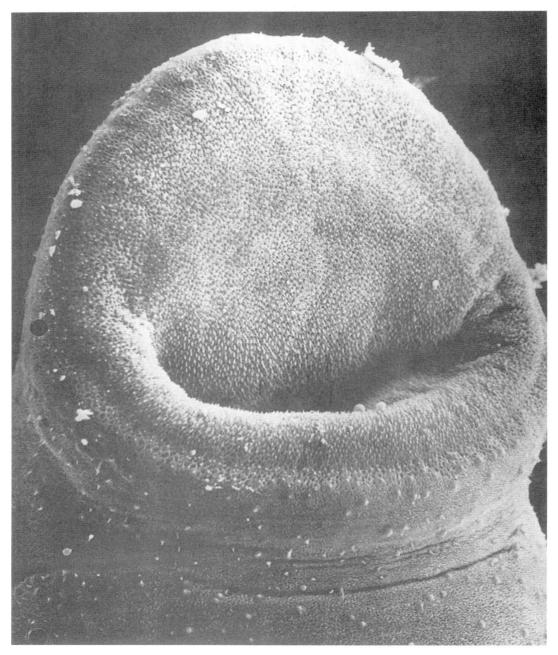

Fig. 31.1 Região da ventosa oral de *Schistosoma japonicum*, macho, mostrando os numerosos espinhos de seu tegumento. Fotomicrografia em microscopia eletrônica de varredura, de Marietta Vogue, Dep. of Microbiology and Immunology, Los Angeles School of Medicine, Univ. of California (publicado em *Schisto Update*).

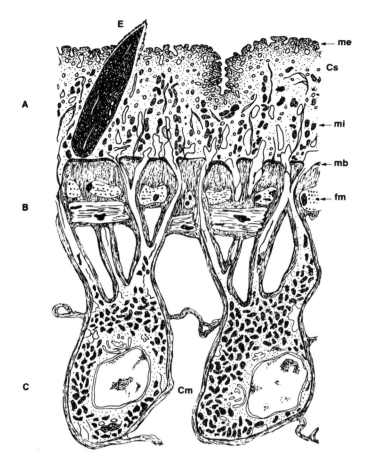

Fig. 31.2 Tegumento de um trematódeo digenético (*Fasciola hepatica*), onde se vêem: *A.* Uma camada superficial, de caráter sincicial e sem núcleos, limitada externamente por membrana celular unitária que absorve alimentos e forma vesículas de pinocitose; e internamente por uma membrana basal. *B.* Abaixo, encontram-se as camadas musculares de direção circular ou longitudinal. *C.* Mais internamente, há grandes células mergulhadas no parênquima que estão ligadas à camada sincicial por diversos prolongamentos citoplásmicos. (Segundo Threadgold, *apud* Smyth, 1966.) **Cm**, células mergulhantes de tegumento; **Cs**, camada sincicial; **E**, espinho; **fm**, fibras musculares; **mb**, membrana basal; **me**, membrana externa; **mi**, mitocôndrias. (Copiado, com modificações, de Smyth — *The Physiology of Trematodes*. Edinburgh, Oliver & Boyd, 1966.)

cocálix, rico em carboidratos. Tanto a membrana basal como o glicocálix parecem originar-se de pequenas vesículas formadas pelo aparelho de Golgi, encontrando-se em contínua renovação.

Nos trematódeos digenéticos, a superfície tem aspectos variados, segundo as espécies ou as regiões do corpo de uma mesma espécie.

Com freqüência há espinhos, implantados na camada sincicial e revestidos pela membrana plasmática. Numerosas mitocôndrias (providas de poucas cristas internas), vesículas de vários tamanhos e elementos do retículo endoplásmico encontram-se disseminados na camada sincicial.

As células tegumentares que formam a segunda camada estão situadas mais profundamente e mergulhadas no parênquima, a ser descrito adiante. Encontram-se nelas, além dos núcleos respectivos, o aparelho de Golgi, as mitocôndrias, o retículo endoplásmico e numerosas vesículas, entre as quais as que parecem contribuir para a renovação da membrana celular em ritmo bastante rápido.

Por sua estrutura, o tegumento está adaptado às funções de nutrição, tanto quanto às de envoltório protetor.

Os **estratos musculares**, intercalados entre as duas camadas do tegumento, compreendem fibras não-estriadas, de contração lenta, com disposição circular, no nível mais próximo da superfície; fibras longitudinais, logo abaixo, e uma terceira camada com disposição oblíqua, internamente. Junto às bordas do corpo do helminto, encontram-se feixes com direção dorsoventral.

O espaço interno é todo ocupado por um tecido, denominado **parênquima**, formado de células estreladas e unidas umas às outras pela aderência de seus prolongamentos, que apresentam desmossomos e juntas de comunicação. Elas acumulam glicogênio e participam ativamente do metabolismo. Os prolongamentos delimitam lacunas, cheias de um líquido intersticial onde se encontram células livres. Outros elementos semelhantes a células colágenas produzem material fibroso intersticial que funciona como um esqueleto, onde se fixam as fibras musculares. Em alguns trematódeos foram descritos linfáticos e lacunas linfáticas.

Há também células secretoras que vertem seus produtos para o exterior e estão geralmente em relação com os órgãos de fixação.

Nas **ventosas**, que são estruturas musculares, as fibras apresentam disposição radial, circular e perpendicular à superfície de sua concavidade, de modo a poder ajustar os movimentos da ventosa ao suporte e fixá-la por mecanismo de sucção.

Estendendo e contraindo o corpo, ao mesmo tempo que desprende e fixa em outro ponto cada uma das ventosas, o helminto pode deslocar-se em seu hábitat, seja ele a luz do tubo digestivo, das vias biliares ou pancreáticas, seja o interior das veias ou de outros órgãos do hospedeiro.

Aparelho Digestivo

No fundo da ventosa anterior encontra-se a boca, único orifício que comunica o tubo digestivo com o meio exterior, pois os trematódeos são desprovidos de ânus (Fig. 31.3). Sua cavidade afunilada continua-se com uma região musculosa, o esôfago, presente na maioria das espécies.

Segue-se o intestino, que geralmente se bifurca para formar dois ramos longos, paralelos às margens do corpo, os quais se terminam em fundo cego nas proximidades da extremidade posterior.

O aspecto do intestino e sua disposição variam muito de umas para outras espécies. Na maioria dos casos, ele se apresenta com o aspecto antes descrito; em outros, unem-se os dois ramos, depois de curto trajeto, para formar um ceco único, como em *Schistosoma*. Nas espécies maiores, cada ramo produz divertículos, de espaço a espaço, que podem subdividir-se, formando complicado sistema de ramificações e penetrando por todas as partes do corpo do helminto, como em *Fasciola*, por exemplo (Fig. 36.1).

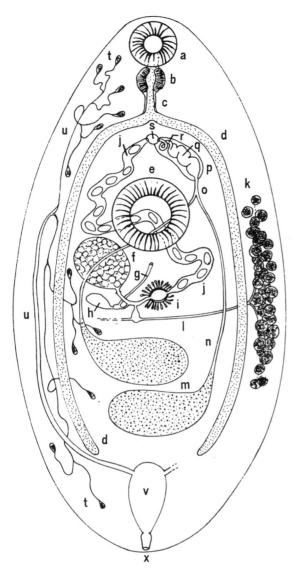

Fig. 31.3 Organização geral de um trematódeo digenético. **a**, ventosa oral; **b**, esôfago muscular; **c**, intestino; **d**, cecos; **e**, ventosa ventral; **f**, ovário; **g**, canal de Laurer ou órgão copulador feminino, abrindo-se na face dorsal do helminto; **h**, receptáculo seminal; **i**, oótipo, envolvido pelas células glandulares de Mehlis; **j**, tubo uterino com ovos no seu interior; **k**, glândulas vitelinas; **l**, canal vitelino que, juntando-se com o do lado oposto, forma tubo único desembocando no oviduto; **m**, testículo; **n**, canal eferente; **o**, deferente; **p**, bolsa do cirro; **q**, parte prostática; **r**, cirro; **s**, átrio genital comum aos aparelhos masculino e feminino; **t**, solenócitos; **u**, ductos excretores; **v**, vesícula excretora; **x**, poro excretor. O aparelho excretor, como as glândulas vitelinas, são órgãos pares mas foram representados apenas de um lado, para maior clareza do desenho.

Depois de digeridos os alimentos e de absorvidos os materiais nutritivos, os resíduos são regurgitados pela abertura oral, graças a ondas antiperistálticas que percorrem o órgão.

Nutrição e Metabolismo

Os alimentos utilizados variam com a espécie e sua localização no organismo do hospedeiro vertebrado: sangue, no caso de *Schistosoma*; sangue, bile, células descamadas e produtos inflamatórios, para a *Fasciola*, nos dutos biliares; substâncias parcial ou totalmente digeridas pelo hospedeiro, no caso de trematódeos intestinais, além de muco, secreções digestivas, bactérias etc., dependendo tudo da posição em que se encontre situado o parasito ao longo do tubo digestivo do vertebrado.

Os esquistossomos hemolisam rapidamente, em seu intestino, o sangue ingerido. O consumo de um macho de *Schistosoma mansoni* é calculado em cerca de 30.000 hemácias por hora, enquanto a fêmea utiliza dez vezes mais glóbulos vermelhos.

Não está perfeitamente esclarecida a função da hemoglobina na nutrição de *Schistosoma*, visto não se ter conseguido demonstrar no intestino do verme senão uma única enzima proteolítica com alta afinidade para a globina (em pH 3,9), mas decompondo-a em pequenas moléculas peptídicas e não em aminoácidos. Os peptídios produzidos pela hidrólise incompleta são absorvidos e incorporados, inalterados, ao vitelo dos ovos do helminto.

A fêmea dos esquistossomos tem necessidade de grande quantidade de proteínas e aminoácidos, para atender à produção de ovos, da ordem de 300 ou mais por dia. Estima-se que essa oviposição requer diariamente 10% do peso do verme em matérias-primas.

As limitações da capacidade digestiva do canal alimentar (intestino) dos trematódeos põem em relevo a importância da absorção de nutrientes através da membrana tegumentar externa. Ainda que não se possa apresentar, por ora, um quadro claro dos processos nutritivos, sabe-se que através da superfície tegumentar são absorvidos vários materiais, seja por simples difusão ou por difusão facilitada, seja por pinocitose.

S. mansoni usa uma combinação da difusão simples e da mediada por transportadores (permeases) para absorver alanina, arginina, glutamato, glicina, metionina e triptofano. A prolina entra unicamente por um sítio (*locus*) mediado por transportadores. Entre as particularidades da absorção destas substâncias por *S. mansoni*, constata-se que os aminoácidos neutros inibem a dos aminoácidos básicos e, por outro lado, a permeabilidade varia com a idade do parasito: a cercária é praticamente impermeável à metionina, o esquistossômulo é algo permeável mas, após três meses de alcançada a fase adulta, o sistema transportador encontra-se inteiramente constituído. Em *Fasciola hepatica*, parece que os aminoácidos entram por simples difusão, enquanto os ácidos graxos (propiônico, butírico e valérico) requerem mediadores. A peroxidase da mostarda é absorvida por endocitose através do tegumento de *S. mansoni*.

Tal como sucede com a maioria dos parasitos, os trematódeos são organismos anaeróbios ou fermentadores aeróbios. A razão é evidente, quando vivam em ambientes sem oxigênio ou onde a tensão de oxigênio seja muito baixa. Mas, como o mesmo fato se observa entre aqueles que ocupam hábitats bem oxigenados, deve-se supor que o motivo esteja quase sempre na falta de enzimas da cadeia glicolítica ou respiratória, que os impede de utilizar mais eficientemente a queima dos alimentos.

Para os processos fermentativos, os polissacarídios são melhores fontes energéticas que as gorduras e proteínas. Compreende-se pois que acumulem grandes reservas de polissacarídios, sob a forma de glicogênio, que chega em alguns casos a 20% do peso seco do helminto.

A glicose é o principal açúcar do meio utilizado pelos trematódeos, se bem que alguns absorvam também frutose e manose. Além da absorção pelo intestino, cujas células epiteliais não acusam atividade de fosfatase alcalina, parece que a glicose pode penetrar mais facilmente através do tegumento, onde se constata tanto a atividade de fosfatase alcalina como ácida.

O nível de glicogênio acumulado pelos vermes depende diretamente da absorção de açúcares do meio, variando rapidamente com as condições de jejum ou alimentação a que estiverem sujeitos.

As enzimas da **via glicolítica** estão presentes, e as evidências convergem para indicar esta como a via metabólica mais importante. Contrariamente ao que sucede entre os protozoários parasitos, cada hexose exige uma hexoquinase diferente para sua fosforilação. Em *S. mansoni* existem pelo menos quatro, para a glicose, a frutose, a manose e a glicosamina, respectivamente. As propriedades dessas hexoquinases são ligeiramente diferentes entre si, quanto aos inibidores, e podem ser separadas por fracionamento. Diferem também das correspondentes enzimas dos mamíferos hospedeiros.

Em outras enzimas da cadeia glicolítica também se observam propriedades características que permitem o uso de drogas antagonistas com finalidade terapêutica. Assim, os arsenicais orgânicos trivalentes e os antimoniais, para os quais a fosfofrutoquinase do *S. mansoni* é particularmente sensível, chegam a bloquear completamente a cadeia glicolítica.

A partir do ácido pirúvico, variam consideravelmente as vias fermentativas anaeróbias ou aeróbias em diferentes espécies. Entre os produtos excretados encontram-se ácido lático, acético, propiônico e vários ácidos graxos (ver o Cap. 1, item *Metabolismo dos carboidratos* e Fig. 1.7).

Os lipídios encontrados no organismo dos trematódeos, quando não fazem parte das estruturas celulares (membranas, retículo endoplásmico etc.), são antes produtos de excreção, ou resíduos metabólicos, do que materiais utilizados como fonte energética, pois isso requereria o funcionamento de mecanismos respiratórios aeróbios.

Em *Fasciola hepatica* os lipídios são particularmente abundantes ao redor ou dentro do sistema excretor. Numerosas gotículas de gordura podem ser vistas nas paredes dos pequenos canais excretores ou flutuando livremente na luz dos maiores. São geralmente triglicerídios, com alguns ácidos insaturados, mas não contêm colesterol. Sua origem está no metabolismo dos carboidratos.

No tubo digestivo encontram-se enzimas proteolíticas. Em alguns casos, apenas certos aminoácidos são realmente absorvidos. Mas na constituição dos tecidos são encontrados todos eles, livres ou participando das estruturas protéicas.

A síntese de proteínas é particularmente intensa nas espécies que produzem muitos ovos ou nas fases larvárias, onde um único miracídio de *S. mansoni*, por exemplo, pode dar origem a 200 mil cercárias.

Entre os produtos de excreção nitrogenada encontram-se a amônia, a uréia e o ácido úrico, sendo a primeira quantitativamente mais importante.

Várias enzimas do ciclo da ornitina já foram encontradas em *Fasciola* e comprovado seu funcionamento pela incorporação de C^{14} do CO_2 à uréia produzida.

Circulação e Excreção

Os trematódeos não possuem aparelho circulatório, se bem que o estado de contração de qualquer parte do corpo deva promover a redistribuição do líquido intersticial para as zonas descontraídas. Fenômenos de difusão facilitados pela estrutura ramificada do tubo digestivo e de outros órgãos devem ser igualmente importantes.

Em algumas famílias, um conjunto de canais linfáticos funcionaria como um primitivo sistema circulatório.

O equilíbrio hídrico é assegurado por células especiais, os **solenócitos**, que expulsam água através de um sistema canalicular a que estão ligados. Partindo da superfície dos solenócitos, em contato com o interior dos canais, há um tufo de flagelos em contínuo movimento ondulatório, lembrando o tremular de uma chama, razão pela qual os solenócitos são também conhecidos por "células em chama".

Os canais que partem de cada solenócito reúnem-se com outros para formar tubos cada vez mais calibrosos, até que um destes de cada lado do corpo do helminto desemboque na cavidade de uma vesícula excretora, ímpar e mediana, com abertura para o exterior, situada junto à extremidade posterior do helminto.

Experiências feitas com *Schistosoma* e com *Fasciola* demonstraram que esses organismos são muito resistentes às variações da pressão osmótica do meio, mantendo seu metabolismo inalterado em presença de concentrações de cloreto de sódio muito variadas. É possível que a parte tubular desse aparelho osmorregulador desempenhe função excretora para os resíduos metabólicos.

Sistema Nervoso e Órgãos Sensoriais

Há um par de gânglios, localizado dorsalmente, ao nível do esôfago. Deles partem fibras que conectam cada um com o do lado oposto e outras que formam feixes nervosos. Três pares de cordões longitudinais (dorsal, lateral e ventral) partem dos gânglios e distribuem seus ramos aos diferentes órgãos, sendo particularmente rica a inervação das ventosas e do esôfago.

As terminações nervosas sensoriais são abundantes na superfície do corpo, especialmente nas ventosas, e parecem ter função tátil. Não existem órgãos sensoriais especializados, a não ser durante a fase larvária (cercárias) de algumas espécies, que apresentam organelas sensíveis à luz.

Locomoção e Comportamento

Os vermes adultos movem-se à maneira das sanguessugas, fixando alternadamente uma ou outra ventosa, alongando ou encolhendo o corpo e apoiando-se, durante o movimento de reptação, nos espinhos e escamas que revestem o tegumento.

Quase nada se sabe sobre as reações desses parasitos aos estímulos externos, nem sobre os mecanismos que comandam as migrações, por vezes complicadas, no organismo do hospedeiro; ou sobre o reconhecimento dos locais adequados ao parasito ou à oviposição.

A mobilidade é grande nas fases larvárias, quando a locomoção se faz por meio de cílios (nos miracídios) ou pela agitação de uma cauda (nas cercárias), que permitem a natação e a busca do hospedeiro adequado.

Órgãos Reprodutores e Reprodução

Os trematódeos são todos hermafroditas e apresentam órgãos reprodutores bastante complexos, com exceção dos membros das famílias *Schistosomatidae* e *Didymozoidae*, que têm os sexos separados.

APARELHO GENITAL MASCULINO

Compreende um ou mais **testículos** (geralmente dois) globosos ou ramificados, cujos dutos eferentes se reúnem para formar um canal deferente que termina no órgão copulador ou **cirro**. Este é um tubo muscular capaz de projetar-se para fora, mediante eversão de sua parede, durante a cópula (Figs. 31.3 e 36.3).

O aparelho copulador, em alguns casos, fica contido em um saco muscular — a **bolsa do cirro** — e diferencia-se em três porções:
- uma região dilatada, em continuação ao canal deferente, denominada vesícula seminal, por ser um reservatório de espermatozóides;
- uma região cercada de células glandulares, ou próstata; e
- o cirro propriamente dito.

O orifício genital masculino abre-se para o exterior ou para um **átrio genital**, onde também termina o sistema de órgãos femininos.

APARELHO GENITAL FEMININO

Um único **ovário** (que, como o testículo, pode ser globoso, lobado ou ramificado) forma as células sexuais femininas. Os óvulos passam através de um oviduto para o oótipo, onde será modelado o ovo (Figs. 31.3 e 32.4).

Antes de terminar, o oviduto recebe dois canais. Um deles é o canal de Laurer, que, em algumas espécies, parece funcionar como órgão copulador feminino e se abre para o exterior, na superfície dorsal. Ele pode dispor de um apêndice sacular, o receptáculo seminal, em que ficam estocados os espermatozóides recebidos durante a cópula. À medida que os óvulos descem do ovário, esses espermatozóides vão alcançá-los e promover a fecundação, na luz do oviduto.

O segundo canal que vem ter aqui é o viteloduto: ele traz o produto das **glândulas vitelinas** (ou vitelógenas ou, ainda, **vitelária**). Nos ácinos das glândulas vitelinas formam-se as células do vitelo ou células vitelinas, cujo citoplasma contém numerosos grãos refringentes.

No **oótipo**, cada célula-ovo é cercada por um certo número de células do vitelo que expulsam suas granulações constituídas de uma mistura de proteínas solúveis, substâncias fenólicas e fenolase.

Na superfície do conjunto celular, os compostos fenólicos são oxidados para quinonas que, atuando sobre as proteínas, provocam sua tanagem e transformação em escleroproteínas. A esclerotina forma a casca ovular, de textura coriácea, devido às múltiplas pontes fenólicas que amarram solidamente as moléculas protéicas umas às outras. Em torno do oótipo dispõem-se células glandulares, formando a **glândula de Mehlis**, cuja função é desconhecida.

Ao deixar a região do oótipo, os ovos ingressam em longo tubo, por vezes muito sinuoso, o **útero**, que se abre diretamente para o exterior ou no átrio genital. No útero costuma ter início a segmentação ovular e, em alguns casos, completa-se a formação do embrião.

Apesar do hermafroditismo e de ser possível a autofecundação, ela não é habitual nos trematódeos. O indivíduo que atua como macho introduz o cirro no canal uterino do parceiro, que funciona como vagina (ou no canal de Laurer, em certas espécies). Também pode efetuar-se a cópula cruzada, em alguns casos, através das aberturas dos átrios genitais (gonoporos).

CICLO BIOLÓGICO

Os **Digenea** são parasitos heteroxenos, isto é, requerem mais de um hospedeiro para completar sua evolução. Tipicamente passam por cinco estádios larvários (além do ovo), ainda que muitas espécies disponham de menos (Fig. 31.4).

OS OVOS

São de coloração geralmente castanho-amarelada e de conformação variada, dependendo da forma do oótipo em cada espécie. Uns são mais esféricos ou ovóides, outros alongados, com espinhos ou sem eles, ou com outros relevos. Alguns são operculados, outros não.

No momento da postura, o ovo pode conter uma única célula germinativa, um embrião completo (Fig. 31.5) ou uma fase intermediária qualquer, segundo a espécie em causa. Dependendo disso, a eclosão poderá dar-se em poucas horas ou requerer dias ou semanas, até que se complete a formação do primeiro estádio larvário: o **miracídio** (do grego *meirakidion*, indivíduo muito jovem).

Durante a segmentação do ovo, uma célula formará os elementos somáticos e a outra manter-se-á com caráter de célula germinativa. A célula somática divide-se muitas vezes, e algumas células-filhas, dispondo-se na periferia, vão formar a membrana vitelina, diretamente sob a casca, onde perdem sua estrutura celular.

A célula germinativa também se divide várias vezes, dando em cada mitose uma célula germinativa e outra somática que irá juntar-se ao grupo das somáticas anteriormente referido, para constituir o corpo do embrião.

Finalmente, a célula germinativa forma um grupo de elementos indiferenciados que permanece incluído no segmento posterior do corpo do miracídio e se destina a formar a próxima geração de larvas, no hospedeiro intermediário (molusco). Nas demais fases larvárias haverá sempre um aglomerado de células germinativas responsável pela fase evolutiva seguinte e, finalmente, pelo desenvolvimento das gônadas dos vermes adultos.

As fases larvárias são caracterizadas como segue.

O MIRACÍDIO

É um organismo alongado, revestido de epitélio ciliado e provido de um cone de penetração anterior (Fig. 31.6). Vive durante curto período na água, entre a eclosão do ovo e a penetração no

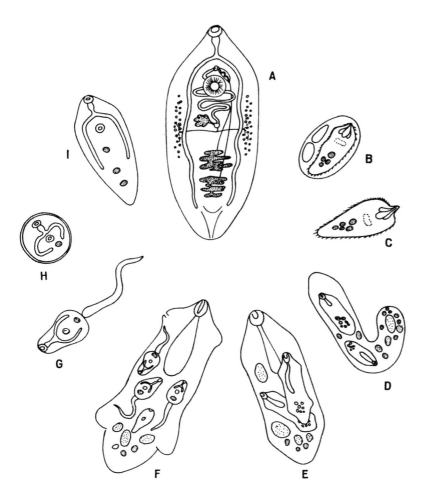

Fig. 31.4 Ciclo evolutivo dos trematódeos digenéticos (por conveniência, as diversas figuras não foram desenhadas na mesma escala). *A.* Verme adulto, com aparelhos genital e digestivo plenamente desenvolvidos. *B.* Ovo com embrião no interior. *C.* Miracídio livre, contendo na parte posterior massas de células da linhagem germinativa. *D.* Esporocisto, com células germinativas e rédias em formação. *E.* Rédia de 1º estádio, com células germinativas e rédias filhas. *F.* Rédias de 2º estádio, com células germinativas que produzem cercárias. *G.* Cercária. *H.* Metacercária resultante do encistamento da cercária que perdeu a cauda. *I.* Verme em fase juvenil, com aparelho digestivo já diferenciado e três esboços do aparelho genital.

hospedeiro intermediário. Graças ao movimento ciliar, nada no meio líquido, queimando aerobiamente suas reservas nutritivas, pois não se alimenta durante esse período de vida livre.

O primeiro hospedeiro é sempre um molusco e, para as espécies que nos interessam, um gastrópode de água doce.

O miracídio dispõe de poucas horas para encontrá-lo e penetrar através do tegumento (ou do epitélio digestivo). A penetração faz-se com a ajuda de uma glândula apical produtora de enzimas histolíticas e duas glândulas cefálicas que contribuiriam para a aderência.

O ESPOROCISTO

Resulta da transformação morfológica do miracídio que, no interior do corpo do molusco, sofre completa reorganização estrutural. O epitélio ciliado que possuía descama-se, no momento da penetração, e todo o resto transforma-se em um saco alongado, constituído por uma parede sincicial, com algumas fibras musculares, e tendo em seu interior aglomerados de células germinativas em multiplicação. Estas vão diferenciar-se para a formação da segunda geração de **esporocistos**, ou da fase larvária seguinte: a **rédia**.

A RÉDIA

É também um organismo de tipo sacular, como os esporocistos, mas dispondo de esboço do aparelho digestivo, além de um par de saliências anteriores, à maneira de ombros, e outro par posterior (Fig. 31.4). Na região anterior do corpo há um orifício por onde podem escapar as **cercárias**, isto é, as larvas de quarto estádio, formadas a partir das células germinativas em contínua multiplicação no interior das rédias.

A CERCÁRIA

Quando o esporocisto primário dá lugar a uma segunda geração de esporocistos, são os **esporocistos filhos** que produzem as cercárias (Figs. 32.8 e 32.9).

Estas larvas possuem corpo ovóide e achatado, com cauda muscular. No corpo encontram-se já formadas duas ventosas, oral e ventral, um esboço do aparelho digestivo, sistema nervoso e glândulas de penetração. Como nas fases anteriores, o aparelho excretor é formado por um par de protonefrídias, cada qual possuindo um número definido de **solenócitos**.

O número de cercárias produzidas chega a ser considerável, contando-se em alguns casos por centenas de milhares. Em gêneros como *Schistosoma*, depois de haver produzido cercárias, o esporocisto filho pode voltar a dar nascimento a uma terceira geração de esporocistos, que por sua vez produzirá novas cercárias, e assim sucessivamente.

As cercárias abandonam o interior das rédias (ou dos esporocistos secundários, terciários etc.), perfuram o tegumento dos moluscos e ganham o meio exterior. Aí permanecem nadan-

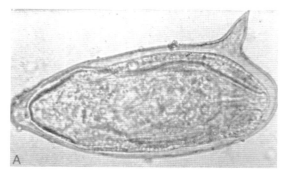
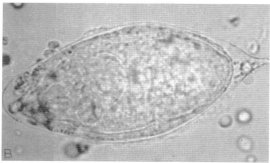
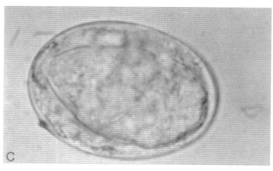
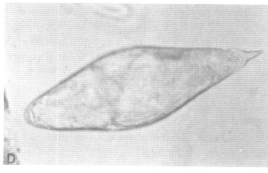
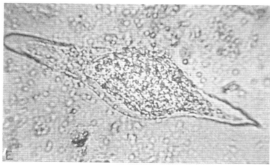

Fig. 31.5 Ovos de diferentes espécies de *Schistosoma*. A. *S. mansoni*. B. *S. haematobium*. C. *S. japonicum*. D. *S. intercalatum*. E. *S. bovis*.

do na água, mediante agitação de sua cauda, até encontrarem o novo hospedeiro, ou então encistam-se sobre a vegetação, como o fazem as fascíolas.

A METACERCÁRIA

Constitui a forma encistada da cercária de alguns trematódeos (mas não de *Schistosoma*) que, tendo perdido a cauda, elaborou uma membrana protetora em torno de si mesma com material secretado pelas **glândulas cistógenas**.

A cercária pode encistar-se fixando-se sobre a vegetação (que será ingerida pelo hospedeiro definitivo, ou por um segundo hospedeiro intermediário), ou então encistar-se apenas depois de invadir ativamente esse segundo hospedeiro intermediário.

Para isso, faz uso de suas glândulas de penetração, tal como quando a cercária penetra diretamente no hospedeiro vertebrado definitivo. Quando o segundo hospedeiro intermediário (crustáceo, peixe etc.) é ingerido pelo homem ou por outro animal carnívoro (hospedeiros definitivos), a metacercária desencista-se, cresce e, desenvolvendo seu aparelho genital, transforma-se em verme adulto.

O ESQUISTOSSÔMULO

Quando as cercárias de esquistossomos penetram na pele dos hospedeiros definitivos, tendo largado no exterior sua cauda, sofrem nova reorganização que altera tanto sua morfologia como sua fisiologia.

Nessa fase evolutiva, a larva perde seu glicocálix, alonga-se e adquire aspecto vermiforme; é o **esquistossômulo**. Seu tegumento também se modifica durante o desenvolvimento. Em *Schistosoma*, a membrana plasmática que o envolve passa de trilaminar a heptalaminar.

O parasito não pode mais viver em um meio aquático hipotônico, mas resiste agora ao poder lítico do soro, capaz de destruir cercárias. Além disso, deixa de dar a "reação cercariana" em presença de soro imune (ver o Cap. 32).

O esquistossômulo representa a fase juvenil do verme adulto (macho ou fêmea) e completará seu desenvolvimento quando alcançar, no organismo do hospedeiro vertebrado, o meio adequado para seu completo amadurecimento, ou seu hábitat definitivo.

O processo de multiplicação assexuada das fases larvárias dos trematódeos digenéticos foi objeto de muitas discussões, quanto à sua natureza, admitindo-se hoje tratar-se de fenômeno de poliembrionia, pois todas as células germinativas descendem diretamente da célula-ovo e mantêm-se como linhagem independente das células somáticas.

SISTEMÁTICA E ESPÉCIES IMPORTANTES

No Cap. 9, foram apresentados os caracteres distintivos das famílias dos **Digenea** que contêm parasitos humanos. Uma chave extensa e ilustrada para a classificação dos trematódeos encontra-se na obra de Skrjabin e colaboradores (1964).

Na família **Schistosomatidae** e no gênero *Schistosoma*, encontram-se muitos dos principais trematódeos que habitual-

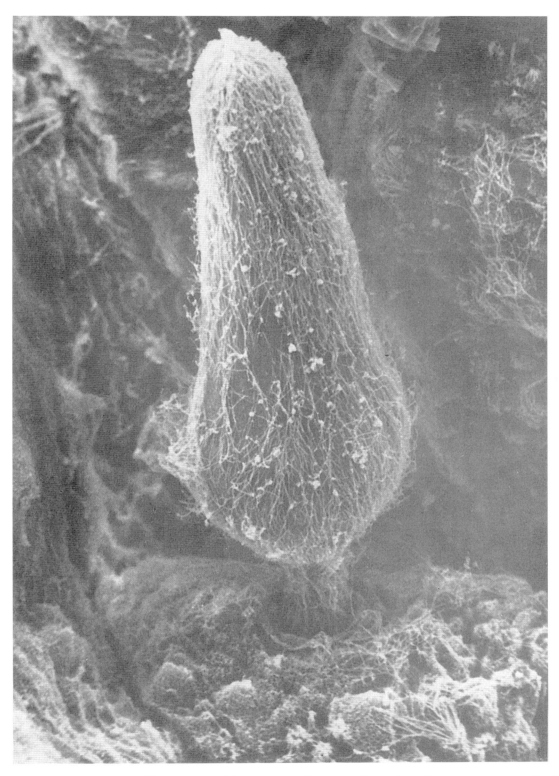

Fig. 31.6 Miracídio de *Trichobilharzia ocellata*, quando iniciava a penetração na sola plantar do molusco *Lymnaea stagnalis*. Fotografia feita em microscopia eletrônica de varredura, por H.D. Blankespoor & Sing-Kiong Tjie (publicada em *Schisto Update*).

mente parasitam o homem na Região Neotropical e na Região Etiópica (ou Africana). Algumas espécies são restritas ao Extremo Oriente. As principais espécies, do ponto de vista médico e da Saúde Pública, são:

S. mansoni — que será estudado nos Caps. 32 e 33.

S. haematobium — descrito no Cap. 34.

S. japonicum — cuja distribuição interessa apenas à Ásia Oriental e ao Pacífico Ocidental.

Em determinados países ou regiões, outras espécies podem ter importância médica:

S. mekongi — morfologicamente semelhante ao *S. japonicum*, mas com distribuição geográfica restrita à Bacia do Rio Mekong (Laos e Camboja).

S. intercalatum — parasita de roedores (*Hybomys*) que infecta facilmente o homem em alguns países da África: República dos Camarões, Guiné Equatorial, Gabão, Zaire e Angola.

A infecção humana é benigna e de localização intestinal, produzindo ovos semelhantes aos de *S. haematobium*, mas que são eliminados com as fezes dos pacientes (Fig. 31.5, *D*). A hibridização com esta última espécie tem sido comprovada pelos investigadores, tanto em condições naturais (em Loum, Camarões) como no laboratório.

S. bovis — faz parte do "complexo *haematobium*", parasitando o gado no Sul da Europa, na África e no Iraque. Os ovos são mais longos e estreitos que os de *S. haematobium*: 130 a 160 µm de comprimento (Fig. 31.5, *E*). Poucos casos de infecção humana ocorrem em Zimbábue, Uganda e África do Sul.

S. mattheei — encontrado no gado da África do Sul, onde, por vezes, substitui *S. bovis* e é mais capaz de infectar o homem. Os ovos aparecem nas fezes ou na urina.

Podem produzir-se infecções mistas de *S. mattheei* com *S. mansoni* ou com *S. haematobium*. O cruzamento com esta última espécie permitiu a obtenção de híbridos.

32

Schistosoma mansoni e Esquistossomíase: O Parasito

INTRODUÇÃO
CARACTERIZAÇÃO DO PARASITO
ORGANIZAÇÃO E FISIOLOGIA
    O ciclo do Schistosoma mansoni
    Os helmintos adultos
        Morfologia
        Fisiologia
    Os ovos de Schistosoma
    Os miracídios
    Os esporocistos
    As cercárias
    Os esquistossômulos
LINHAGENS OU VARIEDADES DE SCHISTOSOMA MANSONI

INTRODUÇÃO

As **esquistossomíases**, denominadas também esquistossomoses ou bilharzioses, são doenças produzidas por trematódeos do gênero *Schistosoma* que, para o homem, têm como principais agentes etiológicos as espécies *S. mansoni*, *S. haematobium* e *S. japonicum*.

S. mansoni ocorre na África, na América do Sul e nas Antilhas, onde determina uma infecção denominada **esquistossomíase mansônica** ou intestinal, pela localização dos parasitos nas vênulas da parede do grosso intestino, sigmóide e reto, com sintomas predominantemente intestinais. Nas formas mais graves, há hepatosplenomegalia, hipertensão no sistema porta ou outras manifestações patológicas. Sua distribuição geográfica está condicionada pela de algumas espécies de moluscos de água doce, do gênero *Biomphalaria*, que são os hospedeiros intermediários de *S. mansoni*.

No Brasil, a doença é conhecida popularmente por xistossomose, xistosa ou doença dos caramujos, assim como por "barriga d'água", devido à ascite que acompanha as formas mais graves, com fibrose hepática.

S. haematobium localiza-se de preferência no plexo vesical e produz quadro clínico com sintomas urinários, que é conhecido por **esquistossomíase hematóbica**, esquistossomíase urinária, vesical ou genitourinária, assim como bilharziose urinária, vesical ou genitourinária. Sua distribuição é predominantemente africana, estendendo-se também a outras áreas da Bacia do Mediterrâneo, ao Próximo e Médio Oriente.

Os moluscos vetores são espécies do gênero *Bulinus*.

S. japonicum é responsável por outra modalidade intestinal da doença, circunscrita ao Extremo Oriente e Pacífico Ocidental, onde se encontram os hospedeiros intermediários adequados, que são diferentes espécies de moluscos prosobrânquios do gênero *Oncomelania*: é a **esquistossomíase japônica**.

O número de pessoas com infecção esquistossomótica, em todo o mundo, foi estimado entre 150 e 200 milhões. A grande maioria delas vive na Ásia e na África. Na América do Sul e no Caribe encontram-se vários milhões de casos.

No Brasil, admite-se existirem mais de seis milhões de indivíduos infectados.

A gravidade da doença, que depende geralmente da carga parasitária, varia consideravelmente segundo o quadro clínico produzido, mas leva, em muitos casos, a um acentuado déficit orgânico que pode resultar em invalidez ou morte.

As esquistossomíases são consideradas um dos mais sérios problemas de saúde pública, em escala mundial, e pesado fardo para as populações das áreas endêmicas.

Enquanto a maioria das parasitoses humanas vai diminuindo de importância, em função do desenvolvimento econômico e dos métodos de controle disponíveis, a esquistossomíase encontra-se ainda em expansão, em muitas regiões do mundo, vinculada inclusive ao desenvolvimento de recursos hídricos para a irrigação ou para a produção de energia hidrelétrica, especialmente na África.

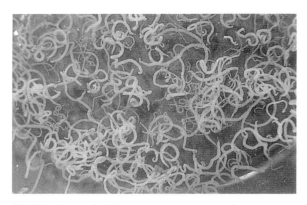

Fig. 32.1 População de *Schistosoma mansoni*, retirada por perfusão das veias mesentéricas de um camundongo experimentalmente infectado. Os machos apresentam-se como vermes brancos e mais grossos que as fêmeas; estas são delgadas e de tonalidade cinzenta, devido à presença de hemoglobina digerida no interior do aparelho digestivo.

CARACTERIZAÇÃO DO PARASITO

Os trematódeos do gênero *Schistosoma* distinguem-se dos outros **Digenea** por apresentarem os sexos separados, acentuado dimorfismo sexual (Figs. 32.1 e 32.3) e por terem, os machos, menos de 10 massas testiculares.

Os vermes adultos vivem no interior dos vasos sangüíneos (veias) de mamíferos.

As três espécies importantes para a patologia humana têm distribuição geográfica diferente, ou localizações topográficas distintas no organismo do hospedeiro definitivo, além de características morfológicas e fisiológicas peculiares.

No Quadro 32.1 apresentamos os principais dados que permitem distinguir esses parasitos.

Cada espécie de *Schistosoma* possui variedades regionais, marcadas por diferenças em sua infectividade para determinadas espécies ou linhagens de moluscos vetores, pelo grau de antropofilia ou de zoofilia, além de outros aspectos que discutiremos oportunamente.

ORGANIZAÇÃO E FISIOLOGIA

O Ciclo do *Schistosoma mansoni*

Esta espécie, única de interesse médico e sanitário nas Américas, desenvolve sua fase adulta como parasito da luz dos vasos sangüíneos do homem e de outros mamíferos, habitando preferentemente as vênulas do plexo hemorroidário superior e as ramificações mais finas das veias mesentéricas, particularmente da mesentérica inferior. Aí, as fêmeas põem seus ovos.

Depois de atravessarem a mucosa intestinal e serem evacuados com as fezes, os ovos, que chegam em tempo útil a alguma coleção de água doce, eclodem e libertam suas larvas: os **miracídios**. Estes nadam em círculos durante algumas horas até encontrar certos moluscos aquáticos do gênero *Biomphalaria* (Fig. 32.2).

Substâncias difundidas na água pelos moluscos induzem os miracídios a percorrerem círculos cada vez menores, aumentando suas chances de encontro do hospedeiro invertebrado.

Penetrando no tegumento e indo alojar-se em diversos tecidos do molusco, os miracídios transformam-se em **esporocistos** que, por poliembrionia, geram esporocistos filhos e depois **cercárias**. Várias gerações de esporocistos podem suceder-se, todas elas produzindo durante algum tempo suas cercárias.

Voltando ao meio líquido (através de vesículas tegumentares que se rompem), as cercárias que abandonaram o molusco hospedeiro ficam nadando na água, quase sempre em direção à superfície, enquanto não têm oportunidade de entrar em contato com a pele de um hospedeiro vertebrado (homem ou outro animal suscetível), através da qual penetram ativamente. Aí, transformam-se logo em **esquistossômulos** (ver o Cap. 31).

Os que não são destruídos na pele ganham a circulação geral e vão ter ao coração, depois aos pulmões (onde também podem ser retidos e destruídos) e, em seguida, ao fígado, aonde chegam guiados por mecanismos desconhecidos.

No sistema porta intra-hepático, os esquistossômulos alimentam-se de sangue, desenvolvem-se e alcançam a fase adulta. Então, os vermes adultos acasalam-se (condição para a maturação das fêmeas) e migram para as vênulas da parede in-

QUADRO 32.1 Características distintivas entre os três principais trematódeos parasitos do homem: *Schistosoma mansoni*, *S. japonicum* e *S. haematobium*

Características	*Schistosoma mansoni*	*Schistosoma japonicum*	*Schistosoma haematobium*
Macho:			
Dimensões	0,6 a 1,4 cm	0,9 a 2,2 cm	1 a 1,5 cm
Tegumento	com tubérculos grosseiros	liso	com tubérculos finos
Testículos	6 a 8 pequenos	6 a 8 médios	4 a 5 grandes
Fêmea:			
Dimensões	1,2 a 1,6 cm	1,2 a 2,6 cm	2 a 2,5 cm
Ovários	na metade anterior do corpo	na metade posterior do corpo	no meio do corpo
Útero	curto, com um a quatro ovos	longo, com 50 a 100 ovos	longo, com 20 a 30 ovos
Ovo	alongado e com espinho lateral (mede ± 150 µm de comprimento)	oval e com espinho rudimentar (± 90 µm de comprimento)	alongado e com terminal (± 140 µm de comprimento)

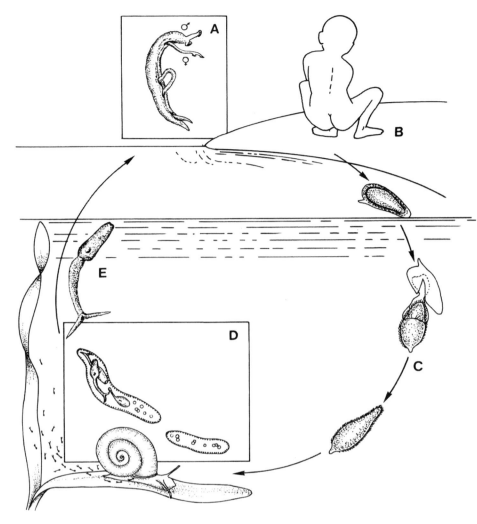

Fig. 32.2 Ciclo evolutivo do *Schistosoma mansoni*. *A.* Vermes adultos acasalados, que vivem nas vênulas da parede intestinal. *B.* Seus ovos são eliminados com as fezes dos pacientes. *C.* Eclodem na água, libertando um miracídio que nada até encontrar o molusco hospedeiro (do gênero *Biomphalaria*). *D.* No interior deste, cada miracídio transforma-se em esporocisto primário, que gera esporocistos secundários (esporocistos filhos), os quais formam cercárias no seu interior. *E.* Após abandonar o molusco, as cercárias nadam em busca de novo hospedeiro (vertebrado), onde completarão sua evolução para chegar a vermes adultos, como se mostra na Fig. 32.5.

testinal, caminhando contra a corrente sangüínea da veia porta e das veias mesentéricas.

Os Helmintos Adultos

MORFOLOGIA

Os esquistossomos, contrariamente à generalidade dos trematódeos, apresentam-se como vermes delgados e longos (Fig. 32.1).

O macho mede cerca de 1 cm de comprimento (0,6 a 1,4 cm) por 0,11 cm de largura e é de cor branca. Na extremidade anterior traz uma ventosa oral, afunilada, e a pequena distância desta uma segunda ventosa, pedunculada, o acetábulo.

O curto segmento anterior compreendido entre as duas ventosas é cilíndrico e mais fino que o segmento posterior. Este é várias vezes mais longo, achatado dorsoventralmente, porém enrolado de maneira a formar uma calha ou tubo longitudinal, conhecido como canal ginecóforo, pois nele costuma estar alojada uma fêmea (Figs. 32.1 e 32.3).

O revestimento externo dos vermes adultos é formado por uma citomembrana que mostra, à microscopia eletrônica, possuir sete camadas (equivalentes a uma dupla membrana unitária) e, na superfície exterior, apresenta uma camada poliônica, constituindo o **glicocálix**, rico em carboidratos. Esse revestimento encontra-se em contínuo processo de renovação, pois enquanto a camada superficial se descama, outra nova está sempre em formação internamente.

O tegumento exibe, sobretudo nos machos, grande quantidade de pequenos tubérculos, mais abundantes na superfície dorsal (externa) do segmento posterior e de aspecto grosseiro, se comparados com os encontrados no revestimento de *S. haematobium*, p. ex. (Fig. 32.3). Estruturas mais delicadas podem ser observadas com grande aumento, em microscopia de varredura, consistindo em minúsculos espinhos situados na superfície interna das ventosas, assim como botões (sensoriais?) à volta delas.

O aparelho genital masculino compreende 6 a 8 massas testiculares pequenas, situadas dorsalmente, no início do segmento posterior. De cada testículo parte um canal eferente, em conexão com o deferente único que se dilata para constituir um reservatório, a vesícula seminal, antes de se abrir para o exterior através de um poro genital situado no início do canal ginecóforo. Não há cirro ou qualquer outro sistema intromissor para a cópula, que deve realizar-se pela coaptação dos orifícios genitais masculino e feminino (Fig. 32.4).

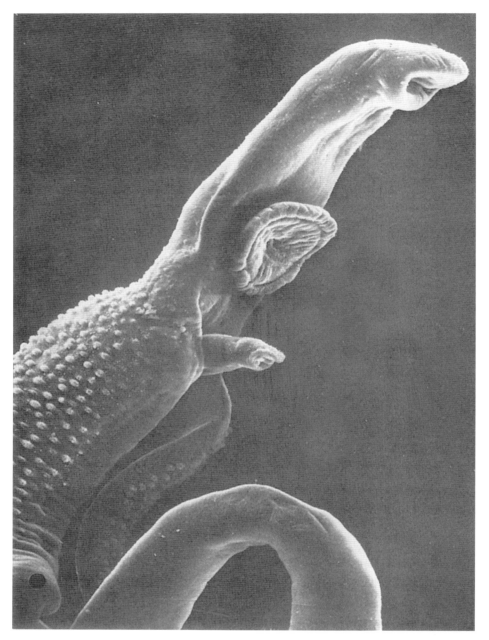

Fig. 32.3 Casal de *Schistosoma mansoni*, vendo-se a extremidade anterior da fêmea (com sua ventosa oral) alojada no canal ginecóforo do macho, cujo segmento anterior exibe as duas ventosas. Fotomicrografia tomada em microscopia eletrônica de varredura pelo Dr. Wilmar Jansma (School of Hygiene and Public Health, Johns Hopkins Univ., Baltimore) e publicada em *Schisto Update*.

Nas infecções experimentais de hospedeiros inadequados ou nas infecções só por machos, observa-se uma certa proporção deles com caracteres hermafroditas, variando o grau de desenvolvimento do aparelho genital feminino.

A fêmea tem o corpo cilíndrico, mais longo e mais fino que o do macho (1,2 a 1,6 cm por 0,016 cm de diâmetro, em média).

Parece mais escura e acinzentada devido a conter em seu tubo digestivo um pigmento derivado da digestão do sangue (a **hemozoína**). As duas ventosas são pequenas, estando a ventosa acetabular, pedunculada, muito perto da oral. O tegumento possui poucos tubérculos, localizados em maior número nas proximidades do extremo posterior.

O ovário é oblongo, ligeiramente lobado, e fica na metade anterior do corpo. Um oviduto curto conduz ao oótipo, que se continua com o tubo uterino. Neste encontram-se 1 ou 2 ovos em trânsito, raramente 3 ou 4. O poro genital feminino, por onde saem os ovos, abre-se ventralmente, pouco atrás do acetábulo, e serve também para a cópula.

Os dois terços posteriores do corpo estão ocupados pelas glândulas vitelogênicas e seu canal sinuoso, que se une ao oviduto pouco antes de este alcançar o oótipo. Não há canal de Laurer. A parte proximal do oviduto funciona como receptáculo seminal.

Nos dois sexos, o tubo digestivo inicia-se na extremidade anterior, no fundo da ventosa oral. Ele compreende um esôfago

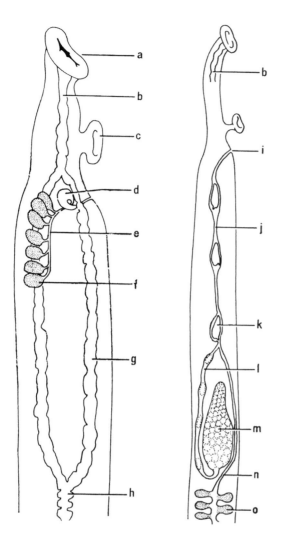

Fig. 32.4 Segmento anterior do corpo do macho (à esquerda) e da fêmea (à direita) de *Schistosoma mansoni*, mostrando esquematicamente os principais órgãos internos: *a*, ventosa oral e boca; *b*, porção anterior do intestino (desenho incompleto, na fêmea); *c*, acetábulo ou ventosa ventral; *d*, vesícula seminal; *e*, canal deferente; *f*, testículos; *g*, porção média, bifurcada, do intestino; *h*, ceco; *i*, orifício genital feminino; *j*, útero contendo dois ovos; *k*, um ovo em processo de formação da casca no oótipo; *l*, oviduto; *m*, ovário; *n*, viteloduto; *o*, glândulas vitelinas.

sem espessamento muscular, mas cercado de células glandulares. Na altura do acetábulo, o tubo digestivo divide-se em dois ramos simples (direito e esquerdo) que voltam a reunir-se em um ceco único, no terço médio do corpo. Não há abertura anal.

O sistema excretor, tendo início nos solenócitos, converge para dois canais longitudinais que desembocam em uma pequena vesícula excretora, provida de abertura para o exterior, na extremidade posterior do helminto.

FISIOLOGIA

Somente uns oito dias após haverem penetrado através da pele, no hospedeiro vertebrado, os esquistossômulos começam a chegar ao fígado e a alimentarem-se de sangue. O alimento ingerido progride graças a movimentos peristálticos e os resíduos da digestão são regurgitados pela abertura oral.

A atração entre os sexos (quimiotaxia) começa a ter lugar depois da terceira semana, quando se dá o acasalamento. Os helmintos completam seu desenvolvimento em quatro semanas, no sistema porta intra-hepático (Fig. 32.5), antes de migrarem para as vênulas mais finas, tributárias da veia mesentérica inferior e para o plexo hemorroidário superior.

Os mecanismos que comandam e orientam as migrações dos vermes, desde a penetração pela pele até a localização nos vasos da parede intestinal, são desconhecidos.

O desenvolvimento do aparelho reprodutor feminino faz-se muito lentamente, se não houver acasalamento com os machos e fecundação. Nas infecções unissexuais, com fêmeas apenas, estas permanecem juvenis e atróficas, no interior do sistema porta intra-hepático, sem poder migrar para seu hábitat definitivo. Uma segunda infecção, com machos, determina rápido amadurecimento das fêmeas e migração dos casais.

Conseguiu-se demonstrar, em experimentos feitos *in vitro*, que os machos eliminam polipeptídios que vão impregnar as fêmeas e parecem exercer influência sobre a fisiologia destas, durante todo o tempo de acasalamento.

A nutrição dos esquistossomos adultos é assegurada pela ingestão de sangue venoso. Este sofre, primeiro, uma redução da oxiemoglobina para hemoglobina que, em seguida, é desdobrada em globina e hematina.

No intestino do *S. mansoni* encontrou-se até agora apenas uma enzima proteolítica, que hidrolisa a globina em fragmentos peptídicos. A absorção intestinal do parasito está pouco estudada. Em compensação, pôde-se demonstrar a importância da absorção de carboidratos e de aminoácidos através do tegumento, onde se encontram vários sistemas transportadores de nutrientes.

Os vermes acumulam reservas de glicogênio que são 3 a 4 vezes mais abundantes nos machos que nas fêmeas.

As cercárias têm metabolismo inteiramente aeróbio. Em infecções experimentais do hamster constatou-se que, nas primeiras horas, os esquistossômulos continuam metabolizando os carboidratos em reações aeróbias do ciclo de Krebs. Mas cinco horas depois, apenas 6% da utilização segue essa via, sendo o restante transformado em lactato. Nas três semanas que seguem, a dependência do oxigênio ainda é significativa (da ordem de 6%), possivelmente devido às atividades sintetizadoras da fase de crescimento. Depois declina, para manter-se em nível de 2,5% nos vermes adultos.

Portanto, ainda que vivam em um meio com tensão de oxigênio relativamente alta, o metabolismo dos vermes adultos é essencialmente anaeróbio. Os adultos podem viver cinco dias, *in vitro*, em anaerobiose completa.

O metabolismo dos carboidratos faz-se de modo intensivo, seguindo a via de Embden-Meyerhof da glicólise fosforilativa. O principal produto do metabolismo da glicose excretado por *S. mansoni*, tanto em condições de anaerobiose como de aerobiose, é o ácido lático.

Há, por outro lado, grande produção e eliminação de fosfolipídios, lisofosfolipídios e lipídios neutros, entre os quais uma molécula biologicamente muito ativa (a monopalmitoilfosfatidilcolina) que parece participar dos mecanismos de evasão do parasito frente aos mecanismos imunológicos do hospedeiro.

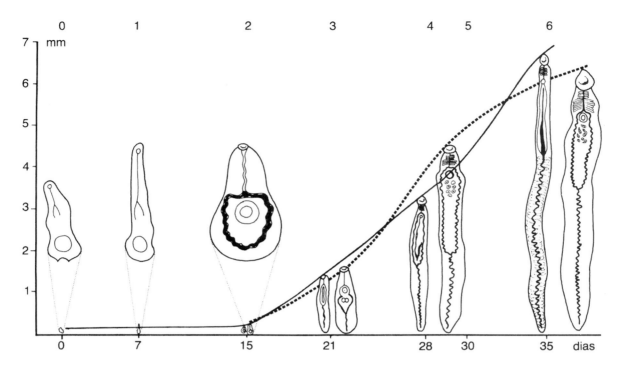

Fig. 32.5 Crescimento de *Schistosoma mansoni*, no organismo do hospedeiro vertebrado, onde o corpo cercariano (*0*) transforma-se em esquistossômulo (*1*) e este cresce, formando o tubo digestivo (*2*) e os demais órgãos, para constituir uma forma juvenil (*3*); os órgãos reprodutores iniciam a gametogênese ao fim de 28 a 30 dias (*4*) e passam a elaborar as cascas ovulares pouco depois (*5*); os vermes adultos começam a oviposição por volta do 35º dia. Redesenhado de Clegg, 1965.

Os estudos feitos com microscopia eletrônica mostram intensa produção de pequenas vesículas e corpos multilamelares, ao nível das células que ficam abaixo da camada sincicial do tegumento, e que, com a participação dos microtúbulos aí existentes, migram para a superfície, indo renovar a membrana heptalaminar que reveste o parasito e se refaz continuamente.

Essa produção é estimulada pela serotonina e pelo componente C3 do complemento. A contínua renovação da membrana dos esquistossomos parece fornecer uma das principais explicações para a resistência dos vermes adultos à ação dos anticorpos e de outros mecanismos agressivos do hospedeiro.

O deslocamento dos vermes faz-se por movimentos de extensão e contração do corpo, servindo as ventosas e, em certa medida, os tubérculos do tegumento como elementos de fixação e apoio. A fêmea raramente abandona o canal ginecóforo, sendo levada passivamente durante as migrações do macho, mas consegue alongar-se e insinuar-se nos capilares mais finos, com sua extremidade anterior, perto da qual está o orifício genital. Desse modo a oviposição pode efetuar-se nas alças capilares mais próximas à superfície da mucosa. Ovos isolados, ou fiadas numerosas deles, podem ser observados obstruindo a luz dos capilares. Após a postura, os vermes se retiram para ir invadir outros vasos, onde o fenômeno se repete.

A longevidade dos esquistossomos não parece ultrapassar, em geral, 3 a 5 anos no caso de *S. haematobium*, segundo se deduz dos estudos epidemiológicos. Quanto ao *S. mansoni*, talvez viva o mesmo ou o dobro desse tempo. Casos de grande longevidade têm sido descritos: pacientes eliminando ovos até 30 anos depois de mudarem-se da área endêmica, se confiarmos em declarações baseadas sobretudo na memória (ou na falta dela) e nos interesses desses pacientes (p. ex., imigrantes que não querem perder seu visto de permanência em outros países e dizem nunca terem voltado às zonas endêmicas).

Em condições estéreis, *in vitro*, e mantidos em um meio filtrado contendo 1% de glicose e soro de cavalo (meio esse renovado diariamente), os vermes adultos sobrevivem dois meses, copulam e as fêmeas fazem posturas. A oviposição só ocorre em presença de oxigênio.

Os Ovos de *Schistosoma*

As fêmeas põem um ovo por vez, calculando-se que o total diário esteja em torno de 300 ovos, segundo observações feitas em roedores infectados.

Em infecções de camundongos jovens, parasitados por um único casal de vermes, pôde-se constatar pelo estudo da distribuição dos ovos (com embriões de um dia) que *S. mansoni* desloca-se freqüentemente, percorrendo diariamente distâncias relativamente grandes ao longo dos intestinos delgado e grosso de seu hospedeiro, de modo a dispersar consideravelmente aquelas três centenas de ovos produzidas por dia.

O ovo de *S. mansoni* mede 110 a 180 μm de comprimento (média: 150 μm) por 45 a 70 μm de largura (média: 65 μm). Tem o pólo anterior mais delgado e o posterior mais volumoso, com um espinho lateral saliente e agudo em suas proximidades (Figs. 31.5, *A*; 32.6 e 32.7).

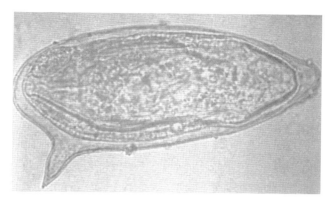

Fig. 32.6 Microfoto de ovo de *Schistosoma mansoni*, visto em exame de fezes pelo método de sedimentação.

A casca externa é revestida por uma variedade de esclerotina, e sua forma está condicionada pela do oótipo de cada espécie, onde as proteínas e as substâncias eliminadas pelas células vitelinas sofrem um processo de tanagem em torno dos elementos ovulares (célula-ovo e células vitelinas).

Não se conseguiu, porém, demonstrar a presença de fenolase para explicar o mecanismo de tanagem nos esquistossomos. A microscopia eletrônica de varredura mostra, com grande aumento, que a superfície dos ovos de *S. mansoni* e *S. haematobium* é revestida de microespinhos (Fig. 32.7). Essa casca externa, transparente e amarelada, é por vezes denominada **corium**.

Durante o desenvolvimento embrionário, a camada de células mais superficiais forma um envoltório que, perdendo a estrutura celular e tornando-se hialino, passa a constituir a segunda casca ovular ou **membrana vitelina**, como é também conhecida. Por dentro dela desenvolve-se o embrião (**miracídio**).

As células embrionárias, diplóides, contam com 16 cromossomos e já têm o sexo determinado. Desde as primeiras divisões algumas permanecem sem se diferenciar e ficam incluídas no corpo do miracídio para constituir as células da linhagem germinativa dos estádios evolutivos posteriores.

O desenvolvimento embrionário é ainda incompleto, no momento da oviposição, requerendo mais 6 ou 7 dias para completar-se.

Os ovos consomem vários metabólitos exógenos, demonstrando síntese ativa de DNA e catabolismo elevado de aminoácidos, enquanto a glicólise é muito baixa, pois o miracídio conta com um ciclo de Krebs muito eficiente.

Esses ovos imaturos lançados pelas fêmeas na luz dos capilares da mucosa ou da submucosa, seja do reto, seja do sigmóide ou de regiões mais altas do intestino, devem efetuar um percurso, ainda que curto, para chegar até a cavidade intestinal e serem expulsos com as fezes. O mecanismo dessa migração é pouco conhecido. Os ovos aderem à parede capilar e são excluídos do vaso, em geral, sem que haja hemorragia.

Quando eles se aglomeram em grande número, há desorganização dos capilares obstruídos. Possivelmente, ações mecânicas devidas ao peristaltismo intestinal e ações líticas desenvolvidas por enzimas do próprio miracídio ou dos eosinófilos que aderem em grande número à superfície ovular poderiam contribuir para a progressão dos ovos. O processo dura cerca de uma semana.

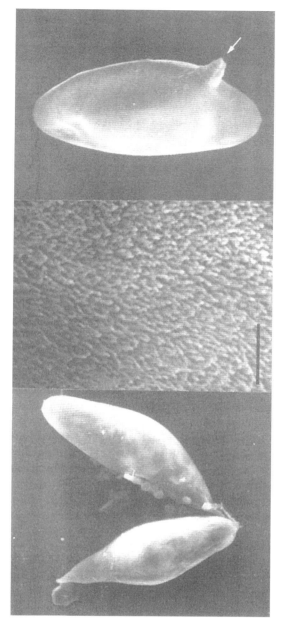

Fig. 32.7 Microscopia eletrônica de varredura de ovos de *Schistosoma mansoni* (acima, onde a flecha aponta para o espinho) e de *S. haematobium* (abaixo); no centro, vêem-se, com maior aumento, os microespinhos da superfície desses ovos (o traço da escala equivale a 1 micrômetro). (Segundo Sakamoto & Ishii, 1976.)

A expectativa de vida dos ovos maduros é de aproximadamente 20 dias, morrendo o miracídio caso a expulsão não se complete dentro de três ou quatro semanas, após a oviposição.

A eclosão do miracídio nunca se realiza no interior do hospedeiro, aparentemente, devido às condições de isotonicidade que aí prevalecem.

No meio exterior, os ovos mantêm-se vivos 2 a 5 dias na massa fecal sólida, mas em fezes líquidas sobrevivem apenas um dia, devido aos processos de fermentação ou de putrefação.

Em água limpa e temperaturas inferiores a 20°C, podem manter-se sem eclodir durante três dias. Em temperaturas baixas (4°C), a eclosão é totalmente inibida.

A dessecação causa-lhes a morte em pouco tempo. O mecanismo de eclosão parece depender, sobretudo, da hipotonicidade do meio, da ordem de 0,1% de cloreto de sódio ou menos, que, promovendo a passagem de água para dentro da casca (endosmose), determina aumento da tensão interna e sua ruptura.

A casca vazia mostra uma abertura em fenda, fusiforme, que cruza obliquamente o plano equatorial do ovo.

Quando as fezes são lançadas na água, ou quando os ovos são arrastados para dentro da água pelas chuvas que lavam os terrenos contaminados, a eclosão dá-se rapidamente. A sobrevida dos ovos é assegurada, também, nas localidades com rede de esgotos cujo conteúdo é lançado sem tratamento nos cursos de água locais.

As influências que possa ter sobre esse fenômeno a ação da luz, da temperatura e do oxigênio foram diversamente interpretadas por diferentes pesquisadores, havendo mesmo os que neguem qualquer ação de tais fatores.

Os Miracídios

Assim que abandonem suas cascas, os miracídios alongam-se e põem-se a nadar ativamente, descrevendo grandes círculos. Deslocam-se a uma velocidade de 2 mm/segundo, girando lentamente em torno de seu eixo.

A superfície dessa forma larvária, que mede, externamente, 160 por 60 μm, está revestida por pequeno número de células epiteliais pavimentosas, ciliadas e dispostas em ordem regular (8 na porção anterior, 6 a 4 nos segmentos médios e 3 na parte posterior do miracídio). A parede do corpo completa-se com um folheto mesodérmico que contém fibras musculares. Dentro, um líquido claro banha todas as estruturas internas, dotadas de simetria bilateral (Fig. 32.8).

Na extremidade anterior do miracídio, que se projeta como um pequeno cone, o tegumento forma inúmeras pregas, aparentemente com função de ventosas minúsculas que ajudariam a aderência da larva à superfície do molusco, por ocasião da penetração.

No ápice do cone abrem-se um par de glândulas adesivas e uma glândula de penetração, todas unicelulares, contendo materiais que se supõe sejam enzimas.

Integram a estrutura da larva mais os seguintes elementos: dois pares de solenócitos, unidos em cada lado por um duto excretor independente; um esboço de sistema nervoso e numerosas células germinativas agrupadas na metade posterior do miracídio.

Durante a fase de vida livre, na água, a atividade desse organismo é sustentada pelas reservas de glicogênio que traz acumuladas e pelo consumo de oxigênio do meio.

Os miracídios de S. mansoni exibem marcado fototropismo, distinguindo graus de intensidade luminosa e buscando sempre as áreas mais claras, apesar de não terem olhos ou outros órgãos fotossensíveis conhecidos. São indiferentes à ação da gravidade e, se nadam de preferência junto à superfície da água, são capazes de buscar o molusco hospedeiro em profundidades de um ou dois metros.

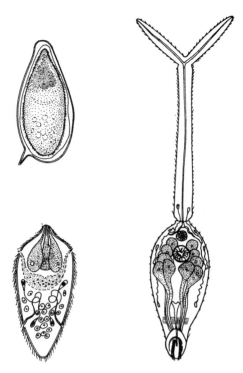

Fig. 32.8 Representação esquemática de ovo, miracídio e cercária de *Schistosoma mansoni*.

Entre 24 e 28°C, cerca de metade dos miracídios morre dentro das primeiras 8 horas de vida livre, e a metade restante, entre 8 e 12 horas. Durante as duas primeiras horas após a eclosão, no entanto, a mortalidade é muito baixa.

Na concentração de 0,45 mg/litro, a cloramina inativa-os em 7 a 8 minutos.

A penetração dos miracídios no hospedeiro adequado deve efetuar-se dentro das primeiras horas após a eclosão, pois o poder invasivo cai em função da idade do miracídio e reduz-se praticamente a zero depois de 10 a 12 horas.

Observações de laboratório sugerem que *Biomphalaria* e outros gêneros de moluscos eliminam substâncias capazes de estimular a atividade miracidiana, desenvolvendo uma ação "quimiocinética" inespecífica, mais do que quimiotáxica. Em um meio que foi previamente condicionado pela presença de moluscos, os miracídios aceleram seus movimentos.

Aparentemente, a proximidade do molusco condiciona maior atividade larvária e tendência dos miracídios a nadarem descrevendo círculos pequenos de forma a manterem-se dentro de um espaço reduzido, onde ficam multiplicadas as probabilidades do encontro miracídio-molusco.

A penetração, precedida de aderência (ação das microventosas e das secreções glandulares), dá-se pela conjugação de movimentos rotatórios do miracídio em torno de seu eixo e da ação lítica da glândula apical de penetração. O processo dura de 3 a 15 minutos, sendo acelerado pela elevação da temperatura (até onde o molusco possa suportar, isto é, cerca de 40°C). Temperaturas abaixo de 10°C impedem a penetração de *S. mansoni* em *Biomphalaria glabrata*.

A invasão do molusco pode fazer-se por qualquer ponto do tegumento.

A proporção de moluscos que se infectam, quando submetidos ao ataque dos miracídios, varia com a espécie ou a estirpe do hospedeiro, bem como com a origem do *S. mansoni* (linhagem) e sua adaptação recíproca.

Depende, também, do número de miracídios a que cada molusco estiver exposto: se esse número for suficientemente alto, 100% dos moluscos se infectam. Diante de um só miracídio, conseguem-se infectar, em condições experimentais, 8% das *B. glabrata*; e com 5 a 7 miracídios, 50 a 60% dos caramujos expostos. A idade do molusco não parece ter grande influência.

Usando-se estirpes muito sensíveis a determinada linhagem de *S. mansoni*, conseguem-se infectar 50% com 0,4 a 0,8 miracídios por litro.

Mesmo estando a fonte de miracídios a 5 metros de distância, a taxa de infecção pode chegar a 40%, sucedendo o mesmo se a observação tiver lugar em água corrente com velocidade de 12 a 15 cm/segundo.

Os Esporocistos

Ao penetrar no interior do molusco, o miracídio perde seu revestimento epitelial ciliado e, durante umas cinco horas depois, imobiliza-se nas proximidades do ponto de penetração. Começa então a processar-se uma completa remodelação estrutural: com 48 horas, a larva perdeu totalmente o aspecto anterior, tendo desaparecido os órgãos de penetração e a musculatura sofrido atrofia. O parasito transformou-se em uma estrutura sacular alongada. Pelo oitavo dia, ele já cresceu bastante e se apresenta como um tubo enovelado, imóvel, cheio de células germinativas em multiplicação. O mesmo se passa na cultura *in vitro*.

Nesta fase larvária, o **esporocisto primário**, é estruturalmente simples. A parede do corpo compreende, externamente, uma membrana plasmática e, internamente, uma camada sincicial, semelhante à encontrada em outras fases evolutivas. Grandes células germinativas isoladas, ou agrupadas, podem estar incluídas na parede do corpo ou livres no meio líquido que preenche o esporocisto.

Os maciços celulares diferenciam-se para constituir esporocistos filhos, com a mesma arquitetura acima descrita. O esporocisto primário aumenta em comprimento, forma constrições e curvaturas, apresenta movimentos de expansão ou contração e, por volta da segunda semana de existência (medindo já 1,5 mm de comprimento por 0,15 mm de largura), rompe-se para liberar 20 a 40 esporocistos filhos.

Os **esporocistos secundários** migram para as regiões do hepatopâncreas e do ovotéstis do molusco, onde continuam a crescer. Quando maduros, esses esporocistos filhos medem 1,5 mm × 0,075 mm; têm uma parede mais grossa e cavidade germinativa mais estreita que os esporocistos primários, exibindo na extremidade anterior uma protuberância móvel e um poro para a eliminação de cercárias. As células germinativas acumulam-se no outro extremo da cavidade, permanecendo em constante multiplicação. Pouco a pouco, os aglomerados celulares vão-se diferenciando para formar **cercárias**.

O tempo necessário para a maturação dos esporocistos filhos e formação de cercárias é de 3 a 4 semanas, variando com a temperatura ambiente. O ótimo de temperatura está em torno de 32-33°C, e os limites extremos toleráveis para o desenvolvimento, entre 14 e 37°C.

A elevação da temperatura acelera a evolução do parasito, mas aumenta a mortalidade dos moluscos.

Trabalhos recentes demonstram que, depois de terem produzido cercárias por certo tempo, os esporocistos secundários podem voltar a formar uma terceira geração de esporocistos capaz de retomar a produção de nova geração de cercárias. Assim, em moluscos infectados com um só miracídio, podem-se encontrar, mesmo após oito meses depois da infecção, esporocistos mães com esporocistos filhos no seu interior.

Essa sucessão de duas formas de reprodução assexuada do trematódeo instala-se regularmente, sempre que a duração da infecção se estenda por mais de 40 dias (a 26°C), e parece continuar durante todo o tempo que perdurar a infecção do molusco. A sucessão das formas larvárias é, portanto, a seguinte:

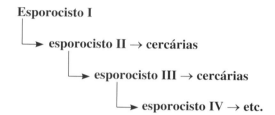

O transplante de um esporocisto (retirado do hepatopâncreas de um molusco infectado) para outro molusco, mediante microcirurgia, desencadeia no segundo hospedeiro a formação de nova geração de esporocistos e a produção de cercárias ao fim de 34 dias, a 28°C.

Assim se explica a observação de periodicidade no ritmo de eliminação de cercárias: a eliminação apresenta um máximo por volta de 34 a 40 dias e cai acentuadamente, depois, para surgirem novos máximos a intervalos regulares de duração igual ao do primeiro período de incubação.

Quando um caramujo infectado é retirado da água e levado a um estado de anidrobiose, a evolução do parasito interrompe-se por igual período, retomando seu curso assim que o planorbídeo voltar às condições normais de vida.

Os moluscos fortemente infectados podem sofrer uma castração parasitária ou morrer em conseqüência das destruições causadas no hepatopâncreas ou em outros órgãos.

A reação dos tecidos do molusco contra os parasitos (formação granulomatosa e lise) tem lugar desde os primeiros dias da infecção e é tanto mais intensa quanto mais resistente ao parasitismo mostrar-se a espécie ou variedade de *Biomphalaria* à estirpe de *Schistosoma* em causa. Os hospedeiros mais favoráveis à transmissão da esquistossomíase mansônica praticamente não reagem contra a presença dos esporocistos de *S. mansoni* em seus tecidos.

As Cercárias

Em função da temperatura, os moluscos podem iniciar a eliminação de cercárias desde a quarta semana de infestação, ocorrendo o fenômeno geralmente por volta da quinta semana.

Saindo do esporocisto, as cercárias ganham os espaços sangüíneos que envolvem o hepatopâncreas e o ovotéstis, encaminham-se pela corrente circulatória que envolve o intestino posterior (reto) e chegam até a pseudobrânquia e o colar do manto. Aí provocam a formação de minúsculas vesículas no tegumento dos moluscos, usando aparentemente o conteúdo de um par de glândulas unicelulares. Ao romperem-se as vesículas, saem para o meio exterior.

Na cercária, que alcança pouco mais de meio centímetro de comprimento, distinguem-se duas partes: o corpo, com cerca de 0,2 mm por 0,07 mm, e a cauda, com cerca de 0,32 mm, bifurcada no extremo distal (Fig. 32.9).

O verme adulto desenvolver-se-á a partir do corpo cercariano, razão pela qual este contém esboços embrionários, além dos órgãos necessários à penetração no hospedeiro vertebrado.

Quando em repouso, ou após fixação, o corpo da cercária apresenta achatamento dorsoventral e contorno piriforme.

O tegumento é eriçado de microespinhos, dirigidos para trás, mais espaçados na região da cauda, porém mais finos e densos nos ramos da fúrcula.

A extremidade anterior e mais estreita do corpo constitui um órgão de fixação cefálico (futura ventosa oral), aonde vêm abrir-se os canais das glândulas de penetração. Essas aberturas glandulares, em forma de papilas ou de espinhos perfurados e salientes, estão rodeadas por pregas do tegumento imitando colarinhos (microventosas?) e acompanhadas cada qual de uma papila sensorial (sete pares ao todo). Elas se dispõem simetricamente e formam duas áreas em crescente, no ápice do órgão cefálico. Outras papilas sensoriais encontram-se nas superfícies ventrais (nove pares), dorsais (10 pares) e laterais (10 pares), além de muitas outras situadas no tegumento da cauda. A maioria das papilas é ciliada, enquanto algumas aparecem como simples depressões.

A boca, seguida de um esboço de tubo digestivo com dois cecos, abre-se na face ventral do órgão cefálico. Ventralmente, na parte posterior do corpo, há uma ventosa ou acetábulo, com quatro papilas sensoriais e microespinhos muito longos e densos.

A parede do corpo da larva compreende ainda uma camada de músculos longitudinais e outra de músculos circulares que lhe conferem grande mobilidade, permitindo alongar-se, contrair-se ou encurvar-se e, usando as ventosas como pontos de apoio, caminhar à maneira de sanguessugas sobre uma superfície sólida.

As glândulas de penetração são seis pares de elementos unicelulares providos de colos longos e sinuosos, além do já mencionado par de glândulas de escape que permite às cercárias abandonarem o corpo do molusco. Os dois pares que se encontram em posição mais anterior e ventral têm citoplasma granuloso e acidófilo. Os pares situados mais para trás são basófilos.

Em conjunto, os corpos glandulares ocupam quase toda a metade posterior do corpo. Aí estão situadas também as células da linhagem germinativa (descendentes diretas das células germinativas do miracídio e do esporocisto) que se destinam a formar as gônadas dos vermes adultos.

Um esboço do sistema nervoso pode ser observado nos limites do terço anterior com o terço médio do corpo.

O sistema excretor ou osmorregulador está representado por quatro pares de solenócitos. De cada lado do corpo, em posição simétrica, encontram-se duas células excretoras anteriores, uma célula posterior e outra localizada na porção basal da cauda. Os canais excretores reúnem-se dois a dois, em cada lado, e depois juntam-se para formar um duto excretor direito e outro esquerdo que convergem para uma vesícula situada no pólo posterior do corpo da cercária. Daqui parte um canal que percorre o eixo da cauda e se divide na fúrcula para abrir-se em cada uma das extremidades desta por um orifício próprio (Fig. 32.8).

A cauda mede quase um terço de milímetro, ocupando a fúrcula cerca de um quarto desse comprimento. Em cada lado de sua haste estão dispostas células musculares bipolares que lhe imprimem um movimento vibratório durante a natação em meio líquido.

A cauda precede o corpo nos deslocamentos da cercária. Quando em repouso, ela se alonga ou se retrai, ou enrola os braços da fúrcula.

A posição mais freqüente da cercária, na água, é com o corpo voltado para baixo e a cauda para cima. Os movimentos vibratórios da cauda levam-na em direção à superfície líquida, enquanto por ação da gravidade as cercárias pouco ativas tendem a sedimentar. Algumas vezes observam-se movimentos com trajetórias em arco ou em círculos completos.

Os moluscos infectados libertam cercárias de modo intermitente e, no caso de *S. mansoni*, a saída é induzida pela luz, ocorrendo de preferência nas horas mais claras do dia (ver a Fig. 32.10).

Em condições de laboratório e sob um regime de luz e obscuridade com 12 horas de duração cada, as larvas começam a abandonar o molusco cerca de duas horas depois da iluminação.

A maioria da produção diária ganha o meio líquido durante um prazo de cinco horas.

Observações de campo, feitas na Ilha de Guadalupe (Antilhas), em corrente de forte ou média intensidade, mostraram que as cercárias começam a aparecer na água cerca das 9

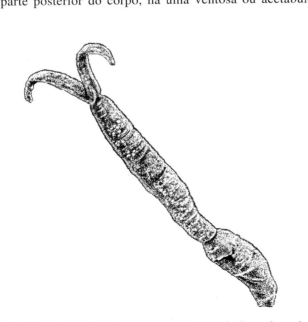

Fig. 32.9 Cercária de *Schistosoma mansoni*. Desenho baseado em imagem de microscopia eletrônica de varredura.

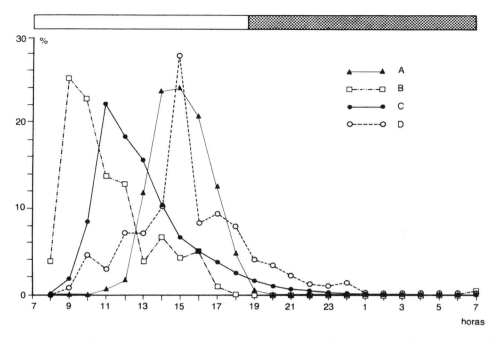

Fig. 32.10 Eliminação de cercárias de *Schistosoma mansoni* por *B. glabrata*, durante as 24 horas, em condições de laboratório e com iluminação natural. Comparação entre os ritmos de eliminação (em percentagem do total) de diferentes estirpes do parasito. *A.* Amostra de *S. mansoni* procedente de moluscos infectados de Belo Horizonte, porém mantidos no laboratório em roedores. *B.* Idem, de moluscos de Sumidouro, Estado do Rio de Janeiro. *C.* Amostra de *S. mansoni* obtida de fezes humanas. *D.* Idem, de fezes de roedores silvestres. (Segundo J.R. Machado e Silva, 1981.)

horas da manhã e alcançam sua densidade máxima por volta das 11 horas, para diminuir depois e desaparecerem quase completamente entre as 16 e as 17 horas. Entretanto, a hora em que a eliminação alcança seu máximo parece variar com a linhagem do esquistossomo examinado (Fig. 32.10).

O ritmo de presença modifica-se com a redução da correnteza ou em águas estagnadas, onde o efeito cumulativo da produção diária desloca os picos de maior densidade cercariana para as horas da tarde e prolonga sua presença até o fim do dia.

O número de cercárias produzidas varia de um dia para outro, com o ciclo de desenvolvimento dos esporocistos. Varia também com a espécie de molusco hospedeiro, sendo muito alta em *Biomphalaria glabrata*, que pode eliminar 1.000 a 3.000 cercárias por dia e mais de 100.000 durante toda a vida do molusco. As espécies africanas de *Biomphalaria* produzem geralmente menos de 500 cercárias por dia.

A invasão do molusco por mais de um miracídio nem sempre se acompanha de maior produtividade cercariana, podendo condicionar, mesmo, um rendimento menor. Como o sexo já está determinado na fase ovular, a infecção por um só miracídio leva à produção de cercárias de um só sexo.

Na água, estas larvas acusam geotropismo negativo e tendem a acumular-se sob a superfície líquida. Estímulos luminosos ou de contato, bem como a agitação da água, excitam a atividade natatória, mas esta tende a reduzir-se com o passar do tempo (envelhecimento). Na medida em que se vão esgotando suas reservas energéticas, os parasitos, cada vez menos ativos, vão sedimentando. Em temperaturas entre 20 e 24°C, as reservas de glicogênio podem esgotar-se em 8 a 12 horas. As temperaturas mais altas aumentam a atividade, mas reduzem o tempo de vida, sobretudo acima de 27°C.

A longevidade pode estender-se por dois dias, porém a infectividade decai rapidamente.

Estimuladas pelas substâncias lipídicas da superfície dérmica, as cercárias penetram na pele do hospedeiro definitivo, graças à ação lítica dos produtos de suas glândulas (proteases). O processo completa-se em poucos minutos, sendo a cauda abandonada no exterior.

Os Esquistossômulos

Assim que se encontre nos tecidos da pele, o corpo cercariano transforma-se em esquistossômulo, organismo vermiforme que já descrevemos no Cap. 31. O sinal para isso consiste no aumento da salinidade do meio e não na osmolaridade deste.

A permanência, aí, limita-se a dois ou três dias, ao fim dos quais o parasito, se não foi destruído pelos mecanismos locais de defesa do hospedeiro, acaba por penetrar em um vaso cutâneo e é passivamente arrastado pela circulação em direção ao coração e aos pulmões.

Em animais de laboratório, infectados experimentalmente, os esquistossômulos podem ser encontrados no pulmão desde o quarto dia e alcançam concentrações máximas por volta do quinto dia (no hamster e no rato) ou do sexto dia (no camundongo).

Essa concentração no pulmão não se explica por simples transporte passivo, desconhecendo-se a razão da demora aí.

Nos vasos pulmonares, as larvas tornam-se mais delgadas e mais longas, sem muito aumentar de peso, passando de 100 µm para 400 µm de comprimento, e se mostram muito ativas. Isso facilitaria, segundo se supõe, a migração através da rede vascular pulmonar e, eventualmente, dos capilares de diferentes órgãos até que os vermes possam finalmente chegar ao fígado.

Depois do oitavo dia, já começam a ser encontráveis no sistema porta intra-hepático, onde pela primeira vez apresentam pigmento hemático no intestino, crescem e amadurecem até o fim da quarta semana. Esquistossômulos com pigmento intestinal não são encontráveis fora do sistema vascular porta.

A acumulação dos esquistossômulos no fígado segue uma curva numérica com forma sigmóide, que só atinge o platô depois de 20 a 40 dias, após a invasão cercariana. Essa demora é explicada pela hipótese de migração exclusivamente vascular dos parasitos, devendo alguns esquistossômulos circular passivamente várias vezes entre os pulmões e diferentes órgãos do hospedeiro, antes de entrarem casualmente em alguma artéria que os encaminhe para o sistema porta hepático.

Ainda não há unanimidade entre os autores sobre o caminho (ou caminhos) que os parasitos possam utilizar nessa migração. A microscopia *in vitro*, no entanto, fala em favor da migração vascular passiva dos esquistossômulos jovens.

A transformação das cercárias em esquistossômulos pode ser conseguida *in vitro* por vários métodos, dentre os quais mencionaremos:
- Agitação da suspensão de cercárias, em água, por meio de um misturador elétrico;
- Passagem, sob pressão, da suspensão de cercárias (colocada em uma seringa) através de agulha calibre 21;
- Passagem através de membrana feita com a pele de camundongos;
- Incubação das cercárias com soro de rato, a 37°C;
- Contato com lipídios da pele humana ou de outro animal, ou com lecitina crua de ovo.

Com esses procedimentos, o tempo requerido para a transformação varia pouco e a infectividade para animais de laboratório (por via endovenosa) não é muito diferente.

Mantidos em meios de cultura contendo soro normal ou inativado e hemácias, os esquistossômulos evoluem até a fase de vermes adultos. Durante essa evolução, constata-se que o tegumento das formas juvenis difere, quanto aos relevos superficiais, dos aspectos apresentados pelos vermes completamente maduros.

Tanto as fêmeas como os machos juvenis caracterizam-se por apresentar numerosas pregas tegumentares. As estruturas peculiares aos adultos, particularmente os tubérculos encontrados na superfície dorsal do corpo dos machos, só aparecem depois que os vermes se acasalam, contando já com alguns milímetros de comprimento.

LINHAGENS OU VARIEDADES DE *SCHISTOSOMA MANSONI*

Nas várias espécies de *Schistosoma* têm sido descritas diferenças entre os helmintos procedentes de distintas regiões geográficas. Tais diferenças manifestam-se quanto à:

- adaptabilidade a determinados moluscos hospedeiros;
- infectividade para os mamíferos, no laboratório ou em condições naturais;
- resistência à quimioterapia.

Assim, a estirpe de *S. mansoni* de Porto Rico, transmitida naquele país por *Biomphalaria glabrata*, não infecta os moluscos brasileiros da mesma espécie. Fato semelhante sucede com uma linhagem de *S. mansoni* da Bahia (Brasil) que não evolui em *B. glabrata* de Belo Horizonte, MG (Brasil).

A estirpe de *S. mansoni* de Belo Horizonte não se desenvolve senão dificilmente em *Biomphalaria tenagophila*, que é boa hospedeira intermediária de outra estirpe da mesma espécie de *S. mansoni* do Vale do Rio Paraíba do Sul, SP (Brasil). Esta última (linhagem JC, de São José dos Campos), por sua vez, está mal adaptada para infectar *B. glabrata*, necessitando-se de uma concentração de 1.000 miracídios por molusco para se conseguir tal infecção.

Alguns autores distinguem, no Vale do Rio Paraíba, SP, uma linhagem de *S. mansoni* adaptada ao homem e outra própria de roedores silvestres. Fato semelhante foi constatado no Estado do Maranhão (Brasil).

Medicamento como a oxamniquine, que nas Américas costumava ser utilizado em dose única, de 15 mg/kg de peso do paciente, e apresentava uma taxa de cura de 60 a 90%, exige na África doses maiores para o mesmo efeito terapêutico.

Contra as estirpes africanas recomendam-se doses totais de 40 a 60 mg por quilo de peso, distribuídas ao longo de dois ou três dias.

Tais observações sugerem a existência de linhagens de *Schistosoma mansoni* com características genéticas próprias, o que tem grande importância prática, tanto para a orientação terapêutica como para o estudo epidemiológico da doença.

A origem das diferenças que hoje são registradas pode estar relacionada:

a) com a procedência dos trabalhadores que os colonizadores europeus traficaram como escravos para as Américas, oriundos dos mais diversos rincões da África (e que traziam, provavelmente, várias estirpes de *S. mansoni*, segundo a região de onde provinham);

b) com a pressão seletiva de nossas distintas espécies de *Biomphalaria*, atuando como filtros biológicos, visto que os escravos chegavam às Américas através de muitos portos de desembarque. No Brasil, isso ocorria desde São Luís do Maranhão até Santos e São Vicente;

c) ou com a progressiva adaptação do parasito aos novos hospedeiros invertebrados que encontrou em cada lugar do Continente Americano onde se formaram focos endêmicos de doença.

A participação crescente de diversos vertebrados silvestres (principalmente roedores) e mesmo do gado, na cadeia epidemiológica da esquistossomíase, pode estar agindo como outros tantos filtros biológicos para a diversificação de linhagens do trematódeo no Novo Mundo. O assunto merece mais estudos, por suas implicações na epidemiologia e no controle da esquistossomíase.

33

Schistosoma mansoni e Esquistossomíase: A Doença

INTRODUÇÃO
A INFECÇÃO
RESISTÊNCIA AO PARASITISMO
   Processos inespecíficos de defesa
   Imunidade adquirida
      Imunidade experimental
      Mecanismos imunológicos
PATOLOGIA
   Fase aguda (inicial)
      Alterações cutâneas
      Alterações gerais
   Fase crônica
      Formação de granulomas
      Fibrose periportal
      Hepatosplenomegalia
      Lesões cardiopulmonares
      Tumorações esquistossomóticas
      Lesões renais
      Lesões neurológicas

QUADROS CLÍNICOS
   Esquistossomíase aguda
   Esquistossomíase crônica
      Forma intestinal
      Forma hepatointestinal
      Forma hepatosplênica
      Forma cardiopulmonar
   Esquistossomíase associada a outras infecções
DIAGNÓSTICO
   Métodos parasitológicos
      Exame de fezes
      Eclosão de miracídios
      Biópsia retal
   Métodos imunológicos
TRATAMENTO
   Quimioterapia
      Medicamentos disponíveis
      Critérios de cura

INTRODUÇÃO

A infecção humana por **Schistosoma mansoni** costuma ser, na maioria das vezes, assintomática ou oligossintomática; mas pode produzir alterações anatomopatológicas cujo caráter e gravidade cobrem extensa gama de situações, o que imprime a essa doença grande polimorfismo e, em muitos casos, prognóstico incerto. Em algumas áreas, 4 a 5% dos pacientes desenvolvem lesões hepatosplênicas graves.

Sua elevada freqüência, na população de muitas regiões (ver o Cap. 35, *Epidemiologia*), e o déficit orgânico que acarreta para considerável número de indivíduos, comprometendo o desenvolvimento dos jovens e a produtividade dos adultos, ou conduzindo os pacientes com formas hepatosplênicas a um estado de dependência que pesa sensivelmente na economia doméstica ou da coletividade, justificam os ingentes esforços que se fazem para conhecê-la melhor e para encontrar-lhe soluções adequadas.

Esta preocupação é evidenciada pelo número considerável de trabalhos sobre a esquistossomíase que são publicados anualmente.

Dispõe-se, hoje, de métodos de diagnóstico simples e rápidos, bem como de medicamentos eficientes e praticamente sem efeitos colaterais, que podem ser administrados mesmo em tratamentos de massa. A eficácia da luta contra a esquistossomíase depende, agora, principalmente das decisões de alto nível administrativo, relacionadas com a saúde coletiva; depende do conhecimento que médicos e outros profissionais da saúde tenham sobre a doença, sua transmissão e a metodologia de controle, bem como da organização estratégica, econômica e operacional dos programas de controle.

A INFECÇÃO

Os *Schistosoma* são parasitos que requerem dois hospedeiros para completar sua evolução: um molusco aquático (do gênero *Biomphalaria*, no caso de *S. mansoni*) e um vertebrado. Tipicamente passam por cinco estádios larvários (além do ovo): a) **miracídio**, que, após a eclosão do ovo na água, nada durante algumas horas em busca do molusco hospedeiro adequado ao seu desenvolvimento; b) **esporocisto primário**; c) **esporocistos secundários**, produtores de cercárias, no interior dos tecidos do molusco; c) as larvas de tipo **cercária**, que abandonam o molusco e constituem a forma infectante para o homem e outros vertebrados; d) os **esquistossômulos**, já no interior do organismo do hospedeiro vertebrado (Fig. 32.2).

Quando saem do molusco em que se formaram, as cercárias permanecem nadando na água, onde têm uma expectativa de vida de um ou dois dias. Mas seu poder infectante cai rapidamente, em poucas horas, anulando-se em geral ao fim de 8 horas. A agitação da água estimula a atividade das cercárias, cujos movimentos tendem a levá-las para a superfície líquida, onde se acumulam. Se permanecerem inativas, começam a sedimentar.

Não parece haver uma atração cercariana. O contato das cercárias com o hospedeiro vertebrado deve obedecer, portanto, às leis do acaso, dependendo do tempo de permanência do paciente no foco e da extensão da superfície corpórea exposta; mas, uma vez estabelecido esse contato, a cercária adere à pele por meio de suas ventosas e logo inicia o processo de penetração.

Qualquer região da pele, da conjuntiva ou da mucosa orofaringiana é adequada como porta de entrada.

A capacidade invasora das larvas depende de um esforço mecânico de penetração e da ação química exercida pela secreção das glândulas cefálicas de penetração. Nessa secreção encontram-se proteases, do tipo colagenase, ou um complexo de enzimas que são ativas contra as glicoproteínas da pele.

Isolou-se, em particular, uma enzima predominante (de 30 kDa) com características de elastase, capaz de fragmentar queratina, colágenos tipos IV e VIII, elastina, proteoglicanos, fibronectina e laminina.

Entre os estratos da camada córnea, é aberto um túnel por onde penetra o corpo da cercária, que deixa para trás sua cauda destacada. A penetração demora 2 a 15 minutos, ao mesmo tempo que a larva se transforma em **esquistossômulo** (Fig. 33.1), último estádio larvário.

Depois de permanecer na pele por tempo variável, entre alguns minutos e um dia inteiro, o esquistossômulo empreende a migração através do corpo de seu novo hospedeiro. Para abrir passagem nos estratos mais profundos da pele, utiliza a secreção lítica das glândulas cefálicas posteriores. Penetra nos vasos cutâneos e, através da circulação sangüínea, chega ao coração direito e aos pulmões.

Do pulmão, os esquistossômulos vão para o coração esquerdo e são enviados pela circulação geral a todas as partes do organismo. Somente quando alcancem o sistema porta intra-hepático podem completar seu desenvolvimento, não se sabendo como se orientam para isso. Em duas a três semanas eles crescem, seu tubo digestivo desenvolve-se e passa a apresentar, como resíduo da digestão, pigmento hemático no interior.

Dá-se, então, o amadurecimento sexual dos machos e o acasalamento, que é indispensável para que as fêmeas completem rapidamente seu próprio desenvolvimento (Fig. 33.2).

Agora, macho e fêmea unidos deslocam-se ativamente, caminhando contra a corrente circulatória do sistema porta, e metem-se de preferência pela veia mesentérica inferior e seus ramos, alcançando muitos dos casais o plexo hemorroidário superior e as áreas vizinhas (Fig. 33.3).

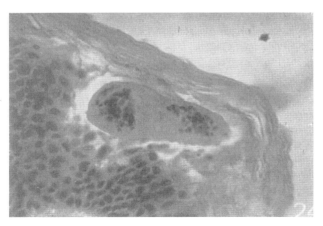

Fig. 33.1 Penetração de cercária do *Schistosoma mansoni* na pele, durante a infecção experimental de animal de laboratório. Microfoto do Prof. Bruijning (Dep. Parasitologia, Inst. Méd. Tropicale, Leyde) para *Meddia*, Amsterdam, Inst. Trop. Royal, 1978.

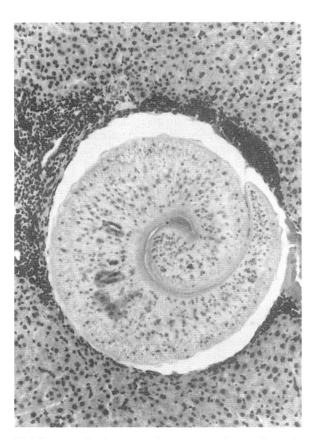

Fig. 33.2 Corte de fígado mostrando a presença de uma forma juvenil de *S. mansoni* no interior do sistema porta.

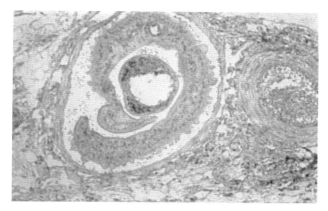

Fig. 33.3 Corte transversal de veia do mesocólon de uma menina de 12 anos, mostrando a secção transversa de macho e fêmea de *Schistosoma mansoni*.

As localizações habituais do *S. mansoni* são as vênulas da parede do reto, do sigmóide e do intestino grosso do homem. Nos animais de laboratório, podem ser encontrados em qualquer território do sistema porta, inclusive na luz da veia porta. Essa localização é muito freqüente no camundongo (*Mus musculus*). No coelho, na cobaia e no rato, alguns vermes podem ser encontrados normalmente no sistema porta intra-hepático.

Há também localizações ectópicas, no homem: nos pulmões, por exemplo.

Em seu hábitat definitivo, a fêmea fecundada começa a ovipor, insinuando-se nos vasos mais estreitos da mucosa ou da submucosa e enchendo-as de fiadas de ovos, produzidos um a um (Fig. 33.4). A circulação, nesses vasos, chega a interromper-se, propiciando sua desorganização e a extrusão dos ovos para o tecido circundante. Mas, antes disso, o casal de vermes já se deslocou para outros ramos da rede vascular, onde o mesmo processo irá repetir-se sucessivamente.

RESISTÊNCIA AO PARASITISMO

Manifesta-se a resistência em dois níveis, envolvendo mecanismos algo distintos, que atuam em momentos diferentes do ciclo parasitário.

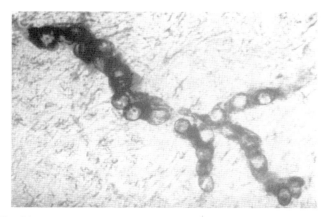

Fig. 33.4 Vasos mesentéricos repletos de ovos de *Schistosoma mansoni* ainda não embrionados. Microfoto do Dr. H.P. Striebel (Ciba-Geigy, Basiléia) para *Meddia,* Amsterdam, Inst. Trop. Royal, 1978.

Primeiro, na pele, onde cercárias e esquistossômulos são destruídos em grande número, tanto nos hospedeiros imunes como nas primoinfecções. Concorre para isso um inibidor de proteinases, já isolado da pele do rato, que impediria a progressão dos parasitos.

Depois, em localizações diversas, durante a migração dos esquistossômulos que transpuseram a etapa cutânea, mas ocorrendo mais intensamente nos hospedeiros já sensibilizados aos antígenos do parasito.

Processos Inespecíficos de Defesa

A pele, contrariamente ao que se observa em muitas outras parasitoses, longe de ser uma barreira, constitui a porta de entrada do *Schistosoma mansoni*.

Mesmo cercárias de outros trematódeos (parasitos de aves, especialmente), incapazes de evoluir no organismo humano, penetram facilmente no tegumento, onde não conseguem completar sua atividade migratória e morrem, produzindo fenômenos inflamatórios locais bastante pronunciados: a **dermatite cercariana**.

Mas, além dessa resistência absoluta contra certos trematódeos, a imunidade natural pode manifestar-se pela capacidade que tem o hospedeiro não-imune para destruir grande parte das cercárias que penetraram em sua pele, depois de inibir-lhes o poder de migração.

No laboratório, constatou-se que se pode recuperar da pele dos camundongos, como esquistossômulos mortos, mais de um terço das cercárias usadas para infectá-los; outro terço chega ao fígado e é recuperável como vermes adultos vivos. No hamster, que é mais suscetível à infecção por *S. mansoni*, apenas pequena proporção de esquistossômulos morre na pele (cerca de 14%), enquanto dois terços são recuperáveis como vermes adultos no fígado.

Em resposta à presença das cercárias, aparece na pele, uma a três horas depois, uma reação inflamatória local com células polimorfonucleares e, mais tarde, com mononucleares (linfócitos e histiócitos).

Esta reação é mais intensa em camundongos mantidos em dieta hiperprotéica que em animais com dietas pobres em proteínas. Ela é mais pronunciada em casos de reinfecção. Reação semelhante tem lugar no pulmão, onde muitas larvas podem ser destruídas.

Em animais resistentes ao parasitismo, como o rato, a maioria dos esquistossômulos é destruída nos vasos do pulmão e do fígado, entre a quinta e a sétima semana, poucos sobrevivendo a esta fase crítica da infecção. Mas se o rato for submetido a uma dieta deficiente em vitamina A, não se observa a mesma resistência.

Imunidade Adquirida

IMUNIDADE EXPERIMENTAL

Os possíveis hospedeiros de *S. mansoni* podem ser distribuídos numa gama que vai dos muitos suscetíveis (como o hamster e o camundongo), passando pelos parcialmente suscetíveis (macacos *rhesus* e *cynomolgus*) e pelos pouco suscetíveis (coelho e cobaia), até chegar aos hospedeiros resistentes, como o rato, o sagüi, o macaco-de-cheiro, o cão e o gato.

Os estudos sobre imunização, na esquistossomíase experimental, são mais conclusivos quando se utilizam animais parcialmente suscetíveis. Nessa escala, o homem aproxima-se da situação exibida pelo camundongo.

Utilizando cercárias "atenuadas" por meio de radiação gama, conseguiu-se desenvolver alto grau de resistência em macacos *rhesus* e *cynomolgus* submetidos a infecções sucessivas. O grau de imunização é medido, em seguida, testando-se os animais com uma quantidade determinada de cercárias normais e verificando-se a proporção delas que foi destruída ao fim de certo tempo. Os esquistossômulos podem ser facilmente isolados da pele ou dos pulmões e contados. Mediante perfusão, os vermes adultos podem ser recuperados do fígado ou dos vasos do sistema porta extra-hepático.

Todos os hospedeiros vertebrados, mesmo os mais suscetíveis, destroem uma certa proporção dos parasitos que lhes invadem a pele, seja a esse nível, seja no pulmão ou no fígado.

A imunização é medida, portanto, por comparação com animais testemunhas que receberam pela primeira vez igual carga de cercárias normais, no momento de serem testados.

Os seguintes fatos foram observados pelos pesquisadores que estudaram o assunto:

a) As radiações gama limitam a capacidade dos esquistossômulos para se nutrirem e crescerem, durante sua migração no organismo do hospedeiro vertebrado. Essa migração será mais curta ou mais longa, na razão inversa da dose de radiação a que foram submetidas as cercárias.

b) A dose ótima de irradiação, para efeito de imunização, é aquela que assegure um máximo de presença de vermes no fígado.

c) O grau de imunidade alcançado pelo hospedeiro acarreta, como conseqüência, não só maior mortalidade dos esquistossômulos, como um deslocamento do local onde essa mortalidade será mais intensa (fígado → pulmão → pele), quando o animal receber uma dose de cercárias normais, para ser testado. Tais fatos sugerem que a imunidade colocou as larvas não irradiadas em situação análoga à das gama-irradiadas, isto é, limitou-lhes a capacidade de nutrir-se e crescer, expondo-as à ação dos mecanismos imunológicos (ver adiante).

d) Reações inflamatórias, que se caracterizam pelo afluxo de polimorfonucleares e de mononucleares, desenvolvem-se em torno dos parasitos na pele, no pulmão e em outros lugares, mesmo nos casos de primoinfecção. Essas reações serão mais freqüentes e mais intensas na medida em que aumente o grau de imunidade, respondendo pela imobilização e destruição dos organismos invasores.

Experiências feitas transplantando vermes de um animal infectado para as veias de outro (macacos etc.) demonstraram que:
- a imunidade desenvolve-se tanto a partir da presença de vermes adultos quanto da invasão cercariana;
- essa imunidade protege contra reinfecções, mas tem reduzido efeito sobre os vermes adultos presentes;
- as formas larvárias são as mais imunogênicas e, também, muito mais sensíveis aos mecanismos imunológicos que os helmintos adultos.

A imunização permite ao hospedeiro suportar e destruir quantidades de cercárias que são fatais para os animais não-imunes (testemunhas), em condições experimentais.

Em condições naturais, deve impedir, também, que o número de vermes albergados por um paciente vá aumentando continuamente e sem limitação, com as reinfecções sucessivas.

Nos hospedeiros menos suscetíveis ela conduz, pouco a pouco, à redução da carga parasitária e à cura espontânea.

MECANISMOS IMUNOLÓGICOS

Os estudos realizados *in vitro*, nos últimos anos, indicam que possivelmente vários mecanismos imunológicos estão envolvidos na destruição dos parasitos. Entre eles, mencionaremos: a existência de anticorpos letais; a citotoxicidade de eosinófilos e de neutrófilos, dependente de anticorpos; a citotoxicidade celular dependente de complemento; a ativação de macrófagos etc.

Porém, os únicos sistemas já confirmados *in vivo* são os de ativação de eosinófilos e a destruição de que participa o complemento como ativador da citotoxicidade (ver o Cap. 7).

Os parasitos, *in vitro*, podem ativar o sistema complemento tanto pela via clássica como pela via alternativa.

Após 18 horas de incubação, em 50% de soro fresco de cobaia, 35% dos esquistossômulos morrem. No entanto, a capacidade de fixar complemento desaparece rapidamente nos esquistossômulos previamente mantidos *in vitro* por mais de 24 horas, parecendo suceder o mesmo no organismo do hospedeiro, em vista das modificações que se produzem no tegumento da larva, antes de esta chegar à fase adulta.

Os esquistossômulos jovens, quando incubados com soro normal, fixam o componente C3 do complemento e, estando revestidos por ele, são atacados e destruídos tanto por eosinófilos como por neutrófilos ou monócitos.

Se os esquistossômulos estão revestidos apenas por anticorpos, esses três tipos de leucócitos mostram-se igualmente eficazes para destruir os parasitos, fazendo-o numa proporção de 30 a 40% dos helmintos. Mas, em presença de anticorpos mais complemento, a atividade citotóxica aumenta, sendo que a do eosinófilo torna-se bem maior que a do neutrófilo, por exemplo (morte de 40 a 60% dos vermes).

A destruição dos esquistossômulos é função da existência de receptores para IgG e para o complemento (C3), na membrana dos mencionados leucócitos. Os eosinófilos possuem 2,5 vezes menos receptores que os neutrófilos. No entanto, sob a influência de fatores quimiotáticos produzidos por mastócitos, os receptores do eosinófilo parecem desdobrar-se (ou expressar-se), tendo-se demonstrado que os mastócitos sensibilizados por anticorpos específicos IgE aderem aos esquistossômulos e, excretando tais fatores, participam do mecanismo de destruição dos parasitos.

Dois tetrapeptídios (Val-Gly-Ser-Glu e Ala-Gly-Ser-Glu) e, em menor escala, a histamina e um de seus principais catabólitos (ácido imidazolacético), produzidos por mastócitos, são considerados fatores quimiotáticos eosinófilos importantes na anafilaxia. Eles são capazes de recrutar eosinófilos e interagir seletivamente com a membrana celular desses granulócitos, exaltando ou expondo os receptores para C3b.

Em presença dos fatores quimiotáticos, o poder destruidor dos eosinófilos aumenta para os esquistossômulos revestidos de complemento.

Esse mecanismo de defesa pode ser visto *in vitro*, pois os eosinófilos aderem mais rapidamente aos parasitos recobertos por complemento que aos revestidos apenas por anticorpos.

A ultramicroscopia mostra que, nessas circunstâncias, há fusão das granulações eosinófilas, com formação de vacúolos e excreção de enzimas sobre a superfície do parasito, causando então a destruição do tegumento larvário.

Nos vacúolos do eosinófilo encontram-se, além de peróxidos e outros compostos de oxigênio, uma proteína catiônica (peso molecular: 21 kDa) que provoca intensas alterações morfológicas na membrana, parecendo constituir o fator principal da lesão e morte do helminto.

A seqüência dos fenômenos seria:

a) Penetração das cercárias e sua transformação em esquistossômulos que, ao estimularem a produção de IgE, vão sensibilizar os mastócitos.

b) Os mastócitos aderem aos esquistossômulos revestidos de complemento e liberam mediadores químicos, entre os quais os fatores quimiotáticos para eosinófilos.

c) Tais fatores, compreendendo tetrapeptídios e histamina, mobilizam e atraem eosinófilos, aumentam seus receptores para complemento e, portanto, sua capacidade de aderir aos parasitos.

d) Os eosinófilos desenvolvem, então, a ação citotóxica, destruindo o tegumento dos parasitos.

Os camundongos infectados com *S. mansoni* apresentam grande aumento da população leucocitária, no peritônio, que chega a ser 5 a 8 vezes maior que a normal; 65% desses leucócitos são macrófagos, que se distinguem dos macrófagos normais dos tecidos apenas por se encontrarem imunologicamente ativados e por desenvolverem atividade citotóxica.

A função ativadora cabe às IgE específicas.

A ativação dos macrófagos aparece antes que os *Schistosoma* amadureçam e comecem a pôr ovos, dando-se mesmo em infecções só com vermes machos. *In vitro*, esses macrófagos ativados destroem esquistossômulos, mesmo na ausência de anticorpos ou de complemento, bastando para isso que possam aderir ao tegumento dos vermes.

Os macrófagos participam até mesmo da resistência inata, não-adquirida, fato que se pôde comprovar *in vitro* colocando-se monócitos periféricos, obtidos de pessoas não-infectadas, em presença de esquistossômulos e observando-se a destruição de uma parte dos parasitos.

A eficácia dos mecanismos defensivos do hospedeiro é compensada, em certa medida, pelos dispositivos de escape peculiares ao *Schistosoma*, tais como:

a) modificação do tegumento das larvas que, algum tempo depois de formadas, deixam de fixar anticorpos ou complemento;

b) contínua descamação da superfície externa do tegumento heptalaminar dos vermes adultos e sua substituição por novas capas de membrana celular, formadas na superfície interna;

c) presença de antígenos do hospedeiro (ou de antígenos semelhantes aos do hospedeiro) adsorvidos ou incorporados à membrana do parasito; este fato impede que os vermes adultos sejam reconhecidos como estranhos ao organismo do parasitado.

PATOLOGIA

O quadro inicial e a evolução do processo patológico provocado pelo *S. mansoni*, no organismo do hospedeiro, variam consideravelmente com uma série de circunstâncias, entre as quais devem ser consideradas:

a) a linhagem do parasito, a carga infectante (número de cercárias que penetraram), as condições fisiológicas do material infectante (idade das cercárias, sua vitalidade etc.) e a freqüência com que ocorrem as reinfecções;

b) as características do hospedeiro e seu meio (idade, desenvolvimento, ocupação, nutrição, hábitos e condições de vida etc.), ocorrência ou não de outras infecções anteriores (intensidade destas e intervalos havidos entre elas), grau de imunidade desenvolvida;

c) carga parasitária acumulada ao longo dos anos e duração da infecção.

A **carga parasitária**, que varia para um mesmo indivíduo no decurso do tempo, é, na generalidade dos casos, fator importante para a determinação da gravidade da doença. Nas áreas endêmicas essa carga aumenta com a idade, alcança seu máximo entre os 15 e 20 ou 25 anos e declina em seguida.

Em 128 pacientes brasileiros com hepatosplenomegalia, submetidos à filtração extracorpórea do sangue da veia porta, retirou-se uma média de 749 vermes por paciente. Os doentes com menos de 20 anos tinham carga média superior a 1.000 vermes por pessoa, enquanto aqueles com mais de 30 anos tinham, como média, metade dessa carga.

O curso da doença depende do tipo de reações locais e gerais havidas na fase de invasão; das mudanças trazidas pelo amadurecimento dos vermes e pela oviposição que se segue; bem como da maneira como o organismo do paciente reage à presença dos ovos de *Schistosoma* (ver Pranchas).

Na descrição da doença, vamos distinguir uma fase inicial, ou aguda, e uma fase crônica. Esta divisão, que é muito artificial, tem sobretudo caráter didático.

Fase Aguda (Inicial)

ALTERAÇÕES CUTÂNEAS

A penetração das cercárias pode acompanhar-se de exantema, prurido e outras manifestações alérgicas locais (Fig. 33.5).

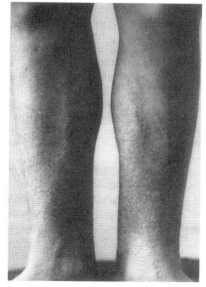

Fig. 33.5 Dermatite cercariana, devida à penetração maciça de cercárias de *Schistosoma mansoni*. (Original do Prof. A. Vianna Martins, Belo Horizonte.)

Algumas horas depois, observa-se infiltração de polimorfonucleares ao redor dos parasitos e nas proximidades dos vasos. Mais tarde surgem linfócitos e macrófagos.

A reação mantém-se dois ou três dias e regride, desaparecendo por último os elementos mononucleares. Os fenômenos são mais intensos nas reinfecções e nos indivíduos hipersensíveis.

ALTERAÇÕES GERAIS

O mesmo processo discreto pode ter lugar no pulmão, durante a migração dos esquistossômulos, ou ao chegarem estes ao fígado. A morte de alguns vermes produz obstrução embólica do vaso e reação inflamatória. A desintegração do parasito costuma provocar necrose do tecido em torno, mais tarde substituída por tecido cicatricial.

Mas, dependendo do número de parasitos e da sensibilidade do paciente, pode desenvolver-se um quadro descrito como **forma toxêmica da esquistossomíase**. Ela ficou bem mais conhecida nos casos graves, quando o diagnóstico pôde ser feito com precisão, ou quando o desfecho fatal permitiu seu estudo na autópsia.

O início é súbito, por volta do 15º ao 25º dia da exposição infectante, quando não existem senão as formas juvenis do parasito. Há febre, eosinofilia, linfadenopatia, esplenomegalia e urticária. Admite-se constituir esta uma forma de reação imunológica, semelhante à doença do soro, e provocada por imunocomplexos.

O fígado mostra um processo de hepatite que não guarda relações topográficas com a presença de vermes e que se agravará, mais tarde, quando começarem a aparecer aí os ovos de *Schistosoma*. Seu volume está aumentado. A esplenomegalia tem características de uma esplenite infecciosa aguda, com infiltração eosinofílica abundante.

As alterações intestinais, também, começam antes da oviposição, chegando a compreender numerosas ulcerações necróticas hemorrágicas da mucosa, com as pequenas úlceras disseminadas por todo o intestino. Depois de aparecerem os ovos e granulomas, ainda assim as lesões presentes estarão em desproporção com a quantidade desses elementos parasitários.

Hipertrofia ganglionar generalizada, aumento das células imunocompetentes e, depois, elevação das gamaglobulinas e inversão da relação albumina/globulina acompanham o quadro toxêmico.

Quando a doença dura mais tempo, encontra-se grande quantidade de ovos, amplamente disseminados em diversos órgãos e envolvidos por reação granulomatosa, quase sempre na mesma fase evolutiva.

O estudo desses casos graves leva a crer que, mesmo nos outros, a esquistossomíase inicial do homem, como a dos animais de experiência, inicia-se com uma hepatite difusa precedente à postura de ovos e devida, portanto, à ação de produtos oriundos dos vermes imaturos. A esplenite aguda e a adenite simples, hiperplásica, devem ser a expressão anatômica de um estado de hipersensibilidade que se instala, primeiro, em função dos produtos dos esquistossômulos, depois dos vermes adultos e, finalmente, dos ovos.

Como resposta local a esse estado, desenvolver-se-ia também a enterocolite aguda difusa.

Fase Crônica

FORMAÇÃO DE GRANULOMAS

A lesão típica e elemento anatomopatológico básico do processo esquistossomótico crônico é o granuloma (ou tubérculo) que se forma em torno dos ovos do parasito. Ele demonstra a importância do ovo como agente patogênico, superando de muito os efeitos nocivos produzidos diretamente pelos vermes adultos.

Apenas metade dos ovos produzidos pelos parasitos alcança a luz intestinal e sai para o meio exterior com as fezes do paciente.

Muitos dos ovos que não conseguem deixar o organismo do hospedeiro, mas evoluem até a produção de miracídio, encontrem-se eles na parede do intestino (ver Pranchas), no fígado (Fig. 33.6) ou em vários outros órgãos, tanto dentro dos vasos como fora, serão imobilizados e envolvidos por uma reação inflamatória.

Inicialmente aparecem em torno dele numerosos macrófagos, seguidos de eosinófilos, linfócitos e alguns plasmócitos — sinais de reação imunológica (Fig. 33.7, *A*). A presença do miracídio induz a acumulação local de polimorfonucleares neutrófilos, dando ao conjunto o aspecto de um microabscesso (Fig. 33.7, *B*). Assim que morrem os miracídios, os polimorfonucleares diminuem.

Os macrófagos, com citoplasma abundante (macrófagos ativados), ficam em imediato contato com o parasito ou com os restos ovulares e, justapondo-se uns aos outros, lembram células de tipo epitelial (que alguns autores chamam de "células epitelióides"). Da fusão desses macrófagos podem resultar massas sinciciais multinucleadas, que abarcam total ou parcialmente os ovos mortos e empreendem a digestão lenta dos restos parasitários: são os **gigantócitos**, elementos característicos da generalidade dos granulomas (Fig. 33.7, *C*).

Nesse conjunto reacional formado, a princípio, quase exclusivamente por células, com predominância de linfócitos e macrófagos, começam a depositar-se fibras reticulares que se dispõem de modo a formar uma trama ou rede aproximamen-

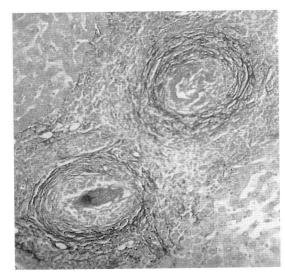

Fig. 33.6 Corte de fígado mostrando a presença de ovos de *Schistosoma mansoni* e granulomas, na fase inicial da esquistossomíase.

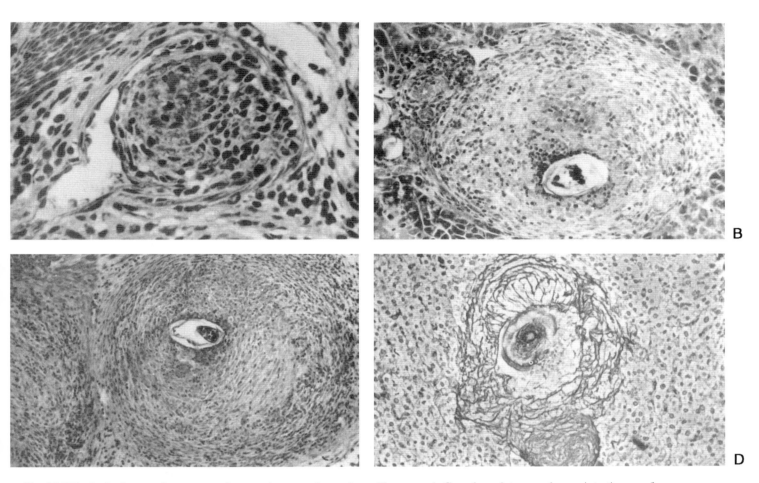

Fig. 33.7 Evolução do granuloma na esquistossomíase experimental, em *Nectomys*. A. Granuloma intravascular, no intestino, em fase precoce (500 ×; coloração tricrômica). B. Granuloma hepático, em fase exsudativa-proliferativa, tendo no centro um ovo de *Schistosoma mansoni* (200 ×; coloração pelo Giemsa). C. Granuloma intestinal produtivo, com estrutura em camadas concêntricas; junto aos restos parasitários, predominam macrófagos (células epitelióides) e eosinófilos; em seguida fibroblastos e, na periferia, fibrócitos e plasmócitos (125 ×; coloração tricrômica). D. Corte histológico através de um granuloma hepático, para mostrar a disposição das fibras reticulares, com padrão radiado, entre camadas circulares internas e externas (200 ×; coloração reticulina). Ver Pranchas. (Preparações de Rosângela Rodrigues e Silva, feitas no Dep. de Biologia e no Dep. de Patologia, IOC/FIOCRUZ, Rio de Janeiro.)

te esférica, na periferia do tubérculo. Nos cortes histológicos essas fibras mostram-se como formando camadas circulares concêntricas (Fig. 33.7, *D*).

Alguns macrófagos (histiócitos) transformam-se em fibroblastos que se orientam igualmente em camadas concêntricas, em toda a espessura do granuloma, e fabricam abundante quantidade de colágeno, até que, ao término de sua função, passem a fibrócitos (ver Pranchas).

Na medida em que aumentam os fibroblastos, as demais células vão desaparecendo e, por fim, o granuloma esquistossomótico apresenta-se como cicatriz fibrosa de estrutura lamelar, lembrando a disposição das túnicas em um bulbo de cebola (ver Pranchas).

Há tendência à calcificação dos ovos aprisionados nos tecidos. O miracídio logo degenera e é reabsorvido, enquanto as escleroproteínas da casca podem permanecer visíveis ainda por algum tempo.

Em camundongos infectados e tratados na sétima semana, com antimoniais (estibofeno), metade dos ovos depositados nos tecidos é destruída em quatro semanas; mas o processo é mais lento se o tratamento ocorrer depois de 12 ou mais semanas de infecção. Em macacos *rhesus* essa digestão é muito mais rápida, pois a meia-vida dos restos ovulares reduz-se a oito dias. Um ritmo destrutivo rápido traduz-se por menor sobrecarga de ovos nos tecidos e, portanto, por menor fibrose.

Quando injetados na veia de animais imunes, os ovos são destruídos mais depressa que se inoculados em hospedeiros sem imunidade.

Entretanto, a simultaneidade do processo inflamatório em torno de muitos ovos e a contínua produção de mais ovos pelos casais de vermes levam os nódulos fibróticos a confluir, formando extensas áreas cicatriciais que, pouco a pouco, vão alterando a arquitetura dos tecidos onde se encontram.

Os mecanismos que conduzem à produção de granulomas e a importância dos ovos no desencadeamento do processo têm sido estudados experimentalmente, em camundongos, pela injeção intravenosa de ovos de *S. mansoni* na veia caudal do animal e subseqüente observação da resposta inflamatória na rede capilar pulmonar. A resposta é particularmente intensa quando os animais são previamente sensibilizados por inoculação intraperitoneal de ovos do parasito.

Essa reatividade exaltada (reação anamnéstica) pode ser transferida para outro animal, não-imune, com as células do baço ou dos gânglios linfáticos, mas não com o soro imune. Portanto, os granulomas periovulares de *S. mansoni* (e também de *S. haematobium*) parecem devidos essencialmente à imunidade mediada por células.

O estudo do efeito imunossupressor de várias medidas ensaiadas mostra que só exercem ação atenuadora da inflamação granulomatosa aqueles fatores que inibem a hipersensibilidade celular (como, por exemplo, o niridazol, a toxina da cólera, o soro antilinfocítico, a timectomia etc.), sendo inoperantes os soros antineutrófilos e anti-*mu*, o veneno de cobra, a radiação crônica com raios X, a bursectomia (nos pintos) etc.

Granulomas isolados de fígado de animais infectados, e mantidos *in vitro*, demonstraram capacidade de produzir linfocinas, o fator de inibição da migração de macrófagos e o promotor da estimulação de eosinófilos.

As linfocinas produzidas pelos linfócitos do granuloma parecem responsáveis pela atração e manutenção *in situ* dos principais elementos celulares do granuloma: macrófagos e eosinófilos.

Pode-se dizer que, se o ovo de *Schistosoma* é o maior responsável pelo desencadeamento das lesões primárias da esquistossomíase, estas são o resultado da resposta imunológica celular à presença de ovos vivos nos tecidos.

O mecanismo envolvido consiste na sensibilização do sistema imunológico do hospedeiro pelos antígenos solúveis do ovo. Destes, o mais abundante é uma glicoproteína com peso molecular de 50 kDa, a qual parece desempenhar papel preponderante para a reação granulomatosa.

A participação dos eosinófilos, na produção dos granulomas e na destruição dos componentes ovulares, pode ser apreciada dando-se ao animal hospedeiro injeções de soro antieosinófilo. Nestas condições, os camundongos infectados apresentam maior mortalidade, bem como esplenomegalia e hipertensão portal mais acentuadas. A destruição dos ovos nos tecidos torna-se, também, mais lenta que nos animais testemunhas.

Os linfócitos T participam do processo como células colaboradoras da resposta imunológica, mas também como células reguladoras ou moduladoras da reação granulomatosa.

Nos animais com deficiência imunológica (camundongos nu/nu), os granulomas que se formam na oitava semana de uma infecção leve são pequenos, em relação aos de animais normais, e mantêm-se assim todo o tempo. Em animais normais, o tamanho é grande no início da infecção (oitava semana), mas tende a ser menor, em função da idade do parasitismo, sendo nitidamente menores os que se formam em torno dos ovos postos 20 semanas mais tarde.

Esta redução é devida a um fenômeno de dessensibilização endógena, modulada por células T supressoras. A modulação pode, por sua vez, ser suprimida pelo anti-soro específico contra células T. A esplenectomia leva, igualmente, à produção de granulomas maiores que os encontrados em animais normais.

Em pacientes humanos foi possível comprovar o mesmo efeito modulador.

Camundongos privados de linfócitos T e infectados com *S. mansoni* sofrem lesões do parênquima hepático, quando os ovos começam a depositar-se aí. Eles apresentam concentrações elevadas de transaminases no soro, em conseqüência das lesões celulares, podendo estas serem melhoradas se o animal T-deficiente receber soro de outro camundongo normal, com infecção esquistossomótica crônica.

FIBROSE PERIPORTAL

Muitos ovos, ainda que postos nos vasos do intestino, são arrastados pela corrente sangüínea e ficam retidos nos capilares dos espaços porta do fígado.

Aí os granulomas se acumulam, levando ao desenvolvimento de um verdadeiro manguito fibroso em torno das ramificações intra-hepáticas da veia porta (Fig. 33.8). Esta disposição sistematizada do tecido reacional recebe os nomes de fibrose periportal ou de "fibrose em haste de cachimbo de barro" (*clay pipe stem fibrosis*, em inglês) e é característica da esquistossomíase.

A razão pela qual os granulomas conduzem à hipertensão porta, à esplenomegalia e à circulação colateral está no bloqueio da circulação pré-sinusoidal pelo desenvolvimento do tecido fibroso cicatricial, que reduz o fluxo sangüíneo do território drenado pela veia porta.

Esse tecido fibroso pode ser revascularizado, porém os vasos de neoformação são de origem arterial: eles asseguram a oxigenação e a nutrição do parênquima hepático dentro dos limites normais, mas não melhoram a circulação venosa, que chega ao fígado com dificuldade crescente. Normalmente, passa pelo fígado 1,5 litro de sangue por minuto. Deste volume, 75% procedem da veia porta e 25% da artéria hepática.

No fígado, nota-se certo grau de hiperplasia e hipertrofia do sistema fagocítico mononuclear (SFM), cujas células de Kupffer fazem saliência no interior dos capilares sinusóides e exibem grânulos de pigmento castanho-escuro (**hemozoína**), semelhantes ao pigmento palúdico observado na malária crônica. Sua origem é a mesma: resíduo da digestão da hemoglobina pelos parasitos, que foi por estes regurgitado e depois fagocitado pelos macrófagos. A quantidade depende diretamente do número de parasitos e da duração da infecção, pois o organismo do hospedeiro só consegue metabolizar a hemozoína com extrema lentidão.

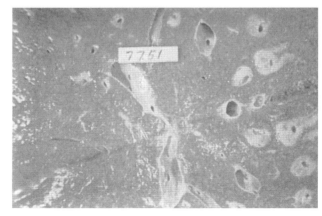

Fig. 33.8 Corte de fígado, apresentando fibrose periportal. (*Meddia*, Amsterdam, Inst. Trop. Royal, 1978.)

Alguns processos degenerativos difusos são atribuídos à disseminação de material antigênico pelo tecido e à conseqüente reação inflamatória, ou a um tipo de reação de hipersensibilidade tardia, que estaria envolvida na progressão da fibrose periportal.

HEPATOSPLENOMEGALIA

O aspecto macroscópico do fígado esquistossomótico é característico: seu volume está aumentado (principalmente no lobo esquerdo) e a superfície apresenta-se semeada de zonas afundadas, que correspondem à situação das cicatrizes fibrosas retraídas, subjacentes.

Com o tempo, as retrações vão formando uma rede de sulcos, em cujas malhas o tecido hepático normal faz saliência. A superfície torna-se bosselada (ver Pranchas e Fig. 33.9).

Uma das conseqüências mais importantes da fibrose do fígado é criar dificuldades à passagem do sangue venoso através desse órgão, como já foi dito. O obstáculo situa-se justamente nos ramos do sistema porta interlobular, envolvidos pela massa de tecido cicatricial periovular.

O resultado é uma hipertensão na veia porta e em todo o território drenado por ela. Essa hipertensão porta acarreta congestão e edema na parede do estômago e dos intestinos, congestão e maior volume do baço, bem como alterações na circulação e atividade fisiológica de outros órgãos abdominais.

O baço aumenta de tamanho — **esplenomegalia** — em parte devido à congestão venosa, mas também em virtude de uma hiperplasia das células do sistema macrófago-linfocitário, com diferenciação plasmocitária e produção de gamaglobulinas, como sucede habitualmente nas respostas à presença de grande quantidade de substâncias antigênicas.

Quando a dificuldade circulatória aumenta e, com ela, a pressão venosa no sistema porta, o sangue abre passagem através das anastomoses que normalmente existem entre os sistemas porta e cava inferior; e entre os sistemas porta e cava superior.

Devido a essa circulação colateral, os vasos abdominais chegam a ficar com diâmetro calibroso e as anastomoses, habitualmente imperceptíveis, tornam-se muito evidentes, principalmente nos vasos abdominais profundos. A pressão portal eleva-se de 1,8 a 4,32 kPa (quilopascal), isto é, de 190 a 440 mm de H_2O.

Na parede do esôfago, a circulação colateral leva à formação de veias varicosas de grande calibre, muito sujeitas a ruptura e hemorragias graves.

Quando se estuda radiologicamente a circulação portal, injetando-se contraste opaco no interior do baço (por punção esplênica), observam-se, nos indivíduos normais e nos casos benignos de esquistossomíase, o enchimento da veia esplênica, da veia porta e de suas ramificações intra-hepáticas e, depois, uma opacificação de todo o fígado (hepatograma) que corresponde à difusão da substância opaca pela rede capilar sinusóide.

Na fibrose esquistossomótica avançada, as veias esplênica e porta mostram-se muito grossas, alongadas e sinuosas, e o contraste entra pelos ramos do sistema porta pré-hepático onde a corrente circulatória está invertida: veias mesentéricas superiores e inferiores, veia gástrica e varizes da região fúndica e do estômago; e, ocasionalmente, por uma grande veia paraumbilical, partindo do ramo esquerdo da veia porta (Fig. 33.10).

O tempo de circulação baço-fígado eleva-se de 2 a 3 para 6 a 7 segundos.

Em geral, as principais ramificações intra-hepáticas da veia porta ficam mais grossas e sinuosas, afinando-se rapidamente. Os ramos menores tornam-se escassos e o hepatograma raramente é visível.

Nas formas graves, o padrão da sonografia hepática é característico, com espessamento periportal acentuado, como não se vê em outras condições patológicas.

No sangue as modificações mais salientes, nesta fase da doença, compreendem: aumento do volume sanguíneo, devido principalmente à maior quantidade de plasma e retenção de líquidos no organismo; anemia, leucopenia (com neutropenia e

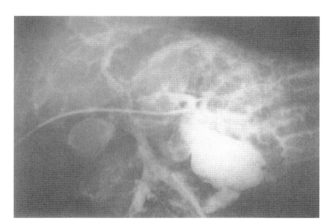

Fig. 33.10 Fígado de uma autópsia feita em portador da forma hepatosplênica de esquistossomíase. Primeiro, foi-lhe injetado contraste mediante cateterismo da veia porta, que permite ver, à direita, ramos tortuosos envolvidos por imagens nebulosas (devidas ao manguito vascular periportal). Depois, o contraste foi injetado na artéria hepática, mostrando uma profusa rede perivascular nos espaços porta (hipertrofia compensadora da artéria hepática). A vesícula biliar é vista à esquerda, sob o cateter ainda presente. A mancha clara, à direita da veia porta, é apenas uma zona de extravasamento do contraste. (Documentação original do Dr. Zilton Andrade, Centro de Pesquisas Gonçalo Moniz, FIOCRUZ, Salvador, Bahia.)

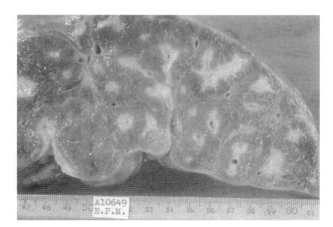

Fig. 33.9 Aspecto macroscópico do fígado em fase avançada da esquistossomíase hepática, vendo-se as cicatrizes fibrosas que se traduzem por depressões e sulcos esbranquiçados na superfície do órgão. (Documentação do Dep. de Patologia da Escola Paulista de Medicina, S. Paulo.)

eosinofilia) e plaquetopenia, que se apresentam isoladamente ou associadas, atribuíveis ao hiperesplenismo. Este pode gerar também infantilismo, devido ao seqüestro de hormônios gonadotrópicos.

Nas fases mais avançadas da doença ocorrem hemorragias digestivas que agravam o quadro geral, aparecendo em conseqüência edemas, derrame cavitário — **ascite** — e as provas de função hepática podem acusar comprometimento do hepatócito. Diz-se, então, que a esquistossomíase atingiu a fase de **hepatosplenomegalia descompensada**.

Devido às sucessivas hemorragias digestivas, às áreas de fibrose, à anóxia do tecido hepático e, por vezes, à associação com o vírus da hepatite B, o órgão torna-se incapaz de cumprir suas funções, podendo levar o paciente à caquexia e ao coma hepático.

LESÕES CARDIOPULMONARES

Do território do sistema porta, alguns ovos são levados até os pulmões, principalmente depois que a fibrose hepática e a hipertensão portal determinarem o desenvolvimento de intensa circulação colateral. Através das vias anastomóticas porto-cava que se abriram, estabelece-se um curto-circuito que facilita o transporte de ovos diretamente das veias intestinais para o pulmão e outros órgãos. Mesmo helmintos podem migrar por esses caminhos.

Retidos nos capilares e precapilares pulmonares, os ovos provocam aí aglutinação de plaquetas, formação de trombos intravasculares e necrose dos vasos. Em torno deles, formam-se granulomas que, também, acabam por perturbar a circulação regional.

Os mecanismos de hipersensibilidade produzem alterações nas paredes dos vasos pulmonares. Arterites, endarterites, oclusões vasculares etc. vão criando obstáculos crescentes que se traduzem finalmente por hipertensão na pequena circulação.

É o coração direito que arcará com o ônus dessa resistência à passagem do sangue pela rede pulmonar. Como resposta à hipertensão, será levado, primeiro, à hipertrofia e, depois, à dilatação, que progredirão até que sobrevenha uma insuficiência cardíaca, de mau prognóstico: é o *cor pulmonale* esquistossomótico.

Nem todos os casos de fibrose pulmonar evoluem para a hipertensão na pequena circulação.

Em alguns pacientes, as áreas de fibrose são recanalizadas por vasos de neoformação e podem dar origem, então, a comunicações diretas arteriovenosas.

O sangue, passando por aí mais facilmente que pelos capilares alveolares, deixa de ser adequadamente oxigenado: é o *shunt* arteriovenoso.

A pressão arterial pulmonar, nestes casos, costuma ser normal e não há sinais de doença cardíaca; ou pode haver sofrimento cardíaco sem hipertensão. No entanto, o paciente apresenta-se cianótico, com os dedos das mãos em forma de baquetas de tambor; as unhas azuladas e convexas. Há hiperventilação alveolar e hipoxemia, devido ao acentuado curto-circuito arteriovenoso.

Esse quadro clínico é conhecido como **síndrome cianótica**.

Nas autópsias, as arterites e outras manifestações cardiopulmonares ocorrem em 15% dos pacientes com esquistossomíase hepatosplênica.

TUMORAÇÕES ESQUISTOSSOMÓTICAS

Tumores lembrando neoplasias são vistos algumas vezes, no intestino, com localizações predominantes no cólon descendente e no sigmóide (em 50% de um grupo de casos estudados no Brasil), no íleo terminal (10,3%) e no intestino delgado (11,4%). Estes tumores podem ser muito grandes e envolver outros órgãos, ou situarem-se nos mesos e epíploons. Podem localizar-se também no aparelho genital feminino ou na medula espinhal.

No intestino, a polipose do cólon, associada a diarréias, a sangramento retal ou a fenômenos obstrutivos, é pouco freqüente.

No Egito, sua incidência chega a 5%, atribuindo alguns autores sua origem à concentração de ovos ou à presença de vermes nas dilatações vasculares do tecido hiperplásico.

LESÕES RENAIS

As lesões renais nada têm de particular, ocorrendo em 12-15% dos casos com hepatosplenomegalia admitidos em hospitais. Elas variam desde ligeiro espessamento do mesângio, sem alterações da membrana basal, até lesões conspícuas, com proliferação celular, glomerulonefrite difusa ou esclerose, causando proteinúria, hipertensão arterial ou insuficiência renal irreversível. A presença de imunoglobulinas e de imunocomplexos pôde ser demonstrada nos glomérulos, em casos humanos e em infecções experimentais de animais.

LESÕES NEUROLÓGICAS

Ovos de *Schistosoma* podem localizar-se no sistema nervoso central sem produzir qualquer sintomatologia, quando em pequeno número e isolados.

Entretanto, lesões do sistema nervoso e de diferentes órgãos, devidas a localizações ectópicas dos ovos ou dos próprios vermes, que aí depositam grande quantidade de ovos, são freqüentemente referidas na literatura médica.

Elas podem ocorrer em qualquer fase da infecção, inclusive nas iniciais com desenvolvimento de granulomas periovulares grandes, necrótico-exsudativos.

Assim se explicam quadros de hipertensão intracraniana, com sinais neurológicos focais; ou de **mielite transversa** rapidamente progressiva, que afeta sobretudo segmentos lombossacros da medula espinhal.

A formação de tumores na medula espinhal causa dores lombares que se irradiam para as pernas, mas que desaparecem quando se instala a paraplegia flácida, com perda dos reflexos e da sensibilidade na metade inferior do corpo, assim como disfunção dos esfíncteres.

A tomografia computadorizada do cérebro e a ressonância magnética da medula óssea têm permitido identificar e localizar tais processos, bem como avaliar o resultado do tratamento, que permite completa recuperação se instituído precocemente.

QUADROS CLÍNICOS

Apesar da gravidade que as lesões esquistossomóticas possam alcançar, a grande maioria dos pacientes só apresenta quadros benignos. Entre estes e os mais sérios, há um espectro contínuo de situações possíveis.

Mas, por razões didáticas e pelo interesse que uma classificação dos casos possa ter para trabalhos epidemiológicos, vamos descrever uma fase aguda e outra crônica da esquistossomíase e distinguir, nesta última, uma série de formas clínicas, na ordem crescente de sua gravidade, ainda que convencidos do artificialismo dessas separações.

Esquistossomíase Aguda

A infecção da maioria dos pacientes, em áreas endêmicas, começa na infância e não se acompanha de sintomas importantes, ou passa sem diagnóstico, tomada por qualquer outra moléstia própria da idade.

O quadro típico da esquistossomíase aguda apresenta-se, não raro, entre os jovens e adultos que visitam as regiões endêmicas e aí se expõem à infecção. Prurido e pápulas eritematosas podem seguir-se à penetração das cercárias, em conseqüência da reação urticariforme local (Fig. 33.5). Mas essa dermatite não é freqüente na população da área endêmica.

Tudo pode começar duas a seis semanas mais tarde, de forma súbita, com febre, mal-estar, dores abdominais e diarréia.

A febre pode ser o único sintoma inicial. Ela é irregular, remitente, podendo chegar a 40°C, com calafrios e suores. Acompanha-se geralmente de cefaléia, prostração, dores pelo corpo, anorexia, náuseas e algumas vezes tosse.

As evacuações, por vezes precedidas de cólicas, são de fezes líquidas ou pastosas e podem conter muco e manchas de sangue.

Sinais de hipersensibilidade ocorrem em alguns pacientes sob a forma de urticária, edemas transitórios etc.

Esse quadro, que ocorre também em várias outras doenças infecciosas e parasitárias, pode não sugerir o diagnóstico.

Por outro lado, a concomitância com outras doenças prevalentes na área endêmica tem levado alguns autores a atribuir à esquistossomíase sinais e sintomas que têm outra etiologia.

O período febril dura de alguns dias a algumas semanas, regredindo a sintomatologia toda, ou persistindo parte das manifestações clínicas por mais um ou dois meses.

Em outros casos, os sintomas são vagos, predominantemente abdominais, com pouca febre ou sem ela. O exame físico vai encontrar um abdome distendido e doloroso, principalmente à palpação dos cólons. Fígado e baço podem estar aumentados e dolorosos ao exame. Costuma haver micropoliadenite.

O quadro hematológico é de leucocitose moderada, com intensa **eosinofilia** que chega, por vezes, a níveis entre 25 e 50% dessas células. As provas de função hepática podem estar alteradas; as gamaglobulinas do soro já se apresentam elevadas, havendo ou não redução das soro-albuminas.

Nas formas mais graves, com hepatosplenomegalia, a sonografia pode revelar um quadro característico de espessamento periportal, que não é encontrado em outras patologias.

Os ovos de *Schistosoma mansoni* aparecem nas fezes por volta da sexta semana, após a infecção.

Esquistossomíase Crônica

FORMA INTESTINAL

Depois da fase aguda, os sintomas regridem, permanecendo a maioria dos pacientes assintomáticos.

As manifestações clínicas podem aparecer mais tarde devido, sobretudo, às repetidas exposições do paciente a reinfecções, nos focos endêmicos, com aumento da carga parasitária.

Coincidindo com a eliminação de ovos do parasito, começa um período em que as manifestações clínicas da doença são predominantemente, senão exclusivamente, intestinais.

Muitas vezes a história do paciente começa nessa fase. A maioria dos casos que procuram o médico por queixas relacionadas com a esquistossomíase é catalogável nessa categoria.

Os sintomas são geralmente vagos: perda de apetite e dispepsia, com desconforto abdominal, sensação de plenitude gástrica e pirose, acompanhados de um quadro intestinal muito variável, onde os pequenos surtos diarréicos se intercalam em períodos com evacuações normais, ou outros de prisão de ventre. Flatulência, dolorimento abdominal, astenia, certo estado de depressão ou de irritabilidade nervosa molestam, por vezes, os pacientes.

Há os que se queixam de fortes diarréias ou mesmo de disenteria, pois eliminam sangue nas fezes. Cólicas intestinais e tenesmo retal indicam o grau de comprometimento das últimas porções do intestino grosso (retossigmoidite). Há também astenia e emagrecimento.

O exame físico pouco revela, além de cólons dolorosos. Mas a retossigmoidoscopia mostra que a mucosa está edemaciada e congesta, com pontos brancos ou amarelados correspondentes aos granulomas; pequenas ulcerações que sangram ou lesões mais extensas podem estar presentes.

O exame de fezes é quase sempre positivo, bastando insistir nele para que apareçam os ovos de espinho lateral.

As provas de função hepática são geralmente normais e o hemograma acusa eosinofilia pequena, média ou grande.

O exame radiológico não acrescenta a isso muitas informações, confirmando o diagnóstico de colite mucosa do tipo espástico.

FORMA HEPATOINTESTINAL

A laparoscopia e a punção biópsia do fígado já revelam a presença de lesões hepáticas discretas na forma intestinal, acima descrita, razão pela qual sua diferença com a forma hepatointestinal é, apenas, de natureza quantitativa.

As queixas dos pacientes são as mesmas, talvez mais acentuadas, pois seu substrato anatomopatológico é constituído por lesões mais extensas, principalmente no fígado. Este é palpável abaixo do rebordo costal, com borda fina ou romba, de consistência vária (Fig. 33.11). Os demais exames clínicos não diferem dos da forma anterior.

FORMA HEPATOSPLÊNICA

Pacientes crônicos e com cargas parasitárias pesadas apresentam, a partir da segunda ou terceira década, progressivo envolvimento do fígado e do baço como órgãos mais atingidos pela doença. A fibrose periportal nunca é encontrada abaixo dos seis anos de idade.

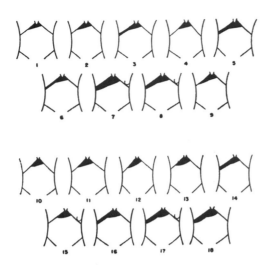

Fig. 33.11 Projeção do fígado, abaixo do rebordo costal, em 18 pacientes esquistossomóticos com a forma hepatointestinal da doença. Os nove primeiros apresentavam o fígado com superfície lisa; os demais, com superfície irregular e sulcos. (Segundo Polak, Montenegro *et al.*, 1959.)

Há casos oligossintomáticos ou com sintomas que não se afastam muito dos observados nas modalidades clínicas intestinal e hepatointestinal.

O déficit orgânico, em alguns pacientes, manifesta-se apenas por ocasião de uma sobrecarga, representada eventualmente por excessos alimentares, trabalho exaustivo ou outras circunstâncias desfavoráveis.

Queixam-se eles de má digestão, sensação de plenitude gástrica após as refeições, flatulência e dor abdominal muito vaga, difusa; referem azia e eructações. Há pessoas que são levadas a evitar determinados alimentos. Inapetência e emagrecimento são freqüentes. Desânimo, indisposição geral, irritabilidade e nervosismo, também.

Alguns pacientes percebem a presença de uma tumoração no abdome, em geral no hipocôndrio esquerdo. O exame físico confirma o fato. O baço e o fígado estão muito ou pouco aumentados de volume (Fig. 33.12), podendo haver aumento do baço (comprovado pelo imageamento) sem que ele se projete abaixo do rebordo costal. Sente-se nitidamente, à palpação, a borda do fígado, de consistência aumentada, e sua superfície que ora parece lisa, ora bosselada. O aumento do fígado varia muito, tendendo a diminuir nas fases avançadas da doença, em vista da própria fibrose. Ele é, às vezes, doloroso. O aumento de volume do órgão costuma afetar mais seu lobo esquerdo.

A esplenomegalia costuma ser mais acentuada que a hepatomegalia. A extremidade anterior do baço palpável (geralmente mesmo sem inspiração) pode alcançar o nível da cicatriz umbilical ou ultrapassá-lo (Fig. 33.12: casos 22, 25, 26 e 27).

Sua consistência é dura, a superfície lisa ou finamente irregular, quase sempre indolor à palpação (ver Pranchas).

Na esquistossomíase hepatosplênica, predominam as manifestações decorrentes da hipertensão porta. Clinicamente, isso se traduz pela presença de **varizes esofagogástricas**, cuja ruptura é responsável por hemorragias em geral graves e, algumas vezes, fatais. A hematêmese é uma das manifestações clínicas importantes e, em geral, guarda relação com o grau de hipertensão porta. Ela pode ocorrer sem sinais prodrômicos, ou ser precedida de desconforto epigástrico e astenia. Ocasionalmente, é desencadeada pela ingestão de comprimidos de aspirina.

A hemorragia costuma acompanhar-se, no dia seguinte, de febre, evacuações com aspecto de borra de café (melena) e, mais tarde, se as perdas sangüíneas foram importantes, de anemia, edema e ascite. A hematêmese pode ser fulminante mas, na maioria dos casos, ela se repete ao longo dos anos. As epistaxes não são raras.

A laparoscopia mostra superfície do fígado muito bosselada, ficando as saliências do tecido normal cercadas por sulcos cicatriciais de fibrose. Veias dilatadas e circulação colateral são visíveis na superfície interna da parede abdominal, mesmo quando externamente não existam sinais dessa circulação vicariante.

A anemia, constante nesta fase, é agravada pelas hemorragias. Vimos que há tendência a leucopenia e plaquetopenia. As desordens da coagulação sangüínea incluem tempo de protrombina anormal e atividade fibrinolítica aumentada.

A redução das albuminas séricas é atribuída tanto à síntese deficiente como à diluição, por aumento do volume de plasma. As gamaglobulinas estão aumentadas.

Na forma **hepatosplênica descompensada** o quadro clínico é caracterizado por sua gravidade: grande tendência às hemorragias, ascite, edemas. Aparecem circulação colateral superficial (Fig. 33.13) e manifestações de insuficiência hepática pronunciada, com provas funcionais denunciando reduzida capacidade fisiológica do fígado.

FORMA CARDIOPULMONAR

É uma decorrência das condições hemodinâmicas observadas na esquistossomíase hepatosplênica e, portanto, raramente vem dissociada do quadro geral desta última.

Tosse, quase sempre seca, ou com secreção viscosa e, por vezes, laivos de sangue, é toda a sintomatologia pulmonar em alguns casos. Mas, em outros, há febre e sinais de bronquite ou, mesmo, de broncopneumonia.

Manifestações alérgicas, sob a forma de crises asmáticas, podem surgir nesse período.

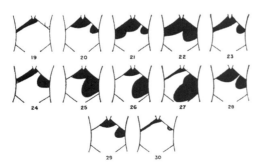

Fig. 33.12 Projeção do fígado e do baço, abaixo do rebordo costal, em 12 pacientes com a forma hepatosplênica da esquistossomíase mansônica. Em todos os casos, os exames mostraram fígado com superfície bosselada, hipertensão porta e varizes esofagianas, além da esplenomegalia. (Segundo Polak, Montenegro *et al.*, 1959.)

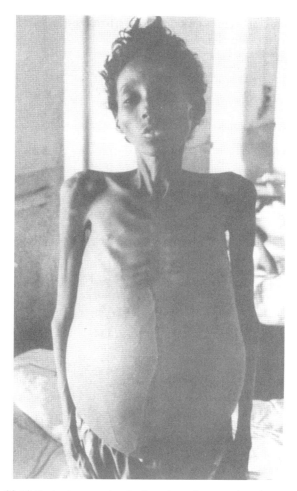

Fig. 33.13 Paciente com circulação colateral, no qual se destacam as veias superficiais da parede abdominal e torácica, muito dilatadas. (Foto OMS/Dr. K. Mott, Genebra.)

Também há casos sem sintomas de localização pulmonar, evoluindo silenciosamente, até que se instale um quadro de insuficiência circulatória: dispnéia, a princípio ligeira e progressivamente mais grave, palpitações, tonturas, tosse ligeira ou com escarros hemoptóicos.

Quando sobrevém a descompensação cardíaca, notam-se: estase nas veias jugulares, congestão hepática e pulmonar, edemas generalizados e aumento da dispnéia. Pode haver cianose, pouco pronunciada, entretanto. O quadro clínico é o de *cor pulmonale*.

Ao exame físico, constatam-se intensificação e desdobramento da segunda bulha cardíaca, no foco pulmonar, sinais de hipertensão na pequena circulação. A dilatação da artéria pulmonar pode dar lugar a um sopro diastólico.

Radiologicamente, vêem-se alterações arteriais (dilatação e sinuosidade dos vasos) nos pulmões, aumento da área cardíaca devido ao ventrículo direito e à aurícula correspondente, com proeminência do cone e do tronco da artéria pulmonar.

O cateterismo cardíaco mostra que nas primeiras fases há hipertensão apenas na artéria pulmonar e a atividade cardíaca é normal. Depois da descompensação, aumentam os valores da pressão no ventrículo direito, na aurícula direita e nas veias cavas. O tempo de circulação venosa está aumentado.

O eletrocardiograma é normal, até que apareça hipertrofia ventricular direita. A onda P está geralmente ausente e o complexo QRS tem baixa voltagem, em contraste com os achados em casos de *cor pulmonale* associados a outras doenças do parênquima pulmonar.

A síndrome cianótica, devida a fístulas arteriovenosas (*shunt* arteriovenoso pulmonar), raramente se apresenta na esquistossomíase mansônica hepatosplênica. Quando ela ocorre, os pacientes, que geralmente são jovens, queixam-se de cansaço fácil, de dispnéia aos esforços, tonturas e vertigens. Os dedos em baqueta de tambor mostram unhas azuladas e convexas. Não há elevação da pressão na pequena circulação, nem costuma haver insuficiência cardíaca.

Esquistossomíase Associada a Outras Infecções

Salmonelose Septicêmica Prolongada. Nas áreas endêmicas da esquistossomíase, constatou-se que o quadro clínico das salmoneloses e de outras infecções por enterobactérias sofre modificações importantes, com tendência para a cronicidade e o agravamento das alterações hepatosplênicas, quando o paciente apresenta dupla infecção.

O fato é atribuído à colonização das enterobactérias no tubo digestivo dos helmintos e em seu tegumento, que assegura a manutenção de um quadro septicêmico crônico.

Contribuem para isso, também, as alterações que a esquistossomíase provoca no sistema imunológico, reduzindo a capacidade de defesa do paciente frente aos agentes bacterianos.

Se houver hipertensão porta, boa parte do sangue que vem dos intestinos é desviada pela circulação colateral e deixa de passar pelo filtro hepático que deveria impedir o acesso das bactérias à circulação geral.

Essa complicação ocorre de preferência no sexo masculino, entre as idades de 10 e 30 anos. Clinicamente, observa-se: febre irregular (geralmente acima de 38 ou 39°C) e de longa duração (muitos meses), diarréia, dores abdominais, hepatosplenomegalia acentuada, perda de peso e mau estado geral.

Há formas leves, que permitem ao paciente manter suas atividades cotidianas, e formas especiais com comprometimento renal (albuminúria, infecção bacteriana, edemas). Essas salmoneloses respondem mais favoravelmente a um tratamento da esquistossomíase que aos antibióticos.

Associação com *Staphylococcus aureus*. Foram descritos casos de abscesso piogênico do fígado que poderiam estar relacionados com: baixa da resistência imunológica, altos níveis de IgE ou a presença de necroses hepáticas devidas aos ovos ou parasitos, segundo sugerem alguns experimentos com animais de laboratório. Na esquistossomíase aguda, um estado de hipersensibilidade e atopia freqüente manifestam-se na dermatite cercariana, urticária e angioedema, com taxas elevadas de IgE que estimulam os mastócitos para produzir histamina e leucotrienos. Esses mecanismos talvez estejam envolvidos na produção de abscessos piogênicos pelo *S. aureus*.

Hepatite B. Em estudos hospitalares tem-se constatado que os pacientes com esquistossomíase hepatosplênica apresentam com maior freqüência o antígeno HBsAg, dessa virose. A asso-

QUADRO 33.1 Número de óbitos por esquistossomíase ocorridos anualmente no Brasil, no período 1999-2004, segundo as Regiões e Estados da Federação

ESTADOS	1999	2000	2001	2002	2003	2004
Brasil	446	484	583	568	464	519
Região Norte	10	7	1	4	3	5
Rondônia	7	4	1	4	3	5
Pará	–	2	–	–	–	–
Tocantins	3	1	–	1	–	–
Região Nordeste	289	323	385	394	315	328
Maranhão	4	5	11	2	7	2
Piauí	–	–	–	1	1	–
Ceará	5	7	8	7	2	9
Rio Grande do Norte	5	2	3	5	4	7
Paraíba	8	8	7	9	18	14
Pernambuco	135	158	136	141	176	202
Alagoas	75	93	165	193	62	47
Sergipe	10	8	11	3	10	13
Bahia	47	42	44	33	35	34
Região Sudeste	134	138	178	157	134	176
Minas Gerais	34	43	52	65	46	56
Espírito Santo	13	9	9	8	9	9
Rio de Janeiro	11	13	16	22	12	13
São Paulo	76	73	101	62	67	98
Região Sul	5	5	5	4	5	4
Paraná	4	3	4	4	4	4
Santa Catarina	–	1	1	–	–	–
Rio Grande do Sul	1	1	–	–	1	–
Região Centro-Oeste	8	11	14	8	7	6
Mato Grosso do Sul	1	1	–	1	–	3
Mato Grosso	1	5	6	1	1	–
Goiás	3	2	5	2	5	–
Distrito Federal	3	3	3	4	1	3

Fonte: MS/SVS/DASIS – Sistema de Informações sobre Mortalidade – SIM.

ciação com o vírus da hepatite B pode estar relacionada com o desenvolvimento das formas mais graves de comprometimento hepático na infecção esquistossomótica, com icterícia, ascite irredutível e falência hepática.

Mortalidade por Esquistossomíase no Brasil. Como se pode ver no Quadro 33.1, o número de óbitos devidos a esta parasitose pouco variou no período entre 1999 a 2004, permanecendo sempre em torno de 500 óbitos por ano, em que pesem os programas de controle e tratamento vigentes (ver Pranchas).

DIAGNÓSTICO

Os quadros clínicos que esboçamos podem sugerir o diagnóstico de esquistossomíase mansônica, mormente se o paciente vive ou procede de uma zona endêmica, ou se ele refere ter estado em contato com águas de um foco de transmissão conhecido.

A palpação de um fígado aumentado e duro ou bosselado e de um baço palpável, mesmo sem inspiração, devem alertar para a possibilidade desta doença. Nos pacientes hospitalizados, inúmeras outras causas podem produzir hépato- e/ou esplenomegalia, como por exemplo leucemia, policitemia vera, linfoma, alcoolismo, malária, leishmaníase visceral, toxocaríase, hemopatias, hepatites virais etc. No campo, um baço palpável nem sempre é encontrável.

Autores há que consideram haver superestimação da freqüência das formas hepatosplênicas da esquistossomíase, nas áreas endêmicas, por confusão diagnóstica com outras causas etiológicas, o que requer a exclusão dos outros processos patológicos para se atribuir a hepatosplenomegalia ao *Schistosoma*.

Dada a inespecificidade e a inconstância dos sinais e sintomas da doença, somente provas laboratoriais e ultra-sonografia podem fornecer elementos seguros para justificar o diagnóstico.

Dispõe-se para isso de dois tipos de exames laboratoriais:

a) demonstração da presença de ovos do parasito nas fezes ou nos tecidos do paciente, usando técnicas como a ovo-helmintoscopia, a eclosão miracidiana ou a biópsia retal;

b) realização de provas imunológicas.

Métodos Parasitológicos

EXAME DE FEZES

Por sua simplicidade e objetividade, é o principal método de diagnóstico da esquistossomíase mansônica e praticamente o único atualmente em uso, nos exames de rotina. Os ovos de *S. mansoni* são grandes e característicos, dispensando outros recursos para sua visualização, além do microscópio comum (Figs. 31.5 e 32.6).

As dificuldades que possam ser encontradas consistem em:

a) ausência de ovos, no período inicial (pré-patente) da infecção, o qual dura em geral 4 a 6 semanas; e nas infecções unissexuais, quando não haverá oviposição;

b) ausência de ovos após a medicação, quando esta for insuficiente para a cura, mas efetiva para provocar a suspensão da oviposição pelas fêmeas, temporariamente intoxicadas e atrofiadas (durante um ou mais meses);

c) escassez ou inconstância da eliminação de ovos, nas infecções leves e nos casos crônicos (devido à fibrose intestinal).

Nos dois primeiros casos (a e b), há que repetir o exame com intervalos razoáveis (ou utilizar técnicas imunológicas). No terceiro (c), basta insistir, repetindo o exame em dias diferentes, várias vezes, ou utilizando técnicas que empreguem maior volume de fezes.

Método de Lutz. Também denominado método de Hoffman, Pons & Janer, é uma técnica de sedimentação espontânea da matéria fecal diluída em água, para concentrar os ovos de helmintos. Consiste em desfazer na água uns 5 gramas de fezes ou mais; coá-las, através de gaze, em um cálice cônico para sedimentação e completar seu volume com água. As partículas mais densas, entre as quais estão os ovos de *Schistosoma*, coletam-se rapidamente no fundo (vértice) do cálice. Recolher com pipeta Pasteur a porção inferior do sedimento para exame ao microscópio, entre lâmina e lamínula.

Além de muito econômico, a possibilidade de utilizar amostras fecais bem maiores que com outros métodos torna-o recomendável quando a eliminação de ovos pelos pacientes é muito pequena. Também quando se quer comprovar se os ovos estão vivos, ao serem expulsos, o que indica infecção ativa.

Método de Stoll para a contagem de ovos. Técnica que permite calcular a quantidade de ovos eliminados pelo paciente, em um exame de fezes, e estimar assim, aproximadamente, a carga parasitária (antes que a fibrose intestinal venha a interferir significativamente na expulsão dos ovos).

A descrição detalhada da técnica encontra-se no Cap. 64.

Método de Kato. É, ainda, o mais utilizado nos serviços de saúde, principalmente com as modificações que o tornaram uma técnica semiquantitativa (método de Kato-Katz).

Ele tem por fundamento a clarificação de uma pequena amostra fecal (41,7 mg) por uma mistura de glicerina e água (a 50%) que impregna lamínulas recortadas em celofane molhável (que pernoitaram previamente na mistura glicerinada). Após uma ou mais horas de contato, a glicerina clarifica as fezes, facilitando a visualização dos ovos de *Schistosoma*.

Inconvenientes deste método são a baixa capacidade de encontrar os ovos nas infecções leves (só detectando 1/3 dos casos positivos quando o paciente elimina 10 ou menos ovos por grama de fezes (nas infecções leves iniciais ou em pacientes que pouco se expõem ao risco de infecção) ou nos casos crônicos (com fibrose intestinal pronunciada).

A clarificação apaga a estrutura do ovo, não permitindo saber-se se ele estava vivo ou morto. Não se aplica pois para o controle de cura.

Nos trabalhos de epidemiologia e de campo, onde os pacientes são examinados em geral uma só vez, muitos deles constituem falsos negativos, ficando ignorados para a quimioterapia, mas continuando a contaminar o meio com suas fezes portadoras de ovos vivos. Isto é, a manter o ciclo de transmissão da esquistossomíase, com o que, mesmo os pacientes tratados, voltarão a reinfectar-se.

Seu uso rotineiro é também responsável por ocultar as infecções por outros parasitos, como os ancilostomídeos, enteróbios, estrongilóides, várias tênias e os cistos de protozoários, que desaparecem com a técnica de Kato.

Um método, portanto, que deveria ser definitivamente abandonado, para uso em saúde pública, onde em geral não se podem repetir exaustivamente os exames.

ECLOSÃO DE MIRACÍDIOS

A amostra fecal (alguns gramas) deve ser lavada, previamente, várias vezes em solução salina isotônica e, depois, colocada em um frasco ou tubo com água filtrada (ou fervida, para eliminar ciliados eventualmente presentes). Ao fim de alguns minutos ou de algumas horas, os miracídios que eclodiram dos ovos de *Schistosoma* poderão ser vistos a olho nu, ou através de uma lente simples, graças à sua movimentação no meio líquido (ver técnica no Cap. 64). Esse método, tão eficiente quanto a pesquisa de ovos, tem a vantagem de dispensar o uso de microscópio. Ele só é positivo enquanto os parasitos estiverem vivos e ovipondo, bastando para o diagnóstico um único miracídio em movimento. Por isso costuma ser associado a outras técnicas ovo-helmintoscópicas, quando se quer ter um critério mais seguro de cura, após tratamento dos pacientes.

BIÓPSIA RETAL

Só é usada em situações especiais. Durante um exame retoscópico, retiram-se com pinça de biópsia fragmentos da mucosa intestinal em diferentes pontos das válvulas de Houston.

Depois de lavados, os fragmentos são comprimidos entre lâminas de microscopia e examinados ao microscópio (Fig. 33.14). Em sua espessura vêem-se perfeitamente os ovos ima-

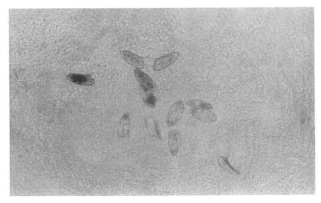

Fig. 33.14 Aspecto apresentado pelos ovos de *Schistosoma mansoni* em um fragmento de mucosa intestinal obtido por biópsia retal de um paciente e examinado sem coloração. (Documentação da Dra. Dirce Bonfim, Hospital Universitário Pedro Ernesto, UERJ, Rio de Janeiro.)

turos ou maduros, vivos ou mortos, e eventualmente a reação granulomatosa que os envolve.

A biópsia, com retossigmoidoscopia, sendo uma técnica invasiva e muito incômoda para os pacientes, não costuma ser recomendada para o diagnóstico da esquistossomíase.

Métodos Imunológicos

O ovo, a cercária, o esquistossômulo e os vermes adultos produzem numerosas substâncias antigênicas que se difundem no meio, ou que são libertadas quando os parasitos morrem, levando o organismo do hospedeiro a produzir anticorpos muito variados.

Essas respostas imunológicas costumam instalar-se precocemente, havendo anticorpos que podem ser detectados mesmo uma semana depois da infecção, como se constata em estudos experimentais.

Os métodos imunológicos de que dispomos, hoje, para o diagnóstico da esquistossomíase procuram demonstrar a presença de alguns desses anticorpos específicos e, assim, levantar a suspeita de infecção do paciente por *Schistosoma mansoni*. Eles são pouco usados nos serviços de rotina, justificando-se apenas quando, em áreas de reduzida prevalência e cargas parasitárias muito pequenas, baixa consideravelmente a eficiência dos exames parasitoscópicos.

Além do mais, os resultados das provas imunológicas podem permanecer positivos durante muito tempo (até mesmo anos), depois da cura medicamentosa ou espontânea, não servindo, portanto, para justificar um novo tratamento, ou para comprovar a eficácia da medicação que tenha sido prescrita ao paciente.

Mencionaremos como tendo interesse, sobretudo para estudos imunológicos, os seguintes métodos:

Reação Periovular. Se, durante 24 horas, os ovos de *S. mansoni* forem incubados com soro de paciente esquistossomótico (inativado previamente a 56°C, por 30 minutos), formam-se ao redor da casca precipitados hialinos, globosos ou alongados.

Além de ovos vivos, podem ser utilizados ovos liofilizados, e as amostras de sangue dos pacientes podem ser colhidas em papel de filtro, o que torna possível a realização da prova em condições de trabalho no campo.

A prova é específica para cada espécie de *Schistosoma* e para a fase ovular, não reagindo os anticorpos aqui envolvidos com cercárias ou vermes adultos. Sua positividade é maior em doentes crônicos que em casos agudos, desaparecendo cerca de oito meses após a cura da infecção. Sua sensibilidade aumenta se associada com a técnica de imunofluorescência.

Reação Cercariana. Quando as cercárias vivas são incubadas à temperatura de laboratório com soro de paciente ou de um animal parasitado, observa-se a formação de uma membrana transparente em torno da larva, decorridas 1 ou 2 horas. Em contraste de fase, vê-se que a cutícula da cercária sofreu um processo de intumescimento, que não mata o parasito nem impede sua movimentação.

Essa prova torna-se positiva precocemente e tende a negativar-se depois da cura espontânea ou medicamentosa da infecção. Ela é sensível e específica, ocorrendo mesmo nos casos de infecção unissexual. Na prática tem o grave inconveniente de exigir parasitos vivos, para sua realização.

Imunofluorescência. A reação de imunofluorescência indireta pode ser feita com o soro de pacientes, colhido em papel de filtro, e utilizando-se como antígeno cercárias ou outras fases evolutivas do parasito.

Cortes de tecidos (por congelação), contendo ovos ou outros materiais antigênicos, também podem ser usados.

O complexo antígeno-anticorpo formado é revelado, em seguida, com um conjugado antiglobulina humana marcado com isotiocianato de fluoresceína. A leitura do resultado faz-se em microscópio com luz fluorescente.

O uso do método é limitado pela complexidade técnica de sua execução e pelo equipamento especializado que requer. Resultados positivos podem ser devidos à exposição do paciente ao ataque das cercárias de esquistossomos de aves ou de outros animais.

Técnica de ELISA. Como outras técnicas imunoenzimáticas, esta mostra-se mais sensível que os métodos precedentes. Antígenos solúveis podem ser adsorvidos em placas de poliestireno (com certo número de escavações). Os soros a testar são aí colocados para a formação de complexos imunes que serão revelados, em seguida, por uma antiglobulina conjugada a uma enzima capaz de produzir reação colorida quando se lhe juntar um substrato adequado.

O uso de antígenos atualmente purificados, alguns dos quais têm sido isolados recentemente a partir de ovos ou de vermes adultos, parece constituir o caminho do aperfeiçoamento desses métodos de diagnóstico imunológico, ainda incapazes de substituir as simples técnicas parasitológicas.

Outras reações imunodiagnósticas, que utilizam radioisótopos como reveladores, ainda que confiram alta sensibilidade para detectar anticorpos específicos, exigem técnicas e equipamentos tão sofisticados que seu uso fica limitado a poucos laboratórios de pesquisa.

Reação Intradérmica. Pacientes infectados podem apresentar, precocemente, uma sensibilização cutânea específica, evidente depois de 4 a 8 semanas do início do parasitismo.

Uma reação imediata e do tipo histamínico desenvolve-se quando se injetam intradermicamente extratos do verme, em qualquer de suas fases evolutivas. A leitura é feita 15 a 20 minutos depois. Considera-se positiva a prova em que a pápula formada, além de crescer e apresentar bordas irregulares, lembrando "pseudópodes", alcançar diâmetro superior a 1 cm (ou área superior a 1,2 cm^2).

A intensidade da reação é maior em adultos que em crianças. As mulheres, principalmente antes da puberdade, reagem fracamente ao teste. Mas ele é bastante sensível, positivando-se em cerca de 90% dos pacientes adultos com esquistossomíase. A positividade persiste após a cura. Os testes falsamente positivos não vão além de 5% do total. Reações cruzadas ocorrem na fascioliáse, na dermatite cercariana e nas infecções por outros trematódeos.

A inoculação do antígeno pode sensibilizar os pacientes que eram negativos, falseando os testes posteriores.

TRATAMENTO

Quimioterapia

As drogas atualmente empregadas no tratamento da esquistossomíase mansônica, se bem que poucas, caracterizam-se por sua alta eficácia e baixa toxicidade.

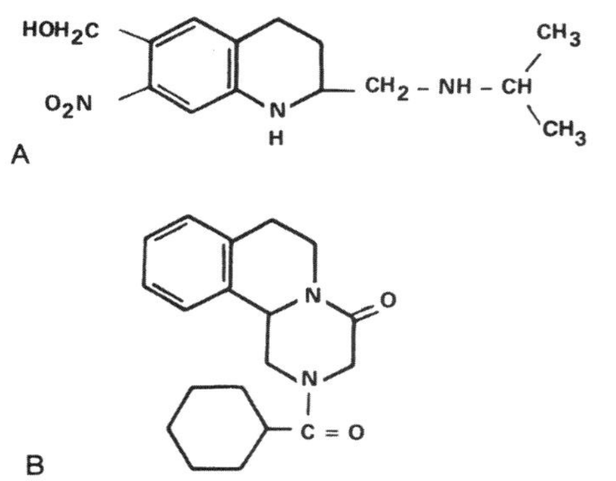

Fig. 33.15 Medicamentos utilizados no tratamento da esquistossomíase mansônica: *A*, oxamniquine (prevalência); *B*, praziquantel.

As contra-indicações limitam-se às que, em qualquer situação terapêutica, decorrem do mau estado geral do paciente, das doenças agudas intercorrentes ou de outros processos graves, a exigir eles mesmos cuidados especiais.

Sendo a esquistossomíase doença de curso crônico e evolução lenta, que não impõe urgência para seu tratamento, recomenda-se aguardar até depois do parto para iniciar-se o tratamento das gestantes.

No entanto, os medicamentos podem ser utilizados sem dificuldades, nos tratamentos de massa, desde que se tenha em conta a posologia recomendada, de acordo com o peso do paciente.

MEDICAMENTOS DISPONÍVEIS

Na atualidade utilizam-se dois medicamentos, apenas, para o tratamento corrente da esquistossomíase mansônica: o praziquantel e a oxamniquine.

Praziquantel. Este produto é uma pirazino-isoquinolina (Fig. 33.15, *B*), apresentando-se como um pó incolor e de gosto amargo.

A droga é absorvida rapidamente, por via oral, alcançando concentração máxima no soro ao fim de 1 ou 2 horas. Sua vida-média é também curta e, somada à dos metabólitos, não vai além de 4 a 6 horas, sendo 90% do produto eliminados dentro do primeiro dia. O praziquantel é apresentado comercialmente em tabletes de 600 mg, sob o nome de Biltricide®.

Ativo contra todos os esquistossomos humanos e os de animais (como *S. mattheei* e *S. intercalatum*), destrói também cestóides, na luz intestinal, provocando vacuolização do tegumento, contração muscular e perturbações do transporte de materiais através da membrana.

O tratamento da esquistossomíase mansônica faz-se com dose única, via oral, de 40 mg/kg de peso do paciente. Nas infestações pesadas, recomenda-se administrar duas doses de 25 mg/kg ou 30 mg/kg, separadas por um intervalo de quatro horas.

A taxa de cura, na esquistossomíase mansônica, com doses de 40 mg/kg, chegou a 78%, em tratamentos feitos no Brasil, e de 70 a 100% em pacientes africanos tratados com dose de 60 mg/kg.

Os efeitos colaterais, decorrentes do uso da droga, são raros e passageiros, consistindo em náuseas, dor epigástrica, diarréia (às vezes com sangue), urticária, cefaléia, tonturas e sonolência. É contra-indicado na cisticercose cerebral.

Oxamniquine. É um derivado das tetraidroquinoleínas (Fig. 33.15, *A*), apresentando-se como um sólido cristalino, de cor laranja-clara e ligeiramente solúvel na água. Encontra-se à venda sob o nome de Mansil® ou Vansil®, em cápsulas de 250 mg ou em xarope contendo 50 mg/ml.

Administrado por via oral, é absorvido prontamente e age sobre as formas adultas do parasito. Menos de 2% da droga são eliminados sem alteração, pela urina, mas o restante é metabolizado rapidamente, sendo os produtos metabólicos inativos eliminados quase integralmente dentro das 12 primeiras horas por via renal (a urina pode adquirir coloração vermelho-alaranjada, por isso).

Nas Américas, é prescrita em dose única, oral, de 15 mg por quilo de peso do paciente. Tomá-la, de preferência, depois de uma refeição. Mas em crianças com menos de 30 quilos, recomendam-se 20 mg/kg de peso, em duas doses de 10 mg/kg cada, tomadas com intervalo de 4 a 6 horas.

As estirpes africanas de *S. mansoni* requerem doses totais de 40 a 60 mg/kg de peso do paciente, divididas em duas a três frações de 20 mg/kg e administradas diariamente.

Um esquema terapêutico capaz de dar 95% de curas, no Sudão, consistiu em duas doses diárias de 15 mg/kg, durante dois dias (total: 60 mg/kg de peso corporal). Mesmo os pacientes não curados apresentam uma redução de ovos, nas fezes, da ordem de 80 a 90%.

O tratamento pela oxamniquine pode selecionar linhagens de *S. mansoni* resistentes a essa droga.

A resistência dos helmintos comporta-se como um caráter mendeliano recessivo e parece depender da falta de produção de uma enzima que converta a oxamniquine em um metabólito ativo. Assim, em pacientes que tendo recebido a medicação correta não se curaram, é conveniente refazer o tratamento com o praziquantel.

O medicamento é bem tolerado, na generalidade dos casos.

Os efeitos colaterais podem ser: sonolência e cefaléia, razão pela qual se recomenda tomar os comprimidos de preferência à noite, depois da refeição; em alguns casos, há náuseas, vômitos ou diarréia.

Entre pacientes com antecedentes neurológicos, raros casos apresentaram excitação mental, alucinações ou convulsões, que regrediram em menos de seis horas.

Depois do tratamento, costuma haver eosinofilia, com pico entre o 7º e o 10º dia, em conseqüência da destruição parasitária e grande liberação de substâncias antigênicas.

O tratamento com oxamniquine tem dado resultado mesmo em casos avançados da doença, com hepatosplenomegalia, e nos casos de polipose do cólon. A droga é ineficaz contra *S. haematobium*, *S. japonicum* e alguns outros esquistossomos de animais.

CRITÉRIOS DE CURA

Os resultados da quimioterapia podem ser avaliados em função dos exames parasitológicos, da evolução clínica ou de outros exames laboratoriais.

O indicador mais utilizado é o exame de fezes, que deve tornar-se negativo por mais de quatro meses, após o tratamento.

Antes desse prazo, a ausência de ovos pode ser devida unicamente à inibição temporária da oviposição das fêmeas intoxicadas; ou ao seu deslocamento para longe da mucosa intestinal, pois o primeiro efeito das drogas costuma ser um bloqueio do metabolismo parasitário, atrofia (sobretudo do aparelho reprodutor feminino), desprendimento e arraste dos vermes pela corrente sangüínea em direção ao fígado ou aos pulmões.

Quando a dose do medicamento não foi suficiente para matar todos os vermes, os sobreviventes recuperam-se, depois de algum tempo, pelo restabelecimento das atividades metabólicas normais, e os parasitos voltam a migrar para as veias da mucosa intestinal, onde recomeça a oviposição, decorridos um ou mais meses.

Recomenda-se repetir os exames de fezes (em duas ou três amostras diferentes) aos quatro meses e mais tarde, até um ano depois da medicação, a fim de comprovar que permanecem sempre negativos. Eventualmente, em casos individuais, a biópsia retal (oograma) poderá ser o melhor indicador.

Os medicamentos são geralmente inativos contra as formas larvárias (esquistossômulos), de modo que, em pacientes reinfestados pouco antes do tratamento, existe a possibilidade de tais formas juvenis escaparem ao efeito terapêutico e transformarem-se, depois, em vermes adultos, reiniciando a eliminação de ovos nas fezes.

O número de ovos por grama de fezes costuma ser muito baixo, nesses casos, tal como sucede quando o tratamento não chegou a destruir a totalidade dos casais de esquistossomos presentes.

A distinção entre essas duas situações é difícil ou impossível, a menos que o paciente encontre-se afastado há meses da área endêmica, ou do risco de reinfecção.

Se ele permanecer em contato com os focos de transmissão da doença, o reaparecimento de ovos nas fezes tanto pode ser devido ao fracasso do tratamento como à reinfecção. Esta última hipótese será a mais provável se o exame parasitológico voltar a ser positivo depois de seis meses da medicação. Aqui, também, a expectativa é de se encontrarem poucos ovos nas fezes.

Quando a cura parasitológica não for de 100%, a redução acentuada do número de ovos por grama de fezes indica melhora do paciente, que deverá traduzir-se clinicamente pela redução da sintomatologia ou, mesmo, nos casos mais favoráveis, pela volta às condições normais de saúde.

Evidentemente, mesmo a cura parasitológica completa pode não eliminar todas as seqüelas de uma forma crônica avançada. Mas é de esperar, quase sempre, melhora sensível.

Caso os pacientes devam ser tratados novamente, para completar a cura, recomenda-se utilizar de preferência um medicamento diferente do utilizado anteriormente, mormente se a primeira droga foi oxamniquine.

Como resultado do tratamento e de outras medidas de controle, além da forte urbanização da população, a prevalência da esquistossomíase, no Brasil, baixou de 9,79% em 1980 para 8,37% em 1990; 6,66% em 2000 e 6,08% em 2004, ainda que essas taxas tenham oscilado muito, com picos elevados em 1993 (11,64%) e em 1997 (10,39% positivos).

O número de óbitos registrados devidos à esquistossomíase baixou de 834 em 1980 para 550 em 1990; 484 em 2000 e 463 em 2003; ou seja, o coeficiente específico de mortalidade (por 100.000 hab.) para esquistossomíase baixou de 0,70 em 1980 para 0,26 em 2003, com fortes oscilações anuais (segundo a Secretaria de Vigilância em Saúde (MS/SVS).

34

Schistosoma haematobium e *Esquistossomíase*

INTRODUÇÃO
O PARASITO
RELAÇÕES PARASITO-HOSPEDEIRO
   Infectividade e resistência
PATOLOGIA
   Lesões do aparelho urinário
      Bexiga urinária
      Ureteres e bacinetes
      Rins
   Lesões do aparelho genital
   Lesões do sistema cardiopulmonar
   Outros órgãos afetados

QUADROS CLÍNICOS
   Esquistossomíase urinária
      Fase aguda
      Fase crônica
      Complicações e formas ectópicas
DIAGNÓSTICO
   Diagnóstico clínico
   Diagnóstico laboratorial
   Cistoscopia e biópsias
TRATAMENTO

INTRODUÇÃO

O *Schistosoma haematobium* é um trematódeo digenético que parasita o homem e, na fase adulta, tem por hábitat preferencial as veias do plexo vesical. Aí determina uma cistite de curso crônico que pode complicar-se com lesões de outros órgãos, sobretudo do aparelho geniturinário e dos pulmões. Os sintomas mais típicos são: hematúria, polaciúria e dor à micção.

A doença recebe os nomes de **esquistossomíase hematóbica**, ou **vesical**, ou **urinária**, e também **geniturinária**, sendo mais conhecida, em muitos países da Europa e da África, por *bilharziose* (homenagem a T. Bilharz, que, em 1851, encontrou o parasito em autópsias feitas no Egito).

O termo **bilharziose** aplica-se tanto à doença produzida por *S. haematobium* como à devida a *S. mansoni* ou a outras espécies de *Schistosoma*. Entretanto, a necessidade de uniformizar a nomenclatura, em vista das modernas técnicas de difusão, armazenagem e recuperação de informações científicas, fez prevalecer a denominação esquistossomíase (ou, em inglês, *schistosomiasis*) adotada pela OMS.

A esquistossomíase hematóbica é encontrada em quase todos os estados africanos, tanto ao norte do Saara, como ao sul, com alta prevalência no Egito, nos países ocidentais e orientais da África tropical e no sudeste desse Continente (ver o Cap. 35). Outras regiões endêmicas encontram-se na Ásia, sobretudo na Síria, no Líbano, no Iraque, no Irã, na Arábia Saudita e no Iêmen. Na Índia, há um pequeno foco na localidade do Gimvi (Distrito de Ratnagiri, Maharashtra) e, dada a raridade de casos humanos, suspeita-se de infestação por alguma espécie própria de animais silvestres e não por *S. haematobium*.

O PARASITO

Os Vermes Adultos. Nesta fase, *Schistosoma haematobium* é maior que *S. mansoni*, com o qual se parece bastante. O macho mede 10 a 15 mm de comprimento, por 0,75 a 1 mm de largura, e tem o tegumento recoberto por delicados tubérculos, se comparados aos encontrados em *mansoni*. No intestino do verme, a porção terminal (ceco) inicia-se na altura do meio do corpo. O número de testículos reduz-se a 4 ou 5, sendo porém mais volumosos que os de *S. mansoni* (ver o Quadro 32.1).

A fêmea é longa e fina (16 a 26 mm de comprimento por 0,25 mm de largura). Tem ovário único, situado no terço médio do corpo, razão pela qual o tubo uterino é bem mais longo que em *S. mansoni* e pode conter 10 a 60 ovos em via de embrionar.

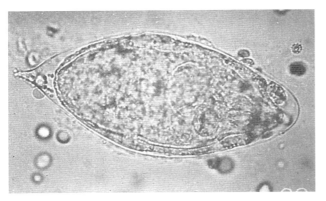

Fig. 34.1 Ovo de *Schistosoma haematobium* observado ao microscópio, em exame de sedimento urinário. Mede 80 a 180 mm de comprimento e, como os ovos de *S. bovis* e de *S. intercalatum*, possui um espinho terminal.

Os Ovos. Caracterizam-se por medir 80 a 180 mm de comprimento e possuir um espinho terminal, isto é, alinhado sobre o eixo maior do ovo (Fig. 34.1).

São menores que os de *S. intercalatum* (140 a 240 mm de comprimento) ou de *S. mattheei* (120 a 280 mm de comprimento), todos com espinho terminal. Distinguem-se dos ovos de *S. bovis* quer pelo tamanho destes (130 a 260 mm) como pela forma, que nos parasitos do gado apresenta os extremos mais delgados que o terço médio (Fig. 31.5).

Enquanto *S. bovis* só excepcionalmente infecta o homem, *S. intercalatum* e *S. mattheei* o fazem freqüentemente, em determinadas regiões africanas, aparecendo os ovos tanto na urina como nas fezes.

Schistosoma haematobium tem por hábitat, quase sempre, as vênulas do plexo vesical, onde são feitas as desovas. Os ovos acumulam-se na mucosa e submucosa (Fig. 34.2) e saem normalmente com a urina dos pacientes. No entanto, os vermes podem ter outras localizações, no aparelho geniturinário, ou em ramificações das veias mesentéricas, depositando então seus ovos na mucosa intestinal. Neste caso, eles são também expulsos com as fezes do paciente.

Estima-se que uma fêmea produz 50 a 550 ovos por dia (com médias situadas entre 300 e 400 ovos diários), dos quais talvez mais de metade fiquem retidos nos tecidos do hospedeiro. Mesmo os ovos maduros e viáveis não eclodem, enquanto se encontrarem na urina. Mas desde que entrem em contato com um meio hipotônico, não tardam a intumescer e romper-se, libertando o miracídio.

Apenas os ovos lançados diretamente na água de coleções hídricas superficiais, quando eventualmente os indivíduos parasitados aí venham a urinar, são os que asseguram a propagação da infecção e a sobrevivência da espécie, caso encontrem os moluscos hospedeiros adequados.

Miracídios. Morfologicamente parecidas com as de *S. mansoni* (ver o Cap. 32 e a Fig. 32.8), estas larvas põem-se imediatamente a nadar na água, movidas pelo batimento ciliar de seu revestimento epitelial. Elas percorrem trajetos retilíneos ou descrevem grandes círculos, mas podem mudar subitamente de direção.

O miracídio de *S. haematobium* não apresenta o acentuado fototropismo dos de *S. mansoni* e tende a dirigir-se para o fundo das coleções líquidas (geotropismo positivo), onde são maiores as probabilidades de encontrar seus hospedeiros intermediários: moluscos pulmonados do gênero *Bulinus* (família Planorbidae).

Quando a densidade miracidiana é grande, eles são capazes de infectar caramujos situados a cinco metros de distância. No laboratório, os moluscos colocados no fundo de um recipiente são infectados em maior proporção que os mantidos junto à superfície ou em posição intermediária, qualquer que seja o nível em que os miracídios forem liberados.

A mortalidade miracidiana atinge um ritmo rápido entre a quarta e a 12ª hora depois da eclosão. Sua capacidade de penetração no molusco reduz-se, também, fortemente nesse período, razão pela qual deve invadir um molusco hospedeiro antes da oitava hora.

Esporocistos. Depois de penetrar no *Bulinus*, o parasito necessita de 5 a 6 semanas para completar sua evolução como esporocisto primário e esporocisto secundário, em condições favoráveis de temperatura. Os esporocistos filhos podem voltar a formar outras gerações de esporocistos que libertam cercárias 34 dias depois, a 28°C.

Cercárias. A saída das cercárias é estimulada pela luz, ocorrendo a partir da quarta hora depois de iniciada a iluminação. A quase totalidade dessas formas infectantes produzidas em um dia deixam o molusco hospedeiro dentro do prazo de 6 horas. A temperatura parece ter sobre o fenômeno uma influência secundária.

O número de cercárias eliminadas por molusco e por dia é muito variável e aumenta geralmente com o tamanho do hospedeiro. Ele oscila em torno de 500, raramente ultrapassando 2.000 por dia.

O poder infectante cai depois de oito horas, devendo a cercária, portanto, encontrar e penetrar em um hospedeiro vertebrado no mesmo dia em que deixou o corpo do molusco, ainda que no laboratório possa manter-se viva durante 48 horas ou mais.

Esquistossômulos. Ao penetrar na pele, graças à atividade de duas glândulas de penetração (produtoras de proteases), o corpo da cercária transforma-se em esquistossômulo, tendo deixado fora sua cauda bifurcada. Modificam-se, desde então, sua estrutura morfológica e sua fisiologia.

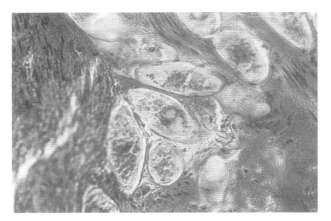

Fig. 34.2 Ovos de *Schistosoma haematobium* depositados na mucosa vesical de um paciente.

Segundo o hospedeiro vertebrado seja mais suscetível ou menos suscetível, uma proporção menor ou maior de esquistossômulos será imobilizada na pele (onde se encontram substâncias inibidoras de proteases) e destruída pelos mecanismos de defesa dos quais participam eosinófilos, macrófagos e mastócitos.

Na pele do hamster, os esquistossômulos permanecem dois ou três dias, depois do que já começam a aparecer nos pulmões. A partir do quarto dia é quando a maioria empreende sua migração para a rede vascular pulmonar, através da corrente circulatória. Entre o quinto e o oitavo dias, os parasitos que superaram a barreira cutânea podem ser coletados no parênquima pulmonar e, depois do nono ou 10º dias, no fígado.

Maturação e Migração dos Adultos. A evolução do *S. haematobium* tem sido estudada *in vivo* e *in vitro*, em meio contendo soro humano.

Aos 14 dias, as fêmeas já podem ser distinguidas dos machos, por sua morfologia, e decorridos 22 dias seu intestino alongou-se para constituir um ceco único. Nos machos, isso ocorre quase uma semana mais tarde. Os testículos já são evidentes no 27º dia, dando-se o acasalamento entre os dias 29 e 31. No oótipo da fêmea, nota-se a formação da primeira casca ovular desde o 53º dia. A oviposição começa por volta dos 65 dias e os ovos aparecem nas dejeções a partir da 10ª semana.

O desenvolvimento dos vermes nas culturas *in vitro* segue paralelamente à observada no hamster, até o 31º dia.

Nas infecções experimentais de macacos (*Papio*), com diferentes estirpes de *S. haematobium*, o período pré-patente foi de 51 dias para a cepa do Egito, 59 para uma da Nigéria e 61 para outra do Irã.

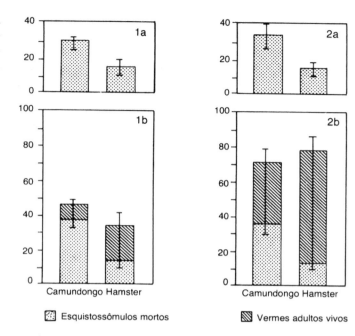

Fig. 34.3 Os gráficos superiores mostram as percentagens de esquistossômulos destruídos na pele, após a infecção experimental do camundongo e do hamster adultos, com cercárias de *Schistosoma haematobium* (**1a**) e de *S. mansoni* (**2a**). Os gráficos inferiores, além de mostrar os mesmos fatos, em outros experimentos, registram a percentagem de vermes adultos recuperados, nesses animais de laboratório: *S. haematobium* (**1b**) e *Schistosoma mansoni* (**2b**). Cada coluna representa a média de 10 determinações. (Segundo Ghandour & Webbe, 1976.)

RELAÇÕES PARASITO-HOSPEDEIRO

Infectividade e Resistência

S. haematobium estabelece com seu hospedeiro vertebrado os mesmos tipos de relação que *S. mansoni* (ver o Cap. 33), exceto quanto à sua localização preferencial no aparelho geniturinário e quanto às conseqüências que daí resultam para a patologia e a clínica.

Em condições naturais, além do homem, ele não infecta outros vertebrados, ou só o faz excepcionalmente. Porém, no laboratório, vários primatas, roedores e marsupiais podem ser hospedeiros experimentais, exibindo graus variados de suscetibilidade. No hamster e no camundongo (*Mus musculus*), cerca de 30 e 15% das cercárias de *S. haematobium* são destruídas na pele, respectivamente, mas apenas 18,6 e 8% dos parasitos são recuperáveis como vermes adultos (Fig. 34.3).

Em outros hospedeiros experimentais, constata-se também forte destruição dos helmintos durante sua migração e maturação. Assim, em experiências feitas por diferentes autores, infectando primatas e marsupiais com 500 a 2.000 cercárias, foram recuperadas as seguintes proporções de vermes adultos:
- chimpanzé, 14 a 40%
- *Cebus apella*, 3 a 36%
- *Cercopithecus talapoin*, 13,8%
- *Cercopithecus aethiops*, 10 a 12%
- *Didelphis marsupialis*, 3 a 45%

Possivelmente, também no homem, forte proporção de parasitos seria destruída na pele ou em outros órgãos, mesmo em indivíduos não-imunes.

A suscetibilidade à infecção é igual para os dois sexos e não parece depender da idade, modificando-se entretanto o risco de infecção de acordo com os hábitos e os costumes peculiares a cada população e a cada grupo etário ou profissional, dentro de uma mesma população.

No soro do homem e dos babuínos (*Papio anubis*), infectados com *S. haematobium*, encontram-se anticorpos nitidamente letais para os esquistossômulos dessa espécie, mas que não afetam as formas juvenis de *S. mansoni*.

Uma primeira infecção do hamster com *S. haematobium* assegura ao roedor o desenvolvimento de imunidade contra reinfecções homólogas, sem protegê-lo contra as cercárias do *S. mansoni*.

Os estudos imunológicos mostraram que a proteção conferida pela primeira invasão parasitária promove a destruição dos parasitos (nas reinfecções) em fases do ciclo evolutivo posteriores à passagem pelos pulmões. O que se constata nas infecções experimentais com *S. mansoni* é bem diferente, pois os agentes infecciosos, nas reinfecções de prova, são destruídos antes de atingirem o pulmão ou nesse nível.

Por outro lado, os camundongos sensibilizados intradérmica ou intraperitonealmente (mediante injeção de ovos ou de antígenos ovulares), quando receberam depois de duas semanas uma injeção de ovos viáveis, desenvolveram em torno desses elementos parasitários, retidos no pulmão, lesões granulomatosas maiores que as observadas em camundongos testemunhas, que não haviam sido sensibilizados. Essa resposta inflamatória mais pronunciada, dos animais sensibilizados, observa-se nos ensaios cruzados entre S. mansoni e S. haematobium. Ela se apresenta, também, quando a primoinfecção por S. mansoni é seguida por uma infecção de prova com S. haematobium.

Os maiores granulomas formam-se por volta dos 135 dias, no camundongo. Depois reduzem-se de tamanho, devido a um fenômeno de modulação da resposta imunológica (ver o Cap. 33, item *Formação de granulomas*).

Os linfócitos de pacientes com esquistossomíase, quando incubados com ovos viáveis de S. haematobium, provocam a formação de um fator solúvel que é quimiotático para eosinófilos. A produção desse fator é demonstrável após 24 horas, mas tem seu pico de atividade depois de dois dias, em cultura. Tais fatos, observados *in vitro*, parecem corresponder à imunidade mediada por células e destacam o papel dos linfócitos no controle da atividade eosinófila, no organismo humano.

PATOLOGIA

Em autópsias realizadas no Egito, constatou-se que apenas 26% dos casos submetidos a exame *post-mortem* tinham ainda infecções ativas por *Schistosoma haematobium*, isto é, casais de helmintos nas veias. Dos vermes recuperados, 52% das fêmeas encontravam-se no aparelho urogenital e 47% na circulação mesentérica.

A quantidade de ovos, por pares de vermes, que se acumulam nos tecidos (e aí sofrem um processo de calcificação) parece ser bem maior na esquistossomíase hematóbica que a observada nas infecções devidas a S. mansoni. Assim, cada par de helmintos pode conduzir a uma acumulação estimada em mais de 100 ovos por dia. O número de ovos retidos aumenta em função da idade do paciente.

Sobre 1.066 necrópsias feitas no Iraque, 44,3% tinham lesões do trato urinário, estando a bexiga envolvida em 37,4% dos casos.

Os estudos quantitativos têm registrado sempre uma correlação positiva entre o número de ovos eliminados pelos pacientes e a importância das lesões observadas à cistoscopia ou comprovadas pela histopatologia e necrópsia, sobretudo em indivíduos jovens.

Alguns autores consideram como leves as infecções em que os pacientes eliminam diariamente 1 a 10 ovos/ml de urina; moderadas, aquelas em que são expulsos 11 a 30 ovos/ml de urina; e intensas, quando mais de 50 ovos/ml são eliminados.

Lesões do Aparelho Urinário

BEXIGA URINÁRIA

É o órgão mais freqüentemente afetado, pois os vermes habitam preferencialmente as veias do plexo vesical e, aí, fazem a maior parte das desovas. Os ovos acumulam-se sobretudo na submucosa, ainda que muitos grupos são encontrados na mucosa, como que a caminho de sua extrusão (Fig. 34.4 e Pranchas).

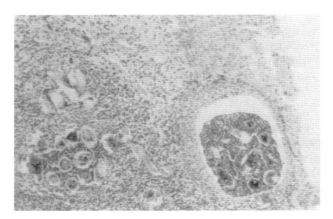

Fig. 34.4 Ovos de *S. haematobium* na mucosa da bexiga de um paciente, onde se vê um grupo deles em via de expulsão, envolvidos por grande número de leucócitos (eosinófilos).

A tendência dos ovos retidos é para a calcificação. O calcário deposita-se apenas no interior dos ovos, sendo o grau de calcificação da bexiga proporcional à concentração de ovos de *Schistosoma* aí acumulados.

A imagem radiológica de calcificação da vesícula urinária aparece quando a densidade desses elementos alcança pelo menos 20 a 30 mil ovos por centímetro quadrado de mucosa. A acentuação do processo de calcificação vesical é função da continuada atividade dos casais de helmintos no plexo venoso local (Fig. 34.5).

Nas fases iniciais e, em particular, nas crianças, a mucosa apresenta hiperemia, com ou sem pontos hemorrágicos, e nódulos subepiteliais amarelados, que correspondem a granulomas de tamanho grande, envolvendo os ovos. Eles se concentram na área do trígono, mas são também numerosos nas regiões vizinhas.

Lesões nodulares ou polipóides vão-se formando por coalescência dos granulomas, hiperplasia da mucosa, certo grau de fibrose incipiente e hipertrofia muscular.

Nódulos e pólipos são responsáveis pelas imagens radiológicas que indicam falhas no enchimento da bexiga com o contraste opaco.

Em um grupo de 45 pacientes, entre 5 e 12 anos, estudados com cistoscopia, encontrou-se hiperemia da mucosa vesical em todos; manchas arenosas em 15; tubérculos em 8, ulcerações em 4; nódulos em 3 e pólipos em 3 casos.

As ulcerações foram caracterizadas, em outro estudo, como sendo de dois tipos: (a) desprendimento de pólipos e (b) necrose de placas densamente infiltradas de ovos, em casos crônicos.

Nas fases mais avançadas da doença, os granulomas tendem a ser menores. Em torno dos ovos, a princípio envolvidos por elementos celulares isolados (eosinófilos, macrófagos, células epitelióides) ou por gigantócitos, logo passam a predominar os fibroblastos e os fibrócitos e, por último, um depósito organizado de colágeno.

A mucosa atrofia-se sobre as placas esbranquiçadas do tecido fibroso que a sustenta. Em certas áreas (sobretudo no trígono), predomina o aspecto de mancha arenosa, ficando a mucosa por cima acinzentada e rugosa. O epitélio que a recobre pode estar irregularmente espessado ou atrófico.

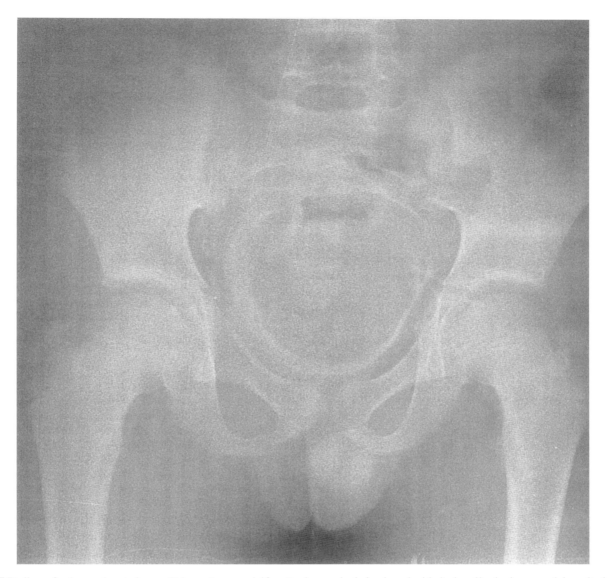

Fig. 34.5 Radiografia de um doente jovem (14 anos) com calcificação da parede da bexiga, devida à abundância de ovos aí depositados. Caso original, tratado pelo autor, antes da erradicação da endemia na Tunísia.

Na submucosa encontram-se ovos em vários estádios evolutivos, muitos em processo de calcificação ou de reabsorção, envolvidos por granulomas de corpo estranho. Mas o aspecto dominante é o da fibrose, semeada de ovos calcificados.

Divertículos, fístulas e estruturas císticas que se formam a partir da mucosa podem complicar a patologia urinária.

Deve-se notar que, em casos de esquistossomíase vesical, a mesma bexiga pode apresentar os mais variados tipos de lesões e que, em qualquer parte do órgão, podem encontrar-se fibrose e calcificação.

Quando essas lesões são pronunciadas, no trígono ou na uretra posterior, chegam a provocar obstrução e retenção urinária.

URETERES E BACINETES

A continuidade anatômica com a bexiga e a irrigação em comum do terço inferior dos ureteres fazem com que os processos patológicos devidos à esquistossomíase estendam-se da parede vesical para as porções vizinhas desses ductos.

De 250 casos de esquistossomíase urinária estudados em Abidjan (1974), 20 sofriam de hidronefrose e nove de hidruréter; a calcificação da bexiga era visível em 15.

Além dos casos de alongamento e dilatação dos ureteres, registram-se muitas vezes angulações e síndromes obstrutivas. Os achados mais freqüentes, nesses casos, são a estenose ureteral incompleta e a estenose completa, com ureterolitíase.

A produção de cálculos, em conseqüência dos processos inflamatórios e outras alterações urológicas, tem lugar a diferentes níveis. Sobre 20 casos procedentes de Dakar, Brazzaville e Madagáscar, sete tinham litíase da pélvis renal, nove dos ureteres, cinco da bexiga e um da uretra. O núcleo dos cálculos é geralmente de oxalato, estando recoberto por uma camada de ácido úrico, onde quase sempre há ovos de *Schistosoma*. As pielonefrites têm sido apontadas, freqüentemente, como complicações da esquistossomíase hematóbica.

RINS

A presença de parasitos ou de seus ovos nos rins não é registrada com muita freqüência, devendo-se o desenvolvimento da patologia renal, nesta doença, sobretudo às complicações obstrutivas.

A mais importante e mais grave é a hidronefrose. Como as lesões ureterais são geralmente bilaterais, suas repercussões podem ser da mais alta gravidade.

Os autores divergem de opinião quanto às condições predisponentes da parasitose para a instalação de pielites e pielonefrites. Também quanto ao desenvolvimento de glomerulopatias.

Proteinúria e hematúria são explicadas pelas lesões da mucosa da bexiga e dos ureteres, onde granulomas, ulcerações etc. constituem razão suficiente para essas anomalias.

Lesões do Aparelho Genital

A vulva, a vagina e o colo do útero são os órgãos mais atingidos desse aparelho, seguindo-se, pela ordem, os ovários, as trompas de Falópio e outras estruturas.

Na Tanzânia (1981), sobre 170 exames histopatológicos positivos do aparelho genital, 59,4% correspondiam a lesões do colo uterino, 13% da vagina, 13% da vulva e 8,8% das trompas. A formação de granulomas era freqüente nas trompas e nos ovários, mas rara em outras localizações.

No Egito, o envolvimento dos ovários foi comprovado em 4,5% dos casos estudados, segundo alguns autores, e em 16% segundo outros; na África do Sul, as taxas estavam compreendidas entre 2,3 e 21% dos casos. Autores há que atribuem a essas lesões ovarianas perturbações do ciclo menstrual e esterilidade.

A esquistossomíase do colo uterino foi encontrada em biópsias de mulheres que eliminavam ovos na urina, na proporção de 50%, em um distrito de Madagáscar (Majunga) onde a prevalência da endemia alcançava 40% da população. Quase um sexto dessas mulheres apresentavam queixas ginecológicas.

O exame de 1.901 esfregaços cervicais, em três clínicas do Zimbábue, deu 2,3% de resultados positivos para ovos de *Schistosoma*, a freqüência sendo mais alta entre as pacientes de pós-parto que nas demais, o que estaria relacionado com a maior vascularização do tecido, nesses casos.

Quanto aos tipos de lesão, viu-se em Moçambique que as cervicites são as mais comuns, podendo aparecer também erosões, ulcerações, hipertrofias ou pólipos. Manchas arenosas branco-amareladas correspondem a concentrações de ovos calcificados. A fibrose, que se apresenta em fases tardias, causa hipertrofia e endurecimento do colo.

Na vagina, aparecem tumores de consistência fibrosa, raramente sangrantes, além de lesões ulcerativas e papilomatosas, de superfície granulosa. No fórnice, podem ser vistas granulações que lembram grãos de arroz. As fístulas vésico-vaginais não são raras. Na vulva, predominam lesões verrucosas, com fibrose do derma e ligeira elefantíase. Mais raramente, ulcerações e tumorações cutâneo-mucosas.

Deve-se dizer que, em muitos dos casos estudados em Moçambique e confirmados por biópsia ou escarificação, o exame de urina era negativo para ovos de *Schistosoma*.

Nas necrópsias de mulheres africanas, o exame histológico dos diversos órgãos genitais permitiu o encontro de ovos em 37,5% dos casos, enquanto a digestão dos tecidos isolou ovos em 51,6% (quando o total de positivos era igual a 51,8%).

Até aqui, não se conseguiu demonstrar uma associação estatística entre o parasitismo do aparelho genital feminino e a infecundidade, sucedendo o mesmo em relação aos abortamentos. Entretanto, faltam estudos sobre a influência que a inflamação e a fibrose bilharzianas do colo uterino poderiam ter sobre o mecanismo do parto.

Lesões ectópicas do aparelho genital masculino têm sido assinaladas com freqüência. A digestão de órgãos pélvicos, em 200 cadáveres de homens com esquistossomíase, no Zimbábue (1970), permitiu contar, na bexiga, 105.000 ovos por grama de tecido; nas vesículas seminais, 19.800; nos canais deferentes, 2.900; e na próstata, 34 ovos/grama.

Lesões do Sistema Cardiopulmonar

O mecanismo patogênico que conduz às lesões vasculares e parenquimatosas dos pulmões, bem como ao comprometimento cardíaco (*cor pulmonale*), é o mesmo que descrevemos no Cap. 33, para a esquistossomíase mansônica. A situação difere, entretanto, pelo fato de acumularem-se os ovos de *S. mansoni* no pulmão, em grande quantidade, apenas depois de ter-se estabelecido importante circulação colateral, em conseqüência da fibrose hepática e da hipertensão porta. As alterações pulmonares instalam-se tardiamente, portanto, na forma grave (hepatosplênica) da doença.

O acúmulo de ovos de *S. haematobium* na circulação pulmonar decorre, entretanto, das conexões anatômicas existentes entre o plexo vesical e os sistemas venosos da cava inferior e da cava superior (neste último caso, principalmente através dos plexos venosos raquidianos). Os granulomas perivasculares podem aparecer relativamente cedo, criando obstáculos à pequena circulação; ou provocando a formação de comunicações (*shunts*) arteriovenosas pré-capilares, que trazem, em conseqüência, deficiente oxigenação do sangue nos pulmões.

A presença de ovos e granulomas no miocárdio é relativamente rara.

Outros Órgãos Afetados

A localização de vermes nos ramos das veias mesentéricas e a presença de ovos na mucosa intestinal ou nas fezes não causam estranheza.

Os ovos podem ser encontrados na pele com muita freqüência. De 61 cadáveres examinados em Maputo (Moçambique) que apresentavam esquistossomíase vesical, isolaram-se ovos de *S. haematobium* da pele de 68% dos de sexo masculino e 90% dos de sexo feminino. A vulva estava infectada em 95% dos casos; a região anoperineal dos homens em 89% e a das mulheres em 79%. Pênis e escroto tinham ovos em 41% dos exames.

A pele do abdome e a das costas estavam positivas em 15 e 13%, respectivamente. No entanto, a reação histológica era ligeira.

Pacientes com manifestações cutâneas aparentes e submetidos à biópsia deram resultados positivos em 10% dos casos, mas as amostras de pele examinadas eram então pequenas. Com raras exceções, essas localizações são assintomáticas.

Em casos com lesões cutâneas, 96% estavam localizadas no ânus e genitais, os 4% restantes distribuindo-se pelo abdome, pescoço e face. Delas, 30% constituíam tumores, 16% ulcerações, 12% pápulas, 9% hipertrofias (elefantíase) e o restante formava nódulos, fístulas, linfangectasias e leucoplasias.

Tal como na esquistossomíase mansônica, os ovos podem ser levados pela circulação até a medula espinhal e encéfalo. Granulomas e tumores compressivos podem causar uma mielite transversa, com dores nas pernas, paresias e anestesias, envolvendo os segmentos lombares e sacrais. Os ovos calcificados já foram encontrados no plexo coróide e em outras localizações nervosas.

No Egito e outros países africanos, tem sido constatada alta freqüência dos tumores da bexiga, em pacientes com esquistossomíase hematóbica. Numerosos trabalhos procuram relacionar o câncer da bexiga com essa parasitose.

Outros estudos, no entanto, não conseguiram estabelecer correlação entre a presença de ovos de *Schistosoma* e os variados tipos de neoplasias encontradas nesses pacientes.

Em geral, os argumentos em favor de uma etiologia parasitária para esses processos malignos são:
- alta freqüência em pacientes parasitados pelo *S. haematobium*;
- baixa idade dos doentes;
- predominância no sexo masculino;
- abundância de ovos em muitas das lesões;
- e o tipo escamoso de neoplasia, na maioria dos casos.

O assunto requer estudos epidemiológicos e anatomopatológicos mais aprofundados.

QUADROS CLÍNICOS

Esquistossomíase Urinária

FASE AGUDA

Os sintomas desta fase, caracterizada inicialmente por uma dermatite cercariana, que dura dois ou três dias, não se distinguem do quadro descrito a propósito da infecção aguda por *S. mansoni* (ver o Cap. 33). Sua ocorrência é rara entre os habitantes das zonas endêmicas.

Sintomas gerais podem aparecer, algumas semanas mais tarde, tais como febre, cefaléia, dores generalizadas, mal-estar e anorexia, acompanhados eventualmente por manifestações alérgicas. Sintomas pulmonares (tosse) e gastrintestinais (náusea, vômitos e diarréia) podem apresentar-se. Há aumento do fígado e do baço, que chegam a ser dolorosos à palpação. No sangue, a eosinofilia é intensa.

Esse quadro toxêmico, poucas vezes observado, encontra-se sobretudo em forasteiros e turistas que visitam zonas endêmicas.

Os ovos costumam aparecer na urina depois da 10ª semana, permitindo esclarecer o diagnóstico.

FASE CRÔNICA

Começa dois meses e meio a três meses após um ataque cercariano importante. Mas, na generalidade dos casos, seu início é discreto, instalando-se a doença pouco a pouco, na medida em que os habitantes de áreas endêmicas vão acumulando parasitos e seus ovos vão desencadeando o processo inflamatório que descrevemos.

Entre as primeiras e mais freqüentes manifestações da fase crônica está a hematúria. Ela pode ser macroscópica ou microscópica, de caráter inconstante, podendo ser importante durante alguns dias para desaparecer em seguida. Essa perda sangüínea, bem como a proteinúria que a acompanha, não são suficientes por si sós para causar anemia ou alterar as proteínas séricas do paciente.

A inflamação e demais lesões da mucosa e submucosa da bexiga e dos ureteres são responsáveis não só pela hematúria como também pela sensação de dolorimento ou peso no baixo ventre (dor suprapúbica ou perineal) e pela disúria.

Os pacientes sentem necessidade freqüente de urinar (polaciúria), devido à irritabilidade da mucosa ou à reduzida elasticidade da parede vesical fibrosada. O ato de micção acompanha-se por isso de dor, principalmente no fim, quando a bexiga se contrai para expulsar o resto de seu conteúdo.

A cistoscopia mostra variados tipos de lesões, além de hiperemia generalizada:
- placas esbranquiçadas de fibrose;
- granulações calcárias, com aspecto de grãos de areia (manchas arenosas);
- ulcerações;
- pólipos etc.

A mucosa apresenta aspecto granuloso, rugosidades ou depressões, sendo ora hipertrofiada, ora atrofiada.

Fístulas e formações císticas decorrentes de invaginações da mucosa, isoladas da superfície epitelial, podem formar-se também.

A radiografia da bacia, em casos antigos ou com altas cargas parasitárias, revela muitas vezes a imagem da parede vesical calcificada (Fig. 34.5). Essa calcificação não corresponde, porém, a uma infiltração calcária da mucosa, refletindo apenas a quantidade de ovos calcificados aí existentes. Ela é proporcional à concentração desses elementos e pode diminuir quando os ovos forem eliminados.

A radiologia com contraste mostra tamanho reduzido da bexiga ou sua dilatação; falhas de enchimento relacionadas com granulomas, pólipos e tumores; dilatação, sinuosidade ou angulação dos ureteres; estenose da porção inferior destes etc.

A urografia descendente pode revelar o caráter obstrutivo das alterações ou ausência completa da imagem das vias urinárias de um lado. O hidrureter desenvolve-se em conseqüência da estenose ureteral, podendo ser bilateral ou unilateral, mas algumas vezes decorre da incoordenação funcional ou de aperistalse.

O estudo urodinâmico de 100 casos, com calcificação vesical, comparado com 30 indivíduos sadios do sexo masculino, do mesmo grupo etário, mostrou não haver diferenças funcionais importantes, a não ser certa quantidade de urina residual (100 ml) e desejo de urinar retardado (cerca de 250 ml), nos pacientes com esquistossomíase. A razão está no fato, comprovado por biópsia, de que a calcificação envolve essencialmente a mucosa e a submucosa, permanecendo a musculatura praticamente intacta.

Complicações e Formas Ectópicas

Entre as complicações eventuais da esquistossomíase hematóbica destaca-se a **calculose**, registrada em 25% dos pacientes, no Egito, e talvez menos encontrável em outros países africanos.

A estase renal parece contribuir consideravelmente para a formação dos cálculos, somando-se à influência dos processos inflamatórios e às alterações da superfície mucosa, além de outros fatores predisponentes.

Os cálculos formam-se tanto ao nível do cálice renal, como dos ureteres ou da bexiga, acompanhando-se do cortejo sintomático que lhes é peculiar: dor lombar intensa, geralmente espasmódica, com paroxismos insuportáveis, irradiando-se para a região inguinal e os genitais externos.

Pielites e **pielonefrites** parecem encontrar terreno favorável nos órgãos afetados pela esquistossomíase, pois no Egito a bacteriúria é nesses casos 10 vezes mais freqüente que em localidades não-endêmicas. Esse mesmo fenômeno tem sido negado nas zonas bilharzianas ao sul do Saara.

Quanto à **piúria**, muitas vezes referida, demonstrou-se ser devida à abundância de eosinófilos nos tecidos inflamados, os quais envolvem e são expulsos com os ovos. Sua intensidade é proporcional ao número de ovos eliminados por milímetro cúbico de urina, e não à bacteriúria.

A **hidronefrose** é a composição mais grave da doença, estando em relação direta com os fenômenos obstrutivos das vias urinárias, sobretudo ao nível dos ureteres ou do trígono (estenose do colo vesical). Os autores divergem quanto à possível origem bilharziana das alterações glomerulares.

As **formas ectópicas** da deonça causam perturbações nos órgãos do aparelho genital, nos intestinos e fígado, nos pulmões e coração, bem como no sistema nervoso. A sintomatologia é das mais variadas, indo desde os quadros assintomáticos até as manifestações cardiopulmonares e neurológicas graves.

Nos genitais femininos, a presença de ovos pode causar corrimentos, lesões granulomatosas, ulcerações, pólipos e tumores que, segundo muitos autores, contribuiriam para a cancerização.

Vulvovaginites, cervicites, fibrose do colo, endometrites e anexites parecem ocorrer com certa freqüência. Fístulas vésico-vaginais podem estar povoadas de ovos de *Schistosoma* que dificultam sua cicatrização.

Ainda que os ovos se localizem muitas vezes na próstata e nas vesículas seminais, não provocam reação importante dos tecidos; eles ocorrem algumas vezes nos testículos e nos cordões espermáticos, na túnica vaginal, na pele escrotal e no pênis, com ou sem a formação de tumores fibrosos; mas tais processos em geral não originam queixas.

Entretanto, o fato de seguidamente virem associadas à disúria e à dor suprapúbica ou perineal leva os pacientes a queixarem-se por vezes de impotência ou de capacidade sexual diminuída.

A persistência desse quadro, com forte componente psicológico, mesmo depois do tratamento e cura da infecção, é motivo de reiteradas consultas aos serviços médicos pelos pacientes com seqüelas crônicas da doença.

Os vermes e seus ovos, ao localizarem-se nos vasos da parede intestinal, podem produzir em escala reduzida as mesmas manifestações que a esquistossomíase mansônica. Mas podem também somar efeitos, quando as duas modalidades da doença vão associadas.

Cianose, dedos em baquetas de tambor e sintomas cardiovasculares de grau variável, desde cansaço fácil e dispnéia aos esforços até a síndrome de insuficiência cardíaca congestiva, podem ser o resultado do envolvimento pulmonar e da hipertensão na pequena circulação, gerados pelos granulomas localizados no parênquima pulmonar.

A doença resultante é o ***cor pulmonale*** (ver o Cap. 33: *Forma cardiopulmonar*, da esquistossomíase mansônica).

DIAGNÓSTICO

Diagnóstico Clínico

Os dados clínicos, principalmente a hematúria, a disúria e, eventualmente, a dor à micção, são altamente sugestivos de esquistossomíase hematóbica. Em áreas endêmicas, a hematúria em indivíduos jovens é quase sempre justificada pelo encontro de ovos de *Schistosoma* nos exames parasitoscópicos.

A pesquisa de sangue na urina tem sido, mesmo, recomendada por sua simplicidade e rapidez para substituir os exames microscópicos, principalmente em inquéritos epidemiológicos.

Diagnóstico Laboratorial

Método de Filtração da Urina. O uso de filtros de náilon (ou de outros materiais, como o policarbonato ou o papel) para o exame parasitológico da urina, introduzido nestes últimos anos, superou todos os problemas técnicos antes existentes e colocou esse método à frente de qualquer outro, por sua simplicidade, rapidez, baixo custo e reprodutibilidade, tornando-o ainda o melhor método quantitativo de que dispomos.

O porta-filtro é também um pequeno dispositivo de plástico, que se adapta a uma seringa comum de 10 ou 20 ml, em que o volume de urina a examinar é medido, após prévia homogeneização (Fig. 34.6).

Depois da filtração, a tela filtrante é levada ao microscópio, sobre uma lâmina, para o exame e contagem dos ovos. A tela de náilon deve manter-se úmida para facilitar a leitura (Fig. 34.7). A adição de uma gota de Lugol, ao corar os ovos, facilita sua evidenciação. O mesmo procedimento (sem o Lugol) permite obter ovos para a prova de eclosão de miracídios (ver adiante).

Método de Sedimentação da Urina. Quando não se disponha do material para filtração, acima referido, a pesquisa de ovos de *S. haematobium* deve ser feita no sedimento urinário, obtido seja por centrifugação em uma centrífuga clínica, elétrica ou manual, seja por meio de sedimentação espontânea em cálice cônico (cálice de sedimentação para urina). Uma porção do sedimento deve ser examinada ao microscópio, entre lâmina

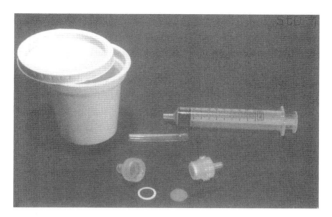

Fig. 34.6 Equipamento necessário para a pesquisa de ovos de *S. haematobium* na urina, compreendendo: seringa, tubo de plástico, porta-filtro e tela filtrante de náilon (assinalada com uma flecha), além do recipiente contendo a amostra para exame. (Segundo *Teaching aids at low cost (TALC)*, P.O. Box 49, St. Albans, Herts, England.)

e lamínula. Esse método não se presta para a quantificação. O sedimento pode ser usado, também, para o teste de eclosão miracidiana (ver adiante).

Condições para o Exame de Urina. Como a eliminação de ovos pode ser irregular, recomenda-se repetir os exames, quando negativos, três vezes ou mais, em dias diferentes, antes de considerar excluído o diagnóstico de esquistossomíase.

Deve-se ter presente que o período pré-patente na esquistossomíase urinária é de 2,5 a 3 meses, ou mesmo mais. Não parece ter fundamento a suposição de que os ovos estejam mais concentrados na porção inicial da urina emitida ou que o exercício contribua para aumentar a expulsão de ovos. Entretanto, alguns estudos mostram que o número de ovos por milímetro cúbico de urina aumenta durante o dia, apresentando um pico por volta das 14 horas e decrescendo depois.

Para compensar a escassez de ovos, recomenda-se filtrar maiores volumes de urina, principalmente quando se tenha em vista um controle de cura, feito após a medicação.

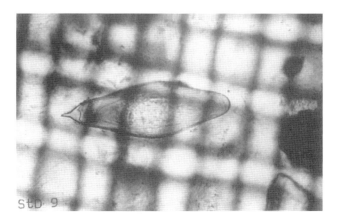

Fig. 34.7 Aspecto que apresenta o ovo de *S. haematobium*, ao microscópio, sobre a tela de náilon que serviu para filtrar a urina de um paciente com esquistossomíase. O resultado do exame pode ser expresso em número de ovos por 10 cm^3, se for esse o volume de urina filtrado. (Segundo *Teaching aids at low cost (TALC)*, P.O. Box 49, St. Albans, Herts, England.)

Método de Eclosão de Miracídios. Conforme já foi explicado no Cap. 33, o teste de eclosão miracidiana é um método sensível, simples e muito econômico, que dispensa o uso de microscópio.

Para sua realização basta colocar-se o sedimento urinário (após decantação), ou a tela filtrante, em contato com água filtrada (ou fervida previamente) e aguardar o aparecimento de miracídios que estarão nadando no meio hipotônico. Recomenda-se esse método para o controle de cura, mas ele não é quantitativo (ver a Parte Técnica, no Cap. 64).

Métodos Imunológicos. São os mesmos utilizados para a esquistossomíase mansônica, apresentando idênticas limitações em seu uso (ver o Cap. 33).

Cistoscopia e Biópsias

A cistoscopia mostra um quadro que pode ser típico e dá oportunidade para a feitura de biópsias, com as quais poder-se-á confirmar parasitologicamente o diagnóstico.

Nas fases ativas da infecção elas não são necessárias para esse fim, porém, nos casos crônicos, quando a eliminação de ovos é muito escassa ou inexistente, ou quando não existam mais que as seqüelas de uma infecção progressa, essas técnicas são essenciais.

A biópsia ou a escarificação são indicadas para esclarecer lesões ectópicas da pele e dos órgãos genitais.

Os ovos têm sido encontrados também em esfregaços de material do colo uterino.

TRATAMENTO

Valem para a esquistossomíase hematóbica as considerações feitas a propósito do tratamento da forma intestinal da doença, produzida por *S. mansoni* (ver o Cap. 33).

Alguns medicamentos, como o praziquantel, curam ambas as parasitoses e são, portanto, recomendados nas infecções mistas. Dois outros medicamentos podem ser utilizados, ainda que estejam sendo eclipsados pelo praziquantel: o metrifonato e o niridazol.

Praziquantel. Este medicamento, que se administra em dose única e por via oral, é muito eficiente e praticamente atóxico.

Emprega-se como na esquistossomíase mansônica, razão pela qual remetemos o leitor ao Cap. 33 (item *Quimioterapia*) para informações detalhadas sobre seu uso e efeitos colaterais.

A posologia geralmente recomendada é de 40 mg/kg de peso corporal; porém em um estudo feito em Quênia, para o tratamento de campo em larga escala, não se encontrou diferença significativa entre os esquemas terapêuticos que utilizavam 20 ou 40 mg/kg de peso (Fig. 34.8).

Metrifonato. Este organofosforado é uma substância cristalina e solúvel na água. Quimicamente é o fosfato de tricloro-hidroxietil-dimetila (Fig. 34.8), comercializado com o nome de Bilarcil®, sob a forma de tabletes contendo 100 mg de substância ativa.

Recomenda-se, como esquema de tratamento, administrar 7,5 mg/kg de peso do paciente, por via oral, e repetir a mesma dose depois de duas semanas; e uma terceira dose na quarta semana. Nessas condições a tolerância é muito boa, conseguindo-se 60 a 90% de curas, com melhores resultados nos casos de infecções leves.

Como todo organofosforado, ele inibe a atividade da acetilcolinesterase do parasito. Esta enzima está encarregada de destruir a acetilcolina que se forma como neurotransmissor, abreviando a ação do estímulo nervoso.

Em doses altas o metrifonato produz fadiga, fraqueza, sudorese, desfalecimento, tremores, cólicas abdominais, náusea, vômitos e diarréia; hipotensão, bradicardia, broncoespasmo e miose, refletindo sempre a estimulação da ação colinérgica das sinapses no sistema nervoso autônomo, simpático e parassimpático do paciente. Isso ocorre tanto em nível ganglionar e pós-ganglionar, como em nível das sinapses neuromusculares e de vários sítios no sistema cardiovascular.

São contra-indicações ao uso deste medicamento: inflamações oculares e glaucoma; asma, bronquite e pneumonia; bradicardia, bloqueios cardíacos, lesões hepáticas graves e doenças renais crônicas; prostatismo; neuropatias e tratamentos concomitantes com outras drogas colinérgicas.

No entanto, os efeitos do metrifonato aparecem com baixa freqüência e reduzida intensidade, desaparecendo em poucas horas. Em casos de erro ou acidente, administrar atropina.

Nos tratamentos de massa, deve-se cuidar para que não se utilize ao mesmo tempo e na mesma área, como pesticidas, outros organofosforados que viriam somar-se ao efeito farmacológico do metrifonato. O princípio ativo deste medicamento é o mesmo usado na composição do inseticida Dipterex.

O metrifonato foi utilizado extensamente e sem problemas, em campanhas contra a esquistossomíase, no Egito, em Gana e outros países. O preço da droga é muito baixo, mas requer vários contatos com os pacientes, o que aumenta os custos operacionais. É inativo contra outras espécies de *Schistosoma*.

Niridazol. É uma nitro-tiazolil-imidazolidinona, que se apresenta como um pó amarelo, solúvel na maioria dos solventes, mas pouco solúvel na água (Fig. 34.8). O produto comercial chama-se Ambilhar e é apresentado em comprimidos de 100 e de 500 miligramas.

Administrado por via oral, é absorvido lentamente e alcança sua maior concentração em 6 horas.

Metabolizado no fígado, torna-se rapidamente inativo contra o parasito, o que exige sua administração em doses fracionadas, duas vezes ao dia, durante 5 a 7 dias.

A dose terapêutica mais adequada para o tratamento da esquistossomíase hematóbica é de 20 a 25 mg/kg de peso do paciente, por dia (metade da dose pela manhã e metade pela tarde), de preferência depois das refeições. O tratamento deve prolongar-se por uma semana. A taxa de cura varia entre 80 e 100%, segundo diferentes autores.

Nas doses mencionadas, o niridazol apresenta baixa toxicidade, mas devido a seus efeitos irritativos sobre o aparelho digestivo e o sistema nervoso, pode provocar náusea, vômitos e diarréia, bem como cefaléia, insônia, irritabilidade, nervosismo e dor ocular. Em doses altas ou em pessoas com antecedentes neurológicos, podem surgir alterações eletrocardiográficas, confusão mental, agitação, alucinações e delírio; também, perda de consciência e convulsões. Os efeitos colaterais são corrigidos com antiespasmódicos e tranqüilizantes, como acepromazina, diazepam etc.

Inconvenientes desse medicamento são: a forma prolongada e repetida de sua administração e as contra-indicações, sobretudo para pessoas com antecedentes neurológicos (especialmente convulsões) e arteriosclerose cerebral (razão para evitá-lo em indivíduos com mais de 55 anos de idade). Por ter demonstrado algum efeito mutagênico e carcinogênico, no hamster e no camundongo, seu uso é contra-indicado em gestantes ou em tratamentos repetidos, ainda que não haja evidências epidemiológicas de que possa ser cancerígeno para o homem.

Ainda que ativo contra *S. mansoni*, seu uso foi abandonado, pois, havendo circulação colateral por fibrose hepática, não se opera a destoxificação da droga, que pode atingir o sistema nervoso central e produzir seus efeitos colaterais.

As investigações têm demonstrado que o niridazol inibe a formação de granulomas e suprime a hipersensibilidade retardada; propriedades essas que ainda não foram suficientemente exploradas do ponto de vista clínico.

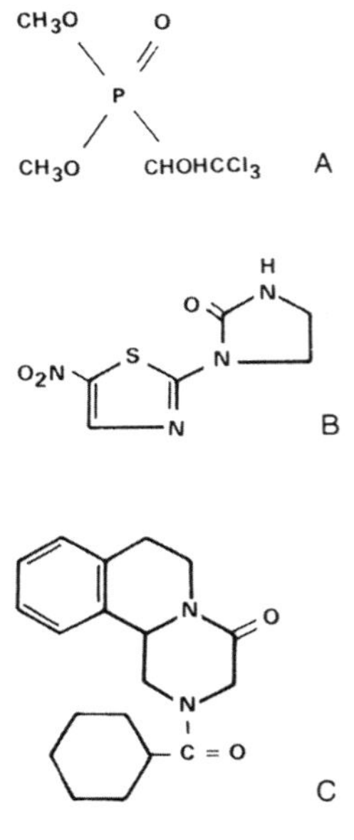

Fig. 34.8 Medicamentos utilizados no tratamento da esquistossomíase hematóbica. *A.* Metrifonato. *B.* Niridazol. *C.* Praziquantel.

35

Schistosoma e Esquistossomíase: Epidemiologia e Controle

DISTRIBUIÇÃO GEOGRÁFICA E PREVALÊNCIA
    Esquistossomíase mansônica
    Esquistossomíase hematóbica
    Esquistossomíase intercalata
O ECOSSISTEMA E A TRANSMISSÃO
    Fontes de infecção
        Índices de infecção humana
        Eliminação de ovos de Schistosoma
        Variação da carga parasitária
    Os focos de transmissão
        Contaminação do meio
        Contato com os focos
        Focalidade da transmissão
        Periodicidade da transmissão
    Riscos de infecção e aquisição da carga parasitária
    Moluscos hospedeiros intermediários
    O hábitat e as populações malacológicas
        Criadouros de moluscos
        Variação da população de moluscos
        Desequilíbrios faunísticos
CONTROLE DA ESQUISTOSSOMÍASE
    Estado atual do problema
    Programação e metodologia
        Saneamento do meio
        Controle de moluscos
        Tratamento da população infectada
        Educação sanitária
    Objetivos e estratégias
        Regiões áridas e semi-áridas
        Regiões com estação seca prolongada
        Regiões com chuvas prolongadas
        Algumas estratégias recomendáveis
        Quando a prevalência for muito baixa
    Execução dos programas de controle
        Avaliação dos resultados
        Participação da comunidade

DISTRIBUIÇÃO GEOGRÁFICA E PREVALÊNCIA

Em suas diversas formas, as esquistossomíases foram assinaladas em 76 países de três continentes: América, África e Ásia, onde algumas centenas de milhões de indivíduos estão expostos ao risco de infecção. O número máximo provável de casos tem sido estimado, pela OMS, em cerca de 200 milhões. Apenas em uns poucos países a transmissão foi interrompida (Portugal, Tunísia, Chipre, Israel e Japão).

Esquistossomíase Mansônica

Doença autóctone da África, onde os maiores focos encontram-se no Delta do Nilo e na faixa intertropical ao Sul do Saara, a esquistossomíase mansônica é encontrada em todos os países daquele continente, excetuando-se Tunísia, Argélia, Marrocos, República Saaraui, Mauritânia, São Tomé e Príncipe, Somália, Maurício e Lesoto.

Os países mais atingidos são: o Egito, o Sudão, a República Centro-Africana e a República Malgaxe (Madagáscar).

Apresentam endemicidade de nível médio: Gâmbia, Senegal, Ghana, Togo, Nigéria, República dos Camarões, Chade, Etiópia, Zaire, Uganda, Quênia, Tanzânia, Moçambique, Zimbábue, Zâmbia e Angola (Fig. 35.1).

Na Ásia, apenas a Arábia Saudita, o Iêmen e Oman apresentam focos de esquistossomíase mansônica.

Nas Américas, a esquistossomíase implantou-se inicialmente nos territórios coloniais onde as metrópoles basearam a economia na exploração escravagista, importando mão-de-obra africana. Aí, sempre que a presença de moluscos suscetíveis e as demais condições ecológicas favorecessem o ciclo evolutivo dos parasitos, instalou-se a endemia.

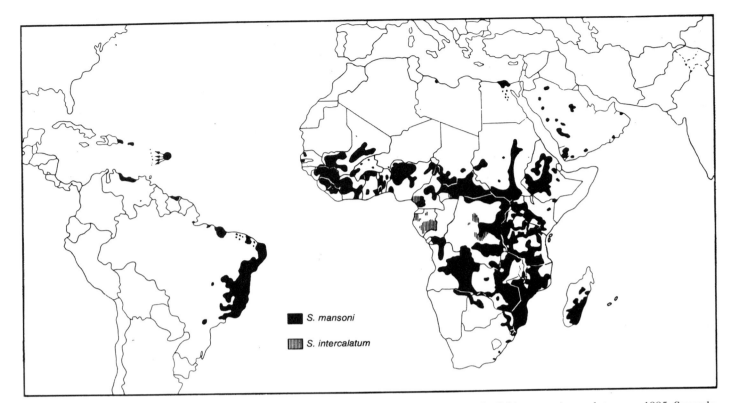

Fig. 35.1 Distribuição mundial das esquistossomíases que têm por causa *Schistosoma mansoni* e *Schistosoma intercalatum*, em 1985. Segundo J.P. Doumenge *et al.* — *Atlas de la répartition mondiale des schistosomiases* (CEGET/CNRS; OMS/WHO), 1987.

No Brasil, dos focos iniciais, relacionados provavelmente com os portos de ingresso (entre São Luís do Maranhão e São Vicente, em São Paulo) e com os mercados de escravos ou os primeiros estabelecimentos agrícolas, ela se propagou para outras regiões, de acordo com a expansão das áreas cultivadas, com a mineração e com as migrações humanas.

Hoje, a área de distribuição nas Américas abrange muitos estados do Brasil e da Venezuela, além de territórios em Suriname, Porto Rico, República Dominicana e algumas das Pequenas Antilhas.

Brasil. A prevalência foi estimada entre cinco e seis milhões de pessoas infectadas, antes das campanhas dos últimos anos (Quadro 35.1).

As taxas de exames parasitológicos positivos (Quadro 35.2 e Fig. 35.2) vêm mantendo-se estáveis em alguns estados, aumentando em vários e declinando em outros (veja os dados dos Quadros 35.1 e 35.2). Mas como as áreas cobertas não são sempre as mesmas e a amostragem variou muito, os resultados dificilmente podem ser comparáveis.

Geograficamente, a esquistossomíase continua expandindo-se em função da extensão das zonas agrícolas e das áreas irrigadas, sem que melhorem por isso as condições de vida dos trabalhadores rurais. Focos novos surgiram ultimamente em Brasília, no Paraná, Santa Catarina e Rio Grande do Sul (ver Pranchas).

Entretanto, as áreas endêmicas importantes estão compreendidas no norte do Maranhão e em uma faixa que abrange as regiões orientais do Rio Grande do Norte, Paraíba, Pernambuco (Zonas do Litoral e Mata, do Agreste e do Brejo), grande parte dos Estados de Alagoas e Sergipe, bem como da Bahia e de Minas Gerais, e a Zona Serrana do Espírito Santo.

As prevalências mais altas concentram-se atualmente em municípios dos Estados de Pernambuco, Alagoas e Sergipe. Em Minas Gerais, a distribuição dos focos é mais irregular que naqueles estados, entremeando-se áreas de alta e média endemicidade com outras de baixa ou nula infestação.

Focos isolados da doença já foram assinalados nos estados citados, fora das áreas de maior prevalência, bem como em outros estados, tais como: Pará (em Belém, Capanema e Primavera), Maranhão (em Bacuri, Bequimão, Cururupu, Paço do Lumiar, Palmeirândia, Pedreiras, Peri-Mirim e São Vicente Ferrer), Ceará (em Pacoti, Pacatuba, Quixadá, Redenção e Juazeiro do Norte), Rio de Janeiro (em Jacarepaguá, Alto da Boa Vista, Duas Barras e Sumidouro), São Paulo (em vários municípios do Vale do Paraíba, entre os quais: São José dos Campos, Caçapava, Taubaté, Pindamonhangaba, Roseira e Aparecida; na Zona Litoral, compreendendo os municípios de Santos, São Vicente, Cubatão, Guarujá, Pedro de Toledo e Itarari; na Zona da Alta Sorocabana, de Ipauçu a Cândido Mota; além dos municípios de São Paulo, São Caetano do Sul e Campinas), Paraná (em Curitiba, Uraí, Jacarezinho, Santo Antônio da Platina, Jataizinho e Porecatu), Santa Catarina (São Francisco do Sul) e, recentemente, casos autóctones no Rio Grande do Sul (Esteio).

Em vista da mobilidade das populações das zonas endêmicas, a presença de pacientes portadores da parasitose é observada em quase todos os estados brasileiros (inclusive nas grandes cidades), independentemente da existência de focos de transmissão.

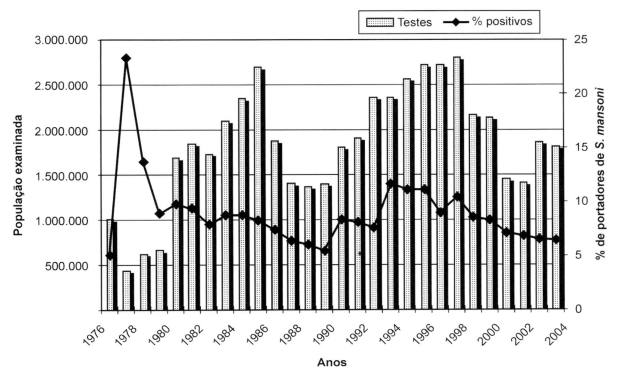

Fig. 35.2 Percentagem de casos de esquistossomíase mansônica detectados anualmente, no Brasil (linha e pontos), nos inquéritos parasitoscópicos realizados. As barras representam o número de pessoas examinadas, a cada ano, até 2004. Nos anos 1976-1979, os exames limitaram-se a áreas prioritárias, com altas prevalências. (*Apud*: Amaral, R.S. et al. – *Memórias do Inst. Oswaldo Cruz*, 10 (Supl 1): 79-85, 2006.)

QUADRO 35.1 Municípios brasileiros com inquéritos parasitológicos positivos para *Schistosoma mansoni*, em 1971 (antes do início do controle pelo programa PECE), destacando-se aqueles com prevalência superior a 4% (prováveis focos de transmissão) e as taxas estaduais para as áreas endêmicas

Estados	Municípios com menos de 4%		Municípios com mais de 4%		Municípios com exames positivos	
	Nº	Preval. %	Nº	Preval. %	Exames Nº	Preval. %
Amapá	11	0,2	—	—	53.827	0,2
Pará	3	0,2	2	12,1	5.101	4,6
Maranhão	23	0,7	8	12,1	32.743	4,3
Piauí	3	0,1	—	—	12.188	0,1
Ceará	22	0,7	5	10,6	43.124	1,0
Rio Grande do Norte	43	0,8	15	14,8	75.948	3,2
Paraíba	17	1,2	24	15,5	45.254	7,6
Pernambuco	11	1,7	63	26,8	51.634	25,2
Alagoas	6	1,9	42	35,0	10.085	32,3
Sergipe	8	2,5	27	35,0	17.853	28,0
Bahia	78	1,9	165	19,2	89.572	15,6
Minas Gerais	149	0,1	106	13,1	215.781	5,2
Goiás e Tocantins	25	0,2	—	—	7.554	0,2
Mato Grosso*	11	0,2	—	—	53.827	0,2
Distrito Federal	1	2,2	—	—	2.852	2,2
Espírito Santo	18	0,7	9	9,9	42.055	4,1
Rio de Janeiro	—	—	1	4,7	76.678	0,2
Capital**	—	—	1	5,4	8.865	5,4
Paraná	26	0,4	10	5,7	93.416	2,5

*Incluía, na época, o atual Estado do Mato Grosso do Sul.
**Correspondia ao Estado da Guanabara.
Fonte: Brasil, Ministério da Saúde, SUCAM (*apud* Freitas, 1972).

QUADRO 35.2 Prevalência da esquistossomíase em populações examinadas nas áreas endêmicas do Brasil (1990-1997), segundo os Estados

Estados	Número de exames	Número de positivos	%
Pará	703.929	8.295	1,18
Maranhão	1.029.409	46.880	4,55
Piauí	197.908	91	0,05
Ceará	1.611.071	31.852	1,97
Rio Grande do Norte	816.944	44.261	5,42
Paraíba	1.058.573	106.847	10,10
Pernambuco	1.355.366	213.838	15,70
Alagoas	929.228	317.360	34,15
Sergipe	622.133	120.536	19,37
Bahia	4.570.896	483.725	10,60
Minas Gerais	4.276.803	471.685	11,03
Espírito Santo	969.114	84.942	8,76
Goiás	5.927	291	4,91
Distrito Federal	6.050	1.083	17,90
Rondônia	23.566	894	3,80
Rio de Janeiro	244.010	3.158	1,29
Paraná	200.296	4.398	2,20
Santa Catarina	46.573	173	0,37
Rio Grande do Sul	1.558	6	0,38
Total	18.669.354	1.940.315	10,40

Fonte: Funasa/Cenepi/GT-Esq.

Essas migrações internas podem constituir o ponto de partida para a formação de novos focos estáveis ou para a ocorrência de transmissão ocasional, em certas localidades.

Quanto à freqüência dos casos, os inquéritos coprológicos revelam taxas que variam consideravelmente de um lugar para outro. No Quadro 35.1, o número de municípios com mais de 4% de exames positivos, em cada estado, é apresentado separadamente dos demais, por supor-se que sejam focos onde a transmissão possa ter lugar.

Em alguns municípios, como Gameleira, Vicência, Escada e Ribeirão, em Pernambuco; Viçosa, em Alagoas; Rosário do Catete, Carmópolis, Itaporanga d'Ajuda, Laranjeiras e Riachuelo, em Sergipe; ou Itaquara e Santa Inês, na Bahia, os índices de positividade, registrados nas décadas passadas, estavam entre 70 e 90%; em Aracaju, capital do Estado de Sergipe, chegava a 23% da população.

As atividades da então "Superintendência das Campanhas de Saúde Pública" (ex-SUCAM) e dos serviços que a substituíram (na Fundação Nacional de Saúde), fazendo largo uso de medicamentos esquistossomicidas, nas regiões endêmicas, vêm modificando sensivelmente a gravidade da endemia no Brasil, mas não sua prevalência.

Admite-se que as formas graves estejam diminuindo, pela quimioterapia, pois os óbitos registrados estão em declínio; se bem que faltem estatísticas seguras comprovando o fato (ver Pranchas).

Venezuela. A esquistossomíase tem seus focos endêmicos em áreas dos Estados de Miranda, Arágua, Carabobo e Guárico, nos vales irrigados do sistema montanhoso da Costa, entre o nível do mar e 1.700 metros de altitude.

A prevalência, que no período 1943-1960 era da ordem de 14,6%, nessas regiões, baixou para 5,8% em 1961-1970; para 1,9% em 1971-1975; e para 0,8% em 1981-1986, graças às atividades de controle desenvolvidas no país. Em 1987, a extensão da área endêmica estava reduzida a 15 mil quilômetros quadrados, onde viviam 500 mil habitantes expostos ao risco de infecção.

Suriname. A helmintíase é encontrada na faixa costeira, em terrenos calcários que tiveram sua origem em recifes e conchas marinhas, onde agora se cultiva o arroz. Introduzida pelos escravos africanos que, depois da libertação, migraram para as florestas e se livraram também da esquistossomíase, a parasitose mantém-se nas populações de origem indiana e indonésia, dedicadas aos trabalhos agrícolas. A prevalência é da ordem de 15 a 20%, nas áreas endêmicas.

Antilhas. Porto Rico constitui a principal zona endêmica, na região das Caraíbas. Em 1963, a prevalência havia sido calculada em 7%, com base nos exames de fezes, estimando-se existirem 120.000 casos. Inquéritos feitos com o teste intradérmico mostraram que a proporção de pessoas com reação positiva baixou de 24%, em 1963, para 6% em 1976. Em termos de exames parasitológicos múltiplos, a prevalência em 1976 correspondia a 4% da população de Porto Rico.

Na República Dominicana, calcula-se em 5% a população exposta ao risco de infecção. Outros focos endêmicos encontram-se em várias das Pequenas Antilhas: Antígua, Montserrat, Guadalupe, Martinica e Santa Lúcia.

Moçambique. A esquistossomíase mansônica ocorre em todas as províncias, exceto na de Cabo Delgado, onde não foi encontrada nenhuma espécie de *Biomphalaria* capaz de transmiti-la. Nas demais, a taxa de positividade dos exames coprológicos varia geralmente entre 5 e 10%, mas chega a 11% em Maputo, 18,2% em Tete e 19% em Inhambane. Em algumas localidades a prevalência alcança 30 a 40% dos habitantes.

Angola. Esta forma da doença tem sido encontrada em diferentes pontos do país, geralmente com prevalências muito baixas. Há focos na província do norte (Uíge, Luanda, Cuanza Norte, Malange, Lunda Norte e Sul), nas centrais (Huambo e Bié) e nas Orientais (Moxico e Cuando-Cubango).

Os focos maiores estão nas Províncias de Bié (Cuemba 79%) e de Cuando-Cubango (Neriquinha 43%, Mavinga 23,3% e Cuiangar 15%).

Esquistossomíase Hematóbica

Na África, quase todos os países possuem áreas endêmicas, que só não foram registradas na República Saaraui, em Ruanda e Burundi.

Os países mais afetados são: Egito, Gâmbia, Senegal, Mali, Burquiná-Fasô, Ghana, Togo, Benin, Nigéria, Chade, Sudão, Tanzânia, Malaui, Moçambique, Angola, Zâmbia, Zimbábue, Suazilândia e República Sul-Africana.

A esquistossomíase hematóbica encontra-se também em São Tomé e Príncipe (Fig. 35.3).

Na **Tunísia**, realizou-se com êxito um programa de controle (1970-1982), sob nossa orientação, que eliminou a endemia de seu território.

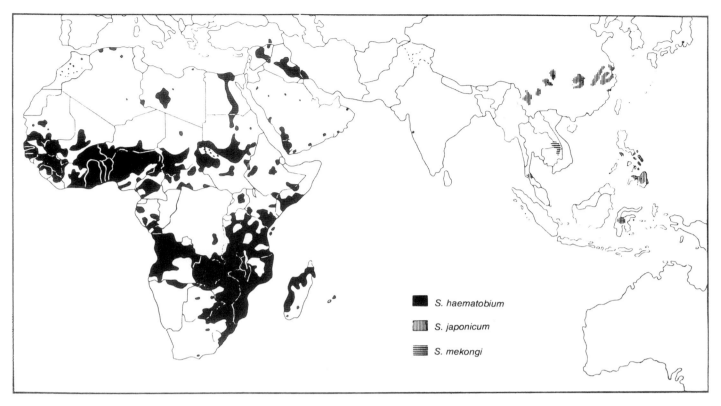

Fig. 35.3 Distribuição mundial das esquistossomíases que têm por causa *Schistosoma haematobium*, *S. japonicum* e *S. mekongi*, em 1985. Segundo J.P. Doumenge *et al*. — *Atlas de la répartition mondiale des schistosomiases* (CEGET/CNRS; OMS/WHO), 1987.

Moçambique. Todo o território conta com focos endêmicos, geralmente com elevada prevalência. As taxas mais altas, segundo inquéritos publicados em 1961, encontravam-se nas províncias do norte (Zambézia 81,9%, Nampula 80,9%, Niassa 70,5% e Cabo Delgado 67,8%); as mais baixas no noroeste (Tete 45,1%) ou no sul (Maputo 47,6%, Gaza 59%, Inhambane 57,1%).

O controle vinha sendo impedido pela ação dos mercenários que promoviam a guerrilha, até há pouco tempo.

Angola. Há esquistossomíase hematóbica em todas as províncias, faltando informações sobre Cabinda. Inquéritos feitos entre escolares, no Distrito de Luanda (Bom Jesus), deram 35% de exames positivos.

No Distrito de Benguela, as taxas de positividade eram: 35% em Bocoio, 85% em Cateque, 40,5% em Chigongo, 38,8% em Monte Belo-Calundo, 44% em Monte Belo-Chicala e 36,8% em Passe.

Taxas de prevalência situadas entre 32 e 50% foram também encontradas em Vila Mariano, Machado (Ganda), Ebanga, Chicuma, Babaera, Sisalana e Cassengue.

Guiné-Bissau. Calcula-se em 15% da população o número dos que se encontram expostos ao risco de infecção por *S. haematobium*. Inquéritos já antigos indicavam prevalência de 13% nas crianças da bacia do rio Cacheu, 34% nas do rio Geba e 18% nas do rio Corubal.

As populações locais de Canchungo e de Caiomete tinham mais de 50% dos exames de urina positivos, a de Sonaco 26,7%, a de Gabu 20%, a de Bafatá 7,7% e a de Bissau 0%.

Na Ásia, os focos mais importantes encontram-se no Iraque, havendo outros na Turquia, na Síria, no Líbano, no Irã e no Iêmen. Na Arábia Saudita, o programa de controle já havia reduzido a prevalência, nas áreas endêmicas, a menos de 1 ou 2%, em 1995.

Esquistossomíase Intercalata

A infecção humana devida ao *Schistosoma intercalatum* tem sido registrada em seis países da África: República dos Camarões, Gabão, Guiné Equatorial, República Centro-Africana, Chade e Zaire.

Casos esporádicos foram assinalados em alguns outros países, mas requerem ainda investigações para que seja comprovada a transmissão local.

O ECOSSISTEMA E A TRANSMISSÃO

Para que a esquistossomíase exista ou se instale como endemia em determinada região, é necessário que estejam presentes certas condições particulares e características do ecossistema em que circulam os parasitos (*Schistosoma* spp.).

Esquematicamente podemos descrevê-las da seguinte forma:

1. Fontes de infecção, que são as pessoas parasitadas por esquistossomos humanos. Em algumas áreas, animais silvestres ou domésticos, também.

2. Presença, na área, de pelo menos uma espécie de planorbídeo do gênero **Biomphalaria** (para *S. mansoni*) ou do gênero **Bulinus** (para *S. haematobium* e *S. intercalatum*).

3. Coleções de água doce, de superfície, adequadas à vida dos moluscos hospedeiros intermediários e às fases de vida livre dos parasitos: ovos, miracídios e cercárias (Fig. 35.4).

4. Hábitos da população (geralmente relacionados com as precárias condições econômicas e os modos de morar) que, por um lado, obrigam ou induzem os habitantes a contato freqüente com essas coleções de água e, ainda, facilitam sua poluição com excretas humanas; e que, por outro lado, levam os indivíduos a se exporem ao ataque das cercárias.

Fontes de Infecção

O homem parece constituir, geralmente, o único reservatório importante do *S. mansoni*.

Nesse particular difere do *S. japonicum*, que admite grande número de mamíferos como hospedeiros vertebrados ou que, na variedade existente em Taiwan (China), só se desenvolve em hospedeiros não-humanos, como o cão.

S. haematobium parasita somente o homem, raríssimas vezes tendo sido encontrada outra espécie de vertebrado com infecção natural (macacos: *Cercopithecus mitis*, no Quênia, e *Arvicanthis niloticus*, no Egito), apesar de sua semelhança com

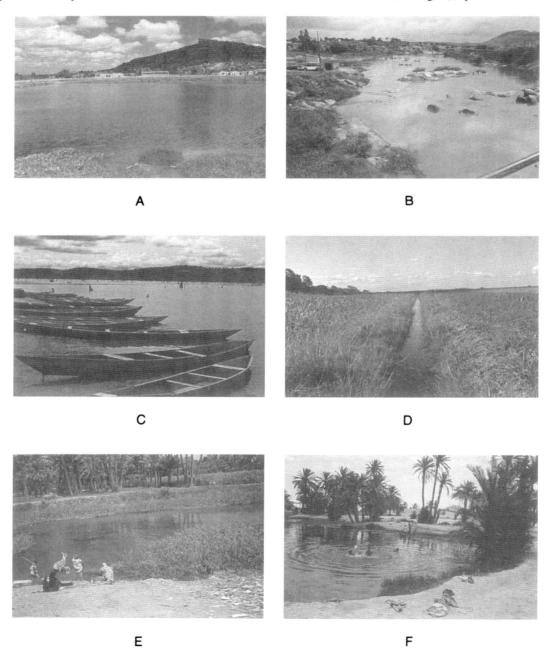

Fig. 35.4 Focos de transmissão da esquistossomíase, representados por diferentes tipos de criadouros de moluscos. *A*. Açude, no Nordeste do Brasil. *B*. Rio com pouca profundidade e muito freqüentado pela população local, Paraíba, Brasil. *C*. Grande represa para produção de energia elétrica, Lago Volta, Gana. *D*. Pequeno canal em terreno de cultura irrigada, Marracuene, Moçambique. *E*. Grande canal de irrigação alimentado pelo rio Nilo, Egito. *F*. Fonte natural em um oásis do deserto de Saara, Tunísia.

várias espécies próprias de animais (*Schistosoma bovis*, *S. intercalatum*, *S. mattheei* etc.).

O *S. mansoni*, nas Américas, tem comportamento intermediário entre os de *S. haematobium* e de *S. japonicum*. Em condições naturais infecta marsupiais, desdentados, roedores, artiodátilos, canídeos e primatas. Dos roedores, destacam-se pelas taxas elevadas de infecção o rato-lava-pés (*Nectomys squamipes*), o rato-de-cana (*Holochilus sciureus*) e o rato-porco (*Oxymcterus angularis*), que apresentam ampla distribuição geográfica, no Brasil, e vivem próximo das coleções líquidas, nos vales, canaviais e capinzais. A adaptação à vida aquática evidencia-se, em *Nectomys*, pela presença de membranas interdigitais que lhe facilitam a natação.

Várias espécies de ratos domésticos (particularmente *Rattus rattus* e *Rattus norvegicus*) foram encontradas com infecção natural no Brasil, na Venezuela e na ilha de Guadalupe (Antilhas). Em alguns focos endêmicos da Arábia Saudita, estavam infectados mais de um quarto dos babuínos (*Papio* sp.) examinados.

Em muitos animais o parasitismo não se desenvolve até o pleno amadurecimento dos vermes. Estes não produzem ovos férteis, ou não apresentam um tropismo para as veias mesentéricas, que garantiria a eliminação de ovos viáveis pelas fezes. Tal é, por exemplo, o caso de *Rattus norvegicus*. Outros, como os marsupiais, têm pouco contato com a água, ou são numericamente tão pouco importantes que sua significação epidemiológica reduz-se a quase nada, mormente se comparada com a abundância de fontes humanas da infecção.

Outro fato que deixa dúvidas sobre a capacidade de manter o ciclo parasitário, em certas regiões, mesmo por parte dos roedores que eliminam mais ovos nas fezes, é a constatação de que em algumas áreas as taxas de parasitismo desses animais caem acentuadamente quando são capturados a mais de 400 metros de distância das habitações humanas.

Na Ilha de Guadalupe, entretanto, parecem existir duas situações epidemiológicas:
- uma nos rios e canais com água corrente, onde o homem é a fonte de infecção essencial;
- outra, nas águas estagnadas de lagos, pântanos e brejos, pouco freqüentados pelos homens, onde os ratos mantêm o ciclo do *S. mansoni*.

No Brasil, as evidências da adaptação crescente do *S. mansoni* a um ciclo roedor-molusco-roedor poderão no futuro assegurar completa autonomia de um ecossistema onde o homem já não faria parte obrigatória, como nas zoonoses típicas.

É o que se constata, p. ex., em Sumidouro, Estado do Rio de Janeiro, onde *Nectomys squamipes* pode exibir altas taxas de parasitismo, quando a infecção humana é mantida sob controle mediante tratamentos periódicos.

ÍNDICES DE INFECÇÃO HUMANA

A medida da infecção, em uma população, pode ser feita utilizando-se vários índices: o de prevalência, o de intensidade, o de morbidade ou o de incidência. Assim:

1. A **prevalência** exprime a percentagem de casos, isto é, a percentagem de pessoas com exame positivo para ovos de *Schistosoma*, em determinado momento.

É um índice fácil de ser obtido e menos sujeito a erro, se o diagnóstico for baseado em dois ou três exames parasitológicos (Fig. 35.5).

Deve-se levar em conta que a probabilidade de se encontrar um ovo (ou seja, de fazer um diagnóstico positivo) durante o exame parasitológico varia com o número de ovos por grama de fezes que o paciente estiver eliminando.

Por exemplo, com um só exame pelo método de Kato-Katz (41,7 mg de fezes por lâmina), essa variação apresenta-se como segue:

Número de ovos/grama de fezes	Probabilidade do encontro
10 ovos	0,34
50 ovos	0,88
70 ovos	0,95
100 ovos	0,99

O que mostra haver durante os inquéritos com esse método grande número de indivíduos infectados e não diagnosticados, seja porque apresentam baixa carga parasitária, seja porque os doentes com esquistossomíase crônica, tendo uma fibrose intestinal pronunciada, eliminam poucos ovos.

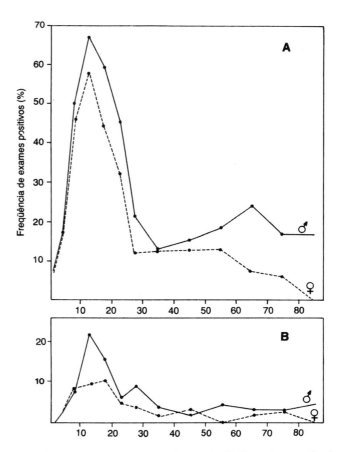

Fig. 35.5 Esquistossomíase hematóbica. Distribuição da prevalência de exames positivos pelos grupos etários da população. *A*. Em área de alta endemicidade. *B*. Em área de baixa endemicidade. Situação observada na Tunísia, antes da erradicação.

Esses pacientes são, entretanto, responsáveis pela transmissão da doença, mesmo quando todos os casos diagnosticados (isto é, conhecidos) sejam tratados. Donde a contra-indicação para o uso desse método e o absurdo de sua adoção pelo Ministério da Saúde.

2. A **intensidade** da infecção, que estima a carga média de vermes dos indivíduos infectados em uma população determinada, pode ser calculada aproximadamente pela quantidade média de ovos eliminada por esses indivíduos, por dia. Recomenda-se tomar como indicador a média geométrica de dois ou três exames por pessoa.

Usar o método de Stoll.

A contagem de vermes, obtidos mediante circulação extracorpórea (em pacientes que tinham sido submetidos a uma esplenectomia), ou a dissecção de bexigas cirurgicamente extraídas de doentes com câncer desse órgão (e com infecção por *S. haematobium*), permitiram relacionar o número de vermes albergados pelo paciente com a quantidade de ovos expulsos diariamente, nas fezes ou na urina, e indicaram existir certo paralelismo entre essas medidas.

Por outro lado, demonstrou-se que a prevalência e a intensidade da infecção estão diretamente relacionadas, exibindo o mesmo padrão de variação com a idade.

A prevalência aumenta rapidamente entre 2 e 15 ou 20 anos e, em seguida, diminui mais ou menos lentamente, nos grupos etários mais velhos.

Mas a eliminação de ovos só costuma ser alta no grupo etário de 10 a 14 anos (Fig. 35.6), declinando muito nos grupos com mais de 15 anos.

O Comitê de Expertos da OMS (1985) recomendou utilizar três categorias para agrupar os tipos de infecção (leve, moderada e intensa), conforme definidas no Quadro 35.3.

3. A **morbidade** é avaliada por parâmetros envolvendo sinais ou sintomas da doença e sua freqüência na população.

A importância das formas crônicas da esquistossomíase é calculada pela freqüência de fígados ou de baços palpáveis, sempre que se possam excluir outras causas de hepato- ou de esplenomegalia, em geral freqüentes nas zonas endêmicas (alcoolismo, malária, calazar, hepatites virais, hemopatias etc.), o que pode levar a interpretações errôneas do quadro clínico.

QUADRO 35.3 Intensidade da esquistossomíase distribuída por grupos, segundo o número de ovos de *Schistosoma mansoni* por grama de fezes encontrado no exame parasitológico (segundo um Comitê de Expertos da OMS/WHO, 1985)

Tipo de infecção	Nº de ovos por grama de fezes	Incidência de hepatomegalia
Infecção leve	24 a 96	Rara
Infecção moderada	120 a 792	Freqüente
Infecção intensa	≥ 800	Quase sempre

4. O índice que exprime a **incidência** da esquistossomíase estabelece a razão de casos novos (conversão de indivíduos negativos para positivos, nos inquéritos parasitológicos) por 100 ou por 1.000 habitantes, durante um ano.

Esse índice é difícil de calcular com precisão, não só devido à falta de suficiente sensibilidade dos exames parasitológicos, em tais casos, como porque a infecção pode ter-se estabelecido sem que o exame se tenha tornado positivo (período pré-patente, infecções unissexuais, carga parasitária muito baixa), dando falsos resultados negativos.

ELIMINAÇÃO DE OVOS DE *SCHISTOSOMA*

Em uma localidade, as pessoas que têm alta carga parasitária e eliminam grande quantidade de ovos, por grama de fezes, são em geral reduzida minoria. A maioria expulsa pequeno número de ovos, diariamente.

Nos focos de transmissão intensa, o quadro epidemiológico traduz-se por alta prevalência e, aí, a proporção de indivíduos expulsando muitos ovos é também elevada.

Os eliminadores de ovos mais eficientes são as crianças e os adultos jovens, com infecções relativamente recentes.

Em Belo Horizonte, por exemplo, a taxa de positividade cresce linearmente entre os 7 e os 15 anos. O número de ovos por grama de fezes também aumenta nesse período, passando de 22 ovos/grama, aos sete anos, para 80 ovos/grama, aos 13-14 anos (para 50% dos membros de cada grupo etário). Em alguns casos,

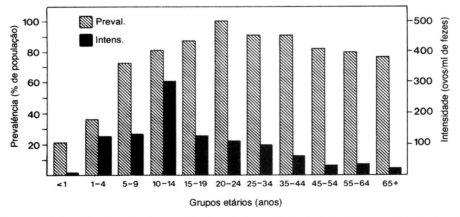

Fig. 35.6 Esquistossomíase mansônica. Distribuição da prevalência e da intensidade da infecção parasitária (estimada pelo número de ovos eliminados por paciente e por grama de fezes), segundo os grupos etários, na população de Castro Alves, Bahia. (Dados do trabalho de Lehman *et al.*, 1976.)

o número de ovos por grama de fezes chega a ser extremamente alto (entre 300 e 1.300), mas tende a reduzir-se depois dos 15 anos de idade.

Em um inquérito feito em Castro Alves (Bahia, Brasil), verificou-se que 50% dos ovos eram eliminados por 6% dos pacientes, cuja idade média era de 12,6 anos. Esse pequeno grupo contribuía para a poluição do meio com uma média de 1.500 ovos por grama de fezes (Fig. 35.6).

Além de serem mais parasitados e maiores eliminadores de ovos, os membros dos grupos etários entre 5 e 25 anos são, também, os que formam a parcela maior da população de uma comunidade, nos países com áreas endêmicas.

Considerados em números absolutos, esses grupos contêm a esmagadora maioria das fontes de infecção local.

Em duas aldeias moçambicanas do vale do Rio Incomáti (Província de Maputo), 80% das pessoas portadoras de *Schistosoma haematobium* pertenciam à classe de dois a 29 anos (Fig. 35.7). Na Tunísia, o grupo de dois a 24 anos tinha 82% dos indivíduos com esquistossomíase urinária.

Os ovos de *S. mansoni* são eliminados de forma aleatória nas amostras fecais, variando a quantidade de um dia para outro, de modo que nos inquéritos quantitativos recomenda-se utilizar sempre a média de vários exames, em dias diferentes.

Os ovos de *S. haematobium* também são expulsos em número variável: além das oscilações diárias, haveria um ritmo circadiano, parecendo que a densidade de ovos alcança um máximo nas urinas colhidas por volta do meio-dia.

VARIAÇÃO DA CARGA PARASITÁRIA

Vimos que a prevalência e a quantidade de ovos eliminados pelos diferentes grupos etários cresce até um pico situado entre os 10 e os 20 anos e diminui lentamente, em seguida (Figs. 35.6 e 35.7).

Esses parâmetros são também indicadores do grau de infecção e mostram que a carga parasitária tende a modificar-se em função da idade.

A redução da prevalência significa desparasitação de uma parte da população que se encontrava infectada quando mais jovem. Essa desparasitação espontânea decorre da morte dos vermes, sem substituição por novas cargas de parasitos adquiridos nos focos (reinfecções).

Ela pode indicar uma **mudança de hábitos**, pela qual os adultos expõem-se agora menos ao contato infectante, nos locais de transmissão; ou a um aumento da resistência, pelo desenvolvimento de certo grau de **imunidade**. Provavelmente ambos os fatores contribuam para o mesmo fim, sem que se saiba quanto é devido a esta última.

A redução da quantidade de ovos por grama de fezes (ou por volume de urina), nos casos crônicos, significa diminuição do número de pares de vermes nas veias mais superficiais da mucosa, ou de sua fecundidade, ou de ambas as coisas.

Essa regressão pode traduzir apenas uma mudança no equilíbrio entre a perda e a aquisição de novos parasitos (pelas razões antes referidas); pode ser devida à maior retenção de ovos nos tecidos, causada pela ação mais eficiente da imunidade celular; ou, simplesmente, pela acentuada fibrose intestinal já estabele-

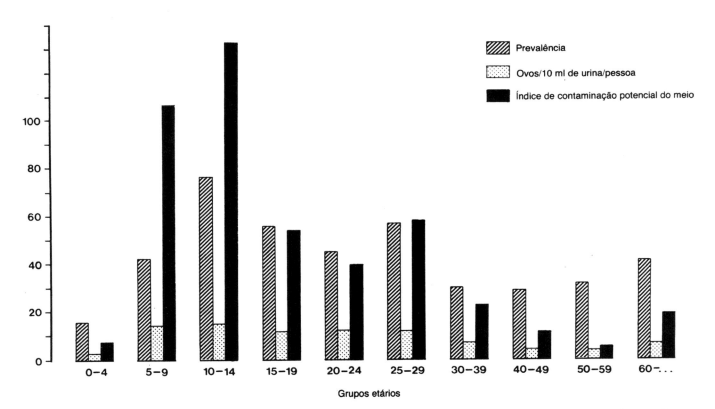

Fig. 35.7 Importância dos diversos grupos etários da população como fontes de poluição ambiental com ovos de *Schistosoma haematobium* em uma comunidade rural de Moçambique. (Segundo dados não publicados de Rey *et al.*, 1985.)

cida, o que leva os vermes a localizarem-se em vasos cada vez mais distantes da mucosa.

A diminuição da quantidade de ovos expulsos precede, por vezes de alguns anos, a queda da taxa de prevalência por grupo etário e é sempre muito mais acentuada que esta (Fig. 35.6), concorrendo portanto para reduzir a importância dos elementos mais idosos da população como fontes de infecção para os moluscos (Fig. 35.7).

Os Focos de Transmissão

A transmissão da esquistossomíase mansônica, ou da hematóbica, depende estritamente dos contatos humanos com as coleções de águas superficiais, onde existam os moluscos vetores.

Nos lugares onde não há abastecimento de água domiciliar ou outras fontes adequadas de água potável, a população fica na dependência desses contatos para suas atividades cotidianas.

Margens de rios, lagos e lagoas, riachos, pequenos represamentos ou simples depressões do terreno, canais de irrigação ou de drenagem, escavações onde se acumule água, são freqüentados pelos moradores das imediações para tomar banho, lavar roupa ou utensílios diversos, buscar água para fins domésticos etc. Aí são vistas crianças em grande número, brincando na água, jovens e adultos nadando, pescando ou trabalhando.

Aos 3 ou 4 anos de idade, as crianças que acompanham suas mães a esses lugares já começam a expor-se ao risco de infecção.

Ainda que as áreas rurais paguem maior tributo à esquistossomíase, ela é problema importante também em povoados e vilas das regiões endêmicas, bem como na periferia e nos bairros pobres das grandes cidades. Focos de transmissão ativa são encontrados na maioria das capitais de estados brasileiros.

CONTAMINAÇÃO DO MEIO

A intensidade da transmissão da esquistossomíase mansônica, em uma localidade, depende dos hábitos de **poluição fecal do ambiente** por membros dessa comunidade, isto é, da freqüência com que suas matérias fecais (contendo ovos de *Schistosoma*) cheguem às coleções de água doce. Por outro lado, depende da quantidade de ovos que essas matérias veiculem.

Os ovos de *S. mansoni* permanecem viáveis nas fezes apenas por poucos dias (2 a 5 em matéria fecal sólida) e eclodem na água dentro de minutos ou horas, se a temperatura não for muito baixa e se as demais condições forem favoráveis. Somente um terço ou um quarto dos miracídios que deixam os ovos tem capacidade para infectar *Biomphalaria glabrata*.

No caso da esquistossomíase urinária, a intensidade da transmissão é função da freqüência com que as pessoas que eliminam ovos de *S. haematobium* urinem na água e, naturalmente, da quantidade de ovos eliminados por pessoa.

A chegada de ovos a certas massas de água doce é assegurada sempre que os **esgotos sem tratamento** são canalizados para rios, lagos etc. Também quando as instalações sanitárias são construídas à margem dos cursos de água ou sobre eles, facilitando a poluição direta; ou quando, por falta de latrinas ou do hábito de usá-las, adultos e crianças têm por costume defecar no solo (eventualmente, à beira da água, perto dos locais de banho) e a matéria fecal cai no meio líquido ou é arrastada pelas chuvas para aqueles corpos de água.

Pelas razões expostas, os focos de esquistossomíase desenvolvem-se de preferência perto das casas ou dos locais de trabalho, onde se encontram os eliminadores de ovos e inexistem as medidas de saneamento capazes de impedir a contaminação fecal do ambiente.

Aí, quanto maior for a densidade populacional (ou maior a freqüência do local pelos usuários), maior será a intensidade da transmissão, como se vê, por exemplo, nos bairros marginais de algumas zonas urbanas.

Para que se tenha uma noção mais precisa sobre a participação de cada grupo etário (ou grupos de outra natureza) na transmissão da endemia, deve-se levar em conta tanto a importância numérica desse grupo na população, como a prevalência da esquistossomíase nele e a média de ovos que seus membros eliminam por grama de fezes (ou por volume de urina).

O **índice de contaminação potencial** é calculado (ver exemplo no Quadro 35.4) multiplicando-se a percentagem de indivíduos de determinado grupo etário na população geral (coluna A) pela prevalência da infecção (coluna B) e pela média de ovos/grama de fezes (coluna C) do respectivo grupo. Se o resultado for expresso em percentagem, tem-se o valor da participação percentual do grupo na contaminação potencial do ambiente.

No exemplo figurado no Quadro 35.4, o grupo etário de 5 a 14 anos concorre para assegurar 52% da contaminação potencial do meio, enquanto os indivíduos menores de 20 anos são responsáveis por quase dois terços dessa contaminação (Fig. 35.7).

CONTATO COM OS FOCOS

As pessoas põem-se em contato com a água em lugares bem determinados: para beber vão a certos pontos, para lavar roupa, a outros; os locais de banho costumam ser distintos para mulheres e para homens; também a natação e a pesca podem levá-los a sítios especiais.

Os lugares para lavagem de roupa estão, em geral, próximos das casas, em situação central ou favorável para o encontro e o convívio das mulheres da localidade. A natureza, a forma e as dimensões desses pontos de encontro são extremamente variáveis, podendo ou não ser adequados para o desenvolvimento de colônias de moluscos hospedeiros de *Schistosoma*.

Estudos sobre o comportamento diário da população, em pequenas localidades, mostram que desde cedo as crianças ou jovens são enviados a buscar água. Nesse primeiro contato matinal, de curta duração, quando apenas os pés e as mãos mergulham na água, o risco de infecção é praticamente nulo, tanto mais que ocorre geralmente antes de os moluscos começarem a dar saída a suas cercárias (ver no Cap. 32, item As cercárias).

Estas começam a aparecer na água por volta das 9 horas e aumentam até um pico de abundância situado em torno das 11 ou 12 horas, para diminuírem mais tarde e terem sua produção interrompida no fim da tarde (Fig. 35.8). Algumas linhagens de *S. mansoni* (em geral de roedores) têm seu máximo de produtividade por volta das 15 horas (Fig. 32.10).

A alta concentração de cercárias coincide com as horas mais quentes do dia, preferidas para o banho e para a lavagem de roupa.

QUADRO 35.4 Índice de contaminação potencial. Relações entre a prevalência, as médias de ovos eliminados por paciente, em cada grupo etário, e a contribuição percentual destes grupos para a poluição do meio. Observações (não publicadas) feitas em N'Wamatibjana (Distrito de Manhiça, Moçambique). Segundo Rey *et al.*, 1983

Grupos etários	Estrutura percentual da população (A)	Prevalência (%) (B)	Média de ovos eliminados em 10 ml de urina por paciente (C)	Índice* de contaminação potencial do meio (D)	Contribuição percentual do grupo etário para o índice de contaminação do meio (E)
0-4	18,12	16,09	2,65	7,726	1,68
5-9	17,51	42,35	14,45	107,154	23,33
10-14	11,08	76,92	15,61	113,040	28,97
15-19	7,93	56,52	12,16	54,502	11,87
20-24	7,04	45,45	12,44	39,804	8,67
25-29	8,38	57,44	12,15	58,484	12,73
30-39	10,33	30,50	7,23	22,799	4,96
40-49	8,53	29,26	4,32	10,782	2,35
50-59	4,64	32,14	3,71	5,533	1,20
60 e mais	6,44	42,50	7,11	19,460	4,24

*O índice de contaminação potencial (coluna **D**) é calculado como segue: $D = A \cdot B \cdot C/100$.

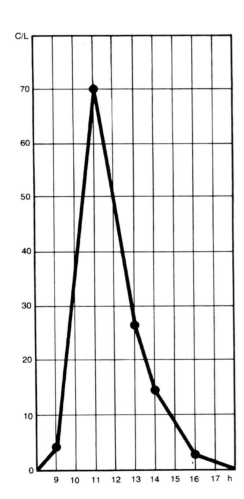

Fig. 35.8 Curvas mostrando o ritmo diário de eliminação de cercárias de *S. mansoni*, por *Biomphalaria glabrata*. Distribuição horária da abundância de cercárias em águas correntes de focos de esquistossomíase de Guadalupe (Pequenas Antilhas): número de cercárias por litro encontradas de hora em hora, com pico situado em torno das 11 horas. (Redesenhado segundo dados de Théron *et al.*, 1977.)

Enquanto as mulheres lavam, tendo seus pés, pernas e mãos dentro da água, por cerca de uma hora ou mais, as crianças que as acompanham costumam submergir grande parte da superfície corporal, ou toda ela, até o pescoço, durante longos períodos.

As observações feitas em um foco de alta endemicidade, em Santa Lúcia (Pequenas Antilhas), mostraram que a lavagem de roupa era o motivo de 22% dos contatos com as coleções de água; mas, devido ao tempo que requer, representava 52% do tempo de contato. O banho implicava 26% dos contatos e 27% do tempo, enquanto a natação, 18 e 16%, respectivamente.

Quando se consideram os grupos etários, essas observações indicam que o grupo de 0-9 anos é o que mais se expõe, seguido pelo de 10-19 anos.

Os dados *per capita*, por outro lado, mostram que os membros do grupo etário de 20-29 anos, apesar de exporem-se individualmente por tempo duas vezes superior ao do grupo 10-19 anos, tinham taxa de infecção ligeiramente mais baixa.

A razão disso estaria, talvez, no fato de os adultos observados serem sobretudo mulheres que dedicavam 90% do tempo de contato à lavagem de roupa (com pequena área do tegumento exposta às cercárias), enquanto os jovens dedicavam 59% do tempo para essa atividade e outros 32% para banharem-se e nadar.

As crianças de 5-9 anos passavam 72% do tempo de exposição nestas duas últimas atividades, que implicam oferecer grandes áreas da superfície cutânea ao ataque das cercárias.

Os vários tipos de comportamento que estamos analisando podem associar-se de alguma forma. É frequente, em muitos lugares, que as mulheres se banhem todos os dias, depois de terminar a lavagem de roupa; e, como as crianças pequenas acompanham suas mães, expõem-se concomitantemente ao risco de infecção.

É, então, quando se adquirem as primeiras e mais elevadas cargas parasitárias, pois mesmo que o número de moluscos infectados seja pequeno, no local, e que as cercárias sejam poucas ou muito dispersas, a repetição quase cotidiana desses hábitos, mormente nos meses quentes do ano, assegura aumento progressivo da carga helmíntica, que alcançará seu máximo provavelmente entre os 10 e os 15 anos de idade.

Portanto, se forem tomadas medidas que permitam às mulheres evitar de ir ao rio (como a construção de lavanderias e duchas coletivas, próximo das casas da localidade, por exemplo), a redução do número de contatos com os focos poderá ser muito importante.

FOCALIDADE DA TRANSMISSÃO

Uma observação cuidadosa mostra que o número de lugares de contato com a água, utilizados pelos moradores de uma localidade rural (ou dos bairros suburbanos das cidades), é, em geral, pequeno. As pessoas que aí vivem vão quase sempre às mesmas fontes de abastecimento, aos mesmos locais de banho etc. Poucas são as alternativas, quando existem.

A importância desse fato é muito grande, quer do ponto de vista epidemiológico, quer quanto às possibilidades de controle da doença.

Assim, não requerem medidas de controle:
- as coleções de água onde não vivam moluscos de espécies vetoras;
- as que não são freqüentadas pela população (por qualquer motivo: acesso difícil, forte correnteza, vegetação cerrada das margens etc.);
- as que só esporadicamente são visitadas pelos moradores e, portanto, destituídas de significação epidemiológica.

Ao longo de um riacho, por exemplo, é possível que poucos trechos constituam efetivamente focos de transmissão da esquistossomíase.

Nas margens de um grande rio, talvez somente algumas enseadas ou remansos reúnam as condições para que se feche o ciclo de transmissão do parasito.

O conceito de **focalidade**, dos nichos em que se opera a propagação da endemia, permite programar seu controle de forma objetiva, precisa e econômica, superando velhas idéias que, com freqüência, conduziram muitos programadores a considerar esse controle impossível, em áreas com extensas redes hidrográficas ou com recursos hídricos abundantes.

Em muitos casos, são os focos peridomiciliares aqueles que constituem os **nichos ecológicos fundamentais**, onde o parasito circula regularmente entre seus hospedeiros vertebrados e invertebrados.

Mas as observações de campo, quando suficientemente prolongadas, mostram que habitualmente nenhum foco mantém seus moluscos sempre infectados. Em Sergipe, conforme a época do ano, podiam estar negativos 40 a 85% dos criadouros de *Biomphalaria glabrata*.

A taxa de infestação dos moluscos variava ainda mais.

Em certas regiões, o período de maior transmissão coincide com aquele em que é menor o número de pontos de contato da população com a água, seja porque muitas das coleções tenham secado com a estiagem, seja porque somente reduzido número de locais continua acessível aos moradores (após enchentes, ou quando o nível dos lagos alcança sua cota máxima e as margens ficam em parte bloqueadas pela densa vegetação circundante).

Então, o número de pessoas levadas a visitar o mesmo local aumenta muito; a poluição com dejetos humanos cresce aí na mesma proporção e, portanto, a probabilidade de infecção dos caramujos.

Ao eliminarem estes suas cercárias, maior número de pessoas estarão expostas ao risco de infecção ou reinfecção.

PERIODICIDADE DA TRANSMISSÃO

O ritmo periódico que caracteriza a evolução do meio ambiente ao longo do ano, em função das estações, do regime de chuvas e de outros fatores, influi também sobre o ecossistema de que a esquistossomíase faz parte, imprimindo-lhe certa periodicidade quanto à transmissão.

Na maioria dos focos endêmicos estudados, variam consideravelmente as condições de transmissão, de tal modo que podemos distinguir neles, quase sempre, um período de alta e outro de baixa transmissão.

Fora da época de alta infectividade dos focos, a contaminação dos pacientes pode tornar-se esporádica ou nula.

Os períodos de transmissão mais intensa coincidem com o verão, nas zonas subtropicais e temperadas, onde o inverno é desfavorável à proliferação dos moluscos e reduz os contatos da população com a água.

Em áreas com uma estação chuvosa e outra bastante seca, as condições mais propícias reúnem-se, em geral, no começo do período de estiagem.

No Nordeste do Brasil, a sucessão de períodos de chuva e de seca condiciona tanto a existência como o número e extensão dos criadouros de moluscos, bem como a densidade de planorbídeos e o grau de infecção das *Biomphalaria* (ver adiante, Fig. 35.14).

As grandes chuvas e a forte correnteza arrastam os moluscos para longe (e para biótopos inadequados), reduzindo muito a densidade malacológica local.

Nos oásis do norte da África, onde o volume dos mananciais permanece praticamente constante todo o ano, é a sucessão das quatro estações que comanda o processo: nos meses quentes, há multiplicação dos moluscos (*Bulinus*); presença numerosa e prolongada de crianças e jovens nas águas, particularmente durante as férias de verão; intensa poluição do meio e conseqüentemente maior produção de cercárias.

Nos meses frios, vê-se drástica redução das populações malacológicas, ausência completa de banhistas e, portanto, de poluição aquática com ovos de *S. haematobium*. As baixas temperaturas reduzem os contatos humanos com a água a rápidas operações para o abastecimento doméstico. Durante vários meses, a transmissão da esquistossomíase desce a zero.

No lago Volta (Ghana), as infecções são mais freqüentes quando o nível das águas sobe e desaparecem as extensas praias que o cercam. O contato com a água fica reduzido, então, às estreitas faixas limitadas pela densa vegetação marginal que, por sua vez, passa a sustentar grande população de moluscos. Meses depois, a taxa de infecção cercariana alcança seu pico, que só declina quando o lago voltar a descobrir suas praias (Fig. 35.9).

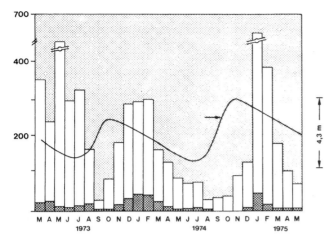

Fig. 35.9 Periodicidade na transmissão da esquistossomíase. Variação do número de moluscos *Bulinus truncatus* (colunas claras) coletados no Lago Volta (Gana) e do número de moluscos infectados (colunas escuras), em função das oscilações do nível do lago (linha indicada pela flecha). (Segundo Klump & Chu, 1977.)

Variações periódicas da transmissão foram descritas também nas Antilhas (Santa Lúcia), em várias regiões africanas (Etiópia, Lago Vitória, Lago Kariba etc.) e na Ásia.

Riscos de Infecção e Aquisição da Carga Parasitária

A proporção de moluscos infectados varia de lugar para lugar e segundo o momento da pesquisa. Excepcionalmente, médias de 5 a 25% podem ser encontradas, em áreas de alta endemicidade, onde o vetor é *B. glabrata*, como em Alagoas e Sergipe (Brasil); mas, em geral, as taxas de positividade são baixas, situando-se entre 0,5 e 2 ou 3%, apenas.

Nos lugares onde o transmissor é *B. straminea*, os índices são muito mais baixos que os de *B. glabrata*, devendo-se sua eficiência como vetor à elevada concentração de moluscos dessa espécie, durante certas épocas do ano (Fig. 35.14).

Em Santa Lúcia, após dois anos e meio de observação, a positividade andava por volta de 0,48%, mesmo se alguns lotes de caramujos chegassem a ter 15% de positivos.

Em Moçambique, tanto os vetores de *S. mansoni*, como os de *S. haematobium*, costumam ter menos de 1% infectados. No Egito, encontra-se apenas 0,65% das *Biomphalaria* infectadas por *S. mansoni*.

A densidade cercariana, em determinado lugar, é influenciada não só pela hora do dia e pela correnteza do meio, como ainda por outros fatores.

Vimos que a emissão de cercárias obedece a um ritmo circadiano, com início por volta das 9 horas e o fim cerca das 16 horas (pico da emissão entre 11 e 12 horas), desde que haja bastante correnteza. Mas se esta é fraca, ou se as águas são estagnadas, o pico de abundância das cercárias no meio é mais tardio que o de emissão, por efeito da acumulação, e os riscos ficam maiores no fim da tarde (ver o Cap. 32).

Em águas paradas, a densidade de cercárias pode ser muito grande junto às colônias de moluscos infectados; porém, camundongos colocados em contato com a água, durante duas horas, dificilmente se infectam se postos a mais de três metros desse ponto.

Em águas correntes, a infecção pode dar-se até a 100 metros do ponto de emissão das cercárias, ainda que estas possam ser encontradas a distâncias maiores, já muito dispersas e com seu poder de penetração reduzido.

As tentativas de recuperar cercárias, no campo, por meio de sistemas de filtração da água deram resultados geralmente negativos.

Em alguns focos de alta endemicidade (Santa Lúcia), conseguiram-se rendimentos da ordem de 0,01 a 144 cercárias por litro, porém os rendimentos superiores a 10 foram raros.

Experimentalmente, constatou-se que, em tanques com cerca de 180 litros, concentrações cercarianas de 0,5 a 2,2 por litro praticamente não infectavam camundongos expostos por imersões de 4 horas, ao passo que concentrações de 9 a 36 cercárias/litro só produziriam infecções leves ou moderadas.

O poder de penetração das cercárias, na pele, diminui rapidamente poucas horas depois de terem elas abandonado o molusco hospedeiro.

Das cercárias que penetram, boa parte é destruída na pele, mesmo no primeiro ataque, isto é, independentemente de qualquer mecanismo imunológico.

A proporção de esquistossômulos mortos, logo após a penetração, varia com a espécie de hospedeiro: 14% no hamster, que é um dos animais de laboratório mais suscetíveis à infecção, e 30% ou mais no camundongo.

A proporção de vermes adultos que se pode recuperar desses animais, após a infecção experimental com *S. mansoni*, é relativamente pequena: 60 a 80% no hamster, 30 a 40% no camundongo e 20% no rato, pois em outros tecidos do hospedeiro também há certa destruição de parasitos jovens (aliás, mais pronunciada entre as fêmeas).

Nos primatas, a resistência ao parasitismo é ainda mais acentuada, descendo a 8% a proporção de vermes adultos recuperados no chimpanzé (Fig. 34.3).

Para avaliar-se o **risco de infecção** que correm os habitantes das regiões endêmicas, deve-se tomar em consideração toda a complexidade dos fatos epidemiológicos em jogo:

- a densidade de moluscos infectados, geralmente baixa; e praticamente nula, fora das épocas mais favoráveis à transmissão;
- a densidade cercariana reduzida ou nula, fora de um período de quatro ou cinco horas diárias, durante aquelas épocas favoráveis;
- dispersão das cercárias nas águas em movimento, ação de predadores, penetração em hospedeiros inadequados e declínio rápido do poder infectante, depois de 6 a 8 horas de haverem deixado os moluscos;
- destruição de esquistossômulos na pele, nos pulmões e em outros órgãos do hospedeiro vertebrado.

Há que lembrar, ainda, ser o risco de infecção limitado por circunstâncias tais como:

- época do ano e hora do dia em que se dá o contato das pessoas com a água;
- freqüência e duração desse contato;

- área da superfície corporal exposta ao ataque cercariano nessas ocasiões etc.

O crescimento lento da taxa de prevalência por grupo etário, que, começando depois dos dois anos de idade, só alcança seu máximo por volta dos 15 a 20 anos, mostra que uma parte dos habitantes dos focos endêmicos tarda 10 a 15 anos (ou mais) para contrair o parasitismo.

Outros, por se exporem menos, escapam completamente e nem exibirão qualquer reação positiva aos testes imunológicos.

Na generalidade dos casos, a aquisição da carga parasitária faz-se pouco a pouco. Vimos que o número de ovos eliminados por grama de fezes (ou por volume de urina, na variedade hematóbica da doença) aumenta progressivamente.

Deve-se evitar portanto aquela noção simplista e, ao mesmo tempo, alarmista de que nas áreas endêmicas o risco é permanentemente alto. A raridade dos casos de esquistossomíase aguda é a melhor prova disso.

Depois dos 15 ou 20 anos, a carga parasitária tende a baixar. Essa redução decorre de um balanço entre o número de parasitos que está sendo adquirido, pouco a pouco, e as perdas devidas ao envelhecimento e morte dos vermes (cuja longevidade média é estimada em cerca de 5 anos).

A **mudança de hábitos** dos indivíduos que chegam à idade adulta, sejam eles homens ou mulheres, leva-os geralmente a reduzir seus contatos com a água e, portanto, sua exposição ao risco de reinfecção.

A desparasitação espontânea explica também por que cai a prevalência nos grupos etários mais velhos.

Em populações muçulmanas, onde as mulheres casadas raramente saem de suas casas, a queda da prevalência depois dos 25 anos é muito maior no sexo feminino que no masculino (Fig. 35.5).

Os fatos mencionados permitem compreender por que é tão variável a carga parasitária das pessoas que vivem nas áreas endêmicas.

Aí, tanto pode ocorrer uma infecção maciça, como uma progressão lenta do número de vermes, em contínua renovação.

As circunstâncias epidemiológicas, inclusive a idade em que se efetue a maior agressão parasitária, determinarão os variados quadros clínicos, desde os assintomáticos até os mais graves da doença.

Fatores genéticos, condições fisiológicas e nutricionais, hábitos e condições gerais de vida, bem como a falta de acesso à educação e aos recursos médicos, contribuem por sua vez para complicar os dados do problema.

Em uma área de alta endemicidade (com *S. haematobium* e *S. mansoni*) do Zimbábue, estudou-se a freqüência e a intensidade das infecções em dois grupos de escolares: um, de crianças que se apresentavam naturalmente negativas, e outro, de crianças negativas após tratamento da esquistossomíase. Estas últimas adquiriram novas infecções em maior proporção e maiores cargas parasitárias que suas companheiras não tratadas.

Esses fatos sugerem que os dois grupos talvez não fossem semelhantes quanto às características pessoais, quanto ao comportamento em relação aos contatos com a água, quanto à imunidade natural ou à adquirida.

Poucos estudos feitos relacionam a freqüência e gravidade da esquistossomíase-doença com a freqüência e a intensidade da esquistossomíase-infecção.

Os estádios iniciais (ver o Quadro 35.5), correspondentes às fases de invasão e de migração dos esquistossômulos, não costumam manifestar-se clinicamente, conforme já vimos nos Caps. 33 e 34, sucedendo o mesmo com a fase aguda, presente quase só em indivíduos estranhos à área endêmica e que aí se expuseram a infecções maciças.

Na população local, os casos são assintomáticos em sua maioria. Poucos exibem quadros clínicos de tipo crônico, ora benignos, ora graves (fases 3ª e 4ª do Quadro 35.5).

Nos inquéritos, a freqüência das formas sintomáticas, e sobretudo das formas graves, é função do grau de endemicidade ou, melhor, da intensidade da transmissão local.

QUADRO 35.5 Formas clínicas da esquistossomíase, observáveis em uma comunidade, classificadas segundo as fases e a duração ou a gravidade da doença

Fases	Características da infecção		
	Parasitológicas	Clínicas	Patológicas
Invasiva	Esquistossômulos penetram e migram	Dermatite cercariana, seguida ou não de febre e tosse	Dermatite papular e reação inflamatória no pulmão e fígado
Aguda	Macho e fêmea maduros, vermes iniciam a oviposição	Quadro agudo, com aspecto toxêmico, aparece 2-3 semanas depois da infecção	Reação hiperérgica a produtos dos vermes jovens e ovos
Crônica inicial	Ovos postos e excretados em grande número; carga parasitária aumentando	Esquistossomíase intestinal (*S. mansoni*); ou urinária (*S. haematobium*)	Acúmulo de ovos nos tecidos e produção de granulomas; hipergamaglobulinemia
Crônica tardia (grave)	Carga parasitária crescente ou em declínio; excreção de ovos geralmente diminui	Esquistossomíase hepatointestinal ou hepatosplênica (com *S. mansoni*). Calcificação da bexiga e complicações; *cor pulmonale* (com *S. haematobium*)	Fibrose local que, nos órgãos que recebem ovos, vai aumentando progressivamente; *S. mansoni* leva a hipertensão porta e esplenomegalia com circulação colateral; *S. haematobium* provoca síndromes obstrutivas, hidronefrose ou tumores

Em Santa Lúcia, escolares com idade entre 7 e 16 anos foram examinados, dispostos em três grupos, segundo apresentassem infecções leves (10-75 ovos/ml), moderadas (100-300 ovos/ml) ou altas (400 ou mais ovos/ml). Neles verificou-se que a hepatomegalia e a esplenomegalia eram muito mais freqüentes (26% dos casos), nos grupos com infecção alta ou média, do que nas infecções leves (12%) ou nos grupos negativos (9%).

Compare estes dados como os do Quadro 35.3.

Em estados do Nordeste do Brasil, as taxas de hepatosplenomegalia entre os esquistossomóticos variaram entre 1,8 e 2,4%, sobre um total de 13.420 pessoas examinadas.

Em uma localidade do Quênia, com prevalência igual a 82%, tinham hepatosplenomegalia apenas 3% dos casos.

Os tamanhos do fígado e do baço costumam ser normais nos pacientes com menos de 10 anos, aumentam entre os 10 e os 20 anos e tendem a regredir depois dos 30.

A correlação entre a evolução da hepatosplenomegalia e a da quantidade de ovos expulsos nas fezes é difícil ou impossível de fazer-se, pois os dois fenômenos apresentam curvas defasadas no tempo.

Convém lembrar que nem todo aumento do fígado ou do baço é devido à esquistossomíase, pois nas áreas endêmicas podem estar ocorrendo malária, calazar, amebíase, toxocaríase, hepatites virais, alcoolismo e muitas outras causas de hepato- e esplenomegalia.

Em casos individuais, fatores como a idade em que ocorreu o estabelecimento de cargas pesadas de vermes, a freqüência das reinfecções e a forma pela qual cada paciente responde à presença de ovos de *Schistosoma* nos tecidos são da maior relevância.

A regressão das manifestações clínicas da doença, exceto para os casos mais avançados, tem sido registrada por diferentes autores, em diversos países, tanto para a infecção mansônica como para a hematóbica.

Nesta última, os estudos radiológicos e urológicos (com pielografia endovenosa) mostram maior freqüência de lesões graves que as sugeridas pela história clínica dos casos.

Tais lesões guardam certo paralelismo com a carga parasitária.

As calcificações da bexiga e as deformações ureterais são igualmente freqüentes em rapazes e moças, mas a hidronefrose atinge mais o sexo masculino.

Essas lesões aumentam com a idade e regridem depois, especialmente entre pacientes jovens.

Mesmo a calcificação vesical tende a regredir, pela expulsão dos ovos calcificados, visto que o calcário não se deposita nos tecidos (ver o Cap. 34). Melhoram também as alterações ureterais, mas não as da hidronefrose e da supressão funcional do rim (exceto, talvez, em indivíduos muito jovens). Após o tratamento, a calcificação vesical desaparece ou melhora, em certa proporção de casos, decorridos cinco anos de observação.

Tanto a gravidade da esquistossomíase como suas conseqüências para a saúde e para a economia da comunidade variam com a prevalência e com outros fatores ainda não muito bem conhecidos, tais como: étnicos, sócio-econômicos, culturais e biológicos.

Dentre estes últimos, suspeita-se que diferenças entre as estirpes de parasitos possam ter importância para a patologia regional, condicionando maior ou menor gravidade da infecção.

Moluscos Hospedeiros Intermediários

Pertencem à subclasse **Pulmonata**, ordem **Basommatophora** de moluscos aquáticos providos de concha espiralada, sem opérculo. A cabeça traz um só par de tentáculos, não-invagináveis, em cuja base encontram-se os olhos sésseis. O tegumento é liso.

O aparelho reprodutor é hermafrodita e bastante complexo, podendo permitir autofecundação.

Habitam coleções de água doce as mais diversas (ver o Cap. 63).

A família **Planorbidae** é importante por compreender os moluscos vetores da esquistossomíase mansônica, assim como os que transmitem a esquistossomíase hematóbica. Eles se distinguem dos outros moluscos de água doce porque têm o sangue vermelho.

Aí encontramos duas subfamílias:

Subfamília PLANORBINAE. Caracterizada por ter concha enrolada em espiral plana (Fig. 35.10) e larga distribuição geográfica, incluindo entre seus gêneros aquele dos transmissores de *Schistosoma mansoni*, ou seja, o gênero ***Biomphalaria***.

As principais espécies do gênero *Biomphalaria* e que transmitem a esquistossomíase mansônica nas Américas são:

- *B. glabrata* (Fig. 35.10)
- *B. tenagophila* (Fig. 35.11)
- *B. straminea* (Fig. 35.12).

Na África e na Ásia Ocidental, o principal vetor é *B. pfeifferi*, mas em determinadas áreas podem ser encontradas outras espécies ou subespécies, como responsáveis pela transmissão. No Egito, por exemplo, essa função cabe a *B. alexandrina*.

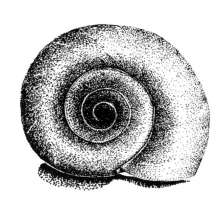

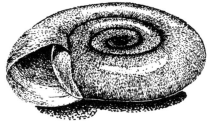

Fig. 35.10 *Biomphalaria glabrata* é a principal espécie de molusco da família *Planorbidae* que transmite a esquistossomíase mansônica, nas Américas.

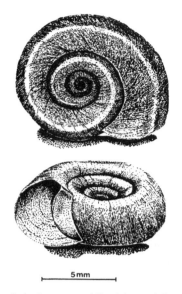

Fig. 35.11 *Biomphalaria tenagophila* é hospedeiro de *Schistosoma mansoni* em algumas regiões do sul do Brasil.

Subfamília BULININAE. Que apresenta concha helicoidal sinistrógira, pois cresce para a esquerda do animal. O gênero **Bulinus** tem espécies transmissoras de *Schistosoma haematobium*, na África e no Próximo Oriente. Ele não é encontrado nas Américas.

Os diferentes moluscos deste gênero são reunidos em três ou quatro grupos de espécies, tendo por base essencialmente os aspectos morfológicos.

Os mais importantes são (Fig. 35.13):
1. Grupo *B. africanus/globosus*;
2. Grupo *B. truncatus*;
3. Grupo *B. forskalii*.

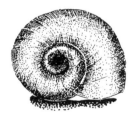

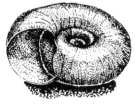

Fig. 35.12 *Biomphalaria straminea* é transmissor importante de esquistossomíase mansônica no nordeste brasileiro.

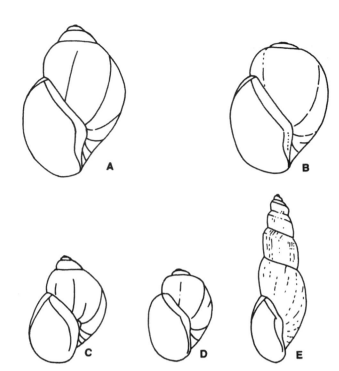

Fig. 35.13 Moluscos da família *Planorbidae* (subfamília *Bulininae*) transmissores de *Schistosoma haematobium* ou de *Schistosoma intercalatum*, na África. A. *Bulinus africanus* (tamanho médio: 17 × 11 mm). B. *Bulinus globosus* (15 × 11 mm). C. *Bulinus tropicus* (11 × 8 mm). D. *Bulinus truncatus* (10 × 8 mm). E. *Bulinus forskalii* (14 × 4 mm).

O Hábitat e as Populações Malacológicas

CRIADOUROS DE MOLUSCOS

Os planorbídeos encontram-se desde o nível do mar até altitudes como a do lago Titicaca (superior a 4.000 metros) e asseguram a transmissão da esquistossomíase em localidades como Los Teques (Estado Miranda, Venezuela), a 1.700 metros, ou no planalto etíope, a mais de 1.800 metros de altitude.

Habitam desde grandes lagos até pequenos córregos, brejos e poços rasos. Mesmo quando vivam em grandes coleções de água, são habitantes litorâneos e não ultrapassam geralmente os 5 metros de profundidade, o que equivale a permanecer dentro dos limites da vegetação fixada com raízes.

As maiores densidades ocorrem em águas rasas, com menos de 2 metros de profundidade. Vegetação aquática vertical ou flutuante, algas microscópicas e restos de vegetais mortos fazem parte do hábitat e fornecem a alimentação requerida.

Em águas estagnadas e de pouco movimento, distribuem-se de maneira uniforme ou seguem o mesmo padrão de agregação que a vegetação.

Ao longo dos rios, colonizam de preferência em remansos, braços de pouca correnteza e baixios onde também as plantas aquáticas são mais abundantes.

As correntes frias de águas claras das montanhas, especialmente quando rápidas, não costumam conter moluscos. Tanto as *Biomphalaria* como os *Bulinus* não se mantêm em águas com velocidade superior a 30 cm/segundo.

No Brasil, a Região Amazônica caracteriza-se pela escassez de moluscos e ausência quase completa de planorbídeos, fato atribuído ao pH muito baixo de suas águas, em geral ao redor de 4,5 a 5. Não sucede isso em Fordlândia, em Belém, e na Zona Bragantina do Pará, onde surgiram focos de esquistossomíase.

A distribuição dos planorbídeos tem sido estudada preferencialmente nas áreas endêmicas ou onde o risco de formação de novos focos é evidente (ver Pranchas).

Conhecemos melhor, por isso, os criadouros situados em áreas de ocupação humana, cidades, vilas, plantações etc.

Os principais tipos são valas e canais, lagos, lagoas e represas, brejos e alagadiços, mananciais, riachos e rios.

Ainda que a presença de planorbídeos possa ser freqüente em coleções naturais, principalmente riachos e brejos, sua densidade populacional costuma ser maior em criadouros artificiais, como as valas de drenagem e as de irrigação abertas pelo homem.

Também em pequenos represamentos e mesmo nos grandes lagos construídos em certas regiões, tal como sucedeu no Lago Volta (Ghana), no Lago Kainji (Nigéria) ou no Lago Kariba (Zâmbia e Zimbábue), focos importantes podem estabelecer-se.

Em muitas cidades, principalmente nos bairros periféricos, os criadouros de moluscos estão nas valas de drenagem de águas pluviais. São muito favoráveis para a criação de *B. glabrata* as valas de hortas destinadas à cultura de agrião (*Nasturtium officinale*).

Alguns criadouros de moluscos, como as margens pantanosas de rios e lagos, ou os brejos e alagadiços, não favorecem o contato do homem com a água e, portanto, não propiciam a transmissão da doença.

Entretanto, sua importância epidemiológica é grande por constituírem reservatórios naturais de planorbídeos, por vezes difíceis de eliminar.

Aí, os moluscos multiplicam-se com maior regularidade, e daí se disseminam para povoar ou repovoar rios e valas, açudes e represas, onde talvez algumas condições naturais desfavoráveis, a variação do nível ou a dessecação temporária, bem como os programas de controle, tenham destruído as populações de *Biomphalaria* ou de *Bulinus*.

Os moluscos podem migrar contra a corrente, povoando lentamente lugares situados a montante das colônias originais.

Os planorbídeos suportam melhor que outros grupos de moluscos as condições desfavoráveis do meio, razão pela qual os encontramos em ambientes os mais diversos. Na opinião de alguns autores, são mais abundantes em águas poluídas com dejetos humanos.

As temperaturas que lhes são mais favoráveis estão entre 20 e 30°C, mas toleram grandes variações diárias.

Permanecem entorpecidos a 15°C e não se alimentam nem põem ovos abaixo de 10°C. Morrem em 4 ou 5 dias a 5°C. Por outro lado, não sobrevivem mais de 4 horas a 40°C e alguns minutos a 50°C.

Convém lembrar que a penetração dos miracídios nos moluscos é tanto mais favorável quanto mais alta a temperatura ambiente, até onde o molusco possa suportá-la.

A rapidez com que se operam a evolução larvária e a produção de cercárias é também favorecida pelo calor.

A luz não é necessária para a fisiologia dos moluscos, mas sim para a flora e a microflora de que se alimentam, especialmente na fase juvenil, razão pela qual os planorbídeos não se criam em poços profundos e reservatórios sem luz. Isso não os impede de viverem durante algum tempo em caixas de água e reservatórios cobertos.

A salinidade é bem tolerada até 2 ou 3 gramas de cloreto de sódio por litro, tornando-se nociva acima de 5 g/litro. Por essa razão, os terrenos sujeitos à invasão pelas marés não têm transmissores de esquistossomíase.

Os criadouros que sustentam maior densidade populacional de *B. glabrata* têm pH geralmente entre 6,8 e 7,8. Mas os moluscos suportam ambientes que variam entre 5 e 9.

Como esses animais podem obter o cálcio, para a elaboração da concha, a partir dos alimentos ingeridos, conseguem viver em águas de baixo teor calcário. O mesmo sucede com o oxigênio, que retiram tanto da água como do ar.

O H_2S é tolerado a 0,1 g/litro, mas o amoníaco dissolvido, resultante das fermentações pútridas, já é mortal nessas concentrações.

Os planorbídeos são muito sensíveis aos sais solúveis de níquel, cobre, zinco, estanho e bário, alguns dos quais foram outrora utilizados como moluscicidas.

Quando esses moluscos ficam privados do meio líquido, ou quando abandonam espontaneamente a água, como o fazem as bionfalárias, não se esforçam por voltar a ela. Grande parte dos animais pode vir a morrer em conseqüência.

Mas uma certa proporção sobrevive em **anidrobiose** (uma forma de vida latente por privação de água). Essa proporção é tanto maior quanto mais lento for o processo de desidratação. A resistência à dessecação é mais notável em estirpes de *Biomphalaria* ou de *Bulinus* que procedem de regiões com estiagem prolongada ou com clima desértico.

Nessas condições, os moluscos retraem-se para dentro da concha, desidratam-se e ficam reduzidos a 1/6 ou 1/7 de seu volume normal. Cerca de 25% deles podem estar ainda vivos, uma semana depois, na lama seca dos canais de irrigação.

No Brasil, já se registrou sobrevivência após 60 dias, nessas circunstâncias.

Em alguns casos, mais de 3% dos moluscos ainda permaneciam vivos no barro seco, após sete meses de estiagem.

Com a volta das chuvas, ou a elevação do nível da água nos criadouros, esses animais voltam à atividade e se reproduzem.

A maioria dos moluscos parasitados morre, se permanecer alguns dias fora da água. Outros curam-se da infecção. Quando, porém, os parasitos encontram-se na fase de esporocistos primários, sua evolução pode ser detida durante o período de estivação do molusco, voltando a reassumir seu curso assim que o hospedeiro retornar à água.

VARIAÇÃO DA POPULAÇÃO DE MOLUSCOS

Os planorbídeos são animais de grande fecundidade, iniciando a oviposição quando ainda estão muito longe de alcançar o tamanho máximo. *B. glabrata* começa a ovipor com 4 a 7 mm de diâmetro, isto é, entre 40 e 60 dias após sair do ovo. A média de ovos postos, por animal e por dia, aumenta com o tamanho do espécime.

Há, porém, uma variação periódica, mesmo quando os moluscos são mantidos em condições de laboratório. Nos meses mais favoráveis, a eclosão dos ovos dá-se geralmente em 8 a 10 dias, podendo ocorrer a partir do quinto dia. O intervalo, de ovo a ovo, entre duas gerações sucessivas pode ser igual a dois meses, mas em geral é de três meses em *B. glabrata*.

Nas condições de laboratório, a mortalidade é muito grande no período embrionário (mais de 80%) e mantém-se elevada durante toda a fase juvenil (65% dos que eclodiram). Atingida a maturidade sexual, ela se reduz consideravelmente para agravar-se depois do sétimo mês de vida.

Ao fim de 10 meses, apenas 1% sobrevive.

As observações feitas no campo mostram que as populações malacológicas sofrem grandes variações de sua numerosidade, no decorrer do ano, em função das estações e das precipitações atmosféricas.

Em criadouros de *B. straminea*, situados em Pernambuco (Município de Vitória de Santo Antão), os caramujos eram escassos nos últimos meses de estiagem.

Após as primeiras chuvas, os sítios adequados para moluscos começavam a aumentar em número e extensão, condicionando progressivo aumento da reprodução dos caramujos.

A densidade de planorbídeos por metro quadrado alcançava seus valores mais altos no fim do período de chuvas e início da estiagem; insolação e crescimento das algas e da vegetação contribuindo para isso. Depois, caía rapidamente, quando o nível das águas voltava a baixar e as condições ecológicas tornavam-se desfavoráveis (Fig. 35.14).

Uma linhagem de *B. straminea*, do Piauí, estudada em nosso laboratório demonstrou possuir potencial reprodutivo maior que a de *B. glabrata*, de Minas Gerais.

As chuvas torrenciais costumam ter um efeito catastrófico sobre as populações de moluscos, arrastando-os de seus hábitats normais para caudais de forte correnteza e lugares inadequados, onde a mortalidade é elevada.

Por isso, o crescimento das colônias de moluscos pode começar depois do período das grandes chuvas, ou mesmo no início do período de estiagem, causando um atraso da época de alta transmissão em relação às curvas de maior pluviosidade.

DESEQUILÍBRIOS FAUNÍSTICOS

Tem-se constatado que o povoamento das coleções hídricas, no Velho Mundo e no Brasil, por *Melanoides tuberculata*, um molusco prosobrânquio da família Thiaridae, coincide com a redução ou o desaparecimento, ao longo do tempo, dos planorbídeos (*Biomphalaria* ou *Bulinus*), sobretudo em águas tranqüilas.

Mas não se sabe se o fenômeno decorre de uma competição entre as duas espécies pelo mesmo nicho ecológico, ou se de alterações do meio que favorecem uma espécie e prejudicam a outra.

O mesmo parece suceder entre *Biomphalaria glabrata*, de um lado, e *Melanoides tuberculata*, de outro (em Santa Lúcia, Guadalupe e Martinica); e *Terebia granifera* (na República Dominicana); ou *Marisa cornuarietis* (na República Dominicana e Porto Rico).

No Egito, após a construção da barragem de Assuam, vêm ocorrendo modificações ecológicas, com redução das populações de *Bulinus* (e baixa da transmissão da esquistossomíase hematóbica) e com aumento das *Biomphalaria* (e extensão da área endêmica de esquistossomíase mansônica).

CONTROLE DA ESQUISTOSSOMÍASE

Estado Atual do Problema

A esquistossomíase conta-se entre as poucas doenças parasitárias cuja distribuição e prevalência, em escala mundial, continuam a aumentar.

A razão está em que o próprio homem promove o desenvolvimento de novos e maiores focos de transmissão ao construir, sem as precauções adequadas, represas e obras de irrigação exigidas pelo progresso técnico e econômico ou pela agricultura moderna. Nos canais de irrigação a céu aberto, os moluscos encontram muitos dos seus hábitats mais favoráveis.

Com tais obras, aumentam, ao mesmo tempo, as oportunidades de contato das populações rurais com águas onde os planorbídeos se criam, pois as condições de vida dessas populações

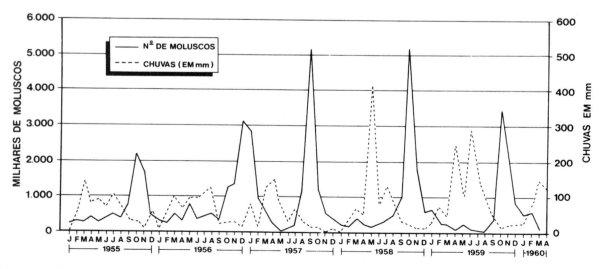

Fig. 35.14 Variação da população de moluscos planorbídeos (*Biomphalaria straminea*) em foco de esquistossomíase de Vitória de Santo Antão, Pernambuco, no período 1955-1960. (Segundo Pinotti, Rey, Aragão e Cunha, 1960.)

(sobretudo relacionadas com habitação e saneamento rural) não acompanham devidamente aqueles progressos tecnológicos.

Grande número de programas de investigação epidemiológica ou de ensaios de controle da esquistossomíase desenvolveram-se, nas últimas décadas, em várias partes do mundo e particularmente no Brasil, na Venezuela, Santa Lúcia, Guadalupe, Porto Rico, Egito, Tunísia, Marrocos, Arábia Saudita e Gana, bem como em outros países da África, do Médio Oriente e do Pacífico. Em muitos deles estão em curso programas de controle, visando reduzir a prevalência e a área de distribuição da endemia.

Na Tunísia, com o apoio da Organização Mundial da Saúde, nosso objetivo foi a eliminação da esquistossomíase, o que conseguimos na década de 1970-80.

Ainda que diversas estratégias tenham sido ensaiadas com maior ou menor sucesso, em diferentes países, baseadas ora no saneamento do meio, ora na luta antivetorial, ora no tratamento das pessoas infectadas, ou em uma combinação desses métodos, alguns conceitos gerais começam agora a adquirir consistência e a impor-se, desfazendo o pessimismo que prevaleceu num passado não muito distante quanto às possibilidades de êxito no controle ou eliminação da esquistossomíase.

Em linhas gerais, a estratégia básica a utilizar, quando não se apresentem dificuldades particulares, consiste em:

1) Reduzir consideravelmente ou impedir a transmissão do parasitismo, mediante o uso de **moluscicidas**, obras de engenharia, educação sanitária etc.;

2) Em seguida, e enquanto permanecerem os efeitos do **controle da transmissão**, tratar a população parasitada para reduzir drasticamente as fontes de infecção (isto é, fazer o tratamento de massa ou a quimioterapia simultânea de todos os indivíduos infectados de determinada área).

Vários obstáculos opõem-se a uma rápida extinção das fontes de infecção, dentre os quais destacaremos:

- casos não diagnosticados, por razões diversas, inclusive pelo uso do método de Kato-Katz nas coproscopias, que não consegue identificar todos os eliminadores de ovos, e portanto não ajuda a interromper o ciclo de transmissão da endemia;
- casos que apresentam contra-indicação ao tratamento, seja temporária ou definitivamente;
- os casos não curados e as migrações de pessoas infectadas mas não tratadas;
- as pessoas recém-infectadas e, portanto, portadoras de formas juvenis do parasito (esquistossômulos) que são refratárias à ação dos medicamentos;
- pessoas ausentes da localidade por ocasião do diagnóstico ou do tratamento e que, depois, retornam a seus domicílios;
- pessoas que recusam o tratamento;
- presença eventual de hospedeiros vertebrados não-humanos, na área;
- insuficiência de recursos, de pessoal ou de infra-estrutura para as ações requeridas;
- plano de controle inadequado, por não levar em conta as particularidades epidemiológicas da transmissão em cada foco ou área endêmica; inclusive o uso incorreto dos moluscicidas no controle malacológico;
- assim como o despreparo científico do pessoal encarregado do planejamento e do controle, ou as falhas observadas nos serviços de saúde etc.

Em geral, uma avaliação externa, por especialistas com grande experiência em controle da endemia, é necessária para identificar os fatores de insucesso das campanhas em curso.

Mesmo quando corretas, as medidas destinadas a reduzir ou a suprimir a transmissão deverão ser mantidas por um tempo suficientemente longo (vários anos) para que se possa conseguir um dos dois objetivos seguintes:

a) tratamento da totalidade dos indivíduos infectados ou reinfectados, após busca periódica, sistemática e prolongada de casos; ou

b) exaustão das fontes de infecção por desparasitação espontânea dos pacientes não-tratados, mas que já não adquirem novas cargas parasitárias de *Schistosoma*.

Este fato ocorre independentemente de qualquer empenho particular, desde que o primeiro objetivo estratégico — **suspensão da transmissão** — tenha sido conseguido.

Na Tunísia, após 4 ou 5 anos sem transmissão, apenas 14% dos indivíduos não-tratados, devido a contra-indicações ao medicamento usado então (niridazol), seguiam eliminando ovos de *S. haematobium*. Após 15 anos, nenhum caso autóctone foi encontrado.

Programação e Metodologia

A primeira condição para um programa eficiente de controle da esquistossomíase (ou de qualquer outra endemia) é a **decisão**, a ser tomada nos mais elevados níveis político-administrativos, de fazer executar tal programa integralmente e de colocar à disposição dos planejadores, dos administradores e técnicos do programa todos os recursos necessários (financeiros, materiais e logísticos, bem como o pessoal competente necessário), pelo tempo que for exigido para se alcançarem os objetivos adotados.

A municipalização dos serviços de saúde, atualmente adotada, no Brasil, implica a necessidade de criar, a esse nível, a competência gerencial, científica e técnica indispensável para a execução dos programas de controle, inclusive **contratação e treinamento de pessoal local**, para que possa haver continuidade e regularidade nos trabalhos.

Também se necessita de uma coordenação regional ou nacional do controle, sobre toda a área endêmica, para que os bons resultados obtidos em um município não sejam comprometidos ou anulados pela inépcia ou irresponsabilidade existente nos municípios vizinhos.

Pois suas populações estão sempre se deslocando de um lugar para outro, em função das oportunidades de trabalho ou de outras circunstâncias.

A escolha dos métodos a utilizar e sua aplicação correta, em condições econômicas, exige um estudo prévio detalhado da epidemiologia e da ecologia da parasitose em cada região geográfica (por vezes, em cada localidade) que inclua os aspectos sócio-econômicos, culturais e comportamentais dos habitantes.

Os dados básicos colhidos nessa fase preliminar permitirão que, em etapas posteriores, se possa fazer a avaliação dos resultados alcançados.

Do ponto de vista operacional, esses dados são obtidos através de:

1. Reconhecimento geográfico da área.
2. Inquéritos malacológicos.
3. Inquéritos epidemiológicos sobre a população humana (eventualmente, por amostragem) utilizando métodos de diagnósticos confiáveis.
4. Estudos sociológicos e de factibilidade.

Algumas das informações a obter, mas cujo detalhamento irá depender da complexidade epidemiológica e das dificuldades esperadas para o controle, são:

a) as taxas de prevalência da esquistossomíase, por grupos etários, e eventualmente a carga parasitária média desses grupos;

b) as condições sanitárias locais;

c) identificação dos pontos de contato da população com as coleções de águas superficiais;

d) presença, distribuição e densidade dos moluscos hospedeiros de *Schistosoma* nessas águas (identificação dos **focos de transmissão** local), bem como suas variações temporais;

e) os hábitos da população em relação ao uso da água e outros costumes que propiciem a transmissão da doença;

f) evolução das condições epidemiológicas e da utilização humana desses focos ao longo do ano;

g) identificação dos períodos de alta e de baixa transmissão da esquistossomíase, na área, associados às variações periódicas das populações de moluscos vetores.

h) presença eventual e significação de outros reservatórios vertebrados da endemia (roedores ou outros animais).

Em função desses elementos, estudos de viabilidade do projeto de controle e do custo das diferentes medidas que caibam, em cada caso, devem permitir a tomada de decisões sobre:
- os objetivos a fixar,
- a estratégia a adotar para alcançar tais objetivos,
- os métodos de intervenção a empregar e respectivo cronograma.

Eles devem contribuir, também, para que se estabeleça um plano de ação adaptado às circunstâncias presentes na área, quer em seus aspectos ecológicos, quer epidemiológicos ou sócio-econômicos.

Cada localidade deverá ser vista como um problema específico, para que se possa fazer a estratificação epidemiológica da área e aplicar, em cada segmento desta, a estratégia geral de forma objetiva, adequada e eficiente.

A participação da população local, assim como a das autoridades e das organizações regionais, desde as fases iniciais do projeto, é da maior importância para o êxito da campanha e para a redução dos custos.

As ações programadas devem ser compreendidas e aceitas pela comunidade, que precisa envolver-se ativamente, quando menos, nos aspectos relacionados com a educação sanitária, o saneamento ambiental, a luta antivetorial e a vigilância epidemiológica.

Na Tunísia, a participação da comunidade foi assegurada, essencialmente, pela **contratação de trabalhadores locais** e pela seleção do pessoal de saúde dentre os habitantes ou naturais das respectivas áreas endêmicas, o que garantiu a implantação local da competência tanto para manter a continuidade e regularidade dos trabalhos, como para assegurar a **vigilância epidemiológica** a longo prazo.

Os métodos a empregar variam segundo as circunstâncias, havendo em geral necessidade de combiná-los em um programa integrado e adaptado às condições objetivas. Entre os recursos disponíveis para isso, contam-se os que seguem.

SANEAMENTO DO MEIO

O abastecimento de água tratada, o destino adequado aos excretas e o tratamento dos esgotos sanitários antes de seu lançamento nos rios ou lagos são recursos básicos do saneamento que devem contribuir para redução da poluição ambiental e do contato das pessoas com as águas contaminadas.

Infelizmente, tais obras não impedem os contatos infectantes relacionados com o lazer, que em geral leva crianças e adultos às zonas de risco.

Obras de drenagem, de aterro, e a construção de um sistema de canalizações para águas pluviais ou pequenos cursos de água que atravessam os povoados podem ser também necessárias e decisivas.

Essas são medidas exigidas pela urbanização independentemente da ocorrência da esquistossomíase. Entretanto, mesmo nas grandes cidades, formam-se extensos bairros habitados pela população mais carente, onde faltam totalmente os benefícios do saneamento e onde a transmissão pode efetuar-se.

Nas pequenas localidades (geralmente com menos de 3.000 habitantes), os grandes recursos da engenharia podem ser demasiado caros para a economia local. Recomendam-se então construções mais modestas que devem assegurar:

a) abastecimento de água para essas pequenas comunidades;

b) duchas e lavanderias públicas que não distem muito das casas, mas afastem os moradores dos focos;

c) construção de latrinas e de sistemas de efluentes para os esgotos, que impeçam a contaminação das águas habitadas por moluscos;

d) aterro de pequenas depressões artificiais onde as águas se acumulam (escavações, barreiros, poços rasos etc.) e os moluscos se implantam;

e) drenagem de depressões naturais, brejos e pântanos;

f) redução da superfície hídrica sujeita a infestação por moluscos em áreas cultivadas e, sempre que possível, preferência pelos sistemas de irrigação que utilizam canalizações fechadas e regam por aspersão ou gotejamento;

g) correção e limpeza dos sistemas de irrigação a céu aberto; secagem periódica e remoção da vegetação que cresce nas valas;

h) correção do leito dos córregos, incluindo desobstrução e retificações, a fim de aumentar a velocidade de vazão para 0,5 metro/segundo ou mais;

i) construção de pequenas pontes para travessia, sem risco, de córregos e riachos contaminados;

j) construção de locais destinados ao lazer e à recreação das crianças: parques infantis junto às lavanderias; campos de esporte e locais para natação, situados longe dos focos de transmissão, sem o que as demais medidas serão, quase sempre, de efeito limitado ou nulo. No entanto, não há que criar falsas ilusões sobre as medidas de saneamento. Isoladamente, elas têm pouco impacto sobre a transmissão, conforme se demonstrou em projetos como o de Santa Lúcia (Antilhas), onde o saneamento foi avaliado por comparação com a quimioterapia e com o uso de moluscicidas.

A construção de latrinas nos domicílios, em si, não exerce influência sobre a transmissão da esquistossomíase hematóbica e não modifica essencialmente o processo de propagação da forma mansônica, visto que, nesta última, os pacientes (com retocolite) sentem necessidade de evacuar várias vezes por dia, muitas delas longe de casa, devido a crises diarréicas com ou sem tenesmo.

O abastecimento de água e a construção de chuveiros públicos tendem a afastar dos focos principalmente as mulheres que lavam roupa e seus filhos pequenos. Mas não impedem que as crianças maiores e os adolescentes se exponham demoradamente ao ataque das cercárias, quando vão brincar ou nadar em águas poluídas pelos eliminadores de ovos, também crianças, em geral.

Exceto em casos especiais, o saneamento e as obras de pequena engenharia só devem ser considerados como medidas complementares dos programas de controle mais complexos. Na Venezuela, a drenagem de pântanos acelerou o controle de moluscos, baseado na aplicação periódica de moluscicidas, e fez baixar notavelmente a incidência da esquistossomíase em antigas áreas endêmicas.

CONTROLE DE MOLUSCOS

Comporta diversas técnicas. Ora ele é feito pela supressão de criadouros com obras de engenharia, ora pela modificação das condições ecológicas, tal como a remoção da vegetação aquática, ou o aumento da velocidade da corrente, mediante retificação de valas e riachos, supressão de obstáculos etc.; ou é realizado com a aplicação de drogas moluscicidas.

Muitas drogas foram submetidas a ensaio com esse propósito (cerca de 50.000), mas poucas merecem destaque. No passado, empregaram-se o sulfato de cobre, o pentaclorofenato de sódio etc., agora relegados ao esquecimento. Apenas duas drogas são recomendadas, na atualidade: niclosamida e N-tritilmorfolina.

Niclosamida (Bayluscid®). É o moluscicida geralmente utilizado, destacando-se por sua alta toxicidade para os moluscos: na concentração de 1 mg/litro mata 100% das *Biomphalaria* e dos *Bulinus*, se o contato for de 8 horas pelo menos. Para tempos menores a concentração deve ser aumentada na proporção inversa, mantendo-se a razão de 4 a 8 mg/litro/hora. Além dos adultos, são destruídas as desovas dos moluscos e as formas larvárias dos *Schistosoma*.

Em condições naturais, é mais eficiente contra os *Bulinus*, que vivem no fundo das coleções líquidas, que contra as *Biomphalaria*, mais em contato com a superfície e freqüentemente fazendo excursões fora da água.

Inconvenientes da droga são seu custo relativamente elevado e a toxicidade para peixes e pequenos animais.

Entretanto, a niclosamida inativa-se rapidamente e tanto a fauna como a flora aquáticas reconstituem-se em prazos curtos. As desovas dos peixes resistem bem ao moluscicida, de modo que a ictiofauna se recupera rapidamente.

Como a aplicação do moluscicida deve restringir-se apenas aos locais que são focos de transmissão, isto é, onde ocorre o contato dos membros da comunidade com os planorbídeos infectados, o impacto ambiental é mínimo se comparado com a poluição humana por outros motivos.

A ação tóxica da niclosamida desaparece praticamente no dia seguinte.

N-Tritilmorfolina (Frescon®). Age sobre os moluscos em pequenas concentrações, como 0,1 a 0,5 mg/litro, durante uma hora. Seu custo é relativamente baixo, mas pelo fato de não matar as desovas dos planorbídeos, deve ser aplicada várias vezes, com intervalos de algumas semanas, para destruir as novas gerações de moluscos que vão eclodindo. Não mata peixes nem outros membros da fauna aquática, sendo pois recomendável para os lugares onde a proteção desses recursos nutricionais deva ser assegurada. Devido à limitada demanda do produto, não se encontra mais no comércio, sendo fabricado apenas sob encomenda.

Moluscicidas Vegetais. A eficiência dos moluscicidas químicos é incontestável, mas o custo dos produtos é alto para a generalidade dos países que deveriam utilizá-los e que teriam que pagá-los em divisas fortes.

Limitações de ordem econômica estão a exigir o encontro de novos produtos antimolusco, suscetíveis de serem produzidos nos países do Terceiro Mundo.

O campo mais promissor para o encontro de uma solução razoável é o dos moluscicidas de origem vegetal. O número e a variedade de plantas que contêm saponinas ou outras substâncias com poder moluscicida é enorme. Algumas destacam-se por contê-las em concentrações úteis, como *Ambrosia maritima*, várias espécies de *Phytolacca*, o cajueiro (*Anacardium occidentale*) etc.

As dificuldades de uma produção em grande escala ou da industrialização dos produtos, assim como o desinteresse das grandes empresas da área, têm deixado essa questão sem resposta.

TRATAMENTO DA POPULAÇÃO INFECTADA

Os medicamentos esquistossomicidas permitem usar a quimioterapia como arma das mais eficazes no controle da endemia (Figs. 33.15 e 34.8).

A escolha da medicação depende não só do parasito em causa como de fatores como o preço da droga, preferindo-se aquelas administradas em dose única e por via oral, como o **praziquantel** e a **oxamniquine**.

Associada à luta antivetorial e a outras medidas práticas, a quimioterapia permite reduzir drasticamente as fontes de infecção humanas e limitar consideravelmente as taxas de transmissão, desde que os tratamentos sejam efetuados concomitantemente para todos os eliminadores de ovos de *Schistosoma* e que um sistema de vigilância epidemiológica permita depois interferir rapidamente, sempre que novos casos venham a aparecer. Vários métodos de ação podem ser adotados, segundo as circunstâncias e os objetivos em vista:

1. **Tratamento dos casos positivos**. Feito após inquérito parasitológico, com métodos adequados, abrangendo toda a população da área.

2. **Tratamento de toda a população.** Sem identificação dos casos positivos, após um inquérito por amostragem ter demonstrado que a proporção de indivíduos parasitados é muito alta. O limiar de positividade que justificará a quimioterapia de massa deve ser definido pela estratégia adotada para o controle.

Critérios diversos podem ser invocados para fixá-lo e, sempre, estarão sujeitos a críticas.

A relativa inocuidade da maioria dos medicamentos em uso permite que se adotem critérios de ordem econômica e operacional. Assim, quando o custo do tratamento dos supostos casos negativos, na população considerada, for igual ou inferior ao custo global dos exames parasitológicos de massa, o tratamento de massa fica economicamente justificado.

Os benefícios resultantes para a população serão suficientes para silenciar objeções pretensamente éticas.

A situação é semelhante à encontrada nos programas de vacinação de massa.

Do ponto de vista operacional, os medicamentos administrados em dose única e por via oral trouxeram decisiva vantagem para a quimioterapia extensiva, no que se refere à exeqüibilidade, quando comparada com os complicados processos de coleta de amostras para a coproscopia, realização desses exames e novo encontro com os pacientes, para o tratamento, com a inevitável perda de contato com muitos deles.

3. **Tratamento de grupos selecionados.** Comporta duas modalidades bem distintas:

a) Tratamento dos grandes eliminadores de ovos, que costumam ser os indivíduos sujeitos a maior risco patogênico e, também, os maiores poluidores do meio ambiente.

Para a identificação dos membros dessa categoria de pacientes, são necessários exames parasitológicos quantitativos de toda a população, ou dos grupos etários sabidamente mais infectados, na área; seus resultados não interrompem a transmissão.

b) Tratamento restrito aos indivíduos das faixas etárias estatisticamente mais parasitadas (ou então de escolares ou de outros grupos que os inquéritos preliminares demonstrarem apresentar altas prevalências), com ou sem exames parasitológicos individuais.

Estes programas de atenção restrita a grupos selecionados têm como principal objetivo reduzir o custo do tratamento, ao reduzir o número de pessoas a serem medicadas.

Mas, como não interrompem a transmissão da parasitose, são de duração indefinida e seu impacto epidemiológico, bem como sua relação custo/benefício, ainda necessitam ser avaliados na prática.

Em verdade, trazem altos riscos de desperdício de recursos e de esforços e, conseqüentemente, de descrédito para os programas de controle da esquistossomíase.

EDUCAÇÃO SANITÁRIA

É atividade a ser exercida por todos os membros da equipe de saúde e não apenas pelos educadores sanitários.

Requer bom conhecimento da epidemiologia da doença, das possibilidades de diagnóstico e tratamento, bem como dos procedimentos de controle. Mas, na prática, tem sido em geral subestimada ou feita de modo ineficiente.

Deve ter como primeiro objetivo tornar a população e seus líderes conscientes do problema, pois, como sucede geralmente com as doenças crônicas, que se instalam lentamente a partir da infância, há de regra um processo de acomodação e tolerância às manifestações mórbidas.

Só depois de curados é que alguns pacientes se dão conta do estado de má saúde que suportavam.

As pessoas mais qualificadas da localidade devem saber como reconhecer a doença e onde buscar diagnóstico e tratamento.

É fundamental que identifiquem os focos locais de transmissão, pela presença dos moluscos, e que se estabeleça uma seleção de lugares de baixo risco ou protegidos por medidas de controle, para serem recomendados ao uso dos habitantes da localidade.

A educação sanitária deve ter em vista informar e promover a mudança de alguns hábitos da população para reduzir a poluição do meio e o risco de infecção, tais como:

- preferir as horas matinais (antes das nove) para o banho e toda sorte de contatos com águas que possam estar poluídas, a fim de diminuir o risco de ataque por cercárias;
- evitar a defecação próximo de qualquer tipo de coleção de água ou diretamente sobre a água, pois estas são realmente as únicas situações de risco epidemiológico, se não ocorrer também o lançamento de esgotos não-tratados diretamente nos cursos de água;
- utilizar, sempre que possível, as latrinas e habituar as crianças a fazê-lo.

A educação sanitária deve mobilizar os moradores de zonas endêmicas para que participem ativamente dos trabalhos contra a endemia, não só facilitando a realização dos inquéritos pelos serviços de saúde, como ajudando a identificar os focos de transmissão, a combater os moluscos e a eliminar eventualmente seus criadouros (Fig. 35.15).

Objetivos e Estratégias

Convém reafirmar que a viabilidade e a eficácia de um programa de controle da esquistossomíase, na maioria das áreas endêmicas, é antes de tudo um problema de decisão política e de engajamento governamental em sua realização. A falta de tal decisão, ou da continuidade desse engajamento por parte das autoridades que detêm o poder decisório, explicam o insucesso da maioria dos programas de luta contra a endemia e, mesmo, a desmoralização de alguns projetos bem elaborados.

A experiência acumulada nestes últimos anos permite que se escolha, dentre as várias estratégias, a que melhor se adapte aos objetivos fixados pela política de saúde de cada país ou de cada região; bem como os métodos mais adequados às condições existentes, tanto ecológicas como epidemiológicas, sócio-econômicas ou culturais.

Os objetivos a curto, médio e longo prazos devem ser fixados claramente, optando-se, sempre que possível, por **interromper a transmissão**, com o uso de moluscicidas, seguido do **tratamento dos pacientes**. Esta é a forma de eliminar a endemia ao fim de alguns anos, pois não havendo reinfecções, mesmo os pacientes não diagnosticados ou não tratados irão desparasitar-se espontaneamente.

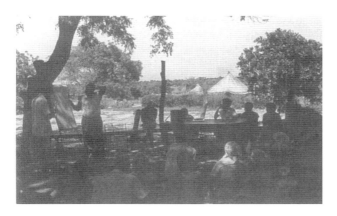 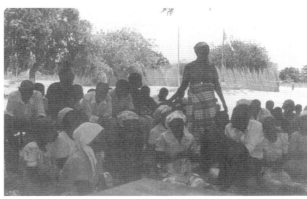

Fig. 35.15 Educação e participação comunitária para o controle de esquistossomíase em uma aldeia comunal de Moçambique. *A.* Apresentação do problema. *B.* Debatendo as questões práticas.

Nos focos onde não for possível eliminar definitivamente os moluscos vetores com um ou mais tratamentos, os moluscicidas devem ser aplicados periodicamente, com intervalos de 30 dias ou menos. Dessa forma, o repovoamento malacológico do local, com eventual aquisição da infecção pelos planorbídeos, não contará com tempo suficiente para que estes cheguem a eliminar cercárias (o que requer em geral 40 a 60 dias ou mais).

Esta metodologia é muito mais econômica que ficar tratando e retratando os membros da comunidade, sem limites no tempo, como vem sucedendo desde há muito no Brasil, que além do mais utiliza um método de diagnóstico precário, como o de Kato.

O PECE (Programa Especial de Controle da Esquistossomose) e os programas que o sucederam tiveram início em 1976, com os resultados medíocres que conhecemos, depois de 30 anos.

Outras alternativas de valor restrito que têm sido adotadas, sem visar interromper a transmissão, consistem em:

a) reduzir a carga parasitária dos indivíduos mais afetados, após inquéritos parasitológicos sobre a população, com técnicas quantitativas e quimioterapia, para reduzir a patogenicidade da esquistossomíase nesses indivíduos;

b) quimioterapia de massa em áreas de alta endemicidade, ou dos grupos de alto risco, com ou sem outras medidas complementares (saneamento etc.).

Dada a mobilidade das populações rurais, segundo as oportunidades de trabalho ou outras circunstâncias, as campanhas devem abranger concomitantemente todas as áreas endêmicas. Os esforços desenvolvidos em um município, quando a transmissão continua nos municípios vizinhos ou nas regiões de onde procedem as migrações com pessoas infectadas, estão, em geral, condenados ao insucesso.

Os serviços de saúde devem oferecer tratamento também para aqueles pacientes que migraram para as cidades e que costumam voltar periodicamente aos seus lugares de origem.

REGIÕES ÁRIDAS E SEMI-ÁRIDAS

Além de o caráter focal da transmissão ser mais acentuado nelas que em outras regiões, o pequeno volume de água disponível, ainda que perene, torna o controle malacológico mais econômico e de fácil execução.

Nos oásis, por exemplo, toda a água surge de poucos pontos (fontes naturais ou poços artesianos) e, em seguida, é distribuída por toda a área servida pelo regadio. A aplicação de moluscicidas nesses poucos pontos estratégicos, durante o tempo que durar um ciclo de irrigação local, permite agir com elevada eficácia e programar a extinção dos moluscos vetores. Situações semelhantes encontram-se nos rios temporários (uedes) de países de climas áridos. Tais condições nos permitiram eliminar a esquistossomíase na Tunísia, no período de 1970-1983.

REGIÕES COM ESTAÇÃO SECA PROLONGADA

Conta-se aí com uma estação seca, durante a qual o volume de água dos rios de planalto fica grandemente reduzido e outras coleções secam. Assim, na região centro-norte da Venezuela, o controle malacológico ao longo dos cursos d'água foi compatível com os recursos econômicos do país e permitiu o desenvolvimento de uma estratégia integrada, com excelentes resultados.

Em muitos lugares, com longos períodos de estiagem, ou outros fenômenos que reduzam ou interrompam temporariamente a transmissão, é possível utilizar tais circunstâncias para levar a cabo tratamentos de massa da população sem reinfecções a curto prazo e sem grandes gastos com moluscicidas.

REGIÕES COM CHUVAS PROLONGADAS

Nas zonas sem estação seca, ou com chuvas prolongadas, o controle malacológico é mais complexo, e terá que ser restrito aos **locais de contato homem-água-molusco**, identificados e definidos com precisão (focos de transmissão). Esta opção recomenda-se sobretudo quando houver, por alguma razão, periodicidade na transmissão (Fig. 35.14).

A aplicação de moluscicidas, nesses lugares, visa essencialmente à destruição mensal das populações de **planorbídeos eventualmente infectados**, nos focos, antes que comecem a eliminar cercárias. O que permite **interromper a transmissão** ao mesmo tempo que a quimioterapia ou a desparasitação espontânea esgotem as fontes de infecção humanas (bem como as de animais reservatórios da área).

ALGUMAS ESTRATÉGIAS RECOMENDÁVEIS

As que objetivam a curto e médio prazos uma redução da prevalência e da carga parasitária, mas a longo prazo uma redução da área endêmica (ou sua eliminação), podem ser resumidas como segue:

1. **Controle (focal) de moluscos**, com aplicação mensal de moluscicida, seguido imediatamente de **tratamento dos casos positivos**. Operações a repetir provavelmente todos os anos ou a cada dois anos, durante largo prazo.

Quando possível ou necessário: saneamento ambiental.

2. **Controle (focal) de moluscos mais tratamento de massa**, em uma primeira fase, se a prevalência for elevada. Depois, diagnóstico e tratamento dos positivos. Sua duração é indeterminada, e as intervenções serão programadas para excecução a intervalos definidos pelos resultados das avaliações periódicas. Saneamento, quando conveniente.

3. **Tratamento de massa**, sem controle de vetores, mas que se executa nas épocas de baixa ou nula transmissão local, seguido de intervenções periódicas nessas épocas favoráveis, quando serão tratados os grupos de alto risco ou aqueles que forem indicados por inquéritos sobre amostras representativas da população. Duração indeterminada. Nos focos mais resistentes, considerar a conveniência da luta antivetorial e do saneamento ambiental.

4. **Eliminação dos moluscos transmissores**, seguida do tratamento de todos os casos positivos, a curto termo, e da busca e tratamento de casos remanescentes, depois. Isso, quando as condições ecológicas, organizacionais e econômicas o permitirem, devendo prolongar-se a ação durante 8 a 10 anos, nas áreas de *S. haematobium* (conforme sugere a experiência da Tunísia).

Talvez por tempo mais longo nas áreas de esquistossomíase por *S. mansoni*.

Onde o homem não for o único hospedeiro vertebrado do *Schistosoma* que o afeta, a identificação das diferentes espécies de animais vertebrados envolvidos como reservatórios alternativos e sua significação epidemiológica devem ser estudadas cuidadosamente para ver se as medidas de controle devam incluir também esses animais, e quais os métodos indicados para isso.

Em alguns casos, a interrupção da transmissão pelo controle malacológico nos focos, por tempo suficientemente longo, pode levar os animais reservatórios a se desparasitarem espontaneamente.

QUANDO A PREVALÊNCIA FOR MUITO BAIXA

No decurso de um programa de controle, a prevalência e a carga parasitária podem tornar-se tão baixas que os métodos parasitoscópicos de diagnóstico perdem muito de sua sensibilidade.

Recomenda-se, nessa situação, a busca de casos mediante um método sorológico rápido e sensível, como a técnica de ELISA, por exemplo, seguido de tratamento imediato de todos os positivos. Como entre estes haverá grande número de indivíduos já curados ou falsos positivos, poder-se-á limitar a medicação aos casos que forem confirmados por técnicas parasitológicas mais sensíveis (método de Lutz, com maior volume de fezes, eclosão miracidiana etc.) ou por exames de fezes repetidos em dias diferentes.

Execução dos Programas de Controle

As etapas através das quais os programas de controle deverão desenrolar-se são, fundamentalmente:

1) estudos preliminares, inquéritos por amostragem, coleta de dados básicos e análise epidemiológica;

2) elaboração de uma estratégia e de um plano de ação; estratificação da área de trabalho; escolha dos métodos a utilizar nas diferentes etapas ou em circunstâncias específicas. Preparação do cronograma das atividades;

3) adoção do plano (orçamentado) e tomada de decisões, nos mais altos níveis políticos e administrativos, inclusive para o financiamento;

4) aquisição do material (equipamentos, drogas e medicamentos) e organização dos serviços e do apoio logístico;

5) recrutamento e/ou formação cuidadosa do pessoal necessário nos diversos níveis e setores (administração, laboratório e campo);

6) implementação do plano, que poderá ter como ponto de partida e como teste de viabilidade um **projeto-piloto**;

7) avaliação periódica dos trabalhos e dos resultados a curto, médio e longo prazos, utilizando **amostras comparáveis** da população de alto risco, das mesmas localidades; p. ex., a população escolar rural de 7 a 14 anos, ou os alunos do último ano da escola primária rural de localidades determinadas;

8) estabelecimento de um programa de **vigilância epidemiológica** (com estratificação das áreas sob vigilância) para depois de terem sido alcançados os principais objetivos do controle. Prever para isso um tempo bastante longo, considerando inclusive os riscos de reintrodução da transmissão a partir de países ou áreas que seguem com a endemia.

AVALIAÇÃO DOS RESULTADOS

Além dos inquéritos parasitológicos preliminares, é absolutamente necessário fazerem-se avaliações periódicas da situação epidemiológica, em amostras representativas da população, ao menos em algumas localidades ou áreas típicas da região endêmica.

Não incluir nas avaliações as populações urbanas que não estão expostas ao risco e que apresentam um crescimento rápido. Elas iriam diluir os coeficientes de positividade e dar a impressão falsa de redução da prevalência da infecção no decurso do tempo.

As operações de avaliação devem permitir:

- medir o impacto da terapêutica sobre a prevalência e a carga parasitária, nos vários grupos etários;
- medir a importância das fontes de infecção humana residuais, após o tratamento (isto é, potencial infectante que subsiste, para o meio ambiente), segundo os grupos etários;
- conhecer as taxas de reinfecção (mais as novas infecções), ao longo do tempo, com o que poder-se-ão programar as formas de intervenção posteriores e sua periodicidade.

Os exames parasitológicos da avaliação anual devem ter lugar em momentos precisos do ciclo epidemiológico e do controle, isto é:

1. Dois a três meses depois da época de alta transmissão, para conhecimento da prevalência e carga parasitária máximas, na área endêmica;

2. Antes de cada intervenção terapêutica, se esta não se seguir de perto ao inquérito epidemiológico do parágrafo anterior;

3. Quatro a seis meses depois de cada intervenção terapêutica, para medir-lhe o impacto;

4. A cada seis meses, depois, para o conhecimento da curva de reinfecção dos habitantes.

Esses exames de avaliação periódica indicarão com que freqüência poderão ser espaçadas as operações de controle, segundo a estratificação estabelecida, e que grupos deverão ser tratados.

PARTICIPAÇÃO DA COMUNIDADE

A participação dos habitantes da localidade na luta contra a esquistossomíase (ou outras endemias), como **membros da equipe de saúde** ou como voluntários, deve ser buscada e estimulada como um elemento importante dos programas de saúde.

Ela reduz os custos; mas muito mais importante é sua contribuição para uma educação sanitária efetiva, assim como para a vigilância epidemiológica.

1. **Na fase preliminar**, ela terá por objetivos:

a) o reconhecimento do problema pela população local, que deverá tornar-se consciente da doença, relacionando os principais sintomas com sua causa. A comunidade deverá saber dos riscos a que estão sujeitos os pacientes, assim como das possibilidades de diagnóstico e tratamento;

b) obter a cooperação de outros moradores para a realização dos inquéritos epidemiológicos (a fim de que venham a compreender suas finalidades e importância); para facilitar o contato com a população, reduzindo as recusas; e informar sobre possíveis ausentes e imigrantes;

c) obter a cooperação para a realização do reconhecimento geográfico e da identificação dos pontos de contato homem-água-vetor;

d) assegurar colaboração nos estudos de factibilidade e na identificação de dificuldades locais a superar.

2. **Na fase de implementação do programa**:

a) participação de alguns membros da comunidade nos levantamentos malacológicos, na aplicação de moluscicidas e na execução de trabalhos de saneamento, ainda que seja só para que compreendam sua significação e importância; e para que as divulguem;

b) mobilização de moradores para acompanharem a operação de coleta de amostras (para os exames parasitológicos) e a administração dos tratamentos;

c) participação no esclarecimento dos demais membros da comunidade sobre a necessidade de evitarem os focos de transmissão não-controlados, de reduzirem a poluição do meio, bem como de não se exporem ao ataque das cercárias nos períodos e horários de alto risco.

3. **Na fase de consolidação e vigilância epidemiológica**:

a) participar na busca e identificação de casos suspeitos de esquistossomíase e no encaminhamento dos ausentes que regressam à localidade, para serem atendidos nos serviços de diagnóstico e tratamento;

b) vigilância dos criadouros de moluscos etc.

A participação comunitária nem sempre é fácil de ser obtida e, ainda menos, de ser mantida por muito tempo, se membros da comunidade não participarem da composição das **equipes de saúde**. Ela depende não só do grau de organização da população local, do seu relacionamento com as autoridades e com os serviços de saúde, como de sua percepção dos benefícios concretos que decorrem da participação; mas também da facilidade de comunicação que se estabelecer entre os responsáveis pela saúde e as lideranças locais, que devem estar necessariamente envolvidas.

A motivação deve ser um fluxo permanente, que desça pelas estruturas político-administrativas e sociais e chegue à generalidade dos membros da comunidade. Inútil dizer que ela é função também da confiança dos profissionais da saúde nesse diálogo e nessa participação, circunstâncias para as quais nem sempre estão técnica ou psicologicamente preparados.

A participação deve ser organizada como parte integrante dos serviços básicos de saúde (sempre que estes existirem e funcionarem satisfatoriamente), devendo os agentes de saúde local estarem preparados para assumir a maior responsabilidade em sua promoção.

36

Fasciola hepatica e *Fascioláse*

INTRODUÇÃO
O PARASITO
   Fasciola hepatica
     Morfologia
     Ciclo evolutivo e biologia
   Fasciola gigantica
RELAÇÕES PARASITO-HOSPEDEIRO
   Patologia
   Sintomatologia
   Diagnóstico
   Tratamento
ECOLOGIA E EPIDEMIOLOGIA
   Distribuição geográfica e prevalência
   Ecologia da fascioláse
     Hospedeiros vertebrados: gado
     Hospedeiros intermediários: moluscos
   Condições e modos de infecção
CONTROLE DA FASCIOLÍASE

INTRODUÇÃO

Certo número de trematódeos parasitos de outros mamíferos infectam eventualmente o homem, que se comporta então como um hospedeiro ocasional. Dependendo do país e da região, isso pode ocorrer com alguma freqüência, mas, em geral, os casos são esporádicos. Em vista da raridade com que tais infecções aparecem, não são suspeitados pelos clínicos ou são diagnosticados com dificuldade por laboratoristas não familiarizados com sua presença.

Nas Américas, a zoonose por trematódeos mais encontradiça é a **fascioláse** (ou fasciolose, ou distomatose hepática) devida a *Fasciola hepatica*, um parasito de herbívoros freqüente em certas zonas de pecuária.

Ainda que encontrados em muitos países do mundo, os casos humanos têm sido assinalados principalmente na América Latina. Na África, na Ásia e no Havaí, a fascioláse pode ser causada também pela *Fasciola gigantica*.

O PARASITO

Fasciola hepatica

MORFOLOGIA

As dimensões do verme adulto variam entre 2 e 4 cm de comprimento por 1 ou 2 cm de largura.

Por sua forma externa, a *Fasciola hepatica* lembra uma folha vegetal oblonga (Fig. 36.1), com as extremidades terminando em ponta romba. O corpo é achatado no sentido dorsoventral e, no animal vivo, deforma-se continuamente devido às contrações musculares. Sua cor é pardo-acinzentada, quando preservada em meio líquido, e cor de vinho tinto, quando viva.

A superfície é de aspecto liso ou enrugado, segundo o estado de contração da musculatura, mas possui inúmeras escamas microscópicas. A microscopia eletrônica revela ser o **tegumento** constituído por uma camada sincicial anucleada, limitada por membrana celular com grande atividade pinocítica, e ligada às células mergulhadas no parênquima mediante numerosas pontes citoplásmicas (Fig. 31.2).

Na região anterior, projeta-se uma saliência de perfil triangular, como um cone achatado, em cuja extremidade fica a **ventosa oral**, com a abertura bucal no fundo de sua cavidade.

A **ventosa ventral**, ou acetábulo, encontra-se um pouco mais para trás, na altura do terço ou do quarto anterior da face ventral do corpo.

Quando o corpo do helminto é comprimido entre duas lâminas de vidro, clarificado com ácido e corado pelo carmim ou por outro método, seus órgãos internos podem ser reconhecidos à simples vista ou com pequeno aumento.

Vê-se, então, que o **aparelho digestivo** compreende, inicialmente, uma faringe musculosa e um curto segmento tubular

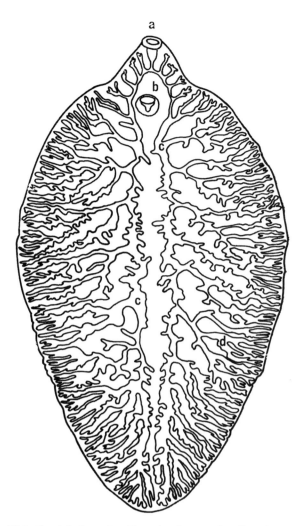

Fig. 36.1 *Fasciola hepatica*. Desenho do aparelho digestivo, que se inicia pela boca, no fundo da ventosa oral *(a)*, e continua-se pelo esôfago musculoso e pelo intestino; este bifurca-se antes de atingir o nível do acetábulo *(b)* e passa a constituir dois ramos intestinais *(c)* de onde partem numerosas ramificações *(d)* terminadas sempre em fundo cego. Não há abertura anal.

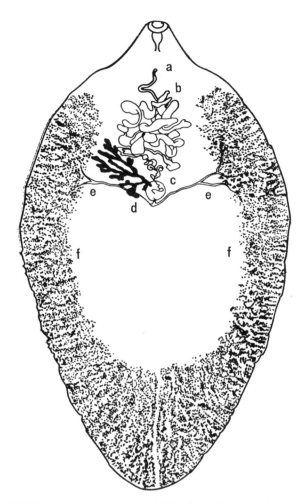

Fig. 36.2 Desenho do aparelho genital feminino de *Fasciola hepatica*, compreendendo: poro genital *(a)*, útero *(b)*, oótipo *(c)*, um só ovário ramificado *(d)*, os canais das glândulas vitelogênicas *(e)* e os ácinos glandulares *(f)* que ocupam as margens laterais e posteriores do corpo do helminto.

(esôfago) que se bifurca em dois ramos. Cada ramo percorre toda a extensão do corpo do helminto e termina em fundo cego. Ao longo do trajeto de cada um desses troncos intestinais, muito sinuosos e irregulares, partem ramificações, que são relativamente simples no cone anterior, mas cada vez mais ramificadas à medida que se aproximam do extremo posterior. Todos os ramos e divertículos terminais acabam, igualmente, em fundo cego (Fig. 36.1).

O desenho do tubo digestivo pode ser visto nitidamente nos exemplares imaturos, onde ocupam quase todo o espaço interno e levam os produtos de absorção diretamente a cada região do parênquima. Nos adultos, ele fica encoberto pela superposição das glândulas vitelogênicas (Fig. 36.2) e pelas numerosas ramificações testiculares (Fig. 36.3).

As fascíolas são hermafroditas.

O **aparelho genital feminino** compreende um ovário único e ramificado, comunicando-se com o oótipo por meio de curto oviduto. As glândulas vitelogênicas, em cacho, são extremamente numerosas e ocupam largas faixas, junto às bordas direita e esquerda do corpo. Os vitelodutos unem-se para formar um reservatório antes de alcançar o oviduto.

Do oótipo parte o tubo uterino, muito sinuoso e abarrotado de ovos em toda sua extensão, que se abre finalmente no átrio genital, pouco adiante do acetábulo.

Os dois **testículos** têm aspecto arborescente (Fig. 36.3), tão ramificados são, e ficam emoldurados pelas glândulas vitelogênicas. De cada um parte um canal eferente que, unindo-se com o do lado oposto, formam o deferente que termina na **bolsa de cirro**. O cirro, com uma parte prostática e outra muscular, é perfeitamente reconhecível, podendo encontrar-se invaginado ou projetado para fora da bolsa.

Sobre a linha média, na região posterior do corpo, há uma zona clara que corresponde à **vesícula excretora**, onde desemboca todo o sistema osmorregulador formado pela união dos canais provenientes dos solenócitos.

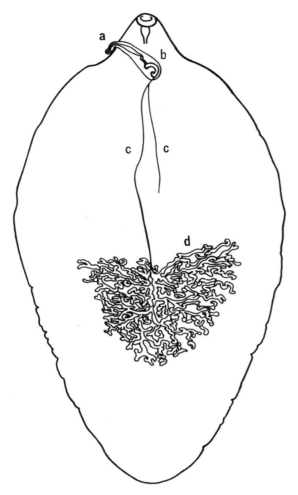

Fig. 36.3 Esquema do aparelho genital masculino de *Fasciola hepatica*, onde se vê o cirro desenvaginado *(a)*, a bolsa do cirro contendo o segmento prostático *(b)*, os dois canais eferentes *(c)*, dos quais o da esquerda continua-se com o testículo posterior muito ramificado *(d)*. O testículo anterior, que tem o mesmo aspecto, foi omitido, para maior clareza do desenho.

CICLO EVOLUTIVO E BIOLOGIA

No Cap. 31 já nos referimos a muitos aspectos da fisiologia de *Fasciola hepatica*. Aqui, destacaremos sobretudo os relacionados com seu ciclo evolutivo (ver no Cap. 3 a Fig. 3.8).

O hábitat do verme adulto é o interior dos canais biliares mais calibrosos, podendo habitar a vesícula biliar do hospedeiro vertebrado, que, em conseqüência do parasitismo, dilatam-se e sofrem hipertrofia de suas paredes.

Aí, nutre-se tanto do conteúdo biliar, como dos produtos inflamatórios e do material necrótico formado. A longevidade dos helmintos pode alcançar 8 a 10 anos.

Os **ovos**, postos nesse meio, são arrastados pela bile, misturam-se com as fezes e assim alcançam o meio exterior. Eles se caracterizam pelo tamanho grande (130 a 150 μm de comprimento por 60 a 100 μm de largura), pela forma elíptica, casca fina e opérculo em uma das extremidades. No meio da massa granulosa das células vitelogênicas distingue-se, em geral, um espaço claro: a célula-ovo, com seu núcleo (Fig. 36.4).

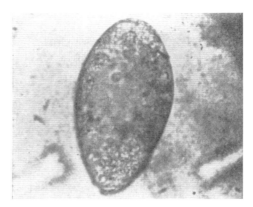

Fig. 36.4 Ovo de *Fasciola hepatica*, onde se vê o opérculo fechando a casca e, no centro, a célula-ovo com seu núcleo.

O número de ovos produzidos varia inversamente à carga parasitária, oscilando entre 4 mil e 50 mil por dia e por verme.

Os ovos passam por um desenvolvimento embrionário, no meio externo, devendo para isso estarem nas fezes, com umidade e temperatura adequadas. O tempo requerido para completar o processo embrionário varia de 12 a 26 dias, quando a 20-36°C, mas tarda até 3 meses, a 10°C. A ecdise é estimulada pela luz.

O **miracídio** que então sai a nadar, graças ao seu revestimento ciliar, tem uma expectativa de vida muito curta, e seu poder infectante, para o hospedeiro invertebrado, é de poucas horas. Ele morre se dentro de umas 8 horas não penetrar em um molusco pulmonado de água doce, do gênero *Lymnaea*.

Diferentes espécies, segundo a região, servem de hospedeiro intermediário (ver o Cap. 63, *Planorbídeos e outros moluscos hospedeiros de helmintos*).

No interior do molusco, o miracídio transforma-se em **esporocisto** e, dentro deste, formar-se-ão as **rédias**.

Dependendo da temperatura e de outras circunstâncias, essa primeira geração de rédias formará uma segunda geração de larvas do mesmo tipo, com pequenas diferenças morfológicas, ou produzirá diretamente **cercárias**. Em alguns casos, observa-se dentro de uma rédia primária a formação simultânea de rédias filhas e de cercárias.

Em temperaturas entre 16 e 19°C, as cercárias tardarão um mês para formarem-se e outro mês para abandonarem o molusco.

Nas condições de laboratório, as cercárias podem ser obtidas depois de 25 a 35 dias, e os moluscos continuarão eliminando suas cercárias até 60 ou 70 dias depois da infecção. O número total produzido varia entre uma dúzia e mais de 600, sendo a eliminação diária muito pequena.

O corpo da cercária, oval ou arredondado, mede 200 μm e possui uma cauda simples (medindo 500 μm) que se agita como um chicote. No interior do corpo existem cachos de glândulas cistógenas dorsais e ventrais. Depois de um período de natação muito curto, minutos talvez, a cercária adere com suas ventosas à vegetação aquática ou a outro suporte, mas pode permanecer em contato com a superfície da água ou cair para o fundo.

Descarrega, então, o conteúdo das glândulas cistógenas dorsais, cujo material passa a recobrir o corpo cercariano. A cauda, ainda em movimento, não tarda em desprender-se. As glândulas ventrais excretam a seguir seu conteúdo, que produz uma segunda camada cística.

Está formada a **metacercária**, que necessita de cerca de duas semanas para tornar-se infectante. Ela permanecerá viável na água a 20-30°C durante três meses e poderá resistir duas semanas à dessecação. Em temperatura de geladeira dura quase um ano.

Quando as metacercárias forem ingeridas por um hospedeiro vertebrado suscetível, no momento de beber água (contendo cistos), ou de comer o capim e as plantas aquáticas onde eles estão aderidos, a evolução do parasito é retomada.

O desencistamento dá-se no intestino delgado.

Pode-se obtê-lo, no laboratório, ativando previamente a metacercária em um meio adequado, com atmosfera contendo 60% de CO_2 e 40% de N_2, durante uma hora, e depois deixando-a eclodir em bile de carneiro a 10% ou em uma solução equivalente de ácido taurocólico.

Liberadas dos cistos, as larvas perfuram a parede intestinal e invadem a cavidade peritoneal, onde muitas delas poderão ser encontradas duas horas depois. A migração para o fígado continua, havendo perfuração da cápsula de Glisson que reveste o órgão. Aí, já podem ser identificadas 24 horas depois, mas muitas permanecem longo tempo na cavidade peritoneal.

Uma quarta parte dos parasitos chega ao parênquima hepático por volta do sexto dia, mas demora cerca de dois meses para que eles se alojem definitivamente nos dutos biliares, em ovelhas e outros animais de experiência.

As observações parecem afastar a possibilidade de migração dos vermes diretamente através das vias biliares (pelos canais colédoco e hepático) ou pela circulação porta.

Durante o trânsito pelo parênquima hepático, os helmintos vão crescendo e nos canais biliares completam sua evolução com o amadurecimento sexual.

Fasciola gigantica

É bem maior que *F. hepatica*, tendo a forma do corpo mais lanceolada, o cone cefálico mais curto e o acetábulo maior. Também os ovos são maiores que os de *F. hepatica*.

Freqüente nos mamíferos herbívoros da África, de algumas regiões da Ásia (ex-URSS, Vietnã) e do Havaí. Só muito raramente tem sido encontrada parasitando o homem, em quem produz o mesmo quadro anatomopatológico e clínico que *F. hepatica*.

RELAÇÕES PARASITO-HOSPEDEIRO

Patologia

O homem é hospedeiro pouco suscetível à infecção por *Fasciola*, fato que se pôde deduzir da incidência extremamente baixa dessa parasitose na população humana, quando sua ampla distribuição geográfica e elevada prevalência no gado sugerem que a exposição ao risco de infecção não deve ser pequena.

Outros indícios no mesmo sentido são o número reduzido de vermes encontrados no fígado (em comparação com o observado em outros hospedeiros), a ausência ou pequeno número de ovos eliminados e a intensa reação eosinófila que a *Fasciola hepatica* desencadeia.

A resposta imunológica traduz-se pelo aparecimento de reação intradérmica, ao antígeno de *Fasciola*, e pela positivação da reação de fixação do complemento.

Quanto às alterações produzidas pelo trematódeo no fígado, devem ser distinguidas:

a) lesões precoces, decorrentes da migração dos vermes através do parênquima hepático, no período invasivo;

b) lesões crônicas, tendo como centro as vias biliares.

Período Invasivo. Observações experimentais, feitas em coelhos, mostraram que, duas semanas depois de esses animais ingerirem material infectante, apresentam na superfície do fígado numerosas lesões de 1 ou 2 mm de diâmetro e cor creme ou rosada, correspondendo histologicamente a zonas de necrose ao longo de verdadeiros túneis abertos pela migração errática dos parasitos.

Aí, encontram-se neutrófilos e linfócitos em grande número, além de hemácias, enquanto no parênquima, em torno, os hepatócitos exibem diferentes graus de degeneração. Nas partes mais antigas do trajeto há proliferação fibrosa, com tendência para cicatrização.

A extensão das lesões depende do número de parasitos que penetrarem.

Com o passar do tempo, os vermes vão-se tornando maiores e, por conseguinte, da terceira à sétima semana, as lesões apresentam maior volume. Os eosinófilos passam a ser abundantes e muitos hepatócitos hipertrofiados contêm vários núcleos. Há hipertrofia dos canais biliares vizinhos e envolvimento dos vasos sangüíneos. Seja por inflamação, por trombose ou por destruição diretas dos vasos, criam-se focos de enfarte e, conseqüentemente, há necrose parcial ou completa dos lóbulos hepáticos.

Os efeitos traumáticos, na superfície do fígado, podem produzir pequenas hemorragias, hematomas subcapsulares e inflamação reacional. Secundariamente, essas alterações podem levar à formação de aderências com os órgãos vizinhos.

Nesta fase, o fígado é mole e friável, com tendência a aumentar de volume, distendendo a cápsula de Glisson.

Lesões Crônicas. Depois da sétima semana, os helmintos são encontrados dentro dos condutos biliares dilatados e com paredes hipertrofiadas.

Em torno vêem-se pequenos canalículos neoformados. Os trajetos fistulosos já completamente invadidos pela fibrose mostram também muitos vasos e canais biliares de formação recente, lembrando, por seu aspecto, os espaços porta.

A parede dos condutos biliares (tanto intra- como extra-hepáticos), além de hiperplasia epitelial, pode apresentar ulcerações ou completa destruição do epitélio, com a submucosa espessada e infiltrada de elementos inflamatórios. Camadas concêntricas de tecido fibroso vão aumentando pouco a pouco a reação cicatricial, que pode ser consideravelmente agravada por infecções bacterianas superajuntadas.

Na vesícula ou nos canais dilatados, formam-se concreções calculosas.

O tamanho do fígado ou é normal ou apresenta moderada hepatomegalia, difusa. Por vezes predomina o aumento do lobo esquerdo. A consistência do órgão costuma estar aumentada.

A vesícula biliar encontra-se normal ou dilatada, ou com alterações patológicas de importância variável. Pode haver colecistite ou coletitíase. Fenômenos obstrutivos, fibrose e calcificação das vias biliares são complicações encontráveis nesses casos.

A fasciolíase hepática, em suas formas mais graves, conduz a uma cirrose biliar, com compressão e atrofia do parênquima adjacente, formações adenomatosas e, finalmente, insuficiência hepática.

Localizações ectópicas do parasito (no pulmão, nos brônquios, no peritônio, na tela subcutânea etc.) são raramente observadas.

Sintomatologia

O quadro sintomático é polimorfo e com freqüência leva à confusão com outras doenças do aparelho digestivo.

1. Na sua **fase aguda**, poucas vezes se suspeita de fasciolíase, a não ser por ocasião de surtos epidêmicos. Muitos pacientes apresentam poucos sintomas, de caráter vago, ou mesmo ausência completa de sintomas.

A tríade sintomática mais característica compreende aumento doloroso do fígado, febre e acentuada eosinofilia (60 a 80% de eosinófilos no sangue).

A febre chega a ser alta.

Dores abdominais e diarréia podem acompanhar a febre e a hepatomegalia, assim como leucocitose que vai até 35.000 células por milímetro cúbico. Há aumento da velocidade de sedimentação dos eritrócitos e, algumas vezes, anemia.

Algumas provas de função hepática estão alteradas e freqüentemente há hipergamaglobulinemia.

Esta fase pode durar três a quatro meses.

2. Nas **formas crônicas**, uma história de longa evolução pode simular angiocolites, colecistites, calculose ou outros quadros.

Os sintomas mais freqüentes são dor abdominal, geralmente localizada no epigástrio ou no hipocôndrio direito, com caráter de dor de cólica ou de outro tipo, com poucas evacuações diárias ou, em alguns casos, constipação intestinal; anorexia e dispepsia.

Muitos pacientes acusam febre pouco elevada, mas alta em alguns casos. Outros emagrecem. A icterícia é observada, em geral, quando se instala também uma coletitíase, sendo de tipo obstrutivo. Pode haver hepatomegalia, esplenomegalia e urticária.

A maioria dos pacientes apresenta eosinofilia, quase sempre alta (25 a 80% dos leucócitos), mas em uns poucos a contagem percentual de eosinófilos é normal ou quase normal. O número de leucócitos costuma estar entre 5.000 e 40.000 por milímetro cúbico. As provas de função hepática estão alteradas em poucos casos.

Agravamentos súbitos da evolução clínica podem ser o resultado de uma infecção biliar superajuntada; ou de uma obstrução mecânica, por vermes ou por cálculos, exigindo uma intervenção cirúrgica de urgência.

A localização ectópica de vermes adultos na árvore respiratória ou nas vias digestivas altas produz inflamação e edema, podendo levar a disfagia, dispnéia, afonia e, até mesmo, asfixia. A origem de acidentes desse gênero pode ser o consumo de fígado cru de carneiro ou cabra parasitados (observado no Médio Oriente), com fixação do parasito diretamente na mucosa desses órgãos.

Diagnóstico

O quadro mais sugestivo, para um diagnóstico clínico da fasciolíase, é a eosinofilia (mais de 5.000 eosinófilos/mm^3) e febre, mormente se acompanhada de aumento do tamanho do fígado ou de dor no hipocôndrio direito. Porém, quadros semelhantes podem ser apresentados pela "*larva migrans* visceral" ou por outras doenças.

Durante os pequenos surtos epidêmicos, é eventualmente possível relacionar as manifestações patológicas com alguma refeição coletiva em que se consumiu agrião contaminado. As suspeitas são grandes quando o agrião foi colhido em valas de terrenos abertos, sujeitos à poluição com dejeções do gado ou de outros herbívoros.

Um diagnóstico seguro deve basear-se no encontro de ovos do parasito nas fezes ou no suco duodenal obtido por sondagem (na bile B e C, especialmente).

Entretanto, a pesquisa de ovos de *Fasciola* pode permanecer reiteradamente negativa, em vista da escassez da oviposição nas infecções humanas ou de sua ausência completa. Em uma epidemia estudada ao norte de Lyon (França), apenas em 22 de 45 casos bem caracterizados houve eliminação de ovos nas fezes. Há casos na literatura médica em que a demonstração do parasito só pôde ser feita em seguida à colecistectomia.

Uma causa de erro no diagnóstico parasitológico está relacionada com a ingestão de fígado de animais infectados, pois os ovos aí contidos vão atravessar o tubo digestivo do paciente e aparecer em suas fezes. O mesmo sucede com o uso de produtos de mesma origem (extratos hepáticos e biliares). Há que recomendar ao doente abster-se desse tipo de alimento ou medicamento, durante alguns dias, antes do exame.

Para contornar essas dificuldades, empregam-se os métodos de diagnóstico imunológico, particularmente a técnica de ELISA, mas também a imunofluorescência indireta, hemaglutinação passiva, precipitação em gel e outros que dão resultados confiáveis.

Tratamento

Não há, por ora, um tratamento específico satisfatório para a fasciolíase. Entretanto, bons resultados foram obtidos com o emprego de **deidroemetina**, na mesma dosagem recomendada para a amebíase (ver o Cap. 12).

Outro medicamento é o **triclabendazol** (do grupo do benzimidazol), utilizado por via oral, na dose de 5 mg/kg de peso corporal, em duas tomadas com 6-8 horas de intervalo (total: 10 mg/kg), após as refeições.

O **praziquantel**, prescrito em três doses, por via oral, de 25 mg/kg de peso do paciente, a intervalos de 4 horas, cura apenas 60 a 70% dos casos.

ECOLOGIA E EPIDEMIOLOGIA

Distribuição Geográfica e Prevalência

A fasciolíase é uma zoonose originária da Europa, mas hoje cosmopolita, muito freqüente no gado e outros herbívoros, a ponto de causar grandes prejuízos econômicos em vários países dedicados à pecuária.

Até 1950, a literatura mundial mencionava cerca de 250 casos de infecção humana, mas esse número cresceu muito nos anos mais recentes.

Somente na França (1957-58), registraram-se epidemias com mais de 500 casos, perto de Lyon; 128 casos nos Pireneus e 200 no Departamento de Lot-et-Garonne. No Malawi (África Oriental), um inquérito feito sobre 3.900 pessoas de determinada região revelou 2,4% de positivos.

Nas Américas haviam sido assinalados surtos com centenas de casos em Cuba. No Chile, Argentina, Uruguai, Venezuela, Costa Rica e Porto Rico foram registrados casos. No México, 0,6% da população de Atlixco (Estado de Puebla) estava infectada (1974). No Peru, em 14 comunidades da Província de Jauja, os exames parasitológicos foram positivos para *F. hepatica* em 15,6% dos escolares de 7 a 14 anos (1968-69).

No Brasil, o primeiro caso de comprovação coproscópica foi registrado em 1958, em Mato Grosso do Sul. Mas, até 1987, já haviam sido diagnosticados 56 casos de fasciolíase no país, dos quais 43 no Estado do Paraná, onde chega a mais de 60% a prevalência da infecção por *Fasciola*, no gado.

Tudo leva a crer que a fasciolíase não é tão rara como se acreditava e passa sem ser reconhecida porque os médicos não pensam nela, porque o diagnóstico é difícil ou porque facilmente se aceita outra explicação para sua sintomatologia, que nada tem de específica.

Ecologia da Fasciolíase

O caráter mundial da distribuição da fasciolíase mostra que as condições ambientais exigidas são encontradas por quase toda parte, tanto em climas equatoriais e tropicais como em climas temperados.

No Brasil, a enzootia ocupa extensa área nos Estados do Rio Grande do Sul, Santa Catarina, Paraná, São Paulo, Rio de Janeiro e Minas Gerais. No Rio Grande do Sul, onde estão os maiores focos da parasitose, encontram-se prevalências superiores a 90% em ovinos e bovinos.

O ecossistema em que circula a *Fasciola hepatica* é constituído basicamente pela interação dos campos de criação de gado (ovino e bovino, principalmente) com as coleções de águas superficiais, aí existentes, onde se criam os moluscos hospedeiros intermediários: cerca de 20 espécies do gênero *Lymnaea* (Fig. 3.8).

Os hábitats permanentes das limnéias são os lagos, as lagoas, os riachos e rios tranqüilos, bem como os pântanos e terrenos sedimentares recobertos de gramíneas, com água o ano todo, que sustentam variada fauna de moluscos.

As áreas que se inundam e secam periodicamente são muito importantes, epidemiologicamente.

Muitas vezes são campos de solo argiloso ou planícies sedimentares que se alagam depois das chuvas ou das enchentes dos rios, permitindo considerável extensão dos criadouros de *Lymnaea* e sua rápida multiplicação.

Por aí pasta o gado, que polui o solo úmido ou as águas com suas dejeções contendo ovos de fascíola. É nesses períodos de muita água que o ciclo parasitário da zoonose se intensifica, produzindo inclusive formas agudas da doença entre as ovelhas.

A resistência dos ovos no solo é grande, pois eles podem sobreviver durante nove meses ou mais nas fezes hidratadas. Porém, se caem diretamente na água, ou se são arrastados para ela pelas chuvas, seu desenvolvimento embrionário começa logo e, ao fim de uns 10 a 20 dias, em temperatura favorável, a larva completamente formada (miracídio) pode abandonar a casca e sair nadando, em busca de seu hospedeiro invertebrado.

Vimos que a expectativa de vida do miracídio é pequena (menos de 8 horas), devendo logo penetrar no molusco, onde sua evolução será condicionada também pela temperatura. Um mês depois, possivelmente, as cercárias estarão abandonando o molusco e encistando-se (metacercárias) sobre a vegetação parcialmente submersa, que os grandes herbívoros irão consumir.

As metacercárias resistem vivas durante algumas semanas nas forragens secas e vários meses nas forragens úmidas.

O gado infecta-se ao comer o pasto ou ao beber a água contendo os cistos de *Fasciola hepatica*.

Fecha-se assim o ciclo de transmissão da zoonose.

HOSPEDEIROS VERTEBRADOS: GADO

Ovinos, bovinos, caprinos, suínos e eqüinos podem ser infectados pela fascíola, porém apenas as três primeiras variedades de gado têm importância epidemiológica.

Nas zonas de criação do Rio Grande do Sul (Brasil), por exemplo, os ovinos chegam a ser duas ou três vezes mais parasitados que os bovinos. Mas, em São Paulo, os bovinos têm carga parasitária maior.

Em função da carga parasitária, as ovelhas jovens podem apresentar formas agudas de fasciolíase, mas geralmente desenvolvem um processo crônico, com perda de peso, anemia, edemas e ascite.

Os animais adultos são mais resistentes e, se as cargas parasitárias forem baixas, não apresentam sintomatologia. Os bovinos suportam maiores cargas de vermes sem manifestações clínicas importantes, mas não parecem desenvolver imunidade. Nos porcos a infecção costuma ser assintomática.

O registro do gado abatido no matadouro de Pelotas (Rio Grande do Sul) mostra que a percentagem de bovinos infectados oscila, de ano para ano, entre taxas extremas de 4 a 20%; e, quanto à procedência geográfica dos animais, de 0,2 a 48,5%, encontrando-se os maiores focos de fasciolíase nos Municípios de Lavras do Sul, Dom Pedrito, Erval e Pinheiro Machado. No vale do Paraíba (Estado de São Paulo), podia-se encontrar 10% do gado infectado com *Fasciola hepatica*, mas em alguns casos até 80% dos animais.

HOSPEDEIROS INTERMEDIÁRIOS: MOLUSCOS

Os moluscos do gênero *Lymnaea* são gastrópodes pulmonados de água doce, pertencentes a uma vintena de espécies (ver o Cap. 63). Cada região tem uma ou mais espécies responsáveis pela transmissão.

Na região Sul do Brasil, Uruguai, Argentina e Chile, *Lymnaea viatrix (= L. viator)*, *L. columella* e *L. cubensis* parecem ser as principais. Elas são abundantes em todos aqueles biótopos que descrevemos como sendo adequados à parasitose e, mesmo, em lugares onde não ocorre a transmissão. No sudeste do Brasil, encontram-se *L. columella* e *L. cubensis*.

Na área do Caribe, no México e no sudeste dos EUA, as espécies vetoras são *Lymnaea cubensis* e *L. bulimnoides*.

Na Europa, Ásia e África, *L. truncatula*.

Os membros da família *Lymnaeidae* podem ser reconhecidos facilmente por serem habitantes de água doce, com a concha sem opérculo que feche sua abertura; tem os giros enrolados em hélice e a forma geral é acuminada. O enrolamento da concha é sempre destrógiro; isto é, quando o vértice da concha está dirigido para cima e o observador olha para sua abertura, esta encontra-se situada à direita (Fig. 63.20, *4*).

As limnéias são hermafroditas e com hábitos anfíbios, excursionando pelas margens úmidas de seus criadouros, mas vivendo em geral sobre a vegetação aquática submersa ou sobre o lodo do fundo.

Alimentam-se de detritos vegetais, de algas e de matérias orgânicas.

Condições e Modos de Infecção

Tanto os herbívoros (hospedeiros normais) como os homens (hospedeiros ocasionais) contraem a infecção quando ingerem vegetais aquáticos onde as metacercárias estejam encistadas; ou bebem água contendo metacercárias (cistos).

O agrião *(Nasturitium officinale)* é o único vegetal aquático utilizado, na Europa e no Novo Mundo, como alimento habitual do homem.

Por essa razão, os casos humanos de fasciolíase estão quase sempre relacionados com a ingestão dessa verdura. A incidência da parasitose é mais freqüente entre os consumidores habituais de agrião, sob a forma de saladas cruas.

A maioria dos casos ocorre na população rural, geralmente entre agricultores e sobretudo entre os adultos, em vista de seus costumes e preferências alimentares. O pouco uso de verduras pelos habitantes de zonas de pecuária explica por que essa parasitose não é encontradiça em certas áreas, como o extremo sul do Brasil, em que pese a alta prevalência da fasciolíase no gado.

CONTROLE DA FASCIOLÍASE

Para a prevenção da infecção humana, basta que todo agrião consumido seja proveniente de hortas cercadas e irrigadas de modo a impedir contaminação das valas com fezes de gado.

O agrião silvestre, que cresce espontaneamente em campos abertos ao acesso dos animais, não deve jamais ser utilizado.

Nas zonas endêmicas, a água de beber deve estar protegida contra a poluição fecal. Caso contrário, é necessário submetê-la à fervura ou a uma filtração adequada.

O controle da fasciolíase, como zoonose, é problema de grande importância para a economia pecuária, em vista das perdas consideráveis que ocasiona. O gado parasitado deve ser tratado com **triclabendazol**, medicamento que se mostrou eficiente para isso. E devido ao alto custo que seria exigido, na maioria dos casos, para o combate aos moluscos transmissores.

37

Cestóides Parasitos do Homem

INTRODUÇÃO
ORGANIZAÇÃO E FISIOLOGIA
   Organização dos cestóides adultos
      Tegumento e parênquima
      O escólex
      Sistema osmorregulador e excretor
      Sistema neuromuscular
      Aparelho reprodutor

   Fisiologia dos cestóides adultos
      O hábitat dos parasitos
      Nutrição e metabolismo
CICLO VITAL
   Forma e desenvolvimento embrionário dos ovos
   Eclosão dos ovos
   As formas larvárias
SISTEMÁTICA

INTRODUÇÃO

A classe **Cestoidea** (= Cestoda) compreende animais de corpo geralmente em forma de fita, segmentado e provido anteriormente de um órgão de fixação (escólex), com estruturas adesivas de vários tipos. São todos parasitos obrigatórios e, como tal, exibem os traços marcantes de uma adaptação à vida parasitária, como a ausência de tubo digestivo e o desenvolvimento extraordinário do aparelho reprodutor. São geralmente hermafroditas e suas larvas possuem seis ganchos.

Apenas duas ordens de cestóides contêm parasitos do homem: **Cyclophyllidea** e **Pseudophyllidea** (ver o Cap. 9, para a caracterização sistemática de cada uma delas).

Os cestóides mais freqüentemente encontrados parasitando o homem são ciclofilídeos cosmopolitas, como a ***Taenia solium***, a ***Taenia saginata***, o ***Echinococcus granulosus*** e a ***Hymenolepis nana***; raramente outros.

Dentre os pseudofilídeos, destaca-se o ***Diphyllobothrium latum***, cuja distribuição está limitada às regiões de grandes lagos frios dos países com clima temperado (Báltico, Danúbio, Europa Ocidental, Chile etc.), mas já há referência a surtos de difilobotríase ocorridos no Brasil, relacionados com o consumo de peixe cru.

As doenças produzidas pelos vermes adultos são relativamente freqüentes e benignas, como as teníases, mas as determinadas por algumas formas larvárias são geralmente graves, ainda que relativamente raras, como a cisticercose, a cenurose, a hidatidose e o cisto multilocular.

A presença, no gado, de larvas de cestóides constitui fator de grandes prejuízos econômicos para os setores relacionados com a pecuária, a exportação e o comércio de carnes e derivados.

Por outro lado, a complexidade e a gravidade das lesões que elas determinam no homem, exigindo em geral hospitalização e intervenções cirúrgicas para seu tratamento, fazem desse grupo de doenças um problema de saúde pública importante, quer pelas dificuldades técnicas impostas por seu diagnóstico e tratamento, quer pelos altos custos exigidos para seu atendimento e controle.

ORGANIZAÇÃO E FISIOLOGIA

Organização dos Cestóides Adultos

Os cestóides variam muito de tamanho, encontrando-se desde os que medem apenas alguns milímetros de comprimento, como *Echinococcus granulosus*, até os que podem ultrapassar os 10 metros, como *Taenia saginata* (Fig. 37.1).

A morfologia é menos diversificada. No cestóide adulto podem ser distinguidas três regiões: o escólex, o colo e o estróbilo.

1. O **escólex**, pequena dilatação situada na extremidade mais delgada do helminto e destinada à fixação do parasito em seu

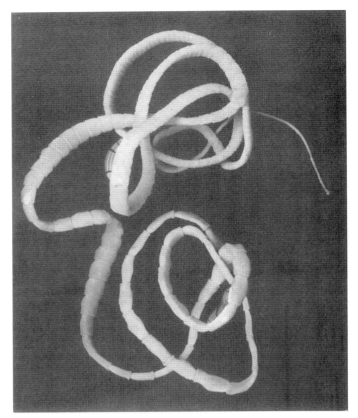

Fig. 37.1 Fotografia de um exemplar adulto de *Taenia saginata*, medindo aproximadamente dois metros de comprimento. Na extremidade mais fina encontra-se o escólex. (Segundo Pessoa, Dep. de Parasitologia, USP.)

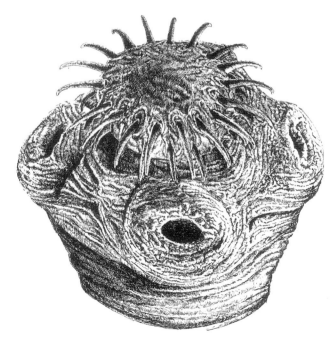

Fig. 37.2 Escólex de uma tênia armada (*Taenia pisiformis*) que mostra os ganchos, dispostos sobre o rostro, e as ventosas, órgãos de fixação do parasito à parede intestinal de seu hospedeiro.

hábitat intestinal, varia muito de aspecto, além de apresentar grande mobilidade. É aí que se encontram as ventosas, os ganchos e diversas outras estruturas de fixação eventualmente existentes (Figs. 37.2, 38.1, *B* e 38.6, *A*).

Ele é considerado a extremidade anterior e é tratado como a "cabeça" do helminto. Na verdade faltam-lhe os órgãos destinados a buscar e ingerir os alimentos, que costumam caracterizar a região cefálica de outros animais. Autores há que o vêem apenas como um órgão de fixação do parasito.

2. O **colo** é a porção mais delgada do corpo, onde as células do parênquima estão em intensa atividade multiplicadora. É a zona de crescimento, por excelência, do animal. Graças a ele o corpo alonga-se continuamente, para diferenciar-se mais tarde e dar origem às proglótides. Aí, porém, não se encontram órgãos distintos nem quaisquer esboços visíveis de segmentação.

3. O **estróbilo** compreende toda a parte restante e, nos espécimes grandes, corresponde à quase totalidade do volume do verme. Inicia-se, sem limites nítidos em relação ao colo, a partir das porções onde a diferenciação tissular já permite o reconhecimento de órgãos internos, particularmente dos sexuais, ou da segmentação do estróbilo (Figs. 37.1 e 38.1).

Cada segmento formado, denominado **proglote** ou **proglótide**, desenvolve no seu interior um conjunto completo de órgãos reprodutores, tanto masculinos como femininos. Assim, cada proglote já é em si mesma hermafrodita. Mas como os genitais masculinos amadurecem primeiro, costuma haver protandria, e o anel funciona primeiro como macho, mais tarde como fêmea. Tal circunstância favorece de certa forma a fecundação cruzada entre segmentos diferentes do estróbilo, ou entre os estróbilos de indivíduos diferentes, segundo o caso.

Em geral a estrobilização é progressiva, isto é, à medida que cresce o colo, vai ocorrendo a delimitação das proglotes e cada uma delas inicia a formação de seus órgãos, de modo que quanto mais afastadas do escólex, tanto mais evoluídas as proglotes se mostram.

As recém-formadas são chamadas **proglotes jovens**, pois apresentam apenas esboços das estruturas sexuais; as que seguem são proglotes **maduras** e podem efetuar a cópula; as situadas mais longe do escólex são ditas proglotes **grávidas**, pois já têm o tubo uterino cheio de ovos.

As proglotes grávidas costumam desprender-se espontaneamente do estróbilo, uma a uma ou em grupos, fenômeno esse denominado **apólise**. Como o colo continua produzindo mais proglotes, a apólise não reduz o tamanho total do helminto, que pode, inclusive, aumentar com a idade do verme.

Há cestóides nos quais o crescimento completo do helminto precede a diferenciação, dando-se esta simultaneamente em todo o estróbilo.

TEGUMENTO E PARÊNQUIMA

A superfície do corpo dos cestóides é formada por um tegumento que a microscopia eletrônica mostra ser constituído por uma faixa contínua de citoplasma, de natureza sincicial, sem núcleos, porém rica em mitocôndrias, diminutos vacúolos e vesículas (Fig. 37.3). Externamente, uma membrana celular unitária reveste o citoplasma e desempenha importante papel metabólico, pois constitui a interface parasito-hospedeiro através da qual se dão todas as trocas nutritivas e a excreção dos

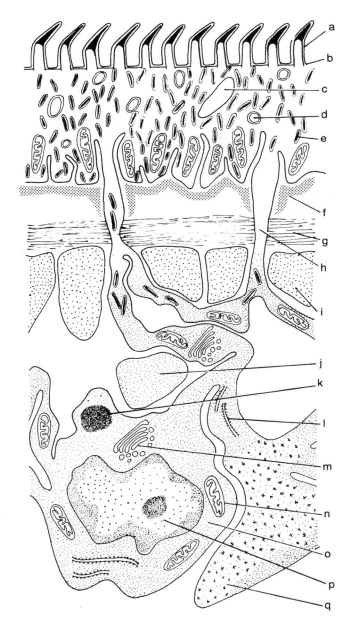

Fig. 37.3 Ultra-estrutura do tegumento de um cestóide (pseudofilídeo). a, Microtríquias revestidas pela membrana celular, na superfície externa; b, membrana celular; c, vacúolo; d, vesículas; e, vesículas com material eletrondenso; f, membrana basal; g, músculos circulares; h, pontes citoplásmicas ligando o sincício anucleado periférico com as células do tegumento; i, músculos longitudinais; j, músculo transverso; k, inclusão lipídica; l, retículo endoplásmico; m, aparelho de Golgi; n, mitocôndria; o, célula tegumentar; p, núcleo da célula tegumentar; q, zona com inclusões de glicogênio. (Redesenhado segundo Béguin, 1966.)

resíduos metabólicos do helminto. Internamente há outra membrana plasmática que se apóia diretamente sobre a membrana basal do tegumento.

A superfície externa é provida de microvilosidades ou microtríquias. Estas possuem, além da membrana plasmática, um revestimento externo constituído pelo glicocálix, que se renova a cada 6 horas, no caso de *Hymenolepis*.

Internamente as microtríquias contêm microfilamentos e sua ponta é ocupada por densa estrutura fibrilar ou laminar, separada do resto por uma placa basal. As microvilosidades aumentam consideravelmente a área de contato do parasito com o meio exterior.

Pontes de citoplasma unem, de espaço a espaço, o sincício tegumentar com as células tegumentares (ou pericários) situadas mais profundamente, onde se encontram os núcleos que comandam todos os processos fisiológicos da camada sincicial, os aparelhos de Golgi etc.

Fibras musculares com disposição circular (mais externas) e longitudinal (mais internas) formam duas camadas sob o tegumento, interpondo-se entre este e as células tegumentares ou o parênquima.

As células que formam o parênquima são muito irregulares, ramificadas, porém independentes umas das outras. Seu citoplasma contém grande quantidade de partículas de glicogênio. Os espaços deixados entre as células parenquimatosas são preenchidos por um meio líquido onde a microscopia eletrônica mostra extensa rede de fibrilas.

Uma outra camada muscular, própria do parênquima, pode situar-se a certa distância da musculatura subtegumentar e delimitar no parênquima dois setores: um cortical, outro medular. A maioria dos órgãos que descreveremos em cada proglótide fica situada no parênquima medular, enquanto os canais excretores correm no limite entre ambos.

A musculatura sofre atrofia, nas proglotes maduras, particularmente no nível em que se dará a apólise.

O ESCÓLEX

Sendo um órgão de fixação do parasito à parede do tubo digestivo, ele é provido de estruturas várias destinadas a esse fim, como ventosas, fendas, ganchos etc.

As ventosas podem ser de três tipos: acetabular, como nos cestóides ciclofilídeos (*Taenia*, por exemplo); botrial, como em *Diphyllobothrium*; e o terceiro tipo consiste em botrídeos (projeções musculares em forma de taça) (Fig. 41.2, *B*).

O escólex dos ciclofilídeos possui quatro **ventosas musculosas** ou **acetábulos**, semelhantes às encontradas nos trematódeos, que, aspirando porções da mucosa intestinal para seu interior, aderem fortemente à parede intestinal.

Mas enquanto alguns tipos de escólex apenas mantêm o parasito colado à mucosa do hospedeiro (Fig. 38.1, *B*), outros possuem no ápice uma expansão digitiforme denominada **rostro** ou **rostelo**, provido ou não de coroas de ganchos quitinosos (Figs. 37.2 e 37.4), para uma penetração mais profunda e fixação do escólex entre as vilosidades intestinais ou nas glândulas de Lieberkühn (Fig. 40.3).

Nestas condições, as relações que se estabelecem entre o escólex e os tecidos da mucosa são análogas às de um parasito tecidual, apenas o estróbilo guardando as características de habitante da cavidade digestiva. O rostelo de algumas espécies possui glândulas exócrinas.

O escólex de alguns grupos de cestóides possui **bótrios**, que consistem tipicamente em um par de fendas rasas, longitudinais, com musculatura ora mais ora menos robusta.

Nos tetrafilídeos, o escólex traz quatro botrídios que em algumas espécies têm forma de expansões foliáceas. Estruturas

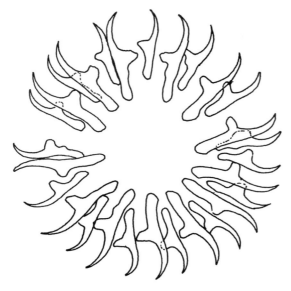

Fig. 37.4 Coleção completa de ganchos maiores e menores de *Taenia solium*, vistos de frente.

mais complexas são encontradas no escólex de outros cestóides, sem interesse médico.

SISTEMA OSMORREGULADOR E EXCRETOR

Como em todos os platelmintos, existe um sistema protonefridial, com **solenócitos** ("células em chama") e canalículos que convergem para formar canais cada vez mais calibrosos, até constituírem os grandes canais longitudinais que percorrem toda a extensão do corpo do animal.

Estes são, tipicamente, um par de canais dorsais e outro de canais ventrais, mais calibrosos. Em certos cestóides esse número pode variar de 2 a 20 e formar redes canaliculares.

Na região do escólex existem conexões entre os quatro canais longitudinais e, ao nível da cada proglote, um tubo transversal comunica os segmentos de um mesmo par, próximo da borda posterior do anel. O conjunto lembra, assim, a disposição das escadas de cordas (sendo uma dorsal e outra ventral).

Os solenócitos, que se encontram por toda parte, estão encarregados de manter o equilíbrio hídrico no interior do corpo do parasito. A circulação dos líquidos faz-se da extremidade posterior do estróbilo para o escólex, nos canais dorsais, e do escólex para a extremidade distal, nos canais ventrais, que se abrem finalmente para o exterior.

SISTEMA NEUROMUSCULAR

O sistema muscular compreende a musculatura subtegumentar e a musculatura parenquimal, além dos músculos próprios do escólex, das ventosas e dos órgãos reprodutores.

A fisiologia e a bioquímica da contração muscular nos cestóides são muito pouco conhecidas. Alguns músculos, como os das ventosas e do rostro, devem manter um estado de tensão contínuo.

O movimento das proglotes continua quando o escólex se destaca, ou quando cada proglote se isola por apólise.

A estimulação para as contrações é controlada por dispositivos neuromotores locais.

A falta de envoltórios protetores ao longo dos nervos tem dificultado o estudo do sistema nervoso destes helmintos. Mas com as técnicas histoquímicas de demonstração de colinesterases, foi possível mostrar a existência de gânglios pares, situados no escólex e interligados por comissuras, assim como a presença de cordões nervosos longitudinais, correndo paralelamente aos ductos excretores, e formados por fibras não-mielinizadas. Entre os cordões há também comissuras, ao longo do estróbilo.

Dos cordões nervosos partem fibras que se dirigem para o tegumento, para os músculos e para os órgãos do aparelho reprodutor. As junções sinápticas não parecem diferentes das encontradas nos outros invertebrados e vertebrados. Elementos neurossecretores já foram identificados no rostro de *Hymenolepis diminuta* e em junções neuromusculares de *Echinococcus granulosus*.

No tegumento, encontram-se intercaladas as terminações sensoriais, com a forma de diminutos bulbos, providas de prolongamentos distais que se projetam na superfície do corpo, à maneira de cílios. No escólex, as estruturas de fixação recebem rica inervação sensorial e motora.

APARELHO REPRODUTOR

Nas proglotes jovens encontram-se apenas esboços do aparelho genital hermafrodita, ainda sob a forma de cordões maciços de células embrionárias.

Nas proglotes mais evoluídas, os órgãos masculinos, que em geral são os primeiros a se desenvolverem, compreendem **testículos** esféricos, em número e tamanho variáveis de espécie para espécie (Fig. 38.3). Seus canais eferentes reúnem-se em um deferente mais calibroso e muito sinuoso que se termina no **cirro**, contido em uma bolsa muscular, a **bolsa do cirro**.

Os órgãos femininos são formados por um **ovário** simples ou bilobado, situado em geral sobre a linha média e posteriormente. Ele se continua por um oviduto, aonde vem ter o canal das glândulas vitelógenas, e por um **oótipo**, onde os ovos são modelados.

Segue-se um canal, que logo se dilata para constituir o **útero** (Fig. 38.1, *C*), e a vagina.

O aparelho copulador masculino e a vagina abrem-se, lado a lado, no fundo do **átrio genital**, situado geralmente numa das margens da proglote que nesse ponto eleva-se formando uma papila bem evidente.

Em muitos cestóides (como *Diphyllobothrium latum*) o útero abre-se para o exterior por um orifício de postura.

Em outros (como os tenídeos em geral), não existindo tal abertura, os ovos se acumulam e distendem enormemente o útero, que, por vezes, vai-se ramificando para conter milhares ou dezenas de milhares de ovos. Estes só saem para o meio externo quando as proglotes eliminadas por apólise rompem-se ou se desorganizam.

A cópula parece dar-se normalmente entre diferentes proglotes do mesmo estróbilo, o mais anterior atuando como macho e o posterior como fêmea; ou entre proglotes de dois estróbilos distintos, da mesma espécie, quando os parasitos se encontram alojados em um mesmo lugar.

O fato de as proglotes manterem-se unidas, no estróbilo, considerado como sendo um único indivíduo, não deve esconder o fato de ser a estrobilização um processo de reprodução assexuada do parasito. Há autores que consideram o estróbilo como uma colônia de indivíduos que permanecem aderidos até o momento da apólise.

Fisiologia dos Cestóides Adultos

O HÁBITAT DOS PARASITOS

Os cestóides caracterizam-se pelo fato de terem por hábitat, na fase adulta, quase exclusivamente o tubo digestivo de seus hospedeiros. Nos raros casos em que isto não ocorre, o parasitismo se limita a órgãos derivados do tubo digestivo, como o fígado e as vias biliares.

Nessa localização, podemos distinguir entretanto duas situações possíveis:
- as decorrentes de estar o parasito mergulhado no conteúdo intestinal, onde estão em curso os processos digestivos do hospedeiro;
- as relacionadas com a penetração do escólex na intimidade da mucosa, criando em certos casos uma interface parasito-hospedeiro completamente distinta da que existe na luz do intestino. É provável que a adaptação a estas circunstâncias tenha influência na seleção dos hospedeiros adequados para cada espécie de cestóide (Fig. 40.2).

Como vimos no Cap. 5, a microecologia do hábitat intestinal é extremamente complexa, variável ao longo do tubo digestivo e com o estado funcional do órgão.

A absorção dos materiais nutritivos pela mucosa intestinal do hospedeiro é feita de diferentes maneiras: por simples difusão (para um pequeno número de produtos solúveis na água ou nos lipídios, como vitaminas, ácidos nucléicos e derivados etc.); por transporte ativo, implicando gasto de energia e dependência do processo respiratório (para a absorção de NaCl e outros sais, de glicose, aminoácidos, gorduras e numerosos outros materiais); por difusão facilitada e por pinocitose.

Assim, não é necessário que a digestão chegue a desdobrar todos os carboidratos em monossacarídios, todas as proteínas em aminoácidos etc., para que se opere a absorção.

Por outro lado, cada segmento intestinal tem capacidade para absorver mais ativamente determinados materiais da luz intestinal. As porções iniciais do delgado são as que têm maior capacidade para absorção de ácidos graxos e triglicerídios, de cloretos e sulfatos, de sais de Ca, Fe e Na; as porções médias o fazem mais ativamente para açúcares, aminoácidos e iodo, por exemplo; enquanto as partes finais do delgado absorvem melhor os sais biliares, vitamina B_{12}, potássio etc.

Sabe-se hoje que o *pool* de aminoácidos mantém, na luz intestinal, uma concentração molar constante, independente da ingestão alimentar, devido às secreções digestivas, à renovação muito rápida do epitélio e à passagem de proteínas do meio interno para a luz.

O contato direto com a mucosa parece condição necessária para que as larvas de *Echinococcus* evoluam para verme adulto. Em meios artificiais, se não existir um suporte sólido ou semi-sólido de natureza protéica, essa evolução faz-se sempre no sentido de vesiculização e formação de cistos hidáticos.

Outra condição exigida para a evaginação e subseqüente desenvolvimento de *Echinococcus granulosus* é a presença de O_2 no meio. Ora, se o oxigênio falta na luz intestinal, ele é abundante no fundo das criptas de Lieberkühn, graças à circulação arterial da vizinhança.

NUTRIÇÃO E METABOLISMO

Fato surpreendente verificado pelos estudos metabólicos é a utilização de CO_2 pelos cestóides, tal como o fazem as plantas e alguns microrganismos, o que lhes permite beneficiarem-se da alta concentração de CO_2 em seu hábitat intestinal. Na presença desse gás a síntese de glicogênio e a utilização da glicose são 7 ou 8 vezes mais eficientes que na ausência dele (ver adiante).

Alguns cestóides, como *Hymenolepis nana*, podem ser cultivados em um meio completamente anaeróbio, mas todos eles utilizam oxigênio, quando disponível. O consumo, no caso de *Hymenolepis* como no de *Echinococcus*, depende da tensão de oxigênio no meio, mas reduz-se drasticamente ou cessa abaixo de 5% de O_2. Admite-se que essas espécies oxidam a glicose até CO_2 e H_2O.

A inexistência de um aparelho digestivo faz com que todos os materiais nutritivos devam ser absorvidos pelo tegumento do helminto, seja por pinocitose, seja por difusão ou por transporte ativo. Correspondendo a essa função, constata-se aí intensa atividade de fosfatases, tal como em todos os lugares onde há processos de absorção ou de excreção.

Carboidratos. A demanda de hidratos de carbono é muito grande em todos os cestóides.

Certos materiais, como a glicose, penetram através da membrana plasmática que delimita externamente o tegumento, mediante um mecanismo de transporte ativo. Em *Hymenolepis diminuta*, por exemplo, essa absorção não depende da concentração da glicose no meio e se faz mesmo contra um gradiente de concentração.

Diferentes açúcares devem ter pontos de entrada distintos, pois nem todos competem com a glicose, no processo de absorção. Os que são utilizados pelos cestóides são poucos, destacando-se notadamente a glicose e a galactose.

A partir dos materiais absorvidos, os polissacarídios são rapidamente sintetizados, pois o processo é estimulado pela presença de glicose no meio, como foi verificado com *H. diminuta*. A via de síntese, tal como em outros organismos, consistiria numa primeira etapa em fosforilação da glicose pela hexoquinase dando glicose-6-fosfato, que, reagindo com trifosfato de uridina (UTP), daria difosfato de uridina-glicose, mediante o qual teria lugar a síntese de um polissacarídio linear do tipo amilose. Na etapa final, as cadeias simples são transformadas em cadeias ramificadas, ainda por atividade enzímica.

Como parasitas que vivem em meios pobres de oxigênio e por isso dependem do metabolismo fermentativo anaeróbio, os cestóides possuem grandes reservas de carboidratos. Os de grande peso molecular são glicogênio e amilopectinas. Os locais de reserva encontram-se principalmente nas células parenquimatosas e musculares. Dos carboidratos de baixo peso molecular, os mais freqüentemente encontrados são a glicose e a trealose.

Há também polissacarídios estruturais, que podem ser isolados tanto dos vermes adultos como das fases larvárias. Muitas substâncias antigênicas obtidas desses helmintos são heteroproteínas complexas contendo carboidratos (geralmente glicogênio).

O aumento do consumo de glicose em presença de CO_2 está relacionado com a fixação deste e com a utilização do fumarato formado para produzir succinato e reoxidar o NADH produzido durante a glicólise. A glicólise ocorre em todos os cestóides, encontrando-se entre os produtos residuais eliminados por esses helmintos principalmente ácido lático e ácido succínico. Alguns, como *Echinococcus granulosus*, possuem ciclo de Krebs completo.

Lipídios. A abundância de material lipídico, nos cestóides, é maior que em outros helmintos. Mais de 20% são representados por colesterol e fosfolipídios.

As reservas ficam acumuladas nas células parenquimais, sendo mais importantes no escólex e colo que no estróbilo.

A função dos lipídios, no metabolismo desses parasitos, não é clara. Não há evidência de que funcionem como reservas energéticas, como nos nematóides. Por outro lado, eles parecem ter perdido a capacidade de sintetizar *de novo* esses materiais, que devem absorver do conteúdo intestinal do hospedeiro.

Proteínas. Considerando que as proteínas constituem parte importante da dieta dos vertebrados, os cestóides dispõem de farto suprimento desses compostos, assim como dos seus produtos de digestão: polipeptídios, peptídios e aminoácidos.

Tanto as moléculas pequenas como proteínas inteiras podem ser absorvidas.

Os aminoácidos são absorvidos por mecanismos de transporte ativo, havendo para isso pelo menos quatro sistemas de transporte, em *Hymenolepis diminuta*.

Alguns aminoácidos podem ser sintetizados, outros, produzidos por transaminação.

A síntese protéica, em geral, costuma ser muito intensa, especialmente nos cestóides que produzem continuamente novas

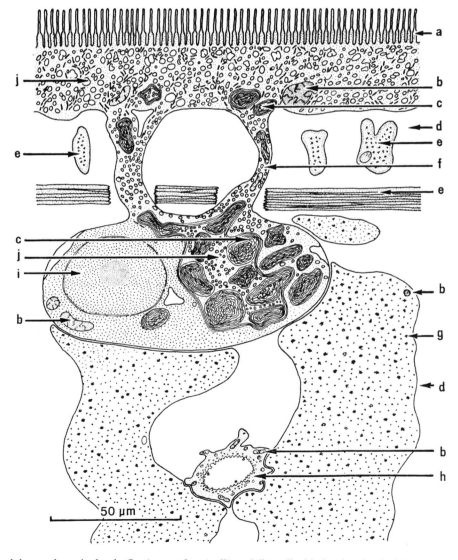

Fig. 37.5 Corte transversal da parede vesicular de *Cysticercus longicollis. a,* Microvilosidades; *b,* mitocôndrias; *c,* inclusões citoplásmicas; *d,* líquido intersticial; *e,* fibras musculares; *f,* pontes citoplásmicas; *g,* glicogênio; *h,* parede de canal excretor; *i,* núcleo celular; *j,* vacúolos. (Segundo Baron, 1968.)

proglotes, em substituição às que se vão desprendendo por apólise, ou nos que produzem grande quantidade de ovos.

Entre os produtos de excreção nitrogenada encontram-se amônia, uréia e ácido úrico. A amônia é o mais importante deles; mas a quantidade de uréia produzida (em *H. diminuta*) sugere a existência de um ciclo da ornitina em atividade.

Ácidos Nucléicos. Algumas observações indicam que *H. diminuta* tem sistemas de mediadores para a absorção de purinas, pirimidinas e nucleosídeos, envolvendo pelo menos três transportadores distintos.

Vitaminas. Nessa mesma espécie, há pelo menos dois sistemas para absorção de vitaminas hidrossolúveis, um para tiamina e riboflavina, outro para nicotinamida e piridoxina.

Em *Diphyllobothrium*, é bem conhecida a capacidade de absorver intensamente a vitamina B_{12} (cianocobalamina), a tal ponto que chega a provocar, no organismo do hospedeiro, estado carencial capaz de levar a uma anemia de tipo pernicioso.

Outras Substâncias. Os depósitos de calcário sob a forma de grânulos são abundantes nos tecidos dos cestóides e comunicam a esses vermes o aspecto leitoso que geralmente os caracteriza.

Ao microscópio eletrônico, vê-se que os corpúsculos calcários estão situados no interior de células e apresentam uma estrutura formada por lamelas concêntricas (Fig. 37.5).

Quimicamente, consistem em uma base orgânica com material inorgânico. O material orgânico compreende DNA, RNA, proteínas, glicogênio, polissacarídios de tipo hialurônico e fosfatase alcalina. Os componentes inorgânicos são principalmente Ca, Mg, P e CO_2 que aí se encontram em estado amorfo.

A função dos corpos calcários é desconhecida. Para uns, seriam materiais de reserva; para outros, resíduos metabólicos, destinados a neutralizar ácidos produzidos em condições de anaerobiose.

Encontram-se em maior quantidade nas formas larvárias e vão diminuindo à medida que as larvas se desenvolvam para formar os estróbilos da fase adulta, na luz intestinal. Eles reaparecem nas proglotes maduras.

CICLO VITAL

Forma e Desenvolvimento Embrionário dos Ovos

O que chamamos de ovo, no caso dos cestóides, é em geral um embrião, que permanece protegido pelos envoltórios ovulares até que possa eclodir no interior do corpo de seu hospedeiro intermediário ou definitivo.

Os óvulos são fecundados no canal de fertilização (ou oviduto) por espermatozóides, que se encontram estocados no receptáculo seminal, e formam então uma célula-ovo ou **oócito**.

Este é cercado pelas células vitelinas, que trazem em seus glóbulos de vitelo os materiais para a primeira das cascas ovulares (cório). No oótipo, esses materiais são excretados e envolvem o conjunto de células ovulares, adotando a forma do próprio oótipo.

A segmentação do oócito é completa e desigual, formando células maiores (macrômeros) e menores (micrômeros). Os macrômeros envolvem os micrômeros e a massa vitelina; seus elementos (que constituem um blastoderma extra-embrionário) fundem-se e podem degenerar ou produzir uma segunda casca.

Por sua vez, os micrômeros formam a gástrula e um novo envoltório embrionário. Nos ovos dos **Pseudophyllidea**, esse envoltório dá origem a um epitélio ciliado que permite à larva nadar, quando abandonar a casca, na água.

A larva ciliada chama-se **coracídio**.

Os envoltórios do ovo são, tipicamente, quatro. Mas pode haver redução ou um desdobramento deles, segundo a ordem ou grupo de cestóides em questão (Fig. 37.6). São eles, de fora para dentro:

1) a **cápsula** (ou cório), que forma uma cobertura resistente e impermeável, sendo desenvolvida na ordem **Pseudophyllidea** e em outras sem importância para a medicina humana, mas que é pouco desenvolvida ou falta na ordem **Cyclophyllidea**;

2) o envoltório externo, formado a partir dos macrômeros, torna-se rígido em certas espécies, mas nos Cyclophyllidea divide-se para formar uma "capa" e uma casca externa;

3) o envoltório interno, de origem obscura, pode formar a casca interna ou tomar parte na formação de uma casca espessa, o **embrióforo**;

4) a membrana da oncosfera, que fica por dentro do embrióforo, é delgada e envolve diretamente o embrião.

A casca do ovo (cápsula) dos pseudofilídeos é constituída por esclerotina, a partir de proteínas dos glóbulos de vitelo, de compostos fenólicos e fenolase.

Em presença de O_2 os fenóis são oxidados para o-quinonas que se combinam com as moléculas de proteínas formando pontes entre os grupos NH_2 de aminoácidos das moléculas vizinhas, amarrando-as fortemente umas às outras. Esse processo de tanagem tem lugar no útero do helminto. A esclerotina é encontrada também nos ovos dos trematódeos e na cutícula dos insetos.

Os ovos das tênias recebem uma só célula vitelina, que não contém precursores para a formação de esclerotina. O bem desenvolvido embrióforo é formado, aparentemente, pela camada de células mais externas do embrião que aí acumulam minúsculos grânulos de queratina, responsáveis pelo aspecto estriado e muito característico desses ovos.

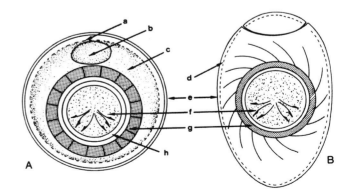

Fig. 37.6 Representação esquemática das estruturas ovulares de um ciclofilídeo *(A)* e de um pseudofilídeo *(B)*. *a,* Casca externa ou capa; *b,* célula vitelina; *c,* envoltório externo; *d,* membrana vitelina; *e,* cápsula; *f,* oncosfera ou embrião hexacanto; *g,* embrióforo; *h,* membrana da oncosfera. (Segundo Smyth, *The Fisiology of Cestodes*, 1966.)

Enquanto os ovos dos pseudofilídeos requerem contato com a água, para embrionarem, e morrem rapidamente quando dessecados, os de ciclofilídeos são postos já embrionados.

Eclosão dos Ovos

Alguns pseudofilídeos, como *Diphyllobothrium latum*, dependem da luz para a eclosão de seus ovos. A percentagem de eclosões aumenta com a intensidade luminosa que provocaria a liberação de uma enzima, capaz de digerir o cimento que mantém o opérculo do ovo colado, e provocaria sua abertura. Esta hipótese requer confirmação.

A eclosão dos ovos de ciclofilídeos depende de dois processos: (a) digestão passiva do embrióforo, pelas enzimas do hospedeiro; (b) ativação do embrião (larva hexacanta) que, ao movimentar-se, rompe a membrana envolvente da oncosfera.

Quando o parasito tem por hospedeiro intermediário um artrópode (como é o caso de *Hymenolepis diminuta*), a cápsula pode ser rompida mecanicamente pela mastigação do alimento contaminado com ovos. Só depois as enzimas proteolíticas irão digerir os envoltórios internos para liberar a larva ativada.

Mas, no caso de *Taenia*, o embrionário quitinoso deve ser digerido pelas enzimas proteolíticas que atuarão sucessivamente sobre o ovo: pepsina e tripsina.

Mas isso não é suficiente para ativar o embrião, que requer também a adição de bile ao meio. O mecanismo de ação da bile é desconhecido, supondo-se que possa atuar sobre a delicada membrana da oncosfera, provavelmente de natureza lipídica.

Soluções que imitam suco gástrico e suco pancreático, mais bile, têm sido utilizadas com êxito para a eclosão e ativação de alguns cestóides, mas dão resultados diferentes com outras espécies, indicando serem diferentes os requisitos destas.

As Formas Larvárias

O embrião que abandona o ovo é tipicamente uma pequena esfera provida de três pares de ganchos, razão pela qual recebeu os nomes de **oncosfera** (do grego *onkos*, gancho) e de embrião **hexacanto** (do grego *hex*, seis, e *akantha*, espinho).

Esses ganchos são notavelmente semelhantes em todas as espécies.

Os cestóides são em geral parasitos heteroxenos. Alguns necessitam de apenas um hospedeiro intermediário e um definitivo; outros exigem dois ou mais hospedeiros intermediários.

As formas larvárias que se sucedem durante o ciclo biológico caracterizam-se pelo fato de produzirem um ou mais escólex, dependendo da espécie, que serão as "cabeças" dos futuros vermes adultos.

Existem cinco tipos de larvas (Fig. 37.7), das quais três são sólidas ou não-císticas (**larvas procercóide**, **plerocercóide** e **tetratirídio**) e duas são císticas (uma, provida de cauda com acúleos, é o **cisticercóide**; a outra não tem esse apêndice).

Entretanto, devido a processos de brotamento interno ou externo, os tipos vesiculosos originam vários outros, tais como estes encontrados na família *Taeniidae*:

- **cisticerco**, que é o mais simples, com vesícula bem desenvolvida e um só escólex invaginado, no interior;
- **cisticercóide**, diferindo do anterior por ter vesícula rudimentar, ocupada pelo escólex invaginado, tendo um apêndice caudal onde se encontram os ganchos;

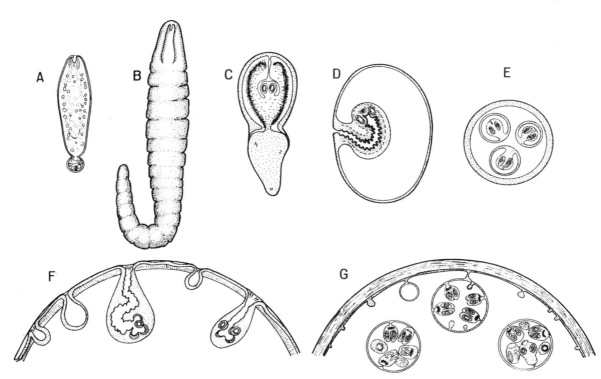

Fig. 37.7 Tipos de larvas encontradas entre os cestóides. *A.* Procercóide. *B.* Plerocercóide. *C.* Cisticercóide. *D.* Cisticerco, com vesícula grande e um só escólex invaginado. *E.* Policerco. *F.* Cenuro, com vários escólex invaginados nascendo da parede cística (desenho incompleto). *G.* Hidátide ou cisto hidático (incompleto), onde os escólex formam-se no interior de vesículas prolígeras.

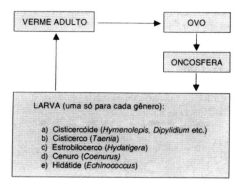

Fig. 37.8 Esquema do ciclo evolutivo dos cestóides da ordem Cyclophyllidea (famílias Taeniidae, Hymenolepididae e Dilepididae).

- **estrobilocerco**, cujo colo é tão longo que o escólex não pode ficar contido dentro da vesícula;
- **policerco**, contendo vários escólex livres, no interior;
- **cenuro**, com numerosos escólex que brotam da parede cística e permanecem invaginados;
- **hidátide** ou **cisto hidático**, contendo numerosas vesículas originadas por brotamento interno, as quais formam por sua vez os escólex, no seu interior.

A sucessão das diferentes formas larvárias, no ciclo dos cestóides, está representada esquematicamente nos gráficos da Fig. 37.8, para os ciclofilídeos, e da Fig. 37.9, para os pseudofilídeos.

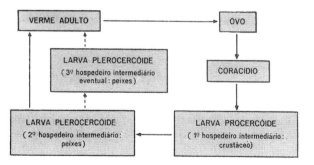

Fig. 37.9 Esquema do ciclo evolutivo dos cestóides da ordem Pseudophyllidea.

As formas larvárias produzem os vermes adultos quando os **hospedeiros intermediários** parasitados são ingeridos por seus **hospedeiros definitivos**. Em virtude das particularidades apresentadas em cada espécie, deixaremos para descrever o ciclo evolutivo detalhadamente quando estudarmos cada uma delas, nos próximos capítulos.

SISTEMÁTICA

A classe **CESTOIDEA**, que definimos no Cap. 9, compreende duas subclasses:

1. *Cestodaria*, que inclui platelmintes sem escólex, cujo corpo é constituído de uma unidade inteira, sem segmentação em proglotes e com um só conjunto de órgãos reprodutores; as larvas (oncosferas) possuem 10 ganchos. Nenhuma espécie é de interesse médico.

2. *Eucestoda* (= Eucestoidea), parasitos cuja extremidade anterior está organizada de modo a constituir um escólex provido de órgãos adesivos para a fixação; o corpo é geralmente longo, em forma de fita e dividido em um número variável de segmentos ou proglotes. Costuma haver mais de um conjunto de órgãos reprodutores hermafroditas. As larvas possuem seis ganchos.

Duas ordens de **Eucestoda** contêm parasitos do homem:

a) **Cyclophyllidea**. Tem o escólex provido de quatro ventosas e de um rostro móvel (geralmente armado de ganchos). O corpo é sempre dividido em proglotes, onde o conjunto de órgãos sexuais compreende uma glândula vitelógena única e compacta. As famílias de interesse médico são cinco:
- **Taeniidae**
- **Hymenolepididae**
- **Dilepididae**
- **Davaineidae**
- **Anoplocephalidae**

b) **Pseudophyllidea**. Tem o escólex dotado de duas bótrias rasas e alongadas (mas muito variáveis); proglotes curtas e largas que não se destacam do estróbilo quando maduras (não há apólise); glândulas vitelogênicas foliculares, numerosas, envolvendo os demais órgãos ou confinadas nos campos laterais. Um só gênero de interesse médico: *Diphyllobothrium* (= *Dibothriocephalus*).

38

Tênias e Teníases

INTRODUÇÃO
OS PARASITOS
    Morfologia das tênias do homem
        Escólex
        Corpo ou estróbilo
        Proglotes maduras
        Proglotes grávidas
    Fisiologia dos vermes adultos
        Nutrição e metabolismo
        Movimentação
        Crescimento e apólise
        Longevidade
        Reprodução e ciclo vital
RELAÇÕES PARASITO-HOSPEDEIRO
    Infecção humana
    Imunidade
    Patologia e clínica
        Infecções por Taenia saginata
        Infecções por Taenia solium
    Diagnóstico
    Tratamento e controle de cura
ECOLOGIA E EPIDEMIOLOGIA
    Distribuição geográfica e prevalência
    Ecossistema e cadeias epidemiológicas
        Transmissão da Taenia saginata
        Transmissão da Taenia solium
        Dinâmica da transmissão
CONTROLE DAS TENÍASES
    Inquéritos epidemiológicos
    Planejamento e controle
        Programas de controle
        Procedimentos utilizados no controle

INTRODUÇÃO

Taenia solium e *Taenia saginata* são parasitos que, na fase adulta, têm o homem por único hospedeiro.

A doença que produzem chama-se **teníase** e apresenta o mesmo quadro, qualquer que seja a espécie de tênia em causa.

O termo popular "solitária" refere-se a ambas.

Na fase larvária, *T. solium* parasita obrigatoriamente o porco e *T. saginata* os bovídeos, sendo portanto parasitos estenoxenos em todas as fases de seu ciclo biológico. Este depende inteiramente das relações entre o homem e o porco ou entre ele e o gado, razão pela qual pode-se prever que intervindo-se adequadamente em tais relações é possível visar à erradicação dessas zoonoses.

Ainda que o homem não seja um hospedeiro normal das larvas (por não assegurar o futuro de sua evolução), pode ser infectado pelos ovos de *T. solium*, apresentando em conseqüência os quadros clínicos da **cisticercose**, que constituem as formas mais graves do parasitismo humano por esses helmintos devido às localizações preferenciais dos cisticercos no sistema nervoso e no globo ocular.

O gênero **Taenia** pertence à família **Taeniidae** (da classe **Cestoidea** e da ordem **Cyclophyllidea**; ver os Caps. 9 e 37), que se caracteriza por ausência completa de aparelho digestivo, segmentação do corpo em proglotes, dotadas cada qual de um sistema reprodutor hermafrodita e presença de quatro ventosas no escólex.

Os úteros são em forma de tubos longitudinais ramificados, os testículos numerosos e os poros genitais situados nas margens das proglotes com disposição irregularmente alternada.

OS PARASITOS

Morfologia das Tênias do Homem

São vermes grandes, achatados, em forma de fita, medindo a *T. solium* habitualmente 1,5 a 4 metros de comprimento (mas

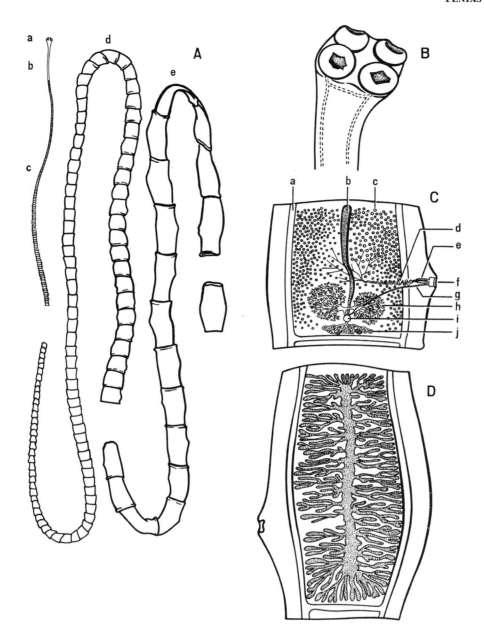

Fig. 38.1 *Taenia saginata* (representação esquemática). A. Segmentos do estróbilo onde se vêem: *a*, escólex; *b*, colo; *c*, proglotes jovens; *d*, proglotes maduras; *e*, proglotes grávidas, a última das quais se desprende por apólise. B. Escólex com suas quatro ventosas. C. Organização de uma proglote madura: *a*, canal osmorregulador; *b*, útero; *c*, testículos; *d*, canal deferente; *e*, bolsa do cirro; *f*, poro genital; *g*, vagina; *h*, ovário; *i*, oótipo; *j*, glândula vitelina. D. Proglote grávida, com suas ramificações uterinas numerosas e dicotômicas.

podendo atingir 8 m) e a *T. saginata*, mais avantajada, 4 a 12 metros (ou, nos casos extremos, 25 m).

A largura do corpo cresce de um extremo ao outro, como se fora um triângulo muito estreito e muito longo (Fig. 38.1). O ápice do triângulo pode ser considerado, para fins de descrição, como anterior. Contudo, há razões para admitir-se sua equivalência à extremidade posterior de outros animais.

A cor é geralmente branca, de aspecto leitoso, outras vezes levemente amarelada ou rosada, devido a substâncias diversas absorvidas pelo verme. A superfície é lisa, brilhante, eventualmente enrugada ou marcada por sulcos longitudinais devido a contraturas da parede. Sulcos transversais marcam os limites entre as proglotes.

ESCÓLEX

Este órgão consiste numa dilatação ovóide, piriforme ou quadrangular, por meio da qual o animal fica aderido em um ponto da mucosa intestinal.

Comparado com o tamanho do corpo, o escólex apresenta dimensões reduzidíssimas: 1 a 2 mm de diâmetro. Nele encontram-se as estruturas especialmente diferenciadas para a fixação do parasito, isto é, as ventosas e os ganchos.

As **ventosas**, em número de quatro, igualmente afastadas do eixo do escólex, são depressões acetabulares forradas pelo tegumento que reveste todo o verme e envolvidas por espessa camada de fibras musculares: umas com disposição radial, outras circulares e outras no sentido dos meridianos. As fibras

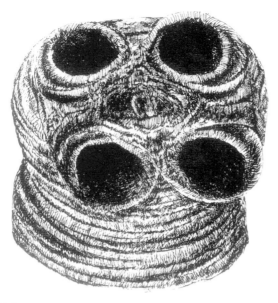

Fig. 38.2 *Taenia saginata*. Desenho do escólex, tal como se vê à microscopia eletrônica de varredura, com quatro ventosas e sem rostro ou acúleos.

CORPO OU ESTRÓBILO

O escólex continua-se insensivelmente com o **estróbilo** através de uma região delgada e mais ou menos indiferenciada, o **colo**. Esta é a região de crescimento do corpo do helminto; e, à medida que se alonga, vai apresentando os primeiros sinais de segmentação, até que se isolem sucessivamente as proglotes jovens, isto é, as mais recentemente formadas.

As proglotes jovens são mais largas que longas e não mostram nenhum indício do futuro aparelho genital.

Aquelas pouco mais afastados, na cadeia, já exibem os esboços do aparelho reprodutor. Inicialmente, dois cordões compactos de células: o primeiro, de direção ântero-posterior e mediano, irá formar o útero; o segundo, aproximadamente transversal, dirige-se do centro da proglote até uma das margens. Esse cordão cinde-se depois em dois que irão dar, um, a vagina, e o outro, o canal deferente, o cirro etc. (Fig. 38.3).

PROGLOTES MADURAS

A cerca de um metro da extremidade delgada, já se encontram proglotes inteiramente formadas. Elas têm, aproximadamente, largura e comprimento iguais (Fig. 38.4).

Apesar do hermafroditismo, o desenvolvimento dos órgãos genitais masculinos é mais rápido que o dos femininos, havendo pois protandria.

As massas testiculares, pequenas e numerosas, encontram-se disseminadas no seio do parênquima medular. Na *T. solium* seu número varia de 150 a 200, enquanto na *T. saginata* vai de 300 a 400. De cada testículo, parte um canal eferente que converge

meridianas, contraindo-se, reduzem a profundidade da ventosa; as fibras circulares diminuem o diâmetro de sua abertura, enquanto as radiais, em seguida ao relaxamento das primeiras, aprofundam a concavidade e exercem efeito de sucção, retendo porções da mucosa dentro das ventosas.

Os **ganchos** são formações rígidas, constituídas por escleroproteínas, e com forma de foice (Fig. 37.4). Neles se descreve, por isso, uma lâmina, que permanece livre; um cabo e uma guarda, implantados no tecido e servindo à inserção dos feixes musculares que movimentam os acúleos.

Em número de 25 a 50, ficam dispostos como dupla coroa sobre uma saliência mediana, situada entre as quatro ventosas: o **rostro** ou rostelo. Os acúleos da coroa superior medem 110 a 140 mm, e os da coroa inferior, 130 a 180 mm; mas, ao se projetarem contra a mucosa, suas extremidades atingem um mesmo nível e se fixam ao mesmo tempo.

Por faltarem os acúleos nos escólex de *T. saginata* (Figs. 38.1, B e 38.2), ela é também conhecida por tênia inerme e isso constitui um dos mais importantes caracteres distintivos entre essa espécie e a *T. solium* (Fig. 38.5, A).

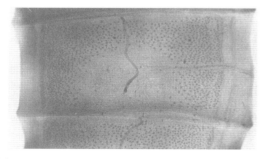

Fig. 38.3 Microfoto de um anel jovem de *Taenia saginata*, onde começam a diferenciar-se os testículos e os esboços do útero e das vias excretoras. (Segundo Pessoa, Dep. de Parasitologia, USP.)

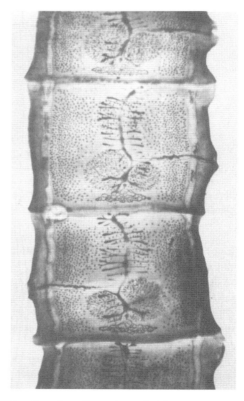

Fig. 38.4 Microfoto de anéis maduros de *Taenia saginata*, em que se vê o crescimento dos ramos uterinos, onde ficam acumulados os ovos. (Segundo Pessoa, Dep. de Parasitologia, USP.)

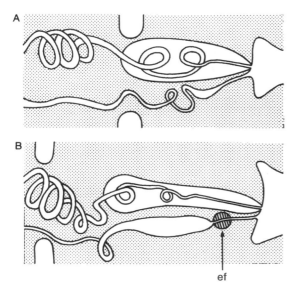

Fig. 38.5 Desenho para mostrar a diferença entre as proglotes maduras de *Taenia solium (A)* e de *T. saginata (B)*, quanto à presença de um esfíncter vaginal nesta última *(ef)*.

com os demais para formar um canal deferente único e bastante entortilhado. Este vai em direção ao poro genital do anel e, ao atingir a porção cortical do parênquima, transforma-se numa bolsa muscular, a **bolsa do cirro** (Figs. 38.1, *C* e 38.5), que contém a *pars prostatica* e o cirro e se abre no poro genital.

Os órgãos femininos compreendem: (a) um **ovário** bilobado, formado por túbulos muito ramificados, e situado próximo à margem distal da proglote; (b) uma **glândula vitelogênica** (ou vitelária), também ramificada, em forma de triângulo achatado, e posterior ao ovário; (c) o **útero** mediano, em forma de tubo.

Do ovário parte o oviduto, conformado em U, que se dirige primeiro para trás; encurva-se dorsalmente e se continua para diante com o útero. Em seu trajeto, o oviduto recebe o canal da glândula vitelogênica e o canal seminal. A **vagina** inicia-se no poro genital, ao lado da bolsa do cirro, descreve um trajeto ligeiramente encurvado e, antes de se abrir no oviduto, dilata-se para constituir um **receptáculo seminal**; a partir daí, o canal estreitado recebe o nome de **espermiduto** ou de canal seminal.

A porção do oviduto recurvada em U é envolvida por glândulas unicelulares denominadas glândulas de Mehlis. Essa região é conhecida como **oótipo**.

Alguns detalhes estruturais permitem distinguir a *T. solium* da *T. saginata*, quando se examina uma proglote madura. Além da diferença no número de massas testiculares, já referida, *T. saginata* apresenta, na vagina, um esfíncter musculoso em sua porção inicial, junto ao átrio genital, que não existe na vagina de *T. solium* (Fig. 38.5). Por outro lado, esta costuma apresentar um lobo ovariano acessório que não se vê na *T. saginata*.

PROGLOTES GRÁVIDAS

Na medida em que as proglotes vão-se afastando do escólex, verifica-se que os testículos, em primeiro lugar, e depois os ovários sofrem um processo regressivo, ao mesmo tempo que o útero se hipertrofia, ramifica-se cada vez mais e enche-se de ovos.

As ramificações uterinas são pouco numerosas em *T. solium* (7 a 16 de cada lado da haste central), com forma muito irre-

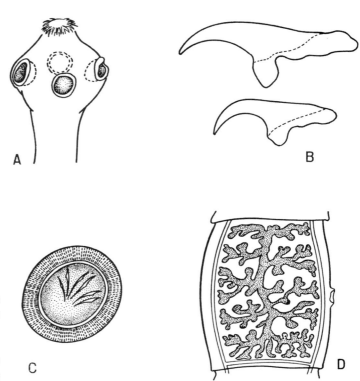

Fig. 38.6 *Taenia solium* (desenhos esquemáticos). *A.* Escólex armado. *B.* Acúleos da primeira e da segunda fiadas. *C.* Ovo. *D.* Anel grávido.

gular e aspecto dendrítico (Fig. 38.6, *D*). Em *T. saginata*, elas são de tipo dicotômico e em número de 15 a 30 de cada lado (Fig. 38.1, *D*).

As proglotes grávidas são bem mais longas que largas, chegando o comprimento a ser três ou quatro vezes maior que a largura, em *T. saginata*. Porém, mudam constantemente de forma, devido aos movimentos de extensão e encurtamento, constrição e relaxamento, ou mesmo de reptação, quando isoladas do estróbilo.

Fisiologia dos Vermes Adultos

NUTRIÇÃO E METABOLISMO

O escólex dos vermes adultos contém 50 a 70% de água, 18 a 20% de matéria orgânica e 7 a 12% de substâncias minerais.

As proteínas são três ou quatro vezes menos abundantes que nos vertebrados superiores, mas os hidratos de carbono encontram-se em quantidades importantes e constituem a fonte de energia por excelência desses organismos que vivem anaerobicamente em uma região do intestino — o jejuno — muito pobre em oxigênio.

A nutrição faz-se através da membrana celular que recobre todo o tegumento (de natureza sincicial) e que oferece enorme extensão superficial, graças às microvilosidades ou microtríquias aí existentes. Os materiais penetram por simples difusão, por transporte facilitado ou ativo e por pinocitose.

O tegumento está perfeitamente adaptado para as funções de absorção, encontrando-se aí grande quantidade de mitocôndrias. A membrana é revestida por um glicocálix e contém várias enzimas, inclusive fosfatases, lipases e RNAses. Por outro lado, algumas enzimas do hospedeiro (como tripsina e quimotripsina) são inativadas em contato com essa superfície. No Cap. 37, já apresentamos os dados disponíveis mais importantes sobre o metabolismo dos cestóides.

MOVIMENTAÇÃO

Devido à disposição dos feixes musculares, os movimentos consistem em ondas alternadas de contração e expansão, de intensidade desigual ao longo do corpo, mais intensas na região do colo, onde a atividade metabólica (relacionada com o crescimento) é mais intensa.

O resultado de tais contrações, que intermitentemente encurtam o comprimento do estróbilo, é permitir ao verme resistir aos movimentos peristálticos do intestino e à corrente líquida da luz intestinal, que tenderiam a expulsá-lo; e, talvez, assegurar melhor contato da superfície helmíntica com os materiais nutritivos.

CRESCIMENTO E APÓLISE

T. saginata aumenta 9 a 12 proglotes por dia. Elas vão amadurecendo lenta e regularmente desde a região do colo até a extremidade posterior, onde estão as proglotes grávidas, repletas de ovos. Nessa espécie, o estróbilo compreende 1.000 a 2.000 proglotes, enquanto na *T. solium* eles são 700 a 900.

Atingido o fim do desenvolvimento, as proglotes desprendem-se do estróbilo, por ruptura ao longo dos sulcos que marcam os limites entre elas. Esse fenômeno é a **apólise**. De 8 a 9 proglotes desprendem-se diariamente da cadeia de *T. saginata*, permitindo assim um crescimento contínuo do comprimento total do helminto.

Em um caso de infecção experimental, constatou-se que as primeiras proglotes apareceram depois de 87 dias.

O ritmo com que os pacientes eliminam tais elementos é, entretanto, muito irregular.

Em algumas ocasiões, um longo segmento do estróbilo é expulso (abrangendo proglotes maduras ou mesmo imaturas). Segue-se a isso um largo período sem eliminação de proglotes, enquanto se reconstitui o estróbilo e volta a haver apólises normais.

As proglotes destacam-se geralmente uma a uma e são eliminadas com as fezes ou, como sucede por vezes, deslocam-se ativamente graças a sua robusta musculatura e forçam a passagem anal, sendo então encontradas pelo paciente na roupa de cama ou na roupa íntima.

As contrações musculares permitem deslocamentos das proglotes, no meio externo, que alcançam vários centímetros, ao mesmo tempo que provocam a disseminação dos ovos, através das superfícies de apólise sem tegumento e onde os tubos uterinos se rompem.

As proglotes de *T. solium*, não dispondo de musculatura tão desenvolvida, são expulsas passivamente, quase sempre de mistura com as fezes. A apólise, aqui, faz-se em geral por segmentos compreendendo 3 a 6 proglotes que se eliminam juntas.

LONGEVIDADE

Os vermes vivem durante muito tempo, havendo referências a uma sobrevida que poderia chegar a 25 anos, em infecções por *T. solium*, e a 30 anos no parasitismo por *T. saginata*.

REPRODUÇÃO E CICLO VITAL

Os ovos das duas espécies de *Taenia* são morfologicamente semelhantes. Têm forma aproximadamente esférica, com 30 a 40 mm de diâmetro, e possuem espesso embrióforo, com 3 mm de espessura.

O desenvolvimento embrionário dá-se ainda no útero, havendo pois no seu interior um embrião hexacanto que já é infectante ao ser lançado no meio externo (Fig. 38.6, *C*).

As proglotes não possuem orifício para a postura de ovos. Mas, durante a apólise, as superfícies geradas pela ruptura entre os anéis não cicatrizam, isto é, não refazem o tegumento, e por elas os fundos de saco uterinos podem fazer hérnia e romperem-se para o exterior, pondo em liberdade os ovos. É assim que se explica a presença de ovos de *Taenia* nas fezes dos pacientes.

Por vezes, ao transpor o esfíncter anal, as proglotes são comprimidas, expulsando grande massa de ovos, ao nível do períneo. Nesses casos, o encontro de ovos pode ser feito pelo método do *anal swab* ou da fita adesiva (ver *Diagnóstico*).

Mas, em geral, a proglote liberta seus ovos depois de chegar ao meio externo, por efeito da contração muscular ou da decomposição de suas estruturas.

Ciclo da *Taenia saginata*. Cada proglote grávida desta tênia contém em torno de 80.000 ovos. Um paciente parasitado contamina o meio, portanto, com cerca de 700.000 ovos de tênia por dia.

O embrião hexacanto só abandona seu envoltório (embrióforo) no interior do tubo digestivo dos hospedeiros intermediários, ou seja, dos bovinos (Fig. 38.7), mas também da rena e, talvez, de alguns outros animais.

Quando os ovos são ingeridos pelo gado, dão-se a eclosão e a ativação do embrião (pela ação dos sucos digestivos e da bile); em seguida, a **oncosfera** penetra na mucosa intestinal e ganha a circulação sangüínea. O desenvolvimento posterior terá lugar sobretudo no tecido conjuntivo dos músculos esqueléticos e cardíaco, mas alguns cisticercos irão desenvolver-se também no tecido gorduroso e no parênquima de alguns órgãos.

Duas semanas após a infecção os cisticercos já são visíveis a olho nu, e medem (com a reação inflamatória que os envolve) entre 2 e 5 mm de diâmetro. O completo amadurecimento e a capacidade infectante para o hospedeiro definitivo só são alcançados depois de 10 semanas, aproximadamente.

O cisticerco de *T. saginata*, também conhecido por *Cysticercus bovis* (nome esse sem valor taxonômico), apresenta-se como uma vesícula translúcida, de aspecto perláceo, ovóide ou alongada, segundo as pressões do tecido em torno (com 7 a 10 mm de comprimento por 4 a 6 mm de largura), cheia de um líquido claro onde se encontra mergulhado o ***receptaculum capitis*** que contém o escólex invaginado, sem rostro e sem ganchos, da futura tênia.

A longevidade dos cisticercos é relativamente curta, começando as larvas a degenerar, no gado, algumas semanas depois. Aos nove meses, a maioria dos cisticercos já morreu e se calcificou. Mas em função da idade do animal, a sobrevida e a longevidade das larvas pode prolongar-se: a infecção neonatal dos bezerros pode durar toda a vida do animal. A infecção pré-natal é rara.

Ciclo da *Taenia solium*. O verme, medindo em geral 1,5 a 4 metros, fica implantado no início do jejuno, por meio de suas

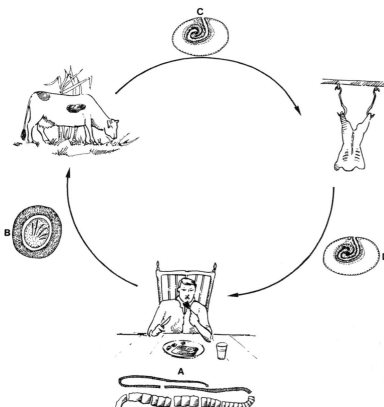

Fig. 38.7 Ciclo biológico da *Taenia saginata*. A. A poluição do solo com fezes de pessoas que albergam tênias leva à disseminação, quase diária, de dezenas ou centenas de milhares de ovos do parasito, que acabarão por ser ingeridos pelo gado, juntamente com o pasto. B. No organismo dos bovinos dão-se a eclosão e a liberação das oncosferas que, nos tecidos dos animais suscetíveis, transformam-se em cisticercos. C e D. Estes permanecem vivos na carne do gado não-inspecionado e irão infectar as pessoas que consumirem essa carne crua ou mal cozida.

quatro ventosas e de seu rostelo armado com duas fileiras de ganchos, formando aí uma dupla coroa com um total de 22 a 32 ganchos (Figs. 37.4 e 38.6, *B*).

Até agora, somente o homem tem sido encontrado com infecção natural pela *T. solium*, ainda que, experimentalmente, tenha sido possível infectar o gibão (*Hylobatus lar*) e uma espécie de babuíno (*Papio ursinus*).

Diariamente, pequenos segmentos da cadeia, compreendendo em média cinco proglotes, são eliminados passivamente pelos pacientes, de mistura com as fezes.

Cada proglote grávida (medindo 7 a 12 mm de comprimento por 5 a 6 mm de largura) contém 30.000 a 50.000 ovos. Estes são pequenos (30 a 40 mm de diâmetro) e indistinguíveis dos de *T. saginata* (Fig. 38.6, *C*).

Devido a seus hábitos coprófagos, os porcos costumam infectar-se maciçamente ao ingerir as proglotes da tênia.

Mas, ainda que o porco seja hospedeiro intermediário normal de *T. solium*, este helminto admite como hospedeiros intermediários anormais o homem, o macaco, o cão e o gato. Em várias espécies de macacos e de outros animais, tem sido descrita a presença de cisticercos providos de ganchos; porém falta, nesses casos, a confirmação sistemática de que se trate realmente da espécie própria do homem e do porco.

Liberada a oncosfera, pela ação dos sucos digestivos e da bile, na luz intestinal, dá-se a penetração ativa da larva na mucosa e a invasão da circulação, que a levará passivamente ao lugar de implantação definitiva. O cisticerco de *T. solium* (também denominado, não-oficialmente, *Cysticercus cellulosae*) desenvolve-se em qualquer parte, mas, de preferência, nos músculos esqueléticos e cardíaco dos suínos. A oncosfera sofre então um processo de modificação vesicular e perde seus seis ganchos. Da parede da vesícula formada cresce internamente o escólex invaginado da futura tênia adulta, com quatro ventosas, um rostro e sua dupla fileira de ganchos (Fig. 39.1).

O cisticerco de *T. solium* é um pouco maior que o da tênia do boi, pois mede de 5 a 20 mm de diâmetro. Sua vesícula é mais transparente, permitindo ver a silhueta do **receptaculum capitis**, no interior. Porém o escólex é menor.

Ao fim de 60 a 75 dias, esta larva já é infectante para o homem, porém permanece viável na musculatura do suíno durante vários anos e, talvez, toda sua vida. A infecção experimental de porcas não permitiu demonstrar a possibilidade de transmissão pré-natal aos leitões.

A infecção humana ocorre quando a carne de porco é consumida crua ou insuficientemente cozida.

No tubo digestivo do homem, os cisticercos são liberados pela digestão da carne e, sob a ação da bile, desinvaginam o escólex (operação que pode ser observada facilmente *in vitro*). As ventosas fixam-se à mucosa, e o rostro insinua-se entre as vilosidades ou no interior das criptas de Lieberkühn do jejuno, onde ancoram firmemente com seus acúleos. A vesícula, na parte posterior do helminto, atrofia-se e tem início o crescimento do estróbilo.

Os pacientes começam a evacuar as primeiras proglotes de *T. solium* 60 a 70 dias depois. Nessa ocasião, o helminto já mede mais de dois metros de comprimento.

RELAÇÕES PARASITO-HOSPEDEIRO

Infecção Humana

As tênias adultas vivem na luz do intestino delgado e, em geral, cada paciente é portador de um único espécime. O nome popular — **solitária** — traduz este fato de observação corrente.

A infecção múltipla, no entanto, tem sido assinalada por diferentes autores, em 2 a 12% dos casos, tanto no parasitismo pela *Taenia solium* (22 e 59 tênias são os casos extremos registrados na literatura médica) como pela *T. saginata* (9, 12 e 19 helmintos já foram encontrados juntos, havendo mesmo referências a casos com maior carga parasitária). Das duas espécies, esta última é entretanto a mais exclusivista.

Admitem os autores que o primeiro verme albergado pelo paciente determina o desenvolvimento de um estado imunitário, frente às novas tênias da mesma espécie que cheguem ao intestino, impedindo-lhes o desenvolvimento. Assim se explicaria a ocorrência de parasitismo único, mesmo em populações expostas à ingestão cotidiana de cisticercos, como sucede em alguns lugares da Etiópia.

Cessado o parasitismo, volta o organismo a ser suscetível a nova infecção. A suscetibilidade persiste, entretanto, para outras espécies de tênias, visto que um mesmo paciente pode albergar mais de uma espécie de cestóide.

Os poucos casos de parasitismo múltiplo seriam devidos à infecção concomitante com vários cisticercos ou, talvez, a uma imunodeficiência do paciente.

Imunidade

Inúmeros estudos têm sido feitos sobre a imunologia das teníases, tendo em vista, geralmente, seja aperfeiçoar os métodos de diagnóstico, seja buscar um mecanismo de proteção dos homens e dos animais hospedeiros contra a infecção por esses helmintos.

A existência de mecanismos imunológicos tem sido confirmada pela produção de anticorpos pela maioria dos pacientes e pela alta freqüência de infecções por tênias em crianças imunodeficientes.

Mas se, até agora, as pesquisas têm contribuído muito para caracterizar a resposta imune no homem, no porco e no gado, bem como têm feito avançar os conhecimentos sobre uma vacina para os animais, nenhum procedimento permite ainda chegar ao estágio de aplicações práticas.

Foi possível demonstrar-se que os bovinos que alcançaram a maturidade imunológica reagem à infecção experimental com a produção de resposta imune, tanto serológica como celular. Mas os bezerros recém-nascidos não desenvolvem nenhuma resposta.

Alguns autores conseguiram a proteção passiva de bezerros recém-nascidos, contra a infecção experimental por *T. saginata*, administrando-lhes imunoglobulinas do soro ou do colostro. Essa imunização não interferia, porém, sobre os cisticercos já existentes antes da transferência passiva dos anticorpos.

Nos bovinos adultos, uma primeira infecção, com persistência de cisticercos vivos, é compatível com a resistência a novas invasões parasitárias.

A imunização ativa tem sido conseguida, nestes últimos anos, com a injeção de extratos solúveis ou de suspensões obtidas a partir de culturas *in vitro* de oncosferas ativadas de *T. saginata* e de outros teníedes. A possibilidade de se utilizarem tênias de outras espécies e antígenos recombinantes traz perspectivas encorajadoras para futuros programas de vacinação, dadas as dificuldades existentes para a obtenção de materiais antigênicos de origem humana em quantidades satisfatórias. Entretanto, os resultados obtidos pelos diferentes autores requerem novos estudos a respeito.

Patologia e Clínica

Apesar da sólida fixação das tênias à mucosa intestinal, os estudos anatomopatológicos não revelam produção de lesões nesse nível.

A teníase é freqüentemente assintomática, tornando-se o indivíduo consciente do parasitismo apenas depois de ter sido constatada por ele a expulsão de proglotes. Só depois de saber-se parasitado é que muitos desses pacientes começam a manifestar alguma sintomatologia, o que mostra haver um componente psicológico importante no quadro clínico apresentado por tais doentes.

INFECÇÕES POR *TAENIA SAGINATA*

Nos casos sintomáticos produzidos por *T. saginata*, as manifestações clínicas mais freqüentes, segundo alguns autores, são: dor abdominal (em 35,6% dos examinados), náusea (34,4%), fraqueza (24,8%), perda de peso (21%), apetite aumentado (17%), cefaléia (15,5%), constipação intestinal (9,4%), vertigem (8%), diarréia (6%), prurido anal (4,5%) e excitação (3,4%). Algumas vezes, é o prurido ou alguma sensação anal que leva à descoberta das proglotes, quando estas saem ativamente.

A presença de *T. saginata* causa, com maior freqüência, alterações da motricidade e da secreção digestiva do que alterações anatomopatológicas da mucosa.

Em cerca de 70% dos casos há uma redução da secreção gástrica.

Nos casos mais típicos, após um período de incubação de dois ou três meses, surgem perturbações gastrintestinais, principalmente diarréia e dor epigástrica com caráter de dor de fome. Essa dor simula, por vezes, a da úlcera duodenal, surgindo quando vazio o estômago, e passando com a ingestão de alimentos. Outra manifestação freqüente é a perda de peso. Nas crianças, o emagrecimento pode vir com inapetência, mas pode haver apetite muito aumentado, com dores abdominais fugazes.

Uma leucocitose moderada é encontrável, no período inicial, seguindo-se depois de leucopenia. Eosinofilia, de 6 a 34%, está muitas vezes presente.

Ocasionalmente, pode haver a penetração de uma proglote no apêndice, produzindo apendicite; ou haver obstrução intestinal pela massa do estróbilo; ou, mais raramente, ser uma proglote regurgitada e aspirada, causando obstrução brônquica.

Nas regiões tropicais, a teníase vem associada com freqüência a outras verminoses, à desnutrição ou a ambas, complicando e agravando seu quadro clínico.

INFECÇÕES POR *TAENIA SOLIUM*

T. solium produz no homem uma forma de teníase que é geralmente menos evidente que a produzida por *T. saginata*. O verme é menor, suas proglotes são menos ativas e se eliminam de mistura com as fezes, passando muitas vezes despercebidas. Com ela não ocorrem complicações, como apendicites ou outras devidas aos vermes adultos. O quadro clínico, quando presente, é semelhante ao produzido pela tênia do boi, ainda que as formas assintomáticas e benignas sejam mais freqüentes.

A gravidade desta tênia decorre de ser o homem, além de hospedeiro definitivo, também um hospedeiro intermediário potencial. A doença resultante é a **cisticercose humana**, que descreveremos no próximo capítulo.

Diagnóstico

Muitas vezes ele é feito pelo próprio paciente, ou por este facilitado, graças ao encontro de proglotes livres que foram eliminadas quer durante as evacuações, quer entre elas.

As proglotes de *T. solium* costumam ser expulsas passivamente, de mistura com a matéria fecal ou no fim do ato defecatório. São eliminadas como fragmentos do estróbilo, em grupos de 3 a 6 proglotes unidas entre si.

As de *T. saginata* saem uma a uma, isoladamente. Podem estar envolvidas pela massa fecal, mas devido a sua musculatura mais potente e a sua atividade motora, conseguem sair ativamente, forçando a passagem pelo orifício anal, em qualquer momento do dia ou da noite.

As proglotes são, por isso, encontradas na roupa de cama ou na roupa íntima, o que chama imediatamente a atenção do paciente ou das pessoas que dele cuidam. Essas proglotes são apresentadas ao médico, nos casos assintomáticos, como único motivo da consulta.

Pesquisa de Proglotes. Nos casos em que tal não sucede, quando é o médico quem primeiro levanta a suspeita de teníase, torna-se necessário buscar as proglotes nas fezes.

Este é o método mais indicado para a confirmação do diagnóstico.

A técnica a empregar é a tamisação. O bolo fecal deve ser desmanchado em água e depois passado em peneira de malhas finas para reter as proglotes.

Para o diagnóstico de espécie, essas proglotes grávidas serão comprimidas fortemente entre duas lâminas grossas de vidro e o conjunto submerso em ácido acético, para clarear. Depois de dissolvidas as concreções calcárias do parênquima, a conformação do útero e de suas ramificações torna-se aparente e permite a distinção:

a) ramificações muito numerosas (15 a 30 de cada lado) e dicotômicas: *Taenia saginata* (Fig. 38.1, *D*);

b) ramificações pouco numerosas (7 a 16 de cada lado da haste uterina) e de tipo dendrítico: *Taenia solium* (Fig. 38.6, *D*).

Devemos lembrar que durante os três primeiros meses de infecção não há eliminação de proglotes, nem de ovos, o que torna mais difícil o diagnóstico nesse período.

Em todo caso, a indagação sobre a expulsão de proglotes de tênia nas fezes deve fazer parte obrigatória do interrogatório clínico, sempre que couber qualquer suspeita.

O interrogatório é também muito importante em inquéritos epidemiológicos, pois pode revelar até 95% das infecções existentes, devidas à *T. saginata*. Mas, para que seja um método eficiente, as questões devem ser precisas e meticulosas, a fim de que o informante não faça confusão entre proglotes e outros materiais (por exemplo, *Enterobius vermicularis*, que também produz prurido anal). Seu valor é muito pequeno no parasitismo por *T. solium*.

Pesquisa de Ovos nas Fezes. Os ovos podem ser encontrados nos exames de fezes, por quaisquer das técnicas correntes. Entretanto, os exames negativos não excluem a possibilidade de parasitismo por *Taenia*. Um único exame revela cerca de dois terços dos casos. A repetição dos exames, ou o emprego de diferentes métodos, pode elevar esta probabilidade a 90% dos casos de parasitismo.

O diagnóstico de espécie não é possível pelo simples exame microscópico, em razão da semelhança morfológica entre os ovos de *T. solium* e de *T. saginata* (Fig. 38.8).

Pesquisa de Ovos com a Fita Adesiva. A melhor técnica para evidenciar a presença de ovos de *Taenia* é buscá-los na pele da região perineal.

Quando da expulsão das proglotes de tênia, ou de sua saída ativa através do ânus, eles são aí espremidos e tendem a extravasar parte do seu conteúdo uterino através da superfície de seção criada pela apólise, onde alguns divertículos uterinos fazem hérnia e facilmente se rompem. Esses ovos aderem à pele das áreas vizinhas ao orifício anal. As contrações da musculatura da proglote contribuem, também, para esgotar quase completamente seu carregamento de ovos, no meio externo.

O método da fita adesiva transparente consiste em aplicar contra a superfície dessa região uma tira de celofane colante, para que os ovos eventualmente existentes na pele adiram à fita. Esta será, depois, colada sobre uma lâmina de microscopia e examinada ao microscópio. Quando positivas, as lâminas costumam ser ricas em ovos (Fig. 38.9).

Essa técnica é capaz de revelar 90% das infecções por *T. saginata*, sendo menos eficiente se o parasito for *T. solium*. O exame é sempre negativo no início do parasitismo (cerca de três meses) ou quando a expulsão de proglotes é interrompida (como sucede após a eliminação de um longo segmento do estróbilo).

Imunodiagnóstico. Nas teníases humanas, apenas os testes de hemaglutinação indireta e de imunofluorescência indireta podem ser úteis para o diagnóstico. Ainda assim seu valor é li-

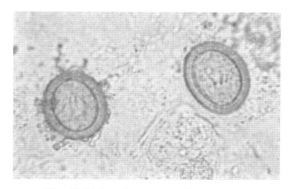

Fig. 38.8 Microfoto de ovos de *Taenia* sp.

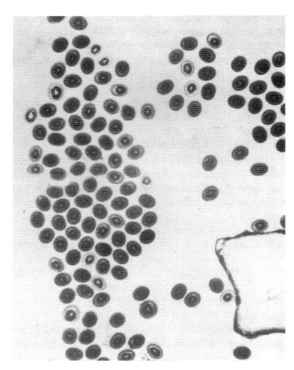

Fig. 38.9 Aspecto dos ovos de *Taenia* sp. coletados na pele da região perianal pela técnica da fita adesiva transparente.

mitado por não detectar cerca de 40% dos casos de parasitismo. As provas imunológicas contribuem ainda para a caracterização específica, quando outros métodos se mostrarem inadequados.

Os níveis de IgE e de IgA aumentam significativamente durante o parasitismo, baixando os de IgE logo que as tênias sejam eliminadas.

Tratamento e Controle de Cura

Tratamento. Antes, é importante que a espécie de *Taenia* presente seja identificada, não só para a escolha da melhor terapêutica, como para orientar o paciente sobre riscos futuros, em caso de infecção por *T. solium*.

Quando o parasitismo é exclusivamente por *T. saginata* e não há indício algum de cisticercose, a escolha do medicamento pode ser feita entre várias drogas cestocidas.

Quando tratar-se de infecção por *T. solium*, ou houver diagnóstico ou suspeita de cisticercose, devem-se utilizar apenas drogas que não afetem as formas larvárias, pois a destruição destas últimas tende a agravar o quadro clínico da cisticercose ocular ou nervosa. Também o uso de drogas que possam provocar vômitos deve ser evitado, pelo risco de provocar autoinfecção, se os movimentos antiperistálticos trouxerem para o estômago os ovos do parasito.

Posto que nenhum dos cestocidas atualmente em uso seja ovicida, recomenda-se manejar com o máximo cuidado as dejeções dos pacientes tratados e seus parasitos, sempre que *T. solium* estiver em causa, ou que não houver diagnóstico específico. Além disso, qualquer que seja a espécie, prevenir a contaminação do ambiente com esses materiais.

Os medicamentos atualmente mais recomendados são a **niclosamida** e o **praziquantel**. Outras drogas alternativas compreendem o mebendazol e a paromomicina. Há também um tratamento popular e eficaz feito com sementes de abóbora.

Niclosamida. É a 2',5'-dicloro-4'-nitrossalicilanilida, que se encontra no mercado sob vários nomes (Cestocid®, Devermin®, Mansonil®, Vermitin®, Yomesan® etc.). Ela é a droga de escolha para o tratamento das teníases, com elevado nível de segurança. Insolúvel na água e não sendo absorvida pelo intestino, praticamente não apresenta efeitos colaterais (que se limitam, quando muito, a náuseas, indisposição e dor abdominal).

A dose atual é de 2 gramas, para adultos, e 1 a 2 gramas, para crianças, tomadas de uma só vez, em jejum. Recomenda-se tomar apenas líquidos desde a tarde que precede o tratamento e mastigar muito bem os comprimidos, bebendo um pouco de água.

A ação da niclosamida é tenicida, isto é, provoca a morte e a desintegração do parasito, que, por esta razão, não aparece inteiro nas fezes.

Em geral não é necessário purgativo após o tratamento, mas, nas infecções por *T. solium*, considera-se conveniente administrar previamente um antiemético e, duas horas depois da medicação, uma purga para eliminar os segmentos do verme antes que eles se decomponham no intestino e libertem seus ovos.

Há duas outras razões que recomendam o uso de purgativo: a) evitar reações alérgicas provocadas pela digestão de grande quantidade de proteínas parasitárias; b) para alguns pacientes, é psicologicamente reconfortante constatar que o parasito foi todo eliminado com o tratamento.

Considera-se que a taxa de cura fica em torno de 90%, mas os resultados variam de autor para autor, parecendo depender inclusive do grau de micronização do fármaco. Quando os comprimidos são ingeridos sem mastigar, a concentração da niclosamida no duodeno pode ser insuficiente para o efeito desejado sobre o helminto, o que explicaria a diversidade de resultados obtidos.

Associações terapêuticas de niclosamida com vários outros cestocidas (diclorofeno, triclorofeno, bitionol, acridina, paromomicina etc.) foram ensaiadas para aumentar sua eficácia, mas não há evidências de que essas misturas ofereçam melhores resultados que os da niclosamida só.

Praziquantel (Biltricid®, Cisticid®). Largamente usada no tratamento das esquistossomíases (ver os Caps. 33 e 34), esta droga mostrou-se muito efetiva para a cura das teníases.

As doses utilizadas para o tratamento das teníases estão compreendidas entre 5 e 15 mg/kg de peso corporal. Com 5 mg/kg, obteve-se 96,2% de cura nas infecções por *T. saginata*, e com 10 mg/kg, praticamente o mesmo resultado. Contra *T. solium*, a dose eficaz é de 10 mg/kg. É possível que, em campanhas de massa, uma dose de 2,5 mg/kg seja suficiente para reduzir drasticamente as fontes de infecção humana.

Estudos de toxicidade, mutagenicidade e teratogenicidade mostraram tratar-se de produto isento de risco e sem efeitos colaterais, a não ser perturbações gastrintestinais ligeiras que ocorrem nas primeiras 24 horas após o tratamento, em alguns pacientes.

Como o praziquantel pode atuar sobre as formas císticas de *T. solium*, não se recomenda seu uso contra este parasito, se houver suspeitas de cisticercose concomitante.

Mebendazol. É um anti-helmíntico de largo espectro usado no tratamento de nematóides e cestóides (ver o Cap. 43 e seguintes).

Para as teníases humanas, prescrevem-se doses de 200 mg, duas vezes ao dia, durante quatro dias; ou de 300 mg, duas vezes ao dia, durante três dias. Não há evidências de efeitos colaterais com esses tratamentos curtos.

Paromomicina. A ação tenicida deste antibiótico foi evidenciada durante o tratamento de pacientes com amebíase.

Nos casos medicados com 40 mg/kg de peso, durante cinco dias, 93% dos pacientes ficaram curados. Obteve-se também alta taxa de cura nos casos tratados com dose única de 75 mg/kg de peso corporal, até um máximo de 4 gramas. Mas foram registrados efeitos colaterais em 50% dos pacientes, que tiveram como manifestações mais freqüentes diarréias e dores abdominais e, menos freqüentemente, náuseas, vômitos e vertigens. Em outros trabalhos a taxa de cura foi de 85% apenas.

Sementes de Abóbora. As propriedades tenífugas das sementes frescas de abóbora (*Cucurbita pepo* e *Cucurbita maxima*) são conhecidas há muitos séculos, no Norte da África e no Mediterrâneo Oriental.

Recomenda-se especialmente para as gestantes e para as crianças esse tratamento seguro que consiste em triturar 200 a 400 gramas de sementes e administrá-las misturadas com mel ou com xarope de frutas.

Pode-se também preparar um decocto, concentrando-o pela fervura até 1/3 ou 1/6 do volume, filtrar, adicionar açúcar e conservar em geladeira até o momento de usar. Para adultos, empregam-se 400 a 700 gramas de sementes de abóbora.

Como essa medicação é apenas tenífuga, requer a administração de um purgativo, duas horas depois, para a eliminação do helminto.

A taxa de cura, em alguns ensaios, foi de 85%; mas quando o medicamento é administrado por meio de sonda duodenal, consegue-se 100% de êxito.

Controle da Cura. Quando, espontaneamente ou após medicação, grandes porções de estróbilo são eliminadas, segue-se um período prolongado em que o paciente deixa de expulsar proglotes. Porém, só a destruição ou a expulsão do escólex assegura a cura da teníase, pois todo o estróbilo pode ser reconstituído a partir da "cabeça da tênia" e, decorridos dois ou três meses, voltam a aparecer as proglotes grávidas nas fezes ou na roupa dos pacientes.

Quando se utilizam drogas tenicidas, o parasito costuma ficar totalmente destruído, ou o escólex torna-se irreconhecível, impedindo que se comprove sua eliminação. O critério de cura exige, então, a observação prolongada por 3 ou 4 meses, para ver se não há reaparecimento de proglotes ou de ovos de tênia.

Quando se empregam medicamentos tenífugos, que produzem apenas relaxamento e desprendimento do verme, este deve ser expulso por efeito do purgativo. Para encontrar o escólex, deve-se examinar todo o material evacuado (nas 24 horas, se necessário) e buscar o escólex por dissolução e tamisação das fezes.

Um novo tratamento só deve ser prescrito quando for comprovado o fracasso do primeiro pelo diagnóstico parasitológico.

ECOLOGIA E EPIDEMIOLOGIA

Distribuição Geográfica e Prevalência

Stoll calculou existirem no mundo, em meados do século XX, 2,5 milhões de portadores de *Taenia solium* e cerca de 40 milhões de parasitados por *Taenia saginata*, principalmente na África e na Ásia.

Taenia saginata. Ainda que sua distribuição seja mundial, a infecção é particularmente importante na África, na América Latina e em alguns países do Mediterrâneo (várias centenas de milhares de casos, por ano, na França). Entretanto, as informações sobre prevalência do parasitismo no homem ou no gado são muito incompletas.

Entre os países com alta endemicidade humana (prevalência superior a 10%) destacam-se, na África: Etiópia, Quênia, Zaire, Suazilândia e Guiné-Bissau; na Região Mediterrânea e no Cáucaso: Iugoslávia, Síria, Líbano, Repúblicas Caucásicas e da Ásia Central (ex-URSS).

Endemicidade média (prevalência entre 0,1 e 10%): na Europa em geral, na América do Sul, no Japão e no Sudeste Asiático (Índia, Tailândia, Vietnã e Filipinas).

Baixa prevalência (menor que 0,1%) é encontrada no Canadá, EUA, Austrália e em alguns países do Pacífico Ocidental.

Nas últimas décadas, a infecção por *T. saginata* tem aumentado nos países europeus (Reino Unido, Dinamarca, Holanda, Bélgica, Alemanha, Itália, Iugoslávia, antiga Tcheco-Eslováquia e Polônia), o que se confirma pela elevação das taxas de infecção do gado nos matadouros dessas nações.

Taenia solium. A infecção humana pela *T. solium* é mundial, sendo comum em toda parte onde se consome carne de porco crua ou mal cozida. Influem nas taxas de prevalência a maneira de criar os porcos, as condições de insalubridade e o nível sócio-econômico.

Os inquéritos epidemiológicos relativos a esta teníase são difíceis, em vista da inadequação dos exames de fezes, da semelhança dos ovos das duas tênias e das reduzidas manifestações clínicas, quando não há cisticercose.

As regiões com maior endemicidade encontram-se na América Latina, na África e nos países não-muçulmanos do Sudeste Asiático. Na Europa, restam apenas poucos focos de transmissão de *T. solium*.

Os porcos encontram-se altamente infectados em países da África (como Guiné-Bissau, Costa do Marfim, Togo, Nigéria, Uganda, Ruanda e Angola), das Américas (como Honduras, Guatemala, Nicarágua e Equador) ou da Ásia (como o Laos).

Nesses animais, a endemicidade da cisticercose é de grau médio em países como: Brasil, Peru, Panamá, El Salvador e México; ou em nações africanas como: Mali, Burundi, Camarões, Congo, Zaire, Moçambique, Suazilândia e República Sul-Africana. Convém lembrar que, com exceção deste último país, a população de porcos em toda a África é muito pequena se comparada com as das Américas.

Ecossistema e Cadeias Epidemiológicas

Homens, animais domésticos e solo contaminado por matérias fecais de portadores de teníases são os principais elementos do ecossistema que assegura a manutenção destas parasitoses (Fig. 38.7). O gado bovino e os porcos são os únicos hospedeiros intermediários das tênias do homem com significação para sua epidemiologia.

TRANSMISSÃO DA *TAENIA SAGINATA*

Os padrões de transmissão desta teníase compreendem três tipos principais:

- hiperendêmico, caracterizado por elevada prevalência no homem e no gado, como se observa em zonas de pastoreio do Quênia, por exemplo (onde, no Distrito Narok, estavam parasitados 53% do gado e 28% da população adulta);
- endêmico, caracterizado pela existência de pequeno número de portadores humanos, pela ampla dispersão dos ovos do parasito no meio ambiente e moderada prevalência de cisticercose no gado, que apresenta baixas cargas parasitárias. Dadas as condições de transmissão (ver adiante), tem-se registrado maior percentagem de animais positivos nas proximidades de povoados, de indústrias rurais, de locais de recreação, de estradas e de rios;
- epidêmico, observado quando um surto de cisticercose maciça atinge o gado, geralmente estabulado e alimentado automaticamente com feno ou rações poluídas com fezes de um trabalhador parasitado. Situações assim foram descritas em surtos epidêmicos ocorridos na antiga Tcheco-Eslováquia, no Canadá e nos EUA.

Transmissão do Gado para o Homem. É condicionada pelo consumo de carne bovina e pelo hábito de consumi-la crua ou mal cozida. Esse hábito está relacionado não só com as preferências pessoais, mas também com uso de alguns pratos tradicionais em muitos países, como o "bife tártaro" na ex-URSS, o quibe cru e o *shishkebbab*, no Próximo Oriente e na Índia etc. (Fig. 38.7).

Pessoas que preparam os alimentos e costumam provar a carne, antes de cozinhá-la, profissionais das indústrias de alimentação e de restaurantes, bem como indivíduos que costumam comer fora, estão mais expostos ao risco que os outros, segundo mostram os inquéritos epidemiológicos.

Fatores econômicos (relação entre o poder aquisitivo e o custo da alimentação cárnea, por exemplo), culturais (dietas vegetarianas, consumo tradicional de pescado, de aves etc.) e religiosos (interdição da carne de boi, ou da carne de porco) tendem a expor menos ou mais certas classes sociais, certos grupos sociais ou mesmo determinadas populações. Ainda que as tênias sejam encontradas em indivíduos de todas as idades, sua freqüência é maior no grupo etário de 20 a 40 anos.

Na carne congelada em temperaturas de –15ºC a –20ºC ou mais baixas, todos os cisticercos estarão mortos ao fim de seis dias.

Transmissão do Homem para o Gado. Pessoas parasitadas constituem as únicas fontes de infecção para o gado e, conforme dissemos anteriormente, um só indivíduo pode lançar no meio diariamente cerca de 700.000 ovos de *T. saginata*.

A dispersão dos ovos pode ser condicionada pelo hábito de defecar no chão, sobretudo no campo, durante as horas de trabalho, ou em qualquer momento no solo do peridomicílio; pode ser devida aos viajantes e turistas, ao longo das estradas, bem como às famílias ou grupos que fazem *camping* etc. Vários fatores ampliam a dispersão e a tornam mais homogênea, contaminando as pastagens, o feno e as águas e, daí, o gado (ver adiante).

A resistência dos ovos no meio externo é bastante grande, perdurando a infectividade das oncosferas de *T. saginata* durante três, quatro ou mais meses, em condições favoráveis de umidade e temperatura. A longevidade máxima desses ovos é desconhecida.

A capacidade de resistir às condições do meio externo evidencia-se também quando se estuda o destino dos ovos de tênia nos esgotos.

Verificou-se que eles suportam a maioria dos tratamentos de águas residuárias: são encontrados no líquido decantado dos tanques de sedimentação e resistem ao processo fermentativo que se desenvolve no **"sistema de lodos ativados"**, cujo produto, denominado **"lodo digerido seco"** é utilizado como fertilizante orgânico.

O efluente dos esgotos, mesmo dos previamente tratados, pode conter, portanto, ovos viáveis que se disseminam pelos rios e campos, quando há inundações, ou quando as águas são desviadas para irrigação.

Certas aves freqüentam os locais de lançamento dos esgotos, nos rios ou nos mares, assim como os **"leitos de secagem"** das estações de tratamento. Ao ingerir os ovos, com os detritos que lhes servem de alimento, as aves podem espalhá-los depois amplamente pelos campos, através de suas dejeções (pois não são hospedeiros adequados para a eclosão das larvas).

Deste modo explicar-se-ia a infecção de bovinos em regiões onde são raros os casos de teníases (por *T. saginata*) na população humana.

A transmissão direta do homem ao gado pode ocorrer, durante a ordenha manual, pelas mãos contaminadas com matéria fecal.

Os ovos retidos no úbere das vacas, ao serem ingeridos pelos bezerros, asseguram sua infecção precoce.

Contribui no mesmo sentido a manipulação de bezerros recém-nascidos. As oncosferas já foram isoladas de sob as unhas sujas e da água de lavagem das mãos de trabalhadores rurais.

Contaminação direta do feno ou das manjedouras com dejetos humanos ou proglotes expulsas por pessoas parasitadas têm dado origem a pequenas epidemias de cisticercose bovina.

TRANSMISSÃO DA *TAENIA SOLIUM*

Transmissão do Porco para o Homem. Fica assegurada pelo consumo de carne crua ou mal cozida de animais que não foram submetidos à fiscalização sanitária (abate clandestino ou doméstico), bem como de carcaças ou vísceras cuja infecção passou despercebida durante o exame. Admite-se que o consumo de carne de porco não-inspecionada seja a principal causa de teníase devida a *T. solium*, na América Latina.

O abate clandestino é mais freqüente no campo e nas pequenas comunidades, onde a responsabilidade da fiscalização está em mãos de autoridades locais pouco interessadas ou, simplesmente, não existe.

Por outro lado, a inspeção deve ser meticulosa e feita por pessoal competente, o que nem sempre ocorre nos pequenos centros de muitos países.

Quando a infecção é introduzida em determinada região favorável, ela tende a tornar-se hiperendêmica. Para isso concorrem a facilidade com que os porcos se infectam e a longevidade dos cisticercos (durante anos, no animal vivo; e durante 10 a 15 dias, na carne conservada à temperatura de 10°C, enquanto entre 0 e 4°C sobrevivem cerca de dois meses).

Transmissão do Homem para o Porco. As 5 ou 6 proglotes eliminadas diariamente por cada indivíduo parasitado, contendo cada uma cerca de 50.000 ovos, representam forte carga de agentes infecciosos que são veiculados pela matéria fecal.

A poluição fecal do solo, tão freqüente no meio rural, pode assegurar a infecção maciça dos porcos, que têm hábitos coprófagos e, muitas vezes, são criados em liberdade junto às casas de seus donos; ou são alimentados com o lixo e toda sorte de dejetos.

A ingestão de proglotes inteiras ou de fezes ricas em ovos explica por que esses animais chegam a ter elevado número de cisticercos, não só na musculatura como nos demais órgãos.

DINÂMICA DA TRANSMISSÃO

A prevalência e a intensidade do parasitismo pelas tênias do homem são funções de vários fatores importantes:
- o número de ovos produzidos pela população de parasitos e lançados no meio por seus hospedeiros definitivos;
- os mecanismos de dispersão desses ovos, que asseguram seu encontro com os hospedeiros intermediários;
- a longevidade dos ovos, nas diferentes condições ambientais, e sua infectividade para os hospedeiros.

A produção de ovos por tênia é, como vimos, considerável. Cada paciente lança no meio externo, diariamente, várias centenas de milhares de unidades já infectantes (oncosferas), protegidas por um embrióforo que lhes assegura sobrevivência por vezes muito longa, mesmo em condições ambientais particularmente adversas.

A dispersão dos ovos é feita por mecanismos diferentes e de importância variável, segundo a espécie e a região em causa.

Poluição Fecal do Solo. Hábitos defecatórios e outras circunstâncias (viagens, turismo, *camping*, falta de instalações sanitárias etc.) levam os indivíduos a depositar suas fezes em lugares tais como o solo do peridomicílio, dos locais de trabalho ou de recreação no campo, as margens das estradas, dos rios e dos lagos, o leito das estradas de ferro etc.

Nesses depósitos primários de matérias fecais, os porcos podem ingerir proglotes e ovos, assegurando suas infecções maciças por *T. solium*, conforme referido.

Mas, para a transmissão da *T. saginata*, é necessário que novos fatores de dispersão intervenham assegurando dispersão bem maior dos ovos e extensa contaminação das pastagens freqüentadas pelos herbívoros.

Estudos experimentais sobre a contaminação de carneiros com *Taenia hydatigena* e *T. ovis*, cujos ovos eram eliminados por cães, colocados no centro das áreas de pastagem, demonstraram que a dispersão desses ovos (avaliada pelas taxas de contaminação dos rebanhos) fazia-se igualmente em todas as direções e sentidos, sem ser influenciada pela declividade do terreno ou pela direção dos ventos dominantes.

Esses resultados puseram em dúvida a importância dos ventos e das chuvas nesse processo e obrigaram os autores a estudar melhor outros fatores.

Entre estes, encontram-se:

a) o transporte por moscas (das famílias *Calliphoridae*, *Sarcophagidae* e *Muscidae*, inclusive a *Musca domestica*), já encontradas com ovos de cestóides no tubo digestivo ou na superfície externa, e capazes de dispersá-los em áreas com mais de um quilômetro de raio;

b) o transporte por bezouros coprófilos, também comprovado, mas com capacidade de deslocamento não muito grande;

c) o transporte por aves (como as gaivotas, as gralhas, os estorninhos e os pardais) capazes de cobrir grandes distâncias. As gaivotas costumam freqüentar os "leitos de secagem" e os lodos secos das estações de tratamento de esgotos, onde se encontram ovos de tênia viáveis;

d) anelídeos (minhocas) foram encontrados com ovos de helmintos no tubo digestivo e, se bem que não sejam capazes de grandes deslocamentos, servem de alimento aos pássaros que assim dispersariam os ovos.

Animais que não sejam hospedeiros adequados para a eclosão dos ovos de tênia podem ser transportadores mecânicos dos mesmos, sempre que se alimentem do pasto contaminado ou que tenham hábitos coprófagos, como as aves antes referidas.

Destino Inadequado dos Esgotos. O lançamento, sem prévio tratamento, de efluentes das latrinas e das redes de esgotos em cursos de água ou na superfície de terrenos, bem como o emprego de métodos de tratamento sanitário insuficientes para destruir os ovos de parasitos, contribuem para a propagação das teníases.

Algumas vezes, o mau funcionamento dos sistemas de tratamento das águas residuárias é devido à presença de elevadas concentrações de substâncias químicas que perturbam o funcionamento dos processos fermentativos e de autodepuração.

Mais grave é o emprego direto da matéria fecal humana como adubo ou a irrigação de pastagens com efluentes das estações de tratamento, sem que tenha havido tempo suficiente para a sedimentação e a destruição dos ovos.

Longevidade e Duração da Infectividade. Os ovos de *Taenia* podem permanecer vivos e infectantes, no pasto, durante quatro meses e meio, pelo menos, conforme se demonstrou com o emprego de animais sentinelas.

Eles toleram muito bem o frio, mas sua longevidade diminui com o aumento da temperatura. No laboratório, *T. ovis* e *T. hydatigena* duram 170 dias a 29°C e 2 a 10 dias a 38°C. A 55°C, morrem em 5 minutos.

Em regiões de clima temperado úmido, ovos de *T. saginata* suportam bem o inverno, quando permanecem viáveis durante cerca de 10 meses, no campo, e 130 dias na água.

No verão são destruídos em poucos dias; mas, se ficarem protegidos pela vegetação, podem sobreviver até 40 dias.

Nos terrenos úmidos que margeiam os lagos e represas, a sobrevivência prolonga-se por três meses ou mais, mesmo no verão.

No microclima dos estábulos e celeiros a longevidade é grande, podendo alcançar 18 meses. Também no feno, a vida dos ovos se conta em meses.

Para compreender os mecanismos de transmissão, é necessário levar-se em conta não só a longevidade dos ovos como seu poder infectante, ao alcançar o tubo digestivo dos novos hospedeiros.

A infectividade varia muito, oscilando entre 5 e 80% ou mais, inclusive em materiais de mesma procedência. O que leva a crer que, nas proglotes grávidas e completamente amadurecidas, existem ovos imaturos, maduros e senescentes, em diferentes proporções de tênia para tênia, ou de proglote para proglote.

Entre os fatores de envelhecimento, parecem estar sobretudo as temperaturas elevadas e a pouca umidade ambiental.

Resistência Imunológica à Transmissão. Os fatores acima analisados tenderiam a fazer com que a infecção dos bovinos e suínos fosse crescendo com o tempo, pela multiplicação das oportunidades de contaminação e pela acumulação das cargas parasitárias.

Tal não se verifica na natureza, pois o desenvolvimento da imunidade contra os parasitos contrapõe-se à pressão infectante do meio. Os bovinos são altamente suscetíveis ao nascer, tardando os bezerros algumas semanas para tornarem-se imunologicamente competentes.

É nesse período que se dá o contato infectante com os ovos de tênia. Cerca de uma semana depois, começa a haver forte imunidade que dificulta o desenvolvimento de novas larvas.

O período para aquisição de cisticercose é, portanto, muito curto (cerca de duas semanas) e, como ele coincide com o início da capacidade de pastar, a imunização se instala com a ingestão de pequeno número de oncosferas. No caso de ovelhas, 10 a 50 ovos são suficientes para desenvolver sólida imunidade desses animais contra *T. ovis* ou *T. hydatigena.*

Os cisticercos que se implantaram nos bezerros, antes de adquirida a imunidade, permanecem vivos por muito tempo (toda a vida do animal, possivelmente), não obstante a resistência que se instala contra invasão de novos parasitos.

A imunidade não é duradoura, decaindo depois dos seis meses. Os animais expostos novamente ao risco de infecção, decorridos 12 a 18 meses da primeira infecção, podem sofrer reinfecção ou superinfecção.

As formas epidêmicas de cisticercose desenvolvem-se quando animais não-imunes, mas com plena capacidade de pastar, entram em contato com o pasto fortemente poluído por uma fonte de contaminação fecal.

Então, grande número de ovos serão ingeridos, antes que se estabeleça a imunidade protetora, e a carga parasitária será elevada.

Experiências antigas indicam que somente se infectam os porcos com menos de 5 ou 6 meses de idade.

CONTROLE DAS TENÍASES

Inquéritos Epidemiológicos

Os programas de controle devem ser precedidos e seguidos por inquéritos, necessários para:
- estabelecer a distribuição geográfica e a prevalência das teníases e cisticercoses, no homem e nos animais, oferecendo subsídios para a compreensão dos processos de transmissão;
- fornecer os dados epidemiológicos preliminares (ou básicos) para o planejamento e a implementação das medidas de controle;
- assegurar o monitoramento e a posterior avaliação dos resultados do controle, bem como dos indicadores da vigilância epidemiológica.

Os dados devem provir de várias fontes:

a) informações existentes nos serviços médicos e veterinários;

b) inquéritos específicos sobre a prevalência das infecções em humanos e em animais hospedeiros.

Entre os métodos usados para o diagnóstico das teníases humanas, encontram-se:

a) questionários ou interrogatórios para a identificação de portadores (eliminadores de proglotes);

b) exames de fezes, ou exames pela técnica da fita adesiva (ver o item *Diagnóstico*).

Os dados serão analisados em relação a fatores tais como sexo, idade, profissão, densidade populacional, migrações humanas e hábitos alimentares; bem como sexo, idade e deslocamentos dos animais (bovinos e suínos).

Também podem ser úteis os estudos sobre contaminação do ambiente (solo e esgotos), feitos com animais sentinelas; estudos sobre as condições sanitárias e os hábitos defecatórios dos habitantes; e sobre os métodos de criação, alojamento e alimentação dos animais (em pastagem natural ou com alimentos preparados).

Para a vigilância epidemiológica é importante que os animais abatidos e examinados nos matadouros sejam identificados, quanto à sua procedência, por algum sistema adequado de registro.

Planejamento e Controle

PROGRAMAS DE CONTROLE

No passado, por falta de medicamentos adequados, os planos de controle das teníases e da cisticercose foram baseados essencialmente na prevenção da contaminação do solo e na inspeção da carne nos matadouros. As novas técnicas de criação de animais, sobretudo para os porcos, tiveram grande impacto sobre a prevenção da transmissão. Desta forma foram obtidos grandes êxitos na Europa Ocidental e nos EUA, reduzindo-se em larga medida a prevalência da teníase por *T. saginata* e eliminando-se praticamente a *T. solium*, em alguns países.

Na ex-URSS, buscou-se desde há muito o controle integrado, visando não só à transmissão como também às fontes de infecção humanas e à educação sanitária.

O exame e o tratamento obrigatório dos portadores de teníases foram estabelecidos para os profissionais que lidavam diretamente com os rebanhos ou em atividades agrícolas correspondentes. A prevalência de *T. saginata* caiu para a quarta parte. Mas em algumas áreas de alta endemicidade foi instituído, com bons resultados, o tratamento de massa, desde que se tornaram disponíveis as novas drogas, isentas de efeitos colaterais. Em relação a *T. solium*, a mesma metodologia fez baixar a infecção dos porcos de 0,16%, em 1960, para 0,005% em 1975.

Programas semelhantes foram desenvolvidos em outros países, assim como projetos pilotos para o estudo de diferentes programas de controle e sua eficácia. Como a erradicação das teníases apresenta grandes dificuldades, particularmente em relação à *T. saginata*, recomenda-se planejar para um controle que deverá ter, evidentemente, longa duração.

O planejamento deve levar em conta a espécie ou espécies de tênias presentes na área e as características epidemiológicas do problema (endemicidade baixa, média ou alta, situações epidêmicas etc.). Deve considerar também o engajamento das autoridades sanitárias, os recursos existentes e o grau de desenvolvimento dos serviços de saúde.

PROCEDIMENTOS UTILIZADOS NO CONTROLE

1. **Legislação**. Sempre que possível, deve ser instituída uma regulamentação que se destina a assegurar:

a) obrigatoriedade de exames periódicos para todas as pessoas que trabalham na indústria da carne;

b) proibição do abate clandestino e sua comercialização;

c) notificação dos casos de teníases e de cisticercose humanas;

d) registro, nos matadouros, da procedência do gado abatido e do destino da carne;

e) registro das drogas usadas no tratamento e garantia de sua disponibilidade para uso da população;

f) instalação dos serviços e das medidas sanitárias adequadas nos matadouros, nas fazendas de criação ou engorda, nos mercados e restaurantes, nos locais de turismo, *camping* etc., a fim de reduzir a defecação indiscriminada e a poluição ambiental.

2. **Inquéritos e vigilância epidemiológica**. Na área médica, fazer exames de massa ou de grupos determinados para o diagnóstico e tratamento dos portadores de infecção.

Outros indicadores serão utilizados para avaliação das mudanças obtidas com o controle (exames sorológicos, resultados de autópsias, questionários, consumo de tenicidas etc.).

No campo veterinário, as medidas incluem:

a) inspeção da carne nos matadouros e coleta de dados estatísticos sobre a situação epidemiológica;

b) organização de serviços para identificação das áreas e fontes de infecção dos animais, a partir do registro feito nos matadouros;

c) melhoramento dos serviços nos matadouros;

d) fiscalização da higiene nas fazendas;

e) uso de animais sentinelas.

3. **Medidas de controle da carne**. Toda carne consumida deve ser previamente inspecionada nos matadouros e frigoríficos, por veterinários e técnicos especializados.

Em bovinos, a pesquisa sistemática da cisticercose incide sobre os músculos mastigadores, coração e língua, sendo sumária nos demais órgãos e carcaças. O encontro de 1-5 cisticercos vivos ou de vários deles calcificados implica o aproveitamento condicional, mediante congelamento ou salgamento, isto é, a fabricação de charque. Se o número de cisticercos for maior (6 a 20), a carne será destinada à fabricação de conservas ou (se mais de 20) totalmente condenada.

Nos suínos, faz-se a inspeção rigorosa dos músculos mastigadores, da língua, faringe, esôfago e coração. Examinam-se também o diafragma e alguns outros músculos esqueléticos. As carcaças com apenas 1 cisticerco calcificado vão à salsicharia. Com poucos cisticercos vivos, o aproveitamento está condicionado ao salgamento a seco ou à fabricação de banha. A rejeição total dá-se quando a infecção é intensa.

Os cisticercos são pouco resistentes à ação do calor: morrem os de *T. saginata* a 50°C e os de *T. solium* a 55°C, mas é preciso considerar que é difícil aquecer o centro de uma porção grande de carne; um presunto cozido por duas horas não atinge no centro mais que 46°C.

A carne assada só é segura quando toda ela já perdeu sua cor avermelhada. Na carne defumada, as larvas podem escapar aos efeitos do calor.

Os cisticercos morrem em 6 dias a –15°C, ou em temperaturas mais baixas, não havendo pois perigo de transmissão pelas carnes congeladas, depois desse prazo.

O salgamento, para preparo do charque, também destrói os cisticercos.

O consumo de carne bem cozida constitui, em última instância, a medida mais eficaz de proteção individual.

4. **Medidas ecológicas e de proteção ambiental**. Elas incluem, entre outras, as seguintes:

a) investigação sobre a disseminação de ovos de tênia pelos sistemas de tratamento de esgotos; ou pelo uso inadequado de resíduos fecais, na fertilização dos terrenos para pastagens ou culturas; correção das falhas ou dos métodos utilizados, incluindo-se a filtração dos efluentes através de filtros de areia;

b) melhoramento do saneamento geral, nas áreas endêmicas;

c) tratamento dos portadores de teníases; ou tratamentos de massa, quando for indicado;

d) modernização e aperfeiçoamento dos métodos de criação dos animais.

5. **Educação sanitária**. O esclarecimento da população sobre o problema das teníases e cisticercose é fundamental e deve conduzir à efetiva participação da comunidade na luta contra essas endemias, bem como mudanças de comportamento, quanto aos hábitos alimentares e defecatórios. Utilizar, para isso, os meios de comunicação de massa.

Entre as medidas educativas mais importantes estão as seguintes:

a) ensinar as pessoas a reconhecerem quando se encontrem infectadas, pela identificação das proglotes expulsas nas fezes ou entre as evacuações;

b) encorajar o tratamento precoce;

c) ensinar como prevenir a infecção, pelo consumo de alimentos preparados de modo adequado;

d) promover o desenvolvimento de hábitos higiênicos, em geral, e condenar o costume de defecar no solo.

Por outro lado, organizar programas educativos para fazendeiros criadores e trabalhadores rurais, orientando-os sobre a higiene no campo, a importância da inspeção da carne e a das medidas preventivas para reduzir a infecção dos porcos e do gado.

39

Cisticercose Humana

INTRODUÇÃO
O CISTICERCO DE TAENIA SOLIUM
   Desenvolvimento e estrutura do cisticerco
RELAÇÕES PARASITO-HOSPEDEIRO
   Infectividade
      Vias e modos de infecção
      Penetração e localização das larvas
   Ação patogênica
      No sistema nervoso
      No globo ocular
      No tecido celular subcutâneo e músculos
SINTOMATOLOGIA
   Neurocisticercose

   Oftalmocisticercose
   Cisticercose disseminada
DIAGNÓSTICO E PROGNÓSTICO
   Diagnóstico clínico
   Diagnóstico laboratorial
      Exame de fezes
      Exame do líquido cefalorraquidiano
      Testes imunológicos
      Exames por imageamento
      Exame anatomopatológico
   Evolução e prognóstico
TRATAMENTO
PROFILAXIA E CONTROLE

INTRODUÇÃO

A cisticercose humana é o resultado da presença de formas larvárias de *Taenia* (cisticercos) parasitando tecidos do homem.

Ainda que o *Cysticercus cellulosae*, ou melhor, a larva de *Taenia solium* seja responsável pela generalidade dos casos desse tipo de parasitismo no organismo humano, sabe-se que aí podem estar presentes também as larvas de, pelo menos, cinco outras espécies: *T. saginata*, *T. multiceps*, *T. hydatigena*, *T. ovis* e *T. taeniformis*.

Os cisticercos do homem registrados como *Cysticercus cellulosae* podem representar mais de uma espécie, pois, se os vermes adultos costumam ser estenoxenos, as fases larvárias não costumam ser tão específicas quanto a hospedeiros intermediários.

No México, a infecção natural por *Cysticercus cellulosae* foi comprovada em cérebros de cinco cães, dentre 270; um gato sobre 125; e um rato sobre 316. Experimentalmente, puderam ser infectados cães, gatos, cuatis e um macaco. Cistos com escólex armados de espinhos, morfologicamente parecidos com os de *T. solium*, foram encontrados em roedores, herbívoros e porcos selvagens, em muitos lugares do mundo.

O número de cestóides parasitos de animais domésticos e selvagens é considerável.

Na família *Taeniidae*, são referidas 20 boas espécies, além de outras 30 discutíveis, do gênero *Taenia*; 1 ou 2 de *Taeniarhyncus*; e 10 ou 12 de *Cladotaenia*, todas com formas larvárias do tipo cisticerco, sem contar com gêneros e espécies cujas larvas são desconhecidas.

Conforme a localização dos parasitos, em diferentes órgãos, mas principalmente no sistema nervoso central e no globo ocular, a cisticercose pode adquirir o caráter de doença crônica grave, por suas manifestações, seqüelas ou alta mortalidade.

A cisticercose, outrora comum na Europa, incide agora mais na África, na Ásia e nas Américas. Grande número de casos tem sido registrado no México, Guatemala, El Salvador, Brasil, Peru e Chile.

No México, sobre 70 milhões de habitantes, estimou-se existirem entre 42 mil e 98 mil casos de neurocisticercose (cada um exigindo mais de 2.000 dólares de gastos assistenciais, em 1982).

No Brasil, os casos de cisticercose cerebral têm sido diagnosticados principalmente em São Paulo e no Rio de Janeiro.

Nas necrópsias, a freqüência da cisticercose tem variado, segundo os trabalhos publicados, entre 0,12 e 3,6%, provindo as taxas mais elevadas, naturalmente, de hospitais psiquiátricos.

Na clínica oftalmológica do Instituto Penido Burnier, de Campinas (Estado de São Paulo), a freqüência da cisticercose ocular era de 0,07%, em 1949.

O CISTICERCO DE *TAENIA SOLIUM*

Conforme vimos no Cap. 38, sobre teníases, as proglotes de *Taenia solium* contêm, cada uma, 30 a 50 mil ovos no seu interior e não possuem orifício próprio para oviposição. Os ovos são eliminados conjuntamente com as proglotes e libertam-se, em geral, ao se desintegrarem estas no meio externo.

Pacientes que albergam *T. solium* eliminam, quase todos os dias, pequenas cadeias com 3 a 6 proglotes, por ocasião das evacuações, isto é, entre 90 mil e 300 mil ovos.

Vimos, também, que nas superfícies de apólise, isto é, nos lugares em que a cadeia (ou estróbilo) se rompe, permitindo a libertação das proglotes grávidas, o tegumento não se refaz. E, através da superfície aberta, as ramificações uterinas podem fazer hérnia e romperem-se, dando oportunidade ao escape dos ovos para a luz intestinal do paciente. Este mecanismo é que condiciona freqüentemente o encontro de ovos de tênia nos exames coprológicos (Fig. 38.6).

O ovo, esférico, medindo 30 a 35 μm de diâmetro, é constituído por um embrião hexacanto ou **oncosfera**, provido de três pares de ganchos e encerrado em espessa casca denominada **embrióforo**.

A condição para que se dê a infecção do hospedeiro intermediário normal (porco), ou acidental (homem), é a passagem desses ovos pelo estômago e duodeno, a fim de que atuem os estímulos necessários à eclosão da oncosfera (ação dos sucos digestivos e da bile; ver o Cap. 38).

Desenvolvimento e Estrutura do Cisticerco

As oncosferas sofrem elevada mortandade, ao penetrarem no hospedeiro intermediário, devido às reações deste último; mas, superadas as barreiras, cada uma delas perde os acúleos que traz da fase embrionária, aumenta de tamanho e mostra-se, a princípio, como uma esfera cheia, formada por células parenquimatosas envolvidas por seu tegumento.

Depois, o centro vacuoliza-se e passa a constituir uma vesícula cheia de líquido, enquanto, em um ponto de sua superfície, começa a formar-se uma invaginação que cresce para o centro da massa líquida. Essa invaginação é o ***receptaculum capitis***, em cujo interior diferencia-se o futuro escólex da tênia, provido de quatro ventosas e dupla coroa de ganchos.

Ao fim de três meses, o cisticerco plenamente formado é uma vesícula arredondada ou ovóide, semitransparente, permitindo notar-se o *receptaculum capitis* como pequena mancha leitosa no seu interior (Fig. 39.1, *A* e *B*).

A vesícula pode atingir 15 mm de comprimento por 7 ou 8 mm de largura. A forma que apresenta varia com a localização.

Assim, nos músculos, onde os cisticercos estão sujeitos a trações longitudinais e a compressões laterais, têm forma alon-

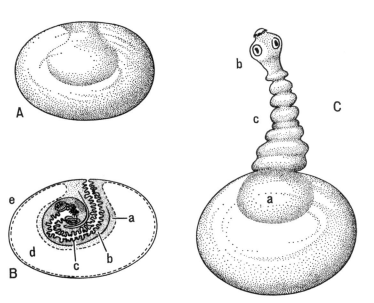

Fig. 39.1 Esquemas representando a forma larvária de *Taenia solium* (também denominada *Cysticercus cellulosae*). A. Vesícula translúcida, que permite divisar no interior o *receptaculum capitis*. B. Corte longitudinal da vesícula passando pelo *receptaculum (a)* e pelo córtex invaginado *(b)*; as "vilosidades" *(c)* correspondem às pregas formadas pelo tegumento enrugado do escólex e do colo; um líquido hialino *(d)* preenche o espaço restante sob a parede do cisticerco *(e)*. C. Cisticerco desinvaginado em que se vê, por transparência, o *receptaculum capitis (a)* e, externamente, o escólex *(b)* e o colo *(c)*.

gada. No tecido subcutâneo, são lenticulares. No humor vítreo, tendem para a esfericidade.

Dentro da vesícula do cisticerco, o escólex encontra-se invaginado, isto é, tanto o rostro como os ganchos e as ventosas estão voltados para dentro, ou seja, para o eixo do órgão, forrado pelo tegumento (Fig. 39.2).

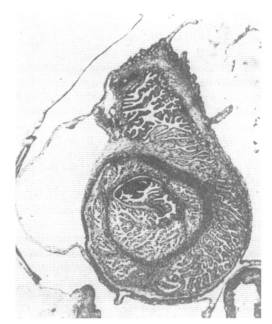

Fig. 39.2 Microfotografia de um corte de cisticerco passando pelo escólex, como na Fig. 39.1, *B*.

Quanto a este, mal cabendo no exíguo espaço que lhe cabe, fica fortemente pregueado, a ponto de, nos cortes histológicos, aparecer como se fora um desenho de vilosidades intestinais.

A estrutura geral da parede do cisticerco e a do tecido parenquimatoso, ao nível do *receptaculum capitis*, são semelhantes à descrita no verme adulto e nas larvas de outros cestóides (Fig. 37.5).

O tegumento, de natureza sincicial, apresenta densa formação de microvilosidades, revestidas pela membrana plasmática de modo a facilitar as trocas nutritivas.

As fibras musculares, situadas logo abaixo do tegumento, são mais abundantes ao nível do *receptaculum* e do escólex.

Uma rede de canalículos excretores, muito rica, percorre todo o parênquima.

O líquido contido na vesícula é claro como água, lembrando por seu aspecto o líquido cefalorraquidiano, com densidade igual a 1,0097 e com 1,557% de matéria sólida (por evaporação), da qual 0,3 a 0,5% são compostos nitrogenados. Dos constituintes inorgânicos, os principais são cloretos (0,7%).

O cisticerco costuma estar cercado por um envoltório conjuntivo, formado como produto da reação inflamatória dos tecidos do hospedeiro, denominado **membrana adventícia**, e análogo à adventícia do cisto hidático. Essa membrana falta em torno dos cisticercos sediados no vítreo, nos ventrículos cerebrais ou na pia-máter.

Entre a adventícia e o tegumento do cisticerco existe uma pequena quantidade de líquido viscoso e por vezes avermelhado, correspondendo a um exsudato inflamatório, que difere pouco do soro sangüíneo. Este é o meio externo em que se banha e se nutre a larva da tênia. Mas quase nada é sabido sobre as trocas metabólicas entre o parasito e seu hospedeiro.

RELAÇÕES PARASITO-HOSPEDEIRO

Infectividade

VIAS E MODOS DE INFECÇÃO

No Cap. 38 (ver), analisamos os mecanismos de dispersão dos ovos das tênias e os principais fatores que interferem nesse processo, bem como na longevidade e duração do poder infectante.

Para os ovos de *T. solium* chegarem ao estômago do homem, vários caminhos podem ser trilhados. Estes dependerão, em primeiro lugar, de estar o indivíduo suscetível parasitado ou não pela forma adulta do verme. No primeiro caso, teremos uma auto-infecção e, no segundo, uma heteroinfecção.

1. **Heteroinfecção**. É a ocorrência mais comum e decorre da ingestão acidental dos ovos do parasito. Esses ovos, disseminados pelas dejeções de um paciente com teníase (devido à *T. solium*), podem ser veiculados pela água ou por alimentos contaminados, ou mesmo pelas mãos sujas desse paciente.

O portador de *T. solium*, em uma casa, representa ameaça constante para os que convivem com ele no domicílio. Citam-se casos de cônjuges em que uma tinha a tênia e o outro, a cisticercose.

O número de ovos que o indivíduo suscetível ingere nessas condições é geralmente muito pequeno. O resultado, portanto, será a formação de poucos cisticercos ou, mesmo, de um único. A gravidade do caso será função da localização desse cisticerco (olho, sistema nervoso central etc.).

2. **Auto-infecção externa**. Consiste na ingestão de ovos de *T. solium* pelo próprio portador da teníase. Os maus hábitos higiênicos (sobretudo a falta do hábito de lavar as mãos, após a toalete anal e antes de manipular alimentos, ou de fazer uso deles) e a eventualidade de levar as mãos à boca ou de tocar nos alimentos facilitam a infecção com grande número de larvas.

A auto-infecção externa deve suceder mais freqüentemente entre crianças ou entre doentes mentais. Os alienados podem sofrer infecções particularmente pesadas, devido à coprofagia não raro observada entre eles.

3. **Auto-infecção interna**. Em conseqüência de movimentos antiperistálticos ou de vômitos (por causas diversas), algumas proglotes grávidas podem retrogradar ao estômago e aí sofrer a ação dos sucos digestivos, o que permitirá a eclosão dos embriões infectantes.

Nessas condições, centenas ou milhares de larvas invadem a mucosa e os tecidos do organismo do paciente, determinando um quadro como a "ladraria humana", com cisticercos muito numerosos, amplamente disseminados pela pele e tecido subcutâneo, músculos, sistema nervoso, olhos etc.

PENETRAÇÃO E LOCALIZAÇÃO DAS LARVAS

A eclosão dos ovos de tênia teria lugar, segundo se supõe, no duodeno ou primeiras porções do jejuno. Decorridas 24 a 72 horas da ingestão dos ovos, as oncosferas abandonariam o embrióforo e, ativadas pela ação dos sucos digestivos, penetrariam através da mucosa intestinal, fazendo uso de seus ganchos, mas também da secreção de suas glândulas de penetração.

Algumas observações indicam que, no intestino do camundongo, as oncosferas produzem a lise do cimento intercelular e desenvolvem efeito citolítico, o que facilita a penetração.

Depois de alcançar os vasos intestinais, os parasitos são arrastados pela corrente circulatória e levados aos pontos mais diversos do organismo. Mas desenvolvem-se de preferência em certos órgãos e tecidos: tela subcutânea, órbita, músculos, cérebro, cavidades ventriculares e nas grandes cisternas subaracnóideas.

As localizações mais freqüentes registradas por Vosgien, em 807 casos, com pequeno número de parasitos (e localizados em um órgão apenas), distribuíam-se da seguinte forma:

Olhos e anexos	46,0%
Sistema nervoso	40,9%
Pele e tecido celular subcutâneo	6,3%
Músculos	3,5%
Outros órgãos	3,2%

Em mais de 100 casos, vários órgãos estavam parasitados. Por outro lado, dos 372 casos de cisticercose ocular, a repartição pelas diversas estruturas se fazia do seguinte modo:

Retina	120 casos
Vítreo	112 casos
Conjuntiva	84 casos

Câmara anterior .... 26 casos
Órbita .... 19 casos

e os restantes nas pálpebras, íris, coróide e cápsula de Tenon.

No Brasil, não dispomos de estatísticas suficientes para apreciação correta de proporção de casos com localizações nervosas, oculares etc. Porém, é impressão dominante que as formas nervosas são muito mais freqüentes que as oculares.

Quanto a estas, encontrou-se a seguinte distribuição para 107 casos de localização intra-ocular:

Sub-retina .... 44 casos
Vítreo .... 51 casos
Sub-hialóide .... 10 casos
Câmara anterior .... 2 casos

Os de situação extra-ocular, em número de 9, eram 7 subconjuntivais, 1 da órbita e 1 subcutâneo, na região do saco lacrimal. Por serem as localizações orbitárias e subconjuntivais bem toleradas, facilmente passam despercebidas. Do total de casos, 109 apresentavam um só parasito, 1 apresentava dois, e outro trazia quatro cisticercos.

No sistema nervoso central, os cisticercos são vistos geralmente nas meninges ou na substância cinzenta do córtex, sendo menos freqüentes nos núcleos cinzentos da base, na substância branca e nos ventrículos. Eles são raros na medula espinhal.

Sobre 330 casos de cisticercose localizada do sistema nervoso, havia a seguinte distribuição, na estatística de Vosgien:

Cérebro e meninges .... 279 casos
Ventrículos cerebrais .... 410 casos
Protuberância .... 50 casos
Medula espinhal .... 50 casos

Ação Patogênica

A penetração das oncosferas no organismo humano não se acompanha de manifestações clínicas, talvez por ser geralmente pequeno o número de larvas que empreendem, a um tempo, sua migração através da parede intestinal.

Alcançado o ponto de fixação do parasito, começa o processo patogênico, atribuível a dois fatores principais que respondem pela variada sintomatologia (Fig. 39.3):

a) o primeiro é a compressão mecânica e o deslocamento de tecidos ou estruturas, decorrentes da localização e crescimento do cisticerco, podendo obstruir, por exemplo, o fluxo normal de líquidos orgânicos, como o líquido cefalorraquidiano;

b) o segundo é o processo inflamatório que geralmente envolve o parasito e que pode, eventualmente, estender-se a estruturas vizinhas.

A inflamação costuma ser de tipo celular, crônica, com numerosos linfócitos e plasmócitos. Há também muitos eosinófilos e alguns gigantócitos, principalmente junto à superfície do parasito.

Pode haver zonas de necrose, nas imediações. Os vasos da vizinhança apresentam vascularites, infiltração perivascular de linfócitos, fibrose e proliferação endotelial com estreitamento ou obliteração da luz vascular.

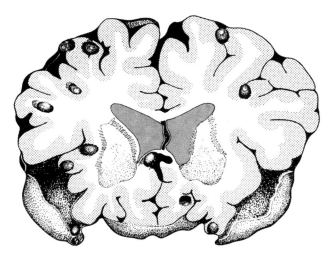

Fig. 39.3 Cisticercose cerebral: a localização aleatória dos cisticercos no sistema nervoso central, provocando fenômenos compressivos, obstrutivos e inflamatórios, explica a variedade de quadros clínicos observados.

A patologia e a clínica dependem tanto da localização, do número, do tamanho, da fase de desenvolvimento em que se encontram os cisticercos, como da reação dos tecidos parasitados. Mas a resposta do organismo depende do órgão envolvido, razão pela qual vamos falar separadamente da cisticercose do sistema nervoso, da dos olhos etc.

NO SISTEMA NERVOSO

O cérebro humano pode ser invadido por um ou por muitos cisticercos (eventualmente mais de 2.000). Na maioria dos casos menos de 10 encontram-se presentes (Fig. 39.4). Aí são descritas reações locais, em torno do parasito, e reações a distância.

Reações Locais. Desde os primeiros dias, nos tecidos em que o embrião se localiza, tem lugar o desenvolvimento de um processo inflamatório, precedido da mobilização de eosinófilos. Pouco a pouco, forma-se em torno do cisticerco uma camada adventícia fibrosa que, nos trabalhos clássicos, é descrita como constituída de três estratos:

a) camada interna de células epitelióides, linfócitos, polimorfonucleares e macrófagos;
b) camada fibrosa;
c) tecido de granulação externo.

Mas nem sempre é observada tal disposição.

Constatou-se que, se algumas vezes, principalmente no caso de cisticercos em contato com as meninges moles, havia a camada de células epitelióides e macrófagos, na maioria dos casos observados encontrava-se a fibrose em íntimo contato com o parasito. Por fora dela, o tecido de granulação é abundante quando o cisticerco está próximo das meninges, e menos nítido quando em pleno parênquima nervoso, onde cede lugar a uma camada de reação glial. Em certas ocasiões, a congestão vascular do parênquima é intensa.

Ao degenerar e morrer o parasito, o líquido contido na vesícula turva-se, e a parede torna-se permeável aos produtos de desintegração da larva, que passam a exercer, então, ação tóxica e irritativa bem mais considerável. O processo reacional torna-se muito mais pronunciado, com macrófagos e polimorfonucleares, tendendo para a formação de verdadeiro granuloma, com gigantócitos.

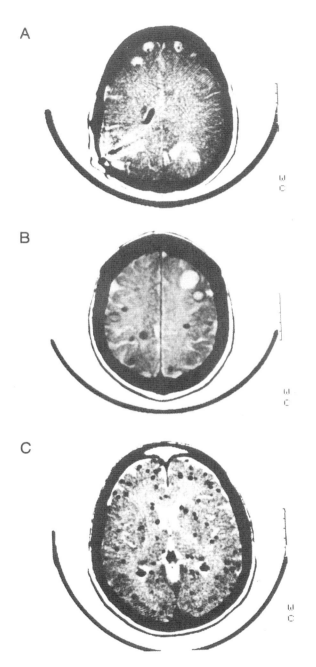

Fig. 39.4 Tomografias computadorizadas do crânio, em casos de cisticercose cerebral. *A*. Paciente com cisticercos vivos, três dos quais situados nos lobos frontais (áreas circulares claras e com os escólex bem visíveis), que apresentava hipertensão endocraniana, razão pela qual foi-lhe implantada uma válvula de derivação intraventricular-peridural, visível na região póstero-lateral direita da cabeça. *B*. Caso com cisticercos vivos (áreas circulares claras) e calcificados (manchas negras). *C*. Cérebro com um grande número de cisticercos calcificados. Documentação do Departamento de Neurologia Clínica da Escola Paulista de Medicina, São Paulo.

O helminto morto perde sua vesícula e fica reduzido a um nódulo esbranquiçado, isolado pelo tecido de reação. Depois sofre um processo involutivo de necrose que, mais tarde, é invadido pelo próprio tecido reacional. As características histológicas do parasito desaparecem rapidamente, subsistindo, por vezes, apenas restos dos ganchos e corpúsculos calcários que, por algum tempo, ainda permitem o diagnóstico ou a suspeita da espécie de granuloma em causa.

Quando o cisticerco já foi completamente reabsorvido, a reação inflamatória volta a diminuir, reduzindo-se a um nódulo cicatricial. Somente a presença de outras formações, que ainda mantêm suas características, permite atribuir à cisticercose tais imagens cicatriciais encontradas nos tecidos parasitados.

Depois de morto, o cisticerco pode sofrer um processo de calcificação (Fig. 39.5). Esta ocorre com maior freqüência nas localizações musculares (e de outros órgãos) do que no cérebro, onde só 15% de casos mostram cistos calcificados.

A impregnação calcária pode atingir globalmente todo o cisticerco, dando uma imagem radiológica densa e uniforme; ou pode ser restrita à cápsula fibrosa e ao escólex, dando imagens anulares, com núcleo central.

Se o escólex não se calcificar, a sombra será anular ou reniforme, dependendo de a calcificação atingir apenas a cápsula fibrosa e parede cística ou estender-se ao líquido vesicular também.

Reações Gerais. Das reações a distância, provocadas pela presença do cisticerco, a mais freqüente é a que dá lugar às leptomeningites.

No parênquima nervoso, as reações são difusas e se revestem de dois aspectos: (a) infiltração perivascular por elementos inflamatórios mesenquimais e (b) proliferação da neuróglia. Esses aspectos anatomopatológicos assemelham-se, por vezes grandemente, com os da paralisia geral progressiva.

Entre as alterações do elemento nobre do cérebro, encontram-se processos involutivos conseqüentes quer a uma inflamação, quer aos mecanismos isquêmicos e tóxicos, direta ou indiretamente provocados pelo helminto.

No epêndima, observa-se ependimite crônica, com formação de nódulos fibrosos múltiplos.

Finalmente, nos vasos, a ação a distância caracteriza-se pela endarterite proliferante, que atinge tanto os pequenos como os de grande calibre. Quando o processo leva à oclusão do vaso, resultam distúrbios circulatórios graves, tais como os responsáveis pelas formas apopléticas da neurocisticercose. As periarterites são devidas à ação local dos cisticercos.

NO GLOBO OCULAR

A oncosfera chega ao globo ocular através dos vasos da coróide, tendo pois localização primitiva sub-retiniana. Ao desenvolver-se, o cisticerco vem a exigir mais espaço. Duas alternativas apresentam-se então: ou permanece na loja primitiva, provocando o descolamento da retina, ou perfura esta e invade o vítreo. Aqui não se observa a formação de uma membrana adventícia fibrosa em torno do parasito, a não ser tardiamente, após sua morte.

Ainda alguns meses depois dos primeiros sintomas subjetivos, os meios transparentes podem conservar-se normais; mas, com o tempo, instalam-se reações inflamatórias de tipo exsu-

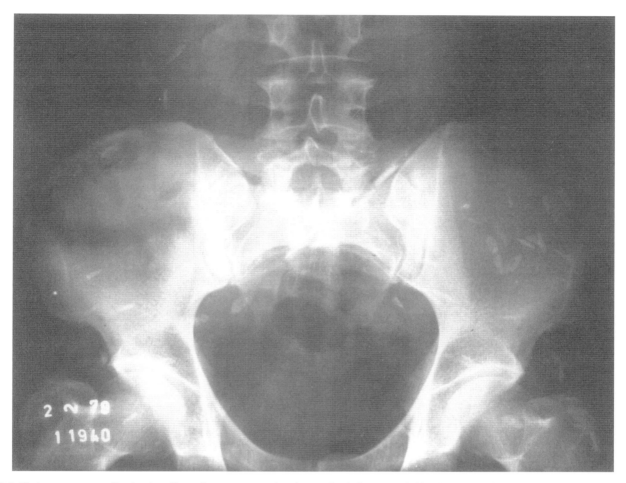

Fig. 39.5 Cisticercose generalizada. A radiografia mostra grande número de cisticercos calcificados, disseminados pela pele e musculatura da região pélvica de um paciente. (Documentação cedida pelo Dr. Hélio Moraes, Rio de Janeiro.)

dativo, tais como exsudato no vítreo, irites simples, sinéquias posteriores da íris, iridociclites purulentas, uveítes ou mesmo panoftalmias.

Apesar de o parasito não se localizar no cristalino, registra-se, como complicação, a catarata.

A evolução natural do processo é para a opacificação dos meios e a desorganização intra-ocular, acarretando a perda da visão e a do próprio olho.

NO TECIDO CELULAR SUBCUTÂNEO E MÚSCULOS

Cisticercos localizados no tecido conjuntivo subcutâneo, ou no interfascicular dos músculos esqueléticos, provocam reação local e conseqüente formação da membrana adventícia fibrosa.

Com a morte do parasito, sobrevém a calcificação de suas estruturas, com muito maior freqüência do que se vê no sistema nervoso (Fig. 39.5).

SINTOMATOLOGIA

A cisticercose caracteriza-se por não possuir uma sintomatologia própria ou um quadro único que a distinga.

É doença polimorfa, com os mais diversos quadros clínicos e apresentando sérias dificuldades para o diagnóstico etiológico. Não raro, este é feito na mesa de autópsia.

Como dissemos acima, a propósito da patologia, tudo depende da localização dos parasitos, do número destes, da circunstância de estarem vivos ou mortos, e da maneira pela qual reage o organismo em cada caso.

Muitas vezes, não são as reações perifocais as mais importantes, mas sim as que se processam a distância, como as meningoencefalites difusas, as meningites de base ou as alterações de tipo endarterite.

Neurocisticercose

Aqui, a correlação entre a sintomatologia clínica e as formas anatômicas da infecção é incontestável.

Os cisticercos isolados correspondem, com freqüência, aos casos em que as crises convulsivas epilépticas constituem o único sintoma. As formas que produzem meningite crônica da convexidade cerebral, ou meningoencefalite, na maioria das vezes geram os quadros de decadência mental progressiva, casos de psiquiatria ou de neuropsiquiatria.

As localizações na fossa posterior, ou a simples reação meningítica da fossa posterior, correspondem aos quadros de hipertensão endocraniana ou que simulam tumores. As lesões endarteríticas obliterantes dão as formas apopléticas.

Formas Convulsivas. Ocorrem em cerca de 50% dos casos de cisticercose do sistema nervoso, sendo as mais freqüentes e as mais bem conhecidas. Têm como característica seu aparecimento em indivíduos adultos, até então sadios, sem antecedentes pessoais ou familiares.

As convulsões são geralmente localizadas, do tipo bravais-jacksoniano, podendo outras vezes ser generalizadas ou alternarem-se os dois tipos. Podem ser precedidas de aura, ou não, seguidas de fase tônica e depois de fase clônica. Muitas vezes, não há perda de consciência ou ela se verifica tardiamente, o que auxilia o diagnóstico. Ainda assim, alguns pacientes passam durante muito tempo por simples epilépticos.

As crises nem sempre se iniciam em um mesmo ponto, ou se limitam a determinado segmento do corpo. Seu caráter variável sugere que os focos epileptógenos são múltiplos, e o imageamento ou a anatomia patológica têm confirmado essa suspeita.

Em seguida às convulsões, podem ocorrer outros distúrbios neurológicos (paralisias, paresias, afasia, alterações de sensibilidade), mas de caráter passageiro, regredindo em poucas horas ou poucos dias.

Além das formas convulsivas puras, observam-se as associadas a perturbações mentais, especialmente a decadência rápida e progressiva ou outros distúrbios habitualmente ligados à epilepsia essencial.

A doença pode durar 10 ou mais anos, raramente sendo observada a cura espontânea. A causa mais freqüente de morte, em tais casos, é o estado de mal epiléptico.

Formas Hipertensivas e Pseudotumorais. São os casos com sinais de hipertensão intracraniana e com sintomas neuropsíquicos focais, associados ou não. Neste grupo estavam 48,4% dos casos observados na Clínica Neurológica da Faculdade de Medicina de São Paulo.

Os sinais clássicos dessa hipertensão consistem em: cefaléia intensa, constante e com paroxismos conseqüentes a esforços físicos; vômitos de tipo cerebral (isto é, produzindo-se bruscamente, em forma de jato e não precedidos de outros sinais prodrômicos); e edema da papila. O edema papilar vai-se acentuando de forma progressiva, a princípio com diminuição da visão e, mais tarde, com cegueira, devido à atrofia do nervo óptico.

Outros sintomas, encontrados nas formas mais graves, são: bradicardia, distúrbios respiratórios, vertigens, sonolência e epilepsia generalizada.

As alterações psíquicas que acompanham o quadro hipertensivo são, principalmente, apatia, indiferença, diminuição da atenção, estados de torpor ou de agitação confusional.

As formas hipertensivas são produzidas por processos de meningite da fossa posterior, causados por cisticercos normais (ou pela forma racemosa do cisticerco; ver adiante) aí localizados; mas causados também por uma reação a distância, quando o parasito está localizado alhures.

Os quadros pseudotumorais, com sintomas focais, são agrupados segundo sua localização em: (a) anterior ou frontal; (b) da fossa posterior; e (c) ventricular.

No quarto ventrículo, a localização do cisticerco pode oferecer uma sintomatologia bem característica, como conseqüência da ação direta do parasito e da hidrocefalia interna, que se instala lentamente. É a síndrome de Bruns (associação de vertigem com algum movimento súbito da cabeça), observada em alguns casos.

O paciente esforça-se por evitar movimentos que possam exacerbar as crises de cefaléia, vômitos e vertigem. Para isso, mantém a cabeça imóvel, em atitude rígida. Há alterações respiratórias e cardiovasculares graves de que resulta, eventualmente, a morte do paciente.

A distensão do terceiro ventrículo leva a distúrbios quiasmáticos e selares que simulam neoplasias dessa região.

Algumas vezes, a situação e a mobilidade do cisticerco podem provocar crises intermitentes de hipertensão endocraniana, com os sintomas acima referidos, perturbações visuais discretas e mal-estar. Nos intervalos entre as crises, o paciente não se queixa de nada.

Formas Psíquicas. Os sintomas psíquicos acompanham, muitas vezes, as demais formas clínicas da doença. Mas, aqui, as perturbações mentais dominam o quadro ou são as únicas a manifestarem-se.

Os quadros mentais não são esquemáticos e se confundem com os de numerosas outras psicoses, como a esquizofrenia, a mania, a melancolia, as síndromes delirantes etc.

Oftalmocisticercose

Quando localizados na câmara anterior do olho, os fenômenos inflamatórios e a presença do parasito logo chamam a atenção do paciente.

Os sintomas produzidos no segmento posterior são, em geral, poucos e relativamente discretos.

A ausência de dor faz com que o paciente só suspeite de alguma anormalidade quando há perturbações da visão central ou periférica, ou quando sobrevêm complicações mais sérias, tais como acentuada redução da visão por descolamento retiniano ou opacificação dos meios transparentes, dores provocadas pelas irites, moscas volantes etc.

As localizações orbitárias, em geral assintomáticas, podem causar desvio do globo ocular, exoftalmia ou miosite com ptose. Na conjuntiva não se tem observado mais que sua inflamação: uma conjuntivite por vezes intensa.

Cisticercose Disseminada

Os cistos da musculatura esquelética e do tecido celular subcutâneo não costumam trazer incômodo ao paciente. Mas, quando muito numerosos, provocam dores musculares na nuca, na região lombar ou nas pernas. Fadigas e cãibras têm sido também assinaladas.

Nos casos em que ocorram concomitantemente localizações cerebrais ou oculares, são estas que dominam totalmente o quadro clínico.

A cisticercose do coração acompanha-se de palpitações, ruídos anormais e, mesmo, dispnéia.

Finalmente, casos há em que a parasitose permanece silenciosa, nenhum sintoma denunciando a presença de um agente patogênico capaz de tão variadas e tão graves manifestações, em tantos outros casos.

Eles passariam desconhecidos se não constituíssem surpresas do imageamento ou da necrópsia.

A razão pode estar na localização muito favorável do cisticerco, na discreta reação dos tecidos do hospedeiro ou, ainda, na idade recente da infecção.

DIAGNÓSTICO E PROGNÓSTICO

Diagnóstico Clínico

Como se depreende da variedade de quadros clínicos e da atipia, variabilidade e inconstância dos sintomas apresentados pelos pacientes, o diagnóstico clínico seguro é praticamente impossível quando não socorrido pelos exames laboratoriais.

Na neurocisticercose, a confusão pode ter lugar com a epilepsia, os tumores endocranianos, a sífilis cerebral, várias psicopatias etc.

Mas para que o diagnóstico desta afecção não fique para ser estabelecido na mesa de necrópsia, é indispensável que a cisticercose seja sempre lembrada durante o raciocínio clínico, pois considera-se que muitas vezes o diagnóstico só não foi feito porque o médico não estava familiarizado com esse tema da patologia.

Deve-se pensar em cisticercose: diante dos casos de epilepsia, principalmente do tipo bravais-jacksoniano, que se instala já na idade adulta, sem antecedentes familiares, algumas vezes sem perda ou com perda tardia de consciência; nas síndromes de hipertensão intracraniana de evolução atípica; nas síndromes psíquicas associadas a crises convulsivas ou a processos hipertensivos intracranianos; nos quadros mentais mal sistematizados e nas síndromes vasculares de origem obscura.

O interrogatório clínico deve focalizar as circunstâncias que ajudam a orientar a suspeita diagnóstica, tais como a procedência do paciente (infecções mais freqüentes no meio rural, onde há criação de porcos); hábitos alimentares do doente (uso de carne de porco mal cozida). Investigar se o paciente é ou foi portador de *Taenia solium* ou se ocorreram casos de teníase na família.

No exame físico, a presença de nódulos subcutâneos pode trazer uma contribuição decisiva para a orientação diagnóstica, se bem que a concomitância de cisticercose cutânea e nervosa não seja muito encontradiça. No mesmo sentido concorreria o encontro de cisticercose ocular, muscular etc., revelados por outros meios.

O diagnóstico da cisticercose ocular é inconfundível e fácil, quando se tem experiência e os humores ainda estão transparentes. O cisticerco apresenta-se com os caracteres seguintes: vesícula esférica, branco-azulada, com reflexos irisados nas margens e dotada de pequenos movimentos ondulatórios na superfície. O escólex pode estar desinvaginado, quando o parasito encontra-se no vítreo ou na câmara anterior, permitindo que se lhe veja o colo branco, cilíndrico ou pouco mais alargado junto à base, bem como (se a transparência do meio for suficiente) as ventosas e os ganchos, no ápice. Se invaginado, aparece como mancha esbranquiçada e de contornos vagos através da semitransparência da vesícula.

As dimensões do parasito variam com a idade do mesmo e com sua situação dentro do globo ocular: aparece menor, quando no fundo do olho, e maior, quando no retrocristalino.

À medida que os meios se opacificam, seja pelas reações inflamatórias, seja pelas complicações secundárias, o diagnóstico vai-se tornando mais difícil. A suspeita de cisticercose deverá conduzir, então, à busca de outros recursos diagnósticos.

Diagnóstico Laboratorial

EXAME DE FEZES

O exame coproparasitológico tem por objetivo demonstrar a presença da *Taenia* adulta no intestino do paciente.

No capítulo sobre teníases, tivemos ocasião de discutir os métodos empregados e a significação de seus resultados (ver o Cap. 38). Lembraremos, apenas, que o processo mais adequado é o da dissolução de toda a massa fecal eliminada pelo paciente, no dia, e sua tamização através de peneira de malhas finas, para reter as proglotes eliminadas.

Estas devem ser fortemente comprimidas entre duas lâminas de vidro e, depois, clarificadas pelo ácido acético a 10%, para permitir o diagnóstico diferencial entre *T. solium* e *T. saginata*, com base no aspecto e número das ramificações uterinas.

Menos de 12 ramos partindo da haste uterina indica tratar-se de *T. solium*; mais de 16 ramos caracteriza *T. saginata*; porém, quando o número de ramificações está compreendido entre 12 e 16, a diferenciação é difícil e pode exigir a participação de um parasitologista experimentado para decidir.

Se o primeiro exame for negativo, repeti-lo outras vezes, em dias diferentes.

A pesquisa de ovos nas fezes, além de muitas vezes dar resultados negativos, em casos de teníase, não permite, quando é positivo, que se faça diagnóstico da espécie de *Taenia* em causa. A técnica da fita adesiva para pesquisa de ovos na pele da região perineal é mais eficiente, mas tem as mesmas limitações quanto ao diagnóstico específico.

Apesar da grande longevidade das tênias, a forma adulta, eventualmente responsável pela auto-infecção, pode já não existir quando a sintomatologia clínica da cisticercose levar o paciente ao serviço médico.

EXAME DO LÍQUIDO CEFALORRAQUIDIANO

De todos os exames é o que fornece maior número de elementos para o diagnóstico de neurocisticercose. A razão está em que geralmente a cisticercose determina alterações do líquor, com características que sugerem processo de tipo inflamatório crônico.

Essas alterações lembram o quadro da neurolues (sífilis do sistema nervoso): hipercitose discreta, aumento das proteínas e alterações da reação do benjoim coloidal; porém, a reação de Wassermann é negativa.

As alterações que o líquor vai apresentar estarão na dependência de vários fatores, entre os quais a situação do cisticerco, seu estado de desenvolvimento e vitalidade, a reação do organismo hospedeiro etc. Assim, é possível o encontro de um quadro liquórico normal: nos casos incipientes, ou quando os cisticercos já estejam calcificados ou reabsorvidos; ou quando, por sua localização, não possam exercer influência sobre a constituição do líquido cefalorraquidiano.

As reações atenuadas representariam uma situação intermediária entre as condições extremas.

Na neurocisticercose, a síndrome liquórica mais sugestiva reúne as características que passamos a analisar:

1. A pressão está aumentada em alguns casos, normal em outros, sendo o líquor límpido e incolor.

2. A citologia acusa hipercitose moderada, 5 a 50 células (com predominância de linfócitos), e atinge centenas de células por milímetro cúbico nos casos em que são mais acentuadas as reações inflamatórias. A eosinofilia liquórica, contrariamente à do sangue, tem alta significação diagnóstica, se bem que possa faltar.

3. Aumento da taxa de proteínas totais e particularmente das globulinas.

4. Reação da Takata-Ara positiva, geralmente de tipo parenquimatoso, mas, às vezes, do tipo meningítico; reação do benjoim coloidal positiva, com curva de tipo parenquimatoso.

5. Reação de fixação do complemento para cisticercose positiva; reações de Wassermann e de Eagle negativas.

TESTES IMUNOLÓGICOS

A maioria das técnicas sorológicas para a detecção de anticorpos no líquor ou no soro foram ensaiadas para o diagnóstico da cisticercose, com maior ou menor sucesso. A limitação principal está em que a presença de anticorpos não significa que a infecção seja atual.

Detecção de Anticorpos. Devido à freqüência com que os testes imunológicos dão reações cruzadas com outras parasitoses e, particularmente, com outras cestoidíases, seu uso em inquéritos de massa deve levar em conta a presença e a freqüência de outros cestóides na população examinada.

Os antígenos extraídos dos vermes adultos e das larvas são muito complexos e as preparações mostram-se heterogêneas, podendo-se reconhecer oito antígenos diferentes. O antígeno B de *T. solium* é geralmente reconhecido em 84% dos casos.

Atualmente, os principais testes usados são:

ELISA. Esta técnica, de execução muito simples e rápida (ver o Cap. 65), tem sido usada com o antígeno B. A experiência mostra que sua sensibilidade é de mais de 80%, nos testes para diagnóstico no líquor. Ela pode ser utilizada com processos automáticos de leitura dos testes, fato de grande interesse nos inquéritos epidemiológicos. Com extratos brutos ela é menos sensível.

Uma modificação da técnica de ELISA permite seu emprego para detectar a presença de antígenos parasitários no soro dos doentes.

Imunoeletroforese. É recomendada por não apresentar resultados falsos positivos. Entretanto, apenas 54 a 87% dos pacientes com cisticercose são confirmados por imunoeletroforese.

Imunofluorescência Indireta. Vários autores consideram o teste como altamente específico, mas falta-lhe sensibilidade.

Hemaglutinação Indireta. A correlação entre os testes positivos e a existência clínica de neurocisticercose tem sido questionada. A razão encontra-se na dificuldade de se distinguirem facilmente as reações cruzadas. A resposta cruzada é sempre observada, nos casos de hidatidose.

Western Blot. Pode ser usado, mostrando sensibilidade superior a 80%, com o antígeno B, mas também dá reações cruzadas. Um aperfeiçoamento recente do método, desenvolvido pelos *Centers for Disease Control* (Atlanta, EUA) utilizando um grupo de glicoproteínas de *T. solium*, mostrou ter sensibilidade de 98% e especificidade de 100%.

Uma série de sete antígenos são considerados de valor diagnóstico.

Nenhum soro reconhece todos eles, mas o reconhecimento de qualquer um indica diagnóstico positivo. Sua preparação é relativamente complicada.

Detecção de Antígenos. São técnicas menos sensíveis mas ideais, sobretudo para o exame do líquido cefalorraquidiano, por demonstrarem a presença efetiva dos parasitos, e indicadas quando os anticorpos não possam ser demonstrados. Elas permitem avaliar melhor os resultados de tratamentos cirúrgicos. A mais útil é a de ELISA, por sua sensibilidade.

Orientação para o Diagnóstico Laboratorial. Recomenda-se empregar dois testes: um de grande sensibilidade e outro que seja muito específico, para maior segurança na interpretação dos resultados. Isoladamente a ordem de preferência é a seguinte:

a) Western blot com antígeno glicoprotéico purificado, no líquor ou no soro, quando esse antígeno é disponível.

b) Teste de ELISA para detecção de IgG no líquor (mais sensível) ou no soro, utilizando o antígeno B ou o extrato bruto.

c) Se os resultados forem negativos, utilizar o método de ELISA, para captura de antígenos circulantes de *T. solium* no líquido cefalorraquidiano.

EXAMES POR IMAGEAMENTO

A demonstração radiológica da cisticercose é feita pelo encontro de imagens dos nódulos calcificados, com aspecto mais ou menos característico (Fig. 39.5). Como vimos anteriormente, a calcificação só se processa após a morte do parasito e não em todos os casos. As calcificações intracranianas ocorrem apenas em 15 a 35% dos pacientes.

A imagem radiológica apresenta-se, algumas vezes, com características típicas (que descrevemos páginas atrás) capazes, por si sós, de permitir o diagnóstico. Mas, na maioria das vezes, somente a concomitância do quadro clínico e dos dados liquóricos sugerem sua natureza cisticercótica. O diagnóstico diferencial será feito com calcificações fisiológicas, tumorais, de antigos focos hemorrágicos etc.

A ultra-sonografia é útil no exame de cistos oculares, enquanto a tomografia computadorizada e a ressonância magnética são empregadas na neurocisticercose.

EXAME ANATOMOPATOLÓGICO

Os nódulos subcutâneos, eventualmente encontrados nos pacientes, permitem que se proceda facilmente a uma biópsia e ao exame do cisto ao microscópio ou se faça um exame histopatológico. A confirmação de cisticercose subcutânea é elemento da maior importância no esclarecimento dos quadros neurológicos.

Evolução e Prognóstico

A evolução da neurocisticercose é muito variável, podendo permanecer tanto em estado latente, durante toda a vida do paciente (sendo revelada apenas pela necrópsia), como evoluir rapidamente para a morte. Mas os sintomas podem regredir durante um lapso de tempo mais ou menos longo, retornando muitos anos depois. Citam-se casos com mais de 30 anos de evolução.

Quando não tratados, o prognóstico é quase sempre sombrio, a cura espontânea sendo considerada raríssima. A amaurose (cegueira de natureza neurológica) é freqüente na fase final.

Na cisticercose intra-ocular, a evolução é também para a cegueira. O prognóstico é bom nas localizações extra-oculares ou da câmara anterior, onde o diagnóstico se faz precocemente e a operação é pouco traumatizante. No segmento posterior, a gravidade resulta, antes de mais nada, de ser o diagnóstico geralmente tardio: de 83 doentes registrados em um serviço, com cisticerco no vítreo ou sub-retiniano, 72 compareceram ao primeiro exame completamente cegos ou com visão inferior a 0,1.

A cisticercose muscular e a subcutânea são benignas.

TRATAMENTO

O tratamento da cisticercose humana tem sido ensaiado por diversos métodos. A abordagem do problema segue ao longo de três vias: a cirúrgica, a quimioterápica e a dos tratamentos sintomáticos.

Cirurgia. A neurocirurgia, outrora a única disponível, encontra indicações quando o número de parasitos é pequeno e a localização dos cisticercos é favorável para intervenção.

Na cisticercose ocular, a cirurgia não oferece dificuldades quando o parasito encontra-se na câmara anterior do olho, ou em situação subconjuntival ou subcutânea. No vítreo e no sub-hialóideo, obtiveram-se 85% de êxitos; e, na sub-retina, 71%.

Quimioterapia. O **praziquantel** foi, inicialmente, usado com êxito nos casos de cisticercose subcutânea e, atualmente, vem sendo empregado na neurocisticercose.

Ele penetra rapidamente no líquido cefalorraquidiano e mais lentamente nos cisticercos.

Cerca de duas semanas após o tratamento, os cisticercos subcutâneos começam a apresentar alterações (desaparecimento das microvilosidades, vacuolização e degeneração do tegumento), vindo a morrer pouco depois. Em três meses, muitos dos cisticercos desaparecem completamente.

A dose diária utilizada variava entre 10 e 75 mg/kg de peso corporal, durante 6 a 21 dias; mas a maioria dos pacientes recebeu 30 ou 50 mg/kg, durante 12 a 15 dias.

A tolerância à droga é boa em cerca de 80% dos casos. Nos demais apareceram sintomas que foram atribuídos, em geral, à reação do organismo frente aos parasitos mortos. Em alguns casos houve hipertensão aguda intracraniana (devida ao edema cerebral ou a alterações no fluxo do líquido cefalorraquidiano), exigindo tratamentos específicos de urgência.

Os relatórios de avaliação clínica sugerem que o tratamento com praziquantel produz resultados bons ou satisfatórios, na maioria dos casos, em pacientes com neurocisticercose. Mas deve ser contra-indicado na cisticercose ocular.

A tomada de decisão para medicação com essa droga depende de cada caso individual, devendo-se considerar que os cistos calcificados não se beneficiam com ela e que os casos assintomáticos podem tornar-se sintomáticos, depois dela, seja em função do curso normal da doença, seja por efeito da reação orgânica induzida pela destruição dos parasitos.

Recomenda-se que o tratamento da neurocisticercose seja realizado com o paciente internado em uma enfermaria de clínica neurológica, sob estrita supervisão médica, não só no período de medicação como durante alguns dias mais.

Administrar o praziquantel, por via oral, na dose de 50 mg/kg de peso corporal, por dia (dividindo-se a dose diária em três tomadas), durante 14 dias. Outros autores recomendam 90 mg/kg/dia, divididos em três tomadas (intervalos de quatro horas), durante 10 dias.

O médico deverá decidir, também, se é necessário utilizar medicação concomitante com **corticosteróides**, para prevenir reações imunológicas desfavoráveis (tendo presentes os riscos de imunodepressão frente a outros agentes patogênicos).

Nos casos com manifestações epileptiformes, é indispensável fazer um tratamento adequado com drogas antiepilépticas.

Alguns autores sugerem o uso de pequenas doses (8 mg/kg/dia, divididos em três vezes) durante longo tempo (48 dias, em um caso, sem efeitos colaterais).

O **albendazol** mostrou-se tão eficiente quanto o praziquantel no tratamento da neurocisticercose, quando administrado cotidianamente durante várias semanas.

A niclosamida age apenas sobre os vermes adultos, no intestino.

PROFILAXIA E CONTROLE

A profilaxia da cisticercose humana consiste essencialmente na prevenção e controle das teníases, como foi descrito no Cap. 38, em relação à *Taenia solium.*

Devemos acrescentar apenas algumas palavras sobre prevenção da auto-infecção e da heteroinfecção com ovos de *T. solium.*

Os portadores de tênia e os casos suspeitos devem ter seu diagnóstico assegurado o mais cedo possível e devem ser tratados imediatamente com um tenicida (ver o Cap. 38).

A educação sanitária, ao mesmo tempo que alerta os indivíduos para os perigos do consumo de carnes mal cozidas e não submetidas ao controle sanitário, deve esclarecer os pacientes para que possam reconhecer as proglotes e para que se convençam da necessidade de tratar com a máxima brevidade sua parasitose.

A higiene pessoal é muito importante (banho e lavagem freqüente das mãos, especialmente depois das evacuações e antes das refeições), pois tanto a auto-infecção (**ânus → mão suja → boca**; e também **ânus → mão suja → alimento → boca**) como a heteroinfecção (via **mãos sujas → alimentos**, ou através de certas práticas sexuais) podem levar os ovos da *T. solium* a causar cisticercose no portador da teníase ou em seus próximos.

Os médicos devem considerar o diagnóstico específico da tênia albergada por seus pacientes como questão da mais alta importância, instituindo com urgência o tratamento da infecção por *T. solium*, ou qualquer tênia, quando o reconhecimento da espécie não for possível.

40

Echinococcus granulosus e Hidatidose

INTRODUÇÃO
O PARASITO
    Posição sistemática e espécies afins
    Ciclo evolutivo
    Organização nas diversas fases do ciclo
        O verme adulto
        Os ovos ou oncosferas
        A hidátide normal
        Hidátides anormais
    Nutrição, metabolismo e cultura
RELAÇÕES PARASITO-HOSPEDEIRO
    Penetração, localização e número de parasitos
    Resistência ao parasitismo: imunidade
    Patologia
        Hidatidose primitiva
        Complicações e anomalias parasitárias
    Sintomatologia e clínica
        Hidatidose primitiva
        Hidatidose secundária
        Hidatidose óssea
    Diagnóstico
        Diagnóstico clínico
        Diagnóstico de laboratório
    Tratamento
ECOLOGIA E EPIDEMIOLOGIA
    Distribuição geográfica
    O ecossistema e a cadeia de transmissão
        Hospedeiros do verme adulto
        Hospedeiros intermediários
        Fatores ecológicos na transmissão
        Fontes e modos da infecção humana
CONTROLE E ERRADICAÇÃO
    Controle da infecção canina
    Prevenção da infecção humana

INTRODUÇÃO

Os *Echinococcus*, na fase adulta, são tenídeos de pequenas dimensões que vivem em grande número na luz do intestino de canídeos diversos e de alguns felídeos.

O de maior importância é *Echinococcus granulosus* (Fig. 40.1, *A*), parasito habitual do cão doméstico, nas zonas de criação de ovinos. Os carneiros constituem os hospedeiros intermediários normais do verme. Eles permitem a evolução larvária (sob a forma de grandes estruturas vesiculares, as **hidátides**, providas internamente de considerável número de escólex) e asseguram a transmissão do helminto a outros cães que se alimentem de suas vísceras parasitadas.

Entende-se por **hidatidose** o parasitismo desenvolvido por formas larvárias dos *Echinococcus*. As larvas receberam dos antigos o nome de "hidátides" (do grego *hydatis*, vesícula aquosa) ou de "cistos hidáticos", antes mesmo de reconhecida sua natureza animal. Algumas vezes o nome **equinococose** (do grego *ekinos*, ouriço, e *kokkos*, grão) é usado como sinônimo de hidatidose; pensamos, porém, que ele deva ser reservado para designar a infecção dos hospedeiros definitivos (canídeos) pelas formas adultas dos parasitos.

O homem infecta-se, acidentalmente, com os ovos do helminto disseminados pelos cães, vindo a sofrer do crescimento tumoral da hidátide e de suas complicações.

O cisto hidático ou doença hidática é também popularmente conhecido por "bolha d'água", no Rio Grande do Sul, e por "*bolsas de água*" ou "*vejigas de agua*" no Uruguai e Argentina.

O PARASITO

Posição Sistemática e Espécies Afins

O gênero *Echinococcus*, pertencente à família **Taeniidae**, compreende formas pequenas com 3 a 6 proglotes, das quais

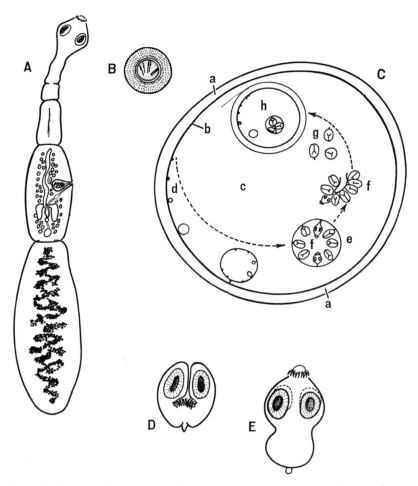

Fig. 40.1 *Echinococcus granulosus*. A. Verme adulto representado em esquema que mostra o escólex, o colo em via de formar uma nova proglótide, um anel jovem, um maduro e outro grávido. B. Ovo com embrióforo e oncosfera. C. Cisto hidático constituído de membrana anista *(a)*, membrana germinativa *(b)* e líquido hidático *(c)*; a partir da membrana germinativa formam-se, por brotamento *(d)*, as vesículas prolígeras *(e)*, contendo protoescólex *(f)*, que podem tornar-se livres no líquido *(g)* e, em determinadas condições, formarem cistos hidáticos filhos *(h)*. D. Um protoescólex. E. O mesmo desinvaginado.

apenas a última apresenta-se grávida. No escólex, há sempre um rostro armado com duas fileiras de acúleos. A larva é do tipo **equinococo**, isto é, constituída por uma estrutura cística, por vezes volumosa, contendo no seu interior um líquido claro com numerosas cápsulas prolígeras que formam por sua vez os escólex infectantes para o hospedeiro definitivo.

E. granulosus é a única espécie de importância médica na maioria das zonas endêmicas. Diferenças subespecíficas foram assinaladas em diferentes regiões e segundo os hospedeiros normais. Os parasitos que fazem o ciclo cão-cavalo, na Grã-Bretanha, não completam seu desenvolvimento em meios de cultura e parecem destituídos de poder infectante para primatas (*Macaca mulatta* e *Homo*), contrariamente aos que fazem o circuito cão-ovelha.

E. multilocularis, parasito de raposas e cães, nas regiões neárticas e paleárticas do mundo (Rússia, Europa Central, Canadá, Alasca etc.), tem por hospedeiros intermediários pequenos roedores (dos gêneros *Microtus*, *Citellus* etc.) e ocasionalmente infecta o homem. Sua larva é o cisto hidático alveolar, que cresce como um tumor maligno e produz metástases, conferindo caráter muito grave ao parasitismo.

E. oligarthus é parasito de felídeos, durante sua fase adulta (tendo sido descrito em pumas, no jaguar e no jaguarundi), e, na fase larvária, infecta roedores silvestres (dos gêneros *Agouti*, *Dasyprocta*, *Echimys* e *Proechimys*). Já foi encontrado no Panamá, na Colômbia e no Brasil. Considera-se sinônimo desta espécie o *E. patagonicus*, cuja forma adulta foi descrita em raposas do extremo sul do Continente Americano.

Descreveu-se depois uma quarta espécie, ***E. vogeli***, obtida de um canídeo silvestre do Equador. Alguns autores consideram estas duas últimas espécies como sendo variedades ou subespécies de *E. granulosus*, que se mostraria mais eurixeno do que classicamente admitido, mantendo ciclos evolutivos domésticos e silvestres.

Ciclo Evolutivo

O ciclo vital de ***Echinococcus granulosus*** é complexo, com duas fases ou gerações capazes de assegurar a multiplicação da espécie e sua propagação:

1. **Fase sexuada**, por isso mesmo chamada adulta, em que a pequena tênia, depois de formar as proglotes com seus órgãos genitais hermafroditas, promove a fecundação e a produção abundante de ovos. Passa-se ela na luz do intestino delgado do cão doméstico e de outros carnívoros afins (hospedeiros definitivos).

As proglotes grávidas, à medida que se desprendem do estróbilo, são eliminadas com as fezes do animal e vão com estas poluir o solo dos campos de pastagem, do peridomicílio ou, mesmo, o chão das casas.

Ingeridos de mistura com o pasto, as proglotes ou os ovos isolados chegam ao estômago e intestino dos herbívoros (hospedeiros intermediários), onde as **oncosferas** se libertam dos embrióforos, entranham-se na mucosa e, pela rede vascular, vão ao fígado, aos pulmões ou, mais raramente, a outros órgãos.

2. **Fase assexuada**, ou larvária, que se desenvolve então a partir da formação do cisto hidático e suas cápsulas prolígeras, com miríades de escólex gerados por brotamento, no seu interior, e representando indivíduos filhos da forma hidátide, capazes de transformarem-se em pequenas tênias, se as vísceras parasitadas dos herbívoros foram por sua vez ingeridas por um hospedeiro definitivo (carnívoro).

A fase sexuada, no cão, desenvolve-se em dois meses, e a fase larvária, no carneiro, atinge a maturidade ao fim de seis meses. O intervalo de ovo a ovo pode resumir-se em oito meses; mas, na realidade, depende da morte das reses, quando suas vísceras servirão para a alimentação (e a infecção) dos cães domésticos ou dos cães vadios da região.

A duração do parasitismo canino sendo curta (3 a 4 meses), sua manutenção fica na dependência de reinfecções freqüentes.

Organização nas Diversas Fases do Ciclo

O VERME ADULTO

Echinococcus granulosus apresenta-se como uma minúscula tênia, porém típica, que quando bem desenvolvida mede 4 a 8 milímetros de comprimento e apresenta três ou quatro proglotes.

O **escólex**, ou pedúnculo fixador do helminto, é piriforme e possui na extremidade um rostro musculoso, com 30 a 40 acúleos dispostos circularmente em duas fileiras; e, na parte mais dilatada, quatro ventosas.

Ele se continua por um **colo** delgado e curto, que é a região de crescimento do parasito, e pelo **estróbilo**.

Como o amadurecimento dos anéis é muito rápido e logo seguido de apólise, não ficam unidas no estróbilo mais do que três ou quatro **proglotes**, em cada espécime (Fig. 40.1).

A primeira proglote tem seus limites apenas demarcados e ainda não apresenta esboço dos futuros órgãos genitais.

A segunda proglote, um pouco maior que a precedente, já mostra desenvolvidos os órgãos reprodutores masculinos (35 a 50 massas testiculares, canais eferentes e um deferente enovelado, que termina pelo cirro ou pênis, envolvido numa bolsa muscular) e os femininos (ovários, oviduto, oótipo, vagina e um tubo uterino, longitudinal e mediano, ainda vazio).

O último segmento do estróbilo, que é sempre o único grávido, de contornos dilatados e forma oval alongada, mede cerca de um terço ou metade do comprimento total do verme. Aí encontramos o útero muito aumentado de volume, com ligeiras ramificações laterais e ocupando quase todo o volume da proglote. No seu interior, estão contidos 500 a 800 ovos, ou melhor, embrióforos, com as **oncosferas** já completamente formadas.

O átrio genital, onde vêm abrir-se a vagina e a bolsa do cirro, fica situado sobre a margem da proglote.

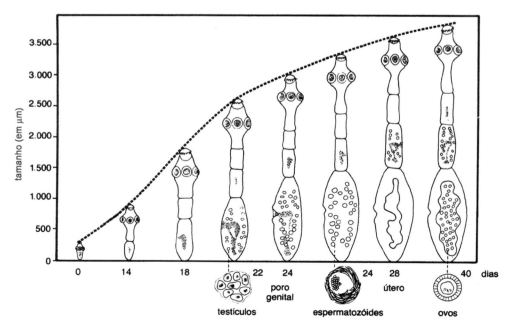

Fig. 40.2 Crescimento do estróbilo e amadurecimento sexual das proglotes em *Echinococcus granulosus*. (Redesenhada de Smyth. *The Physiology of Cestodes*, 1966.)

Os canais osmorreguladores, dois dorsais e dois ventrais, percorrem longitudinalmente o corpo do verme, paralelamente às margens (nos limites laterais entre as porções medular e cortical do parênquima), com as respectivas anastomoses transversas situadas próximo à margem posterior de cada proglote. No escólex há um anel anastomótico entre os quatro elementos.

O *Echinococcus granulosus* necessita de sete semanas, após a infecção do cão, para atingir seu desenvolvimento completo, tal como acabamos de descrever. Há porém autores que atribuem um tempo menor ou maior (entre 4 e 10 semanas) para que surjam os primeiros ovos embrionados no anel grávido (Fig. 40.2).

O verme permanece fixado por suas ventosas e seus acúleos à mucosa do intestino delgado (Fig. 40.3), com o escólex e os segmentos jovens mergulhados entre as vilosidades, ou na luz das glândulas de Lieberkühn.

Quando as tênias são observadas ainda vivas, na mucosa do cão, notam-se os movimentos de extensão ou de contração dos estróbilos, movimentos esses que continuam nas proglotes que, depois de grávidas, destacam-se do estróbilo (fenômeno de apólise).

Examinando-se com uma lupa as fezes dos cães, vêem-se as numerosas proglotes expulsas, com movimentos que lembram os de sanguessugas.

Quando elas são colocadas na água pura, as contrações persistem por meia hora e, em solução fisiológica, duram até uma hora.

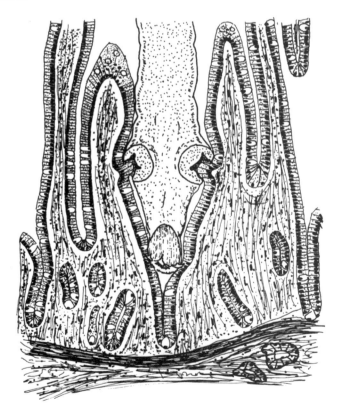

Fig. 40.3 Representação esquemática de um corte da mucosa intestinal, mostrando o escólex de um exemplar adulto de *Echinococcus granulosus* implantado na entrada de uma glândula de Lieberkühn e entre as vilosidades intestinais do cão. (Redesenhada, segundo Dévé, 1949.)

Em algumas proglotes observa-se, segundo certos autores, a expulsão brusca dos ovos pelo poro genital, antes que os movimentos de contração tenham cessado inteiramente.

A eliminação dos ovos, segundo outros autores, seria (como no gênero *Taenia*) ou pelas superfícies de apólise (onde o tegumento está interrompido) ou pela desintegração do anel grávido, depois de morto.

A longevidade dos *Echinococcus granulosus* não é muito grande: cada tênia não vive mais que três a quatro meses.

OS OVOS OU ONCOSFERAS

A propagação do helminto, na fase sexuada, é feita por meio de formas embrionárias denominadas **oncosferas** ou **embriões hexacantos**, protegidos cada qual por um envoltório espesso — o **embrióforo** (Fig. 40.1, *B*). Ao conjunto do embrióforo mais a oncosfera costuma-se chamar simplesmente de "ovo" do parasito, como sucede em relação a outros cestóides.

Quando ainda no útero, ou logo depois de expulsos, podem apresentar mais outro envoltório, a membrana vitelina.

Essas cascas ovulares originam-se dos folhetos blastodérmicos mais externos do embrião, que sofreram um processo regressivo.

O ovo de *Echinococcus* tem o mesmo aspecto que o de tênias humanas, sendo morfologicamente indistinguível dos ovos de outros cestóides que parasitam o cão: *T. pisiformis* ou *T. hidatigena*. A forma é ovóide ou ligeiramente elíptica, com 32 a 38 mm de comprimento, por 25 a 35 mm de largura.

No meio exterior, a vitalidade dos ovos mantém-se durante três semanas, em águas pouco profundas ou na areia úmida. Eles suportam 11 dias de dessecação ao ar e quatro meses de congelamento a 21°C. Cerca de 10 a 30% dos ovos permanecem viáveis depois de expostos por uma hora aos desinfetantes usuais.

O embrião só tem possibilidades de continuar sua evolução quando o ovo é ingerido por um hospedeiro intermediário normal (geralmente, o carneiro) ou acidental (como o homem).

A eclosão depende da ação da pancreatina sobre o embrióforo, que é por ela desintegrado, mas a ativação da oncosfera requer também a presença de bile no meio. Liberado o embrião de seus envoltórios, dá-se a invasão da mucosa, para o que a larva utiliza seus três pares de acúleos e, provavelmente, também a secreção de glândulas especiais para a penetração (como as que foram descritas nas oncosferas de *Taenia saginata*, *T. pisiformis*, em várias espécies de *Hymenolepis*, *Raillietina* etc.).

Alcançada a circulação sanguínea, o parasito seria arrastado pelo sangue até um leito capilar que o reteria mecanicamente, como os capilares sinusóides do fígado ou da rede pulmonar.

A HIDÁTIDE NORMAL

O fígado, onde os embriões chegam em 3 a 5 horas, e, em segundo lugar, os pulmões constituem os órgãos preferenciais para o desenvolvimento do parasito.

A oncosfera, que havia perdido os acúleos após penetrar na mucosa, sofre completa remodelação estrutural para formar o cisto hidático. Ao fim de quatro dias, medindo apenas 30 a 40 mm, ela começa a vacuolizar-se no centro; os elementos celulares transformam-se em uma delgada camada sincicial que, na superfície externa, segrega uma membrana cuticular anista, elástica e de estrutura lamelar, enquanto pela face interna produz um líquido claro como água, incoagulável pelo calor e pela ação dos ácidos (Fig. 40.4).

A rapidez com que cresce o cisto depende do hospedeiro e do órgão parasitado. Em dois meses, no pulmão do porco mede 1 a 1,5 mm, enquanto, no esquilo, mede 6 a 7 mm. Na cápsula supra-renal, atinge um volume igual a duas vezes o que alcança no rim ou no fígado do porco. Pulmão e cérebro também oferecem condições para crescimento rápido.

Depois de atingir certo desenvolvimento, a hidátide apresenta-se como uma vesícula branca, esférica, tensa e elástica. A estrutura compreende então os seguintes elementos (Fig. 40.1, C):

1. **A membrana cuticular anista**. Também denominada membrana laminada ou membrana hialina, cuja espessura aumenta com o tempo. Seu aspecto é semelhante ao da albumina de ovo parcialmente cozida e, quando cortada, se retrai e se enrola sobre a face externa.

Ao microscópio, apresenta-se refringente, finamente estratificada, mostrando-se constituída por lamelas paralelas como as folhas de um livro.

Quimicamente, seu principal constituinte é um mucopolissacarídio que contém glicosamina e galactose. Mas há também uma fração protéica, se bem que a cromatografia tenha revelado apenas pequena quantidade de aminoácidos. Tanto o colesterol como os ácidos graxos estão presentes, parecendo que os fosfolipídios, especialmente lecitinas, predominam sobre os demais componentes graxos.

2. **A membrana germinativa** ou **membrana prolígera**. Forra internamente a cutícula, distinguindo-se apenas ao exame microscópico, pois mede 12 a 15 mm de espessura. A olho nu, sua superfície interna tem aspecto aveludado.

Como o tegumento dos vermes adultos, a membrana prolígera é um sincício e apresenta inúmeras microvilosidades em sua superfície externa.

Ela é rica em núcleos e constitui o elemento fundamental da hidátide, pois sua atividade origina todos os demais componentes do cisto.

3. **Cápsulas prolígeras**. Na face interna da membrana germinativa, formam-se pequenas saliências onde os núcleos se multiplicam e, pelo crescimento ulterior, transformam-se em granulações macroscópicas, presas à parede por delgado pedúnculo. Essas granulações vacuolizam-se, constituindo então as cápsulas prolígeras, em cujo interior, também por brotamento (reprodução assexuada por poliembrionia), irão formar-se os **escólex** da hidátide, em número muito variável (entre 2 ou 3 e 50, 60 ou mais, dentro de cada cápsula prolígera).

A parede das cápsulas prolígeras é da mesma natureza que a membrana germinativa.

Essas cápsulas prolígeras desprendem-se facilmente da membrana germinativa, permanecendo livres do líquido hidático. Muitas delas rompem-se e deixam em liberdade os escólex, ou mantêm estes aderidos entre si, como pequenos cachos, pelos restos da membrana rota.

As cápsulas e os escólex desprendidos de suas inserções tendem a sedimentar (estes mais lentamente que aquelas) e formam um depósito de finos grãos esbranquiçados (as cápsulas) ou de uma tênue poeira (os escólex) que, por seu aspecto macroscópico, mereceu o nome de *areia hidática*. Um centímetro cúbico dessa "areia" contém cerca de 400.000 escólex, e um cisto hidático de tamanho grande pode conter 5 ou 6 centímetros cúbicos de areia hidática (Fig. 40.5).

4. **Os escólex**. Nesta fase, são chamados também de **protoescólex** (Fig. 40.1, D e E; e Fig. 40.6, a) e apresentam-se, em geral, como formações ovóides, medindo 160 por 120 mm. Em um dos pólos, nota-se o pedúnculo de fixação do escólex à parede da cápsula prolígera; no outro, o orifício que marca o

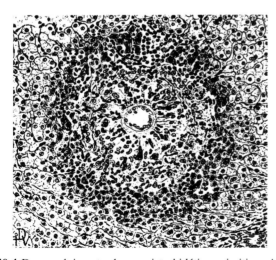

Fig. 40.4 Desenvolvimento de um cisto hidático primitivo. A larva, constituindo já uma pequena vesícula no sétimo dia após a infecção experimental do porco, é cercada pela reação inflamatória onde se encontram macrófagos, células gigantes e eosinófilos; na periferia do nódulo inflamatório há uma zona de necrose das células hepáticas.

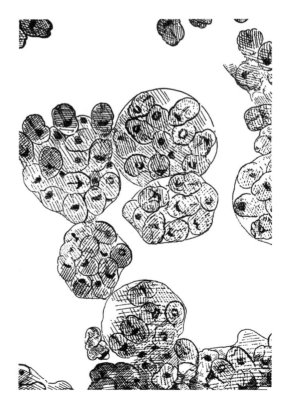

Fig. 40.5 Areia hidática, constituída por cápsulas prolígeras íntegras ou rotas e de escólex livres. (Segundo Pérez Fontana, 1941.)

ponto de invaginação de suas estruturas características: o rostro armado de acúleos e as quatro ventosas.

Desenvaginados, naturalmente, ou após permanência em meio aquecido a 37°C, cada um mostra-se como uma pequena "cabeça" de tênia, exibindo já o mesmo número e a mesma disposição de acúleos que encontramos no *Echinococcus* adulto. Aliás, esses ganchos são definitivos, contrariamente aos que trazia a oncosfera.

Cada escólex já apresenta bem diferenciado seu aparelho osmorregulador que, continuando-se através do pedúnculo e da parede da cápsula prolígera, anastomosa-se como o dos escólex vizinhos e se abre finalmente para o meio líquido interno.

A hidátide, no início do desenvolvimento, não possui os escólex (acefalocisto), sendo portanto infértil, do ponto de vista de sua propagação. Em experiências feitas com macacos, registrou-se um prazo de seis meses para que se alcançasse a fase fértil (quando a hidátide tinha o tamanho de uma avelã). No homem, os cistos tornam-se férteis a partir do tamanho de uma cereja ou de uma ameixa.

Mas nem todos os cistos chegam a produzir escólex.

A degenerescência dos escólex, dentro do cisto, pode deixar livres os acúleos que, eventualmente, serão encontrados no exame do líquido hidático.

5. **Líquido hidático**. Por sua composição, assemelha-se a um transudato do plasma sangüíneo, sendo comparável ao líquido cefalorraquidiano. A densidade varia entre 1,006 e 1,015; a pressão osmótica é apenas ligeiramente superior à do soro; e o pH vai de 6,7 a 7,9.

Mediante evaporação, obtém-se 1,37% de matéria seca, da qual 0,3 a 0,5% é nitrogenada. Os componentes inorgânicos (Na, K, Mg, Ca, Cl, P, Fe e Si) apresentam-se nas concentrações habituais em líquidos parasitários.

Além de açúcares redutores (0,03 a 0,10%), encontram-se no líquido hidático: mucopolissacarídios, colesterol, lecitinas e proteínas. Os hidrolisados revelam a presença de pelo menos 16 aminoácidos. O número de substâncias antigênicas, nesse líquido, é bastante grande, faltando-lhes ainda a caracterização precisa.

HIDÁTIDES ANORMAIS

Hidátides Filhas Endógenas. Enquanto o ciclo hidático mantiver sua vitalidade normal e sua integridade, não apresentará no seu interior outras formações além das referidas acima. Porém, seja em conseqüência de seu envelhecimento, ou de uma perda de líquido hidático (por ruptura do cisto, por punção exploradora ou evacuadora); seja, ainda, em razão de alterações bioquímicas de seu conteúdo (penetração de bile, de urina, de uma infecção bacteriana ou uma reação purulenta pericística etc.), as alterações do meio interno vão gerar um processo de formação de **hidátides filhas** endógenas.

Esse processo pode transformar o cisto hidático primitivo e relativamente simples em uma **hidátide multivesicular** (Fig. 40.1, C, h).

O mecanismo, segundo parece, decorre da queda da pressão intracística ou de uma alteração bioquímica, que provocam a transformação dos protoescólex em vesículas, as quais passam a formar uma membrana cuticular hialina, externamente, e a segregar líquido hidático, internamente (Fig. 40.6).

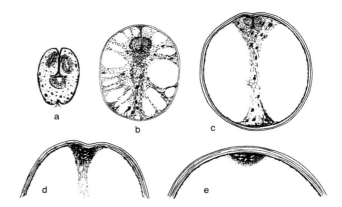

Fig. 40.6 Transformação de um protoescólex (a) em cisto hidático filho (e), mediante a elaboração de uma membrana hialina, externamente, e acumulação de líquido hidático, internamente. (Redesenhada, segundo Dévé, 1946.)

Depois de algum tempo as hidátides filhas produzirão suas próprias cápsulas prolígeras e seus escólex, tal como o fazia a hidátide mãe.

Esta última, que já havia perdido sua tensão normal, rePrega-se sobre as hidátides filhas ao mesmo tempo que seu conteúdo líquido, agora opalescente e albuminoso, tende a ser reabsorvido.

Nos grandes cistos multivesiculares, é comum que se encontrem numerosas hidátides filhas também já murchas e de aspecto gelatinoso, contendo por sua vez hidátides netas.

A esse quadro estrutural, os autores antigos chamavam de "encaixamento de hidátides", supondo ser um processo normal o encaixamento de várias gerações sucessivas.

Hidátides Filhas Exógenas. As vesículas filhas que se formam para o exterior da hidátide primitiva têm origem, segundo alguns autores, em malformações que levam fragmentos da camada germinativa a ficarem incluídos entre os folhetos da membrana hialina, à maneira de ilhotas isoladas, as quais, posteriormente, sofrem vesiculização central e produzem sua própria camada cuticular anista.

A princípio, elas fazem saliência na superfície da hidátide mãe; depois, crescendo, provocam a exfoliação da parede desta e libertam-se inteiramente.

Outros autores consideram as hidátides filhas exógenas como resultantes de hérnias da parede cística primitiva, as quais se projetam através de pontos débeis da cápsula adventícia que envolve o cisto (ver adiante). Em geral, as hidátides filhas exógenas logo se tornam escolecíferas. Contrariamente ao que se observa em medicina veterinária, a ocorrência de tais cistos hidáticos secundários é relativamente rara no homem. Eles têm sido encontrados no fígado e no baço, mas o terreno particularmente favorável à sua formação está na medula óssea.

Hidátides Ósseas. Na medula óssea o cisto hidático conserva seu aspecto normal enquanto puder dispor de espaço para um crescimento vesicular sem constrangimento. Mas desde que esbarre nos limites resistentes das paredes ósseas, ou que se encontre entre trabéculas ou em canais, a forma esférica e regular é substituída por um crescimento caprichoso, adaptando-se a parede cística aos relevos e expandindo-se pelos trajetos menos resistentes, de modo a formar divertículos irregulares, ramificados ou pregueados.

O pregueamento ou a formação de divertículos através de passagens estreitas pode levar à coalescência das paredes, fusão e isolamento da cavidade dos divertículos, que passam a crescer, então, como cistos hidáticos filhos. Este processo constitui uma forma de multiplicação e propagação das vesículas parasitárias.

Nutrição, Metabolismo e Cultura

Em sua fase cística, o parasito permanece encerrado em uma cápsula fibrosa, a **adventícia**, produzida pelo organismo hospedeiro como resposta à presença da hidátide e de seus produtos metabólicos.

A adventícia é em geral bastante espessa, contribuindo para isolar o parasito, que conta para sua nutrição apenas com o líquido do exsudato inflamatório acumulado entre a cápsula fibrosa e a membrana cuticular anista da hidátide.

Os estudos feitos com *Echinococcus granulosus*, em meios de cultura, mostraram que os protoescólex só evoluem para a formação de uma tênia adulta, com a produção de seu respectivo estróbilo, se conseguirem fixar-se a um suporte adequado (que pode ser um meio difásico, com base sólida constituída de soro bovino ou canino coagulado) e provido de orifícios para a inserção do rostro e das ventosas.

Em meio monofásico, a evolução é sempre para a vesiculização e a formação de um pequeno cisto hidático.

No intestino do cão, o protoescólex implanta-se entre as vilosidades e penetra na luz das glândulas de Lieberkühn, aplicando seu rostro contra os tecidos do hospedeiro, enquanto aspira segmentos da mucosa para dentro de suas ventosas (Fig. 40.3).

Essa intimidade física com os tecidos do hospedeiro cria possibilidades para a tênia obter seus alimentos diretamente da mucosa, visto que no escólex as microvilosidades são nuas e bem desenvolvidas, ao passo que no resto do corpo são rudimentares e recobertas por uma capa de mucopolissacarídios.

Provavelmente, a nutrição através da mucosa, proporcionando oxigênio, CO_2 e outros materiais, na interface parasito-hospedeiro, complete as outras fontes nutritivas, representadas pelo conteúdo da luz intestinal.

O oxigênio é requerido para o desenvolvimento do estróbilo. Seu consumo por *E. granulosus* é função da tensão de O_2 no meio, cessando abaixo de 5%, mas crescendo proporcionalmente à concentração disponível no meio. O metabolismo fermentativo, por outro lado, mantém-se praticamente no mesmo nível, em condições de aerobiose ou de anaerobiose.

Os polissacarídios chegam a 3% do peso fresco dos escólex.

Polissacarídios com o mesmo espectro do glicogênio foram obtidos do escólex, do líquido e da membrana cística do helminto. Também foram identificados mucopolissacarídios e complexos glicoprotéicos.

O consumo de carboidratos exógenos pelos vermes adultos (em meio contendo 5% de CO_2 e 10% de O_2) é bastante acentuado, no que diz respeito à glicose.

Estudos detalhados sobre o metabolismo dos hidratos de carbono foram feitos com homogenatos e com os protoescólex de *E. granulosus*.

Muitas enzimas da via de Embden-Meyerhof (glicólise fosforilativa) foram identificadas e sugerem a existência de um sistema completo dessa via anaeróbia. Aparentemente 60% da glicose são utilizados pela via de Embden-Meyerhof, 20% pela via das pentoses e o restante por outras não conhecidas.

Também o ciclo de Krebs completo parece estar presente, garantindo a oxidação do ácido pirúvico e dos produtos do metabolismo de aminoácidos, ácidos graxos etc.; ou a produção de compostos intermediários necessários ao metabolismo celular.

A presença de álcool etílico, entre os produtos finais excretados, sugere que outros processos de descarboxilação são igualmente utilizados (ver o Cap. 1, item *Metabolismo dos carboidratos*, Fig. 1.7).

E. granulosus tem um metabolismo fermentativo intenso. Em aerobiose, o glicogênio é convertido em uma mistura de ácidos lático, acético, succínico e pirúvico, em álcool etílico, sendo o ácido lático o produto final mais importante.

Em anaerobiose, os resíduos excretados são constituídos principalmente por ácido lático e succínico.

O CO_2 é fixado pelos escólex, sendo utilizado na síntese de polissacarídios, lipídios, fosfolipídios, proteínas e ácidos nucléicos. Porém, a maior parte dele é incorporada ao ácido succínico, que depois do ácido lático é um dos principais produtos finais do metabolismo dos carboidratos. Existem quatro mecanismos de incorporação do CO_2, dos quais os dois mais importantes são os que utilizam como sistemas enzimáticos a carboxiquinase do ácido fosfoenolpirúvico e a enzima málica.

No líquido hidático encontra-se oxigênio dissolvido e parece que o metabolismo dos escólex é predominantemente aeróbio, *in vivo*. A respiração é afetada por cianeto, o que mostra depender de um sistema contendo metais pesados: um sistema citocromo, provavelmente. Mas ela é sensível também a inibidores sulfidrílicos e outros.

Cultura. Os protoescólex das formas císticas de *E. granulosus* podem ser cultivados em uma variedade de meios (entre os quais o de Parker 199), complementados com líquido hidático, com soro ou com extratos embrionários de várias fontes.

As larvas evoluem regularmente para formas vesiculares e acabam por constituir cistos que produzem outros escólex no seu interior, infectantes para os animais de experiência.

A evolução para formas císticas decorre, aparentemente, de se encontrarem no meio condições inadequadas para o desenvolvimento do verme adulto (forma estrobilar), tais como pH muito alto ou muito baixo, tensão de oxigênio excessivamente elevada ou muito reduzida etc. A secreção de uma membrana cuticular em torno do parasito seria a resposta regular às condições "anormais" a que o parasito ficaria submetido.

A evolução para a forma estrobilar só foi conseguida após descobrir-se que o verme requer, também, uma base sólida para sua implantação, com capacidade de fornecer, ao mesmo tempo, os elementos nutritivos requeridos.

Imitando as condições que cercam o parasito na mucosa intestinal do hospedeiro definitivo (cão), comprovou-se que o escólex funciona à maneira de uma placenta, através da qual deve ser mantida a nutrição do parasito.

A presença de perfurações nessa base consistente facilita tanto a fixação quanto a diferenciação do *Echinococcus*.

O primeiro sistema de cultura bem-sucedido consistiu em um frasco contendo uma base sólida de soro bovino ou canino coagulado, na qual pequenos orifícios ou sulcos eram abertos com uma pipeta fina. O conjunto era coberto com uma fase líquida (meio de Parker 858 + 20% de líquido hidático) e fase gasosa com 8,8% de oxigênio e 5% de CO_2, em nitrogênio.

Nessas condições os órgãos genitais desenvolvem-se, mas não há fecundação e, portanto, não há formação de oncosfera.

RELAÇÕES PARASITO-HOSPEDEIRO

Penetração, Localização e Número de Parasitos

Tendo o ovo alcançado o aparelho digestivo, que constitui a única via de penetração, quer para os animais, quer para o homem, e libertada a oncosfera no meio duodenojejunal, dá-se a penetração como descrevemos anteriormente.

Na generalidade dos casos, é pelo sistema circulatório venoso que os helmintos encontram seu caminho para o fígado; ou, no caso de ultrapassarem a rede capilar hepática, chegam aos pulmões.

Em 15% dos casos, no entanto, as oncosferas deixam de ser retidas por esses dois filtros vasculares e, pela circulação geral, alcançam outros órgãos, onde se desenvolverá a hidátide.

No homem, as localizações mais freqüentes dos cistos hidáticos primitivos observados foram, segundo Dévé:

Fígado	74,5%
Pulmões	10,1%
Músculos e Tecido Conjuntivo	4,7%
Baço	2,3%
Rim	2,1%
Cérebro	1,4%

Mais raramente, são encontrados cistos ósseos, ou da tireóide, das glândulas mamárias, do pâncreas etc.

A autópsia de 53 mil casos de indivíduos com morte violenta, em Santiago do Chile, mostrou que 79,4% dos cistos estavam no fígado e 19,2% nos pulmões.

Quanto ao número de hidátides primitivas, sabe-se que os cistos são múltiplos em 1/3 dos casos.

Mesmo na hidatidose exclusiva do fígado, em 34% das autópsias há mais de um cisto.

Esses dados são importantes, na prática, para o clínico e para o cirurgião, quando o diagnóstico e a localização de cistos hidáticos impuserem a intervenção cirúrgica para seu tratamento.

Resistência ao Parasitismo: Imunidade

Fatores epidemiológicos, fisiológicos ou outros devem intervir para que os pacientes expostos ao risco de infecção não apresentem mais que um ou poucos cistos hidáticos primitivos.

É possível que muitas larvas não consigam ser ativadas, no tubo digestivo, ou evoluir no organismo humano, que em verdade não constitui um hospedeiro normal para *E. granulosus*.

Quando os protoescólex são colocados em contato com um anti-soro de coelho ou de cobaia, os escólex desinvaginam e formam-se precipitados em torno do rostro e do tegumento, assim como junto aos poros excretores.

O mesmo sucede quando eles são postos em contato com soro humano de pacientes com hidatidose.

A parede da hidátide, mesmo quando íntegra, permite a diálise de produtos de seu bioquimismo para o meio representado pelo organismo do hospedeiro. Havendo fissuração ou ruptura, ou alteração da permeabilidade da parede, o líquido hidático pode invadir os tecidos do paciente, com todos os elementos que o constituem, inclusive macromoléculas, desencadeando, como veremos adiante, quadros ora mais graves ora mais benignos de choque anafilático e alergia.

A absorção dessas substâncias estranhas por parte do hospedeiro leva a:

1) produção de diversos anticorpos circulantes, sendo alguns muito específicos, outros, com especificidade de grupo;

2) desenvolvimento de reações que traduzem uma hipersensibilidade de tipo celular.

A sensibilização do primeiro tipo é responsável pelos anticorpos das reações sorológicas e pelas reações alérgicas como a urticária, o edema angioneurótico, a asma e o choque anafilático.

A do segundo tipo produz, por exemplo, a resposta tardia da reação intradérmica de Casoni (ver *Diagnóstico*).

Os anticorpos atingem uma concentração detectável no soro, por imunoeletroforese, entre o 48º e o 76º dia, depois da infecção experimental do camundongo, quando já existem cistos com líquido hidático no seu interior. Um dos primeiros anticorpos a aparecer corresponde ao antígeno 5, muito específico. Com outras técnicas (aglutinação do látex, dupla difusão e hemaglutinação) as respostas positivas só aparecem depois de 125 dias.

Quanto ao verme adulto e seus hospedeiros definitivos (canídeos etc.), a atividade antigênica é limitada pela localização do parasito, na luz intestinal, e pelo reduzido contato através da implantação do escólex. O teor de anticorpos no sangue é relativamente baixo.

Entretanto, quando as pequenas tênias são postas em contato com o soro imune de cães, formam-se precipitados ao longo do estróbilo e nos poros genitais, bem como deformações ao nível do escólex.

Somente infecções repetidas (mais de cinco) parecem capazes de induzir certo grau de imunidade em alguns cães, imunidade essa estimada pela diminuição da carga parasitária, pela redução do tamanho dos vermes, ou por ambos os critérios, nos testes de prova.

Patologia

HIDATIDOSE PRIMITIVA

A presença da larva de *Echinococcus* (hidátide), em qualquer localização, acompanha-se de ações físicas e químicas decorrentes do metabolismo do verme e de seu crescimento, por vezes acentuado.

Ainda que discreta, a passagem de produtos através da parede cística, mesmo na ausência de qualquer ruptura ou fissuração, responde pelo desenvolvimento de certa eosinofilia sangüínea, pelas reações imunológicas, por diversas manifestações alérgicas e, naturalmente, pelas alterações histológicas locais que levam à formação da cápsula fibrosa reacional em torno da hidátide, geralmente denominada **membrana adventícia** do cisto.

A reação inflamatória inicial, após a chegada da larva a determinado órgão, consiste em uma infiltração de eosinófilos e mononucleares.

Eventualmente o parasito é destruído e fagocitado. Mas, quando sobrevive, transforma-se dentro de uma semana em pequena vesícula que começa a segregar em torno de si a membrana cuticular, laminada e semipermeável, característica da hidátide.

Em torno, começa a organizar-se a membrana adventícia do cisto, constituída por tecido conjuntivo inflamatório comprimido pelo crescimento larvário: um verdadeiro saco que envolve e isola o parasito. Sua composição e espessura dependem do órgão onde se encontra, da idade do cisto e da intensidade da resposta imunológica do hospedeiro.

Estudada experimentalmente no porco, a histogênese do processo reacional em torno do cisto hidático apresenta-se com a evolução seguinte, desde as primeiras horas até o quinto mês:

Logo que o pequeno embrião se fixe em algum ponto da rede capilar intra-hepática, notam-se alterações de necrose tóxica das células hepáticas vizinhas, ao mesmo tempo que leucócitos mononucleares e alguns eosinófilos começam a afluir no local.

Por volta do terceiro ou quarto dia, quando se inicia a vesiculização da hidátide, o nódulo parasitário atinge 220 μm de diâmetro e, nos tecidos que o cercam, podem ser reconhecidas três zonas concêntricas: a mais interna é de aspecto epitelióide; a intermediária, composta de mononucleares e eosinófilos, com alguns elementos vasculares; e a mais externa é constituída por duas ou três camadas de células hepáticas em degenerescência.

Depois do sétimo dia (Fig. 40.4), a lesão mede quase meio milímetro e as três zonas apresentam-se bem distintas: a primeira, justaparasitária, de elementos epitelióides com disposição radiada e alguns gigantócitos presentes; a média, de fibroblastos organizados em camadas concêntricas e tendo muitos eosinófilos de permeio; a zona periférica, além das células hepáticas em via de necrose, mostra as traves hepáticas comprimidas por efeito mecânico do crescimento da hidátide.

Posteriormente, à medida que a zona média evolui para a fibrose, aquela junto ao parasito sofre infiltração leucocitária (principalmente eosinófila). Externamente, a compressão e a atrofia das traves hepáticas irão avançando, de acordo com o desenvolvimento do cisto, e os fenômenos mecânicos predominarão sobre os efeitos tóxicos e irritativos.

A espessura da adventícia dependerá da importância das reações inflamatórias provocadas em torno do cisto e guarda certa relação com a abundância de tecido conjuntivo normalmente encontrado no órgão parasitado.

Ela é muito maior no fígado, baço e rim do que no pulmão, sendo mínima no sistema nervoso, onde a hidátide se desenvolve cercada quase só pela atrofia do tecido nervoso comprimido.

De um modo geral, as reações histológicas limitam-se à vizinhança imediata do parasito, ao menos enquanto se conservar a integridade do cisto, isto é, enquanto este mantiver-se unisicular e não-complicado.

Com o tempo, a zona imediatamente justaparasitária dessa cápsula fibrosa tende a necrosar-se e sofrer uma impregnação calcária, tornando-se visível ao exame radiológico.

Quando é de localização subserosa, o cisto hidático não-complicado não provoca, em geral, reações exsudativas ou aderências e faz saliência livremente na cavidade peritoneal, pleural ou pericárdica, o que explica a freqüência de rupturas para dentro dessas ou de outras cavidades.

O crescimento do cisto, que pode ser de 1 mm por mês, ou de 1 cm por ano, continua-se durante muitos anos (em órgão com boa capacidade vicariante ou supletiva de suas funções) sem que as compressões e destruições causadas pelo aumento de volume se manifestem clinicamente. Mas, em algumas circunstâncias, os fenômenos compressivos adquirem grande importância. Os órgãos podem sofrer deformações ou deslocamentos provocados pelo tumor. A involução da vesícula cística, com reabsorção do líquido, observa-se com freqüência.

Então, a cutícula se reprega, torna-se gelatinosa e sofre uma erosão por parte das células fagocitárias, semelhante à que se verifica na reabsorção óssea.

O espaço antes ocupado pela hidátide, sob a adventícia, enche-se de um exsudato que toma aspecto cremoso ou caseoso e não tarda a se calcificar.

Hidatidose Hepática. Mais de 80% dos cistos encontrados no fígado situam-se no lobo direito, que é bem maior que o lobo esquerdo. Podem estar situados profundamente no parênquima hepático ou logo abaixo da cápsula de Glisson. Os localizados em profundidade comprimem o parênquima, os vasos e as vias biliares, produzindo congestão, necroses ou fibroses hepáticas, bem como estase biliar e colangeítes.

Daí podem resultar icterícia ou hipertensão portal, segundo o caso.

Os cistos da superfície hepática podem comprimir ou erodir o diafragma, rompendo-se na pleura, no pulmão ou em um brônquio. Junto ao hilo hepático, o efeito compressivo leva à icterícia. Ao romperem-se, os cistos do fígado podem derramar seu conteúdo na cavidade peritoneal, nas vias biliares, no tubo digestivo ou em algum vaso.

Hidatidose Pulmonar. Segunda localização do parasito, por sua freqüência, pode ser primitiva ou secundária à ruptura de cistos hidáticos da superfície diafragmática do fígado (Fig. 40.7).

O crescimento da hidátide costuma ser regular, em vista da pouca resistência oferecida pelo parênquima pulmonar, e a membrana adventícia bastante delgada. Em torno desta, observa-se estreita faixa de parênquima pulmonar atelectásico, predispondo o órgão para as infecções bacterianas.

Facilmente o cisto sofre ruptura, abrindo-se na pleura ou na luz de um brônquio, quando seu conteúdo é evacuado para o exterior (hidatidoptise). Neste caso pode haver a cura da hidatidose, ou a infecção da cavidade com formação de processo supurativo crônico.

COMPLICAÇÕES E ANOMALIAS PARASITÁRIAS

Complicações da Hidatidose Primitiva. A uma evolução relativamente simples da hidátide primitiva, responsável por alterações anatomopatológicas geralmente silenciosas e

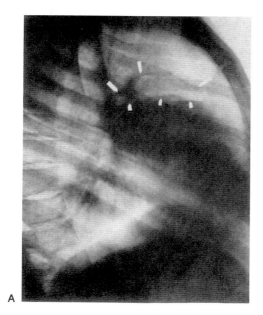 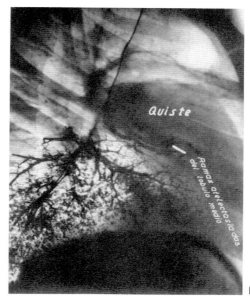

Fig. 40.7 Radiografias de paciente portador de grande cisto hidático no pulmão direito. *A.* Imagem radiológica onde se podem ver os limites superiores da parede cística (flechas maiores) e o nível líquido, no interior do cisto (flechas menores). *B.* A radiografia pulmonar, após injeção de contraste na árvore brônquica (a sonda, também, é visível), mostra atelectasia por compressão das ramificações brônquicas do lóbulo médio. (Documentação do Serviço do Dr. N.C. Caminha, Rio de Janeiro.)

passíveis de um tratamento cirúrgico favorável, vêm juntar-se muitas vezes as mais diversas complicações, que tornam a hidatidose doença muito mais grave e muito mais cheia de conseqüências.

Tais são, principalmente, as compressões, a supuração do cisto hidático, a ruptura deste, a formação de cistos multivesiculares, a hidatidose secundária e a hidatidose óssea.

Além da atrofia do parênquima, no órgão ocupado pelo cisto, podem ocorrer compressões dos condutos excretores respectivos (como das vias biliares, do colédoco, dos brônquios, bacinete ou ureter), dos órgãos vizinhos e dos grandes vasos (veias porta e cava), e do sistema nervoso (encéfalo, medula, nervos periféricos etc.)

Os cistos abdominais, particularmente os da face e borda anterior do fígado, rompem-se com maior facilidade que os cistos torácicos.

Na hidátide do pulmão, sua abertura para a luz de um brônquio dá-se, por vezes, espontaneamente e com o paciente em repouso, mas com maior freqüência ao realizar este algum esforço. Sobrevém então uma hidatidoptise, podendo-se evidenciar a presença dos escólex e de fragmentos de membrana no material que o doente expulsa com a expectoração.

A ruptura dos cistos de localização hepática faz-se, em geral, para a cavidade peritoneal, constituindo ponto de partida para uma hidatidose secundária da cavidade abdômino-pélvica, de caráter evolutivo ou, mais raramente, involutivo.

Observam-se também derrames serosos, hemorrágicos ou biliares, acompanhando a ruptura.

A deiscência eventual para o interior das veias supra-hepáticas ou cava inferior apresenta aspectos diferentes conforme se trate de um cisto simples escolecífero ou de um cisto multivesicular.

No primeiro caso, resulta uma hidatidose metastática do pulmão (causada pela areia hidática); no segundo, sobrevém a morte rápida por embolia pulmonar (dado o calibre dos cistos filhos).

O cisto roto, em casos diferentes, poderá evoluir para a regressão e a cura, para a transformação em hidátide multivesicular ou para a supuração.

Quer nos casos de ruptura franca, quer nos de uma simples fissuração, a passagem de líquido hidático para o organismo do hospedeiro, de modo brusco ou episódico, leva ao aparecimento de manifestações agudas de caráter tóxico ou alérgico que os autores denominaram "intoxicação hidática".

Ela é, muitas vezes, um acidente decorrente das punções feitas pelos médicos, com finalidade exploratória ou, mesmo, de um ato cirúrgico que tenha levado a um derrame do líquido hidático.

Hidatidose Secundária. Em geral, é o resultado da ruptura de uma hidátide primitiva univesicular, originando-se, portanto, da semeadura dos protoescólex contidos na areia hidática.

Esses escólex, transportados por vezes a distância, mas sempre passivamente, vão fixar-se e sofrer profundas mudanças.

Primeiro, cada protoescólex aumenta de volume, torna-se hidrópico e, enquanto seus elementos musculares (rostro, ventosas etc.) entram em regressão, começa a segregar líquido hidático que distende e recalca todas as estruturas até reduzi-las a uma delgada membrana germinativa.

A discreta cutícula existente vai-se espessando e tomando disposição estratificada.

Os acúleos permanecem como um *reliquat*, na camada germinativa, ou perdem-se (Fig. 40.6).

Em torno, o tecido do hospedeiro reage, produzindo as respectivas membranas adventícias e completando, assim, a estruturação dos cistos secundários.

Mais raramente, a hidatidose secundária resulta da ruptura de cistos primitivos multivesiculares, com disseminação de hidátides filhas endógenas já em condições de crescerem nos locais de implantação sem maiores transformações.

Como a disseminação hidática comporta grande diversidade de pontos de partida para o material infectante (fígado, pulmões etc.) e são imprevisíveis os azares da localização e do desenvolvimento dos cistos filhos, pode-se concluir facilmente que a hidatidose secundária caracteriza-se pela enorme variedade de quadros anatomopatológicos e clínicos resultantes.

Hidatidose Óssea. Quando a oncosfera localiza-se nos ossos, o que na prática não ocorre em mais de 1 ou 2% dos casos, desenvolve-se uma modalidade de hidatidose com características peculiares, em que se destacam a prolongada vitalidade do helminto (em atividade, por vezes, mesmo após 30 ou 40 anos), sua capacidade expansiva, destruidora, e nenhuma tendência para a cura espontânea.

A reação do tecido ósseo, em torno do parasito, é mínima, não se podendo falar sequer de verdadeira membrana adventícia. Em muitos pontos, a membrana anista da hidátide apóia-se diretamente sobre as paredes ósseas das cavidades que invadiu. Facilmente formam-se hidátides filhas exógenas, aumentando o poder invasivo do parasito.

Este age sobre o esqueleto de duas maneiras:

1) na parte esponjosa (díploe, epífises), insinuando-se e comprimindo o tecido medular, determina uma isquemia completa que leva à necrose e à formação de seqüestros;

2) frente ao tecido compacto (tábuas ósseas, diáfises etc.) a ação mecânica provoca uma erosão ativa, da mesma natureza que a observada nos processos gerais de reabsorção óssea, por osteoclastos resultantes da multiplicação das células das bainhas perivasculares. Adelgaçando, assim, as tábuas ósseas, estas cedem à pressão hidática, deformando-se ou apresentando abaulamentos.

Na hidatidose da coluna vertebral, localizada sobretudo nas últimas seis vértebras dorsais, ora as deformações simulam o mal de Pott, ora o parasito invade o espaço epidural, provocando compressão da medula e paraplegias. Localizações cranianas e intracranianas também ocorrem.

As lesões são de evolução muito lenta e não raro se complicam devido a infecção, osteíte condensante ou fratura espontânea.

Sintomatologia e Clínica

HIDATIDOSE PRIMITIVA

Formas Benignas. Na maioria dos casos, a instalação e o desenvolvimento da hidatidose se fazem de modo silencioso. Os pacientes podem carregar seus cistos durante toda a vida sem que nada os obrigue a buscar assistência médica.

Quase sempre, o primeiro sinal a manifestar-se é tumor. Em certos casos permanece o único. E, ainda assim, apresenta-se tardiamente, devido à extrema lentidão do crescimento hidático.

A doença, contraída geralmente na infância, poucas vezes é percebida antes dos 10 ou 15 anos, a menos que pela localização encefálica ou orbitária venha precocemente denunciar sua presença com perturbações neurológicas e oculares.

A hidatidose do jovem caracteriza-se, antes de mais nada, por serem os cistos (mesmo quando volumosos) univesiculares, escolecíferos e desprovidos de vesículas-filhas em, pelo menos, 90% dos casos.

Por outro lado, encontramos cistos primitivos múltiplos, em maior proporção que entre os adultos e velhos, pois que ainda não teria ocorrido a involução ou expulsão de alguns deles. A supuração dos cistos é muito menos freqüente que nos adultos e a hidatidose óssea rarissimamente diagnosticada. Portanto, a doença apresenta-se nesse período como uma hidatidose típica, univesicular e não-complicada.

A tumoração pode provocar uma sensação local de tensão, de peso ou de dolorimento que, quando no fígado, propaga-se algumas vezes para a escápula e ombro, outras vezes irradia-se pela cintura.

Quando na face inferior do fígado, seu volume e a pressão que desenvolve sobre as estruturas vizinhas podem condicionar um mal-estar gástrico, com sensação de plenitude após as refeições; ou produzir um quadro de pseudolitíase, por compressão das vias biliares, com dor típica de cólica hepática, icterícia e elevação da temperatura, regredindo e repetindo-se a intervalos variáveis. A palpação da zona vesicular descobre uma tumoração ovalada, do tamanho de uma laranja, móvel e renitente, que se tomaria pela própria vesícula biliar distendida.

A compressão da veia porta leva à estase venosa no respectivo território, circulação colateral e derrame ascítico, simulando uma cirrose hepática ou um quadro de esquistossomíase avançada, tanto mais que o baço está congesto e o fígado apenas discretamente aumentado pelo tumor.

Quando nas partes mais altas do fígado, a hidátide não costuma produzir sintomas, mas torna-se mais acessível ao exame radiológico, tal como os cistos pulmonares.

Formas Complicadas e Graves. A história do doente pode ser entremeada de ocorrências ora discretas, ora pronunciadas, com manifestações de tipo alérgico ou anafilático (intoxicação hidática).

São, por vezes, crises de urticária, localizada ou generalizada, com erupção fina ou escarlatiniforme e muito prurido; precedidas ou não de dor no hipocôndrio direito, em geral efêmera, mas podendo prolongar-se ou acompanhar-se de outras alterações gerais (desconforto, febre, dispnéia, cianose etc.).

Nas formas graves, que podem ocorrer depois de uma intervenção cirúrgica ou devido a uma ruptura espontânea de um cisto simples em indivíduos jovens, instala-se rapidamente um estado sincopal ou de colapso, com palidez, cianose, suores frios, náuseas e vômitos, com manifestações nervosas (cefaléia, ansiedade, agitação e, mesmo, crises convulsivas, perda de consciência); ou com acidentes respiratórios (tosse, dispnéia intensa de tipo edematoso ou asmatiforme). Outras vezes, o quadro é peritonítico e a temperatura muito elevada (40°C a 41°C).

Apesar da gravidade que apresenta, a sintomatologia pode regredir depois de algumas horas.

Também pode prolongar-se ou repetir-se em épocas diferentes, separadas por períodos sem nenhum padecimento.

Nas formas mortais, a rapidez de instalação e evolução da crise abreviam o quadro sintomático de sofrimento respiratório e nervoso, reduzido agora a um súbito estado sincopal, dispnéia, angústia, acessos epileptiformes e colapso. Em casos superagudos, a morte sobrevém em menos de meia hora; noutros, demora 12 a 24 horas.

A maioria dos cistos hidáticos primitivos, nos indivíduos com mais de 50 anos, já constituem processos em involução ou se apresentam modificados pelas complicações que descrevemos no item anterior (*Patologia*).

Essas complicações podem ocorrer em pessoas relativamente jovens, desde que se altere a vitalidade do cisto ou que se torne ele objeto de infecção bacteriana.

As hidátides de localização hepática estão muito sujeitas à invasão biliar ou bacteriana, especialmente quando sobrevém uma ruptura ou qualquer efração da parede.

Então, na história clínica sucedem-se as ocorrências de um derrame hidático (urticária, choque anafilático), precedido algumas vezes de dor aguda no hipocôndrio, e que tempos depois se acompanha de um quadro supurativo em tudo semelhante ao do abscesso séptico do fígado, ou passível de confusão com a sintomatologia das angiocolites e colecistites supuradas.

A abertura dos cistos multivesiculares para dentro das vias biliares, além dos quadros de pseudolitíase, pode originar cálculos pela deposição de produtos biliares sobre elementos hidáticos como vesículas, escólex ou fragmentos de membranas.

Não cabe, em estudo sumário como este, particularizar a sintomatologia das localizações menos freqüentes ou raras, dando síndromes de compressão, de obstrução etc., variáveis conforme o órgão e os tecidos comprometidos.

HIDATIDOSE SECUNDÁRIA

Os cistos hidáticos secundários não comportam um quadro sintomático próprio, pois determinam sintomatologia variada e por vezes complexa, em função do número, da aglomeração e das localizações dos elementos parasitários.

Na história clínica dos doentes, mesmo quando a hidatidose primitiva tenha sido inteiramente silenciosa, podem-se descobrir, em geral, os sinais indicativos evidentes ou discretos de uma ruptura cística, acontecida talvez há muitos anos.

Quatro períodos foram descritos na hidatidose secundária:

1) A fase cataclísmica inicial, que traduz a ruptura do cisto primitivo e a disseminação dos germes equinocócicos.

Varia ela conforme se trate do rompimento de uma hidátide muscular superficial, por exemplo, com brusco desaparecimento da tumoração, dor e impotência muscular, edema etc.; ou de um cisto visceral (hepático, digamos) para dentro da cavidade peritoneal, com dor, lipotímia ou choque, urticária etc.; ou de um cisto pulmonar para a luz de um brônquio, seguido imediatamente de uma hidatidoptise "salgada", de hemoptise e possivelmente da expectoração de alguns fragmentos das membranas hidáticas.

Ou, ainda, pode resultar de cistos abrindo-se na veia cava inferior ou nas cavidades do coração direito, acompanhando-se de súbita falta de ar, angústia, escarros hemoptóicos etc.

2) Fase de latência, mais ou menos longa, correspondendo ao período de crescimento lento das hidátides secundárias.

3) Um período em que os cistos já se revelam clínica e radiologicamente e provocam perturbações funcionais de acordo com os territórios onde se implantaram.

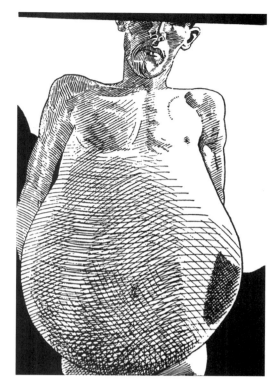

Fig. 40.8 Hidatidose do peritônio, secundária à ruptura de um cisto hidático primitivo do fígado. (Segundo Pérez Fontana, 1941.)

4) Depois, a fase tardia das complicações: compressões diversas, perturbações circulatórias, ruptura de cistos secundários, supuração e, finalmente, a caquexia hidática.

Depois da primeira fase, a hidatidose secundária pode "abortar", vindo os parasitos a degenerar, e, em torno deles, desenvolver-se-ão as reações do organismo hospedeiro (ou seja, uma pseudotuberculose hidática de cura).

Caso contrário, as vesículas passam a desenvolver-se mais ou menos sincronicamente, por vezes em grande número, o que leva a pronunciado aumento do abdome (Fig. 40.8) e a um cortejo de manifestações clínicas.

HIDATIDOSE ÓSSEA

Em virtude da ausência, em geral completa, de sintomas, a doença evolui sem suspeitas por muitos anos, até que sobrevenham complicações ou que o cisto se exteriorize do tecido ósseo.

Nos ossos longos, a história pode começar com uma fratura espontânea, ou com dor e tumefação local. No parasitismo da coluna, predominam as deformações (que podem simular o mal de Pott) e as compressões das raízes nervosas ou da medula, com quadro neurológico que caminha lentamente para uma paraplegia.

O estado geral do paciente conserva-se bom até uma fase bastante avançada da doença, contrastando de modo flagrante com a importância das lesões reveladas pela radiologia.

Diagnóstico

De quanto ficou dito, depreende-se que a hidatidose ora apresenta um quadro pobre de sinais e sintomas, ora se revela polimorfa e capaz de produzir variadas síndromes sem traços específicos. Na maioria dos casos o diagnóstico diferencial tem que ser feito com as doenças tumorais do fígado e do pulmão.

Nas áreas endêmicas, assim como nos centros para onde convergem os pacientes, a possibilidade de uma etiologia hidática deve estar sempre presente no espírito dos clínicos, para ser comprovada ou excluída pelos métodos adequados. Longe do âmbito da parasitose, o diagnóstico é mais difícil (porque a suspeita em geral não ocorre) e surge às vezes como uma surpresa, por ocasião de um exame radiológico ou durante uma intervenção cirúrgica.

DIAGNÓSTICO CLÍNICO

Em raros casos, ele se impõe de modo categórico, porque o doente, após um acesso de tosse, terá expulsado fragmentos de membranas císticas ou vesículas murchas ou túrgidas, com sua expectoração. O exame ao microscópio confirmará a natureza dos elementos parasitários e, eventualmente, a presença de alguns protoescólex típicos.

Nas punções exploradoras ou evacuadoras, feitas porque a suspeita era outra, o exame parasitológico de um líquido claro como água pode revelar também a presença de areia hidática. Essas punções, evidentemente, são absolutamente contra-indicadas na hidatidose, porque podem desencadear crises alérgicas ou anafiláticas graves, colocando em risco a vida do paciente, ou expondo-o a uma disseminação hidática de conseqüências imprevisíveis.

Na generalidade dos casos, concorrem para o diagnóstico clínico, além da zona de procedência do doente, de sua atividade e hábitos de vida, os dados semiológicos atuais. A existência de outros casos diagnosticados na família e alguns fatos anamnésicos adquirem importância quando já se formulou a suspeita clínica.

Dos elementos mais sugestivos é a presença de grande tumoração, ou de vários tumores, ao mesmo tempo que o paciente conserva seu estado geral bom; principalmente em jovens.

Os mais típicos são grandes abaulamentos circunscritos da face anterior do fígado, em que o exame físico permite reconhecer uma superfície esférica, lisa, de consistência firme e elástica; eles dão, ao mesmo tempo que sinais de macicez hídrica, outros, peculiares às coleções líquidas sob tensão.

O fígado, embora aumentado de volume, conserva sua consistência normal, superfície lisa e borda fina.

O tumor mantém-se solidário com os movimentos hepáticos, tanto na inspiração como na expiração.

Outras vezes, são tumores múltiplos do abdome, correspondendo à hidatidose secundária generalizada do peritônio. Pode-se encontrar, então, grande aumento do abdome que se mostra proeminente, revelando à palpação um aspecto bocelado, devido a numerosos tumores arredondados, de tamanho e consistência um tanto diversos, ora móveis e fugidios, ora relativamente fixos, ocupando predominantemente a região infra-umbilical, as fossas ilíacas e os flancos.

Outros cistos podem ser revelados pelo toque retal ou vaginal.

Acompanhando esses dados, o exame hematológico acusa muitas vezes uma eosinofilia discreta, de 3 ou 4%, e mais raramente 10, 20 ou 30% de eosinófilos. Esses valores altos são observados ocasionalmente, em seguida à fissuração e derrame de líquido hidático no organismo (ou após uma punção do cisto). A eosinofilia, entretanto, pode faltar completamente.

Nos cistos infectados, o quadro hemático é semelhante ao que acompanha os abscessos de outra natureza, com leucocitose e neutrofilia pronunciadas. Clinicamente, o diagnóstico diferencial torna-se difícil de estabelecer com processos infecciosos, como abscessos do fígado, colangeítes e colecistites supuradas etc.

Em numerosos casos, somente a radiologia, a tomografia, a ecografia e as reações biológicas contribuirão para elucidar um quadro clínico atípico ou confuso.

DIAGNÓSTICO DE LABORATÓRIO

Diagnóstico Radiológico, Cintilografia e Sonografia. A radiologia é um dos principais recursos para descobrir cistos localizados nos pulmões, especialmente quando pequenos ou assintomáticos. Imagens circulares, homogêneas e, não raro, de contornos nítidos (pois o conteúdo salino do cisto proporciona opacidade suficiente e homogênea) são muito sugestivas. Mas a sombra radiológica, por si só, não é suficiente para assegurar um diagnóstico específico.

A radiologia é também importante para localizar cistos da superfície superior do fígado, que projetam sua sombra por cima do contorno do diafragma.

Mas as hidátides que se desenvolvem inteiramente mergulhadas no parênquima hepático só aparecem radiologicamente quando sua adventícia encontrar-se calcificada. O que não indica estar o parasito morto, nem isto impede que venha a infectar-se.

Nos cistos com infecção anaeróbia, naqueles em que o ar penetrou (devido a punção, abertura para um brônquio etc.), ou nas bolsas residuais pós-operatórias, podemos encontrar imagens com nível líquido, ou acusando o descolamento das membranas de sua loja primitiva (Fig. 40.7).

As hidátides ósseas, finalmente, comportam um estudo radiológico, como elemento básico para o diagnóstico.

Tal como vimos a propósito do abscesso amebiano do fígado (Cap. 12), os cistos hepáticos podem ser localizados no interior do parênquima, mediante a administração de radioisótopos e medida de radiação gama, por cintilografia, sobre a área hepática.

As modernas técnicas de tomografia e ecografia melhoraram consideravelmente o diagnóstico da hidatidose humana.

Testes Sorológicos. Os antígenos utilizados derivam da membrana cística, dos protoescólex ou do líquido hidático, sendo este o mais adequado, do ponto de vista da imunogenicidade e da disponibilidade.

Ele contém duas lipoproteínas principais, os antígenos B (ou EgB, para distingui-lo daquele usado na cisticercose) e o antígeno 5 (ou arco 5). As principais provas realizadas *in vitro* são:

1) a imunoeletroforese, que é a primeira a positivar-se (particularmente em relação a uma faixa de precipitação chamada arco 5);

2) o teste de dupla difusão com antígeno 5 (ou DD5);

3) a reação de floculação do látex;

4) a hemaglutinação indireta;

5) o teste de ELISA, cuja sensibilidade com o antígeno de líquido hidático cru é de aproximadamente 80 a 90%. Uma variedade dele com o antígeno purificado EgB está sendo avaliada.

Ainda que muito específicos, esses testes não mostram uma sensibilidade satisfatória.

Assim, quando negativos, não excluem o diagnóstico de hidatidose, razão pela qual recomenda-se utilizar mais de um teste, ou uma bateria deles, sempre que houver forte suspeita de infecção por *E. granulosus*.

Os resultados variam, também, segundo a localização do cisto e seu estado fisiológico. Os testes imunológicos são menos sensíveis para detectar a hidatidose pulmonar que a hepática.

Os cistos uniloculares estimulam menos o sistema imunológico que os multivesiculares e os rotos.

A possibilidade de reações cruzadas deve ser estudada em cada região, pois a situação varia de lugar para lugar, em função dos agentes parasitários aí existentes.

O antígeno denominado arco 5, outrora considerado específico de *E. granulosus*, dá reações cruzadas nas infecções com outros *Echinococcus* e com o "*Cysticercus cellulosae*", larva da *Taenia solium*.

Reação Intradérmica de Casoni. Emprega-se como antígeno o líquido hidático de cistos férteis (escolecíferos) de carneiro, colhido assepticamente, filtrado e guardado em geladeira, ou adicionado de um conservador (mertiolato).

A reação é feita injetando-se, intradermicamente, 0,1 a 0,2 ml de antígeno, na região anterior do antebraço do paciente, e o resultado é considerado positivo quando, após 5 ou 10 minutos, formar-se uma pápula de contornos nítidos e irregulares (imitando pseudópodes), medindo 2 cm de diâmetro ou mais.

Essa pápula é geralmente pálida e cercada por extensa área de eritema. A reação é negativa quando não houver formação de pápula dentro de meia a uma hora, pois esta é a resposta precoce da reação de Casoni.

A resposta tardia manifesta-se, depois de 24 horas, por uma tumefação inflamatória, mais ou menos circunscrita e endurada, no mesmo local. Ela se apaga lentamente em dois ou três dias, podendo durar até quatro dias.

Esse teste dá resultados positivos em 65 a 95% dos casos de hidatidose (média: 74%), segundo diferentes autores.

Falsos negativos ocorrem principalmente nas localizações encefálicas do parasito. Por outro lado, reações positivas aparecem também em indivíduos parasitados pela *Taenia saginata*.

Tratamento

TRATAMENTO CIRÚRGICO

Postos de lado a expectativa de cura espontânea dos cistos justa-hilares do pulmão ou do rim e os casos inoperáveis, todos os demais são passíveis de um tratamento cirúrgico, quando a exérese for possível.

A dessensibilização dos pacientes que terão que se submeter à cirurgia é adotada como norma geral para evitar acidentes anafiláticos ou alérgicos.

A fim de prevenir a disseminação acidental de areia hidática e uma possível hidatidose secundária pós-operatória, logo que o cirurgião expuser o cisto a extirpar e antes de abri-lo, os escólex e demais estruturas potencialmente evolutivas deverão ser destruídos.

Com esse propósito, a hidátide deve ser puncionada para retirada de uma parte de seu conteúdo, que será substituído por volume equivalente de solução formolada a 2%, a qual deve permanecer aí durante cinco minutos.

Esse processo é ineficaz nos cistos multivesiculares e contra-indicado nos cistos pulmonares, cerebrais e vertebrais, pelos riscos de acidentes com a solução parasiticida.

QUIMIOTERAPIA

Quando o tratamento cirúrgico não for possível, recorre-se à quimioterapia com os benzimidazoles, como albendazol e mebendazol.

Albendazol. Recomendam-se, para adultos, quatro curas de 30 dias, espaçadas de 15 dias, à razão de 10-15 mg/kg de peso por dia, fracionados em três tomadas.

O **mebendazol** foi utilizado no tratamento de animais e de casos humanos de hidatidose, em esquemas terapêuticos comportando doses elevadas e repetição da medicação ao longo dos anos.

Em alguns casos constatou-se a regressão ou a destruição dos cistos; em outros, apenas a interrupção do crescimento, que foi retomado depois da suspensão da droga. Uma decisão sobre o valor do mebendazol ou do fenbendazol na hidatidose depende, ainda, de estudos experimentais, farmacocinéticos e toxicológicos.

O **praziquantel** mostrou-se eficiente para o tratamento das formas adultas do *Echinococcus granulosus*, no cão. Mas sua utilização contra as formas larvárias (hidátides) é problema ainda em estudo.

ECOLOGIA E EPIDEMIOLOGIA

Distribuição Geográfica

Usando como critério de alta endemicidade a ocorrência de taxas de parasitismo iguais ou superiores a 20% em qualquer dos hospedeiros (definitivos ou intermediários), a hidatidose é considerada altamente endêmica, atualmente, em regiões do hemisfério norte situadas no Alasca e Canadá, em quase todos os países da Europa, Turquia, Próximo e Médio Oriente, Rússia e Mongólia. Na Sardenha, por exemplo, as internações para tratamento cirúrgico do cisto hidático, no período 1980-84, foi de 10,07 por 100.000 habitantes.

Zonas de baixa endemicidade encontram-se nos Estados Unidos, na Escandinávia, no Reino Unido (onde predomina a hidatidose dos cavalos), bem como no Afeganistão, Paquistão, Índia, China, Japão, Sudeste Asiático e Filipinas.

No continente africano, Marrocos, Argélia, Tunísia e Líbia, assim como Sudão, Etiópia, Somália, Quênia, Uganda e Tanzânia, são os países com endemicidade elevada; enquanto Egito, Chade, Zimbábue, República Sul-Africana e Madagáscar têm prevalências mais baixas.

Na Oceania, Austrália e Nova Zelândia são zonas endêmicas importantes.

Na América Latina, a endemicidade é alta em áreas rurais do Chile, Argentina, Uruguai e extremo sul do Brasil. Mas é baixa no Peru e Equador, ocorrendo casos esporádicos em outros países, como a Colômbia, a Venezuela, o México etc.

Os primeiros registros de hidatidose, na América do Sul, datam de 1860 e 1870, na Argentina, e 10 anos mais tarde, no Uruguai, podendo-se supor que a zoonose tivesse aí penetrado quer através de carneiros merinos introduzidos para melhorar rebanhos locais, quer através de cães desembarcados de navios baleeiros procedentes do Norte da Europa.

Num prazo relativamente curto, desenvolveram-se nesses países focos de grande incidência, tanto no gado como nos cães, surgindo os casos humanos com elevada freqüência: 5.860 casos no Uruguai, de 1935 a 1945, e 3.204 só na Província de Buenos Aires, de 1935 a 1947.

Na Argentina, predomina na Província de Buenos Aires e na parte setentrional da Patagônia, de onde a endemia estende-se para o norte e para o oeste, penetra no Chile e forma importantes focos nas regiões de criação ovina do Centro e Sul do país.

A incidência anual de casos cirúrgicos, por 100.000 habitantes, era igual a 2,0 na Argentina. Estes dados resultam, no entanto, de uma diluição da incidência observada nas áreas endêmicas dentro da população total do país, pois, em duas províncias argentinas — Neuquém e Rio Negro — os mesmos índices correspondiam a 52,4 e 143, respectivamente, em 1969.

No Chile, o índice de hospitalização correspondia a 7,9 por 100.000 habitantes (1970). Mas as autópsias de indivíduos com morte violenta, praticadas em Santiago, de 1947 a 1970, revelavam uma proporção de 204 casos por 100.000 habitantes.

Todo o território uruguaio está compreendido na área endêmica, com índices de prevalência mais altos em Flores, Durazno, Florida e Treinta-y-Tres. O índice de casos hospitalizados, por 100.000 habitantes, foi de 20,7 no período 1962-66 e de 20,0 no período 1967-71, correspondendo a cerca de 560 internações por ano. Entre 25 e 42 pessoas morreram anualmente por razões relacionadas com hidatidose, na década 1962-1971. No Brasil, os focos mais ativos de hidatidose encontram-se nos municípios fronteiriços do Uruguai, podendo ser considerados continuação da área endêmica platina.

A incidência avulta nas zonas fisiográficas do Litoral, Serras do Sudeste e Campanha, do Estado do Rio Grande do Sul.

Os inquéritos feitos pela Campanha Contra a Hidatidose, nesse Estado, por meio da reação intradérmica de Casoni, acusavam uma taxa média de positividade de 0,51% para as crianças e 0,94% para os adultos, em 1952. Em 1968, das 19.600 pessoas examinadas nas áreas endêmicas, 1,24% tiveram testes positivos.

O Ecossistema e a Cadeia de Transmissão

A paisagem característica do ecossistema onde circula o *Echinococcus granulosus* é a dos campos e zonas de criação de ovinos e bovinos.

Seu substrato geográfico são os campos naturais ou artificiais de gramíneas (pastagens). Aí se encontram, lado a lado, participando do sistema de criação, o rebanho de ovelhas e os cães de pastoreio, hospedeiros respectivamente da fase larvária e da fase adulta do parasito.

No Rio Grande do Sul, por exemplo, conviviam em dado momento um rebanho de 12.000.000 de ovelhas, pertencentes a cerca de 20.000 estancieiros, com mais de 50.000 cães, dos quais 5% eram portadores de equinococos.

Nas áreas endêmicas, toda a população rural relacionada com a economia pastoril constitui o grupo de alto risco para a infecção hidática. A convivência e a intimidade entre as pessoas e os cães facilitam a passagem dos ovos da tênia para as mãos, os alimentos e a boca dos hospedeiros acidentais, sobretudo crianças e jovens.

HOSPEDEIROS DO VERME ADULTO

A forma adulta do *E. granulosus* pode ser encontrada no cão doméstico e em diversos outros canídeos selvagens. O lobo, em certas regiões da Rússia, tem sido encontrado parasitado com freqüência.

Na África, o chacal e, na Austrália, o dingo parecem capazes de manter um ciclo silvestre e de contaminar o solo nas proximidades das habitações.

No Brasil, conseguiu-se a infecção experimental do graxaim (*Cerdocym thous*), que é um canídeo campestre encontrado no Sul do país, desde o Rio Grande do Sul até São Paulo.

Entretanto, apenas o cão doméstico tem importância para a manutenção da endemia e para a alta freqüência da hidatidose humana, pois constitui a fonte de infecção preponderante, quando não exclusiva, para o gado e para o homem.

A proporção de animais parasitados atinge algumas vezes valores elevados, ultrapassando os 30% em cães diagnosticados após tratamento com arecolina, nas zonas de alta endemicidade.

No Brasil, mesmo em zonas urbanas como a cidade de Curitiba, 3,6% dos cães de rua estavam infectados.

HOSPEDEIROS INTERMEDIÁRIOS

Mamíferos de muitas ordens e de espécies as mais diversas podem oferecer terreno propício ao desenvolvimento da fase larvária de *E. granulosus*. A infecção tem sido registrada principalmente em artiodáctilos: porcos e ruminantes, como o carneiro, o boi e a cabra, mas também no camelo, dromedário, girafa, veado, antílope, alce etc.; entre eqüinos, roedores, macacos, marsupiais e alguns carnívoros, como o gato e o próprio cão, se bem que este apresente acentuada resistência à forma cística do parasito.

Mas, para a patologia humana, destaca-se a importância do gado e de outros animais domésticos: em primeiro lugar o carneiro e, já em segundo plano, o porco, o boi e a cabra.

A inspeção sanitária em matadouros encontra 5 a 40% dos ovinos com cistos (Quadro 40.1). Em alguns casos, até 95% dos animais podem estar parasitados.

Mesmo quando a população de ovinos e a de bovinos seja equivalente, como no Rio Grande do Sul, e a prevalência de hidatidose aproximadamente a mesma, os carneiros seguem sendo os reservatórios mais importantes da parasitose devido ao fato de albergarem maior proporção de cistos escolecíferos.

Um estudo feito naquele estado brasileiro mostrava que, enquanto as ovelhas tinham 95% de cistos férteis, os bovinos só contavam com 29% infectantes para o cão. Os suínos, com 75% de cistos férteis, não representam senão um quinto da população de reses abatidas no Sul do país.

QUADRO 40.1 Hidatidose no gado, no município de Santa Vitória do Palmar (Rio Grande do Sul, Brasil): percentagem de animais infectados e de cistos férteis encontrados (segundo Bassewitz)

Espécies	Animais examinados		Percentagem de cistos férteis
	Número	Positivos	
Gado bovino	405	6,2	29
Ovelhas crioulas	257	8,5	95
Ovelhas mestiças merinas	125	32,0	95
Suínos	83	9,6	75

O estudo da distribuição geográfica da hidatidose humana mostra que todos os focos importantes estão situados nas regiões de pecuária lanígera, poucas sendo essas regiões que não pagam seu tributo à zoonose.

Pois aí se reúnem todos os elementos mais favoráveis para a transmissão e, particularmente, o melhor dos hospedeiros intermediários.

Fora das regiões de alta endemicidade, os suínos podem apresentar taxas de parasitismo mais altas que os ovinos e bovinos.

FATORES ECOLÓGICOS NA TRANSMISSÃO

Os casos humanos de hidatidose ocorrem sempre nos municípios em que a infecção dos carneiros é elevada. Onde os porcos são os principais portadores de cistos hidáticos, a doença humana é desconhecida ou esporádica.

Faltam, infelizmente, dados epidemiológicos sobre a infecção dos cães numa e noutra área, o que talvez trouxesse, juntamente com a explicação da distribuição dos casos humanos, a dessa prevalência paradoxal, ora mais acentuada em ovinos e bovinos, ora em porcinos. Uma tal discordância pode sugerir condições epidemiológicas diferentes no ciclo do parasito ou a existência de linhagens locais diferentes do *E. granulosus*, a exigir pesquisas bem conduzidas.

Nos EUA, onde se cria o gado em campos cercados, sem a participação de cães, a equinococose canina é praticamente desconhecida e o cisto hidático do gado extremamente raro.

Os casos observados são devidos ao ciclo de transmissão entre os animais selvagens (alces e lobos, já encontrados infectados em forte proporção) e à sua eventual extensão a animais domésticos, através da contaminação do solo.

Nessas condições, o porco é o mais afetado, devido a sua voracidade, a seus hábitos coprófagos e à criação em liberdade.

Por outro lado, atribui-se grande importância ao tipo de pasto e às condições climáticas para a infecção das diferentes espécies de animais domésticos. Nos campos de grama, em que se criam ovinos e bovinos, no Rio Grande do Sul, o solo é inteiramente revestido pela vegetação baixa e unida.

As fezes dos cães, espalhadas pelo pisoteio dos animais ou outros fatores, levam os ovos a ficar de mistura com o pasto, no ambiente úmido e protegido de insolação direta formado pela densa vegetação rasteira. Fica assim assegurada a elevada contaminação dos herbívoros.

Nas outras regiões, o pasto é geralmente constituído por gramíneas altas que revestem o solo de modo descontínuo, deixando muita terra nua, onde o cão deposita suas fezes (que os porcos mais facilmente ingerem), mas onde a desidratação e os raios solares mais prontamente destroem os ovos. Difícil se torna a contaminação dos herbívoros.

FONTES E MODOS DA INFECÇÃO HUMANA

O cão doméstico parasitado pelo *Echinococcus granulosus* é a fonte de infecção hidática, tanto para o homem como para o gado. Em raras circunstâncias, a origem da doença poderia ser atribuída a canídeos selvagens, como o lobo (na América do Norte, Europa e Ásia), o chacal (na África) ou o dingo (na Austrália).

A freqüência do cisto hidático pode ser considerada como diretamente relacionada com a freqüência da equinococose nos cães da região.

Conforme vimos, nem todos os cães têm a mesma importância como fontes de infecção, cabendo a responsabilidade maior aos cães de açougue e matadouros, de pastoreio, de estâncias, bem como aos cães errantes, isto é, àqueles que têm mais fácil acesso às vísceras dos carneiros doentes.

O modo como se dá a contaminação humana é principalmente pelo contato íntimo com o cão, pois este traz os ovos do parasito contaminando não só o pêlo da região perineal e da cauda, como também o focinho e a língua, com que se coça, as patas e todo o pêlo do corpo, postos em contato com o solo poluído por suas fezes.

Ao acariciar o animal, passando-lhe as mãos, ou dele recebendo as manifestações de agrado, como a lambedura ou a aplicação das patas, o que muitas vezes é tolerado da forma mais promíscua e inconveniente, os ovos do parasito passam diretamente ao homem. Pondo de lado os casos de contaminação direta da boca, especialmente suscetíveis de ocorrerem em crianças, ou em pessoas com pouca higiene, é através das mãos sujas que os ovos são veiculados, ora mediante a ingestão de alimentos manipulados sem prévia lavagem das mãos, ora diretamente ao levar a mão à boca.

O chão, ou os objetos que estiveram em contato com ele, também podem reter muitos ovos, nos locais do domicílio e do peridomicílio freqüentados pelos cães. As fezes do cão podem ser disseminadas por insetos ou por outros mecanismos pouco estudados, indo contaminar água e alimentos, ou as mãos das pessoas, e através destas a boca.

Por isso, a hidatidose humana inclui-se na categoria das doenças de mãos sujas.

Certas atividades profissionais predispõem ao contágio. Tais são as dos trabalhadores de estâncias, especialmente daqueles que cuidam de ovelhas e cães de guarda, dos açougueiros, dos empregados de matadouros etc.

As famílias desses profissionais também se expõem com freqüência, devido ao fato de terem na casa cães que podem infectar-se e reinfectar-se com maior facilidade, durante as matanças das reses. Os clínicos registram muitas vezes uma tendência ao agrupamento familiar dos casos, resultado evidente da presença de um cão parasitado, no domicílio.

Em muitos países, os autores têm constatado freqüência maior de casos no sexo feminino (70% do total). Noutros, como a Argentina e o Uruguai, a predominância é reduzida ou nula. Na Austrália são os homens os mais atingidos. A explicação, ao

QUADRO 40.2 Pacientes com cisto hidático operados em Azul (província de Buenos Aires, Argentina), segundo os grupos etários (segundo Ferro, 1934)

Idade	Número de pacientes operados	
	Total	Percentual
1 a 10	29	9,0
11 a 20	76	23,6
21 a 30	88	27,3
31 a 40	52	16,1
41 a 50	42	13,0
51 a 60	23	7,1
61 ou mais	12	3,7

que parece, está nos hábitos e costumes regionais que regulam as relações entre os indivíduos e os cães, a higiene pessoal etc.

Quanto à idade dos pacientes, é opinião geral que os cistos hidáticos desenvolvem-se com extrema lentidão, sendo a infecção, via de regra, um incidente da infância. O diagnóstico é estabelecido geralmente depois de muitos anos, quando aparecerem os sintomas (Quadro 40.2).

CONTROLE E ERRADICAÇÃO

A terra clássica da hidatidose foi a Islândia, onde 25% das pessoas autopsiadas, em 1900, eram positivas; e 28% dos cães estavam infectados com *E. granulosus*. Mas graças a um rigoroso programa de controle, iniciado em 1864, a prevalência caiu para 16%, em 1932, e 0% depois de 1960. A infecção desapareceu também dos cães e carneiros. Contribuíram para isso:

- a existência de conselhos de saúde em cada distrito que assumiram oficialmente a responsabilidade do controle;
- a legislação (1869), assegurando o controle mediante a realização de inquéritos periódicos, a limitação da população canina, a destruição das vísceras parasitadas etc.;
- um grande trabalho de educação sanitária, desenvolvido em uma sociedade inteiramente alfabetizada e acostumada a ler, durante as longas noites de inverno das latitudes árticas;
- a proibição da venda de carne de rês não abatida em matadouros (1920) e subsídio oficial à produção legal nesses estabelecimentos (1947);
- mudanças nas práticas pecuárias, com abate das ovelhas aos 5 meses de idade, quando ainda os cistos não costumam estar férteis;
- adoção de hábitos que mantêm os cães fora das casas e do peridomicílio, sua alimentação com carne cozida, interdição de animais aos lugares de abates etc.

Além da erradicação da endemia na Islândia, muito antes do aparecimento de medicamentos adequados para o tratamento dos cães, deve-se assinalar seu controle eficiente em lugares como a Nova Zelândia e a Tasmânia.

Controle da Infecção Canina

O elo mais frágil da cadeia epidemiológica, segundo foi demonstrado pela experiência dos programas exitosos, é constituído pela infecção dos cães a partir das vísceras de reses doentes.

Bastaria, portanto, impedir que os cães se alimentassem de carne ou vísceras cruas, para que rapidamente se esgotassem as fontes de ovos de *Echinococcus*, visto que os helmintos não duram mais que alguns meses, na fase estrobilar.

A sobrevida dos ovos no solo pode ser mais longa, mas tenderia a esgotar-se ao fim de algum tempo.

As vísceras congeladas a $-18°C$, durante 48 horas, não oferecem perigo de infecção.

Os obstáculos que se opõem a isso são: a falta de decisão política e de estruturas sanitárias para executar um programa de controle; a falta de consciência do problema ou de informações sobre o mecanismo de transmissão da parasitose, por parte dos estancieiros e trabalhadores do setor pecuário; o abate clandestino de reses; e a forma econômica de alimentar os cães com vísceras condenadas.

Além de um programa adequado de esclarecimento e educação sanitária, a estratégia do controle da infecção canina requer:

- interdição do abate clandestino;
- melhoria dos matadouros, para impedir o acesso de cães aos locais de abate ou às vísceras condenadas, que devem ser destruídas;
- controle sanitário do gado abatido, acompanhado de seu estudo epidemiológico, para identificação das áreas-problemas e para apoio ao planejamento e avaliação das medidas de controle;
- tratamento anti-helmíntico dos cães parasitados, com praziquantel, mebendazol micronizado, nitroscanato ou fospirato, utilizando esquemas de administração sistemática e periódica; mas assegurando que medidas estritas contra a dispersão de fezes infectantes sejam tomadas durante a operação;
- aperfeiçoamento das técnicas agropecuárias com vistas a reduzir a necessidade de cães, no pastoreio, ou mesmo para dispensá-los inteiramente;
- redução da população canina, incluindo a captura e a destruição de cães vadios e abandonados.

Em Chipre, foram utilizados fuzis que atiram seringas com material capaz de produzir a morte indolor desses cães; e foi

QUADRO 40.3 Percentagem de animais com hidatidose registrada pelos Serviços de Inspeção Sanitária, nos matadouros do Rio Grande do Sul, no período 1977-1987 e projeção para 2003

Animais inspecionados	Positivos (%)		Projeção para 2003
	1977	1987	
Gado bovino	28,50	33,46	50,70
Gado ovino	26,50	17,63	11,04

Fonte: Costa, G. M. et al. — Arquivos Internacionais de Hidatidose (Porto Alegre), **29**:19, 1989.

promovida a castração de cadelas, com excelentes resultados para controle da endemia entre os animais.

No Rio Grande do Sul, constata-se tendência para aumento do parasitismo entre os bovinos e diminuição acentuada entre os ovinos (Quadro 40.3).

Prevenção da Infecção Humana

Em complemento às medidas mencionadas, que são fundamentais em um programa geral e de longa duração, devemos lembrar aquelas capazes de proteger o indivíduo de modo imediato.

A educação sanitária tem aqui seu lugar, para alertar a população contra os perigos da doença, seu modo de aquisição e a atitude que se deve manter em relação aos cães, em áreas endêmicas. Desse modo, poder-se-á obter a cooperação dos adultos para o tratamento dos cães e a profilaxia das reinfecções. Mas são as crianças, principalmente, que deverão ser postas em guarda contra o risco decorrente de uma intimidade perigosa com os animais suspeitos.

41

Himenolepíases, Difilobotríase e outras Cestoidíases

INTRODUÇÃO
HYMENOLEPIS NANA
   Morfologia e fisiologia
   Ciclo evolutivo
   Relações parasito-hospedeiro
      Infectividade e resistência
      Patologia e sintomatologia
      Diagnóstico e tratamento
   Epidemiologia e controle
      Distribuição geográfica e prevalência
      Mecanismos de transmissão
      Controle
HYMENOLEPIS DIMINUTA

DIPYLIDIUM CANINUM
DIPHYLLOBOTHRIUM LATUM
   Morfologia e fisiologia
   Ciclo evolutivo
   Relações parasito-hospedeiro
      Infectividade e resistência
      Patologia e sintomatologia
      Diagnóstico e tratamento
   Epidemiologia e controle
ESPARGANOSE
CYSTICERCUS RACEMOSUS
MULTICEPS MULTICEPS E *CENUROSE*

INTRODUÇÃO

O homem é freqüentemente parasitado por uma pequena tênia cosmopolita, **Hymenolepis nana**, e por diversos outros cestóides que ou infectam a espécie humana esporadicamente, ou só incidem em determinadas regiões do globo, longe dos trópicos, como o **Diphyllobothrium latum** (a tênia do peixe, que na forma larvária pode produzir a esparganose) e o **Echinococcus multilocularis** (cuja larva, *"Cysticercus alveolaris"*, causa a hidatidose alveolar, de alta malignidade para o homem).

Alguns desses helmintos têm, por hospedeiros normais nas fases larvárias ou adultas, certos animais domésticos ou silvestres, sendo portanto agentes de **zoonoses**, como: *Hymenolepis diminuta*, do rato; *Dipylidium caninum*, do cão; e várias espécies de *Raillietina, Bertiella, Inermicapsifer, Mesocestoides* etc.

HYMENOLEPIS NANA

Este parasito, conhecido geralmente como "tênia anã" em vista de suas reduzidas dimensões, pertence à família **Hymenolepididae** (ver o Cap. 9), que compreende vermes de tamanho pequeno ou médio, tendo no escólex um rostro ou prolongamento retrátil, provido geralmente de uma fileira de acúleos.

Os membros dessa família caracterizam-se, ainda, por terem pequeno número de testículos (3 ou 4), em cada proglote, e as aberturas genitais situadas todas de um mesmo lado do estróbilo.

Uma espécie morfologicamente idêntica à *Hymenolepis nana* do homem é encontrada no rato ou no camundongo. Os autores que as consideram espécies distintas chamam de *H. fraterna* o parasito dos roedores. Do ponto de vista médico, é importante considerar que *H. fraterna* parece pouco infectante para o homem, a não ser em condições favoráveis. O rato, por sua vez, mostra-se resistente à variedade encontrada no camundongo.

Morfologia e Fisiologia

O verme adulto tem comprimento que varia habitualmente entre 2 e 4 cm, por 1 mm na parte mais larga do estróbilo. O tamanho varia, entretanto, com o número de vermes albergados por um mesmo paciente: quando só há um, ou poucos, chegam a medir de 6 a 10 cm; mas nas infecções intensas, quando se

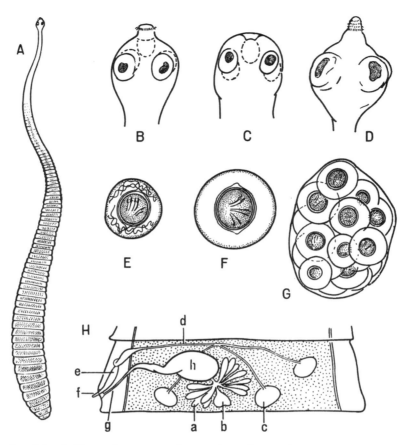

Fig. 41.1 A. Desenho de exemplar adulto de *Hymenolepis nana* cujo tamanho varia entre 2 e 10 cm de comprimento. B. Escólex de *H. nana*. C. Escólex de *H. diminuta*. D. Escólex de *Dipylidium caninum*. E. Ovo de *H. nana*, com seus filamentos polares. F. Ovo de *H. diminuta*, sem filamentos. G. Saco ovígero de *Dipylidium*. H. Representação esquemática de uma proglote madura de *Hymenolepis*: *a*, ovário; *b*, glândula vitelina; *c*, testículo; *d*, canal deferente; *e*, bolsa do cirro; *f*, poro genital; *g*, vagina; *h*, receptáculo seminal.

contam por centenas ou milhares, não alcançam um centímetro de comprimento.

O escólex, pequeno e globoso, exibe 20 a 30 acúleos dispostos em círculo único, em torno do rostro (Fig. 41.1, *B*). A presença de acúleos permite distinguir facilmente essa espécie de *H. diminuta*, outro parasito do rato (algumas vezes encontrado no homem) que é desprovido de espinhos. Por sua forma, os acúleos lembram os de *Taenia solium* mas suas dimensões são bem menores (14 a 18 mm).

A região do colo é relativamente comprida e forma proglotes que são, sempre, muito mais largas que longas (Fig. 41, *A* e *H*), em número que chega a 200.

Nos anéis maduros, os três testículos dispõem-se em linha, transversalmente, vendo-se entre eles o ovário e a glândula vitelina. Nos anéis grávidos, o útero de forma sacular encontra-se abarrotado de ovos. Ao desprenderem-se do estróbilo, por apólise, essas proglotes rompem-se, desintegram-se ainda no intestino do paciente e libertam no meio grande número de ovos.

Ciclo Evolutivo

Os ovos são abundantes nas fezes das pessoas parasitadas. Têm forma oval ou arredondada e medem de 40 a 50 mm de diâmetro. O embrião, completamente formado quando os ovos são expulsos, é uma oncosfera típica, com seus três pares de acúleos, estando envolvida por duas cascas refringentes (Fig. 41.1, *E*).

Entre elas há um espaço amplo, ocupado parcialmente por material granuloso, em geral aderido à superfície interna do envoltório externo.

A casca interna forma duas saliências mamelonares, em pólos opostos, de cada uma das quais sai um tufo de filamentos sinuosos.

A presença desses filamentos permite distinguir os ovos de *H. nana* dos de *H. diminuta* que, além de maiores, não possuem estruturas filamentosas (Fig. 41.1, *F*).

O ciclo é, normalmente, monoxeno, com transmissão de homem a homem ou auto-infecção interna ou externa.

Quando os ovos são ingeridos por um novo hospedeiro, dá-se a eclosão e a libertação da larva (**embrião hexacanto**), para o que é essencial a ação da tripsina e de sais biliares.

Utilizando os movimentos dos acúleos e a ação lítica das glândulas de penetração, o parasito invade a mucosa intestinal e localiza-se na espessura das vilosidades do jejuno. Um processo de transformação morfogenética tem lugar então para terminar, ao fim de quatro dias, com a produção de um **cisticercóide** (ver o Cap. 37), ou seja, uma forma larvária característica por produzir um só escólex invaginado, uma vesícula rudimentar e uma pequena cauda.

Dez a 12 dias depois, o cisticercóide abandona os tecidos da mucosa e migra para o íleo, onde o escólex, agora desinvaginado, fixa-se à parede intestinal. Em seu hábitat definitivo, cresce, começa a produzir proglotes e atinge a maturidade sexual.

A fecundação cruzada parece ser a norma, quando a densidade parasitária o permite. Nas experiências com um só ou poucos espécimes infectando o camundongo, verificou-se uma perda do poder infectante dos ovos e dos cisticercóides ao cabo de poucas gerações.

O crescimento e a produção de proglotes são influenciados pela dieta do hospedeiro, principalmente pela disponibilidade de hidratos de carbono na luz intestinal. A redução do tamanho dos parasitos, em casos de superlotação de parasitos, parece diretamente relacionada à competição por carboidratos.

O ciclo, de ovo a ovo, completa-se em cerca de um mês. No entanto, a vida média dos vermes adultos não parece muito longa, visto que a infecção experimental de animais de laboratório dura apenas poucos meses. As referências encontradas na literatura sobre parasitismo humano prolongando-se por vários anos devem estar relacionadas com processos de auto-reinfecção.

Os casos de parasitismo por número considerável de helmintos — já foram registrados casos com 2.000, 4.000 e 7.000 vermes — sugerem também a eventualidade de auto-infecção.

Esta pode ocorrer de duas maneiras:

a) ou por um mecanismo de reinfecção externa, quando as crianças induzidas a coçar-se (devido ao prurido anal) viessem, depois, a ingerir os ovos que se haviam acumulado sob as unhas, ao levarem a mão à boca;

b) ou seria devido a uma reinfecção interna, quando os ovos de *H. nana*, libertados na luz do intestino, chegassem a eclodir aí sem sair para o meio exterior.

Relações Parasito-Hospedeiro

INFECTIVIDADE E RESISTÊNCIA

A incidência de *Hymenolepis nana* é muito maior em crianças que em adultos, sugerindo que, a partir da puberdade, aumente a resistência à infecção.

A presença dos helmintos, por outro lado, acompanha-se de certo grau de imunidade, evidenciado pelo aparecimento de anticorpos no soro. Ela decorre da invasão da mucosa intestinal pelas oncosferas e do desenvolvimento dos cisticercóides, persistindo até 4 ou 5 meses depois da eliminação dos vermes.

Experiências com animais de laboratório mostraram que a primeira infecção feita mediante administração de ovos (oncosferas) já assegura alguma proteção contra uma nova infecção de desafio (também com oncosferas), apenas decorridas 9 horas da primeira. Após 24 horas, a proteção é absoluta. Mas ela é ineficaz se o desafio for feito com cisticercóides, que evoluem diretamente para vermes adultos sem invadir a mucosa.

Se a infecção inicial for realizada com cisticercóides, o hospedeiro não produzirá anticorpos, o que demonstra a importância do parasitismo tecidual para a sensibilização do organismo hospedeiro.

A imunidade desenvolvida parece atuar, primeiro, impedindo a penetração ou a implantação das oncosferas na mucosa e, segundo, isolando e destruindo os cisticercóides que aí conseguiram implantar-se.

In vitro, o soro imune produz aglutinação dos ovos e formação de um precipitado sob a casca externa, reduzindo consideravelmente (mais de 10 vezes) sua infectividade; os cisticercóides apresentam sinais de alteração e tornam-se menos infectantes. Em torno dos vermes adultos forma-se um precipitado, primeiro na superfície do escólex e, depois, de todo o estróbilo.

PATOLOGIA E SINTOMATOLOGIA

Nas infecções com pequeno número de parasitos não se observam manifestações clínicas, mas quando a população helmíntica cresce, surgem alterações locais da mucosa, que pode apresentar-se congesta, com infiltração linfocitária e pequenas ulcerações. No sangue costuma haver eosinofilia de intensidade variável (4 a 15%).

Os sintomas clínicos são mais freqüentes em crianças com menos de 10 anos, compreendendo manifestações gastrintestinais, anorexia, perda de peso, inquietação e prurido.

Nos casos mais graves pode produzir-se um estado toxêmico, com dor abdominal, diarréia, vômitos, cefaléia, tonturas, insônia, convulsões e crises epileptiformes. Tais manifestações desaparecem com a eliminação dos parasitos.

DIAGNÓSTICO E TRATAMENTO

O encontro de ovos de *H. nana* nas fezes constitui o método usual de diagnóstico. Quando negativo, o exame deve ser repetido outras vezes, pois a eliminação de ovos pode ser irregular.

Para o tratamento recomenda-se o **praziquantel**, em dose única de 25 mg por quilograma de peso do paciente. Mas como os cisticercóides que se encontrem eventualmente na espessura da mucosa não são afetados pelo medicamento, recomenda-se repeti-lo mais uma ou duas vezes, com intervalo de duas semanas.

A **niclosamida** (clorossalicilamida) também é eficaz na dose única de 2 gramas (independentemente do peso), devendo os comprimidos serem mastigados e ingeridos com pouca água, em jejum.

Talvez devido às reinfecções internas e externas e ao fato de escaparem os cisticercóides à ação das drogas, o tratamento é mais difícil que o de outras teníases e mais sujeito a fracassos.

Para assegurar seu êxito, as crianças devem submeter-se a cuidados higiênicos severos, compreendendo rigoroso asseio após as defecações, lavagem das mãos com escova e corte freqüente das unhas, bem curtas. É importante fazer o tratamento concomitante de outras pessoas infectadas, no mesmo domicílio.

A cura deve ser comprovada com exames coprológicos repetidos algumas vezes, durante algum tempo (vários meses).

Epidemiologia e Controle

DISTRIBUIÇÃO GEOGRÁFICA E PREVALÊNCIA

O parasitismo por *H. nana* é cosmopolita, sendo entretanto mais freqüente nas regiões de clima temperado ou subtropical do Sul da Europa, Norte da África, vários países do Médio Oriente, Índia e América Latina.

Taxas de parasitismo altas foram encontradas em crianças da Argentina, Chile, Brasil, Equador, Nicarágua e México. No Brasil, os estados do sul são os que têm prevalências mais elevadas. Nas crianças a incidência aumenta dos 2 aos 8 anos para declinar depois e tornar-se rara nas pessoas com mais de 15 anos.

H. nana incide mais nas cidades que nas zonas rurais. Em alguns inquéritos foram registradas taxas de 9,5% em São Paulo, 7,8% em Santiago do Chile e 3 a 10% em Buenos Aires.

Mas essas taxas crescem quando os exames são repetidos. Assim, em Santiago, ela se elevava para 20% após seis coproscopias.

MECANISMOS DE TRANSMISSÃO

O homem parece ser, praticamente, a única fonte de infecção, pois as variedades encontradas no rato e no camundongo não se adaptam a ele senão com dificuldade. A *H. nana* do homem infecta os animais, mas a significação dos roedores para a manutenção da endemia não está suficientemente esclarecida.

Os ovos sobrevivem poucos dias no meio exterior, devendo ser ingeridos dentro de um período de 10 dias após sua eliminação com as fezes. Por essa razão, a prevalência da himenolepíase é maior em populações densas (zonas urbanas) e em coletividades numerosas, como asilos, orfanatos e escolas.

A transmissão inter-humana é facilitada pela promiscuidade e pelos maus hábitos higiênicos, entrando essa parasitose no rol das **doenças de mãos sujas**.

Vimos que a auto-infecção, externa ou interna, deve contribuir para o estabelecimento de elevado grau de parasitismo e criar fontes de infecção importantes para a população suscetível exposta ao risco de contágio (crianças pequenas, principalmente).

Em condições experimentais, demonstrou-se que um hospedeiro intermediário (artrópode) poderia ser incluído, tanto no ciclo da *Hymenolepis nana* como no da *H. fraterna*, permitindo sua evolução até a fase de cisticercóide.

Vários artrópodes coprófagos, como as larvas de pulgas do rato (*Xenopsylla cheopis*), do cão (*Ctenocephalides canis*) e do homem (*Pulex irritans*), podem infectar-se ingerindo ovos do helminto. Também o gorgulho de cereais (espécies do gênero *Tenebrio*) assegura o desenvolvimento do cisticercóide. Quando os insetos são ingeridos por camundongos ou ratos (e acidentalmente pelo homem) os cisticercóides completam sua evolução até vermes adultos na luz do intestino.

Convém assinalar que, nessas condições, o hospedeiro vertebrado não desenvolve imunidade, podendo adquirir em seguida grande número de parasitos por auto-infecção interna. A administração experimental de um único cisticercóide a camundongos permitiu que se recuperassem 1.500 a 2.000 pequenos helmintos adultos, na necrópsia efetuada 30 a 35 dias depois.

A infecção humana maciça poderia começar com uns poucos cisticercóides encontrados em pequenos coleópteros do gênero *Tribollium*, que vivem na farinha.

CONTROLE

As medidas preventivas, que devem ser postas em prática, especialmente quando há grande concentração de crianças, visam assegurar o mais alto nível de asseio do domicílio e de higiene individual.

A destacar aquelas que impeçam a contaminação fecal das mãos, dos alimentos ou da água.

O tratamento coletivo deve ser instituído e repetido cada duas semanas, para reduzir drasticamente as fontes de infecção, visto que os medicamentos não afetam as formas larvárias.

O **praziquantel** é administrado em dose única de 25 mg/kg de peso corporal (taxa de cura maior que 95%). Emprega-se também a **niclosamida**, na dose de 1 grama para crianças e 2 gramas para adultos, durante cinco dias. Como ela é muito pouco absorvida pelo intestino, não apresenta contra-indicações e praticamente nenhum risco.

Outras medidas úteis são o combate aos roedores e a proteção dos alimentos que, por outro lado, devem ser de boa qualidade para não correrem o risco de estarem bichados. O bom estado nutricional das crianças é importante para aumentar sua resistência imunológica, como noutras parasitoses.

HYMENOLEPIS DIMINUTA

Conhecida como **tênia do rato**, esse cestóide apresenta distribuição cosmopolita, infestando ratos e camundongos com muita freqüência. Sua importância médica é quase nula, porém a literatura científica sobre a biologia e a imunologia dessa espécie é vastíssima, por constituir excelente modelo laboratorial para estudo dos cestóides e da relação parasito-hospedeiro.

O verme adulto mede, geralmente, entre 10 e 60 cm de comprimento e possui um escólex pequeno, com quatro ventosas, mas desprovido de acúleo (Fig. 41.1, *C*). O colo é curto e seguido imediatamente de um estróbilo com proglotes sempre mais largas do que longas, com morfologia semelhante à de *H. nana*, a não ser pelas dimensões muito maiores.

Os anéis grávidos, que chegam a medir de 2 a 4 mm no maior diâmetro (largura), destacam-se da cadeia e rompem-se, deixando os ovos livres na massa fecal.

Os ovos são maiores que os de *H. nana*, aproximadamente esféricos, medindo de 70 a 80 mm de diâmetro, e providos de dupla casca.

A interna, ainda que apresente mamelões polares como *H. nana*, não tem filamentos dispostos no espaço que separa a casca interna da externa (Fig. 41.1, *F*). O embrião hexacanto é semelhante ao das outras tênias. Os ovos resistem uma semana à dessecação e sobrevivem um mês na água.

O ciclo evolutivo é sempre heteroxeno, ocorrendo a evolução larvária na cavidade geral de insetos ou miriápodes. Numerosas espécies podem funcionar como hospedeiros intermediários, inclusive larvas de pulgas, larvas e adultos de coleópteros, de lepidópteros e ortópteros, ninfas e adultos de baratas etc.

Os ovos eclodem no intestino do artrópode e a oncosfera invade a hemolinfa, onde se forma o cisticercóide. Quando o artrópode infectado é comido pelo hospedeiro definitivo, o escólex desinvagina e, após fixar-se na mucosa intestinal, cresce para formar o verme adulto.

Poucos espécimes do helminto costumam parasitar o mesmo hospedeiro, seja ele o rato ou o homem. Mas a longevidade parece maior que a de *H. nana*.

O parasitismo humano por *H. diminuta* é raro, na maioria dos países em que foi registrado. Apenas na Guatemala constatou-se incidência de 1% em um inquérito coprológico. Em condições extremamente favoráveis para a transmissão, com grande densidade de ratos, como se observou em determinadas regiões da Índia, a prevalência pode chegar a 6% na população humana.

O homem infecta-se ingerindo acidentalmente os insetos parasitados que se encontravam em alimentos contaminados. Evidentemente, os alimentos bem cozidos e conservados em perfeitas condições higiênicas não oferecem riscos.

O parasitismo humano é assintomático ou acompanhado de sintomas leves. Diarréias têm sido as manifestações mais freqüentes em crianças.

Pouco adaptada ao organismo humano, a *Hymenolepis diminuta* pode ser expulsa com a administração de um simples purgativo ou com qualquer dos tenífugos ou tenicidas já estudados anteriormente.

A profilaxia requer a proteção dos alimentos (cereais, particularmente) contra ratos, camundongos e insetos.

DIPYLIDIUM CANINUM

É um cestóide de tamanho médio que mede entre 20 e 40 cm de comprimento, mas podendo chegar até 70 cm, tendo por hospedeiros definitivos o cão, o gato, além de outros canídeos e felídeos selvagens.

O escólex de forma rombóide possui um rostro retrátil armado com 30 a 150 acúleos dispostos em círculos paralelos (Fig. 41.1, *D*), que aumentam com a idade do helminto. Ao colo curto seguem-se as proglotes jovens, maduras e grávidas, em número compreendido entre 60 e 180, de tonalidade ligeiramente avermelhada.

As proglotes maduras e grávidas são mais longas que largas, elípticas ou romboidais, caracterizando-se por possuírem um equipamento duplo de órgãos genitais hermafroditas, com disposição simétrica. Os dois poros genitais e respectivos órgãos copuladores abrem-se na parte média das margens direita e esquerda de cada anel. Um grande número de testículos (cerca de 200) dispõe-se entre as malhas da rede uterina que, nas proglotes grávidas, fragmenta-se em pequenos sacos cheios de ovos.

São esses sacos ovíferos, envolvendo um aglomerado de 3 a 30 pequenos ovos semelhantes aos de tênia (mas sem estriação na casca), os que aparecem nas fezes dos animais e dos pacientes infectados (Fig. 41.1, *G*).

Mas, em geral, as proglotes são eliminadas inteiras, misturadas com as fezes ou depois de caminharem e transporem ativamente o orifício anal. No meio externo elas se desintegram, deixando livres os sacos ovíferos.

Pouco resistentes à dessecação, os ovos devem ser ingeridos por larvas de pulgas (*Ctenocephalides canis*, *C. felis*, *Pulex irritans*) ou pelo piolho do cão (*Trichodectes canis*) para eclodirem e formarem os cisticercóides. As pulgas adultas já contêm os cisticercóides infectantes, de modo que, quando os insetos forem ingeridos pelo cão ou outro hospedeiro vertebrado, completa-se o ciclo parasitário com o desenvolvimento dos vermes adultos em seu hábitat definitivo, o intestino delgado.

Os animais sofrem com o parasitismo apenas quando o número de vermes albergados é muito grande, causando então perturbações intestinais, nervosismo e desnutrição.

Como a infecção humana resulta da ingestão acidental de pulgas parasitadas, raramente produz mais que uns poucos vermes.

Em adultos não aparecem manifestações clínicas, porém em crianças podem surgir desconforto ou dores abdominais, com diarréia, prurido anal e irritabilidade nervosa.

O diagnóstico se faz mediante o exame das fezes, onde aparecerão as cápsulas ovíferas, ou das proglótides típicas eliminadas pelos pacientes (semelhantes a sementes de melão).

O tratamento é o mesmo que para as outras teníases.

O parasitismo dos cães por *Dipylidium* é muito freqüente, atingindo cerca de 50% dos animais, em Cuba e nos EUA, e mais de 80% dos cães e gatos no México.

Os casos humanos registrados são escassos (talvez duas centenas em todo o mundo), a maioria dos quais na Europa e nos EUA.

Na América Latina, foram assinalados alguns casos no Chile, Argentina, Uruguai, Guatemala e México, geralmente em crianças de baixa idade (pré-escolares e lactentes). É o contato íntimo com os animais domésticos e, portanto, com seus ectoparasitos que predispõe à infecção.

Atribui-se a raridade dos casos a uma resistência natural da espécie humana à tênia do cão.

O tratamento dos cães e gatos, bem como o combate a seus ectoparasitos, constituem medidas profiláticas cabíveis, quando não se possa evitá-los junto às crianças.

DIPHYLLOBOTHRIUM LATUM

O gênero *Diphyllobothrium* (que alguns autores consideram sinônimo de *Dibothriocephalus*) pertence à ordem **Pseudophylidea** e contém parasitos habituais ou ocasionais do homem e de outros animais.

O mais freqüente é *D. latum*, conhecido também como **botriocéfalo** ou tênia de peixe, que por suas dimensões pode ser considerado o maior cestóide parasito do homem. A doença por ele causada é a **difilobotríase**, ou botriocefalíase, que além das manifestações comuns às outras teníases pode complicar-se com o aparecimento de anemia do tipo pernicioso.

O homem pode, eventualmente, infectar-se com as formas larvárias deste e de outros pseudofilídeos, vindo a sofrer de uma parasitose denominada **esparganose**.

D. latum, originário das regiões européias, ao norte dos Alpes, onde é conhecido desde épocas remotas, propagou-se para a Ásia e para a América do Norte e, depois, para outras áreas do mundo, graças às migrações de pacientes infectados, ou à introdução de peixes salmonídeos em lagos como os do Chile e os da Argentina.

Mas alguns casos autóctones do Peru e do Chile, de início atribuídos a *D. latum*, foram depois reconhecidos como devidos a uma outra espécie, ***D. pacificum***, cestóide próprio de focas e de otárias, que são mamíferos carnívoros (pinípedes), devendo-se a infecção humana ao consumo de peixes marinhos, crus, na costa daqueles países.

Várias espécies (cuja sistemática permanece incerta) têm sido descritas em casos esporádicos de infestação humana, entre as quais *Diphyllobothrium cordatum*, *Spirometra mansonoides* e *Sparganum proliferum*, estas duas últimas na fase larvária do parasito.

Ultimamente, tem sido registrada no Brasil a ocorrência de alguns casos de infecção pelo *Diphyllobothrium latum*. A presença desse parasito, raro em nosso meio, está relacionada com o consumo de peixe cru ou mal cozido, sobretudo em pratos como sushis e sashimis, oferecidos em restaurantes japoneses (88% dos casos). Dos peixes que podem estar infectados com larvas de *D. latum* destaca-se o salmão, além de vários outros.

De março de 2004 a março de 2005 foram identificados laboratorialmente 45 casos humanos, no Estado de São Paulo, dos quais 34 casos no município de São Paulo, principalmente no grupo etário de 15 a 44 anos e igualmente nos dois sexos.

Morfologia e Fisiologia

As dimensões de *D. latum* variam geralmente entre 3 e 10 metros de comprimento (mas podendo chegar a 15 m), contando o estróbilo com 3.000 a 4.000 proglotes.

As proglotes maiores medem de 2 a 4 mm de comprimento por 10 a 20 mm de largura. Algumas vezes chegam a ser tão longas quanto largas (Fig. 41.2).

O escólex, em forma de amêndoa e medindo 2 ou 3 mm de comprimento, não apresenta ventosas nem acúleos, mas somente duas fendas longitudinais e profundas, as pseudobotrídias ou bótrias, com musculatura pouco desenvolvida (Fig. 41.2, A).

Um colo delgado e longo intercala-se entre o escólex e o estróbilo. As primeiras proglotes são imaturas, mas fazem logo transição para os segmentos maduros e grávidos que ocupam os 4/5 posteriores do helminto.

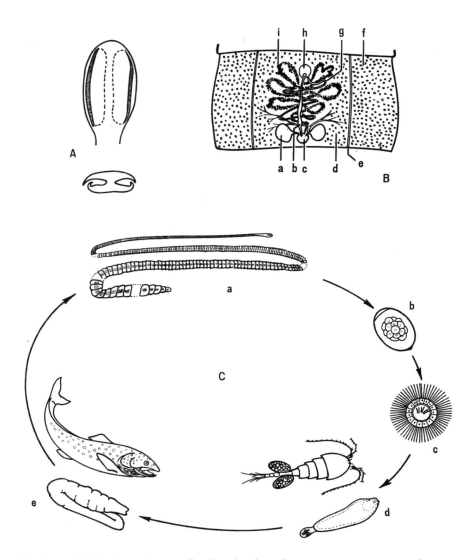

Fig. 41.2 Organização e ciclo de *Diphyllobothrium latum*. A. Escólex visto lateralmente e em corte transversal, para mostrar as pseudobotrídias. B. Proglote madura, onde se vêem: *a*, ovário; *b*, vagina; *c*, oótipo; *d*, glândulas vitelogênicas; *e*, canal osmorregulador; *f*, testículos; *g*, canal deferente; *h*, átrio genital; *i*, útero. C. Ciclo evolutivo compreendendo: *a*, verme adulto; *b*, ovo; *c*, coracídio; *d*, larva procercóide, que se desenvolve no interior de um pequeno crustáceo *(Cyplops)*; *e*, larva plerocercóide ou espargano, encontrada em peixes ou em outros hospedeiros vertebrados eventuais. Os esparganos de *D. latum*, quando ingeridos com a carne, transformam-se em vermes adultos no intestino do homem.

Não há o fenômeno de apólise, permanecendo todas as proglotes formadas unidas ao estróbilo, exceto nos casos de uma ruptura mecânica.

Em cada proglote os testículos constituem pequenas massas localizadas nas regiões dorsolaterais (Fig. 41.2, *B*). As glândulas vitelogênicas formam outras massas de tamanho aproximadamente igual, situadas nas áreas ventrolaterais. Na região mediana, encontram-se o ovário bilobado e simétrico, os ovidutos, o oótipo e a vagina, bem como o útero muito sinuoso. Este, quando cheio de ovos, lembra a figura de uma roseta, amarelada ou castanho-clara. A vagina e o órgão copulador masculino (cirro) abrem-se em um átrio genital situado ventralmente sobre a linha média. O útero possui orifício próprio para a oviposição, o tocóstomo, através do qual saem os ovos intermitentemente.

A longevidade dos vermes adultos é superior, em certos casos, a 20 anos; mas as proglotes que cessaram sua atividade reprodutora se atrofiam e desintegram.

Os ovos aparecem nas fezes em grande número, pois o estróbilo completo de *D. latum* elimina cerca de um milhão diariamente. Eles são elípticos, envolvidos por uma só casca ligeiramente espessa e com opérculo em um dos pólos. No extremo oposto costuma haver um pequeno tubérculo. Lembram pelo aspecto os ovos de trematódeos, como os de *Fasciola hepatica*, e ainda não estão embrionados quando expulsos. Suas dimensões médias ficam em torno de 60 por 45 mm.

D. pacificum tem bótrias oblíquas, colo mais longo e mais espesso que o de *D. latum*, assim como ovos menores.

Ciclo Evolutivo

Quando os ovos são postos em contato com água limpa e bem arejada, começam a embrionar e produzem, em 10 dias ou mais, uma larva esférica provida de três pares de acúleos e revestida por um epitélio ciliado. Essa larva é denominada **coracídio**. Em condições favoráveis, o coracídio eclode no decurso da segunda semana de evolução e põe-se a nadar até ser ingerido por seu primeiro hospedeiro intermediário, fato que deverá ocorrer dentro de algumas horas para que a larva não perca sua capacidade infectante (Fig. 41.2, *C*).

Os hospedeiros, nessa fase, são pequenos artrópodes (copépodes, dos gêneros *Cyclops* e *Diaptomus*) em cujo intestino o coracídio perde o revestimento ciliado e, usando seus três pares de acúleos, ganha acesso à cavidade geral. Forma-se aí uma larva sólida e alongada, com um apêndice caudal onde ficam situados os acúleos, que trazia o coracídio: é o **procercóide**, que necessita de 10 a 20 dias no interior do artrópode para estruturar-se. Ele chega a medir 0,5 mm de comprimento.

O desenvolvimento detém-se, então, até que o copépode seja comido, por sua vez, por um peixe. Este será o segundo hospedeiro intermediário. No caso de *D. latum*, várias espécies de peixes de água doce podem servir de hospedeiro (ver adiante). No intestino destes, a larva procercóide atravessa a mucosa e invade os músculos, as vísceras ou o tecido conjuntivo de qualquer órgão, onde sofrerá nova transformação morfológica e fisiológica, para constituir um organismo vermiforme, 2 a 4 vezes maior, ao fim de uma semana a um mês; é o **plerocercóide** ou **espargano**.

Esta larva também é maciça, vermiforme, mas já não possui o apêndice com acúleos. Sua extremidade anterior, mais calibrosa, traz invaginado o futuro escólex, e seu estado de contração simula uma segmentação do corpo. Ao fim de uns três meses, tendo crescido até cerca de 3 a 5 cm, desenvolve a capacidade de transformar-se em verme adulto se alcançar o tubo digestivo do hospedeiro definitivo: homem ou mamíferos que se alimentam de peixes.

É interessante notar que se um peixe carnívoro comer outro peixe portador de larvas plerocercóides, estas vão migrar para os tecidos do novo hospedeiro sem metamorfosear-se. Os peixes predadores vão assim acumulando esparganos, na medida em que ingerem peixes menores infectados, aumentando sua carga parasitária com a idade e o tamanho. A longevidade das larvas plerocercóides mede-se em anos.

No homem, o verme adulto localiza-se geralmente no jejuno, menos vezes no íleo (35% dos casos) e no duodeno (5% dos casos); raramente em outros lugares. O crescimento é rápido, sendo estimado em 30 proglotes novas por dia, até que alcance a maturidade ao fim de umas três semanas. Depois de um mês, a tênia já mede um metro e meio de comprimento. Ela pode viver de 10 a 30 anos.

Relações Parasito-Hospedeiro

INFECTIVIDADE E RESISTÊNCIA

A infecção humana decorre da ingestão de peixe cru que contenha esparganos. Como no parasitismo por *Taenia solium*, costuma haver um só espécime em cada paciente, algumas vezes dois ou três e raramente mais.

A infecção experimental do gato com *Spirometra mansonoides* (= *Diphyllobothrium mansonoides*) leva à implantação de poucos vermes (três ou quatro), ainda que ocasionalmente possam ser encontrados até 10. Quando o número aumenta, os helmintos apresentam menor tamanho. Se se administram muitos esparganos a um gato, muitos escólex não conseguem fixar-se e são eliminados logo depois. Os mecanismos que asseguram resistência contra as reinfecções ou superinfecções permanecem desconhecidos.

Os cães apresentam certo grau de premunição contra reinfecções por *D. latum* e, mediante injeções subcutâneas de extratos antigênicos, consegue-se desenvolver alguma imunidade em cães e gatos novos. A infecção experimental do gato com esse helminto é sempre de curta duração (três a quatro semanas), contrastando com a longevidade do parasito no intestino humano.

No homem a imunidade é temporária. Dois terços das pessoas tratadas que permanecem em áreas endêmicas reinfectam-se dentro de um prazo de três anos. No soro dos pacientes, demonstra-se a presença de anticorpos precipitantes e fixadores de complemento, grupo-específicos para cestóides.

PATOLOGIA E SINTOMATOLOGIA

Há pacientes que nada sentem em conseqüência do parasitismo por *D. latum*; outros têm sintomatologia semelhante à produzida por *Taenia*. Em cerca de metade dos casos, queixam-se de dor epigástrica, como dor de fome, e de anorexia, náuseas e vômitos. Muitas vezes há perda de peso e enfraquecimento.

O quadro clínico pode simular o da úlcera péptica, da colelitíase, da ileíte ou de uma apendicite.

Além dos transtornos digestivos, podem estar presentes manifestações gerais de caráter neurológico (do sistema nervoso central ou periférico), tóxico ou obstrutivo.

Uma das complicações peculiares a essa helmintíase é o desenvolvimento de uma anemia de tipo pernicioso.

Isto ocorre sobretudo nas regiões do Báltico, sendo mais freqüente na Finlândia, onde respondia por um terço das anemias perniciosas. No entanto, sua incidência entre portadores de *D. latum* é baixa (0,01 a 2,0%), tendo sido as taxas maiores observadas durante a guerra, quando os alimentos eram escassos.

Na maioria dos casos, a anemia hipercrômica é benigna ou quase normocrômica, curando-se com a simples expulsão do verme.

O desenvolvimento da anemia hipercrômica macrocítica, na difilobotríase, decorre da competição entre o helminto e o organismo hospedeiro pela vitamina B_{12} (cianocobalamina) e da perturbação do mecanismo de absorção desse fator antianêmico pelo hospedeiro.

Para ser absorvida pelo organismo humano, essa vitamina deve combinar-se previamente com uma proteína que se encontra no suco gástrico e é conhecida como "fator intrínseco". As pessoas carentes deste fator apresentam absorção deficiente de B_{12} e desenvolvem a forma genuína de anemia perniciosa.

D. latum, por outro lado, produz uma enzima que rompe o complexo formado entre o fator intrínseco e a vitamina, tornando-a inacessível ao hospedeiro. Quanto ao cestóide, ele é capaz de absorver a B_{12} livre, acumulando-a em quantidades que chegam a ser 50 vezes maiores que as encontradas no estróbilo de *Taenia saginata*.

A ação espoliadora é tanto maior quanto mais alta for a implantação do helminto no intestino. Nos casos de anemia perniciosa, tem-se observado que o parasito localiza-se no início do jejuno.

Outros fatores predisponentes devem intervir, de modo a condicionar sua baixa freqüência e, inclusive, a limitada distribuição geográfica da anemia difilobótrica.

Nos casos peruanos, devido a *Diphyllobothrium pacificum*, a sintomatologia era em geral benigna ou totalmente ausente. Nervosismo, dor abdominal ligeira, flatulência, palidez e perda de peso foram as queixas predominantes.

Anemia discreta e eosinofilia estavam presentes algumas vezes.

DIAGNÓSTICO E TRATAMENTO

O diagnóstico baseia-se, quase sempre, no encontro de ovos operculados, de tamanho médio, e não-embrionados (sem embrião hexacanto, portanto), ao exame coproscópico. Eventualmente, no reconhecimento de proglotes eliminadas pelos pacientes.

O tratamento é feito com **praziquantel** ou com **niclosamida**, da mesma forma que nas infecções por *Taenia solium* e *T. saginata* (veja o Cap. 38). Nos casos graves, com 500.000 a 2.000.000 de hemácias por mm^3, além do tratamento antiparasitário é necessário administrar ao paciente a **hidroxicobalamina** (vitamina B_{12}) e **ácido fólico**, para restabelecer a normalidade sangüínea.

Epidemiologia e Controle

EPIDEMIOLOGIA

O meio ecológico de onde procedem as infecções por *D. latum* é constituído por rios e lagos de água doce, em países de clima frio ou temperado, onde as águas são ricas em peixes e crustáceos.

Em 1973, ainda se estimava que o número total de portadores dessa teníase oscilava em torno de 9 milhões, dos quais 5 milhões na Europa.

A prevalência é elevada nos Países Bálticos, de onde o parasitismo estendeu-se a numerosas outras regiões com a mesma paisagem epidemiológica e onde só faltava a presença do parasito para completar o ecossistema responsável pela endemia.

A migração de pacientes portadores do cestóide permitiu o estabelecimento dos ciclos de transmissão local em outras áreas.

Modificações artificiais do meio ecológico e, sobretudo, a construção de represas e lagos artificiais para a produção de energia hidrelétrica ou outros fins podem criar novos focos de difilobotríase, como foi visto na região do Volga e em outros lugares da antiga União Soviética.

Nos lagos andinos da Argentina e do Chile, foi o povoamento artificial com peixes salmonídeos (salmão, truta etc.) procedentes do hemisfério norte que contribuiu para a implantação dos novos focos.

Outro fator importante para a ocorrência de casos é o hábito de comer peixe cru ou insuficientemente cozido.

Peixe à escabeche ou "cebiche" (prato em que entram peixes marinhos sem passar pela cocção) facilitam a infecção humana nas áreas onde circulam *D. latum* ou *D. pacificum*. O transporte de peixe para consumo em regiões distantes permite, hoje, que surjam casos em áreas não-endêmicas.

A poluição das águas com dejetos humanos, principalmente quando os efluentes de esgotos são lançados sem tratamento adequado em rios e lagos, assegura a contaminação dos hospedeiros intermediários do parasito.

Os hospedeiros intermediários, invertebrados, de *D. latum* são minúsculos crustáceos (da subclasse **Copepoda** e ordem **Eucopepoda**), abundantes nos mares, lagos e outras águas ricas em microrganismos que lhes sirvam de alimento. Eles fazem parte do plâncton e constituem alimento para os peixes.

Algumas espécies são litorâneas, outras lacustres, havendo as que ocupam ambos os ecótopos. Quanto à distribuição geográfica, algumas são cosmopolitas, outras não, havendo as que preferem águas frias ou águas mais quentes. As espécies conhecidas, envolvidas no ciclo de *Diphyllobothrium latum*, pertencem aos gêneros **Cyclops** e **Diaptomus**.

Os hospedeiros da segunda fase larvária (plerocercóide ou espargano) são peixes de água doce, no caso de *D. latum*, em geral de lagos e rios de montanha, como o salmão, a truta, o lúcio, a perca, a enguia e outros.

Entre os hospedeiros definitivos destacam-se o homem, o cão e o gato; mas estes dois últimos não parecem hospedeiros normais, pois os ovos eliminados em suas fezes têm pequeno poder infectante e a duração do parasitismo é relativamente curta. Alguns animais selvagens, como os ursos, que incluem os peixes em sua alimentação, são também reservatórios de *D. latum*.

No caso de *D. pacificum*, os hospedeiros definitivos são mamíferos marinhos da família **Otariidae**, dos gêneros *Otaria*, *Neophoca*, *Callorhynus*, *Artocephalus* e *Eumetopias*. O homem é, apenas, um hospedeiro ocasional e não participa do ciclo que assegura a existência dessa teníase.

CONTROLE

A incidência de *D. latum*, na população humana, vem diminuindo rapidamente nas últimas décadas. Por exemplo, na Finlândia, a prevalência baixou de níveis em torno de 20% em 1940, para 1,8% em 1970.

Para o controle, conta-se atualmente com medicamentos eficientes (praziquantel e niclosamida) para reduzir as fontes de infecção humana, com a educação sanitária e com outras medidas preventivas.

Entre elas destacam-se:
- a necessidade de cozer bem a carne de peixe e evitar os pratos onde ela é utilizada sem cocção;
- promover a disposição higiênica das excreções humanas e o tratamento dos esgotos antes de seu lançamento em rios e lagos;
- assegurar a inspeção sanitária do pescado e a condenação daquele que apresentar esparganose;
- desenvolver programas de educação sanitária.

Os produtos frigorificados oferecem segurança, pois as larvas plerocercóides não resistem à congelação.

ESPARGANOSE

Quando o homem ingere, acidentalmente, copépodes com larvas procercóides de um pseudofilídeo, desenvolve-se nele o parasitismo pela fase evolutiva seguinte do cestóide: o **esparganol**.

A esparganose, doença muito rara, parece ser devida a diferentes espécies de pseudofilídeos, que permanecem quase sempre sem identificação. Suspeita-se que espécies do gênero **Spirometra**, encontradas na fase adulta em carnívoros (gatos, cães etc.), possam desempenhar papel importante como causadoras das infecções humanas.

Supõe-se que alguns anfíbios e répteis, ao ingerirem os copépodes, infectam-se, comportando-se como hospedeiros intermediários, e acumulam larvas do tipo plerocercóides em seus tecidos. Comidos por outros animais vertebrados, inadequados como hospedeiros definitivos do parasito, as larvas seguem com a mesma morfologia, invadindo os tecidos do novo hospedeiro (porco, macaco, homem etc.) sem poder evoluir para vermes adultos.

É possível que em alguns casos a esparganose humana seja o resultado da ingestão de carne de répteis, de anfíbios ou de outros animais parasitados por espécies incapazes de completar no homem sua evolução até a fase adulta.

O desenvolvimento de tais larvas em um hospedeiro anormal pode acompanhar-se de evolução atípica do parasito e sua multiplicação por brotamento.

Quase todos os casos registrados nas Américas (algumas dezenas) foram encontrados nos Estados Unidos. Casos isolados ocorreram em Porto Rico, Belise, Colômbia, Guiana e Uruguai.

A esparganose é mais freqüente na China, Japão e Sudeste Asiático.

Os esparganos têm sido encontrados principalmente no tecido subcutâneo, em gânglios linfáticos, na conjuntiva e nas vísceras, onde podem produzir alterações patológicas variadas, com a sintomatologia correspondente. O tratamento é cirúrgico ou como nas outras cestoidíases teciduais.

Previne-se a infecção filtrando ou fervendo a água de beber e cozinhando bem todo tipo de carne que se consuma.

CYSTICERCUS RACEMOSUS

Este parasito é considerado pela maioria dos autores, mas não todos, como forma anômala de *Cysticercus cellulosae* (a fase larvária de *Taenia saginata*).

A morfologia é discrepante porque, em lugar da vesícula simples e provida de um escólex invaginado, costuma apresentar-se como cacho de formações vesiculosas intercomunicantes ou isoladas e quase sempre desprovidas de escólex. Essa larva parece crescer de modo indefinido, não apresentando um tamanho limite. As vesículas, formadas por brotamento, destacam-se das demais e seguem uma evolução independente. Assim, podem ser encontradas, lado a lado, formações mortas, com o líquido interno coagulado, o parênquima necrosado ou em fase de reabsorção, ao lado de outras em plena vitalidade e crescimento.

No México, onde sua freqüência é elevada (25 vezes sobre 97 casos de cisticercose encontrados em autópsias), nunca foi en-

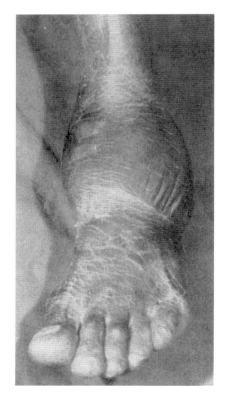

Fig. 41.3 Tumoração do tornozelo de um paciente com osteíte do terço inferior da tíbia e lesão das partes moles vizinhas devido à proliferação das vesículas parasitárias de *Cysticercus racemosus* (segundo Rey *et al.*, 1969).

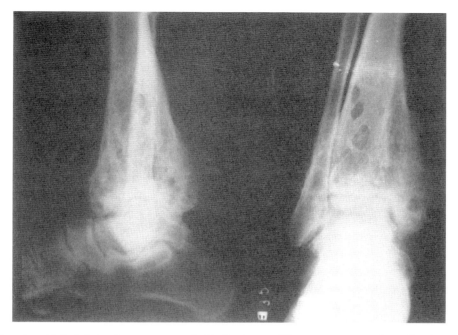

Fig. 41.4 Radiografias da extremidade inferior da perna esquerda (de frente e perfil) que mostram as alterações ósseas produzidas na tíbia por *Cysticercus racemosus* e relacionadas com o caso da Fig. 41.3 (Rey *et al.*, 1969).

contrado fora do sistema nervoso central. Predomina nos ventrículos cerebrais e no espaço subaracnóideo quatro vezes mais que no tecido nervoso, ao passo que *Cysticercus cellulosae* é quatro vezes mais freqüente nesta última situação que no líquor.

Cysticercus racemosus nunca foi visto no sistema nervoso do porco ou de outros animais.

Clinicamente, o quadro que determina é análogo àquele produzido por *C. cellulosae*.

Em duas ocasiões, uma na África do Sul e outra em São Paulo, Brasil, encontrou-se uma forma racemosa crescendo no tecido ósseo como se fora um tumor (Fig. 41.3). Ela determinava nos pacientes um quadro de osteomielite crônica, caracterizada pela formação de seqüestros, reabitação óssea e infiltração linfoplasmocitária (Fig. 41.4).

Não foi possível estabelecer com segurança se tais estruturas parasitárias correspondiam a formas anômalas de *C. cellulosae* (resultantes da localização em meios particulares, como o tecido ósseo) ou à infecção acidental pela larva (modificada) de algum teníedo de outros animais.

Esta última hipótese parece ser a mais provável (Figs. 41.4 e 41.5).

MULTICEPS MULTICEPS E CENUROSE

Várias espécies de teníedos, do gênero *Multiceps*, durante sua fase larvária infectam eventualmente o homem. Delas, a mais importante, do ponto de vista médico, por sua tendência a localizar-se no sistema nervoso e no globo ocular, é *Multiceps multiceps* (= *Taenia multiceps*). Sendo a larva um cenuro (ver o Cap. 37), a doença é conhecida como **cenurose**.

Meia centena ou mais de casos estão registrados na literatura mundial. Segundo algumas estatísticas, 44% tinham localiza-

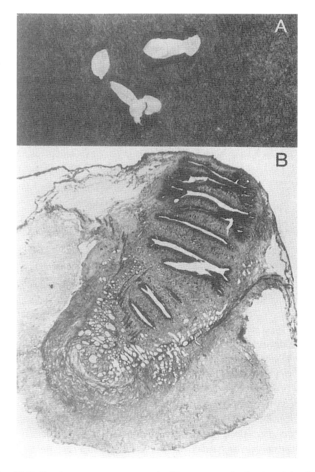

Fig. 41.5 *Cysticercus racemosus*. A. Algumas vesículas larvárias isoladas do tecido ósseo do paciente da Fig. 41.3. B. Corte histológico passando pelo *receptaculum capitis* do parasito.

ção no sistema nervoso central e 0,8% nos olhos, encontrando-se os demais nos músculos e tecido subcutâneo.

Clinicamente, o parasitismo desenvolvido pelos cenuros não se distingue dos quadros e da sintomatologia produzidos pela cisticercose ou pela hidatidose. Predominam, entretanto, aqueles descritos como **síndrome da fossa posterior**, pela implantação no espaço subaracnóideo, na base do cérebro. Desenvolve-se aí uma leptomeningite cuja evolução pode durar desde uns 10 dias até 20 anos, com quadros sintomáticos muito diversos.

Os vermes adultos encontram-se no intestino dos cães e de outros animais, sobretudo em regiões de pastoreio, onde carneiros, porcos etc. constituem hospedeiros intermediários.

As medidas preventivas e curativas são as mesmas apresentadas para a hidatidose.

IV

NEMATELMINTOS

42

Nematóides Parasitos do Homem

INTRODUÇÃO
ORGANIZAÇÃO E FISIOLOGIA
   Morfologia geral
   Estrutura da parede do corpo
      Cutícula
      Hipoderme
      Musculatura
      Pseudoceloma
   Nutrição e metabolismo
      Aparelho digestivo
      Ingestão e digestão dos alimentos
      Metabolismo dos carboidratos
      Metabolismo dos lipídios
      Metabolismo das proteínas
      Respiração e consumo de oxigênio
   Osmorregulação e excreção
   Sistema nervoso e órgãos dos sentidos
   Locomoção
   Reprodução
      Aparelho reprodutor e fecundação
      Os ovos
   Ciclo biológico
      Eclosão
      Crescimento e mudas
      Tipos de ciclo evolutivo
      Mecanismos morfogenéticos no ciclo
ECOLOGIA
   Condições do meio e sobrevivência
   Mecanismos adaptativos
SISTEMÁTICA

INTRODUÇÃO

Os nematóides (do grego *nema, nematos*, filamento) são vermes geralmente filiformes que apresentam um dos mais bem-sucedidos planos de organização funcional desenvolvidos pela natureza. O número de espécies existentes (estimado em cerca de 500 mil), a variedade de meios em que vivem e o tamanho geralmente considerável de suas populações são provas disso.

A grande maioria compreende espécies de vida livre, ocupando extensamente todos os tipos de hábitat, com exceção do aéreo e do pelágico. Qualquer amostra de água ou de solo contém exemplares desses helmintos, que se contam por milhões em cada metro quadrado das capas superficiais do fundo marinho ou das terras cultivadas.

As espécies parasitas, se bem que muito menos numerosas, são encontradas em quase todas as plantas e em quase todos os animais que se examinem para buscá-las. Só nos vertebrados elas são 80 mil.

Cerca de 50 espécies já foram registradas como parasitas do homem, das quais uma dúzia destaca-se por compreender importantes agentes causadores de doenças (Fig. 42.1).

Fazendo uma revisão da literatura mundial, Stoll calculou, em 1947, que: 644 milhões de indivíduos deveriam estar infectados por *Ascaris lumbricoides*, em todo o mundo; 457 milhões, por ancilostomídeos; 355 milhões, por *Enterobius vermicularis*; 209 milhões, por *Trichuris trichiura*, 298 milhões, por diversas filárias, além de 58 milhões por *Trichostrongylus*, 48 milhões por *Dracunculus medinensis*, 35 milhões por *Strongyloides*, 28 milhões por *Trichinella*, 20 milhões por *Onchocerca* etc.

A OMS calculou existirem no mundo (em 1997) 1.380 milhões de pessoas parasitadas por *Ascaris* (das quais 250 milhões doentes); 1.250 milhões de pessoas parasitadas por ancilostomídeos (151 milhões doentes); 45,5 milhões de casos de tricuríase; 17,7 milhões de casos de oncocercose etc.

Do ponto de vista médico e social, esses parasitos representam importantes problemas de saúde pública que, além de ameaçarem constantemente a vida e o bem-estar de grande parte da população, causam consideráveis perdas econômicas com assistência médica, redução da produtividade, ou incapacitação para o trabalho.

ORGANIZAÇÃO E FISIOLOGIA
Morfologia Geral

O tamanho dos nematóides varia entre um milímetro ou menos, como é o caso do *Strongyloides*, e um metro de comprimento, como *Dracunculus medinensis* ou *Dioctophyme renale*.

A forma típica é fusiforme, alongada, não-segmentada e com simetria bilateral. O parasitismo pouco alterou as características morfológicas, razão pela qual os organismos parasitos se parecem muito com as formas correspondentes de vida livre (Figs. 42.1 e 42.2).

Os sexos são separados, na generalidade dos casos, havendo **dimorfismo sexual** em maior ou menor grau. As fêmeas são maiores que os machos.

A evolução dos nematóides, de ovo a verme adulto, faz-se através de quatro estádios larvários que terminam por outras tantas mudas ou **ecdises** (Fig. 42.11). As formas juvenis diferem das adultas, principalmente pelo tamanho e pela ausência das gônadas e órgãos copuladores.

Em cada muda, a cutícula que reveste a superfície do corpo, o intestino anterior (cavidade bucal e esôfago) e o intestino

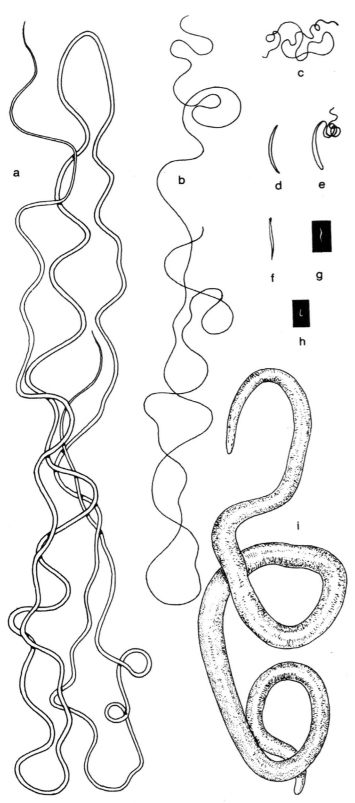

Fig. 42.1 Esquema comparativo dos principais nematóides parasitos do homem (tamanho natural). *a*, *Dracunculus medinensis*; *b*, *Onchocerca volvulus*; *c*, *Wuchereria bancrofti*; *d*, *Ancylostoma duodenale*; *e*, *Trichuris trichiura*; *f*, *Enterobius vermicularis*; *g*, *Trichinella spiralis*; *h*, *Strongyloides stercolaris*; *i*, *Ascaris lumbricoides*. (Segundo Piekarski, 1962.)

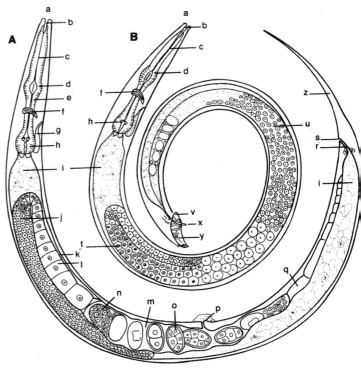

Fig. 42.2 Organização geral dos nematóides representada pela morfologia de uma fêmea *(A)* e de um macho *(B)* de *Rhabdites* s.p., tomados como exemplos. *a*, Lábio; *b*, boca; *c*, canal do esôfago; *d*, dilatação esofagiana (bulbo médio); *e*, esôfago musculoso; *f*, anel nervoso; *g*, glândula e poro excretor; *h*, bulbo posterior com mecanismo valvular; *i*, intestino; *j*, ovário anterior; *k*, oviduto, contendo óvulos *(l)*; *m*, útero, contendo *(n)* espermatozóides, procedentes da fecundação pelo macho, e *(o)* ovos; *p*, vagina e abertura vulvar; *q*, oviduto e ovário posteriores; *r*, reto e glândulas retais; *s*, abertura anal; *t*, testículo com espermatócitos; *u*, vaso deferente, com espermatozóides; *v*, asas caudais; *x*, espículo; *y*, papilas sensoriais; *z*, cauda. (Segundo Hirschmann, 1960.)

posterior (reto ou cloaca) desprende-se e é abandonada, sendo substituída por outra que se formou sob a velha cutícula.

O nicho ecológico de cada espécie costuma ser distinto em cada uma das fases evolutivas do helminto, e portanto sua fisiologia.

Para comodidade de descrição desses helmintos, vamos primeiro distinguir a parede do corpo (composta de uma cutícula, hipoderme e camada de fibras musculares) dos demais órgãos e sistemas (aparelho digestivo, osmorregulador e excretor, sistema nervoso, aparelho genital etc.) mergulhados muitas vezes no líquido celômico.

Estrutura da Parede do Corpo

CUTÍCULA

Na fisiologia dos nematóides, cabe à cutícula um papel importante, razão pela qual trataremos dela com algum detalhe.

Suas funções principais são a proteção do organismo contra as ações extremas, servindo de estojo ou couraça para as delicadas estruturas internas, e a de um exoesqueleto que serve de apoio para a ação dos músculos, assegurando os movimentos de locomoção, bem como os de alguns órgãos internos. Por ter uma elasticidade anisométrica (muito elástica no sentido longitudinal, mas pouco em relação à circunferência do helminto), permite facilmente a extensão ou a retração do corpo, os movimentos ondulatórios e os de flexão ou enrolamento.

Dada sua reduzida permeabilidade, as trocas nutritivas e a eliminação de muitos produtos a excretar devem ser feitas principalmente através das aberturas do tubo digestivo, do poro excretor ou de aberturas glandulares.

Sua complexidade estrutural varia de acordo com os gêneros e famílias, bem como em função dos diferentes estádios evolutivos.

Os estudos mais completos foram feitos com *Ascaris lumbricoides*, onde se distinguem nove camadas diferentes, agrupáveis em três estratos principais, situados entre uma delgadíssima película superficial externa de natureza lipídica (medindo 0,1 μm) e a membrana basal, internamente.

Dos estratos principais, o mais superficial ou *córtex* abrange uma camada cortical externa e outra interna formadas de proteínas que se supõe ser quitina ou colágeno ou, talvez, uma mistura de ambos, pois a presença de polifenol-oxidase nessas camadas faz pensar em tanagem quinônica das proteínas (Fig. 42.3, *A*).

A região média da cutícula recebe o nome de **matriz** e, por sua vez, subdivide-se em duas camadas: a fibrilar, mais externa, e a homogênea, abaixo dela. Na primeira encontram-se aminoácidos aromáticos, enquanto a outra parece formada de substâncias albuminóides de baixo peso molecular e proteínas fibrosas (fibroína e elastina). Encontram-se aí, também, quantidades pequenas de carboidratos e lipídios, além de enzimas (esterases).

O estrato mais interno, ou **estrato fibroso**, é constituído por fibras de colágeno dispostas em três camadas, com direções oblíquas entre si, sob um ângulo de 135°.

Em outras espécies varia o número de camadas mas, nos helmintos maiores, distinguem-se quase sempre o córtex, a matriz e o estrato fibroso. Este último reduz-se nos nematóides pequenos, até desaparecer completamente.

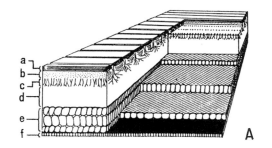

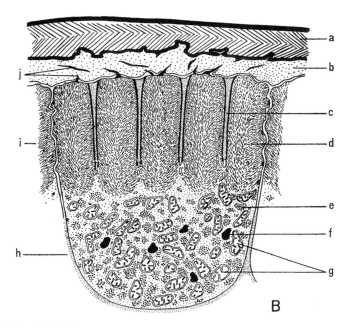

Fig. 42.3 *A.* Representação esquemática da estrutura da cutícula de *Ascaris. a*, Camada cortical externa; *b*, camada cortical interna; *c*, camada fibrilar da matriz; *d*, camada homogênea da matriz; *e*, camadas fibrosas; *f*, membrana basal. (Segundo Bird & Deutsch, 1957.) *B.* Corte esquemático de uma célula muscular de *Nippostrongylus braziliensis. a*, Cutícula; *b*, hipoderme; *c*, estrutura de sustentação; *d*, miofibrilas; *e*, glicogênio; *f*, inclusões lipídicas; *g*, mitocôndrias; *h*, região não-contrátil da fibrocélula muscular; *i*, região contrátil; *j*, fibras implantadas na cutícula. (Segundo Lee, 1965.)

A presença de enzimas, na espessura da cutícula, e o fato de ter sido demonstrada a incorporação de aminoácidos marcados permitem compreender que se trata de uma estrutura metabolicamente ativa e capaz de crescimento. Depois de sua quarta e última muda, o *Ascaris* mede apenas alguns milímetros de comprimento, devendo alcançar uns 20 centímetros, ou mais, ao completar seu pleno desenvolvimento. Isso exige a possibilidade de síntese de novos materiais *in loco*, durante a fase adulta, coisa que não sucede com os artrópodes, portadores de um exoesqueleto rígido.

A cutícula pode apresentar estriações transversais, na superfície, assim como cristas longitudinais ou expansões laterais. Em algumas espécies reveste os lábios que cercam a boca, em outras desenvolve estruturas pungitivas (estiletes, lancetas) ou expande-se para formar cápsulas bucais com dentes ou lâminas cortantes. Na extremidade posterior de alguns nematóides há aletas anais, ou mesmo uma estrutura expandida (a bolsa copuladora) que auxilia a fixação do macho à fêmea durante a cópula, como se observa nos ancilostomídeos.

HIPODERME

Situada entre a cutícula e a camada muscular, ela pode ser de natureza sincicial, ou celular, e responde pela fabricação dos materiais que irão constituir a cutícula após sua polimerização ou tanagem.

A **hipoderme**, no seu todo, constitui um tubo que forra por dentro a cutícula e traz quatro espessamentos ou **cordões longitudinais** que fazem saliência para a cavidade interna do corpo (Fig. 42.4): um cordão mediano-dorsal, um mediano-ventral e dois laterais. Os cordões laterais são os mais volumosos e contêm em sua espessura os canais excretores, quando eles estão presentes.

Nessa camada encontram-se mitocôndrias e grandes reservas de glicogênio, lipídios etc.; porém os núcleos do sincício ficam concentrados ao longo dos cordões longitudinais.

As enzimas e outros materiais, encontrados na cutícula, são provavelmente fabricados na hipoderme e difundidos depois através das várias camadas superficiais.

MUSCULATURA

As fibras musculares dos nematóides são de tipo muito especial e exclusivo. Apresentam-se como fibrocélulas fusiformes, alongadas paralelamente ao comprimento do helminto. Sua porção basal, adjacente à hipoderme, é rica em miofibrilas e constitui a parte contrátil, enquanto o citoplasma restante contém o núcleo, numerosas mitocôndrias e grandes reservas nutritivas (glicogênio e lipídios).

Entre as miofibrilas, encontram-se várias estruturas de sustentação. Por outro lado, as células musculares prendem-se à cutícula mediante fibras que cruzam a hipoderme e a membrana basal para unirem-se às fibras cuticulares (Fig. 42.3, B).

A inervação muscular é peculiar aos nematóides, pois são as porções não-contráteis das fibrocélulas que enviam prolongamentos em direção aos cordões laterais, onde correm os filetes nervosos.

A musculatura somática forma uma só camada, separada pelos cordões da hipoderme em quatro campos. Em algumas espécies, o número de células por campo é pequeno, dispondo-se elas em duas ou três fileiras. Os nematóides com esse tipo de organização (por exemplo, *Enterobius*) são chamados **meromiários** (Fig. 42.4, C).

Nos *Ascaris* e outras espécies de tamanho grande, o número de fibrocélulas contráteis em cada campo é elevado, razão pela qual são denominados **polimiários** (Fig. 42.4, A).

Finalmente, em alguns casos observa-se a fusão desses elementos, que passam a constituir uma só camada contínua, como em *Trichuris*, e portanto são ditos **holomiários** (Fig. 42.4, D).

Esses aspectos, observados nos cortes histológicos transversais, podem ser úteis para a identificação dos gêneros e espécies de parasitos encontrados nos tecidos do hospedeiro, durante um exame anatomopatológico.

Além da musculatura somática, encontram-se vários grupos musculares relacionados com o funcionamento do aparelho digestivo, reprodutor etc. Assim, há músculos somatoesofágicos para dilatar o esôfago, somatointestinais, depressores e dilatadores do ânus, copuladores, espiculares, vulvares etc.

PSEUDOCELOMA

A cavidade geral dos nematóides é geralmente denominada **pseudoceloma**, por não apresentar um revestimento endotelial. Ela contém um líquido que banha todos os órgãos internos, ao mesmo tempo que, por estar sob pressão, constitui um esque-

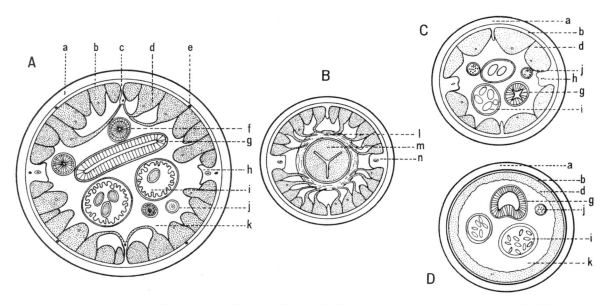

Fig. 42.4 Secção transversa exibida por diferentes tipos de nematóides. *A*. Polimiário (ao nível do meio do corpo). *B*. Polimiário (ao nível do esôfago). *C*. Meromiário. *D*. Holomiário. *a*, Cutícula; *b*, hipoderme; *c*, cordão dorsal e nervo dorsal; *d*, camada muscular; *e*, nervo dorsolateral; *f*, oviduto; *g*, intestino; *h*, cordão lateral, contendo o canal excretor e o nervo lateral; *i*, útero; *j*, ovário; *k*, líquido celômico; *l*, anel nervoso periesofagiano; *m*, esôfago; *n*, canal excretor.

leto hidrostático importante para a movimentação dos helmintos. Assim, se a metade posterior do tubo muscular se contrai, encurtando o segmento caudal, o líquido ao ser aí comprimido faz com que a metade anterior do corpo se alongue, levando a extremidade oral mais para a frente.

Os materiais nutritivos absorvidos pelo intestino, ou o oxigênio que penetra através da cutícula, devem circular com o líquido celômico para chegar aos diversos órgãos, ajudados por aqueles movimentos hidrostáticos.

Sua composição é, portanto, complexa. No caso do *Ascaris*, pôde-se demonstrar que contém enzimas diversas, além de outras proteínas, carboidratos, lipídios, compostos nitrogenados e íons inorgânicos.

Nas paredes do pseudoceloma encontram-se os **celomócitos**, que são células gigantes, de forma estrelada ou ovóide, e sempre em número reduzido: duas, quatro ou seis. Não se sabe que funções possam ter, pois não foi possível comprovar sua participação nos diversos processos fisiológicos do animal ou em atividades de fagocitose ou de acumulação de resíduos metabólicos.

Nutrição e Metabolismo

APARELHO DIGESTIVO

Não obstante a diversidade de alimentos e do modo de nutrir-se, todos os nematóides possuem um aparelho digestivo semelhante em suas linhas gerais, iniciando-se em uma boca apical e terminando em um ânus subterminal (Fig. 42.2).

O tubo digestivo compreende três segmentos, com as estruturas seguintes:

1. **Estomodeu**, ou intestino anterior, que se inicia com o orifício oral, de situação anterior e apical, cercado ou não de lábios, e se continua com a cavidade bucal e o esôfago (Fig. 42.5).

2. **Intestino médio** ou, simplesmente, o intestino.

3. **Proctodeu**, ou intestino posterior, que abrange, na fêmea, o reto e, no macho, a cloaca e estruturas anexas, relacionadas com o aparelho copulador.

Primitivamente, seis estruturas labiais envolviam a boca, sendo três de cada lado, e a elas se associavam dois círculos de papilas sensoriais, um internamente e outro externamente (papilas labiais internas e externas). Em cada grupo de nematóides essas estruturas modificaram-se, subdividindo-se, fundindo-se ou desaparecendo, criando a diversidade de aspectos utilizada com freqüência em sistemática (Fig. 42.5).

A **cavidade bucal** também apresenta dimensões e formas que caracterizam cada gênero ou família, podendo ser rudimentar ou ampliar-se numa cápsula bucal volumosa e conter estruturas pungitivas para perfurar e dilacerar os tecidos do hospedeiro.

De modo geral, o estomodeu é a região na qual esses helmintos mostram maior grau de diversificação, em relação a um plano teórico primitivo.

O **esôfago** (que alguns autores chamam de faringe) também apresenta peculiaridades. Basicamente é um tubo muscular, sincicial, provido de certo número de células glandulares. Possui uma luz trirradiada e um sistema de válvulas que lhe permitem funcionar como uma bomba peristáltica, pois a ingestão de alimentos deve fazer-se contra a pressão interna do líquido celômico que mantém as paredes do tubo digestivo colabadas.

Em alguns nematóides, o esôfago dilata-se na porção média e na posterior, ou somente nesta, para formar bulbos musculares.

As válvulas encontram-se no bulbo esofagiano posterior ou na junção do esôfago com o intestino (Fig. 42.5, *A*, *B* e *C*).

Em outros grupos (em *Trichuris*, p. ex.), o esôfago reduz-se a um canal extremamente fino, que atravessa uma fiada de células glandulares, ou *esticócitos*, formando em conjunto o **esticossomo**.

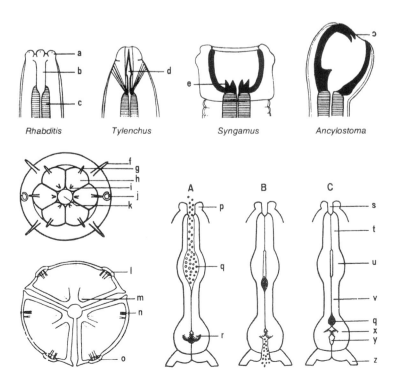

Fig. 42.5 Na fila superior: extremidade cefálica em diferentes gêneros de nematóides. *a*, Lábios; *b*, cavidade bucal; *c*, esôfago; *d*, estilete; *e*, dentes. No centro, à esquerda, a extremidade anterior vista de face; *f*, papilas sensoriais cervicais; *g*, papilas labiais externas; *h*, lábios; *i*, papilas labiais internas; *j*, anfídios; *k*, boca. Fila inferior, à esquerda: disposição dos três lábios do *Ascaris*. *l*, Papilas dorsais (labiais externas mais cervicais); *m*, terminações nervosas correspondentes às labiais internas; *n*, anfídios; *o*, papilas ventrais (labiais externas mais cervicais). Esquemas à direita: etapas sucessivas da passagem de alimentos através do esôfago. *p*, lábio; *q*, alimentos ingeridos; *r*, válvulas bulbares; *s*, cavidade bucal; *t*, segmento anterior do esôfago; *u*, bulbo médio; *v*, istmo; *x*, bulbo posterior; *y*, cavidade bulbar, *z*, intestino.

O **intestino** é um simples tubo, cuja parede é formada por um epitélio cúbico ou cilíndrico, monoestratificado. Suas células apresentam microvilosidades na superfície voltada para a luz intestinal. Externamente, encontra-se uma membrana basal que pode acompanhar-se de algumas fibras musculares. A região anterior do intestino parece ser predominantemente secretora, enquanto a posterior encarrega-se fundamentalmente da absorção.

Na junção intestino-reto há, também, válvulas que asseguram o sentido único da circulação dos resíduos digestivos.

O **reto**, como o estomodeu, possui revestimento cuticular e, nas espécies parasitas, está provido de algumas glândulas unicelulares. Ele termina por um ânus, em forma de fenda transversal, controlado por um músculo depressor que o mantém fechado.

INGESTÃO E DIGESTÃO DOS ALIMENTOS

Os nematóides parasitos, segundo seu modo de vida, podem ser separados em quatro grupos quanto à forma de alimentação:

a) Helmintos que vivem no interior do aparelho digestivo do hospedeiro (*Ascaridia*, *Ascaris* e *Enterobius*, p. ex.) e se nutrem de microrganismos e materiais existentes na luz do órgão. Movimentos peristálticos do esôfago musculoso do verme e seu mecanismo valvular asseguram a ingestão das partículas, tal como nos nematóides microbívoros e saprófagos de vida livre.

Se administrarmos ao hospedeiro um material marcado (fosfato radioativo, p. ex.), o parasito ficará marcado (radioativo) somente se o material tiver sido introduzido nesse hospedeiro por via oral, mas não se injetando por via parenteral (na veia, p. ex.) (Fig. 42.6).

b) Helmintos que se alimentam da mucosa do tubo digestivo do hospedeiro, ou através dela, se bem que vivam na luz do órgão (como *Ancylostoma*, *Necator* ou *Nippostrongylus*), estão providos de cápsulas bucais adaptadas para fixação à mucosa, além de estiletes, dentes ou placas cortantes que diluceram os tecidos do hospedeiro e o fazem sangrar.

O material radioativo, administrado ao hospedeiro por via oral, marca apenas ligeiramente os parasitos, mas quando é injetado na circulação, logo alcança alta concentração no helminto (Fig. 42.7). Sangue, linfa intersticial e tecidos macerados fazem parte da alimentação aspirada pela musculatura esofágica do parasito.

c) Nematóides da luz intestinal, desprovidos de cápsula bucal, mas que se alimentam penetrando parcialmente na espessura da mucosa onde produzem histólise (com *Trichuris*) e absorvem o material liquefeito, sangue e líquido intersticiais.

d) Um último grupo compreende nematóides que vivem nos tecidos do hospedeiro e aí se alimentam seja produzindo histólise, seja ingerindo sangue, linfa, líquidos inflamatórios, celômicos ou outros, como *Angiostrongylus*, as filárias humanas (*Wuchereria bancrofti*, *Onchocerca volvulus*), os estrongilóides e as larvas de outras espécies, enquanto efetuam migrações pelos tecidos do hospedeiro (larvas de *Ascaris*, de *Ancylostoma*, *Necator* e *Strongyloides*).

As enzimas digestivas dos nematóides parecem adaptadas ao modo de alimentação, se bem que a maioria deles tenha capacidade de digerir carboidratos, proteínas e gorduras em maior ou menor grau.

As glândulas esofágicas segregam enzimas e substâncias anticoagulantes. Estas foram demonstradas em *Ancylostoma* e em *Haemonchus*. No caso de *Ancylostoma caninum*, a enzima encontrada foi uma protease capaz de contribuir para a digestão extracorpórea. As larvas de muitos parasitos que penetram através da pele ou fazem migrações pelos tecidos realizam também uma digestão extracorpórea, produzindo enzimas com efeito semelhante ao da hialuronidase. Esta enzima ou uma mucopolissacaridase só pôde ser demonstrada, entretanto, em poucos casos (larvas de *Ancylostoma*, *Dictyocaulus*). O resultado é uma decomposição das glicoproteínas e dissolução da membrana basal dos epitélios, ou maceração e liquefação dos tecidos atravessados pelos helmintos. Em larvas de *Strongyloides* encontrou-se uma colagenase.

As enzimas abundantemente segregadas pelas glândulas esofágicas devem participar, também, da digestão intestinal; quando não exclusivamente, junto com outras, produzidas em geral na metade anterior do intestino médio, onde as células secretoras são mais numerosas. Amilases e enzimas hidrolíticas para vários açúcares costumam estar presentes, principalmente a maltase, nos nematóides que vivem na luz do intestino.

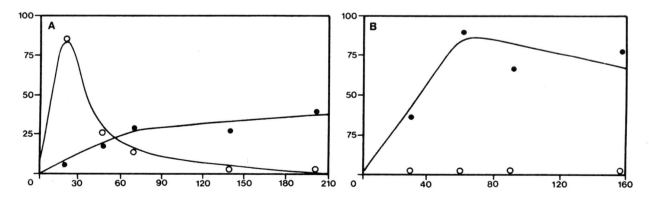

Fig. 42.6 Nutrição de parasitos livres na luz do intestino. *A.* Administrando-se fosfato de sódio radioativo, por via oral, às galinhas parasitadas por *Ascaridia galli*, a radioatividade é incorporada primeiro aos tecidos do verme (círculos claros, no gráfico) e depois aos do hospedeiro (círculos negros). *B.* Injetado o fosfato por via parenteral, só o hospedeiro fica marcado. Nas abscissas, o tempo em minutos. (Segundo Rogers *et al.*, 1968.)

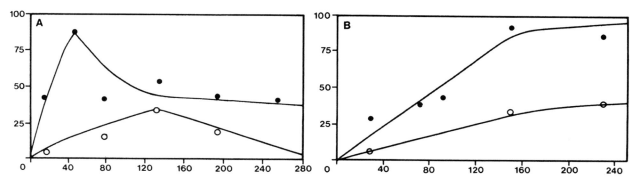

Fig. 42.7 Nutrição de parasitos fixados à parede do intestino por sua cápsula bucal. *A.* Ratos parasitados por *Nippostrongylus* e alimentos com fosfato radioativo tiveram seus tecidos marcados (círculos negros) antes que os helmintos (círculos claros). *B.* Por via endovenosa, porém, a marcação faz-se concomitantemente em ambos. Nas abscissas, o tempo em minutos. (Segundo Rogers *et al.*, 1968.)

As glicosidases encontradas nos que se alimentam dos tecidos do hospedeiro (*Trichuris, Nippostrongylus*) são semelhantes às encontradas nos mamíferos e desenvolvem maior atividade.

Várias proteases puderam ser evidenciadas na generalidade dos nematóides (além das colagenases, em alguns casos), bem como lipases (que hidrolisam ésteres dos ácidos graxos superiores) e esterases (para os ácidos graxos com cadeias mais curtas).

A absorção dos materiais digeridos faz-se sobretudo na metade posterior do intestino médio, onde se observa grande atividade de fosfatases, ácida e alcalina, ao nível das microvilosidades. Essas enzimas relacionam-se, segundo parece, com a absorção de glicose contra um gradiente de concentração (transporte ativo).

METABOLISMO DOS CARBOIDRATOS

O **glicogênio** constitui, para a maioria dos nematóides parasitos, a principal fonte de reserva energética. Ele fica acumulado na hipoderme, no citoplasma das células musculares, nas células epiteliais do intestino e dos órgãos reprodutores. Porém, nas fases de vida livre, a reserva é predominantemente lipídica.

O consumo de glicogênio é grande, mormente em condições de anaerobiose. A reserva dos nematóides mantidos em jejum esgota-se em pouco tempo. Por isso a ditiazanina, um anti-helmíntico que interfere na absorção e transporte da glicose, causa uma queda na produção de ATP e por último a morte dos parasitos.

Muitos nematóides vivem permanentemente ou por longos períodos em ambientes com baixa tensão de oxigênio. Seu metabolismo anaeróbio leva à produção de ácido lático, acético e outros que são eliminados como resíduos ou produtos finais da glicólise.

Em quase todos os casos investigados, a via de Embden-Meyerhof parece ser a normalmente utilizada para a obtenção de energia. Até a produção de fosfoenolpiruvato, as reações seguem o mesmo curso que no metabolismo dos vertebrados. A diferença começa com o destino reservado ao fosfoenolpiruvato que, fixando uma molécula de CO_2, vai formar oxaloacetato, sendo este reduzido para malato. O ácido málico entra na mitocôndria, onde segue o processo metabólico.

A via clássica também é encontrada como alternativa menos importante em alguns casos, ou mais importante em outros, principalmente em filárias (*Brugia, Dipetalonema, Dracunculus* e *Sectaria*).

Na verdade, o metabolismo do *Ascaris*, um dos mais estudados entre os helmintos, é muito peculiar. Possui todas as enzimas da glicólise fosforilativa (via de Embden-Meyerhof) e baixa atividade de desidrogenase lática, que lhe permite excretar apenas traços de ácido lático, devendo reoxidar de outra maneira o $NADH_2$ produzido durante a glicólise. Ao fazer reagir anaerobiamente CO_2 com fosfoenolpiruvato, produz (através de oxaloacetato e malato) fumarato, que é, em seguida, reduzido para succinato com a oxidação concomitante de $NADH_2$ para NAD (Fig. 42.8). A enzima catalisadora dessa reação — que é a **desidrogenase succínica** — opera muito mais rapidamente nesse sentido que no oposto, assumindo pois grande importância no mecanismo transportador de elétrons desse parasito.

Quando o *Ascaris* é paralisado por **piperazina** (outro anti-helmíntico), nota-se uma queda acentuada na produção de succinato.

Os principais produtos residuais do metabolismo dos hidratos de carbono excretados por *Ascaris* são os ácidos alfa-metilbutírico, valérico, succínico e alfa-metilcrotônico (Fig. 42.8).

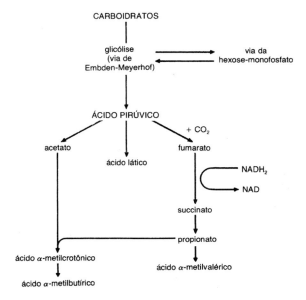

Fig. 42.8 Prováveis vias metabólicas em *Ascaris*.

Enzimas da via das pentoses também foram encontradas, em determinados casos, sem que se possa aquilatar qual a importância que apresentam, além de produzir precursores para a síntese de ácidos nucléicos.

Há gêneros, como *Trichinella*, que possuem todas as enzimas do ciclo de Krebs, porém outros apresentam um ciclo incompleto.

Quanto ao sistema transportador de elétrons, *Trichinella* também dispõe de citocromo C e citocromo-oxidase, tanto na fase larvária como na adulta.

Outros, não obstante possuírem tais elementos da cadeia oxidativa, vivem em meio anaeróbio e não os utilizam. Finalmente, *Ascaris* e outros estão desprovidos de tal sistema. Em *Ascaris* e *Parascaris* as mitocôndrias apresentam cristas pequenas e escassas, o que parece relacionar-se com essa falta do sistema citocromo e das enzimas do ciclo de Krebs.

METABOLISMO DOS LIPÍDIOS

Os mesmos órgãos que acumulam glicogênio abrigam as reservas de gorduras nos nematóides de vida livre. Nas larvas das espécies parasitas, essas reservas concentram-se no intestino e, nos estádios evolutivos em que não se alimentam (larvas encapsuladas de algumas espécies), a gordura é encontrada na luz do tubo digestivo. Ela é usada como fonte energética.

A infectividade dessas larvas está em relação com a quantidade de lipídios acumulada. Como em outros organismos, a queima das gorduras requer oxigênio.

Nos vermes adultos, a síntese de lipídios deve levar à sua acumulação nos oócitos e ovos, para consumo posterior, durante o desenvolvimento embrionário que, por isso mesmo, só se opera em presença de oxigênio. Nessa fase o metabolismo lipídico é intenso, decrescendo ao completar-se a formação da larva infectante.

Quando o metabolismo graxo atinge sua maior intensidade, o consumo de oxigênio pelos ovos de *Ascaris* começa a diminuir, indicando que boa parte dos lipídios, em lugar de ser queimada, é transformada em outros materiais e, principalmente, carboidratos (Fig. 42.9).

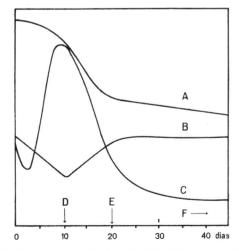

Fig. 42.9 Variação da abundância de lipídios *(A)* e de carboidratos *(B)*, durante o desenvolvimento embrionário dos ovos de *Ascaris*, e consumo de oxigênio correspondente *(C)*. *D*. Embrião com motilidade. *E*. Larva infestante. *F*. Fase de latência. (Segundo Fairbairn, 1960.)

METABOLISMO DAS PROTEÍNAS

O metabolismo protéico tem sido pouco investigado. No entanto, sua intensidade pode ser inferida pela síntese requerida para a produção de ovos: cada fêmea de *Ascaris lumbricoides*, por exemplo, chega a fabricar 200 mil ovos por dia. A maior parte das proteínas depositadas nos oócitos destina-se a fins estruturais (construção da casca ovular e desenvolvimento embrionário).

Alguns aminoácidos podem ser sintetizados pelos próprios helmintos. Outros são absorvidos, após digestão das proteínas ingeridas.

A hemoglobina encontrada no líquido celômico dos áscaris é diferente da de seus hospedeiros e serve como fonte de protoporfirinas (heme) para os ovos que desenvolverão um metabolismo aeróbio, apoiados em sistema de citocromo-oxidases, conforme se explicará adiante.

Dos produtos de excreção nitrogenados, a amônia é o mais importante, sendo eliminada através da parede do corpo e do intestino. Ela parece resultar da desaminação dos aminoácidos, como nos vertebrados, especialmente no intestino.

Normalmente, o meio líquido em que vivem os nematóides proporciona a diluição ou a rápida difusão da amônia excretada. Porém, se o helminto é colocado em meio confinado (*Ascaris* em um tubo de vidro com pequena capacidade), vê-se que a produção de amônia se reduz e aumenta a de outro catabólito, menos tóxico, a uréia. Esta é formada no ciclo da ornitina. A arginase, uma das enzimas importantes desse ciclo, é particularmente abundante no intestino do helminto.

Por outro lado, vários nematóides possuem uma urease que assegura a transformação de uréia em amônia e CO_2.

RESPIRAÇÃO E CONSUMO DE OXIGÊNIO

Como não há sistema circulatório nesta classe de helmintos, o oxigênio deve difundir-se através da cutícula, para alcançar os tecidos parietais, e, através do líquido celômico, chegar a outros órgãos. Nas espécies de menor porte e nas formas larvárias isso não constitui grande problema. Os movimentos do helminto promovem correntes líquidas no seu interior, facilitando a difusão do gás.

As espécies que, como os ancilostomídeos, se alimentam de sangue utilizam o oxigênio aí contido. Das que vivem em lugares muito pobres em O_2, algumas dispõem de pigmentos respiratórios do tipo hemoglobina. Duas variedades são encontradas: uma no líquido celômico, capaz de transportar O_2, outra nos tecidos, semelhante à mioglobina (com um só heme por molécula), que pode acumular certa quantidade de oxigênio ou facilitar sua passagem através dos tecidos.

Alguns nematóides intestinais apresentam hemoglobinas com grande afinidade pelo oxigênio, que somente cedem ante as condições de anaerobiose que prevalecem nos tecidos do parasito. Isso permite um aproveitamento de oxigênio sob tensão muito baixa.

De um modo geral, porém, os nematóides comportam-se como organismos aeróbios facultativos, ainda que muitos deles devam viver a maior parte da existência em anaerobiose. O meio intestinal é quase completamente destituído de oxigênio. O pouco que lhe chega vem, por difusão, da mucosa e é rapidamente consumido pela flora microbiana redutora, de modo que só os pequenos helmintos, vivendo em íntimo contato com a mucosa, podem ter assegurada alguma oxigenação.

Um mecanismo oxidativo do tipo citocromo-oxidase está presente e atuante nos ovos e nas primeiras fases larvárias; nos últimos estádios, porém, as larvas infectantes já suportam prolongados períodos em anoxibiose, podendo ser consideradas aeróbios facultativos. Na fase adulta, pode faltar completamente o sistema citocromo-oxidase, tal como se constatou em *Ascaris*.

Osmorregulação e Excreção

Contrariamente ao que se pensou durante muito tempo, a cutícula dos nematóides não é impermeável, nem inerte. Através dela passam água, eletrólitos, uréia e outras moléculas. Porém, a velocidade de passagem dos não-eletrólitos decresce com o aumento do peso molecular.

A glicose não penetra através do tegumento íntegro, mas sim de uma cutícula livre da hipoderme e da camada muscular. Os íons fosfatos só passam depois de tratada essa cutícula com detergentes, sugerindo que a delgada camada externa de lipídios é responsável, em parte, pelas características da permeabilidade tegumentar.

Visto que os nematóides são organismos essencialmente aquáticos, devem por isso dispor de mecanismos reguladores que permitam sua adaptação em face das variações da tensão osmótica do meio. A capacidade de adaptação varia, entretanto, de espécie para espécie e, também, segundo o estádio evolutivo.

No ambiente marinho, as condições são muito estáveis, mas no solo e nos organismos dos hospedeiros há quase sempre grandes variações da tensão osmótica.

Quando imerso em água destilada, *Rhabditis terrestris* aumenta de volume, nos primeiros cinco minutos, reduzindo sua movimentação (provavelmente devido à pressão hidrostática muito aumentada, em seu líquido celômico). Segue-se um período de recuperação, durante o qual grandes volumes de líquido são expulsos pelo ânus e o tamanho do helminto volta lentamente ao normal, ao mesmo tempo que a motilidade é restabelecida. Essa recuperação pode ser impedida por cianeto, evidenciando a participação de um mecanismo ativo de regulação osmótica.

Experiências com outros nematóides, submetidos a um meio hipertônico, mostram que o consumo de oxigênio cresce com o aumento da pressão osmótica.

Os parasitos intestinais vivem em um ambiente hipertônico. O líquido celômico de *Ascaris* mantém concentração que é sempre um pouco inferior à do meio, eliminando ativamente sódio e outros íons para manter o equilíbrio necessário. Tal função parece caber à hipoderme.

Não há informações suficientes para se saber qual a significação do aparelho excretor, na regulação da pressão osmótica. Em sua forma típica, ele compreende uma ou duas células situadas ventralmente ao nível do esôfago e abrindo-se para o exterior através de um poro excretor.

Elas continuam-se com um sistema tubular com a forma de H. Em alguns casos, desaparecendo os ramos anteriores, ele adota a forma de U invertido ou, persistindo de um só lado, torna-se assimétrico (Fig. 42.10). Mas o aparelho excretor pode

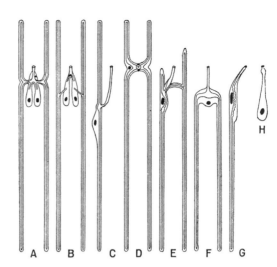

Fig. 42.10 Principais tipos de aparelho excretor, em nematóides. *A.* Tipo rabditóide. *B.* Em *Oesophagostomum*. *C.* Tilencóide. *D.* Oxiuróide. *E.* Ascaróide. *F.* Cefalobóide. *G.* Anisacóide. *H.* Enoplóide. (Segundo Chitwood *et al.*, 1950.)

ficar reduzido a uma célula e seu canal, ou desaparecer completamente.

A pulsação do aparelho excretor tem sido observada em vários nematóides. Nas larvas de terceiro estádio de *Ancylostoma*, os batimentos são máximos na água destilada e vão decrescendo até cessarem na concentração de 1,7% de NaCl. O volume de líquido expulso cai na mesma proporção.

Em algumas espécies, o sistema excretor elimina, além de água, produtos nitrogenados residuais e, possivelmente, íons e outras substâncias. Em outras, no entanto, a função dos canais permanece duvidosa quanto aos produtos de excreção.

Muitos resíduos metabólicos são eliminados através da cutícula ou do tubo digestivo. Este é o caso da amônia, por exemplo, que os áscaris eliminam rapidamente por essas vias.

Entre outros materiais que, de um modo ou de outro, são excretados pelos helmintos, encontram-se ácido úrico, aminas, aminoácidos, peptídios e ácidos graxos.

Sistema Nervoso e Órgãos dos Sentidos

A estrutura do sistema nervoso é basicamente a mesma em todos os gêneros, compreendendo um anel nervoso constituído de fibras e células ganglionares, situado em torno do esôfago. Alguns outros gânglios estão em conexão com esse anel. Seis (ou oito) nervos longitudinais partem daí, em direção posterior, e outros seis dirigem-se para diante, inervando os lábios e órgãos sensoriais adjacentes. Os nervos posteriores apresentam gânglios associados e comissuras transversais. O dorsal parece ser predominantemente motor; os laterais, sensitivos, enquanto os demais têm função mista.

Há também nervos simpáticos (entéricos) que se distribuem principalmente pelo esôfago e pelo reto.

A acetilcolina constitui, aparentemente, o principal mediador dos impulsos nervosos nas sinapses e placas motoras. A colinesterase, que destrói a acetilcolina, nos tecidos, foi encontrada nas junções nervosas e em torno dos músculos de *Ascaris* e outros nematóides.

A **piperazina** reduz a resposta muscular à acetilcolina, bloqueando a junção neuromuscular ou o nervo. Essa paralisia faz com que o helminto possa ser facilmente eliminado pelo hospedeiro.

Não obstante a musculatura dos nematóides ser morfologicamente muito diferente da de outros metazoários e a inervação fazer-se de forma tão original (expansões da célula muscular buscando o contato com os nervos), sua farmacologia é semelhante à dos músculos esqueléticos dos vertebrados.

Na extremidade anterior dos helmintos encontram-se várias terminações sensitivas, formando basicamente dois círculos de papilas labiais, um interno e outro externo, com seis papilas cada; um terceiro círculo compreende quatro papilas cervicais e um par de quimiorreceptores denominados **anfídios**.

Essa disposição primitiva, encontrada em espécies marinhas, modifica-se profundamente nos parasitos, seja quanto ao número, seja quanto à topografia (Figs. 42.5 e 43.2). Nos organismos marinhos, as papilas, que são receptores mecânicos (táteis), têm longas cerdas de natureza cuticular. Nos parasitos, ficam reduzidas a pequenas protuberâncias ou depressões que recebem as terminações nervosas.

Em outras regiões do corpo também podem existir papilas sensoriais — **deirídios** — e muito particularmente em torno da cloaca dos machos. Estas últimas são as papilas genitais e parecem relacionadas com o mecanismo da cópula.

Os anfídios, situados um de cada lado do orifício bucal, ou na região cervical, tal como um par de estruturas análogas que a maioria dos nematóides apresenta na região caudal, os **fasmídios**, são quimiorreceptores.

Os anfídios consistem em depressões simples, em forma de anel ou espiraladas, que além da inervação sensorial mantêm conexão com uma glândula anfidial, cada um. Esse par de glândulas unicelulares, dispostas ao longo do esôfago, produz, no caso dos ancilostomídeos, uma substância anticoagulante que ajudaria o verme durante sua alimentação.

Locomoção

A cutícula resistente, a disposição das fibras musculares em uma só direção (longitudinal) e a presença de um líquido celômico sob pressão fazem com que esses helmintos devam usar seu "esqueleto hidrostático" como sistema locomotor.

Toda vez que um músculo ou uma região se contrai, eleva-se a pressão do líquido, induzindo a distensão das regiões que mantiverem seu tônus normal. Se isso ocorrer na parte posterior, então a anterior ficará mais longa; se de um lado, o lado oposto ficará mais extenso e encurvado, e assim por diante.

Na maioria dos casos, predominam movimentos ondulatórios dorsoventrais, mas também foram descritos outros tipos. As ondulações podem permitir a progressão por reptação, sobre um suporte sólido, ou por natação, em meio líquido.

Os deslocamentos entre as partículas do solo ou entre as vilosidades intestinais, mediante ondas que se propagam no sentido craniocaudal, lembram os de uma serpente deslizando entre pedras e galhos.

A velocidade com que o helminto progride depende de seu comprimento e da freqüência das ondas que se propagam ao longo do corpo.

Se o produto desses dois fatores é grande, o animal pode subir nadando em um volume líquido; se não, está mais adaptado para viver no solo ou no fundo da massa líquida.

Em meio às partículas do solo, a velocidade dependerá também do diâmetro médio dos canais delimitados pelas partículas e será tanto maior quanto mais esse diâmetro aproximar-se da espessura do nematóide. Para a movimentação no solo é indispensável a presença de uma película de água em torno das partículas ou entre elas.

As larvas de muitos parasitos (ancilostomídeos, p. ex.) desenvolvem uma parte de sua vida como habitantes normais do solo, onde se nutrem de microrganismos e de matéria orgânica, enquanto crescem.

Depois, na fase infectante, já não se alimentam e, apresentando um geotropismo negativo, tendem a ocupar as posições mais altas, na superfície do solo ou da vegetação. Esse comportamento, facilitando o contato das larvas com seu próximo hospedeiro, tem grande importância para sua sobrevivência e para a epidemiologia das helmintíases.

No interior do organismo do hospedeiro, alguns helmintos progridem, nos tecidos, aparentemente com movimentos helicoidais, em parafuso. Na luz do intestino, os que não se fixam à mucosa devem compensar os movimentos peristálticos, a fim de manter sua posição em determinado nível do tubo digestivo. Os *Ascaris*, cuja posição permanece estacionária, quase todo o tempo, durante os exames radiológicos, devem firmar-se contra as paredes do órgão ou nadar continuamente para diante.

Reprodução

APARELHO REPRODUTOR E FECUNDAÇÃO

As espécies parasitas têm invariavelmente os sexos separados (Fig. 42.2). Porém, em muitas espécies de vida livre, os machos são raros ou desconhecidos, devendo a reprodução fazer-se por **partenogênese**, ou por **hermafroditismo**.

Tanto nos machos como nas fêmeas, as gônadas são de tipo tubular, por vezes muito compridas e enoveladas.

As células germinativas proliferam apenas na extremidade inicial e mais delgada do órgão, ocorrendo a diferenciação dos gametas de forma regular e linearmente progressiva ao longo de todo o trajeto, até que os óvulos alcancem o oviduto; ou os espermatozóides o deferente (Fig. 42.2 *j* a *m*, na fêmea; e *t* a *v*, no macho).

Apenas em algumas ordens (como **Trichuroidea**) as diversas fases do desenvolvimento encontram-se misturadas.

Aparelho Reprodutor Masculino. Os machos possuem um **testículo**, que se continua em um **ducto espermático** (ou **vaso deferente**). Mas em alguns nematóides de vida livre (como os Nemerthidae) os testículos são duplos.

Uma dilatação do deferente pode estar presente e constitui então a vesícula seminal, reservatório de espermatozóides a partir do qual o ducto cerca-se de um envoltório muscular poderoso, para constituir o **ducto ejaculador**.

A extremidade distal do canal ejaculador, ou sua abertura na cloaca, é controlada por um esfíncter. Aí se encontram glândulas prostáticas que produzem um material adesivo capaz de facilitar a união sexual.

Como órgãos acessórios da cópula, há um par de **espículos** (com tamanho ou forma igual ou diferente), que pode ser projetado para fora ou retraído para o interior de um divertículo da cloaca, a bolsa do espículo. Por vezes o espículo é único, como em *Enterobius vermicularis*.

Outras estruturas acessórias podem estar presentes, tais como uma esclerotização da parede posterior da bolsa do espículo, denominada **gubernáculo**, ou um espessamento das paredes laterais e anterior da cloaca (**télamon**) que ajudam no direcionamento dos espículos durante a cópula. A extremidade posterior dos machos pode apresentar ainda asas caudais, papilas sensoriais ou uma ventosa, como outros acessórios para a cópula.

Os espermatozóides dos nematóides são muito singulares, pois têm aspecto amebóide e não possuem flagelo.

Aparelho Reprodutor Feminino. As fêmeas costumam ter dois **ovários**, mas, em algumas famílias, um só. Os **ovidutos** são a continuação da parede epitelial dos ovários, porém os **úteros**, muito mais calibrosos, têm estrutura diferente. Na cavidade uterina ficam estocados os espermatozóides, recebidos durante a cópula, e os ovos que resultaram da fecundação dos óvulos no próprio local. Aí mesmo forma-se a casca e, em muitos casos, tem início o processo embrionário. Há espécies que chegam a parir larvas.

A comunicação do útero com o exterior faz-se por meio de um tubo curto, forrado de cutícula e provido de robusta musculatura: a **vagina**. A musculatura pode formar dispositivos especiais para a expulsão dos ovos, denominados **ovijectores**. O poro genital feminino, ou **vulva**, é uma fenda transversal situada geralmente no terço anterior do corpo.

Durante a cópula, os espículos são introduzidos na vulva. As secreções adesivas e, em algumas espécies, expansões em forma de asas ou de campânula — a **bolsa copuladora** — contribuem para a fixação da extremidade do macho sobre o orifício genital feminino. Um enrolamento ventral dessa extremidade concorre no mesmo sentido.

Os espermatozóides injetados migram, depois, para as porções iniciais do útero e fim do oviduto, que funcionam como receptáculo seminal.

OS OVOS

Variam consideravelmente quanto à forma e a estrutura, porém, em seu aspecto mais típico, apresentam três envoltórios:

a) A membrana interna, considerada por muitos autores como de natureza lipídica, mas que, ao menos nos ovos de *Ascaris*, mostrou-se constituída de glicosídios esterificados, com solubilidade semelhante à dos lipídios. Ela é permeável à água.

b) A membrana quitinosa, única estrutura dos nematóides que contém quitina, se bem que associada a proteínas.

Quando descontínua em um pólo ou em ambos, dá lugar à formação de opérculos por onde sairá depois a larva. Tal é o caso dos ovos de *Trichuris* e de *Capillaria*.

c) Uma terceira membrana pode estar presente, mas que, contrariamente às outras duas, não é produzida pelo ovo e, sim, pela secreção da parede uterina. Formada de material protéico, costuma apresentar aspecto irregular e característico (ver, no próximo capítulo, a Fig. 43.6).

Recoberta por essas cascas encontramos, no interior, ora uma célula-ovo, ora um embrião, em fase mais ou menos avançada de desenvolvimento, ora uma larva completamente formada, no momento da oviposição. Nos primeiros casos, o embrionamento dá-se no meio externo e requer oxigênio para completar-se.

Ciclo Biológico

ECLOSÃO

Nas espécies de vida livre e nos parasitos cujas larvas nascem no meio exterior, a eclosão é regulada de um lado pelo desenvolvimento larvário, de outro pelas condições ambientais, especialmente temperatura e umidade. Ocorrendo apenas quando a temperatura e a quantidade de umidade no meio forem adequadas, o processo de eclosão assegura certa proteção às formas juvenis e maior probabilidade de sobrevivência dos helmintos.

Antes da eclosão, as larvas movem-se ativamente dentro do ovo. Essa movimentação, agindo mecanicamente, mais a produção eventual de enzimas capazes de destruir a membrana ovular interna, impermeável, modificam a permeabilidade da casca à água que existe em torno.

A entrada de líquido acompanha-se de hipertensão na cavidade pseudocelômica e de aumento do volume da larva. A pressão exercida por esta dentro do ovo e, talvez, modificações enzímicas concomitantes nas camadas externas conduzem finalmente à ruptura e libertação da larva.

Em alguns casos, quando no interior dos ovos formam-se larvas de segundo e terceiro estádios, a eclosão fica na dependência de um estímulo específico, fornecido pelo hospedeiro.

O valor adaptativo desse processo é evidente, pois os primeiros estádios larvários podem resistir melhor a condições desfavoráveis do meio, permanecendo dentro do ovo até que este seja ingerido por seus hospedeiros.

O estímulo mais importante para provocar a eclosão dos ovos de *Ascaris*, *Toxocara* e *Ascaridia* é o gás carbônico.

Fatores coadjuvantes são a presença de agentes redutores, o valor do pH, a temperatura e a presença de sais. No entanto, sem CO_2 dissolvido, ou ácido carbônico não dissociado (H_2CO_3), não há eclosão.

Como as diferentes regiões do tubo digestivo dos vertebrados têm características peculiares quanto a pH, salinidade, potencial de oxidorredução etc. (ver o Cap. 5), a eclosão dos ovos de diferentes espécies pode encontrar condições mais favoráveis para dar-se em um segmento determinado do aparelho digestivo.

Esse estímulo, agindo sobre a larva, ainda que durante um tempo limitado, desencadeia o mecanismo de eclosão, com a secreção de várias enzimas (quitinase, lipase e protease).

As enzimas produzem a dissolução das camadas externas, ao menos em uma pequena área, por onde a larva força passagem, envolvida ainda pela membrana interna. Ao fim de algum tempo, esta se rompe ou é digerida (Fig. 43.7).

Talvez o fator estimulante externo deva modificar a permeabilidade da membrana interna a fim de permitir a ação das enzimas sobre os estratos mais superficiais. Essa mudança da permeabilidade pôde ser demonstrada pela saída de trealose do interior do ovo, o que só ocorre após estímulo específico.

CRESCIMENTO E MUDAS

Esses helmintos crescem de modo descontínuo, devendo cada indivíduo passar por quatro mudas (**ecdises**), isto é, abandonar seu revestimento cuticular e fabricar nova cutícula, em quatro momentos determinados do ciclo evolutivo.

Contrariamente ao que sucede com os artrópodes, nos quais o crescimento só se dá por ocasião das ecdises, os nematóides crescem entre as mudas e depois delas. Em geral, seu crescimento sofre uma parada, precedendo a ecdise, para ser retomado algum tempo depois dela (Fig. 42.11).

A cutícula cresce com o animal até este alcançar seu tamanho definitivo, aumentando não só em extensão como em espessura.

Quanto às estruturas internas, constata-se que, depois de certo desenvolvimento, o número de células permanece estacionário, devendo-se o crescimento do animal ao aumento de tamanho e forma de cada célula. Isso não exclui a formação de novas células para substituir as que são destruídas, como no caso das células glandulares holócrinas do intestino.

O processo de ecdise é pouco conhecido, supondo-se que obedeça a mecanismo de secreção interna, como nos artrópodes.

Seu desenvolvimento tem lugar em três etapas:

a) formação da nova cutícula, sob a velha;

b) separação da cutícula antiga, por dissolução enzimática das camadas mais profundas. Os estratos superficiais passam a constituir uma bainha que envolve a larva;

c) ruptura dessa bainha e seu abandono pelo helminto.

Em alguns gêneros de parasitos (*Ancylostoma*, *Necator*, *Haemonchus* e *Trychostrongylus*), depois da segunda muda, que se acompanha de transformações morfológicas e fisiológicas importantes, a larva de terceiro estádio não se liberta da velha cutícula. Esta permanece como uma bainha, encapsulando completamente a larva e isolando-a do meio.

Trata-se porém do estádio infectante do parasito que já não mais se alimenta, possui metabolismo reduzido e só aguarda oportunidade de entrar em contato com seu hospedeiro.

Quando *Haemonchus* ou *Trychostrongylus* são ingeridos e chegam ao aparelho digestivo do hospedeiro, o desembainhamento é desencadeado pelo CO_2, como nos ovos de *Ascaris*.

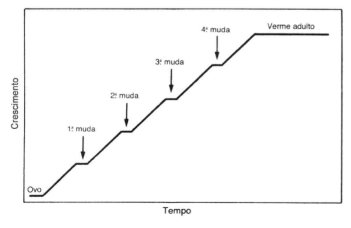

Fig. 42.11 Representação gráfica do desenvolvimento de um nematóide; os períodos de crescimento correspondem aos intervalos entre as mudas (ecdises) ou depois da quarta muda.

O aparelho excretor da larva lança um líquido que, agindo sobre determinada área, menos resistente, da bainha, facilita sua ruptura.

Ancylostoma e *Necator* podem perder a bainha em conseqüência do atrito com as partículas do solo, ou no momento de invadir ativamente a pele do hospedeiro.

TIPOS DE CICLO EVOLUTIVO

A adaptação parasitária introduz variações consideráveis no ciclo vital dos nematóides. Encontramos casos cujo ciclo monoxeno é relativamente simples e direto, como o de *Enterobius*, em que a transmissão de paciente a paciente faz-se por ovos já embrionados. A eclosão tem lugar no intestino do hospedeiro, onde a larva se desenvolve até a fase adulta.

Em outros casos, há um ciclo de vida livre e outro de vida parasitária que podem alternar-se ou não, como sucede com *Strongyloides stercoralis*. Ou apenas uma fase larvária de vida livre, sendo os adultos obrigatoriamente parasitos, como por exemplo os ancilostomídeos.

Durante a fase de vida livre, o metabolismo modifica-se. Mesmo nos áscaris, aparecem uma via glicolítica completa e o ciclo de Krebs.

No início, as larvas ainda usam glicogênio e trealose como fontes de energia, mas logo deixam de usar para isso os carboidratos (que desaparecem como reservas) prevalecendo o metabolismo lipídico.

Essas reservas voltam a constituir-se, mais tarde, quando se desenvolvem as formas infectantes do parasito. Nesta última fase larvária, o equipamento enzimático da larva volta a ser semelhante ao dos vermes adultos, preparando as condições para que possa viver novamente no organismo de um hospedeiro.

A penetração no hospedeiro vertebrado pode ser passiva, quando os ovos ou as larvas são ingeridos, ou ativa, quando penetram pela pele. Mas também podem chegar passivamente ao tubo digestivo do hospedeiro para, depois, invadirem ativamente seus tecidos e migrar para os mais diversos órgãos.

Há espécies que se adaptaram a um ciclo heteroxeno, compreendendo um hospedeiro invertebrado (artrópode ou molusco), onde tem lugar parte do desenvolvimento larvário, e outro vertebrado (homem, p. ex.), onde vivem machos e fêmeas. A transmissão é feita por insetos hematófagos (dípteros, no caso das filárias), pela ingestão de crustáceos vetores (*Cyclops*, no caso de *Dracunculus medinensis*), ou de moluscos e suas secreções (contendo larvas de *Angyostrongylus*).

Quaisquer que sejam as vias de penetração, podem ter lugar migrações no organismo do hospedeiro que diferem segundo a espécie de parasito. No caso de *Angyostrongylus costaricensis*, por exemplo, as larvas ingeridas, depois de penetrarem na circulação linfática ou venosa do intestino, vão ter à circulação geral e localizam-se nas artérias mesentéricas da região ileocecal. As larvas de *Necator americanus*, por outro lado (que penetram pela pele e ganham a circulação venosa), depois de alcançarem a rede capilar pulmonar deixam os vasos sangüíneos, saem para os alvéolos pulmonares e, com a secreção mucosa, sobem pelos bronquíolos, brônquios, traquéia e esôfago, chegam ao tubo digestivo e vão alojar-se na luz intestinal.

No decorrer das migrações, as larvas crescem e passam por uma ou mais mudas, preparando-se para atingir o estado adulto no hábitat definitivo. Os ciclos parasitários serão estudados detalhadamente, em cada caso, nos capítulos que seguem.

MECANISMOS MORFOGENÉTICOS NO CICLO

A mudança de hábitat de um parasito envolve, com muita freqüência, o surgimento de algum novo fator ecológico capaz de funcionar como sinal ou mecanismo disparador de sistemas morfogenéticos, codificados em seu genoma.

Verifica-se tal situação quando uma forma evolutiva (ovo ou larva) é ingerida pelo hospedeiro adequado e a temperatura deste ou suas enzimas digestivas desencadeiam o processo de eclosão ou de ecdise. O mesmo pode suceder durante a penetração ativa da larva, através da pele, por exemplo.

Nippostrongylus braziliensis, um parasito do intestino do rato cujo ciclo é semelhante ao dos ancilostomídeos, pode ser cultivado *in vitro* em extrato de embrião de galinha e a 20-25°C, desde ovo até o estádio infectante.

Se a cultura for mantida nessa temperatura, a evolução pára. Mas, se transferida para estufa a 37°C, o desenvolvimento é retomado, aparecendo formas juvenis, correspondentes às encontradas no pulmão do rato.

O desenvolvimento requer que outras substâncias nutritivas sejam, agora, adicionadas ao meio. É possível que a temperatura tenha sido o único estímulo exigido para disparar a nova fase evolutiva ou que algum outro fator, presente no meio, tenha participado também.

As reações enzímicas provocadas pela descarga de glândulas de penetração, além de abrir caminho à infecção, podem constituir um sistema de reconhecimento do hospedeiro específico e desencadear mecanismos de adaptação ao novo meio, através de notáveis transformações fisiológicas e morfológicas dos parasitos.

ECOLOGIA

Condições do Meio e Sobrevivência

A sobrevivência dos nematóides e sua abundância em determinado meio ou população de hospedeiros depende de condições ambientais que variam freqüentemente ou segundo ritmos periódicos anuais ou outros.

Essas condições podem ser resumidas esquematicamente em quatro componentes: a) os lugares onde vivem os parasitos; b) os fatores climáticos; c) a disponibilidade de alimentos; d) as relações com os outros seres vivos.

Quanto ao primeiro item, os parasitos dependem, na fase de propagação sob a forma de ovos ou de larvas, de encontrar no meio externo condições que assegurem a sobrevivência (e a maturação dos elementos infectantes) em quantidade suficiente para manter viável a população parasitária.

Esta é, em geral, a fase mais crítica da sobrevivência da espécie (seu "calcanhar de Aquiles"), devido à sua exposição a inúmeros fatores de risco, à alta mortalidade e à expectativa de vida quase sempre muito curta do estádio larvário infectante. Freqüentemente os programas de controle das helmintíases buscam interferir nesse ponto do ciclo parasitário com medidas de saneamento e higiene, para reduzir ou impedir a transmissão.

Mecanismos Adaptativos

Os parasitos por sua vez desenvolveram mecanismos adaptativos que foram selecionados por sua eficácia, como o número elevado de ovos produzidos por fêmea e por dia, a espessa casca dos ovos de *Ascaris* ou de *Trichuris*, o entrosamento com os hábitos e comportamento dos hospedeiros (disseminação fecal e penetração cutânea dos ancilostomídeos, em locais úmidos e sombreados, p. ex.) etc.

Os fatores climáticos interferem marcadamente na transmissão dessas parasitoses, condicionando a existência de períodos mais favoráveis ou menos favoráveis para isso, ou interrompendo periodicamente a possibilidade de transmissão, devido a temperaturas extremas, ao grau de umidade, às grandes precipitações ou à forte estiagem, às variações da cobertura vegetal e à insolação, ou eventualmente à abundância de criadouros para os insetos vetores, como nas filariáses etc.

Quanto à disponibilidade de alimentos, os parasitos são em geral satisfeitos sempre que alcancem, na fase adulta, os sítios adequados no organismo do hospedeiro.

Entretanto, deve-se ter em conta que nesse nicho ecológico, além das relações parasito-hospedeiro que analisamos nos Caps. 6 e 7, a sobrecarga parasitária pode vir a constituir um fator desfavorável: uma elevada densidade de áscaris, no intestino, leva a uma redução do tamanho dos helmintos, bem como à diminuição de sua fecundidade.

O ovo e as fases larvárias contam com reservas nutritivas acumuladas durante a oogênese e constituídas por glicogênio, trealose e, principalmente, lipídios. Essas reservas são utilizadas no processo de embrionamento. Quando os primeiros estádios larvários desenvolvem-se no solo, as larvas dependem de encontrar aí seus alimentos (microrganismos, matéria orgânica etc.), que geralmente não constituem fatores limitantes. Porém os estádios infectantes de ancilostomídeos (envolvidos em uma bainha protetora) já não podem alimentar-se e morrem quando suas reservas se esgotam.

Frente aos fatores desfavoráveis do meio, os nematóides, como outros parasitos, apresentam por vezes mecanismos de sobrevivência especiais. Entre eles observam-se, em muitas espécies, os que implicam redução da atividade metabólica — dormência (ou hipometabolismo); ou mesmo sua paralisação — vida latente (ou ametabolismo).

Ainda que a redução do metabolismo possa manifestar-se em graus variáveis, segundo uma escala contínua, alguns autores distinguem a quiescência da diapausa, sendo esta mais profunda.

A **quiescência** é um estado de dormência em que a redução da atividade metabólica pode ser condicionada por fatores desfavoráveis do meio ou, em certos casos, pode ser uma etapa obrigatória do ciclo evolutivo do parasito.

No primeiro caso, segundo o fator ambiental que a provoque, fala-se em anidrobiose (por falta de água), anoxibiose (por escassez do oxigênio), criobiose (devida ao frio) etc., terminando o período de quiescência assim que retornem as condições favoráveis.

A quiescência é obrigatória quando parte integrante do ciclo biológico, sendo determinada pela fase evolutiva atingida (e não pelos fatores externos).

O retorno à atividade normal é sinalizado pelo surgimento de fatores externos favoráveis, que disparam a fase evolutiva seguinte do helminto.

Isto ocorre com os ovos de muitas espécies e também com larvas de terceiro estádio (infectante) de algumas delas.

A **diapausa** corresponde a uma parada do desenvolvimento do helminto, em determinada fase de seu ciclo (geralmente uma muda), induzida por condições ambientais, mas agindo os fatores externos como sinais que desencadeiam o processo de bloqueio metabólico.

Tal mecanismo é desenvolvido ou selecionado como adaptação às mudanças estacionais, manifestando-se como característica genética de populações ou de indivíduos dentro de uma população.

Constatou-se que as larvas infectantes (de terceiro estádio) de espécies do gênero *Ostertagia* (um tricostrongilídeo que parasita o estômago de ovinos), depois de serem ingeridas com o pasto e de invadirem a mucosa gástrica do carneiro, produzem duas variedades de larvas de quarto estádio: uma que se desenvolve rapidamente, produzindo vermes adultos uma semana depois; outra que permanece estacionária nos tecidos, durante todo o inverno, dando lugar à formação de uma nova safra de adultos no início da primavera, quando as condições ambientais voltam a ser favoráveis para a propagação do parasitismo.

Se as larvas infectantes de *Ostertagia* são submetidas, no laboratório, à temperatura de 4°C durante algumas semanas, e são depois administradas aos carneiros, a maioria das larvas de quarto estádio apresentará diapausa.

Note-se que o tratamento anti-helmíntico das ovelhas, nesse período, não consegue desparasitá-las completamente, pois as larvas dormentes na mucosa não são afetadas pela medicação.

O término de um período de diapausa parece condicionado por fatores endógenos que passam a atuar depois de um certo lapso de tempo (16 a 18 semanas, no caso de *Ostertagia*). Desta forma o processo evolutivo é retomado quando a estação desfavorável para a espécie já deve ter sido ultrapassada.

Ancylostoma duodenale, que é um parasito humano próprio de regiões com invernos muito frios, também apresenta diapausa em parte das larvas que fazem o ciclo histotrópico.

Para cada helmintíase, os riscos de infecção humana dependem das relações ecológicas que se estabeleçam em cada caso, podendo variar de lugar para lugar ou, periodicamente, no mesmo lugar.

Finalmente, as relações entre os parasitos e outros organismos vivos, tais como os fungos que atacam ovos e larvas de nematóides, os predadores das fases de vida livre, assim como os transportadores e disseminadores de ovos (minhocas, moscas e insetos coprófagos, moluscos, aves etc.), interferem num sentido ou noutro sobre a biologia e a ecologia de muitos dos nematóides de importância médica ou veterinária.

Mas entre os fatores de maior importância, para a distribuição e a prevalência das helmintíases, encontram-se os hospedeiros intermediários e os definitivos desses parasitos, sua distribuição geográfica, densidade, características genéticas e fenotípicas, particularmente quanto à suscetibilidade e resistência às infecções. Os mecanismos imunológicos funcionam como um dos mais eficientes reguladores da carga parasitária e da propagação dos elementos infectantes.

No caso do homem, particularmente, influem no parasitismo seus hábitos higiênicos, seu comportamento, sua educação e grau de informação, tanto quanto o estado nutricional e imunológico, as condições sócio-econômicas que o cercam e a política sanitária adotada por seus dirigentes (OMS, 2000).

Na atualidade, as viagens internacionais, promovidas com diferentes finalidades mas sobretudo pelo turismo, tornaram habitantes dos países saneados vítimas ocasionais de infecções prevalentes no Terceiro Mundo, como as geo-helmintíases (sem falar da malária, das tripanossomíases etc.).

Felizmente, para as helmintíases intestinais existem, de há muito, medicamentos de amplo espectro, baratos e muito eficazes, como o mebendazol, o albendazol e a ivermectina, utilizados tanto no tratamento de casos como em campanhas de controle dessas helmintíases. Sempre que devidamente aplicados, eles têm permitido redução espetacular da prevalência de várias endemias.

SISTEMÁTICA

Ver, no Cap. 9, a descrição do filo Nematelminthes e a caracterização dos subgrupos em que se subdivide.

43

Ascaris lumbricoides e *Ascaríase*

INTRODUÇÃO
O PARASITO
   Espécies do mesmo gênero
   Organização e fisiologia
      Morfologia dos vermes adultos
      Hábitat e comportamento
      Nutrição e metabolismo
      Reprodução e ciclo biológico
RELAÇÕES PARASITO-HOSPEDEIRO
   Infectividade
   Resistência
   Patologia e sintomatologia
      Fase de invasão larvária

      Infecção intestinal
      Localizações ectópicas
   Diagnóstico
   Tratamento
ECOLOGIA E EPIDEMIOLOGIA
   Distribuição geográfica e prevalência
   O ecossistema e os mecanismos de transmissão
CONTROLE DAS GEO-HELMINTÍASES
   O problema
   Planejamento e métodos, em zonas endêmicas

INTRODUÇÃO

Ascaríase é o parasitismo desenvolvido no homem por um grande nematóide, *Ascaris lumbricoides* (da família **Ascarididae**), designado também pelo simples nome de áscaris. A infecção tem como sinonímia: ascaridíase, ascaridose e ascaridiose. Popularmente, os áscaris são conhecidos por lombrigas ou bichas.

Esta é a mais cosmopolita e a mais freqüente das helmintíases humanas.

Em 1947, Stoll calculou que 30% da população mundial albergavam o parasito.

O Relatório da OMS (1998) estimou em 1,38 bilhão o número de pessoas infectadas e 250 milhões o de ascaríase-doença no mundo, em 1997, causando 60 mil óbitos naquele ano.

Na maioria dos casos a infecção é leve e clinicamente benigna, se bem que um único verme possa responder por acidentes graves, de natureza obstrutiva, exigindo tratamento cirúrgico de urgência.

Estima-se em seis a média de áscaris por pessoa, mas há também registros na literatura de casos com 500 a 700 parasitos.

As crianças pequenas são as mais pesadamente atingidas, razão pela qual a ascaríase constitui importante problema pediátrico e social.

O PARASITO

Espécies do Mesmo Gênero

Além de *Ascaris lumbricoides*, que é parasito exclusivo da população humana e de alguns macacos superiores (chimpanzé, gorila, gibão e rhesus), encontramos no porco uma espécie muito parecida morfologicamente, que alguns autores pensam ser diferente da nossa, e denominam *Ascaris suum*, enquanto outros a consideram uma subespécie ou variedade: *Ascaris lumbricoides* var. *suum*.

As duas espécies estão estreitamente relacionadas imunologicamente e só apresentam diferenças morfológicas microscópicas. Assim, a margem serrilhada exibida internamente pelos três lábios que envolvem a boca apresenta dentículos que em *A. lumbricoides* são pequenos, triangulares e com os lados côncavos, enquanto em *A. suum* são maiores e os triângulos têm as bordas retas.

No entanto, ainda que *A. lumbricoides* desenvolva-se experimentalmente no porco, até a fase adulta, e os áscaris do porco no homem, isto não parece ocorrer naturalmente com muita freqüência, fato este de importância para os estudos epidemiológicos e para o controle da endemia humana.

O parasitismo dos porcos por *A. suum* acusa prevalências muito altas (da ordem de 25 a 65%), em todo o mundo, declinando ultimamente onde são aplicados tratamentos intensivos ou onde as condições de criação modernas impeçam a reinfecção dos animais. Carneiros, cabras, bois, cães e outros animais também já foram encontrados com esse parasito. *A. suum* é muito utilizado, nos laboratórios, para trabalhos de pesquisa e para fins didáticos.

Organização e Fisiologia

MORFOLOGIA DOS VERMES ADULTOS

Os áscaris são vermes longos, cilíndricos e com extremidades afiladas, sobretudo na região anterior. Machos e fêmeas apresentam diferenças morfológicas e de tamanho. As fêmeas são maiores e mais grossas, tendo a parte posterior retilínea ou ligeiramente encurvada (Fig. 42.1). Os machos são facilmente reconhecíveis pelo enrolamento ventral, espiralado, de sua extremidade caudal (Fig. 43.1).

Quando o número de parasitos por hospedeiro é pequeno, o desenvolvimento torna-se maior, chegando as fêmeas a 30 ou 40 cm de comprimento e os machos a 15 ou 30 cm. Porém, quando muitas dezenas ou centenas de vermes ocupam o mesmo hábitat, as dimensões dos machos e das fêmeas reduzem-se, ficando estas últimas com 10 a 15 cm apenas.

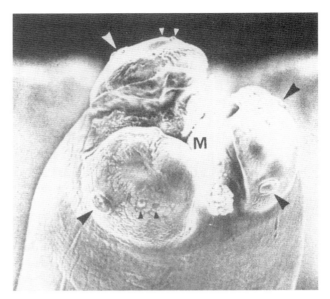

Fig. 43.2 Extremidade anterior de *Ascaris lumbricoides*, vista em microscopia eletrônica de varredura. Em torno da boca (**M**), encontram-se três lábios providos de papilas sensoriais (indicadas pelas flechas). (Segundo Ishii, Habe & Wakatsuki, 1972.)

A cutícula lisa, brilhante e com finas estriações anulares, ora é de um branco-marfim, ora rosada. A estrutura da parede foi estudada no Cap. 42 e representada na Fig. 42.3, *A*.

A boca, perfeitamente centrada na extremidade anterior, encontra-se cercada por três lábios grandes, um dorsal e dois látero-ventrais, resultantes da fusão dos seis lábios primitivos dos nematóides. Eles são providos de papilas sensoriais (Figs. 42.5 e 43.2).

O esôfago é musculoso, cilíndrico e tem a luz trirradiada, quando vista em corte transversal (Fig. 43.3).

Ele se continua com o intestino retilíneo e achatado como se fora uma fita. O reto, envolvido por músculos depressores, comunica-se com o exterior por um ânus em forma de fenda transversal e a pequena distância da extremidade posterior. Em torno dele agrupam-se numerosas papilas sensoriais pré-anais e algumas pós-anais.

Na fêmea, grande parte da cavidade pseudocelômica é ocupada pelos órgãos genitais, que são duplos e de tipo tubular. Cada ovário apresenta-se como um longo e delgado filamento branco, de diâmetro progressivamente maior, que se continua sem demarcação com o oviduto, de aspecto idêntico. Os dois ovários e os dois ovidutos formam um emaranhado novelo, em torno do intestino e dos tubos uterinos. Cada útero começa na região posterior do corpo do helminto e se dirige para a frente, destacando-se das demais estruturas por ser um tubo grosso e tortuoso que, em certo ponto do terço anterior do corpo da fêmea, une-se com seu par para formar uma só e curta vagina, de pequeno calibre e de parede musculosa. A abertura vaginal é quase imperceptível e encontra-se na face ventral, sobre a linha mediana.

Nos ovários e nos ovidutos, os oogônios e óvulos dispõem-se de forma regular e geométrica ao redor de uma haste central, lembrando os gomos de uma laranja, quando vistos em corte transversal (Fig. 43.4). No útero, porém, os ovos encontram-se

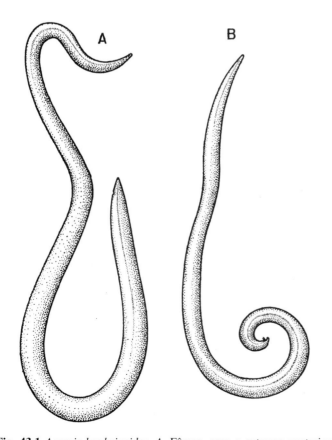

Fig. 43.1 *Ascaris lumbricoides*. *A.* Fêmea, com o extremo posterior retilíneo. *B.* Macho, com a cauda enrolada ventralmente.

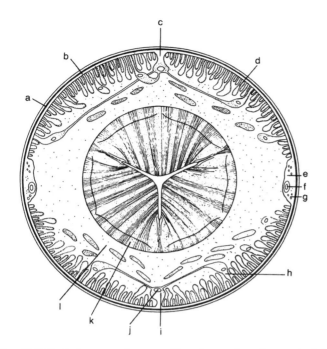

Fig. 43.3 Corte transversal esquemático de um *Ascaris*, ao nível da região esofagiana. Na parede do corpo vêem-se: *a,* cutícula; *b,* hipoderma; *c,* cordão dorsal; *d,* campos musculares; *e,* cordão lateral; *f,* canal excretor; *g,* feixe nervoso; *h,* miocélula com prolongamento que alcança o feixe nervoso no cordão ventral; *i,* cordão ventral; *j,* feixe nervoso ventral. Internamente está a faringe musculosa (*k*), com sua luz trirradiada, envolvida pelo líquido do pseudoceloma (*l*). (Redesenhada, segundo Levine — *Nematode Parasites of Domestic Animals and of Man,* 1968.)

irregularmente acumulados, nos mais diversos estádios de segmentação. A capacidade de produção e de oviposição podem ser apreciadas quando se considera que o aparelho genital feminino, medindo mais de um metro de comprimento total, contém cerca de 25 milhões de óvulos, e cada fêmea pode pôr 200.000 ovos por dia, durante um ano.

O aparelho genital masculino é formado por um único testículo, também de tipo tubular, longo e enovelado, seguido de um canal deferente, que se reconhece apenas pelo seu conteúdo, e, por fim, de um canal ejaculador retilíneo, abrindo-se na cloaca (Fig. 43.5).

Como anexos dos genitais masculinos, encontram-se dois espículos grossos, curvos e iguais, que podem ser projetados para fora da cloaca ou ficar retraídos, pela ação de músculos implantados em sua base.

Outros detalhes da morfologia dos *Ascaris* já foram estudados no Cap. 42, sobre nematóides em geral, e estão representados, em corte transversal, nas Figs. 43.3 a 43.5.

HÁBITAT E COMPORTAMENTO

Estudos feitos mediante radioscopia contrastada, em pacientes que albergavam pequeno número de parasitos, mostraram que cerca de 90% dos espécimes localizavam-se ao longo das alças jejunais, encontrando-se os restantes no íleo. Poucos são vistos no duodeno ou no estômago. Mas, nas infecções intensas, todo o intestino delgado encontrava-se povoado.

Os áscaris mantêm-se em atividade contínua, movendo-se contra a corrente peristáltica. Algumas vezes fixam-se momentaneamente à mucosa, por meio de seus lábios. Eventualmente, dirigem-se intestino abaixo para localizarem-se em outro nível.

Migrações mais extensas dos vermes adultos podem ocorrer, de preferência nas crianças fortemente parasitadas, não sendo muito rara a eliminação de vermes pela boca ou pelas

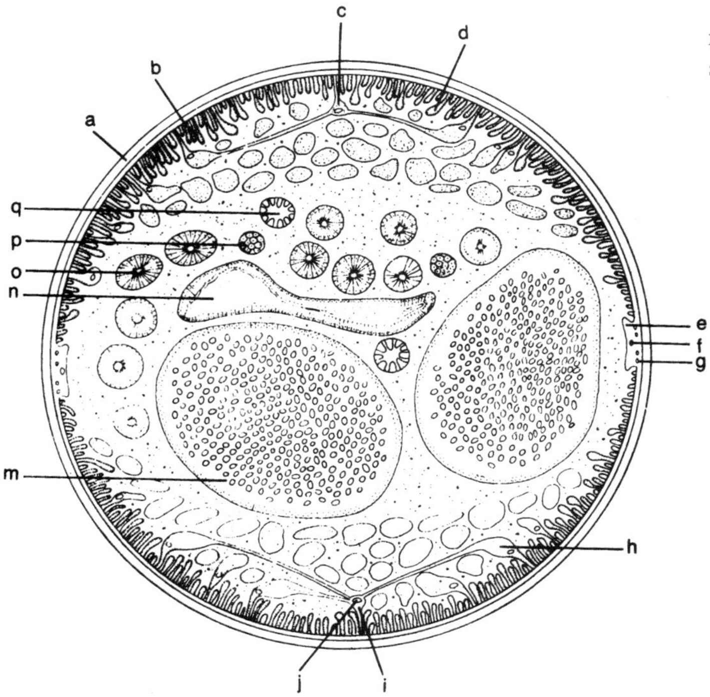

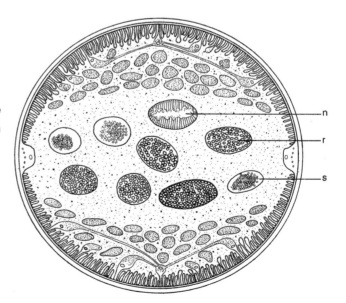

Fig. 43.4 Corte transversal esquemático de uma fêmea de *Ascaris*, ao nível do intestino. As letras têm a mesma significação que na Fig. 43.3, mais as seguintes: *m,* útero cheio de ovos; *n,* intestino; *o,* ovário, zona de crescimento dos óvulos; *p,* zona germinativa do ovário; *q,* oviduto. (Redesenhada, segundo Hirchmann, 1960.)

Fig. 43.5 Corte transversal esquemático de um macho de *Ascaris*, ao nível do intestino. As estruturas da parede do corpo têm a mesma significação que na Fig. 43.3; internamente: *n,* intestino; *r,* testículo, com espermócitos; *s,* canal deferente, com espermatozóides. (Redesenhada, segundo Hirschmann, 1960.)

narinas. Menos freqüentemente, essa migração conduz a localizações anômalas de um exemplar (cujo tamanho e diâmetro variam bastante) no apêndice, nas vias biliares e pancreáticas, na traquéia ou em um brônquio, nos seios da face, na trompa de Eustáquio ou ouvido médio. Esses casos são, geralmente, acompanhados de manifestações clínicas graves.

NUTRIÇÃO E METABOLISMO

Os vermes adultos utilizam os materiais semidigeridos e outros, contidos geralmente em abundância na luz intestinal, e dispõem das enzimas necessárias para a digestão de proteínas, de carboidratos e de lipídios.

Ainda que sejam aeróbios facultativos, desenvolvem aí um metabolismo que deve ser inteiramente anaeróbio, ou quase, pois o oxigênio é muito escasso ou totalmente ausente nesse meio (ver o Cap. 42, para mais detalhes).

Podem ser mantidos, *in vitro*, durante semanas, em solução fisiológica adicionada de glicose e bile humana, não sendo a sobrevivência influenciada pelo teor de oxigênio do meio, sempre que abaixo de 40%; concentrações maiores produzem efeitos tóxicos sobre os helmintos.

O metabolismo do *Ascaris* tem sido o mais investigado, no que refere a helmintos, sabendo-se que, na fase adulta, possui completa a via de Embden-Meyerhof (da glicólise fosforilativa), incompleto o ciclo dos ácidos tricarboxílicos e ausente o sistema citocromo. O mecanismo que utiliza para oxidar o $NADH_2$ foi explicado no Cap. 42 (e esquematizado na Fig. 42.8), que deve ser lido para conhecimento dos demais aspectos metabólicos do parasito.

REPRODUÇÃO E CICLO BIOLÓGICO

A fêmea deve ser fecundada repetidas vezes pelo macho, e os espermatozóides, desprovidos de flagelos, acumulam-se nos úteros ou começo dos ovidutos, onde os ovos são fertilizados à medida que por aí passem.

Quando postos pelo helminto, os **ovos férteis** contêm a célula germinativa não-segmentada, com o citoplasma finamente granuloso, envolvidos por uma casca grossa. Esta compreende três camadas:

- a mais interna, muito delgada e impermeável à água, é constituída de glicosídios esterificados;
- a média é bastante espessa, hialina e lisa, sendo formada por uma substância quitinosa associada a proteínas;
- a mais externa, diversamente das anteriores, não é elaborada pelo próprio ovo, mas segregada pela parede uterina, sendo em geral grossa, irregular e com superfície mamilonada (Fig. 43.6). Compõe-se de material pegajoso formado por mucopolissacarídios. Sua cor castanho-amarelada é atribuída, por muitos autores, à impregnação pelos pigmentos fecais. Algumas vezes a casca externa é delgada ou falta completamente.

A forma dos ovos férteis é oval ou quase esférica. Eles medem, em média, 60×45 μm (com variações entre 45 a 70 μm, no maior diâmetro).

As fêmeas não-fecundadas podem eliminar **ovos inférteis** e, portanto, incapazes de evolução posterior. A morfologia deles é característica: são mais alongados (80 a 90 μm de comprimento) e têm a casca mais delgada, com a camada albuminosa

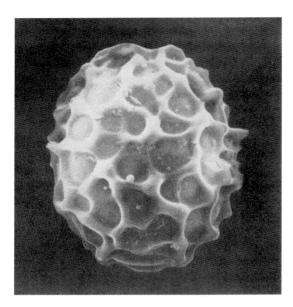

Fig. 43.6 Ovo de *Ascaris*, visto à microscopia eletrônica de varredura. Ele mede, em média, 45 micrômetros de largura por 60 de comprimento. (Segundo Ishii, Habe & Hataba, 1974.)

muito reduzida, irregular ou ausente. O citoplasma está cheio de grânulos refringentes, de aspecto grosseiro (Fig. 43.7, *C*).

Esses ovos aparecem nas fezes quando fêmeas jovens e ainda não-fecundadas começam a ovipor, ou quando a proporção de fêmeas por macho é muito grande; mas ocorrem sobretudo nas infecções unissexuais, só por fêmeas, fato que ocorre geralmente quando o número de helmintos é muito reduzido. Esta situação é freqüente em zonas de baixa endemicidade, ou após ações eficientes de controle.

O embrionamento dos ovos dá-se no meio exterior e requer a presença de oxigênio, pois nesta fase o parasito queima suas reservas lipídicas e apresenta metabolismo aeróbio, assim como respiração por meio de sistema citocromo-oxidase.

Outros fatores que influem no desenvolvimento larvário são a temperatura e a umidade ambiente, se bem que a grossa casca ovular assegure certa proteção contra as condições adversas do meio e permita a propagação da ascaríase em regiões bastante áridas. Em temperaturas ótimas, que estão entre 20 e 30°C, o embrionamento pode fazer-se em duas semanas. A larva formada requer mais uma semana para sofrer a primeira muda, no interior do ovo.

Só depois disso adquire a capacidade de infectar um novo hospedeiro, quando esse ovo for ingerido.

Daí por diante, mantém seu poder infectante por longo tempo, reduzindo seu metabolismo ao mínimo. Experimentalmente, comprovou-se a infectividade após sete anos de permanência no solo. Em condições naturais a viabilidade dos ovos deve ser muito menor.

Após a ingestão, dá-se a eclosão que, segundo vimos no Cap. 42, é desencadeada por estímulos fornecidos pelo hospedeiro, dentre os quais destaca-se a concentração de CO_2.

A larva de segundo estádio que sai do ovo (com 0,20 a 0,30 mm de comprimento) é aeróbia e não consegue desenvolver-se na cavidade intestinal. Terá de efetuar longo percurso migra-

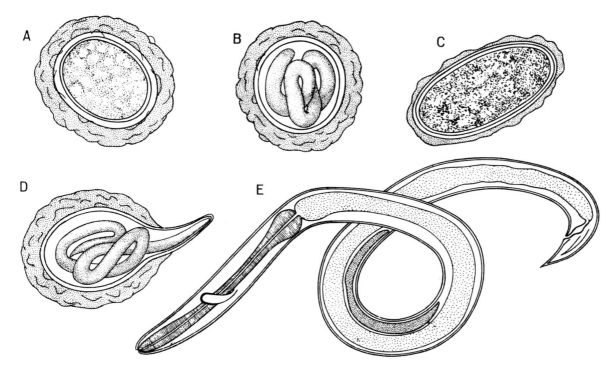

Fig. 43.7 Ovos e larvas de *Ascaris lumbricoides*. *A*. Ovo recém-eliminado. *B*. Ovo embrionado no meio exterior. *C*. Ovo infértil. *D*. Eclosão da larva infestante, no tubo digestivo do hospedeiro. *E*. Larva isolada do pulmão.

tório através dos tecidos do hospedeiro antes de ficar adaptada para viver em seu hábitat definitivo.

Começará por invadir a mucosa intestinal, ao nível do cécum, e penetrar na circulação sangüínea ou linfática. Quer através do sistema porta intra-hepático e veia cava inferior, quer através do canal torácico e veia cava superior, as larvas chegam ao coração direito e são levadas ao pulmão. Admite-se, também, que possam perfurar a parede intestinal e cair na cavidade peritoneal. Daí invadiriam o fígado, através da cápsula de Glisson, e chegariam à circulação porta intra-hepática, seguindo para o coração.

No pulmão, onde chegam 4 a 5 dias depois da ingestão dos ovos, as larvas de segundo estádio (medindo 0,56 mm) encontram o meio favorável para continuar sua evolução (Fig. 43.7, *E*).

Por volta do oitavo ou nono dia, sofrem a segunda muda, transformando-se em larva de terceiro estádio, cujo sexo já é reconhecível. Nesta fase, atravessam a parede que separa os capilares das cavidades alveolares e, nos alvéolos pulmonares, realizam sua terceira muda.

As larvas de quarto estádio medem 1 a 2 mm, sendo portanto bem maiores que ao iniciar o ciclo migratório. Chegando aos bronquíolos (após duas semanas), os parasitos passam a ser arrastados com o muco pelos movimentos ciliares da mucosa. Sobem pela traquéia e laringe, para serem finalmente deglutidos com as secreções brônquicas e alcançarem passivamente o estômago e o intestino.

Os últimos estádios larvários já são aeróbios facultativos e suportam demorados períodos em anaerobiose. No intestino, quando alcançam 3 a 6 mm de comprimento (20 a 30 dias após a infecção) dá-se a quarta e última muda, que os transforma em adultos jovens. O crescimento prossegue: ao fim de quatro meses, os machos medirão 160 mm e as fêmeas 220 mm; aos seis meses, 190 e 260 mm; e, com 12 meses, 200 e 300 mm, respectivamente.

O desenvolvimento sexual completa-se em cerca de dois meses e, em geral, aos dois meses e meio as fêmeas começam a pôr ovos.

A duração do ciclo evolutivo, de ovo a ovo, requer um mínimo de dois meses, nas condições mais favoráveis. A longevidade dos *Ascaris* adultos é estimada em um a dois anos.

RELAÇÕES PARASITO-HOSPEDEIRO

Infectividade

Normalmente, a única forma infectante do parasito é o ovo embrionado, contendo larva de segundo estádio. A via de penetração é oral e compreende obrigatoriamente um ciclo migratório que passa pelos pulmões.

Experimentalmente, conseguiram-se infectar animais (e o próprio homem) alimentando-os com larvas extraídas do pulmão de outros animais recentemente infectados.

Os ovos de *Ascaris suum* também são infectantes para o homem. Sua evolução, porém, não costuma ir além da fase larvária, determinando alterações pulmonares e terminando aí o parasitismo. Em uma ocasião, conseguiu-se estabelecer o parasitismo intestinal em 7 a 19 voluntários humanos que ingeriram ovos de *A. suum*, porém os vermes adultos foram logo eliminados espontaneamente.

O período pré-patente, na infecção humana com *A. lumbricoides*, é de 67 a 76 dias. Mas com *A. suum*, ele foi de 24 a 29 dias apenas, em um estudo experimental feito no Japão, enquanto no porco esse período varia entre 46 e 56 dias, segundo vários autores.

Resistência

A diferença de comportamento do organismo humano frente ao *A. lumbricoides* e ao *A. suum*, que são morfologicamente tão semelhantes, indica a participação de mecanismos fisiológicos muito específicos na resistência natural contra a segunda espécie.

A defesa inespecífica faz-se também pela reação inflamatória contra os estádios larvários. Essa reação é pouco pronunciada no fígado, mas já é intensa nos pulmões, onde muitas larvas são destruídas.

O sistema imunológico responde vigorosamente à presença de larvas de segundo ou terceiro estádios, em migração pelos tecidos do hospedeiro, e elabora anticorpos específicos contra os antígenos excretados ou liberados por ocasião das ecdises. As larvas de estádios posteriores e os vermes adultos são menos antigênicos e estimulam apenas a produção de anticorpos não-funcionais, isto é, de anticorpos que não protegem o organismo hospedeiro contra reinfecções, mas constituem bons indicadores do parasitismo, como os fixadores de complemento, as precipitinas e as aglutininas (ver o Cap. 7, item *Imunidade nas infecções helmínticas*).

Em verdade, parece que muito da resposta imunológica, na ascaríase, é antes alérgica que protetora e envolve elevadas concentrações de IgE no soro, desgranulação de mastócitos, urticária transitória e problemas respiratórios.

As evidências de uma imunidade protetora contra os *Ascaris*, no homem, são escassas, ainda que algumas observações indiquem a possibilidade de sua existência.

A redução da prevalência e da carga parasitária, na população adulta das áreas endêmicas, quando comparada com a dos grupos etários mais jovens, poderia ser atribuída à imunidade adquirida, mas os estudos recentes não confirmam essa hipótese, falando mais em favor de mudanças comportamentais que reduziriam a exposição aos riscos de infecção.

Os porcos podem adquirir resistência contra *Ascaris suum*, após repetidas infecções experimentais. Em animais de laboratório, tem sido possível estabelecer imunização passiva pela injeção de soro de cobaias imunes.

Patologia e Sintomatologia

Muitas vezes o parasitismo por *Ascaris* é totalmente assintomático. Calcula-se que apenas um de cada seis indivíduos infectados acusa manifestações clínicas, devido a que, na grande maioria dos casos, o número de vermes albergados é pequeno.

A ação patogênica desenvolve-se, habitualmente, em duas etapas: (a) durante a migração das larvas; (b) quando os vermes adultos já se encontrem em seu hábitat definitivo. As migrações e localizações anômalas dos vermes adultos constituem uma terceira categoria de manifestações patológicas.

As alterações produzidas podem ser de natureza mecânica, tóxica ou alérgica.

FASE DE INVASÃO LARVÁRIA

A importância das lesões depende do número de larvas, do tecido onde se encontrem e da sensibilidade do hospedeiro.

Quando as larvas forem pouco numerosas e o paciente não apresentar hipersensibilidade aos produtos parasitários, as alterações hepáticas serão insignificantes e a reação pulmonar, discreta. Mas, se ocorrer uma infecção maciça, as lesões traumáticas, produzidas pela migração larvária através do parênquima hepático, irão causar pequenos focos hemorrágicos e de necrose, bem como reação inflamatória, mais acentuada em torno das larvas que aí ficam retidas e são destruídas.

Em alguns casos, pode haver aumento de volume do fígado.

Nos pulmões, onde o parasito deve operar duas mudas e onde se encontram os estádios larvários com maior poder antigênico (Fig. 43.7, *E*), as reações são geralmente mais pronunciadas.

Animais de laboratório, infectados com grande quantidade de ovos, apresentam numerosos pontos hemorrágicos (hemorragias petequiais) causados pela passagem das larvas dos capilares para os alvéolos. As paredes destes mostram edema inflamatório com grande infiltração de linfócitos, polimorfonucleares, neutrófilos e eosinófilos.

A descamação do epitélio alveolar e a presença de exsudato nos alvéolos, assim como bronquíolos dilatados, completam o quadro de uma pneumonite difusa, ou formam blocos de consolidação pneumônica (pneumonia lobar).

Nas crianças ocorre, muitas vezes, um quadro denominado *síndrome de Loeffler*: há febre, tosse e eosinofilia sangüínea elevada que persiste por muitos dias; o exame radiológico mostra os campos pulmonares semeados de pequenas manchas isoladas ou confluentes que desaparecem espontaneamente, dentro de poucos dias, sem deixar traços.

Clinicamente há sinais discretos de bronquite, com estertores disseminados, à escuta dos campos pulmonares.

Em alguns casos, as lesões pulmonares chegam a ser graves, com quadros de broncopneumonia ou de pneumonia difusa bilateral.

O desfecho pode ser fatal, particularmente nas infecções agudas maciças de crianças com pouca idade.

Nos indivíduos com hipersensibilidade, mesmo um pequeno número de larvas é capaz de desencadear processos pulmonares e, especialmente, crises de asma.

Como durante o período migratório as larvas de *Ascaris* podem ser levadas a outros órgãos, inclusive ao sistema nervoso central, determinam quadros muito variados, se bem que raros, tais como meningites, meningoencefalites etc., que discutiremos no Cap. 48, sobre "*Larva migrans* cutânea e visceral".

INFECÇÃO INTESTINAL

Depois de alcançar a maturidade, na luz do intestino delgado, os *Ascaris* podem permanecer sem molestar seu hospedeiro, só sendo descobertos, ocasionalmente, quando um deles é expulso com as fezes, ou quando se faz um exame coproscópico.

As manifestações mais frequentes, nos casos sintomáticos, são: desconforto abdominal, que se manifesta geralmente sob forma de cólicas intermitentes, dor epigástrica e má digestão; náuseas, perda

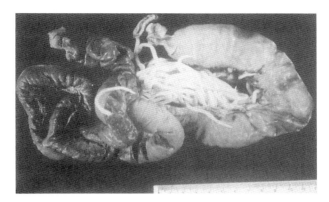

Fig. 43.8 Segmento do intestino obstruído por um novelo de *Ascaris*. (Documentação do Dep. de Gastrenterologia Clínica da Escola Paulista de Medicina/MEC, São Paulo.)

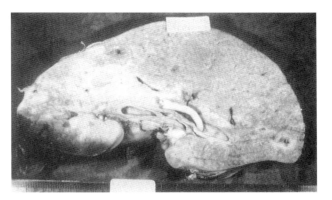

Fig. 43.9 Corte de fígado mostrando a presença de *Ascaris lumbricoides* adulto no interior das vias biliares. (Documentação do Dep. de Gastrenterologia Clínica da Escola Paulista de Medicina/MEC, São Paulo.)

de apetite e emagrecimento; sensação de coceira no nariz, irritabilidade, sono intranqüilo e ranger dos dentes à noite.

Pessoas hipersensíveis podem ter manifestações alérgicas diversas, como urticária, edemas ou crises de asma brônquica.

Outros sintomas atribuídos à ação tóxica, à hipersensibilidade ou a fenômenos de irritação nervosa reflexa costumam ser relacionados por alguns autores com o parasitismo por *Ascaris*: convulsões, crises epileptiformes, meningite etc.

Posto que as populações mais expostas ao risco de infecção são em geral constituídas por famílias de baixa renda e crianças subnutridas, o parasitismo por *Ascaris* acarreta muitas vezes um agravamento da situação nutricional dos pacientes. Nesse contexto, os grupos de alto risco compreendem as gestantes e as crianças pequenas, de zonas rurais e de favelas.

O mecanismo pelo qual isso ocorre pode variar de acordo com a maior ou menor intervenção dos fatores seguintes: inapetência, má-absorção, redução da capacidade de absorção de substâncias específicas (ferro, vitaminas etc.), competição entre parasita e hospedeiro por materiais nutritivos (vitamina B_{12}, por exemplo), diarréia, disenteria, atividade peristáltica alterada, ação antienzímica dos parasitos, alterações da circulação porta etc.

A ação irritativa desenvolvida pelos vermes diretamente sobre a parede intestinal e seu acúmulo em volumosos novelos conduzem algumas vezes à produção de espasmos e de obstrução intestinal (Fig. 43.8), peritonite com ou sem perfuração do intestino, volvo ou intussuscepção; desenvolvimento de quadros dramáticos e extremamente graves, capazes de provocar a morte do paciente. Em crianças fortemente parasitadas, uma obstrução ao nível da válvula ileocecal pode ocorrer espontaneamente ou em seguida a um tratamento anti-helmíntico.

Dos 455 casos de obstrução intestinal por *Ascaris*, atendidos no Hospital das Clínicas da USP (São Paulo), de 1945 a 1970, 44,6% incidiram em crianças que se encontravam nos dois primeiros anos de vida.

LOCALIZAÇÕES ECTÓPICAS

A capacidade de migração do verme adulto e sua tendência a explorar o interior de cavidades levam-no eventualmente a penetrar no apêndice cecal, onde sua ação obstrutiva e irritante determina um quadro de apendicite aguda. O mesmo pode suceder no divertículo de Meckel ou outros, quando existentes.

A literatura médica registra muitos casos de invasão das vias biliares, principalmente em crianças de 5 a 12 anos.

Na maioria das vezes, um só verme foi encontrado, localizando-se de preferência no colédoco e mais raramente na vesícula. O quadro clínico simula colecistite, colelitíase ou angiocolite crônica (Fig. 43.9).

Em casos crônicos há sempre deposição de material calcário e outros, com produção de cálculos. A invasão do fígado pelos vermes acompanha-se da produção de abscesso hepático.

Ao penetrar no canal pancreático, o *Ascaris* pode determinar pancreatite aguda, sempre fatal, em conseqüência de obstrução das vias excretoras do órgão.

Não é raro que um paciente elimine vermes pela boca ou pelo nariz, quando há infecções maciças ou quando os vermes são irritados por alimentos ou drogas (algumas delas usadas como anti-helmínticos). Movimentos antiperistálticos e vômitos também contribuem para isso.

Exemplares imaturos ou adultos já foram encontrados na trompa de Eustáquio e ouvido médio, produzindo otites, e também no canal lacrimal e nas vias aéreas pulmonares. Há casos descritos de morte, produzida por asfixia devida à obstrução traqueal.

A literatura médica registra certo número de casos de parasitismo em neonatos que sugerem a possibilidade de transmissão transplacentária de larvas, em fase migratória. São crianças com idade inferior ao tempo requerido para que se completasse o ciclo evolutivo dos helmintos (caso tivesse havido infecção oral: período pré-patente de 67 dias) mas que eliminavam ovos de *Ascaris* nas evacuações. Em um caso, tratava-se de criança nascida por cesárea, que eliminou vermes adultos no segundo e no quarto dia após o nascimento, tendo sido encontrados outros vermes na placenta materna.

Em face de tal possibilidade, recomenda-se incluir o exame de fezes entre as rotinas do acompanhamento pré-natal e tratar as gestantes que apresentem resultados positivos para ascaríase.

Diagnóstico

Os quadros clínicos não permitem distinguir a ascaríase de outras verminoses intestinais, e suas complicações obstrutivas

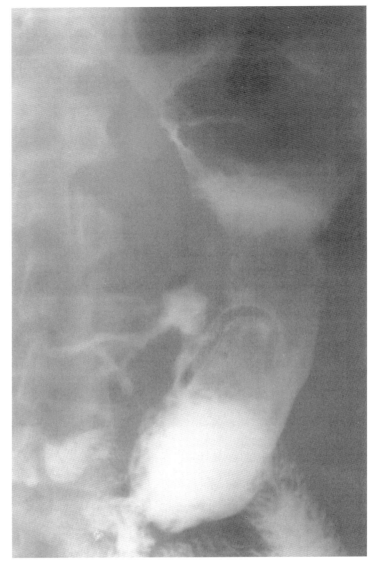

Fig. 43.10 Radiografia, em contraste, do estômago de um paciente, onde se pode ver a imagem negativa de um *Ascaris* adulto. (Documentação do Serviço do Dr. N.C. Caminha, Rio de Janeiro.)

assemelham-se às produzidas por outras causas. Muitas vezes, é a eliminação espontânea de algum espécime, pelo ânus ou pela boca, que esclarece o caso.

Radiografias, feitas talvez com outros objetivos, produzem imagens muito sugestivas: o perfil dos áscaris é facilmente reconhecível em radiografias contrastadas do estômago (Fig. 43.10), dos intestinos (Fig. 43.11) ou da vesícula biliar.

Exame de Fezes. Na generalidade dos casos, porém, o diagnóstico é feito pelo encontro de ovos nas evacuações do paciente. Dada a prolificidade das fêmeas de *Ascaris*, basta um exame direto da matéria fecal, diluída e colocada entre lâmina e lamínula, para permitir o encontro dos ovos em mais de 90% dos exames. Melhor ainda é a técnica de sedimentação espontânea na água, em cálice cônico, para que, em virtude de sua densidade relativamente alta, os ovos se concentrem no vértice e o sedimento enriquecido seja levado ao exame microscópico (ver Parte Técnica, no Cap. 64).

Nessas condições, os resultados positivos aproximam-se de 100% dos casos.

O exame coproscópico é negativo nas infecções exclusivas por machos, mas uma única fêmea pode ser reconhecida pela presença de ovos inférteis nas fezes.

Utilizando-se métodos de contagem, como o de Stoll (Cap. 64), pode-se estimar razoavelmente o número de helmintos adultos albergados pelo paciente. Considera-se leve a infecção com menos de cinco vermes (ou menos de 5.000 ovos por grama de fezes); regular, entre cinco e 10 vermes (5.000 a 10.000 ovos por grama); e pesada, com mais de 10 áscaris.

O diagnóstico específico, na fase de migração larvária, é difícil, a menos que se encontrem larvas no escarro ou no líquido aspirado do estômago.

Métodos Imunológicos. Em geral não são satisfatórios e não podem dispensar a coproscopia. Eles encontram indicações nas fases de migração larvária, nas infecções só por machos,

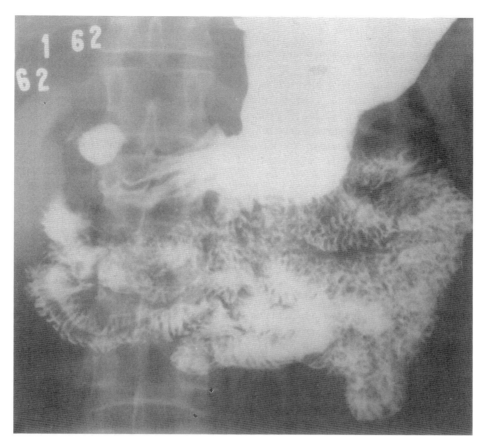

Fig. 43.11 Radiografia, com contraste, do tubo digestivo de outro paciente, vendo-se, como na figura anterior, a silhueta do *Ascaris lumbricoides* no jejuno. (Documentação do Serviço do Dr. N.C. Caminha, Rio de Janeiro.)

ou quando, por outras razões, o exame de fezes não der informações.

Tratamento

Dispõe-se atualmente de uma meia dúzia de medicamentos eficientes para o tratamento da ascaríase, dependendo sua escolha de circunstâncias como preço, uso individual ou coletivo, uso contra *Ascaris* apenas ou contra vários helmintos intestinais. Os principais (Fig. 43.12) são:

Pirantel. É um produto sintético (tetraidropirimidina), apresentando-se como um pó cristalino, amarelo, insolúvel na água e muito pouco absorvível pelo intestino.

Ele bloqueia a atividade neuromuscular, com produção de paralisia espástica do helminto.

Utilizado sob a forma de pamoato ou embonato, é eficaz contra áscaris, ancilostomídeos, enteróbios e tricostrôngilos.

Administrado como dose única, oral, de 10 mg por quilo de peso do indivíduo, cura perto de 100% dos casos de ascaríase. É bem tolerado pelos pacientes mas pode produzir, como efeitos colaterais: náuseas, vômitos, dor abdominal e diarréia, bem como sensação de vertigem.

Mebendazol. Quimicamente é um composto benzimidazólico (tal como o levamizol e o tetramizol), que age sobre as tubulinas e causa o desaparecimento dos microtúbulos celulares. Por esse mecanismo fica bloqueado o transporte de grânulos de secreção e a movimentação de organelas, nas células epiteliais do intestino dos nematóides. Nos *Ascaris*, essa ação é 250 a 400 vezes mais intensa que sobre as tubulinas de vertebrados.

O mebendazol é um pó branco-amarelado, pouco solúvel na água e na maioria dos solventes orgânicos. Os melhores efeitos terapêuticos são obtidos com preparações micronizadas da droga.

Constitui um anti-helmíntico de largo espectro, visto que age não só sobre os áscaris, como também sobre ancilostomídeos, *Trichuris*, *Strongyloides* e outros nematóides.

A dose recomendada, tanto na ascaríase como nos casos de poliparasitismo, é de 100 mg de mebendazol, duas vezes por dia, durante três dias (total: 600 mg). A posologia é a mesma para adultos e crianças.

As taxas de cura aproximam-se de 100% para áscaris e trícuris, de 94% para ancilostomídeos e de 46% para estrongilóides.

Em geral, não se observam efeitos tóxicos colaterais, pois a absorção da droga pelo intestino é insignificante e sua eliminação muito rápida.

Levamisol. Anti-helmíntico de largo espectro, do mesmo grupo que o mebendazol. A posologia recomendada é de 2,5 miligramas por quilo de peso, em dose única. Alguns autores propõem dar 2 gramas, para os pacientes com menos de 20 kg de peso, e 4 gramas para os que pesam mais de 20 kg, com o que se obtém 92% de curas. Repetir o tratamento, se o exame de fezes feito uma semana depois não negativar.

Piperazina. É a dietilenodiamina que, sob a forma de hexaidrato, citrato, fosfato, adipato ou tartarato, constitui um ascaricida em uso há mais de um quarto de século. As doses terapêuticas dos diferentes compostos são expressas em função do hexaidrato de piperazina: 100 mg deste correspondem a cerca de 104 mg de fosfato, 120 mg de adipato, 125 mg de citrato etc.

A piperazina é antagonista do ácido gama-aminobutírico (GABA), que se encontra amplamente distribuído nas junções neuromusculares dos nematóides, onde funciona como um dos neurotransmissores. O resultado de sua ação é uma paralisia flácida dos áscaris, seguida da expulsão passiva dos helmintos.

Com dose única, correspondente a 3 gramas de hexaidrato, obtém-se aproximadamente 75% de curas; e com 4 gramas, para um adulto, curam-se 85 a 90% dos pacientes.

Para um tratamento completo, recomenda-se a piperazina sob a forma de tabletes ou de xarope, na dose de 50 a 75 mg por quilo de peso do paciente (até um máximo de 3 gramas por dia, para crianças, e 4 gramas, para os adultos). A duração do tratamento é de cinco dias, em média.

Esse medicamento é facilmente absorvido pelo intestino, sendo parte dele metabolizada e parte eliminada pela urina. A margem de segurança entre as doses terapêuticas e as doses tóxicas é muito grande, não havendo em geral manifestações colaterais. Quando elas aparecem, em crianças que tomaram doses elevadas, podem ser: náuseas, vômitos e diarréias; nos casos mais graves (raros): vertigens, incoordenação motora, ataxia, debilidade muscular e contrações mioclônicas. Tais sintomas são de curta duração e não deixam seqüelas.

A droga é contra-indicada nos pacientes com lesões renais, hepáticas e neurológicas, mas sobretudo nos epilépticos.

Qualquer que tenha sido a medicação, os exames de fezes, para comprovação da cura, devem ser feitos nas semanas que se seguem ao tratamento.

Os anti-helmínticos são ineficazes contra os vermes localizados fora do intestino, bem como contra as formas larvárias, durante suas migrações, antes de alcançarem o tubo digestivo (isto é, nas três ou quatro semanas após a ingestão dos ovos de *Ascaris*).

Nas localizações extra-intestinais dos vermes adultos, o tratamento é cirúrgico.

Nas obstruções parciais do intestino, além da administração do ascaricida (que pode ser feita por sonda), usam-se antiespasmódicos potentes (como o amplictil) para facilitar a remoção do bolo de áscaris.

Como a cirurgia das obstruções intestinais acompanha-se de elevada mortalidade, deve-se evitar a abertura ou ressecção das alças intestinais, a não ser que haja necrose ou esfacelo do segmento, perfuração etc.

Com os medicamentos modernos, o tratamento quimioterápico é cada vez mais empregado, nas obstruções intestinais, que são quase sempre parciais e respondem satisfatoriamente.

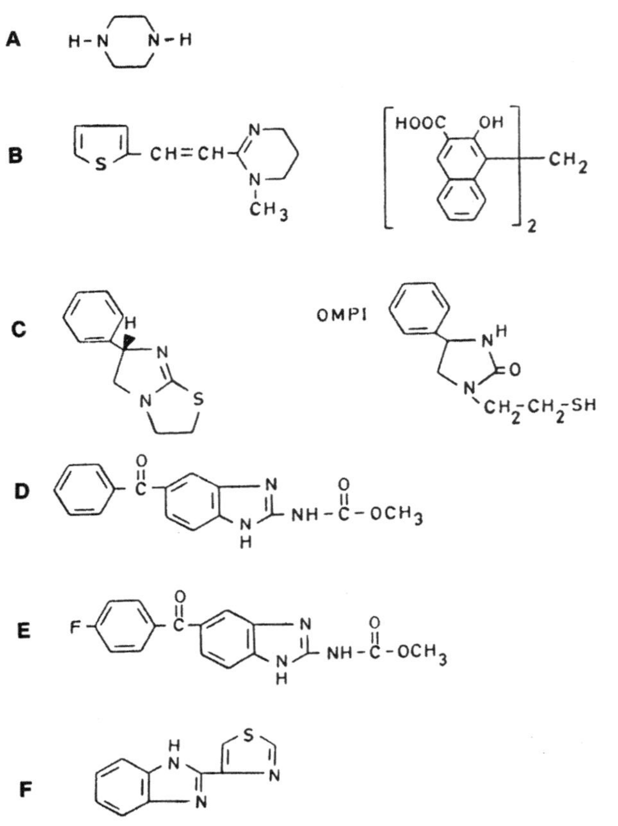

ECOLOGIA E EPIDEMIOLOGIA

Distribuição Geográfica e Prevalência

Amplamente distribuída pelas regiões tropicais e temperadas do mundo, a ascaríase incide mais intensamente nos lugares com clima quente e úmido, bem como onde as condições higiênicas da população são mais precárias. As regiões áridas e semi-áridas são as menos afetadas; mas, em função do microclima, a prevalência pode ser elevada nos oásis ou nos vales úmidos.

A prevalência mundial talvez esteja em torno de 30%, porém é muito desigual de lugar para lugar.

Em muitos países da América Latina, particularmente México, Guatemala, Costa Rica, Panamá, Venezuela, Colômbia, Peru, Bolívia etc., a taxa de prevalência é da ordem de 50 a 75% da população examinada. Os índices de parasitismo são mais baixos nas grandes ilhas do Caribe (17% em Cuba, 20% na República Dominicana, 21% em Porto Rico e 14 a 29% no Haiti).

Na Venezuela, mudam de 75% no Noroeste, para 50 a 60% no Centro-Norte e nos *llanos*.

No Chile a região dos lagos e das florestas (entre 38° e 43° de latitude sul) apresenta uma prevalência de 60% ou mais, decaindo esta para o norte, em vista dos climas progressivamente mais secos, até as zonas desérticas de Atacama, e para o extremo sul, devido às temperaturas mais baixas.

Fig. 43.12 Principais medicamentos anti-helmínticos atualmente em uso. *A.* Piperazina. *B.* Pamoato de pirantel. *C.* Levamisol. *D.* Mebendazol. *E.* Flubendazol. *F.* Tiabendazol.

Na Argentina, a prevalência era estimada em 50%, nas zonas rurais.

No Brasil, sobre um milhão de exames coprológicos que eram feitos anualmente pelos serviços de saúde (SUCAM), a prevalência geral era de 36,7%, em 1976, mostrando tendência para o declínio nos anos sucessivos. Na Amazônia, as taxas foram superiores a 60%, enquanto no Nordeste oscilaram entre 33 e 50%; elas foram elevadas em Alagoas (78%) e Sergipe (92%), baixando para 33% ou menos no Sul do país.

O Ecossistema e os Mecanismos de Transmissão

A ecologia da ascaríase envolve fundamentalmente o setor da população humana que vive em precárias condições sanitárias, por razões sócio-econômicas e culturais, e o meio ambiente, compreendendo habitações, solo e clima.

O homem é a única fonte de parasitos, sendo a população infantil, em idade escolar e pré-escolar, a mais pesadamente infectada e, portanto, a que promove maior poluição do meio. O hábito de defecar no chão, comum entre a gente do campo e dos bairros pobres das zonas urbanas, onde as instalações sanitárias são raras ou tão repulsivas que poucos fazem uso delas, conduz à intensa e permanente contaminação dos terrenos do peridomicílio.

No material de varredura dos quintais podem ser encontrados, com freqüência, mais de 100 ovos por grama; outras vezes a contagem passa dos 250 ovos por grama de terra. O solo úmido e sombreado é muito favorável para a sobrevivência e embrionamento dos ovos, sendo melhor o argiloso que o de areia, devido às condições higroscópicas da argila.

Mas, graças à proteção conferida pela casca espessa e impermeável, os ovos de *Ascaris* podem resistir muito tempo à insolação e à dessecação. Durante o embrionamento, que se faz em temperaturas entre 15 e 35°C, o ovo é mais sensível à falta de umidade e de oxigênio. Depois de formada a larva infectante em seu interior, resiste a condições adversas mais facilmente.

Em condições favoráveis, permanece infectante no solo por muitos meses (talvez não mais de seis meses); mas, segundo certos autores, alguns ovos mantêm-se viáveis por um ano ou mais. As temperaturas baixas (–9 a –12°C) não os afetam.

Mas o calor (a 50°C) mata-os em 45 minutos. Ainda assim, muitos ovos resistem às técnicas habituais de tratamento dos esgotos e são encontrados vivos nos efluentes lançados nos rios, ou nos lodos secos empregados como adubo, mesmo seis meses depois.

A dispersão dos ovos pode ser feita pelas chuvas, pelos ventos, por insetos e outros animais, inclusive insetívoros como os batráquios e as aves, que os transportam mecanicamente no intestino e os disseminam com suas dejeções.

Mas o ciclo de transmissão da parasitose e a manutenção da endemia desenvolvem-se, fundamentalmente, no domicílio e no peridomicílio poluídos com as dejeções dos indivíduos infectados, mormente das crianças que aí vivem. A situação epidemiológica pode diferir de uma casa para outra, dentro da mesma localidade e do mesmo quadro geográfico.

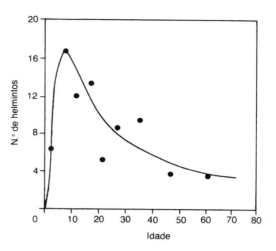

Fig. 43.13 Representação gráfica que mostra a relação entre a idade dos pacientes e a carga parasitária, isto é, o número de *Ascaris lumbricoides* eliminados após quimioterapia, em uma localidade rural da Província de Rangoon, Tailândia. (Redesenhada de Thein Hlaing, 1985, *apud* Crompton, Nesheim & Pawlowski, 1989.)

Mãos sujas de terra, sujeira sob as unhas, alimentos contaminados por mãos que tocaram o solo (mas não as mãos sujas com fezes depois da defecação), água ou alimentos contaminados com poeiras levantadas pelo vento ou pela varredura, ou ainda as frutas e verduras cruas de hortas adubadas com fezes humanas, são os principais veículos que levam à boca os ovos do parasito e possibilitam sua ingestão pelas pessoas.

Visto que as poeiras de solos muito poluídos são ricas em ovos, estes podem ser aspirados, retidos pelo muco nasal ou pelas secreções brônquicas e, depois, deglutidos.

A maior incidência da parasitose em crianças é atribuída ao fato de exporem-se elas mais freqüentemente ao contato com ovos, por brincarem no chão e por terem hábitos higiênicos mais pobres que os adultos. Pela mesma razão, as cargas parasitárias são geralmente maiores entre crianças em idade pré-escolar ou escolar que nos indivíduos mais velhos (Fig. 43.13).

CONTROLE DAS GEO-HELMINTÍASES

O Problema

Não obstante os conhecimentos acumulados sobre os *Ascaris*, sua biologia e epidemiologia, bem como a descoberta e a disponibilidade de medicamentos eficazes, seguros e de fácil administração, a ascaríase continua sendo um dos grandes problemas de saúde pública, em escala mundial.

De endemia rural, como era entendida outrora, passa a ser também problema urbano, em vista das migrações maciças de gente vinda do campo, povoando densamente os bairros pobres e favelas das cidades, onde as condições de insalubridade são das mais graves (escassez de água, falta de instalações sanitárias e de esgotos, superlotação e falta de conforto, a que se somam com freqüência o desemprego ou subemprego, a pobreza e a ignorância).

A ascaríase, como as demais parasitoses intestinais, tem sido negligenciada em muitos países endêmicos porque:

- afeta as populações rurais e os grupos menos assistidos das populações urbanas;
- os pacientes e familiares desconhecem o problema e como resolvê-lo;
- os serviços básicos de saúde, quando existentes, não são orientados para as comunidades;
- falta, em geral, decisão política para implementar os programas de controle, destinando-lhes os recursos financeiros, materiais e humanos adequados, sem o que as ações esgotam-se ou permanecem insuficientes e ineficazes;
- o insucesso de muitos projetos mal planejados ou mal executados, no passado, tem pesado freqüentemente contra o entusiasmo por novos programas de luta contra as helmintíases intestinais; também agem no mesmo sentido a duração dos programas, que são necessariamente muito longos (e politicamente pouco rentáveis para mandatários que permanecem no poder por períodos relativamente curtos).

Planejamento e Métodos, em Zonas Endêmicas

Quando se possa contar com a firme decisão política e os serviços de saúde estão organizados para o trabalho com as comunidades em questão, o primeiro objetivo consiste na realização de inquéritos nas áreas endêmicas, de modo a permitir às autoridades sanitárias:

1) definir o problema, as áreas a trabalhar e sua estratificação epidemiológica;
2) estabelecer os objetivos, os planos para alcançá-los, e fazer os estudos de factibilidade;
3) organizar as ações específicas de controle, com a participação da comunidade;
4) programar os trabalhos de diagnóstico, de tratamento e de saneamento ambiental requeridos pelo plano adotado;
5) avaliar os resultados obtidos a curto, médio e longo prazos, reorientando o programa sempre que necessário.

Os objetivos devem ser claros e precisos, assim como as opções metodológicas:

a) luta contra as ascaríases ou contra determinado grupo de parasitoses intestinais?
b) erradicação ou controle?
c) tratamento de toda a população, ou só dos indivíduos parasitados; ou, então, dos pacientes com carga parasitária alta?
d) qual o medicamento escolhido, a posologia e o esquema de tratamento?
e) quais os métodos de diagnóstico e de avaliação dos resultados a utilizar?
f) como se fará a mobilização da comunidade, seu esclarecimento (educação sanitária) e sua participação no programa de luta contra a endemia (ou as endemias)?
g) que obras de saneamento são necessárias e exeqüíveis, na área do projeto?

Os programas de combate aos *Ascaris* e outros geo-helmintos têm, geralmente, por objetivo o controle e, só tardiamente, sua erradicação (como no Japão, onde não faltaram recursos, organização e pertinácia).

Os **tratamentos de massa**, envolvendo a totalidade da população local, independentemente de exames coprológicos positivos, são recomendados quando a prevalência nos inquéritos preliminares é alta (60% ou mais). O tratamento seletivo dos **casos positivos** exige o exame de cada membro da comunidade e seu reexame, para o controle de cura. Requer, portanto, bons recursos laboratoriais, quantitativa e qualitativamente. O tratamento dos **grupos mais parasitados** inclui, em geral, apenas escolares e pré-escolares. É um objetivo mais simples de organizar e mais econômico.

Por razões logísticas, preferem-se os esquemas de tratamento com dose única e via oral, mesmo quando a taxa de cura não se aproxime da ideal. Em todos os casos a repetição periódica da medicação é indispensável, visto que o solo permanece infectante por muito tempo e que os indivíduos não-tratados (ou excluídos do tratamento) irão poluí-lo repetidamente.

Para o controle das várias helmintíases presentes, são escolhidos medicamentos de largo espectro, como o **mebendazol**, ou associações medicamentosas adequadas para as espécies de parasitos prevalentes na área.

Em uma localidade isolada, do México, seus 529 habitantes foram tratados com hexaidrato de piperazina, em dose única de 100 mg/kg de peso (até um máximo de 4 gramas), uma vez por mês. Depois do primeiro tratamento, 28% dos pacientes eliminaram um total de 519 áscaris. Depois do segundo tratamento, eliminaram 205 exemplares imaturos e 14 vermes adultos. O número de parasitos foi diminuindo a cada novo tratamento, até que no oitavo mês não mais foram encontrados esses parasitos.

Na Coréia, a administração, duas vezes por ano, de tratamento anti-helmíntico, associada à educação sanitária e ao saneamento ambiental, fez baixar a prevalência nacional de geo-

QUADRO 43.1 Avaliação do impacto da quimioterapia, do saneamento e da associação de ambos os métodos no controle das geo-helmintíases, segundo observações feitas em 15 localidades do Irã (Arfaa *et al.*, 1973)

Métodos de controle	Redução da prevalência (%)		Redução da intensidade (%)	
	Áscaris	Ancilóstomos	Áscaris	Ancilóstomos
Nenhum controle.............	21,5	13,1	28,5	11,1
Saneamento apenas..........	31,9	13,3	59,8	24,4
Medicação apenas............	81,6	71,6	81,1	71,6
Ambos os métodos...........	86,2	68,3	88,7	88,1

Obs.: Cada método de controle foi aplicado a 4 localidades e 3 outras serviram de testemunhas; população total: 3.162 habitantes.

helmintíases, no período 1946-1971, como segue: de 80% para 46,4% a prevalência de *A. lumbricoides*, em zonas urbanas (e 59,6% em zonas rurais); de 80,1% para 69,7% a de *T. trichiura*, em zonas urbanas (e 53,1% em zonas rurais); e de 45,1% para 8,3% a de ancilostomídeos, em zonas urbanas (e 12% em zonas rurais).

O impacto dos diferentes métodos de controle foi avaliado no Irã, em 1971, proporcionando os resultados que apresentamos no Quadro 43.1. Por ele pode-se apreciar a importância que tem a quimioterapia, para uma rápida redução da prevalência das helmintíases.

Sempre que possível, o tratamento deve alcançar a todos os indivíduos parasitados, simultaneamente, para reduzir drasticamente as fontes de infecção. O intervalo entre os sucessivos tratamentos, bem como os grupos a tratar, devem ser monitorizados pelos inquéritos por amostragem, e feitos segundo a situação epidemiológica.

Mas, para consolidar os resultados, é necessário mudar o comportamento da população de forma a reduzir a poluição do meio e a reinfecção dos habitantes, em cada domicílio. A educação sanitária das crianças e dos adultos que deles cuidam (e devem dar o exemplo) terá que assegurar a implantação de hábitos tais como:

- uso das instalações sanitárias por todos os moradores da casa, suprimindo a contaminação do solo, no peridomicílio (que ainda assim tardará muitos meses para desparasitar-se);
- lavagem das mãos antes de comer ou de manusear alimentos e sempre que estejam sujas de terra;
- lavagem cuidadosa das frutas e dos legumes, antes de consumi-los crus;
- proteção dos alimentos contra poeiras, moscas e outros animais que possam ser vetores mecânicos de ovos de helmintos;
- proscrição da matéria fecal humana como adubo (se não puder ser submetida a um tratamento completamente eficaz para a destruição de ovos e cistos de parasitos);
- colaboração dos membros da comunidade com os programas de controle; inclusive submetendo-se ao diagnóstico e tratamento adequados, sempre que houver suspeita de infecção, ou que forem realizados inquéritos parasitológicos rotineiros.

44

Enterobius vermicularis e Enterobíase

INTRODUÇÃO
O PARASITO
  Organização dos vermes adultos
  Fisiologia e ciclo evolutivo
RELAÇÕES PARASITO-HOSPEDEIRO
  Infectividade e resistência
  Patologia e sintomatologia
  Diagnóstico
  Tratamento

EPIDEMIOLOGIA E CONTROLE
  Distribuição geográfica e prevalência
  O ecossistema e a transmissão
  O meio exterior e a resistência dos ovos
  Mecanismos de transmissão
  Controle da enterobíase

INTRODUÇÃO

A **enterobíase**, enterobiose ou oxiurose é uma verminose intestinal que tem por causa o ***Enterobius vermicularis***, pequeno nematóide da ordem **Oxyuroidea**, mais conhecido como oxiúro (do nome que prevaleceu durante muito tempo — *Oxyuris vermicularis* — e hoje na sinonímia).

Parasito exclusivamente humano, o *E. vermicularis* disputa com os áscaris o primeiro lugar entre as endemias parasitárias, por sua alta freqüência e larga distribuição geográfica. Mas, contrariamente às outras helmintíases que são geralmente rotuladas como "doenças tropicais", a enterobíase incide com maior intensidade nos países de clima temperado, tanto na Europa como na América do Norte, inclusive nos países ricos e com os mais elevados níveis de saneamento.

A infecção costuma ser benigna, se bem que incômoda, por produzir muitas vezes intenso prurido anal e complicações locais ou gerais, sobretudo em crianças.

O PARASITO

Organização dos Vermes Adultos

Conforme é regra, entre os nematóides, a fêmea é maior que o macho e mede em torno de 1 cm de comprimento (de 8 a 12 mm, em geral). Ela é fusiforme, com extremidades finas, sendo a posterior particularmente afilada (*oxyuris* significa precisamente "cauda pontuda"). O macho mede de 3 a 5 mm e tem seu extremo posterior enrolado ventralmente (Fig. 44.1).

A **cutícula** dos vermes adultos é branca, brilhante e finamente estriada no sentido transversal. Ela exibe em cada lado da extremidade anterior duas expansões vesiculosas (Fig. 44.1, A) e, ao longo das linhas laterais do corpo, apresenta duas cristas em toda sua extensão que, em cortes transversais, aparecem como pequenos triângulos (úteis para a identificação do parasito em preparações histopatológicas).

A **parede do corpo** possui musculatura de tipo meromiário (ver o Cap. 42 e a Fig. 42.4).

O **aparelho digestivo** começa com a boca situada no extremo anterior e envolvida por três pequenos lábios retráteis. Segue-se o esôfago relativamente longo e musculoso, cujo diâmetro vai aumentando para trás e termina por uma formação esférica, o bulbo esofagiano, provido internamente de válvulas para assegurar a progressão unidirecional dos alimentos (Fig. 44.2). O intestino, retilíneo, vai até o reto que, nas fêmeas, abre-se para o exterior através do orifício anal, ao nível da união do terço médio com o terço posterior do corpo. Esse terço posterior corresponde à cauda.

O **aparelho genital** feminino compreende a vulva, que se localiza aproximadamente nos limites do terço médio com o terço anterior do helminto; uma vagina, de paredes espessas, que se bifurca em dois úteros longos e grossos, um dirigido

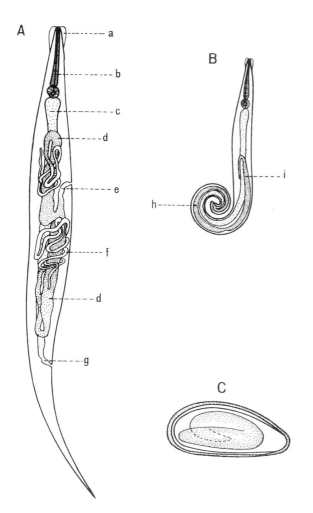

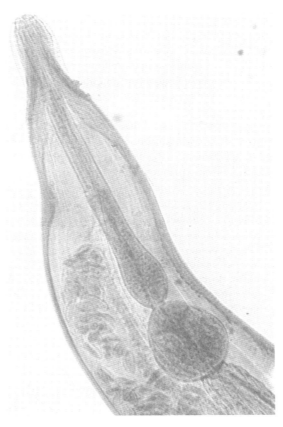

Fig. 44.1 *Enterobius vermicularis*. A. Representação esquemática da fêmea: *a*, expansões vesiculosas (aletas cervicais); *b*, esôfago com bulbo esofagiano; *c*, intestino; *d*, úteros; *e*, vagina; *f*, ovários e ovidutos; *g*, reto e ânus. B. Macho: *h*, canal ejaculador; *i*, testículo. C. Ovo de enteróbio, com duas cascas bem evidentes e uma larva no interior.

Fig. 44.2 *Enterobius vermicularis*. Extremidade anterior de uma fêmea madura, onde podem ser vistos os minúsculos lábios que cercam a boca, as aletas cervicais, o esôfago musculoso com seu bulbo posterior e o início do intestino. À esquerda destes últimos, encontra-se uma alça uterina cheia de ovos.

para a frente e outro para trás, nos extremos de cada qual começam os ovidutos.

Estes se tornam mais finos e se dobram para disporem-se irregularmente ao lado dos úteros e continuarem-se com os ovários tubulares, de calibre ainda menor.

Os óvulos produzidos descem pelos ovidutos e, depois de fecundados nesse nível, vão acumular-se nos úteros, pois não haverá oviposição enquanto a fêmea permanecer no interior do intestino do hospedeiro.

Os machos possuem um só testículo, com o respectivo canal deferente, e um canal ejaculador que se abre na cloaca. Há também um espículo longo, movido por músculos retratores, que durante a cópula projeta-se para fora da cloaca. A situação desta última é subterminal. Em torno de sua abertura a cutícula apresenta várias papilas sensoriais pré-anais e pós-anais, além de duas expansões laterais, como duas asas apenas esboçadas. Esse conjunto, bem como o forte enrolamento ventral da cauda, relaciona-se com o mecanismo da cópula, permitindo ao macho localizar e fixar-se ao orifício genital feminino.

Fisiologia e Ciclo Evolutivo

O hábitat dos vermes adultos é a região cecal das pessoas parasitadas e suas imediações, sendo eles muitas vezes encontrados na luz do apêndice cecal. Machos e fêmeas vivem aderidos à mucosa ou livres na cavidade, alimentando-se saprozoicamente do conteúdo intestinal.

As fêmeas fecundadas acumulam de 5.000 a 16.000 ovos (em média, 11.000 ovos), de modo que seus úteros acabam por se transformar em um único saco distendido pela massa ovular, que ocupa quase todo o espaço entre a região bulbar do esôfago e o início da cauda.

Quando grávidas, as fêmeas abandonam o ceco e migram para o reto. Essa migração está relacionada com o abaixamento diário da temperatura retal do paciente, durante a noite. Elas atravessam ativamente o ânus do hospedeiro e descarregam seus ovos, pelo orifício vulvar, na pele da região perineal.

Com a oviposição, completa-se a vida do helminto adulto, que não tardará a morrer. Outras vezes as fêmeas, ao chegarem ao períneo, morrem, ficam ressecadas e se rompem, liberando então vários milhares de ovos cada uma. A duração de sua existência é estimada em 35 a 50 dias.

Desconhece-se a longevidade dos machos, se bem que pareça bem fundada a idéia de uma vida curta e limitada a uma única cópula com a fêmea.

Observou-se que, ao serem eliminadas passivamente com as fezes, as fêmeas esvaziam seu útero em alguns minutos e seu corpo enruga-se. A massa de ovos permanece junto à vulva do helminto, apresentando-se todos eles na mesma fase evolutiva. Isto parece demonstrar que alguma condição fisiológica limita seu desenvolvimento embrionário até esse momento.

Os **ovos** são muito característicos (Fig. 44.1, *C*). Medem 50 a 60 μm de comprimento por 20 a 30 μm de largura e se apresentam ligeiramente achatados de um lado. Têm superfície viscosa, que adere facilmente a qualquer suporte.

A casca possui três camadas: a mais externa é albuminosa; a segunda, quitinosa; enquanto a interna, muito delgada, parece ser de natureza lipóide. Elas são transparentes e incolores, notando-se em um dos pólos aderências entre as camadas quitinosa e albuminosa.

Por aí dar-se-á a eclosão.

No interior do ovo encontra-se uma larva já formada, por ocasião da postura, pois ela pode desenvolver-se até o estádio giriniforme (2º estádio) em condições de anaerobiose.

Mas para a continuação de seu desenvolvimento é necessária uma atmosfera com oxigênio. Os estádios 3 e 4 evoluem dentro do ovo na região perineal. O 5º estádio constitui a forma infectante para o homem. As reservas energéticas do ovo são constituídas essencialmente por carboidratos.

Na temperatura da superfície do corpo (cerca de 30°C), a maturação do ovo faz-se em 4 a 6 horas. No solo o processo é mais lento.

Completada assim, rapidamente, a evolução no meio externo, os ovos tornam-se infectantes.

Ao serem ingeridos, elas vão eclodir no intestino delgado do novo hospedeiro (ou do próprio paciente, já parasitado) e liberam larvas, medindo 150 μm de comprimento, que irão alimentar-se, crescer e transformar-se em vermes adultos, enquanto migram lentamente para o ceco.

No hábitat definitivo, os vermes copulam e reiniciam seu ciclo biológico.

Para alguns autores, o ciclo completa-se em dois meses. Para outros, não requer mais do que 25 a 30 dias.

RELAÇÕES PARASITO-HOSPEDEIRO

Infectividade e Resistência

Somente os ovos contendo larvas de quinto estádio são infectantes. A eclosão tem lugar no intestino delgado, podendo ser obtida em estufa a 30°C, colocando-se os ovos em contato com fragmentos de duodeno de camundongo, mas não com a mucosa gástrica e só escassamente com a do ceco.

A suscetibilidade à infecção por *Enterobius* é universal, não havendo diferença em relação com sexo, idade ou outras características humanas. A convivência de pessoas pouco parasitadas com outras que apresentam infecções pesadas, em ambientes favoráveis à transmissão, fala em favor de um certo grau de imunidade, mas pode ter por explicação o grau de exposição ao risco de infecção (ou de reinfecção). Apesar da curta vida dos helmintos, o parasitismo pode durar muitos anos, dada a facilidade com que as pessoas se reinfectam.

Patologia e Sintomatologia

Apenas uma em cada 20 crianças parasitadas apresenta sintomas atribuíveis aos enteróbios, pois o parasitismo leve é geralmente assintomático.

A ação patogênica no intestino é principalmente de natureza mecânica e irritativa, ao produzirem os vermes pequenas erosões da mucosa, nos pontos em que se fixam com seus lábios; ou ao determinarem uma inflamação catarral se o número de parasitos for suficientemente grande. Em casos excepcionais, 5.000 a 10.000 vermes por paciente foram registrados. Mas habitualmente apenas uma, ou talvez algumas fêmeas, podem ser recolhidas do períneo a cada noite.

No sangue costuma haver eosinofilia ligeira (4 a 15% de eosinófilos).

O sintoma que aparece com maior freqüência é o prurido anal, causado pela presença do parasito na pele da região.

A margem do ânus apresenta-se, então, avermelhada, congestionada e por vezes recoberta de muco que chega a ser sanguinolento. Pontos hemorrágicos podem ser encontrados também na mucosa do reto.

O prurido é intenso, levando o paciente a coçar-se e a produzir escoriações na pele, que abrem caminho a infecções bacterianas. A coceira manifesta-se com periodicidade regular, à noite, logo após deitar-se. Nas meninas, acompanha-se algumas vezes de prurido vulvar. Fenômenos de hipersensibilidade devem estar envolvidos no processo, pois outro sintoma freqüente é o prurido nasal. Crises de urticária não são raras.

Com isso, há perturbações do sono que acabam por trazer nervosismo, irritabilidade e insônia. Na esfera genital, a irritação local pode conduzir a exagerado erotismo, masturbação e acessos de ninfomania.

Nos casos de infecção intensa, instala-se uma colite crônica, com produção de fezes moles ou diarréicas, perturbações do apetite e emagrecimento.

Entre as complicações da enterobíase, alguns autores incluem a apendicite crônica, seja devido à ação irritante do parasito no local, seja a fenômenos obstrutivos ou à invasão da mucosa. Sua freqüência parece ter sido exagerada, dando lugar a polêmicas.

A invasão da parede do colo pelos vermes e a formação de granulomas em torno deles, ou de seus ovos, já foram assinaladas, bem como a perfuração e a localização dos parasitos no peritônio.

Nas mulheres, constatou-se a invasão da vulva e da vagina, com produção de vulvovaginites; ou, em casos raros, do útero, das trompas e, a partir daí, da cavidade peritoneal.

Fêmeas vivas de enteróbios foram encontradas, em duas ocasiões, no líquido seminal de um homem de 32 anos (na China), com infecções repetidas das vias urinárias, acompanhadas de emissões seminais freqüentes.

Diagnóstico

Sintomas como o prurido anal, que se manifesta sobretudo à noite, sinais de irritação cutânea perianal ou perineal em crianças, ou ligeira eosinofilia sem outra causa, levam a pensar em enterobíase.

Em adultos, esses mesmos sintomas podem ser devidos a outras etiologias mais freqüentes (alergia, infecções anorretais, fissuras, hemorróidas etc.) e, nas mulheres adultas, também à candidíase, tricomoníase (ver o Cap. 30), infecções vulvovaginais etc.

Algumas vezes o diagnóstico pode ser estabelecido fácil e rapidamente, quando as pessoas que cuidam da higiene das crianças encontram os vermes na roupa íntima ou de cama, bem como no períneo dos pacientes. Mas, por seu pequeno tamanho, os *Enterobius* podem passar despercebidos.

Os exames de fezes, mesmo com técnicas de enriquecimento, só revelam cerca de 5 a 10% dos casos de parasitismo.

Por isso, o diagnóstico requer uma técnica especial, que se fundamenta no conhecimento da biologia do *E. vermicularis*. Como as fêmeas migram em geral para o tegumento da região perineal e aí fazem suas desovas, os ovos permanecem aglutinados e aderidos à pele, durante algum tempo, por sua casca de natureza albuminosa.

A melhor forma de encontrá-los consiste em aplicar sobre a pele da região uma fita adesiva transparente. Os ovos, quando presentes, aderem à superfície gomada da fita. Depois de ser descolada da pele, essa fita será colada sobre uma lâmina de microscopia e examinada ao microscópio (Fig. 44.3), conforme foi também recomendado para a teníase, no Cap. 38.

Para comodidade de manuseio, uma porção da fita adesiva (medindo aproximadamente 2 × 6 cm) é emendada por suas extremidades a duas tiras de papel e colada à lâmina de vidro. No momento de usar, ela é destacada da lâmina, puxando-se pelas tiras de papel; dobrada sobre uma espátula ou um "abaixador de língua" com a parte gomada para fora (Fig. 44.3, *A*); e

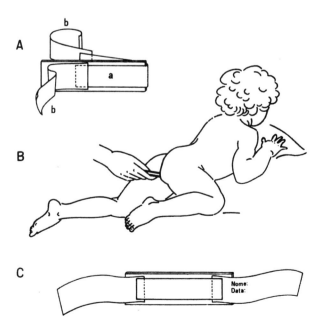

Fig. 44.3 Técnica do exame parasitológico para o diagnóstico da enterobíase (oxiurose). *A*. Maneira de dispor a fita adesiva transparente *(a)* e as tiras de papel *(b)* sobre uma espátula, lâmina ou "abaixador de língua". *B*. Aplicação da fita adesiva contra a pele da região perianal. *C*. Fita adesiva, depois de retirada da pele, colada sobre a lâmina de microscopia e pronta para o exame.

aplicada contra o ânus, como se vê na Fig. 44.3, *B*. As nádegas que deviam estar bem separadas são, agora, aproximadas de encontro à fita adesiva para assegurar perfeito contato desta com a pele; colar novamente a fita adesiva na lâmina de vidro e levar o conjunto ao microscópio.

Nessa preparação, além de ovos típicos, podem ser vistas também uma ou mais fêmeas de *Enterobius* (eventualmente, ovos de *Taenia*). Mas, se o exame for negativo, repeti-lo cinco ou seis vezes, em dias sucessivos, pois o primeiro ensaio revela apenas 88% dos casos de infecção alta e 55% dos de infecção moderada.

Fazer o exame pela manhã, assim que o paciente levantar-se e antes de banhar-se; ou, pelo menos, no período matinal, pois a positividade diminui no decurso do dia, à medida que os ovos se desprendem da pele.

Tratamento

Baseia-se no emprego de um dos seguintes anti-helmínticos já descritos para o tratamento da ascaríase (ver o Cap. 43):

Mebendazol. 100 mg, duas vezes ao dia, durante três dias (total: 600 mg), independentemente de peso ou idade. Taxa de cura superior a 90%, após um só exame coprológico.

Também podem ser usados o albendazol ou o flubendazol.

Pamoato ou Emboato de Pirantel. 10 mg por quilo de peso corporal, em dose única, por via oral. Com um só tratamento curam-se 80 a 90% dos pacientes e, com dois, 100% dos casos. Contra-indicado na gestação.

Piperazina. Tratar durante uma semana com a dose diária de 50 mg por quilo de peso do paciente. A expectativa de cura é de 80 a 90%, com este esquema terapêutico.

Além desses medicamentos de largo espectro (eficazes, ao mesmo tempo, contra os áscaris, ancilostomídeos e trícuris), também se recomenda:

Pamoato de Pirvínio. É um corante vermelho, do grupo das cianinas, insolúvel na água e portanto não absorvível pelo intestino. Prescreve-se, por via oral, na dose única de 5 a 10 mg por quilo de peso do paciente. Administrar em jejum ou depois da primeira refeição, avisando os pacientes de que as fezes serão coradas de vermelho e mancharão a roupa. Não apresenta efeitos colaterais, visto não ser absorvido pelo tubo digestivo. Obtém-se a cura parasitológica em 90 a 95% dos casos.

EPIDEMIOLOGIA E CONTROLE

Distribuição Geográfica e Prevalência

Sendo uma verminose de caráter cosmopolita, distingue-se entretanto das outras parasitoses por sua maior prevalência nas regiões de clima temperado.

Em meados do século XX, estimava-se a existência de mais de 200 milhões de casos em todo o mundo, com a seguinte distribuição geográfica: Ásia, 72 milhões; Europa, 62 milhões; ex-URSS, 32,5 milhões; América do Norte, 18 milhões; América Latina, 16 milhões; África, 8,9 milhões; e Oceania, 0,4 milhão de casos.

Nos Estados Unidos e Canadá, estudos feitos em diferentes amostras de populações escolares e pré-escolares revelaram índices de positividade entre 30 e 70% (com taxa média de 50%). Em outros países, foram registradas taxas de 48 a 51% no México, 13 a 18% em El Salvador, 5 a 20% em Porto Rico, 4,3% em São José (Costa Rica), 18,5% em Cochabamba (Bolívia), 36,5% em Santiago do Chile, 42% em Buenos Aires, 60% em São Paulo e 22,3% no Rio de Janeiro.

Esses índices são pouco comparáveis devido à falta de critérios homogêneos para a escolha das amostras, ao seu tamanho geralmente pequeno e às técnicas de diagnóstico empregadas.

Segundo alguns autores, a enterobíase é mais comum nos climas frios e temperados do que nos quentes devido à menor freqüência dos banhos e ao uso mais constante de roupa de baixo, que permanece dias sem trocar, além do confinamento em ambientes fechados. Para outros autores, não é tanto o clima que influi ou o estado do saneamento geral, mas os hábitos pessoais de cada membro da população. Povos cujas crianças vestem pouca roupa e não usam calças de baixo estão menos sujeitos à parasitose do que os que usam.

A vida em ambientes abertos, nos trópicos, a natação e os banhos de rio contribuem também para protegê-las.

O Ecossistema e a Transmissão

Enterobius vermicularis é parasito monoxeno, pois não comporta hospedeiros intermediários, e estenoxeno, visto que se restringe exclusivamente à espécie humana, ainda que existam algumas referências à infecção de macacos. Estes albergam outras espécies de *Enterobius*.

A enterobíase apresenta-se como endemia de caráter focal, constituindo a casa, ou melhor, a família o foco epidemiológico elementar. As crianças em idade escolar são as mais parasitadas, o que demonstra ser a escola lugar de intensa disseminação das formas infectantes (ovos). Os pré-escolares ocupam o segundo lugar, como grupo de risco, seguido pelo das mães que cuidam das crianças parasitadas.

Mas são em geral nos orfanatos, colégios e instituições que reúnem grande número de crianças, alojadas quase sempre em dormitórios coletivos, que as taxas de prevalência e as cargas parasitárias costumam ser as mais elevadas.

O Meio Exterior e a Resistência dos Ovos

A passagem do parasito de uma pessoa a outra faz-se pela transferência de ovos, que devem permanecer pelo menos algumas horas no meio exterior para completarem sua evolução larvária e tornarem-se infectantes. A presença de oxigênio é indispensável nessa fase.

As temperaturas adequadas para a evolução situam-se entre 23 e 43°C. O desenvolvimento cessa abaixo ou acima destes limites; entretanto, o frio conserva melhor os ovos, que duram seis semanas entre 3 e 7°C, do que o calor, que lhes permite viver apenas dois ou três dias, entre 20 e 30°C.

A umidade requerida para a sobrevivência é tanto maior quanto mais alta a temperatura, razão pela qual são rapidamente destruídos pelo calor seco. Os ambientes muito ventilados matam os ovos ao provocarem sua desidratação.

Normalmente, os ovos são abundantes na pele da região perianal e no períneo dos indivíduos infectados, principalmente durante a noite e as primeiras horas da manhã. Daí, passam para a roupa de dormir (pijamas, camisolas), para a roupa de cama (lençóis), ou ficam na roupa íntima (calças e cuecas).

Em seguida, com a movimentação dos pacientes ou dessas peças de roupa, dispersam-se no meio ambiente, onde vão misturar-se com a poeira. Eles podem ser isolados da varredura das casas ou do ar filtrado dos pátios dos colégios e internatos.

Mas são muito mais abundantes nos sanitários coletivos e nos quartos de dormir. Na poeira vivem três dias, mas em atmosfera úmida podem sobreviver durante três semanas.

Os ovos de *Enterobius* resistem aos desinfetantes comuns, nas concentrações habituais, mas são destruídos em cinco minutos pelo cresol saponificado (a 10%), pelo fenol (a 7%) e pela cloramina (a 4%).

Mecanismos de Transmissão

Devemos distinguir duas formas de transmissão: a heteroinfecção e a auto-infecção.

1. A transmissão do parasitismo de um indivíduo a outro (heteroinfecção) dá-se geralmente pela inalação e ingestão de ovos disseminados por via aérea. Ocorre facilmente entre pessoas que dormem no mesmo quarto e, mais ainda, na mesma cama; também entre pessoas que freqüentam as mesmas instalações sanitárias. No ato de despir-se e vestir-se, descobrir-se e cobrir-se com os lençóis, a agitação da roupa contaminada lança no ar grande quantidade de ovos. Assim se explica a alta incidência de enterobíase em orfanatos, colégios e instituições que reúnem grande número de crianças, alojadas em dormitórios coletivos.

2. A transmissão indireta (heteroinfecção), da região anal para a boca, através de mãos contaminadas, ocorre com freqüência entre as crianças pequenas e os adultos que cuidam delas.

3. A auto-infecção, ou seja, a reinfecção com ovos procedentes do mesmo indivíduo, pode realizar-se com maior facilidade que a heteroinfecção, tanto na cama como no momento de trocar os trajes da noite, puxando-os por sobre a cabeça.

4. A transmissão direta, do ânus para a boca, assegura a possibilidade de auto-infecções maciças quando o paciente, depois de coçar-se, impelido pelo prurido irresistível, levar a mão à boca (mormente crianças que chupam o dedo e pessoas que roem unha) ou quando tocam alimentos, copos, talheres, cigarros etc. que em seguida vão à boca. O número de ovos que se acumula sob as unhas pode ser considerável.

Nessas condições, as facilidades para que se produzam a infecção e a reinfecção são suficientes para explicar a freqüência e a intensidade da enterobíase observada em muitos lugares e dispensam especulações sobre outros mecanismos pouco convincentes (de retroinfecção, ou de migração em sentido contrário de larvas que teriam eclodido no períneo) ou mais inverossímeis (de auto-infecção interna, observada em autópsia, provavelmente como fenômeno *post-mortem*), invocados para explicar o parasitismo de gente que considera sua higiene pessoal intacável.

A eficiência com que o parasito pode recuperar o terreno perdido, após uma campanha profilática, é posta em relevo pela seguinte observação, feita na Austrália.

Em uma instituição de crianças pré-escolares e escolares, onde a taxa de positividade era igual a 73%, todas foram tratadas com pamoato de pirvínio, negativando-se os exames na totalidade dos casos.

No grupo de pré-escolares foram tomadas precauções contra as reinfecções (a roupa de cama e as vestes foram mudadas e os aposentos asseados completamente), mas no outro grupo, não. Decorridas 14 semanas, um novo exame acusou 13% de casos positivos no primeiro grupo (três casos com infecção pesada) e 77% no segundo.

Controle da Enterobíase

Do que foi dito, conclui-se que nenhuma medida isolada, inclusive a quimioterapia, é suficiente para interromper a transmissão do *Enterobius* e a auto-infecção. Mas, evidentemente, a terapêutica com as drogas modernas antes citadas, quando aplicadas repetidamente a todos os membros da família ou do grupo em causa, a intervalos adequados, isto é, inferiores à duração do ciclo parasitário (20 dias talvez fosse o intervalo mais conveniente), deve ser a medida fundamental.

O tratamento deve acompanhar-se e seguir-se de medidas higiênicas pessoais e gerais, tais como:

a) banhos matinais diários, preferivelmente de chuveiro;

b) mudanças freqüentes de roupas de baixo, roupas de dormir, lençóis de cama e toalhas, de preferência após o banho; fervê-las ou lavar em máquinas que aqueçam a mais de 55°C, para destruir os ovos;

c) evitar a superlotação dos quartos e alojamentos, que devem ser amplamente arejados durante o dia;

d) dispor de instalações sanitárias adequadas e assegurar estrita limpeza do ambiente;

e) manter as mãos limpas, lavando-as cuidadosamente após a defecação, antes das refeições e antes de preparar alimentos; manter as unhas curtas ou usar escova para sua limpeza; combater a onicofagia e evitar a coçagem direta da região perianal (para as crianças pequenas, usar macacões para dormir e aplicar pomadas antipruriginosas);

f) a remoção do pó por meio de aspiradores e uso de desinfetantes, sempre que possível, é muito útil;

g) promover a educação sanitária nas escolas, nas instituições que abrigam crianças, nos clubes e nos domicílios.

45

Strongyloides stercoralis e *Estrongiloidíase*

INTRODUÇÃO
O PARASITO
    Diferentes espécies e linhagens de Strongyloides
    Morfologia e biologia
        No ciclo de vida livre
        No ciclo parasitário
        Ciclos direto e indireto
RELAÇÕES PARASITO-HOSPEDEIRO
    Infectividade
        Vias de penetração
        Modos de infecção
    Resistência ao parasitismo
    Patologia
        Patogenia e anatomia patológica
        Sintomatologia
    Diagnóstico
        Exames coproscópicos
        Pesquisa de larvas nas secreções
        Testes imunológicos
    Tratamento
ECOLOGIA E EPIDEMIOLOGIA
    Distribuição geográfica e prevalência
    O ecossistema e a estrutura epidemiológica
        Fontes de infecção
        Poluição e condições do meio
        Fatores de transmissão
CONTROLE DA ESTRONGILOIDÍASE

INTRODUÇÃO

A ordem (ou superfamília) **Rhabdiasoidea** compreende pequenos nematóides que vivem em geral no solo ou na água, como seres de vida livre. Alguns, entretanto, parasitam animais ou plantas. Na família **Strongyloididae** encontram-se todos os parasitos de interesse médico ou veterinário.

O homem é infectado por uma espécie, *Strongyloides stercoralis*, que ainda guarda traços de suas características ancestrais, pois, como as espécies de vida livre, possui em seu ciclo vital machos e fêmeas capazes de viver no solo. Outra parte do ciclo é obrigatoriamente parasitária e tem por hábitat a parede do intestino humano. Ainda que esta não seja a única espécie de *Strongyloides* a atacar o homem, ela é a mais importante e a mais freqüentemente encontrada na espécie humana.

A doença que produz é denominada **estrongiloidíase** e tem como sinônimos: estrongiloidose e anguilulose.

Os casos de infecção leve são assintomáticos, os demais produzem quadros de enterite ou de enterocolite crônica que, em algumas ocasiões, se acompanham de complicações que chegam a ser graves ou fatais, particularmente em indivíduos imunodeprimidos.

O PARASITO

Diferentes Espécies e Linhagens de *Strongyloides*

Há cerca de 38 espécies do gênero *Strongyloides* que parasitam principalmente mamíferos (mas também algumas aves, répteis e anfíbios).

A espécie de *Strongyloides* encontrada parasitando o homem não se distingue morfologicamente das que aparecem em muitos outros vertebrados. A separação das espécies decorre, entretanto, da exclusividade dos hospedeiros a que cada uma se adaptou. Espécies semelhantes a *S. stercoralis* ocorrem no cão, no gato, na raposa, no quati, no gibão, no chimpanzé e no orangotango.

O reconhecimento de variedades geográficas e de linhagens diferentes do parasito humano pôde ser estabelecido com base no poder infectante que elas manifestam para vários animais, como cães e gatos, assim como na patogenicidade, ou nas condições requeridas por elas para o desenvolvimento em cultura.

No Sudeste Asiático, o cão é suscetível à cepa humana da região, mas não às da África ou das Antilhas, sendo o gato totalmente refratário. Na China, o cão é resistente ao parasito humano local.

S. fülleborni, que é parasito natural de macacos do Velho Mundo, produz estrongiloidíase humana em algumas regiões florestais da África Central e Oriental, bem como em zonas de savana (Zâmbia, por exemplo), onde se adaptou a um ciclo exclusivamente humano. Uma espécie idêntica a esta foi descrita em habitantes de Papua-Nova Guiné, onde não há macacos.

A patologia da estrongiloidíase tem sido estudada, no laboratório, mediante infecção de animais com *S. stercoralis* de origem humana.

Morfologia e Biologia

Os *Strongyloides* têm a particularidade de serem os únicos nematóides parasitos do homem capazes de realizar um duplo ciclo evolutivo. As fêmeas parasitas são **partenogenéticas** e produzem larvas que no meio externo podem dar machos e fêmeas de vida livre (Fig. 45.2).

Os estudos citológicos feitos em *S. ransomi* (do porco) e *S. papillosus* (de ovinos e bovinos) mostraram que o número de cromossomos é sempre quatro (dois pares), enquanto em *S. ratti* as fêmeas parasitas e de vida livre têm seis cromossomos (três pares), ao passo que os machos, cinco. Não se conhece o mecanismo que produz essa diferenciação, nos ovos da fêmea partenogenética.

Por outro lado, constatou-se que os machos participam do processo reprodutivo apenas parcialmente, sendo necessária a cópula e a penetração de espermatozóides para que os oócitos das fêmeas de vida livre embrionem, mas não há fusão do núcleo masculino com o do oócito (pseudogamia). A reprodução da fêmea de vida livre é, portanto, por partenogênese meiótica.

A produção de machos e a evolução dos helmintos no meio externo parecem depender de um certo número de fatores ainda mal conhecidos agindo sobre as fêmeas partenogenéticas, entre os quais se incluiriam a idade dos parasitos, a duração da infecção, a carga parasitária e a resposta imune do hospedeiro, além dos fatores ambientais presentes no solo.

Viu-se que os machos de *S. ransomi* não aparecem em número significativo, nas culturas de fezes dos porcos experimentalmente infectados, até a sétima semana de infecção. Por outro lado, as larvas fêmeas, encontradas nas coproculturas, apresentavam maior tendência ao desenvolvimento direto (e evolução para filarióides infectantes) nas semanas iniciais da infecção, mudando essa tendência depois de aparecerem anticorpos hemaglutinantes no sangue do hospedeiro.

Devido ao ciclo complexo, em que se alternam gerações de vida livre e de vida parasitária, a morfologia dos vermes adultos não é a mesma em uma e outra situação.

NO CICLO DE VIDA LIVRE

A **fêmea de vida livre** mede 1 a 1,5 mm de comprimento e tem o corpo fusiforme, com a extremidade anterior romba, onde se abre a boca cercada de três pequenos lábios, enquanto a posterior constitui uma cauda bem afilada (Fig. 45.1, *A*). O esôfago traz, posteriormente, uma dilatação bulbar. O intestino, simples e retilíneo, continua-se com o reto, muito curto, que se abre para o exterior por um ânus situado a alguma distância da extremidade posterior.

Para trás do meio do corpo, encontra-se a abertura vulvar e a vagina, dando acesso a dois tubos uterinos, um anterior e outro posterior. Estes prolongam-se nos respectivos ovidutos e ovários, como se vê na Fig. 45.1, *A*.

O **macho** é menor (0,7 mm de comprimento) e tem sua cauda recurvada ventralmente. Possui um só testículo, continuado pelo canal deferente e pelo canal ejaculador, que se abre na cloaca, onde termina também o tubo digestivo (Fig. 45.1, *B*). A cópula é facilitada pela existência de dois **espículos** pequenos que se deslocam guiados por uma estrutura quitinizada da parede cloacal, o **gubernáculo**.

Esses vermes vivem no solo ou no esterco, onde se alimentam de bactérias e de matéria orgânica. A fêmea, depois de fecundada pelo macho, põe ovos de casca muito delgada, medindo 70 × 40 µm. Nas fêmeas mais velhas, a eclosão desses ovos pode dar-se ainda no interior do útero.

A ecologia das formas de vida livre tem sido muito pouco estudada. Sabe-se, no entanto, que requerem como condições mais favoráveis para seu desenvolvimento: calor, umidade, solo arejado e sombreamento. Parece que resistem pouco à dessecação, às temperaturas extremamente variáveis e principalmente ao frio.

As larvas que saem dos ovos (L_1) têm o esôfago do tipo dito **rabditóide**, isto é, com a metade anterior cilíndrica (corpo do esôfago), um pseudobulbo, no meio, seguido de uma porção estreita (ou istmo) e de um bulbo posterior, terminal (Fig. 45.1, *D*). Essas **larvas rabditóides** medem 200 a 300 µm de comprimento. Em algumas espécies, elas sofrem uma ecdise, passando a larvas rabditóides de segundo estádio (L_2), que evoluirão para vermes adultos de vida livre.

Contrariamente a conceitos que prevaleceram no passado e faziam crer na possibilidade de o ciclo de vida livre manter-se indefinidamente no solo, proporcionando uma fonte contínua de larvas infectantes, pensa-se atualmente, com base em observações experimentais, que apenas poucas espécies parasitas (como *S. cebus* e *S. fülleborni*) podem produzir uma segunda geração de machos e fêmeas de vida livre.

NO CICLO PARASITÁRIO

Por razões que desconhecemos, algumas larvas rabditóides de primeiro estádio (quer produzidas por fêmeas de vida livre, quer por fêmeas parasitas), em lugar de produzirem outras de segundo estádio, passam a evoluir para um tipo diferente, denominado **larva filarióide**. O nome vem do tipo de esôfago que apresentam: muito longo e cilíndrico, atingindo quase o meio do corpo, e sem uma dilatação bulbar (Fig. 45.1, *E*).

Essas larvas, que medem cerca de 500 µm de comprimento, são muito ativas e podem permanecer muitos dias no solo, mas

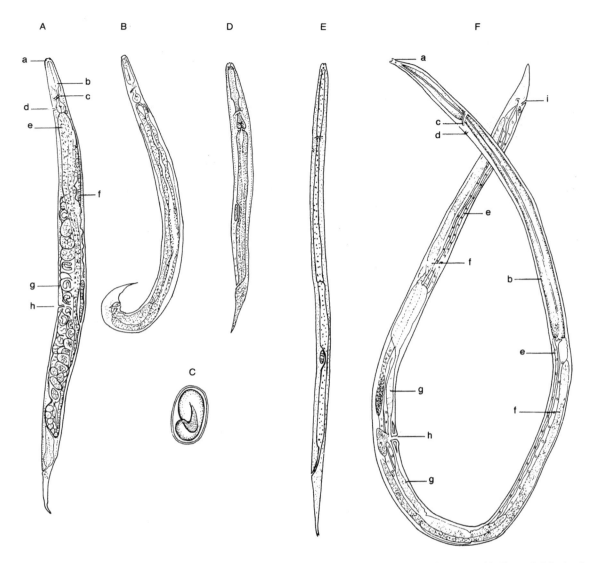

Fig. 45.1 Representação esquemática das diversas fases evolutivas de *Strongyloides stercoralis*. A. Fêmea de vida livre. B. Macho de vida livre. C. Ovo. D. Larva rabditóide. E. Larva filarióide (infectante). F. Fêmea parasita. Desenhos em escalas diferentes. As letras significam: *a*, boca; *b*, esôfago; *c*, anel nervoso; *d*, poro excretor; *e*, intestino; *f*, ovário; *g*, útero; *h*, vulva; *i*, ânus.

só completam sua evolução se encontrarem um hospedeiro adequado e nele penetrarem (Fig. 45.2).

A invasão realiza-se habitualmente através da pele dos pés, quando uma pessoa caminha descalça em terrenos com poluição fecal, infestados por larvas filarióides.

Nas condições mais favoráveis de laboratório, as larvas filarióides de *Strongyloides stercoralis* mantêm-se vivas durante cinco semanas.

Estudos feitos com *Strongyloides ratti* mostraram que essas larvas podem excretar enzimas do tipo colagenase, ativas contra as glicoproteínas da pele e capazes de alterar e dissolver compostos que contenham ácido glicurônico como principal componente.

Depois de invadirem o tegumento, elas são disseminadas pela circulação e as que chegam aos pulmões realizam um ciclo que lembra o descrito no Cap. 43, para os áscaris. Assim, depois de atravessarem a aurícula e o ventrículo direitos do coração, chegam pelos vasos pulmonares à rede capilar dos pulmões.

Perfurando a parede dos capilares, penetram nos alvéolos e bronquíolos, de onde os movimentos do epitélio ciliado promovem seu transporte passivo, junto com as secreções brônquicas, até a traquéia e a laringe, para serem deglutidas em seguida.

Durante essa migração, completa-se a evolução larvária (comportando várias mudas) e, ao chegarem à cavidade intestinal, os vermes adultos estão formados.

No intestino, encontram-se apenas as **fêmeas partenogenéticas**. Elas, aí, têm características morfológicas e biológicas diferentes das fêmeas de vida livre. São maiores, pois medem 2,2 mm de comprimento, se bem que mais delgadas (40 μm de diâmetro), e têm a extremidade anterior fina (Fig. 45.1, *F*).

A boca, circundada de três lábios minúsculos, dá entrada a um curto vestíbulo e ao esôfago longo e cilíndrico (do tipo fi-

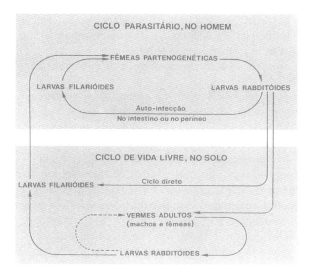

Fig. 45.2 *Strongyloides stercoralis*. A evolução do helminto oferece duas alternativas para o desenvolvimento das larvas produzidas pelas fêmeas parasitárias (partenogenéticas): o ciclo direto, com formação de larvas filarióides infectantes; e o ciclo indireto, com larvas rabditóides de segundo estádio que produzem vermes adultos (machos e fêmeas) de vida livre. O traço interrompido corresponde à concepção de alguns autores e aos fatos verificados em relação a *Strongyloides fülleborni* e a *S. cebus,* que produzem uma segunda geração de helmintos adultos (machos e fêmeas) de vida livre.

larióide). A vulva está situada no terço posterior do corpo, e o útero, mesmo quando cheio de ovos (10 a 12 ovos), não ocupa mais que a segunda metade do helminto.

Como na fêmea de vida livre, esses ovos ficam dispostos em fila simples e na ordem crescente de amadurecimento.

A existência de machos parasitos, no organismo do hospedeiro, não foi confirmada para nenhuma espécie do gênero *Strongyloides* e, no caso de *S. ratti*, conseguiu-se estabelecer a infecção a partir de uma única larva, o que demonstra a capacidade de reprodução partenogenética das fêmeas parasitas.

O hábitat das fêmeas filarióides é a mucosa intestinal, particularmente do duodeno e primeiras porções do jejuno. Aí chegando, elas perfuram o epitélio e alojam-se na espessura da mucosa, onde se movem, se alimentam e fazem suas desovas. Em torno delas e dos ovos não se observam reações inflamatórias.

Dos ovos, já embrionados, saem imediatamente larvas rabditóides L_1 que, buscando a luz do intestino, mudam para L_2 e misturam-se com o bolo alimentar, sendo expulsas com as fezes do paciente. Três a quatro semanas depois da penetração das formas infectantes pela pele, o hospedeiro começa a eliminar larvas em suas dejeções. Pacientes com infecções leves, assintomáticas, eliminam entre 100 e 2.000 ovos por dia, supondo-se que aqueles que eliminam diariamente 1.000 ovos nas fezes tenham uma carga parasitária de 70 a 100 vermes adultos.

Desconhece-se a duração da vida média dos vermes adultos, devido à auto-infestação que prolonga o parasitismo por anos.

CICLOS DIRETO E INDIRETO

A partir das larvas rabditóides eliminadas com as fezes, pelos indivíduos parasitados por *S. stercoralis*, existem duas possibilidades evolutivas (Fig. 45.2):

1. Essas larvas podem sofrer suas várias mudas no solo e produzir, ao fim de algum tempo, machos e fêmeas de vida livre.

Depois da fecundação (cópula), as fêmeas põem ovos de onde saem larvas rabditóides (semelhantes às produzidas pelas fêmeas parasitas) que evoluem finalmente para filarióides infectantes, as quais retornam ao parasitismo. Esse ciclo, em que se alternam as fases de vida livre e parasitária, é chamado **ciclo indireto**.

2. As larvas rabditóides, no meio exterior, podem sofrer muda pela qual se transformam em larvas filarióides infectantes, capazes de penetrar em outro indivíduo e iniciar novo ciclo parasitário. Neste caso, não há intercalação de uma fase com vermes adultos de vida livre, entre um hospedeiro e outro. Por essa razão, ele é conhecido como o **ciclo direto** do parasitismo. Tal processo pode ocorrer no solo, na pele da região perineal ou no interior do próprio intestino.

Esse fato parece estar condicionado pela ação de um hormônio do helminto — a **20-hidroxiecdisona** — com estrutura semelhante à dos glicocorticóides e que governa as ecdises, levando à formação de larvas filarióides infectantes.

RELAÇÕES PARASITO-HOSPEDEIRO

Infectividade

Somente as larvas do tipo filarióide são infectantes para o homem ou para os animais suscetíveis, visto contarem com os mecanismos para invasão dos tecidos cutâneos e estarem adaptadas para a vida parasitária.

VIAS DE PENETRAÇÃO

Habitualmente, a via de penetração é cutânea, operando-se a invasão na maioria das vezes pelos pés. Depois de 24 horas, as larvas já alcançaram a circulação venosa e são levadas aos pulmões, onde ocorrem duas mudas, antes de prosseguirem a migração, como foi antes descrita, e chegarem ao intestino.

Em raros casos, a evolução larvária poderá completar-se no pulmão, onde aparecerão as fêmeas adultas filarióides que põem ovos e aumentam consideravelmente a população larvária local.

Outra via de infecção possível, se bem que não usual, é a digestiva, quando o paciente venha a ingerir água contaminada com larvas infectantes. Neste caso não há migração pulmonar, pois o desenvolvimento larvário completa-se no próprio intestino e os vermes invadem diretamente a mucosa, seu hábitat definitivo.

Em alguns animais com estrongiloidíase (causada por *S. ransomi*, *S. papillosus* ou *S. westeri*) demonstrou-se a presença de larvas no colostro e no leite e a transmissão da infecção aos filhos neonatos.

No Zaire, onde só se encontra *Strongyloides fülleborni* infectando o homem, foram isoladas larvas de terceiro estádio do leite de uma mulher. O parasitismo tem sido encontrado na população infantil daquele país.

MODOS DE INFECÇÃO

Além dessas maneiras pelas quais um indivíduo suscetível adquire pela primeira vez o parasito, vindo do ciclo de vida livre, no solo, e que chamamos de **heteroinfecção**, pode ocorrer na estrongiloidíase a **auto-infecção**.

Esta última é sempre uma forma de reinfecção ou, mesmo, de superinfecção, pois novos parasitos (fêmeas filarióides partenogenéticas) acrescentam-se às já existentes, aumentando a carga parasitária ou substituindo as que envelhecem e morrem.

Descreve-se como **auto-infecção externa** a decorrente da transformação de larvas rabditóides em filarióides infectantes, na região anal e perianal, contaminada com fezes. A penetração destas últimas faz-se através da pele ou da mucosa retal, com invasão da rede venosa e ciclo pulmonar.

Entretanto, as condições locais do intestino podem propiciar a evolução do parasito na luz do delgado e do grosso, com invasão direta da mucosa por larvas que não saíram para o meio exterior. Essa situação assegura não só a manutenção prolongada do parasitismo, como o desenvolvimento da superinfecção, mediante um processo de **auto-infecção interna**, também denominado **endoinfecção**.

A freqüência com que ocorre a auto-infecção externa ou interna, nos indivíduos normais, não deve ser grande, pois com uma só dose de tiabendazol, medicamento que destrói as fêmeas mas não as larvas, obtém-se cura de 75 a 97% dos pacientes.

Mas, na opinião de certos autores, ela é fenômeno habitual e assegura a cronicidade da infecção, sendo garantida por mecanismos reguladores da população de vermes, através da produção, pelas fêmeas, de certa quantidade de **20-hidroxiecdisona**, o hormônio que desencadeia a muda para larva infectante.

Quando a produção desse hormônio é pequena, a quantidade das larvas filarióides resultantes, na luz intestinal, é também pequena e, praticamente, elas não são vistas nos tecidos onde foram ter aleatoriamente. Mas as que chegaram aos pulmões vão completar sua evolução e substituir as fêmeas que morreram, assegurando a cronicidade da infecção.

O hiperparasitismo seria o resultado da desregulação desse mecanismo, levando à formação de quantidade exagerada de larvas infectantes e, portanto, à endoinfecção massiva.

Portanto, um mecanismo diferente do que torna graves as infecções oportunistas (com *Toxoplasma*, *Isospora belli*, *Leishmania* etc.) devidas ao estado de imunodepressão (na AIDS, por exemplo).

Mas isso pode vir a ser também a conseqüência da administração de drogas (corticóides) que, entre seus metabólitos, formam produtos semelhantes à hidroxiecdisona, pois quase todos os casos fatais de estrongiloidíase seguiram-se à medicação com corticosteróides, ou ocorreram em pacientes com tumores produtores de ACTH.

Resistência ao Parasitismo

As informações disponíveis sobre imunidade contra os *Strongyloides* provêm de experiências em animais infectados com *S. ratti* e outras espécies.

Os hospedeiros refratários manifestam sua resistência natural destruindo as larvas durante o trânsito pulmonar, como se vê em cobaias inoculadas com *S. ratti*.

Os animais suscetíveis mostram resistência crescente com a idade.

Em ratos adultos recupera-se apenas um terço ou um quarto do número de fêmeas parasitas, em comparação com a quantidade obtida de ratos jovens inoculados subcutaneamente com o mesmo número de larvas. Essa resistência maior, em função da idade, parece não ocorrer no homem.

Depois de repetidas inoculações, os ratos demonstram haver adquirido certo grau de resistência às superinfecções e reinfecções, resistência essa que dura cerca de dois meses, depois de cessado o parasitismo anterior. Essa imunidade pode ser produzida com a inoculação de larvas mortas pelo calor, desde que estas sejam da mesma espécie, ou com larvas irradiadas.

Cães e gatos adquirem logo forte proteção contra superinfecções com *Strongyloides stercoralis*.

A imunidade passiva pôde ser demonstrada em ratos.

Em alguns pacientes, desenvolve-se hipersensibilidade, pela intensa resposta cutânea nos lugares de penetração larvária ou após injeção de material antigênico.

O parasitismo pode levar, em certos casos, ao aparecimento de asma nos pacientes.

Porém, a importância dos mecanismos protetores imunológicos, nos seres humanos, sobretudo a imunidade celular, tem sido posta em dúvida por alguns autores, segundo os quais o parasitismo não é modificado em aidéticos e em vários casos de imunodeficiência primária.

Entretanto, os pacientes que recebem medicação imunossupressora com **corticosteróides** (casos de transplante de órgãos, por exemplo) e os portadores de tumores produtores de ACTH, se parasitados por *Strongyloides stercoralis*, desenvolvem quadros de hiperinfecção de muito mau prognóstico, mesmo quando, anteriormente, seu parasitismo tivesse sido benigno ou assintomático.

Supõe-se que, nesses casos, o fator de gravidade, como foi explicado anteriormente, é a liberação de metabólitos dos glicocorticóides, semelhantes à hidroxiecdisona, que condiciona a transformação maciça das larvas rabditóides em larvas filarióides, causando intensa auto-infestação e hiperparasitismo.

Patologia

PATOGENIA E ANATOMIA PATOLÓGICA

As lesões devidas ao parasitismo humano por *Strongyloides* relacionam-se:

a) com a penetração do parasito no hospedeiro;
b) com sua migração durante o ciclo pulmonar;
c) com sua permanência e multiplicação na mucosa intestinal ou em localizações ectópicas.

Lesões Cutâneas. Podem ser tão discretas que passem despercebidas, ou manifestam-se como pontos eritematosos, ou como placas, que aparecem nos lugares de penetração larvária, acompanhadas de prurido.

Localizam-se de preferência nos espaços interdigitais, no dorso do pé e no tornozelo, mas têm curta duração.

Nas pessoas sensíveis, pode haver edema local, pápulas hemorrágicas ou urticária gigante.

Quando ocorre auto-infecção externa, podem surgir em torno do ânus ou regiões adjacentes lesões urticariformes transitórias, recorrentes e com aspecto variável.

Como sucede em outras verminoses, as reações cutâneas representam uma resposta do organismo a substâncias produzidas pelas larvas e, muito particularmente, às enzimas ou complexos enzimáticos secretados pelo verme e relacionados com a penetração ou migração nos tecidos. Vimos que em larvas de *S. ratti* foram encontradas colagenases ativas contra glicoproteínas da pele.

A sensibilização do organismo é agravada pela repetição das invasões parasitárias, bem como pela morte e desintegração de muitas larvas, nesse processo.

Lesões Pulmonares. Hemorragias petequiais e profusas são produzidas pelas larvas, em trânsito dos capilares para os alvéolos pulmonares, mas que aí realizam também algumas mudas e crescem de tamanho.

As lesões inflamatórias são as de uma pneumonite difusa e chegam a produzir a **síndrome de Loeffler** (descrita no Cap. 43, a propósito da ascaríase). Os quadros pulmonares mais graves, devidos a auto-infecções intensas, apresentam focos múltiplos de consolidação pneumônica. As larvas podem ser encontradas no escarro e nos derrames pleurais ou pericárdicos. Há eosinofilia elevada.

Tal situação pode ser agravada pela demora das larvas nos pulmões, retidas pela abundância de secreção ou pelo edema local e dando ensejo a que muitas delas cheguem à fase adulta (formação de fêmeas filarióides partenogenéticas) e se tornem, aí, capazes de pôr ovos já embrionados. Esses ovos eclodem sem demora e aumentam consideravelmente o número de larvas no tecido.

Note-se que, em vista da reinfecção e auto-infecção, os processos pulmonares podem repetir-se com freqüência, ou prolongar-se, durante o parasitismo.

Lesões Intestinais. No duodeno e no jejuno, a presença e atividade das fêmeas filarióides, sua oviposição, bem como a eclosão e a migração das larvas, na espessura da mucosa, produzem lesões de ordem mecânica, histolítica e irritativa, que levam a inflamação catarral, com infiltração de eosinófilos, células epitelióides (histiócitos) e, ocasionalmente, gigantócitos.

Pontos hemorrágicos e ulcerações de vários tamanhos podem ser mais ou menos numerosos, dependendo da carga parasitária. Congestão e edema, que tornam as paredes do duodeno e jejuno espessas, as pregas mucosas tumefeitas e as vilosidades alargadas e achatadas completam o quadro da **duodenojejunite catarral**. O edema pode atingir a submucosa.

Funcionalmente, além de secreção mucosa abundante, há peristaltismo aumentado, produzindo evacuações diarréicas e por vezes mucossanguinolentas.

Com o tempo, junta-se ao edema inflamatório certo grau de fibrose, alterações da submucosa e atrofia da camada muscular.

A radiologia mostra que o duodeno e o jejuno se vão transformando em tubos lisos (atrofia da mucosa) e relativamente rígidos, sinais esses muito característicos da **estrongiloidíase crônica**.

Nos casos mais graves, produzem-se extensas lesões necróticas ou um quadro de suboclusão intestinal alta (isto é, das primeiras regiões do intestino delgado). Infecções bacterianas, atribuídas ao transporte de microrganismos intestinais pelas larvas, podem complicar e agravar a evolução do processo.

Nos casos fatais, a necrópsia tem revelado disseminação abundante de vermes adultos e de larvas, que não se limitam aos intestinos delgado e grosso, pois há também invasão das vias biliares, vesícula, fígado, estômago, peritônio, gânglios linfáticos abdominais, rins etc. A morte pode ser o resultado de obstrução intestinal alta, de íleo paralítico ou de caquexia.

SINTOMATOLOGIA

Esquematicamente, podemos distinguir sintomas cutâneos, broncopulmonares e digestivos. Eles podem ocorrer sucessivamente, no decurso de uma infecção recente, ou superporem-se quando há reinfecções ou superinfecção.

A auto-infecção permite à estrongiloidíase manter uma evolução crônica que, em certos casos, pode durar 20 ou 30 anos e talvez mais.

A penetração cutânea é geralmente assintomática, mas pode acompanhar-se de eritema, prurido, edema local e manifestações urticariformes. Estas são particularmente acentuadas em pacientes que desenvolveram hipersensibilidade aos produtos parasitários.

O quadro pulmonar inicia-se poucos dias depois. É muito variável e pode estar ausente. Tosse, expectoração, ligeira febre e mal-estar podem compor uma síndrome benigna, como em outras helmintíases. Mas, outras vezes, os sintomas são os de uma broncopneumonia ou de uma pneumonia atípica. Alguns pacientes queixam-se de asma.

A sintomatologia mais freqüente e mais importante costuma ser a relacionada com o aparelho digestivo.

Aqui, também, as queixas podem estender-se desde os quadros mais benignos (ou não existirem) até as formas mais graves e dramáticas.

Surtos de diarréia intercalam-se, às vezes, com períodos de constipação intestinal.

O paciente queixa-se de desconforto abdominal ou de dores vagas, podendo estas ter o caráter de cólicas ou de dor epigástrica e simular outros padecimentos gastrintestinais. O acometimento predominando no duodeno pode imitar um quadro de úlcera péptica, com dor ritmada pela ingestão ou não de alimentos. Perda de apetite, náuseas e vômitos também ocorrem em muitos casos, além de outros sintomas dispépticos.

No sangue há leucocitose e eosinofilia, em geral maior na fase aguda da doença. A taxa de eosinófilos pode representar 15 a 40% dos leucócitos.

Quanto aos sintomas gerais — como anemia, emagrecimento, desidratação, astenia, irritabilidade nervosa, depressão etc., referidos nos casos mais graves — é por vezes difícil decidir se são resultados do parasitismo ou causas de seu agravamento, pois tais formas acometem freqüentemente pacientes que vivem em condições sócio-econômicas precárias, onde a desnutrição existe independentemente da infecção por estrongilóides.

Diagnóstico

Visto que a estrongiloidíase produz síndromes pulmonares e digestivas comuns a outras doenças, parasitárias ou não, o diagnóstico clínico não pode estabelecer sua etiologia. Nesses casos, ou quando apresentar-se uma eosinofilia sem outra justificação, deve-se pensar em estrongiloidíase e buscar a confirmação parasitológica. Ela deve ser pesquisada, também, nos casos em que um paciente qualquer tenha que ser submetido a tratamento imunodepressor com **glicocorticóides**, pois o tratamento anti-helmíntico é premissa obrigatória, nessas circunstâncias.

O diagnóstico da estrongiloidíase não é fácil, apesar de existirem vários métodos parasitológicos e imunológicos para isso.

O diagnóstico laboratorial visa quase sempre demonstrar a presença de larvas nas fezes, no escarro e outros líquidos orgânicos ou em matérias de sondagem ou biópsia.

Em cães infectados experimentalmente, por via cutânea, as larvas aparecem nas fezes depois de 10 a 16 dias, na generalidade dos casos. Mas o período pré-patente pode reduzir-se a uma semana ou durar quatro semanas.

Como a quantidade de parasitos é em geral pequena, o número de larvas costuma ser escasso e, nos casos de auto-infestação, ainda mais reduzido.

EXAMES COPROSCÓPICOS

O exame parasitológico de fezes é o principal recurso para comprovar a presença dos parasitos. Aí podem ser encontradas as larvas rabditóides de *Strongyloides stercoralis*, mas não os ovos que eclodem logo depois da oviposição, ainda na mucosa intestinal. Entretanto, nas infecções por *S. fülleborni* os ovos aparecem nas fezes.

Em fezes envelhecidas ou em certas circunstâncias (hiperparasitismo, por exemplo) podem ser vistas as larvas filarióides.

Os métodos habitualmente utilizados para pesquisa de ovos nas fezes são inadequados para larvas de estrongilóides, devido ao pequeno número de larvas eliminadas diariamente, na maioria dos casos. O método de Kato, por tornar as larvas invisíveis, é totalmente inadequado.

Nos pacientes crônicos, a tendência é para acentuada redução da densidade de larvas eliminadas. Recomendam-se portanto os métodos de enriquecimento que compreendem técnicas diferentes:

1. **Extração das larvas da massa fecal** — feita com água tépida e baseada no hidro- e no termotropismo desses organismos, como no método de Baermann, no de Rugai e similares (ver o Cap. 64, *Métodos e técnicas usuais em parasitologia*). Estes métodos caracterizam-se pela simplicidade e rapidez de execução, dando resposta dentro de uma ou duas horas. Sua eficiência decorre do uso de volumes relativamente grandes de matéria fecal. Um só exame revela 60 a 80% dos casos positivos, devendo-se repeti-los três a cinco vezes para conseguir 100% de bons resultados.

2. **Coprocultura** — feita pelo método de Harada-Mori (em tubos de ensaio) ou pelo método de Baermann de cultivo sobre carvão ativado em placas fechadas (ver o Cap. 64), que requerem menores quantidades de fezes e se adaptam melhor aos

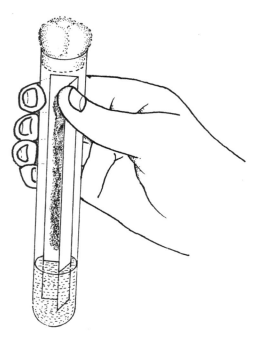

Fig. 45.3 Coprocultura em tubo de ensaio. A matéria fecal é espalhada sobre uma tira de papel de filtro (com 3 × 5 cm) dobrada longitudinalmente; a extremidade inferior do papel deve mergulhar em pequeno volume de água contido no tubo de ensaio, de modo a permitir que uma corrente líquida ascendente percorra a tira de papel, por capilaridade, estimulando as larvas existentes nas fezes a migrarem para o fundo do tubo. Examinar o líquido uma a duas semanas depois, para que haja tempo para o embrionamento e o desenvolvimento das larvas até o terceiro estádio.

inquéritos parasitológicos de massa. Estas técnicas (e particularmente a cultura sobre carvão ativado) dão maiores percentagens de resultados positivos (Fig. 45.3).

O método de Harada-Mori, de fácil execução e leitura, é também adequado para o diagnóstico diferencial entre as larvas de *Strongyloides* e outras larvas de diferentes nematóides (entre as quais as de *Ancylostoma* e de *Necator*) encontradas parasitando o homem (Figs. 45.4 e 45.5).

Também se recomenda a cultura em placas de ágar, mais cara e exigindo mais tempo (24 horas) para a leitura do resultado.

O uso concomitante de dois ou mais métodos de diagnóstico é recomendado por vários autores, para se obterem resultados mais confiáveis.

PESQUISA DE LARVAS NAS SECREÇÕES

Os líquidos obtidos por sondagem duodenal podem revelar a presença de larvas e ovos, porém são inferiores aos métodos anteriormente apresentados para o diagnóstico da estrongiloidíase. Segundo alguns autores, não revelam mais de dois terços dos casos.

A pesquisa no escarro visa esclarecer os quadros clínicos broncopulmonares, quando se suspeita serem devidos ao *Strongyloides*. Misturando-se as secreções com outros materiais, para dar-lhes consistência, é possível o isolamento de larvas pelo método de Baermann e de Rugai.

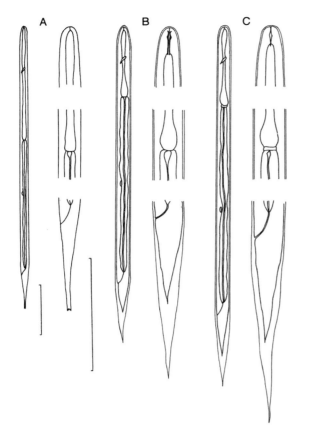

Fig. 45.4 Diferenciação de larvas de nematóides em coproculturas de fezes humanas. *A.* Larva de *Strongyloides stercoralis. B.* Larva de *Necator americanus. C.* Larva de *Ancylostoma duodenale.* As escalas representam 100 μm de comprimento, valendo a menor para as larvas inteiras e a maior para os segmentos de larvas. (Redesenhada, segundo Little, *in:* OMS, 1981.)

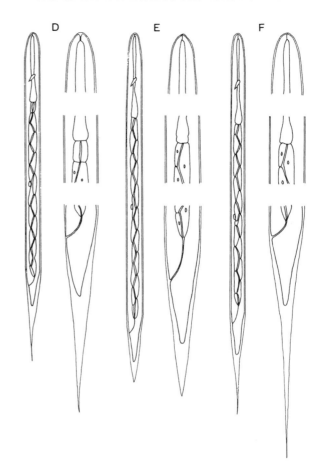

Fig. 45.5 Diferenciação de larvas de nematóides em coproculturas de fezes humanas. *D.* Larva de *Termidens diminutus. E.* Larva de *Trichostrongylus* sp. *F.* Larva de *Oesophagostomum* sp. (Todas estas larvas possuem bainha e estão representadas nas mesmas escalas que na Fig. 45.4.) (Redesenhada, segundo Little, *in:* OMS, 1981.)

Somente nas formas generalizadas de estrongiloidíase, de caráter muito grave, é que aparecem larvas na urina e em outros líquidos orgânicos.

TESTES IMUNOLÓGICOS

Os métodos imunológicos proporcionam boas indicações para o diagnóstico desta parasitose, mas a confirmação pelo encontro das larvas é essencial.

A reação intradérmica feita com antígeno de *Strongyloides ratti* é positiva em mais de 90% dos pacientes infectados por *S. stercoralis* e não parece dar reações positivas com outras verminoses. Mas não serve para o controle de cura, pois permanece positiva durante muitos anos.

O teste de ELISA, feito também com antígeno de *S. ratti*, permite reconhecer a maioria dos casos de parasitismo, mas dá reações cruzadas em pacientes que tenham ascaríase e, sobretudo, ancilostomíase. Os títulos para estrongiloidíase sobem rápida e intensamente, logo após o tratamento específico, porém negativam-se depois, com a cura dos pacientes.

Recentemente, o exame pela técnica de Western-blot tem sido aplicado com maior especificidade que o de ELISA.

Estuda-se ainda a seleção ou produção de proteínas que sirvam melhor como antígeno, dispensando o uso de larvas do parasito.

Tratamento

Tiabendazol, ou seja, o 2-(4-tiazolil)-benzimidazol, é o mais eficiente dos anti-helmínticos atualmente disponíveis contra as formas adultas do *Strongyloides stercoralis*. O produto é absorvido rapidamente, pelo intestino, e eliminado pela urina, agindo sobre os parasitos que se encontram nos tecidos do hospedeiro.

Há vários modos de usá-lo:

1. O melhor esquema consiste na administração de 25 mg de tiabendazol por quilo de peso do paciente e por dia, durante três dias. Dividir a dose diária em três tomadas, para dar após as refeições. Consegue-se assim a cura de 90 a 100% dos casos.

2. Um outro esquema sugerido, para tratamento em um só dia, propõe que se administrem ao paciente 50 mg por quilo de peso (até um máximo de 3 gramas), fracionando a dose em quatro tomadas, sempre depois das refeições.

Essa dose é suficiente para matar as fêmeas filarióides, com o que as larvas tendem a desaparecer das fezes a partir do segundo ou terceiro dia.

A persistência de larvas depois desse prazo indica a sobrevivência de algumas fêmeas. Por outro lado, não sendo destruídas as larvas produzidas pelas fêmeas, antes da medicação, o paciente estará sujeito a sofrer uma reinfecção e voltar a exibir parasitismo completo, depois de uma a quatro semanas. As curas com dose única são da ordem de 70 a 90% dos casos.

É imprescindível, portanto, repetir o tratamento para destruir os novos vermes adultos, antes que voltem a desovar. Os esquemas propostos para isso são:

3. Nas infecções leves, repetir o tratamento de um dia, proposto no item 2 (com 50 mg/kg de peso), após um intervalo de 10 dias.

4. Nas infecções médias, repetir esse tratamento de um dia três vezes, sempre com intervalos de 10 dias.

5. Nos casos graves, a mesma dose diária do item 2 (subdividida sempre em quatro tomadas, após as refeições) será administrada cinco vezes, com intervalos de 10 dias, entre os dias de tratamento.

Os efeitos colaterais, que podem apresentar-se com alguma freqüência, são: tontura, náuseas, vômitos, dores de cabeça, dores abdominais, diarréia e sonolência. Eles são tanto mais pronunciados quanto mais alta for a dosagem empregada, mas tornam-se insignificantes e logo desaparecem com o esquema de três dias de tratamento (esquema 1).

Nas intoxicações mais graves (raras) produz-se o eritema multiforme ou a síndrome de Stevens-Johnson.

O tiabendazol possui também ação menor sobre os áscaris, enteróbios e ancilostomídeos, mas não é recomendado para os tratamentos de massa.

Ivermectina. Foi introduzida recentemente no tratamento da estrongiloidíase, mostrando-se tão eficiente quanto o tiabendazol, e sendo bem tolerada. A dose recomendada é de 200 microgramas/kg de peso corporal, por via oral, em uma só dose ou durante dois dias.

Outros medicamentos, como o **mebendazol** e o **levamisol** (ver o Cap. 43), têm algum poder curativo sobre *Strongyloides*.

Como **critério de cura**, na estrongiloidíase, não basta a negativação dos exames nos dias que se seguem ao tratamento.

Como um ciclo de reinfecção pode estar em curso (larvas na pele, na circulação sangüínea ou nos pulmões), é necessário repetir a pesquisa de larvas cinco a seis semanas depois de suspensa a medicação.

ECOLOGIA E EPIDEMIOLOGIA

Distribuição Geográfica e Prevalência

A estrongiloidíase é parasitose com distribuição mundial, principalmente nas regiões tropicais, mas ocorre também em países de clima temperado. Sua distribuição geográfica assemelha-se à da ancilostomíase, se bem que suas áreas nem sempre sejam superponíveis, e as taxas de prevalência sejam muito mais baixas.

Nas Américas, é encontrada desde o Canadá até a Argentina e Chile, havendo predominância em áreas tropicais úmidas. A falta de inquéritos extensos, destinados especialmente a essa verminose, faz com que os dados estatísticos disponíveis, além de fragmentários, sejam dificilmente comparáveis. A prevalência, na maioria dos inquéritos, fica abaixo dos 10% de positividade.

Entretanto, focos de alta endemicidade são encontrados em muitos países, como nos subúrbios de Bogotá (Colômbia) com 20%; em Iquitos (Peru) com 48%; ou Vale do Rio Doce (Minas Gerais, Brasil) com 58% de exames positivos.

O Ecossistema e a Estrutura Epidemiológica

FONTES DE INFECÇÃO

Ainda que cães, gatos e outros animais possam infectar-se com *Strongyloides stercoralis*, não parecem constituir reservatórios da verminose humana, pois neles o parasitismo é transitório. Em alguns lugares da África, *S. füllborni* responde por uma zoonose ou uma antropozoonose, sendo mais freqüente que *S. stercoralis*.

Nas demais regiões endêmicas, a única fonte de infecção é o homem, segundo as evidências atuais.

POLUIÇÃO E CONDIÇÕES DO MEIO

A contaminação do solo resulta do hábito de defecar no chão e da precariedade das instalações sanitárias por vezes existentes, bem como do uso de excrementos humanos como adubo.

Para que as larvas rabditóides sobrevivam no solo e desenvolvam-se, crescendo, efetuando suas mudas e produzindo vermes adultos (machos e fêmeas) de vida livre, algumas condições são necessárias:

1. O terreno deve ser poroso, rico em matéria orgânica e conter certo grau de umidade.

2. As temperaturas mais favoráveis estão compreendidas entre 25 e 30°C, mas tanto o ciclo direto como o indireto podem realizar-se até 37°C.

As temperaturas baixas (entre 11 e 19°C) tornam a evolução lenta, morrendo as larvas rabditóides em 10 horas a 8°C, ao passo que as filarióides não resistem mais de uma semana, segundo se observou com *S. füllborni*.

A pequena resistência frente às temperaturas baixas explica por que essa helmintíase predomina nos trópicos.

3. O clima tem marcada influência sobre a prevalência da estrongiloidíase. O estudo comparativo entre diferentes regiões do Brasil demonstrou que, em clima semi-árido, a positividade é baixa tanto entre as classes pobres (3%) como entre as de nível social elevado (2,2%) da população.

Em clima tropical de altitude, com chuvas de verão, esses percentuais passam a ser iguais, respectivamente, a 37,7 e 2,5%.

Em clima subtropical, com chuvas bem distribuídas e verão quente, pode chegar a 85%.

A diversidade observada nessas estatísticas, segundo os níveis sociais, com poder aquisitivo diferente, decorre do uso ou não-uso de calçado, do contato com a terra, das condições habitacionais e culturais, que propiciam ou impedem a implantação de bons hábitos higiênicos.

Como a resistência das larvas no solo é muito limitada e como, apesar do hidrotropismo, não vivem muito tempo na água, a manutenção do ciclo de transmissão (por heteroinfecção ou reinfecção) depende consideravelmente da poluição humana do meio, por um lado, e do entretenimento do ciclo de vida livre do *Strongyloides*, por outro.

FATORES DE TRANSMISSÃO

Além das características de uma helmintíase transmitida pelo solo, a estrongiloidíase possui outras muito singulares, como o fato de tornarem-se infectantes as larvas expulsas nas fezes, poucas horas depois, e de conferirem elas alta contagiosidade a esses excretos, assim que depositados no solo.

Uma transmissão maciça pode ter lugar diretamente, em torno de um caso primário. Exemplo disso é a rápida propagação da parasitose em comunidades fechadas de deficientes mentais, descrita em instituições norte-americanas.

O ciclo de vida livre multiplica o potencial infectante do solo. E, se as larvas filarióides não se mantêm aí por mais de uma a três semanas, a cronicidade das infecções humanas assegura a manutenção do processo de transmissão nos seus focos paisagísticos.

A visita freqüente dos moradores de rústicas habitações rurais, sempre aos mesmos lugares do peridomicílio, para defecar, com os pés descalços, contribui fortemente para a heteroinfecção tanto quanto para a reinfecção (ver o Cap. 47, item *O ecossistema na ancilostomíase*).

Quanto aos mecanismos de auto-infecção, responsáveis pela cronicidade da estrongiloidíase e pela possibilidade de hiperinfecções, sabe-se que dependem:

a) dos hábitos higiênicos deficientes dos indivíduos parasitados, que facilitam a reinvasão da pele do períneo e, muito provavelmente, também das mãos por larvas filarióides fecais (auto-infecção externa);

b) de condições próprias do funcionamento intestinal, possivelmente de um trânsito lento ou de uma constipação intestinal crônica, que dariam maior tempo ou outras condições internas para o amadurecimento das larvas e sua transformação em filarióides infectantes, antes de abandonarem o tubo digestivo (auto-infecção interna);

c) do uso de altas doses de corticosteróides (durante os transplantes de órgãos etc.) ou da presença de tumores que produzem ACTH, cujos derivados agem como ecdisteróides, transformando maciçamente as larvas rabditóides em filarióides infectantes e conduzindo a uma hiperinfecção.

CONTROLE DA ESTRONGILOIDÍASE

Cabem aqui, de um modo geral, as medidas e a metodologia discutidas no Cap. 43, item *Controle das geo-helmintíases*, entre as quais está incluída a estrongiloidíase.

Recomendamos ao leitor que reveja esse texto. Também deverá ser lido o Cap. 47, no qual se discutirá o controle da ancilostomíase, que apresenta muitos aspectos comuns com o tema que estamos analisando.

Deve-se destacar, aqui, a importância da quimioterapia, que exige medicamento — o **tiabendazol** — diferente dos usados para outros nematóides intestinais e que, por outro lado, requer cuidados especiais e supervisão médica direta, devido a seus efeitos colaterais. No entanto, o tratamento concomitante de todas as pessoas com exames positivos para *Strongyloides* é essencial para reduzir rápida e eficientemente as fontes de infecção.

A educação sanitária e a higiene individual são também importantíssimas, para consolidar os benefícios do tratamento coletivo. A família é aqui, igualmente, a unidade epidemiológica fundamental, devendo merecer atenções em bloco.

A escassez de conhecimentos sobre a epidemiologia e a ecologia da estrongiloidíase, sobretudo em relação à fase de vida livre dos parasitos, constitui fator limitante para elaboração de programas de controle da endemia mais precisos e eficientes. Tais estudos são altamente recomendados.

46

Ancilostomídeos e Ancilostomíase: I. Os Parasitos

INTRODUÇÃO
OS AGENTES ETIOLÓGICOS
   Caracterização dos gêneros e espécies
ORGANIZAÇÃO E FISIOLOGIA
   Os vermes adultos
      Morfologia e organização
      Fisiologia

Os ovos
Larvas rabditóides
Larvas filarióides
CICLO BIOLÓGICO
   Infecção por Necator
   Infecção por Ancylostoma
CULTURA E IDENTIFICAÇÃO DE LARVAS

INTRODUÇÃO

Os **ancilostomídeos** são pequenos helmintos nematóides que ou foram herdados pela espécie humana através da evolução simultânea do parasito e do hospedeiro, ou adaptaram-se aos hominídeos que nos precederam, depois de estes terem deixado as florestas pelas savanas, vivendo em terrenos úmidos favoráveis à evolução das formas larvárias dos parasitos. Mesmo atualmente, espécies parasitas de animais podem infectar o homem, como veremos.

As populações nômades das épocas pré-históricas, porém, não deviam apresentar infecções maciças ou escapavam ao parasitismo quando se deslocavam por regiões cujo solo ou clima não favorecessem a sobrevida das larvas e sua propagação de homem a homem.

Tornando-se sedentário, aumentando em número e vivendo cada vez mais em comunidades densas, o homem civilizado criou muitas vezes ecossistemas especialmente favoráveis aos helmintos. Assim, ao poluir fortemente, com suas dejeções, o solo sobre o qual caminhava em geral descalço, reuniu condições ótimas para as infecções maciças e, portanto, para o surgimento da **ancilostomíase-doença**.

O número de indivíduos que trazem no seu intestino vermes da família **Ancylostomatidae**, em todo o mundo, talvez seja da ordem de 1,25 bilhão, dos quais 151 milhões sofrem da doença (OMS, 1998). No Brasil, estimativas feitas em várias ocasiões, no decurso do século XX, calculavam estar entre 23 e 24 milhões o número de casos positivos.

Duas espécies de ancilostomídeos parasitam com freqüência o homem e são responsáveis por essa doença tipicamente anemiante, a ancilostomíase: o ***Necator americanus*** e o ***Ancylostoma duodenale***.

O primeiro encontra-se principalmente na África tropical, nas Américas e ilhas do Pacífico, enquanto o segundo predomina em países do Hemisfério Norte. Em ambos os casos, o homem constitui a única fonte de infecção para a ancilostomíase, pois os demais mamíferos possuem ancilostomídeos de outras espécies que normalmente não completam sua evolução no organismo humano.

Entretanto, no Sudeste Asiático encontra-se outra espécie que tem por hospedeiros naturais os cães e os gatos, mas que parasita o homem com relativa freqüência, e é denominada *Ancylostoma ceylanicum*.

A antiguidade da ancilostomíase nas Américas é muito grande, pois os ovos do parasito foram encontrados em coprólitos e múmias de sítios arqueológicos do Brasil, datando de 3.500 a 7.000 anos. Esses achados sugerem, por outro lado, a importância do parasitismo através de migrações que cruzaram o Oceano Pacífico, pois parece epidemiologicamente improvável que tivessem acompanhado as hordas humanas que vieram lentamente através das terras geladas que faziam ponte entre a Sibéria e o Alasca.

Como já foram encontrados vermes adultos de *Ancylostoma duodenale* em múmia peruana, com data de 900 a.C., e como essa espécie tem sido a mais abundante entre populações ameríndias que se mantiveram relativamente isoladas (como no Paraguai, p. ex.), cabe a hipótese de que as infecções pré-colombianas fossem devidas principalmente ao *Ancylostoma duodenale*, vindo da Ásia. As posteriores, causadas sobretudo por *Necator americanus*, teriam tido sua origem na África e penetrado no continente americano com o tráfico de escravos, tal como sucedeu com a esquistossomíase.

A primeira referência a estes nematóides data do século XI, quando foram assinalados pelo médico persa Avicena (980-1037). Mas, tendo os parasitas e a doença caído no olvido, foram redescobertos, em várias ocasiões e em diferentes países: em 1637, no Brasil, o médico holandês Piso assinalou epidemias de uma doença caracterizada por perturbações intestinais, fraqueza e anemia, que por vezes levava à hidropsia, particularmente entre os escravos. Cerca de cinqüenta anos mais tarde, Labat descreveu-a em Guadalupe. Seguiram-se numerosas referências em outros países das Américas, da Europa, da África, da Ásia e do Pacífico.

Quanto ao helminto, sua redescoberta e caracterização só foi feita em 1838, por Dubini, na Itália. No entanto, coube a Griessinger (1851) e a Bilharz (1853), no Egito, ligá-lo à produção da doença. A partir de 1886, o diagnóstico da ancilostomíase tornou-se fácil e preciso, mediante a busca de ovos do parasito nas fezes.

Pouco antes do fim do século XIX, um acidente de laboratório ocorrido com Looss (no Cairo) permitiu descobrir o mecanismo de transmissão da doença: tendo derramado sobre sua mão uma suspensão de larvas, observou a produção de forte prurido e de uma dermatite, no mesmo local, seguidos do aparecimento de ovos do helminto nas fezes, algum tempo depois.

O nome *Ancylostoma* significa boca com ganchos (do grego *agkylos*, curvo, e *stoma*, boca); *Necator* vem do latim e quer dizer matador, assassino. Em inglês, ancilóstomas e necátores são chamados coletivamente de *hookworms*.

OS AGENTES ETIOLÓGICOS

Caracterização dos Gêneros e Espécies

Os ancilostomídeos são pequenos vermes redondos, de cor branca, com cerca de um centímetro de comprimento, que parasitam algumas ordens de vertebrados e apresentam duas estruturas muito características (Fig. 46.1): a **cápsula bucal**, nas fêmeas e nos machos, e a **bolsa copuladora**, nos machos.

A **cápsula bucal** é uma modificação da extremidade anterior em forma de expansão globular, situada entre a abertura oral e o esôfago, que permite ao helminto fixar-se à parede dos órgãos parasitados e abocanhar por aspiração fragmentos da mucosa (Fig. 46.2). O material erodido e necrosado, assim como a hemorragia resultante servem de alimento ao parasito.

Nas espécies da família **Ancylostomatidae**, a cápsula bucal é sempre bem desenvolvida, com paredes internas espessas e providas de estruturas cuticulares pungitivas ou cortantes que ajudam a dilacerar a mucosa do hospedeiro.

No gênero *Ancylostoma*, as principais estruturas desse tipo lembram dentes, por sua forma, ao passo que no gênero *Necator* as formações correspondentes são lâminas de bordas cortantes. A simples inspeção da cápsula bucal permite, pois, a distinção entre os gêneros a que pertencem os parasitos.

Ao nível de espécies, é possível também separar os *Ancylostoma* que possam interessar à medicina humana:

1. ***Ancylostoma duodenale***. Possui dois pares de dentes quitinosos bem desenvolvidos, na cápsula bucal, e é parasito habitual do homem, principalmente nas zonas ancilostomóticas da Bacia do Mediterrâneo, Europa, África e Ásia ao norte do trópico de Câncer.

2. ***Ancylostoma caninum***. Infesta cães e gatos, mas eventualmente invade o organismo humano, produzindo dermatites (*larva migrans*); apresenta três pares de dentes (Figs. 46.3 e 46.4).

3. ***Ancylostoma braziliense***. Próprio de canídeos e de felídeos domésticos ou silvestres, caracteriza-se por ter apenas um par de dentes bem desenvolvidos. Na base de cada dente, encontra-se um outro muito pequeno e situado medialmente (Fig. 46.5, *A*).

4. ***Ancylostoma ceylanicum***. Parece com *A. braziliense*, tanto por sua cápsula local, como por parasitar cães e gatos, além de infestar freqüentemente o homem, em regiões da Ásia, do Pacífico e da América (Suriname); no entanto, distingue-se dele

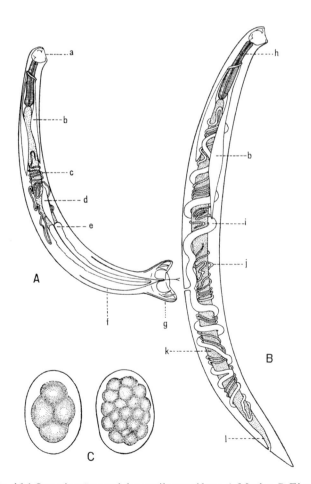

Fig. 46.1 Organização geral dos ancilostomídeos. *A*. Macho. *B*. Fêmea. *C*. Ovos. Localização dos órgãos: *a*, cápsula bucal; *b*, glândulas cefálicas; *c*, testículos; *d*, vesícula seminal; *e*, canal ejaculador; *f*, espículos; *g*, bolsa copuladora; *h*, faringe; *i*, útero; *j*, ovário; *k*, intestino; *l*, reto e ânus.

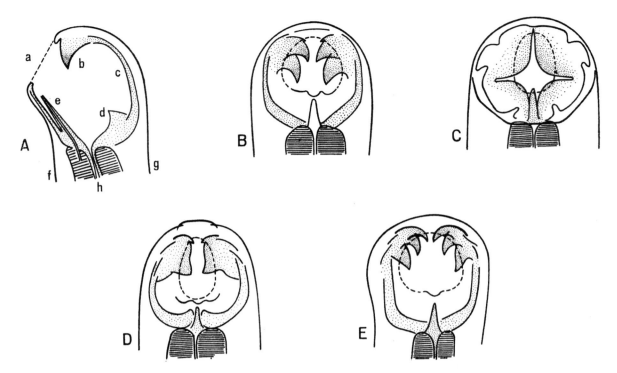

Fig. 46.2 Extremidade anterior dos ancilostomídeos. A. Cápsula bucal vista lateralmente. *a,* Abertura da cápsula; *b,* dente ventral; *c,* espessamento cuticular da parede da cápsula; *d,* lanceta; *e,* dente dorsal (canal da glândula esofagiana dorsal); *f,* superfície dorsal; *g,* superfície ventral; *h,* esôfago. B. *Ancylostoma duodenale.* C. *Necator americanus.* D. *Ancylostoma braziliense.* E. *A. caninum.*

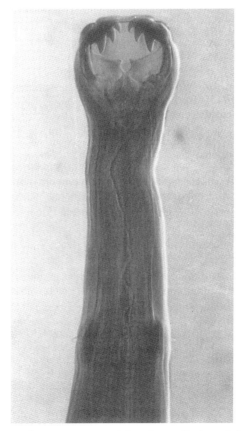

Fig. 46.3 *Ancylostoma caninum.* Microfotografia frontal da extremidade anterior para mostrar a cápsula bucal e os três pares de dentes ventrais.

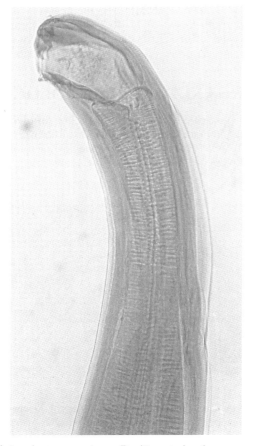

Fig. 46.4 *Ancylostoma caninum.* Região anterior do corpo, em visão lateral, onde se vêem a cápsula bucal e a faringe musculosa.

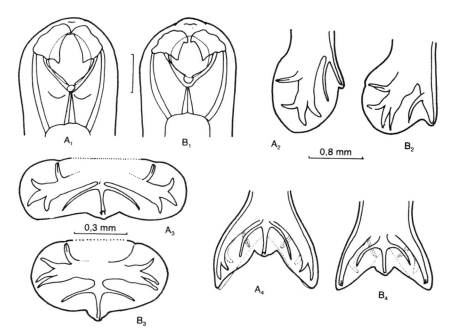

Fig. 46.5 *Ancylostoma braziliense* (A) e *Ancylostoma ceylanicum* (B). Diferenças morfológicas entre as cápsulas bucais (A_1 e B_1) e as bolsas copuladoras de vermes adultos A_2 e B_2, vistas lateralmente; A_3 e B_3, expandidas; A_4 e B_4, vistas dorsalmente. (Redesenhada, segundo Biocca, 1951.)

porque o pequeno dente medial é bem maior que em *A. braziliense* e tem a bolsa copuladora curta (Fig. 46.5, *B*).

Confundido durante muito tempo com *A. braziliense*, vários autores pensam agora que a distribuição geográfica de *Ancylostoma ceylanicum* seja muito mais ampla do que se imaginava e que se lhe devam atribuir os casos de parasitismo humano, seja intestinal ou tecidual (*larva migrans*), considerados outrora como causados por *A. braziliense*. Já se conseguiu experimentalmente a infecção do homem pelo *A. ceylanicum*, enquanto não existem provas cabais de que *A. braziliense* possa evoluir completamente na espécie humana.

No gênero *Necator*, uma só espécie tem interesse para nós:

5. **Necator americanus**. Caracteriza-se pela presença de lâminas cortantes na cápsula bucal, em lugar dos dentes quitinosos (Fig. 46.6). É parasito exclusivo do homem e com larga distribuição geográfica pelas Américas, África, Ásia e Oceania, originariamente predominando ao sul do trópico de Câncer.

O estudo das estruturas da bolsa copuladora do macho também fornece elementos importantes para a identificação das espécies (Figs. 46.5 e 46.7), mas geralmente não é necessário para os fins práticos de uma parasitologia médica.

No Quadro 46.1 e nas Figs. 46.2, 46.5 e 46.7 encontram-se esquematizados os principais caracteres distintivos entre as espécies acima.

ORGANIZAÇÃO E FISIOLOGIA

Descrevemos de um modo geral os **ancilostomídeos**, chamando a atenção, quando necessário, para as diferenças apresentadas pelas diversas espécies em cada fase do ciclo biológico, que compreende:

- vermes adultos, fêmeas e machos;
- ovos;
- larvas rabditóides;
- larvas filarióides;
- larvas filarióides embainhadas ou infectantes.

Somente o primeiro e o último estádios desenvolvem atividade parasitária.

Os Vermes Adultos

MORFOLOGIA E ORGANIZAÇÃO

As **fêmeas** dos ancilostomídeos (Fig. 46.1) medem em torno de um centímetro de comprimento e têm o corpo cilíndrico, adelgaçando-se nas extremidades, principalmente na posterior, que termina em ponta fina. Os **machos** são menores e se distinguem, mesmo a olho nu, por terem a extremidade posterior expandida para formar a bolsa copuladora (imitando a forma de um prego).

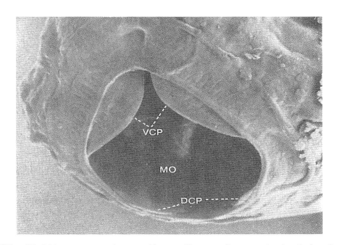

Fig. 46.6 *Necator americanus*. Fotografia em microscopia eletrônica de varredura da extremidade anterior, que mostra o par de lâminas cortantes, no interior da cápsula bucal. (Segundo Y. Yoshida et al., 1974.)

QUADRO 46.1 Caracteres distintos entre várias espécies de ancilostomídeos que parasitam o homem

Caracteres	*Necator americanus*	*Ancylostoma duodenale*	*Ancylostoma caninum*	*Ancylostoma ceylanicum*
TAMANHO:				
Fêmea	9 a 11 mm	10 a 13 mm	14 mm	9 a 11 mm
Macho	5 a 9 mm	9 a 11 mm	10 mm	8 a 9 mm
FORMA DO CORPO	Curva em S	Em arco	Em arco	Em arco
CÁPSULA BUCAL	1 par de placas cortantes	2 pares de dentes grandes	3 pares de dentes grandes	1 par de dentes grandes
BOLSA COPULADORA DO MACHO	Mais longa que larga	Mais larga que longa	Larga e aberta	Pequena e com iguais dimensões
FÊMEA:				
Posição da vulva	Anterior	Posterior	Posterior	Posterior
Espinho caudal	Ausente	Presente	Presente	Presente
Oviposição por dia	6 a 11 mil	20 a 30 mil	17 mil	4 mil
Tamanho do ovo	64 a 76 µm	56 a 60 µm	60 a 75 µm	55 a 60 µm

Ancylostoma duodenale tem dimensões pouco maiores que *Necator americanus*, como se vê no Quadro 46.1, e seu corpo é um tanto encurvado, lembrando o desenho da letra C. Por sua vez, *Necator* apresenta outra curvatura na região esofagiana, voltada dorsalmente, que imprime ao verme o aspecto de um S muito alongado.

A **cutícula** é consistente, esbranquiçada e apresenta alguns relevos e aberturas, como a da glândula excretora (ver o Cap. 42, item *Osmorregulação e excreção*) e as das papilas cefálicas, na altura do anel nervoso periesofagiano.

A **cápsula bucal** abre-se para o exterior por um orifício amplo, elíptico, em cuja borda encontram-se seis papilas sensoriais (Fig. 46.2). Essa abertura não está no eixo do helminto, mas sim deslocada para a superfície dorsal, de modo que as estruturas situadas mais próximo da extremidade anterior são originariamente ventrais (donde o uso de chamarem-se "ventrais" aos dentes e placas cortantes já referidos).

Outros relevos cuticulares, que se projetam para o interior da cápsula, são denominados lancetas ou dentes internos. Finalmente, o canal da glândula esofagiana dorsal também se levanta como estrutura bastante esclerosada e aguda, constituindo o dente dorsal.

Junto aos dentes ventrais vêm abrir-se os canais das glândulas cefálicas, duas enormes células secretoras que se prolongam para trás até o meio do corpo.

O **esôfago** é claviforme, dilatando-se posteriormente. Nele estão metidas três glândulas com função digestiva.

Em extratos destas e de outras glândulas, evidenciou-se (em *Ancylostoma caninum*) a presença de substâncias anticoagulantes que, segundo se supõe, previnem a formação de trombina a partir da protrombina. O esôfago produz também uma enzima proteolítica que talvez possa desempenhar algum papel na digestão extracorpórea.

O **intestino** não oferece particularidades. Ele termina pelo reto e ânus, na fêmea, ou na cloaca do macho.

O **aparelho genital** ocupa grande parte do volume do corpo do helminto. Nas fêmeas, os dois ovários e correspondentes ovidutos e úteros formam um emaranhado de tubos de diâmetro crescente ao redor do tubo digestivo.

Os úteros repletos de ovos unem-se para formar uma vagina curta. A vulva está situada para diante da metade do corpo, em *Necator*, e no terço posterior, em *Ancylostoma*.

O aparelho genital masculino é formado de um só testículo tubular e de um canal deferente, ambos muito sinuosos. Antes de terminar, o deferente dilata-se para constituir um reservatório de espermatozóides — a vesícula seminal. Segue-se a esta o canal ejaculador, longo e retilíneo, que é ladeado por um par de glândulas do cimento e termina na cloaca.

Como órgãos auxiliares da cópula, os machos possuem:
- dois longos **espículos filiformes**, cada qual alojado em uma bainha tubular, quando retraído, e movidos por músculos que os fazem sair ou entrar, escorregando sobre um gubernáculo;
- uma *bolsa copuladora*, expansão membranosa da cutícula, sustentada por raios carnosos, à maneira das varetas de um guarda-chuva. Os raios formam grupos (denominados ventrais, laterais e dorsais), arrumados de forma característica para cada espécie de ancilostomídeo (Figs. 46.7 e 46.8).

FISIOLOGIA

O **hábitat** dos vermes adultos compreende as porções altas do intestino delgado, posteriormente à ampola de Vater, mas nas infecções pesadas pode estender-se até o íleo ou o ceco. Ainda que permaneçam a maior parte do tempo aderidos à mucosa, por sua cápsula bucal, eles se deslocam de vez em quando para sugar em outro ponto ou para assegurar a aproximação sexual.

A cápsula bucal funciona, como bomba aspirante, graças às contrações vigorosas da musculatura esofagiana. O sangue é ingerido de modo quase contínuo pelos ancilostomídeos, atravessa rapidamente o tubo digestivo e parece permitir apenas a absorção de materiais facilmente difusíveis. Entre os materiais que atravessam a parede do intestino do helminto, com essa quantidade de sangue, está o oxigênio (Fig. 47.1). É provável, portanto, que os ancilostomídeos desenvolvam um metabolismo aeróbio (ver o Cap. 42, item *Nutrição e metabolismo*).

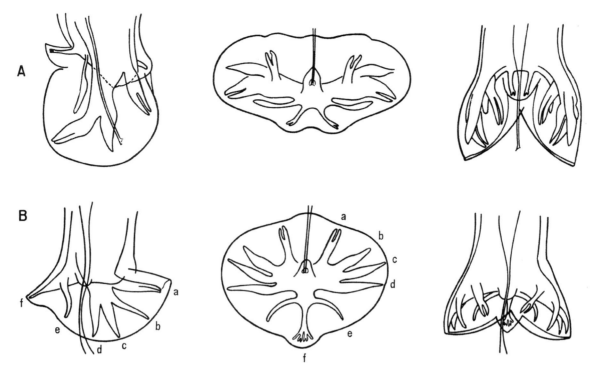

Fig. 46.7 Extremidade posterior dos exemplares machos de ancilostomídeos. A. Bolsa copuladora de *Necator americanus*, vista lateralmente, distendida e de frente. B. Bolsa copuladora de *Ancylostoma duodenale*, nas mesmas posições. Nomenclatura dos raios de sustentação: *a,* raios ventrais; *b,* raio externo-lateral; *c,* raio mediano; *d,* raio látero-dorsal; *e,* raio externo-dorsal; *f,* raio dorsal.

Um *Necator americanus* retira entre 0,03 e 0,06 ml de sangue por dia, e um *Ancylostoma duodenale*, de 0,15 a 0,30 ml, no mesmo período. Esses volumes variam, entretanto, com diversos fatores que analisaremos no próximo capítulo. Do ânus (ou da cloaca) goteja sempre a parte não utilizada, com pouquíssimas modificações.

O exame dos helmintos *in loco*, no intestino do hospedeiro (cão, por exemplo), mostra muitos deles em cópula, fixando-se o macho à vulva da fêmea mediante os espículos aí introduzidos e à aderência da bolsa copuladora, graças à secreção das glândulas do cimento.

Os Ovos

O número de ovos que uma fêmea põe, diariamente, varia com a espécie (ver o Quadro 46.1) e com a densidade parasitária. Segundo algumas estimativas, a oviposição de *A. duodenale* é da ordem de 20.000 a 30.000 ovos, enquanto a de *N. americanus* está em torno de 9.000 por dia.

Os ovos das várias espécies são muito parecidos, ovóides ou elípticos, de casca fina e transparente. Diferem, entretanto, principalmente pelo tamanho médio: o de *A. duodenale* mede ao redor de 60 µm, e o de *N. americanus*, de 70 µm (ver o Quadro 46.1). Entre a casca e a célula-ovo há sempre um espaço claro que diminui à medida que avança a segmentação.

No momento da postura a célula-ovo é única, começando a segmentação nas fezes, de modo que, em amostras recentemente emitidas, podem ser encontrados ovos com quatro, oito ou mais blastômeros. Em condições favoráveis, a larva pode estar completamente formada depois de 18 horas (Fig. 46.9).

Para o desenvolvimento do ovo é necessário que ele encontre, no meio, oxigênio, umidade e temperatura adequada. Entre 23 e 33°C, a eclosão pode dar-se em um ou dois dias.

Larvas Rabditóides

Como na evolução de *Strongyloides stercoralis*, a larva que sai do ovo tem esôfago de tipo **rabditóide**, isto é, diferenciado em corpo, istmo e bulbo posterior. Seu comprimento é de 250 µm, dos quais o esôfago ocupa cerca de um terço.

As larvas rabditóides dos ancilostomídeos distinguem-se das correspondentes dos estrongilóides por terem o vestíbulo (ou cápsula bucal) muito mais longo. O comprimento do vestíbulo é aproximadamente igual ao diâmetro da larva. Seu futuro aparelho genital está representado por um pequeno grupo de células, o **primórdio genital**, de forma lenticular e comprimido

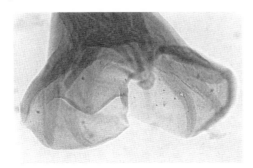

Fig. 46.8 Microfotografia da extremidade posterior de um exemplar macho de *Ancylostoma*, mostrando a bolsa copuladora de natureza cuticular, sustentada por raios musculares.

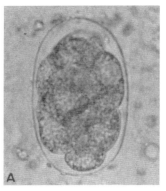 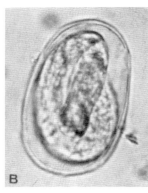

Fig. 46.9 A. Ovo de ancilostomídeo, no início da segmentação, tal como se observa comumente nos exames de fezes. B. Ovo embrionado, depois de permanecer alguns dias no meio exterior.

entre o intestino e a parede do corpo, bem menor que o observado em *Strongyloides*. Nesse estádio, as larvas de *Ancylostoma* e as de *Necator* são indistinguíveis (Fig. 45.4).

Essas larvas alimentam-se ativamente no solo, ingerindo principalmente bactérias, e crescem de modo a alcançarem 400 μm de comprimento no terceiro dia, quando tem lugar a primeira muda.

A larva rabditóide de segundo estádio cresce até um tamanho de 500 a 700 μm. Começa, então, a modificar-se, passando seu esôfago à configuração filarióide, e sobrevém a segunda muda ou ecdise.

Larvas Filarióides

O terceiro estádio larvário tem características próprias, tanto morfológicas como fisiológicas.

O esôfago ficou sendo de tipo **filarióide** (isto é, cilíndrico, muito alongado e sem bulbo), o crescimento acentuou-se, mas desde a segunda muda a larva passou a nutrir-se exclusivamente de suas próprias reservas, sem ingerir novos alimentos. Na generalidade dos casos, a cutícula do estádio anterior permanece envolvendo a larva filarióide, como se fora uma **bainha**, e isolando-a mais ainda do meio exterior.

Nessas condições, ela é uma **larva filarióide embainhada** ou larva filarióide encistada. Ao fim de mais uma semana, já se tornou infectante para o homem.

A evolução do parasito estaciona nessa etapa, aguardando que um estímulo proveniente de hospedeiro adequado volte a pôr em marcha o processo de desenvolvimento.

Enquanto não vem o sinal necessário, as larvas mostram-se muito ativas no solo, e sua agilidade contrasta com a dos estádios anteriores. Os movimentos dependem da temperatura, alcançando sua maior intensidade entre 35 e 40°C. Abaixo de 15°C são muito lentas. Em seus deslocamentos observa-se a influência de quatro tipos de tropismo:

- geotropismo negativo,
- hidrotropismo,
- tigmotropismo e
- termotropismo

Por **geotropismo negativo**, entende-se a tendência das larvas a deslocarem-se para cima, para posições sempre mais altas, até se acumularem como feixes de larvas no vértice dos grãos de terra, nas extremidades de galhos e de folhas ou de qualquer relevo que se levante do solo.

Quando enterradas, elas podem subir cerca de um metro, em busca da superfície, mas a progressão depende da textura do solo. É quase nula nos terrenos argilosos, onde o tamanho extremamente pequeno dos grãos torna o meio demasiado compacto. A presença de areia melhora as possibilidades de deslocamento, acelerando-se este tanto mais quanto maior for a proporção do componente arenoso.

Nesse sentido, os fatores decisivos são a porosidade do terreno e a quantidade de umidade. As larvas só irão aonde as partículas do solo estiverem envoltas por uma película de água: **hidrotropismo**. A dessecação da superfície faz com que elas voltem a enterrar-se, sempre em busca de umidade, ou venham a morrer desidratadas. Quando sobem, nunca ultrapassam os limites da película líquida que molha o relevo.

O grau de porosidade do solo apresenta um valor ótimo para os deslocamentos serpeantes das larvas quando o diâmetro dos poros exceder de pouco o diâmetro dos helmintos.

O **tigmotropismo** (do grego *thigma*, contato, e *tropos*, desvio, volta) é despertado pelo contato e faz com que as larvas adiram à superfície de partículas sólidas, se acaso estão nadando na água. Esse tropismo, juntamente com o termotropismo, explica a ativação e a orientação das larvas filarióides, no sentido de penetração, quando entram em contato com a pele do hospedeiro.

A **longevidade** das larvas varia com a temperatura, com a umidade e com outras circunstâncias do meio. Se muito estimuladas, gastam mais rapidamente as reservas que possuem (sob a forma de glicogênio nas células musculares) e que constituem a única fonte energética disponível.

Nas condições estáveis e tranqüilas do laboratório podem manter-se vivas por um ano ou mais.

Em ambientes naturais de zonas endêmicas, que ofereçam um microclima muito uniforme, como em culturas sombreadas de café, cacau etc., pode ser que durem até seis meses. Porém, onde há exposição ao sol, estios prolongados ou temperaturas muito altas, não chegam a viver senão poucas semanas.

Terrenos arenosos, sombreados e que não estejam sujeitos à dessecação constituem os mais favoráveis para manter seu potencial infectante. As galerias das minas da Europa foram, outrora, focos de infecções maciças.

CICLO BIOLÓGICO

Resumindo o exposto acima, diremos que os ancilostomídeos têm ciclo biológico monoxeno, com fase larvária no meio exterior.

O hábitat dos vermes adultos é a luz do duodeno, depois da ampola de Vater (por onde chegam ao intestino a bile e o suco pancreático) e as porções iniciais do jejuno. Aí vivem agredindo a mucosa, sugando sangue e reproduzindo-se.

A longevidade dos *Ancylostoma duodenale* adultos, em alguns casos favoráveis à observação (sem risco de reinfecção), alcançou 6 a 8 anos. *Necator* parece viver menos, 4 a 5 anos, se bem que há um caso registrado de 15 anos.

Supõe-se que, na maioria das vezes, os vermes desapareçam depois de dois anos, ficando a persistência do parasitismo na dependência de reinfecções.

A forma como se dão as infecções ou reinfecções difere segundo se trate de *Necator* ou de *Ancylostoma*.

Infecção por *Necator*

Só se produz por penetração cutânea das formas infectantes, ou seja, das larvas filarióides embainhadas (larvas de terceiro estádio), mesmo quando tenham perdido suas bainhas no meio externo.

Em contato com a pele humana, seja dos pés ou de outras áreas cutâneas, as larvas penetram utilizando as lancetas do vestíbulo bucal e suas secreções contendo enzimas dos tipos mucopolissacaridase e protease. A bainha das larvas é abandonada à superfície da pele.

Alcançada a circulação cutânea, linfática ou sangüínea, elas são levadas ao coração e aos pulmões, onde chegam em três a cinco dias, ou mais. Como vimos suceder às larvas de áscaris e de estrongilóides (Caps. 43 e 45), dá-se então a passagem ativa dos parasitos do interior dos capilares pulmonares para a luz dos alvéolos pulmonares.

Nos pulmões tem lugar a terceira muda, que produz larvas de quarto estádio, dotadas de cápsula bucal provisória. Estas são arrastadas pelas secreções da árvore respiratória e os batimentos ciliares da mucosa dos bronquíolos, brônquios e traquéia, até a laringe e a faringe do hospedeiro. Completa-se, assim, o **ciclo pulmonar**.

Deglutidas com o muco, as larvas vão ter aos intestinos. Completam sua evolução, sofrendo a quarta muda, e se transformam em vermes com a cápsula bucal definitiva. Crescendo e amadurecendo sexualmente, passam a constituir, finalmente, os vermes adultos, machos e fêmeas.

Infecção por *Ancylostoma*

A penetração das formas infectantes (larvas de terceiro estádio) pode ter lugar tanto por via cutânea como por via oral.

1. **Por via cutânea**, dá-se a migração parasitária com a realização do **ciclo pulmonar**, tal como no caso de *Necator*. Assim, quando se infectam experimentalmente cães com *Ancylostoma ceylanicum*, suas larvas de terceiro estádio desenvolvem-se no pulmão e traquéia, mas fazem a terceira muda no intestino.

Entretanto, as larvas de terceiro estádio de *A. duodenale* e de *A. braziliense* atravessam rapidamente os pulmões e vão continuar sua evolução (terceira e quarta mudas) no intestino, onde invadem temporariamente a mucosa (como quando penetram por via oral).

Nessas experiências, feitas em cães, pôde-se recuperar como vermes adultos 15% dos *A. ceylanicum* e 35% dos *A. braziliense*.

2. **Por via oral**, as larvas ingeridas com alimentos ou com água contaminada completam sua evolução no tubo digestivo, sem fazer o ciclo pulmonar. A recuperação de vermes adultos é então muito alta: 90% nas experiências acima, com *A. ceylanicum* e com *A. braziliense*.

Administrando-se oralmente larvas infectantes de *A. duodenale* a cães jovens, verificou-se que no tubo digestivo destes elas sofrem a terceira muda e invadem a mucosa, onde permanecem de dois a três dias. Depois, retornam à luz intestinal, onde terá lugar a quarta muda, 11 dias depois da infecção experimental. Na quarta ou quinta semana já alcançam a fase adulta e começam a pôr ovos.

Os mesmos fatos foram observados com *A. caninum*, em cães. A invasão dos tecidos, porém, não se limitava à mucosa intestinal, pois em cadelas grávidas deu-se a infecção pré-natal dos cãezinhos. As larvas foram encontradas em vários tecidos da cadela e dos embriões. Depois de nascidos os cãezinhos, suas larvas completaram a migração para o tubo digestivo.

Além da **transmissão congênita**, por via placentária, foi demonstrada a possibilidade de infecção das crias durante o período de lactação, por via transmamária, confirmando mais uma vez a disseminação das formas larvárias pelos mais diversos tecidos das cadelas.

Também na espécie humana há indícios de haver ocorrido a transmissão congênita da ancilostomíase, em alguns poucos casos, mas esta raridade bem pode ser função da falta de pesquisas sobre o assunto e das dificuldades técnicas para sua comprovação diagnóstica. Só o parasitismo em lactentes, com menos de 20 dias, pode sugerir que o processo tenha sido realmente congênito.

Nestes últimos 10 anos, chegou-se à convicção de que as larvas de *Ancylostoma duodenale* não evoluem todas imediatamente para formar vermes adultos. Algumas permanecem em estado de latência que dura cerca de oito meses. Ao fim desse período, o desenvolvimento é retomado e, um mês depois, começa a haver oviposição.

Não se sabe se as **larvas latentes** instalam-se em fibras musculares (como o fazem as de *A. caninum*), nem como se distribui essa característica na população de helmintos de uma espécie, ou de estirpes diferentes do parasito, dentro da mesma espécie.

A transmissão transmamária, relacionada com a presença de larvas latentes e com suas migrações, deve ocorrer, provavelmente, também nas infecções por *A. duodenale*.

CULTURA E IDENTIFICAÇÃO DE LARVAS

Mediante coprocultura, pela técnica de Harada-Mori ou suas modificações, consegue-se facilmente a evolução dos ovos de ancilostomídeos até a fase filarióide embainhada (larvas de terceiro estádio).

O método está baseado na eclosão dos ovos e migração das larvas, da massa fecal para a água, graças à sua tendência a nadar contra a corrente líquida, que, no sistema de Harada-Mori, faz-se por capilaridade de baixo para cima (ver as Figs. 45.3 e 64.10), indo finalmente sedimentar no fundo do recipiente.

Enquanto se está processando, assim, o isolamento das larvas, estas desenvolvem-se, sofrem duas mudas e atingem a fase infectante, que é a última observável no meio externo.

Nesta fase, é possível fazer-se a distinção entre as larvas de ancilostomídeos e as de outros nematóides que eventualmente parasitem o homem, principalmente de *Strongyloides* (Figs. 45.4 e 45.5).

No Cap. 64, descrevemos a técnica de coprocultura e apresentamos uma chave para a identificação das espécies (Quadro 64.2).

47

Ancilostomídeos e Ancilostomíase: II. A Doença

INTRODUÇÃO
RELAÇÕES PARASITO-HOSPEDEIRO
   Infecção e migrações parasitárias
   Resistência ao parasitismo
   Ação patogênica
      Mecanismos patogênicos
      Balanço do ferro no organismo
      Anemia ancilostomótica
      Alterações em outros órgãos
   Sintomatologia
      Início e forma aguda
      Forma crônica
   Diagnóstico
      Diagnóstico clínico
      Diagnóstico laboratorial
   Tratamento
      Tratamento anti-helmíntico
      Tratamento antianêmico

ECOLOGIA E EPIDEMIOLOGIA
   Distribuição geográfica e prevalência
   Distribuição das espécies
   Ancilostomíase nas Américas
   Ancilostomíase no Brasil
   O ecossistema na ancilostomíase
      Meio físico e clima
      Fatores humanos
      Dinâmica da transmissão
      Índices de transmissão
CONTROLE DA ANCILOSTOMÍASE
   Um século de história
   Os recursos estratégicos
   Objetivos e métodos
   A estratégia geral

INTRODUÇÃO

Ancilostomíase (ou ancilostomose) é o nome da doença causada no homem por algumas espécies de nematóides da família **Ancylostomidae** ou, mais especificamente, por *Necator americanus*, por *Ancylostoma duodenale* e por *Ancylostoma ceylanicum*, cujos estudos morfológicos e biológicos foram objeto do Cap. 46.

Em regiões onde só ocorre, ou onde predomina, o *Necator americanus* (ele é o mais freqüente dos ancilostomídeos humanos) usam-se também os termos necatorose e necatoríase, que devem ser entendidos como sinônimos de ancilostomíase, dada a semelhança dos quadros clínicos de todas essas parasitoses. Outros nomes foram usados no passado, como: uncinariose, anemia dos mineiros, anemia tropical, hipoemia intertropical e clorose. Popularmente, a doença é conhecida no Brasil por "amarelão" ou "opilação".

O parasitismo costuma ser, muitas vezes, assintomático. Entretanto, o desenvolvimento freqüente de anemia, em pacientes sujeitos a infecções intensas, especialmente quando há também certo grau de deficiência alimentar, faz dessa verminose um dos mais sérios problemas médicos e sanitários, na maioria das regiões endêmicas.

Durante séculos, a Europa conheceu uma espécie de anemia, freqüente entre os mineiros, que só foi esclarecida depois que Dubini descobriu os vermes, em um caso de autópsia (1838), e que Griessinger (1851), Bilharz (1853) e outros puderam relacionar o quadro clínico com a presença dos ancilostomídeos. A partir de 1878, o diagnóstico coproscópico passou a ser rotina fácil e precisa.

Ainda assim, o problema continuava sem merecer muita atenção, até que epidemias mortíferas começaram a incidir entre os trabalhadores italianos que abriam o túnel de São Gotardo, nos Alpes (em 1880). Perroncito teve que sustentar, então, fortes discussões com seus colegas médicos para convencê-los da etiologia parasitária da anemia.

Depois da epidemia do São Gotardo, a ancilostomíase tornou-se problema sério na maioria das minas européias, devido à migração da mão-de-obra, particularmente entre os homens que trabalhavam nas minas de carvão da Espanha.

Mas não tardaram a aparecer os primeiros medicamentos eficazes e uma compreensão das medidas higiênicas necessárias para a prevenção da doença. A aplicação de normas estabelecidas para o controle da infecção acompanhou-se de notável sucesso, em quase todos os países europeus que as puseram em prática.

Descoberto o mecanismo de transmissão, quando findava o século XIX (Looss, 1898), pôde-se iniciar uma extensa campanha que conseguiu solucionar o problema nas regiões economicamente desenvolvidas, reduzir seus danos em outras áreas, mas que está longe de haver cumprido seu objetivo, no Terceiro Mundo.

A organização modelar e os planos minuciosos, traçados para erradicar o mal, nos países mais desenvolvidos, deixam maior impressão quando se busca compreender os porquês do insucesso nos demais. Para Maldonado (1965), a resposta é simples: "Falhou-se, desde o princípio, ao enfocar-se a ancilostomíase como um problema isolado; não se compreendeu que constituía parte de outro mais vasto, com base no atraso econômico e social de grandes conglomerados humanos."

RELAÇÕES PARASITO-HOSPEDEIRO

Infecção e Migrações Parasitárias

Conforme vimos no capítulo anterior, os parasitos só são infectantes para o homem durante seu terceiro estádio larvário, isto é, quando se apresentam como larvas filarióides embainhadas.

Nessa fase vivem no solo, sem alimentar-se, consumindo suas reservas energéticas e correndo o risco de serem destruídas ou de se exaurirem se o acaso não lhes oferecer a chance de um contato com o hospedeiro adequado.

Esse contato desencadeia os mecanismos de penetração do parasito, seja através de um folículo piloso, de um trajeto glandular ou, simplesmente, da superfície cutânea.

Tal como na estrongiloidíase, os pontos de penetração mais freqüentes estão na pele dos pés, especialmente nos espaços interdigitais, no tornozelo, bordas e dorso do pé, sendo a invasão facilitada pelo barro úmido que adere à pele. Mas qualquer área cutânea entrando em contato com o solo infectado propicia a invasão: mãos, pernas e nádegas de crianças que se arrastam ou sentam no chão; mãos de trabalhadores agrícolas etc.

A penetração cutânea não demora mais do que 5 ou 10 minutos. Ela é a única via utilizada pelas larvas de *Necator americanus* para instalar-se no organismo de seu hospedeiro, visto não ser possível a infecção oral (ver o Cap. 46, item *Ciclo evolutivo: Infecção por Necator*).

Ações mecânicas e, provavelmente, atividades enzimáticas permitem às larvas franquear a barreira representada pela pele e abrir caminho até um vaso linfático ou um capilar sangüíneo.

Talvez a temperatura do tegumento constitua um dos estímulos que põem em marcha os mecanismos fisiológicos necessários à evolução posterior do parasito, como já se demonstrou para *Nippostrongylus braziliensis* (ver o Cap. 42, item *Mecanismos morfogenéticos no ciclo*).

Ancylostoma duodenale e *A. ceylanicum* podem penetrar seja pela pele, seja por via digestiva.

Os eventos que se seguem em cada caso foram discutidos no Cap. 46, a propósito do ciclo evolutivo desses parasitas. Recomendamos a leitura do item *Infecção por Ancylostoma*, desse capítulo.

Na pele, muitas larvas são destruídas, enquanto outras, que haviam empreendido a migração por via linfática, são retidas pelos gânglios e, provavelmente, aí têm o mesmo destino. Também, nos pulmões, muitas delas devem encontrar a morte.

Algumas experiências sugerem que menos de um quarto das larvas que penetraram pela pele chegam a vermes adultos, no intestino.

Demonstrou-se experimentalmente que, nas infecções por via digestiva, 90% das larvas administradas aos animais de laboratório podem ser recuperados como vermes adultos.

Nesses casos, a evolução das larvas de terceiro estádio (filarióides) faz-se na espessura da mucosa, onde ocorre a terceira muda e se forma a cápsula bucal provisória. A quarta muda e a maturação dos vermes adultos tem lugar sempre na luz intestinal.

Ancylostoma duodenale apresenta particularidades em seu ciclo evolutivo que o aproximam dos parasitas do cão (*A. caninum* e *A. braziliense*).

Mesmo quando entre pela pele e realize o ciclo pulmonar, sua passagem pelos pulmões é relativamente rápida, sem sofrer mudas, e as larvas filarióides, quando não completam a migração pelos brônquios, traquéia, esôfago e intestino, invadem outros tecidos (talvez a musculatura estriada, como o fazem *A. caninum* e *A. braziliense*) e entram em estado de dormência. Supõe-se que a dormência possa durar até oito meses, ao fim dos quais as larvas retomariam a migração para o tubo digestivo.

Tais fatos tornam imprecisa e insegura toda determinação do período pré-patente, na infecção por *Ancylostoma*, e complicam os esquemas de tratamento da ancilostomíase, visto permanecerem suas larvas fora do alcance dos medicamentos comumente utilizados.

Por outro lado, as larvas filarióides que invadem diversos tecidos podem ser eliminadas pelo leite ou atravessar a placenta, determinando novas formas de propagação do parasitismo. A infecção pré-natal já foi assinalada em neonatos, tanto na África como no Brasil.

O ciclo parasitário completo de *Ancylostoma duodenale* dura 4 a 5 semanas, aparecendo os ovos nas fezes por volta da quinta ou sexta semanas depois da infecção. *Necator americanus* começa a ovipor 7 a 8 semanas depois da penetração cutânea.

Resistência ao Parasitismo

É no campo da imunologia que se encontram as maiores lacunas no conhecimento científico sobre a ancilostomíase. Não se sabe, sequer, se a infecção é capaz de desenvolver no hospedeiro qualquer tipo de resistência contra o parasito.

A falta de modelos experimentais adequados e a facilidade com que as pessoas se reinfectam, em condições naturais, desencorajam as pesquisas nessa área.

Vários animais demonstram resistência natural específica contra *Ancylostoma duodenale* ou *Necator americanus*.

Na espécie humana, a resistência natural não é a mesma em diferentes grupos étnicos. Assim, a população branca do Sul do EUA é 10 vezes mais parasitada que a de cor.

Mesmo não existindo provas cabais de que as infecções prévias desenvolvam imunidade protetora, na ancilostomíase, suspeita-se que deva haver alguma premunição, pois o parasitismo mantém-se em geral relativamente baixo entre os naturais de zonas pesadamente endêmicas.

Por outro lado, constatou-se que a carga parasitária dos pacientes tende a aumentar até a idade de 15 a 20 anos e estabilizar-se ou diminuir, depois.

Nos tratamentos de massa, observou-se que a taxa de reinfecção após a cura fica entre 50 e 60% do nível existente antes da medicação, entre os indivíduos adultos, mas os menores de 10 anos de idade readquirem rapidamente pesadas cargas de vermes. Enquanto alguns autores vêem nisso o desenvolvimento tardio de uma imunidade protetora, pensamos que mudanças de comportamento, na idade adulta, podem melhor explicar o fenômeno, como na esquistossomíase.

No cão e no camundongo conseguiu-se desenvolver, mediante infecção experimental, imunidade residual, porém de curta duração, contra *A. caninum*. Também observou-se resistência maior às infecções, em função da idade, em cães e gatos, o que não sucede com o homem.

Os melhores resultados, no sentido de criar resistência imunológica, foram obtidos infectando-se cães com larvas irradiadas de *Uncinaria stenocephala* ou de *A. caninum*, que não evoluem até a forma adulta mas alcançam o terceiro ou quarto estádios larvários, dotados de grande poder antigênico.

Colocando-se exemplares adultos de *A. caninum* em contato com soro de cães parasitados, observa-se *in vitro* a formação de um precipitado em torno da abertura oral e, menos intensamente, junto ao ânus e poros excretores. O mesmo fenômeno foi visto com *N. americanus* suspenso em soro de crianças muito parasitadas.

A anemia resultante e as carências nutricionais parecem interferir seriamente com os mecanismos imunológicos na ancilostomíase.

Em 80% dos indivíduos parasitados há hipersensibilidade cutânea, demonstrável pelo teste da inoculação intradérmica de antígenos parasitários (tanto de origem larvária como de vermes adultos) e comuns para as diversas espécies humanas ou animais.

A reação positiva persiste durante muitos anos, depois de curada a ancilostomíase. Por outro lado, em regiões não-endêmicas, 20% dos pacientes apresentam falsas reações positivas.

Ação Patogênica

MECANISMOS PATOGÊNICOS

As lesões causadas no organismo humano, pelos ancilostomídeos, diferem segundo a carga infectante (que penetra em curto lapso de tempo), a fase da infecção, a localização e o estádio em que se encontrem os parasitos. Dependem da **carga parasitária** total e, em certa medida, também da **espécie** responsável pela infecção.

1. No **período de invasão** cutânea, as lesões são mínimas, imperceptíveis, exceto em casos raros de ataque maciço por milhares de larvas, ou quando há hipersensibilidade devida às reinfecções sucessivas, em pessoas sensíveis.

Nesses casos, aparecem erupções pápulo-eritematosas, edemas ou uma dermatite alérgica desencadeada pela presença de larvas filarióides na pele.

Como muitas destas larvas chegam aos linfonodos regionais, por terem seguido as vias de penetração linfáticas, podem ser aí retidas e provocar adenites.

2. Nas infecções pesadas, durante o **período migratório** das larvas através dos pulmões e da árvore brônquica, é possível que ocorram as mesmas alterações já descritas a propósito da ascaríase (Cap. 43) ou da estrongiloidíase (Cap. 45), inclusive a **síndrome de Loeffler**, se bem que menos freqüentemente e de modo mais benigno. As manifestações podem ocorrer com um inóculo relativamente pequeno (de umas 200 larvas), a partir do terceiro dia, mas em geral essa fase é silenciosa.

3. No **período de parasitismo intestinal** é quando se observam quase todas as manifestações da doença. Por razões didáticas, vamos descrever primeiro as lesões que os vermes adultos causam na mucosa e, em seguida, os efeitos da espoliação sangüínea a que submetem o organismo do hospedeiro.

Lesões da Mucosa Intestinal. Aplicando sua poderosa cápsula bucal contra a parede do duodeno ou do jejuno, aspirando-a e submetendo-a à ação contundente de suas placas cortantes (*Necator*) ou de seus dentes (*Ancylostoma*), ao mesmo tempo que verte as secreções esofagianas e de outras glândulas, o helminto produz dilaceração e maceração de fragmentos da mucosa. O material necrosado e parcialmente digerido é finalmente ingerido pelo verme, junto com o **sangue** que passa continuamente da lesão para o tubo digestivo do parasito (Fig. 47.1).

Toda vez que este muda de lugar, repete-se a agressão, ficando depois uma pequena ulceração que continua a sangrar por algum tempo. Essas lesões podem ser entretidas ou agravadas, eventualmente, por infecções bacterianas superajuntadas.

Em casos de parasitismo intenso, a mucosa fica edemaciada e com infiltração leucocitária, onde predominam os eosinófilos. O exame radiológico pode mostrar apagamento das pregas da mucosa e alterações nos primeiros segmentos intestinais. O trânsito fica por vezes acelerado ou, então, diminuído. Pode haver dilatação do segmento ou hipertonicidade.

Espoliação Sangüínea. O organismo perde sangue na medida em que este é ingerido pelos vermes e, em bem menor escala, como resultado das enterorragias residuais. A presença de substâncias anticoagulantes, nas secreções dos parasitos, tende a facilitar a perda sangüínea.

A quantidade de sangue retirada pelos ancilostomídeos varia com a espécie em causa, com o número de vermes presentes e com outras circunstâncias. Sua avaliação depende do método utilizado. Por isso, os resultados publicados por diferentes autores nem sempre concordam. Entre os dados que parecem mais confiáveis citaremos os seguintes, referentes ao volume médio consumido por verme:

Necator americanus: 0,03 a 0,06 ml de sangue/dia;
Ancylostoma duodenale: 0,15 a 0,30 ml de sangue/dia.

Quando o número de ancilostomídeos presentes está em torno de 30 necátores, o consumo por verme chega a 0,10 ml; mas nas infecções com muitos parasitos, a média cai acentuadamente.

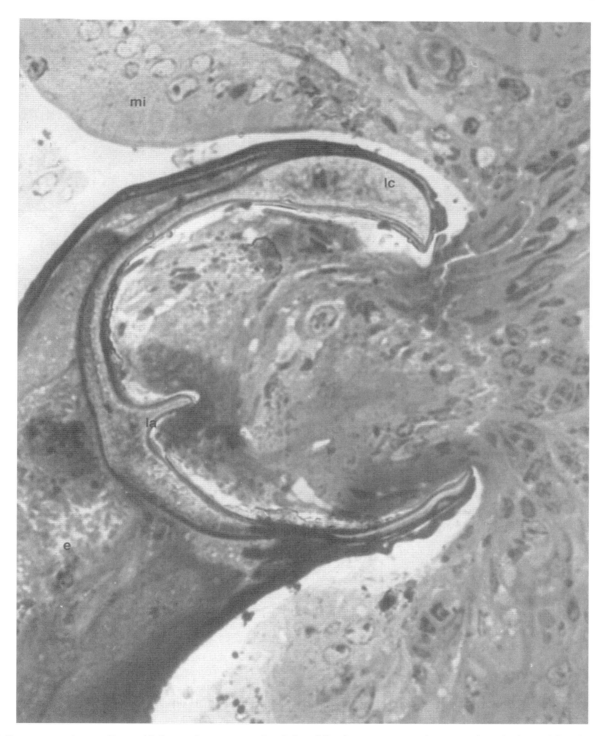

Fig. 47.1 *Necator americanus*. Extremidade anterior com sua cápsula bucal fixada a uma porção da mucosa intestinal, que foi aspirada para seu interior; corte semifino de intestino delgado de hamster, corado pelo azul de toluidina; **e**, esôfago; **la**, lanceta; **lc**, lâmina cortante; **mi**, mucosa intestinal. (Original do Dr. Antônio Cesar Rios Leite, Dep. de Parasitologia, ICB/UFMG, Belo Horizonte, MG, Brasil.)

A perda diária sofrida pelo paciente, quando há de 100 a 1.000 vermes, pode ser da ordem de 10 a 30 ml (correspondendo a uma perda de Fe que se situa entre 5 e 15 mg por dia), mas pode chegar a 100 ou 250 ml, quando a carga parasitária estiver entre 1.000 e 3.500 vermes.

A freqüência com que os helmintos mudam de lugar e deixam atrás pontos de sangramento, bem como a rapidez com que o organismo detém essas hemorragias, influi no volume perdido, independentemente do número de vermes.

BALANÇO DO FERRO NO ORGANISMO

A dieta normal de um adulto deve conter aproximadamente 15 a 20 mg de ferro, quase todo ele ligado firmemente a vários compostos. A absorção restringe-se a uns 10%, para cobrir uma demanda diária de 0,5 a 1,0 mg para os homens (ou 0,7 a 2,0 mg para adolescentes e mulheres não-grávidas).

A quantidade total existente no organismo (3 a 4 gramas) mantém-se constante porque as perdas diárias de Fe, excretado pela urina ou eliminado por outras vias, correspondem ao que foi absorvido.

O mecanismo de absorção intestinal do Fe ainda não está bem esclarecido. Sabe-se que aumenta seu aproveitamento nos dias que se seguem a uma perda sangüínea, o que sugere existir alguma relação entre o nível do metal no organismo e sua absorção. O que entra no plasma fica ligado a uma beta-globulina denominada **transferrina** (ou siderofilina).

Não é grande a quantidade de Fe que circula no plasma (cerca de 4 mg), pois a maior parte passa logo para a medula óssea. Dos 130 mg acumulados aqui, 30 mg encontram-se incorporados às células eritrocitárias, e o restante forma uma reserva lábil, em franco intercâmbio com o plasma.

Diariamente, uns 23 mg são lançados na circulação, como parte integrante da molécula de hemoglobina das novas hemácias. Mas outro tanto é recuperado das hemácias velhas fagocitadas e digeridas pelo sistema macrofágico e, depois, levadas à medula óssea através do plasma.

O fígado seqüestra do plasma, todos os dias, uma pequena quantidade de Fe que incorpora firmemente a uma proteína solúvel — **ferritina** — ou a grânulos insolúveis de **hemossiderina**, formando a maior reserva desse metal no organismo (cerca de 900 mg).

Daí, também, o ferro volta à circulação, controlado por mecanismos reguladores que não cabe analisar neste livro. Lembramos, no entanto, que a anóxia do órgão é um dos fatores capazes de promover a mobilização do metal.

Em caso de hemorragia, a baixa tensão de oxigênio estimula o fígado a liberar ferro e a medula óssea a produzir mais hemácias. O funcionamento desse mecanismo homeostático depende da reposição do ferro perdido com a hemorragia. A absorção intestinal de ferro deve aumentar para cobrir o déficit.

Do sangue retirado pelos ancilostomídeos, boa parte do ferro é reabsorvida pelos intestinos (cerca de 30 a 40%). Resta sempre uma fração que deverá vir na dieta do paciente. Caso contrário, haverá uma lenta e progressiva baixa das reservas hepáticas que tardará várias semanas ou meses para traduzir-se em anemia carencial de tipo crônico.

ANEMIA ANCILOSTOMÓTICA

Utilizando técnicas de marcação das hemácias com radioisótopos, os pesquisadores venezuelanos constataram que havia uma nítida correlação entre a intensidade do parasitismo e o volume de sangue perdido por dia: cerca de 2 ou 3 ml de sangue para cada 1.000 ovos/grama de fezes, entre os trabalhadores rurais da Venezuela (Fig. 47.2).

Assim, uma pessoa albergando 700 necátores, por exemplo, perde 22 ml de sangue por dia, ou seja, 11 mg de ferro, dos quais 40% são recuperados pelo intestino. A perda efetiva será portanto de 6,6 mg de Fe por dia; e, se sua alimentação diária não lhe fornecer mais de 2,6 mg, o déficit cotidiano corresponderá a 4 mg.

Ora, um homem de 60 kg dispõe de aproximadamente 3.000 mg de ferro total, dos quais cerca de 2.000 ligados à **hemoglobina** e uns 900 mg de reserva.

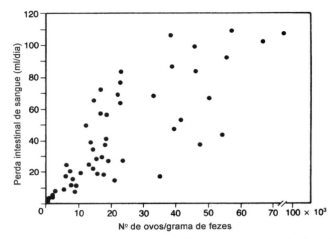

Fig. 47.2 Anemia na ancilostomíase. Relação entre as perdas intestinais diárias de sangue (ml/dia) e o grau de parasitismo, estimado pelo número de ovos/grama de fezes. A correlação é altamente significativa, ainda que haja amplas variações individuais. (Segundo Roche & Layrisse, 1966.)

Enquanto essas reservas não se esgotarem, a **hematopoese** continua a fazer-se normalmente.

Depois, a taxa de hemoglobina começa a baixar. No exemplo, serão necessários 225 dias para que isso venha a acontecer (900/4 = 225).

Por outro lado, à medida que o paciente for ficando mais anêmico (e caso o volume de sangue drenado pelos parasitos continue o mesmo), suas perdas em ferro irão diminuindo, em vista da **hemodiluição**, até que a quantidade de Fe perdida por dia torne-se igual àquela fornecida pela alimentação do doente. Nesse momento, a anemia estabiliza-se. O nível em que se dará essa estabilização, evidentemente, será função da carga parasitária, assim como da ingestão e absorção do Fe alimentar (Fig. 47.3).

Desde que se administre ferro aos pacientes, a anemia melhora rapidamente, pois a capacidade de absorção intestinal e a de utilização do Fe em circulação do plasma encontram-se aumentadas, nos pacientes anêmicos.

Se nós o tratarmos simplesmente com anti-helmínticos, a recuperação será mais lenta, devido ao fraco teor em ferro dos alimentos consumidos pelas populações de zonas endêmicas.

Deve-se ressaltar, ainda, que o Fe de origem vegetal (que é o mais abundante no regime alimentar dessa gente) é também o de absorção mais difícil, comparado com o de origem animal (fígado, carnes, ovos etc.).

Nessas regiões de subnutrição crônica, a anemia persiste, muitas vezes, depois da desparasitação; ou existe sem a infecção ancilostomótica.

Esses fatos permitem compreender os aparentes paradoxos observados nos inquéritos feitos sobre a endemia. Nesses inquéritos, encontram-se desde pacientes com altas cargas parasitárias e sem anemia (provavelmente na fase que precede o esgotamento das reservas de Fe, ou que dispõem de uma dieta rica nesse metal), até pacientes anêmicos e sem parasitos (muitos dos quais tratados previamente). Em outros casos, a falta de uma "correlação positiva" entre carga parasitária e taxa de hemoglobina nada mais é que o resultado de um assincronismo

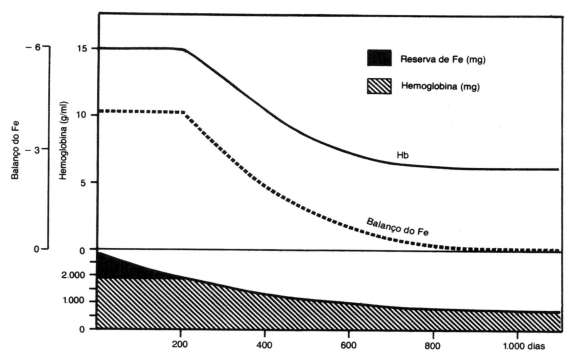

Fig. 47.3 Desenvolvimento teórico de um estado estacionário, na anemia ancilostomótica, em pacientes com perda sangüínea constante. O gráfico representa a hipótese na qual um indivíduo que alberga 700 ancilostomídeos adultos (*Necator americanus*), no intestino, perde 45 ml de sangue por dia e ingere 2,7 mg de ferro em sua ração diária. Só depois de 225 dias, nesse caso, haveria esgotamento da reserva de ferro estocado no organismo do paciente (900 mg) e começaria a declinar a produção de hemácias na medula, com aparecimento de anemia progressiva (gráfico inferior). Ao fim de algum tempo, se o volume diário da espoliação sangüínea seguir o mesmo, a perda de ferro sangüíneo (Fe-Hb) irá diminuindo (em função da hemodiluição) até estabelecer-se um equilíbrio entre assimilação e perda diária (balanço do Fe). (Segundo Roche & Layrisse, 1966.)

entre os fenômenos **espoliação** e **anemia**; ou, simplesmente, a influência que tem o teor em Fe da dieta sobre o desempenho da hematopoese.

A falta de compreensão desses fenômenos tem levado muitos autores a negar a relação entre ancilostomíase e anemia. De fato, o quadro anêmico só aparece quando:

a) o parasitismo foi muito intenso, causando perdas de sangue importantes;

b) o paciente encontrar-se em dieta alimentar pobre (quase sempre, em estado de subnutrição crônica), com deficiência de ferro e de proteínas.

Esta última situação, freqüente nas regiões do mundo onde a doença é mais severa, afeta particularmente a população jovem e as mulheres das zonas rurais e dos bairros pobres das cidades. Por vezes é difícil dizer qual dos dois fatores constitui o agente anemiante fundamental: o **parasitário** ou o **carencial**.

As pesquisas modernas confirmaram que a anemia devida aos ancilostomídeos é do tipo hipocrômico, microcítico e ferroprivo, não havendo fatores hemolisantes presentes. Se a vida média das hemácias é mais curta que a normal, deve-se isto a um defeito de produção dos glóbulos vermelhos, ligado a um déficit protéico e à destruição precoce desses glóbulos pelo baço.

A **hipoproteinemia** é outro sinal clínico da doença que se manifesta com edemas e, em certos casos, com atrofia da mucosa intestinal, redução ou achatamento das vilosidades e diminuição da capacidade de absorção intestinal. Essa hipoproteinemia parece ser o resultado das perdas intestinais de sangue total, da ingestão insuficiente de proteínas (a anorexia podendo contribuir para isso) e de uma capacidade de síntese hepática comprometida pela hipóxia, decorrente da própria anemia.

ALTERAÇÕES EM OUTROS ÓRGÃOS

A maioria dos processos anátomo- e fisiopatológicos que podem ser observados em outras partes da economia tem como causa a anemia. Na medula óssea, há hiperplasia eritrocítica do tipo normocítico.

No sangue, além de redução do número de glóbulos vermelhos, surge aumento absoluto de reticulócitos (células jovens, indicando hematopoese aumentada) e leucocitose, com eosinofilia. Há também hipoproteinemia.

O coração mostra dilatação e hipertrofia global (ou com predominância do lado esquerdo), tanto mais acentuada quanto maior a anemia. Edema e derrames cavitários podem ser generalizados.

No fígado, pode haver (nos casos mais sérios) congestão, lesões atróficas centrolobulares e degeneração gordurosa. Lesões renais, com albuminúria e hematúria, podem aparecer também.

Sintomatologia

INÍCIO E FORMA AGUDA

Por ocasião da infecção, os sintomas, quando presentes, são: prurido na pele da região invadida pelas larvas, acompanhado de um eritema edematoso ou de uma erupção pápulo-vesiculosa.

Eles aparecem poucos minutos depois da penetração larvária e duram alguns dias.

Essas manifestações, observadas mais freqüentemente em umas regiões que em outras, recebe os nomes locais de "coceira da terra", "*prurido del suelo*", "*mazamorra*" (Porto Rico) e "*ground itch*" (EUA).

Dias depois, as manifestações respiratórias, que correspondem ao ciclo pulmonar da evolução larvária, costumam ser muito discretas. Tosse seca ou com expectoração, estertores pulmonares e sinais radiológicos da síndrome de Loeffler, talvez com febre, podem aparecer nas infecções por *A. duodenale*.

Mais constante é uma eosinofilia sangüínea alta, que chega a 30 ou 60%, no primeiro mês da doença.

Quando a carga parasitária adquirida for grande, entre a terceira e a quinta semanas surgem: mal-estar abdominal, localizado na região epigástrica, anorexia, náuseas e vômitos; pode haver cólicas e alguma diarréia, febre ligeira, cansaço e perda de peso.

Em crianças e indivíduos subnutridos, as infecções maciças chegam a simular um quadro de abdome agudo, de úlcera duodenal ou de apendicite; ou levam rapidamente a um quadro de anemia grave, com dilatação cardíaca, insuficiência circulatória e, eventualmente, à morte.

FORMA CRÔNICA

Como, em geral, a aquisição dos vermes faz-se pouco a pouco e com reduzido número de parasitos, que se instalam no organismo do paciente dia após dia (mantendo-se o parasitismo ao longo dos anos pelas reinfecções freqüentes), o quadro clínico da ancilostomíase apresenta-se habitualmente como doença de tipo crônico e de início insidioso.

Indivíduos bem nutridos suportam perfeitamente as cargas leves ou médias de vermes, sem manifestações clínicas ou com uns poucos sintomas, principalmente de tipo dispéptico.

Na maioria das vezes, o parasitismo só se manifesta como doença devido às precárias condições de vida das populações sujeitas ao risco de infecção. Aí, a subnutrição é o pano de fundo para o drama médico, pois, como vimos, a carência de ferro na dieta é decisiva para que se esgotem facilmente as reservas do metal no organismo e apareça, em conseqüência, a anemia.

Essa carência acompanha outras deficiências nutritivas (de proteínas, vitaminas etc.) que caracterizam a desnutrição calórico-protéica freqüentemente encontrada nas zonas de fome endêmica.

Os pacientes apresentam, por isso, uma sintomatologia variada e complexa que, no passado, foi atribuída à atividade exclusiva dos ancilostomídeos, mas que também não pode ser dissociada da espoliação helmíntica, já que a própria helmintíase existe em decorrência da estrutura sócio-econômica responsável por determinadas condições de vida, padrões de comportamento, desnutrição e maus hábitos higiênicos.

Simplificaremos o problema dizendo que o quadro clínico mais típico, devido à ancilostomíase, é a **anemia** e suas conseqüências.

Quando a espoliação sangüínea foi de instalação lenta e progressiva, os doentes podem ter-se adaptado a essa situação fisiológica, o que lhes permite continuar suas atividades até um grau avançado de anemia, como já mencionamos ocorrer nos casos de malária crônica.

Muitos pacientes são camponeses e trabalhadores rurais que se queixam de não poder trabalhar.

Os sinais e sintomas predominantes são palidez, conjuntivas e mucosas descoradas, às vezes com atrofia das papilas linguais; cansaço fácil, desânimo e fraqueza; tonturas, vertigens, zumbidos nos ouvidos e percepção de manchas no campo visual; dores musculares, sobretudo nas pernas, ao caminhar; dores pré-cordiais e cefaléia.

Costuma haver hipertensão, com aumento da diferença entre o valor máximo e o mínimo da pressão arterial. Na esfera genital, pode haver amenorréia, diminuição da libido e impotência.

Nas crianças, o desenvolvimento fica comprometido: o crescimento em estatura e em peso é insuficiente; o apetite, reduzido e, às vezes, exagerado ou pervertido; os edemas do rosto e dos membros aumentam com a hipoproteinemia.

Dificuldades de atenção e apatia conduzem a um acentuado déficit no rendimento escolar.

Mesmo nos adultos, a anemia crônica traz mudanças na personalidade que, juntamente com a desnutrição, compõem o tipo clássico do "Jeca Tatu", um camponês desanimado e indolente, descrito magistralmente por Monteiro Lobato. Nos EUA, o mesmo quadro encontrava-se entre os "*poor whites*" que habitavam conhecidas áreas endêmicas do sul daquele país.

Acentuando-se a anemia, aparecem palpitações, sopros cardíacos, falta de ar aos esforços e outros sinais indicativos de insuficiência circulatória. Finalmente, instalam-se os sinais e sintomas da insuficiência cardíaca congestiva.

O caráter crônico, de evolução lenta e progressiva da ancilostomíase doença, na grande maioria dos casos de infecção leve ou moderada, cria nos pacientes um estado permanente de má saúde que compromete seu desenvolvimento físico, mental e cultural, quando são jovens, e sua capacidade de trabalho, quando adultos. Cria, ao mesmo tempo, predisposição e baixa resistência a outros agentes patógenos.

Diagnóstico

Pode ser suspeitado clinicamente, mas deve ser feito, sempre, com os recursos do laboratório e, fundamentalmente, com a demonstração de ovos de ancilostomídeos nas fezes.

DIAGNÓSTICO CLÍNICO

As fases iniciais da doença (mesmo quando produzam sintomatologia, o que não é freqüente) não se distinguem das fases correspondentes de várias outras helmintíases.

As formas crônicas são sugestivas, quando para isso concorrem a procedência do paciente, suas condições de vida, o hábito de andar descalço etc. Mas várias outras causas podem determinar o mesmo quadro anêmico, como a malária, as carências alimentares e as hemorragias de outras etiologias. Eosinofilia intensa fala quase sempre em favor de um agente parasitário presente.

O clínico deve estar alerta para as formas mais raras e mais graves que, devido à predominância de sintomas duodenais e à instalação de uma anemia súbita, podem simular úlcera duodenal, neoplasias e outros males.

DIAGNÓSTICO LABORATORIAL

Exame de Fezes. Os ovos dos ancilostomídeos são típicos e costumam ser abundantes na matéria fecal dos pacientes.

Um simples esfregaço em lâmina de microscopia, preparado com fezes e solução fisiológica, costuma ser suficiente.

Mas, nos casos de infecções leves, recomenda-se a utilização de técnicas de enriquecimento para aumentar as chances de encontrar ovos. Entre essas técnicas, que descrevemos detalhadamente no Cap. 64, citaremos: (a) o método de Willis (flutuação dos ovos em fezes diluídas com solução saturada de cloreto de sódio); (b) sedimentação espontânea em cálice cônico; (c) método de centrífugo-flutuação em solução saturada de sulfato de zinco.

O diagnóstico diferencial deve ser feito com os ovos de *Strongyloides stercoralis*, nas raras ocasiões em que estes apareçam nas fezes (devido à diarréia ou ao uso de purgativos); com os ovos de *Meloydogine* (gênero de nematóides de plantas que transitam por vezes pelo intestino humano, quando ingeridos com alimentos); e com os ovos de *Trichostrongylus* (parasitos de ruminantes que podem infectar o homem, sobretudo no Velho Mundo).

Em fezes envelhecidas, os ovos de ancilostomídeos já se encontram embrionados e eclodem, liberando larvas rabditóides que passam a filarióides e devem ser distinguidas das larvas de *Strongyloides*. Quando necessário, far-se-á a coprocultura para o diagnóstico específico (ver os Caps. 45, 46 e 64; as Figs. 45.4 e 45.5 e o Quadro 64.2).

Para ter-se uma estimativa da carga parasitária, procede-se à contagem de ovos por grama de fezes, pelo método de Stoll (ver o Cap. 64).

Admite-se que cada 35 a 40 ovos por grama de fezes formadas correspondam a uma fêmea de ancilostomídeo e que estas representem metade da população helmíntica.

Em adultos, uma infecção com menos de 50 vermes é tida como benigna; entre 50 e 200 vermes, já apresenta significação clínica, podendo acarretar anemia; entre 200 e 500 helmintos, corresponde a infecção de intensidade média; entre 500 e 1.000, infecção intensa; e acima de 1.000 vermes, muito intensa.

O exame de fezes pela técnica de Kato-Katz, freqüentemente utilizado, é inadequado para o diagnóstico da ancilostomíase (que torna invisíveis os ovos de casca fina) e é responsável pela desinformação atual sobre a prevalência dessa endemia, que passou, por isso, à categoria das parasitoses negligenciadas, pelas autoridades brasileiras.

Tratamento

Deve-se distinguir, na terapêutica da ancilostomíase, o tratamento do parasitismo e o da anemia e suas complicações. Pois, se nos casos benignos a desparasitação pode assegurar completa recuperação do paciente, nas formas avançadas, com grande anemia, o quadro pode permanecer estacionário ou continuar agravando-se.

Convém lembrar o que foi dito a propósito dos mecanismos patogênicos: a espoliação sangüínea provocada pelo helminto só é grave na medida em que houver também carência de ferro na dieta.

A supressão de um dos fatores patogênicos pode ser insuficiente para restabelecer o equilíbrio perdido. Aliás, a anemia carencial tem sido assinalada em áreas livres de ancilostomíase.

TRATAMENTO ANTI-HELMÍNTICO

A elevada freqüência do poliparasitismo, nas regiões tropicais e subtropicais, faz com que sejam escolhidos de preferência medicamentos com ação de largo espectro, em vez de buscar-se o tratamento de cada parasito em particular.

Por isso, são cada vez mais utilizados o **mebendazol**, o **albendazol**, o **levamisol** e o **pirantel**, tanto para a medicação individual como para os tratamentos de massa nas áreas com ancilostomíase.

Mebendazol. Foi descrito em seus principais aspectos, modo de ação, efeitos colaterais etc., a propósito da ascaríase (ver o Cap. 43, item *Tratamento*).

A posologia é a mesma: 100 mg administrados por via oral, duas vezes ao dia, durante três dias; ou 500 mg em dose única. As doses são as mesmas para crianças (acima de 2 anos) e adultos.

Ele é efetivo contra *Necator americanus* e contra *Ancylostoma duodenale* ou *A. ceylanicum*.

Albendazol. É tão eficiente quanto o mebendazol. Administrar 400 mg, em dose única, por via oral, em qualquer idade acima dos 2 anos. Contra-indicado em gestantes e menores de 2 anos.

Levamisol. Menos eficiente que os anteriores, sendo administrado em dose única de 50-150 mg (ou 3 mg/kg de peso corporal). Pode causar distúrbios digestivos ligeiros e transitórios, cefaléia e vertigens. Não usar para menores de 2 anos e em pacientes com problemas renais ou hepáticos.

Pirantel (pamoato ou emboato de pirantel). Já estudado no Cap. 43, para o tratamento da ascaríase, mostra-se igualmente eficiente contra os ancilostomídeos, curando 80% dos casos com dose oral de 10 mg por quilo de peso do paciente, uma vez por dia, durante três dias. Alguns médicos preferem administrar 20 mg/kg de peso, em dose única.

TRATAMENTO ANTIANÊMICO

As medidas fundamentais consistem na administração de **ferro** e de uma **alimentação abundante**, particularmente em proteínas e vitaminas.

Entre os alimentos mais ricos em ferro encontram-se o fígado (de porco, de carneiro ou de gado), as carnes, a gema de ovo e a maioria das frutas e legumes.

Extrato hepático, ácido fólico e vitamina B_{12} têm sua indicação nas formas muito avançadas e nas anemias de tipo macrocítico.

A resposta à ferroterapia é rápida, mas quando a dieta alimentar é pobre, o tratamento antianêmico chega a ser longo e precisa ser regulado pelos resultados do exame hematológico, principalmente a curva reticulocitária, que permitirá apreciar como reagem os órgãos hematopoéticos.

A ferroterapia é feita de preferência com sais ferrosos, por serem eles mais facilmente absorvíveis: sulfato ferroso, cloreto, oxalato, fumarato ou citrato de ferro amoniacal.

Um tratamento efetivo e barato consiste na administração oral de **sulfato ferroso**, 200 mg três vezes ao dia, que deve prolongar-se por dois meses, seguido de 200 mg uma vez ao dia durante mais 4 meses.

Devido às possíveis manifestações de intolerância gástrica, esses compostos são administrados durante as refeições ou com leite, começando-se com doses pequenas que serão aumentadas progressivamente. Ultimamente dá-se preferência a certos compostos (quelatos), como o citrato de ferro e colina, muito bem tolerados, mesmo por crianças, pessoas idosas ou pacientes com gastrite. Também se pode recorrer, eventualmente, à medicação intramuscular ou endovenosa.

Nos indivíduos anemiados, a absorção intestinal de ferro é 50% maior que nas pessoas normais, e sua utilização pelos tecidos, muito mais intensa. Mesmo sem desparasitação, a ferroterapia pode proporcionar, ao paciente, um aumento semanal da hemoglobina de 1 grama por cento; mas se o parasitismo continuar, a anemia retornará desde que suspensa a administração de ferro.

ECOLOGIA E EPIDEMIOLOGIA

Distribuição Geográfica e Prevalência

DISTRIBUIÇÃO DAS ESPÉCIES

A distribuição geográfica dos ancilostomídeos parasitos do homem costumava ser vista, no passado, como ocupando territórios exclusivos:

- *Ancylostoma duodenale*, na Bacia do Mediterrâneo, na Europa, na Ásia Ocidental, norte da Índia, da China e do Japão;
- *N. americanus*, na África ao sul do Saara, nas Américas, no sul da Índia e da China, no Sudeste Asiático e no Pacífico (inclusive Indonésia e Austrália);
- enquanto *A. ceylanicum* ocuparia a China (Taiwan) e o Sudeste Asiático.

Esse quadro foi profundamente modificado pelas migrações humanas, que fizeram desaparecer os limites entre essas áreas de distribuição.

Assim, *N. americanus* encontra-se hoje na Europa (introduzida pelos emigrantes retornados da América e da África); *A. duodenale* é freqüente em países das Américas, sobretudo Chile e Peru; *A. ceylanicum* existe também na Guiana, no Suriname e no Brasil.

As principais zonas endêmicas de ancilostomíase estão assinaladas no mapa da Fig. 47.4.

ANCILOSTOMÍASE NAS AMÉRICAS

Apesar de todas as campanhas de saneamento e profilaxia, empreendidas desde o começo do século XX, a distribuição geográfica da ancilostomíase permanece quase a mesma.

Mas em função do desenvolvimento econômico (que promove a extensão do uso do calçado) e da melhoria geral das condições de nutrição, houve uma redução na gravidade do mal. Já não comparece a ancilostomíase, como no passado, entre as grandes causas de mortalidade na infância e na adolescência, nem são freqüentes, como antes, as formas graves da doença.

Esses fatos, somados às dificuldades técnicas do controle e à forte resistência do atual sistema sócio-econômico para permitir uma mudança radical nas condições de transmissão da endemia, têm levado a certo desinteresse pelo problema.

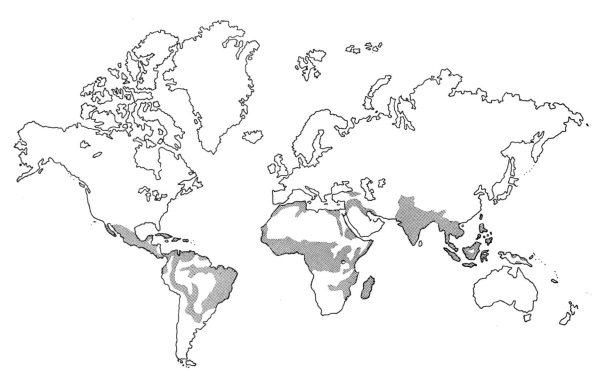

Fig. 47.4 Principais áreas endêmicas de ancilostomíase, no mundo, compreendidas geralmente entre os paralelos de 36°N e 30°S. Estima-se que mais de 3/4 dos casos são devidos a *Necator americanus* e os demais a *Ancylostoma duodenale*, sendo pequena a incidência de *A. ceylanicum*.

Esse declínio da atenção em relação à ancilostomíase é patenteado pelo fato de não ter o Programa Especial para Pesquisa e Treinamento em Doenças Tropicais (TDR), do PNUD/Banco Mundial/OMS, incluído esta helmintíase no grupo das seis maiores endemias parasitárias do mundo contemporâneo.

Essa tendência reflete-se, inclusive, na diminuição dos estudos sobre o parasito e a doença nestes últimos anos, pois ao passo que, entre 1920 e 1962, foram catalogados pela OMS mais de 4.200 trabalhos publicados, o banco de dados da Oficina Sanitária Pan-Americana (LILACS) não continha uma só referência sobre o tema para o período 1983-1988, na América Latina.

A ancilostomíase continua a incidir mesmo nas velhas regiões endêmicas dos EUA (Sul e Sudeste) com taxas de prevalência entre 10 e 42%, tendo-se registrado, durante a Segunda Guerra Mundial, entre os soldados que não haviam abandonado os EUA, 6,2% de exames positivos, contra 11,5% entre os que operavam na zona do Pacífico.

Em Porto Rico, os inquéritos revelavam 25% de positividade, sendo que 2,5% dos pacientes eliminavam 10.000 ou mais ovos por grama de fezes. Na República Dominicana, havia 60% de positivos, com 10% de formas graves. Em Cuba a prevalência era de 9%, e em Costa Rica, cerca de 30%, tal como no Panamá.

Na Colômbia, a população rural está parasitada, em níveis que vão de um quarto à metade dos examinados, segundo diversos inquéritos.

Em Cartagena, onde a prevalência era igual a 43%, viu-se que 20% das amostras continham de 5.000 a 20.000 ovos por grama de fezes, e 6%, mais de 20.000.

Na Venezuela, a prevalência média em 1982 era de 39%, segundo a Dirección de Endemias Rurales. As taxas mais altas (70%) ocorrem nos *llanos* e na depressão do Yaracuy, onde em 11% da população há mais de 100 vermes por pessoa; em outras regiões as percentagens de ancilostomídeos oscilam entre 40 e 60%, exceto nos páramos da Cordilheira Andina, acima de 2.500 metros, e nas áreas xerófilas da costa ou da depressão de Lara, onde a incidência é baixa ou nula.

O parasitismo intenso, no Peru, restringe-se à Região Amazônica, os casos positivos da área andina sendo em geral procedentes daquela região do país. Entretanto, em uma zona mineira, situada a 3.500 metros de altitude, Província de Sandia (Puno), encontraram-se 23% de exames positivos.

ANCILOSTOMÍASE NO BRASIL

A situação no país pode ser analisada tomando-se como referência quatro importantes fontes de informação:

a) o inquérito realizado pela Comissão Rockefeller (1916 a 1921) em todos os grupos etários de 10 estados, quando a taxa média de infecção foi igual a 77,4% (Maranhão, Pernambuco, Alagoas e Bahia com mais de 90% dos exames positivos) e, portanto, calculou-se a existência de 23,5 milhões de casos (Quadro 47.1);

b) o inquérito realizado por Pellon & Teixeira (1947 a 1952), sobre a população de 7 a 14 anos, de 1.190 localidades em 16 estados, com resultado positivo para 42,5% dos examinados, o que permitiu estimar-se em 22,3 milhões o número provável de casos no país;

c) os resultados da rotina de exames do Departamento Nacional de Endemias Rurais (DNERu), em 1968: 28,8% de positivos entre os 2,5 milhões de pessoas examinadas em todo o país (excluídos São Paulo, Acre e Roraima); ou, possivelmente, 24 milhões de ancilostomados;

d) os dados mais recentes eram os fornecidos pela SUCAM (que dava continuidade às atividades do antigo DNERu): no triênio 1974-1976, sobre 2.915.000 exames coprológicos feitos em 23 estados brasileiros, 20% foram positivos para ancilostomídeos, o que permite imaginar que existiam então 22 milhões de indivíduos parasitados.

Vê-se, pois, que a prevalência tem baixado em termos relativos, mas que o número de casos continua praticamente estacionário (Quadro 47.1 e Fig. 46.5).

A população parasitada permanece a mesma porque a população rural cresceu pouco, até 1970, e já entrou em declínio depois desse ano, enquanto as condições ecológicas para a transmissão da ancilostomíase permaneceram quase sempre as mesmas.

O enorme crescimento da população brasileira tendo sido sobretudo urbano, uma proporção cada vez maior de pessoas escapa ao risco de infecção.

Talvez como reflexo do êxodo rural, mesmo nas grandes cidades, como São Paulo, encontramos 25,5% de exames positivos na população operária da Cidade Universitária (em 1963).

Até o presente não foi encontrada nenhuma localidade sem indivíduos parasitados. As menos atingidas, no sertão da Paraíba caracterizado pela aridez do clima, contavam com 1,5% ou mais de casos positivos.

Algumas áreas destacam-se pela incidência muito elevada, como a Zona Bragantina do Pará, o Maranhão, o Piauí e o litoral de São Paulo, com taxas por vezes superiores a 80%; também apresentam taxas altas, além da orla marítima, a encosta oriental do Planalto Central (na Bahia), a Encosta Sul (em Mato

QUADRO 47.1 Ancilostomíase no Brasil. Estimativa do número de casos existentes no país, segundo as taxas de exames coproscópicos positivos para ovos de ancilostomídeos, nos grandes inquéritos epidemiológicos e nos exames de rotina (1916 a 1976)

Ano	Fontes	Número de pessoas examinadas	Taxa de positividade	Número estimado de casos
1916-21	Hackett; Smillie	77.436	77,4%	23.500.000
1947-52	Pellon & Teixeira	400.000	42,5%	22.300.000
1966	Vinha (DNERu, 1968)	2.500.000	28,8%	24.000.000
1974-76	SUCAM	2.915.000	20,0%	22.000.000

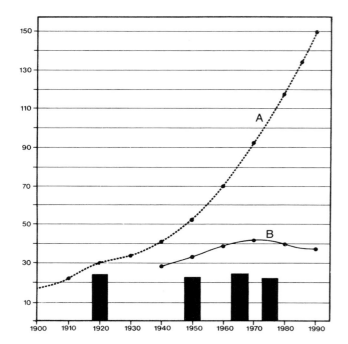

Fig. 47.5 O gráfico mostra o crescimento demográfico do Brasil (*A*), o contingente representado pela população rural, nas últimas décadas (*B*), e o número estimado de casos de ancilostomíase (barras verticais), segundo os inquéritos da Fundação Rockefeller (1916-1921) e de Pellon & Teixeira (1947-1952), assim como os dados do laboratório do DNERu (1966) e da SUCAM (1974-1976).

Grosso) e o interior de São Paulo (Zonas de Ribeirão Preto, Bauru e Rio Preto). Inquéritos parasitológicos feitos entre alguns grupos indígenas do Brasil acusaram taxas de 70 a 100% de parasitados.

As zonas mais salubres coincidem com o Nordeste semi-árido e com as cotas mais elevadas do Planalto Meridional, onde o clima mesotérmico, com temperaturas baixas nos meses de inverno, não propicia a evolução das larvas no solo.

A raridade de formas anemiantes graves, nestes últimos anos, no Brasil, deve ser atribuída a três fatores: (a) uso mais freqüente de calçado; (b) melhoria da dieta geral da população; e (c) disponibilidade de medicamentos anti-helmínticos atóxicos e de grande eficácia. Esses fatores contribuem para diminuir a carga parasitária e o déficit orgânico de Fe mas não modificam a incidência da parasitose.

O Ecossistema na Ancilostomíase

Não obstante sua distribuição ser de amplitude mundial, a existência desta parasitose depende de condições ecológicas estritamente locais e circunscritas. Esta é, aliás, a razão de os inquéritos epidemiológicos revelarem geralmente uma distribuição heterogênea, mesmo dentro de territórios pouco extensos.

Sendo o parasito monoxeno e estenoxeno, o nicho ecológico da ancilostomíase requer a presença concomitante dos seguintes fatores:

a) indivíduos parasitados e com hábitos higiênicos precários, que contaminam o solo com suas fezes;

b) indivíduos que se exponham ao risco de infecção por andarem descalços e freqüentarem os terrenos previamente poluídos com fezes humanas;

c) um solo favorável ao desenvolvimento dos ovos e larvas rabditóides, bem como à sobrevivência das larvas filarióides infectantes;

d) condições climáticas que sejam igualmente favoráveis ao ciclo biológico das larvas;

e) serem as espécies de ancilostomídeos presentes na área compatíveis com os extremos de temperatura oferecidos pelo clima e o microclima locais.

MEIO FÍSICO E CLIMA

Um foco ancilostomótico pode ser extenso, como em plantações adubadas com excrementos humanos, ou limitado aos poucos metros quadrados de um fundo de quintal, talvez à sombra discreta de uma árvore ou detrás de uma touceira, onde os moradores costumam ir defecar.

O peridomicílio, tal como para muitas outras helmintíases humanas, constitui o ambiente mais adequado para a transmissão da ancilostomíase.

A natureza do solo pode favorecer ou dificultar a vida das larvas. Solos muito ácidos ou muito alcalinos não são favoráveis. Em condições naturais, verificou-se que nos terrenos arenosos a prevalência da ancilostomíase é mais alta que nos argilosos. No laboratório, comprovou-se que sobre a areia as larvas desenvolvem-se em maior proporção que sobre a argila.

Deve-se isso à capacidade que têm as partículas de areia (entre 0,02 e 2 mm de diâmetro) de reter água, nos ângulos e espaços da estrutura porosa do solo. Como os estádios larvários são eminentemente aquáticos, a umidade do solo é essencial. Ela deve formar uma delicada película de água que, por capilaridade, mantém-se aderida às partículas do solo e, ao chegar até a superfície, permite a migração vertical das formas infectantes, com o que irão estas situar-se lá onde possam facilmente entrar em contato com a pele dos novos hospedeiros.

Sobre terrenos argilosos, as chuvas logo saturam o solo de umidade e, acumulando água na superfície, formam enxurradas que arrastam e destroem as larvas.

Os terrenos argilo-arenosos e areno-argilosos, por sua relativa permeabilidade, oferecem situações intermediárias que, em presença de outras condições favoráveis, mostram-se adequadas para os ancilostomídeos.

Por essa razão, o regime de chuvas, o grau de evaporação a que o solo infectado está exposto e a insolação têm marcada influência.

Chuvas freqüentes e bem distribuídas durante os meses do ano, locais abrigados de insolação direta e protegidos de intensa evaporação oferecem condições ideais.

Igual importância tem a temperatura.

A preferência da endemia pelos climas tropicais e subtropicais, e sua ocorrência no interior das minas, em regiões temperadas, deve-se ao fato de estarem as temperaturas ótimas para o desenvolvimento larvário compreendidas entre 23 e 30°C, para *Ancylostoma duodenale*, e 30 e 35°C, para *Necator americanus*.

Suportam 40°C, mas as temperaturas inferiores a 17°C tornam o crescimento e a evolução muito lentos e impedem seja atingido o estádio infectante. Abaixo de 10°C, cessa o desenvolvimento e a vitalidade não se recupera, mesmo depois de voltarem as temperaturas ótimas.

O fato de *A. duodenale* suportar temperaturas mais baixas que *Necator americanus* explica, em grande parte, a diferença na distribuição das duas espécies. No Brasil, tem-se observado que os imigrantes vindos da Europa ou da Ásia setentrional chegam parasitados por *Ancylostoma* mas, com o tempo, vão perdendo esses helmintos e adquirindo infecções por *Necator*.

A sobrevivência das larvas no solo depende, também, de outros fatores ecológicos, como os produtos químicos difundidos no meio pela vegetação aí presente, ou os pesticidas utilizados pela agricultura moderna.

Constatou-se que mais de 100 substâncias químicas extraídas de vegetais são capazes de inibir o desenvolvimento das larvas de ancilostomídeos e de estrongilóides no solo. Produtos como as lignanas e lactonas *alfa* e *beta* insaturadas mostraram uma ação biológica acentuada sobre insetos e helmintos.

FATORES HUMANOS

O homem é a única fonte de infecção e o único hospedeiro das espécies que nos ocupam. Seu comportamento é, pois, decisivo para a existência da parasitose, sempre que o meio externo for adequado.

Como fonte de infecção, são mais importantes os pacientes com cargas parasitárias grandes, eliminando mais de 10.000 ovos por grama de fezes, mas sobretudo aqueles que têm o hábito de defecar no chão.

Esta conduta resulta das precárias condições em que vivem as populações rurais, assim como as de localidades pequenas e as dos bairros pobres das cidades maiores. A falta de instalações sanitárias nas casas que habitam é a regra.

Ou são elas de tão má qualidade que, mesmo por razões estéticas, causam repulsa aos possíveis usuários, impedindo a superação de hábitos arraigados desde tempos imemoriais.

As crianças, principalmente, poluem constantemente o solo.

E como são elas que mantêm maior contato com a terra, é natural que se infectem e reinfectem com maior freqüência que os adultos.

O hábito de andar descalço é outra consequência do baixo nível econômico dessas populações. São ainda as crianças que menos desfrutam da proteção de sapatos. Muitas vezes o uso de calçado limita-se às ocasiões especiais (domingo e dias de festa, dias de visita ao médico etc.) ou para ir ao trabalho. Quando em casa, essa gente fica descalça, justamente aí, onde se encontram os focos peridomiciliares de transmissão da ancilostomíase.

Essa verminose assume caráter de doença ocupacional quando adquirida nas fainas agrícolas, sendo favorecida pelas condições ecológicas prevalentes nas plantações de cacau, ou nas de café (especialmente quando sombreadas), assim como nos bananais.

DINÂMICA DA TRANSMISSÃO

Quando todas as condições favoráveis estão reunidas, o solo torna-se infectante cinco a oito dias depois de poluído com fezes de indivíduos parasitados. A mortalidade das larvas é muito grande, já nos 10 primeiros dias, e a maioria desaparece dentro de três semanas. Pouquíssimas sobrevivem até seis semanas, em climas tropicais e nas condições naturais.

Os lugares perto das habitações, onde se encontrem fezes frescas, são evitados pelos moradores, que irão buscar sítios um pouco mais afastados para evacuar. E assim sucessivamente.

Mas, depois de alguns dias, naqueles primeiros lugares, o bolo fecal já estará desfeito e incorporado ao solo, que voltará a ser procurado pelas pessoas da casa com o mesmo propósito. Entretanto, esse intervalo de tempo no uso de um mesmo local corresponde ao período necessário para a maturação dos ovos e das larvas aí depositados.

O chão, agora aparentemente limpo, fervilha de larvas infectantes que penetrarão pela pele dos pés de quem aí chegar descalço. Há pois, nesses focos elementares de transmissão peridomiciliar, um ciclo de lugares sucessivamente infectantes que asseguram a reinfecção dos moradores durante todo os meses favoráveis do ano.

Se o terreno é sujeito à dessecação periódica, mesmo entre chuvas freqüentes, a infectividade é de curta duração. O frio intenso também concorre para esterilizar o solo. A transmissão mantém-se, portanto, em função da freqüência com que o terreno receba fezes ricas em ovos.

A longevidade dos vermes adultos, conforme vimos, é geralmente de dois anos (ainda que alguns possam viver muitos anos). É possível que a maioria da população helmíntica seja eliminada dentro de um ano, dependendo a sua manutenção de reinfecções contínuas.

Observações cuidadosas demonstram que, na ausência de reinfecções, mesmo durante períodos muito curtos, a carga de vermes de um grupo populacional cai rapidamente, devido à expulsão dos helmintos adultos.

Quando os períodos desfavoráveis para a transmissão são muito prolongados, as cargas parasitárias dos pacientes mantêm-se baixas ou muito baixas, o que aumenta a longevidade dos helmintos e sua capacidade de oviposição. Isto compensa os riscos externos para a sobrevivência das espécies de parasitos, como a latência das larvas de *A. duodenale* nos tecidos do hospedeiro, que alarga a duração do ciclo parasitário, em países com invernos prolongados.

Na região de Picos (em Santiago, Ilhas do Cabo Verde), onde a prevalência da ancilostomíase era de 82,7%, em 1965, um inquérito coprológico feito sob nossa orientação não encontrou mais de 3,9% de positivos, em 1977, quando uma seca muito grave de toda região africana do Sahel já durava 8 ou 9 anos. Nenhuma criança com menos de seis anos estava infectada e apenas uma, no grupo de 6 a 10 anos, eliminava ovos (sugerindo prolongada ausência de transmissão); mas 12 outros pacientes (com 11 a 70 anos de idade) também eliminavam ovos de ancilostomídeos, o que sugeria igualmente grande longevidade dos helmintos, nos casos de baixa carga parasitária, assegurando a continuidade da espécie através de condições ecológicas particularmente desfavoráveis.

Aquisição e perda de parasitos fazem parte da dinâmica desta e de outras helmintíases. Quando a aquisição é maior que a perda, aumenta progressivamente o total de vermes albergados, fazendo aparecer ou agravando a sintomatologia clínica. Em lugares (ou períodos) em que o frio ou a seca interrompem transitoriamente a transmissão, o parasitismo permanece baixo, assintomático, mas resiste tenazmente à sua completa eliminação.

Do ponto de vista médico, devemos insistir em que a ancilostomíase doença depende da ruptura do equilíbrio entre a espoliação parasitária e a ingestão de ferro e proteínas da dieta.

Portanto, o grau de subnutrição e a carência de Fe vão determinar o nível em que uma carga parasitária passa a determinar o aparecimento de anemia e de suas conseqüências. Assim, constatou-se que em lugares da Nigéria onde a ingestão de Fe por pessoa é da ordem de 21 a 30 mg por dia, a carga parasitária necessária para provocar anemia está em torno de 800 ancilostomídeos, enquanto em populações da Ilha Maurício ou da Tanzânia, com 5 a 10 mg de Fe na dieta, bastam algumas dezenas de vermes.

As crianças em fase de rápido crescimento, e as mulheres durante os períodos menstruais e de gravidez, são por isso mais sensíveis à ação patogênica dos ancilostomídeos que os demais.

ÍNDICES DE TRANSMISSÃO

O índice de infecção ancilostomótica é dado pela percentagem de indivíduos que, em determinado lugar, apresentam exame de fezes positivo — ou seja, a **prevalência**.

Ainda que se possa interferir daí a facilidade ou não com que se processa a transmissão, nesse lugar, tal índice nada informa sobre a intensidade da transmissão. Para tanto é mister quantificar os exames parasitológicos, determinando o **número de ovos, por grama de fezes**, eliminados pelos pacientes. Os resultados poderão ser classificados, segundo a freqüência com que ocorram a infecção leve, a média ou a intensa, na população estudada.

Outro índice útil resulta das **dosagens de hemoglobina**, para determinação da freqüência e grau da anemia na população.

A infecção do solo pode ser medida pelo **isolamento e contagem das larvas**, utilizando-se o método de Baermann ou suas modificações.

CONTROLE DA ANCILOSTOMÍASE

Um Século de História

O Projeto Rockefeller. Durante as bem-sucedidas campanhas contra a ancilostomíase desenvolvidas na Europa, um zoólogo americano, Charles W. Stiles, que completava sua formação científica naquele continente, interessou-se vivamente pelo assunto e, de regresso aos EUA, descobriu que o parasito causador da doença nas Américas era diferente do europeu, dando-lhe o nome de *Necator americanus*.

Não tardou em reconhecer que a espécie tinha sua origem na África e que sua presença no Novo Mundo era uma conseqüência do tráfico de escravos.

Mas, fazendo inquéritos nos estados do sul, tornou-se consciente da importância da parasitose nas zonas rurais e, durante anos, passou a insistir sobre a necessidade de uma campanha de recuperação dos *"poor-whites"* que, nessa época, supunha-se serem apenas preguiçosos e não doentes.

Em 1910, seus apelos foram ouvidos, e a Comissão Sanitária Rockefeller (que depois se tornaria a *Rockefeller Foundation*) estruturou-se para executar seu projeto. Durante cinco anos, sob a direção de W. Rose, e com um orçamento total de quase um milhão de dólares, ela examinou 1.300.000 pessoas em 11 estados do Sul e tratou 700.000 casos.

O projeto falava de erradicação, mas Rose compreendeu logo seu equívoco. Stiles havia estimado em dois milhões o número de casos de ancilostomíase, no Sul, mas eles eram três ou quatro milhões.

Rose não acreditava que a Comissão pudesse ou devesse, ela só, chegar até a erradicação, mas supunha que o exemplo e a propaganda acabariam por mobilizar todos os médicos, todas as autoridades responsáveis e a população geral para um esforço que terminaria por conseguir a erradicação.

Suas decepções começaram com a fraca cooperação do corpo médico: sobre 20.000 médicos rurais dos nove estados, de que esperava a colaboração, poucos responderam favoravelmente ao apelo.

Muitos perguntavam quem iria pagar o tratamento dos indigentes; outros, mesmo pagos, não fizeram grande coisa. Ao fim da campanha, devia-se constatar que somente 30% dos médicos haviam aplicado tratamentos anti-helmínticos.

Sob a pressão de Stiles, Rose teve que aceitar uma solução que não lhe agradava: organizar em cada localidade dispensários gratuitos onde, uma vez por semana, um médico do serviço vinha dar consultas e fazer tratamentos.

Diante das dificuldades que se apresentavam ao longo da campanha, a Comissão tentou fazer um esforço de erradicação total em um povoado de pescadores, com menos de 600 habitantes, isolado na ilha de Knotts, na Carolina do Norte. Mesmo nessas condições a erradicação fracassou.

Ainda antes dessa experiência-piloto, em 1913, uma Comissão Internacional, denominada mais tarde a *International Health Division,* fora criada para repetir em outros países a demonstração gigantesca que se realizava no Sul dos EUA. Em 1921, os trabalhos desenvolviam-se em mais de 30 países ou territórios, sobretudo na América Central, nas Antilhas, na Colômbia, no Brasil, no Egito, na Índia e em outras regiões da Ásia e do Pacífico. Ao todo, cerca de 4.000.000 de pessoas foram examinadas e 2.000.000 de tratamentos foram aplicados.

Os Resultados e sua Interpretação. No Mississípi, onde se havia trabalhado intensamente e onde a educação sanitária havia-se beneficiado da colaboração da imprensa e dos meios escolares, uma primeira avaliação dos resultados, feita em 1933, mostrava que a prevalência tinha caído de 53% para 19,6% e, posto que apenas uma habitação rural sobre 10 possuía uma latrina satisfatória, a redução não era devida ao saneamento.

Entre os obstáculos ao controle da ancilostomíase, falou-se muito da não-cooperação de uma parte da população, da dificuldade de conseguir que as pessoas mudem de hábitos, ou que aceitem as latrinas rurais de construção econômica.

Em verdade, os aspectos econômicos e sociológicos do problema haviam sido subestimados, apesar de serem extremamente importantes na luta contra certas doenças.

Mesmo as questões de ordem epidemiológica não haviam sido tomadas na devida consideração, pois:

a) não se conseguem descobrir todos os casos ou tratar todos aqueles que foram diagnosticados;

b) os medicamentos não curam todos os casos tratados;

c) a contaminação do solo, que havia sido causada pelas pessoas parasitadas, antes da medicação, persiste durante semanas ou meses após os tratamentos, se as condições locais do clima e do terreno forem favoráveis à sobrevivência das larvas de ancilostomídeos;

d) a poluição fecal do meio continua a proporcionar novas quantidades de ovos, eliminados pelas pessoas não-tratadas ou não-curadas, ou por indivíduos reinfectados.

Nessas condições, a transmissão da ancilostomíase permanece ativa e assegura a reinfecção da população suscetível.

Em 1940, uma nova avaliação, realizada sobre oito estados do Sul, mostrava que a taxa média de positividade tinha passado de 37 a 11% e que apenas um caso sobre quatro apresentava sintomatologia clínica.

A melhoria incidia principalmente sobre os aspectos clínicos: as formas graves de anemia haviam-se tornado cada vez mais raras e, nos últimos anos, os médicos encontravam muito poucos casos de ancilostomíase-doença, não obstante a presença da infecção nas planícies arenosas das regiões costeiras, desde o Mississípi até a Carolina do Norte.

Mas ninguém se iludia sobre as causas dos bons resultados constatados, a longo termo, nos EUA. O desenvolvimento econômico havia mudado profundamente o quadro ecológico: a urbanização, a elevação do poder aquisitivo da população rural, permitindo o uso mais generalizado e mais constante de calçado, o melhoramento das habitações e da alimentação etc. são fatores decisivos e sem relações com as campanhas anti-helmínticas. Essa era a situação nos EUA.

E nos outros países em que a campanha foi implantada?

O que dissemos, linhas acima, sobre a situação brasileira dá idéia do sucedido. Na primeira metade do século nada havia mudado (Quadro 47.1). Depois, o desenvolvimento econômico, mesmo quando modesto, passou a pesar sobre a situação epidemiológica, modificando sobretudo os aspectos clínicos da endemia. O enorme crescimento populacional urbano passou a diluir as taxas de prevalência e, também, as preocupações com a ancilostomíase, que já não aparece entre as prioridades dos atuais serviços de saúde.

Nos países do mundo onde a explosão demográfica não foi acompanhada pelo desenvolvimento econômico e pela urbanização, deve-se esperar um aumento do número de casos de parasitismo.

Um levantamento de dados epidemiológicos, feito há algumas décadas, em 169 países ou territórios de regiões tropicais, mostrou que 2/3 dos casos de ancilostomíase encontravam-se na África.

Nesse mesmo inquérito, feito pela Divisão de Ciências Médicas da National Academy of Sciences, National Research Council (EUA), a ancilostomíase apresentava-se, entre as doenças parasitárias, como a segunda causa de morbidade, depois da malária, e como a terceira causa de mortalidade.

Os Recursos Estratégicos

Na luta contra a ancilostomíase conta-se com vários tipos de recursos:

a) uso de calçados;
b) quimioterapia com anti-helmínticos;
c) medicação antianêmica;
d) destino sanitário dos excretas;
e) combate às larvas no solo.

A utilização de cada um deles e o peso que lhes será dado em um plano de combate a essa helmintíase vai depender da situação epidemiológica na área de trabalho, dos objetivos em vista, dos recursos financeiros disponíveis, bem como dos recursos técnicos existentes (serviços de saúde e sua organização, pessoal capacitado, equipamento laboratorial, medicamentos, meios de transporte e de comunicação, além de outras formas de apoio logístico).

Calçado. O uso generalizado e constante de calçado é o meio mais eficiente e permanente de controle da ancilostomíase, capaz de atuar independentemente dos serviços de saúde e tendo por motivação o prestígio social desse uso. Sua limitação está fundamentalmente no custo dos sapatos, alpercatas etc. e no baixo poder aquisitivo das populações das áreas endêmicas: um problema de natureza econômica, portanto, para o qual os trabalhos de educação sanitária podem contribuir apenas quando existirem condições objetivas para sua solução.

Anti-helmínticos. A não ser em situações muito especiais, em que os únicos parasitos intestinais a combater são ancilostomídeos, está subentendido que se fará uso de medicamentos anti-helmínticos de largo espectro, como o mebendazol, o levamisol, o albendazol, o pirantel etc. (levando em conta disponibilidade e preço, no país) e associando a luta contra esta parasitose aos programas integrados de saúde da comunidade.

Fora das áreas endêmicas, ou onde a baixa freqüência da ancilostomíase-doença o justificar, o tratamento será feito individualmente pelos serviços de saúde locais.

Nas áreas de média e alta endemicidade é necessário que se faça o estudo epidemiológico do problema, para em seguida fixar objetivos, adotar uma estratégia conveniente e planejar as ações de controle.

O êxito dessas medidas vai depender da tomada de decisões firmes, pelas autoridades responsáveis, do investimento de recursos, da adequação e exeqüibilidade do plano, de sua preparação e da organização correta dos trabalhos (leia, no Cap. 43, o item *Controle das geo-helmintíases*, onde se discute a metodologia geral de controle).

Ferroterapia. Conforme foi explicado anteriormente, a administração de Fe aos pacientes anemiados é importante para que se faça o mais rapidamente possível sua recuperação clínica. Esse tratamento deve ser duradouro, prolongando-se por alguns meses depois de restabelecida a normalidade dos testes de hemoglobina, a fim de recompor a reserva fisiológica de ferro no fígado.

São importantes, também, as medidas para que as pessoas mais sujeitas ao risco de infecção ou de reinfecção possam contar com um aporte constante de ferro, na dieta, suficiente para cobrir todas as suas necessidades.

Atenção especial merecem as crianças em fase de crescimento rápido, as gestantes e as mulheres em período menstrual.

Instalações Sanitárias. A construção e o uso de latrinas ou outros tipos de instalações sanitárias são aspectos importantes do saneamento ambiental, que devem ser avaliados quanto a seu impacto a curto e longo prazos sobre o controle de parasitoses intestinais, relação custo/benefício, aceitação pelos habitantes do campo, manutenção em condições higiênicas satisfatórias, duração etc.

A educação sanitária deve capacitar-se, nessa área, para promover as mudanças comportamentais necessárias a fim de reduzir drasticamente a poluição fecal do solo, no peridomicílio e nos locais de trabalho, agindo junto aos adultos e às crianças.

Controle Antilarvário. Grande número de substâncias de origem vegetal é capaz de interferir na biologia das larvas dos ancilostomídeos e estrongilóides, destruindo-as no solo. Experiências feitas no Brasil demonstraram que o tratamento do terreno por pequenas concentrações dessas substâncias pode ser conseguido com o plantio das espécies vegetais adequadas nas áreas em que se encontrem focos de transmissão dessas verminoses. As plantas mais recomendadas para isso são: *Cymbopogon citratus* (capim-limão ou capim-cidreira), *C. martinii*, *Vetiveria zizanoides*, *Ruta graveolens*, *Menta spicata* e *Chrysanthemum* sp.

Objetivos e Métodos

Segundo as condições subjetivas reveladas pelos inquéritos epidemiológicos e os recursos disponíveis, os objetivos podem ser distintos e escalonados da seguinte forma:

A. Redução a curto prazo da mortalidade e da morbidade específicas (em áreas de alta endemicidade), que se pode obter com a quimioterapia (anti-helmínticos e antianêmicos), desde que organizados os serviços de diagnóstico e tratamento dos casos, com ampla cobertura da população. O objetivo imediato é a redução da carga parasitária dos pacientes.

B. Redução da morbidade e da prevalência, a médio e a longo prazos, que requer, além da quimioterapia periódica, a educação sanitária e a elevação do nível econômico e habitacional da população, tornando possível o uso regular de calçado para toda gente, o destino adequado das fezes e a adoção de hábitos higiênicos, tudo tendo em vista, além da redução da carga parasitária dos moradores da região, a diminuição da transmissão aos níveis mais baixos possíveis, nessa área.

C. Erradicação da ancilostomíase, que só é atingível com a elevação do nível de vida da população (tanto econômico como cultural) e dos recursos investidos no saneamento ambiental, característicos dos países ricos e dos centros altamente urbanizados. O objetivo final é a interrupção da transmissão dos helmintos, pela criação de condições sócio-econômicas e hábitos incompatíveis com o ciclo parasitário.

A Estratégia Geral

A experiência do passado e a do presente sugerem que a luta contra a ancilostomíase deva levar em consideração o seguinte:

1. Ela tem que ser inicialmente um **programa de controle**, para desenvolvimento a longo prazo. Ainda que se tente, sempre, curar o maior número de pessoas, conta-se principalmente com uma redução progressiva, pelos tratamentos sucessivos, do número de indivíduos parasitados e da quantidade de ovos por grama de fezes que eliminam os pacientes não-curados. Dois resultados devem surgir imediatamente após os primeiros tratamentos:

a) eliminação quase total dos casos com altas cargas parasitárias e, por conseguinte, cura clínica dos pacientes; essa cura será mais precoce se o tratamento for acompanhado de medicação antianêmica;

b) redução considerável da poluição do solo com ovos dos ancilostomídeos e, naturalmente, da intensidade da transmissão, mesmo antes que as medidas de saneamento possam produzir seus efeitos.

2. Os **tratamentos periódicos** anuais devem manter e ampliar os benefícios trazidos pelas primeiras intervenções.

3. Os trabalhos de **educação sanitária** devem preceder e acompanhar todas as etapas do controle, mobilizando, motivando e organizando a participação comunitária, nas diversas fases do processo, e contribuindo eficientemente para a implantação de novos hábitos higiênicos em todas as camadas populacionais.

Todo pessoal dos serviços de saúde deve participar da educação sanitária e esta deve articular-se com todas as atividades locais que possam influenciar o comportamento social e pessoal dos moradores.

4. Para que esses resultados não sejam temporários, são necessárias medidas de **saneamento** (mesmo que implantadas em etapa posterior às outras atividades de controle) e a promoção do uso permanente de calçado (por mais simples que seja este) pelos indivíduos de todas as idades.

Estas recomendações implicam a promoção de um aumento do poder aquisitivo das populações expostas ao risco de parasitismo, particularmente nas áreas rurais, onde devem acompanhar os projetos de **desenvolvimento regional**.

5. Para que a campanha possa cobrir toda a população e manter sob controle, durante muitos anos, todos os membros de cada comunidade, é necessário que os trabalhos sejam desenvolvidos por **agentes de saúde locais**, reconhecidos e aceitos pela generalidade da população e estejam em condições tanto de prestar assistência quanto de obter a colaboração dos moradores, a nível de cada família. Isto implica a integração da luta contra a ancilostomíase com as demais atividades básicas de saúde.

48

Larva Migrans *Cutânea e Visceral*

INTRODUÇÃO
LARVA MIGRANS *CUTÂNEA*
   Agentes etiológicos
      Ancylostoma braziliense
   Relações parasito-hospedeiro
   Patologia e sintomatologia
   Diagnóstico e tratamento
   Epidemiologia e profilaxia

LARVA MIGRANS *VISCERAL*
   Agentes etiológicos
      Toxocara canis
   Relações parasito-hospedeiro
   Patologia
   Sintomatologia
   Diagnóstico e tratamento
   Epidemiologia e profilaxia

INTRODUÇÃO

A invasão do organismo humano por parasitos próprios de outros animais acompanha-se, geralmente, de um desenvolvimento atípico da espécie envolvida, que se mostra incapaz de completar seu ciclo evolutivo. Nessas condições, observa-se o seguinte:

a) a forma larvária infectante, por falta de estímulos adequados ou de outras condições metabólicas, não consegue evoluir até verme adulto;

b) sua migração, no hospedeiro anormal, detém-se em algum órgão pelo qual transitaria normalmente se no hospedeiro correto; ou então, desorientada, vai ter a localizações também atípicas.

Nematóides que penetram através da pele por vezes não conseguem encontrar seu caminho e permanecem vagando entre a epiderme e a derme. O quadro clínico resultante é chamado **larva migrans** cutânea.

Nematóides que entram no organismo por via oral, e que deveriam fazer o ciclo pulmonar típico para alcançar depois o tubo digestivo, estão propensos a encalhar no fígado, ou nos pulmões, ou a desgarrarem-se em outros órgãos, provocando uma síndrome clínica denominada **larva migrans** visceral. Esta expressão, como a de *larva migrans* cutânea, não implica qualquer precisão quanto à espécie do parasito envolvido.

Entretanto, o aperfeiçoamento de testes diagnósticos com alta especificidade permitiu demonstrar que na maioria dos casos de *larva migrans* visceral estão presentes as formas larvárias de **Toxocara** spp., razão pela qual o termo **toxocaríase** tem sido usado com freqüência crescente, sempre que confirmado o diagnóstico específico.

Deve-se salientar que só chegam a produzir manifestações patológicas do tipo **larva migrans** as formas juvenis de espécies capazes de sobreviver durante algum tempo no hospedeiro anormal. As que morrem ou são destruídas rapidamente pelos mecanismos de defesa natural produzem sintomatologia fugaz e não os quadros que passaremos a descrever.

LARVA MIGRANS CUTÂNEA

Agentes Etiológicos

Na generalidade dos casos, esta síndrome é devida às larvas de terceiro estádio do **Ancylostoma braziliense**, parasito normal do intestino de cães e gatos.

Entretanto, outros helmintos foram identificados como responsáveis pelo mesmo quadro, entre os quais *Ancylostoma caninum*, *A. stenocephala*, *Gnathostoma spinigerum* e formas imaturas de filárias do gênero *Dirofilaria*.

Mesmo as larvas filarióides de alguns nematóides do homem podem, eventualmente, por razões que desconhecemos, ficar na pele, abrindo túneis, sem achar seu caminho para realizar o ciclo pulmonar. Isso pode suceder com *A. duodenale*, *Necator americanus* e *Strongyloides stercoralis*.

A *larva migrans* cutânea é também conhecida pelos nomes de **dermatite serpiginosa** ou **dermatite linear serpiginosa** e, para o povo do Brasil, por "bicho geográfico" ou "bicho das praias".

ANCYLOSTOMA BRAZILIENSE

O verme adulto, cuja morfologia e biologia muito se aproximam das de *Ancylostoma duodenale* e de *A. ceylanicum* (ver o Cap. 46), caracteriza-se pelo tamanho menor (as fêmeas medem 6,5 a 9 mm de comprimento e os machos, 5 a 7,5 mm) e por apresentar na cápsula bucal apenas um par de grandes dentes ventrais, além de outro par muito rudimentar. Sua bolsa copuladora é mais longa que larga (ver a Fig. 46.5).

Ele vive no intestino delgado de cães e gatos, porém, nos primeiros é menos freqüente que *A. caninum* e mostra menor capacidade espoliadora de sangue que os outros ancilostomídeos.

O ciclo evolutivo é semelhante ao das demais espécies de *Ancylostoma*, podendo invadir os animais hospedeiros tanto pela pele como por via oral. Os ovos, expulsos com as fezes, produzem larvas rabditóides que, depois de duas mudas, dão larvas filarióides infectantes.

São estas que, ao entrar em contato com a pele humana, perfuram o estrato epitelial, mas não podem atravessar as camadas subjacentes.

Como elas se mantêm vivas aí por muito tempo, sua atividade fica reduzida a caminhar ao acaso, abrindo um túnel microscópico do qual ocupam sempre a extremidade anterior.

Relações Parasito-Hospedeiro

PATOLOGIA E SINTOMATOLOGIA

O momento da penetração das larvas infectantes pode passar despercebido. Em pessoas sensibilizadas, entretanto, surgem pontos eritematosos ou pápulas, acompanhados de prurido.

Desses pontos partem os túneis que desenham um trajeto irregular e caprichoso, avançando 2 a 5 centímetros por dia. Algumas vezes, a linha serpeante restringe-se a uma pequena área; outras, alonga-se como o traçado de um mapa.

Histologicamente, o túnel desenvolve-se pela destruição da camada germinativa de Malpighi. A derme constitui, por assim dizer, o assoalho desse túnel, e a camada de células espinhosas, o seu teto. Acompanha-o uma reação inflamatória onde se observa infiltrado de células eosinófilas e mononucleares.

Enquanto avança, a lesão vai ficando para trás como um cordão eritematoso, saliente, irregular e pruriginoso, recoberto por vezes de vesículas. Com o passar dos dias, a parte mais antiga do trajeto tende a desinflamar, deixando em seu lugar apenas uma faixa hiperpigmentada, que desaparecerá mais tarde.

Infecções microbianas secundárias podem transformar essas lesões em piodermite, principalmente quando o paciente, levado pelo intenso prurido, provoca, ao se coçar, escoriações da pele.

O número de larvas e, portanto, o número de trajetos inflamatórios lineares varia de uma única a dezenas ou centenas, localizando-se em qualquer região da superfície do corpo. As partes que mais freqüentemente se põem em contato com o solo são as mais sujeitas: pés, pernas, mãos e antebraços. Crianças que brincam sentadas no chão exibem-nas na região glútea, coxas etc. Os freqüentadores de praias expõem à penetração das larvas outras partes do corpo que normalmente ficam protegidas pela roupa.

A duração do processo é muito variável, podendo curar-se espontaneamente ao fim de poucos dias ou durar semanas a meses.

O sintoma mais molesto é o prurido, que costuma aumentar à noite e chega a provocar insônia.

Casos com manifestações pulmonares concomitantes sugerem que algumas larvas tenham alcançado os pulmões ou que tenha havido infecção simultânea por outros ancilostomídeos.

DIAGNÓSTICO E TRATAMENTO

O aspecto dermatológico das lesões e sua evolução constituem os únicos recursos para o diagnóstico. Na maioria dos casos eles são tão típicos que não oferecem dificuldade alguma. Como antecedentes sugestivos estão as histórias de contato com os terrenos arenosos, sobretudo em praias freqüentadas por cães e gatos, ou com tanques de areia destinados à recreação das crianças, em colégios e parques infantis.

O tratamento (que pode ser dispensado nos casos mais benignos) é feito com tiabendazol, que se usa tanto por via oral como em aplicações locais.

Prescrever o **tiabendazol** na dose de 25 mg por quilo de peso corporal e por dia, dividido em três tomadas, para ingerir depois das refeições. Manter o tratamento durante cinco a 10 dias, de acordo com a necessidade.

O tiabendazol pode ser aplicado localmente, sob a forma de pomada ou de líquido (uma suspensão pediátrica, por exemplo), para acelerar a cura. Tratar a piodermite, se estiver presente.

Em caso de intolerância a essa medicação, pode-se fazer a aplicação de frio nos pontos em que se encontrem as larvas, isto é, nas áreas em torno da linha de crescimento dos cordões inflamatórios. Para isso, usam-se as aplicações de cloretila ou de neve carbônica, que matam as larvas por congelamento.

Epidemiologia e Profilaxia

A *larva migrans* **cutânea** é encontrada por toda parte onde se encontrem cães e gatos infectados com ancilostomídeos, sobretudo *A. braziliense*.

O problema é mais freqüente nas praias e terrenos arenosos, onde esses animais poluem o solo com suas fezes. Aí, a natureza do solo (ver o Cap. 46), o calor e a umidade elevada favorecem o desenvolvimento das larvas até o estádio infectante. Em algumas regiões, isto ocorre apenas nos meses do ano caracterizados por temperaturas e umidade mais altas. As zonas banhadas diretamente pelo mar não oferecem risco, pois o teor salino do terreno impede a sobrevivência dos ovos e das larvas de ancilostomídeos.

Não sucede o mesmo nas áreas vizinhas, em que a areia não é invadida pelas marés.

Em muitos lugares, os gatos são as principais fontes de infecção. O hábito de enterrar os excrementos, tão característico desses animais, e a preferência por fazê-lo em lugares com areia favorecem a eclosão dos ovos e o desenvolvimento das larvas.

As crianças contaminam-se ao brincar em depósitos de areia para construções, ou nos tanques de areia dos locais destinados à sua recreação.

Em vista da ubiqüidade de cães e gatos, que nas cidades é agravada pela concentração populacional humana e dos animais domésticos, o controle do parasitismo é bastante difícil.

Ele exigiria o tratamento desses animais, de forma sistemática, com ou sem exame parasitológico prévio. As medidas isoladas, tomadas pelos proprietários de animais domésticos, além de insuficientes por si sós, tendem a ser anuladas pelas reinfecções.

Na falta de soluções melhores, deve-se impedir o acesso de animais aos tanques de areia de escolas e parques infantis, onde brincam as crianças, cercando-os com telagem adequada. Nas praias, procurar áreas periodicamente cobertas pelas cheias da maré. Os serviços de educação sanitária devem alertar pais e mestres sobre o problema e sobre as medidas preventivas.

LARVA MIGRANS VISCERAL

Agentes Etiológicos

O conceito de **larva migrans** visceral não inclui aquelas migrações que normalmente fazem alguns parasitos humanos, como *Ascaris lumbricoides* ou *Strongyloides stercolaris*, mesmo quando produzam um quadro de pneumonite bastante acentuado.

Reserva-se o nome para uma síndrome complexa, tendo por causa a presença das larvas de nematóides de outros mamíferos, que eventualmente infectam o homem, e estão condenados a morrer depois de longa permanência nas vísceras, sem poder chegar ao estádio adulto. Essa impossibilidade é a razão da demora dos parasitos nos tecidos e, portanto, da gravidade das lesões produzidas.

Ainda que várias espécies possam estar implicadas como agentes causais, cabe a um parasito do cão e do gato, **Toxocara canis**, a responsabilidade pela maioria dos casos observados. As larvas de *Toxocara catti*, do gato, e de *Ancylostoma caninum* são consideradas de importância secundária.

TOXOCARA CANIS

Esta espécie pertence à família **Ascaridae** e vive no intestino delgado do cão, do gato e de canídeos selvagens, onde leva uma vida muito semelhante à dos áscaris humanos. Outra espécie, *Toxocara catti* (= *T. mystax*), tem por hospedeiro normal o gato e felídeos selvagens.

Os vermes são menores que os *Ascaris*, medindo o macho 4 a 10 cm e a fêmea, 6 a 18 cm de comprimento. Além dos três lábios que precedem a boca, possuem duas expansões cervicais em forma de aletas (Fig. 48.1).

As fêmeas põem 2 milhões de ovos por dia, no período mais fértil de sua existência (entre a sétima e a 28ª semana), decaindo a produção até o fim da vida, no oitavo mês (200.000 ovos por dia, em média). Tal é a intensidade com que contaminam o meio ambiente.

Apenas os ovos embrionados são infectantes. Quando ingeridos por cães jovens, eclodem no intestino, invadem a mucosa e através da circulação porta fazem o ciclo **fígado → coração → pulmão**, regressando ao tubo digestivo via brônquios, tra-

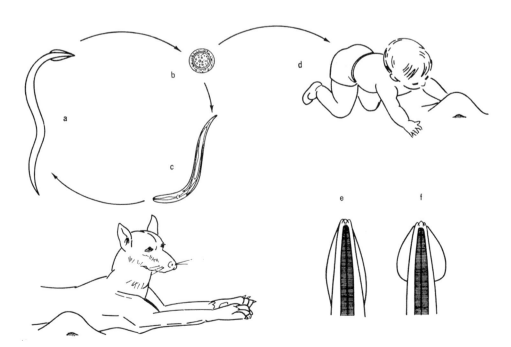

Fig. 48.1 Ciclo biológico de *Toxocara canis*. *a*, Verme adulto, que habita o tubo digestivo do cão ou do gato; *b*, ovo, eliminado com as fezes desses animais, requer 9 a 15 dias para embrionar e se torna infestante após formar uma larva rabditóide (de 2º estádio); *c*, larva infestante que deixa o ovo, no tubo digestivo do hospedeiro, e faz o ciclo pulmonar antes de tornar-se verme adulto. As pessoas adquirem a *larva migrans* visceral ao se porem em contato com o solo poluído *(d)* e ingerir os ovos aí existentes. Extremidade anterior de *T. canis (e)* e de *T. catti (f)*, mostrando a diferença entre suas respectivas aletas cervicais.

quéia e esôfago. O tempo mínimo para completar o ciclo é de um mês, ao fim do qual começam a aparecer ovos nas fezes.

Quando um cão adulto é infectado experimentalmente, podem-se encontrar, durante muito tempo depois de completado esse ciclo, larvas no fígado, nos pulmões, nos músculos e em outros órgãos, o que demonstra a tendência de *Toxocara canis* a produzir formas latentes em seu hospedeiro natural.

Se uma cadela parasitada engravida, essas larvas são ativadas e vão invadir a placenta e o organismo fetal ou produzir vermes adultos no seu próprio intestino. Os cãezinhos já nascem infectados. Essa infecção pré-natal é a forma habitual de propagação do parasitismo entre os cães.

Relações Parasito-Hospedeiro

PATOLOGIA

A ingestão de ovos embrionados de *Toxocara*, contendo no seu interior larvas do terceiro estádio, é seguida na espécie humana pela eclosão e libertação das larvas, nas porções altas do intestino delgado.

Depois de invadir a mucosa, elas podem entrar na circulação venosa, sendo levadas para o fígado; ou nos vasos linfáticos, que as transportam diretamente ao coração direito e pulmões.

Nos capilares do fígado, menos freqüentemente nos dos pulmões, nos rins, nos olhos, no miocárdio, na musculatura esquelética e no cérebro, as larvas são retidas pela reação inflamatória de tipo granulomatoso e impedidas de prosseguir sua migração.

No hospedeiro anormal, não sofrem ecdises nem crescem, mas permanecem vivas durante semanas ou meses. A situação é diferente da observada com *Ascaris lumbricoides* inoculado em animais de experiência, pois este consegue sempre completar sua evolução e o ciclo pulmonar, sendo eliminado com as fezes depois de chegar ao hábitat inadequado (intestino) do hospedeiro anormal.

A lesão típica produzida pelas larvas de *Toxocara* é o granuloma alérgico. No centro deste encontra-se o parasito, bem como tecido necrótico, com degeneração fibrinóide, cercados por eosinófilos e monócitos.

Estes mononucleares tendem a formar células epitelióides, organizadas por vezes em paliçada. Externamente, encontra-se um infiltrado leucocitário com muitos eosinófilos e fibroblastos que evoluem para formar uma camada fibrosa, com abundância de colágeno. No centro de muitos granulomas há gigantócitos empenhados na destruição dos restos parasitários.

Os órgãos mais afetados, por ordem de freqüência, são o fígado, os pulmões, o cérebro, os olhos e os gânglios.

Nas localizações oculares, mais freqüentes no segmento posterior, os abscessos eosinófilos tendem a produzir o deslocamento da retina e a opacificação do humor vítreo, acarretando a perda completa da visão. Outras vezes forma-se um tumor fibroso e localizado, comprometendo apenas parcialmente a vista.

Em 20 anos, entre 1950 e 1970, a bibliografia mundial registrou a ocorrência de 245 casos de infecção ocular.

SINTOMATOLOGIA

Em função da carga parasitária, o período de incubação no homem estende-se por semanas ou meses. A duração total é autolimitada: até 6 a 18 meses.

O quadro clínico, que é observado com maior freqüência em crianças com mau estado geral ou debilitadas, depende da intensidade do parasitismo e da localização. Ele varia desde uma simples e persistente eosinofilia, nas infecções leves, até quadros graves com febre, hipereosinofilia, hepatomegalia, manifestações pulmonares ou cardíacas, nefrose e sinais de lesões cerebrais. Registram-se casos fatais.

Os sinais mais constantes são leucocitose (entre 12.000 e 100.000 leucócitos/mm^3) e eosinofilia (entre 14 e 80% de eosinófilos). Esta aumenta rapidamente no primeiro mês, para declinar depois, mantendo-se entretanto durante muito tempo (meses ou anos). As gamaglobulinas estão quase sempre aumentadas. Encontram-se também adenopatias.

A hepatite pode acompanhar-se de hepatomegalia dolorosa e algumas vezes de esplenomegalia.

Tosse, dificuldade respiratória e infiltração pulmonar confirmada pela radiologia (**síndrome de Loeffler**) ou um quadro de asma brônquica decorrem da presença de larvas no pulmão e de fenômenos de hipersensibilidade. Mas também podem corresponder à fase pulmonar de infecções por *Ascaris*, *Strongyloides* etc. contraídas concomitantemente, dadas as circunstâncias ecológicas, quando crianças brincam no chão, comem terra ou simplesmente chupam os dedos que estiveram em contato com o solo.

Quando há envolvimento do sistema nervoso, os quadros clínicos podem ser os mais variados, incluindo os de pequeno e grande mal epiléptico, de meningite e de encefalite. A sintomatologia pode simular também a de tumoração intracraniana.

DIAGNÓSTICO E TRATAMENTO

O diagnóstico de *larva migrans* visceral fundamenta-se em dados clínicos, hematológicos, radiológicos e na biópsia de fígado, que permite ver as larvas e os granulomas eosinófilos. Muitos autores não recomendam a biópsia porque as chances, em geral pequenas, de esclarecer o diagnóstico não compensam os riscos e inconvenientes do método.

O exame de fezes é sempre negativo para *Toxocara*, visto que este nematóide não completa sua evolução no homem.

Como mesmo um número reduzido de larvas pode causar alterações patológicas importantes, os métodos imunológicos, que são bastante sensíveis e específicos, devem ser utilizados para se conseguir um diagnóstico correto.

Ultimamente vem sendo empregada com êxito a técnica de ELISA, que foi adaptada com vantagem para o diagnóstico da toxocaríase. O tratamento prévio do soro com antígeno de *Ascaris* aumenta a especificidade do método, nas áreas onde este parasito é freqüente.

O tratamento é desnecessário, na maioria dos casos, por serem os quadros benignos e autolimitados, curando-se a infecção espontaneamente.

Nas formas mais sérias ou graves, administrar o **tiabendazol**, na dose de 10 mg por quilo de peso do paciente, três vezes ao dia (ou seja, 30 mg/kg/dia), durante 5 ou mais dias, segundo a evolução do caso.

Outro medicamento utilizado é a **dietilcarbamazina**, oral, durante 3 semanas. Começar com 1 mg/kg de peso, duas vezes ao dia, e seguir com 3 mg/kg, segundo o mesmo esquema, para adultos e crianças.

Epidemiologia e Profilaxia

Larva migrans visceral é problema de âmbito mundial. A raridade dos casos registrados deve-se sobretudo à dificuldade de diagnosticá-la e à sua confusão com outras doenças.

As técnicas imunológicas mostraram que 2 a 3% das pessoas adultas e sadias, examinadas na Grã-Bretanha e em muitos outros países, reagem positivamente, indicando infecção atual ou no passado.

As fontes de infecção, representadas por cães e gatos, encontram-se por toda parte, já que a convivência com esses animais faz parte dos hábitos anti-higiênicos do homem.

Os cães jovens (com dois ou três meses de idade) são os mais parasitados, desenvolvendo depois certo grau de resistência.

A prevalência entre os machos costuma ser bem maior que entre as fêmeas.

O parasitismo por *Toxocara canis* varia de lugar para lugar, encontrando-se de 15 a 54% dos cães com exame de fezes positivo, em países da Europa, da América do Norte e da Ásia, cada animal albergando até uma dezena de fêmeas, com capacidade de produzir, em média, mais de 200.000 ovos por fêmea e por dia.

A convivência com os animais hospedeiros não é essencial para contrair *larva migrans* visceral, pois a toxocaríase é uma parasitose transmitida pelo solo poluído com os excrementos deles.

Os ovos de *Toxocara* (como os de *Ascaris*) sobrevivem longo tempo no meio exterior, suportando bem as condições ambientais que, para outros helmintos, seriam desfavoráveis.

Em um meio adequado, eles requerem 9 a 15 dias para embrionar e produzir, no seu interior, as larvas infectantes (de terceiro estádio), mas não se desenvolvem abaixo de 12°C.

A população sujeita ao risco de contágio é constituída principalmente pelas crianças pequenas, entre dois e cinco anos de idade, simples, curiosas e sem discernimento, muito propensas a fazer sua exploração do mundo usando as mãos e a boca.

O ciclo enzoótico de *Toxocara canis*, entre cães, é assegurado essencialmente pela transmissão congênita (pré-natal); mas entre os gatos, além da transmissão pelo solo (ovos embrionados), tem importância a existência de animais que abrigam larvas do terceiro estádio e são ingeridos pelos felinos (minhocas, baratas, camundongos etc.), *T. catti* não parece propagar-se por via placentária.

Outra modalidade de transmissão da toxocaríase ao homem, se bem que mais rara, é a ingestão de carne crua ou mal cozida de hospedeiros paratênicos do helminto, como aves, coelhos ou bovinos.

As medidas de profilaxia e controle a recomendar são muito semelhantes àquelas descritas a propósito de *larva migrans* cutânea. Mas, por exigirem elas a iniciativa dos proprietários dos animais domésticos, por implicarem despesas freqüentes, a serem pagas por eles, e dificilmente aceitáveis por pessoas que não compreendem o problema ou estão, mesmo, habituadas a levar seus cães a poluir diariamente as ruas, os jardins e as praias, a probabilidade de êxito de um tal programa é extremamente baixa, enquanto o nível de consciência sanitária da população não sofrer profundas modificações.

O controle deve ter por base:

1. **O tratamento anti-helmíntico** periódico de cães e gatos, feito com o objetivo de reduzir consideravelmente as fontes de parasitismo e a poluição do solo com ovos de *Toxocara*. Os medicamentos a utilizar podem ser: levamisol, albendazol, mebendazol ou fenbendazol, que são muito eficazes contra os vermes adultos (mas não contra as larvas nos tecidos).

No caso de *T. canis*, o esquema mais adequado é o seguinte:
- primeiro, tratamento dos cães aos 14 dias de idade;
- segundo, tratamento aos seis meses;
- terceiro, idem com um ano de idade;
- depois, uma vez ao ano, pois mesmo os cães mantidos nas melhores condições costumam apresentar taxas de parasitismo da ordem de 10%, nos inquéritos europeus.

2. **Proteção dos parques e espaços destinados à recreação das crianças**, mediante a instalação de cercas teladas que impeçam completamente o acesso aos animais. Evitar que as crianças brinquem em lugares que ofereçam risco.

3. **Reduzir a população de cães e gatos vadios** ao mínimo possível, pois são os que apresentam maiores taxas de prevalência e mais altas cargas parasitárias.

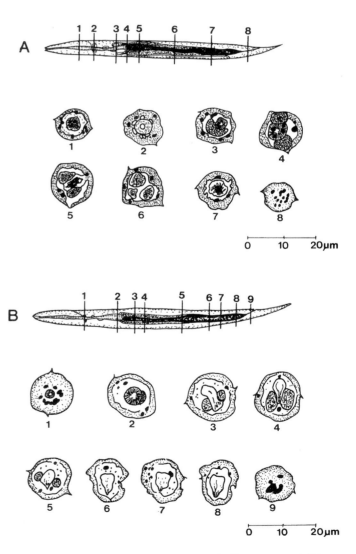

Fig. 48.2 Larvas de *Toxocara canis* (A) e de *Toxocara catti* (B) e os diferentes aspectos que apresentam nos cortes histológicos, por ocasião dos exames anatomopatológicos, segundo o nível em que foram seccionados os parasitos.

49

Angiostrongylus costaricensis e *Angiostrongilíase;* Lagochilascaris e *Lagoquilascaríase*

ANGIOSTRONGYLUS COSTARICENSIS
  Introdução
  O parasito
    Morfologia e ciclo vital
    Relações parasito-hospedeiro
    Patologia
    Quadro clínico e sintomas

  Diagnóstico
  Tratamento
  Epidemiologia e controle
LAGOCHILASCARIS
  O parasito
  A doença
  Epidemiologia e profilaxia

ANGIOSTRONGYLUS COSTARICENSIS

Introdução

Duas espécies de nematóides do gênero ***Angiostrongylus*** (superfamília **Metastrongyloidea**) podem parasitar ocasionalmente o homem.

Uma, conhecida há muito tempo, é *A. cantonensis*, que ocorre na Região Indo-pacífica, desde Madagáscar até Honolulu, e do Japão ao norte da Austrália. Ela produz lesões do sistema nervoso central (meningite eosinofílica).

Outra, própria do Continente Americano e denominada *A. costaricensis*, é de conhecimento relativamente recente, pois os primeiros casos foram diagnosticados em 1952 e o helminto descrito em 1971.

As manifestações clínicas são abdominais, simulando geralmente apendicite ou tiflite, pois a localização preferencial do parasito é nos ramos da artéria mesentérica superior (principalmente na artéria ileocecal), onde pode produzir obstrução e necrose regional.

Os hospedeiros definitivos, normais, de *A. costaricensis* são vários roedores silvestres, quatis e sagüis; e os hospedeiros intermediários, moluscos pulmonados terrestres (lesmas) da família **Veronicellidae**.

Descreveremos apenas esta última espécie de *Angiostrongylus*, cuja infecção já foi encontrada, no homem, desde o sul dos EUA até o norte da Argentina.

O Parasito

MORFOLOGIA E CICLO VITAL

Angiostrongylus costaricensis é um verme filiforme, com a extremidade cefálica arredondada e provida de três pequenos lábios. Encontram-se aí seis papilas sensoriais dispostas em dois círculos.

A cutícula é transparente e lisa, exceto nas extremidades, onde é mais espessa e ligeiramente estriada. A fêmea mede em torno de 32 mm de comprimento, possui esôfago claviforme e intestino simples, abrindo-se próximo à extremidade posterior, que é ligeiramente recurvada ventralmente.

Os tubos uterinos, espiralados em torno de todo o intestino, terminam por uma curta vagina e vulva situadas pouco adiante do ânus. O macho mede cerca de 20 mm, com tubo digestivo de mesmo tipo e testículo longo, cujo canal se abre em uma bolsa copuladora de tamanho médio, provida de dois espículos delgados.

Nos hospedeiros vertebrados normais, geralmente o rato-do-algodão (*Sigmodon hispidus*, na América Central, ou *Oligoryzomys nigripes* (= *Orizomys nigripes*), no sul do Brasil), os vermes habitam preferentemente as artérias da região ileocecocólica, que são ramos da mesentérica superior. Aí depositam seus ovos, que são arrastados pelo sangue arterial para a mucosa intestinal, onde embrionam e eclodem.

As larvas de primeiro estádio (L_1, medindo 0,26-0,29 mm de comprimento) atravessam a mucosa e caem na luz do intes-

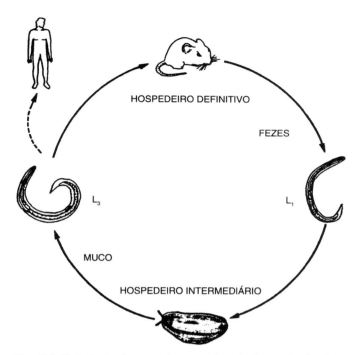

Fig. 49.1 Ciclo de *Angiostrongylus costaricensis*. O rato-do-algodão e vários outros roedores silvestres são hospedeiros definitivos do parasita e eliminam larvas L_1 em suas fezes. Moluscos terrestres das famílias Veronicellidae, Limacidae e outras, infectam-se ingerindo essas fezes e asseguram a evolução das larvas até L_3, que constituem formas infectantes para os vertebrados. Comendo os moluscos os roedores se infectam. A infecção humana é acidental.

tino, sendo levadas para o exterior de mistura com as fezes do roedor.

Quando os moluscos ingerem tais excrementos, essas larvas invadem seu tecido fibromuscular, onde evoluem e sofrem duas mudas ($L_1 \rightarrow L_2$, no 4º dia, e $L_2 \rightarrow L_3$, entre o 11º e o 14º dias). Ao fim de 18 dias já se encontram as larvas infectantes maduras (L_3, com 0,46-0,48 mm de comprimento), que persistem durante muito tempo no molusco ou vão sendo eliminadas com a secreção mucosa deste.

Se a temperatura ambiente baixar, a evolução larvária tornar-se-á mais lenta, podendo criar sazonalidade da transmissão em regiões de clima temperado. No meio exterior, as larvas sobrevivem ao menos 10 dias, em condições favoráveis de temperatura e umidade (Fig. 49.1).

O hospedeiro vertebrado (geralmente um roedor), ao comer o molusco infectado, contrai a angiostrongilíase e, depois de um período pré-patente de 24 dias, começa a eliminar larvas L_1 em suas fezes.

Ele pode infectar-se também ingerindo vegetais (folhas ou frutos) sobre os quais os moluscos terrestres deixaram sua esteira de secreção mucosa, onde se encontram eventualmente as larvas de terceiro estádio de *Angiostrongylus*.

Relações Parasito-Hospedeiro

Quando as larvas de terceiro estádio penetram no hospedeiro vertebrado por via digestiva, invadem rapidamente a mucosa intestinal da região ileocecal. Depois de 12 a 24 horas, a maioria delas já alcançou as vias linfáticas intestinais e mesentéricas, onde se realiza a terceira muda.

A migração das larvas L_4 pode seguir duas vias:

a) através dos linfáticos chegar ao sistema venoso, coração direito, rede pulmonar, volta ao coração (esquerdo) e circulação arterial, permitindo às larvas concentrarem-se sobretudo nos ramos da artéria mesentérica superior; a partir do 18º dia, os helmintos adultos serão encontráveis no mesentério, intestino grosso e pâncreas, iniciando-se então a oviposição;

b) ou as larvas podem invadir as vênulas da parede intestinal e o sistema porta, completando no fígado sua maturação.

Ovos e larvas L_1 aparecem por volta do vigésimo dia após a infecção.

O homem é infectado quando ingere, inadvertidamente, pequenos moluscos parasitados (talvez picados, de mistura com a salada), ou quando come frutas ou legumes cobertos com o muco dos moluscos hospedeiros.

PATOLOGIA

A maioria das vezes as lesões encontram-se no apêndice cecal ou no ceco. Pela freqüência, seguem-se as localizações no cólon ascendente, no íleo ou na transição ileocecal. São raras as lesões em outros órgãos, como o fígado, os testículos etc.

Nos roedores, os dois mecanismos patogênicos principais são: a) a ação dos vermes adultos sobre o endotélio das artérias que habitam, provocando endarterites, tromboses e necroses obstrutivas; b) o desencadeamento de reações inflamatórias locais pelos ovos, larvas e produtos excretados pelos parasitos.

No homem, as lesões são devidas sobretudo aos ovos retidos nos tecidos, que provocam intensa reação inflamatória.

Quanto aos tipos de lesão, observam-se inflamação da serosa, espessamento da parede intestinal e zonas de necrose. Há também ulcerações, que podem levar à perfuração do órgão.

O espessamento da parede e o aumento de volume dos linfonodos adjacentes podem constituir massas pseudotumorais que simulam o câncer do cólon ou um linfoma. A luz do órgão chega a reduzir-se de forma a causar obstrução parcial ou completa.

Microscopicamente, encontra-se infiltração celular maciça e difusa, com predominância de eosinófilos, que atinge todas as camadas da parede intestinal, e arterites com processos degenerativos como na arteriosclerose.

A presença de células gigantes, multinucleadas, do tipo de corpo estranho, constitui outro elemento característico do processo e se relaciona com a localização dos ovos do parasito na espessura da mucosa. Em torno desses ovos podem formar-se microgranulomas com abundância de histiócitos. O mesmo ocorre em torno de restos parasitários degenerados.

Os granulomas são encontrados também nos linfonodos, que apresentam hiperplasia reticular e muitos eosinófilos.

As lesões hepáticas devidas ao *A. costaricensis* são semelhantes às causadas pelas larvas de *Toxocara*, distinguindo-se pela presença constante de ovos e larvas, ou mesmo de vermes adultos. Migração dos vermes para as artérias do cordão espermático determina oclusão dos vasos e necrose testicular.

QUADRO CLÍNICO E SINTOMAS

O quadro clínico é muitas vezes agudo, com evolução tão rápida que em quatro dias ou menos estará exigindo intervenção cirúrgica. No Brasil, a duração dos processos tem variado entre 3 e 30 dias, mas, noutros países, o tempo de doença oscila entre 8 e 120 dias.

Em vista da localização dos parasitos, a sintomatologia é essencialmente abdominal. Na generalidade dos casos, os pacientes queixam-se de dor abdominal difusa ou localizada na fossa ilíaca ou no flanco direito. A palpação dessas regiões é dolorosa e pode revelar a presença de massa tumoral no quadrante inferior direito do abdome. Ocorre o mesmo com o toque retal.

A maioria dos pacientes tem febre (de 38 a 38,5°C) ou uma febrícula que acompanha os casos benignos durante várias semanas.

Outros sintomas freqüentes são astenia, anorexia, emagrecimento, náuseas e vômitos. Em muitos casos há obstipação, mas em alguns surgem diarréias.

O hemograma pode ser normal, mas em geral há leucocitose (variável entre 8.000 e 52.000 leucócitos/mm^3) e eosinofilia sangüínea periférica, de 4 a 70% (em geral, de 20 a 50%).

Nos pacientes com localização hepática dos parasitos, o fígado encontra-se aumentado de volume e doloroso. Esses doentes referem dor no hipocôndrio direito. Em alguns casos de necrose testicular devida ao *A. costaricensis*, o diagnóstico feito havia sido de necrose por torção do pedículo e só foi corrigido posteriormente, pelo exame anatomopatológico.

Nos casos típicos (de localização ileocecal), precedendo a intervenção cirúrgica e justificando-a, costuma haver aumento da dor ou uma síndrome oclusiva intestinal. Os quadros mais sérios e de evolução mais rápida são aqueles complicados com obstrução ou com ulceração, perfuração e peritonite.

Em casos estudados, de evolução demorada, registrou-se a ocorrência de episódios transitórios, ao longo dos cinco ou seis meses precedentes, e com sintomatologia semelhante à daquele agravamento que passou a exigir intervenção cirúrgica. Isso permite supor que possa haver pacientes nos quais esse agravamento não venha a ter lugar.

DIAGNÓSTICO

É em geral difícil, podendo a angiostrongilíase ser confundida com neoplasias (particularmente linfoma, em crianças), apendicite, enterite regional, tuberculose intestinal ou doença de Crohn.

Na infecção humana, nunca se conseguiu demonstrar a presença de formas parasitárias (ovos ou larvas) nas fezes. A suspeita diagnóstica é feita nos casos de eosinofilia alta, estando o exame de fezes negativo, em pacientes procedentes de áreas endêmicas. No Brasil, os casos só foram diagnosticados até agora do Rio Grande do Sul ao Espírito Santo, nas regiões de planalto com pluviosidade elevada.

Os testes imunológicos empregados para o diagnóstico são a aglutinação em partículas de látex e a técnica de ELISA. A detecção de ácidos nucléicos pela reação da polimerase (PCR) encontra-se ainda em estudo. A radiologia mostra estreitamento da luz intestinal, como em tumores de outras etiologias. A confirmação dos casos é feita pelo exame anatomopatológico de biópsia ou de peças cirúrgicas.

TRATAMENTO

Sempre que necessário, recorre-se à cirurgia para o tratamento da angiostrongilíase abdominal.

Não há, por ora, nenhuma droga eficiente contra o *A. costaricensis*, visto que as experiências com animais infectados têm mostrado apenas um efeito irritante do tiabendazol e da dietilcarbamazina sobre os parasitos, em vez da ação letal. Os anti-helmínticos podem provocar migração dos vermes, agravando o quadro clínico com lesões em outros órgãos.

Epidemiologia e Controle

Descrita pela primeira vez em Costa Rica, onde se registra o maior número de casos (mais de 600 até o presente), a angiostrongilíase humana já foi diagnosticada nos EUA (dois casos), no México, na Guatemala, em Honduras, na Nicarágua, em El Salvador, na Martinica, na Colômbia, na Venezuela, no Brasil e na Argentina (um caso em Tucumán). Os casos brasileiros (4 a 6 registrados por ano) foram encontrados no Rio Grande do Sul (de onde procede a maioria deles), em Santa Catarina, Paraná, São Paulo, Minas Gerais e Espírito Santo (Fig. 49.6). Na África, já foi descrito um caso.

Os pacientes pertencem a todos os grupos etários, porém na América Central parece afetar principalmente as crianças em idade escolar e do sexo masculino.

Angiostrongylus costaricensis é um parasito eurixeno cujo ciclo vital, em condições naturais, faz-se através de diversos hospedeiros, incluindo roedores silvestres (ou outros animais vertebrados) e lesmas.

Os roedores mais importantes são: *Sigmodon hispidus* (rato-do-algodão ou "rata algodonera"), na América Central. No sul do Brasil, *Oligoryzomys nigripes* (= *Orizomys nigripes*) e *Sooretamys ratticeps* (= *Orizomys ratticeps*) são os mais importantes, mas pelo menos uma dúzia de outros roedores já foi encontrada com infecções naturais, entre os quais *Rattus rattus*, *R. norvegicus*, *Oligoryzomys fulvecens* (= *Oryzomys fulvecens*), *O. caliginosus*, *Zygodontomys microtinus*, *Liomys adspersus*, espécies do gênero *Proechimys* etc.

O rato-do-algodão, com ampla distribuição desde o sul dos EUA até o norte da Venezuela e Peru, costuma ser abundante em plantações e hortas, onde por vezes é a espécie mais numerosa, vivendo próximo das habitações humanas. Tem hábitos onívoros, alimentando-se tanto de vegetais como de pequenos animais vertebrados ou invertebrados, entre os quais as lesmas.

Além dos roedores, encontrou-se infectado com *A. costaricensis* o quati (*Nasua narica*), em Costa Rica, e um sagüi (*Saguinus mistax*), em Iquitos (Peru).

Os hospedeiros intermediários são principalmente moluscos pulmonados terrestres da família **Veronicellidae** (lesmas), que em Costa Rica, além de abundantes, apresentam infecção em 50% dos espécimes colhidos nas áreas endêmicas.

No Brasil, espécies da família **Limacidae** (*Limax maximus* e *Limax flavus*) também veiculam a infecção e, provavelmente, representantes de outros gêneros.

Os moluscos tornam-se particularmente abundantes em seguida ao início das chuvas, quando a umidade do solo alcança os níveis mais altos. Pouco depois, aparecem ou aumentam os casos de angiostrongilíase nas clínicas pediátricas e cirúrgicas da região.

Ainda que o risco de infecção pareça ser o mesmo para a população rural e urbana, os inquéritos feitos junto às casas dos doentes têm demonstrado quase sempre sua relação com hortas e quintais onde as condições microecológicas mostram-se favoráveis ao fechamento do ciclo parasitário.

O controle da angiostrongilíase, ao menos teoricamente, poderia ser feito pelo combate aos roedores e aos moluscos vetores, mediante a aplicação de rodenticidas e moluscicidas, de uso corrente na agricultura. Entretanto, os custos e problemas operacionais, somados à raridade dos casos humanos, tornam inviáveis os programas com esse propósito.

A profilaxia individual deve orientar-se para o cuidado com os alimentos a serem consumidos crus, lavando-se com os maiores escrúpulos as verduras e frutas, ou guardando-as durante alguns dias na geladeira, para matar as larvas.

As mãos devem ser lavadas sempre, depois do trabalho no campo e nas hortas ou de contato com o solo. Não se deve permitir às crianças que manuseiem ou brinquem com moluscos. Há risco também em manusear lesmas para usar como isca nas pescarias.

LAGOCHILASCARIS

A infecção humana por **Lagochilascaris** tem sido atribuída, até agora, unicamente a *L. minor*, um pequeno nematóide da família **Ascaridae** que se admite ser normalmente parasito intestinal de felídeos selvagens.

Não se conhecem os possíveis hospedeiros intermediários, no ciclo silvestre. Os animais domésticos e o homem contraem a infecção, acidentalmente, possivelmente ao beberem água contaminada com larvas do parasito.

No homem, a doença consiste, geralmente, em lesões tumorais subcutâneas de caráter purulento, situadas na região cervical ou no ouvido; mas pode haver também invasão pulmonar ou cerebral, com evolução sempre grave e desfecho fatal.

A **lagoquilascaríase** é encontrada na Região Neotropical, desde o México até o sul do Brasil. Ainda que o número de casos humanos seja pequeno (62, até 1989), seu encontro parece tornar-se cada vez mais freqüente.

O Parasito

Os helmintos machos medem 6,5 a 11 mm (média 9 mm) e as fêmeas, bem maiores, medem 15 mm, em média. Ambos têm o corpo delgado (cerca de 0,4 e 0,5 mm de diâmetro, respectivamente). Os espécimes maiores não ultrapassam 26 mm de comprimento. Na extremidade anterior, apresentam em torno da boca três lábios grandes e com profunda escavação mediana. O corpo é percorrido longitudinalmente por aletas laterais, bem evidentes nos cortes histológicos transversais (Fig. 49.2).

Os órgãos internos têm a mesma arquitetura que nos outros ascarídeos. Na fêmea a abertura vulvar encontra-se imediatamente depois do meio do corpo. O útero, inicialmente único, divide-se em dois ramos que se continuam com os ovidutos e

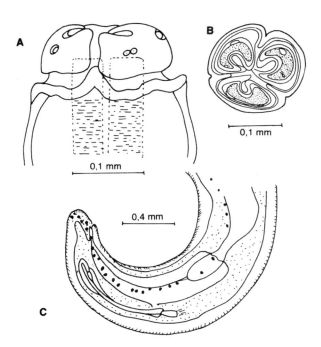

Fig. 49.2 *Lagochilascaris minor*. *A*. Extremidade cefálica, vista lateralmente, com seus três lábios e o começo do esôfago. *B*. Vista frontal da extremidade cefálica, destacando o aspecto dos lábios com margem axial entalhada. *C*. Extremidade posterior do macho, encurvada e dotada de papilas sensoriais, que mostra por transparência o canal ejaculador e os dois espículos curtos. Redesenhada de Costa *et al.*, 1986.

ovários; nas fêmeas maduras ele se encontra cheio de ovos. No macho há dois espículos iguais, de comprimento menor (metade) que o duto ejaculador.

Os ovos são arredondados ou ovais, de casca espessa e com numerosas depressões que, no contorno, emprestam-lhe o aspecto de tampa de refrigerante. Medem entre 40 × 44 µm e 42 × 52 µm e permanecem viáveis por 400 dias, em temperatura ambiente ou a 4°C (Fig. 49.3).

As larvas L_2 são visíveis nos ovos entre o 10º e o 15º dias e as L_3 entre o 15º e o 21º dias, constituindo o estádio infectante dos ovos ao fim de 30 dias.

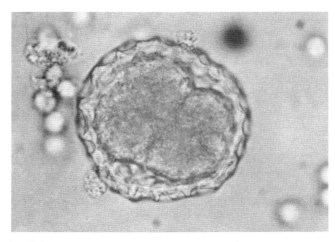

Fig. 49.3 Ovo de *Lagochilascaris minor* eliminado com a secreção purulenta das lesões. Documentação cedida pelo Dr. H. Frahia (Instituto Evandro Chagas, Belém, Pará).

Infectando-se experimentalmente camundongos com estes ovos (por via oral), eles eclodem 4 a 6 horas depois, nos segmentos terminais do intestino delgado. Invadem a mucosa e ganham a circulação porta ou linfática, sendo encontráveis no fígado ou nos pulmões após 24 a 48 horas.

Essas larvas de terceiro estádio vão finalmente encistar-se na musculatura esquelética e no tecido subcutâneo do camundongo, mas podem localizar-se também no coração, bexiga, parênquima pulmonar e lobos hepáticos, onde permanecem vivas por um ano.

Quando os gatos comem as carcaças de camundongos infectados, as larvas L_3 deixam os cistos, no estômago, e migram para a região oro- e rinofaringiana do felino, onde se acumulam após 6 horas.

Larvas de quarto estádio (L_4) são aí encontráveis 2 a 8 dias mais tarde e vermes adultos, entre o 9º e o 20º dias.

Os vermes adultos, machos e fêmeas, bem como os ovos e grande número de formas larvárias, são encontrados nas lesões e na secreção purulenta que delas surge, mostrando que aí, nos tecidos do hospedeiro, pode ter lugar o ciclo biológico completo dos helmintos, com progressivo aumento da população parasitária e invasão metastática de novas áreas (Fig. 49.6).

A Doença

No organismo humano, *L. minor* produz inicialmente pequenas lesões granulomatosas, indolores, sob a forma de nódulos e pseudocistos que se tornam abscessos crônicos e dolorosos, localizados quase sempre na região do pescoço (59,7% dos casos), na mastóide (35,5%) ou no ouvido médio (29%).

No começo, aparece uma pápula, ou uma pústula, ou uma área mal definida da pele e tecido subcutâneo endurada, que cresce lentamente e se estende às regiões vizinhas. Eventualmente, a pele se rompe em um ou mais pontos e por eles sai um material purulento. Com esse pus saem intermitentemente vermes adultos, bem como larvas e ovos de *Lagochilascaris* (Figs. 49.4 e 49.5).

A zona endurada, além de estender-se lateralmente pelo tecido subcutâneo, pode aprofundar-se, abrindo trajetos sinuosos

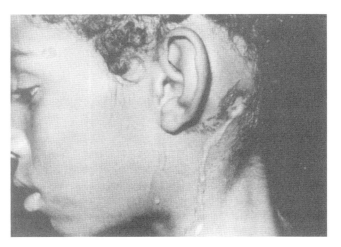

Fig. 49.4 Lagoquilascaríase. Paciente com lesões localizadas no ouvido médio e na mastóide. Segundo Frahia, Leão e Costa, 1987.

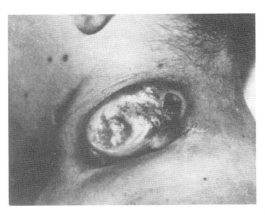

Fig. 49.5 Lagoquilascaríase. Lesão cervical nodular ulcerada. Segundo Leão e colaboradores, 1978.

que vão desembocar nas vias digestivas superiores ou nas vias aéreas, fazendo com que os pacientes venham a eliminar o pus e os parasitos pela boca ou pelas narinas.

As lesões podem ser encontradas na rinofaringe (11,3% das observações), no pulmão (9,7%), nas amígdalas (4,8%), nos seios paranasais (4,8%) etc. Em meia dúzia de casos houve envolvimento do cérebro, do cerebelo ou da base do crânio. Casos singulares foram registrados com localização em alvéolo dentário, no olho, na trompa de Eustáquio e no sacro.

Histologicamente, as lesões consistem em numerosos abscessos interconectados por trajetos fistulosos que se abrem finalmente na pele ou na mucosa nasofaringiana. Esses trajetos são envolvidos por tecido de granulação, com células gigantes multinucleadas, e por faixas densas de tecido fibroso. Em sua luz encontram-se material purulento e parasitos em todos os estádios evolutivos, desde ovos a helmintos adultos, inclusive vermes mortos.

A reprodução local dos helmintos, no hospedeiro definitivo (uma forma de auto-infecção) assegura um decurso crônico para doença que pode durar muitos anos, havendo registro de um caso que se prolongou por 20 anos.

A literatura médica registrava cinco casos fatais (8,1%), mas admite-se que a letalidade deva ser maior.

Diagnóstico. É feito pelo encontro dos vermes adultos, das larvas ou dos ovos no pus que sai espontaneamente ou por compressão das lesões. Mas só a partir dessa fase o diagnóstico não oferece dificuldade; antes, ou quando as lesões não se exteriorizam (nos pulmões, sistema nervoso etc.), sua etiologia permanece insuspeita.

Os quadros clínicos são freqüentemente atribuídos a outras causas, como adenites piogênicas, leishmaníase, tuberculose ganglionar, actinomicose, paracoccidioidomicose etc., que requerem diagnóstico diferencial.

Mas quando as lesões drenam para a rinofaringe ou orofaringe, vermes e ovos aparecem no muco nasal e nas fezes, podendo os pacientes perceber os helmintos ao serem eliminados pela boca. As lesões neurológicas e suas variadas manifestações podem ser explicadas pelas técnicas de imageamento, porém o diagnóstico etiológico é feito, em geral, na mesa de autópsia.

Ainda não há recursos imunológicos disponíveis para o diagnóstico de lagoquilascaríase.

Tratamento. Vários anti-helmínticos têm sido experimentados, com resultados variáveis, ocorrendo recidivas às vezes depois de um certo período de cura clínica aparente. A razão está em que os medicamentos não agem sobre todas as fases evolutivas do parasito, particularmente nas ovulares.

Em lesões fechadas o controle de cura é difícil e exige o seguimento do paciente por longos períodos, muitas vezes superiores a um ano.

A melhor opção parece ser o emprego de **cambendazol**, em doses de 20 a 30 mg/kg de peso corporal, por dia, durante cinco dias.

Várias séries terão que ser administradas, segundo a evolução do processo.

Utilizam-se, também, **albendazol**, **levamisol** e **dietilcarbamazina**, ou associações medicamentosas, com os mesmos resultados precários.

Epidemiologia e Profilaxia

A lagoquilascaríase é uma zoonose da Região Neotropical, cujos hospedeiros naturais permanecem desconhecidos, supondo-se que possam ser felídeos selvagens, como a jaguatirica ou a onça pintada. *L. minor* seria talvez um parasito intestinal desses felídeos, eliminando seus ovos nas fezes.

As outras espécies conhecidas de *Lagochilascaris* são:
- *L. major*, parasito do leão africano (*Felix leo*);
- *L. buckleyi*, da onça-parda (*Felix concolor*);
- *L. turgida*, do gambá americano (*Lutrelina crassicaudata*); e
- *L. sprenti*, do gambá norte-americano (*Didelphis virginiana*).

Os casos humanos, devidos a *L. minor*, são esporádicos e, até março de 1989, somavam pelo menos 62 a nível mundial, dos quais 46 ocorreram no Brasil (isto é, 74,2%). No Suriname foram registrados cinco casos; em Trinidad-e-Tobago, outros cinco; na Venezuela e Colômbia, dois casos cada; e em Costa Rica e México, um por país.

Atualmente, 90% dos casos conhecidos foram registrados no Brasil, dos quais 92% na Amazônia Legal. A maioria no Pará e Tocantins (vales dos rios Araguaia e Tocantins), mas alguns em Rondônia, Acre, Mato Grosso, Mato Grosso do Sul, Goiás, São Paulo e Paraná (Fig. 49.6).

Não se conhece o mecanismo de infecção humana. Alguns autores pensam que, se os helmintos vivem no canal alimentar de carnívoros silvestres, seus ovos eliminados com as fe-

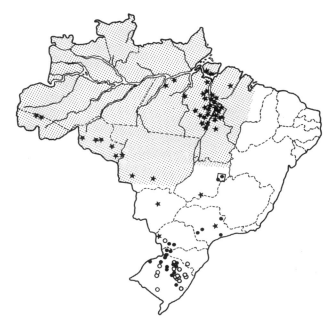

Fig. 49.6 *Angiostrongylus costaricensis* e *Lagochilascaris minor*. Distribuição geográfica dos casos de angiostrongilíase (círculos) e de lagoquilascaríase (estrelas) registrados no Brasil. Segundo dados de Teixeira (1986) e de Frahia, Leão & Costa (1989), respectivamente.

zes poluiriam o solo, sendo ingeridos por roedores (paca, preá, cotia) e outros hospedeiros intermediários ou paratênicos. Ao caçar tais hospedeiros, os felinos manteriam o ciclo biológico de *Lagochilascaris*.

O homem se infectaria, eventualmente, ao consumir a carne de caça. Essa hipótese, que parece ser a mais provável, carece entretanto de comprovação objetiva. Outra hipótese é a da transmissão por via hídrica, ao beberem as pessoas águas poluídas pelos animais, nas regiões florestais e suas imediações.

A infecção de cães e gatos é ainda mais rara que a humana, devendo-se ora à *L. minor*, ora à *L. major*.

A prevenção da lagoquilascaríase não conta com informações suficientes para qualquer planejamento, resumindo-se a recomendações para se evitar o consumo da carne de caça mal cozida ou beber águas de superfície, em zonas florestais ou cerca delas, que devem ser freqüentadas pelos animais selvagens. O uso de filtros para água (portáteis ou domiciliares) parece ser uma medida preventiva adequada, tal como se recomenda para o controle de várias outras doenças transmissíveis por via hídrica.

50

Wuchereria bancrofti e Filaríase Linfática

INTRODUÇÃO
O PARASITO
    Organização e fisiologia dos adultos
    Microfilárias
        Morfologia das microfilárias
        Periodicidade das microfilárias
    Ciclo evolutivo nos insetos
    Desenvolvimento no homem
RELAÇÕES PARASITO-HOSPEDEIRO
    Infectividade e imunidade
    Patologia
        Patogenia e anatomia patológica
        Processos obstrutivos
        Complicações da filaríase
    Sintomatologia e formas clínicas

    Diagnóstico
    Tratamento
        Tratamento anti-helmíntico
        Tratamento geral e cirúrgico
ECOLOGIA E EPIDEMIOLOGIA
    Distribuição geográfica e prevalência
    O ecossistema e a transmissão
        Fontes de infecção
        Os insetos transmissores
        Condições de transmissão
CONTROLE DA FILARÍASE LINFÁTICA
    Redução das fontes de infecção
    Combate aos vetores
    Estratégias de controle

INTRODUÇÃO

Apenas duas espécies de filárias são patogênicas para o homem, nas Américas: **Wuchereria bancrofti**, agente causal da filaríase linfática, que produz quadros clínicos muito diversos, desde formas assintomáticas e linfadenites até orquiepididimites, hidrocele e elefantíase; **Onchocerca volvulus**, que se localiza no tecido subcutâneo, desencadeia processos degenerativos da pele e pode levar a uma forma de cegueira por opacificação da córnea.

Uma terceira filária pode ser encontrada em pacientes do Continente Americano: **Mansonella ozzardi**. Mesmo não sendo patogênica, ela precisa ser bem conhecida dos que fazem o diagnóstico específico da filaríase linfática, porque suas larvas (microfilárias) circulam no sangue como as de *Wuchereria bancrofti*. Falaremos dela no próximo capítulo.

Não existem nas Américas e na África outros filarídeos que produzam os mesmos quadros clínicos devidos à *W. bancrofti* (como *Brugia malayi*, da China, Sudeste Asiático, Indonésia, Filipinas e Sul da Índia; ou *Brugia timori*, da Ilha de Timor).

Nem se encontra nos trópicos ocidentais a variedade denominada "subperiódica" de *W. bancrofti*, cuja biologia e epidemiologia são suficientemente distintas das da variedade "periódica noturna" para exigir medidas de controle diferentes.

Originária da Ásia, esta filária ganhou o Continente Africano, onde poucas áreas ficaram indenes. Com o tráfico de escravos, foi introduzida nas Américas, especialmente nas Antilhas e no norte da América do Sul, onde o Brasil conta até hoje com alguns focos importantes, não obstante os bons resultados já alcançados no seu controle.

Depois de descobertas as microfilárias, na linfa escrotal de um paciente examinado em Paris por Desmarquay (em 1863), o parasito foi bastante estudado por Wucherer (1866) e por Silva Lima (1868), na Bahia. O encontro do verme adulto coube a Bancroft, trabalhando na Austrália (em 1876), razão pela qual seu nome ficou ligado ao do parasito. Manson foi quem descobriu a transmissão pelos mosquitos, nos anos seguintes.

Um comitê de especialistas da Organização Mundial de Saúde (OMS) estimou em 1983 existirem em todo o mundo

QUADRO 50.1 Filaríase linfática no mundo. Número de pessoas expostas ao risco de infecção, nas zonas endêmicas, e número estimado de pessoas que apresentam filaríase patente (em milhões de habitantes)

Regiões sanitárias, segundo a OMS	Nº de habitantes expostos ao risco (em milhões)	Nº de casos com:	
		Wuchereria bancrofti	*Brugia malayi*
Reg. Africana	113	25,6	—
Reg. das Américas	5	1,0	—
Reg. SE da Ásia	399	46,1	4,4
Reg. do Mediterrâneo	21	2,2	—
Reg. do Pacífico Ocidental	67	6,7	4,2

Fonte: OMS — Filariose lymphatique. *Série de Rapports techniques* Nº **702**, 1984.

90,2 milhões de pessoas infectadas, das quais 81,6 milhões por *W. bancrofti* e 8,6 milhões por *B. malayi* ou *B. timori*. A maioria dos casos encontra-se na Ásia e no Pacífico, mas na África estariam 25,6 milhões de casos e 1 milhão nas Américas (Quadro 50.1).

Porém, a OMS (1998) calculou existirem no mundo 119,1 milhões de casos de filaríase linfática, no ano de 1997.

O PARASITO

Organização e Fisiologia dos Adultos

Macho e fêmea são vermes muito longos e delgados, de aspecto opalino, translúcidos e revestidos de cutícula lisa.

O tamanho da fêmea varia entre 8 e 10 cm de comprimento por 0,3 mm de diâmetro, ao passo que o macho, menor, mede em torno de 4 cm de comprimento por 0,1 mm de diâmetro (Fig. 42.1).

A extremidade anterior dilata-se ligeiramente e apresenta minúsculas papilas sensoriais, dispostas em dois círculos. A boca situada sobre o eixo do helminto é desprovida de lábios. O esôfago, muito longo e cilíndrico, compreende uma porção anterior, de natureza muscular, e outra posterior, glandular.

Na fêmea, a vulva localiza-se a curta distância da extremidade anterior (Fig. 50.1, *A*). A vagina é musculosa e se continua com uma parte do útero, que é simples, enquanto todo o resto do aparelho genital é duplo. Na parte distal do útero encontram-se os ovos embrionados, e na parte mais próxima da vagina estão as larvas alongadas, denominadas **microfilárias**. Cada microfilária conserva uma bainha que nada mais é senão a delicada casca ovular distendida pela larva.

Os machos trazem a extremidade posterior fortemente enrolada ventralmente. Aí, 12 pares de papilas sensoriais pedunculadas dispõem-se em torno da cloaca (oito papilas pré-anais e quatro pós-anais), além de algumas papilas sésseis. Os órgãos copuladores estão representados por dois espículos de tamanho e forma desiguais (um fino e longo, outro escavado em goteira), que se deslocam apoiados em um gubernáculo com forma de crescente.

Os vermes adultos têm por hábitat vasos e gânglios linfáticos, onde machos e fêmeas encontram-se enrolados em novelos que provocam reação inflamatória e perturbam a circulação da linfa. Aí alimentam-se desse líquido nutritivo que os banha. Faltam quase totalmente informações sobre o metabolismo que, sendo aeróbio, não sofre, entretanto, ação inibidora de corantes do grupo das cianinas (ditiazanina, p. ex.) e que constituem anti-helmínticos poderosos por inibir os mecanismos oxidativos de vários nematóides, entre os quais uma filária de roedor (*Litomosoides carinii*).

O número de vermes que formam o novelo, em um vaso linfático dilatado, pode ser da ordem de uma vintena, com predominância de fêmeas na proporção de cinco para cada macho.

A longevidade dos vermes adultos é desconhecida, sabendo-se de pacientes que só deixaram de apresentar microfilárias 4 a 6 anos após sair das zonas endêmicas. Há autores, entretanto, que lhes atribuem 17 anos de vida. A maturidade sexual dos vermes tarda um ano para ser atingida.

Faltam igualmente informações sobre a fertilidade de *W. bancrofti*. No caso de *Dirofilaria immitis*, parasito do cão, registrou-se uma produção de microfilárias que variava grandemente, entre 10 mil e mais de 3 milhões, por verme.

Estudos recentes demonstraram que, com poucas exceções, as filárias patogênicas possuem um simbionte sempre presente.

Trata-se de uma bactéria do gênero *Wolbachia* (da ordem Rickettsiales) que mantém associação muito estável e indicações genéticas sugerindo coevolução muito antiga entre ambos os organismos. Supõe-se estar o simbionte relacionado com a patogenicidade das filárias; pois, quando animais parasitados por *Brugia pahangi* ou *Dirofilaria immitis* são tratados longamente com tetraciclina, o simbionte é eliminado e cessa a produção de microfilárias.

Com doses menores do antibiótico, as microfilárias que se formam tornam-se incapazes de evoluir da fase L_3 para vermes adultos.

Microfilárias

MORFOLOGIA DAS MICROFILÁRIAS

Diversamente do que sucede com outros helmintos, os ovos das filárias parecem não possuir uma casca uterina, contando só com a delicada membrana ovular.

Quando o embrião completa seu desenvolvimento e se alonga, essa membrana distende-se e passa a constituir a **bainha** da microfilária. Fala-se de "microfilárias embainhadas" para dis-

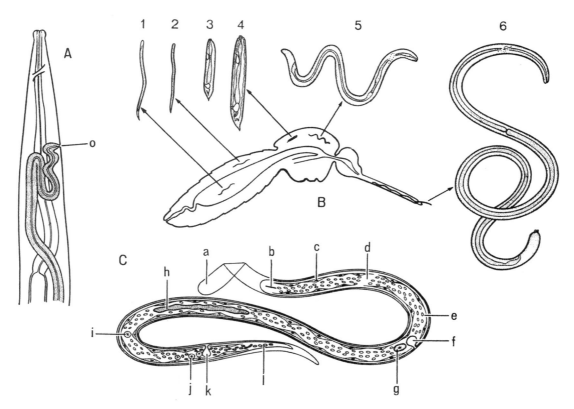

Fig. 50.1 *Wuchereria bancrofti*. A. Extremidade anterior da fêmea, vendo-se a vagina e o poro genital *(o)*. B. Ciclo evolutivo da filária, no mosquito: *1*, microfilária embainhada ingerida pelo inseto; *2*, microfilária que já perdeu sua bainha e passou do estômago para a hemolinfa; *3* e *4*, formas salsichóides localizadas nos músculos torácicos do mosquito; *5*, larva de segundo estádio; *6*, larva de terceiro estádio, ou larva infectante, na probóscida do inseto vetor. C. Morfologia de microfilária sangüínea: *a*, bainha; *b*, estilete; *c*, células subcuticulares; *d*, espaço correspondente ao anel nervoso; *e*, células somáticas; *f*, poro excretor; *g*, célula excretora; *h*, corpo central (reservas nutritivas); *i*, primórdio genital; *j*, outras células embrionárias; *k*, poro anal; *l*, núcleos caudais bem distintos e dispostos em fila simples que não atinge a extremidade posterior.

tinguir algumas espécies, como *W. bancrofti*, de outras em que a membrana envolvente é perdida precocemente e já não se vê nas larvas que circulam no sangue, como no caso de *M. ozzardi*, cujas microfilárias são "desembainhadas".

O tamanho das microfilárias que aparecem na circulação é de 250 a 300 μm. Sua movimentação ativa e chicoteante, sem caráter direcional, chama logo a atenção de quem examina ao microscópio o sangue recém-colhido de um paciente. Mas para o estudo detalhado e para a identificação específica é mister preparar uma lâmina, estendendo a gota de sangue, como se faz na hemoscopia da malária. Depois, deve-se fixá-la e corá-la pelo azul de metileno ou pela técnica de Giemsa.

Cada microfilária apresenta, então, ao exame (Fig. 50.1, *C*), além da bainha e da cutícula, uma quantidade de núcleos bem corados, correspondentes: (a) às células subcuticulares que irão formar a hipoderme e a musculatura do helminto adulto; (b) às células somáticas que irão constituir o tubo digestivo e outros órgãos. Na extremidade anterior, arredondada, há um estilete bucal.

Em alguns pontos da larva vêem-se espaços claros (sem núcleos), correspondendo a outras estruturas em formação: anel nervoso, poro e célula excretora etc. Há também um espaço claro em cada extremidade. Na região caudal, uma fiada de núcleos, atribuídos a "células germinativas", constitui primórdio do aparelho genital e de outros órgãos. A forma e a disposição desses núcleos, bem como os outros detalhes mencionados, são utilizados para identificar a espécie a que pertencem as larvas encontradas no sangue ou nos tecidos.

PERIODICIDADE DAS MICROFILÁRIAS

Por razões ainda não conhecidas, essas larvas, paridas no interior dos vasos e troncos linfáticos, acumulam-se no interior da rede vascular sangüínea dos pulmões, não aparecendo durante o dia na circulação periférica.

Ao anoitecer, começam a surgir as larvas no sangue colhido por punção e seu número aumenta progressivamente até as primeiras horas da madrugada. Depois, a microfilaremia decresce novamente, até tornar-se o sangue periférico negativo, pela manhã.

Esse comportamento singular de *W. bancrofti*, nos focos da América, África e Ásia, não se observa na variedade encontrada nas ilhas do Pacífico Sul, onde as microfilárias podem ser vistas no sangue periférico a qualquer hora do dia ou da noite.

A periodicidade pode ser modificada invertendo-se as horas de sono do paciente, se bem que isso exija algum tempo e não permaneça assim com regularidade. Efeitos análogos, porém inconstantes, são obtidos submetendo-se o indivíduo parasitado a uma atmosfera rica em O_2 ou à ação de substâncias como a heparina.

A falta de conhecimentos seguros sobre o mecanismo da periodicidade deu ensejo à proliferação de hipóteses sobre as causas possíveis:

a) supõem, alguns autores, que a parturição de microfilárias pelas fêmeas seja intermitente, havendo, horas depois, seja retenção nos pulmões, seja a destruição delas;

b) outros crêem que a produção seja contínua, mas sua chegada à corrente circulatória depende de condições que se repetem apenas durante a noite;

c) outros, enfim, pensam em mecanismos que provocam migrações periódicas dos capilares pulmonares para a pele, durante a noite, e da pele para os pulmões, ao amanhecer. As migrações poderiam ser devidas a modificações do bioquimismo sangüíneo, do teor de CO_2 ou de O_2 nos pulmões, da temperatura do corpo durante o sono ou nas horas de vigília, além de outras causas agindo isolada ou concomitantemente.

Algumas das dificuldades em que esbarram essas hipóteses podem ser resumidas nos seguintes fatos:

1) Enquanto a periodicidade de *W. bancrofti* é noturna, a de *Loa loa* é diurna.

2) A microfilaremia começa antes de os pacientes irem dormir e termina geralmente antes que despertem.

3) A periodicidade das filárias ocorre também na ausência de vermes adultos, e sua longevidade já foi comprovada em transfusões, após 14 a 70 dias.

A idéia de uma seleção natural adaptativa do parasito aos hábitos dos insetos vetores (que são noturnos, no caso de *W. bancrofti*, diurnos para *Loa loa* e não-periódicos em outros casos) pode ser contestada com a hipótese oposta, de uma seleção de vetores segundo a adequação de seus hábitos à transmissão de cada espécie de filária.

Ciclo Evolutivo nos Insetos

Ao sugar o sangue de um indivíduo parasitado, durante as horas em que ocorre microfilaremia, o mosquito vetor retira dos vasos certo número de larvas. No estômago do inseto estas se movem mais lentamente que no sangue e, dentro de seis horas, perdem a bainha.

As que não morrem ou não venham a ser expulsas com as dejeções do mosquito perfuram a parede do estômago e invadem a cavidade geral, onde nadam na hemolinfa até chegarem ao tórax do inseto. Em 6 a 16 horas, podem alcançar os músculos torácicos, onde se imobilizam e passam por certas transformações evolutivas. Essa migração pode ser feita, também, subindo pelo estômago e perfurando-o para chegar ao tórax em cerca de uma hora.

Nos cinco primeiros dias, a larva encurta-se tomando um aspecto de salsicha; mas, em seguida, começa a crescer até chegar a uns 300 μm de comprimento, por volta do oitavo ou nono dias, quando ocorre a primeira muda.

A larva de segundo estádio (ou L_2) cresce rapidamente e triplica ou quadruplica seu comprimento em quatro dias. Abandona os músculos torácicos e realiza a segunda muda ao fim de uns 12 a 15 dias, na hemolinfa.

A larva resultante, de terceiro estádio (L_3), constituirá a forma infectante para o hospedeiro vertebrado. Seu comprimento é pouco inferior a 2 mm. A estrutura da faringe é do tipo filarióide, semelhante à dos vermes adultos, e ocupa um terço do comprimento larvário.

O tubo digestivo é simples e retilíneo. Entre este e a parede do corpo, na metade anterior, encontra-se um aglomerado de células: o primórdio genital.

Nessa fase interrompe-se o desenvolvimento da larva. Mas, movendo-se ativamente, desloca-se ela pela cavidade geral do inseto, fazendo incursões pelas pernas e pelos apêndices cefálicos, até ir alojar-se de preferência na bainha da tromba do mosquito (isto é, no lábio).

Quando o inseto voltar a picar um paciente para sugar-lhe o sangue, a larva infectante perfura a extremidade anterior do lábio (ver sua estrutura no Cap. 53) e invade o organismo do novo hospedeiro vertebrado.

O calor da pele humana parece ser o estímulo suficiente para isso. Mas a larva fica, inicialmente, na superfície externa do tegumento, e deve empreender a penetração por seus próprios meios.

Observações sobre o comportamento do parasito, nessa fase, mostraram ter capacidade para resistir às condições ambientais externas, desde que haja umidade suficiente, pois, mesmo em água pura, pode permanecer vivo durante 4 horas.

Desenvolvimento no Homem

Pensa-se que a larva infectante seja incapaz de perfurar a pele humana íntegra. Sua penetração teria lugar através da pequena lesão, deixada pela picada do inseto, e a linfa que por ela surde seria o atrativo e orientador do processo de invasão.

Na pele, as larvas encontrariam seu caminho penetrando nos linfáticos e empreendendo longa migração, até chegarem aos locais de permanência definitiva. Faltam informações sobre esta fase do ciclo, supondo-se que devam ocorrer ainda duas mudas para que os helmintos adquiram a forma de vermes adultos, machos e fêmeas. O período de maturação é longo, demorando cerca de um ano, até que comecem a aparecer microfilárias no sangue.

RELAÇÕES PARASITO-HOSPEDEIRO

Infectividade e Imunidade

Sendo em geral pequeno o número de larvas infectantes, encontrado em cada mosquito, e reduzida a proporção de insetos parasitados, a contaminação humana depende da freqüência com que as pessoas são picadas por esses insetos.

Em alguns casos o parasitismo não é seguido da produção de microfilárias, o que talvez indique infecção unissexual ou a falta de acasalamentos, devido aos azares da localização dos helmintos machos e fêmeas, em territórios anatômicos separados.

Pouco se sabe sobre a proteção conferida por mecanismos imunológicos. Os pacientes com qualquer das formas clínicas da doença (exceto uma forma rara: o pulmão eosinófilo tropical) costumam reagir medíocremente aos antígenos da filária. Essa hiporreatividade, que surge depois de um período inicial em que houve transitoriamente forte reatividade, parece relacionada exclusivamente com os antígenos parasitários e é particularmente acentuada nos indivíduos que exibem filaremia.

Essa situação, que garante a longevidade dos parasitos, interfere nos mecanismos de imunidade celular e humoral. Assim, os linfócitos não reagem *in vitro* aos antígenos filarianos, parecendo que isto decorra da abundância de células T supressoras (em relação às células T cooperadoras), ou de outros processos supressores. Essas anomalias desaparecem depois do tratamento dos pacientes com dietilcarbamazina.

Sabe-se, há muito, que na filaríase há hiperglobulinemia, com nível elevado de anticorpos específicos, e que apenas os indivíduos com microfilaremia apresentam títulos baixos.

Pode ser que isto decorra de imunodepressão humoral, mas não está provado.

Apesar das taxas altas de IgE, em quase todos os casos, e dos valores normais ou elevados de basófilos e mastócitos, os portadores de filaríase crônica raramente apresentam reações alérgicas, em relação ao parasito.

A explicação desse paradoxo pode estar na produção de "anticorpos bloqueadores" da classe IgE, capazes de deprimir ou de modular a reatividade alérgica face aos antígenos parasitários.

Essa modulação é específica para os antígenos filarianos.

Algumas modalidades clínicas da doença parecem explicáveis pelo comportamento imunológico dos diversos tipos de pacientes.

Na forma denominada **pneumopatia eosinófila tropical**, por exemplo, que compreende menos de 1% dos casos de filaríase linfática (na Índia e Sudeste Asiático), há uma hiperreatividade acentuada a todos os antígenos filarianos e particularmente aos de microfilárias. Os anticorpos de todas as classes aumentam muito e as taxas de IgE e de eosinófilos são também elevadas, nesses casos. A capacidade de resposta dos linfócitos é grande.

O resultado é uma filaríase com pronunciada infiltração pulmonar de histiócitos, nos espaços alveolares e nos interstícios, acompanhada de broncopneumonia e de abscessos eosinófilos. Não há microfilaremia, devido a uma eliminação eficiente dessas formas parasitárias, no sangue, por anticorpos da classe IgG. Como o processo tem lugar nos pulmões, onde se observam manifestações asmáticas, deve ser mediado por anticorpos IgE ligados aos mastócitos pulmonares. Ela responde bem ao tratamento com dietilcarbamazina.

A fase crônica da pneumonia eosinófila tropical é marcada por fibrose pulmonar e por uma patologia restritiva das funções pulmonares (com diminuição da capacidade vital e do volume residual) que, talvez, sejam devidas às lesões teciduais provocadas pela estimulação dos linfócitos ou pela hipereosinofilia.

Há, por outro lado, formas de filaríase nas quais a microfilaremia existe mas não se acompanha de manifestações quer agudas quer crônicas do sistema linfático. Este é o grupo menos reagente, do ponto de vista imunológico. Seus linfócitos não reagem *in vitro* aos antígenos filarianos, e as taxas de anticorpos séricos, dirigidos contra os antígenos das filárias adultas ou das microfilárias, são baixas ou nulas.

Essa hiporreatividade imunológica talvez reflita uma exacerbação dos mecanismos supressores, limitando a capacidade de resposta ao parasito. Seus efeitos parecem responsáveis por uma hiporreatividade clínica.

Patologia

A invasão do organismo humano pelas larvas de terceiro estádio de *W. bancrofti* dá-se de forma insidiosa. Somente após a muda que produz larvas de quarto estádio e formação de adultos jovens (um a três meses depois) é que os parasitos colonizando os vasos linfáticos começam a provocar reações inflamatórias locais.

A maior parte das manifestações patológicas está associada com os vermes adultos, em linfonodos e troncos linfáticos; mas outras podem ter lugar a distância ou corresponder a localizações ectópicas.

PATOGENIA E ANATOMIA PATOLÓGICA

As fases iniciais, estudadas no gato (infectado com *Brugia pahangi*), mostram que as larvas chegam até os linfonodos, onde alcançam a maturidade e, aí, começam a desencadear uma reação que é tanto humoral como mediada por células. As fêmeas iniciam a produção de microfilárias que descem pelas vias eferentes e ganham a circulação sanguínea.

Adenites. No homem, os linfonodos atingidos podem ser tanto os cervicais como os axilares, os inguinais, os pélvicos e abdominais ou outros.

A inflamação nada tem de específica, mas o quadro geral pode ser sugestivo de filaríase. Os linfonodos hipertrofiados tornam-se hiperestésicos ou mesmo dolorosos e, ainda que possam formar agregados, não são aderentes à pele.

As alterações começam geralmente com uma reação celular na imediata vizinhança dos parasitos. Os exames histopatológicos revelam aumento dos *sinus*, com hiperplasia histiocitária e abundância de eosinófilos, fibrose septal e espessamento da cápsula, atravessada por vasos linfáticos dilatados. Nos casos antigos há atrofia folicular.

Em torno das filárias que aí se encontrem formando novelos, desenvolvem-se granulomas, com eosinófilos e histiócitos em contato imediato (células epitelióides), que vão degenerando no centro e renovando-se na periferia; há gigantócitos e tecido cicatricial, mais externamente. Na periferia abundam os eosinófilos, linfócitos e células gigantes (do tipo de Langhans ou do tipo reacional de corpo estranho).

A degeneração e a calcificação dos vermes começam no interior das filárias e estendem-se depois à cutícula. O mesmo processo inflamatório pode ser visto nos tecidos vizinhos.

Linfangites. Uma das principais características da filaríase é a inflamação e a dilatação dos vasos linfáticos, que formam varizes.

Nos casos de linfangites e linfadenites agudas, o vaso linfático apresenta-se dilatado, com as paredes espessadas pelo edema inflamatório, onde se encontram principalmente linfócitos, monócitos e eosinófilos, além de neutrófilos, plasmócitos e células gigantes. O endotélio também fica espessado, podendo apresentar numerosas pregas ou massas polipóides.

No interior dos linfáticos encontram-se vermes, livres ou presos no interior de trombos linfáticos, que se revascularizam. O aprisionamento e estrangulamento dos vermes pela reação inflamatória pode acelerar sua morte e decomposição. Quando as filárias degeneram, promovem um aumento da reação granulomatosa necrosante, tal como quando o fenômeno se passa nos linfonodos.

Lesões Genitais. A **funiculite filariana** é uma linfangite do cordão espermático acompanhada de inflamação do tecido conjuntivo adjacente. Depois das crises de funiculite, sobrevém uma varicocele.

Em geral, epididimite e orquite acompanham a funiculite, sendo também de natureza linfangítica. O epidídimo hipertrofia-se, torna-se liso, mole e hiperestésico. Microscopicamente há edema intersticial e infiltração de linfócitos, plasmócitos, eosinófilos e histiócitos, em torno dos vasos linfáticos. As filárias, às vezes em via de degeneração, encontram-se no tecido fibromuscular ou nos vasos linfáticos da túnica vaginal.

A **hidrocele** constitui a mais freqüente das manifestações da filaríase genital crônica. Do ponto de vista anatomopatológico, caracteriza-se por distensão e espessamento da túnica vaginal, com hialinização e fibrose da camada subserosa, desorganização da camada muscular, infiltração por células inflamatórias e, nos casos extremos, calcificação. O líquido da hidrocele é de cor âmbar, e o sedimento apresenta, além de células vacuolizadas, fibrina, coágulos sangüíneos antigos, colesterol e poeira calcária.

PROCESSOS OBSTRUTIVOS

Se o vaso é de pequeno calibre, a presença de um novelo de filárias pode ser suficiente para causar obstrução parcial ou total, intermitente ou permanente, da circulação linfática.

Haverá, por conseguinte, estase ou congestão da linfa no território drenado pelo vaso afetado. Pelo fato de localizarem-se as filárias de preferência nas regiões abdominal e pélvica, os fenômenos obstrutivos tornam-se mais evidentes nos órgãos genitais e nos membros inferiores.

Quando a dificuldade circulatória é de certa monta, sobrevém acúmulo de linfa nos tecidos, constituindo o edema linfático.

Se a perturbação da drenagem linfática tem lugar em territórios vizinhos a cavidades serosas, como a pleura, o peritônio ou a túnica vaginal do testículo, o líquido que extravasa de linfáticos rotos pode acumular-se no respectivo espaço seroso formando um derrame linfático. Fala-se então em linfotórax, ascite linfática ou linfocele, segundo o caso.

Outras complicações possíveis, que dependem do território linfático envolvido, conduzem a um derrame de líquido através das vias urinárias (linfúria) ou dos intestinos (linforréia). Como a linfa do abdome está muitas vezes carregada de materiais absorvidos pelo intestino, especialmente gorduras, o aspecto quiloso dos derrames produziu expressões como *ascite quilosa*, *quilúria* etc.

COMPLICAÇÕES DA FILARÍASE

As alterações antes descritas são devidas exclusivamente às filárias e não dependem de infecção concomitante de natureza estreptocócica, estafilocócica ou outra, conforme foi admitido no passado. Entretanto, os vasos linfáticos com circulação perturbada, ou dilatados e varicosos, são presas fáceis de inflamações bacterianas que complicam a patologia do processo.

Adenites e linfangites recorrentes podem ser as primeiras manifestações clínicas da doença ou acrescentar-se a uma sintomatologia anterior. Geralmente elas partem do ponto de localização dos helmintos e se propagam em sentido contrário ao da circulação (diversamente do que sucede nas linfangites infecciosas puras).

Linfonodos com parasitos podem evoluir para a formação de abscessos, principalmente na região inguinal.

O processo inflamatório pode interessar extensos territórios ocupados pelo edema linfático, mormente no tecido celular subcutâneo, onde infecções estreptocócicas desenvolvem um quadro de erisipela.

Finalmente, as áreas com edemas (que a princípio são moles, depressíveis e redutíveis pelo repouso ou outras medidas) vão passando a um estado crônico, caracterizado pela tendência a endurecer e estabilizar-se pela fibrose que pouco a pouco invade e organiza tudo.

Elefantíase é o nome que se dá ao conjunto de manifestações dessa natureza, localizadas geralmente em uma ou ambas as pernas ou nos órgãos genitais externos, raras vezes nos braços ou nas mamas (Fig. 50.2).

O tecido elefantóide consiste em gordura e linfa, presas em matriz fibrosa, resultante de fibromiosite crônica, hipertrofia e fibrose do derma e da tela subcutânea. Perturbações tróficas, devidas ao déficit circulatório, acabam por induzir alterações da pele, que aumenta de espessura, perde a elasticidade, fica ressecada e hiperqueratósica, muito sujeita a rachaduras e infecções bacterianas.

Supõe-se que a elefantíase seja devida ao efeito conjunto da fibrose intensa e do excesso de proteínas extracelulares, originadas pela estase linfática, assim como pela desintegração celular e das microfilárias.

Seria essencial à sua produção uma hiperfilaremia prolongada: uma carga parasitária mínima de 60 microfilárias por 20 mm^3 de sangue conduziria à elefantíase dentro de um prazo de 10 anos.

Na filaríase linfática os fenômenos indicativos de hipersensibilidade, tais como exantemas pruriginosos, edemas localizados e fugazes, crises de urticária e de asma brônquica, são freqüentes.

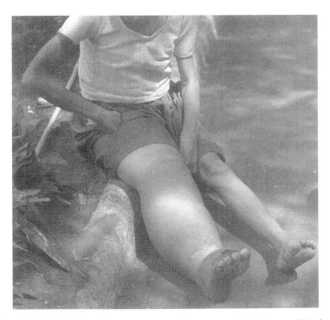

Fig. 50.2 Elefantíase da perna, em pacientes com infecção por *Wuchereria bancrofti*. (Foto original cedida pelo Dr. João Carvalho de Holanda.)

As crises de linfangite têm sido atribuídas, por alguns autores, a reações alérgicas agudas.

Depois que se descobriu ser a bactéria *Wolbachia* um simbionte constante e indispensável para a vida dos adultos e das microfilárias de *W. bancrofti*, alguns autores têm atribuído a ela a atividade patogênica da helmintíase, explicando a reação de Mazzotti, que se segue ao tratamento quimioterápico, pela liberação da bactéria no sangue após a destruição das microfilárias.

Sintomatologia e Formas Clínicas

Período Pré-patente. Compreendido entre a penetração das larvas infectantes e o aparecimento de microfilárias no sangue, este período dura um ano ou mais.

Nas zonas endêmicas é suportado pelos pacientes ainda na infância, podendo ser totalmente assintomático ou entremeado de algumas manifestações alérgicas. Raramente ocorrem episódios de linfangite.

Em soldados americanos que se infectaram no Pacífico, durante a Segunda Guerra Mundial, ocorriam algumas vezes linfangites e linfadenites dolorosas, geralmente nas pernas e no escroto, associadas a mal-estar geral, cefaléia, insônia, fadiga e dores musculares. Apareciam também orquites, epididimites, funiculites e hidroceles.

Os sintomas regrediam com o repouso e se agravavam ao voltarem os homens à atividade. Dez a 16 anos depois, alguns ainda sofriam de linfadenites e edemas linfáticos, duas ou três vezes por ano.

Período Patente Assintomático. Mesmo depois de instalada a microfilaremia, os indivíduos parasitados podem continuar durante muitos anos ou toda a vida sem sintomas clínicos evidentes. Mas já apresentam dilatação e tortuosidades de vasos linfáticos, e em cerca de 30% de adultos jovens masculinos há hematúria, em geral microscópica. Em alguns casos, esta fase pode ser muito curta ou faltar completamente.

Período Agudo. Manifesta-se pelo aparecimento dos fenômenos inflamatórios: linfangites e linfadenites são freqüentes, bem como orquites, epididimites e funiculites.

O ataque típico começa, por vezes, subitamente, com dor na região inguinal ou em um ponto da perna. Calafrios, elevação da temperatura, mal-estar e outros sintomas gerais podem estar presentes. A pele fica vermelha na área onde a dor é mais intensa. Daí, a hiperemia, o calor e o edema alastram-se em direção às origens do trajeto linfático. Este, quando superficial, pode ser notado como um cordão consistente e sensível à palpação. A funiculite não passa de uma linfangite do cordão espermático.

A duração desses processos é muito variável. Em geral, o padecimento surge por ataques ocasionais que duram três a quatro dias, mas podem estender-se por várias semanas ou meses. Na maioria dos casos, os ataques agudos estão relacionados com infecções bacterianas, a que os pacientes estão predispostos.

Os sintomas gerais podem ser bastante pronunciados. Febre, mal-estar, dores de cabeça e musculares, fadiga, anorexia, náuseas e insônia chegam a fazer parte do cortejo sintomático.

Há também eosinofilia, que na maioria dos casos não é muito elevada (4 a 5% de eosinófilos). Nesta fase, como na anterior, a microfilaremia noturna costuma ser alta.

O quadro regride espontaneamente, ou com repouso, para retornar depois de algumas semanas ou meses, quase sempre com igual localização.

Com o tempo, os ataques tornam-se menos severos. Nos pacientes que abandonam as zonas endêmicas, a tendência é para a cura, se bem que as seqüelas possam persistir durante anos.

Período Crônico. Em reduzida proporção de casos (2 a 5%, segundo uns; 1 a 20%, segundo outros), as lesões decorrentes do parasitismo por *W. bancrofti* podem conduzir a um processo crônico, evolutivo e de maior gravidade.

Várias circunstâncias favorecem essa tendência: o número de larvas infectantes que penetraram no organismo e produziram vermes adultos; a freqüência de reinfecções e, portanto, o grau de superinfecção; o número de acasalamentos e suas localizações anatômicas; a sensibilização do organismo hospedeiro e a intensidade das reações inflamatórias; os hábitos do paciente, que incluem eventualmente uma sobrecarga de esforços e diminuída resistência ao parasitismo, ou às infecções bacterianas superajuntadas.

A permanência em áreas endêmicas por muitos anos contribui para multiplicar as oportunidades de reinfecções e de sensibilização do paciente.

A freqüência e a gravidade das manifestações crônicas tendem a aumentar com a idade.

Na fase crônica da doença, predominam os fenômenos obstrutivos, agravados pelas reações inflamatórias nos pontos de distúrbio da circulação linfática, bem como pela fibrose difusa nas zonas de estase e edema linfático. As microfilárias tornam-se escassas ou desaparecem totalmente do sangue, em conseqüência da obstrução vascular ou da morte dos vermes adultos. Mas é possível a aquisição de novas cargas parasitárias, onde houver transmissão pelos insetos.

As alterações obstrutivas centrais conduzem à hidrocele e à elefantíase, que começam sob a forma de edema linfático. Em 95% dos casos, estão envolvidos um ou ambos os membros inferiores (ver Pranchas) e o escroto, ou somente este. A paquidermia pode ter como sede (por ordem de freqüência decrescente) as seguintes localizações: pernas (uma ou ambas), escroto, braços, pênis, vulva e mamas.

Um único tronco linfático obstruído pode responder pelo aumento de volume do órgão afetado, mas não é incomum a existência de vários pontos onde o escoamento linfático tenha sido cortado. A radiografia, por exemplo, pode revelar a presença de vermes calcificados em diferentes trajetos vasculares. Quando os linfonodos e linfáticos abdominais estão envolvidos, as rupturas de segmentos varicosos dão lugar aos derrames cavitários já referidos, bem como à quilúria ou à linforréia.

Os pacientes crônicos apresentam em geral distúrbios emocionais importantes, especialmente no âmbito da sexualidade masculina.

O caráter estigmatizante da doença também atinge jovens recém-diagnosticados ou em fase inicial da infecção.

Diagnóstico

As dificuldades com que se defronta o médico para fazer um diagnóstico específico preciso provêm de duas fontes: em primeiro lugar, todos os quadros clínicos determinados pela *W. bancrofti* podem ter outras causas etiológicas; em segundo lugar, a demonstração da presença do parasito (microfilaremia) não prova ser ele o agente causal, visto que, na maioria das vezes, não exerce efeito patogênico. Por outro lado, nas hidroceles e nas elefantíases (que podem ser devidas a infecções estreptocócicas ou outras) a microfilaremia geralmente está ausente.

No período pré-patente, o diagnóstico deve basear-se no quadro clínico e nos dados epidemiológicos, quando estes sugerem a possibilidade de infecção do paciente em áreas endêmicas. Por vezes a biópsia de um linfonodo afetado revela a presença de vermes.

Recentemente, foi introduzido como método não-invasivo o **exame ultra-sonográfico**, que permite ver a movimentação dos vermes adultos no interior dos vasos — o chamado "sinal da dança das filárias" — que cessa quando estas morrem. Assim, pôde ser diagnosticado, nas áreas endêmicas, o grupo de pacientes amicrofilarêmicos, mas portadores de vermes adultos vivos situados na bolsa escrotal ou nas mamas.

Depois, o principal método é a busca de microfilárias no sangue, de preferência entre 10 horas da noite e 4 horas da madrugada. Constatou-se que o sangue capilar noturno contém 1,25 vez mais microfilárias que o sangue venoso no mesmo horário. As principais técnicas são:

a) pesquisa ao microscópio, em gota espessa de sangue, colhido da polpa digital, como para o diagnóstico da malária. Recomenda-se tomar 0,02 ml de sangue, desemoglobinizar, fixar e corar pelo Giemsa;

b) exame do sangue em câmara de contagem: é fácil, rápido e barato, mas tem o inconveniente de não permitir ou tornar difícil a identificação das espécies de filárias;

c) método de concentração por filtração do sangue em membranas de *millipore* ou de *nucleopore*. São métodos caros, mas sensíveis, e quando se usa a membrana de *nucleopore* podem-se filtrar facilmente até 10 ml de sangue, sem hemolisá-lo, o que permite usá-lo também para provas imunológicas;

d) pesquisa pelo método de Knott: 1 a 5 ml de sangue (citratado ou heparinizado e, depois, hemolisado) são centrifugados. Com o sedimento, preparar lâminas fixadas e coradas, para exame microscópico. Este método é ligeiramente inferior à gota espessa, pois dá mais resultados negativos quando a parasitemia é baixa.

Quando não se possa colher o sangue para os exames nas horas mais favoráveis da noite, é possível provocar uma parasitemia diurna de *W. bancrofti* administrando-se, por via oral, uma dose de dietilcarbamazina (2 a 8 mg/kg de peso corporal) e examinando-se o sangue obtido 20 a 60 minutos depois. Esta técnica é contra-indicada onde houver também parasitismo por *Onchocerca volvulus* ou por *Loa loa*.

A probabilidade de encontro dos parasitos aumenta com o número de lâminas examinadas de um mesmo paciente.

As microfilárias de *W. bancrofti* devem ser distinguidas das de outras espécies, quando ocorrem na mesma área geográfica, ou quando o paciente tenha estado em lugares onde existiam diferentes espécies. Na América do Sul, na América Central e em algumas ilhas do Caribe, as espécies que podem confundir o diagnóstico são *Mansonella ozzardi* e *Dipetalonema perstans* (descritas no Cap. 51, juntamente com outras filárias).

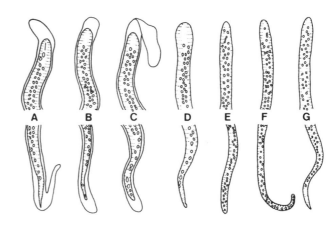

Fig. 50.3 Diagnóstico diferencial entre as microfilárias que podem ser encontradas no organismo humano. A figura apresenta apenas os aspectos típicos da extremidade anterior e da extremidade posterior em: A, *Wuchereria bancrofti*; B, *Brugia malayi*; C, *Loa loa*; D, *Onchocerca volvulus*; E, *Dipetalonema perstans*; F, *D. streptocerca*; G, *Mansonella ozzardi*.

As microfilárias dessas espécies, além de menores (cerca de 200 μm de comprimento), não possuem bainha nem apresentam periodicidade noturna (Fig. 50.3).

Já se dispõe de métodos baseados na pesquisa de DNA do parasito, quer no sangue, quer no líquido escrotal, específicos e sensíveis.

Essa pesquisa, que independe da hora do exame, podendo ser feito durante o dia e em pacientes afilariêmicos, utiliza a técnica da reação em cadeia da polimerase (PCR) adequada para o diagnóstico específico da filariáse por *Wuchereria bancrofi*. Ele é útil para o diagnóstico diferencial, em regiões onde se encontrem outras filárias infectando a população humana.

Tratamento

Devem-se considerar aqui dois problemas: o do tratamento específico, antiparasitário, onde os resultados, se bem que não inteiramente satisfatórios, já representam conquistas práticas importantes; e o tratamento das seqüelas e complicações da filariáse linfática crônica, campo esse em que muito pouco se avançou.

TRATAMENTO ANTI-HELMÍNTICO

Dietilcarbamazina (ou DEC) é a dietilcarbamil-metil-piperazina, amplamente utilizada há cerca de 40 anos, em todo o mundo, que segue sendo a droga mais usada na atualidade.

No passado usou-se o cloridrato, mas agora ela é preparada sob a forma de citrato, no qual o peso da base ativa corresponde à metade do peso do fármaco.

A DEC é um pó branco, solúvel na água e de um gosto adocicado, não muito agradável. Administrada por via oral, é absorvida rapidamente de modo a atingir seu pico no soro dentro de 1 a 2 horas. A concentração da droga alcança logo um equilíbrio uniforme em todos os tecidos do organismo, inclusive no líquido da hidrocele. A eliminação faz-se principalmente pela via renal, mais rapidamente se o pH da urina for ácido e mais lentamente se alcalino. No primeiro caso, 60 a 80% da droga são excretados sem modificação num prazo de 48 horas.

As doses terapêuticas da DEC não têm efeito, *in vitro*, sobre as microfilárias de qualquer das espécies estudadas até o presente. No entanto, *in vivo*, o medicamento faz desaparecerem rapidamente da circulação quase todas as microfilárias.

Já se demonstrou que a ação filaricida depende do bom funcionamento dos mecanismos imunológicos humorais e celulares do hospedeiro. A maioria das microfilárias do sangue é destruída pelas células do sistema macrófago-linfóide do fígado e do baço, mas algumas podem escapar à ação do medicamento, mesmo após vários tratamentos. As microfilárias de *W. bancrofti* que estejam no líquido da hidrocele são refratárias à DEC.

As microfilárias que sobrevivem ao tratamento foram reconhecidas como pertencentes a uma subpopulação de larvas refratária à dietilcarbamazina e que pode evoluir normalmente nos insetos transmissores da filaríase.

A DEC exerce um efeito letal, menor e mais lento, também sobre os vermes adultos, o que se pode constatar, em muitos casos, pelo desaparecimento completo das microfilárias depois de certo tempo. Mas não chega a destruir a totalidade dos helmintos adultos, mesmo quando submetidos a várias curas medicamentosas. Não se conhece o mecanismo de ação da droga sobre esses vermes adultos, parecendo que haja um efeito esterilizante sobre as fêmeas que resistirem longamente.

O objetivo do tratamento individual é a destruição dos parasitos e a eliminação, redução ou prevenção da morbidade.

O esquema terapêutico recomendado consiste na administração oral de 6 mg de dietilcarbamazina (sob a forma de citrato), por quilo de peso corporal e por dia, dividida em três doses (de 2 mg/kg cada uma) a serem ingeridas após as refeições.

A duração do tratamento é de 2 a 3 semanas. Ele deve ser repetido, quando os objetivos acima não forem atingidos da primeira vez. Mesmo os pacientes com elefantíase melhoram com essa terapêutica.

Nos tratamentos de massa, considera-se suficiente a medicação durante uma semana. A DEC é um produto seguro e de baixa toxicidade, mas pode produzir efeitos colaterais, consistindo em anorexia, náuseas e vômitos; astenia, tonturas e sonolência, mesmo em pessoas não-parasitadas.

Nos pacientes com filaríase, surgem também reações que seriam de natureza imunológica, provocadas pela morte e desintegração das microfilárias e dos vermes adultos; ou, segundo alguns autores, pela liberação das *Wolbachia*, pela morte e desintegração das microfilárias.

Entre as manifestações, observam-se: cefaléia e dores articulares, anorexia, sensação de mal-estar, urticária e crises de asma brônquica, nos asmáticos. Essas manifestações aparecem algumas horas depois de administrada a medicação e não duram mais de três dias, desaparecendo espontaneamente sem que seja necessário interromper o tratamento. Havendo microfilaremia, pode surgir febre.

Localmente, o tratamento pode provocar o aparecimento de sinais e sintomas de adenite, linfangite, abscessos e ulcerações ou um edema linfático de caráter transitório.

Também funiculite, epididimite ou orquite. Estas reações sobrevêm mais tardiamente e se explicam, provavelmente, pela presença de vermes adultos ou imaturos, ou por larvas de quarto estádio, no local. Elas também desaparecem por si, ao fim de algum tempo.

Ivermectina. É um derivado semi-sintético da avermectina, produto de fermentação de *Streptomyces avermitilis*.

O medicamento foi utilizado pela primeira vez contra *W. bancrofti* em 1986, destacando-se pelo excelente e prolongado efeito microfilaricida que o caracteriza.

Com dose única de 100-400 µg/kg de peso corporal ele suprime a microfilaremia por período de um a dois anos, conforme foi verificado no Brasil, no Haiti e em Papua-Nova Guiné.

Mesmo com pequenas doses, de 10-20 µg/kg, obtém-se ótimo resultado com a ivermectina para o tratamento de massa, no controle da transmissão. A droga é bem tolerada, causando por vezes ligeira irritação ocular, sonolência e alteração passageira inespecífica do eletrocardiograma.

Devido à lise imediata das microfilárias, pode ocorrer a reação de Mazzotti, que é raramente grave, com hipotensão ortostática (que requer repouso e ingestão de água em abundância), além de outros sintomas passageiros.

Entretanto ficou demonstrado que a droga não possui ação adulticida contra *Wuchereria bancrofti*, mesmo nas doses mais elevadas e repetidas quinzenalmente, razão pela qual não é suficiente para interromper a transmissão a longo prazo. Nas campanhas de massa recomenda-se o tratamento anual da população alvo.

Atualmente, recomenda-se associar, aos tratamentos habituais, um antibiótico como a **doxiciclina** (do grupo das tetraciclinas) que agindo contra as *Wolbachia* acelera a cura completa e evita a reação de Mazzotti. É de fácil absorção e meia-vida de 17 a 20 horas, sendo eliminada pela urina; com as mesmas contra-indicações que as tetraciclinas. A dosagem oral ou intravenosa é de 200 mg (divididos em 2 doses), no primeiro dia, e depois 100 mg por dia, para adultos.

TRATAMENTO GERAL E CIRÚRGICO

Os episódios inflamatórios e as manifestações alérgicas melhoram com a administração de antiinflamatórios, antibióticos e anti-histamínicos.

Orientada pela sonografia, a remoção cirúrgica de vermes adultos dos linfáticos escrotais dilatados tornou-se possível.

A cirurgia pode corrigir a quilúria, a hidrocele e a elefantíase, associadas à filaríase linfática.

Sendo a quilúria em geral intermitente, é difícil julgar-se a conveniência de uma intervenção operatória. Quanto à hidrocele, beneficia-se da inversão ou ressecção da túnica vaginal. Nos casos mais pronunciados é necessário retirar o excesso de pele; nos casos incipientes, basta a drenagem e a injeção de produtos esclerosantes.

O edema linfático, nas formas benignas de elefantíase, pode ser corrigido pelo estabelecimento de anastomoses linfático-venosas, antes dos pontos obstruídos, enquanto nos casos avançados é preciso retirar o tecido indurado e fazer uma cirurgia reparadora dos órgãos deformados.

ECOLOGIA E EPIDEMIOLOGIA

Distribuição Geográfica e Prevalência

A filaríase linfática, devida à *Wuchereria bancrofti*, apresenta vasta distribuição geográfica, entre 30° de latitude N e 30° de latitude S, no Hemisfério Ocidental; ou entre 40°N e 30°S, no Hemisfério Oriental. A maioria dos casos encontra-se nos países do Extremo Oriente, nas Ilhas do Pacífico, na Índia e na África.

Nas Américas, os focos de filaríase estão nas Antilhas (Porto Rico, Ilhas Virgens, St. Kitts, Antígua, Guadalupe e Martinica), Costa Rica, Colômbia, Venezuela, Guiana, Suriname, Guiana Francesa e Brasil. Os focos outrora existentes nos extremos da área endêmica (Charleston, EUA; e Porto Alegre, Brasil) estão agora extintos (Fig. 50.4).

No Brasil, a área endêmica abrangia outrora toda a Amazônia (com exceção do Estado de Roraima), o Nordeste úmido (do Rio Grande do Norte à Bahia) e, no Sul, o Estado de Santa Catarina.

Encontravam-se, no passado, focos urbanos principalmente em Belém, Soure, Vigia, Cametá e Manaus; em São Luís do Maranhão; em Recife, Maceió, Salvador e Castro Alves; assim como em Florianópolis, Ponta Grossa e Barra. Os índices de microfilaremia variavam de 0,01% ou menos até cerca de 10% em Belém.

Atualmente, eles se limitam a Recife e Aracaju, parecendo estar controlados em Belém do Pará. No Grande Recife, os casos de microfilaremia foram encontrados nos municípios de Abreu e Lima, Camaragipe, Cabo de Santo Agostinho, Paulista, Olinda, Recife e Jaboatão.

O Ecossistema e a Transmissão

Nas Américas, a filaríase linfática é encontrada em focos endêmicos, geralmente litorâneos, ou nas margens dos grandes rios (Amazônia), quase sempre de clima tropical úmido e de baixa altitude.

O homem é o único hospedeiro vertebrado conhecido de *Wuchereria bancrofti* e o mosquito doméstico, ***Culex quinquefasciatus***, seu principal, quando não o único, hospedeiro intermediário.

Essas circunstâncias fazem com que a filaríase tenha, por geossubstrato, aglomerados humanos (cidades, vilas ou povoados) onde os mosquitos se criam abundantemente nas casas e podem picar a população durante as horas da noite (Quadro 50.2).

FONTES DE INFECÇÃO

São constituídas exclusivamente pelos indivíduos com microfilaremia. Portanto, os pacientes crônicos, com elefantíase ou com outras seqüelas da doença, quando já não apresentem microfilárias circulando no sangue, são destituídos de importância epidemiológica. Também os pacientes que se encontrem na fase pré-patente, que pode durar um ano ou mais, só terão importância como fontes de infecção a longo prazo.

Entretanto, assumem papel de relevo na transmissão da helmintíase, além dos doentes em fase aguda ou crônica com parasitemia, todos os casos assintomáticos que, segundo vimos, podem representar 50% dos parasitados ou, em conjunto, 0,1% a 10% da população geral da localidade.

OS INSETOS TRANSMISSORES

Culex quinquefasciatus (antes denominado *Culex fatigans*) é o hospedeiro invertebrado e o transmissor por excelência da *W. bancrofti* na Região Neotropical. Ele é conhecido popularmente, no Brasil, por pernilongo, muriçoca, carapanã ou simplesmente mosquito (Figs. 57.17 a 57.19).

É um inseto pequeno, cor de palha, apresentando o dorso do tórax (mesonoto) pardo escuro, com escamas amarelas, estrei-

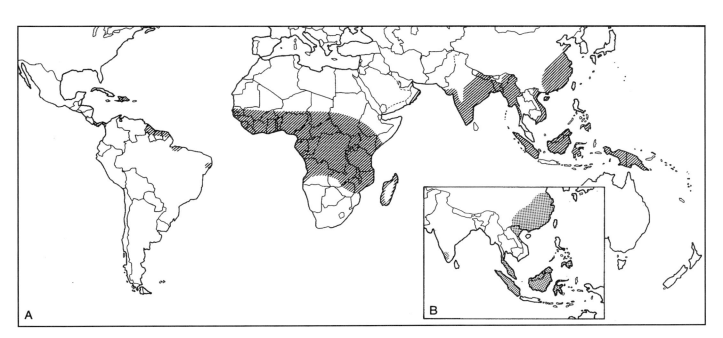

Fig. 50.4 Distribuição da filaríase linfática, no mundo, segundo a OMS (1984). *A.* Regiões onde ocorre a transmissão de *Wuchereria bancrofti*. *B.* Regiões onde se encontra *Brugia malayi*.

tas e curvas, e com duas linhas escuras, longas, dispostas longitudinalmente na região mediana. Faixas de cor amarela são vistas na metade basal dos segmentos abdominais (tergitos).

Os fêmures de todas as pernas exibem também manchas amarelas justa-articulares.

Não obstante apresentar hábitos bastante domésticos, esse mosquito é extremamente versátil: deposita seus ovos e cria-se em qualquer recipiente com água limpa ou poluída, dentro das casas ou fora; em rios, lagoas ou pântanos, tanto à sombra como em lugares ensolarados. Tolera melhor que outras espécies um meio pobre em oxigênio. Em muitas localidades, a maioria dos focos de criação é representada pelas fossas das latrinas.

Em condições ótimas de temperatura e demais fatores do meio a evolução desde ovo até inseto adulto pode completar-se em 10 dias.

Os adultos têm grande capacidade de vôo, podendo viajar vários quilômetros. Mas não mostram tendência a mudar muito de lugar quando encontram condições favoráveis nas imediações. As casas servem de abrigo para machos e fêmeas que aí permanecem durante muito tempo. A invasão dos domicílios ocorre de preferência ao entardecer, nas horas crepusculares. As capturas de insetos feitas entre o crepúsculo vespertino e o alvorecer, dentro das casas e fora, mostram que 97% dos espécimes de *C. quinquefasciatus* são encontrados no interior das habitações.

A espécie é rara nos ambientes silvestres.

Outra característica importante de seu comportamento é a antropofilia, isto é, a preferência das fêmeas por picar o homem em lugar de animais domésticos ou outros. A identificação do sangue sugado pelos mosquitos, nas casas de Belém do Pará, mediante prova de precipitinas, demonstrou que 90% das fêmeas capturadas continham no estômago sangue humano. Elas picam de preferência à noite, em horas tardias, coincidindo com os períodos em que a microfilaremia é mais alta.

Outros Vetores. Em focos de alta endemicidade, outras espécies costumam participar do sistema de transmissão, como vetores secundários ou ocasionais. Todas pertencem à família **Culicidae** (ver o Cap. 57, item *Os mosquitos culicíneos*).

Nas Américas, eles são: *Anopheles darlingi, Aëdes scapularis, Aëdes taeniorhynchus, Anopheles albimanus, Anopheles aquasalis* e *Mansonia titillans*.

Na África, os vetores principais são *C. quinquefasciatus* e os *Anopheles* seguintes: *A. arabiensis, A. funestus, A. gambiae, A. melas* e *A. merus*; enquanto os secundários são: *A. hancocki, A. nili, A. pauliani, A. wellcomei* e *Culex antennatus*. Note-se que, nesse continente, os principais vetores de malária são também importantes transmissores da filaríase.

CONDIÇÕES DE TRANSMISSÃO

Não basta a presença de pacientes com parasitemia e de mosquitos suscetíveis, em determinada área, para que tenha lugar a transmissão e a endemia se mantenha. Outras circunstâncias são necessárias:

1. Em primeiro lugar, é indispensável que as fontes de infecção sejam numerosas para assegurar a infecção dos mosquitos em quantidade razoável, pelas razões que seguem.

A parasitemia não ocorre em todas as fases da infecção filariana, estando ausente no período pré-patente e, muitas vezes, na fase crônica da doença. Sua densidade costuma ser irregular

QUADRO 50.2 Filariose linfática. Resumo das atividades de hemoscopia realizadas por busca ativa e demanda espontânea – Brasil – 2004

Municípios	Nº de exames	Exames positivos	%
Recife	87.474	533	0,61
Jaboatão	72.789	563	0,77
Paulista	17.049	18	0,11
Olinda	12.277	190	1,55
Total PE	**189.859**	**1.304**	**0,69**
Belém/Total	46.307	–	–

Maceió realizou 11.000 exames hemoscópicos entre julho de 2004 e julho de 2005.

e, na maioria dos casos, baixa. O índice de filaremia (igual ao número de portadores de microfilárias por 100 pessoas examinadas), nos focos brasileiros, estava entre 5 e 14 em Recife e Belém (no período 1951-1957). Em 2004, a situação era a apresentada no Quadro 50.2.

O exame horário de 20 pacientes, em Belém, mostrou que a média de microfilárias por milímetro cúbico de sangue, das 8 horas da noite às 6 horas da manhã, variava entre 1 e 2,8.

2. A densidade de mosquitos deve ser elevada, portanto, para que se multipliquem as chances de infecção, em vista da escassez de parasitos no sangue da população.

Essa densidade deve ser alta dentro das casas, à noite, e a espécie de mosquito presente deve ser antropófila. Aí estão algumas das razões que tornaram *C. quinquefasciatus* o melhor dos vetores existentes. Ele tem sido encontrado em quase todas as casas dos focos endêmicos, e a sua numerosidade é elevada, contando-se por dezenas e centenas o número de espécimes que se podem capturar por domicílio.

3. Para que uma espécie seja capaz de operar a transmissão, além de infectar-se ela mesma facilmente, ao sugar sangue positivo, deve permitir a evolução completa das larvas até a fase infectante para o homem.

O tempo mínimo requerido pela evolução larvária de *W. bancrofti* depende da temperatura ambiente. Em *Culex* vai desde 10 dias (a 24-25°C) até 32 dias (quando a temperatura mantém-se a 16°C). Somente as espécies cuja vida média for superior a esses prazos, nas respectivas temperaturas, podem participar efetivamente da transmissão.

Em condições naturais, a proporção de *Culex* que se encontra com larvas de *Wuchereria bancrofti* é da ordem de 0,1 a 10%, porém os que chegam a ser infectantes não passam de 0,02 a 1%, segundo a localidade.

4. Temperatura e umidade ambientes afetam a ecologia da filaríase, tanto por condicionar a abundância e longevidade dos insetos vetores, como por influir na evolução dos parasitos. As temperaturas baixas retardam muito essa evolução e, a menos de 15°C, podem impedir que ela se complete. O ótimo está entre 27°C e 30°C.

Quanto à umidade, todos os focos brasileiros estão em zonas úmidas ou superúmidas, com médias pluviométricas acima de 1.300 mm por ano.

5. Se a intensidade da transmissão não for grande, a probabilidade de um indivíduo contrair filaríase passa a ser função do tempo que permanecer na área endêmica.

As transformações ecológicas introduzidas pelo homem contribuem, em geral, para aumentar os locais de multiplicação do *Culex*, em particular quando o saneamento for medíocre. Este mosquito tende, então, a prevalecer sobre os demais por ser mais resistente aos inseticidas e tolerar a ação dos detergentes domésticos.

Todos os sistemas de aprovisionamento de água, tanto urbanos como rurais, favorecem a multiplicação dos vetores, não só por aumentar o número de criadouros para as larvas, como por alongar o período favorável à reprodução, em focos já existentes. Na África, por exemplo, a construção de barragens e sistemas de irrigação para a cultura do arroz contribui para a formação de grandes populações das espécies do complexo *Anopheles gambiae*.

CONTROLE DA FILARÍASE LINFÁTICA

O controle dessa endemia pode ser feito com os seguintes objetivos:

1. **Diminuir a morbidade**, com o tratamento dos casos clínicos de filaríase (ver o item *Tratamento*);
2. **Reduzir a transmissão** pela medicação periódica dos indivíduos que apresentem microfilaremia; e
3. **Interromper a transmissão**, associando a quimioterapia à luta antivetorial, em programas integrados de saúde.

Na maioria das regiões endêmicas o controle tem por objetivos a diminuição da morbidade e a redução da transmissão.

Mas não existem critérios objetivos sobre o nível em que se deva conter a transmissão para que a filaríase deixe de ser um problema de saúde pública.

O objetivo final deve ser sempre a interrupção da transmissão. Entretanto, poucos países conseguiram chegar até lá, em vista das dificuldades práticas e dos custos elevados que as campanhas de erradicação impõem aos governos das áreas endêmicas.

Redução das Fontes de Infecção

O método que até o presente deu melhores resultados foi a administração, a todos os pacientes com exame de sangue positivo, de **dietilcarbamazina** (DEC) ou **ivermectina**, poderosos microfilaricidas. Ele requer o exame preliminar de todos os membros da comunidade, para identificação dos indivíduos com filaremia.

O tratamento feito em nível de comunidade é diferente daquele utilizado no atendimento dos casos individuais.

Para começar, é preciso fazer bom trabalho educativo e mobilizador para que os pacientes assintomáticos (a maioria) aceitem um tratamento que não lhes parece necessário e que (com a DEC) não está isento de efeitos colaterais.

O **tratamento antiparasitário** pode ser **seletivo**, quando são tratados apenas os pacientes com exame positivo; ou **de massa**, quando, depois de um inquérito que acusou altos índices de prevalência, decide-se administrar o medicamento a todos os habitantes da localidade. Naturalmente, sempre serão excluídas as crianças muito pequenas (lactentes), as gestantes e os pacientes com outras doenças que contra-indiquem a medicação. Estes, mais os ausentes e os casos de recusa, mantêm uma reserva de fontes de infecção, na qual ficam incluídos também os casos não curados completamente.

O **tratamento de massa** tem as vantagens de ser muito mais econômico e mais fácil de aplicar, por dispensar os exames para o diagnóstico individual, e mais eficiente, pois alcança todos aqueles casos que se apresentariam como falsos negativos, aos exames parasitológicos.

Quando a prevalência for média ou baixa, não se justifica o tratamento indiscriminado, tanto por motivos de custo/benefício como por razões éticas. O tratamento seletivo é mais bem aceito pela população, em vista de estar justificado pelo diagnóstico da infecção; e se os custos operacionais são mais altos, faz-se, por outro lado, economia com a medicação.

Combate aos Vetores

Uso de Inseticidas. A desinsetização é uma das formas de controle importantes, sendo facilitada sempre que o inseto vetor tenha hábitos endófilos e permaneça bastante tempo nas casas, para que se possa tirar partido da aplicação intradomiciliária dos inseticidas de ação residual.

Melhor ainda quando o vetor das filárias é o mesmo, ou tem as mesmas características comportamentais que os transmissores da malária local, reduzindo portanto o custo/benefício do controle em determinada área.

Nas zonas urbanas, a luta contra *C. quinquefasciatus* é bastante difícil, quando se pensa em destruir os insetos adultos, e muito cara, quando se deseja acabar com as larvas.

Este é um dos mosquitos que se tornaram mais resistentes aos inseticidas de ação residual, em vista do emprego abusivo de tais produtos. Algumas drogas exercem sobre o *Culex* um efeito repelente que evita o contato do inseto com a superfície tratada.

Os inseticidas mais úteis contra ele são o fenitrotion, o malation e os piretróides, em neblinas e aerossóis, que por outro lado constituem tratamentos caros.

O combate às larvas de *Culex* está baseado no emprego de organofosforados, que deu bons resultados em algumas cidades tropicais. Contudo, nota-se resistência crescente das larvas de pernilongos ao clorpirifós, ao fention e ao temefós, no Brasil, Libéria, Quênia, Tanzânia etc.

Os novos piretróides sintéticos (cipermetrina, deltametrina e permetrina) são eficazes contra as linhagens resistentes aos organofosforados, mas são caros.

Outros Métodos de Controle Químico. Experimentam-se, atualmente, drogas capazes de inibir o crescimento dos insetos ou a formação da quitina, para substituir os inseticidas.

Controle Biológico. O uso de peixes larvófagos pode ser útil em criadouros de águas limpas.

Algumas espécies de microrganismos do gênero *Bacillus* (particularmente *B. thuringiensis* e *B. sphaericus*) produzem proteínas que são entomotoxinas bastante tóxicas, por via digestiva, para as larvas de *Culex*. O *B. sphaericus* pode multiplicar-se e permanecer muito tempo nos efluentes de esgotos. Mas *B. thuringiensis* exerce ação de curta duração (alguns dias), devendo ser constantemente semeado nos focos de mosquitos.

Saneamento Ambiental. As redes de drenagem de águas pluviais e os esgotos, desde que recebam os cuidados de manutenção necessários, constituem elementos importantes e permanentes que contribuem muito para reduzir as populações desses mosquitos.

As latrinas com fossas (onde sempre acaba por penetrar a água das chuvas ou a usada para a limpeza da placa de cimento) e as que exigem reservas de água sempre disponíveis constituem excelentes criadouros de mosquitos, capazes de manter altas densidades no domicílio e peridomicílio. Somente as privadas com descarga de água canalizada (privilégio das famílias com recursos econômicos razoáveis) podem modificar essa situação de insalubridade.

A telagem antimosquito é por vezes necessária para impedir o acesso das fêmeas grávidas dos insetos às coleções de água onde poderiam fazer suas desovas.

Redução do Contato Homem-Mosquito. Consegue-se com a telagem das casas (nas portas, janelas e outros tipos de aberturas), para o que são empregadas telas de náilon ou telas metálicas plastificadas.

Os mosquiteiros destinam-se à proteção individual e devem ser instalados em todas as camas, nas áreas de alto risco. Sua eficácia depende dos cuidados dispensados à sua instalação e manutenção. Os melhores são aqueles que foram impregnados com **piretróides** (permetrina, decametrina, cipermetrina etc.), pois asseguram a destruição dos insetos que pousarem na superfície externa do mosquiteiro, geralmente fêmeas em busca de um repasto sangüíneo.

Estratégias de Controle

Nenhum dos métodos acima descritos, empregados de forma isolada, dá os resultados almejados, em todas as situações que se apresentem.

A metodologia a empregar, muitas vezes, terá que ser a mais eclética, incluindo o uso de inseticidas de ação imediata pelos moradores, a aplicação de larvicidas, a eliminação dos criadouros potenciais, nas casas e no peridomicílio, a telagem e o uso de mosquiteiros.

A eliminação de um mosquito, cuja simples presença já é bastante incômoda, facilita a mobilização da população para a participação na luta antivetorial.

Os projetos de luta integrada buscam utilizar dois ou mais métodos de controle para aumentar sua eficiência, ao somarem-se os efeitos complementares de cada método.

Seja devido ao custo elevado dos inseticidas, seja em vista do aparecimento de resistência a essas drogas nas populações de insetos vetores, ou pela dificuldade de aplicar, em condições ecológicas específicas, ou outros métodos de controle (biológicos ou não), não se pode pensar em soluções fáceis nem transferir mecanicamente estratégias que tiveram êxito em outros lugares.

Estudos epidemiológicos corretos e amplos devem servir de base para um conhecimento e uma análise da situação local. Eles devem permitir a tomada de decisões acertadas quanto aos objetivos e à estratégia a fixar, para um programa de luta contra a filaríase linfática, e quanto à escolha da metodologia a utilizar.

Também serão levados em conta: os recursos humanos e financeiros de que se disponha, as características sócio-econômicas da população e sua percepção do problema, bem como sua disponibilidade e preparação para colaborar no programa; enfim, a exeqüibilidade, adequação e oportunidade de sua implementação.

Além da decisão política de alto nível, para a execução do programa, e dos cuidados postos na fase de preparação das atividades, o êxito dependerá muito do estabelecimento de um sistema de avaliação a curto, médio e longo prazos das ações e dos resultados obtidos, a fim de que se possa em qualquer momento corrigir falhas ou redirecionar os objetivos, em função da realidade presente.

Nunca é demais insistir sobre a necessidade de uma participação da comunidade, tão grande quanto seu grau de maturidade o permitir, e para a qual um trabalho educativo eficiente é indispensável. O envolvimento dos serviços de saúde regionais e locais deve ser crescente, até que possam assumir plena responsabilidade na execução do programa de controle a longo prazo.

51

Onchocerca volvulus e Oncocercíase. Outras Filaríases

INTRODUÇÃO
O PARASITO: ONCHOCERCA VOLVULUS
    Os vermes adultos
    As microfilárias
    O ciclo dos parasitos
RELAÇÕES PARASITO-HOSPEDEIRO NA ONCOCERCÍASE
    Infectividade e resistência
        Resposta imunológica humoral
        Resposta imunológica mediada por células
        Imunidade protetora
    Patologia da oncocercíase
        Oncocercomas
        Lesões cutâneas
        Lesões linfáticas
        Lesões oculares
    Formas clínicas e sintomatologia
    Diagnóstico
        Diagnóstico parasitológico
        Teste de Mazzotti
        Outros métodos de diagnóstico
    Tratamento
ECOLOGIA, EPIDEMIOLOGIA E CONTROLE DA ONCOCERCÍASE
    Distribuição geográfica e prevalência
    O sistema ecológico e a transmissão
        Fatores de transmissão
        Os insetos vetores: simulídeos
    Metodologia de controle da oncocercíase
        Estratégias
        Controle vetorial
OUTRAS FILARÍASES HUMANAS
    Mansonella ozzardi e mansoneliase
        O parasito
        Relações parasito-hospedeiro
        Epidemiologia
    Mansonella perstans e M. streptocerca
    Loa loa e loaíase humana
    Dirofilaria e dirofilaríase

INTRODUÇÃO

Onchocerca volvulus é uma filária que parasita o tecido subcutâneo do homem, onde os vermes adultos enovelados provocam a formação de nódulos fibrosos. Suas larvas (**microfilárias**) são responsáveis por lesões degenerativas e antiestéticas da pele e pela invasão do globo ocular. Neste produzem graves alterações da retina e dos meios transparentes, que conduzem freqüentemente à cegueira.

Na África, onde ocupa extensas áreas tropicais e de savanas, habitadas por algumas espécies de insetos hematófagos do gênero **Simulium**, transmissoras do parasito, *O. volvulus* incide sobre mais de 17,5 milhões de pessoas e respondia pela existência de cerca de 267.200 casos de cegueira, em 1997, segundo a OMS (1998). Alguns focos encontram-se no sudeste da Península Arábica.

Essa helmintíase implantou-se em alguns territórios do México, Guatemala, Colômbia, Equador, Venezuela e no extremo norte do Brasil, trazida pelo tráfico escravagista ou por tropas da Legião Estrangeira, que ocuparam o território mexicano, nos fins do século dezenove.

Estima-se, hoje, existirem cerca de 100.000 casos, nas Américas.

A doença, **oncocercíase**, é conhecida no México como *"mal morado"*, pela tonalidade arroxeada que se observa nas alterações cutâneas, enquanto na Guatemala dão-lhe o nome de *"erisipela de la costa"*. Na África é chamada "cegueira dos rios" *(river blindness)* devido às relações estreitas entre sua ocorrência e os cursos de água onde se multiplicam os insetos transmissores, isto é, os **simulídeos** (denominados *blackflies*, nos países de língua inglesa). Popularmente eles são conhecidos por "borrachudos" ou "piuns", no Brasil; *"mosco del café"*, *"rodador"* ou *"jején"*, no México e na Guatemala.

O PARASITO: *ONCHOCERCA VOLVULUS*

O gênero **Onchocerca** compreende várias espécies encontradas em animais domésticos e silvestres, mas pensa-se que uma só parasita o homem: *Onchocerca volvulus*.

Mesmo sendo a oncocercíase humana devida a uma única espécie, constata-se que raças fisiológicas distintas do parasito são encontradas na África e nas Américas, adaptadas a vetores de espécies diferentes e produzindo quadros clínicos diversos de região para região. A encontrada nas savanas africanas é mais propensa a causar cegueira que as outras.

Os Vermes Adultos

Podem ser isolados em grande número dos tumores fibrosos subcutâneos, ou **oncocercomas**, nas regiões em que se pratica a nodulectomia como uma das medidas terapêuticas adotadas.

São helmintos filiformes, com a cutícula relativamente espessa, de cor branca cremosa e marcada por finas estriações transversais (Fig. 42.1, *b*). Há um acentuado dimorfismo sexual:

- a **fêmea** mede 30 a 80 cm de comprimento, por 0,3 a 0,4 mm de diâmetro, e suas duas extremidades terminam-se sem adelgaçamento progressivo; na anterior está a boca, cercada por 10 papilas sensoriais. O tubo digestivo é retilíneo e se abre em um ânus subterminal. Nos tubos uterinos encontram-se ovos elípticos, medindo em torno de 50 μm; a vulva fica um pouco para trás (0,6 mm) da extremidade anterior;
- o **macho** é muito menor, tendo apenas 3 a 5 cm de comprimento, por 0,1 a 0,2 mm de diâmetro. A extremidade anterior é semelhante à da fêmea, mas a posterior enrola-se ventralmente e apresenta número variável de papilas sensoriais peri- e pós-anais. Na cloaca, subterminal, há dois espículos desiguais.

O hábitat dos vermes adultos é em geral o tecido celular subcutâneo, onde formam novelos emaranhados, metidos na trama de nódulos fibrosos que o organismo produz em torno dos parasitos. Nesses nódulos encontram-se desde uma fêmea ou um casal de vermes, até seis ou sete helmintos de ambos os sexos.

Em algumas ocasiões os vermes mantêm-se distendidos, nos tecidos, sem formar novelos, e podem empreender migrações pelo organismo do hospedeiro. Na Venezuela, os nódulos são encontrados apenas em 22% dos oncocercóticos.

As Microfilárias

Para que haja produção das formas larvárias — **microfilárias** — é necessário que, nos mesmos oncocercomas, encontrem-se presentes machos e fêmeas. As fêmeas parem larvas muito ativas que se dispersam no tecido conjuntivo da pele e da tela subcutânea, de onde podem ser isoladas sem dificuldade. Supõe-se que em geral tenham por hábitat a rede linfática

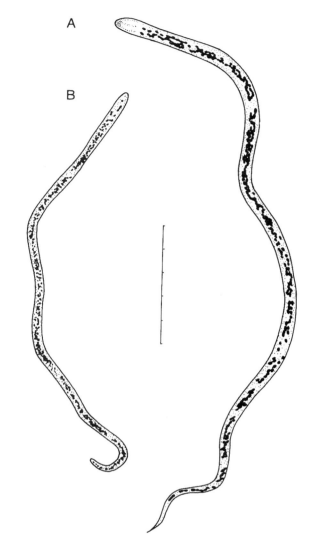

Fig. 51.1 Microfilárias que têm a pele por hábitat. A. Microfilária de *Onchocerca volvulus*. B. De *Mansonella* (= *Dipetalonema/streptocerca*). A escala corresponde a 0,05 mm. (Redesenhada do original de R. L. Muller para OMS/WHO — *Onchocerciasis,* Geneva, 1974.) Ver também a Fig. 50.3.

periférica, pois acumulam-se nos linfonodos, onde morrem, após tratamento com a ivermectina. Aparentemente as larvas são capazes de longas migrações. Elas têm sido encontradas nos tecidos do globo ocular, no baço, no mesentério, nos rins e no sedimento urinário. É possível que muitos desses achados decorram de localizações atípicas dos vermes adultos.

As microfilárias parecem-se com as de *Wuchereria*, mas não dão lugar a confusão diagnóstica porque são desprovidas de bainha, não ocorrem no sangue e são abundantes na pele durante todas as horas do dia ou da noite (Fig. 51.1). A extremidade anterior não possui estilete e a cauda, longa e bem afilada, contém 4 a 8 núcleos alongados que não chegam até a ponta.

Elas são de dois tamanhos: as formas menores medem 150 a 285 μm de comprimento, e as maiores, de 285 a 370 μm.

Diversamente do que sucede com outras filárias, a *O. volvulus* não libera suas microfilárias de modo contínuo, mas sim segundo um ciclo regular. O que levou a essa conclusão foi a constatação de que, em grandes amostras de vermes adultos examinados, apenas dois terços das fêmeas continham embriões no aparelho reprodutor, as demais apresentando apenas oocistos ou o útero completamente vazio (independentemente da idade dos helmintos).

Estudos recentes levam a crer que as fêmeas apresentam três a quatro ciclos reprodutivos anuais, de dois a quatro meses cada um, durante os quais são produzidas entre 200.000 e 400.000 microfilárias. Cada ciclo é precedido de nova inseminação pelos machos. Teoricamente, uma fêmea gera em toda sua vida cerca de 10 milhões de larvas.

A liberação de 1.000 a 3.000 microfilárias por dia e por fêmea é compatível com as observações feitas *in vitro* e com as estimativas feitas *in vivo*, segundo as quais um paciente fortemente parasitado pode albergar 100 milhões de microfilárias.

O Ciclo dos Parasitos

Atribui-se aos vermes adultos uma longevidade aproximada de 9 a 14 anos e, às microfilárias, 6 a 24 meses, segundo o estado imunológico do hospedeiro.

O ciclo evolutivo é heteroxeno e semelhante ao de *Wuchereria*, porém realiza-se em dípteros da família **Simuliidae**.

O desenvolvimento larvário, nos simulídeos, em condições favoráveis de temperatura e umidade, faz-se em 6 a 12 dias. Mas, mesmo quando o inseto se infecte com muitas microfilárias, apenas pequeno número completa sua evolução e chega a larvas de terceiro estádio (L_3, fase infectante).

A larva infectante, que mede entre 0,5 e 1 mm, migra para a bainha da probóscida do inseto (*labium*), de onde passa para a pele humana, no momento em que as fêmeas dos simulídeos estão sugando sangue.

Nos tecidos da pessoa infectada formam-se, em 3-7 dias, as larvas L_4 que, após 4-6 semanas, transformam-se em vermes adultos. O ciclo se completa aos 10 a 15 meses, quando já serão encontráveis microfilárias na pele do paciente.

RELAÇÕES PARASITO-HOSPEDEIRO NA ONCOCERCÍASE

Infectividade e Resistência

A penetração das larvas infectantes no organismo humano faz-se pela pele, em circunstâncias análogas às de *Wuchereria bancrofti*. Entretanto, não há em geral migrações para lugares distantes do ponto de entrada.

Sendo pequeno o número de larvas por inseto, cada indivíduo deverá ser picado muitas vezes para que receba razoável quantidade de parasitos e para que sobreviva às defesas do hospedeiro um número suficiente para assegurar a probabilidade do encontro de machos e fêmeas. Os machos parecem atraídos pelos oncocercomas e capazes de migrar de uns a outros.

RESPOSTA IMUNOLÓGICA HUMORAL

Não se dispõe de informações abundantes sobre a resistência natural ou adquirida. Sabemos, entretanto, que a oncocercíase é doença que se desenvolve através de mecanismos imunológicos, relacionados principalmente com as microfilárias encontradas na pele e no globo ocular.

Para começar, existe uma hiporresposta imunitária celular (linfocitária) frente aos antígenos oncocercóticos, nos pacientes que apresentam microfilarodermia.

Mas, por outro lado, a resposta com **anticorpos específicos** é poderosa em todos os pacientes, sendo os títulos mais altos observados nos casos de oncodermite localizada (*sowda*). Além disso, os pacientes aparentemente não-infectados (ditos "normais" e considerados como imunizados) têm geralmente resposta celular mais forte contra antígenos de oncocerca que os portadores de microfilarodermia; mas sua resposta com anticorpos específicos é menor.

Já se conhecem antígenos de superfície das microfilárias e das larvas de terceiro estádio que desempenham importante papel na aderência de células inflamatórias aos parasitos; também antígenos que, aparentemente, são característicos das linhagens de *O. volvulus* originárias das zonas de savanas e de florestas da África Ocidental; assim como antígenos que circulam no sangue e que poderiam servir para finalidades diagnósticas. Mas, até o presente, nenhum desses conhecimentos encontrou aplicações práticas.

Como poucos estudos imunológicos foram feitos em crianças e como não é fácil detectar o início de uma infecção, quase nada se sabe sobre a imunologia da fase aguda da doença.

Na fase crônica, o organismo produz grande variedade de anticorpos dos tipos IgG, IgM e IgE, parecendo que os parasitos desencadeiam uma proliferação policlonal das células B. A elevação dos títulos de IgE é particularmente grande, supondo-se que isso tenha relações importantes com os mecanismos da reação inflamatória aguda, na oncocercíase.

In vitro, o soro de pacientes crônicos favorece a aderência dos granulócitos às microfilárias e às larvas infectantes (L_3) e causa a morte das mesmas. Como se observa uma desgranulação dos eosinófilos que cercam as microfilárias, pensa-se que eles constituam o agente executor dos mecanismos de destruição larvária, mediada por anticorpos.

Por outro lado, essa desgranulação repetida e maciça dos eosinófilos, em torno das microfilárias, poderia ser a causa das reações inflamatórias que se desenvolvem localmente e, talvez, mesmo a distância, quer na pele, quer nos tecidos oculares.

Imunocomplexos circulantes têm sido detectados em elevada proporção de pacientes crônicos, mas não se têm informações sobre sua participação nas reações inflamatórias ou na redução da resposta imunológica do hospedeiro.

RESPOSTA IMUNOLÓGICA MEDIADA POR CÉLULAS

A imunidade celular está deprimida na generalidade dos pacientes, que só respondem fracamente ao teste intradérmico e que, por outra parte, mostram ampla distribuição de microfilárias por toda a extensão da pele.

Aqueles que apresentam forte reação cutânea têm pouquíssimas microfilárias na pele.

Não se sabe como é produzida a depressão da imunidade celular na oncocercíase.

Pensa-se que o parasitismo por *O. volvulus* chega a produzir um equilíbrio imunológico em que as respostas imunológicas humorais e celulares dirigidas contra o parasito são moduladas por diversos fenômenos, particularmente por anticorpos bloqueadores e pela depressão da reatividade linfocitária. As variações, e a modulação, da resposta do hospedeiro parecem contribuir para a grande diversidade de manifestações clínicas da doença.

IMUNIDADE PROTETORA

Quanto à existência de uma imunidade protetora, sabe-se que a aquisição da parasitose ocorre em geral muito cedo, mas a densidade de microfilárias na pele não se eleva indefinidamente. Ela costuma estabilizar-se entre os 10 e os 20 anos de idade, ou entre os 20 e os 30 anos, mesmo quando a exposição ao risco de infecção continue elevada. São raras as comunidades em que, apesar da taxa de prevalência atingir seu máximo entre 16 e 20 anos, a densidade de microfilárias siga aumentando depois dessas idades.

As razões desse equilíbrio são desconhecidas, podendo ser tanto imunológicas quanto ecológicas. Os pacientes tratados com dietilcarbamazina, mas que continuam a viver nas áreas endêmicas, reinfectam-se facilmente.

Patologia da Oncocercíase

Estudos recentes têm demonstrado que uma proporção importante das larvas infectantes não chegam a **vermes adultos** e que grande parte destes estão localizados em sítios profundos, escapando ao exame físico. Verificou-se também que dezenas ou centenas de milhares de microfilárias estão sendo diariamente destruídas no organismo.

Fato notável é a facilidade com que as microfilárias vivas se insinuam através dos tecidos da pele e de outros órgãos, escapando às reações imunitárias e inflamatórias do hospedeiro. Do mesmo modo que as filárias adultas, dentro dos nódulos, elas não provocam senão ligeira reação inflamatória.

De fato, é apenas em torno dos parasitos que estão morrendo (microfilárias ou adultos) que a inflamação se torna importante.

Conseqüência disso são as múltiplas alterações características dessa parasitose, sobretudo: a formação dos nódulos fibrosos, ou **oncocercomas**; as lesões cutâneas gerais, ou **dermatite oncocercosa**; e as lesões oculares da **oftalmia oncocercosa**.

ONCOCERCOMAS

Os vermes adultos, como vimos, vivem isoladamente ou, mais freqüentemente, agrupados em massas enoveladas na profundidade do derma, na tela subcutânea ou nas fáscias profundas.

O organismo hospedeiro responde à presença dos parasitos envolvendo-os em uma estrutura fibrosa que constitui o **nódulo oncocercótico** ou **oncocercoma** (Fig. 51.3).

Neste, distinguem-se três zonas: a) uma cápsula externa de tecido fibroso, com poucas células e rica em colágeno; b) uma zona intermediária, que lembra um tecido de granulação e possui grande quantidade de capilares; c) internamente, um exsudato de células inflamatórias em contato com os vermes adultos, aí aprisionados em "túneis" do tecido conjuntivo. Nesta área central, encontra-se tecido conjuntivo desorganizado, especialmente junto aos parasitos, onde se vê muito material fibrinóide, macrófagos, células epitelióides e gigantócitos. Por fora do oncocercoma também há infiltração inflamatória, com muitos eosinófilos. Em todas as zonas as microfilárias são abundantes.

O aspecto e o tamanho dos nódulos variam com a idade do processo, medindo entre 1 e 80 mm de diâmetro. Eles alcançam 1 centímetro, depois de 4 ou 5 anos, reduzindo-se progressivamente os componentes inflamatórios (predominantes nos tumores novos) e aumentando, com o passar do tempo, a fibrose, mais pronunciada nos nódulos antigos. Em si mesmos, os oncocercomas são tumores benignos cuja significação maior consiste em serem os centros produtores de microfilárias, pelos vermes adultos que aí se encontram.

Durante o tratamento pela dietilcarbamazina o tamanho dos nódulos pode aumentar pela mobilização de microfilárias e intensificação da reação inflamatória em torno delas.

Mas quando se administra suramina, os nódulos transformam-se em cistos purulentos (em torno dos vermes degenerados ou mortos) que se abrem para o exterior, expulsando os parasitos e criando fístulas de drenagem do material necrótico.

LESÕES CUTÂNEAS

São devidas à presença de microfilárias, abundantes em todas as camadas da pele, mas predominando nas porções mais superficiais do derma. À medida que essas larvas vão morrendo, ou sendo destruídas pelos mecanismos de defesa do hospedeiro, as células inflamatórias vão aumentando em número nos espaços perivasculares, sobretudo os linfócitos, plasmócitos, macrófagos, eosinófilos e mastócitos.

Depois, começa a haver hiperqueratose e acantose, edema epitelial e despigmentação (com migração do pigmento para o derma, no interior de macrófagos), dilatação e sinuosidade dos vasos linfáticos e sangüíneos do derma e aumento dos polissacarídios nos espaços entre as fibras colágenas.

A fibrose é um dos aspectos mais importantes da dermatite oncocercosa, estabelecendo-se muito precocemente. O número de fibroblastos aumenta notavelmente, acarretando o desenvolvimento da fibrose e a substituição progressiva do tecido dérmico normal por tecido fibroso hialinizado, de modo a compor um quadro característico de fibrose perivascular concêntrica. Há perda de fibras elásticas e rarefação dos anexos da pele.

Na fase crônica tardia, diminui o edema epitelial, mas a hiperqueratose e a atrofia epitelial aumentam, assim como a esclerose e a hialinização do colágeno no derma. Atrofiam-se as glândulas da pele, principalmente as sebáceas, e os folículos pilosos.

Nas formas graves (que recebem a denominação de *sowda*), encontradas em algumas regiões endêmicas, e marcadas por distúrbios da pigmentação cutânea, erupção papular e prurido intenso, a infiltração inflamatória é maciça e forma um manguito em torno dos vasos e anexos do derma, prolongando-se até o panículo adiposo. A esclerose e o edema do derma chegam a ser muito pronunciados. A rede de fibras elásticas diminui, nas camadas dérmicas mais superficiais, aparecendo todos os tipos de alterações antes descritos.

Nesses casos, as microfilárias são extremamente raras ao exame histopatológico de biópsias.

LESÕES LINFÁTICAS

Na oncocercíase, há adenite dos gânglios regionais que é marcada pela presença de grande número de microfilárias nos linfonodos e pela tendência destes a evoluírem para a fibrose.

Inicialmente observa-se uma hiperplasia folicular e histiocitose dos seios linfáticos, que contêm plasmócitos, eosinófilos e neutrófilos. Mais tarde, começa a haver um moderado remanejamento fibroso, diminuindo a histiocitose sinusal, para que, finalmente, predomine a esclerose do órgão.

Como as alterações ganglionares acompanham-se, por vezes, de obstrução das vias linfáticas, podem aparecer edema linfático da pele, elefantíase, pregas cutâneas na virilha (com linfonodos pendentes) ou pregas em outras regiões.

LESÕES OCULARES

Constituem as alterações mais graves produzidas por *O. volvulus*, aparecendo de preferência nos casos de parasitismo intenso, em zonas de alta endemicidade.

O exame oftalmológico permite constatar a presença de microfilárias nadando na câmara anterior do olho, mesmo quando não existam oncocercomas nas proximidades. Essa localização do parasito não constitui, em si, qualquer inconveniente, enquanto as larvas mantiverem-se vivas. Mas, ao degenerarem (cercadas de eosinófilos e linfócitos), provocam inflamação, que em alguns casos se resolve depois de absorvidos os restos parasitários, sem deixar traços; em outros, levam a alterações progressivas do globo ocular que se acompanham de lesões da córnea, da íris, da coróide, assim como do nervo óptico ou da retina.

Na córnea, as alterações iniciais são opacificações punctiformes (**ceratite punctiforme**) e outras vezes lineares ou em banda, resultantes da proliferação vascular e da inflamação, que evolui para a cronicidade. Há invasão fibroblástica, com formação de *pannus*, que nos casos mais avançados causa cegueira.

Muito freqüentes são as lesões iridociliares com dilatação da pupila (midríase), por alteração dos feixes musculares, as sinéquias com deformação pupilar e, mais tardiamente, redução da pupila (miose). Podem ocorrer glaucomas secundários.

Uma uveíte posterior pode acompanhar as lesões das regiões anteriores do globo ocular, mas quase nunca se apresenta só. Na coróide e entre a coróide e a retina costuma haver infiltrados inflamatórios e alterações das paredes vasculares, com redução da luz e, mesmo, obliterações de vasos.

Na retina aparecem processos degenerativos e atrofias que alcançam também o nervo óptico. A neurite óptica pode durar de várias semanas a um ano ou mais. Também é possível, em regiões hiperendêmicas, uma atrofia primária do nervo óptico ocorrendo com freqüências que vão de 1 a 9% dos casos. Ela é responsável por uma parte significativa dos casos de cegueira.

As coriorretinites são objeto de discussões entre os especialistas, pois não é fácil distinguir entre as lesões de origem oncocercótica e as de avitaminose A e demais causas, freqüentes na população miserável das áreas endêmicas.

Nessas regiões, a cegueira pode ser constatada em mais de 5% da população. Na Venezuela 62% dos oncocercosos têm comprometimento ocular.

Formas Clínicas e Sintomatologia

Nas áreas endêmicas têm-se constatado que grande número de pessoas parasitadas são assintomáticas e a doença não é diagnosticada senão durante os inquéritos ou no curso de outras investigações (pela ocorrência de eosinofilia, p. ex.).

O período pré-patente é estimado por alguns autores em 2 a 6 meses, em vista dos casos diagnosticados em crianças dessa idade. Outras observações sugerem 3 a 15 meses. Na infecção experimental do chimpanzé, esse período foi de 10 a 20 meses.

Em áreas sob controle, calculou-se que a fertilidade das fêmeas de *Onchocerca* pode prolongar-se por 9 a 11 anos, em média, dificilmente ultrapassando 13-14 anos.

As principais manifestações clínicas decorrentes do parasitismo, antes referidas, são os oncocercomas, as lesões cutâneas, a eosinofilia sangüínea e as lesões oculares.

Oncocercomas. A localização dos tumores apresenta variações, segundo a área geográfica que se considere. Nos pacientes africanos, dois terços dos nódulos costumam estar localizados da cintura para baixo (principalmente nas regiões ilíacas e trocantéricas), enquanto nos das Américas dois terços ficam acima da cintura. No México, mais de 80% dos oncocercomas são cefálicos, mormente nas regiões temporais e occipital (Fig. 51.3). Na Venezuela, apenas 14% encontram-se na cabeça, enquanto 63% distribuem-se pelo tronco, 9% nos membros superiores e 12% nos membros inferiores.

O número de oncocercomas por paciente varia de um a várias dezenas. Entre os pacientes africanos com idade entre 5 e 10 anos, menos de 30% daqueles em que se pôde isolar microfilárias da pele apresentavam tumores palpáveis; mas entre 10 e 19 anos, a proporção de portadores de nódulos estava entre 30 e 60% dos casos. Nódulos situados muito profundamente podem passar despercebidos.

Os oncocercomas podem ser distinguidos de outros tumores cutâneos (lipomas, cistos sebáceos etc.) porque: têm situação subcutânea, são bem delimitados, arredondados ou alongados; são geralmente livres e móveis (mas podem aderir ao periósteo, às aponevroses profundas e mesmo à pele); são de tamanho variável, consistência elástica e indolores à palpação.

Dermatite Oncocercosa. Constitui síndrome freqüente e muito característica desta filaríase.

Inicialmente costuma surgir como exantema ou vermelhidão pruriginosa, que se localiza principalmente na cabeça (rosto) e membros superiores. A coceira chega a ser muito incômoda e, algumas vezes, tem o aspecto de urticária. O nome de "erisipela da costa", usado na Guatemala, refere-se a esses sintomas.

A pele apresenta-se edematosa, congesta, quente e dolorosa. Essas manifestações agudas, por vezes acompanhadas de mal-estar e outros sintomas gerais, duram três ou quatro dias, podendo recorrer de tempos em tempos.

Modificações da pigmentação aparecem cedo e, como o prurido, podem surgir em qualquer parte do corpo. Há zonas de hiperpigmentação e outras de despigmentação, sem alterações da sensibilidade.

Com a evolução para a cronicidade e aumento da atrofia e hiperqueratose, a pele torna-se grossa, fosca, enrugada e sem elasticidade, comunicando à fisionomia do paciente um aspecto senil (Fig. 51.2).

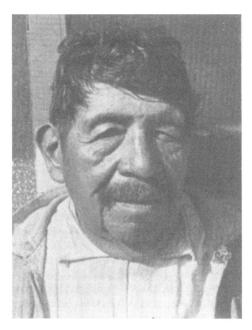

Fig. 51.2 Fácies oncocercótica, mostrando aspecto senil e grandes pregas palpebrais. (Foto original do autor.)

Um Comitê da OMS (1995) sugere que a síndrome cutânea seja descrita segundo os quadros seguintes, para facilitar os estudos clínicos e epidemiológicos:
a) oncodermatite papular aguda;
b) oncodermatite papular crônica;
c) oncodermatite liquenificada;
d) atrofia cutânea;
e) despigmentação ("pele de leopardo").

Essas categorias, que não são patognomônicas, nem excludentes, podem ser quantificadas segundo certos critérios para avaliação da gravidade da doença.

Eosinofilia Sangüínea. No sangue periférico, encontra-se com freqüência uma eosinofilia da ordem de 20 a 75%.

Síndrome Ocular. As lesões oculares apresentam-se em 30% dos indivíduos parasitados por *O. volvulus*, na América Central, e em 85% dos casos africanos.

Em geral elas levam muitos anos para se instalarem.

As primeiras manifestações consistem em lacrimejamento e intensa fotofobia (com blefarospasmo). Depois aparecem edema palpebral e congestão dos vasos ciliares e da córnea.

Mais tarde uma **ceratite punctiforme**, que é muito característica da oncocercíase ocular, começa a desenvolver-se sob o epitélio, em torno da região límbica da córnea, mas deixando livres as regiões centrais. São pequenas zonas de opacificação, com limites indefinidos e que, inicialmente, não reduzem muito a acuidade visual, a não ser à noite, quando tendem a diminuí-la. Essas lesões podem regredir sem deixar traços.

Em áreas de baixa endemicidade a ceratite punctiforme é muito encontrada, sendo raros os processos mais graves e a cegueira.

Em lugares de alta endemicidade, e quando a carga parasitária é importante, esses pontos opacificados vão-se estendendo pouco a pouco, na medida em que progridem os processos inflamatórios que os originam, e convergem para formar manchas esbranquiçadas e opacas: os ***pannus***.

O processo é agora uma **ceratite esclerosante** que predomina nas partes inferiores e laterais da córnea sem avançar para o centro, durante muitos anos, ou estabilizando-se a esse nível. Mas pode progredir com o tempo até opacificar toda a córnea e causar cegueira. Esta ocorre em 1% dos pacientes de áreas com elevada endemicidade, do México e Guatemala, e em 2,5% ou mais dos doentes africanos com oncocercíase.

Entre as complicações importantes da síndrome ocular, podem encontrar-se as iridociclites e glaucomas secundários; as coriorretinites e a atrofia do nervo óptico, conforme foi anteriormente referido.

Repercussões Psicológicas e Sócio-econômicas da Doença. A gravidade das lesões cutâneas e oculares da oncocercíase reduz muito a qualidade de vida e levam os pacientes ao isolamento e à marginalização social, anulando sua capacidade produtiva e criando dependência da família ou da comunidade, em idades entre 30 e 40 anos, e reduzindo de uma década ou mais sua expectativa de vida.

A freqüência dos casos em áreas altamente endêmicas tem levado os habitantes a abandonar suas aldeias, junto aos rios e florestas-galerias, em busca de lugares mais sadios, porém menos férteis. A oncocercíase tem sido uma das doenças que mais obstáculos criaram ao desenvolvimento econômico e social dos países africanos atingidos.

Diagnóstico

É facil, nas áreas endêmicas, com base nos dados clínicos (isto é, presença de nódulos subcutâneos, de dermatite ou atrofia cutânea, prurido assimétrico e sem lesão, assim como distúrbios visuais e lesões oculares) e considerando os dados epidemiológicos (local de residência ou procedência do paciente).

Em todos os casos, para a confirmação do diagnóstico ou para o diagnóstico diferencial, conta-se com os exames parasitológicos, a ecografia e o teste de Mazzotti, além de outros ainda em fase experimental.

DIAGNÓSTICO PARASITOLÓGICO

Dispõe-se de quatro técnicas para isso:
- a biópsia de pele, para isolamento de microfilárias;
- o exame oftalmológico, para constatar a presença de microfilárias no humor aquoso ou nos tecidos;
- extirpação e exame dos nódulos fibrosos (nodulectomia);
- ecografia.

Biópsia da Pele. A maioria dos autores considera a biópsia exangue de pele o melhor método parasitológico para o diagnóstico da oncocercíase. Para fazê-lo, provoca-se a formação de uma prega cutânea (entre as pontas de uma pinça, por exemplo) e corta-se tangencialmente um fragmento que inclua os estratos superficiais do derma. Esmiúça-se esse fragmento sobre lâmina de vidro, com uma gota de solução fisiológica; cobre-se com lamínula e examina-se com lupa ou microscópio. As microfilárias são reconhecidas pelo tamanho e pela movimentação ativa.

O método pode ser tornado quantitativo, se o fragmento de pele for pesado e o número de larvas contado, para se calcular a densidade por grama de tecido.

Com o simples objetivo diagnóstico, pode-se também fazer a escarificação da pele e o exame da linfa dérmica.

Nas Américas, recomenda-se examinar a pele da região escapular; na África, a da região troncantérica ou logo acima da crista ilíaca.

As microfilárias de *O. volvulus*, isoladas da pele, devem ser distinguidas, por vezes, de outras que possam ocorrer na mesma área geográfica. Assim, no Novo Mundo, *Mansonella ozzardi* distribui-se pelo Caribe, Centro e Sul-América, e pode ser encontrada tanto no sangue como na pele sem produzir qualquer sintomatologia. Na África Ocidental (Gana, Nigéria, República dos Camarões, Zaire e Angola), encontram-se microfilárias de *Dipetalonema streptocerca* em biópsias de pele. Mas quando esse material contém sangue, podem aparecer também *Dipetalonema perstans* e *Loa loa* (ver diferenças na Fig. 50.3).

Exame Oftalmológico. A pesquisa na câmara anterior do olho exige equipamento adequado (lâmpada de fenda) e mostra as microfilárias de *O. volvulus* circulando nas correntes de convecção do humor aquoso, em 40 a 50% dos casos.

Quando elas se acumulam e desaparecem no ângulo inferior, basta fazer o paciente baixar a cabeça, ou proceder a uma massagem digital do olho, para que seu número aumente no meio líquido.

Um especialista experiente pode encontrá-las entre as fibras da córnea ou no vítreo, mas a freqüência dos exames positivos varia bastante, segundo as regiões geográficas.

Nodulectomia. Quando não evidentes, os **nódulos subcutâneos** devem ser procurados com bastante cuidado em toda a superfície do corpo e mesmo em planos mais profundos. Neles encontram-se vermes adultos, isoláveis pela digestão artificial (muitos dos quais podem estar mortos e mesmo calcificados), além das microfilárias.

Ecografia. Permite distinguir os oncocercomas de outras estruturas tumorais. Seu uso é limitado pelo equipamento que requer e o treinamento de pessoal especializado.

TESTE DE MAZZOTTI

Tem sido útil no diagnóstico de casos em que não se conseguiu demonstrar a presença dos parasitos, pelos métodos convencionais.

Consiste ele em administrar-se pequena dose do medicamento dietilcarbamazina (geralmente 50 mg, para um adulto, por via oral) e observarem-se, em seguida, as manifestações cutâneas resultantes. Nos casos de infecção críptica, a reação costuma iniciar-se dentro de 15 minutos e demorar até 24 horas. Primeiro aparece o prurido e, depois, uma fina erupção papular. A distribuição do exantema acompanha a da presença de microfilárias na pele e, portanto, nas infecções leves pode ficar limitado a pequenos territórios, ou a uma só parte do corpo.

Nos trabalhos de campo o teste de Mazzotti só deve ser aplicado em pacientes que forem negativos com outros métodos de demonstração do parasitismo. Sempre que possível, a prova deve ter uma primeira leitura após três horas e outra quando completar 24 horas.

Resultados falsamente negativos podem ser encontrados, principalmente nas formas clínicas com resposta imunológica exagerada (como nos casos de *sowda*), talvez porque as larvas são imediatamente destruídas na pele, tornando-se muito raras ou totalmente ausentes. Também na fase pré-patente a reação costuma ser negativa. Testes falsamente positivos apresentam-se em pacientes que albergam, na pele, microfilárias de *D. streptocerca* e que tenham tomado doses superiores a 50 mg do medicamento.

O teste é contra-indicado em casos com parasitismo evidente, em pacientes debilitados, em indivíduos idosos e em mulheres grávidas. Também não deve ser usado em pessoas com *Loa loa*.

A **reação de Mazzotti**, que se manifesta nos tratamentos da oncocerciase feitos com dietilcarbamazina, é devida à destruição súbita e maciça das microfilárias. O mecanismo envolvido ainda não está esclarecido, podendo compreender eventualmente vários deles, como a ativação de complemento (tipo reação de Herxheimer), a hipersensibilidade imediata mediada por IgE (como na reação anafilática) ou a desgranulação de eosinófilos, por ocasião da destruição das microfilárias.

Ela se caracteriza por manifestações gerais, múltiplas, tais como: prurido, exantema (com pápulas, com edemas ou de tipo urticariforme), mialgias, artralgias, aumento e hiperestesia ganglionar; cefaléia, febre, taquicardia e hipotensão. O prurido começa cerca de 15 minutos depois da ingestão do medicamento, mas os demais sintomas surgem 24 horas mais tarde.

OUTROS MÉTODOS DE DIAGNÓSTICO

Encontra-se ainda em fase experimental a utilização de antígenos que permitam o diagnóstico imunológico da oncocerciase. Três antígenos já selecionados irão fazer parte de um "tricoquetel" atualmente em estudo, nas regiões endêmicas africanas. Estuda-se também o preparo de sondas de DNA com a mesma finalidade.

Tratamento

Compreende a extirpação cirúrgica dos nódulos fibrosos e a quimioterapia.

NODULECTOMIA

Tem sido praticada de forma sistemática na Guatemala e no México, como parte do tratamento preventivo e curativo, e para reduzir as fontes de infecção. Ela é medida importante e muito útil porque a retirada dos vermes adultos suprime ou reduz a produção de microfilárias e permite que o tratamento medicamentoso (que é predominantemente microfilaricida) não provoque efeitos colaterais pela destruição maciça de parasitos.

Seu valor é limitado pela possível existência de nódulos profundos ou pequenos, não reconhecíveis, ou de filárias adultas não encapsuladas.

Para esse trabalho, têm sido utilizadas equipes especiais dos serviços de saúde que visitam periodicamente as zonas endêmicas (Fig. 51.3). Seus resultados serão discutidos adiante, no item *Metodologia de controle da oncocerciase*.

QUIMIOTERAPIA

Os medicamentos utilizáveis para o tratamento da oncocerciase continuam em número muito limitado, em que pesem às inúmeras pesquisas desenvolvidas nesse campo.

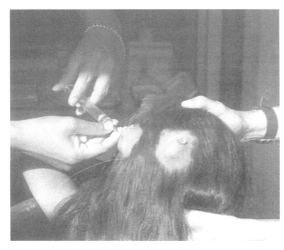

Fig. 51.3 Extirpação de oncocercoma (nodulectomia) feita em plena zona endêmica, como parte da campanha sanitária contra a filaríase, em Oaxaca, México. (Foto original do autor.)

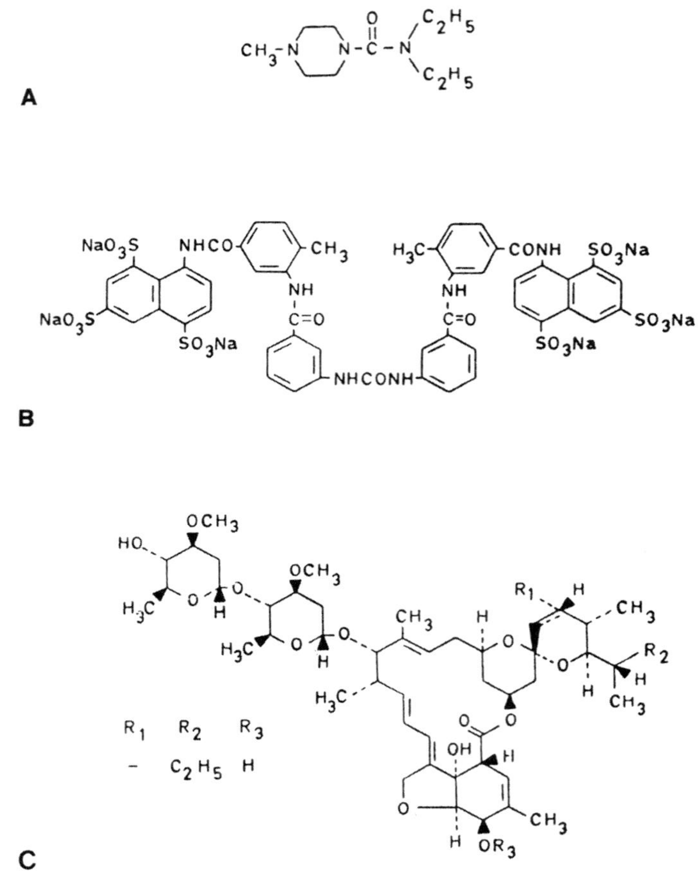

Nos últimos anos, aumentou o conhecimento sobre os efeitos indesejáveis da **dietilcarbamazina**, que deixou de ser utilizada (exceto para o teste de Mazzotti), e foi introduzida uma nova droga, a **ivermectina**, que passou a ser o medicamento de escolha. A **suramina** continua sendo o único macrofilaricida disponível na clínica, mas fora de uso por sua toxicidade.

Ivermectina. É um derivado sintético da avermectina B_1 (que por sua vez é o produto de fermentação de *Streptomyces avermitilis*).

Administrada por via oral, em dose única de 150 µg/kg de peso corporal, ela faz desaparecerem rapidamente as microfilárias da pele. As que se encontram na córnea e na câmara anterior dos olhos diminuem progressivamente (a partir da segunda semana), para desaparecerem ao fim de uns três meses.

A droga age bloqueando as sinapses neuromusculares das larvas, o que produz uma paralisia muscular, migração ou arraste para os linfonodos e por fim sua morte.

Sobre os vermes adultos, ela apenas suprime a eliminação de microfilárias pelas fêmeas, pois não é macrofilaricida. Os embriões retidos no útero acabam por degenerar. Há, portanto, um efeito supressivo da produção de microfilárias que dura vários meses e, portanto, causa redução da densidade parasitária tanto na pele como no globo ocular.

A destruição das microfilárias na pele e nos tecidos do olho acompanha-se de reações e de sintomatologia geral menos pronunciadas que com os outros medicamentos. Contudo há febre, manifestações cutâneas eruptivas e aumento de volume dos linfonodos (onde vão morrer milhares de microfilárias), que se tornam dolorosos.

As reações oculares, após o tratamento com ivermectina, são mínimas. Não há aumento significativo do número de manchas opacificadas na córnea, nem alterações no segmento posterior do olho. Nenhum indício de toxicidade importante foi registrado, depois dos tratamentos da oncocercíase, em várias regiões do mundo.

Fig. 51.4 Medicamentos usados no tratamento da oncocercíase. *A.* Dietilcarbamazina. *B.* Suramina. *C.* Ivermectina.

Essa droga, mesmo sendo apenas microfilaricida, reduz os níveis de transmissão do parasitismo ao provocar um efeito supressivo de longa duração sobre a liberação de microfilárias pelas fêmeas férteis. Para isso são suficientes as curas periódicas com intervalos de seis a 18 meses.

Para assegurar o êxito do controle da endemia, o fabricante da ivermectina (Merck and Co., Inc.) pôs esse medicamento gratuitamente à disposição dos serviços envolvidos no controle (Programa de Doação Mectizan).

Suramina. Esta droga é um derivado da uréia e a única capaz de matar as formas adultas de *O. volvulus*. Seu uso é limitado pelo elevado grau de toxicidade (veja o Cap. 24, item *Tratamento*).

É **contra-indicada** nos casos de comprometimento renal ou hepático, nas gestantes, nas crianças e nos idosos. Acumula-se no plasma e nos tecidos, sendo eliminada muito lentamente pelos rins. Ela age inibindo um certo número de enzimas importantes para o metabolismo do helminto, mas também sobre as enzimas do hospedeiro.

Além das manifestações clínicas decorrentes da destruição dos parasitos (reação de Mazzotti), a suramina pode causar acidentes tóxicos graves que exigem imediata interrupção do tratamento, como: choque anafilático, após a primeira injeção; icterícia, dermatite exfoliativa, nefropatia e diarréia crônica. Ocorrem casos fatais.

ECOLOGIA, EPIDEMIOLOGIA E CONTROLE DA ONCOCERCÍASE

Distribuição Geográfica e Prevalência

Segundo a OMS (1995), a oncocercíase é endêmica ainda em 34 países, dos quais 26 na região africana ao sul do Saara, onde mais de 17,5 milhões de pessoas estavam infectadas, em 1993, e haviam sido encontrados mais de 267 mil cegos. Ela ocorre também em alguns territórios do Continente Americano compreendidos entre a linha do equador e o Trópico de Câncer, onde se estima a existência de mais de 140.000 casos.

Nas Américas (Fig. 51.5), os principais focos da endemia encontram-se nos países seguintes:

México. Calculava-se existirem 26.182 casos (em 1993) nas suas três áreas endêmicas. Uma no Estado de Chiapas, outra no de Oaxaca e a terceira, e mais importante, em Soconusco, que se continua com os focos ocidentais da Guatemala.

Guatemala. Contava com cerca de 62.961 casos (1993) que se distribuíam pelos focos de Huehuetenango (na fronteira com o México) e do sul e leste do país (Departamentos de Suchitepéquez, Solola, Chimaltenango, Escuintla, Guatemala e Santa Rosa). Eles estão, geralmente, em relação com a cultura do café ou da cana-de-açúcar. Aqui, como no México, os parasitos localizam-se de preferência na cabeça ou no tórax.

Venezuela. Apresenta duas zonas com oncocercíase, no norte do país, conhecidas desde há muito tempo (com 41.721 casos em 1993); uma nos Estados de Sucre, Monagas e Anzoátegui, outra nos Estados de Carabobo, Arágua, Miranda e Guárico, que se estendem também para os estados vizinhos. Apenas 23% dos pacientes apresentam nódulos, em geral na parte inferior do corpo; há escassa manifestação cutânea ou linfática, mas 30% deles têm lesões oculares, sendo metade do tipo ceratite punctiforme (não se observaram casos de ceratite esclerosante). Novas áreas endêmicas foram identificadas recentemente no sul, no Estado Bolívar e no Território Federal do Amazonas, afetando a população ameríndia, com 2.884 casos.

Brasil. Inquéritos dirigidos pela Fundação Nacional de Saúde, entre 1993 e 1995, revelaram a existência de focos em 200 comunidades espalhadas na área endêmica, destacando-se pela elevada prevalência as de Xitei (com 97,9% de exames positivos), Homoxi (88,7%), Tucuxim (85,3%), Surucucu (80,6%), Balawaú (76,6%), Toototobi (58,2%), Paapiú (49,45%), Novo Demini (36,8%), Palimiu (36,7%), Auaris (11,7%) e outras menos afetadas, que estão localizadas nos Estados de Amazonas e Roraima. Dos 2.723 índios examinados, a taxa de positivos foi igual a 25,3%. Esses focos relacionam-se com os do sul venezuelano, onde afetam populações indígenas das tribos yanomami e makiritare, que habitam em ambos os lados da fronteira.

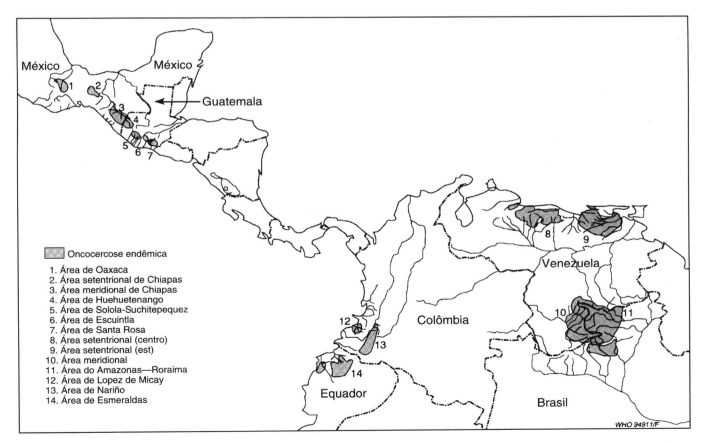

Fig. 51.5 Distribuição geográfica das áreas de oncocercíase no Continente Americano, que compreendem o México (com cerca de 25 mil casos), a Guatemala (40 mil casos), o Equador (7 mil casos), a Colômbia (ocorrência esporádica), a Venezuela (20 mil casos) e o Brasil (mais de 5 mil casos).

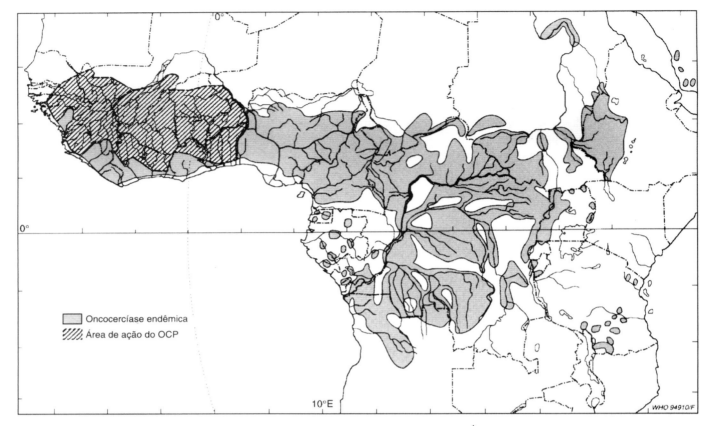

Fig. 51.6 Distribuição geográfica da oncocercíase na África.

Como a região é rica em ouro e outros minerais, a população sob risco tende a aumentar rapidamente.

Colômbia. Encontram-se casos no Departamento de Cauca, mas a transmissão já foi interrompida.

República do Equador. Não longe da fronteira com a Colômbia, existe um foco muito importante na Província de Esmeralda, com cerca de 5.930 casos, em 1992.

Na África (Fig. 51.6), o limite norte das áreas endêmicas percorre o Senegal, o Mali, o Níger, o Chade, o Sudão e a Etiópia. Os outros países atingidos são Guiné-Bissau, Guiné, Serra Leoa, Libéria, Costa do Marfim, Burkina Fasso, Gana, Togo, Benin, Nigéria, República dos Camarões, Guiné-Equatorial, República Centro-Africana, Congo, Zaire, Ruanda, Burundi e Uganda. O limite sul da endemia passa por Angola (Províncias de Cabinda, Zaire, Uíge, Luanda, Cuanza Norte, Malange e Bié), Zâmbia, Maláui e Tanzânia. Não ocorre em Moçambique.

Uma das regiões endêmicas mais importantes, pela extensão e pela prevalência, era constituída pela bacia do Rio Volta. Aí a Organização Mundial da Saúde vem desenvolvendo atividades de pesquisa e de controle, através de um programa especial — *Onchocerciasis Control Programme, OCP* — desde 1974, que reduziram consideravelmente a prevalência e a importância da endemia em países como o Senegal, Mali, Guiné-Bissau, Guiné, Serra Leoa, Costa do Marfim, Gana, Togo, Benin, Burkina Fasso e Níger.

Há também focos no Iêmen, com cerca de 30.000 casos.

O Sistema Ecológico e a Transmissão

O homem é o único reservatório vertebrado de *Onchocerca volvulus*. Não há dados sobre suscetibilidade diferente entre indivíduos ou sexos, a idade influindo pelo tempo em que as pessoas estiveram sujeitas ao risco de infecção.

A endemia oncocercótica ocorre em focos situados em torno dos criadouros de simulídeos ou ao longo de trajetos onde os criadouros ficam alinhados. A distribuição destes é determinada pela hidrografia característica da região.

A extensão e a gravidade dos focos variam muito, formando um mosaico onde a situação epidemiológica mostra nítida estratificação, com zonas hiperendêmicas junto aos criadouros e zonas de endemicidade média ou baixa mais longe, segundo a distância em que se encontrem.

FATORES DE TRANSMISSÃO

O contato homem-vetor, que é evidentemente o pré-requisito da transmissão, sofre variações em sua freqüência e efetividade, em função de diversos fatores:

a) abundância de criadouros e existência de condições ecológicas adequadas para a reprodução dos simulídeos, na região;

b) alta densidade de simulídeos das espécies vetoras e seu grau de antropofilia;

c) abundância de indivíduos portadores de *O. volvulus* e a densidade de microfilárias na pele dos pacientes;

d) densidade da população humana exposta ao risco de infecção;

e) condições sócio-econômicas que mantêm os trabalhadores em contato com os focos de transmissão, como as culturas de café, ou de cana, o garimpo etc., promovendo inclusive migrações ou a permanência temporária de trabalhadores durante os períodos de maior atividade agrícola.

O tempo de permanência nos focos endêmicos condiciona a carga parasitária dos pacientes e, esta, a facilidade com que os simulídeos serão infectados quando as fêmeas vierem alimentar-se de sangue.

Outro elemento importante para a transmissão é a compatibilidade entre as linhagens de *O. volvulus* que parasitam as pessoas e as espécies de simulídeos presentes na região.

O fato constatado de que há linhagens geneticamente diferentes do parasito, responsáveis por diferenças epidemiológicas observadas em zonas geográficas distintas e, especialmente, quanto à capacidade de produzir cegueira, deve ser levado em consideração para a tomada de decisões e o planejamento do controle.

OS INSETOS VETORES: SIMULÍDEOS

Os únicos vetores de *O. volvulus*, tanto na África como nas Américas, são dípteros da família **Simuliidae** e do gênero *Simulium* (Fig. 51.8), que pertencem a espécies diferentes para cada região geográfica:

a) Na África o principal transmissor é *Simulium damnosum*, ou melhor, os membros do complexo *S. damnosum*. Mas na África Central e Oriental também participam da transmissão espécies do complexo *S. neavei*.

b) Nas Américas, o México e a Guatemala têm como principal vetor *S. ochraceum* e como vetores secundários *S. metallicum* e *S. callidum*; na Venezuela, eles são *S. metallicum* e *S. exiguum*; na Colômbia e Equador, *S. exiguum*; no Maciço Guiano (Venezuela e Brasil), *S. guianense*; e nas terras baixas fronteiriças das bacias dos rios Amazonas e Orinoco encontra-se *S. oyapockense*.

Em geral, os simulídeos se criam em pequenos cursos de água limpa e bem arejada, nos vales arborizados de regiões montanhosas.

Simulium exiguum. Inseto com distribuição geográfica muito ampla na América do Sul (desde a Venezuela até o norte da Argentina), é encontrado em todos os focos de transmissão de oncocercíase sul-americanos. Em algumas áreas, *S. exiguum* compreende várias espécies, com alguns citotipos.

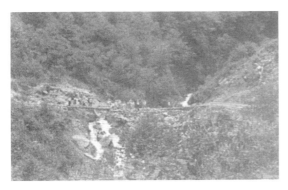

Fig. 51.7 Pequeno curso de água corrente onde se criam as larvas de simulídeos, vetores de *Onchocerca volvulus*, na região de Yólox, Estado de Oaxaca, México. (Original do autor.)

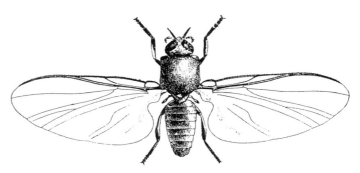

Fig. 51.8 Díptero nematócero do gênero *Simulium*, que conta com várias espécies transmissoras de oncocercíase. (Segundo Austen.)

Ele costuma picar o homem, mas também os grandes animais domésticos (gado, cavalos etc.), e em muitos lugares mostra-se estritamente zoófilo.

Como sucede com vários outros vetores americanos de *O. volvulus*, este simulídeo ingere grande número de microfilárias em cada repasto sangüíneo que faz sobre os indivíduos parasitados. Em conseqüência, muitos insetos podem morrer devido à sobrecarga parasitária.

As larvas e ninfas de *S. exiguum* encontram-se no curso de grandes rios e afluentes (com largura superior a 5 m), fixadas à vegetação aquática submersa; mas também em águas pouco profundas, rápidas e com leito de pedras.

Simulium metalicum. É encontrado com ampla distribuição no México, mas também em áreas da América Central, do Equador e da Colômbia; na Venezuela, ocupa extensa área em todo o norte do país e nos focos do Amazonas, que se continuam em território brasileiro.

Ao menos três espécies formam o complexo *S. metalicum*. Em geral é um vetor secundário, devido à sua reduzida antropofilia, mas parece ser o principal ou o único transmissor em alguns focos do norte da Venezuela (Altamira e Caripe). Costuma picar as partes inferiores do corpo.

As larvas se criam sobre a vegetação submersa de pequenos cursos de água.

Simulium oyapockense. Ocupa principalmente uma grande região contínua que se estende do leste colombiano, através do sul venezuelano e extremo norte do Brasil, até a Guiana.

Aí é o vetor mais importante dos focos venezuelano-brasileiros, sobretudo nas zonas boscosas e pouco elevadas do Maciço das Guianas. Pica em qualquer parte descoberta do corpo, mas em geral o faz abaixo da cintura.

Simulium ochraceum. É a espécie vetora de oncocercíase mais importante do México e Guatemala, por ser muito abundante, antropófila, agressiva e por contar com grande longevidade depois de infectada. Pica o homem nas partes superiores do corpo, onde por conseguinte as microfilárias são mais abundantes.

Os criadouros encontram-se em terrenos acidentados, entre 500 e 1.500 metros de altitude, sendo constituídos por pequenos riachos de montanha (com menos de 50 litros/segundo), sombreados por vegetação abundante. A maior densidade de larvas de *S. ochraceum* é registrada em águas com menos de um centímetro de profundidade e velocidade da ordem de 50 ou 60 cm/s.

Esta espécie pica o dia todo, mas sua atividade é maior pela manhã ou ao entardecer. O ciclo gonotrófico é de 3 a 4 dias, enquanto o desenvolvimento completo de *O. volvulus* no inseto dura 8 ou 9 dias, a 650 metros de altitude; ou 11 dias, a 1.500 metros. Por isso os insetos em geral só conseguem transmitir as larvas infectantes por ocasião de sua terceira ou quarta refeição sangüínea.

Simulium damnosum. Pensou-se até há algum tempo que *S. damnosum* constituísse uma só espécie, bastante uniforme, mas os estudos cromossômicos mostraram que se trata de um conjunto de espécies indistinguíveis morfologicamente, a não ser pelos padrões de faixas apresentadas pelos cromossomos politênicos das larvas. Com base em critérios citológicos, já foram separadas 18 espécies, além de vários citotipos, muitos dos quais não transmitem oncocercíase (espécies e variedades zoófilas, p. ex.).

Sua área de distribuição abrange quase todo o território africano ao sul do Saara, mas algumas espécies habitam as savanas, enquanto outras vivem nas florestas. Somente *S. damnosum* s.s. é encontrado tanto na África Ocidental como na Oriental.

As fêmeas apresentam um ciclo gonotrófico que dura de 3 a 6 dias (com duração um pouco maior para o primeiro ciclo). Assim, em condições normais, o ciclo é um pouco mais curto que o tempo exigido para o desenvolvimento de *O. volvulus* no organismo do inseto.

Elas podem picar, para alimentarem-se, desde a alvorada até o crepúsculo, fazendo-o ao ar livre e atacando principalmente as partes inferiores do corpo.

Depois de alimentarem-se de sangue, as fêmeas repousam a pouca altura sobre a vegetação ribeirinha. Quando grávidas, elas apresentam intenso fototropismo positivo, sendo atraídas para os locais de postura pelo brilho dos reflexos de luz sobre a água. No decurso do primeiro ciclo gonotrófico, depositam de 500 a 900 ovos. Esse número diminui nos ciclos seguintes. A longevidade das fêmeas alcança de 4 a 7 semanas.

As coleções hídricas em que se criam as larvas são muito variadas, indo dos grandes rios aos pequenos riachos, o que deve estar em relação com as exigências diferentes das várias espécies que integram o complexo *S. damnosum*. A temperatura influi na duração do desenvolvimento larvário, que se faz geralmente em 8 a 10 dias.

A partir dos criadouros os simulídeos podem dispersar-se, percorrendo grandes distâncias. *S. damnosum* pode cobrir quase 80 km em 24 horas, e insetos marcados foram encontrados, rio acima, a 150 km do ponto de dispersão.

Simulium neavei. Este grupo de espécies compreende todas aquelas cujas larvas e pupas se desenvolvem fixadas a caranguejos ribeirinhos do gênero *Potamonautes*, beneficiando-se nessa associação da movimentação dos crustáceos (foresia). Preferem os pequenos cursos de água, sombreados, não sendo encontradas nos grandes rios. O desenvolvimento larvário é lento (26 a 70 dias).

Os insetos adultos vivem em florestas, inclusive em florestas-galerias, mas picam também em espaços abertos, atacando as partes inferiores do corpo.

A distribuição geográfica das principais espécies vetoras do grupo é: *S. ethiopiense* (Etiópia); *S. neavei* s.s. (Uganda, Tanzânia, Zaire, Zâmbia e Maláui); e *S. woodi* (Tanzânia).

Metodologia de Controle da Oncocercíase

A toxicidade ou a insuficiência dos medicamentos até o presente disponíveis para eliminar o parasitismo humano têm levado a métodos de controle baseados, principalmente, na luta antivetorial.

Dentre uns 50 programas de controle, realizados em diferentes países, apenas uns poucos tiveram êxito, entre os quais o **Programa de Controle da Oncocercíase (OCP)** dirigido pela OMS com recursos de várias fontes, em 11 países africanos (Senegal, Guiné-Bissau, Guiné, Serra Leoa, Costa do Marfim, Gana, Togo, Benin, Burkina Fasso, Mali e Níger), que protege 30 milhões de pessoas do risco de infecção e doença. Foram recuperados para a produção 15 milhões de hectares de terras cultiváveis, capazes de nutrir 10 milhões de pessoas, nos vales outrora abandonados devido à endemia.

Outros programas bem-sucedidos foram desenvolvidos na Guatemala, no Quênia, em Uganda, no Congo (em Kinshasa) e no Zaire (em Inga).

ESTRATÉGIAS

As principais estratégias atualmente utilizadas consistem em:
- reduzir a morbidade com os tratamentos pelo **albendazol + ivermectina**;
- eliminar os reservatórios de parasitos;
- prevenir as recrudescências.

CONTROLE VETORIAL

Apesar da ivermectina, a inexistência de um macrofilaricida seguro torna a ação antivetorial um método tecnicamente válido para interromper a transmissão de *O. volvulus* em determinada região. Mas só é eficaz se mantido pelo tempo necessário e suficiente para esgotar o parasitismo na respectiva área endêmica (mais de 15 anos consecutivos em certas regiões da África).

Esse controle é feito mediante a aplicação de inseticidas, nos criadouros, contra as formas larvárias dos simulídeos. Como as larvas não levam mais de uma ou duas semanas para completar seu desenvolvimento aquático, a aplicação deve ser semanal. A ação contra os insetos adultos é mais difícil, por seu grau de dispersão e por não serem bem conhecidos os seus hábitos e sua biologia.

Para serem úteis, os inseticidas devem ser eficazes contra as larvas de simulídeos, mas sem risco para o resto do meio ambiente; devem ser biodegradáveis, porém capazes de manter sua atividade durante um longo trajeto rio abaixo, a partir do ponto de aplicação; seu fornecimento assegurado por longo tempo e seu custo muito baixo. Como a aplicação prolongada e extensiva dos inseticidas acaba por gerar resistência do vetor, é necessário dispor-se de várias espécies de drogas, de natureza química diferente, para uso alternativo a fim de impedir o aparecimento de resistência.

Inicialmente o **DDT** foi muito utilizado. Depois, o **temefós** (um produto organofosforado) passou a ser o larvicida mais usado, tanto na Guatemala como na África. Nos lugares onde surgiu resistência à droga, ou onde se quer evitá-la, empregam-se também: **piraclofós**, **foxima** e **clorfoxima** (outros organofosforados), **permetrina** (um piretróide), **carbossulfan** (um carbamato).

Ultimamente usa-se de preferência um produto biológico — o *Bacillus thuringiensis* cepa H-14 — que produz uma proteína tóxica específica para os dípteros, por via digestiva, e extremamente segura na maioria dos casos.

Ele é uma bactéria Gram-positiva, facultativamente anaeróbia, geneticamente indistinguível de *Bacillus cereus*, exceto porque forma inclusões protéicas cristalinas, adjacentes ao endosporo, que são tóxicas para certos invertebrados, principalmente para as larvas de insetos das ordens Coleoptera, Diptera e Lepidoptera. Essas inclusões formadas por cristais protéicos inseticidas variam de forma, composição e bioatividade contra insetos alvos.

Os bacilos esporulados devem ser ingeridos pelas larvas e as inclusões solubilizadas no intestino destas, onde enzimas proteolíticas transformam a protoxina em toxina. A toxina liga-se aos receptores de membrana do epitélio intestinal e produz sua lise. Os esporos de *B. thuringiensis* germinam e as formas vegetativas invadem a hemolinfa, onde se multiplicam intensamente, causando uma septicemia que mata as larvas. São os receptores de membrana das larvas de insetos que condicionam a especificidade da ação tóxica.

Os *B. thuringiensis* ativos contra coleópteros e lepidópteros são isoláveis do solo ou das folhagens, enquanto os ativos contra dípteros encontram-se em abundância nas larvas mortas, contaminando o meio onde elas vivem.

Já foram distinguidas 67 subespécies de *B. thuringiensis*, baseadas nos antígenos flagelares H. Várias subespécies produzem a proteína inseticida, codificada em um plasmídio e transferível para outras bactérias do grupo cereus. Para uso em saúde pública, diversas subespécies ou variedades são produzidas industrialmente por métodos de fermentação e se encontram disponíveis no mercado.

A escolha e a duração do uso de inseticidas alternativos, bem como a forma de aplicação (terrestre ou aérea), dependem das propriedades de cada um, da estação do ano (períodos de seca ou de chuva) e do débito apresentado pelos cursos de água a tratar. Outras drogas encontram-se em estudo e avaliação.

O **Programa OCP**, dirigido pela OMS na África Ocidental, cobre mais de 750 mil km² de superfície, aplicando larvicidas por meio de helicópteros ou avionetas. A avaliação do controle, feito após 11 anos, constatou que os resultados haviam sido excelentes, eliminando o vetor (*S. damnosum* s.1.) em grande parte da área endêmica, ou reduzindo a transmissão a zero ou quase zero, em outros lugares.

A densidade microfilariana das comunidades foi reduzida de 70 a 90%; a infecção de crianças, nascidas depois de instituído o controle, tornou-se muito rara. Também caiu, em nível de comunidade, a densidade de microfilárias na câmara anterior do olho, reduzindo-se os casos de ceratite punctiforme.

S. neavei foi erradicado em cinco projetos do Quênia e de Uganda.

A avaliação feita cerca de 20 anos depois mostrou que o impacto dos inseticidas sobre o ambiente foi insignificante, devendo-se as mudanças observadas à construção de grandes e pequenas barragens na região.

Nas áreas de luta contra a tripanossomíase africana (doença do sono), a aspersão de *deltametrina* a partir de helicópteros, sobre as florestas-galerias, reduziu tanto as populações de glossinas como as de simulídeos.

OUTRAS FILARÍASES HUMANAS

Mansonella ozzardi e Mansonelíase

Esta espécie é exclusiva do Novo Mundo. Sua importância decorre, principalmente, do problema diagnóstico que ocasiona em áreas onde também exista *W. bancrofti*.

Nas áreas de oncocercíase, suas microfilárias podem causar confusão com as de *O. volvulus* nas biópsias cutâneas malfeitas e que, por isso, contenham sangue. **Mansonelíase** é o nome que se dá à infecção humana por *Mansonella ozzardi*.

O PARASITO

A fêmea mede 6 a 8 cm de comprimento por 0,2 mm de diâmetro. O macho é praticamente desconhecido. Os vermes adultos vivem no mesentério e no tecido conjuntivo subperitoneal, ou no tecido adiposo das vísceras. As microfilárias circulam no sangue tanto de dia como de noite, fato que já constitui um elemento para o diagnóstico diferencial com *W. bancrofti*.

Esses embriões são pequenos (200 μm de comprimento) e desprovidos de bainha.

Os núcleos somáticos dispõem-se de modo compacto; os caudais são alongados, estreitos, contíguos uns aos outros e dispostos em uma só fila. Tais características contrastam com as de *W. bancrofti* (ver o Cap. 50 e a Fig. 50.3).

O ciclo evolutivo desenvolve-se no homem e em insetos. No Amazonas o hospedeiro intermediário é um borrachudo, *Simulium amazonicum*, no qual o desenvolvimento se faz em nove dias. Em São Vicente, nas Antilhas, o vetor incriminado é um díptero da família *Ceratopogonidae* pertencente ao gênero *Culicoides*. A evolução do parasito foi conseguida em *Culicoides furens*, onde se completou em oito dias.

RELAÇÕES PARASITO-HOSPEDEIRO

Para a maioria dos autores, *M. ozzardi* é um parasito não-patogênico ou de patogenicidade duvidosa. Porém outros, fazendo estudo clínico comparativo entre pacientes da mesma região, com parasitemia e sem ela, concluíram pela possível relação entre essa filária e um quadro sintomático em que se observam: dores articulares, frieza nas pernas, placas eritematopruriginosas, adenite inguinocrural e cefaléia. Tais sintomas, mais observados em pacientes com elevada parasitemia, acompanham-se de alta eosinofilia.

O diagnóstico e o tratamento são feitos como na filaríase linfática.

EPIDEMIOLOGIA

A mansonelíase é encontrada na América do Sul, na América Central e em algumas das Antilhas (Fig. 50.5).

Sua área de distribuição mais importante encontra-se no Brasil: Alto Amazonas (Rio Solimões) e ao longo dos rios Purus e Negro. Ocorre também na Argentina (Tucumán), nas regiões orientais da Bolívia, do Peru (Iquitos) e da Colômbia; bem como na Venezuela (Bacia do Rio Orinoco), Guiana, Suriname e Guiana Francesa. Também no Panamá, Guatemala e México (Península do Yucatán).

Em ilhas do Caribe, já foi encontrada nas Bahamas, República Dominicana, Porto Rico, St. Kitts, Guadalupe, Dominica, Santa Lúcia, St. Vincent e Trinidad.

Nos focos endêmicos a proporção de indivíduos parasitados costuma ser elevada, aumentando a taxa de infecção com a idade dos pacientes.

Na Região Amazônica, a transmissão é feita por simulídeos (borrachudos), cabendo essa função ao *Simulium amazonicum*. Em São Vicente (Antilhas) são os culicóides (mosquitos-pólvora ou maruins) que ocupam o nicho ecológico de hospedeiros invertebrados e transmissores da *Mansonella ozzardi*: *Culicoides furens* foi encontrado com infecção natural, naquela ilha. Na Argentina, a espécie envolvida é *C. paraensis*.

Até agora, as pesquisas para demonstrar a existência de reservatórios silvestres do parasito não produziram resultados positivos.

Mansonella perstans e *M. streptocerca*

Mansonella perstans (cujo outro nome, *Dipetalonema perstans*, passou para a sinonímia) encontra-se amplamente distribuída pela África, tanto ao norte do Saara (Argélia e Tunísia) como ao sul, onde cobre a maior parte dos países da África Ocidental, Central e Oriental, inclusive Guiné, Angola e São Tomé e Príncipe.

Nas Américas, sua distribuição é semelhante à de *M. ozzardi*, indo do Panamá ao norte da Argentina, além de estender-se pela Venezuela, Guiana e Suriname. Ainda não foi descrita no Brasil.

Os vermes adultos localizam-se nas cavidades serosas do corpo, principalmente no peritônio, menos vezes na pleura e raramente no pericárdio. A fêmea mede 7 a 8 cm de comprimento e o macho, 4,5 cm.

As microfilárias circulam no sangue, sem periodicidade marcada, se bem que sejam mais abundantes de noite que de dia, em amostras colhidas da polpa digital. O nome *perstans* refere-se à sua persistência contínua na circulação. Suas características morfológicas são: 150 a 200 µm de comprimento, ausência de bainha e presença, na região caudal, de dupla fileira de núcleos que chegam até a extremidade da cauda (Fig. 50.3, *E*).

Mansonella perstans é tida como parasito não-patogênico, razão pela qual muito pouco estudo tem sido feito a respeito. Entretanto, alguns trabalhos sugerem que o assunto deva ser reconsiderado. Os sintomas que lhe são atribuídos consistem em: inchaço nos braços, nas mãos ou na face, de caráter recorrente e que não dura mais de três ou quatro dias; prurido cutâneo (por vezes com exantema), dolorimento ou dores nas articulações, nas serosas e na região hepática; manifestações neurológicas ou psíquicas e exaustão, sem outra causa que a justifique.

Diagnóstico e tratamento como na filaríase linfática.

Os transmissores conhecidos, na África, são culicóides, particularmente *Culicoides austeni* (= *C. milnei*). O homem é a fonte de infecção mais importante, ainda que alguns símios africanos sejam considerados reservatórios.

Mansonella streptocerca (= *Dipetalonema streptocerca*) é outra filária do mesmo gênero, encontrada na região de florestas tropicais africanas (Costa do Marfim, Gana, Burkina Fasso, República dos Camarões e Zaire).

Os vermes adultos já foram isolados da pele do chimpanzé, mas não de casos humanos. Sua importância está em que, por serem as microfilárias encontráveis unicamente na pele dos pacientes, criam problemas de diagnóstico diferencial com as de *Onchocerca volvulus* (Fig. 51.1).

Localizam-se de preferência na pele das costas, menos freqüentemente em outras partes do tronco e raramente nas extremidades.

As microfilárias medem 180 a 240 µm de comprimento por 3 µm de diâmetro e se distinguem das outras espécies por terem a cauda grossa e encurvada em forma de anzol.

A transmissão é feita por culicóides (*C. grahami*).

Loa loa e Loaíase Humana

Pelo fato de localizarem-se os vermes adultos de *Loa loa* freqüentemente nos olhos, este parasito tem sido objeto de estudos médicos desde longa data. Seu hábitat normal é o tecido subcutâneo, onde determina o aparecimento de tumores temporários, conhecidos como "tumores de Calabar".

As fêmeas medem 50 a 70 mm de comprimento por 0,5 mm de diâmetro, e os machos, 30 a 35 mm.

As microfilárias vivem no sangue, onde aparecem com periodicidade diurna. Medem 250 a 300 µm de comprimento e possuem uma bainha, como *W. bancrofti*, mas distinguem-se morfologicamente porque os núcleos que apresentam na cauda alinham-se até a extremidade desta (Fig. 50.3, *C*).

A presença dos parasitos determina o aparecimento de reações inflamatórias localizadas, com edema, levando à formação de tumores subcutâneos, dolorosos, que se reabsorvem ao fim de três a quatro dias *(tumores de Calabar)*. O edema pode estender-se a um membro inteiro, geralmente o braço. Alguns vermes adultos penetram na câmara anterior do olho, onde são vistos facilmente, produzindo uma intensa conjuntivite.

O exame de sangue mostra eosinofilia elevada (60 a 90%) mas com contagem de leucócitos praticamente normal, e o exame de urina revela albuminúria, que se agrava por ocasião do tratamento com dietilcarbamazina. Outras manifestações da loíase (= loaíase) são as meningoencefalites, que se produzem durante o tratamento com essa droga, sobretudo em pacientes com elevada microfilaremia.

O diagnóstico é parasitológico (mediante a demonstração de microfilárias no sangue ou de vermes adultos no olho) e o tratamento semelhante ao da filariáse linfática. Os vermes adultos podem ser destruídos, com doses adequadas de dietilcarbamazina.

A doença é encontrada em países da África como o Mali, Níger, Chade, Sudão, Senegal, Guiné, Benin, Nigéria, Camarões, Gabão, Zaire, Uganda, Angola, Zâmbia e Maláui.

Os transmissores de *Loa loa* são dípteros tabanídeos (mutucas) do gênero *Chrysops*, cujas fêmeas são hematófagas. Elas vivem nas copas das árvores, nas florestas tropicais úmidas, e suas larvas criam-se no lodo úmido das margens de rios, riachos, lagos, pântanos ou arrozais. As espécies *Chrysops silacea* e *C. dimidiata* são ativas durante as horas do dia e transmitem a loíase humana, enquanto outras espécies, com hábitos crepusculares, picam os grandes símios, transmitindo uma variedade de *Loa loa* com periodicidade noturna. O controle de vetores pode ser feito com a aplicação de inseticidas (dieldrin, p. ex.) sobre os lugares de criação das larvas de mutucas.

Dirofilaria e Dirofilaríase

As dirofilárias são nematóides da família **Onchocercidae**, que parasitam habitualmente o cão, o gato e outros canídeos e felídeos silvestres. O homem é parasitado ocasionalmente por ***Dirofilaria immitis***, ***D. repens***, ***D. tenuis*** e outras. *D. immitis* é a única encontrada no Brasil; *D. repens* está presente na Europa, Ásia, África e América do Sul; *D. tenuis* parasita o tecido subcutâneo de *Procyon lotor*, um carnívoro da América do Norte.

Aqui nos ocuparemos apenas de ***Dirofilaria immitis*** que infecta habitualmente o cão, localizando-se no ventrículo direito e na artéria pulmonar.

O macho mede 16 cm e a fêmea, 25 cm de comprimento, em média. Eles produzem microfilárias sem bainha, medindo 220 a 330 μm, que circulam no sangue dia e noite, porém são mais abundantes à noite. A infecção do cão é cosmopolita.

No homem há dois tipos benignos de dirofilaríase: a pulmonar e a subcutânea.

Em metade dos casos, a pulmonar é assintomática, havendo nos outros dor torácica, febre, mal-estar e hemoptises, que podem durar um mês ou mais. Em geral um só verme está presente, mas o nódulo inflamatório que se forma em torno pode simular neoplasia e tem levado muitos pacientes à mesa de cirurgia.

Na forma subcutânea, desenvolvem-se nódulos em torno dos vermes, com localização variável, inclusive na conjuntiva ocular.

Os transmissores são mosquitos hematófagos dos gêneros ***Aëdes***, ***Culex***, ***Mansonia*** e ***Anopheles***, nos quais as larvas infectantes levam 10 a 16 dias para se desenvolverem e migrar para a bainha da tromba. No momento da picada, elas saem para invadir a pele e os tecidos do novo hospedeiro. Dois a três meses depois chegam ao coração e artéria pulmonar do cão, provocando endocardite, endarterites, tromboses e fibrose pulmonar.

O diagnóstico é feito mediante pesquisa de microfilárias no sangue e o tratamento é com **ivermectina**.

A prevenção está baseada no controle dos vetores, e o tratamento dos cães parasitados, com a formulação veterinária de ivermectina.

52

Trichuris, Trichinella e Outros Nematóides

INTRODUÇÃO
TRICHURIS TRICHIURA E TRICURÍASE
  O parasito
    Os vermes adultos
    Ovos, larvas e ciclo evolutivo
  Relações parasito-hospedeiro na tricuríase
  Patologia e sintomatologia
  Diagnóstico
  Tratamento
  Epidemiologia e controle da tricuríase

CAPILLARIA HEPATICA E CAPILARÍASE
TRICHINELLA SPIRALIS E TRIQUINELOSE
  Morfologia e fisiologia dos parasitos
  Relações parasito-hospedeiro na triquinelose
  Infectividade e resistência
  Patologia e clínica
  Diagnóstico
  Tratamento
  Epidemiologia e controle da triquinelose

INTRODUÇÃO

No intestino e nos órgãos anexos do tubo digestivo de aves e mamíferos encontram-se nematóides com características distintas das que apresentavam os helmintos que estudamos até agora. Pertencem eles à superfamília (ou classe) **Trichuroidea** (ver o Cap. 9).

São vermes de tamanho pequeno ou médio, cujo corpo é filiforme em sua porção anterior e fusiforme posteriormente.

Têm a cutícula lisa e apresentam uma faixa longitudinal de projeções punctiformes na superfície ventral, ou na lateral, relacionadas com glândulas unicelulares da hipoderme, provavelmente ligadas à função excretora ou osmorreguladora, já que não existem aqui as células excretoras típicas dos outros nematóides. Estão ausentes também as estruturas sensoriais denominadas fasmídeos.

Os órgãos bucais são rudimentares, e o esôfago, desprovido de elementos musculares, reduz-se a um tubo capilar que atravessa uma coluna de células glandulares, os **esticócitos** (do grego, *stikos*, fiada, e *kytos*, célula), que em conjunto formam o **esticossoma**.

Nos machos, a cloaca é muito longa e tem a propriedade singular de poder projetar para fora seu revestimento cuticular como se fora um cirro, ajudando a fixação durante a cópula. A membrana que o forma é conhecida por bainha do espículo.

O homem é habitualmente parasitado por um nematóide do gênero *Trichuris*, cujo nome específico é **Trichuris trichiura**, com distribuição geográfica mundial, e por outro do gênero *Trichinella*, também cosmopolita, a **Trichinella spiralis**, porém inexistente no Brasil. Há espécies desta superfamília que só raramente foram descritas como infectando o homem.

TRICHURIS TRICHIURA E TRICURÍASE

Este helminto é conhecido como tricuro e também como tricocéfalo, em vista de ter sido usado durante muito tempo o nome científico *Trichocephalus trichiurus* (hoje relegado à sinonímia). O nome mais antigo é *Trichuris trichiura* (do grego *thrix, thrikhos*, cabelo, e *oura*, cauda), que significa cauda capilar. Quando se descobriu que a parte filiforme do verme correspondia à extremidade anterior e não à caudal, procurou-se mudar o nome para *Trichocephalus*, o que não é permitido pelas regras internacionais de nomenclatura zoológica.

T. trichiura parece ser espécie tão antiga quanto o gênero humano, já que parasitos idênticos ou espécies afins encontram-se em muitos primatas do Velho Mundo. Os registros mais antigos sobre a presença de *T. trichiura* entre os primitivos habitantes do território brasileiro (Minas Gerais) datam de mais de 5.000 anos, segundo estudos paleoparasitológicos. Aqui devem ter chegado provavelmente com as migrações humanas vindas da Oceania, através do Oceano Pacífico.

Stoll, em 1947, calculou que deveriam existir no mundo mais de 350 milhões de indivíduos infectados por essa espécie, dos quais 28 milhões na África e 30 milhões na América tropical. Segundo a OMS (1998) havia 1 bilhão de indivíduos parasitados no mundo, dos quais 45,53 milhões clinicamente diagnosticados, que causaram cerca de 10.000 óbitos em 1997.

Na grande maioria dos casos, o parasitismo decorre silenciosamente; mas os pacientes que, em vista de suas condições físicas ou das condições gerais de vida, contraem elevado número de vermes passam a sofrer de perturbações intestinais cuja gravidade chega inclusive a provocar a morte. A doença é dita **tricuríase**, tricurose ou tricocefalose, sendo preferível a primeira forma.

O Parasito

OS VERMES ADULTOS

Os helmintos adultos medem 3 a 5 cm de comprimento, sendo os machos pouco menores que as fêmeas. A parte delgada anterior é mais longa que a posterior, fazendo com que se assemelhem a minúsculos chicotes (Fig. 52.1). Por isso, nos países de língua inglesa, recebem o nome de "*whipworms*" (*whip*, chicote). Na extremidade anterior do segmento delgado está a boca, provida de um estilete, e, ao longo de toda a extensão desse segmento, o espaço encontra-se ocupado pelo **esticossomo** (um tipo de esôfago), que se continua depois com o intestino. A parte posterior, mais volumosa, contém o intestino, o reto (ou a cloaca) e os órgãos reprodutores.

Nos machos há um só testículo, canal deferente e canal ejaculador. O espículo também é único, longo e cercado por uma bainha que o envolve à maneira de um prepúcio — a **bainha do espículo**.

Quando protraída, a superfície externa dessa bainha é totalmente revestida de minúsculos espinhos. Como sucede, em geral, nos nematóides, a extremidade posterior do macho é enrolada ventralmente em espiral, porém o enrolamento descreve um ângulo de mais de 360° (Figs. 52.1 e 52.4).

A extremidade posterior da fêmea é romba e o ânus, subterminal. Aqui também os órgãos sexuais são singelos, pois há um só ovário, seguido de um oviduto, útero e vagina. O orifício genital feminino (vulva) abre-se nas proximidades da união entre a parte larga e a delgada do corpo do helminto.

Os vermes adultos vivem no ceco, menos freqüentemente no cólon, no apêndice ou nas últimas porções do íleo, sempre com a porção anterior mergulhada na mucosa, de onde retiram seu alimento (Fig. 52.2).

Estudos feitos com *Trichuris vulpis*, parasito normal do cão, demonstraram que possuem metabolismo aeróbio facultativo mas, como *Ascaris,* a sobrevivência do verme e o consumo de glicose são maiores em atmosfera sem O_2. A presença de CO_2 no meio é indispensável e estimula o metabolismo glicídico. As semelhanças com o metabolismo de *Ascaris lumbricoides* levam a crer que ambos obtêm energia por uma via anaeróbia que requer CO_2 e forma succinato, bem como produtos derivados do ácido succínico. A diferença está em que *T. vulpis* possui um sistema citocromo e desenvolve atividades da catalase, mas não se sabe que funções lhe cabem no meio anaeróbio onde ele vive.

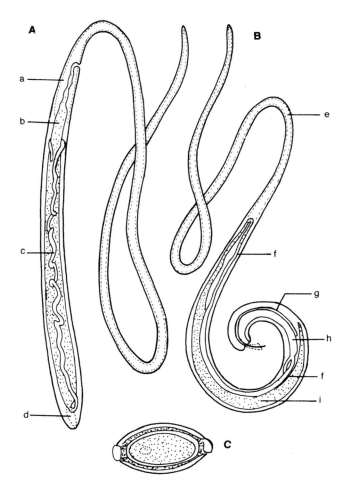

Fig. 52.1 *Trichuris trichiura.* A. Fêmea. B. Macho. C. Ovo, com sua dupla casca e as rolhas polares; *a,* intestino; *b,* útero; *c,* ovário; *d,* reto e ânus; *e,* faringe filiforme (esticossomo) contida na porção delgada do corpo: *f,* canal deferente; *g,* espículo; *h,* cloaca; *i,* testículo.

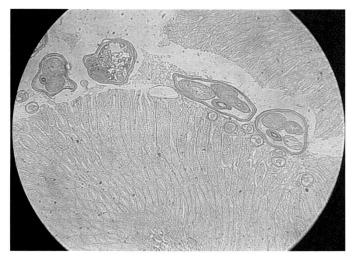

Fig. 52.2 *Trichuris trichiura.* Corte de intestino grosso, passando através de alguns helmintos aí implantados e mostrando várias secções da porção delgada anterior (quase sempre mergulhada na mucosa) e da porção posterior, mais grossa, na luz do intestino.

Admite-se para *T. trichiura* uma longevidade de 6 a 8 anos. No entanto, a maioria dos vermes é eliminada em três anos.

OVOS, LARVAS E CICLO EVOLUTIVO

A fecundidade da espécie é muito grande, sendo calculada entre 200 e 300 a média do número de ovos eliminados, diariamente, por grama de fezes e por fêmea, o que equivale a uma oviposição de 3.000 a 7.000 ovos por fêmea e por dia (podendo chegar mesmo a 14.000 ovos/dia).

O tamanho dos ovos varia entre 50 e 55 μm de comprimento por 22 ou 23 μm de largura. O aspecto é muito característico, pois tem a forma de um barril alongado, cujas extremidades estivessem tapadas com rolhas de cristal.

Três cascas são visíveis à microscopia óptica: a externa, mais espessa, de cor castanha por estar impregnada com pigmentos fecais, é interrompida nos dois pólos, onde um material hialino e refringente fecha as aberturas e faz saliência para o exterior; as duas cascas internas são mais claras, e de aspecto hialino. Dentro está a célula-ovo com sua membrana vitelina e o núcleo ainda não dividido (Fig. 52.3).

Enquanto estão no intestino do hospedeiro, os ovos permanecem sem embrionar. Mas, ao alcançarem o meio externo, começa a segmentação da célula-ovo, que leva à formação de uma larva ao fim de umas três semanas ou de vários meses, em função da temperatura e de outros fatores do meio. A larva não abandona a casca nem sofre ecdises aí, porém o ovo embrionado passa a ser infectante para o homem, quando ingerido com a poeira, a água ou alimentos contaminados.

No laboratório, esses ovos embrionados podem conservar seu poder infectante durante cinco anos. Em condições naturais, devem sobreviver no meio durante vários meses.

Quando ingeridos pelas crianças ou pelos adultos, eclodem na luz do intestino, e as larvas, depois de saírem por um dos pólos do ovo, penetram nas criptas glandulares do ceco, onde permanecem dois dias, segundo foi observado administrando-se *T. trichiura* a ratos albinos, bem como nas experiências feitas com *T. vulpis* em cães.

Completado o desenvolvimento, os vermes adultos fixam-se à mucosa, onde mantêm mergulhada a extremidade cefálica, e decorridos 70 a 90 dias, depois da ingestão do material infectante, completa-se o ciclo evolutivo com o aparecimento de ovos nas fezes do novo hospedeiro.

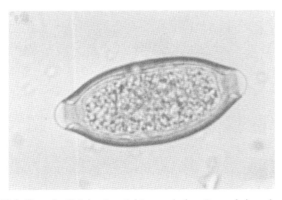

Fig. 52.3 Ovo de *Trichuris trichiura*, ainda não embrionado, onde se reconhecem as diversas camadas da casca e as rolhas polares. Seu comprimento varia entre 50 e 55 μm.

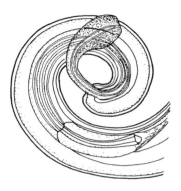

Fig. 52.4 Extremidade posterior do macho de *Trichuris trichiura*, onde se vê o espículo e a bainha do espículo, projetando-se em parte para o exterior.

Relações Parasito-Hospedeiro na Tricuríase

PATOLOGIA E SINTOMATOLOGIA

O número de espécimes de *T. trichiura* que vivem no intestino grosso das pessoas infectadas varia consideravelmente. Em geral, a população parasitária está compreendida entre 2 e 10 helmintos, elevando-se em casos excepcionais para 100 a 1.000 vermes.

Em 28 autópsias feitas em São Paulo, a média encontrada foi igual a oito.

A maioria dos indivíduos parasitados é de portadores assintomáticos, não se tendo informações sobre o número de vermes necessários para que surjam efeitos patogênicos. As condições em que se encontra o paciente constituem uma variável importante para o aparecimento e a gravidade do quadro clínico.

As lesões traumáticas que os tricuros podem causar são mínimas e, mesmo nas infecções pesadas, não se observam fenômenos inflamatórios importantes. Os autores são, por isso, induzidos a pensar em mecanismos irritativos sobre as terminações nervosas da parede intestinal, produzindo reflexos que alteram a motilidade (peristaltismo) e as funções do intestino grosso (reabsorção de líquidos, principalmente), ou em mecanismos de hipersensibilidade aos produtos metabólicos do helminto.

O quadro clínico pode ser discreto e indefinido, com nervosismo, insônia, perda de apetite e eosinofilia sangüínea. Mais freqüentemente é caracterizado por diarréia, dor abdominal, tenesmo e perda de peso. Uma diarréia persistente, em crianças pequenas, pode conduzir a um estado de desidratação cuja etiologia pode não ser suspeitada pelos médicos.

Fenômenos dispépticos, dor abdominal, principalmente no quadrante inferior direito, flatulência, constipação intestinal e febre moderada compõem o quadro sintomático de outros casos. Uma intensa irritação intestinal pode levar até ao prolapso do reto, em pacientes (crianças) com grande número de vermes distribuídos por todos os segmentos do intestino grosso.

DIAGNÓSTICO

Dada a fecundidade dos tricuros, a pesquisa de seus ovos nas fezes não oferece dificuldade, sendo adequado para isto qualquer dos métodos parasitoscópicos de rotina. A morfologia também é inconfundível. Quando se quer calcular o número de helmintos adultos existentes em um paciente, emprega-se a técnica de contagem de Stoll.

Considera-se leve um parasitismo por *T. trichiura* que corresponda à eliminação de menos de 5.000 ovos por grama de fezes; entre 5.000 e 10.000 ovos/grama, trata-se de infecção de intensidade média; e acima de 10.000 ovos/grama, de infecção pesada.

TRATAMENTO

Vários anti-helmínticos mostram-se eficazes no tratamento da tricuríase e já foram utilizados no passado. Atualmente as preferências são para o mebendazol e para o pamoato de oxantel.

Mebendazol. É a droga de escolha para esta helmintíase. Ela já foi descrita a propósito da terapêutica da ascaríase e de outras helmintíases intestinais (ver o Cap. 43, item *Tratamento*). A dose é sempre a mesma: 100 mg, duas vezes ao dia, durante três dias (isto é, 600 mg para um tratamento completo). Também podem ser utilizados o albendazol ou o flubendazol.

Pamoato de Oxantel. Quimicamente é um produto semelhante ao pirantel (este, descrito também no Cap. 43), do qual se distingue por não ser eficaz contra áscaris. Apresenta-se como um produto cristalino, amarelo e quase insolúvel na água, razão pela qual não é absorvido pela mucosa intestinal. Age contra os helmintos na luz do intestino, sendo praticamente atóxico nas doses usadas em terapêutica.

Nas infecções leves, administram-se 10 mg de oxantel por quilo de peso do paciente, em dose única, por via oral. Nos outros casos, recomendam-se 10 mg/kg de peso, duas vezes ao dia, durante três dias.

Epidemiologia e Controle da Tricuríase

Trichuris trichiura tem distribuição geográfica cosmopolita. Quase sempre, ela segue paralelamente à prevalência de *Ascaris lumbricoides*, devido a ser idêntico o modo de transmissão, grande a fertilidade dos helmintos e semelhante a resistência dos ovos às condições do meio exterior.

A prevalência oscila entre 30 e 80% da população geral, incidindo principalmente em crianças. São elas que sofrem as cargas parasitárias mais elevadas e apresentam sintomatologia clínica importante.

Faltam inquéritos extensos e uniformes, na maioria dos países, permitindo comparar situações epidemiológicas e relacioná-las com as condições do meio ou da população. De modo geral, sabe-se que a prevalência é maior nos lugares de clima quente e úmido, onde falte o saneamento básico.

No Brasil, a taxa média de exames positivos era igual a 29,7% (sobre 2,9 milhões de exames coprológicos feitos em 23 das 25 unidades da Federação, em 1974-1976). A tricuríase incide mais intensamente na Amazônia e na faixa litorânea, de clima equatorial e chuvas distribuídas pelo ano todo, do que no planalto tropical e com estações secas. As maiores prevalências estão em Alagoas (71%) e Sergipe (80%). Também no México, encontram-se 44% de parasitados no planalto (Distrito Federal) e 83% no litoral (Vera Cruz).

No Chile, a positividade dos exames na região florestal (entre 35° e 43,5° sul), com temperatura média de 12°C, é igual a 53,5%;

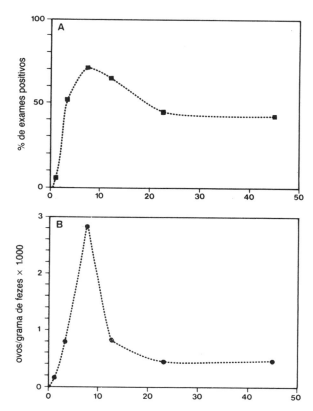

Fig. 52.5 *Trichuris trichiura*. A. Curva de distribuição da prevalência na população humana (porcentagem de exames positivos), segundo a idade. B. Intensidade da infecção, segundo a idade, estimada pelo número de ovos eliminados por grama de fezes (em milhares) pela população examinada. Dados extraídos do trabalho de Bundy & Cooper (1989).

na zona fria e úmida mais ao sul, com média de 7°C, é igual a 1,4%; para o norte, na região dos matorrais, com chuvas de 500 mm por ano e temperatura média de 14°C, 23%; na estepe, 16,3%; e nas áreas desérticas, 13% da população estão parasitados.

A única fonte de infecção para esta helmintíase é a humana. Entretanto, cabe às crianças em idade pré-escolar papel destacado na transmissão, tanto por constituírem o grupo populacional mais suscetível ao parasitismo, como por serem elas grandes disseminadoras de ovos nas fezes, em vista de seus precários hábitos higiênicos e da falta de saneamento básico na maioria das casas da população pobre urbana ou rural (Fig. 52.5).

O peridomicílio é a área de mais intensa transmissão. Especialmente se aí o terreno for úmido e sombreado, assegurando maior sobrevivência e longevidade aos ovos embrionados.

Os ovos de *T. trichiura* são mais sensíveis à dessecação e aos efeitos da insolação direta que os de *Ascaris*.

As medidas de controle são as mesmas que foram apresentadas, no Cap. 43 (*Controle das geo-helmintíases*), para a luta contra todas as helmintíases intestinais transmitidas pelo solo.

CAPILLARIA HEPATICA E CAPILARÍASE

Capillaria hepatica é um tricuróideo muito comum como parasito do rato e de outros roedores, tendo sido encontrado em numerosas espécies de mamíferos, como o esquilo, o porco-do-mato, a lebre, o cão, o gato e o macaco.

Sendo bem menores que *T. trichiura*, pois a fêmea mede 2 cm de comprimento e o macho apenas a metade, os parasitos adultos vivem no parênquima hepático de seu hospedeiro, onde depositam os ovos formando aglomerados visíveis a olho nu.

Os ovos são parecidos com os de tricuro, com as mesmas cascas e rolhas polares, porém a membrana mais externa é atravessada por minúsculos canais que lhe emprestam aspecto estriado muito característico. Medem 50 a 68 mm de comprimento por cerca de 30 mm de largura.

Para que se dê a transmissão da capilaríase, é preciso que um carnívoro coma o roedor parasitado e elimine com suas fezes os ovos do parasito. Dessa forma dá-se a disseminação dos ovos, que requerem muito tempo para incubar e formar as larvas infectantes no meio exterior (dois meses, em condições favoráveis de temperatura, umidade e arejamento). Portanto, *Capillaria hepatica* pertence ao grupo dos **geo-helmintos**.

Quando esses ovos embrionados de *Capillaria* são ingeridos por um novo hospedeiro suscetível, dá-se a liberação das larvas na luz intestinal e a invasão da mucosa. Por via sangüínea elas chegam ao fígado, onde amadurecem em um mês, aproximadamente.

A infecção dos ratos (*Rattus norvegicus*) é da ordem de 40 a 90%, em certas áreas.

A infecção humana é rara. Na Europa foram descritos pelo menos 11 casos de infecção hepática, assim como outra dúzia em diferentes países do mundo, inclusive um no Brasil e outro no México. Quase todos terminaram com o falecimento do paciente.

O quadro anatomopatológico produzido é o de uma hepatite parasitária, com formação de granulomas ao redor dos acúmulos ovulares. No centro há, por vezes, focos de necrose. O fígado aumenta de tamanho, chegando a hepatomegalias volumosas, e fica doloroso.

Clinicamente, nas infecções graves, há febre alta, anorexia, vômitos, extrema fraqueza e anemia; há leucocitose e eosinofilia intensas, podendo chegar esta última a 80% das células do sangue. Também se constata hipergamaglobulinemia.

Os ovos do parasito não aparecem nas fezes dos pacientes. Nos casos acima referidos, o diagnóstico foi estabelecido por biópsia hepática ou por necrópsia.

Entretanto, os ovos de *C. hepatica* têm sido encontrados nas fezes de pessoas sadias (no Panamá), indicando provavelmente a ingestão de fígado de animais parasitados (caça) e trânsito dos ovos do helminto pelo intestino, sem eclosão, devido à sua imaturidade quando nos tecidos. É possível que a infecção com pequeno número de vermes transcorra com pouca sintomatologia e sem diagnóstico, até a cura espontânea.

Supõe-se que os disseminadores de ovos do parasito, no ambiente humano, sejam os cães e gatos que caçam ratos infectados.

Como em todas as geo-helmintíases, as crianças são as vítimas mais freqüentes. A prevenção deve orientar-se, portanto, para o combate aos ratos e para a adoção das demais medidas recomendadas contra as doenças transmitidas pelo solo (ver o Cap. 43).

TRICHINELLA SPIRALIS E TRIQUINELOSE

A **triquinelose** é doença relacionada com o consumo de carne de porco crua ou mal cozida e produtos derivados, sendo causada pela migração e encistamento de larvas de ***Trichinella spiralis*** nos músculos. Ela é também denominada triquinose, triquiníase e triquinelíase. O parasito circula geralmente entre ratos (que são canibais) e porcos (que muitas vezes comem ratos).

É doença cosmopolita, sendo problema de saúde pública na Europa Oriental e Meridional, assim como na América do Norte, sendo encontrada inclusive na região Ártica. Há focos endêmicos em países da África, da América Latina e do sul da Ásia. Nunca foi registrada no Brasil.

Ultimamente encontraram-se diferenças entre os parasitos procedentes de diversas áreas geográficas que levaram alguns autores a propor distinção entre a *T. spiralis*, que designaria a forma sinantrópica e zoonótica (encontrada em porcos, ratos, cães, gatos e no homem), e as outras espécies ou variedades:

- *T. nelsoni* seria a espécie encontrada entre animais silvestres na Suíça, na Bulgária, no sul da ex-URSS, na África Oriental e Meridional.
- *T. nativa* ocuparia áreas do Canadá e Rússia, circulando também entre a fauna selvagem.

Alguns parasitologistas, que buscam explicações racionais para justificar certos tabus alimentares, supõem que a proibição religiosa de comer carne de porco, contida no Levítico e no Deuteronômio, foi devida à triquinelose que incidiria intensamente entre os hebreus, na época em que os textos bíblicos estavam sendo codificados.

Morfologia e Fisiologia dos Parasitos

Os vermes adultos de *T. spiralis* são muito pequenos (fêmeas com 3 a 4 mm e machos com 2 mm de comprimento), delgados e cilíndricos. A boca é simples e conduz ao esôfago, em parte muscular e em parte contido no esticossomo. O ânus é terminal, em ambos os sexos, sendo a extremidade posterior do macho provida de duas papilas cônicas. Por entre elas sai a parede da cloaca, quando em protrusão para a cópula. Não há espículo (Fig. 52.6).

Os helmintos vivem presos à mucosa ou mergulhados em sua espessura, desde o piloro até a válvula ileocecal, mas não no cólon. As localizações preferenciais encontram-se no duodeno e nas partes altas do jejuno.

A fêmea é vivípara e as larvas saem pelo orifício vulvar, situado na metade anterior do corpo. Depois de terem fecundado as fêmeas, os machos morrem ou são eliminados; mas as fêmeas aprofundam-se nos tecidos do tubo digestivo e começam a parir larvas.

Cada uma produz de 350 a 1.500 larvas de primeiro estádio, no prazo de 2 a 16 semanas.

Das larvas produzidas algumas vêm a ser eliminadas pelas fezes, ao caírem na luz intestinal; a maioria, porém, alcança um capilar sangüíneo ou linfático, vai ao coração direito, aos pulmões e coração esquerdo, sendo dispersada pela circulação

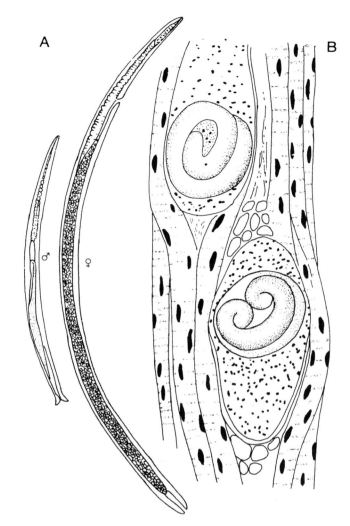

Fig. 52.6 *Trichinella spiralis*. A. Vermes adultos. B. Larvas encistadas entre as fibras musculares.

geral. As que entram no sistema porta atravessam o fígado e chegam também à grande circulação. Nos tecidos podem permanecer algum tempo e voltar depois à circulação.

Somente as larvas que chegarem ao tecido muscular esquelético têm chance de evoluir.

Deixando os capilares, elas se localizam no interior de fibras musculares (que naturalmente ficam condenadas à destruição) e crescem durante um mês, quando passam de 0,1 mm de comprimento para 1 mm. Nesse período sofrem três mudas. Depois, enrolam-se em espiral, sendo envolvidas por uma cápsula fibrosa (produto de reação do hospedeiro) de forma elíptica e com o eixo orientado no sentido geral das fibras musculares.

Nessas condições, permanecem vivas durante muitos meses ou anos (5 a 10 anos, no homem) sem apresentar qualquer evolução.

Se a carne contendo os cistos larvários (**carne triquinada**) for ingerida por outro hospedeiro, os parasitos serão libertados, no estômago, pelo processo digestivo. Passam para o duodeno, onde penetram temporariamente na mucosa, sofrem a quarta e última muda e, 2 a 3 dias depois da infecção, completam sua diferenciação para adultos machos e fêmeas.

A produção de larvas começa entre o 4º e o 7º dia, depois da fecundação, persistindo durante várias semanas.

Relações Parasito-Hospedeiro na Triquinelose

INFECTIVIDADE E RESISTÊNCIA

Trichinella spiralis não infecta os animais de sangue frio, a não ser que a temperatura deles seja elevada a 37°C. Todos os homeotermos são suscetíveis, se bem que em condições naturais a infecção só ocorra em animais de hábitos carnívoros ou onívoros. A resistência aumenta com a idade, mas é reduzida pelas carências nutricionais, especialmente de vitamina A.

Os animais parasitados que se recuperam de uma infecção mostram-se mais resistentes a uma segunda carga parasitária, porém no homem essa proteção não é tão marcante. A injeção de antígenos extraídos de larvas ou de vermes adultos produz imunização em animais de laboratório, manifestando-se a imunidade pelo escasso desenvolvimento das fêmeas e sua reduzida fecundidade, dando em conseqüência pequeno número de larvas na musculatura do hospedeiro.

A imunidade passiva pode ser provocada em animais de laboratório injetados com soro imune potente, o mesmo ocorrendo com as crias de fêmeas infectadas que recebem anticorpos através do leite.

O mecanismo de imunidade em *T. spiralis* parece ser extremamente complexo. Já foram isolados vários antígenos, de natureza muito diversa (proteínas, polissacarídios e lipóides). Os que se isolam das larvas diferem dos encontrados nos vermes adultos. Segundo alguns autores, a imunidade contra os adultos, que se desenvolve ao nível da mucosa intestinal, difere da produzida contra as larvas, que tem lugar no meio parenteral.

A imunidade intestinal é em grande parte de natureza humoral e deve impedir o desenvolvimento das larvas ingeridas, bem como a fixação dos adultos.

Do ponto de vista prático, ela é muito importante porque reduz a produção de larvas e a invasão da musculatura por estas. É possível que mecanismos envolvendo o aumento da produção de muco e do peristaltismo intestinal concorram para a expulsão das formas infectantes.

A imunidade antilarvária manifesta-se pela formação de precipitados que arrolham o orifício bucal e outros dessas fases juvenis e pela atividade dos macrófagos que as atacam, destroem e fagocitam.

PATOLOGIA E CLÍNICA

Dependendo do número de parasitos presentes, das condições do paciente e dos órgãos afetados, a tricuríase pode ser assintomática (maioria dos casos), benigna ou grave. Parece haver nítido paralelismo entre o número de larvas por grama de tecido muscular do hospedeiro e a gravidade da doença.

Distinguem-se três fases no curso do parasitismo por *T. spiralis*:

1. **A fase de invasão**. Corresponde ao período de desenvolvimento dos vermes adultos e penetração na mucosa. Dura em média uma semana, havendo irritação e inflamação do duodeno

e jejuno, acompanhadas de náuseas, vômitos, diarréia e cólicas abdominais.

2. A fase de produção e migração larvária. Durante ela, muitos dos embriões são destruídos nos mais diversos tecidos e apenas os que chegarem aos músculos esqueléticos vão sobreviver. Estende-se por 1 a 3 semanas. Os grupos musculares mais freqüentemente invadidos são os mais ativos: pilares do diafragma, masseteres, linguais, os da escápula e os lombares.

Perturbações circulatórias e inflamações podem surgir em qualquer ponto do organismo, dando quadros clínicos muito variados.

Edema nas pálpebras superiores, que se instala de repente, é sintoma precoce, comum e característico; também nas têmporas e nos lados do nariz. Aumento de volume dos linfonodos e, às vezes, das glândulas salivares e febre remitente com temperatura de 40°C dão início ao quadro. A eosinofilia vai a níveis entre 20 e 70% ou mais.

Depois, aparecem dores musculares de tipo reumático, dificuldade para tomar fôlego, mastigar, deglutir ou falar; em alguns casos surgem paralisias espásticas dos membros. No miocárdio (onde as larvas não conseguem encistar-se) aparecem focos de necrose e infiltrados celulares com linfócitos, eosinófilos e outros polimorfonucleares. A miocardite é uma das complicações mais sérias da doença.

Na musculatura esquelética, as fibras parasitadas mostram lesões degenerativas que terminam por sua completa destruição, enquanto uma reação inflamatória do tipo miosite intersticial desenvolve-se em torno das larvas e é responsável pela sintomatologia acima descrita.

A hipereosinofilia continua sendo a característica hematológica mais marcante.

Algumas complicações podem sobrevir nesse período. Na pele, aparecem por vezes manifestações escarlatiniformes e urticárias, e também hemorragias subungueais. A presença de muitas larvas no pulmão e sua destruição inevitável, se aí permanecerem, produz bronquites e pneumonites.

No sistema nervoso central, a sintomatologia é proteiforme, podendo a invasão larvária causar dor de cabeça, alterações sensoriais e reflexas, paralisias, neurites periféricas ou quadros de meningite e encefalite. A gravidade do processo pode ser marcada por alucinações, confusão mental e coma. O comprometimento visual não é raro, aparecendo hemorragias subconjuntivais e sub-retinianas, fotofobia, dor ocular, perturbações visuais e edema da conjuntiva bulbar (quemose).

O envolvimento cardíaco pode levar à morte. Nos surtos epidêmicos graves a mortalidade pode chegar a 35%, mas em geral fica abaixo de 1% dos casos.

3. Período de encistamento larvário. Os sintomas em geral imbricam-se com os da fase precedente.

Em torno dos parasitos, o organismo hospedeiro vai transformando a reação inflamatória aguda, de tipo exsudativo, em um processo de fibrose organizada que termina por constituir uma cápsula ou cisto alongado, lembrando a forma de um limão. Internamente, encontra-se uma camada de fibroblastos, células epitelióides (histiócitos) e fibras, que na superfície externa do cisto tomam aspecto hialino. Os cistos começam a formar-se a partir dos 20 ou 30 dias. Em seu maior diâmetro, medem em torno de 0,4 mm.

Por essa época, vai desaparecendo a parasitemia, já que as fêmeas deixaram de produzir novas larvas. Elas não tardarão a morrer ou a serem eliminadas com as fezes (entre a 4ª e a 8ª semana do processo infeccioso).

Os sintomas podem agravar-se, evoluindo para a caquexia, desidratação e morte, ou regredir pouco a pouco até a cura.

Por volta dos seis meses, muitos cistos começam a calcificar-se, acarretando também a morte e a calcificação das larvas, mas outros subsistirão viáveis uma dezena de anos ou mais.

DIAGNÓSTICO

Tanto nos casos assintomáticos e oligossintomáticos, como naqueles com manifestações graves, o diagnóstico clínico é muito difícil.

Os quadros sugestivos apresentam febre alta e irregular (em 92,5% dos casos), que dura 1 a 9 semanas; há edema palpebral superior (em 95,2%) e perturbações gastrintestinais, na primeira semana. Depois, mialgias (em 90%), hipereosinofilia (em 98,6% dos pacientes) e hemorragias lineares sob as unhas. Entre os antecedentes, o consumo de carne de porco ou de derivados.

Na fase aguda costuma haver elevação da concentração de enzimas musculares, no sangue (desidrogenase lática e creatinina-fosfoquinase).

Em geral, o diagnóstico de triquinelose só é estabelecido quando a infecção já se encontra na fase muscular. O eletromiograma é anormal e a biópsia muscular (triquinoscopia) revela a presença de larvas L_3 nos tecidos; mas é ineficaz nos casos de infecção leve e nos períodos iniciais da doença (duas semanas).

Dos métodos imunológicos o de ELISA é atualmente o mais empregado, em vista de sua maior sensibilidade e especificidade.

Outros métodos laboratoriais utilizados são: imunofluorescência indireta, hemaglutinação indireta, teste de floculação com bentonita, etc. Eles tardam em tornarem-se positivos, razão pela qual recomenda-se o uso concomitante de vários métodos diagnósticos. Deve-se repetir o exame em períodos diferentes para constatar eventual mudança dos títulos.

As provas mais precoces são as que detectam as IgM específicas.

O maior obstáculo à eficácia dos métodos imunológicos está no fato de que grande parte da população das áreas endêmicas já se encontra sensibilizada por infecções benignas anteriores.

A intradermorreação torna-se positiva entre a 3ª e a 4ª semana, mas permanece positiva muito tempo (mais de 10 anos), o que limita sua utilidade.

Para o diagnóstico da infecção nos animais, além da triquinoscopia, procede-se à digestão de músculos para o isolamento das larvas. Para a vigilância sanitária, procede-se à digestão conjunta de várias amostras de músculo, tomadas de diferentes animais do mesmo lote. Utiliza-se também o teste de ELISA, que é muito específico.

TRATAMENTO

Para o tratamento da triquinelose empregam-se o **mebendazol** (200 mg durante 5 dias), o **albendazol** (400 mg durante

3 dias) ou o **pirantel** (10 mg/kg durante 5 dias), medicamentos esses já estudados nos capítulos anteriores. Os sintomas regridem em 24 ou 48 horas.

Melhoria sintomática pode ser obtida com o emprego de cortisona e de produtos relacionados, devido a seus efeitos antiinflamatórios e dessensibilizantes. Apesar dos benefícios clínicos evidentes, os corticóides não interferem na evolução do parasitismo.

Epidemiologia e Controle da Triquinelose

As principais áreas de distribuição da doença estão fora dos trópicos, tanto no Hemisfério Norte como no Sul. Tanto a zoonose doméstica e a infecção humana, como a selvagem, ocorrem na América do Norte, na Europa e na Ásia.

As regiões neárticas (Alasca, Canadá, Groenlândia, EUA e parte do México) formam uma só área endêmica. Estudos baseados em necrópsias mostraram que a parasitose estava bastante disseminada nos EUA, mas em 1970 afetava apenas 2,2% da população. Os casos são mais ou menos isolados, e os surtos epidêmicos, localizados.

No México, os diafragmas humanos examinados revelavam taxas de positividade de 4 a 15%, em autópsias feitas entre 1939 e 1953, e 4,2%, em 1972-1973, mas os casos clínicos são raramente diagnosticados. O Instituto de Salubridad y Enfermedades Tropicales identificou 394 casos entre 1974 e 1985.

Na América Central, Antilhas e América do Sul, a triquinelose não foi encontrada, exceto nas latitudes do Chile, Argentina e Uruguai. No Chile, a incidência por 100.000 habitantes foi igual a 0,5 em 1976, e na Argentina, 0,1.

Na Europa a morbidade decresceu muito nos últimos anos, ocorrendo principalmente na Bielorrússia (90% de todos os casos) e nas regiões setentrionais e centrais da parte asiática da ex-URSS, devida sobretudo ao consumo de caça.

Na África não há infecção nos porcos, mas alguns surtos que surgiram no Quênia e no Senegal, em épocas recentes, foram devidos ao consumo de "javalis" (*Potamochoerus porcus* e *Phacochoerus aethiopicus*). Além destes suídeos selvagens, outros animais da fauna bravia apresentam-se parasitados (hienas, chacais e felídeos). *Trichinella nelsoni*, isolada na África, é pouco infectante para o porco doméstico.

Os ratos constituem os hospedeiros mais importantes e os reservatórios de *T. spiralis* (1,6% em inquéritos feitos na ex-URSS e 5,3% nos EUA; mas 36% no Líbano). Seus hábitos canibais asseguram a permanente transmissão do parasitismo de rato a rato. Numerosos outros animais, que se alimentam habitual ou eventualmente de ratos, contraem a verminose e passam a fazer parte de seu sistema de transmissão. Nessa situação encontram-se os porcos, que não rejeitam nem mesmo os cadáveres de outros animais.

Nas áreas endêmicas, elevada proporção de porcos pode estar infectada (principalmente quando alimentados com resíduos domésticos ou de matadouros, não submetidos à cocção).

No Chile, a triquinoscopia dos porcos nos matadouros era positiva na taxa de 0,33%; na Argentina, 0,14%; esses índices, porém, devem ser muito mais altos em animais de criação doméstica. O consumo de carne de porco ou de alimentos manufaturados com ela e consumidos crus ou insuficientemente cozidos assegura a infecção humana.

A profilaxia deve procurar eliminar a doença nos porcos e impedir sua transmissão eventual ao homem.

No primeiro objetivo estão envolvidas as técnicas de criação de porcos e a luta contra os ratos. A dificuldade de pô-las em prática, nos países latino-americanos, relaciona-se com as pequenas propriedades rurais onde os porcos são criados com os resíduos domiciliários ou de restaurantes, freqüentam as lixeiras e são abatidos clandestinamente. Portanto, sem fiscalização dos serviços de higiene.

Quanto à prevenção da infecção humana, recomenda-se evitar a carne de porco e os produtos cárneos que não venham de estabelecimentos submetidos à inspeção veterinária. Mas, em qualquer hipótese, só consumir carne ou derivados depois de submetê-los a uma cocção adequada para matar as larvas. Uma temperatura de 77°C é suficiente para destruí-las. Merecem cuidados especiais os assados e churrascos que na sua parte central não chegam à temperatura necessária para inativar as triquinelas.

As larvas são destruídas, também, quando a carne é congelada a –15°C por 20 dias, ou –30°C por seis dias. Esses procedimentos são eficazes sempre que a espessura da peça não seja maior que 15 centímetros.

Outras medidas de controle consistem em dar destino adequado ao lixo, para que não tenham acesso a ele ratos e porcos; e combater os roedores.

53

Imunodeficiência e Parasitoses

DOENÇAS OPORTUNISTAS
   Conceito geral
   A pandemia de imunodeficiência adquirida (AIDS)
AIDS E INFECÇÕES OPORTUNISTAS
   Pneumonia por Pneumocystis
   Toxoplasmose

   Isosporíase
   Criptosporidíase
   Leishmaníase
   Amebíase
   Estrongiloidíase
SOBRE AS CONDIÇÕES EPIDEMIOLÓGICAS NOVAS

DOENÇAS OPORTUNISTAS

Conceito Geral

São aquelas causadas por microrganismos que vivem no meio ambiente ou como membros da microbiota residente no organismo humano, habitualmente não-patogênicos ou pouco patogênicos, mas que se tornam causa de doença grave quando ocorre qualquer forma de enfraquecimento ou ruptura das defesas naturais do paciente contra as infecções. Elas podem ser devidas a:

1. Alterações dos mecanismos de defesa (celulares ou humorais) do hospedeiro, nas imunodeficiências primárias ou adquiridas, ou no tratamento imunossupressor de doenças neoplásicas, com drogas ou irradiação, que desenvolvem freqüentemente bacteremia por Gram-negativos ou Gram-positivos como *Staphylococcus*, *Enterococcus* e alguns *Streptococcus*; infecções sistêmicas por fungos, como *Aspergillus*, *Candida*, *Cryptococcus*, *Histoplasma*, *Mucor*, *Nocardia*; por agentes do grupo Herpes (varicela-zóster, *Cytomegalovirus*, *Herpesvirus hominis* etc.); e por protozoários como *Pneumocystis* e *Toxoplasma*.

A AIDS acompanha-se também de infecções graves por *Mycobacterium*, *Herpesvirus*, *Pneumocystis*, *Giardia*, *Leishmania*, *Cryptosporidia*, *Isospora*, *Entamoeba* etc.

2. Uso de corticosteróides, em doses elevadas ou por tempo prolongado, que inibem a imunidade celular e podem reativar a tuberculose pulmonar latente, histoplasmose, coccidioidomicose e blastomicose. Aqui se incluem os tratamentos de nefroses e doenças auto-imunes, como o lúpus eritematoso sistêmico.

3. Tratamentos antimicrobianos, sobretudo os de amplo espectro, que alteram a microbiota normal da pele, das mucosas e das vias digestivas, propiciando o desenvolvimento exagerado dos oportunistas resistentes ao antibiótico em uso.

4. Drogas citotóxicas agem no mesmo sentido por causarem leucopenia, plaquetopenia, depressão da imunidade celular e alteração da resposta inflamatória.

A Pandemia de Imunodeficiência Adquirida (AIDS)

Segundo divulgado por OMS/UNAIDS (1998), em fins de 1997 aproximadamente 30,6 milhões de pessoas, no mundo, estavam convivendo com o vírus HIV, ou seja, 1 de cada 100 adultos com idade entre 15 e 49 anos; 5,8 milhões de pessoas haviam contraído a infecção e 2,3 milhões morrido dela, durante o ano de 1997. A maioria dos casos (90%) concentravam-se nos países subdesenvolvidos, principalmente da África Subsaariana, do sul e do sudeste da Ásia. Na América Latina estimava-se a existência de 1,3 milhão de casos.

Os portadores de HIV já haviam passado de 40 milhões no ano 2000.

No Brasil, em 1985, a doença atingia uma mulher para cada 25 homens infectados. Porém, ultimamente, o aumento de casos entre as mulheres é três vezes mais rápido que na população masculina, contando-se com um caso feminino para cada dois masculinos diagnosticados. Estima-se que, anualmente, 13.000 mulheres infectadas pelo HIV fiquem grávidas, das quais 3.000

são tratadas. Em conseqüência, já se conta com 5.000 crianças contaminadas, no país.

A doença é crônica e só se manifesta no estágio clínico tardio da infecção por **vírus HIV-1** ou **HIV-2** (Retroviridae, Lentivirinae), ambos com grande afinidade por células CD4 (linfócitos T4 ou células T-auxiliares), que acabam por destruir.

A destruição dos CD4 reduz uma fonte de estímulos ativadores para linfócitos B, macrófagos e outros membros do sistema imunológico, causando um desequilíbrio funcional com as células CD8 (linfócitos T8 ou T-supressores), o que permite o desenvolvimento dos agentes de infecções oportunistas. Estes, então, proliferam e se tornam muito virulentos.

Os HIV são transmitidos sobretudo por: a) **contato sexual**, seja ele anal, vaginal ou oral, homossexual ou heterossexual (em 70-80% dos casos); b) pelo uso de agulhas ou **seringas contaminadas**, freqüente entre usuários de drogas injetáveis (5-10%); c) ou por **transfusão de sangue** (3-5%), isto é, quando há transferência de linfócitos ou de materiais contendo partículas virais.

A penetração do vírus é facilitada quando se produzem fissuras ou há lesões inflamatórias na mucosa dos órgãos genitais, ânus e reto, o que explica sua rápida propagação entre homossexuais.

Outra via de transmissão é a vertical, de mãe para filho, que chega a afetar 8% das crianças, entre as mulheres devidamente tratadas com AZT, mas vai a 25 ou 30% nos demais casos.

Quando começou a epidemia, nos anos 1980, a evolução da doença fazia-se rapidamente, devido às infecções oportunistas, que se repetiam ou se alternavam causando a morte em menos de cinco anos. Os tratamentos atuais, quando aplicados, vêm mudando consideravelmente a situação e permitindo aos pacientes uma existência normal, ou quase normal, ao menos durante mais 10 ou 15 anos, após o diagnóstico.

Entretanto não curam a infecção. Interrompido o tratamento, o quadro clínico volta a apresentar-se com toda sua gravidade e grande suscetibilidade para os agentes oportunistas.

AIDS E INFECÇÕES OPORTUNISTAS

Característica importante da síndrome de imunodeficiência adquirida (AIDS) é tornar os indivíduos infectados pelos vírus HIV suscetíveis ao desenvolvimento de uma série de patógenos oportunistas freqüentemente encontrados no próprio organismo ou no meio ambiente.

As principais doenças por eles produzidas, até agora registradas, são: candidíase (orofaringiana ou vulvovaginal), pneumonia por *Pneumocystis carinii*, tuberculose, herpes-zóster, criptococose, isosporíase, toxoplasmose, leishmaníase, amebíase, estrongiloidíase etc.

Analisaremos neste capítulo as devidas a parasitos. As doses de medicamentos são indicadas para adultos com função renal normal (a menos que referidas de outra forma).

Pneumonia por *Pneumocystis*

Doença do pulmão causada geralmente por ***Pneumocystis carinii*** (mas também por *P. jiroveci*) que se apresenta sob duas formas, igualmente graves: 1) a infantil acomete crianças prematuras, desnutridas (entre 3 e 6 meses) ou com deficiência imunológica; 2) a dos adultos ocorre em pacientes com imunodepressão de qualquer natureza. O período de incubação é de um ou dois meses, a evolução podendo ser aguda ou subaguda (ver o Cap. 13).

Produz inflamação intersticial, com infiltração por monócitos e plasmócitos, e leva à consolidação pulmonar com exsudato alveolar espumoso, rico em cistos do parasito. Acompanha-se ou não de febre, pouco elevada, e dor torácica. A sintomatologia aparece, em geral, bruscamente, com tosse, dispnéia e cianose crescentes.

Incidia em mais de 60% dos pacientes com AIDS, constituindo, nestes casos, uma das principais causas de óbito, antes da introdução do **trimetoprim-sulfametoxazol** como profilaxia prolongada.

O diagnóstico baseia-se no encontro dos parasitos, após coloração, em material de lavagem broncoalveolar ou em amostra de escarro induzido.

O tratamento dos casos agudos é feito com um dos esquemas seguintes:

1) **Prednisona** (administrada 15-30 min antes do **trimetoprim-sulfametoxazol**) começando com 40 mg (via oral) 2 vezes ao dia, durante 5 dias; depois, a mesma dose uma só vez por dia, durante 5 dias, e em seguida 20 mg por dia, durante 11 dias. Ao mesmo tempo, administrar **trimetoprim-sulfametoxazol** (abreviadamente **TMX/SMX**) intravenoso, cada 6-8 horas, durante 21 dias.

2) Uma alternativa é a **prednisona** mais **clindamicina** intravenosa, 900 mg cada 8 horas + **primaquina** oral, 15 mg de base, por dia.

3) Outra alternativa é **prednisona** mais **pentamidina** intravenosa, 4 mg/kg/dia, durante 21 dias.

Nos casos não-agudos: **dapsona** oral, 100 mg/dia + **trimetoprim** oral, 5 mg/kg 3 vezes ao dia; ou, então, **TMX/SMX** (dose dupla), 2 tabletes cada 8 horas, durante 21 dias.

Como profilaxia primária em adultos HIV-positivos, recomenda-se: **TMX/SMX** (dose dupla: um tablete por dia ou 3 vezes por semana), que também protege contra toxoplasmose e outras infecções bacterianas; ou **dapsona** (100 mg por dia) ou **TMX/SMX** (dose simples: um tablete por dia).

Nos recém-nascidos de mãe infectada com HIV, o uso de **TMX/SMX** é sistemático, até que se descarte a infecção vertical ou após a definição do quadro imunológico, com a instalação de terapia anti-retroviral (geralmente depois do 1º ano de vida).

Toxoplasmose

É zoonose que infecta o gato e numerosas outras espécies de vertebrados, inclusive o homem, sendo causada por um esporozoário, o ***Toxoplasma gondii*** (ver o Cap. 14).

Este parasito ocorre com ampla distribuição na natureza e incide com freqüência na população humana, sob a forma de infecção crônica assintomática.

No entanto, é capaz de determinar nos indivíduos adultos um quadro agudo febril, com linfadenopatia, e, nas crianças, uma forma subaguda de encefalomielite e coriorretinite. A forma congênita é particularmente grave e geralmente fatal.

A partir dos anos 1980, a epidemia de AIDS tornou a toxoplasmose um problema preocupante, pois a imunoincompetência tem a capacidade de agudizar as formas crônicas e silenciosas da infecção, tornando-as uma das principais causas de morte dos aidéticos e de outros pacientes com imunodepressão.

Ela é adquirida habitualmente pela ingestão de carne crua ou mal cozida de animais parasitados (contendo cistos ou pseudocistos); mas pode ser contraída também por crianças que brincam em tanques de areia ou lugares onde os gatos enterraram suas fezes ricas em oocistos de *Toxoplasma*.

A forma adquirida é geralmente benigna e autolimitante, com linfadenopatia localizada ou generalizada e, às vezes, febre.

Os raros casos agudos instalam-se subitamente, com febre remitente, exantema macropapular, uveíte, coriorretinite, hidrocéfalo interno, delírio ou convulsões.

Ao instalar-se a imunodepressão (seja terapêutica ou por AIDS), a infecção passa a apresentar evolução aguda que pode ser rápida e fatal.

Diagnóstico e Tratamento. Encontro ou isolamento dos toxoplasmas a partir do sangue; ou testes imunológicos (reação de Sabin-Feldman, hemaglutinação, imunofluorescência, reação de fixação do complemento ou ELISA).

Os casos agudos são tratados, oralmente, com **pirimetamina** (50-100 mg/2 vezes, no primeiro dia, e, depois, 25 mg diariamente) mais **sulfadiazina** (1 a 1,5 mg/cada 6 horas), mais ácido folínico. Tratar durante mais 1-2 semanas após desaparecimento dos sintomas e prosseguir com o ácido folínico até uma semana depois de suspender a pirimetamina. Outras sulfonamidas (sulfamerazina, sulfametazina ou sulfapirazina) podem substituir a sulfadiazina.

Nos aidéticos com toxoplasmose aguda, administrar esse mesmo tratamento, durante 3 a 5 semanas, porém mantendo a dose diária de **pirimetamina** entre 75 e 100 mg/dia. A sulfadiazina pode ser substituída por clindamicina, claritromicina, azitromicina ou dapsona.

O tratamento profilático, em imunodeprimidos, deve ser precoce, com **TMX/SMX** (1 tablete por dia), com **dapsona** (50 mg/dia) + **pirimetamina** (50 mg/uma vez por semana) e ácido folínico.

A prevenção da toxoplasmose faz-se pela boa cocção dos alimentos, pelo tratamento ou eliminação dos gatos e pela proteção dos locais de recreação infantil contra o acesso desses felinos (telagem). Evitar que as crianças brinquem em montes de areia das construções.

Isosporíase

Infecção intestinal, em geral benigna e autolimitante, causada por ***Isospora belli***. Em sua maioria, os casos são assintomáticos, mas podem desenvolver quadros clínicos de certa importância, com início agudo, febre, mal-estar, dor abdominal, evacuações líquidas e mucosas, e perda de peso (ver o Cap. 13).

A infecção resulta provavelmente da ingestão de água ou alimentos contaminados com matéria fecal. Tem caráter cosmopolita, porém ocorre com baixa freqüência.

O período de incubação é de uma semana, seguido de febre e diarréia durante uns 10 dias e cura espontânea, em seguida. O quadro de enterite pode prolongar-se durante um mês, e a eliminação de cistos, um mês e meio.

Nos pacientes com AIDS, a infecção costuma ser crônica e, em geral, intermitente.

Diagnóstico e Tratamento. É feito pelo encontro de oocistos característicos, nas fezes. Tratamento: **TMX/SMX** (dose dupla), um tablete 4 vezes/dia, durante 10 dias, e depois, 2 vezes/dia, durante 3 semanas; ou **pirimetamina** (75 mg/dia) + **ácido folínico** (10 mg/dia), durante 2 semanas.

Em aidéticos, o tratamento supressor crônico é feito com **TMX/SMX** (dose dupla), 3 tabletes/semana; ou **pirimetamina** (25 mg/dia) + **ácido folínico** (5 mg/dia).

Criptosporidíase

Infecção ou doença causada por protozoários da família Cryptosporidiidae, pertencentes ao gênero *Cryptosporidium*. Há diferentes espécies, entre as quais ***Cryptosporidium parvum*** e ***C. muris***, que afetam roedores, cabras, carneiros e outros mamíferos. A transmissão faz-se por meio dos oocistos eliminados nas fezes dos animais ou dos pacientes com diarréia (ver o Cap. 13).

No homem imunologicamente normal, *C. parvum* produz uma enterocolite aguda e autolimitada, que se cura espontaneamente em 10 a 14 dias. Nos pacientes imunodeprimidos, o início é insidioso e o quadro se agrava progressivamente, com evacuações freqüentes e volumosas e com perda de peso.

Nos doentes com AIDS, há diarréia mucosa, acompanhada de cólicas, que ocorrem logo em seguida à ingestão de alimentos, flatulência, dor epigástrica, náuseas e vômitos. Observam-se intolerância à lactose e má-absorção de gorduras. O exame físico mostra sinais de desidratação e caquexia. Os sintomas persistem, em geral, até a morte por outras causas.

Os aidéticos parasitados são grandes eliminadores de cistos e, portanto, requerem cuidados de higiene especiais. O diagnóstico é coproscópico e o tratamento, ainda insatisfatório, tem sido ensaiado com **paromomicina**, **azitromicina** ou **espiramicina**, por via oral.

Leishmaníase

A co-infecção por *Leishmania* e HIV emerge como doença nova e assustadora, que se torna cada vez mais freqüente. A associação AIDS + calazar conduz rapidamente a um desfecho fatal.

Os casos têm sido referidos em 25 países, principalmente na Espanha, Itália, França e Portugal, onde até 70% dos casos adultos de leishmaníase visceral estão associados com HIV e 9% dos indivíduos portadores do vírus HIV contraíram infecção nova por *Leishmania* do complexo "*L. donovani*", no período 1990-1998.

Também já foram assinalados casos no Brasil, Peru, Venezuela, Panamá, Costa Rica, Guadalupe, Tunísia, Argélia, Marrocos, Guiné-Bissau, Camarões, Mali, Sudão, Etiópia, Djibuti, Maláui, Quênia, Malta, Grécia, Ucrânia, Oman e Índia.

A expectativa futura é de aumento dos casos de co-infecção, em vista da expansão de ambas as infecções.

No Brasil, os casos de AIDS aumentaram de 4,3 por 100.000 habitantes em 1986, para 18,4 por 100.000 habitantes em 1997, enquanto só em 1993 ocorreram cerca de 20.000 casos de leishmaníase cutânea e 2.600 de leishmaníase visceral.

O diagnóstico da leishmaníase visceral baseia-se no encontro das leishmânias na medula óssea (punção do manúbrio esternal, nos adultos, ou da crista ilíaca, nas crianças), nos linfonodos infartados, no baço ou mesmo no sangue (ver os Caps. 25 a 29).

O tratamento, intramuscular ou intravenoso, é feito com antimoniais pentavalentes: **antimoniato de meglumine** ou **estibogluconato de sódio** (20 mg/kg/dia, divididos em 2 doses, durante 4 semanas).

A medicação alternativa conta com: a) **anfotericina B** (1 mg/kg/dia, intravenosa, durante 20 dias) ou o complexo lipídico, lipossomal etc.; b) **pentamidina** (4 mg/kg, intravenosa, 3 vezes por semana, num total de 15-25 doses); c) **paromomicina** (15 mg/kg/dia, intravenosa, durante 20 dias).

A prevenção baseia-se no controle de vetores com inseticidas e eliminação de cães infectados, nas áreas em que eles constituem reservatórios da infecção.

Amebíase

Uma forma grave da amebíase intestinal invasiva — a **colite amebiana fulminante** — ocorre principalmente entre pacientes imunodeprimidos e mulheres grávidas ou no puerpério.

A população sob risco encontra-se entre os 500 milhões de portadores da infecção amebiana, em todo o mundo, que por si só causa várias dezenas de milhares de óbitos a cada ano (ver os Caps. 10 a 12).

A doença é caracterizada pelo número elevado de evacuações sanguinolentas, mal-estar abdominal generalizado, dores em forma de cólicas precedendo as evacuações e tenesmo retal, muitas vezes intenso.

Acompanha-se de febre, desidratação e prostração. Entre suas complicações estão a hemorragia intestinal e a perfuração da parede ao nível das úlceras.

A evolução faz-se para a morte em poucos dias, a menos que se estabeleça tratamento com altas doses de **deidroemetina** parenteral (1 mg/kg/dia, por via intramuscular, até 4 a 6 dias, mas metade da dose nos pacientes em mau estado ou idosos).

Nos casos de disenteria, associar **tetraciclina** para reduzir risco de infecções intercorrentes; nos abscessos hepáticos, associar **cloroquina** por via oral.

Completar o tratamento, depois, com uma **dicloracetamida** e **ornidazol** por via oral.

Estrongiloidíase

É doença causada por ***Strongyloides stercoralis*** ou por ***S. fülleborni***, helmintos nematóides da família Strongyloididae (ver o Cap. 45).

A penetração cutânea das larvas infectantes (filarióides) do helminto, que se encontram no solo de lugares poluídos com fezes humanas (ou de símios, no caso de *S. fülleborni*), dão início à infecção.

Pessoas que andam descalças são as mais expostas. Depois de penetrar, as larvas migram no organismo, fazendo o ciclo pulmonar, sem manifestações clínicas ou produzindo sinais e sintomas pulmonares, de menor ou maior importância, que neste último caso constituem a síndrome de Löffler.

O quadro sintomático, muitas vezes, só se apresenta quando larvas de último estádio chegam ao intestino, invadem a mucosa e se transformam em vermes adultos — **fêmeas partenogenéticas**. O hábitat normal destas é a mucosa duodenal ou jejunal, onde se dão a oviposição e a eclosão das larvas (em fase rabditóide), aí causando uma duodenojejunite catarral que altera a motricidade intestinal e produz diarréias, dispepsias e dor.

Além da infecção externa proveniente do solo, pode haver auto-infecção, quando algumas larvas, que já atingiram a fase filarióide, invadem a mucosa do grosso intestino ou a pele do períneo contaminada com fezes, concorrendo assim para a cronicidade da estrongiloidíase ou para o aumento da carga parasitária.

Nos casos graves, há extensas lesões necróticas com quadro de suboclusão intestinal alta ou disseminação dos parasitos por outros órgãos e tecidos, graças a uma auto-infecção maciça, que pode levar rapidamente à morte.

Apesar da opinião corrente, não se pôde comprovar que a imunodepressão causada por HIV ou outros fatores fosse a causa do hiperparasitismo, mas verificou-se que, em geral, isso ocorria quando se administravam **corticosteróides** aos pacientes, para tratamento de várias condições patológicas que exigem uma imunodepressão terapêutica (transplantes, p. ex.).

Isto se deve ao fato de entre os metabólitos dos corticosteróides encontrarem-se moléculas semelhantes à **hidroxiecdisona**, hormônio produzido pelos helmintos que regula a transformação das larvas rabditóides em larvas filarióides (infectantes), assegurando a auto-infecção, a cronicidade da estrongiloidíase e, quando esse mecanismo fica desregularizado, a hiperinfecção.

Diagnóstico e Tratamento. O diagnóstico é parasitológico, mediante exame de fezes (método de Baermann, de Rugai, de Harada ou coprocultura). O tratamento oral é feito com: **ivermectina** (200 μg/kg/dia durante 2 dias), **albendazol** (400 mg/dia, durante 3 dias) ou **tiabendazol** (25 mg/kg, duas vezes ao dia, durante 2 dias; mas prolongando o tratamento por 7 a 10 dias em caso de hiperinfecção).

SOBRE AS CONDIÇÕES EPIDEMIOLÓGICAS NOVAS

Nas últimas décadas várias condições têm-se modificado em muitos países ou regiões do mundo, alterando os quadros clássicos de certas doenças, tanto clínica como epidemiologicamente.

Para começar, o turismo crescente e as migrações por razões as mais diversas (econômicas, políticas, guerras, cataclismas etc.) levam portadores de doenças transmissíveis para regiões não-endêmicas, ou fazem penetrar indivíduos não-imunes em áreas de alta endemicidade, de onde trazem para casa infecções diversas.

Por outro lado, a pandemia de AIDS afetou sensivelmente a epidemiologia de várias doenças ao criar populações altamente susceptíveis para determinados patógenos, como ficou explicado nos parágrafos anteriores.

A isso deve-se acrescentar o comportamento de usuários de drogas injetáveis, fazendo uso de mesma agulha e seringa para todo um grupo, com o que se aceleram a transmissão do HIV e a de outros agentes patogênicos.

Por exemplo, a leishmaníase visceral, que era tradicionalmente zoonótica e afetava principalmente crianças, na Região Mediterrânea (sendo o cão a única fonte de infecção para os flebótomos), passou a ser transmitida de pessoa a pessoa, seja através do vetor, seja de seringas compartilhadas entre adultos.

Os pacientes com infecção dupla, HIV + *Leishmania*, apresentam no sangue uma tal riqueza de parasitos que facilita consideravelmente sua transmissão e a evolução grave do quadro clínico.

Esses pacientes passaram a constituir importantes reservatórios humanos da doença, tanto para os insetos como para os parceiros no uso de seringas contaminadas. Casos notificados de coinfecção, entre 1990 e junho de 1998, foram 816 na Espanha, 255 na França, 215 na Itália, 117 em Portugal, 24 na Argélia etc.

Se a tendência continuar como agora, epidemias antroponóticas de leishmaníase estarão em curso nos próximos anos.

Que se pode esperar, então, em relação a outras parasitoses?

Também as condições econômicas decorrentes da economia dita "globalizada", caracterizada pela marginalização de uma parte considerável da população, que é condenada a um **desemprego estrutural**, na maioria dos países (inclusive nos ricos), está contribuindo para a piora das condições de vida de famílias e comunidades inteiras, tanto em relação a habitação e alimentação, como quanto aos recursos médicos e assistenciais.

Somado ao êxodo rural e amplificado pela explosão demográfica do terceiro mundo, esse estado de coisas está criando um meio de cultura extremamente favorável para **doenças emergentes e reemergentes**.

A poluição ambiental e o envelhecimento da população aumentam os problemas de saúde.

Seus aspectos visíveis são o crescimento das favelas nas grandes cidades, o aumento da prostituição e das doenças sexualmente transmissíveis (AIDS, em particular), o aumento da violência e dos acidentes, que já competem com as doenças infecciosas e parasitárias pelos primeiros lugares como causas de óbito.

Outro fator agravante do quadro epidemiológico é a crescente omissão das autoridades governamentais frente aos problemas de saúde, com restrição das verbas e investimentos, quando maiores recursos seriam necessários. Educação e saúde deixam, cada vez mais, de ser preocupação de governos orientados pelo FMI e Banco Mundial, e são repassadas para a especulação privada ou para setores administrativos despreparados ou incompetentes.

V

ARTRÓPODES PARASITOS OU VETORES DE DOENÇAS

54

Organização e Fisiologia dos Insetos

INTRODUÇÃO
ORGANIZAÇÃO GERAL E FISIOLOGIA DOS INSETOS
   Morfologia externa
      Cabeça
      Tórax, pernas e asas
      Abdome
   O tegumento
      Estrutura e funções da cutícula
      Formações tegumentares
   Morfologia interna, nutrição e metabolismo
      Aparelho digestivo e nutrição
      Sangue e circulação
      Órgãos respiratórios e respiração
      Metabolismo
      Excreção
   Os sistemas de relação e comportamento
      Sistema muscular e movimento
      Sistema nervoso
      Órgãos dos sentidos
      Comportamento
   Reprodução
      Aparelho genital masculino
      Aparelho genital feminino
   Crescimento e desenvolvimento
      Hormônios e desenvolvimento
      Ecdises e metamorfoses
CONTROLE DOS INSETOS

INTRODUÇÃO

O estudo dos insetos cobre um dos mais vastos e complexos campos da biologia, a **entomologia**, não só pelo número considerável de espécies existentes (cuja estimativa é da ordem do milhão), pela diversidade de formas encontradas, ou pelas variedades que cada espécie pode apresentar, como pelas múltiplas características fisiológicas e ecológicas peculiares a cada uma.

A simples identificação e classificação das espécies é tão complexa que os especialistas em taxonomia não podem abarcar, em geral, mais que uma ordem ou, mesmo, uma família ou uma subfamília.

A importância dos insetos na economia humana é enorme pelas perdas que ocasionam quer durante a produção de alimentos, quer durante sua estocagem, bem como à conservação de outros materiais perecíveis. São enormes as verbas consumidas em todo o mundo no combate às pragas agrícolas, às doenças do gado e à proteção da saúde humana, ameaçada por insetos vetores de doenças (Quadro 54.1 e Pranchas).

Poucos insetos são parasitos do homem, porém muitas espécies estão envolvidas na transmissão de vírus, bactérias, protozoários e helmintos parasitos.

Por essa razão, a **entomologia médica** (incluindo também o estudo de outros artrópodes de interesse para a medicina) sempre constituiu parte importante do currículo nos cursos de parasitologia.

Após meados do século XX, entretanto, as formas de luta contra esses artrópodes beneficiaram-se consideravelmente da descoberta de inseticidas potentes e com ação residual, fato que não só tornou muito mais eficaz a luta antiparasitária, como simplificou os problemas de seu planejamento e execução.

Os programas de erradicação da malária, por exemplo, concentraram-se na campanha contra as formas aladas dos anofelinos, em sua maior parte resumida na aplicação de inseticidas nas casas, independentemente da espécie em causa, e no abandono do controle de criadouros, que exigia captura e identificação de larvas, a um custo elevado para a economia de qualquer país.

Houve, então, um relativo abandono dos trabalhos entomológicos e da formação de entomologistas, durante algumas décadas.

QUADRO 54.1 Número de óbitos causados pelas principais doenças transmitidas por vetores, no Brasil, nos anos de 1994 a 2000

Doenças	1994	1995	1996	1997	1998	1999	2000
Doença de Chagas	5.549	5.442	5.373	5.410	5.355	5.001	5.130
Esquistossomíase	588	608	448	505	478	446	483
Leishmaníase	134	160	160	117	138	226	273
Malária	436	355	225	151	170	203	243
Febre amarela	1	2	5	1	7	6	20
Dengue	4	5	11	15	15	9	7

Fonte: Sistema de Informações sobre Mortalidade (RIM), FUNASA/Ministério da Saúde.

O problema tornou-se grave quando ficou patente que o aparecimento de **resistência** dos insetos aos diversos inseticidas, nas áreas em que eles estavam sendo utilizados, frustrava as esperanças de fácil erradicação das doenças metaxênicas e voltava a exigir a diversificação e a integração das diversas técnicas de controle dos insetos.

É evidente, agora, que um conhecimento cada vez maior das espécies envolvidas na transmissão, bem como de sua biologia e ecologia, é indispensável para o êxito da luta antivetorial e do controle das grandes endemias parasitárias.

Os capítulos que seguem não pretendem mais que servir de complemento às informações já apresentadas quando do estudo de cada uma das parasitoses, sobre sua epidemiologia e seu controle. Eles devem permitir aos que se iniciam nesse campo dispor dos conhecimentos morfológicos indispensáveis ao uso de chaves de identificação das espécies de importância médica, bem como das técnicas básicas necessárias nos trabalhos de laboratório ou de campo para fins de controle das doenças parasitárias. Obras especializadas em entomologia, ou em cada grupo de insetos, deverão ser consultadas pelos que pretendam aprofundar seus conhecimentos entomológicos.

ORGANIZAÇÃO GERAL E FISIOLOGIA DOS INSETOS

Como sucede com os demais artrópodes, os insetos são metazoários com simetria bilateral, cujo corpo está dividido em segmentos alinhados sobre um eixo horizontal. Cada segmento atua como um centro de desenvolvimento para a maioria dos órgãos aí contidos, de modo que esses órgãos tendem a repetir-se, com modificações. O tegumento, endurecido pela deposição de um polissacarídeo especial, a **quitina**, forma o exoesqueleto, que compreende certo número de placas rígidas bem quitinizadas, os **escleritos**, unidos entre si pelas porções da cutícula que permaneceram moles.

Grupos de segmentos uniram-se e diferenciaram-se, na classe *Insecta*, para constituírem três regiões bem distintas (Fig. 54.1):

- a **cabeça**, onde se encontram os órgãos dos sentidos, os órgãos de ingestão de alimentos e o sistema nervoso central;
- o **tórax**, com funções essencialmente locomotoras, devido à implantação das pernas e das asas (quando presentes);
- o **abdome**, onde se processam a digestão e a absorção de alimentos, a excreção e as funções reprodutoras.

Morfologia Externa

CABEÇA

Resulta da fusão de cinco ou seis segmentos primitivos que formam uma cápsula externa, geralmente globosa, onde está contido o cérebro (órgão de coordenação nervosa e memória) e onde ficam implantados os principais órgãos dos sentidos (antenas, olhos compostos e ocelos), bem como os órgãos para a ingestão de alimentos (mandíbulas e maxilas).

Na descrição morfológica da cabeça (Figs. 54.1, *A*, *B*, *C* e 54.2) costumam ser assinaladas, para fins taxonômicos, umas quantas regiões que são: o **vértice**, no alto da cabeça, tendo atrás o **occipício** e adiante a **fronte**; sobre a região bucal está o **clípio**, que pode prolongar-se em um outro esclerito, o lábio superior ou *labrum*; lateralmente, abaixo dos olhos compostos, estão as **genas** ou bochechas. Um pescoço curto e geralmente bastante móvel une a cabeça ao tórax do inseto.

As **antenas** são formadas por um número variável de segmentos, segundo o grupo de insetos, o primeiro dos quais é chamado **escapo** e o segundo **pedicelo**, constituindo os demais o **flagelo** da antena (Fig. 54.1 *C* a *F*). Aí se encontram numerosas e variadas estruturas sensoriais, sob a forma de pêlos, placas e depressões inervadas.

As peças bucais derivam de três pares de apêndices que são homólogos das pernas ou apêndices ambulatórios: um par de **mandíbulas** e dois pares de **maxilas**. Em geral, as maxilas trazem apêndices sensoriais articulados, inseridos próximo de sua base: são os **palpos maxilares**. O segundo par de maxilas funde-se na linha média para constituir peça única, o lábio inferior ou *labium*, dotado também de apêndices — os **palpos labiais** (Figs. 54.3 e 57.6).

A boca fica cercada pelos apêndices bucais acima citados, que se modificam notavelmente de acordo com os hábitos alimentares do inseto.

Descrevem-se, portanto, os aparelhos bucais de tipo **mastigador**, como na barata, no gafanhoto etc.; os de tipo **picador-sugador**, como nos anofelinos e culicíneos (Fig. 54.3), nos flebótomos, nos hemípteros e nas pulgas (Fig. 59.2); e os de tipo **lambedor**, como na mosca doméstica (Fig. 58.1).

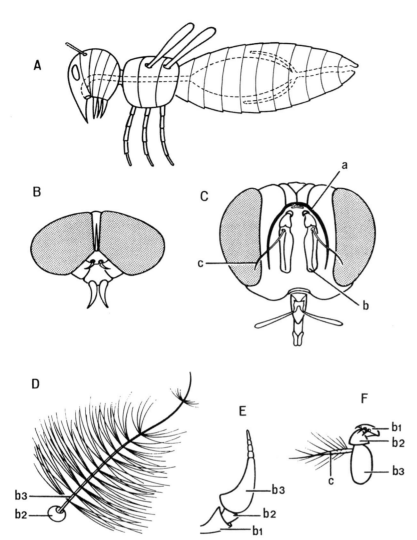

Fig. 54.1 *A.* Organização externa de um inseto (teórico), mostrando a cabeça formada pela fusão de seis segmentos com os respectivos apêndices e órgãos sensoriais; o tórax formado por três (pró-, meso- e metatórax), com asas e pernas; o abdome, integrado por 10 a 12. *B.* Cabeça de um díptero braquícero (sem ptilíneo). *C.* Cabeça de um díptero ciclorrafo, onde se vê a sutura ptilineal (*a*) envolvendo a base das antenas (*b*). *D.* Antena de um díptero nematócero, com numerosos artículos e um verticilo de pêlos envolvendo cada um. *E.* Antena de braquícero. *F.* Antena de ciclorrafo: *b1*, escapo; *b2*, pedicelo; *b3*, flagelo ou terceiro segmento antenal; *c*, arista.

O aparelho bucal do tipo picador-sugador, encontrado em todos os insetos hematófagos, caracteriza-se pela adaptação das peças bucais, ou de algumas delas, à função de perfurar a pele, apresentando-se como um conjunto de estiletes finos e rígidos, pontudos ou serrilhados na extremidade (Fig. 54.3).

Em alguns casos, como em anofelinos e culicíneos, por exemplo, o teto e o assoalho da cavidade bucal expandem-se para formar duas outras peças muito longas e finas que, ao se adaptarem uma à outra, constituem o canal de sucção para ingerir o sangue. Esses novos elementos do aparelho bucal são a **epifaringe** (ou labroepifaringe) e a **hipofaringe**. Esta última é percorrida pelo canal salivar (Fig. 54.3, *B*, *b* e *e*; ver também as Figs. 57.6 e 58.18).

Para proteger o conjunto dessas delicadas peças, quando não estão em uso, o lábio inferior transformou-se num longo estojo em forma de calha, onde elas se aninham. Por esta razão o lábio é, por vezes, denominado **bainha da tromba**. Mas, no seu todo, o aparelho bucal recebe também os nomes de **haustelo** e de **probóscida**.

TÓRAX, PERNAS E ASAS

O Tórax. Três segmentos primitivos juntaram-se para formar essa parte do corpo: o **protórax**, o **mesotórax** e o **metatórax**. Em pulgas adultas, por exemplo, os segmentos são facilmente identificáveis, pois mantiveram sua independência (Fig. 54.4, *C*), mas em outros insetos eles perderam sua individualidade, pela fusão ou modificação dos escleritos originais que se tornaram irreconhecíveis (Fig. 54.4).

Nos triatomíneos (barbeiros), o protórax hipertrofiou-se e recobre dorsalmente todos os demais (Fig. 55.1), ao passo que, nos dípteros, foi o mesotórax que predominou (Figs. 54.4 e 57.2).

Em um inseto teórico, pode-se imaginar que cada segmento torácico é formado por duas porções mais quitinizadas: um arco ou placa dorsal, que os entomologistas chamam **tergo** e **noto**, e outro ventral, o **esterno**.

O noto do protórax é o **pronoto**, o do mesotórax é o **mesonoto**, enquanto o do metatórax é o **metanoto**.

Da mesma forma descrevem-se o **pró-esterno**, o **mesoesterno** e o **metaesterno**.

As partes laterais do tórax permanecem algumas vezes pouco quitinizadas — são as **pleuras**; mas em muitos casos formam-se algumas placas duras (escleritos) com denominações especiais, pois são usadas pelos sistematistas para distinguir espécies (quer pelas formas particulares que apresentem, quer por trazerem aí implantados pêlos ou espinhos característicos).

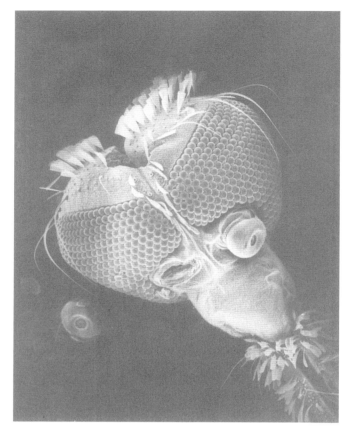

Fig. 54.2 Cabeça de um mosquito (*Anopheles cruzi*), onde se destacam os dois grandes olhos compostos: cada superfície esférica corresponde a um omatídio. Das antenas arrancadas vê-se apenas o segundo segmento ou pedicelo. Foto em microscopia eletrônica de varredura, feita pelo Dr. W. de Souza no Inst. de Biofísica, UFRJ, e gentilmente cedida pelo Dr. L. Deane.

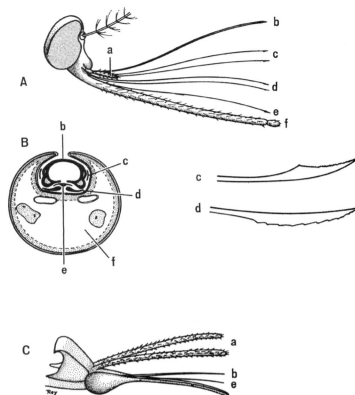

Fig. 54.3 Peças bucais de tipo picador-sugador dos insetos. *A*. Cabeça de mosquito hematófago (*Culex*): *a,* palpos maxilares; *b,* labroepifaringe; *c,* mandíbulas; *d,* maxilas; *e,* hipofaringe; *f, labium* (lábio inferior). *B*. Corte transversal da tromba ou probóscida de *Culex*, mostrando o arranjo das peças bucais para formar o canal alimentar (*b* + *e*); à direita, extremidades da mandíbula (*c*) e da maxila (*d*). *C*. Peças bucais da mosca tsé-tsé (*Glossina*): mesma significação para as letras.

As Pernas. Os apêndices ambulatórios dos insetos são seis e esse número é tão peculiar à classe que lhe valeu o nome de **Hexapoda** (*hex*, seis; *podos*, pés), um sinônimo de ***Insecta***.

Os segmentos articulados de cada perna são: coxa, trocânter, fêmur, tíbia e tarso. As dimensões relativas desses segmentos variam com a ordem ou a família que se considere. O tarso pode subdividir-se em três artículos (nos hemípteros), ou em cinco (nos dípteros). Na extremidade distal da perna encontram-se **garras** ou outras estruturas de fixação, como os **púlvilos** e o **empódio** ou aróleo (Fig. 58.4).

As Asas. Faltam em insetos como os piolhos e as pulgas e estão reduzidas a um só par nos dípteros. Nos demais insetos existem dois pares de asas, implantadas no mesotórax e no metatórax, que podem ser semelhantes ou diferentes. Assim, os coleópteros possuem um par de asas membranosas (as posteriores) e um par de asas rígidas ou **élitros** (as anteriores), que não vibram durante o vôo, servindo de estojo protetor para as outras asas e o abdome, durante o repouso. Nos hemípteros, as asas mesotorácicas têm a base coriácea, sendo consideradas por isso **hemélitros** (do grego *hemi*, metade, e *elytron*, estojo) (Fig. 55.1, *D*).

A delgada lâmina de tegumento que forma cada asa deve sua rigidez a estruturas de sustentação denominadas **nervuras** ou **veias**. O número e a disposição das veias (**venação**) é uma das características usadas para a identificação dos insetos. Todos esses elementos recebem para isso nomenclatura especial, como se vê na Fig. 56.1. O 2º par de asas dos dípteros está representado por estruturas semelhantes a halteres. São os **balancins**.

ABDOME

Habitualmente compreende 10 a 12 segmentos, estando os últimos adaptados para as funções reprodutoras, juntamente com os apêndices que formam a armadura genital ou **genitália**. Em cada segmento, um esclerito dorsal — **tergito** — e outro ventral — **esternito** — estão reunidos pelas porções membranosas laterais, que se distendem quando o inseto se alimenta. Nos hemípteros há placas esclerosadas laterais constituindo o **conexivo** (Fig. 55.1, *h*).

O Tegumento

A importância do tegumento, no plano geral de organização e fisiologia dos insetos, ressalta logo quando se considera que entre suas funções estão:

ORGANIZAÇÃO E FISIOLOGIA DOS INSETOS

- constituir, a um tempo, o revestimento protetor e a base de sustentação para todos os órgãos e para o meio interno do animal;
- promover a forma de todas as partes do corpo e fornecer elementos rígidos para todas as ações motoras (inserções musculares e braços de alavanca);
- fornecer a base estrutural de todos os órgãos sensoriais.

Em sua constituição entram: (a) um **epitélio** simples, apoiado sobre a **membrana basal** (b) e segregando a **cutícula** (c).

Esta última possui extraordinárias propriedades que lhe permitem ser dura e rígida em algumas partes (escleritos), enquanto em outras mantém-se perfeitamente flexível.

ESTRUTURA E FUNÇÕES DA CUTÍCULA

A camada epidérmica é formada por células do tegumento (Fig. 54.5), dispostas como epitélio simples, e pelas glândulas dérmicas.

Todos os estratos situados mais externamente são produtos da atividade secretora da epiderme e recebem coletivamente o nome de **cutícula**. Entretanto, podem-se distinguir aí três camadas: a **epicutícula**, a **exocutícula** e a **endocutícula**. As duas últimas formam o que se chama, também, de **procutícula**.

Procutícula. Origina-se de um líquido segregado pela camada epitelial, contendo vários materiais, entre os quais proteínas, mas principalmente quitina, que se destaca como o mais importante componente da procutícula.

A **quitina** é um composto que lembra a celulose por sua composição química, diferindo dela pelo fato de ter, em cada elo de sua longuíssima cadeia (derivada de moléculas de glicose), um grupo 2OH substituído pelo radical acetilamina, constituindo portanto um polímero de **N-acetilglicosamina** (Fig. 54.6).

A síntese da quitina a partir da glicose, envolvendo fosforilação, aminação, acetilação e conjugação com difosfato de uridina (UDP), vem esquematizada na Fig. 54.7. A quantidade de proteína encontrada na procutícula é muito variável. A qui-

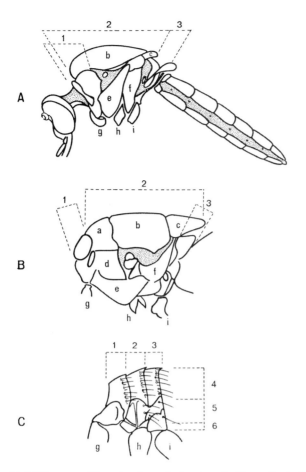

Fig. 54.4 Tórax em diferentes tipos de insetos. *A.* Mosquito (culicídeo). *B.* Mosca (*Stomoxis calcitrans*). *C.* Pulga (*Xenopsylla cheopis*): *1*, protórax; *2*, mesotórax; *3*, metatórax; *4*, noto; *5*, pleura; *6*, esterno. Escleritos do mesotórax: *a*, pré-escudo; *b*, escudo; *c*, escutelo; *d*, mesopleura; *e*, esternopleura; *f*, hipopleura; *g,h,i*, primeiro, segundo e terceiro pares de pernas.

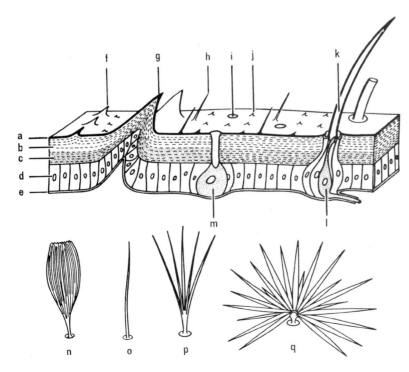

Fig. 54.5 Tegumento dos insetos (esquematizado): *a*, epicutícula; *b*, exocutícula; *c*, endocutícula; *d*, epitélio dérmico; *e*, membrana basal; *f*, acúleo; *g*, espinho; *h*, microtríquia; *i*, abertura de glândula dérmica; *j*, estruturas epicuticulares; *k*, seta ou pêlo sensitivo; *l*, neurônio sensorial; *m*, glândula dérmica unicelular. Tipo de apêndices cuticulares articulados: *n*, escama; *o*, cerda simples; *p*, cerda em tufo; *q*, tufo palmado.

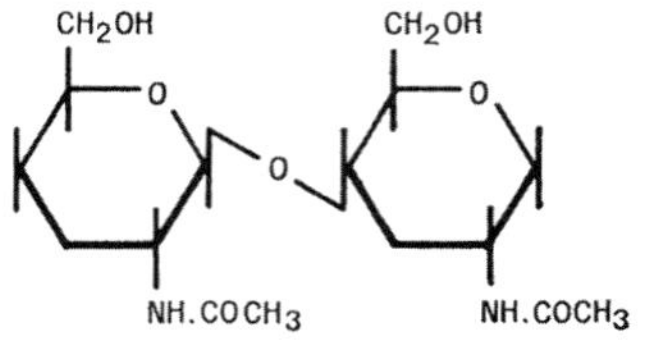

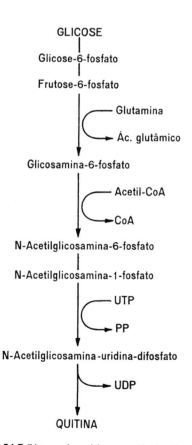

Fig. 54.6 N-acetilglicosamina, monômero da quitina.

tina encontra-se unida a ela por ligações covalentes, formando glicoproteínas.

O material segregado sob a forma líquida não tarda a endurecer, mediante um processo de polimerização e tanagem. Algumas cutículas têm estrutura laminada, com camadas alternadas de quitina e proteína. Tal aspecto pode sugerir ou um arranjo de glicoproteínas preformadas, à maneira de "cristalização", ou simplesmente que proteínas e quitina são segregadas em seqüências alternadas, ocorrendo a formação de pontes químicas depois da deposição.

Epicutícula. Durante a formação desta camada, deposita-se primeiro o estrato mais próximo à procutícula. O material que o constitui (chamado por alguns **cuticulina**) é uma lipoproteína polimerizada que foi submetida a um processo de tanagem por quinonas, segregadas pelas células da epiderme.

Segue-se um estrato de proteínas, rico em polifenóis. Ao formar-se, ele se derrama como um líquido sobre a camada precedente e depois endurece pela tanagem, o que lhe confere alta resistência à ruptura.

Finalmente, na superfície, deposita-se uma emulsão que contém ceras, as quais endurecem depois de espalhadas na superfície cuticular.

As glândulas dérmicas segregam também um material que sai pelos poros dos canais glandulares e forma um cimento lipoprotéico (ou céreo) recobrindo tudo.

Na epicutícula, portanto, podem ser reconhecidos, de fora para dentro, quatro estratos ou camadas; o de cimento, o de ceras, o de polifenolproteínas e o de lipoproteínas.

O que assegura a impermeabilidade do tegumento dos insetos é, principalmente, a camada cérea que, inclusive, torna a cutícula não-molhável, em muitos casos. Ela impede a desidratação, que, de outra forma, seria rápida e fatal para os insetos. Os pontos molháveis da superfície são de natureza protéica e isentos de ceras.

Em certos lugares do tegumento, especialmente onde se implantam os órgãos sensoriais, a cutícula é delgada e estruturalmente reduzida a 1 ou 2 camadas.

FORMAÇÕES TEGUMENTARES

Além de revestir toda a superfície do corpo dos insetos, a cutícula penetra no tubo digestivo para forrar o intestino anterior (cavidade bucal, faringe, esôfago e proventrículo) e o intestino posterior (reto e ânus). Penetra igualmente no interior do corpo para constituir as **traquéias**, encarregadas de conduzir o ar da superfície do corpo até a intimidade dos tecidos e permitir a respiração. Para impedir o colapso dos tubos traqueais, a cutícula forma espessamentos espiralados com aspecto bastante peculiar.

Na superfície externa do tegumento encontram-se formações variadas e, às vezes, muito abundantes, que, por serem estruturas permanentes e características de cada espécie, gênero ou família, assumem grande importância prática para a identificação e a classificação sistemática (Fig. 54.5).

As principais são:

a) os **espinhos**, processos não-articulados e formados por todas as camadas tegumentares; os **acúleos** ou **microtríquias** e os **tubérculos**, formados apenas pelos estratos cuticulares;

b) as **setas**, que se distinguem porque se articulam em sua base com a cutícula, graças à presença de uma membrana muito delicada, e portanto podem ser facilmente destacadas. Constam de uma célula diferenciada da epiderme, o **tricógeno**, responsável pela produção da seta e alojada em um alvéolo cuja abertura é o ponto de articulação. Quando as setas são finas, recebem o nome de **pêlos**; quando grossas e rígidas, são as **cerdas** (Fig. 54.8);

c) as **escamas** que revestem a cabeça, as asas e o corpo de muitos insetos têm estrutura semelhante à dos pêlos, diferindo apenas pela forma espatulada de sua haste (Fig. 54.5, n e 54.8);

d) existem ainda **pêlos glandulares**, que, além do tricógeno, contam com uma célula secretora associada à sua base e **pêlos sensoriais**, ligados a terminações nervosas (Figs. 54.5 e 54.8).

Quetotaxia (do grego *khaite*, crina, e *taxis*, arranjo, ordem) é o estudo e nomenclatura dos pêlos e cerdas dos insetos e de suas formas no ciclo vital (larvas, ninfas, pupas etc.), para fins de sistemática.

Fig. 54.7 Síntese da quitina a partir da glicose.

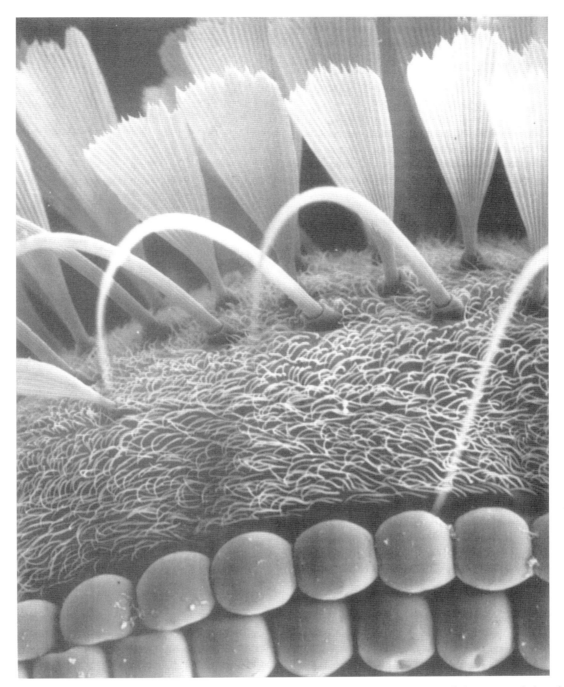

Fig. 54.8 Microscopia de varredura abrangendo a parte superior do olho composto de um inseto, onde se distinguem: embaixo, duas fileiras de omatídios e, em cima, escamas, setas e pêlos da cabeça de um díptero (*Anopheles cruzi*). Foto em microscopia eletrônica de varredura (1.100 ×), feita no Inst. de Biofísica, UFRJ, e cedida pelo Dr. L. Deane.

Morfologia Interna, Nutrição e Metabolismo

Quase todos os materiais orgânicos podem constituir alimento para os insetos. Cada espécie está adaptada, no entanto, a um determinado tipo, e seu aparelho bucal, suas enzimas digestivas etc. admitem apenas certos alimentos em particular. As características físicas ou químicas destes podem funcionar como fagoestimulantes, orientando o inseto exclusiva ou preferentemente para determinadas fontes nutritivas.

Os insetos hematófagos, por exemplo, mostram preferências quanto às espécies de animais sobre as quais se nutrem, uns picando mais o homem, outros o cão, ou o gado, as aves, os lagartos etc.

APARELHO DIGESTIVO E NUTRIÇÃO

O tubo digestivo pode ser dividido, de acordo com sua origem embrionária e sua função, em três partes:

a) o intestino anterior ou **estomodeu**, derivado de uma invaginação do ectoderma e, portanto, revestido de cutícula, que às vezes se dilata para formar um papo;

b) o intestino médio ou **mesêntero**, que provém do folheto endodérmico do embrião, não possui cutícula e está relacionado com as funções de digestão e absorção dos alimentos;

c) o intestino posterior ou **proctodeu**, que começa ao nível da embocadura das glândulas de Malpighi, e é, como o estomodeu, de origem ectodérmica e quitinizado.

Os detalhes anatômicos do aparelho digestivo variam de um grupo de insetos para outro. Em alguns deles a **cavidade bucal** é seguida de uma porção provida de músculos, a **faringe**, para a sucção do alimento. Segue-se o **esôfago**, dotado ou não de divertículos para a estocagem de água ou de outros alimentos, podendo dilatar-se num **papo** (Fig. 66.6).

Ainda como parte do estomodeu, há em algumas espécies um **proventrículo**, cavidade pouco ou muito quitinizada e, geralmente, forrada de espinhos delgados, como nas pulgas. Um mecanismo valvular funciona a esse nível, de modo a assegurar a progressão do alimento.

O intestino médio, mesêntero ou **estômago**, é formado por células com distintas funções: algumas são nitidamente secretoras, havendo as que eliminam seus produtos através da membrana plasmática, as que se comportam como glândulas merócrinas e as que são holócrinas, devendo neste caso ser continuamente substituídas por novas células secretoras.

Outras células do mesêntero têm a função de absorver os produtos da digestão.

O alimento, na generalidade dos casos, não entra em contato direto com o epitélio do estômago. Ele é envolvido por uma membrana produzida pelo próprio epitélio gástrico — a **membrana peritrófica**. Em alguns casos é excretada como um líquido que se consolida em torno da massa alimentar (Fig. 24.3). Ao microscópio eletrônico exibe estrutura fibrosa. Entre a membrana peritrófica e o epitélio, fica um espaço onde se encontram enzimas digestivas e produtos de sua atividade.

As enzimas que tomam parte na digestão provêm, em parte, das glândulas salivares, podendo começar sua atividade no papo ou no proventrículo. As mais importantes são segregadas pelo próprio estômago, não diferindo essencialmente das encontradas em outros metazoários.

Em muitos insetos a digestão depende em larga medida da atividade de microrganismos simbiontes que suprem com sua ação enzimática eventuais deficiências do artrópode. É bem conhecido o papel desempenhado pelas *Trichonymphas*, flagelados do tubo digestivo de térmites ou cupins, pois estes não possuem enzimas para digerir a celulose de que se alimentam (ver o Cap. 3, item *Mutualismo e simbiose*).

Os produtos não absorvidos pelo intestino médio passam ao proctodeu; aí, em uma dilatação que forma a ampola retal, existem células especializadas para a reabsorção de água, as glândulas retais. Sua função é importante por assegurar proteção contra o risco de desidratação do inseto.

SANGUE E CIRCULAÇÃO

O meio interno é constituído por um líquido, a **hemolinfa** ou sangue do inseto, que preenche os espaços da cavidade geral do corpo — ou **hemocele** —, banhando todos os órgãos e penetrando em todos os apêndices.

Ele contém células fagocitárias (hemócitos), sais, proteínas, aminoácidos livres, vários componentes do ciclo de Krebs e água. Em relação a outros invertebrados constata-se um aumento da participação de pequenas moléculas orgânicas (sobretudo aminoácidos) na manutenção do equilíbrio osmótico, em lugar dos íons inorgânicos. Quando comparado com o sangue dos vertebrados, algumas diferenças notáveis aparecem, principalmente seu conteúdo elevado em aminonitrogênio, sua relação sódio/potássio muito baixa ou mesmo invertida e o teor alto de magnésio. Há também, quase sempre, taxa muito elevada de ácido úrico, que pode chegar ao ponto de saturação.

A trealose, um dissacarídio desconhecido no sangue dos mamíferos, é abundante na hemolinfa. Não há evidências de um mecanismo de transporte ativo de glicose através da parede intestinal, parecendo que a absorção é feita graças à difusão passiva, ajudada por sua rápida conversão em trealose pelo **corpo gorduroso**, um importante órgão dos insetos que, por suas múltiplas atividades, lembra o fígado dos animais superiores.

A circulação sanguínea aberta é promovida por um **vaso dorsal** pulsátil, ou coração, situado na linha média dorsal, que impulsiona a hemolinfa no sentido do abdome para a cabeça. Ao nível do abdome ele é subdividido em câmaras, isoladas por mecanismos valvulares que impedem o refluxo. Cada câmara, por sua vez, conta com orifícios laterais em forma de fenda (ostíolos).

No tórax e na cabeça, o vaso dorsal reduz-se a um simples tubo (aorta).

A pulsação desse coração tubular resulta de contrações rítmicas de uma musculatura transversal, disposta como asas, entre o tubo dorsal e a parede do corpo (músculos alares). As contrações propagam-se como ondas peristálticas no sentido póstero-anterior.

O sangue, que penetra pelos ostíolos, na diástole, é lançado depois em direção à cabeça.

Várias funções cabem a esse sistema circulatório. Algumas são óbvias, como o transporte de materiais nutritivos e de resíduos do metabolismo. Mas a hemolinfa serve, também, como reservatório de água, de aminoácidos e de outras substâncias; funciona como um lubrificante geral e como meio hidrostático.

Seus hemócitos protegem o inseto contra invasões microbianas e parasitárias, fagocitando ou encapsulando esses elementos estranhos, e promovem a coagulação para fechar pequenos ferimentos. Pouco se sabe sobre outras funções. Nem todas as células da hemolinfa circulam continuamente. Algumas são sésseis e podem ser liberadas quando necessário.

ÓRGÃOS RESPIRATÓRIOS E RESPIRAÇÃO

O aparelho respiratório dos insetos é um sistema tubular que leva o oxigênio sob a forma gasosa até junto das células que devem usá-lo. Os tubos são traquéias e traqueíolas, de origem ectodérmica, tendo início em aberturas situadas no tegumento, denominadas **espiráculos**.

Nos insetos com aparelho traqueal de tipo mais primitivo, cada segmento do corpo apresenta um par de espiráculos, principalmente na região abdominal. Nos outros a rede traqueal é interligada, havendo poucas aberturas espiraculares.

As traquéias, como o tegumento de onde derivam, têm revestimento cuticular e espessamentos que mantêm abertas as de maior diâmetro, ora sob a forma de anéis de sustentação, ora sob a forma de espirais.

A ventilação do sistema traqueal pode ser feita por simples difusão. Nos insetos maiores, porém, o ar é bombeado seja mediante movimentos abdominais (dorsoventrais ou do tipo telescópico), seja por compressão peristáltica. Dispositivos que permitem abrir ou fechar os espiráculos, independentemente uns dos outros, colaboram para dar um sentido direcional à ventilação.

Nas traqueíolas prevalece a difusão simples.

Nas formas aquáticas de insetos adultos ou de larvas, as aberturas espiraculares reduzem-se a um par situado geralmente em uma das extremidades. Os espiráculos fecham-se durante a imersão. Nesses organismos, a absorção do oxigênio dissolvido na água, através de folíolos branquiais providos de uma rede abundante de pequenas traqueias, pode complementar o O_2 que entra normalmente pelos espiráculos.

Durante o vôo, o consumo de oxigênio aumenta entre 50 e 100 vezes, devido à atividade muscular desenvolvida.

METABOLISMO

Carboidratos. A glicólise conta com duas fontes: o **glicogênio**, que se encontra acumulado nos tecidos, e a **trealose**, abundante na hemolinfa. A queima desses materiais é estritamente aeróbia, pois os músculos dos insetos não dispõem de mioglobina nem de hemoglobina para sustentarem um período de anóxia, mesmo curto.

Durante o vôo, há grande consumo de glicogênio e, em certos casos de insetos migradores ou de vôo prolongado, também de gorduras, que rendem maior número de calorias por grama, quando eficientemente queimadas.

O metabolismo das borboletas, durante a atividade muscular intensa, acusa um quociente respiratório igual a 0,7, o que indica a queima predominante de lipídios. Os dípteros, por outro lado, exibem um QR = 1,0 durante o vôo, demonstrando o uso exclusivo de carboidratos. A duração total do vôo em *Drosophila* está em relação com suas reservas de glicogênio. Esgotadas estas, a mosca é incapaz de continuar voando, não obstante a existência de grandes depósitos de gordura.

O mesmo sucede com *Culex*, mas depois de um período de repouso ele pode retomar o vôo, sugerindo que nesse prazo conseguiu mobilizar novas reservas, talvez pela conversão de glicerídios em carboidratos.

Outra particularidade dos insetos é a utilização de proteínas e aminoácidos como combustível, coisa que outros organismos só fazem após prolongado jejum. A mosca tsé-tsé (*Glossina*) contém pouca ou nenhuma reserva de hidratos de carbono na hemolinfa. A prolina, muito abundante aí, é queimada depois de ceder seu aminogrupo a outros aceitadores.

Mas mesmo que os carboidratos nem sempre sejam preferidos ou utilizados, ainda constituem o substrato mais acessível e mais abundante para a generalidade das células e tecidos dos insetos.

As reações individuais, no processo de glicólise, seguem o mesmo padrão da via de Embden-Meyerhof observado em outros seres vivos.

Porém, variações na concentração das enzimas-chave, em diferentes tipos de células ou diferentes espécies de insetos, produzem resultados metabólicos distintos, em cada caso.

Nos mamíferos, a diidroxiacetona-fosfato, produzida pelo desdobramento da frutose-1,6-difosfato, converte-se normalmente em gliceraldeído-3-fosfato para dar piruvato. Muito pouco é transformado em alfa-glicerofosfato e depois em glicerol.

Nos insetos, pelo contrário, a glicólise produz aproximadamente quantidades eqüimoleculares de piruvato e de alfa-glicerofosfato, aparecendo este mais rapidamente. Uma fosfatase converte-o em glicerol, que se acumula nos insetos em diapausa.

As propriedades anticongelantes do glicerol, ao aumentar a pressão osmótica dos líquidos orgânicos, contribui para maior resistência ao frio mas reduz o rendimento energético do processo glicolítico.

Todas as enzimas da via das pentoses encontram-se presentes e parecem importantes para o metabolismo dos insetos. O ciclo de Krebs e o sistema citocromo, com as respectivas enzimas (oxidorredutases), envolvidos na produção de ATP, a partir da cascata de elétrons liberados pelo processo respiratório, funcionam exatamente como em outros organismos aeróbios (ver o Cap. 1).

Protídeos. Os insetos não sintetizam todos os aminoácidos que lhes são indispensáveis, havendo portanto necessidade da presença de vários deles nas refeições que fazem. Diferindo de caso para caso, costumam ser requerimentos essenciais: arginina, histidina, leucina, isoleucina, metionina, fenilalanina, treonina, valina, triptofano etc. Alguns deles, que não constituem fatores essenciais, contribuem quando presentes para melhorar o desenvolvimento de determinadas espécies.

Os aminoácidos derivados da digestão das proteínas, através de reações de desaminação, transaminação, descarboxilação e ligação peptídica, dão lugar:

a) à formação das proteínas típicas de cada espécie;

b) à formação de frações hidrocarbonadas a serem metabolizadas no ciclo de Krebs;

c) à formação dos cetoácidos, gorduras e outros compostos de importância fisiológica.

Na hemolinfa, os aminoácidos mais abundantes são os não-essenciais, parecendo derivarem do metabolismo protéico ou constituírem formas de reserva de material nitrogenado. As proteínas encontram-se aí, em geral, sob a forma de conjugados, ligadas intimamente com triglicerídios, fosfolipídios, esteróis e outros compostos.

Algumas proteínas (beta-globulinas) parecem importantes como transportadoras de lipídios, a partir das reservas gordurosas; outras (glicoproteínas), como transportadoras de carboidratos, especialmente durante os processos de ecdise.

No corpo gorduroso e nos tubos de Malpighi, as reações de transaminação envolvendo ácido glutâmico, aspártico, alanina e os alfa-acetoácidos correspondentes são particularmente intensas.

O principal produto de excreção nitrogenada é o ácido úrico. Ele é sintetizado no corpo gorduroso e eliminado através dos tubos de Malpighi. Os insetos que vivem no meio líquido eliminam quantidades relativamente grandes de amônia.

A uréia é encontrada entre as excreções de muitos insetos, não havendo informações sobre se é produzida no ciclo da ornitina.

Lipídios. Grande parte dos alimentos ingeridos pelas larvas dos insetos é convertida em gordura e armazenada no corpo gorduroso. Durante o período pupal, desaparece certa proporção dela, em vista de ser usada como fonte energética e de matéria-prima para sínteses novas, associadas à morfogênese do inseto adulto.

Este ainda conterá reservas, parte das quais as fêmeas utilizarão para fabricar ovos.

As fêmeas dos mosquitos continuarão a sintetizar lipídios, porém os machos já não podem converter carboidratos em gorduras, o mesmo sucedendo com as moscas domésticas, dos dois sexos. Os depósitos são principalmente de triglicerídios. Lipases para a hidrólise das ligações ésteres são encontradas em muitos tecidos e desenvolvem grande atividade nos músculos que consomem gordura para produzir energia.

As ceras, que entram na composição da cutícula e que muitos insetos produzem em grande quantidade, são misturas de numerosos constituintes. Derivam quase sempre de álcoois primários de cadeia longa e ácidos graxos também de cadeia longa.

Vários derivados dos álcoois, parafinas e ácidos graxos de cadeias não-ramificadas são sintetizados pelos artrópodes para fins precisos. Entre eles estão substâncias odoríferas usadas como sinais químicos de comunicação, marcadores de caminho, atrativos sexuais ou como parte do equipamento ofensivo-defensivo do inseto.

EXCREÇÃO

A constância do meio interno (hemolinfa) é basicamente devida à função excretora dos **tubos de Malpighi**. Primitivamente em número de seis e geralmente par, o número de tubos varia, segundo as espécies, de dois a mais de cem.

Nos mosquitos, por exceção, há cinco tubos, que são longos e inseridos na junção entre o intestino médio e o posterior. Seus trajetos sinuosos ficam mergulhados no líquido que enche a hemocele.

Em seção transversa, o tubo apresenta 4 a 6 grandes células epiteliais, cada uma das quais mostra (ao microscópio eletrônico) três regiões distintas: externamente, a zona basal; no meio, a região do núcleo; e internamente, a zona apical. Na primeira, a membrana celular forma inúmeras invaginações, havendo grande quantidade de vacúolos e mitocôndrias. Na zona apical, existem microvilosidades. As mitocôndrias migram da primeira para a última, alojando-se nas vilosidades cujas extremidades se destacam para a expulsão de seu conteúdo.

Várias enzimas foram encontradas nas células dos tubos, entre as quais sobressaem as fosfatases alcalina e ácida, a lipase e a desidrogenase succínica.

A parte distal dos tubos retira materiais do meio interno e descarrega os produtos de excreção na sua luz.

A porção mais próxima do intestino, nos casos em que se observa diferenciação histológica, como em *Rhodnius*, tem por função reabsorver parte do material.

Supõe-se que o ácido úrico reagindo com $KHCO_3$ dá uratos solúveis que passam com a água para o interior dos tubos de Malpighi (na sua parte inicial).

Mas, ao chegarem à porção próxima do intestino, os uratos reagem com CO_2, formando outra vez bicarbonato que é reabsorvido com água, e deixam o ácido úrico precipitado.

Grande parte da urina dos triatomíneos é constituída por esferas de ácido úrico (Fig. 54.9).

Outros fatos observados demonstram que os tubos de Malpighi excretam potássio mesmo contra um gradiente de concentração (transporte ativo) e que sódio e água são reabsorvidos, seja nos tubos, seja na ampola retal.

A regulação osmótica, nos insetos ou fases evolutivas com vida aquática, envolve as funções dos órgãos de Malpighi, mas depende também da concentração dos aminoácidos no sangue, que sofre modificações adaptativas de acordo com a pressão osmótica.

Os Sistemas de Relação e Comportamento

SISTEMA MUSCULAR E MOVIMENTO

Os músculos dos insetos são todos estriados, havendo pequenas diferenças estruturais quanto à disposição das miofibrilas e dos núcleos dentro de cada fibra.

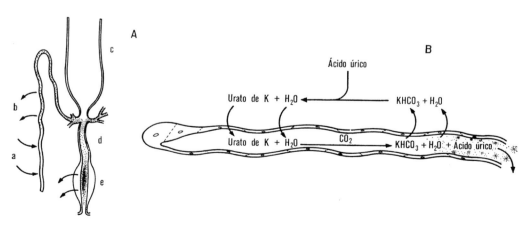

Fig. 54.9 Excreção de ácido úrico em *Rhodnius* e outros insetos. A. Porção do tubo digestivo onde se implantam os tubos de Malpighi: *a*, parte inicial de um tubo, onde a excreção é intensa; *b*, parte final do mesmo, onde ocorre reabsorção de água de $KHCO_3$; *c*, intestino médio; *d*, intestino posterior; *e*, reto, local de ativa reabsorção de água. B. Mecanismo proposto para explicar a excreção de resíduos nitrogenados, sob a forma de urato solúvel, e sua eliminação sob a forma de ácido úrico insolúvel.

A movimentação do corpo é realizada por músculos que unem uma parte do exoesqueleto à outra, modificando, ao contrair-se, a configuração da junta flexível. Quando a parede do corpo é mole, como nas larvas, a musculatura assegura a manutenção de um estado de tensão ou tônus; o movimento decorre então da pressão hidrostática da hemolinfa agindo sobre os pontos em que há relaxamento muscular.

Para caminhar, o inseto apóia-se sobre três das pernas: a do meio, em um lado, e as duas extremas, no outro; enquanto isso, leva para a frente as outras três; e assim sucessivamente.

Conforme o substrato, o animal fixa-se por meio de **garras** ou adere, mediante órgãos especiais — os **púlvilos** — semelhantes a pequenas almofadas revestidas de finos pêlos flexíveis que, em estreito contato com uma superfície lisa, parece assegurarem a adesão pela ação de forças moleculares de superfície (Fig. 58.4, *B*).

Quanto à sua fisiologia, os músculos dos insetos não diferem essencialmente dos músculos dos vertebrados. A microscopia eletrônica mostra um arranjo mais compacto do sistema actina-miosina, estando cada filamento de miosina cercado por seis de actina.

Os músculos de vôo devem comunicar às asas alta freqüência vibratória, da ordem de 200 batimentos por segundo, nas abelhas, e de 300, nos mosquitos.

Esse objetivo é alcançado por um dispositivo de ressonância mecânica, em que os músculos são mantidos em tensão isométrica, fixados às estruturas elásticas do exoesqueleto, recebendo um estímulo assincrônico superposto. A vibração transmitida às asas constitui o elemento motor do vôo.

Outros músculos modificam o eixo de articulação da asa, determinando as mudanças de direção.

SISTEMA NERVOSO

Os corpos celulares dos **neurônios sensitivos** ficam próximos dos respectivos órgãos dos sentidos, junto ao tegumento, e os axônios formam nervos sensitivos que se dirigem ao sistema nervoso central.

Os corpos celulares dos **neurônios motores** estão nos **gânglios nervosos**, de onde partem os nervos motores formados por seus axônios e onde se encontram também os **neurônios de conexão**.

O sistema nervoso central (Fig. 54.10) compreende a seguinte série de gânglios:

a) o **gânglio supra-esofagiano**, que recebe os nervos dos grandes órgãos dos sentidos situados na cabeça (olhos e antenas) e é o principal centro coordenador do comportamento do inseto;

b) o **gânglio subesofagiano**, que inerva as partes bucais;

c) uma cadeia de **gânglios**, relacionados com cada segmento do tórax e do abdome, que inervam os respectivos territórios.

Nenhum dos gânglios contém centros absolutamente vitais, razão pela qual um animal decapitado ainda pode caminhar.

Porém, a coordenação global depende dos centros situados no anel periesofagiano, considerado por isso o **cérebro** do inseto.

Mas existem ainda redes nervosas periféricas com suas células ganglionares disseminadas e um **sistema nervoso simpático** destinado à inervação das vísceras.

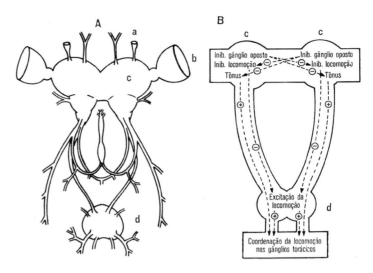

Fig. 54.10 *A*. Sistema nervoso de um inseto: *a*, nervo ocular; *b*, lobo óptico; *c*, gânglio supra-esofagiano; *d*, gânglio subesofagiano. *B*. Coordenação nervosa no cérebro do inseto: os centros moduladores (de inibição do gânglio oposto; de inibição da locomoção ou do tônus) enviam estímulos inibidores (–) ou ativadores (+) que agem sobre o centro de excitação da locomoção e sobre os gânglios torácicos. (Desenho modificado de Snodgrass e de Roeder.)

A condução dos estímulos nervosos ao longo dos nervos de insetos é mais lenta que nos vertebrados. Além de mediadores químicos de estimulação nervosa, que operam entre neurônios ou a nível dos órgãos executores, como os músculos e as glândulas, o sistema nervoso produz substâncias com características de hormônios.

Essas **neurossecreções** fornecem explicação para uma série de fenômenos observados, como os batimentos cardíacos, as contrações dos tubos de Malpighi e outros fenômenos, relacionados com a conduta do animal, inclusive a periodicidade e o ritmo circadiano.

ÓRGÃOS DOS SENTIDOS

Como sempre, destinam-se a recolher estímulos provenientes do meio.

Os sentidos dos insetos são fundamentalmente os mesmos que se encontram em outros organismos, porém as estruturas externas destinadas à percepção variam um pouco.

Os insetos podem detectar a energia radiante sob a forma de luz e de calor, as vibrações mecânicas e os sons, as pressões externas, inclusive as devidas à força da gravidade, a quantidade de água existente na atmosfera e a presença de substâncias químicas voláteis no ar (feromônios e odores). Eles podem identificar os alimentos com grande precisão, pelo gosto.

O receptor sensorial pode ser constituído pela própria célula nervosa, que recebe diretamente o estímulo, ou através de um processo distal. Neste caso, ela se relaciona com outras células ou estruturas, de formas muito variadas (pêlos, setas, tubérculos, escamas, placas, fossetas etc.).

Os pêlos estão localizados em diferentes partes do corpo, isolados ou agrupados em placas pilosas, verticilos etc., mormente as articulações dos membros e das antenas. Funcionam como receptores de pressão e vibração. Algumas placas pilosas, localizadas nas articulações das patas, p. ex., permitem reconhecer a posição dos membros e a atitude do corpo, atuando como proprioceptores.

Estruturas campaniformes, situadas em poros da cutícula, asseguram a percepção de pressões ou tensão exercidas ao nível da cutícula, sendo abundantes perto das articulações.

Fonorreceptores. As vibrações sonoras são detectadas por diferentes tipos de receptores, ora constituídos por finos pêlos, especializados em registrar vibrações aéreas de certa freqüência, ora por membranas timpânicas; mas, outras vezes, são associações desses dois tipos de estruturas que formam os fonorreceptores.

No caso dos mosquitos machos, as ondas sonoras que chegam aos pêlos fazem vibrar a antena que estimula o órgão de Johnston situado em sua base (no interior do primeiro segmento ou escapo). Esse dispositivo permite reconhecer a direção de onde vem o som.

Os machos em vôo são atraídos pelos sons emitidos pela fêmea. Os de *Aëdes aegypti* respondem a freqüências vibratórias de sons puros entre 500 e 550 ciclos por segundo.

Em *Culex*, o órgão de Johnston só funciona durante o vôo. Quando o inseto está pousado ele registra apenas estímulos produzidos pelas correntes de ar e pela gravidade.

Quimiorreceptores. A sensibilidade aos agentes químicos tem merecido mais estudos que outros sentidos, pelas implicações práticas na seleção de substâncias atrativas e repelentes.

Os quimiorreceptores podem ser divididos em três grupos que correspondem, aproximadamente, aos sentidos do olfato, do gosto e da simples percepção química.

Os órgãos olfativos localizam-se geralmente nas antenas, nos palpos maxilares e seus homólogos. São constituídos por placas porosas, cones e minúsculas cravelhas situadas em depressões, revestidos de cutícula muito delgada e inervados por grupos de neurônios bipolares.

Alguns neurônios respondem apenas quando percebem um estímulo favorável; outros, quando o estímulo é desfavorável.

O olfato orienta para a busca de alimentos e, no macho, para a localização da fêmea, mesmo a grandes distâncias. Nas abelhas e formigas permite o reconhecimento das companheiras da mesma colméia ou do mesmo formigueiro, bem como dos caminhos marcados com secreções odoríferas.

Os órgãos do gosto são quimiorreceptores de contato. Podem localizar-se nas antenas (abelhas e formigas), nas pernas (moscas e borboletas), nas peças bucais e superfícies adjacentes à boca.

Culex possui órgãos que se comportam como higrômetros sensíveis à umidade relativa, pois a cutícula apresenta áreas com propriedades higroscópicas. Em outros insetos, comportam-se como evaporímetros, registrando a concentração de eletrólitos e seu efeito sobre a pressão osmótica de líquidos orgânicos.

Fotorreceptores. Os **olhos compostos** são os principais órgãos de visão dos insetos. Externamente, apresentam-se como estruturas multifacetadas da cutícula do inseto, em ambos os lados da cabeça, cada faceta tendo, por baixo, uma unidade sensível, com a qual forma um **omatídio** (Figs. 54.2 e 54.11, A).

O omatídio compreende uma porção lenticular ou **córnea**, com um **cristalino** cônico logo abaixo. Segue-se um conjunto de células reunidas em torno de uma haste central refringente que formam um cilindro, envolvido em bainha pigmentada. Sob os omatídios fica a **retina**, composta de receptores neurais (Fig. 54.11, *B*).

Dependendo dos detalhes estruturais, o olho composto forma imagem-mosaico, fornecendo cada omatídio um ponto dessa imagem (olhos de insetos diurnos); ou os raios incidentes em diferentes omatídios convergem para formar a imagem de modo análogo ao dos olhos dos vertebrados (olhos de insetos noturnos).

Se o número de omatídios for muito grande e os meios dióptricos (córnea, cristalino e cone) tiverem a qualidade adequada, a imagem formada será nítida e com boa resolução, ainda que muito inferior à do homem.

Em compensação o olho do inseto parece mais apropriado para uma resolução rápida da imagem, exigida durante o vôo. A discriminação de luminosidade é pequena, mas a sensibilidade abrange uma faixa muito ampla (de 2.500 a 7.000 nm), sendo maior para os comprimentos de onda mais curtos.

O reconhecimento das cores é assunto ainda em estudo, parecendo existir receptores especializados para comprimentos de onda diferentes.

Os **ocelos**, ou olhos simples, encontrados em muitos insetos ao lado dos olhos compostos ou isoladamente, correspondem

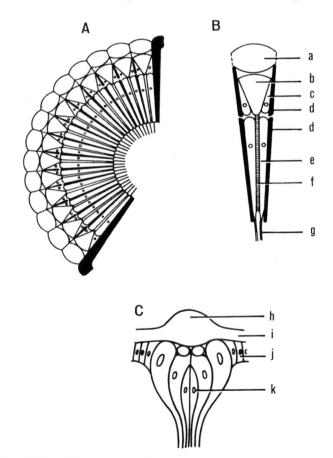

Fig. 54.11 *A*. Olho composto de inseto, formado por numerosos omatídios. *B*. Uma das unidades (omatídio) cuja estrutura compreende: *a*, córnea; *b*, cristalino; *c*, célula secretora da córnea; *d*, células pigmentares; *e*, célula retiniana; *f*, rabdoma; *g*, fibra nervosa. *C*. Estrutura de um olho simples: *h*, lente; *i*, cutícula; *j*, epitélio; *k*, células sensoriais fotorreceptoras.

de certa forma a um só omatídio e fornecem apenas informação de claro e escuro, mas muito sensíveis às variações da intensidade luminosa (Fig. 54.11, *C*).

COMPORTAMENTO

O comportamento resulta da integração das respostas a estímulos recebidos pelos sistemas sensoriais e modulados pelo sistema nervoso central para traduzir-se em ação motora (contração muscular) ou outra.

Quando esses sistemas atuam de maneira coordenada, o resultado é uma atividade que segue em geral um padrão fixo.

Os estudos sobre os mecanismos de aprendizagem nos insetos têm mostrado que as respostas desses animais correspondem mais ou menos ao desenvolvimento de reflexos condicionados complexos. Por exemplo, as baratas tornam-se rapidamente condicionadas na escolha dos caminhos mais adequados de fuga. Mas se os marcadores desses caminhos forem invertidos, elas não são capazes de compreender a mudança e inverter também o sentido da resposta.

Teoricamente, em um reflexo, a resposta depende do estímulo. Mas a relação entre ambos pode ser afetada por um grande número de outras variáveis, agindo como um terceiro fator, de modo que a relação entre estímulo e resposta pareça inconsistente.

Os elementos dessa terceira variável podem estar relacionados com o número de vezes que o estímulo é repetido, com as modificações adaptativas ou a fadiga nas sinapses, ou com as atividades precedentes do sistema nervoso.

Além de receber os estímulos específicos, a maioria dos órgãos dos sentidos, quando estimulada, modifica a excitabilidade do sistema nervoso, aumentando-a. Os olhos compostos, por exemplo, têm importante ação estimuladora. Alguns insetos caminham tanto mais rápido quanto maior a intensidade da luz, e algumas borboletas não voam sem sol brilhante.

Os que têm hábitos noturnos permanecem imóveis, como que mortos, durante as horas claras do dia.

Os ocelos dos insetos adultos parecem ter exatamente essa função de órgão estimulador. Se as duas antenas de *Rhodnius* forem suprimidas, o animal entra em estado de torpor.

Os órgãos que recebem estímulos mecânicos costumam produzir efeito inibidor sobre os movimentos e os reflexos.

A perda de contato entre os tarsos e o chão induz o vôo em várias espécies de moscas, odonatas etc. Mas a vibração das asas cessa quando um objeto qualquer toca uma só das pernas. Suprimindo-se os tarsos, desaparece o reflexo inibidor.

Quando se sacode uma árvore, muitos insetos caem e permanecem algum tempo imóveis.

Orientação nos Insetos. Grande parte do comportamento dos organismos consiste em **orientação**, isto é, na determinação da direção dos movimentos no espaço, em resposta a um estímulo externo.

A orientação é grandemente facilitada quando os órgãos dos sentidos são capazes de localizar a origem do estímulo, como os olhos compostos, por exemplo, em relação à luz.

Alguns insetos são fotopositivos e se dirigem para a fonte luminosa; outros são fotonegativos e se afastam dela.

O piolho (*Pediculus*), que evita a luz, dá voltas sempre para o lado cujo olho tiver sido recoberto com tinta negra.

A incidência de um estímulo, mais intensamente de um lado que do outro, condiciona modificação assimétrica da excitabilidade do sistema nervoso e do tônus muscular desse lado e, portanto, um desvio da trajetória do animal, afastando-o ou aproximando-o da origem do estímulo.

A direção da correnteza, na água, e a do vento contribuem igualmente para orientar o comportamento dos insetos. Muitos deles evitam as temperaturas mais elevadas, mas os hematófagos são estimulados pelo calor dos animais homeotermos sobre os quais se alimentam. O mesmo sucede com odores, sejam procedentes de alimentos, sejam do sexo oposto (feromônios).

Em condições naturais, vários estímulos atuam conjunta ou sucessivamente sobre o inseto, de modo que, segundo suas ações estimulantes (ou inibidoras), os efeitos se reforçam ou se neutralizam.

Chama-se **orientação ativa** a manutenção e o controle das relações espaciais do animal. Ela envolve os sistemas pelos quais os órgãos de percepção estão conectados com os órgãos executores. O controle pode realizar-se de várias maneiras:

1. Se um subsistema receptor *A* está ligado em série com um subsistema executor *B* (Fig. 54.12, *I*), o estímulo (ou sinal) que entra em *B* é o que sai de *A*.

2. Se os subsistemas *A* e *B* estão ligados em paralelo (Fig. 54.12, *II*), eles têm uma entrada e uma saída comuns. O sinal à saída será o resultado de uma soma ou uma subtração de estímulos.

3. Enfim, diversamente desses dois primeiros sistemas reflexos, que são abertos, pode-se ter um **sistema fechado** (como

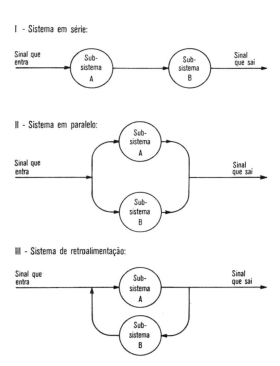

Fig. 54.12 Sistemas de controle de orientação dos insetos. *I* — Na disposição em série, o sinal que sai (ou resposta, **r**) representa o produto dos efeitos moduladores de *A* e de *B* sobre o sinal que entra (ou estímulo, **e**), isto é: $r = e \cdot A \cdot B$. *II* — Na disposição em paralelo, o sinal que sai corresponde à soma dos efeitos moduladores de *A* e de *B* sobre o estímulo que entra: $r = e \cdot (A + B)$. *III* — No circuito de retroalimentação, o sinal que é debitado por *A* volta, depois de modulado por *B*, a influenciar *A* e, por isso, $r = e \cdot A / (1 + A \cdot B)$.

no terceiro esquema da Fig. 54.12, *III*), onde o subsistema *B* encontra-se em um circuito de **retroalimentação** de *A*, pois o sinal debitado por *A* volta, depois de modulado por *B*, a influenciar *A*.

Um dos requisitos da orientação é a habilidade do organismo em modificar sua posição na medida necessária para compensar as mudanças havidas, ao mesmo tempo, no meio exterior.

O inseto que tenta alcançar uma presa em movimento deve corrigir sua posição, a cada instante, em função de sua situação relativamente ao objeto que se desloca. De outra maneira, ele iria ter ao lugar onde se encontrava a presa quando a tivesse visto pela primeira vez.

A orientação por controle em sistema fechado é comum nos insetos.

Esse tipo de orientação permite-lhes mudar de objetivo dentro de certos limites, definidos, por exemplo, pelo campo de visão e por uma velocidade máxima de mudança da fonte de estímulos em seu campo visual.

Os insetos mais evoluídos são capazes de certo grau de treinamento, e alguns deles, como as abelhas, dispõem de uma linguagem, isto é, de um sistema de sinalização que permite informar suas companheiras sobre a existência e localização de novas fontes de alimento.

Periodicidade e Ritmos Circadianos. Os organismos vivos apresentam diferenças de comportamento com caráter periódico, decorrentes das modificações do meio, segundo as estações do ano e as horas do dia.

É bem conhecida a influência favorável de certas estações do ano sobre a reprodução.

As variações periódicas devidas à sucessão das 24 horas do dia e da noite são denominadas **ritmos circadianos**.

Em condições experimentais, os fenômenos periódicos podem ser reproduzidos se a sucessão claro-escuro for modificada para períodos com duração entre 18 e 30 horas. Mas o fato de que períodos maiores ou menores que esses não sustentem a regularidade dos fenômenos fisiológicos indica a existência de alguma espécie de limitação intrínseca ao próprio organismo.

Vários fatos sugerem que o controle do ritmo seja endógeno.

De qualquer forma, o organismo do inseto parece dotado de um marcador de tempo, de um relógio biológico interno, sincronizado por fatores externos como a luz e a temperatura.

Mas depende da secreção hormonal (neurormônios) do gânglio subesofagiano. A atividade deste, por sua vez, parece subordinada ao **corpo cardíaco**, situado entre o protocérebro (ou gânglio supra-esofagiano) e o **corpo alado** (Fig. 54.16).

A importância do estudo dos ritmos circadianos é muito grande para a compreensão dos períodos de atividade ou não dos insetos, de sua alimentação, das atividades metabólicas etc.; circunstâncias essas da maior relevância para a epidemiologia e o controle de endemias.

Comportamento e Feromônios. Os insetos empregam sinais químicos como formas de comunicação, como meio para direcionar o encontro sexual, ou como marcadores de caminhos e territórios onde se encontram as fontes de alimento e até para marcar o alimento recolhido por alguns membros da comunidade (do formigueiro, por exemplo) e transportado para o sítio de estocagem por outros indivíduos.

Essas substâncias químicas, produzidas por determinadas glândulas do inseto, que permitem a comunicação entre os membros de uma espécie ou de uma colônia, são chamadas **feromônios**. Elas consistem em moléculas relativamente pequenas de substâncias voláteis, muitas das quais são derivados de terpenos e de ácidos graxos.

Os insetos possuem receptores para feromônios localizados principalmente nas antenas, mas os mecanismos pelos quais eles interferem com as células dos receptores e determinam uma resposta são desconhecidos.

Há dois tipos de feromônios: (a) os desencadeadores de respostas ao entrarem em contato com os receptores do inseto e (b) os promotores de modificações fisiológicas que, finalmente, irão condicionar determinado tipo de resposta comportamental. Os primeiros agem principalmente através do sistema nervoso, enquanto os últimos envolvem a participação do sistema hormonal.

Os **feromônios sexuais** que promovem a aproximação sexual são em geral produzidos pelas fêmeas para atrair os machos, a grandes distâncias. Aqueles segregados pelos machos destinam-se a excitar as fêmeas.

Eles agem em concentrações muito baixas: 200 moléculas por centímetro cúbico de *bombykol*, um hexadecadienol, no caso do bicho-da-seda, *Bombyx mori*.

Cada espécie mostra-se muito sensível para os feromônios que lhe são próprios mas não reage a moléculas que se distinguem apenas por pequenas diferenças estereoquímicas (isômeros ópticos, por exemplo).

O processo de atração sexual complica-se pela participação concomitante, nele, de diversas substâncias, em proporções bem definidas, o que parece evitar a interfecundação entre insetos de espécies diferentes. Dessas substâncias, algumas parecem atuar apenas como potenciadoras ou reguladoras da ação de outras, não tendo elas mesmas, isoladamente, nenhuma capacidade para alterar o comportamento sexual do animal.

Os **feromônios de alarme** são usados principalmente por insetos sociais para alertar os outros membros da comunidade sobre um perigo iminente. Quando eles atacam um adversário, marcam com o conteúdo de suas glândulas mandibulares esse alvo, que passa, então, a ser atacado pelos demais.

A eficiência desses feromônios é bem menor e menos específica que os da esfera sexual.

Os **feromônios de recrutamento** orientam os demais insetos da colônia para um caminho ou um objetivo distante. Eles são usados para marcar uma fonte de alimento, ou depositados pelo inseto no percurso de retorno de uma busca frutuosa.

Os **feromônios de aglomeração** são usados principalmente para atrair e reunir membros da mesma espécie em lugares de acasalamento ou de alimentação abundante.

Assim, certos insetos, ao se alimentarem sobre uma fonte nutritiva, passam a produzir feromônios que causam uma concentração de outros indivíduos sobre o mesmo lugar.

Os **feromônios iniciadores** são capazes de ativar quimiorreceptores de modo que haja uma modificação fisiológica do organismo receptor, provavelmente através de mecanismos hormonais, pela qual o animal passa a dar respostas diferentes aos mesmos estímulos anteriores.

Quando virgem, a abelha-mestra produz um ácido oxodecenóico que atrai os zangões para o vôo nupcial e a cópula; depois de regressar à colméia, produz uma mistura desse ácido e de ácido hidroxidecenóico que inibe o desenvolvimento de outras fêmeas e dos ovários das abelhas operárias.

Reprodução

Entre os insetos, a reprodução é, na generalidade dos casos, bissexuada, caracterizando-se por extraordinária fertilidade.

As fêmeas são ovíparas, mas algumas espécies, como as do gênero *Glossina*, parem larvas que logo em seguida se transformam em pupas.

Nesse caso, cada fêmea só produz pequeno número de descendentes.

APARELHO GENITAL MASCULINO

Compreende um par de testículos, cada qual formado por certo número de tubos espermáticos que desembocam lateralmente em um canal denominado deferente. As comunicações muito curtas que se estabelecem entre os tubos espermáticos e o deferente são vasos eferentes (Fig. 54.13, A).

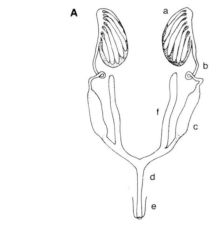

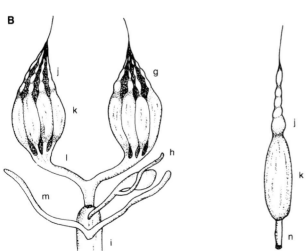

Fig. 54.13 *A.* Aparelho genital masculino: *a,* testículo; *b,* canal deferente; *c,* vesícula seminal; *d,* canal ejaculador; *e,* pênis ou mesossomo; *f,* glândula acessória. *B.* Aparelho genital feminino: *g,* ovário; *h,* espermateca; *i,* vagina; *j,* ovaríolo; *k,* ovaríolo maduro; *l,* oviduto; *m,* glândula acessória; *n,* pedicelo.

Dentro do tubo espermático, distinguem-se: uma zona de multiplicação das espermatogônias (gemário), seguida de outra em que cada espermatogônia, envolvida por uma membrana, cresce e forma numerosos espermatócitos dentro do cisto; a terceira zona é de maturação e redução cromática; finalmente, na quarta, as espermátides formadas na fase anterior se transformam em espermatozóides flagelados.

Os dois deferentes unem-se para formar um único canal ejaculador mediano. Antes, porém, podem dilatar-se para constituir vesículas seminais; outras vezes trazem glândulas acessórias.

A cópula é realizada com a participação de estruturas, derivadas do tegumento, em geral bastante quitinizadas que, em conjunto, constituem a **genitália** ou **terminália**.

O pênis, **edeago** ou **mesossomo** é o órgão intromitente, destinado a depositar os espermatozóides na vagina ou na bolsa copuladora da fêmea.

Apêndices em forma de pinças ou de garras contribuem para a fixação do macho ao abdome da fêmea, durante a fecundação (Fig. 54.14). A genitália do macho apresenta detalhes que variam de espécie para espécie e são, por isso, muito úteis para a sistemática desses grupos de insetos (ver Figs. 56.6, 57.10 e 57.15 a 57.17).

APARELHO GENITAL FEMININO

Estruturalmente ele se parece com o masculino (Fig. 54.13, *B*), visto estar constituído por dois **ovários**, formados de unidades chamadas **ovaríolos**. Os canais dos ovários convergem para dois ovidutos, e estes se reúnem em um único canal, muitas vezes denominado **vagina**.

Como anexos do aparelho genital feminino, descrevem-se várias estruturas encontradas ora em um grupo de insetos, ora em outro. A **espermateca** ou receptáculo seminal funciona como reservatório de espermatozóides, estando unida à vagina por um canal próprio. Pode ser simples, como nas pulgas, dupla nos flebótomos e tripla em *Culex.* A bolsa copuladora, quando presente, costuma ser um divertículo da vagina. Um ou dois pares de glândulas acessórias desembocam no trajeto da vagina.

A oogênese começa na extremidade distal do ovaríolo pela diferenciação dos oogônios em oócitos e células nutridoras. Na medida em que o oócito se desloca em direção ao oviduto, cerca-se de células foliculares, cresce e acumula grãos de vitelo (reserva de proteínas, carboidratos e lipídios). Depois, forma a casca, em que se distinguem um exocório e um endocório, ambos integrados por várias camadas (sete em *Rhodnius*) de natureza protéica, ora formando lipoproteínas, ora combinando-as com mucopolissacarídios. O espermatozóide penetra no ovo por um pertuito diminuto, a micrópila.

Cada óvulo que atinge pleno desenvolvimento distende o ovaríolo, de modo a formar uma câmara ovular. Depois da oviposição, o pedículo que une a câmara ao oviduto fica alongado e com uma dilatação residual, contendo pigmento, *reliquat* da antiga câmara. O mesmo fenômeno repete-se a cada oviposição, de modo que um exame dos ovaríolos permite saber o número de vezes que a fêmea desovou e, assim, calcular sua idade fisiológica (Fig. 54.15).

O estudo da idade fisiológica em uma população de insetos vetores de doenças tem enorme importância epidemiológi-

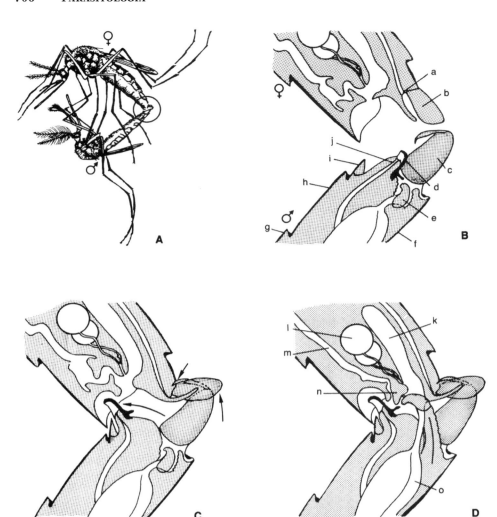

Fig. 54.14 Cópula e fecundação entre mosquitos. *A*. Atitude durante a cópula. *B*, *C* e *D*. Etapas da fixação do macho à fêmea e transferência do esperma: *a*, ânus da fêmea; *b*, cerca; *c*, clásper; *d*, gancho anal; *e*, edeago (pênis); *f*, 8º esternito; *g*, 7º esternito; *h*, 8º tergito; *i*, 9º tergito; *j*, ânus do macho; *k*, bolsa copuladora da fêmea; *l*, espermatecas; *m*, oviduto; *n*, válvula dorsal; *o*, vesículas seminais. Redesenhado de J.C. Jones — The sexual life of a mosquito. *Scientific American*, 1968.

ca, porque permite conhecer a curva de envelhecimento dessa população durante a estação favorável do ano; a distribuição da mortalidade por grupos de idade; os hábitos dos insetos em cada idade, inclusive sua domesticidade, antropofilia etc.

Por outro lado, em espécies envolvidas na transmissão de malária, leishmaníases, filaríases etc., os **períodos de oviposição** são necessariamente **precedidos de uma refeição sangüínea**, indispensável à maturação dos folículos ovarianos.

Portanto, cada desova corresponde, numericamente, seja a um contato em que houve chance de o inseto infectar-se em indivíduo (ou animal) portador da parasitose, seja a uma chance de inocular o parasito no vertebrado, se o inseto já se encontrava infectado.

Crescimento e Desenvolvimento

Assim que o espermatozóide penetre em um óvulo, formando o ovo, começa o desenvolvimento do novo organismo. As primeiras fases são marcadas pela maturação ovular, fusão dos pronúcleos masculino e feminino, e segmentação da célula-ovo.

O desenvolvimento embrionário é controlado por mecanismos localizados no plasma, longe dos núcleos em divisão. Três centros de controle comandam o desenvolvimento inicial:

1. um **centro de clivagem**, situado no pólo cefálico do ovo, que desencadeia as divisões e a migração dos núcleos para a periferia;

2. um **centro ativador**, no pólo posterior, de que depende a formação do blastoderma e da faixa germinativa embrionária;

3. um **centro diferenciador**, que surge depois, induzido pelo centro ativador, no meio da faixa germinativa, na região que produzirá o tórax da larva. Daí por diante o centro diferenciador comandará toda a evolução embrionária, que progride da extremidade cefálica para a caudal.

As células da linhagem germinativa derivam dos núcleos que se localizaram no citoplasma da extremidade posterior do ovo.

HORMÔNIOS E DESENVOLVIMENTO

As pesquisas nesse campo têm sido objeto de grande interesse e vêm contribuindo para esclarecer a seqüência dos fenômenos que marcam a evolução larvária até o advento das formas adultas.

Os insetos, à medida que crescem, devem substituir seu exoesqueleto rígido por outro mais amplo e compatível com as características da fase evolutiva seguinte. Nos insetos com metamorfose completa — **holometábolos** — modificações profundas da morfologia podem ter lugar então.

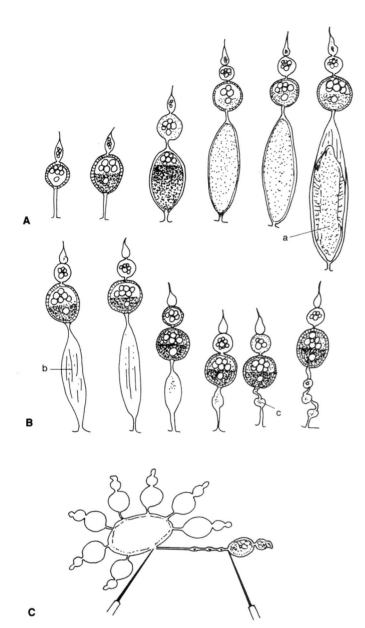

Fig. 54.15 Ciclo gonotrófico e idade fisiológica dos insetos. *A*. Ovaríolo de fêmea nulípara com seu primeiro folículo em desenvolvimento, até a formação completa do ovo maduro (*a*, ovo). *B*. O mesmo ovaríolo, com a câmara ovular vazia (*b*), após a primeira oviposição, e progressiva atrofia da antiga câmara ovular, até que esta fique reduzida a um *reliquat* (*c*) da primeira desova (o mesmo estará acontecendo nos demais ovaríolos, que funcionam sincronicamente em cada ciclo de oviposição); a última figura da série *B* mostra a presença de três dilatações pediculares após a terceira desova. *C*. Dissecção do ovário para verificar o número de ciclos gonotróficos realizados.

O controle do crescimento e desenvolvimento é feito por uma série de hormônios, segregados em uma ordem predeterminada.

Os principais centros produtores de hormônios estão associados ao sistema nervoso. No cérebro encontram-se algumas células neurossecretoras, na região mediodorsal, cujo produto é lançado através dos **corpos cardíacos** (Fig. 54.16).

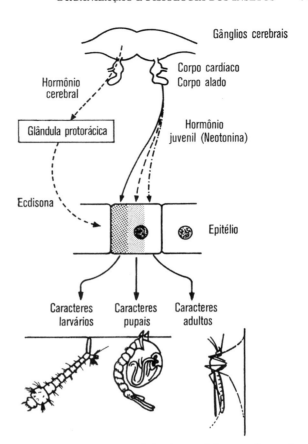

Fig. 54.16 Regulação hormonal do desenvolvimento de um inseto. Em resposta a um estímulo nervoso específico, o cérebro produz seu hormônio que põe em atividade as glândulas protorácicas. Estas segregam ecdisona, hormônio de crescimento e muda. A cada ecdise, o nível de hormônio juvenil (produzido pelo corpo alado) determinará se continuarão os caracteres larvários ou se o inseto passará a pupa ou a adulto.

Esse conjunto funciona à maneira do sistema hipotálamo-neuroipófise dos vertebrados. Pois ele regula o funcionamento de outras glândulas endócrinas: as **glândulas protorácicas** (ou glândulas ventrais) de origem ectodérmica, situadas na região anterior do tórax. Junto aos corpos cardíacos, e anatomicamente ligados a eles, encontram-se os **corpos alados**. Supõe-se que também o gânglio subesofagiano tenha função endócrina.

Nos dípteros superiores, corpos cardíacos, corpos alados e glândulas protorácicas estão integrados em um anel que circunda a aorta, logo acima do cérebro da larva.

O funcionamento desse conjunto pode ser resumido como segue:

a) um estímulo (diferente conforme a espécie de inseto) transportado pelos neurônios faz o cérebro libertar seu hormônio;

b) este põe em atividade as glândulas protorácicas, que passam a segregar o hormônio de crescimento e muda (ou ecdise), um esteróide denominado **ecdisona**;

c) a ecdisona estimula o processo de muda, desencadeando, nas células tegumentares, um aumento das mitocôndrias, do retículo endoplasmático, do teor dos ácidos nucléicos e da síntese de proteínas.

Tais fenômenos são observados tanto nas ecdises de larvas (ou ninfas), como na produção de pupas e de insetos adultos.

ECDISES E METAMORFOSES

Os mecanismos que desencadeiam a muda em diferentes espécies não são os mesmos.

Rhodnius e *Cimex*, cujos hábitos são hematófagos, não mudam, se permanecerem em jejum, ou se as refeições forem demasiado pequenas, pois o estímulo requerido provém da distensão do abdome com seu alimento. O estiramento da cutícula, registrado pelas terminações sensitivas campaniformes, fornece o sinal que induz o cérebro a produzir seus hormônios.

O mecanismo de ação da ecdisona parece decorrer de sua influência direta sobre o núcleo celular, onde induziria a atividade de genes que permanecem inativos no intervalo entre as ecdises.

A ação da ecdisona, provocando a formação de *puffs* nos cromossomos politênicos de *Chironomus* e *Drosophila*, já foi comprovada (ver o Cap. 2, item *O núcleo da célula; cromossomos*, e as Figs. 2.9 e 2.10).

Os genes que passam a ser transcritos respondem pelo aumento de ácidos nucléicos e pelo aumento da síntese protéica, nas células epiteliais.

As enzimas cuja produção foi induzida permitem que o tegumento cresça e que haja secreção de nova cutícula.

Quando as células epidérmicas se separam da cutícula velha para começar a produzir outra nova, o espaço entre elas é preenchido por um líquido rico em protease e em quitinase que digerem a endocutícula.

A "pele" velha fica reduzida, em verdade, aos materiais mais resistentes de exo- e epicutícula.

Em alguns casos, sobra apenas a epicutícula. Por baixo, o epitélio cresce, aumentando o número de suas células, que permanecem comprimidas como em um epitélio de células cilíndricas altas, ou que formam dobras epiteliais mergulhantes.

No momento da muda, o volume do animal é aumentado pela ingestão de água ou de ar que, ajudado por suas contrações musculares, provoca a ruptura da antiga cutícula e a saída do novo estádio evolutivo do inseto, com seu tegumento ainda mole. Ingerindo mais líquido ou ar, o corpo se distende até o tamanho adequado.

Na última ecdise, as asas do inseto adulto, se for uma espécie alada, são expandidas pelo mesmo processo.

Na hora seguinte, dá-se o endurecimento e o escurecimento da cutícula, condicionados igualmente por mecanismo neurossecretor.

As metamorfoses dos insetos são decorrentes de processos reguladores da transcrição genética (ver o Cap. 2, *O núcleo da célula*).

Em determinado momento, condicionado por fatores ambientais e pelo funcionamento de relógios biológicos, alguns genes são como que "ligados" e passam a exprimir-se mediante a produção de novos sistemas de enzimas que modificam a fisiologia de determinadas células, tecidos ou órgãos, alterando-lhes a estrutura morfológica e a função.

A entrada em atividade de certos hormônios, ou a redução ou o desaparecimento de outros, acarretam modificações pronunciadas.

Nos insetos de metamorfose completa, o indivíduo adulto apresenta órgãos inteiramente novos que resultam do crescimento e diferenciação de grupos de células conhecidas como **discos imaginais** (de **imago** = forma adulta do inseto).

Durante o período pupal elas crescem em número e tamanho, para substituírem as células larvárias, que degeneram.

Vimos qual o papel da secreção de ecdisona no desencadeamento do processo de muda, em geral.

Nas ecdises em que uma larva deva dar lugar a outra forma semelhante, os corpos alados segregam um terpenóide (sempre sob o controle do cérebro) — o **hormônio juvenil** — cujo efeito é impedir a regressão das glândulas protorácicas e fazer com que se mantenha a organização larvária.

Quando baixa a produção do hormônio juvenil, as larvas sob a ação da ecdisona passam a pupas e, quando ele deixa de ser produzido totalmente, as pupas transformam-se em adultos, assim que a ecdisona voltar outra vez à circulação.

Segundo o tipo de metamorfoses que apresentem, os insetos são classificados em:

1. **Ametábolos**. Quando as formas imaturas se assemelham aos adultos, não havendo, pois, metamorfoses, como entre as traças *(Thysanura)* etc.

2. **Prometábolos**. Quando apresentam quatro estádios: ovo, ninfa (aquática), subimago (uma forma alada, porém sexualmente imatura) e imago (adulto). É o caso dos **Ephemeroptera**, vulgarmente conhecidos por "siriruia" ou "borboletas-de-piracema".

3. **Hemimetábolos**. Quando apresentam, ao sair do ovo, formas ninfais que, após várias mudas, dão insetos adultos (alados), sem passar por um estádio intermediário de pupa. Os *Hemiptera* ("barbeiros", por exemplo) ilustram esse tipo de evolução.

4. **Holometábolos**. São os únicos insetos de metamorfose completa. Passam pelas fases de ovo, larva, pupa e imago (ou adulto), correspondendo a pupa muitas vezes a um período de imobilidade e profundas transformações estruturais, quando aparecem as asas, ainda escondidas em sacos internos ou não-funcionais. Nesta categoria incluem-se todos os insetos superiores, entre os quais os *Diptera* e os *Siphonaptera*, se bem que estes últimos já não apresentem asas.

CONTROLE DOS INSETOS

Conforme pôde-se ver ao longo deste capítulo, os insetos, que constituem um dos mais bem-sucedidos grupos de seres vivos, cinco milhões de anos mais antigos que a espécie humana e seus maiores competidores por alimentos na face da Terra, estão amplamente envolvidos na transmissão de doenças importantes tanto por sua freqüência, como por sua gravidade.

A luta contra as espécies daninhas para a agricultura e para a saúde humana desperta tão grande interesse, que a literatura sobre drogas e métodos de controle de insetos é hoje gigantesca.

Inúmeras publicações abordam os problemas gerais e as particularidades desse esforço por controlar os vetores das grandes endemias parasitárias.

Abordaremos aqui, rapidamente, os principais problemas e remetemos o leitor aos capítulos específicos para conhecer a estratégia e a metodologia de controle aplicáveis em cada caso.

Desde a quarta década do século XX, o uso de inseticidas químicos, de amplo espectro, representou a forma mais eficiente e econômica de conduzir o controle de vetores, não sem inconvenientes e dificuldades.

A maioria deles atua sobre o sistema nervoso dos insetos, e a falta de especificidade ou seletividade permite a destruição concomitante das espécies nocivas para o homem e das espécies úteis (que participam da polinização das plantas, por exemplo), bem como causam efeitos tóxicos sobre outros animais, inclusive aves e mamíferos, selvagens ou domésticos, e até mesmo para o homem.

O aparecimento de resistência aos inseticidas, entre as espécies transmissoras de doenças, veio agravar consideravelmente as dificuldades crescentes, nestes últimos anos, como a questão do preço dos inseticidas e dos recursos para cobrir os custos operacionais do controle.

Por isso, vários outros caminhos têm sido ensaiados na busca de soluções alternativas. Mencionaremos:

a) Estudo de produtos naturais com ação inseticida, que se encontram largamente em plantas (como as piretrinas), em artrópodes (várias toxinas e venenos), em bactérias (como as exotoxinas de *Bacillus thuringiensis*), em fungos etc. Ainda que muitos desses produtos não venham a ser usados como tal, no controle de insetos, podem revelar novos tipos de estruturas químicas ativas e sugerir a produção de compostos sintéticos mais potentes e específicos.

b) Estudo de feromônios sexuais que pudessem atrair insetos para as armadilhas ou suportes contendo inseticidas, ou que pudessem perturbar o encontro dos sexos pela desorientação dos machos na localização das fêmeas.

Seu interesse é marcado pela alta especificidade de ação, não exercendo efeito algum sobre espécies que não são alvo do controle.

c) Estudo dos hormônios juvenis e de seus antagonistas para bloquear o desenvolvimento larvário ou pupal, reduzindo assim a população de insetos adultos.

d) Ensaio de outros métodos de controle biológico, que podem incluir eventualmente o emprego de espécies predadoras, de parasitos e de outros agentes patogênicos específicos (vírus, bactérias, fungos, nematóides etc.).

e) Emprego de técnicas genéticas para induzir a esterilidade dos machos, os quais seriam utilizados como competidores das populações de machos normais, na reprodução da espécie.

Mas, em que pesem às pesquisas e aos ensaios feitos até o presente, as únicas armas para o controle de insetos atualmente em uso sistemático são os inseticidas orgânicos sintéticos.

Eles pertencem fundamentalmente a quatro grupos de substâncias.

1. Os **organoclorados**, com DDT à frente; o hexaclorociclohexano (HCH ou BHC), o dieldrin etc.

2. Os **organofosforados**, como o malation e outros.

3. Os **carbamatos** (carbaril, propoxur etc.).

4. Os **piretróides**.

A caracterização dos principais inseticidas, seu modo de ação e as formas de aplicação no controle de vetores foram apresentados no Cap. 18, sobre o controle e a erradicação da malária, no item *Luta antivetorial*, cuja leitura recomendamos, agora. Aí foi também analisado o problema da resistência dos insetos aos inseticidas.

O emprego de ***Bacillus thuringiensis*** foi exposto no Cap. 51, a propósito do controle da oncocercíase.

55

Hemípteros: Triatomíneos e Percevejos

INTRODUÇÃO
OS HEMÍPTEROS
    Caracterização e chave para as famílias
TRIATOMÍNEOS VETORES DA TRIPANOSSOMÍASE
AMERICANA
    Morfologia dos insetos adultos
    Gêneros de interesse médico e espécies importantes

    Gênero Triatoma
    Gênero Panstrongylus
    Gênero Rhodnius
CIMICIDAE *OU PERCEVEJOS*
    Morfologia e biologia
    Ação patológica
    Controle de percevejos

INTRODUÇÃO

Este capítulo e os que se seguem têm por finalidade complementar o estudo dos insetos vetores de doenças. Muitos desses insetos já foram passados em revista nos capítulos correspondentes às parasitoses que cada um transmite.

Um tratamento em profundidade dos temas de entomologia médica não cabe nos limites deste livro de **Parasitologia**, existindo para isso extensa bibliografia.

Com o objetivo de permitir ao médico, ou aos profissionais da saúde, capturar e identificar as espécies que possam estar envolvidas na transmissão ou na produção de doenças, apresentaremos essencialmente uma descrição das principais características morfológicas das espécies de efetivo interesse, sua nomenclatura, bem como as chaves de classificação e identificação abreviadas.

OS HEMÍPTEROS

Caracterização e Chave para as Famílias

A ordem **Hemiptera** compreende insetos geralmente grandes e providos de um aparelho bucal de tipo picador-sugador. As peças bucais pungitivas ficam alojadas em uma bainha ou probóscida que, quando fora de uso, permanece dobrada ventralmente, sob a cabeça e o tórax do animal. Essa bainha tem início sempre na extremidade anterior da cabeça (Fig. 55.1).

Todos os hemípteros têm o tórax bem desenvolvido, sobretudo à custa do pronoto e do escutelo, mostrando-se este último como um triângulo dorsal situado entre as bases das asas. O primeiro par de asas é muito característico desta ordem, pois elas têm a parte anterior dura e coriácea, enquanto a parte posterior é mole e membranosa (isto é, de tipo **hemélitro**). As asas posteriores são sempre membranosas.

Mas muitas espécies não são aladas.

Outras particularidades distintivas dos hemípteros são as antenas formadas por 3 a 5 segmentos e as pernas, cujos tarsos nunca possuem mais de três segmentos.

Nessa ordem, encontram-se os percevejos do mato, os "barbeiros", as baratas d'água e os percevejos de cama.

A maioria deles tem hábitos terrestres, mas alguns grupos são aquáticos ou semi-aquáticos. Uns são **fitófagos**, isto é, sugam a seiva de plantas e por isso têm grande importância na agricultura; outros são **entomófagos**, pois sugam a hemolinfa de outros insetos; enquanto entre os membros de duas famílias, **Cimicidae** (percevejos de cama) e **Reduviidae** (que inclui os "barbeiros", na subfamília **Triatominae**) encontramos espécies **hematófagas**.

De um modo geral, pode-se considerar que os hemípteros com rostro ou probóscida de quatro segmentos são fitófagos; os que apresentam rostro com três segmentos são predadores ou hematófagos, fazendo-se a distinção assim:

Hemípteros: Triatomíneos e Percevejos

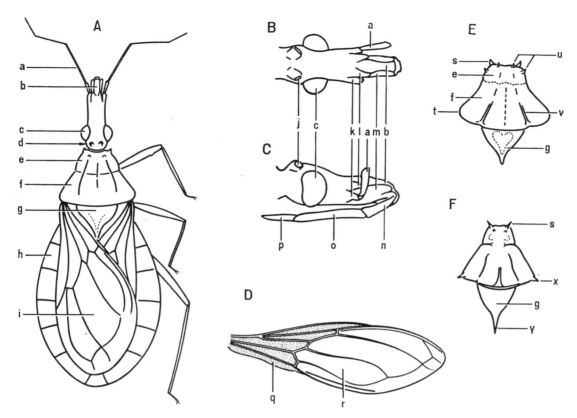

Fig. 55.1 Nomenclatura morfológica para a sistemática dos triatomíneos. *A.* Inseto adulto. *B.* Aspecto dorsal da cabeça. *C.* Aspecto lateral da cabeça. *D.* Asa anterior (hemélitro), mostrando o cório pontilhado e a membrana, clara. *E.* Aspecto dorsal do tórax, em *Triatoma. F.* Idem em *Eratyrus. a,* Antena; *b,* clípeo ou tilo; *c,* olhos compostos; *d,* região pós-ocular; *e,* lobo anterior do pronoto; *f,* lobo posterior do pronoto; *g,* escutelo; *h,* conexivo; *i,* asa (hemélitro); *j,* ocelo; *k,* tubérculo antenífero; *l,* juga; *m,* gena; *n, o, p,* primeiro, segundo e terceiro segmentos do rostro ou probóscida; *q,* clavo; *r,* célula anal da asa; *s,* espinho anterior do pronoto; *t,* ângulo póstero-lateral do pronoto; *u,* tubérculos pronotais anteriores; *v,* carena; *x,* ângulo póstero-lateral do pronoto espinhoso; *y,* processo apical do escutelo.

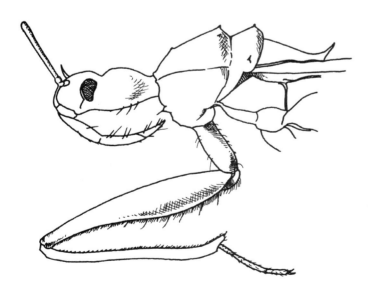

Fig. 55.2 Hemíptero predador *(Vescia spicula)* caracterizado pela probóscida ou tromba curvilínea e com três segmentos. Comparar com os hemípteros hematófagos, do gênero *Triatoma,* cuja tromba é sempre retilínea (Figs. 55.3, 55.6 e 55.9).

a) probóscida em forma de arco: espécies predadoras e sem interesse médico (Fig. 55.2);

b) probóscida praticamente retilínea: espécies hematófagas da subfamília Triatominae, onde se encontram todos os transmissores da **tripanossomíase americana** ou doença de Chagas (Figs. 55.1, 55.3, 55.6 e 55.9).

Para melhor distinguir as famílias de hemípteros hematófagos, dentro da ordem **Hemiptera**, recomendamos a seguinte chave dicotômica:

Chave para famílias de *Hemiptera* (modificada de Carrera)

1 — Antenas bem visíveis e mais longas que a cabeça, insetos semi-aquáticos ou terrestres (Subordem **Gymnocerata**) 2

1' — Antenas pequenas e escondidas sob a cabeça; insetos aquáticos .... (Subordem **Cryptocerata**)

2 — Probóscida (ou rostro) com três segmentos 3

2' — Probóscida com quatro segmentos (várias famílias, sem relação com a patologia humana: **Miridae, Lygueidae, Pyrrhocoridae, Pentatomidae** e **Coreidae**)

3 — Asas presentes nos adultos (as formas ápteras não têm o corpo achatado dorso-ventralmente) 4
3' — Asas ausentes nos adultos (os hemélitros estão reduzidos a duas escamas curtas); corpo achatado dorso-ventralmente; olhos presentes, porém ocelos ausentes .... **Cimicidae**
4 — Corpo dilatado, pernas robustas; os ocelos em geral estão presentes; algumas espécies são hematófagas; outras são predadoras .... **Reduviidae**
4' — Corpo longo e delgado; pernas muito compridas e finas; nunca são hematófagos (sem interesse médico) .... **Ploiaridae**

TRIATOMÍNEOS VETORES DA TRIPANOSSOMÍASE AMERICANA

A subfamília **Triatominae** distingue-se dos outros membros da família **Reduviidae** principalmente por seu estrito hematofagismo, apresentando sempre o rostro retilíneo, um pouco mais longo que a cabeça e acoplado à região gular, sob a cabeça (Fig. 55.1).

Nesta, as antenas estão inseridas lateralmente. Outras características da subfamília são: hemélitros bem desenvolvidos e fêmures semelhantes nos três pares de pernas (não há pernas raptoriais).

Conta-se com quase uma centena de espécies de triatomíneos, das quais a grande maioria pertence ao continente americano. Entre as poucas descritas em outros continentes (menos de uma dezena), uma apenas é cosmopolita: *Triatoma rubrofasciata*.

Nas Américas, como já foi referido, distribuem-se entre as latitudes de 41°N e 46°S (Figs. 23.1 e 23.2). As de maior importância na transmissão da tripanossomíase americana para a população humana são: *Triatoma infestans*, *Rhodnius prolixus* e *Panstrongylus megistus*.

Morfologia dos Insetos Adultos

Os triatomíneos são insetos grandes, medindo 1 a 4 cm de comprimento. Têm cabeça alongada e provida de um **aparelho bucal picador-sugador**, constituído por um par de mandíbulas em forma de estiletes, e um par de maxilas escavadas na face interna.

Quando justapostas, as maxilas formam um canal de sucção e outro por onde se escoa a saliva anticoagulante. Essas peças picadoras, quando não se encontram em atividade, ficam alojadas em uma bainha denominada **rostro** ou **probóscida** que se dobra sob a cabeça (Fig. 55.1). Nos gêneros e espécies que nos interessam, todas hematófagas, essa probóscida é retilínea e formada por três segmentos articulados.

Ainda na região cefálica, exibem dois grandes olhos compostos e, para trás deles, dois ocelos. Há um par de antenas com quatro artículos. As antenas estão implantadas em tubérculos anteníferos, nas partes laterais da cabeça.

No tórax inserem-se três pares de pernas (com cinco segmentos cada uma), que se diferenciam pouco umas das outras, e dois pares de asas. O primeiro par de asas é de tipo **hemélitro**, isto é, com uma parte basal coriácea e outra membranosa, distalmente. O segundo par de asas é inteiramente membranoso e fica recoberto pelo primeiro, quando em repouso.

O abdome achatado dorsoventralmente pode distender-se durante a ingestão de volumes relativamente grandes de sangue (0,5 a 3 ml). Isso graças à elasticidade das porções laterais do abdome, o **conexivo**, situado entre os escleritos dorsais e os ventrais, e que é pouco quitinizado.

Os machos distinguem-se facilmente das fêmeas porque, nos primeiros, o conexivo é contínuo na parte posterior e, nestas últimas, ele é chanfrado, permitindo ver-se o **ovipositor**. Nos machos, os órgãos copuladores ficam recobertos e protegidos por uma peça quitinizada, correspondente ao IX esternito, e denominada **pigóforo**.

O **aparelho digestivo** começa com um par de mandíbulas e um par de maxilas. As mandíbulas apresentam duas canelutas longitudinais que, quando justapostas, formam dois canais: um, superior e mais amplo, destinado à passagem do sangue sugado; outro, inferior, por onde o inseto injeta sua saliva anticoagulante. Ao canal de sucção, segue-se a faringe musculosa, que promove a aspiração do sangue, e um curto esôfago. O intestino médio dilata-se para constituir o proventrículo e o estômago, onde se efetua a digestão do sangue ingerido. O intestino propriamente dito é longo e delgado, ocupando com seu trajeto sinuoso grande parte do volume do abdome.

Verificou-se, em *Rhodnius prolixus*, que parte do sangue ingerido pelo inseto fica estocado no **papo**, um grande divertículo do intestino médio anterior onde não há digestão. Cada repasto sangüíneo desencadeia a produção de ovos pela fêmea (fecundada ou não), sendo esta atividade mais intensa nas que já copularam.

A produção persiste enquanto houver sangue no papo, que, pouco a pouco, vai transferindo-o para o intestino médio posterior.

A ovulação é comandada, mediante secreção do **hormônio juvenil**, pelos **corpos alados** (Fig. 53.16), os quais seriam estimulados pelo volume de sangue no papo. Esgotado este, cessa a secreção, e uma nova refeição se torna necessária.

Ainda que em sua maioria os triatomíneos tenham preferência pelo sangue quente, alimentam-se também de sangue frio (em bolsa de plástico, nas condições de laboratório), o que demonstra não ser a temperatura fator essencial ao reflexo de alimentação.

O aparelho excretor é constituído por quatro **tubos de Malpighi** que desembocam na união do intestino com a ampola retal piriforme e dilatada. Seu funcionamento foi explicado no Cap. 54.

Gêneros de Interesse Médico e Espécies Importantes

Para distinguir e identificar os diversos gêneros da subfamília **Triatominae**, deve-se fazer uso de uma chave dicotômica para sistemática, publicada em obras especializadas por diferentes autores ou a que damos a seguir:

Chave para gêneros de Triatominae
(segundo Lent & Wygodzinsky — 1979)

1 — Ocelos situados em nítidas saliências do tegumento, na região pós-ocular da cabeça 2
1' — Ocelos não elevados, situados ao nível do tegumento, inconspícuos entre os grânulos da cabeça, ou situados sobre ou próximo do sulco interocular 10
2 — Cabeça com nítida calosidade lateral pós-ocular provida de tubérculos setíferos, antenas implantadas em tubérculos inseridos perto do ápice da cabeça (**Rhodniini**) 3
2' — Cabeça sem calosidade lateral pós-ocular provida de tubérculos setíferos; antenas implantadas em tubérculos afastados do ápice da cabeça 4
3 — Cabeça subcilíndrica, não achatada dorsoventralmente, com comprimento igual ao dobro ou mais da largura incluindo os olhos; região pós-ocular medindo ao menos metade da largura; terceiro segmento do rostro pontudo no ápice; fêmures alongados, na maioria das espécies, subcilíndricos e nunca achatados lateralmente .... *Rhodnius*
3' — Cabeça subtriangular, algo achatada, de comprimento nitidamente menor que o dobro da sua largura incluindo os olhos; região pós-ocular muito curta, seu comprimento com um quarto a um terço da largura; segmento apical do rostro profundamente emarginado distalmente; fêmures conspicuamente dilatados e achatados lateralmente ... *Psammolestes*
4 — Comprimento total maior que 5 mm; cabeça mais alongada que a largura ao nível dos olhos; hemélitro sem pequeno ramo conectando a porção basal da veia R + M à veia Sc (**Triatomini**) 5
4' — Comprimento total até 5 mm; cabeça muito curta e larga, não mais longa que a largura ao nível dos olhos; clípeo mais dilatado antes do meio; hemélitros com pequeno ramo conectando a porção basal da veia R + M à veia Sc .... (**Alberproseniini**) .... *Alberprosenia*
5 — Cabeça muito curta e larga; tubérculos antenífenos inseridos muito perto, junto ao bordo anterior dos olhos; cabeça e corpo glabros, ou com pêlos curtos e achatados *Panstrongylus*
5' — Cabeça de forma variada, geralmente subcilíndrica; tubérculos antenífenos não inseridos na proximidade dos olhos; em raros casos, cabeça relativamente curta e tubérculos antenífenos próximos dos olhos; mas, então, na cabeça e corpo há conspícuos pêlos longos, semi-eretos 6
6 — Rostro atingindo o prosterno; sulco estridulatório prosternal presente 7
6' — Rostro não ultrapassando, para trás, o nível dos olhos; prosterno sem sulco estridulatório ...... *Linshcosteus*
7 — Escutelo com processo apical tão comprido ou mais que o corpo principal do escutelo, oblíquo, e com a forma de espinho forte e aguçado; rostro com o primeiro segmento muito longo, quase tão longo como o segundo, terminando ao nível de meia distância entre o tubérculo antenífero e o bordo anterior do olho .... *Eratyrus*
7' — Escutelo com processo apical de aspecto diferente; rostro com o primeiro segmento nitidamente mais curto que o segundo, não ultrapassando o nível da inserção do tubérculo antenífero 8

8 — Cabeça, corpo e apêndices com pêlos compridos, abundantes, curvos e semi-eretos; cabeça fortemente convexa, dorsalmente; olhos pequenos; tubérculos antenífenos inseridos perto do bordo anterior dos olhos; fêmures anteriores sem dentículos; fossetas esponjosas ausentes; comprimento: 12,5 a 14,5 mm .... *Paratriatoma*
8' — Cabeça, corpo e apêndices parecendo lisos, ou com pêlos curtos, ou só os apêndices com pêlos compridos e menos numerosos que acima; cabeça menos convexa dorsalmente; olhos maiores; tubérculos antenífenos inseridos no meio ou quase da região anteocular da cabeça, afastados dos olhos; fêmures anteriores, na maioria das espécies, com dois ou mais dentículos; fossetas esponjosas presentes ou ausentes; comprimento: 9,5 a 42 mm 9
9 — Espécie muito grande, com 33 a 42 mm de comprimento; os fêmures anteriores não são espinhosos; placas ventrais do conexivo invisíveis; membrana conspícua e preguedada longitudinalmente, conectando as placas do conexivo aos urosternitos; processo posterior do pigóforo (= cápsula genital) curto, retangular transversalmente truncado no ápice; gênero monotípico e restrito ao sul da Baixa Califórnia (México) .... *Dipetalogaster*
9' — Espécies raramente com mais de 33 mm e, geralmente, com menos de 30 mm; fêmures espinhosos ou não; placas ventrais do conexivo nítidas, embora algumas vezes estreitas; lados do abdome raramente membranosos (somente na fêmea micróptera de uma espécie com membrana conectando as placas dorsais e ventrais); processo posterior do pigóforo afilado para o ápice; gênero com muitas espécies, largamente distribuído geograficamente .... *Triatoma*
10 — Cabeça ovóide e fortemente convexa dorsalmente, quando vista de lado; genas pouco conspícuas, não ultrapassando o nível do ápice do clípeo; tubérculos antenífenos implantados junto ao bordo anterior dos olhos e sem processo apical lateral setífero; ocelos situados sobre o sulco interocular ou imediatamente atrás dele; sulco interocular fortemente curvado para trás e quase atingindo o nível do bordo posterior da cabeça; cório com nervuras obsoletas; tegumento do corpo liso, mas com numerosos pêlos longos .... (**Cavernicolini**) .... *Cavernicola*
10' — Cabeça na maioria dos casos alongada e subcônica, não se mostrando fortemente convexa, dorsalmente, quando é vista de lado; genas grandes, alongadas, projetando-se para diante do nível do ápice do clípeo a uma distância que é igual à largura do clípeo; tubérculos antenífenos implantados adiante do meio da região anteocular da cabeça e com uma projeção lateral, apical, espinhosa; ocelos situados diretamente sobre o disco da região pós-ocular da cabeça; sulco interocular obsoleto; cório com nervuras nítidas; tegumento do corpo fortemente rugoso e granuloso ....(**Bolboderini**) 11
11 — Rostro com o primeiro segmento maior ou tão longo quanto o segundo; escutelo com 1 + 1 processos sublaterais triangulares, na base; conexivo dorsal com nítida crista longitudinal sublateral .... *Belminus*
11' — Rostro com o primeiro segmento muito mais curto que o segundo; escutelo sem processos sublaterais, na base; conexivo 12

12 — Escutelo trapezoidal, com bordo posterior reto e sem processo posterior; primeiro urotergito descoberto .... *Parabelminus*
12' — Escutelo triangular, com processo apical posterior bem desenvolvido; primeiro urotergito não exposto 13
13 — Genas achatadas lateralmente; fêmures sem espinhos; tíbias com fosseta esponjosa em todas as pernas; tarsos com dois segmentos curtos que, juntos, têm cerca de um quinto do comprimento das tíbias .... *Microtriatoma*
13' — Genas espiniformes; fêmures com espinhos; fosseta esponjosa tibial ausente; tarsos com três segmentos, perfazendo cerca de um terço do comprimento das tíbias .... *Bolbodera*

GÊNERO *TRIATOMA*

Insetos cujo tamanho varia entre 9,5 e 39,5 mm de comprimento e que apresentam uma cabeça aproximadamente cilíndrica (Fig. 55.3), com os tubérculos anteníferos situados na metade ou logo atrás da metade da porção anteocular da cabeça.

O rostro, que se estende para trás até o prosterno, tem seu primeiro segmento bem menor que o segundo.

As espécies vivem associadas a mamíferos e, raramente, a aves ou répteis.

Conforme vimos no Cap. 23, muitas espécies de **Triatoma** participam do ciclo de transmissão de ***Trypanosoma cruzi***, tanto nos focos epizoóticos silvestres como nos peridomiciliares, tais como *T. braziliensis*, *T. sordida*, *T. rubrofasciata* e *T. dimidiata*.

As chaves para a identificação específica encontram-se em obras especializadas, como a de Lent & Wygodzinsky (1979).

Triatoma infestans. Tem sido o principal vetor de *Trypanosoma cruzi*, em toda a América do Sul (Fig. 55.4). A fêmea (medindo 26 a 29 mm de comprimento por 8,5 a 10 mm de largura, ao nível do abdome) é um pouco maior que o macho (21-26 mm por 8-10 mm). A cor geral é negra com manchas amarelas no conexivo, no cório e nas pernas. A cabeça é inteiramente negra; seu comprimento, igual a duas vezes a largura ao nível dos olhos, corresponde ao comprimento do pronoto. O tubérculo antenífero fica no meio da região anteocular.

A distribuição geográfica da espécie abrangia grandes áreas na parte meridional da América do Sul, onde ocupava em 1971 três regiões distintas, extensas e contínuas (Fig. 55.5):

a) uma a oeste da Cordilheira dos Andes, que vai do sul do Peru até a região central do Chile;

b) outra a leste da Cordilheira, compreendendo a Bolívia, o Paraguai, a maior parte da Argentina, o Uruguai e o sul do Brasil (Rio Grande do Sul). Na Bolívia, *Triatoma infestans* foi encontrado até em altitudes de 4.100 metros;

c) a terceira região está no planalto central do Brasil, estendendo-se pelo sudeste de Goiás, pelo oeste de Minas Gerais, São Paulo e norte do Paraná.

Havia, entretanto, focos isolados em Pernambuco, Minas Gerais, Rio de Janeiro, São Paulo e Paraná.

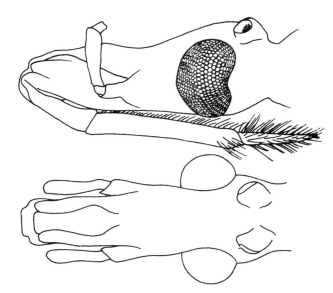

Fig. 55.3 Cabeça de *Triatoma infestans*, vista lateral e dorsalmente. Ela é de conformação aproximadamente cilíndrica, com o tubérculo antenífero situado a meia distância entre a extremidade anterior e o olho composto. A tromba, com três segmentos, é retilínea e dobrada sob a cabeça.

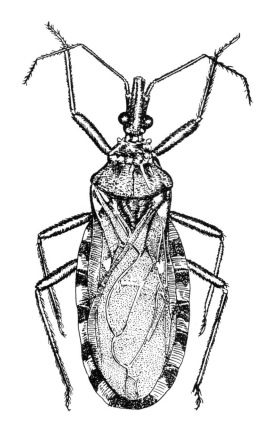

Fig. 55.4 *Triatoma infestans*, macho; mede 21 a 26 mm de comprimento por 8-10 mm de largura, ao nível do abdome. A fêmea é um pouco maior. No conexivo, alternam-se manchas escuras e claras, de tonalidade amarelada.

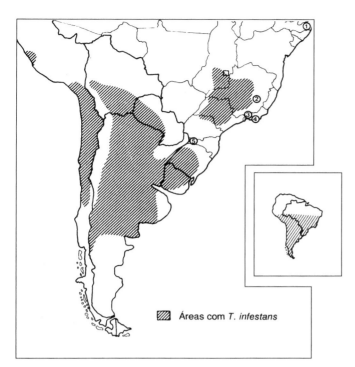

Fig. 55.5 Distribuição geográfica de *Triatoma infestans*, na América do Sul, onde o inseto ocupava três grandes áreas contínuas, nos dois lados dos Andes e no Planalto Central do Brasil, bem como alguns focos isolados (círculos). Segundo Aragão, 1971.

Admite-se que essa larga distribuição tinha sido o resultado de uma dispersão promovida pelo homem, pois esse triatomíneo havia sido encontrado muitas vezes na bagagem de viajantes.

Provavelmente, na Bolívia, a espécie ocupava primitivamente buracos de roedores e passou a invadir domicílios humanos que ofereciam microclimas semelhantes, nos vales interandinos, ainda nos tempos pré-colombianos.

Em seguida, o *T. infestans* dispersou-se para onde as condições microclimáticas da habitação humana fossem parecidas com os hábitats primitivos, frescos e áridos.

Diversos autores têm constatado que as principais exigências de espécie são, justamente, temperaturas amenas e a secura do ar.

Ela ocupa de preferência as áreas com climas mesotérmicos e secos, estando por isso ausente das faixas litorâneas sujeitas aos ventos úmidos marinhos; ou coloniza detrás de obstáculos geográficos, protegidos desses ventos.

Seu hábitat é doméstico ou peridoméstico, tendo sido encontrado em condições selváticas apenas ocasionalmente.

Nas casas, vive em fendas das paredes, telhados de palha, caixas e detrás de objetos onde possa esconder-se durante o dia. De noite, sai para picar as pessoas ou qualquer animal de sangue quente que se encontre no domicílio. Sua adaptação a esse ambiente é tal que chega a desalojar outras espécies, quando invade as casas em novas áreas, sendo muitas vezes a única espécie encontrada no interior das habitações.

No peridomicílio, vive nos currais, galinheiros, pombais, coelheiras etc., alimentando-se do sangue dos animais. Vive também nos muros de pedra, entre os blocos, sob a casca e nos ocos das árvores ou sob as folhas caídas.

Controle de *T. infestans*. Seu controle, mediante aplicação de inseticidas de efeito residual, foi iniciado com êxito desde 1945, mas ampliado e sistematizado a partir de 1975 com excelentes resultados (ver o Cap. 23), talvez devido ao fato de ser espécie exótica e recém-adaptada aos ecótopos humanos. O objetivo desse controle é eliminar o *T. infestans* de todo o Continente Americano, visto que já foi eliminado dos países do cone sul e de quase todo o território brasileiro. No Brasil, as buscas feitas em mais de 686 mil domicílios dos Estados de Rio Grande do Sul, Minas Gerais, Bahia, Goiás, Tocantins, Pernambuco e Piauí (em 1997) só permitiram encontrar 1.080 exemplares desta espécie.

GÊNERO *PANSTRONGYLUS*

Compreende triatomíneos de tamanho médio ou grande (19 a 38 mm de comprimento), com cabeça curta e larga, subcônica, e sempre mais curta que o pronoto. As antenas inserem-se em tubérculos situados junto à margem anterior dos olhos (Fig. 55.6).

São encontrados apenas na Região Neotropical, onde vivem associados a mamíferos. As principais espécies são *Panstrongylus megistus* e *P. geniculatus*.

***Panstrongylus megistus*.** Inseto grande (a fêmea mede 29 a 38 mm de comprimento por 12 a 14 mm de largura, no meio do abdome; o macho é pouco menor), de cor negra, com manchas vermelhas ou castanho-avermelhadas no lobo posterior do pronoto, no escutelo, no cório e no conexivo (Fig. 55.7).

A cabeça é toda negra e curta, seu comprimento equivalendo a uma vez e meia a largura, ao nível dos olhos. Estes são grandes, particularmente nos machos. A região entre os olhos, na parte superior da cabeça, é bastante alta.

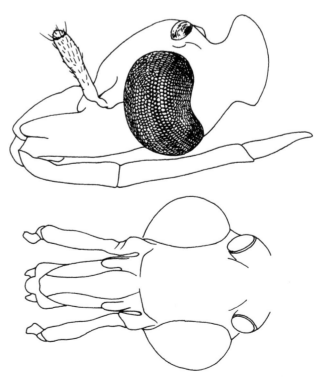

Fig. 55.6 Conformação da cabeça, no gênero *Panstrongylus*, que é sempre curta e larga. O tubérculo antenífero fica situado junto à margem anterior dos grandes olhos compostos.

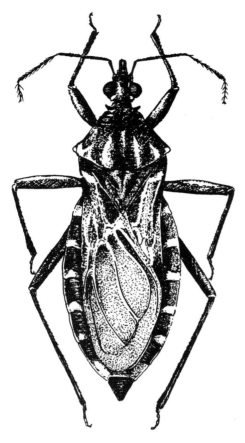

Fig. 55.7 *Panstrongylus megistus*, fêmea. O inseto é grande e suas dimensões ficam compreendidas entre 29 e 38 mm de comprimento por 12 a 14 mm de largura. As áreas claras do conexivo e do dorso são avermelhadas.

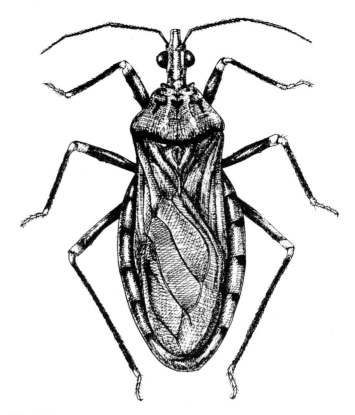

Fig. 55.8 *Panstrongylus geniculatus*, macho. As fêmeas medem 22,5 a 29,5 mm; os machos, 22 a 28 mm. A cor é castanho-clara ou castanho-alaranjada clara, com manchas castanho-escuras ou negras em várias partes do corpo.

P. megistus é encontrado no Brasil, do Pará até o Rio Grande do Sul; na Bolívia, Paraguai, Uruguai, Argentina e Chile.

Por sua ampla distribuição e domesticidade, e por ser encontrado freqüentemente com infecção pelo *Trypanosoma cruzi*, ele é um importante transmissor da tripanossomíase americana. Também é encontrado no peridomicílio e em ambientes silvestres, especialmente em ninhos de gambás e de roedores, em árvores, palmeiras, bromélias, agave etc., ou entre as rochas.

Panstrongylus geniculatus. Menor que a espécie anterior (fêmeas medem 22,5 a 29,5 mm; machos, 22 a 28 mm), de cor castanho-clara ou castanho-alaranjada clara, com manchas castanho-escuras ou negras em várias partes do corpo. O tamanho e a coloração variam muito segundo a procedência. A cabeça é uniformemente clara ou mostra duas estrias longitudinais escuras; ela é convexa na parte superior entre os olhos (Fig. 55.8).

Ocorre em toda a América do Sul e Central, sempre em hábitats silvestres, particularmente buracos e ninhos de tatus, de tamanduás, pacas, ouriço-cacheiro e grutas de morcegos; encontra-se também sob a casca das árvores e em palmeiras. Atraídos pela luz, os adultos podem invadir as casas, mas não colonizam aí. Criam-se com dificuldade no laboratório, exigindo 100% de umidade.

Encontra-se infectado em altas proporções, sendo considerado um dos principais mantenedores do ciclo de *T. cruzi* entre os tatus, com os quais vive freqüentemente associado (ver os Caps. 3 e 23).

GÊNERO *RHODNIUS*

Insetos de tamanho médio ou pequeno, não excedendo em geral 26 mm de comprimento. São de cor castanho-clara ou cor de palha, com manchas castanhas ou bem escuras. A cabeça (Fig. 55.9) é alongada, aproximadamente cilíndrica, e traz as antenas implantadas em tubérculos situados perto da extremidade anterior. A região anteocular tem comprimento que é três vezes ou mais o da região pós-ocular. Os olhos são de tamanho médio ou grande e os ocelos, bem desenvolvidos, estão implantados em protuberâncias laterais. Habitam toda a América tropical, do Brasil ao México.

Rhodnius prolixus. É de coloração castanho-amarelada, com manchas castanho-escuras em várias regiões do corpo e dos apêndices.

As fêmeas medem 19,5 a 21,5 mm de comprimento, por 6 ou 7 mm na parte mais larga do abdome. Os machos medem 1 ou 2 mm menos (Fig. 55.10).

A cabeça é mais longa que o pronoto e seu comprimento equivale a duas vezes e meia o diâmetro tomado ao nível dos olhos. A cor é castanho-escura, mas uma faixa clara percorre centralmente toda a região dorsal, do clípeo ao occipício.

O pronoto é percorrido por seis manchas escuras, longitudinais, que vão se alargando para trás.

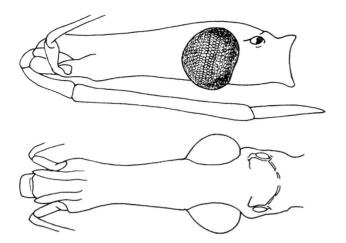

Fig. 55.9 No gênero *Rhodnius*, a cabeça é tipicamente alongada e cilíndrica, encontrando-se a inserção antenal bem próxima da extremidade anterior.

Esta espécie é encontrada no México e países da América Central; na Colômbia, Venezuela, Guiana, Suriname, Guiana Francesa, Brasil e Bolívia.

Na Venezuela, onde chega a constituir 90% da população de triatomíneos capturados nas casas, sua distribuição vai do nível do mar a 2.000 m de altitude.

Coloniza nas casas, especialmente nas cobertas com tetos de palha, e aí transmite a tripanossomíase entre os moradores, sendo o principal vetor da doença de Chagas na Venezuela e nos demais países da região setentrional da América do Sul.

R. prolixus habita também o peridomicílio e os ecótopos naturais, representados por tocas e ninhos de tatus, pacas, ouriços e aves, tanto no solo como em palmeiras.

Como os ovos de *Rhodnius* aderem aos substratos, é possível que aves em cujos ninhos eles se encontrem possam contribuir para a disseminação da espécie a longa distância.

CIMICIDAE OU PERCEVEJOS

Esta família compreende cerca de 40 espécies, das quais apenas duas, do gênero *Cimex*, vivem habitualmente no domicílio humano: *Cimex hemipterus* e *Cimex lectularius*. As demais são encontradas em ninhos de aves e de morcegos, raramente sugando o homem.

Morfologia e Biologia

São insetos pequenos, pois medem 5 mm de comprimento por 3 mm de largura (Fig. 55.11), de corpo achatado dorsoven-

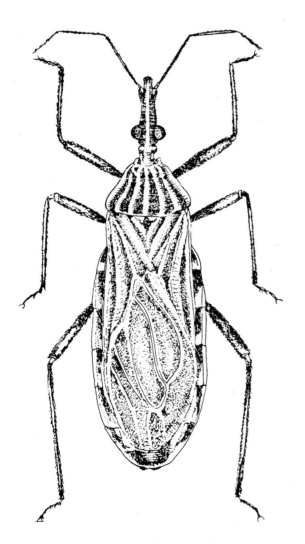

Fig. 55.10 *Rhodnius prolixus* (macho) é um triatomíneo de coloração castanho-amarelada, com manchas castanho-escuras em várias regiões do corpo e dos apêndices. Os machos medem 18 a 22 mm de comprimento e as fêmeas, pouco mais.

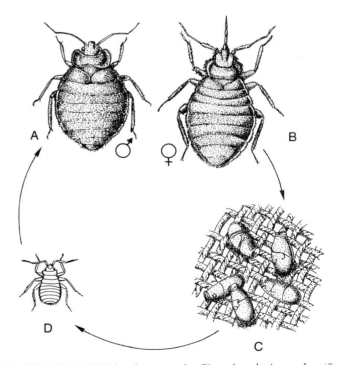

Fig. 55.11 Ciclo biológico do percevejo, *Cimex lectularius*, onde estão representados: *A*, o macho; *B*, a fêmea; *C*, ovos depositados nos esconderijos dos insetos; *D*, larva, que passa por cinco estádios evolutivos antes de chegar à fase adulta, copular e reiniciar o ciclo. Redesenhado de Smart, *apud* I. de Carneri, 1989.

tralmente e de forma oval, cujas asas atrofiadas estão representadas por duas escamas curtas, dorsais, correspondentes ao primeiro par de asas dos outros hemípteros.

Possuem olhos compostos mas não ocelos. As antenas têm quatro segmentos e a probóscida três, permanecendo dobrada sob a cabeça quando em repouso.

Uma particularidade da anatomia desses insetos é a existência, nas fêmeas, de um órgão especial para a cópula, sob a forma de fenda situada ventralmente, no bordo posterior do quinto esternito, geralmente do lado direito: **órgão de Ribaga e Berlese**.

Cimex lectularius distingue-se de *C. hemipterus* porque o protórax do primeiro é quatro vezes mais largo do que longo e o do segundo, apenas duas vezes.

As cerdas que se implantam no protórax e asas de *C. lectularius* apresentam rebarbas de um lado; em *C. hemipterus* são lisas.

As duas espécies são cosmopolitas, mas enquanto *Cimex hemipterus* predomina em regiões tropicais, a outra é encontrada de preferência em zonas temperadas e em áreas de imigração européia.

São insetos de hábitos noturnos, escondendo-se durante o dia em fendas e orifícios das paredes, dos assoalhos, dos móveis e camas, sobretudo.

Saem, à noite, para sugar sangue das pessoas adormecidas.

Um a dois dias depois de alcançarem a fase adulta, os percevejos copulam. Os espermatozóides, para irem do órgão de Ribaga e Berlese até os ovários, atravessam a hemocele. Uma semana depois da cópula, as fêmeas começam a pôr ovos, nos locais de esconderijo (6 a 10 de cada vez). Durante toda a vida a fêmea põe 100-200 ovos. Em alguns casos, o total chega a 400 ou 500.

Dependendo da temperatura, a eclosão tarda quatro a 10 dias. As ninfas devem passar por cinco ecdises, em cerca de 30 a 40 dias (a 27°C e umidade relativa de 75%). A evolução é lenta em temperaturas mais baixas ou quando falta alimento.

A longevidade, em condições experimentais, varia de três a oito meses. Como os triatomíneos, os percevejos suportam jejum prolongado; mas, na falta de sangue humano, picam ratos, morcegos e outros mamíferos.

Cada refeição sangüínea demora de 3 a 12 minutos, e os insetos são pouco propensos a interromper a picada enquanto não se ingurgitarem de sangue.

Ação Patológica

Algumas pessoas suportam bem as picadas dos percevejos, porém outras se queixam de urticária. Crises asmáticas desencadeadas por eles já foram registradas.

Quanto à transmissão de doenças, não parece que, em condições naturais, esses insetos tenham alguma importância epidemiológica, se bem que já tenham sido encontrados infectados com agentes da febre maculosa *(Rickettsia rickettsi)* e com *Trypanosoma cruzi*.

Experimentalmente, é possível infectá-los com o vírus amarílico, com *Pasteurella pestis*, *Borrelia recurrentis*, *Leishmania tropica*, *Leishmania donovani* e *Trypanosoma cruzi*.

Controle de Percevejos

Os inseticidas clorados desenvolveram resistência entre os percevejos de muitos lugares, mas os do grupo piretróide são muito eficientes para a destruição desses insetos, permitindo erradicá-los das casas.

56

Dípteros Nematóceros em Geral. Psicodídeos, Simulídeos e Ceratopogonídeos

INTRODUÇÃO
MORFOLOGIA E SISTEMÁTICA DOS DÍPTEROS
    Os insetos adultos
    As fases larvárias
    Classificação dos dípteros
FAMÍLIA PSYCHODIDAE: OS FLEBOTOMÍNEOS
    Taxonomia e identificação
    Morfologia dos flebótomos adultos
    Biologia e comportamento
    Chave para espécies importantes no Brasil

FAMÍLIA SIMULIIDAE
    Taxonomia e identificação
    Morfologia dos simulídeos
    Biologia e comportamento
FAMÍLIA CERATOPOGONIDAE: CULICÓIDES
    Morfologia e biologia
    Espécies vetoras de filárias

INTRODUÇÃO

Segundo a definição apresentada no Cap. 9, a ordem **Diptera** compreende grande variedade de insetos de tamanho pequeno ou grande, com cabeça, tórax e abdome bem diferenciados, providos de aparelho bucal sugador e de um único par de asas.

As peças bucais podem ser de tipo pungitivo ou não. No primeiro caso, estão adaptadas a perfurar a pele para sugar sangue: **dípteros hematófagos**; ou o tegumento de outros insetos cuja hemolinfa chupam: **dípteros predadores** ou **entomófagos**. Essas peças bucais são do tipo picador-sugador (Figs. 56.4, 57.6 e 58.18).

No segundo caso, de tipo não-pungitivo, o aparelho bucal destina-se apenas a sugar, vivendo os insetos do néctar das flores, de líquidos vegetais extravasados, de produtos de fermentação, exsudatos e matéria orgânica em decomposição. Partículas sólidas são absorvidas, quando solúveis em uma gotícula de saliva do inseto, como fazem as moscas (Fig. 58.1).

Em alguns casos o aparelho bucal apresenta-se atrofiado, no inseto adulto, que vive fundamentalmente das reservas acumuladas durante a fase larvária, sem dúvida a mais importante para os dípteros, do ponto de vista metabólico. Exemplo disso é a mosca do berne, *Dermatobia hominis* (Fig. 58.8), que só se alimenta enquanto larva (berne) (Fig. 58.9).

Nesta ordem de insetos, o **mesotórax** é o único segmento torácico bem desenvolvido, e aí tem sua implantação o par de asas.

As que deveriam corresponder ao segundo par de asas de outros insetos (asas metatorácicas) encontram-se transformadas em **balancins**.

A importância médica deste grupo de artrópodes é maior que a de qualquer outro, bastando lembrar que, entre os dípteros, encontram-se os hospedeiros intermediários e transmissores de muitas doenças causadas por:

a) **vírus** — como a febre amarela, o dengue, a febre dos três dias (ou febre Pappataci), a febre de Oroya (ou moléstia de Carrión) e várias encefalites, todas reunidas na designação geral de **arboviroses** (abreviação do inglês: *arthropod borne virosis*);

b) **protozoários** — como a malária, as leishmaníases, a doença do sono e outras tripanossomíases;

c) **helmintos** — como a filaríase linfática, a oncocercíase, a loíase etc.

Além disso, os dípteros são vetores mecânicos de vários outros microrganismos; ou causam lesões devidas ao seu parasitismo, na fase larvária, como no caso das miíases.

MORFOLOGIA E SISTEMÁTICA DOS DÍPTEROS

Os Insetos Adultos

As características morfológicas dos dípteros sofrem tais variações de um grupo a outro que seu estudo em conjunto tem pouca significação prática. Entretanto, convém passar em revista alguns elementos estruturais que servem de base à classificação das subordens e famílias.

Antenas. Nos dípteros mais primitivos (nematóceros) cada antena é formada por grande número de segmentos, quase todos de aspecto semelhante, com exceção do primeiro (**escapo**) e do segundo (**pedicelo**). O conjunto dos demais constitui o **flagelo** (Fig. 53.1, *D*).

Em grupos mais evoluídos (dípteros braquíceros e ciclorrafos), o número de segmentos diminui, ficando reduzido a três (Fig. 54.1, *E* e *F*). Como reminiscência da situação anterior, o terceiro segmento pode terminar por um prolongamento anelado ou entalhado numa das bordas, como nas mutucas (Fig. 54.1, *E*), ou estar representado por uma cerda grossa, simples ou plumosa, a **artista**, característica das moscas (Fig. 54.1, *F* e Fig. 58.1, *Ac*).

Peças Bucais. Quando os apêndices bucais estão presentes em sua totalidade (Figs. 54.3, *A* e *B* e 57.6), compreendem:
- um **labro** (ou labroepifaringe);
- um par de **mandíbulas**;
- um par de **maxilas**, com os dois **palpos maxilares** correspondentes;
- a **hipofaringe**;
- o **lábio** (ou *labium*).

Este último funciona como um estojo para alojar as demais peças, quando não estão em uso para a alimentação do inseto. Ele é também conhecido como bainha da tromba.

Haustelo, rostro, tromba ou probóscida são expressões equivalentes para designar o conjunto dos órgãos bucais.

Em muitos insetos ocorre atrofia ou desaparecimento de peças bucais. As mandíbulas podem faltar nos machos.

Em *Stomoxys* (mosca dos estábulos) e *Glossina* (mosca tsé-tsé) o lábio é rígido e constitui o órgão vulnerante (Fig. 54.3, *C*); a epifaringe e a hipofaringe adaptam-se para formar o canal de sucção, pois, como sucede nos dípteros superiores, desaparecem as mandíbulas e maxilas.

Na *Musca domestica* as peças bucais estão mais ou menos fundidas em uma tromba carnosa usada para lamber, dissolver e aspirar os materiais nutritivos.

Asas. São sempre membranosas e podem estar revestidas de pêlos, como nos flebotomíneos, ou de escamas, como nos mosquitos. Há espécies destituídas de asas (nicterebrídeos).

Estruturalmente são expansões duplas do tegumento tergal. Sua forma e consistência são asseguradas pelas **veias** ou **nervuras** que derivam de pequenas traquéias, cada qual envolvida em um tubo quitinoso.

Por vezes a asa apresenta junto à base, na margem posterior, um lobo acessório e dobrado sobre si mesmo — é a **calíptera**.

O número e a disposição das veias constitui a **venação** da asa. Como ela é muito característica para cada grupo de insetos, encontra emprego destacado na sistemática entomológica.

A descrição das nervuras e a constatação de sua presença ou ausência, em cada caso, exigiu o estabelecimento de nomenclatura especial, padronizada. Os dois sistemas mais em voga e as abreviaturas usadas para designar as veias encontram-se na Fig. 56.1 e na Fig. 57.2, *C*.

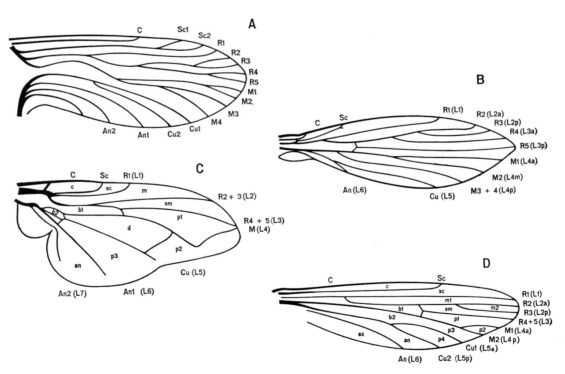

Fig. 56.1 *A*. Esquema da asa (teórica) de um díptero, com a nomenclatura das veias ou nervuras, segundo Comstock & Needham: *C*, costa; *Sc*, subcosta; R_1 a R_5, nervuras radiais; M_1 a M_4, nervuras medianas; Cu_1 e Cu_2, nervuras cubitais; An_1 e An_2, nervuras anais. *B*. Asa de *Psychodidae* (flebotomíneo, p. ex.). A nomenclatura corrente está indicada entre parênteses: L_1 a L_6, nervuras longitudinais, subdivididas por vezes em anteriores (*a*) e posteriores (*p*). *C*. Asa de muscóideo (*Musca domestica*), com nomenclatura das veias e das células: *c*, célula dorsal; *sc*, célula subcostal; *m*, célula marginal; *sm*, célula submarginal; p_1 a p_3, células posteriores; *d*, célula discal; *b*, células basais; *an*, célula anal. *D*. Asa de *Culicidae* (anofelino): *ax*, célula axilar.

A **nervura costal** ou **costa** (C) acompanha a borda anterior da asa. Logo em seguida vem a **subcostal** ou **auxiliar** (Sc). As demais, com disposição longitudinal, são designadas: **radiais** R_1, R_2, R_3, R_4, R_5, **mediana** (M), **cubital** (Cu) e **anal** (An). Há também **veias transversais** que se estendem entre as longitudinais. Os espaços entre as nervuras recebem o nome de **células** e são nomeadas de acordo com a nervura que precede cada uma.

As Fases Larvárias

Os dípteros são insetos que evoluem com metamorfoses completas (**holometábolos**), razão pela qual passam pelas fases de ovo, larvas (de primeiro, segundo, terceiro e quarto estádios), pupa e imago (que é o inseto adulto, alado).

Os ovos, postos isoladamente ou aglutinados, apresentam detalhes estruturais em sua casca que podem servir para o diagnóstico específico, em certos grupos.

Algumas larvas são terrestres, outras aquáticas. As das espécies mais primitivas possuem cabeça grande, bem diferenciada (são as larvas **eucéfalas**), com aparelho bucal de tipo mastigador, enquanto as dos dípteros superiores têm a cabeça rudimentar, atrófica (larvas **acéfalas**), estando os órgãos bucais reduzidos por vezes a um sistema de ganchos.

Quando as larvas são eucéfalas, a pupa nasce da última fase larvária, abandonando a cutícula velha (chamada **exúvia**), ou apenas retendo-a como um suporte aderido aos últimos segmentos pupais. O inseto adulto nasce da pupa, saindo por uma fenda dorsal, em forma de T (Fig. 57.14). Essas características são encontradas nos **dípteros ortorrafos** (do grego *orthos*, direito, e *raphe*, costura).

Quando as larvas são acéfalas, a pupa forma-se no interior da cutícula da última larva que, em lugar de ser descartada, passa a constituir um envoltório resistente, o **pupário**, dentro do qual evolui a pupa, imóvel, até o nascimento do inseto adulto. Para abandonar o pupário, este deve provocar o levantamento de um opérculo circular (Fig. 56.2). Devido ao nascimento através de fenda circular, os insetos com estas características são chamados **dípteros ciclorrafos** (*kyklos*, círculo; *raphe*, costura).

Os ciclorrafos guardam, na fase adulta, um sinal correspondente a esse modo de nascimento. Para abrir o pupário, tiveram que projetar para o exterior uma hérnia do tegumento, através da sutura frontal da cabeça. Essa hérnia membranosa, ou **ptilíneo**, produzida por um aumento da pressão hidrostática da hemolinfa, regride em seguida e deixa, como cicatriz residual, a **sutura ptilineal** ou uma simples depressão semilunar, a **lúnula** (Fig. 54.1, *C*).

As larvas aquáticas dos mosquitos têm o corpo revestido por cerdas, pêlos e placas quitinosas com formas e disposição características para cada espécie, o que permite sua identificação nos focos naturais onde se criam os mosquitos independentemente do exame dos insetos alados.

Esse estudo é a **quetotaxia** e constitui uma das técnicas importantes usadas pela entomologia.

Classificação dos Dípteros

A ordem **Diptera**, que compreende quase cem famílias e cerca de 75.000 espécies descritas, pode ser dividida em três subordens:

1. **Nematocera** (do grego *nema*, *nematos*, filamento, e *keras*, chifre) — com antenas longas, formadas por seis ou mais artículos; palpos maxilares com quatro ou cinco segmentos; larvas eucéfalas e pupas livres. Os adultos nascem como ortorrafos (Fig. 57.14).

2. **Brachycera** (*brakhys*, curto; *keras*, chifre) — com as antenas curtas, formadas por três ou quatro artículos, podendo o último ser anelado (Fig. 54.1, *E*); palpos maxilares, com dois segmentos; aspecto geral de moscas, porém sem lúnula na cabeça. As pupas são livres e dão nascimento aos adultos, como os ortorrafos.

3. **Cyclorrapha** — moscas com sutura ptilineal e lúnula, na fronte; antenas com três segmentos, o último dos quais apresenta sempre uma artista (Fig. 54.1, *F* e Fig. 58.15, *B*); larvas acéfalas que, ao passarem a pupas, desenvolvem-se no interior de **pupários**; os adultos nascem por uma abertura circular que abrem nesse envoltório.

Os nematóceros incluem mais de uma dúzia de famílias, poucas das quais estão implicadas na transmissão de doenças. As principais podem ser identificadas mediante o uso da chave dicotômica seguinte:

Chave para as principais famílias de *Nematocera* (segundo Carrera, 1963)

1 — Pernas muito compridas; tórax com uma sutura em V no dorso; célula discal presente na asa; não são hematófagos	*Tipulidae*
1' — Sem os caracteres acima	2
2 — Asas com nove ou mais veias que atingem a margem	3
2' — Asas com menos de nove veias que chegam até a margem	4
3 — Asas com escamas nas veias e formando franja na margem posterior; corpo com escamas	*Culicidae*
3' — Asas e corpo sem escamas, mas densamente revestidos de pêlos	*Psychodidae*
4 — Antenas mais curtas que o tórax	5
4' — Antenas mais longas que o tórax	6
5 — Asas inteiramente claras	*Simuliidae*

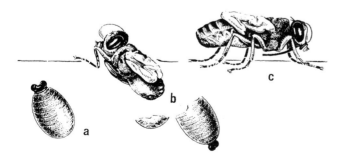

Fig. 56.2 Inseto ciclorrafo (mosca tsé-tsé). Processo de eclosão da forma alada *Glossina* onde se vê: *a*, o pupário rígido e imóvel, enterrado no solo; *b*, inseto adulto que acaba de romper o pupário, mediante projeção do ptilíneo; *c*, inseto com ptilíneo ainda em regressão na região frontal da cabeça. (Segundo Geigy & Herbig.)

5' — Asas inteiramente enegrecidas .... *Bibionidae*
6 — Pernas com muitos espinhos; cabeça pouco destacada do tórax; não-hematófagos .... *Mycetophilidae*
6' — Pernas sem espinhos; cabeça bem destacada do tórax   7
7 — Tórax não se projeta sobre a cabeça; asas superpostas, quando em repouso; nervura mediana bifurcada .... *Ceratopogonidae*
7' — Tórax projetando-se sobre a cabeça; asas não se superpõem quando em repouso; nervura mediana não-bifurcada; não-hematófagos .... *Chironomidae*

FAMÍLIA PSYCHODIDAE: OS FLEBOTOMÍNEOS

Taxonomia e Identificação

São dípteros ortorrafos da seção **Nematocera**, por suas antenas longas e com muitos segmentos (16), e pertencem à família **Psychodidae**, caracterizada por asas de forma lanceolada, densamente revestidas de cerdas longas, com nove ou mais veias atingindo a margem da asa e com nervuras transversais apenas na sua metade basal. Os insetos transmissores das leishmanioses pertencem à subfamília **Phlebotominae**, que alguns autores elevam à categoria de família (**Phlebotomidae**).

A classificação dos **Phlebotominae** é ainda provisória e, à medida que progridem os estudos feitos por diferentes especialistas, sofre modificações importantes. Seguimos, neste livro, a orientação de Vianna Martins e colaboradores (1978), que admitem três gêneros para as espécies do Novo Mundo (mais um quarto, de valor discutível):

1. ***Lutzomyia*** — compreende a maioria das espécies e quase todas aquelas cujas fêmeas picam o homem. Neste gênero encontram-se todos os vetores de leishmaníases das Américas.

2. ***Brumptomyia*** — com 22 espécies que não atacam o homem.

3. ***Warileya*** — contendo apenas duas espécies capazes de sugar o homem, entre as 4 ou 5 que compõem o gênero.

Os flebotomíneos do Velho Mundo agrupam-se em apenas dois gêneros:

4. ***Phlebotomus*** — ao qual pertencem todas as espécies transmissoras das leishmaníases da África, da Europa e da Ásia; e

5. ***Sergentomya*** — sem interesse médico.

Morfologia dos Flebótomos Adultos

Os flebotomíneos têm cabeça pequena e de forma alongada, fortemente fletida para baixo, o que dá ao animal um aspecto giboso (Fig. 56.3). O aparelho bucal, de tipo picador-sugador, compreende:

a) um par de **mandíbulas**;
b) um par de **maxilas**;
c) o **lábio inferior**, cuja goteira dorsal serve de estojo para as demais peças bucais (Fig. 56.4).

Os **palpos maxilares**, com cinco segmentos, são mais longos que a probóscida, isto é, o conjunto do aparelho bucal.

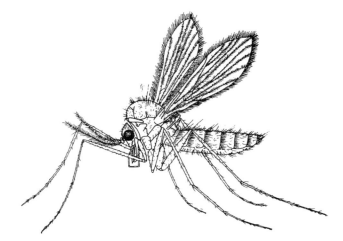

Fig. 56.3 Representação esquemática de um flebotomíneo, que mostra a organização externa da fêmea e a venação característica da asa.

As relações de comprimento entre os segmentos dos palpos maxilares fornecem o **índice palpal**, isto é, a seqüência crescente dos comprimentos. O índice de *Lutzomyia intermedia*, por exemplo, é: I, IV, V, II, III, pois o primeiro segmento é o mais curto e o terceiro o mais longo de todos.

No assoalho da cavidade bucal encontram-se estruturas quitinizadas providas de dentes e dentículos quitinosos — o **cibário** — cujo estudo nas fêmeas de flebotomíneos é muito útil para a identificação das espécies (Fig. 56.5, 2).

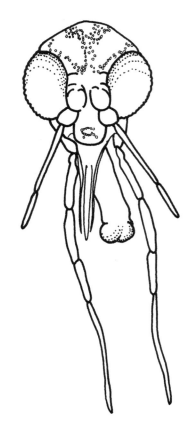

Fig. 56.4 Cabeça e peças bucais de um flebotomíneo, estando as antenas representadas apenas pelos primeiros segmentos.

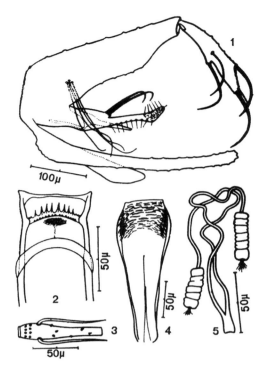

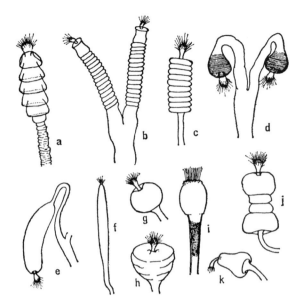

Fig. 56.7 Espermateca da fêmea em: *a, Lutzomyia paraensis; b, L. bourrouli; c, L. intermedia; d, L. longispinus; e, L. shannoni; f, L. migonei; g, L. cortelezzii; h, L. monticula; i, L. pessoai; j, L. alphabetica; k, L. evandroi*. (Segundo Barreto, 1961.)

Fig. 56.5 *Lutzomyia longipalpis*. *1*, Terminália do macho; *2*, cibário; *3*, terceiro segmento antenal; *4*, faringe; *5*, espermatecas com seus dutos. (Segundo Barreto, 1961.)

Outros elementos morfológicos de importância para a sistemática são as asas, por sua forma e pelo arranjo das veias; as espermatecas das fêmeas e a terminália do aparelho genital masculino. Nos insetos machos, os órgãos genitais externos são os que fornecem maior número de caracteres específicos.

A terminália masculina é formada por três pares de apêndices: as **gonapófises superiores** (ou gonóstilos), as **médias** (parâmeros) e as **inferiores** (ou lobos laterais).

A superior compreende um **segmento basal** (ou basistilo) e outro **distal** (ou dististilo), unidos por uma articulação (Fig. 56.5, *1* e Fig. 56.6). Cada um dos segmentos pode exibir tufos de cerdas ou espinhos característicos. A morfologia dos espículos, do gubernáculo (também denominado *edeago* ou pênis) e de outras estruturas pode ser útil para a taxonomia.

Nas fêmeas, as **espermatecas**, que são apêndices do canal útero-vaginal e se evidenciam (nos espécimes clarificados) por sua quitinização, são elementos muito utilizados nas chaves (Fig. 56.7).

Biologia e Comportamento

Unicamente, as fêmeas adultas são hematófagas, mas elas se alimentam também de sucos vegetais, como o fazem regularmente os machos.

A fecundação das fêmeas pode dar-se antes ou depois de um repasto sangüíneo, processando-se a cópula com os animais em vôo ou pousados. O macho prende-se à fêmea com suas gonapófises, estando ambos dispostos em linha e em sentidos opostos.

Para o amadurecimento dos folículos ovarianos, depois da fecundação, é necessário ao menos uma refeição sangüínea. Em condições naturais, cada fêmea põe 40 a 70 ovos, por desova, agrupando-os em lugares úmidos e com matéria orgânica. Aí, ficam aderentes ao substrato, graças a substâncias viscosas que acompanham as desovas.

Os ovos, que medem cerca de 0,3 mm, são alongados e brancos no momento da postura; mas castanhos ou negros depois. A cutícula externa (exocório) possui ornamentações que servem para a identificação das espécies.

O período de incubação dura 6 a 17 dias. As larvas vermiformes alimentam-se de matéria orgânica do solo ou do local abrigado onde se encontrem.

Decorrido um tempo variável, entre 15 e 70 dias, formam-se as pupas, que darão adultos num prazo de 1 a 2 semanas.

O período completo de desenvolvimento dura de 1 a 3 meses, mas os adultos têm vida média relativamente curta: 2 a 4 semanas.

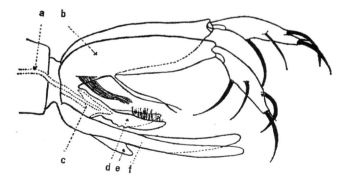

Fig. 56.6 Terminália do macho de *Lutzomyia pessoai*. *a*, Espículo; *b*, gonapófise superior (segmento basal); *c*, gubernáculo; *d*, gonapófise média; *e*, lamelas; *f*, gonapófise inferior. (Segundo Pessoa, 1967.)

A atividade dos flebotomíneos é predominantemente crepuscular ou noturna. As fêmeas picam as pessoas até cerca de meia-noite, ou ao amanhecer.

Durante o dia, ficam em lugares tranqüilos, sombrios e úmidos, protegidos do vento, como nas fendas e espaços entre pedras, nas tocas de animais, nos ocos de árvores e entrenós de bambus; ou no interior de currais, galinheiros, depósitos e habitações humanas.

Nas florestas e em lugares sombrios, as fêmeas mostram-se ativas mesmo durante o dia. Alimentam-se do sangue de animais domésticos e silvestres, picando sobretudo pequenos roedores e répteis.

Deslocam-se em geral com vôos curtos, mas podem percorrer distâncias equivalentes a algumas centenas de metros. O vôo é silencioso e não denuncia a aproximação do inseto que vem picar.

As populações flebotômicas oscilam pouco, em lugares de clima quente e úmido. Porém, quando as estações do ano são bem marcadas, seja pelas mudanças de temperatura, seja pela distribuição desigual das chuvas, a densidade de insetos oscila amplamente, caindo muito nos meses frios ou secos.

Em temperaturas inferiores a 20°C, nota-se que tanto o desenvolvimento das larvas como a atividade dos adultos ficam muito reduzidos, razão pela qual a distribuição das espécies está limitada às regiões onde pelo menos um mês tenha temperatura média superior a 20°C.

As características comportamentais das principais espécies de flebotomíneos, envolvidos na transmissão das leishmaníases, na América Latina e na África tropical, foram passadas em revista nos Caps. 25 a 29, nos itens referentes à ecologia e epidemiologia de cada uma das doenças veiculadas por esses insetos. Recomendamos ao leitor interessado a revisão desses capítulos.

Chave para Espécies Importantes no Brasil

A identificação das espécies de flebotomíneos é tarefa essencialmente técnica, baseada no uso de detalhes anatômicos e de chaves dicotômicas. Estas são preparadas para cada região geográfica e destinam-se ora à identificação dos machos, ora à das fêmeas ou, ainda, à das larvas.

A consulta aos trabalhos de sistemática e identificação elaborados para cada país ou região é, portanto, obrigatória.

Mas, com finalidade sobretudo didática e à guisa de exemplo para a utilização desse tipo de chaves, apresentamos aqui uma para fêmeas de flebotomíneos de importância médica, no Brasil.

Chave para as fêmeas de espécies de *Lutzomyia* de importância médica no Brasil

1	— Corpo da espermateca total ou parcialmente segmentado	2
1'	— Corpo da espermateca não-segmentado	7
2	— Corpo da espermateca totalmente segmentado; segmentos não-imbricados; cavidade bucal (cibário) com os dentes horizontais dispostos em fileira transversal	3
2'	— Com caracteres diferentes dos referidos anteriormente (espécies sem interesse médico)	
3	— Quinto segmento dos palpos bem mais longo que o terceiro	4
3'	— Quinto segmento dos palpos do mesmo comprimento ou mais curto que o terceiro	5
4	— Corpo da espermateca com diâmetro bem maior que o duto e formando anéis mais ou menos regulares e iguais .... *longipalpis*	
4'	— Com características diferentes (sem interesse médico)	
5	— Escutelo da mesma cor que o resto do mesonoto	6
5'	— Escutelo e parte posterior do escudo são claros e contrastam com o resto do mesonoto ..... *flaviscutellata*	
6	— Corpo da espermateca constituído por 8-12 anéis regulares; duto nitidamente distinto do corpo e curto (cerca de três vezes mais longo que o corpo) .... *intermedia*	
6'	— Corpo da espermateca continuando-se sem limites nítidos com o duto e constituído por cerca de 18 a 20 segmentos; duto longo (cerca de 5 vezes o comprimento do corpo) .... *whitmani*	
7	— Fêmur posterior com uma fileira de 7-9 espinhos curtos	7
7'	— Fêmur posterior sem espinhos	8
8	— Espermateca cilindróide, sem cabeça distinta e com o terço distal rugoso; duto não-quitinizado ..... *fischeri*	
8'	— Espermateca mais ou menos globosa, sem cabeça distinta e com rugosidade limitada ao pólo distal; duto com anel quitinizado .... *pessoai*	
9	— Espermateca tubulosa, pouco mais grossa que o duto .... *migonei*	
9'	— Espermateca não-tubulosa e bem mais grossa que o duto	10
10	— Espermateca com forma de banana .... *shannoni*	
10'	— Espermateca com forma diferente (só espécies sem grande interesse médico)	

FAMÍLIA SIMULIIDAE

Os **simulídeos** são dípteros nematóceros, cujas fêmeas hematófagas atacam o gado e o homem, por vezes em grande número, constituindo pragas muito molestas, pois suas picadas são seguidas, logo depois, de um prurido insuportável, de longa duração.

Sua importância médica, porém, está relacionada fundamentalmente com a transmissão da oncocercíase nas Américas e na África (ver o Cap. 51), além de serem vetoras de outras filárias, como a *Dipetalonema perstans* e *Mansonella ozzardi*.

Popularmente, recebem no Brasil o nome de "borrachudos" e, no norte do país, o de "pium". Em outros países das Américas são conhecidos por *"jején"* e, em inglês, *"blackflies"*, devido à cor negra ou escura de muitas espécies.

Taxonomia e Identificação

Este grupo de insetos é muito homogêneo, porém abrange número considerável de espécies, parecendo que as 1.200 reconhecidas até agora representam apenas uma fração das existentes. Muitas delas formam **complexos**, integrados por espécies-irmãs e morfologicamente indistinguíveis, como se comprovou na África em relação ao complexo *Simulium damnosum* e como parece ocorrer também com *S. amazonicum* e *S. metallicum*, nas Américas.

A discriminação dessas espécies-irmãs depende, por ora, de métodos não-morfológicos de identificação, como as técnicas citológicas e bioquímicas, que impõem sérias limitações aos trabalhos entomológicos de campo e à vigilância epidemiológica.

As diferenças morfológicas entre as espécies, quando existentes, são pequenas e freqüentemente exigem o trabalho de técnicos especializados. Por outro lado, algumas das distinções feitas pelas técnicas não-morfológicas são de valor taxonômico muito diverso e exigem estudos mais profundos.

Na África, das 151 espécies reconhecidas de **Simuliidae**, 139 pertencem ao gênero ***Simulium*** e podem ser identificadas em geral por suas características morfológicas.

Porém, no complexo ***S. damnosum***, pelo menos 25 espécies só podem ser distinguidas por caracteres cromossômicos. As seis espécies dominantes do complexo são: *S. damnosum s.s*, *S. sirbanum*, *S. sanctipauli*, *S. soubrense*, *S. squamosum* e *S. yahense*; sendo que as duas primeiras predominam nas áreas de savanas e as demais em zonas florestais.

S. damnosum, *S. sirbanum* e *S. squamosum* são reconhecidos como bons vetores de oncocercíase, por encontrarem-se em focos importantes da endemia.

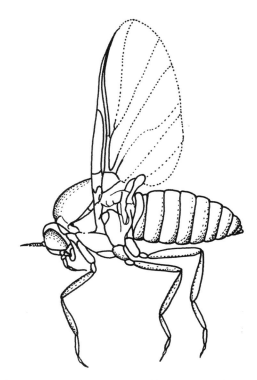

Fig. 56.8 *Simulium*. Estes pequenos dípteros nematóceros, que medem 2 a 4 mm de comprimento, são os transmissores da oncocercíase nas Américas e na África. No Brasil, são conhecidos como "borrachudos".

Morfologia dos Simulídeos

Esses insetos são pequenos (2 a 4 mm de comprimento), com o corpo relativamente grosso e giboso, escuro ou negro, mas às vezes castanho-avermelhado ou amarelado, com asas largas e hialinas. As antenas compõem-se de 11 segmentos, mas são curtas e não apresentam cerdas junto às articulações (Fig. 56.8).

A probóscida é curta e poderosa. As peças bucais compreendem duas mandíbulas e duas maxilas em forma de facas serrilhadas, e um canal de sucção formado pela justaposição da labroepifaringe e da hipofaringe.

Biologia e Comportamento

Os ovos são postos em grande número sobre a vegetação que será submersa pelas águas de um rio ou riacho de curso rápido, ou sobre as pedras molhadas do fundo. Eles levam 4 a 5 dias, ou mais, para eclodir.

As larvas, alongadas, possuem uma ventosa posterior, armada de pequenos acúleos que lhes asseguram a fixação ao suporte, e outra anterior, que lhes permite deslocarem-se, caminhando como um "mede-mede", mesmo em águas de forte correnteza. Uma glândula salivar que se estende ao longo de todo o corpo produz secreção que em contato com a água forma fios de seda, utilizados tanto para a fixação da larva como para tecer o casulo pupal. Na extremidade anterior há um par de leques, que dirigem as partículas alimentares para o orifício bucal; e na extremidade posterior, as brânquias anais (Fig. 56.9, *A*).

As larvas dos simulídeos em geral formam colônias que recobrem extensamente os substratos sobre os quais se instalaram.

Outras espécies, como *Simulium neavei*, fixam-se sobre as partes laterais do corpo de caranguejos de água doce, do gênero *Potamonautes*, e se deslocam com eles.

Depois de umas duas ou três semanas, as larvas tecem uma espécie de casulo, aberto anteriormente, ou mesmo um simples emaranhado de fios, onde se transformam em pupas (Fig. 56.9, *B*). Estas respiram por meio de brânquias filamentosas que se estendem para fora do casulo.

Ao fim de alguns dias ou uma semana, os insetos adultos abandonam o envoltório pupal através de uma fenda dorsal e afloram à superfície da água arrastados por uma bolha de ar contida no pupário. Os insetos adultos não tardam em copular e começar a pôr ovos.

A duração da vida de uma fêmea de *Simulium damnosum* é de 4 a 7 semanas, e seu ciclo gonotrófico, de 3 a 6 dias.

Em cada ciclo, 500 a 900 ovos são postos por fêmea.

Outras espécies têm ciclos mais rápidos ou mais lentos. *S. ochraceum*, que vive nos riachos de montanha do México e da Guatemala, apresenta um ciclo gonotrófico de 3 ou 4 dias.

As fêmeas picam a qualquer hora do dia, ao ar livre. Algumas espécies atacam de preferência a metade inferior do corpo das pessoas (na África e na Venezuela), enquanto outras (no México e na Guatemala) preferem a metade superior.

O controle de simulídeos é feito mediante aplicação de inseticidas químicos ou biológicos (*Bacillus thuringiensis*) nos criadouros, como foi explicado no Cap. 51.

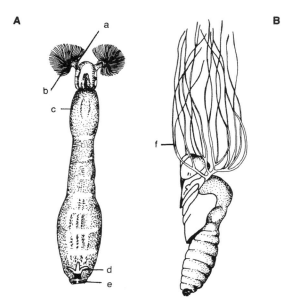

Fig. 56.9 *A.* Larva de simulídeo, que se reúne por vezes em grande número, fixando-se à vegetação, às rochas e, em certos casos, sobre o corpo de caranguejos, em pequenos cursos de água doce. *B.* Pupa de simulídeo (representada fora de seu casulo, para mostrar os esboços embrionários), que se fixa em geral sobre a vegetação aquática: *a*, antena; *b*, escovas bucais; *c*, corpo da larva; *d*, brânquias anais; *e*, ventosa posterior; *f*, filamentos branquiais.

FAMÍLIA CERATOPOGONIDAE: CULICÓIDES

Insetos muito pequenos, pois raramente medem mais de um a dois milímetros de comprimento, conhecidos vulgarmente pelos nomes de "maruim" e "mosquito pólvora" (em inglês: *gnats* ou *biting midges*). Existem mais de 50 gêneros e, no gênero ***Culicoides***, mais de 800 espécies.

Somente as fêmeas dos *Culicoides* são hematófagas e podem transmitir filárias do gênero *Mansonella*, nas Américas, ou *Dipetalonema*, na África.

Morfologia e Biologia

Como os demais dípteros nematóceros, têm a cabeça provida de antenas longas, com 13 a 14 segmentos. Os machos distinguem-se das fêmeas por terem as antenas plumosas. Os palpos possuem cinco artículos, sendo o terceiro mais dilatado que os outros. A probóscida é curta e as peças bucais de tipo picador-sugador.

O tórax apresenta dorsalmente desenhos característicos, mas não é revestido de pêlos ou escamas. As asas, também sem escamas, mas apresentando microtríquias e pêlos, ficam superpostas, quando em repouso. Elas têm as primeiras nervuras muito robustas, contrastando com as demais, bastante delgadas ou indistintas. A nervura mediana é bifurcada. Manchas claras e escuras dão às asas um aspecto bastante característico (Fig. 56.10).

Esses caracteres distinguem os **Ceratopogonidae** da família mais próxima, **Chironomidae**, com espécies cujo tórax proje-

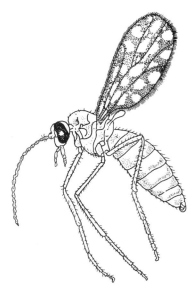

Fig. 56.10 *Culicoides*. Várias espécies deste gênero estão envolvidas na transmissão das filárias. *Mansonella ozzardi*, *Dipetalonema perstans* e *Dipetalonema streptocerca*.

ta-se sobre a cabeça, as asas não se superpõem e sua nervura média não é bifurcada. A grande maioria das espécies que atacam o homem e os animais pertence ao gênero ***Culicoides***.

Em geral, as fêmeas preferem alimentar-se sobre o gado e outros animais.

Elas costumam picar em horas crepusculares, mas em lugares sombreados o fazem a qualquer hora do dia, constituindo pragas muito molestas para as pessoas que freqüentam os bosques e os lugares pantanosos, pois a picada é dolorosa e prolongada.

As lesões cutâneas resultantes podem ser de natureza urticariana, eczematosa ou tuberculóide.

Os ovos dos culicóides, alongados e encurvados como bananas, são postos em grande número (centenas) em uma massa gelatinosa que fica ancorada aos objetos submersos em lagoas, margens de rios, solo úmido ou pântanos, de água doce ou salgada, segundo as espécies.

No litoral, a abundância dos insetos é regulada pelo regime das marés.

Os ovos eclodem, ao fim de poucos dias, e as larvas vermiformes que se movem com rápidos movimentos serpeantes enterram-se na lama ou na areia, dentro ou fora da água. As pupas lembram as dos mosquitos, sem ter o abdome encurvado sob o tórax, e mantêm-se em contato com a superfície para respirar através de um par de tubos com a abertura dilatada.

O ciclo completo parece estender-se por duas semanas ou mais, em função da temperatura.

Espécies Vetoras de Filárias

Culicoides furens é incriminado como transmissor de *Mansonella ozzardi*, na Amazônia e em São Vicente (Antilhas). Na África, *C. austeni* e *C. grahami* transmitem *Dipetalonema perstans*; enquanto *C. grahami* e *C. inornatipennis* são os hospedeiros intermediários de *Dipetalonema streptocerca*.

57

Dípteros Nematóceros: Anofelinos e Culicíneos

FAMÍLIA CULICIDAE
OS MOSQUITOS ANOFELINOS
   Taxonomia e caracterização
   Morfologia e fisiologia dos Anopheles
      Morfologia externa
      Aparelho digestivo e nutrição
      Aparelho genital e reprodução
      As larvas e seu meio
      As pupas e a emergência dos alados
   Identificação das espécies neotropicais

OS MOSQUITOS CULICÍNEOS
   Taxonomia e identificação
   Caracterização das principais espécies
      Culex quinquefasciatus
      Aëdes aegypti
      Haemagogus spegazzinii
CONTROLE DE VETORES

FAMÍLIA CULICIDAE

A família **Culicidae** é, sem dúvida alguma, de fundamental importância para os estudos epidemiológicos e para a **Medicina Preventiva**, no campo das endemias parasitárias. A luta contra a malária, as filaríases, a febre amarela, o dengue e outras arboviroses têm justificado pesquisas sem-número sobre os insetos desta família e feito com que se acumulasse uma bibliografia especializada extremamente volumosa.

São conhecidas atualmente cerca de 3.000 espécies de culicídeos, ou mosquitos, a maioria das quais sem importância médica. No entanto, algumas espécies de *Anopheles*, de *Culex*, de *Aëdes* e outras mais respondem pela persistência e pela intensidade com que se transmitem aquelas endemias. Muitas vezes, as espécies vetoras são difíceis de distinguir das demais, o que exige um conhecimento detalhado da morfologia e da sistemática dos diferentes grupamentos e subgrupos de mosquitos, bem como das técnicas necessárias para a identificação (Fig. 57.1).

Os membros da família **Culicidae** podem ser facilmente distinguidos de outros grupos afins pelo fato de apresentarem, além dos caracteres dos dípteros nematóceros, mais os seguintes (Fig. 57.2):
   a) escamas ao longo das nervuras ou veias das asas;
   b) uma franja de escamas, bem evidente, ao longo da margem posterior das asas.

Os Culicidae classificam-se em três subfamílias:
- **Anophelinae**
- **Culicinae**
- **Toxorhynchitinae**

Anophelinae e **Culicinae** possuem probóscida longa e reta ou quase reta e peças bucais para picar e sugar.

Toxorhynchitinae tem probóscida longa e recurvada para baixo e para trás, em forma de gancho, compreendendo mosquitos de belas cores metálicas, mas sem importância médica porque não são hematófagos (Fig. 57.3).

Chave para identificação das subfamílias e gêneros de *Culicidae* neotropicais

---

1 — Probóscida fortemente recurvada em gancho; clípeo mais largo que longo .... **Toxorhynchitinae**
1' — Probóscida não-recurvada; clípeo mais longo que largo ou de comprimento e largura equivalentes 2
2 — Palpos das fêmeas de comprimento equivalente ao da probóscida; primeiro tergito sem escamas .... **Anophelinae** 3
2' — Palpos das fêmeas muito mais curtos que a probóscida; 1.º tergito com um tufo de escamas, pelo menos .... **Culicinae** 4

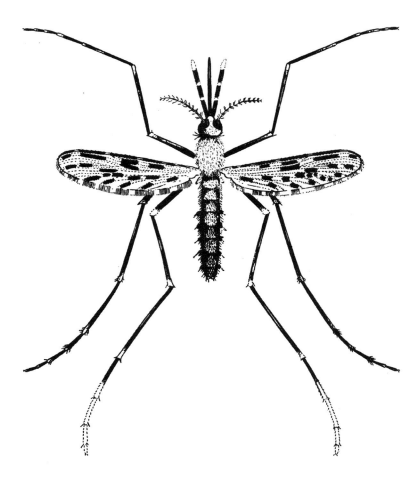

Fig. 57.1 *Anopheles* (*Nyssorhynchus*) *albitarsis*.

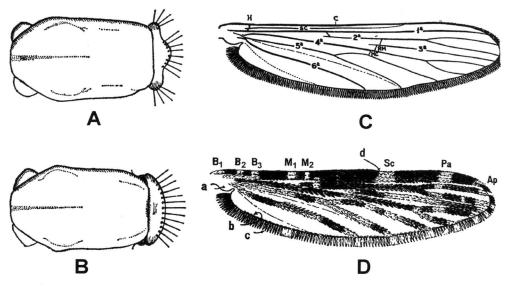

Fig. 57.2 Mesonoto e asa de mosquitos. *A*. Mesonoto de culicíneo com escutelo trilobado e cerdas agrupadas em tufos. *B*. Nos anofelinos (exceto *Chagasia*) o escutelo é simples, em forma de arco. *C*. Nomenclatura das veias da asa: *c*, costa; *sc*, subcosta; 1ª a 6ª longitudinais; *H*, veia transversa umeral; *RM*, transversa média ou anterior (ou radiomediana); *MC*, transversa basal ou posterior (ou mediocubital). *D*. Nomenclatura das manchas claras da asa: B_1, B_2 e B_3, primeira, segunda e terceira basais; M_1 e M_2, médias; *Sc*, subcostal; *Pa* e *Ap*, apicais; *a*, álula; *b*, escamas submarginais; *c*, franja de escamas; *d*, depressão costal.

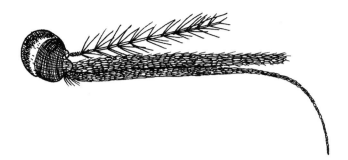

Fig. 57.3 Cabeça de *Toxohynchitinae* (fêmea), com probóscida bem mais longa que os palpos e fortemente recurvada para baixo.

3 — Escutelo trilobado na margem posterior, com três grupos de cerda distintos .... *Chagasia*
3' — Escutelo arredondado na margem posterior; com cerdas distribuídas uniformemente .... *Anopheles*
4 — Sexta veia da asa terminando antes da bifurcação da quinta .... *Uranotaenia*
4' — Sexta veia da asa terminando após a bifurcação da quinta 5
5 — Mesoposnoto com cerdas e, algumas vezes, com escamas; base da coxa posterior em linha ou acima da base do mesoméron, que é muito pequeno 15
5' — Mesonoto sem cerdas; base da coxa posterior nitidamente ventral em relação à base do mesoméron, que é grande 6
6 — Escudo revestido de escamas, com brilho metálico azul, verde ou violeta, e sem cerdas pré-escutelares (pró-parte) .... *Haemagogus*
6' — Escudo com revestimento diferente e com, pelo menos, a presença das cerdas pré-escutelares 7
7 — Cerdas pós-espiraculares presentes 8
7' — Cerdas pós-espiraculares ausentes 12
8 — Escamas das veias das asas largas; com ápice do abdome truncado 9
8' — Escamas das veias das asas estreitas; o ápice do abdome é pontudo 10
9 — Fêmur com um anel pré-apical de escamas claras .... *Coquillettidia*
9' — Fêmur sem o anel .... *Mansonia*
10 — Cerdas pré-espiraculares presentes ..... *Psorophora*
10' — Cerdas pré-espiraculares ausentes 11
11 — Pleuras com duas faixas verticais de escamas prateadas (pró-parte) .... *Haemagogus*
11' — Pleuras com escamas claras, porém sem que se formem as duas faixas .... *Aëdes*
12 — Antenas com segmentos flagelares curtos e grossos; os fêmures médios e posteriores têm tufo apical de escamas .... *Aedeomyia*
12' — Antenas com segmentos flagelares alongados; fêmures sem tufos 13

13 — Tarsos anteriores e medianos das fêmeas com o quarto segmento tão longo quanto largo .... *Orthopodomyia*
13' — Esses tarsos, com o quarto segmento mais longo que largo 14
14 — Primeiro segmento flagelar da antena com duas ou mais vezes o comprimento do segundo; base da primeira veia longitudinal (radial) sem cerdas .... *Deinocerites*
14' — Primeiro segmento flagelar da antena quase igual ou mais curto que o segundo; base da primeira veia longitudinal com três cerdas .... *Culex*
15 — Escudo ornamentado com escamas douradas e violeta, que formam desenhos; área pré-espiracular com escamas e sem cerdas .... *Limatus*
15' — Escudo sem a ornamentação acima; área pré-espiracular com uma ou mais cerdas 16
16 — Occipício tendo uma linha de escamas eretas e escuras, posteriormente 17
16' — Occipício sem essas características 20
17 — Probóscida de comprimento menor ou quase igual ao do fêmur anterior; franja inferior de cerdas mesocatepisternais estendendo-se mais acima do bordo inferior do mesanepímero 18
17' — Probóscida mais longa que o fêmur anterior, franja inferior de cerdas mesocatepisternais em geral não alcança o bordo inferior do mesanepímero 19
18 — Tíbia posterior com mancha larga pós-mediana de escamas claras .... *Shannoniana*
18' — Tíbia posterior sem a referida mancha .... *Trichoprosopon*
19 — Tarsos medianos e posteriores com escamas claras e escuras .... *Johnbelkinia*
19' — Tarsos medianos e posteriores com escamas completamente escuras .... *Rhunchomyia*
20 — Probóscida nitidamente mais longa que os fêmures anteriores 21
20' — Probóscida mais curta ou equivalente aos fêmures anteriores 22
21 — Probóscida fina e curva na porção distal .... *Phoniomyia*
21' — Probóscida reta e dilatada na porção distal (pró-parte) .... *Wyeomyia*
22 — Cerdas pré-alares ausentes; escudo coberto de escamas de brilho metálico .... *Sabethes*
22' — Cerdas pré-alares presentes; escudo coberto de escamas sem brilho metálico (pró-parte) .... *Wyeom*

OS MOSQUITOS ANOFELINOS

Taxonomia e Caracterização

A distinção entre **Anophelinae** e todos os demais **Culicidae** é feita, com facilidade, tanto na fase adulta como na de ovo ou larva, pelo conjunto das características seguintes (Figs. 57.4 e 57.5):

a) **posição de pouso**: em geral nos anofelinos, a probóscida, a cabeça, o tórax e o abdome ficam dispostos em linha reta e

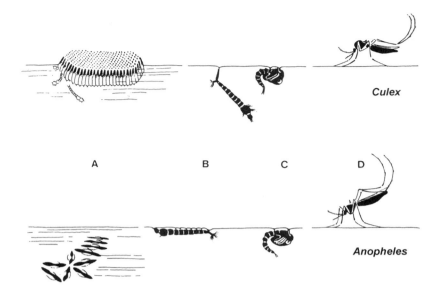

Fig. 57.4 Principais diferenças entre anofelinos e culicíneos. *A.* Os ovos de culicíneos são aglutinados e flutuam como jangadas; os dos anofelinos ficam isolados e possuem flutuadores. *B.* As larvas dos culicíneos têm um sifão respiratório que lhes permite respirar com o corpo em posição oblíqua, enquanto os anofelinos devem fazê-lo horizontalmente. *C.* As pupas não apresentam diferenças importantes. *D.* Os insetos adultos, porém, distinguem-se pela posição que adotam, quando pousados: os anofelinos pousam mantendo todo o corpo obliquamente em relação ao suporte, e os culicíneos ficam com a parte posterior do corpo disposta paralelamente à superfície de pouso.

obliquamente orientados em relação ao suporte; nos culicíneos, há uma angulação ao nível do tórax, de modo que o abdome fica paralelo ao suporte (Fig. 57.4, *D*);

b) **forma dos palpos**: nos anofelinos são tão longos quanto a probóscida, tanto nos machos como nas fêmeas; nos culicíneos, são curtos nas fêmeas e longos nos machos (Fig. 57.5);

c) **forma do escutelo**: é trilobado nos culicíneos e com um tufo de cerdas em cada lobo (Fig. 57.2, *A*); mas nos anofelinos tem forma de crescente e com as cerdas inseridas regularmente na borda posterior (Fig. 57.2, *B*), exceto no gênero *Chagasia*, cujo escutelo é como o dos culicíneos;

d) **manchas nas asas**: com raras exceções, as escamas de cores claras e escuras dispõem-se de modo a formar manchas nas asas dos anofelinos (Figs. 57.2, *D* e 57.7), mas não nas dos culicíneos;

e) **ovos**: são postos isoladamente uns dos outros pelas fêmeas de anofelinos e apresentam flutuadores, que os mantêm na superfície da água; as fêmeas dos culicíneos produzem ovos sem flutuadores, que ficam aglutinados uns aos outros de modo a formar pequenas jangadas, que se mantêm na superfície (Fig. 57.4, *A*);

f) **larvas**: as dos culicíneos possuem um sifão respiratório (Fig. 57.18) que lhes permite respirar estando o corpo em posição oblíqua, em relação à superfície líquida; nas dos anofelinos não há sifão respiratório e as larvas mantêm-se paralelamente à superfície, quando vêm respirar (Fig. 57.4, *B*).

Na Região Neotropical a subfamília **Anophelinae** compreende apenas dois gêneros: *Anopheles* e *Chagasia*.

Anopheles distingue-se pela forma do escutelo, que tem sua borda posterior arredondada (em crescente), e pela ausência de cerdas pronotais posteriores.

Em *Chagasia*, o escutelo é trilobado e as cerdas pronotais posteriores estão presentes. As espécies deste gênero pousam como os *Culicinae*.

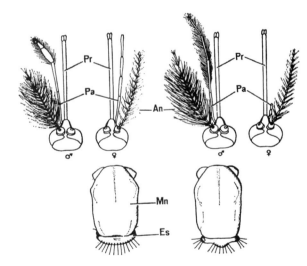

Fig. 57.5 Cabeça e tórax de anofelinos (*à esquerda*) e de culicíneos (*à direita*). Os anofelinos têm os palpos longos, tanto nas fêmeas como nos machos, terminando nestes em uma dilatação espatulada; no tórax, o escutelo é simples e com cerdas distribuídas uniformemente. Os culicíneos apresentam palpos curtos nas fêmeas e longos, mas não espatulados, nos machos; o escutelo é trilobado, com um tufo de cerdas em cada lobo. *An*, antenas; *Es*, escutelo; *Mn*, menosoto; *Pa*, palpos; *Pr*, probóscidas.

Morfologia e Fisiologia dos *Anopheles*

MORFOLOGIA EXTERNA

Os anofelinos são pequenos dípteros, medindo em geral menos de 1 cm de comprimento ou de envergadura, de corpo delgado e longas pernas, que lhes valeram em algumas regiões o nome de "pernilongos".

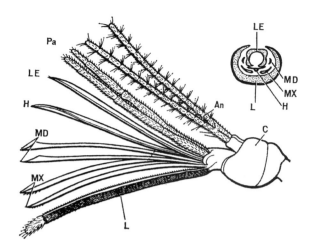

Fig. 57.6 Cabeça (*C*), antenas (*An*) e peças bucais de um mosquito, compreendendo: *Pa*, palpos; *LE*, labroepifaringe; *H*, hipofaringe, com canal salivar; *MD*, mandíbulas; *MX*, maxilas e *L*, lábio, que se termina por um par de labelas. O desenho superior mostra (em seção transversa) que o canal alimentar é formado pela justaposição da labroepifaringe e da hipofaringe, ficando todas as peças bucais alojadas dentro do lábio, quando em repouso.

No Brasil, são conhecidos também por carapanã, muriçoca, sovela, mosquito-prego ou, simplesmente, mosquito.

A **cabeça** (Fig. 57.6) é globosa e traz, além de um par de grandes olhos compostos, duas antenas longas e formadas por 15 segmentos. Os 13 segmentos do flagelo trazem, cada qual, um verticilo de pêlos sensoriais em sua base. Esses pêlos são curtos, nas fêmeas, e muito mais numerosos e longos, nos machos, o que comunica às antenas destes um aspecto plumoso pelo qual facilmente podem ser distinguidos os sexos, mesmo à vista desarmada.

As **peças bucais**, adaptadas para alimentação líquida, são de tipo picador-sugador. Nas fêmeas, elas compreendem seis estiletes longos e rígidos:

a) uma peça ímpar, denominada **labro** (ou labroepifaringe), que pode ser considerada expansão do teto da cavidade bucal, projetando-se para fora como calha ou tubo incompleto, com uma fenda que se abre para baixo (Fig. 57.6, seção transversal);

b) outra peça, a **hipofaringe**, continuação do assoalho da cavidade bucal, adapta-se ao labro para fechá-lo em toda sua extensão e formar, assim, o **canal alimentar**; seu eixo é percorrido pelo delgado **canal das glândulas salivares**;

c) um par de finos estiletes, as **mandíbulas**;

d) outro par de estiletes, as **maxilas**, que em conjunto com as estruturas acima penetram na pele, durante a picada.

Cabe às maxilas e às mandíbulas a função de perfurar e lacerar o tegumento para que o sangue seja aspirado pelo canal alimentar (labro + hipofaringe).

Quando não está em uso, esse conjunto fica alojado em uma bainha com forma de calha aberta para cima: é o **lábio**, cuja extremidade distal termina-se por duas expansões com função sensorial, as **labelas**, unidas entre si por delicada membrana (a membrana de Dutton).

Quando o inseto pica, o lábio é arregaçado, permanecendo as labelas em contato com a pele.

O aparelho bucal dos mosquitos é também denominado **tromba** ou **probóscida**. Como dependência sua, encontramos um par de **palpos**, órgãos eminentemente sensoriais, formados por quatro segmentos.

Os palpos dos anofelinos são longos, tanto nos machos como nas fêmeas; porém nos machos o último segmento, em lugar de cilíndrico como nas fêmeas, é espatulado e muito piloso (Fig. 57.5).

O **tórax**, onde se inserem as asas e as pernas, é ligeiramente achatado no sentido lateral e mostra, na face dorsal convexa, duas placas quitinizadas (escleritos): a maior, anterior, recebe o nome de **escudo** (ou **mesonoto**), e a posterior, em forma de crescente, é o **escutelo**.

Nas faces laterais do tórax encontram-se vários escleritos, cuja forma e ornamentação pilosa são utilizadas para a sistemática das espécies de mosquitos (ver o Cap. 56), e quatro aberturas (espiráculos), duas de cada lado, onde começa o sistema de traquéias respiratórias torácicas.

As **asas** são longas e estreitas, superpondo-se sobre o abdome do animal quando em repouso. São transparentes e permitem ver as nervuras com sua disposição característica.

A nomenclatura dessas nervuras é utilizada em sistemática, pois sobre elas e nas bordas acumulam-se escamas, ora brancas, ora pardas ou escuras, formando "manchas" que variam de espécie para espécie e ajudam a identificá-las (Figs. 57.2, *D* e 57.7).

As seis **pernas** dos anofelinos são compridas e finas; cada uma com os seguintes artículos (Fig. 57.8): uma coxa elíptica, seguida de trocânter rudimentar e longo fêmur; a tíbia é também muito comprida, bem como o conjunto dos cinco segmentos tarsais, sendo o primeiro tarso quase tão longo quanto a tíbia. No quinto há um par de garras.

O **abdome**, aproximadamente cilíndrico, mostra claramente oito segmentos com seus escleritos dorsais e ventrais unidos por uma porção membranosa (Fig. 57.9), onde se abrem os respectivos espiráculos (um par por segmento).

O nono e o 10º segmentos abdominais encontram-se modificados para formar as estruturas do aparelho genital externo, feminino ou masculino, as quais são geralmente designadas com as palavras: **genitália**, **terminália** ou **hipopígio** (Figs. 54.14 e 57.10). A terminália do macho é rica em detalhes estruturais que permitem a identificação das espécies.

Logo que nasce o inseto adulto, o oitavo segmento e o hipopígio sofrem uma rotação de 180°, passando as estruturas ventrais a uma posição dorsal, e vice-versa, ainda que a nomenclatura entomológica conserve as denominações da posição primitiva (Fig. 57.10). O nono segmento desenvolve um aparelho preênsil, graças ao qual o macho se fixa à fêmea durante a cópula, e que lembra uma tenaz: é o **fórceps genital**.

De cada lado há uma peça basal — o **basistilo**, coxito ou peça lateral — que sustenta um artículo — o **dististilo** ou clásper — provido de garra ou espinho terminal. O basistilo pode apresentar lobos, espinhos e outros ornamentos (claspetes, pincetas) com ou sem pêlos característicos (Figs. 57.15 e 57.16).

O órgão copulador ou pênis, que recebe também os nomes de **falossomo**, **mesossomo** ou **edeago**, projeta-se entre essas

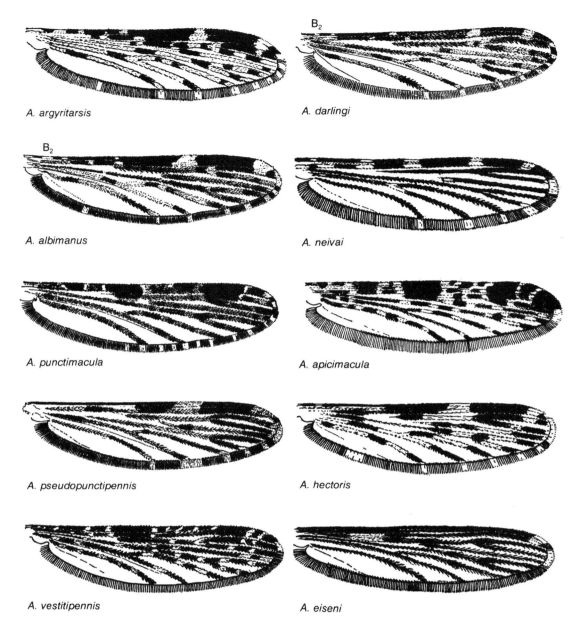

Fig. 57.7 Asas de algumas espécies de anofelinos neotropicais (segundo diversos autores).

estruturas e o lobo anal. Este último corresponde ao 10º segmento abdominal.

APARELHO DIGESTIVO E NUTRIÇÃO

Somente as fêmeas possuem hábitos hematófagos e podem, portanto, participar da transmissão da malária. O aparelho bucal dos machos é incompleto ou atrofiado, só lhes permitindo alimentar-se de sucos vegetais.

A cavidade bucal é seguida de uma faringe musculosa cuja parte posterior funciona como um dispositivo de sucção, aspirando o sangue através do labro e hipofaringe acoplados.

Antes de aspirá-lo, o inseto injeta a secreção de suas **glândulas salivares**. Estas são constituídas por um par de formações, com três ácinos cada uma, e situadas no interior do tórax. Seus dutos juntam-se em um canal, provido de bomba injetora, que se continua depois no canal salivar da hipofaringe. No lóbulo médio dessas glândulas demonstrou-se, em fêmeas de *A. quadrimaculatus*, a presença de um poderoso anticoagulante e de uma hemaglutinina que agem mesmo em alta diluição.

Mas há também observações (em *Aëdes stimulans*) de que a secreção parece exercer apenas ação anestésica.

O esôfago possui vários divertículos, possivelmente relacionados com a reserva de líquidos; dilata-se para formar um próventrículo dotado de válvulas e se continua com o estômago (ou intestino médio) do inseto.

A capacidade do estômago permite ao mosquito ingerir até 2 a 3 mm³ de sangue, em cada refeição. A digestão do sangue ingerido tarda dois ou três dias.

Junto à extremidade posterior do estômago, inserem-se cinco tubos de Malpighi, órgãos excretores dos insetos. A partir

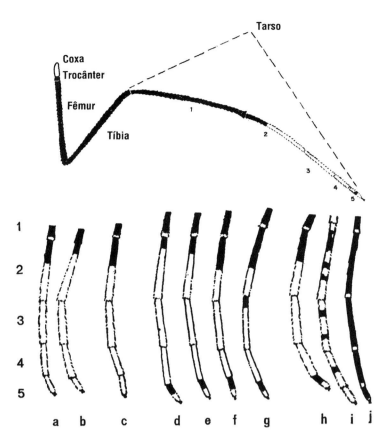

Fig. 57.8 Ao alto, perna de anofelino com nomenclatura dos artículos e numeração dos segmentos tarsais, de 1 a 5. Embaixo, extremidade distal do primeiro segmento tarsal (*1*) e os demais completos, correspondendo às espécies seguintes: *a, albitarsis; b, argyritarsis; c, darlingi; d, oswaldoi; e, noroestensis; f, galvãoi; g, rondoni; h, aquasalis; i, mediopunctatus; j, peryassui.* (Segundo Deane *et al.*, 1946.)

daí, começa o intestino posterior, relativamente curto. Uma dilatação, a ampola retal, precede sua abertura no lobo anal.

O meio circulante interno é constituído pela hemolinfa, que banha todos os órgãos e tecidos, sendo movimentada por um tubo cardíaco dorsal. A respiração é do tipo traqueal.

APARELHO GENITAL E REPRODUÇÃO

Nas fêmeas, encontra-se um par de ovários situados dorsalmente ao estômago. Cada ovário é um saco membranoso contendo numerosas formações tubulares dispostas em cacho ao redor do oviduto. Essas formações, chamadas **ovaríolos**, compreendem uma parede formada por dupla membrana (a membrana ovariolar e a íntima) e as células do ovaríolo (oócito e trofócitos), que formam três aglomerados em cada ovaríolo: os **folículos** (Figs. 54.13, *B* e 54.15).

Os folículos são designados por números, sendo que o primeiro, maior e mais próximo do oviduto, contém já um óvulo maduro. O segundo está em desenvolvimento, e o terceiro, ou

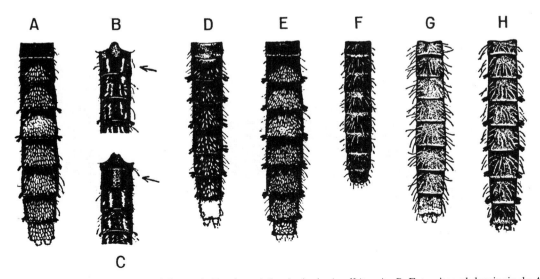

Fig. 57.9 Abdome de algumas espécies de anofelinos. *A.* Tergitos abdominais de *A. albitarsis. B.* Esternitos abdominais de *A. albitarsis* com duas manchas brancas longitudinais, no primeiro segmento (flecha). *C.* Idem, de *A. argyritarsis. D.* Tergitos abdominais de *A. braziliensis. E.* De *A. darlingi. F.* De *A. parvus. G.* De *A. peryassui. H.* De *A. intermedius.* (Segundo Deane *et al.*, 1946.)

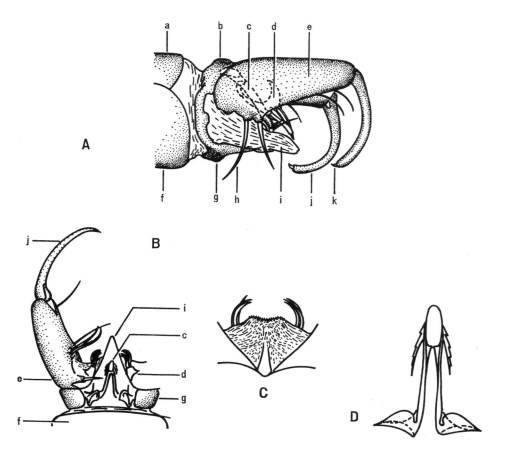

Fig. 57.10 Terminália de um anofelino macho. *A*. Representação esquemática da genitália vista de perfil (notar que, a partir do oitavo segmento, o abdome do inseto adulto sofre rotação de 180°, em torno de seu eixo longitudinal): *a*, oitavo esternito; *b*, nono esternito; *c*, falossomo (= mesossomo, edeago ou pênis); *d*, claspete; *e*, basistilo ou peça lateral; *f*, oitavo tergito; *g*, nono tergito; *h*, espinho parabasal; *i*, lobo anal (10º segmento abdominal); *j*, dististilo (= clásper, pinça ou apêndice apical); *k*, garra. Embaixo, aspectos da genitália de *A. darlingi*. *B*. Terminália vista ventralmente. *C*. Claspete. *D*. Falossomo.

gemário, constitui uma zona de multiplicação celular que prepara a formação de novos folículos, na medida em que os óvulos vão sendo expulsos do ovário.

Ciclo Gonotrófico. O estudo detalhado do funcionamento do ovário mostrou-se de grande utilidade nos inquéritos malariológicos porque fornece grande número de informações epidemiológicas. Basicamente, permite calcular a idade do mosquito fêmea e o número de vezes que picou para alimentar-se de sangue.

A eficiência de uma espécie de anofelinos, como transmissora de malária, depende de sua **longevidade ecológica** (ver o Cap. 1), compatível ou não com o tempo necessário à realização do ciclo esporogônico do plasmódio, e também da freqüência com que se alimenta, multiplicando as chances de infectar-se ou de injetar os esporozoítas em novos indivíduos suscetíveis (ver os Caps. 17 e 18).

A maturação dos folículos ovarianos depende da ingestão de sangue. A fêmea recém-nascida e fecundada só faz a primeira postura após uma refeição sangüínea e terá de alimentar-se outra vez para a segunda oviposição, produzindo em cada ocasião algumas dezenas ou centenas de ovos.

A sucessão de refeições e desovas é chamada de **ciclo gonotrófico**.

Ela pode ser medida pela dissecção e exame dos ovaríolos, pois cada óvulo que abandona um folículo deixa marcado o lugar sob a forma de pequena dilatação residual no pedúnculo que liga o ovaríolo ao oviduto (Fig. 54.15).

Desse modo podemos distinguir fêmeas nulíparas, paridas e multíparas. A presença de grande proporção de nulíparas, em uma população de mosquitos, indica procriação intensa, devida eventualmente à formação de novos criadouros. A grande predominância de multíparas, noutra população, sugere que já não aparecerão novas gerações de mosquitos e que a população tenderá a cair.

O aparelho genital masculino não oferece particularidades dignas de nota, exceto para o diagnóstico e a sistemática.

Fecundação e Oviposição. Assim que os anofelinos abandonem os criadouros, em horas crepusculares, costumam formar **enxames**. Os machos ficam a voar dentro de pequeno espaço, uns perto dos outros, de modo a formar nuvens mais ou menos estacionárias acima de arbustos, telhados ou outros relevos. Dezenas, centenas ou milhares de machos participam ao mesmo tempo dessa "dança nupcial". Então, cada vez que uma fêmea penetra no enxame, vários machos agarram-na, disputando a presa que cai ao solo e aí copula com um parceiro, enquanto os demais voltam ao enxame. Outras vezes, a fêmea penetra rapidamente no enxame e já sai acasalada em vôo com um dos machos.

O enxame pode durar entre 10 e 50 minutos, em função de uma certa faixa de intensidade luminosa da luz crepuscular.

A grande maioria das fêmeas capturadas em cópula são nulíparas, uma pequena proporção compreende uníparas, havendo reduzido número de bíparas. Todas elas apresentam o estômago vazio.

Na maioria das espécies, durante a cópula os insetos colocam-se em linha, unidos pelas respectivas terminálias; em outras, dispõem-se paralelamente, agarrados pelas patas. Os espermatozóides injetados pelo macho acumulam-se em um divertículo da vagina, a espermateca, bastando em geral um acasalamento para que a fêmea se mantenha fértil toda sua vida (Fig. 54.14).

Depois de cada repasto sangüíneo, uma série de folículos ovarianos amadurecem e os óvulos descem pelo oviduto.

Assim que cada um deles passe em frente do canal da espermateca, os espermatozóides penetram para fecundá-los.

As fêmeas buscam, para fazer suas desovas, diferentes tipos de coleções de água, segundo as preferências de cada espécie. Enquanto algumas procuram depósitos de água salobra, no chão, como *A. aquasalis*, *A. melas* ou *A. merus*, outras buscam as grandes extensões de água doce, bem ensolaradas, como *A. darlingi*, ou sombreadas, como *A. funestus*; ou contentam-se com pequenos volumes de água do solo (*A. gambiae*) ou no verticilo de bromélias (*A. cruzi* e *A. bellator*).

Os **ovos** dos anofelinos são postos separadamente, sem grudar uns nos outros (como no gênero *Culex*), e permanecem flutuando na água graças à existência de umas expansões laterais que contêm ar (Fig. 57.4). Medem de 0,5 a 1 mm e apresentam forma navicular. A casca ovular é constituída por três camadas, das quais a mais externa, impermeável, forma os flutuadores e outros ornamentos pelos quais as diferentes espécies podem ser reconhecidas (Fig. 57.11).

Quando permanecem em contato com a areia úmida, os ovos de *A. gambiae* perdem rapidamente sua viabilidade, nenhum sobrevivendo até o 20º dia. O embrionamento do ovo, que se opera todo ele no meio exterior, depende geralmente do contato com a água e varia com a temperatura. Entre 16 e 30°C, em algumas espécies, os ovos gastam de um a seis dias para eclodir (geralmente dois a três dias).

AS LARVAS E SEU MEIO

As larvas dos anofelinos (Fig. 57.12) são ápodas e vermiformes, com a cabeça globosa e o tórax volumoso (aproximadamente duas vezes mais largo que a cabeça), seguido de nove segmentos abdominais, dos quais os dois últimos encontram-se modificados pela presença de órgãos respiratórios.

Durante seu desenvolvimento, as larvas passam por **quatro estádios**, marcados pela ocorrência de ecdises ou mudas. É que, ao atingir as dimensões máximas compatíveis com seu exoesqueleto quitinoso e rígido, a larva deve abandonar sua velha

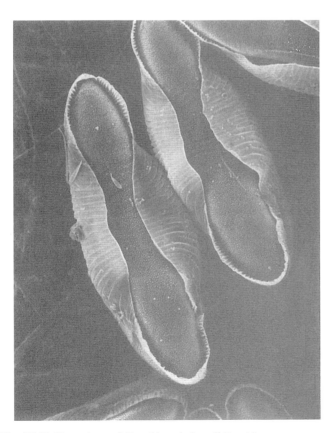

Fig. 57.11 Ovos de anofelino (*Anopheles albitarsis*), com as expansões da cutícula que constituem os flutuadores. Foto em microscopia eletrônica de varredura feita por W. Souza & F. Costa e Silva Filho, *apud* Rosa-Freitas & Deane, 1989.

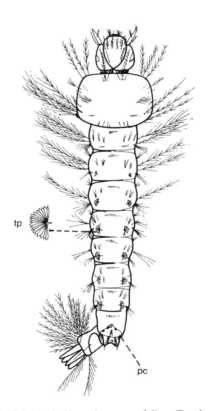

Fig. 57.12 Morfologia da larva de um anofelino. Em destaque: *tp*, tufos palmados que estão dispostos por pares nos segmentos abdominais e que, não sendo molháveis, contribuem para a flutuação horizontal da larva. No oitavo segmento abdominal há uma placa espiracular (*pc*), mas não há sifão respiratório. Compare com a Fig. 57.18.

cutícula para continuar crescendo. Isto ocorre três vezes durante a vida larvária. Na quarta ecdise, ela se transforma em pupa.

Na cabeça da larva encontram-se, além de um par de olhos compostos e de um par de antenas, as peças bucais e numerosas cerdas de forma e tamanho variados, porém característicos a ponto de permitir a identificação de muitas espécies. As peças bucais são de tipo mastigador, com um par de maxilas, outro de mandíbulas, e uma placa denteada ventral. Duas outras peças muito pilosas, as **escovas alimentadoras**, que se movimentam continuamente, determinam a formação de turbilhões na água, em conseqüência dos quais bactérias, algas, protozoários e outros microrganismos são arrastados pela corrente líquida em direção à boca da larva.

No tórax e ao longo do abdome, há outras cerdas típicas que são também aproveitadas para a sistemática. Algumas, em forma de tufos palmados, por serem revestidas de material céreo, não se molham e contribuem para manter o corpo da larva aderente à superfície líquida, onde ela costuma permanecer longamente para respirar e alimentar-se.

O aparelho respiratório consiste em tubos traqueais com dois troncos principais que percorrem o tórax e o abdome antes de abrirem-se, cada qual, em um orifício espiracular independente, provido de válvulas e situado entre placas quitinizadas. As placas espiraculares e as cerdas que aí se implantam fornecem novos caracteres específicos.

No nono segmento estão: a abertura anal, cercada de tufos de cerdas, e os folíolos respiratórios — quatro expansões que funcionam como brânquias traqueais e permitem à larva respirar no fundo da água, quando foge de qualquer coisa que a perturbe ou ameace, na superfície.

As larvas têm preferências muito especiais quanto ao meio em que vivem. Algumas são exigentes quanto ao grau de salinidade da água, outras quanto à concentração de matéria orgânica, ou ao volume do criadouro, sua exposição ao sol ou não, correnteza e, também, quanto à flora e fauna presentes no biótopo. Aí se encontram, certamente, os alimentos e as condições adequadas para as larvas, como devem estar ausentes ou serem escassos os inimigos naturais: parasitos, predadores etc.

AS PUPAS E A EMERGÊNCIA DOS ALADOS

Nesses mesmos lugares são encontradas as pupas, fase evolutiva que resulta da quarta ecdise, apresentando caracteres morfológicos e biológicos bastante afastados dos das larvas.

A forma geral das pupas lembra a de um ponto de interrogação ou de uma vírgula, com um cefalotórax desprovido de apêndices e o abdome com oito segmentos conspícuos e um outro rudimentar; este último, sob um par de paletas natatórias (Fig. 57.13).

Através do tegumento do cefalotórax, vêem-se esboços estruturais que formarão a cabeça, os olhos, as antenas e as peças bucais bem como o tórax, as asas e as pernas do inseto adulto. Existe, entretanto, um par de olhos pupais.

Na região dorsal do cefalotórax projetam-se para cima dois pequenos tubos simétricos e afunilados, as trompas respiratórias, que se abrem para as trocas gasosas sempre que a pupa se ponha em contato com a superfície da água para respirar. A aderência à película superficial do meio líquido é facilitada por um par de cerdas ramificadas que se implanta no primeiro seg-

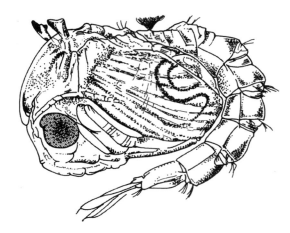

Fig. 57.13 Pupa de um anofelino: os olhos, antenas, asas e pernas do futuro inseto adulto, em formação, podem ser vistos mais ou menos através do tegumento transparente. Na região dorsal estão as duas trompas respiratórias; na extremidade do abdome estão as paletas natatórias. (Segundo Russell *et al.*, 1963.)

mento abdominal e que não é molhável, em vista de seu revestimento céreo. Uma reserva de ar, acumulada entre os esboços das futuras asas, ajuda a flutuação.

A pupa, apesar de muito móvel e muito ativa em seu meio, não se alimenta. Com rápidos movimentos de extensão do abdome e de suas paletas natatórias, foge para o fundo, quando qualquer estímulo a excite.

Fisiologicamente ela pode ser comparada a um estojo fechado, comunicando-se com o exterior apenas pelas trompas respiratórias e órgãos sensoriais. No seu interior realizam-se os processos de metamorfose que darão lugar à formação do inseto adulto, alado.

A duração da fase pupal varia muito, em função da temperatura, oscilando entre dois e 10 dias.

O inseto adulto, completamente formado, mas com a cutícula ainda mole, sai do envoltório que constituía a pele da pupa através de uma fenda em forma de T, que se abre na região dorsal do cefalotórax.

Pousado sobre a pele antiga, à superfície da água, aguarda alguns minutos ou algumas horas, até que fenômenos oxidativos produzam o endurecimento da nova cutícula e o vôo se torne possível (Fig. 57.14).

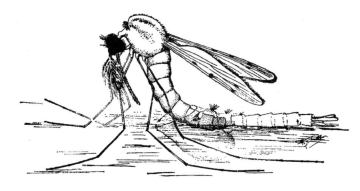

Fig. 57.14 Eclosão da forma adulta de um anofelino, através de uma fenda em forma de T, na região dorsal da pupa. (Segundo Brumpt.)

O período de emergência dos adultos é crítico para a vida da espécie, pois muitas circunstâncias, como chuvas intensas, fortes ventos, ondas, predadores etc. podem destruir os insetos nessa ocasião.

Identificação das Espécies Neotropicais

A descrição das espécies transmissoras de malária mais importantes e a de sua biologia foi feita no Cap. 17, no qual o leitor encontrará informações de interesse epidemiológico.

Do ponto de vista prático, a identificação das espécies do gênero *Anopheles* do Novo Mundo pode ser feita utilizando-se a chave seguinte. Ela se aplica, apenas, às fêmeas adultas. Para a identificação dos machos e das larvas, bem como dos anofelinos de outras regiões geográficas, recomendamos consulta às obras especializadas.

Chave para espécies de *Anopheles* da Região Neotropical (caracteres das fêmeas adultas, Figs. 57.7 a 57.9)

1 — Tergitos abdominais recobertos de escamas brancas ou amarelas, pelo menos a partir do segundo tergito 2
1' — Tergitos abdominais (pelo menos do 2º ao 4º) nus ou com escamas escuras 18
2 — Segmentos abdominais com tufos de escamas póstero-laterais (mais evidentes a partir do 3º ou 4º segmentos) 3
2' — Tufos póstero-laterais ausentes .... *pictipennis*
3 — Pernas posteriores com quinto artículo tarsal inteiramente branco 4
3' — Presença de um anel negro basal no quinto artículo 8
4 — Abdome com duas fileiras de escamas brancas no primeiro esternito 5
4' — Primeiro esternito nu 6
5 — Tufos póstero-laterais discretos e visíveis a partir do terceiro segmento abdominal; as escamas claras do mesonoto e das asas nunca são de cor branca nívea .... *albitarsis*
5' — Tufos póstero-laterais nítidos a partir do segundo segmento; presença de escamas níveas no mesonoto e nas asas .... *braziliensis*
6 — Asas com mancha B^2 pequena, bem menor que a negra pré-umeral .... *darlingi*
6' — Asa com mancha B^2 bem maior que a pré-umeral 7
7 — Pernas em que o 1º artículo tarsal posterior e os segmentos dos tarsos médios (exceto o 4º e o 5º) têm anéis apicais brancos, bem nítidos; o segundo artículo tarsal posterior tem mais de 45% de negro basal .... *lanei*
7' — Pernas com anéis brancos apicais vestigiais ou ausentes e com menos de 45% de negro basal no 2º artículo tarsal posterior .... *argyritarsis*
8 — Pernas posteriores com terceiro artículo tarsal inteiramente branco 9
8' — Pernas posteriores com anel negro basal neste artículo .... *rondoni*
9 — Palpos com o quarto segmento (penúltimo) inteiramente escuro .... *albimanus*
9' — Palpos com o quarto segmento branco e com mancha basal, ou com anel negro; por vezes traz apenas mancha branca mediana 10
10 — Asa com mancha negra pré-umeral bem menor que a B^2 11
10' — Asa com mancha negra pré-umeral igual ou maior que B^2 17
11 — Pernas posteriores com mais de 20% de negro basal no 2º artículo tarsal 12
11' — Pernas posteriores com 8 a 20% de negro basal no 2º artículo tarsal .... *oswaldoi*
12 — Asa com mancha Sc grande, maior que a metade da mancha negra precedente; 2º artículo tarsal posterior em geral com 20 a 30% de negro basal .... *rangeli*
12' — Asa com mancha Sc no máximo igual à metade da negra que a precede 13
13 — Asa com haste da quarta veia longitudinal inteiramente recoberta de escamas escuras ..... *benarrochi*
13' — Asa apresentando a haste da 4ª veia longitudinal com mistura de escamas claras e escuras, ou com áreas brancas e negras, ou então toda branca 14
14 — Pernas posteriores com 33% ou mais de negro basal no 2º artículo tarsal 15
14' — Pernas posteriores com menos de 33% de negro basal nesse artículo .... *noroestensis*
15 — Perna anterior com o quinto artículo tarsal escuro; perna posterior geralmente com menos de 40% de negro basal no 2º artículo tarsal .... *strodei*
15' — Perna anterior com metade ou um terço de branco apical no 5º artículo tarsal; perna posterior com mais de 40% de negro basal no 2º artículo tarsal 16
16 — Asa com mancha negra pré-umeral aproximadamente do tamanho de metade da B^2, mácula B^3 menor que a mancha negra que a precede .. *aquasalis*
16' — Asa com mancha negra pré-umeral nitidamente menor que metade de B^2, mácula B^3 maior que a negra precedente .... *galvãoi*
17 — Asa com mancha Sc pequena, vestigial ou ausente .... *triannulatus*
17' — Asa com mancha Sc média ou grande .... *nuñez-tovari*
18 — Abdome com tufos de escamas póstero-laterais 19
18' — Abdome sem tufos de escamas póstero-laterais 30
19 — Perna posterior com os quatro últimos segmentos tarsais escuros e anéis claros apenas nos ápices, ou ao nível das articulações 20
19' — Perna posterior com maior número de áreas claras nesse segmento 21

20 — Perna posterior que tem no 1º segmento tarsal apenas um anel claro apical; 1º esternito abdominal nu .... ***shannoni***
20' — Primeiro tarso posterior sarapintado de escamas claras; e primeiro esternito abdominal com escamas brancas; porte pequeno .... ***minor***
21 — Perna posterior com o 5º segmento tarsal todo branco ou amarelado 22
21' — Perna posterior com marcação escura nesse segmento 24
22 — Mesepímero com um tufo de escamas brancas na porção superior 23
22' — Mesepímero sem o tufo de escamas brancas na porção superior .... ***punctimacula***
23 — Primeiro esternito com manchas de escamas brancas .... ***mediopunctatus***
23' — Primeiro esternito sem tais manchas ...... ***fluminensis***
24 — Escamas na base da asa estreitas (comprimento igual ou maior que três vezes a largura) 25
24' — Escamas na base da asa largas (comprimento menor que três vezes a largura) 27
25 — Abdome coberto de escamas escuras de mistura com algumas claras 26
25' — Mistura de escamas claras e escuras dando ao abdome aspecto brilhante .... ***gabaldoni***
26 — Asa com duas grandes manchas, na margem costal, e outra no ápice .... ***neomaculipalpus***
26' — Asa com três grandes manchas, na margem costal, além de outra no ápice .... ***pseudomaculipes*** e ***maculipes***
27 — Haste da 5ª veia longitudinal da asa com predominância de escamas escuras 28
27' — Haste da 5ª veia longitudinal da asa com predominância de escamas claras 29
28 — Asa que tem a 6ª veia longitudinal com a metade distal negra .... ***bustamantei***
28' — Asa com áreas claras e escuras ao longo da 6ª veia longitudinal .... ***apicimacula*** e ***intermedius***
29 — A 3ª veia longitudinal da asa com 2 manchas negras bem definidas, próximo às extremidades basal e apical; 6ª veia longitudinal com três manchas negras .... ***rachoui***
29' — A terceira veia longitudinal possui quatro manchas negras, duas nas proximidades do extremo basal e duas do extremo apical; 6ª veia com numerosas manchas escuras .... ***punctimacula***
30 — Perna posterior com os 3 últimos segmentos tarsais totalmente brancos; 6ª veia longitudinal da asa escura e com 3 áreas claras 31
30' — Os 3 últimos segmentos tarsais posteriores inteiramente escuros, ou alguns deles apresentam manchas claras e escuras; 6ª veia da asa totalmente negra ou com áreas claras e escuras 33
31 — Asa mostrando na 3ª veia longitudinal 4 manchas claras, estando 2 delas nas extremidades da veia .... ***lutzi***
31' — A 3ª veia longitudinal é branca e com algumas manchas escuras 32
32 — Asa com 3 manchas negras na 3ª veia longitudinal .... ***parvus***
32' — A 3ª veia possui manchas negras subterminais .... ***antunesi***
33 — Asas totalmente escuras, sem escamas brancas; mesonoto com uma faixa prateada longitudinal e mediana, em toda sua extensão .... subgênero ***Stethomyia***
33' — Asas com escamas claras; mesonoto com ampla faixa clara e pruinosa, ou com aspecto diferente 34
34 — Mesonoto com quatro faixas negras longitudinais e paralelas, sobre um fundo cinzento pruinoso 35
34' — Mesonoto com aspecto diferente 39
35 — Abdome tendo, a partir do 2º segmento, escamas negras no ápice dos tergitos e escamas brancas nos esternitos .... ***boliviensis***
35' — Abdome sem escamas (exceto nas cercas) 36
36 — Perna posterior com o 5º artículo tarsal todo negro e o 2º, 3º e 4º artículos com anel apical branco e estreito .... ***bellator***
36' — Com o 5º artículo tarsal total ou parcialmente branco; o 2º, 3º e 4º artículos com anel apical branco e largo 37
37 — Perna posterior com o 5º artículo tarsal inteiramente branco; asa com poucas manchas brancas; uma só área clara na costa, próximo à extremidade .... ***bambusicolus***
37' — O 5º artículo com a base negra e o ápice branco; três ou mais áreas claras na costa 38
38 — Na asa, a 3ª veia longitudinal tem uma só mancha branca pequena na base .... ***neivai***
38' — A 3ª veia longitudinal com outras áreas brancas, além da basal .... ***cruzi, homunculus*** e ***laneanus***
39 — Perna posterior com um tufo de escamas negras e eretas ocupando o terço distal do fêmur .... ***squamifemur***
39' — Ausência de tufos nas pernas 40
40 — Asa escura, apresentando, no máximo, 4 pequenas áreas claras 41
40' — Asa de tonalidade variável, clara ou escura, mas sempre com maior número de áreas claras, pequenas ou grandes 42
41 — Palpos totalmente negros; pernas posteriores com tíbia toda negra .... ***xelajuensis***
41' — Manchas claras nos 2 últimos segmentos dos palpos; tíbia posterior com extremidade branca .... ***eiseni***
42 — Perna posterior com área curta ampla, ocupando o quarto distal da tíbia 43
42' — Tíbia posterior tendo, no máximo, uma pequena área ou anel claro no ápice 45
43 — Asa com a 6ª veia longitudinal totalmente negra .... ***tibiamaculatus***

43' — Asa com áreas claras e escuras na 6ª veia 44
44 — Asa em que a 3ª veia longitudinal tem 6 ou 7 pequenas áreas claras que se alternam com outras tantas escuras; 6ª veia com 5 ou 6 manchas claras .... ***pseudotibiamaculatus***
44' — Na terceira veia há duas manchas claras (a metade distal é escura); na 6ª veia há uma extensa mancha clara .... ***gilesi***
45 — Asa com a 6ª veia longitudinal totalmente escura ou, no máximo, pequena mancha clara mediana .... ***vargasi***
45' — A sexta via é clara ou escura, mas, neste último caso, sempre com mais de uma área clara evidente 46
46 — Pernas posteriores com fêmur e tíbia salpicados de amarelo ou de branco 47
46' — Fêmur e tíbia posteriores escuros, podendo apresentar anéis claros e estreitos nos ápices 50
47 — Nas asas, a 6ª veia longitudinal apresenta 4 ou mais manchas escuras; mesonoto castanho com algumas faixas longitudinais estreitas e de tonalidade mais escura .... ***mattogrossensis***
47' — Menos de 4 manchas escuras na 6ª veia e, às vezes, uma só, grande; mesonoto com larga faixa clara, mediana, de aspecto pruinoso e de tonalidade cinza, entre bandas laterais castanho-escuras 48
48 — Asa com 2 manchas claras, ambas situadas na metade distal da costa (Sc e Ap); 6ª veia escura na metade distal .... ***pseudopunctipennis***
48' — Costa com mais de 2 manchas claras 49
49 — Asa com 3 máculas escuras na 6ª veia, pequenas e nítidas; escamas de cor branca presentes no mesonoto e no escutelo .... ***hectoris***
49' — Asa com 2 grandes máculas escuras na metade distal da sexta veia; mesonoto com escamas amarelas e escuras sem escamas .... ***parapunctipennis***
50 — Na asa, a 3ª veia longitudinal é branca, com uma ou duas manchas negras bem delimitadas 51
50' — Escamas claras e escuras da 3ª veia misturadas, podendo exibir uma ou duas áreas escuras mais evidentes ou, então, serem predominantemente negras, com várias manchas claras pequenas 52
51 — As 2 áreas escuras da 3ª veia da asa estão separadas por área clara intermediária; 6ª veia com 3 manchas escuras .... ***oiketorakras***
51' — A 3ª veia traz uma só mancha escura distal; a 6ª veia tem 2 manchas escuras .... ***gomezdelatorrei***
52 — Pernas posteriores com o 4º e o 5º segmentos tarsais totalmente brancos .... ***annulipalpis***
52' — Esses segmentos do tarso são escuros, com anéis claros apicais, em um deles ou em ambos 53
53 — Abdome com 8º tergito recoberto de escamas brancas .... ***peryassui***
53' — Sem esse caráter 54
54 — Na asa, as veias longitudinais 3ª e 6ª são predominantemente brancas; escamas estreitas .... ***grabhamii***
54' — Essas veias, predominantemente escuras; algumas das escamas negras são quase circulares .... ***vestitipennis***

O estudo dos anofelinos como vetores de malária foi feito no Cap. 17, onde mereceram destaque os aspectos da biologia e ecologia das espécies relevantes para o conhecimento da epidemiologia e para o controle da malária. Lá foi também discutido o papel do *Anopheles darlingi*, nas Américas, e do complexo *Anopheles gambiae* em relação à malária africana. Suas principais características morfológicas estão reunidas nas Figs. 57.15 e 57.16.

OS MOSQUITOS CULICÍNEOS

Taxonomia e Identificação

Os **Culicinae** constituem a maior subfamília de mosquitos (com 27 gêneros) e são designados coletivamente pela expressão: **culicíneos**.

Eles se distinguem dos anofelinos (conforme vimos antes) por um conjunto de caracteres fáceis de ver e esquematizados nas Figs. 57.2, 57.4 e 57.5.

Estes mosquitos estão envolvidos na transmissão da filaríase linfática (*Culex quinquefasciatus*), da febre amarela urbana (*Aëdes aegypti*) e silvestre (*Haemagogus spegazzinii, Aëdes leucocelaenus, A. scapularis, A. fluviatilis* e outros), do dengue e de outras arboviroses.

Apresentamos aqui uma chave dicotômica para a identificação dos gêneros de **Culicinae** e, em seguida, outra para as espécies do gênero *Aëdes*.

Chave para os principais gêneros de *Culicinae* da Região Neotropical (segundo J. Lane, com pequenas modificações)

1 — Esquâmula da asa com franja completa; 6ª veia termina além da forquilha da 5ª; asa com microtríquias aparentes mesmo sob pequeno aumento 2
1' — Esquâmula da asa com menos de 5 cerdas na franja; a 6ª veia termina sempre aquém da 5ª; microtríquias aparentemente ausentes, sob pequeno aumento; mosquitos pequenos, com manchas de escamas iridescentes e palpos curtos em ambos os sexos .... ***Uranotaenia***
2 — Cerdas pré-escutelares presentes; méron maior que o lobo pronotal 3
2' — Cerdas pré-escutelares ausentes; méron bem maior que o lobo pronotal; cerdas espiraculares ausentes; ápice do abdome com perfil em diagonal; insetos de tamanho médio e de cores metálicas .... ***Haemagogus***
3 — Cerdas pós-espiraculares presentes 4
3' — Cerdas pós-espiraculares ausentes 6
4 — Cerdas espiraculares ausentes 5
4' — Cerdas espiraculares presentes, algumas vezes pequenas; abdome pontiagudo .... ***Psorophora***

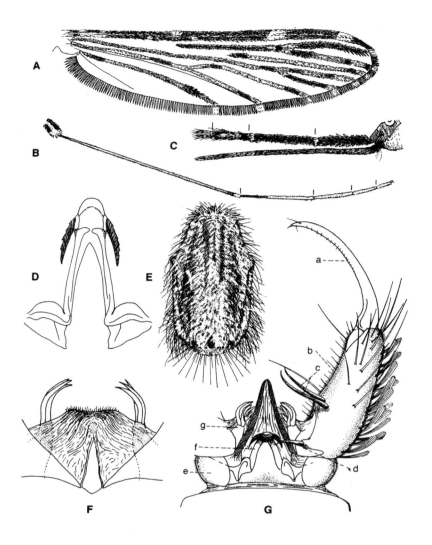

Fig. 57.15 *Anopheles darlingi.* A. Asa. B. Tarso posterior. C. Peças bucais. D. Falossomo. E. Mesonoto (tórax). F. Claspetes. G. Genitália do macho: *a*, clásper ou dististilo; *b*, basistilo; *c*, dois espinhos acessórios; *d*, um espinho parabasal curto; *e*, nono tergito; *f*, falossomo; *g*, claspete. (Segundo Ross & Roberts — *Mosquito Atlas*, 1943.)

5 — Asa com escamas largas, geralmente sarapintada de escamas claras e escuras; abdome de ápice rombo .. .. **Mansonia**
5' — Asa com escamas estreitas e nunca sarapintada; abdome com o ápice geralmente pontiagudo .... **Aëdes**
6 — Cerdas mesepimerais medianas presentes 7
6' — Cerdas mesepimerais medianas ausentes; quarto tarso anterior curto (e quase tão largo quanto longo); asa com escamas largas; mosquitos de tamanho grande .... **Orthopodomyia**
7 — Antena com os segmentos curtos e grossos; fêmur mediano com um tufo de escamas longas; asa revestida de escamas largas, mosquitos pequenos, enegrecidos e marcados de branco; púlvilos ausentes .... **Aedeomyia**
7' — Antena com os segmentos alongados; fêmur mediano sem tufo de escamas; polvilhos presentes 8
8 — Primeiro segmento flagelar muito alongado .... **Deinocerites**
8' — Primeiro segmento flagelar de tamanho normal .... **Culex**

Caracterização das Principais Espécies

O gênero *Culex* inclui cerca de 300 espécies, a maioria das quais habita as regiões tropicais e subtropicais do mundo. Para a transmissão de doenças, as mais importantes são as que têm hábitos domésticos.

CULEX QUINQUEFASCIATUS (= C. FATIGANS)

O mosquito das casas é um inseto pequeno, cor de palha, apresentando o dorso do tórax (mesonoto) pardo-escuro, com escamas amarelas, estreitas e curvas, e com duas linhas escuras, longas, dispostas longitudinalmente na região mediana. Faixas de cor amarela são vistas na metade basal dos segmentos abdominais (tergitos). Os fêmures de todas as pernas exibem também manchas amarelas justarticulares (Fig. 57.17).

Sua distribuição geográfica abrange as regiões tropicais e subtropicais do mundo.

A espécie é altamente doméstica e antropófila, pois machos e fêmeas buscam o domicílio humano como local de abrigo habitual e as fêmeas picam de preferência o homem a outros animais. Em um estudo feito em Belém do Pará, as capturas sistemáticas mostraram que dentro das casas encon-

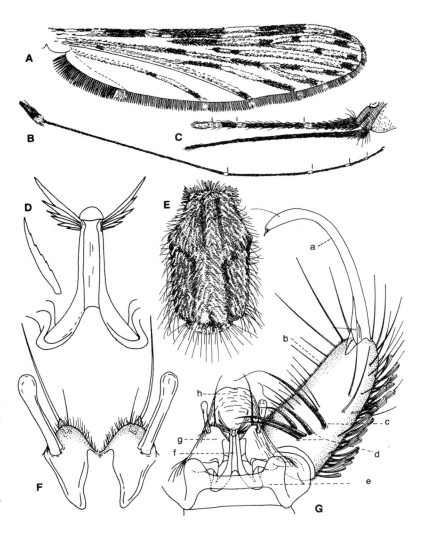

Fig. 57.16 *Anopheles gambiae, sensu lato*, agrupa as principais espécies transmissoras de malária na África. Já invadiu o Nordeste brasileiro, de onde foi erradicado. A. Asa. B. Tarso posterior. C. Peças bucais. D. Falossomo. E. Mesonoto (tórax). F. Claspetes. G. Genitália do macho: *a*, clásper ou dististilo; *b*, basistilo; *c*, um espinho acessório; *d*, quatro espinhos parabasais; *e*, nono tergito; *f*, falossomo; *g*, claspete. (Segundo Ross & Roberts — *Mosquito Atlas*, 1943.)

travam-se 97,8% dos *Culex quinquefasciatus*, contra 2,1% no exterior.

Se, dentro das casas, os *C. quinquefasciatus* podem representar 99% ou mais dos mosquitos presentes, nas matas e sobre iscas humanas eles não chegavam a mais de 0,7% entre os mosquitos capturados mensalmente durante um ano.

Esses insetos têm grande capacidade de vôo, podendo cobrir vários quilômetros de distância, e são muito ecléticos quanto aos tipos de criadouros que escolhem para desovar, podendo fazê-lo tanto na água da chuva que se acumula em recipientes, latas e pneus abandonados, como em reservatórios e canais, ou em fossas e esgotos a céu aberto, com alta concentração de matéria orgânica.

Os ovos são depositados sobre a água, aglutinados lado a lado, verticalmente, de modo a formar minúsculas jangadas com 200 ou mais ovos. As larvas que deles saem completam seu desenvolvimento em quatro a cinco dias (Figs. 57.18 e 57.19), e as pupas, em mais dois. O ciclo completo requer 10 ou 11 dias.

As fêmeas permanecem em repouso durante as horas do dia e começam sua atividade ao crepúsculo, picando durante todas as horas da noite. As provas de precipitina mostram que, em 90% ou mais dos espécimes, o sangue encontrado no estômago dos insetos é de origem humana.

A densidade de mosquitos nas casas, em áreas endêmicas de filaríase, chega a ser muito alta, podendo-se encontrar de 300 a 500 exemplares de *Culex* por habitação, em certos meses do ano.

O papel desempenhado por *Culex quinquefasciatus* na transmissão da filaríase linfática foi descrito no Cap. 50 deste livro.

AËDES AEGYPTI

Mais de 500 espécies são reconhecidas como integrantes do gênero **Aëdes**, com distribuição que vai do equador às regiões polares. Algumas espécies do norte dos EUA e do Canadá constituem pragas muito molestas pelo tamanho extraordinário de suas populações locais.

Muitas espécies de *Aëdes* são primitivamente insetos florestais que se criam, geralmente, na água que fica coletada nos verticilos das folhas de bromélias (gravatás) ou em ocos de árvores.

Aëdes aegypti é um culicídeo de origem africana levado para as Américas logo depois do descobrimento. Aqui é um mosquito urbano e doméstico, estreitamente associado ao hábitat humano e acompanhando o homem em seus deslocamentos. Por

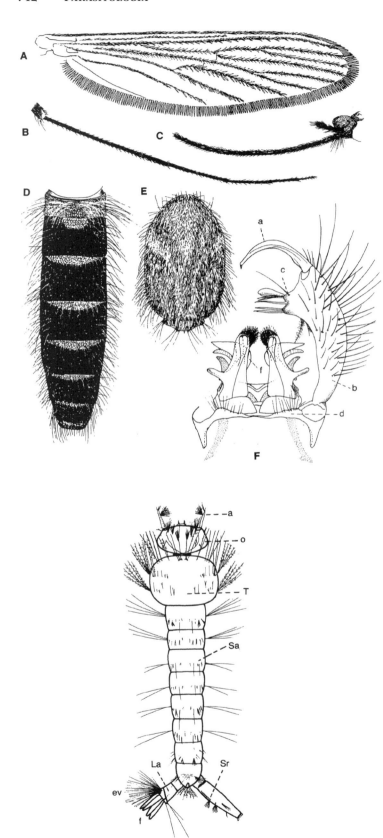

Fig. 57.17 *Culex quinquefasciatus* (= *C. fatigans*), o mosquito doméstico das regiões neotropicais. *A*. Asa. *B*. Tarso posterior. *C*. Peças bucais. *D*. Abdome. *E*. Mesonoto (tórax). *F*. Genitália do macho: *a*, claspete; *b*, basistilo; *c*, lobo subapical; *d*, nono tergito; *f*, falossomo. (Segundo Ross & Roberts — *Mosquito Atlas*, 1943.)

Fig. 57.18 Morfologia da larva de um culicíneo (*Culex quinquefasciatus*). Estruturas encontradas na cabeça: *a*, antena; *o*, olho. *T*, tórax. No abdome: *sa*, segmentos abdominais I-IX, sem tufos palmados; o último, ou lobo anal (*la*), traz os folíolos branquiais (*f*) e as escovas do lobo anal (*ev*); *sr*, sifão respiratório.

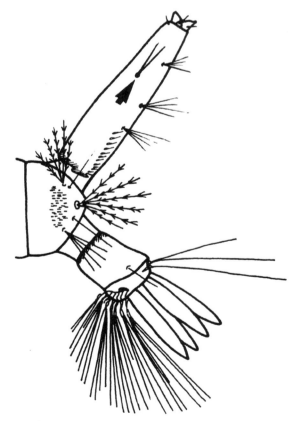

Fig. 57.19 Últimos segmentos abdominais da larva de *Culex quinquefasciatus*, com sifão respiratório provido de um pécten e de pêlos com disposição característica.

isso tem sido reintroduzido com freqüência em áreas de onde havia sido erradicado.

Apresenta-se como um mosquito rajado, de colorido geral escuro, com manchas brancas pelo corpo. Sua identificação é facilitada pela presença no dorso (mesonoto) de um desenho em forma de lira, que pode ser distinguido mesmo a olho nu (Fig. 57.20).

Escamas brancas, alternando-se com manchas escuras, são encontradas na região posterior da cabeça (occipício); nos segmentos abdominais, onde as manchas brancas formam cintos junto à base de cada um; nas pernas, que apresentam anéis brancos contrastando com sua cor escura (Fig. 57.21).

Dentro de um a três dias de nascidos, os adultos copulam e as fêmeas buscam sua primeira refeição sangüínea para poder ovipor alguns dias depois.

Uma única fecundação assegura a fecundidade para toda a vida do inseto.

Tendo-se adaptado a viver no domicílio e no peridomicílio humano, esse mosquito põe seus ovos em recipientes com água, como tanques, barris, potes, latas, vasos de flores, pias, calhas e caixas de água, no telhado, e em quaisquer outros lugares onde se acumule água limpa.

Os ovos são depositados em grande número (10 a 100 de cada vez) acima do nível da água, de modo que só ficam submersos e eclodem depois das chuvas. Na falta destas, resistem muitos meses no seco.

As desovas se repetem com intervalos de 4 ou 5 dias, sempre precedidas de um repasto sangüíneo, até um total de 300 a 750 ovos por fêmea.

O embrionamento faz-se em 72 horas (nas temperaturas entre 25 e 30°C) e o desenvolvimento larvário e pupal, em condições favoráveis, tarda pelo menos uma semana. A 28°C, o ciclo de ovo a ovo varia de 11 a 18 dias.

Normalmente, uma fêmea vive cerca de dois meses, alimentando-se de sangue 12 vezes ou mais.

Aëdes aegypti tem hábitos diurnos e preferência por sugar o homem.

Pica ao amanhecer e durante todo o dia, recolhendo-se ao interior das casas para repousar nos cantos sombrios, atrás de móveis, quadros etc.

A área de distribuição geográfica da espécie está compreendida na faixa entre latitudes de 40°N e 40°S. No Novo Mundo, habita principalmente a faixa litorânea atlântica, desde o sul dos Estados Unidos (Geórgia, Luisiana e Flórida) até o Uruguai e Argentina. Pode ser facilmente disseminado e levado a lugares distantes por meio de aviões, navios, trens e carros.

Aëdes aegypti é o principal transmissor da febre amarela urbana e do dengue. Sua presença explica a ocorrência de mais de 177 mil casos de **dengue**, em 1996, e de 251 mil, em 1997, no Brasil. Entre 1970 e 1997, os casos de febre hemorrágica por dengue foram 716, com 32 óbitos.

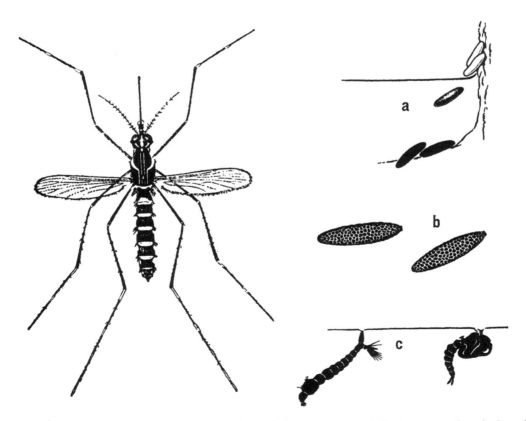

Fig. 57.20 *Aëdes aegypti*. À *esquerda*, a fêmea com o desenho em forma de lira no mesonoto; à *direita*: *a*, ovos depositados sobre as paredes de um recipiente e que começarão a embrionar assim que ficarem submersos; *b*, aspecto dos ovos sob maior aumento; *c*, atitudes da larva e da pupa respirando à superfície da água.

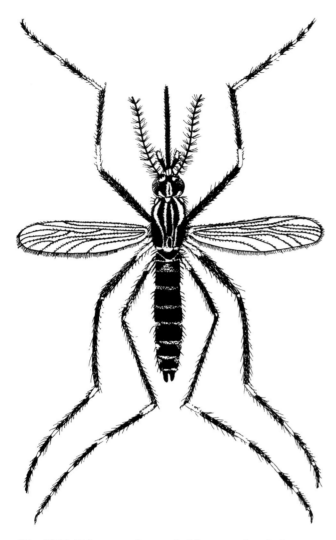

Fig. 57.21 Aëdes aegypti, vetor de febre amarela e de dengue.

HAEMAGOGUS SPEGAZZINII

Este mosquito, de tamanho médio e cores metálicas, é encontrado sobretudo nas copas das florestas.

Mas pode ser capturado em cotas mais baixas e junto ao solo (ver a Fig. 3.3, *B*), especialmente em clareiras, derrubadas, estradas e margens de rios que correm entre arvoredos, onde a insolação e outras condições microclimáticas forem favoráveis.

H. spegazzinii tem grande raio de vôo e já foi capturado a mais de 10 km do ponto de partida.

As fêmeas depositam seus ovos em buracos e ocos de árvores, entrenós de bambus etc., onde as larvas se criam na água de chuva coletada.

Elas picam durante as horas do dia.

Sua participação é importante na transmissão da febre amarela silvestre, transmitindo o vírus ciclicamente entre macacos da espécie *Callithrix penicillata* (sagüi), bem como entre os dos gêneros *Allouatta* (bugio), *Cebus* (mico), *Leontocebus* etc.

Esses macacos vivem nas copas das árvores, onde são picados por *H. spegazzinii*, por *Aëdes leucocelaenus*, *Aëdes scapularis* e *Aëdes fluviatilis*, que participam igualmente da transmissão.

As migrações dos macacos podem provocar deslocamentos do foco enzoótico. Em alguns lugares, a invasão de plantações ou áreas rurais habitadas estabelece o vínculo entre a febre amarela silvestre e a urbana, se os homens se infectarem e depois contaminarem os *Aëdes aegypti*.

CONTROLE DE VETORES

A prevenção ou a eliminação de muitas doenças metaxênicas, tanto em escala regional como mundial, depende freqüentemente do controle de insetos vetores.

Os êxitos já alcançados em muitos países contra a transmissão da malária, da tripanossomíase americana, da oncocercose etc. mostram que bons resultados podem ser alcançados em outras áreas, desde que se disponha dos recursos financeiros, do pessoal competente, dos materiais e de um plano adequado de ação para cada condição epidemiológica, ajustado às circunstâncias locais.

Nos Caps. 23 e 24 passamos em revista as técnicas de controle dos vetores da tripanossomíase americana (triatomíneos) e das tripanossomíases africanas (glossinas).

No Cap. 18, reunimos a informação necessária para o uso de inseticidas no controle da malária (anofelinos), para a planificação e a seleção dos métodos atualmente recomendados, bem como a escolha das drogas disponíveis. Também discutimos o problema da **resistência** dos insetos aos inseticidas e as maneiras de superá-la.

No Cap. 50 foi visto como usar os inseticidas modernos no controle da filaríase lifática e, no Cap. 51, o uso de inseticidas químicos e biológicos contra os agentes da oncocercose, particularmente a utilização do *Bacillus thuringiensis*.

Recomendamos a leitura desses capítulos e de outros, onde se aborde a ação antivetorial para o controle de determinado parasito.

58

Dípteros Braquíceros: Moscas e Motucas

GENERALIDADES
DÍPTEROS BRACHYCERA CYCLORRHAPHA
   Morfologia e biologia
      Os insetos adultos
      As fases evolutivas
   Classificação dos Cyclorrhapha
FAMÍLIA MUSCIDAE
   Musca domestica
      Morfologia e biologia
      Doenças transmitidas por moscas
      Combate às moscas
   Stomoxys calcitrans
   Neivamyia spp
   Muscina stabulans
   Synthesiomyia nudiseta
FAMÍLIA FANNIIDAE
   Fannia spp

FAMÍLIA OESTRIDAE
   Dermatobia hominis
      Morfologia e biologia
      Patologia e tratamento
FAMÍLIA CALLIPHORIDAE
   Cochliomyia hominivorax
   Cochliomyia macellaria
   Phaenicia *spp*
   Chrysomya *spp*
FAMÍLIA SARCOPHAGIDAE
AS MIÍASES HUMANAS
   Classificação, etiologia e patologia
   Diagnóstico e tratamento
FAMÍLIA GLOSSINIDAE
DÍPTEROS BRACHYCERA ORTHORRHAPHA
FAMÍLIA TABANIDAE

GENERALIDADES

Os membros da subordem **Brachycera**, na Região Neotrópica, têm significações bastante diferentes para a patologia humana, cabendo apenas aos **Cyclorrhapha** (= Muscomorpha) papel saliente na produção e transmissão de doenças.

Os **Orthorrhapha** (= Tabanomorpha), que são dípteros grandes, com o aspecto de moscas, distinguem-se porque as larvas têm a cabeça bem desenvolvida, se bem que não muito grande, e hábitos geralmente aquáticos, formando pupas que lembram crisálidas de borboletas. Os adultos deixam a pele pupal através de fenda longitudinal.

A única família de braquíceros que interessa à medicina humana é **Tabanidae**, que compreende os insetos conhecidos por motucas. Algumas espécies, pertencentes ao gênero *Crysops*, são hospedeiras intermediárias da filária *Loa loa*.

Quanto à importância dos **Cyclorrhapha**, pode ser avaliada pelo fato de abrangerem espécies como a mosca doméstica, a mosca tsé-tsé transmissora da doença do sono, assim como várias espécies cujas larvas produzem **miíases**, tais como a mosca do berne *(Dermatobia hominis)* e as produtoras de "bicheiras".

DÍPTEROS BRACHYCERA CYCLORRHAPHA

Morfologia e Biologia

OS INSETOS ADULTOS

Com exceção das famílias da série **Pupipara**, as moscas adultas apresentam a cabeça nitidamente distinta do tórax e muito móvel, cabendo grande parte de sua superfície aos olhos compostos, formados por milhares de omatídios.

Entre os olhos e próximo à linha média, estão inseridas as **antenas**. Cada uma tem três segmentos: dois são muito curtos e o terceiro, pouco mais longo, traz uma cerda simples ou plumosa, a **arista** (Fig. 54.1, *F*, *c*; Fig. 58.15, *B*).

Nos **Schizophora**, as antenas ficam alojadas numa depressão circundada pela sutura frontal ou **cicatriz ptilineal** (Fig. 54.1, *C*), *reliquat* do **ptilíneo** (expansão do tegumento em forma de ampola frontal, cheia de hemolinfa, usada pelo inseto adulto ao nascer para deslocar a calota anterior do pupário). Na parte superior dessa sutura encontra-se um esclerito em forma de arco, denominado **lúnula**.

No vértice da cabeça, estão os **ocelos** ou olhos simples (geralmente três), situados em outro esclerito, a **placa ocelar**.

Vários grupos de cerdas e numerosos pêlos dispõem-se de modo característico, segundo a espécie, nos espaços entre os olhos.

Nos muscóideos, com **aparelho bucal lambedor-sugador** (Fig. 58.1), as peças bucais formam uma tromba carnosa onde se distinguem: uma porção basal, ou **rostro**; um segmento intermediário, ou **haustelo**; e a parte terminal, ou disco oral, constituído por duas **labelas** (paraglossos) recobertas de fileiras de tubos pseudotraqueais que, por capilaridade, asseguram a absorção de líquidos. Há um par de palpos maxilares, mas faltam as maxilas e as mandíbulas.

Nas espécies cujo aparelho é do **tipo picador-sugador**, as peças bucais são rígidas (Fig. 54.3, *C*). A epifaringe e a hipofaringe justapostas constituem o canal de sucção, penetrando na pele da vítima juntamente com o lábio fortemente quitinizado e provido de pequenos dentes cortantes na extremidade.

O tórax, como em todos os dípteros, caracteriza-se pela hipertrofia do mesotórax, sendo o **mesonoto** tudo quanto se pode ver pela face dorsal do inseto.

Duas suturas transversas dividem-no em três grandes escleritos: **pré-escudo**, **escudo** e **escutelo** (Figs. 58.2, *A* e 58.16). Os escleritos laterais do tórax e as cerdas inseridas neles são tomados em consideração para a identificação das espécies (Fig. 58.2, *B*).

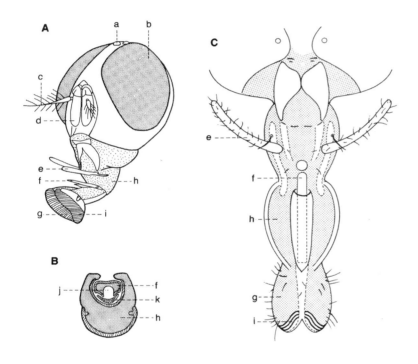

Fig. 58.1 *A.* Cabeça de *Musca domestica*. *B.* Seção transversa da tromba de *M. domestica*. *C.* Esquema onde se destacam os elementos da tromba de um muscóide (Calliphora). *a,* Olho simples; *b,* olho composto; *c,* arista pilosa; *d,* antena com três segmentos e sulco no segundo; *e,* palpos; *f,* labroepifaringe; *g,* labelas (paraglossos); *h,* haustelo; *i,* pseudotraquéias; *j,* canal alimentar; *k,* hipofaringe. (*A* e *B*, segundo Evans, *Insect biology*, 1985; *C*, segundo original de H. de Souza Lopes.)

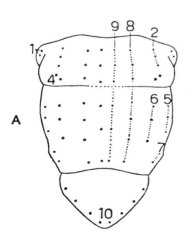
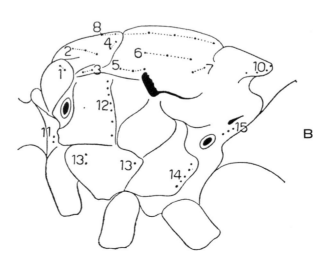

Fig. 58.2 Denominação dos grupos de cerdas em tórax de mosca. *A.* Mesonoto, subdividido em pré-escudo, escudo e escutelo. *B.* Aspecto lateral do tórax. *1,* Grupo de cerdas umerais; *2,* pós-umerais; *3,* notopleurais; *4,* pré-suturais; *5,* supra-alares; *6,* interalares; *7,* pós-alares; *8,* dorsocentrais; *9,* acrosticais; *10,* escutelares; *11,* propleurais; *12,* mesopleurais; *13,* esternopleurais; *14,* hipopleurais; e *15,* metapleurais.

A **asa** tem venação típica para cada família ou gênero de moscas, constituindo elemento importante para a sistemática.

Nos **Caliptratae**, podem estar presentes em sua base dois lóbulos bem desenvolvidos e destacados, denominados **escamas** ou **caliptras** (do grego *kalyptra*, coifa, mantilha).

Entre as **Pupipara** existem espécies com asas atrofiadas ou, mesmo, sem asas.

Outra particularidade destes dípteros, adaptados a viver permanentemente sobre o corpo de seus hospedeiros, é o alargamento dos esternitos e conseqüente afastamento da inserção das pernas que, na generalidade das moscas, se aproxima sobre a linha média ventral.

O abdome compõe-se, em geral, de cinco segmentos aparentes (ou pré-abdome) e dos segmentos genitais modificados: o **ovipositor** telescopado, nas fêmeas, e a **terminália** ou genitália externa, nos machos.

AS FASES EVOLUTIVAS

Na generalidade dos casos, a fêmea, depois de fecundada, põe ovos que evoluem no meio exterior. Mas em algumas espécies, o ovo fica retido em uma dilatação do canal vaginal (denominada **útero**) onde se dá o desenvolvimento da fase larvária.

As moscas **Sarcophagidae** parem grande número de larvas no primeiro estádio; as do gênero *Glossina* (tsé-tsé) e as da série **Pupipara** eliminam larvas (uma de cada vez) que já se encontram no terceiro estádio e se transformam em pupas logo depois de nascidas.

Tipicamente as larvas dos muscóideos são vermiformes, ápodas, e com região cefálica muito reduzida.

Isto lhes valeu a denominação geral de **larvas acéfalas** e, ao primeiro segmento do corpo, o nome de **pseudocéfalo** (Fig. 58.3). As peças bucais estão transformadas em dois ganchos (Figs. 58.10, *B* e 58.11, *B* e *C*).

No segundo segmento larvário, após o pseudocéfalo, as larvas de segundo e terceiro estádios trazem os **espiráculos** anteriores, estruturas salientes, em forma de leque.

O último segmento (12º), que é geralmente largo, termina por uma superfície truncada e, em alguns casos, deprimida. Aí ficam situadas as **placas estigmáticas**, simetricamente dispostas e com as aberturas espiraculares posteriores formando desenhos diferentes segundo as espécies (Figs. 58.3 e 58.13). O aspecto das placas estigmáticas é utilizado para a identificação específica das larvas. Na superfície ventral do mesmo segmento encontra-se o ânus.

A maioria das formas larvárias de ciclorrafos alimenta-se no solo de detritos orgânicos tais como fezes, lixo e corpos em decomposição. Algumas espécies crescem sobre os cadáveres de animais e, eventualmente, em cadáveres humanos — **larvas necrobiontófagas**.

Estas últimas adquirem particular significação para a Medicina Legal, pois o cálculo da idade das larvas, pela fase em que se apresentem, fornece informações sobre o tempo que um cadáver permaneceu exposto às moscas e, portanto, o tempo mínimo decorrido desde a data da morte (criminosa, por exemplo) do indivíduo.

Outras espécies exigem tecidos vivos para sua alimentação — **larvas biontófagas** — e passam, então, para a categoria de verdadeiros parasitos (Fig. 58.9, *C*).

São parasitos protelianos, isto é, parasitos somente na fase juvenil, pois ao fim do período larvário abandonam seu hospedeiro e caem no solo, onde se enterram para pupar.

A pupa fica protegida dentro da pele do último estádio larvário que, endurecida, constitui o **pupário**. Permanece imóvel, consumindo as reservas nutritivas acumuladas no período larvário, lisando seus próprios tecidos para formar o novo organismo e desenvolver uma profunda reorganização estrutural de que resultará o inseto adulto.

Como adultos, são em geral seres de vida livre ou, se adaptados à alimentação sangüínea, são micropredadores.

Classificação dos Cyclorrhapha

A divisão **Cyclorrhapha** compreende três séries de moscas, na classificação que foi aqui adotada, devido a sua simplicidade:

1) série **Aschiza**
2) série **Schizophora** (= Myodaria)
3) série **Pupipara** (que alguns especialistas incluem na anterior)

1. Na série **Aschiza**, os insetos não exibem a **lúnula** nem a sutura frontal ou a cicatriz ptilineal. Apenas uma espécie tem sido ocasionalmente referida como produzindo míases humanas: *Eristalis tenax*, da família **Syrphidae**, cujas larvas semi-aquáticas apresentam um longuíssimo sifão respiratório.

2. A série **Schizophora** compreende as verdadeiras moscas, tendo a cabeça livre e formando um ângulo com o eixo do corpo, bem como presença da **sutura ptilineal** na fronte (Fig. 53.1, *Ca*), asas normais, pernas com suas inserções próximas à linha mediana. Elas se dividem em duas seções.

a) As que apresentam **caliptras rudimentares**, ou são desprovidas delas, formam a seção **Acalyptratae**, de que fazem parte as drosófilas (família Drosophilidae), muito utilizadas nos estudos de genética, mas sem relação com a produção ou a transmissão de doenças infecciosas e parasitárias.

Outra família da mesma seção, Chloropidae, contém o gênero *Hippelates*, onde pequenas moscas, conhecidas popularmente por "lambe-olho", são incriminadas como vetores mecânicos de infecções como a bouba (devida ao *Treponema pertenue*), o tracoma e outras conjuntivites.

b) Os **Schizophora**, quase sempre com **caliptras grandes**, formam a seção **Caliptratae**. Distinguem-se dos **Acalyptratae** (com caliptras rudimentares ou ausentes) também pela presença de sulco nítido no 2º segmento das antenas e pela presença de calos pós-alares bem desenvolvidos. As famílias importantes são:

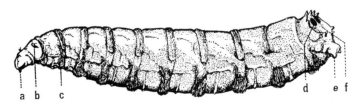

Fig. 58.3 Larva de *Musca domestica*. *a*, Papila cefálica; *b*, espiráculo anterior; *c*, área espinhosa; *d*, espiráculo posterior; *e*, tubérculos anais; *f*, placa espiracular. (Segundo Hegner *et al.*)

Muscidae
Fanniidae
Tachinidae
Glossinidae
Sarcophagidae
Cuterebridae
Calliphoridae

3. Na série **Pupipara**, encontramos moscas com hábitos hematófagos que vivem permanentemente sobre seus hospedeiros (aves e mamíferos). Elas apresentam acentuadas modificações adaptativas, como o achatamento dorsoventral do corpo, que tem aspecto coriáceo; rotação da cabeça para cima e fixação ao tórax; atrofia ou desaparecimento das asas; desenvolvimento das garras nos últimos segmentos tarsais e afastamento da inserção das pernas. São larvíparas, e as larvas logo se transformam em pupas. Transmitem doenças entre os animais, porém não interessam à medicina humana.

Para a identificação das principais famílias de interesse médico, pode-se usar a chave seguinte, modificada de vários autores. Em relação a **Acalyptratae**, que abrange grande número de gêneros, ela tem apenas valor indicativo. Recomenda-se para isto consultar obras especializadas.

Chave para as principais famílias de moscas de interesse médico

1 — Lúnula e sutura ptilineal presentes (série **Schizophora**) 2
1' — Lúnula e sutura ptilineal ausentes ...... (série **Aschiza**)
2 — Moscas de aspecto normal, cabeça livre e formando ângulo com o tórax; patas inseridas próximo da linha média 3
2' — Moscas de corpo coriáceo e achatado dorsoventralmente; cabeça pequena e fortemente encaixada no tórax; pernas projetando-se para os lados, dando a impressão de inseridas lateralmente .... (série **Pupipara**)
3 — Abdome com 6 segmentos visíveis dorsalmente; tromba e palpos longos dirigidos horizontalmente para a frente; arista plumosa só na margem dorsal e com pêlos ramificados .... **Glossinidae**
3' — Abdome com 4 segmentos visíveis dorsalmente; tromba e palpos que variam quanto ao comprimento; arista, no máximo, plumosa e com pêlos não-ramificados 4
4 — Aparelho bucal rudimentar; nervura mediana da asa reta .... **Gasterophilidae**
4' — Aparelho bucal em geral desenvolvido; mas, se for rudimentar, a nervura mediana da asa é angulosa ou dirigida para adiante 5
5 — Caliptras quase sempre grandes; presença de nítido sulco longitudinal no 2º segmento das antenas (seção **Calyptratae**) 6
5' — Caliptras rudimentares ou ausentes; geralmente sem aquele sulco no 2º segment das antenas (seção **Acalyptratae**) 11
6 — Peças bucais bem desenvolvidas 7
6' — Peças bucais reduzidas com cerdas fortes na frente do estigma posterior 10

7 — Hipopleura (méron) com cerdas fortes na frente do estigma posterior 8
7' — Hipopleura sem as cerdas fortes ou, no máximo, com pêlos conspícuos .... **Muscidae**
8 — Pós-escutelo fortemente convexo .... **Tachinidae**
8' — Pós-escutelo plano 9
9 — Moscas cinzentas, com faixas escuras longitudinais no mesonoto (por vezes com brilho metálico); geralmente com 4 cerdas notopleurais, abdome em geral com desenhos em xadrez .... **Sarcophagidae**
9' — Corpo com brilho metálico, pelo menos no abdome (na região neotrópica), e espécies inteiramente amarelas ou castanhas (na região etiópica); com duas cerdas notopleurais .... **Calliphoridae**
10 — Escutelo grande; pós-escutelo reduzido .... **Cuterebridae**
10' — Escutelo pequeno; pós-escutelo desenvolvido e convexo .... **Oestridae**
11 — Asa com veia subcostal bem desenvolvida .... **Piophilidae**
11' — Asa com veia subcostal ausente, rudimentar ou incompleta 12
12 — Veias cubital e (em geral) anal presentes; vibrissas bem desenvolvidas; triângulo ocelar pequeno .... **Drosophilidae**
12' — Veias cubital e anal ausentes; vibrissas ausentes ou rudimentares; triângulo ocelar grande .... **Chloropidae**

FAMÍLIA MUSCIDAE

Compreende moscas não-picadoras, dentre as quais ressalta por sua importância a **mosca doméstica**, e moscas picadoras que se nutrem de sangue, como as do gênero *Stomoxys*.

Os representantes desta família são insetos de cores foscas, tamanho médio, com a hipopleura desprovida de cerdas (ou apenas com pêlos), corpo glabro ou com cerdas.

Musca domestica

MORFOLOGIA E BIOLOGIA

Nem todas as moscas que invadem as casas são *Musca domestica*, mesmo quando esta espécie represente a quase totalidade da população local desses insetos. Suas principais características são (Fig. 58.4):

Tamanho médio entre 6 e 7 milímetros de comprimento. A cor geral é cinza-escuro e a cabeça cinzenta, com faixa mediana preta na fronte.

As antenas são castanho-avermelhadas. Na região dorsal do tórax há quatro linhas escuras longitudinais, típicas da espécie, e o abdome é amarelado, com uma faixa mediana escura que se torna difusa no segmento terminal.

Nas asas a quarta veia longitudinal (mediana) encurva-se, a certa altura, abruptamente para a frente, formando um cotovelo e quase atingindo no ápice a terceira veia (Fig. 58.4). Nas antenas, cujo terceiro segmento é oval alongado, além de depres-

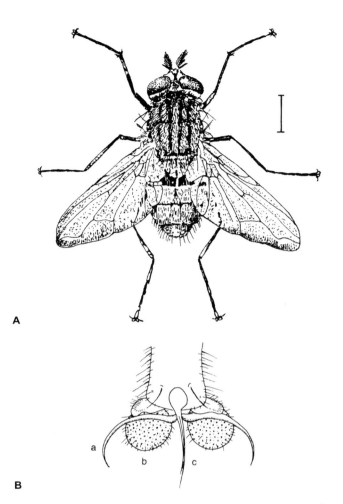

pêlos glandulares que permitem ao inseto aderir às superfícies lisas) e uma formação alongada, a cerda empodial ou **empódio**, de situação mediana e ventral. Esse conjunto de órgãos adesivos, que permitem à mosca pousar sobre qualquer tipo de superfície, é responsável, também, pelo transporte mecânico de germes de um lugar para outro, facilitando a contaminação dos alimentos humanos freqüentados pelas moscas, com microrganismos existentes no solo ou nos dejetos deixados a descoberto (Fig. 58.4, B).

Também por via digestiva podem propagar doenças. Quando bem alimentadas, elas defecam a cada cinco minutos, aproximadamente.

Os últimos segmentos abdominais da fêmea formam o **ovipositor**, normalmente retraído no interior do abdome, mas que se projeta telescopicamente durante o ato de oviposição.

As fêmeas põem, de cada vez, 100 a 150 ovos alongados, medindo 1 mm de comprimento, de cor branca (Fig. 58.5). O ovipositor deposita-os em lugares escondidos onde haja matéria orgânica em decomposição ou fermentação: lixo, esterco de animais, fezes humanas, resíduos vegetais etc.

Cada fêmea põe um total de 500 a 600 ovos, em quatro a seis vezes, quinzenalmente, durante toda sua vida.

Quando as condições são favoráveis, e mesmo tomando em consideração que somente uma parte sobrevive, a descendência de uma só mosca pode chegar a 500 mil, ao fim de dois meses.

Dependendo da temperatura ambiente, os ovos eclodem ao fim de algumas horas ou de alguns dias (entre 8 horas e 4 dias), estando a temperatura ótima entre 23 e 26°C. Assim que nascem, as larvas começam a alimentar-se avidamente, sofrem

Fig. 58.4 A. *Musca domestica*, desenhada com as asas entreabertas para mostrar a venação. Ela mede habitualmente entre 6 e 9 mm de comprimento (a escala representa 2 mm). B. Extremidade de uma das pernas da mosca doméstica onde se vêem: a, um par de garras; b, os púlvilos em forma de coxins revestidos de finos pêlos; c, um pêlo maior, mediano, denominado empódio.

sões sensoriais, microscópicas, de natureza olfativa, encontra-se uma arista com ramificações dorsais e ventrais.

O aparelho bucal lambedor (Fig. 58.1) já foi descrito no início do capítulo (item *Morfologia e biologia, Os insetos adultos*).

Durante a alimentação, a saliva é lançada sobre os materiais sólidos para dissolvê-los e permitir que sejam aspirados. Os alimentos recém-ingeridos acumulam-se no divertículo esofagiano, espécie de reservatório para onde vão os líquidos ingeridos às pressas. Depois, calmamente, a mosca regurgita esse material para encaminhá-lo ao proventrículo e ao estômago.

Ao proceder assim, não é raro que as moscas depositem uma gotinha líquida, espécie de vômito, sobre os lugares onde estão pousadas, antes de ingeri-la definitivamente. Tal hábito facilita a disseminação de microrganismos (bactérias, cistos de protozoários, ovos de helmintos etc.), se esses dípteros tiverem estado, antes, a alimentar-se sobre matérias fecais, secreções purulentas, lixo ou outros substratos contaminados.

As pernas das moscas terminam por um par de garras, um par de púlvilos (espécie de coxins revestidos de minúsculos

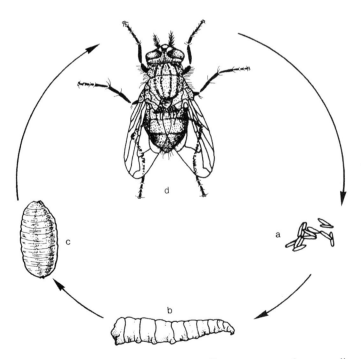

Fig. 58.5 Ciclo vital de uma mosca: a, Ovos, que segundo as condições ambientais eclodem dentro de 8 horas ou alguns dias; b, a larva alimenta-se de detritos variados e sofre três mudas antes de pupar, por volta do quarto ou quinto dia; c, a pupa (no interior do pupário) permanece enterrada no solo por igual tempo, dando por fim nascimento à forma alada adulta; d, inseto adulto.

duas mudas e as de terceiro estádio (medindo já 12 mm) transformam-se em pupas (Fig. 58.5).

As larvas de último estádio têm a forma de um cone alongado, onde a extremidade mais delgada corresponde à cabeça (pseudocéfalo), seguida de 11 segmentos que vão aumentando progressivamente de diâmetro. No segundo deles (primeiro do corpo), há um par de papilas salientes com os espiráculos anteriores; no último, estão as placas espiraculares, lembrando uma letra D, rasgadas por longas fendas sinuosas ou não e com um orifício central. As peças bucais são representadas por um esqueleto cefalofaringiano que se termina anteriormente por dois ganchos quitinosos que servem inclusive para a locomoção da larva.

Por volta do quinto dia (em condições favoráveis de temperatura), as larvas costumam abandonar o meio onde se nutriam e enterrar-se no solo, onde vão pupar. A pupa tem o corpo mais curto e fica encerrada na última pele larvária. A princípio amarelado, esse pupário torna-se com o tempo castanho-escuro.

Em quatro ou cinco dias o adulto está formado, se o clima for quente; mas nas regiões com inverno rigoroso, a pupa mantém-se estacionária até que a temperatura volte a elevar-se.

Pouco depois da emergência, os insetos adultos são fecundados e as fêmeas não tardam a pôr sua primeira série de ovos. O intervalo de ovo a ovo pode completar-se em duas semanas, se as condições forem as mais favoráveis. A longevidade é de três semanas a três meses, diminuindo na medida em que aumenta a temperatura.

As moscas têm grande capacidade de vôo, podendo percorrer até 10 km, em 24 horas, e são arrastadas pelo vento, o que lhes assegura enorme poder de dispersão.

Seus hábitos são diurnos, procurando sempre lugares bem iluminados e quentes. Aceitam qualquer tipo de alimento, desde que líquidos ou solúveis em sua própria saliva. São atraídas tanto pelo lixo e esterco como pelo leite, substâncias açucaradas, frutas e outros alimentos humanos.

Quando a população de moscas é muito grande, indica a presença de extensos depósitos de lixo, esterco ou péssimas instalações sanitárias na região, concorrendo no mesmo sentido a existência de pequenos, porém numerosos, focos de criação nos domicílios. Estábulos, locais de ordenha, matadouros e mercados são lugares onde as moscas se multiplicam intensamente.

DOENÇAS TRANSMITIDAS POR MOSCAS

Como vetores mecânicos e em vista de seus hábitos peculiares, elas podem transportar bacilos da febre tifóide (*Salmonella typhosa*) quer na superfície do corpo, pernas e tromba, quer através do conteúdo digestivo. Nessas condições, os bacilos permanecem vivos durante muitos dias.

Do mesmo modo, foi comprovada a possibilidade de transmissão dos agentes da disenteria bacilar, de infecções estafilocócicas, de amebíase (ver o Cap. 12) e de ovos de helmintos. Ovos de *Taenia*, de *Ascaris* e de *Enterobius* já foram isolados de fezes de moscas.

Durante um surto epidêmico de poliomielite, em Illinois (EUA), o vírus pôde ser isolado de *Musca domestica* e de outras moscas da região.

COMBATE ÀS MOSCAS

Quando introduzido pela primeira vez, o DDT parecia capaz de promover a erradicação desses insetos, tal seu efeito tóxico.

Porém, logo se constatou que as moscas desenvolviam completa resistência não só ao DDT como a todos os inseticidas clorados e alguns outros.

Voltou-se, portanto, à utilização de velhos métodos de controle, visando sobretudo impedir a multiplicação da espécie. As medidas que se recomendam são de três tipos:

1. Dar **destino adequado ao lixo e aos dejetos** humanos ou de animais.

Quanto ao lixo, a medida mais eficaz é sua incineração, devendo ser conservado em recipientes com tampa à prova de moscas enquanto permanecer nas casas.

Quando não se possa incinerá-lo, o lixo acumulado deve ser recoberto por espessa camada de terra para impedir o acesso de larvas. A fermentação do próprio material eleva a temperatura a níveis fatais para as que aí se encontrem.

Privadas bem construídas, com descarga de água e sifão, impedem que as fezes humanas atraiam moscas e propiciem sua criação.

O esterco deve ser acumulado em pilhas compactas sobre base de concreto, cercada de vala com água para que as larvas prestes a pupar não possam alcançar o solo e, ao tentar fazê-lo, abandonando a matéria fecal, caiam na água e morram.

2. **Impedir o acesso dos insetos** às fontes de alimentos.

Não só nos domicílios, mas nos armazéns e depósitos que estocam ou vendem alimentos, estes devem estar protegidos das moscas por meio de telas nas portas e janelas, ou por coberturas adequadas.

Em conexão com isto, é importante a aplicação de inseticidas de efeito imediato, para destruir os insetos que penetram no interior dos edifícios ou estão à volta deles.

3. **Aplicar inseticidas** de efeito residual, periodicamente.

Quando as moscas tenham desenvolvido resistência ao DDT, BHC e dieldrin, usar outros, como malation, diazinon ou piretróides.

Os inseticidas são empregados tanto nos lugares de pouso das moscas adultas, como misturados com o lixo ou o esterco, nos depósitos, ou aspergidos sobre eles. A concentração das soluções e suspensões usadas depende da droga, das circunstâncias e do modo de aplicação.

Stomoxys calcitrans

Conhecida como "mosca das estrebarias", é comum no Brasil, mas tem distribuição mundial. Sua tromba é longa, rígida e não-retrátil; os palpos são curtos e delgados. As antenas têm uma arista que é plumosa apenas dorsalmente. A quarta veia da asa encurva-se para a frente só ligeiramente. O abdome é cinzento e traz algumas manchas escuras arredondadas (Fig. 58.6).

Por seu aspecto, lembra a mosca doméstica, distinguindo-se principalmente pela probóscida negra e adaptada para picar.

Tem hábitos hematófagos e, devido ao hematofagismo, *Stomoxys* é vetor mecânico de tripanossomíases de animais. Contribui também para disseminar as larvas do berne.

Neivamyia spp

No gênero *Neivamyia* há espécies de moscas picadoras, menos freqüentes que *S. calcitrans* mas, como esta, importantes

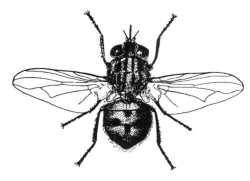

Fig. 58.6 *Stomoxys calcitrans* ou mosca das estrebarias. Inseto da família Muscidae (subfamília Stomoxydinae), com hábitos hematófagos. Pode veicular o berne e transmitir tripanossomíases de animais.

vetores de ovos da mosca do berne, *Dermatobia hominis* (Fig. 58.10). São insetos florestais e únicos **Stomoxydinae** autóctones do Brasil. O corpo é robusto, os palpos longos e a arista plumosa em cima e embaixo.

Muscina stabulans

Espécie cosmopolita e muito abundante, especialmente nas estrebarias. É maior que *Musca domestica*, distinguindo-se por trazer as quatro faixas mais largas no tórax; borda do escutelo vermelha e tíbias amarelas. A quarta veia da asa (mediana) encurva-se fracamente para a terceira sem formar um cotovelo (Fig. 58.7). A tromba é carnosa e retrátil. Sua distribuição fica limitada às regiões frias.

Synthesiomyia nudiseta

Espécie que substitui *M. stabulans* nas regiões quentes. Suas faixas torácicas são muito nítidas, e as antenas e palpos, de um vermelho intenso.

FAMÍLIA FANNIIDAE

Fannia spp

Algumas espécies deste gênero são também moscas cosmopolitas, menores que *Musca domestica*, e geralmente marcadas no mesonoto por três listras escuras pouco nítidas. A quarta veia da asa é quase reta. Nas antenas a arista é nua ou pubescente.

Os ovos, como os das espécies anteriores, são depositados sobre excrementos, frutos, queijos, carnes etc. Em algumas ocasiões, tanto as larvas de *Fannia* como as de *Muscina* têm sido responsabilizadas pela produção de míases intestinais do homem.

FAMÍLIA OESTRIDAE

Na subfamília Cuterebrinae encontram-se moscas grandes, com reflexos metálicos, cerdas pouco desenvolvidas e peças bucais rudimentares. O **berne** nada mais é que o parasitismo cutâneo desenvolvido pela larva de *Dermatobia hominis*, a espécie mais importante da família, do ponto de vista médico.

Dermatobia hominis

MORFOLOGIA E BIOLOGIA

Encontrada do México, na Costa do Golfo, até a Argentina, esta espécie é exclusivamente neotropical. Mede 15 mm de comprimento, em média, e tem aspecto robusto (Fig. 58.8).

A coloração da face é amarelada, as genas e a fronte, escuras. O tórax é castanho com reflexos azulados e o abdome de um azul metálico com tonalidade violeta. As pernas são alaranjadas.

Na cabeça, os olhos, relativamente pequenos, ficam bem afastados um do outro, tanto nos machos como nas fêmeas. O terceiro segmento antenal é longo, cor de laranja e provido de arista plumosa dorsalmente.

As peças bucais são atrofiadas, pois os insetos adultos não se alimentam, durante sua curta existência de dois a 19 dias.

Toda a energia biológica utilizada pelas formas aladas deriva de reservas nutritivas acumuladas durante a fase larvária.

Para fazer suas desovas as fêmeas ficam à espreita de outros insetos, mosquitos ou moscas hematófagas de várias espécies. Agarram-nos em pleno vôo e depositam seus ovos, colando estes sobre o corpo de sua presa. Numerosos ovos alongados e aglomerados, como bananas em uma penca, são vistos presos ao abdome de anofelinos e culicíneos (Fig. 58.9, *B*) ou de moscas (Fig. 58.10, *A*).

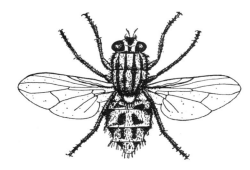

Fig. 58.7 *Muscina stabulans*. É maior que a mosca doméstica e freqüente nas estrebarias. Sua tromba é carnosa e retrátil.

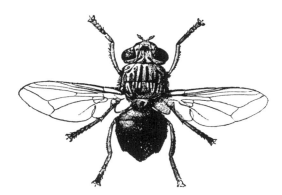

Fig. 58.8 *Dermatobia hominis* ou mosca do berne. (Segundo Manson.)

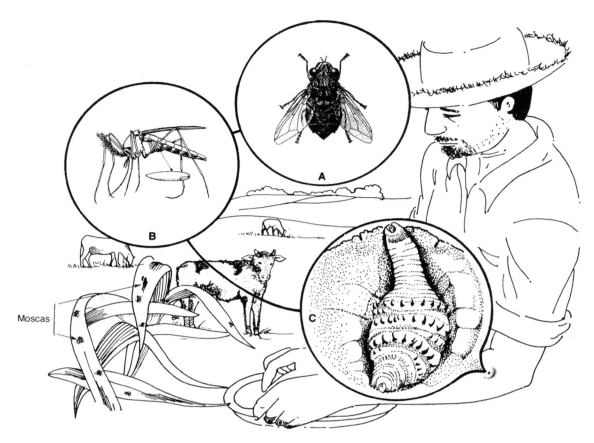

Fig. 58.9 *Dermatobia hominis* e a transmissão do berne. *A*. O inseto adulto. *B*. Culicíneo sobre o qual a *Dermatobia* fixou seus ovos, vendo-se abaixo um dos ovos operculados, com maior aumento. *C*. Larva da *Dermatobia*, ou berne, desenvolvendo-se na pele de um paciente. O gado constitui a principal fonte para a existência dessa miíase tipicamente rural.

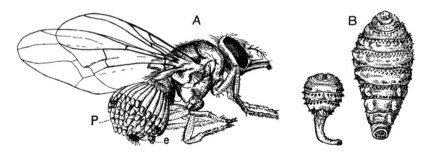

Fig. 58.10 *A*. Penca de ovos (*P*) de *Dermatobia hominis* colados ao abdome de uma mosca hematófaga (*Neivamyia*), vendo-se alguns (*e*) com o opérculo aberto e a larva projetando-se para fora (segundo Neiva e Gomes). *B*. Larvas de *Dermatobia* de primeiro e último estádios, que correspondem ao berne.

Quinze a 20 ovos são postos de cada vez, podendo o total produzido por fêmea chegar a 300 ou 400.

Depois de uma semana, cada ovo tem uma larva no seu interior, a qual, toda vez que o inseto vetor pousar sobre o corpo de um grande mamífero, levanta um pequeno opérculo em forma de unha e tenta agarrar-se aos pêlos ou à pele do animal. Se o consegue, abandona o ovo; se não, volta a recolher-se em seu interior.

As larvas parecem dispor de uns 20 dias para conseguirem implantar-se com êxito na pele.

Quando alcançam seu propósito, perfuram o epitélio ou abrem passagem através da lesão deixada pelo inseto hematófago, e aprofundam-se até ficar apenas com a extremidade posterior rasando a superfície. Desse modo as placas espiraculares permanecem em contato com a atmosfera e asseguram a respiração do parasito (Fig. 58.9, *C*).

Pela extremidade anterior mergulhada no derma ele se alimenta e cresce, passando de 1,5 mm de comprimento inicial para 4 mm, ao fim de oito dias, quando sofre a primeira muda.

Duas semanas depois tem lugar uma segunda muda, continuando o crescimento que dura, ao todo, 35 a 40 dias, mas pode prolongar-se até dois ou três meses.

A larva madura, piriforme, mede 18 a 24 mm, sendo dilatada na metade anterior e mais delgada posteriormente (Fig. 58.10, B). A extremidade oral traz dois ganchos bucais e numerosos espinhos dispõem-se circularmente nos segmentos torácicos e primeiros abdominais, dirigidos no sentido de ancorar o parasito nos tecidos do hospedeiro. Aí, cercada de uma parede fibrosa, alimenta-se do exsudato que se acumula na lesão.

Completo o desenvolvimento larvário, o berne deixa a pele do hospedeiro vertebrado e, no solo, transforma-se em pupa, estádio este que dura de um mês a dois meses e meio, segundo as condições ambientais.

Cerca de três horas depois de sair do pupário, os insetos adultos (alados) estão sexualmente ativos. Os machos reúnem-se em locais sombreados, particularmente em troncos de árvores, e atraem as fêmeas para a cópula mediante feromônios. As fêmeas fecundadas, aos poucos dias, já estarão em condições de ovipor.

Como se vê, o ciclo de ovo a ovo é longo, porém a longevidade dos adultos parece não exceder 19 dias.

Tanto *Dermatobia hominis* como os insetos vetores de seus ovos são organismos silvestres, habitando florestas e bosques.

Várias espécies de mosquitos dos gêneros *Culex*, *Anopheles* etc., moscas dos gêneros *Stomoxys*, *Neivamyia*, *Sarcopromusca*, *Fannia* etc., bem como simulídeos (borrachudos) e outros dípteros, participam do sistema de disseminação das larvas do berne (Figs. 58.9 e 58.10).

O boi é o animal mais atacado. Os muares parecem muito resistentes ao parasito. O cão e o homem o são apenas ocasionalmente.

PATOLOGIA E TRATAMENTO

Ao penetrar na pele as larvas de *Dermatobia hominis* despertam sensação de picada ou prurido, mas podem passar despercebidas. Em torno delas não tarda a desenvolver-se uma reação inflamatória, ficando a pele avermelhada e elevada como se fora um furúnculo. No vértice há pequeno orifício onde, mais tarde, com o crescimento larvário, será possível reconhecer, à lupa, o extremo posterior da larva com as placas espiraculares.

Nas paredes da lesão forma-se uma cápsula fibrosa, que envolve a larva e produz um exsudato de que o parasito se alimenta.

Cada lesão corresponde a uma larva, podendo o paciente estar infestado por uma única ou por muitas larvas. Até uma centena de bernes já foram extraídos de um mesmo indivíduo.

Os parasitos localizam-se de preferência no dorso, menos vezes nas pernas, braços ou cabeça. Nas crianças não é rara a localização palpebral.

Além da tumoração local, o paciente queixa-se de dores agudas, como ferroadas, e sente os movimentos do parasito.

Quando se completa o período larvário, o berne abandona espontaneamente sua implantação e a lesão tende para a cura, a menos que contaminada por germes que a transformem em verdadeiro furúnculo ou flegmão. As lesões podem constituir porta de entrada para outras complicações, inclusive bacilos do tétano.

O berne é freqüente em certas regiões, especialmente em hortos florestais e plantações de eucalipto, onde elevada proporção de trabalhadores e moradores pode ficar contaminada.

O diagnóstico não oferece dificuldades e é feito, em geral, pelo próprio paciente ou seus familiares.

O tratamento consiste na extração da larva. Um método prático é a aplicação de uma faixa de esparadrapo sobre a região, que leva o berne a sair da cavidade onde estava, para alcançar uma superfície livre e respirar. Há casos que exigem pequena intervenção cirúrgica, com anestesia local.

FAMÍLIA CALLIPHORIDAE

As "varejeiras", moscas de tamanho médio, corpo curto e grosso, cores metálicas brilhantes, azuis, verdes ou cúpreas, constituem representantes desta família.

Interessa-nos o gênero **Cochliomyia** (= *Callitroga*) e as espécies *Cochliomyia hominivorax* (também conhecida pela sinonímia de *Callitroga americana*) e *C. macellaria*. Durante a fase larvária, *C. hominivorax* desenvolve parasitismo obrigatório, enquanto *C. macellaria* é um parasito facultativo nesse período.

Suas peças bucais são bem desenvolvidas, de tipo lambedor, e os alimentos habituais compõem-se de matéria orgânica animal.

No tórax, encontram-se três faixas longitudinais negras e largas. Cerdas fortes estão presentes na hipopleura, na esternopleura e na pteropleura. Nas asas, a quarta veia longitudinal forma um cotovelo e se aproxima muito da terceira veia, na sua extremidade (Fig. 58.11).

Cochliomyia hominivorax

Distingue-se da outra espécie, na fase adulta, pela presença de pêlos escuros na fronte e ausência de manchas claras laterais no último segmento abdominal.

As fêmeas depositam, de cada vez, 20 a 400 ovos à margem de feridas, arranhões etc. Em menos de 24 horas as larvas eclodem e começam a nutrir-se vorazmente de tecidos vivos (larvas biontófagas). Esta proliferação de larvas é o que se chama vulgarmente de "bicheira" e constitui uma praga muito perniciosa para a pecuária.

As moscas são atraídas pelos bezerros recém-nascidos, ovipondo na ferida umbilical.

Outras vezes as larvas parasitam as gengivas dos animais ainda em período de lactação, invadindo a cavidade gengivo-alveolar dos dentes em eclosão.

Tecidos normais e íntegros também podem ser atacados pelas larvas (Fig. 58.11, B), que produzem um tipo de miíase furunculosa ou nodular, permanecendo com as placas espiraculares à flor da pele, como no berne. No homem, tanto a pele como as cavidades naturais podem ser infestadas.

O parasitismo dura cerca de uma semana (4 a 8 dias), quando as larvas maduras devem cair ao solo a fim de pupar. A duração total do ciclo é de 25 dias. *C. hominivorax* nunca se desenvolve em tecidos mortos e, portanto, não evolui em cadáveres.

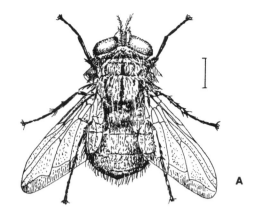

Phaenicia (= Lucilia) spp

São moscas de colorido metálico verde ou azul intenso, com reflexos purpúreos, cujas larvas podem invadir tecidos necróticos como *C. macellaria* (larvas necrobiontófagas).

Chrysomya

Moscas deste gênero caracterizam-se por apresentar caliptras recobertas por pêlos e pela presença de faixas purpúreas no abdome. Elas foram introduzidas no país em 1975 e passaram a ocupar o nicho antes ocupado por *Cochliomyia macellaria*, agora ausente de muitas regiões do Brasil.

FAMÍLIA SARCOPHAGIDAE

Compreende numerosas espécies de tamanho médio ou grande (6 a 16 mm, ou mais), cor uniforme, cinzenta, com três listras negras no dorso e manchas cinzentas formando desenho xadrez no abdome (Fig. 58.12).

A hipopleura apresenta fortes cerdas; a quarta veia da asa forma um ângulo bem marcado antes de dirigir-se para a margem, onde termina muito próximo da terceira veia. A arista é geralmente pilosa na base, tanto dorsal como ventralmente. A genitália do macho é grande, bem evidente e, em alguns casos, de cor vermelha.

Os insetos adultos alimentam-se de fezes, de carne de animais mortos e de sucos de frutas. As fêmeas são larvíparas e depositam suas larvas onde haja matéria orgânica em decomposição, nos cadáveres de animais e, em algumas ocasiões, em cadáveres humanos que permaneçam insepultos, como no caso de crimes. Por esta última razão, o estudo da evolução larvária das moscas **Sarcophagidae** interessa muito à Medicina Legal, para o cálculo do tempo decorrido, com base nas fases em que se encontrem as larvas.

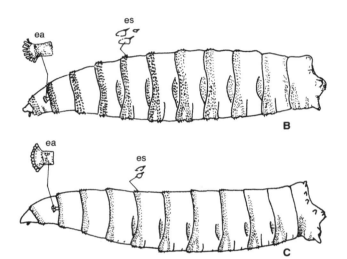

Fig. 58.11 *Cochliomyia hominivorax* (= *Callitroga americana*). *A*. Fêmea adulta, que mede 8 a 10 mm; em sua fase larvária é parasito obrigatório de tecidos vivos e, portanto, agente de miíases. A escala para o inseto adulto corresponde a 2 mm. *B*. Larva de *C. hominivorax*, com o pseudocéfalo à esquerda; os espiráculos anteriores (*ea*), no segundo segmento, e os espinhos (*es*) são apresentados em destaque com maior aumento. *C*. Larvas de *C. macellaria* com as características que a diferenciam da espécie anterior.

Cochliomyia macellaria

Esta espécie, que tem sido freqüentemente confundida com a precedente, traz pêlos claros na fronte e duas manchas claras no último segmento abdominal. As larvas têm seus tubos traqueais claros, ao passo que as de *C. hominivorax* têm-nos pigmentados em longa extensão do segmento terminal. Os espiráculos anteriores diferem também (Fig. 58.11, *C*).

As larvas são necrobiontófagas, isto é, nutrem-se de tecidos mortos e de matéria orgânica. Os ovos são depositados no lixo, no esterco e em corpos de animais mortos.

As larvas não atacam tecidos normais, mas crescem no material necrótico das lesões causadas por outras condições patogênicas.

No homem, desenvolvem-se em úlceras leishmanióticas, úlceras tropicais (fusoespiroquéticas), ou de outra natureza.

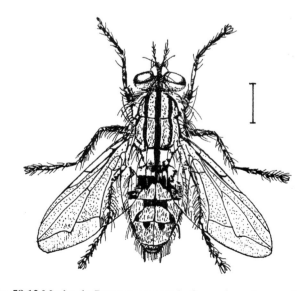

Fig. 58.12 Macho de *Bercaea cruenta* (= *Sarcophaga haemorrhoidalis*), que mede 10 a 14 mm de comprimento. O gênero *Bercaea* compreende várias espécies cujas larvas fazem parte da fauna cadavérica e eventualmente produzem miíases. (Segundo James, 1947.)

Cada fêmea dá nascimento a cerca de 50 larvas, cujo desenvolvimento toma 10 a 54 dias para completar-se, em função da temperatura ambiente. As larvas maduras medem cerca de 18 mm de comprimento. As pupas penetram no solo e ficam ocultas sob a terra, o lixo ou a serragem.

Desta família, cuja sistemática é controvertida, os gêneros mais encontradiços na Região Neotrópica são: *Bercaea, Sarcodexia, Oxysarcodexia, Ravinia, Pattonela* e *Peckia*.

As espécies **Bercaea cruenta** (= *Sarcophaga haemorrhoidalis*), **Sarcodexia lambens** (= *Sarcophaga sternodontes*) e outras já foram acusadas de produzir alguns casos de miíase no Brasil, implantando-se em úlceras e tecidos necrosados.

AS MIÍASES HUMANAS

Classificação, Etiologia e Patologia

Podemos definir as **miíases** como afecções causadas pela presença de larvas de moscas em órgãos e tecidos do homem ou de outros animais vertebrados, onde elas se nutrem e desenvolvem como parasitos. Reconhecem, alguns autores, dois tipos de miíases:

1) as produzidas por **larvas biontófagas**, capazes de invadir tecidos normais e iniciar um processo patológico;

2) as produzidas por **larvas necrobiontófagas**, que são invasoras secundárias de lesões anatomopatológicas preexistentes.

Entre os agentes etiológicos do primeiro tipo, encontram-se ***Dermatobia hominis*** e ***Cochliomyia hominivorax***.

São produtoras do segundo tipo de miíases numerosas espécies de moscas, entre as quais mencionaremos, por dizerem respeito à patologia humana nas Américas: ***Cochliomyia macellaria***, alguns **Sarcophagidae** e espécies dos gêneros ***Phaenicia, Chrysomya, Fannia, Musca*** e ***Muscina***.

Outros autores preferem classificar as miíases em três grupos:

a) **Miíases específicas**, que coincidem com as do primeiro tipo antes mencionado, sendo *Dermatobia hominis* e *Cochliomyia hominivorax* os agentes específicos mais importantes no Novo Mundo.

b) **Miíases semi-específicas**, devidas às moscas que habitualmente se desenvolvem no lixo, no esterco ou em cadáveres de animais, mas eventualmente depositam seus ovos em tecidos necrosados do homem (ou de outros vertebrados). Como exemplos citam-se **Bercaea cruenta** (= *Sarcophaga haemorrhoidalis*), **Sarcodexia lambens** (= *Sarcophaga sternodontes*), *Cochliomyia macellaria* e muitas outras.

c) **Miíases acidentais**, causadas por larvas que raramente são encontradas no organismo humano, geralmente ocorrendo no tubo digestivo ou em outros órgãos cavitários (bexiga, uretra, vulva etc.), mas também em feridas necrosadas. Espécies dos gêneros *Musca, Muscinata, Fannia, Sarcophaga, Stomoxys, Negaselia, Eristalis* etc. são incriminadas.

Uma classificação clínica muito utilizada pelos médicos distingue, apenas, **miíases cutâneas** e **miíases cavitárias**. As primeiras já foram suficientemente analisadas a propósito de seus agentes etiológicos. Acrescentaremos alguns dados sobre as segundas.

Nas regiões endêmicas de leishmaníase tegumentar, os pacientes com lesões mucosas estão sujeitos à infestação das cavidades nasais com miíases que complicam e agravam o quadro clínico, produzindo irritação, dor, epistaxes e cefaléia. O quadro é particularmente grave quando está presente a *Cochliomyia hominivorax*, que acelera a destruição das cartilagens e do arcabouço nasofacial, invadindo os seios paranasais e podendo atingir a cavidade craniana. É menos sério se as larvas forem do tipo necrobiontófago.

Miíases do conduto auditivo, das vias urinárias e outras estão registradas na literatura médica em reduzido número de casos.

Mais freqüentes são as miíases intestinais devidas à ingestão de alimentos contaminados pelas moscas, principalmente dos gêneros *Musca, Muscina, Fannia, Eristalis* e outros. Os sintomas podem ser discretos ou manifestarem-se com náuseas, vômitos e diarréia, dependendo a intensidade do quadro, entre outras circunstâncias, do número de larvas ingeridas.

Diagnóstico e Tratamento

As miíases são diagnosticadas pelo reconhecimento das larvas nos tecidos. O diagnóstico do berne já foi referido antes.

Quando se suspeita de miíase intestinal, é preciso distinguir os casos autênticos, em que as larvas se apresentam nas fezes recém-emitidas, dos falsos casos, em que as larvas aparecem em fezes que permaneceram alguns dias expostas ao contato com moscas.

As larvas de primeiro estádio dos muscóides não apresentam, em geral, os espiráculos anteriores, havendo somente as placas espiraculares posteriores.

As de segundo estádio apresentam duas aberturas apenas, nas placas espiraculares posteriores. As mais típicas, para o diagnóstico específico, são as placas do terceiro estádio larvário, com três aberturas, que apresentam formas e desenhos característicos (Fig. 58.13).

A remoção das larvas, com prévia anestesia, quando necessário, é a terapêutica indicada para as miíases cutâneas e cavitárias. Nas intestinais, a cura pode ser acelerada com a administração de anti-helmínticos.

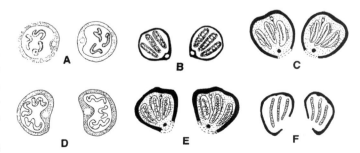

Fig. 58.13 Placas espiraculares de diversas larvas de moscas (terceiro estádio). *A. Stomoxys calcitrans. B. Phaenicia* sp. *C. Cochliomyia macellaria. D. Musca domestica. E. Cochliomyia hominivorax. F. Sarcophaga* spp.

FAMÍLIA GLOSSINIDAE

A família **Glossinidae** contém um só gênero, *Glossina*, que se caracteriza por apresentarem seus membros, na cabeça, a lúnula e a sutura ptilineal e, como os demais braquíceros, terem antenas curtas (com três segmentos, o terceiro provido de arista). Mas diferem das outras moscas porque, dorsalmente, seis segmentos abdominais são claramente distinguíveis (Figs. 58.14 e 58.15, *A*).

Nas antenas, a **arista** tem pêlos de um só lado (dorsal), sendo esses pêlos ramificados, o que lhes confere aspecto plumoso (Fig. 58.15, *B*). Em ambos os sexos, os olhos compostos ficam bem separados. Entre os olhos estão três ocelos ocupando os vértices de um triângulo no alto da cabeça.

A tromba ou **probóscida**, formada externamente pelos **palpos**, é longa, retilínea e projetada horizontalmente para a frente. Ela agasalha as demais peças, quando em repouso. As outras peças bucais pungitivas (labroepifaringe, hipofaringe e *labium*) formam o canal alimentar, tanto nos machos como nas fêmeas, pois os dois sexos são hematófagos.

O tórax (derivado essencialmente do **mesotórax**) traz uma sutura transversa mesonotal que separa o **pré-escudo** do **escudo**. Em seguida a este fica o **escutelo**, com seus pêlos escutelares (Fig. 58.16). Nas asas, com poucas nervuras, vê-se uma célula, isto é, um espaço entre as nervuras em forma de machado (Fig. 58.17).

Na base de cada asa encontra-se, como outra característica, um lóbulo denominado **caliptra**, além de aletas torácicas (Fig. 58.16).

Quando o inseto está pousado as asas se superpõem. Os balancins ficam recobertos por elas e comportam-se, em vôo, como giroscópios estabilizadores.

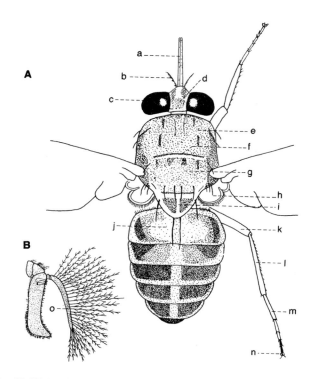

Fig. 58.15 *A. Glossina pallidipes*. O esquema mostra: *a*, tromba; *b*, arista; *c*, olho composto; *d*, três ocelos; *e*, pronoto; *f*, sutura mesonotal; *g*, mesonoto; *h*, caliptra; *i*, escutelo; *j*, segundo tergito abdominal; *k*, fêmur; *l*, tíbia; *m*, cinco segmentos tarsais; *n*, garras e púlvilo. *B*. Antena de glossina, com a arista (*o*) implantada no terceiro segmento e provida de pêlos ramificados. (Segundo Pollock, 1982.)

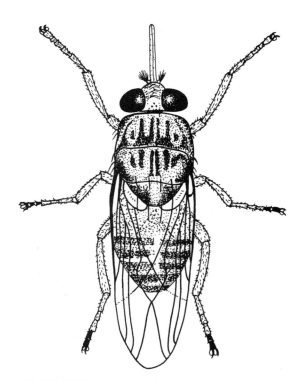

Fig. 58.14 *Glossina* sp. Posição habitual, em repouso.

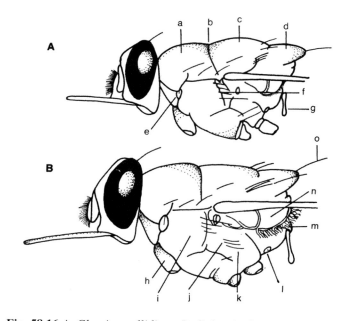

Fig. 58.16 *A. Glossina pallidipes. B. G. brevipalpis*. *a*, Pronoto; *b*, sutura mesonotal; *c*, mesonoto; *d*, escutelo; *e*, espiráculo anterior (primeiro par); *f*, cerdas mesonotais; *g*, halteres ou balancins; *h*, coxa; *i*, mesopleura; *j*, pteropleura; *k*, pêlos da pteropleura; *l*, espiráculo posterior (terceiro par); *m*, franja pilosa da esquâmula; *n*, esquâmula; *o*, cerda escutelar. (Redesenhado segundo Laveissiere, 1988.)

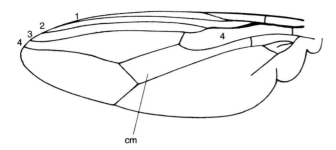

Fig. 58.17 Asa da glossina, tendo assinaladas as quatro primeiras nervuras e a célula em forma de machado (*cm*).

As pernas, como em outros dípteros, possuem tarsos com cinco segmentos, o último dos quais se termina sempre por um púlvilo e duas garras.

O abdome compreende oito segmentos, dos quais seis ou sete podem ser vistos dorsalmente. O aparelho digestivo, que se inicia com as peças bucais picadoras-sugadoras (Fig. 58.18, *A*, *B* e *C*), continua-se com a faringe e o esôfago. Este apresenta um divertículo bastante amplo, o papo, e por outro lado dá passagem para o intestino médio ou estômago, cuja porção inicial (proventrículo) segrega uma membrana peritrófica em torno do sangue ingerido (Fig. 58.18, *D*).

O intestino recebe os produtos dos tubos de Malpighi, encarregados da excreção de urina, e se continua com o reto e o ânus (Fig. 58.19).

Os órgãos genitais masculinos, muito complexos, situam-se nos últimos segmentos, que se enrolam ventralmente e os escondem contra a superfície do sétimo esternito. O aparelho genital feminino, bastante simples, abre-se na região anal do sétimo segmento (Fig. 58.20).

As glossinas são vivíparas e, durante toda sua vida, parem um pequeno número de larvas (8 a 10). Estas se desenvolvem no útero, uma a uma, até o momento de serem expulsas (Fig. 24.8).

Depositadas no solo, à margem dos rios, ou à sombra das árvores das savanas, as larvas enterram-se e logo se transformam em pupas. No chão, as pupas gastam cerca de cinco semanas para completar seu desenvolvimento e dar nascimento ao inseto adulto.

O gênero *Glossina*, com 30 espécies e subespécies, compreende três subgêneros: *Glossina*, *Austenina* e *Nemorhina*. Para a identificação das espécies foram elaboradas chaves para cada uma das cinco sub-regiões em que a Região Etiópica foi dividida.

As principais espécies de glossinas, sua distribuição geográfica, comportamento biológico e participação na transmissão da tripanossomíase africana, bem como as medidas de controle vetorial, foram descritos no Cap. 24, item *Os vetores e a transmissão*, cuja leitura recomendamos agora.

DÍPTEROS BRACHYCERA ORTHORRHAPHA

Estes dípteros são insetos semelhantes a moscas, que possuem antenas curtas, formadas por 3 ou 4 segmentos, mas diversamente dos ciclorrafos não apresentam na cabeça a sutura ptilineal. Pertencem à subordem **Brachycera**.

A única família de interesse médico é a **Tabanidae**, pois, sendo suas fêmeas hematófagas, podem estar envolvidas na transmissão de doenças.

O número de espécies é considerável: cerca de 3.000 e mais de 200 só no Brasil, onde os tabanídeos são conhecidos geralmente por "motucas" ou "mutucas" (Fig. 58.21).

FAMÍLIA TABANIDAE

Os tabanídeos são insetos geralmente grandes e robustos, com cabeça larga e olhos relativamente enormes, de belas cores verde-esmeralda ou negra.

Nos machos, os olhos compostos se tocam na linha média, no vértice da cabeça, enquanto nas fêmeas ficam separados por estreita faixa intermédia (Fig. 54.1, *B*). As antenas têm forma característica (Fig. 54.1, *E*). A tromba constitui um estilete que,

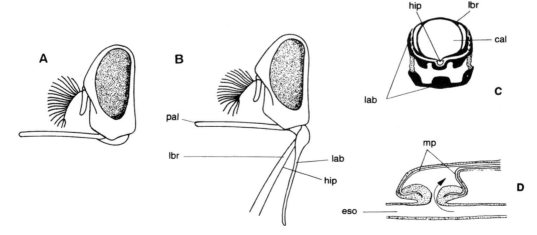

Fig. 58.18 *A*. Cabeça de glossina onde se vê a antena com sua arista plumosa e a probóscida em posição horizontal. *B*. Peças bucais constituídas por palpos (*pal*), labroepifaringe (*lbr*), hipofaringe (*hip*) e lábio (*lab*). *C*. Corte transversal da probóscida, que mostra como as peças bucais formam o canal de sucção (*cal*). *D*. Conexão entre o esôfago (*eso*) e o intestino médio (estômago): *mp*, membrana peritrófica segregada no proventrículo.

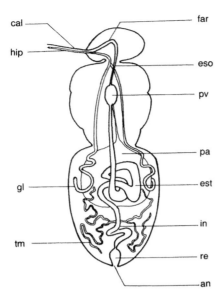

Fig. 58.19 Aparelho digestivo de glossina: *cal*, canal alimentar da tromba; *hip*, hipofaringe com o canal da glândula salivar; *gl*, glândula salivar; *tm*, tubos de Malpighi; *far*, faringe; *eso*, esôfago; *pv*, proventrículo; *pa*, papo; *est*, estômago; *in*, intestino; *re*, reto; *an*, ânus.

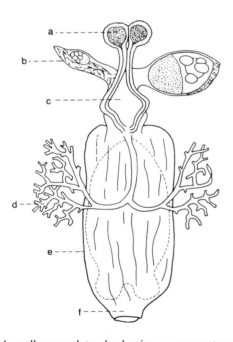

Fig. 58.20 Aparelho reprodutor de glossina: *a*, espermateca; *b*, ovário; *c*, oviduto; *d*, glândulas uterinas; *e*, útero; *f*, vagina.

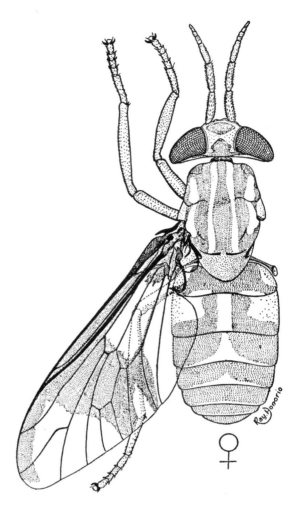

Fig. 58.21 Várias espécies de tabanídeos (motucas), do gênero *Chrysops*, são responsáveis pela transmissão da filária *Loa loa*, assim como de tripanossomos de animais domésticos.

por vezes, atinge tamanho igual a dois terços do comprimento do corpo. Mas, em geral, as peças bucais são curtas, fortes e completas nas fêmeas, enquanto nos machos, que se alimentam de sucos vegetais, sofrem uma simplificação.

A picada é muito dolorosa, chegando as motucas a constituir praga incômoda tanto para o gado como para o homem.

O corpo, solidamente constituído, pode ser negro ou pardo com tons castanhos ou laranja e traz as asas obliquamente postas, em delta (Fig. 58.21). Nestas a terceira nervura é bifurcada, havendo cinco células posteriores.

Os tabanídeos criam-se na água ou em terrenos encharcados, à margem de rios, pequenos cursos de água, represas, lagos, lagoas e pântanos. Os ovos são postos em massas aglutinadas, compreendendo várias centenas, sobre a vegetação aquática ou em depressões das rochas marginais banhadas pela correnteza.

Eles eclodem ao fim de quatro a sete dias.

As larvas são vorazes, alimentando-se na água sobre a matéria orgânica ou sobre pequenos animais. O período larvário pode ser longo, no inverno, em função da temperatura. Para pupar, penetram no lodo do fundo ou na terra úmida das margens.

Em alguns dias ou semanas completam seu desenvolvimento.

Os insetos adultos têm hábitos diurnos, solitários, voam a grandes distâncias e são muito persistentes quando se põem a sugar sangue. Apenas as fêmeas são hematófagas. Elas são muito molestas pela voracidade com que atacam suas vítimas e pela picada muito dolorosa que infligem.

Os tabanídeos são transmissores mecânicos de tripanossomíases de animais domésticos, especialmente do

Trypanosoma evansi, que causa a **surra** do gado, dos eqüinos, camelos, cães etc.

Também podem ser veiculados por eles o *Trypanosoma brucei* (agente da **nagana** dos animais), assim como *T. equinum* e *T. equiperdum*, responsáveis respectivamente pelo **mal-de-cadeiras** e a **durina**.

Algumas espécies do gênero ***Chrysops*** — como *C. dimidiata* e *C. silacea* — são hospedeiras intermediárias importantes da filária *Loa loa*, na África. Elas picam durante o dia, quando as microfilárias estão circulando no sangue dos pacientes. Mas outras espécies, de hábitos crepusculares (*C. langi* e *C. centurionis*), também participam da transmissão da loíase entre os símios, que apresentam microfilaremia noturna. Supõe-se por isso que as duas raças de *Loa loa*, humana e simiana, mantêm-se epidemiologicamente isoladas, mesmo quando experimentalmente já se tenha conseguido inclusive a produção de híbridos.

Outras espécies de *Chrysops* estão envolvidas na transmissão mecânica da tularemia, cujo agente etiológico é uma bactéria, a *Francisella tularensis (= Pasteurella tularensis)*.

A doença, que ocorre em países do hemisfério norte, costuma ser transmitida também por carrapatos ou pela manipulação da caça miúda (coelhos, lebres etc.).

59

Sifonápteros: as Pulgas

INTRODUÇÃO
ORGANIZAÇÃO E FISIOLOGIA
   Insetos adultos
      Morfologia externa
      Organização interna
      Fisiologia e comportamento
   Ciclo biológico
PRINCIPAIS ESPÉCIES
   Chave para a identificação
   Tunga penetrans
      Morfologia e biologia
      Patologia, sintomatologia e tratamento
   Pulex irritans
   Ctenocephalides *spp*
   Polygenis *spp*
   Xenopsylla cheopis

AS PULGAS E A EPIDEMIOLOGIA DA PESTE
   A doença
      Patologia
      Diagnóstico e tratamento
   Epidemiologia da peste urbana
      Animais reservatórios: os ratos
      Mecanismo de transmissão da peste
      Os surtos epidêmicos
   Epidemiologia da peste silvestre
      Animais reservatórios silvestres
      Os focos de peste silvestre
   Controle da peste
OUTRAS DOENÇAS TRANSMITIDAS POR PULGAS

INTRODUÇÃO

A ordem **Siphonaptera** (do grego *syphon*, tubo; *a*, sem; *pteron*, asa) recebe também os nomes de **Aphaniptera** e **Suctoria**, hoje na sinonímia. Todos esses nomes referem-se a duas características bastante salientes do grupo de insetos estudados neste capítulo: ausência de asas e aparelho bucal do tipo picador-sugador.

Outros traços marcantes das pulgas são: achatamento do corpo no sentido látero-lateral, escleritos bem quitinizados, segmentos (metâmeros) bem distintos, porém imbricados uns nos outros, e pernas adaptadas para o salto.

Na fase adulta, são insetos hematófagos, que vivem sobre o corpo de mamíferos ou de aves, seja como ectoparasitos, seja como micropredadores. E, como outros insetos que picam para sugar sangue, as pulgas estão envolvidas na transmissão de algumas doenças, particularmente na propagação da **peste bubônica** entre roedores e homens, causada pela bactéria **Yersinia pestis** (= *Pasteurella pestis*), e na do **tifo murino**, que tem por agente etiológico um vírus, *Rickettsia mooseri*.

As pulgas são hospedeiros intermediários de **Dypilidium caninum** (parasito de cães e gatos), de **Hymenolepis diminuta** (que infesta roedores) e, facultativamente, de *H. nana*, conforme ficou descrito no Cap. 41 deste livro, sendo responsáveis pelo ciclo normal dos dois primeiros helmintos e pela infecção acidental do homem.

Hospedam também uma filária do cão, *Dipetalonema reconditum*, e um tripanossomo de roedores, *Trypanosoma lewisi*.

ORGANIZAÇÃO E FISIOLOGIA

Insetos Adultos

A grande maioria das pulgas são pequenos organismos que medem de 1 a 3 mm de comprimento, se bem que uma espécie própria de roedores da América do Norte chegue a medir 7 mm. As fêmeas são pouco maiores que os machos.

MORFOLOGIA EXTERNA

A cabeça é constituída por uma cápsula quitinosa, que além do achatamento lateral, comum ao resto do corpo, apresenta-se dividida obliquamente por um sulco profundo, em cada lado, onde se alojam as antenas (Fig. 59.1). Esse **sulco antenal** separa, de um lado, as regiões frontal e genal; de outro, a região occipital.

As antenas são curtas e constam, cada uma, de três segmentos: o primeiro é o **escapo**, geniculado em sua base; o segundo, muito pequeno, é o **pedicelo**; finalmente o terceiro e maior deles, a **clava**, traz uma série de entalhes em sua margem ou apresenta segmentação completa. Para diante do sulco antenal pode-se encontrar um par de olhos simples. Entretanto há pulgas sem eles, isto é, cegas.

O conjunto das peças bucais compreende:
a) a **labroepifaringe** (Fig. 59.1 e Fig. 59.2);
b) um par de **mandíbulas**;
c) um par de **maxilas** com os respectivos **palpos maxilares**;
d) a **hipofaringe**; e
e) o lábio, com um par de **palpos labiais**.

Labroepifaringe e mandíbulas são peças longas, delgadas e serrilhadas na extremidade, enquanto as maxilas são curtas, aproximadamente triangulares e cortantes. Os palpos labiais, justapondo-se às demais peças longas, concorrem para protegê-las quando não estão em uso.

Diversas cerdas implantadas na cabeça servem, com outros detalhes estruturais, para a sistemática desses insetos. São importantes nesse sentido alguns espinhos fortemente quitinizados, dispostos geralmente em fila como os dentes de um pente e por isso denominados **ctenídios** (do grego *ktenidion*, pequeno pente). Pequenos ctenídios podem localizar-se na fronte, outros maiores podem situar-se nas genas — **ctenídios genais** (Fig. 59.1).

No tórax, cada segmento conserva sua independência, podendo-se distinguir, dorsalmente, o **pronoto** do **mesonoto** e, este, do **metanoto** (ver a Fig. 54.4, *C*). O pronoto, também, pode trazer um ctenídio em sua borda posterior — o **ctenídio pronotal**. Os escleritos esternais (ou ventrais) são visíveis lateralmente: **prosterno**, **mesosterno** e **metasterno**.

Quanto às pleuras, estão subdivididas, no metatórax, em dois escleritos independentes: **epímero** e **episterno**; mas, no mesotórax, pode ser única, ou apresentar uma soldadura espessa, a **sutura mesopleural** (Fig. 59.1, letra *l*).

Nas pernas, a coxa é um segmento longo e robusto; o trocânter é pequeno. Tanto o fêmur como a tíbia equivalem, em comprimento, à coxa, sendo a segunda muito mais delgada. Quanto aos cinco artículos tarsais, eles vão-se alongando, do primeiro ao último par de pernas, e terminam sempre por duas garras. Cerdas e espinhos são abundantes no tórax e nas pernas.

Dez segmentos imbricados formam o abdome, porém enquanto os sete primeiros estão recobertos por **urotergitos** e

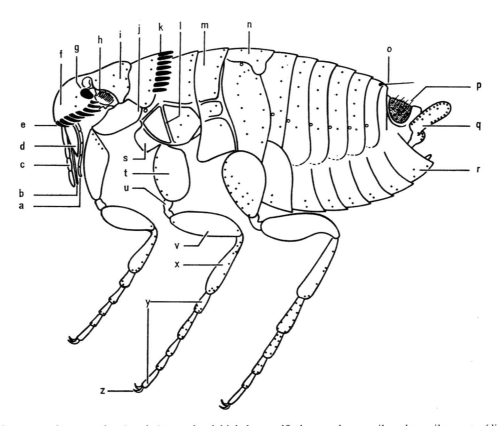

Fig. 59.1 Morfologia externa de uma pulga (macho): *a*, palpo labial; *b*, mandíbula; *c*, palpo maxilar; *d*, maxila; *e*, ctenídio genal; *f*, fronte; *g*, olho; *h*, antena; *i*, occipício; *j*, esternopleura do protórax; *k*, ctenídio pronotal recobrindo parcialmente o menosoto; *l*, sutura mesopleural entre o mesepisterno (adiante) e o mesepímero (atrás); *m*, metanoto; *n*, tergito (urotergito) do primeiro segmento abdominal; *o*, cerda antepigidial, inserida no 7º tergito; *p*, sensílio ou pigídio (no 9º tergito); *q*, pinça ou fórceps (clásper); *r*, 8º esternito; *s*, mesesterno; *t*, coxa; *u*, trocânter; *v*, fêmur; *x*, tíbia; *y*, cinco segmentos tarsais; *z*, garra.

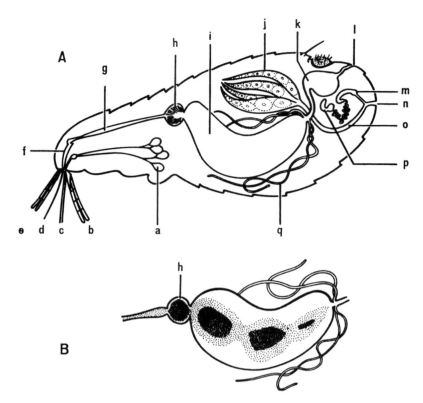

Fig. 59.2 A. Aparelho digestivo de uma pulga (fêmea): *a*, glândulas salivares; *b*, palpos; *c*, mandíbulas; *d*, epifaringe; *e*, palpos maxilares; *f*, faringe; *g*, esôfago; *h*, proventrículo; *i*, intestino médio (estômago); *j*, ovário; *k*, intestino posterior (ampola retal); *l*, ânus; *m*, bolsa copuladora; *n*, orifício genital; *o*, vagina; *p*, espermateca; *q*, tubos de Malpighi. B. Bloqueio do proventrículo (*h*) da pulga, pelo crescimento abundante de *Yersinia pestis* no tubo digestivo do inseto.

urosternitos típicos, os três últimos apresentam modificações especiais relacionadas com as estruturas genitais.

Cada urotergito traz cerdas que estão dispostas em filas transversais ao eixo do corpo do animal, e a eles correspondem pares de **aberturas espiraculares** abdominais. No sétimo tergito há um par de cerdas muito maiores, ditas **cerdas antipigidiais**, porque logo a seguir encontra-se uma placa sensorial eriçada de pêlos, conhecida como **pigídio** ou **sensílio** (Fig. 59.1, letras *o* e *p*).

O orifício genital da fêmea (vulva) abre-se entre o nono tergito e o nono esternito. No décimo está o ânus.

Na terminália do macho, um par de pinças ou fórceps, os **cláspers**, que nascem do nono segmento, auxiliam a fixação dos sexos durante a cópula.

ORGANIZAÇÃO INTERNA

Apenas alguns órgãos merecem destaque nesta descrição.

O **aparelho digestivo**, em seguida à cavidade bucal, apresenta um trecho (faringe) onde se inserem poderosos músculos dilatadores que participam do mecanismo de sucção. O sangue aspirado segue por um esôfago delgado até o **proventrículo**, dotado de parede muscular e forrado por cutícula densamente revestida de espinhos quitinosos, orientados em direção à abertura do estômago e tendo função valvular (Fig. 59.2).

O **estômago** (ou intestino médio) é amplo, realizando-se nele a digestão das refeições sangüíneas e a absorção dos materiais nutritivos. No ponto em que se continua com o intestino posterior, vêm ter os quatro tubos excretores de Malpighi.

O trajeto intestinal, até o ânus, é bastante curto, e em seu percurso encontra-se a ampola retal.

O **aparelho genital feminino** compõe-se de um par de ovários, cada qual integrado por 4 a 8 ovaríolos, ovidutos e vagina. Esta comunica-se por estreito canal com a bolsa copuladora que, por sua vez, se comunica com uma estrutura de paredes quitinizadas (e por isso bem visível nas preparações microscópicas) — a **espermateca**.

A forma de espermateca é utilizada para a identificação das espécies de pulgas. Nela se descreve: (a) um **corpo**, cabeça ou reservatório, em conexão com o canal da espermateca e sempre fortemente quitinizado; (b) um **apêndice** ou cauda, de estrutura mais transparente (Fig. 59.6).

Nos machos, há um par de testículos fusiformes ou ovóides, em relação com canais deferentes longos e finos. Estes se reúnem em tubo mais calibroso onde vêm ter igualmente os produtos das glândulas acessórias. A vesícula seminal é pequena. Segue-se o pênis, ou **edeago**, de complicada estrutura, mas facilmente reconhecível durante o exame microscópico.

FISIOLOGIA E COMPORTAMENTO

As pulgas vivem uma parte do tempo sobre o corpo dos animais de que se alimentam e, outra parte, em seus ninhos e lugares de permanência, onde se dá o desenvolvimento dos ovos, das larvas e das pupas.

Tanto os machos como as fêmeas nutrem-se exclusivamente de sangue, mas suportam jejum prolongado. Quando não se alimentam, morrem em geral dentro de uma ou duas semanas, porém alguns podem sobreviver de 1 a 4 meses. Alimentadas, a longevidade alcança 100 dias, para as pulgas do rato (*Xenopsylla cheopis* e *Nosopsyllus fasciatus*), 200 dias para a pulga do cão (*Ctenocephalides canis*) e mais de 500 para a do domicílio humano (*Pulex irritans*).

Durante a alimentação, os palpos maxilares ajudam a escolher o lugar da picada, em seguida a labroepifaringe e as mandíbulas são introduzidas na pele e se aprofundam até que as pontas das maxilas atinjam a superfície cutânea. Labro e mandíbulas justapostas formam o canal de sucção.

Cada refeição dura de 10 a 15 minutos, segundo observações experimentais, e deixa o inseto satisfeito por 48 horas. Em condições naturais, entretanto, parece que as pulgas sugam mais freqüentemente: duas a três vezes por dia. Cada espécie ataca preferentemente um tipo de hospedeiro, havendo as mais exclusivistas e outras mais ecléticas.

Ciclo Biológico

Decorridos alguns dias, após a saída do inseto adulto de seu estado pupal, ou uma semana no caso de *Nosopsyllus fasciatus*, a fêmea já pode ser fecundada. Realiza-se então a cópula com esta cavalgando o macho. Mas a oviposição fica na dependência da ingestão de sangue pelo inseto, pois também entre as pulgas o amadurecimento dos folículos ovarianos requer uma refeição sangüínea. Fêmeas fecundadas e impedidas de picar permanecem sem ovipor, mas fazem-no logo após sugar sangue.

A desova realiza-se nos lugares habitados ou freqüentados pelos animais de que as pulgas se alimentam, especialmente nos ninhos, ou sobre o próprio corpo do hospedeiro. A pulga das casas, *Pulex irritans*, procura o chão para desovar.

A oviposição é parcelada. *Xenopsylla cheopis*, por exemplo, põe 2 a 6 ovos, de cada vez, e 300 a 400 vezes em toda sua vida. Em 2 a 16 dias os ovos eclodem; mais rapidamente no verão que no inverno.

As larvas lembram as de moscas, sendo vermiformes, ápodas e com o segmento cefálico pequeno. A cabeça apresenta minúsculas antenas (com três segmentos), mandíbulas, maxilas, palpos maxilares e labiais. Os segmentos torácicos e abdominais possuem uma cinta de cerdas e o último deles (décimo) traz um par de apêndices que servem para a locomoção (Fig. 59.3).

Elas se deslocam facilmente no solo e alimentam-se dos detritos orgânicos aí existentes, preferindo as dejeções das pulgas adultas, constituídas de sangue parcialmente digerido e dessecado. A primeira muda tem lugar entre o terceiro e o sétimo dias, e a segunda, decorridos outros três ou quatro dias.

Ao fim de uma ou duas semanas de vida, a larva de terceiro estádio tece um casulo, com a saliva, ao qual adere a poeira, tornando-o imperceptível. A fase pupal desenvolve-se aí durante 7 a 10 dias, mas pode prolongar-se muito nos lugares com inverno rigoroso.

Assim, os prazos mínimos para o desenvolvimento das pulgas variam de duas semanas até um ano.

PRINCIPAIS ESPÉCIES

Chave para a Identificação

A ordem **Siphonaptera** compreende mais de 2.000 espécies, das quais quase 60 são encontradas no Brasil. As que possam interessar ao médico são bem poucas e vivem sobre o corpo de ratos, cães, gatos e porcos, ou como pragas do próprio domicílio humano.

Três tipos de pulgas são encontradas nas casas:
a) pulgas ditas do homem (***Pulex irritans***);
b) pulgas de cães e gatos (do gênero ***Ctenocephalides***);

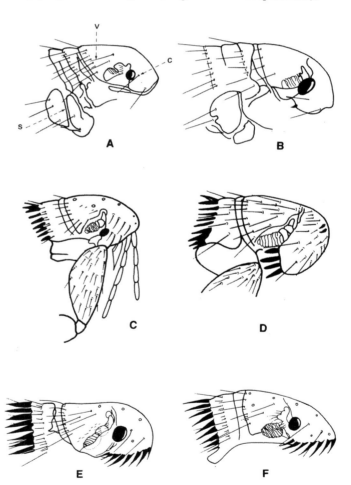

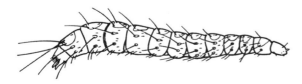

Fig. 59.3 Larva de pulga, com a extremidade cefálica voltada para a direita (redesenhada de Bacot *et al.*).

Fig. 59.4 Características morfológicas de algumas espécies de pulgas, para ilustração da chave dicotômica deste capítulo. A. *Xenopsylla cheopis*. B. *Pulex irritans*. C. *Nosopsyllus fasciatus*. D. *Leptopsylla segnis*. E. *Ctenocephalides canis*. F. *Ctenocephalides felis*. As duas primeiras espécies não possuem ctenídios; *Nosopsyllus* só tem ctenídio pronotal; as demais possuem ctenídios pronotais e genais, sendo que *Leptopsylla*, além do ctenídio genal disposto verticalmente, tem um pequeno ctenídio frontal. *c*, Cerda anteocular; *s*, sutura da mesopleura; *v*, disposição em V da implantação das cerdas occipitais.

c) pulgas de ratos e camundongos (do gênero *Xenopsylla*, *Nosopsyllus* e *Leptopsylla*).

Para distingui-las, utilizam-se chaves dicotômicas de identificação que, em geral, foram preparadas especialmente para determinadas regiões geográficas. As pulgas de interesse médico no Brasil podem ser reconhecidas pela chave simplificada que damos a seguir (ver também as ilustrações da Fig. 59.4).

Chave para espécies de pulgas comuns em roedores e outros animais domésticos (segundo L. R. Guimarães, com modificações)

1 — Os três tergitos torácicos reunidos são mais curtos que o primeiro segmento abdominal; fêmures posteriores sem processo dentiforme junto à base; fêmeas penetrantes e parasitas habituais do porco ou do homem .... ***Tunga penetrans***
1' — Os três tergitos torácicos reunidos são mais longos que o primeiro segmento abdominal; fêmeas não-penetrantes 2
2 — Ctenídio genal ou pronotal presente 3
2' — Ctenídios ausentes 6
3 — Apenas o ctenídio pronotal está presente (vive sobre os roedores sinantrópicos) ....
.... ***Nosopsyllus fasciatus***
3' — Ctenídio genal e pronotal presentes 4
4 — Região anterior da cabeça com um espessamento quitinoso em forma de capacete; borda posterior do capacete com uma série de dentes (vive sobre roedores silvestres ou marsupiais) ....
.... ***Craneopsyllus minerva***
4' — Cabeça sem os caracteres anteriores 5
5 — Ctenídio genal vertical (vive sobre roedores sinantrópicos .... ***Leptopsylla segnis***
5' — Ctenídio genal horizontal (vive sobre carnívoros) ....
.... ***Ctenocephalides***
6 — Occipício com apenas uma cerda grande (vive no domicílio humano, sobre vários hospedeiros, e pica o homem) .... ***Pulex irritans***
6' — Occipício com mais de uma cerda 7
7 — Cerdas do occipício com implantações dispostas em V 8
7' — Três fileiras de cerdas na região occipital 9
8 — Macho apresenta as cerdas antepigidiais implantadas em tubérculos muito salientes; espermateca da fêmea tendo o corpo do mesmo tamanho que o apêndice; este apresenta um cotovelo na base (vive sobre roedores sinantrópicos) ....
.... ***Xenopsylla braziliensis***
8' — Macho com cerdas antepigidiais não implantadas em tubérculos salientes; espermateca da fêmea com o corpo muito menor que o apêndice (vive sobre roedores sinantrópicos) ....
.... ***Xenopsylla cheopis***
9 — Quinto segmento tarsal posterior mais longo que o segmento tarsal mediano (vive sobre marsupiais, roedores e carnívoros silvestres) ....
.... ***Rhopalopsyllus australis***
ou (vive sobre tatus) .... ***Rhopalopsyllus lutzi***
9' — Quinto segmento tarsal posterior não é mais longo que o segmento tarsal mediano (espécies vivendo sobre roedores silvestres) ....
Polygenis bohlsi, P. jordani, P. tripus* ou *P. roberti
10 — Cabeça fortemente arredondada anteriormente; na fêmea, o primeiro dente do ctenídio genal tem metade do comprimento do segundo dente (vive sobre cães e gatos domésticos) .. ***Ctenocephalides canis***
10' — Cabeça não muito convexa anteriormente; na fêmea, o primeiro dente do ctenídio genal é quase tão comprido quanto o segundo (vive sobre cães e gatos domésticos ou sobre marsupiais) ....
.... ***Ctenocephalides felis***

Tunga penetrans

MORFOLOGIA E BIOLOGIA

É a menor das pulgas conhecidas, pois o inseto adulto mede cerca de 1 mm de comprimento.

Popularmente é a "pulga da areia" e a fêmea é o "bicho-do-pé" ou "bicho-do-porco" porque, depois de fecundada, leva vida parasitária na pele deste animal e infecta também o homem, implantando-se principalmente nas extremidades inferiores.

Sua distribuição geográfica abrange toda a América tropical, de onde se propagou para a África.

A cabeça de ***Tunga penetrans*** tem a fronte terminando em ponta aguda, com o que pode furar a pele de seus hospedeiros e aí penetrar (Fig. 59.5). As mandíbulas são longas, largas e serrilhadas. Os três segmentos torácicos são muito curtos.

Os adultos, machos e fêmeas virgens, vivem em lugares de solo arenoso, quentes e secos, sendo abundantes nos chiqueiros de porcos, nos ranchos ou no peridomicílio. Alimentam-se de preferência sobre porcos, mas atacam também o homem, o cão, o gato, o rato e até mesmo bovinos.

Quando a fêmea fica grávida, penetra na pele do porco ou do homem, enterrando-se até deixar apenas a extremidade posterior em contato com a atmosfera, para respirar (Fig. 59.5). Enquanto permanece alimentando-se de sangue, seu abdome vai sendo progressivamente distendido pelo acúmulo de ovos, até alcançar o tamanho de um grão de ervilha, ao fim de uma semana. Cerca de uma centena de ovos passam então a ser expelidos. Depois o corpo murcho da fêmea cai ou é expulso pela reação inflamatória da pele.

No solo, os ovos eclodem e as larvas passam a alimentar-se de detritos orgânicos, sofrem duas ecdises e transformam-se em pupas que darão adultos ao fim de 17 dias ou mais.

PATOLOGIA, SINTOMATOLOGIA E TRATAMENTO

Os pés, principalmente na sola plantar, nos espaços interdigitais e sob as unhas, constituem as localizações preferenciais da fêmea parasita. Desde um único exemplar até algumas centenas podem ser vistos concomitantemente em um mesmo paciente.

Nos casos mais favoráveis toda a sintomatologia reduz-se a ligeiro prurido que alguns pacientes julgam até agradável. Mas

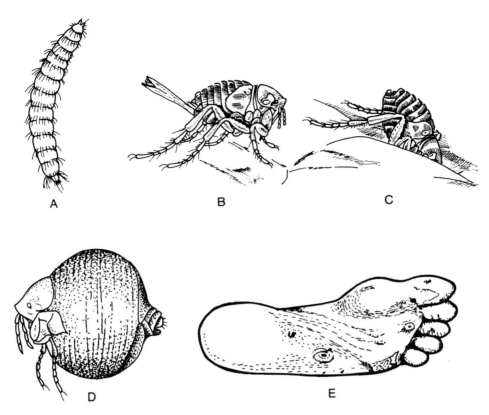

Fig. 59.5 *Tunga penetrans*. A. Larva. B. Macho. C. Fêmea, no momento de penetração na pele de seu hospedeiro. D. Fêmea grávida. E. Lesões na planta do pé causadas pela fêmea grávida de *Tunga penetrans* ("bicho-do-pé"). Figuras B e C, segundo Geigy & Herbig.

a reação inflamatória pode tornar o local doloroso e tumefeito, em torno, vindo a prejudicar ou impedir a marcha quando o número de parasitos na sola do pé chega a ser grande.

A infecção dessas pequenas feridas abertas para o exterior e contaminadas com terra, nos indivíduos que andam descalços, pode trazer sérias complicações. A mais grave delas é o **tétano**, produzido pelo *Clostridium tetani*, um bacilo anaeróbio e esporulado do solo. As lesões podem tornar-se também a porta de entrada para *Clostridium perfringens* e outras espécies responsáveis pela produção de **gangrena gasosa**, ou para a **blastomicose** (causada pelo *Paracoccidioides braziliensis*).

O **tratamento** consiste na extirpação dos parasitos, dentro de condições estritamente assépticas. Quando são muito numerosos, podem ser destruídos com a aplicação de ungüento mercurial ou de pomadas à base de inseticidas.

O uso de calçado é a medida profilática fundamental, podendo ser complementada com a aplicação criteriosa de inseticidas nos locais infestados, particularmente nos chiqueiros e outros lugares freqüentados pelos porcos.

Pulex irritans

A "pulga do homem" é cosmopolita, parecendo ser originária da Europa, de onde dispersou-se por todo o mundo. Vive no domicílio humano, alimentando-se do sangue de seus moradores, mas pode ser encontrada no cão e, menos freqüentemente, no gato, no porco, nos ratos domésticos, ou sobre outros animais.

De um modo geral, *Pulex irritans* vive fora do corpo de seus hospedeiros, procurando-os somente para os repastos sangüíneos. Em conseqüência, pode ser encontrada sobre os mais diversos hospedeiros. Está muito bem adaptada às habitações humanas, onde chega a ser abundante, e tem preferência pelo sangue do homem.

Apesar de molestar por sua picada, causando insônia, à noite, nos pacientes mais sensíveis, sua participação na transmissão de doenças é praticamente nula. Na transmissão da peste comporta-se como um mau vetor.

Nos países de clima temperado, a reprodução das pulgas e sua agressividade contra as pessoas é maior no verão, parecendo que no inverno ataca mais freqüentemente os pequenos mamíferos. Em regiões subtropicais, porém, pode suceder o contrário.

O caráter molesto desses insetos parece relacionado, em larga medida, com o processo de sensibilização dos pacientes à secreção salivar da pulga. No local da picada forma-se, em pessoas hipersensíveis, um halo eritematoso e com pequeno edema, acompanhado, por vezes, de prurido e dor. Outras pessoas nada mais sentem que a cócega provocada pelo deambulador do inseto sobre a pele.

Na Fig. 59.6 são apresentadas algumas características morfológicas de *Pulex irritans* que permitem distingui-la das espécies do gênero *Xenopsylla*.

O controle requer o uso de inseticidas e a limpeza dos locais, a fazer-se, quando possível, com aspiradores de pó.

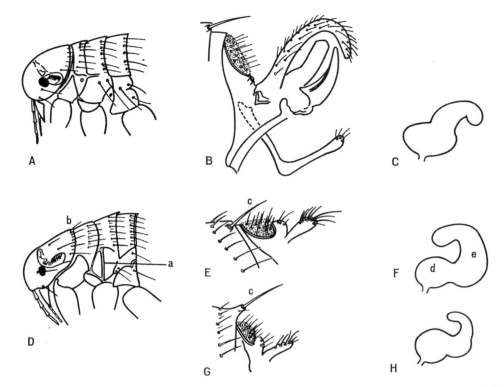

Fig. 59.6 Distinção entre *Pulex* (A, B e C) e *Xenopsylla* (D e H). A. Cabeça e tórax de *Pulex irritans*, mostrando ausência de sutura na mesopleura. B. Extremidade posterior do macho. C. Espermateca da fêmea. D. No gênero *Xenopsylla*, observa-se a sutura mesopleural (*a*) e a disposição em V das cerdas occipitais (*b*). Em *X. cheopis* (E), o macho traz a cerda antepigidial (*c*) implantada em tubérculo reduzido e a fêmea tem espermateca (F) com o corpo (*d*) menor que a cauda (*e*). Em *X. braziliensis* (G), a cerda antepigidial (*c*) sai de um tubérculo saliente, e a cauda da espermateca (H) é pequena.

Ctenocephalides spp

As espécies deste gênero, por infestar cães e gatos, são muito comuns nos domicílios. Em residências com esses animais domésticos elas costumam ser mais numerosas que *Pulex irritans*, conforme foi constatado em pesquisas realizadas na cidade de Belo Horizonte, MG, Brasil. Na Europa e sobretudo na Rússia, onde as condições climáticas, no meio externo, são mais desfavoráveis, essas espécis têm-se adaptado notavelmente ao domicílio humano.

Talvez por não ser o homem seu hospedeiro natural, as ações irritativas provocadas pelas picadas de *Ctenocephalides* são, em geral, mais severas para os pacientes que as da pulga do homem.

No Brasil, ocorrem duas espécies: **Ctenocephalides canis** e **C. felis**. Ambas infestam igualmente cães e gatos, em que pese a nomenclatura adotada. A primeira é prevalente em regiões com temperaturas e umidade mais altas (Manaus, Salvador e Curitiba, p. ex.). Noutros lugares do país, como o Sudeste, com clima subtropical, *C. felis* é a pulga mais freqüentemente encontrada nos cães. Em Belo Horizonte, constatou-se haver altas prevalências de infecção de *Ctenocephalides felis* por *Dipylidium caninum* e por *Dipetalonema reconditum*.

Polygenis spp

Das 55 espécies de pulgas atualmente válidas e existentes no Brasil, quase metade pertence ao gênero *Polygenis*.

No Nordeste brasileiro, a principal espécie é *Polygenis bohlsi jordani*, seguida de *P. tripus*. Esta é a mais encontrada na região Sudeste, em roedores silvestres.

Essas pulgas transmitem a peste entre roedores e outros pequenos animais do campo, contribuindo para a manutenção dos focos residuais da peste enzoótica rural no Brasil. O estudo do intercâmbio de pulgas entre os roedores silvestres e os domésticos é de grande interesse para a vigilância epidemiológica da peste.

Xenopsylla cheopis

É a pulga mais encontrada nos ratos domésticos, em quase todo o Brasil. Em alguns lugares pode ser ultrapassada em numerosidade por *Xenopsylla braziliensis* ou por *Leptopsylla segnis*.

Sua distribuição geográfica abrange as regiões tropicais e algumas áreas temperadas, como nos EUA. No Novo Mundo, deve ser distinguida de *X. braziliensis* e de *Pulex irritans*, com as quais se parece, ocorrendo nos mesmos ecótopos (Fig. 59.6).

A importância da identificação de *X. cheopis* resulta de ser ela o principal responsável pela transmissão da peste entre os ratos e entre o rato e o homem.

As três espécies são desprovidas de ctenídios. Porém, no gênero *Xenopsylla*, as cerdas da região occipital da cabeça dispõem-se em forma de V, enquanto *Pulex* apresenta aí uma única cerda (Fig. 59.6 *A* e *D*, *b*).

No gênero *Xenopsylla*, a mesopleura mostra um espessamento interno vertical (a **sutura mesopleural**) que não existe em *Pulex* (Fig. 59.6 *D*, *a*).

Para distinguir *X. cheopis* de *X. braziliensis*, basta considerar que, nos machos, a segunda espécie tem a **cerda antepigidial** implantada em um tubérculo saliente (Fig. 59.6 *G*, *c*), o que não ocorre em *X. cheopis*; e, nas fêmeas, a diferença mais notável está na forma da espermateca: o corpo desta é muito menor que a cauda, em *X. cheopis*, e de tamanho equivalente em *X. braziliensis* (Fig. 59.6 *F* e *H*).

O desenvolvimento de *X. cheopis*, através das fases do ovo, larva (três estádios), pupa e inseto adulto, demora cerca de um mês, no verão, e de dois a dois meses e meio no inverno. A longevidade alcança três meses ou mais.

AS PULGAS E A EPIDEMIOLOGIA DA PESTE

A Doença

A peste é uma zoonose de roedores domésticos e silvestres, transmissível ao homem pela picada da pulga do rato, *Xenopsylla cheopis*, previamente infectada.

Durante 50 anos ela aterrorizou o império de Justiniano, no século VI, e dizimou um quarto da população da Europa, nos séculos XIV, XV e XVI. Percorreu o mundo em ondas epidêmicas e ameaçou todos os povos como grande pandemia até há pouco tempo. A última pandemia teve lugar de 1894 a 1914.

No Brasil, desembarcou em Santos em 1899, eclodindo nos principais portos do país nos anos seguintes. A partir de 1906, penetrou no interior, através das rotas comerciais, e ganhou as zonas rurais, onde se implantou como enzootia silvestre. Na América do Sul, além do Brasil, continuaram a ter focos ativos o Equador, o Peru e a Bolívia.

PATOLOGIA

O agente etiológico é um bacilo Gram-negativo imóvel e com forma de cocobacilo, a **Yersinia pestis** (outrora denominado *Pasteurella pestis*), que produz entre outras substâncias antigênicas três relacionadas com a patogenicidade: o antígeno capsular F1, o antígeno V/W de natureza lipoprotéica e a toxina pestosa, para a qual algumas espécies animais são sensíveis, outras não.

Yersinia pestis pode sobreviver e conservar sua infectividade nas fezes dessecadas da pulga (durante 16 meses), no intestino de pulgas secas (cinco meses) e também no solo dos ninhos de animais.

Os bacilos que penetram no organismo humano são levados por via linfática até os gânglios regionais, onde produzem uma linfadenite dolorosa (**bubão**). A mortalidade, na peste bubônica, pode chegar a 50%.

Nos casos mais severos, os gânglios linfáticos são ultrapassados e os germes alcançam o baço, o fígado, os pulmões e até mesmo as meninges. As lesões parenquimatosas que se produzem são principalmente de tipo hemorrágico e necrótico.

Quando se desenvolve a forma pneumônica, os bacilos são eliminados com as secreções brônquicas e podem ser transmitidos diretamente de um indivíduo a outro, através de perdigotos (sem a participação de pulgas e roedores, portanto). Nessas condições, a quantidade de bacilos virulentos inoculados por via respiratória tende a imprimir extraordinária malignidade à peste. A letalidade chega a 100%, nesses casos.

Normalmente, o período de incubação da peste é de 2 a 6 dias, dependendo da importância do inóculo introduzido pela picada da pulga. Os sintomas aparecem subitamente com mal-estar, febre, taquicardia, dores nas costas e nas extremidades. Geralmente o bubão se localiza na região inguinal (em 60% dos casos), nas axilas (em 20%) ou na região cervical (em 10%), e o resto de modo disseminado, em função do ponto de inoculação dos bacilos.

Na forma septicêmica, logo sobrevêm prostração, delírio e choque, morrendo o paciente 3 a 5 dias depois do início dos sintomas. As formas pneumônicas têm curso mais fulminante, terminando pela morte em menos de três dias.

DIAGNÓSTICO E TRATAMENTO

O diagnóstico é feito pela pesquisa dos bacilos, em material obtido por punção ganglionar, no escarro etc. ou por hemocultura.

O tratamento, que deve ser precoce e prolongado, é feito com sulfamidas (sulfadiazina, sulfalene, sulfadoxina) ou antibióticos (estreptomicina, cloranfenicol etc.).

Epidemiologia da Peste Urbana

A estrutura epidemiológica da doença difere grandemente quando se considera a peste urbana ou a silvestre.

O ecossistema urbano depende da existência de populações importantes de ratos (murídeos), da abundância de pulgas e, especialmente, de *Xenopsylla cheopis*; assim como da presença de *Yersinia pestis* e de pessoas suscetíveis (Fig. 59.7)

ANIMAIS RESERVATÓRIOS: OS RATOS

A quantidade de ratos é função das disponibilidades de alimentos acessíveis, circunstância freqüente onde haja grandes estoques de cereais, batatas e outros gêneros armazenados em lugares sem proteção contra roedores, como armazéns de portos, entrepostos, silos e mercados; assim como depósitos de lixo e esgotos.

As espécies de ratos envolvidas (da família **Muridae**) são, principalmente:

1. **Rattus norvegicus**, conhecido por ratazana ou rato de esgoto. É o maior deles, medindo o corpo 20 cm de comprimento, e a cauda outro tanto ou pouco menos. O pêlo é em geral escuro, avermelhado. Possui membranas interdigitais e hábitos aquáticos, vivendo às margens de coleções de água doce e salo-

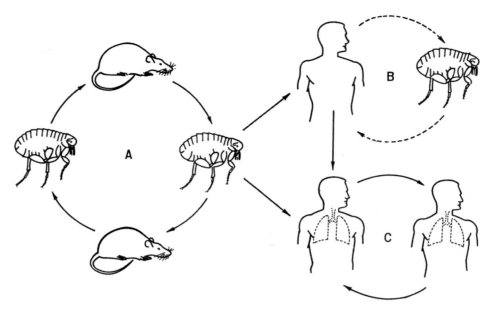

Fig. 59.7 Epidemiologia da peste urbana. A. Ciclo epizoótico urbano, mantido entre os roedores domésticos pela *Xenopsylla cheopis*. B. Ciclo epidêmico, ocorrendo a transmissão de homem a homem (forma bubônica) pela picada de pulgas. C. Na forma pneumônica da doença, a propagação faz-se diretamente de um indivíduo a outro, pelas secreções respiratórias.

bra ou em canalizações de esgotos. Abre galerias nos terrenos próximos às casas que freqüenta, à noite, em busca de alimentos. É originário da Ásia, de onde se espalhou pela Europa e pelo mundo, nos séculos 17 e 18. A variedade albina é o animal mais utilizado nos laboratórios para experimentação.

2. **Rattus rattus**, ou rato preto (também conhecido como rato caseiro ou rato-dos-telhados). É um pouco menor (corpo com 16 cm de comprimento), porém tem a cauda fina e mais longa que o corpo (19 cm). Os olhos são salientes e as orelhas grandes, sem pêlos. A cor pode ser uniforme, preto-arsósia, com o abdome plúmbeo, ou pode variar. Essa variação deu lugar à descrição de espécies ou variedades distintas com os nomes de *Rattus r. alexandrinus* (de cor cinzenta e ventre branco-amarelado) e *Rattus r. frugivorus* (com o ventre branco). Eles são interfecundos e se cruzam, admitindo-se hoje tratar-se de uma única espécie. É originário do Sudeste Asiático, de onde se espalhou mundialmente. Vive nas casas, preferindo os tetos e forros, porões etc.

3. **Mus musculus**, ou camundongo, é de pequenas dimensões (18 a 20 cm de comprimento total, cabendo metade ao corpo) e cor de ardósia. Tem hábitos essencialmente domésticos. Não cava galerias.

Todos os *Rattus* são espécies exóticas, originárias da Ásia, e freqüentam os navios, o que lhes permitiu levar as doenças a lugares distantes, sendo que *Rattus norvegicus* habita, ainda hoje, de preferência as cidades portuárias do litoral.

Eles têm os mesmos hábitos predatórios, onívoros, e a mesma fecundidade. Quatro ou cinco vezes por ano, as fêmeas parem 4 a 10 filhotes que, seis meses depois, já estão aptos para a reprodução. A gestação dura cerca de 20 dias.

MECANISMO DE TRANSMISSÃO DA PESTE

Na peste urbana, *Yersinia pestis* mantém-se circulando na população murina através das picadas de suas pulgas. Estas se infectam ao sugar um animal na fase septicêmica.

Xenopsylla cheopis constitui o transmissor mais eficiente da doença, porque a comunicação entre o proventrículo e o estômago da pulga, sendo muito estreita, é facilmente bloqueada pela proliferação dos bacilos a esse nível (como já vimos suceder, nas leishmaníases, com o crescimento dos flagelados no tubo digestivo dos flebótomos).

Quando a pulga infectada fica total ou parcialmente bloqueada, não consegue alimentar-se satisfatoriamente ou, simplesmente, não consegue fazer o sangue chegar-lhe ao estômago. Premida pela fome, pica um grande número de vezes, no mesmo dia ou em dias sucessivos, passando eventualmente de um rato a outro, ou aos homens que estiverem ao seu alcance.

Ao tentar alimentar-se sobre um animal ou indivíduo são, aspira sangue energicamente. Este se mistura com as colônias de bactérias que lhe crescem no proventrículo. Mas, após inúteis esforços, a pulga relaxa seus músculos aspiradores, fazendo com que parte do sangue, agora como os cocobacilos em suspensão, regurgite para a pele da vítima, inoculando-lhe os agentes pestosos.

As outras pulgas dos ratos (*Xenopsylla braziliensis*, *Leptopsylla segnis* e *Nosopsyllus fasciatus*) também participam da transmissão, durante um surto epidêmico. Porém, como têm uma distribuição geográfica mais restrita e como em geral o bloqueio do proventrículo é menos acentuado, sua importância como vetores é bem menor.

A transmissão pode ser feita mecanicamente pelas peças bucais contaminadas, quando o inseto que foi interrompido em seu repasto sobre um animal doente passa a picar, em seguida, um rato sadio.

As pulgas, principalmente quando não estão bloqueadas, eliminam bacilos nas fezes, parecendo que nessas condições o poder infectante não é grande.

Os insetos mantêm-se capazes de propagar a peste durante um tempo limitado (uma ou duas semanas). Muitos morrem cedo, em conseqüência do bloqueio e da impossibilidade de nutrir-se.

OS SURTOS EPIDÊMICOS

As epizootias causam elevada mortalidade entre os ratos. As pulgas que vivem sobre eles são forçadas, então, a procurar novas fontes de alimento e, escasseando os murídeos, picam outros animais, indistintamente — cães, gatos e o homem, em particular.

O papel principal cabe, ainda, à *Xenopsylla cheopis* porque de todas as pulgas de rato é a mais propensa a buscar sangue humano. No entanto as outras e a prórpia pulga do homem, *Pulex irritans*, podem desempenhar função acessória, no auge das epidemias.

Vimos que a forma pneumônica permite a passagem dos germes diretamente de um indivíduo a outro, pelas vias aéreas, através das secreções respiratórias (perdigotos) ricas em bacilos pestosos.

A última grande pandemia, que teve lugar entre 1894 e 1914, caracterizou-se por ser uma peste portuária, a princípio, mas invadiu depois as cidades do interior.

Epidemiologia da Peste Silvestre

Depois de controlada a peste urbana, mesmo como enzootia de roedores domésticos, verificou-se que as fontes de infecção não haviam sido extintas.

Da periferia das cidades a infecção havia alcançado as zonas rurais, onde era sustentada pelo mesmo ecossistema compreendendo ratos e pulgas de ratos. Como nas cidades, a elevada mortalidade de murídeos tendia a funcionar como sistema auto-limitante, interrompendo a transmissão.

ANIMAIS RESERVATÓRIOS SILVESTRES

Em alguns lugares, porém, a peste rural estendeu-se a outros roedores. Com variações de lugar para lugar, certo número de espécies passou a ser incluído no ciclo de transmissão, constituindo novos ecossistemas onde circula a *Yersinia pestis*, agora independente da existência de ratos e de pulgas de rato.

No Brasil, encontrou-se quase uma vintena de espécies com infecção natural, das seguintes ordens e famílias:

1. Ordem *Rodentia*:
   a) Família **Muridae** (subfamília Sigmodontinae): *Zygodontomys pixuna, Akodon arviculoides, Holochilus sciureus, Calomys tener, Oryzomys subflavus, Oryzomys utiaritensis* e *Thomazomys pyrrhorrinus*.
   b) Família **Caviidae**: *Cavia aperea, Galea spixii, Kerodon rupestris*.
   c) Família **Echimyidae**: *Cercomys cunicularius inermis, Cercomys cunicularius laurentius* e *Echimys lamarum*.
   d) Família **Dasyproctidae**: *Dasyprocta prymnolopha*.
2. Ordem *Lagomorpha*:
   Família **Leporidae**: *Sylvilagus braziliensis*.
3. Ordem *Marsupialia*: *Monodelphis domesticus* e *Didelphys paraguayensis*.

Não se sabe, porém, qual a significação de cada reservatório na manutenção da enzootia, parecendo importantes o preá (*Galea spixii*), o mocó (*Keredon rupestris*) e os ratos pixuna (*Zygodontomys pixuna*) e o punaré (*Cercomys cunicularius*).

Os **insetos vetores** são pulgas desses animais, do gênero *Polygenis*, dentre as quais destaca-se *Polygenis bohlsi jordani*, a mais importante da Região Nordeste, e *Polygenis tripus*, da Região Sudeste, onde se encontram os focos atuais ou potenciais de peste do país.

As epizootias sempre dizimam as colônias de animais suscetíveis, admitindo-se que a permanência da *Yersinia pestis*, no solo das galerias ou abrigos dos animais, seja fator essencial para a persistência dos focos epizoóticos silvestres.

OS FOCOS DE PESTE SILVESTRE

Atualmente, são esses focos as fontes de infecção para os casos humanos esporádicos (Fig. 59.8). Eles mantêm, em potência, o risco de surtos epidêmicos no continente americano.

No Brasil, persistem focos em diversas regiões de serras e chapadas, principalmente no Nordeste, favoráveis à proliferação de roedores silvestres e campestres, assim como à de suas pulgas. A atividade pestosa em humanos ou em animais tem sido registrada nas serras de Ibiapaba e Baturité, bem como na chapada do Araripe (Piauí, Ceará e Pernambuco); na chapada do Apodi (Rio

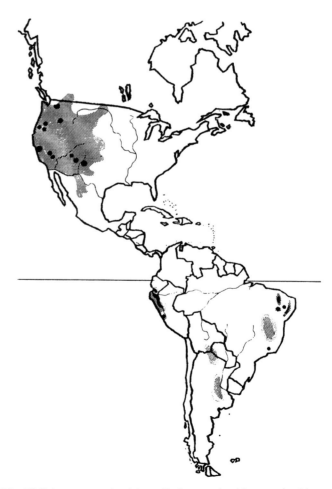

Fig. 59.8 A peste nas Américas. Os focos epizoóticos conhecidos estão assinalados em negro; as áreas provavelmente pestosas, marcadas com traços oblíquos; e as áreas suspeitas, com pontilhado. (Segundo a Organização Mundial da Saúde, 1969.)

Grande do Norte); na chapada da Borborema (foco do Agreste, nos estados de Rio Grande do Norte, Paraíba, Pernambuco e Alagoas); serra do Triunfo (Paraíba e Pernambuco); na Bahia, ocorre no planalto oriental, chapada Diamantina e planalto da Conquista; em Minas Gerais, nas áreas montanhosas do Vale do Jequitinhonha e do Vale do Rio Doce; e também na Serra dos Órgãos (Rio de Janeiro).

No período 1970-1997 foram registrados 2.234 casos humanos, com 59 óbitos, principalmente no Ceará, Pernambuco e Bahia. Um grande surto epidêmico ocorreu em 1974-75 e surtos menores em 1982 e 1985-86. Na década 1988-1997, os casos registrados foram: 155 na Bahia, 2 na Paraíba e 2 no Ceará. Nas amostras de animais procedentes das áreas endêmicas, no período 1983-1997, foi possível constatar a infecção em 2.155 delas, o que prova continuar existindo a enzootia no país. Em 1997, os casos humanos no país foram 13.

Além desses, também ocorrem casos na Argentina, na Bolívia, no Peru, no Equador e em pequenas áreas da Venezuela. As zonas de peste silvestre lá existentes são quatro:

i) Uma que no Chaco argentino já se estendeu de Jujuy até Rio Negro, tendo como reservatórios roedores dos gêneros *Cavia*, *Galea* e *Microcavia*; e, como vetores suspeitos, *Polygenis platensis cisandinus* e *Delostichus talis*. Invade também a Bolívia.

ii) O foco peruano de Huancabamba está situado em zonas de cultura de trigo entre 1.800 e 3.300 metros de altitude nas encostas dos Andes. Os reservatórios são murídeos, e os vetores, *Polygenis litargus* e uma espécie de *Trichopsylla*.

iii) O foco perúvio-equatoriano, sobre altiplanos e encostas não-florestais dos Andes, tem murídeos, ciurídeos (*Sciurus stramineus*) e pulgas (como *Polygenis litargus*) envolvidos no ciclo.

iv) Pequenos focos venezuelanos situam-se nos distritos de Guaicaipuro (Estado Miranda) e Ricaurte (Estado Arágua).

Alguns roedores silvestres (*Sygmodon hispidus*, *Heteromys anomalus* e *Zygodontomys thomasi*) e esquilos (*Sciurus granatensis*) encontram-se infectados nessas regiões. Entre suas pulgas está *Polygenis bohlsi bohlsi*.

Muitos casos de peste são ainda registrados na África (Líbia, Quênia, Tanzânia, Zimbábue e Madagáscar), na Ásia e na Região do Pacífico (Fig. 59.9).

Controle da Peste

A suscetibilidade à infecção pelo bacilo da peste é geral, e aqueles que se curam de uma infecção adquirem apenas imunidade temporária e relativa.

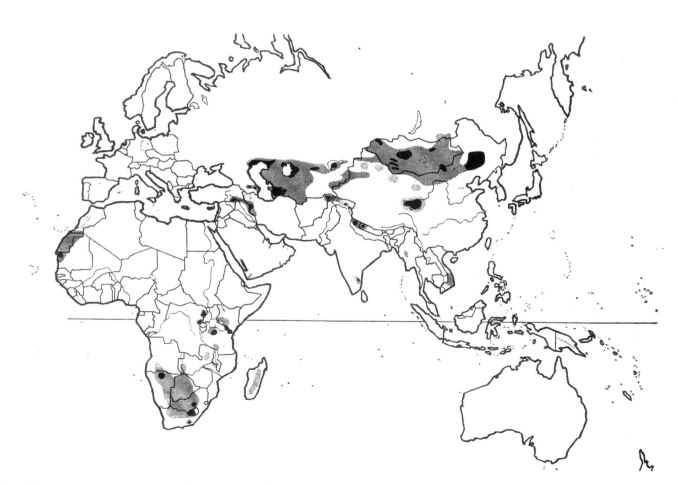

Fig. 59.9 A peste no Velho Mundo. Distribuição dos focos conhecidos, prováveis ou suspeitos, de acordo com a convenção da Fig. 59.8. (Segundo a Organização Mundial da Saúde, 1969.)

Portanto, nas áreas de risco, é necessária a vigilância epidemiológica, baseada em inquéritos periódicos sobre as populações de roedores e suas pulgas, com exame bacteriológico para diagnosticar a infecção nos animais capturados nos focos e detectar eventuais surtos epizoóticos. Os inquéritos servirão, igualmente, para avaliar a eficácia das medidas de controle postas em ação.

A **notificação dos casos** à autoridade sanitária local é exigida pelo Regulamento Sanitário Internacional, inclusive a de casos suspeitos.

Em caso de epidemia, os pacientes devem ser isolados, tratados, e suas roupas desinsetizadas; os contatos receberão tratamento profilático e permanecerão sob vigilância epidemiológica.

A **medidas preventivas** compreendem:
- combate aos roedores;
- combate às pulgas;
- vacinação e medicação preventiva;
- educação sanitária.

Controle de Roedores. Dispõe-se atualmente de métodos eficazes não só para controlar os ratos e camundongos domésticos, como para eliminá-los das habitações e depósitos.

Para isso, as medidas devem ser aplicadas em áreas suficientemente extensas para impedir a reinvasão dos locais tratados. Elas devem incluir os meios de transporte (incluindo navios, aviões etc.), portos, aeroportos e armazéns onde ficam estocados alimentos acessíveis aos roedores, para o que se requer uma legislação adequada e efetiva.

Entre as medidas de combate aos ratos, devem estar as que objetivam **privá-los de alimentos**, cuidando-se para que todos os depósitos e embalagens de alimentos humanos ou para animais sejam à prova de roedores (locais fechados e telados, contêineres e recipientes metálicos, de barro ou de vidro etc.).

O **uso de rodenticidas** tornou-se um dos métodos mais rotineiros e eficientes para a destruição dos roedores. Dispõe-se para isso de dois tipos de venenos:

a) os **rodenticidas de ação rápida**, constituídos geralmente por misturas de drogas tóxicas que matam com uma só dose; mas que, quando ingeridas em quantidades subletais, levam os animais a evitar as iscas que lhes fizeram mal;

b) os **rodenticidas anticoagulantes**, que agem pelo efeito cumulativo de substâncias que impedem a coagulação do sangue e matam provocando hemorragias internas nos animais. As concentrações utilizadas nas iscas são baixas e exigem que os ratos se alimentem muitas vezes sobre elas.

O emprego de **ratoeiras** só é útil quando a população de ratos é muito reduzida, ou para destruir os poucos que escaparam aos rodenticidas acima.

Controle de Pulgas. A longo prazo, os melhores resultados são obtidos quando suas fontes de alimentação são reduzidas ou suprimidas; por exemplo, eliminando-se os roedores sobre os quais elas vivem.

A quantidade média de pulgas por rato, ou seja, o **índice pulicidiano**, sempre aumenta com as epizootias. E, quanto maior esse índice, maior é o risco de transmissão da peste.

Assim, o controle das pulgas (a desinsetização) deve sempre preceder as medidas de controle dos ratos.

O controle químico é considerado solução de emergência, para prevenir ou controlar um surto epidêmico ou para reduzir a quantidade de pragas. Em certas ocasiões pode constituir o único meio de proteger a população humana de uma exposição ao risco de peste.

Ele é feito mediante aplicação de **inseticidas** nas habitações e depósitos, no pêlo dos animais domésticos e nos locais freqüentados pelos roedores. Sobre o uso dos inseticidas, ver o Cap. 18, item *Luta antivetorial*.

Vacinação e Medicação Preventiva. As vacinas empregadas são preparadas com germes atenuados, que aumentam a resistência às infecções; ou com germes mortos, devendo haver, neste caso, uma revacinação anual.

Os indivíduos que estiverem em contato com doentes ou com material infectante devem tomar antibióticos: estreptomicina (um grama por dia, durante 3 a 5 dias) ou sulfas de ação prolongada, durante cinco dias.

Educação Sanitária. Tem por finalidade orientar a população das áreas endêmicas sobre medidas práticas que impeçam a proliferação intensa de ratos nas habitações e nos depósitos de alimentos: limpeza, impermeabilização dos pisos, destino adequado para os lixos e dejetos de esgotos, colocação de grades e telas à prova de roedores em aberturas de canalizações e lugares de acesso aos gêneros alimentícios, depósitos de cereais, de sementes etc.

Noções básicas sobre o ciclo epidemiológico, bem como sobre o papel das pulgas na transmissão, devem ser, também, repassadas às populações expostas ao risco.

OUTRAS DOENÇAS TRANSMITIDAS POR PULGAS

Tifo Murino. É doença infecciosa aguda, causada pela ***Rickettsia tiphi*** (= *Rickettsia mooseri*), e conhecida também como tobardilho. Constitui zoonose própria de ratos, sendo transmitida de um animal a outro pela *Xenopsylla cheopis* ou, menos freqüentemente, por *Xenopsylla astia*, *Leptopsylla segnis* ou *Nosopsyllus fasciatus*. Além das pulgas, um piolho pode funcionar como vetor, *Polyplax spinulosa*.

A transmissão não se dá pela picada, mas sim pelas fezes das pulgas. O homem contamina-se esporadicamente, quando trabalha em locais onde os ratos são abundantes. Depois de contraída a infecção, a propagação da virose de homem a homem pode ser feita pelos piolhos do corpo — *Pediculus humanus*.

O quadro clínico aproxima-se do de outras rickettsioses, e as medidas profiláticas são as mesmas que indicamos contra a peste.

Helmintíases. As pulgas são hospedeiros intermediários de *Dypilidium caninum* e de *Hymenolepis diminuta*, participando do ciclo evolutivo tanto as pulgas do cão e do rato como, eventualmente, as do homem.

60

Anopluros: Os Piolhos Sugadores

INTRODUÇÃO
CARACTERIZAÇÃO E POSIÇÃO SISTEMÁTICA
OS PEDICULUS DO HOMEM
    Morfologia dos Pediculus
    Biologia dos Pediculus
PTHIRUS PUBIS
DERMATITE PRODUZIDA POR PIOLHOS
    Patologia e manifestações clínicas
    Diagnóstico e tratamento
    Prevenção e controle

DOENÇAS TRANSMITIDAS POR PIOLHOS
    Tifo exantemático
        Etiologia e patologia
        Diagnóstico e tratamento
        Epidemiologia e profilaxia
    Febre das trincheiras
    Febre recorrente

INTRODUÇÃO

Desde remota antiguidade os piolhos foram sempre companheiros assíduos do homem. Além da praga constante e irritante, veicularam, em muitas ocasiões, terríveis epidemias de tifo ou de outras **rickettsioses**, particularmente quando os cataclismos, as guerras e suas destruições aumentavam a miséria e reduziam a higiene entre as populações envolvidas.

A superlotação e a falta de higiene, como sucede nos acampamentos de refugiados, ou entre prisioneiros e soldados em campanha, assim como entre populações miseráveis, levam rapidamente a um aumento considerável dos piolhos-do-corpo (ou piolhos-da-roupa).

Mas, ainda que a civilização e o progresso tenham sido os maiores inimigos dos piolhos, um inquérito realizado na Inglaterra, em 1940, demonstrava que nas cidades industriais 50% das crianças pré-escolares e meninas escolares apresentavam-se infestadas. Até hoje, em muitos lugares e em algumas camadas sociais, a higiene pessoal ainda não encontrou as facilidades necessárias para banir definitivamente essas pragas, particularmente o piolho-da-cabeça e o do púbis. Através da literatura especializada, tem-se constatado até mesmo um aumento da incidência do piolho-da-cabeça em todo o mundo, nestas últimas décadas.

A infestação por esses ectoparasitos chama-se **pediculose**. Os ovos dos piolhos, cuja presença é facilmente notada quando nos cabelos escuros, são as **lêndeas**. A denominação popular para o piolho-do-corpo é "muquirana" e para o piolho-do-púbis, "chato".

CARACTERIZAÇÃO E POSIÇÃO SISTEMÁTICA

Os piolhos sugadores dos mamíferos são insetos pequenos e sem asas, da ordem **Anoplura**, que se caracterizam por ter o corpo achatado dorsoventralmente e os segmentos do tórax fundidos, os olhos reduzidos ou ausentes, as antenas com 3 a 5 segmentos e as peças bucais muito modificadas, de modo a constituírem um estilete pungitivo e retrátil. Tanto os machos como as fêmeas são hematófagos.

Distinguem-se de outros piolhos, da ordem **Mallophaga**, também encontrados em mamíferos e aves, porque estes possuem peças bucais mastigadoras, enquanto os Anoplura são sempre hematófagos.

A ordem **Anoplura** compreende grande número de espécies adaptadas a viver permanentemente sobre o corpo de seus hospedeiros. Estes costumam ser tão específicos que se usa dizer que, conhecido o hospedeiro, pode-se classificar o piolho.

Algumas espécies chegam a apresentar territorialidade definida, no corpo do hospedeiro.

As três espécies que parasitam o homem, com exclusividade, estão incluídas na família **Pediculidae** e nos gêneros ***Pediculus*** (do latim *pediculus*, piolho) ou ***Pthirus***. Já se usou a grafia *Phthirus* (do grego *phtheir*, piolho). São elas:

1. ***Pediculus capitis*** (anteriormente denominado *Pediculus humanus humanus*), que é encontrado habitando a cabeça das pessoas. Seus ovos ficam cimentados na base dos cabelos; são as lêndeas.

2. ***Pediculus humanus***, até recentemente conhecido como *Pediculus humanus corporis*, que habita as partes cobertas do corpo e cola seus ovos às fibras das vestes.

3. ***Pthirus pubis*** ou piolho-do-púbis, que é a espécie menor, com morfologia característica e com localização preferencial na região pubiana e perineal.

OS *PEDICULUS* DO HOMEM

Morfologia dos *Pediculus*

Pediculus humanus tem dimensões que oscilam entre 2 e 3,5 mm de comprimento, sendo pouco maiores que *P. capitis*. Os machos são menores que as fêmeas (Fig. 60.1).

A **cabeça** é pequena, ovóide e bem destacada do corpo. Aí se encontram as antenas com cinco segmentos, um par de olhos simples e o aparelho bucal picador-sugador. Quando não está em uso, o aparelho bucal fica retraído para dentro da cabeça, em uma bolsa que se encontra abaixo da faringe. Os elementos que o formam são: uma peça dorsal e outra ventral, esta com o canal salivar, existindo uma outra placa ventral que talvez corresponda ao lábio. Não há palpos.

O **tórax** não apresenta segmentação nítida. Encontra-se aí apenas um par de espiráculos. Nele se implantam as seis pernas, afastadas da linha mediana, tendo cada uma cinco artículos (coxa, trocânter, fêmur, tíbia e um único segmento tarsal), dos quais a tíbia é o mais longo.

O tarso termina-se por uma poderosa garra que, ao opor-se a um processo existente na extremidade distal da tíbia (lembrando um polegar rígido), forma a pinça com que o inseto se agarra aos pêlos ou às fibras da roupa íntima (Fig. 60.1, *A*).

O **abdome** é formado por nove segmentos que trazem, de cada lado, as placas espiraculares. Os dois primeiros segmentos abdominais estão fundidos em uma só peça. O último, nas fêmeas, é bilobado e entre os dois lobos encontra-se a vulva, situada ventralmente. Nos machos o nono segmento mostra dorsalmente um orifício por onde se projeta o pênis.

O **aparelho digestivo**, em seguida à cavidade bucal, compreende uma faringe, com duas dilatações e músculos dilatadores, um esôfago filiforme e enorme estômago (intestino médio) que, na parte anterior, expande-se para formar dois lobos. A parte posterior do estômago é mais delgada, menos distensível pelas refeições sangüíneas, e na união com o intestino posterior recebe quatro tubos de Malpighi. Nesse intestino posterior há uma dilatação, a ampola retal, onde são vistas algumas papilas para reabsorção de água. As glândulas salivares compreendem um par de glândulas reniformes e outro par com forma tubular, bifurcada.

Tanto no macho como na fêmea as **gônadas** são pares. O canal ejaculador do macho continua-se com uma estrutura quitinizada que é o órgão intromitente ou pênis, bem visível nas preparações examinadas ao microscópio.

Biologia dos *Pediculus*

Todas as etapas do ciclo vital dos piolhos (ovo, ninfa e adulto) desenvolvem-se sobre o corpo do hospedeiro. Tanto as ninfas como os adultos alimentam-se de sangue.

A cópula tem lugar com freqüência, depois das 10 primeiras horas de vida adulta. Decorrido um dia, ou pouco mais, a fêmea fecundada e alimentada com sangue torna-se apta para ovipor.

Experimentalmente, conseguem-se obter híbridos entre as duas espécies de *Pediculus* do homem.

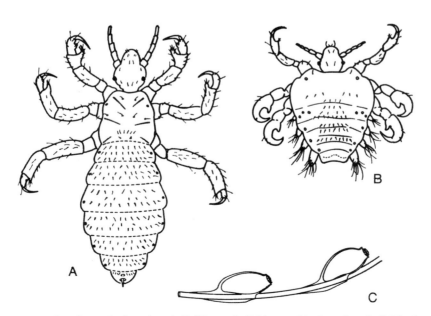

Fig. 60.1 *A. Pediculus humanus*, macho visto pela face dorsal. *B.* Fêmea de *Pthirus pubis*, face dorsal. *C.* Fio de cabelo a que estão afixados dois ovos de *Pediculus capitis* (lêndeas).

Mas, em condições naturais, as populações de *P. humanus* e de *P. capitis* mantêm-se separadas, como já foi demonstrado recentemente, infestando indivíduos com as duas espécies de *Pediculus*.

O piolho-da-cabeça põe seus ovos junto à base dos fios de cabelo (Fig. 60.1, *C*), enquanto o do corpo deposita-os nas fibras de tecido da roupa que fica em contato com a pele.

Cada ovo fica solidamente aderido por um dos pólos ao pêlo ou às fibras, graças a uma substância cimentante produzida pelas fêmeas. A forma dos ovos é aproximadamente elíptica e traz um opérculo no pólo livre. Suas dimensões são reduzidas (0,8 mm no maior diâmetro), notando-se como pequenas manchas brancas no cabelo escuro: são as **lêndeas**.

Uma fêmea põe poucos ovos por dia (4 a 10); a 30°C, que é a temperatura mais favorável para os piolhos, *Pediculus capitis* produz um total de 60 a 90 ovos, e *Pediculus humanus*, 110 a 300 ovos. A temperatura ambiente condiciona a maior ou menor rapidez com que se darão o embrionamento e a eclosão. Assim, a 37°C, demora seis dias; a 30°C, 8,5 dias; e abaixo dessa temperatura, a evolução torna-se lenta. As variações de temperatura exercem efeito nocivo sobre os ovos.

O hábito moderno de despir as roupas do dia, para dormir com pijama ou camisola, contribuiu decisivamente para o desaparecimento do piolho-do-corpo, outrora muito freqüente em todas as camadas sociais. Esse piolho, que é muito dependente de temperaturas elevadas e constantes, não podia suportar as variações que os novos hábitos lhe impunham. Mas, se um indivíduo infestado conservar a mesma roupa durante semanas, a população de piolhos crescerá rapidamente.

A ninfa deixa o ovo levantando um opérculo e apresenta já o aspecto que lembra um adulto, pois trata-se de inseto com metamorfose incompleta. Dois a quatro dias depois, sofre a primeira muda, à qual seguem-se outras duas, para que se transforme em adulto ao fim de três a quatro semanas. Os adultos vivem cerca de um mês.

O único alimento que admitem é o sangue de seus hospedeiros, aos quais picam várias vezes por dia, e o fazem demoradamente. Enquanto sugam, eliminam sobre a pele suas fezes vermelho-escuras.

Os piolhos do corpo mantêm-se agarrados às roupas com suas pernas traseiras, até mesmo nos momentos em que estão sugando sangue, de modo que nenhum deles é visto sobre o corpo do paciente quando este se despe. Esses insetos são muito ativos e passam facilmente de uma pessoa a outra, bastando, para isso, apenas um breve contato.

Se a pessoa tem febre, aumenta ainda mais a atividade dos piolhos, que tendem a deixar tal hospedeiro por outro sem febre. Esse comportamento tem, evidentemente, sérias implicações para a transmissão de doenças. Também abandonam rapidamente o corpo de um paciente que morre, buscando novos hospedeiros.

PTHIRUS PUBIS

O **piolho-do-púbis** é menor que os demais: o macho mede 1 mm de comprimento e a fêmea 1,5 mm, em média. Tórax e abdome acham-se fundidos em uma só peça, mais larga ao nível do tórax, não havendo também a independência dos segmentos abdominais.

A impressão que se tem é de que estes últimos estão comprimidos uns contra os outros (Fig. 60.1, *B*).

Em cada lado do abdome encontram-se quatro tubérculos salientes, com cerdas nas extremidades: são os **metapódios**.

A localização do *Pthirus pubis*, se bem que mais freqüente na região dos pêlos pubianos e do períneo, não é exclusiva dessas áreas. Ele pode ser encontrado nos pêlos axilares, nas sobrancelhas, nas pestanas e na barba. Mais raramente tem sido visto no cabelo.

Os insetos permanecem em geral agarrados à base dos pêlos, com a cabeça contra a pele. As peças bucais ficam enterradas nos tecidos às vezes por longo tempo (dias seguidos), mesmo no intervalo entre os repastos sangüíneos.

Os ovos assemelham-se aos de *Pediculus*, sendo menores. A duração dos estádios ninfais vai de 13 a 17 dias, e a vida dos adultos dura cerca de um mês.

A passagem dos insetos de uma pessoa a outra faz-se pela coabitação, no leito, ou durante o contato sexual; mais raramente através de roupas usadas.

DERMATITE PRODUZIDA POR PIOLHOS

Patologia e Manifestações Clínicas

As manifestações clínicas da **pediculose** são devidas essencialmente à secreção das glândulas salivares reniformes que, injetada na pele durante a picada, produz pequena lesão papulosa, elevada e hiperêmica, acompanhada de intenso prurido. O paciente é levado irresistivelmente a coçar-se e arranhar-se, provocando na pele escoriações lineares paralelas que tendem a ficar hiperpigmentadas, com a base endurada e, não raro, revestidas de crostas.

Segundo alguns autores, os pacientes desenvolvem uma reação de hipersensibilidade à saliva e às dejeções dos insetos.

Nas infecções por *P. capitis* as lesões aparecem no couro cabeludo e, principalmente, na nuca, sendo mais freqüentes em crianças sobretudo do sexo feminino, devido ao uso de cabelos compridos. Podem acompanhar-se de discreta adenopatia cervical.

P. humanus, que incide mais nos países de clima temperado e frio, devido à indumentária mais agasalhada, às trocas de roupa menos freqüentes ou aos banhos mais raros, produz lesões localizadas predominantemente na parte superior do dorso, nos ombros, nas regiões axilares, cintura, regiões glúteas e coxas. Atualmente, esse tipo de pediculose é encontrado quase só em asilos e instituições de caridade, entre mendigos e vagabundos, em prisões e campos de concentração ou entre soldados em campanha.

A infecção secundária das lesões cutâneas pode levar à produção de impetigo, de furunculose ou de eczemas, que complicam e confundem o quadro clínico.

Quando essas manifestações ocorrem na região das virilhas, períneo e coxas, deve-se investigar a presença de *Pthirus pubis*. O termo **ftiríase** (do grego *phtheiriasis*; *phtheir*, piolho) é usado para descrever os casos com esta etiologia.

Diagnóstico e Tratamento

A presença de lêndeas e de *Pediculus* adultos na cabeça (principalmente na nuca e atrás das orelhas) torna o diagnóstico muito simples.

Na pediculose do corpo, os piolhos e ovos devem ser pesquisados na roupa íntima. A presença de manchas azuladas ou acinzentadas no abdome ou na face interna das coxas é muito sugestiva de **ftiríase**.

Pediculose da Cabeça. O tratamento mais simples consiste em raspar completamente a cabeça, se bem que em geral o procedimento não seja socialmente aceitável, fora de asilos, internatos e prisões.

Normalmente, obtém-se a cura aplicando, no couro cabeludo, loções ou xampus contendo inseticidas, como a permetrina ou o lindano, p. ex.

Produtos com **permetrina**, sob a forma de xampus, são usados para lavar bem a cabeça e o couro cabeludo, deixando a espuma permanecer 10 minutos, depois enxaguar e secar. Fazer segunda aplicação após 5 a 7 dias, se houver necessidade.

O **lindano** é um produto com 98 a 100% de hexacloro-ciclo-hexano (HCH), que deve ser aplicado sob a forma de sabonete, creme ou xampu, permanecendo na pele por 10 minutos, em crianças com menos de 10 anos; nos maiores e em adultos, manter a aplicação durante 8 a 12 horas; depois enxaguar e secar a pele. Repetir a aplicação 2 ou 3 dias e, também, uma a duas semanas depois.

São também eficientes as preparações com **benzoato de benzila**.

Pediculose do Corpo. Neste caso o controle é feito mediante o tratamento das roupas com pós inertes contendo um inseticida. Em circunstâncias nas quais os indivíduos não possam despir suas roupas, tratá-las mesmo vestidas. Por vezes convém estender o tratamento ao leito das pessoas infestadas.

Para o despiolhamento da roupa de cama ou da roupa íntima, a simples lavagem automática em lavadoras mostra-se muito eficiente.

Pediculose do Púbis. Os mesmos tratamentos acima podem ser aplicados com êxito contra *Pthirus pubis*.

Prevenção e Controle

As seguintes medidas preventivas são recomendadas contra a pediculose e o risco de doenças transmitidas por piolhos:

a) evitar o contato físico com indivíduos infestados ou com suas roupas e com objetos de uso pessoal (cama, vestimentas, chapéus, pentes, escovas etc.);

b) em instituições fechadas, escolas, acampamentos etc., onde costumam ocorrer surtos de pediculose, inspeção periódica dos cabelos e tratamento dos positivos; inspeção rigorosa dos familiares e das pessoas que estiveram em contato com casos de pediculose;

c) em situações epidêmicas, tratamento de massa, feito segundo os métodos acima indicados para os casos individuais;

d) incluir a prevenção da pediculose nos programas de educação sanitária.

DOENÇAS TRANSMITIDAS POR PIOLHOS

Tifo Exantemático

ETIOLOGIA E PATOLOGIA

O agente causal do tifo epidêmico ou exantemático é um microrganismo do gênero **Rickettsia**, descrito por Rocha Lima com o nome de **Rickettsia prowazekii** (homenagem a Ricketts e a von Prowazek, dois eminentes cientistas que morreram de tifo quando faziam investigações sobre ele).

Trata-se de um pequeno organismo, semelhante a um cocobacilo imóvel, cujo desenvolvimento é obrigatoriamente intracelular, com curtos estádios extracelulares. Em condições naturais, infecta somente o homem e o piolho.

Quando o *Pediculus* suga sangue de um paciente com tifo, as rickéttsias circulantes chegam ao seu estômago e invadem as células epiteliais desse órgão. Aí, multiplicam-se, destroem as células e são eliminadas com as fezes do inseto. Não há invasão de outros órgãos e, portanto, as rickéttsias não podem ser inoculadas pela picada.

Entretanto, como a picada do piolho sempre se acompanha de prurido intenso, o paciente é levado a coçar-se e, eventualmente, contamina a lesão com fezes infectantes do inseto, depositadas nas imediações, enquanto este se alimentava de sangue.

As **manifestações da doença** decorrem da bacteriemia e de uma vasculite generalizada (com oclusão de pequenos vasos pela tumefação das células endoteliais, formação de trombos e hemorragias perivasculares), acompanhadas de extravasamento de plasma, hemoconcentração e choque.

Nos primeiros dias pode haver dor de cabeça, febre e prostração.

Decorridas uma a duas semanas da infecção, surge um quadro agudo febril, com calafrios, cefaléia, dores pelo corpo e prostração. A temperatura, nos dias que seguem, eleva-se a 40°C e permanece alta, nos casos não-tratados, até terminar em lise, duas semanas depois, ou em desfecho letal.

Aparece exantema na parte superior do tronco que se estende, depois, para o resto do corpo e as extremidades, poupando apenas a face e as superfícies palmares e plantares. As máculas podem tornar-se hemorrágicas.

Nos casos severos, crises delirantes alternam-se com um estado estuporal; sobrevêm insuficiência renal e gangrena das extremidades. A duração da doença é de 2 a 3 semanas.

A letalidade varia entre 10 e 40% dos casos. Há também casos benignos. Os pacientes que se recuperam ficam com imunidade permanente que os protege inclusive contra o tifo murino. Há possibilidade de recaídas (doença de Brill-Zinsser), mesmo anos depois.

DIAGNÓSTICO E TRATAMENTO

O **diagnóstico laboratorial** é feito com provas sorológicas de imunofluorescência, hemaglutinação e aglutinação em látex, bem como com as técnicas de ELISA com IgM ou IgG. As provas de proteção continuam positivas muitos meses depois.

O **tratamento** é feito com tetraciclinas ou cloranfenicol, sem esperar a confirmação laboratorial do diagnóstico. A doxiciclina em dose única, de 5 mg por quilo de peso corporal, tem efeito curativo.

EPIDEMIOLOGIA E PROFILAXIA

A distribuição da doença é cosmopolita, ocorrendo nas regiões mais frias do globo, onde uma grande densidade populacional, em precárias condições higiênicas e nutricionais, vier a facilitar a proliferação dos piolhos e a circulação das rickéttsias.

Graves epidemias dizimaram os exércitos de Napoleão, em 1812. Durante a Primeira Guerra Mundial ou nos anos que se seguiram, milhões de pessoas morreram de tifo exantemático na Europa.

Surtos epidêmicos voltaram a eclodir durante a Segunda Guerra, tendo caído sua importância como problema de saúde pública apenas depois de 1945. Persistem todavia alguns focos.

Há **zonas endêmicas** nas regiões montanhosas do México, da América Central e da América do Sul (Colômbia e Equador), assim como na África e em muitos países da Ásia.

A doença não se propaga de um indivíduo a outro.

O vetor é essencialmente *Pediculus humanus*. Quanto ao piolho-da-cabeça, pode eventualmente participar da transmissão, se bem que, como o piolho-do-púbis, não costume estar envolvido na propagação de agentes infecciosos.

A facilidade com que o piolho-do-corpo abandona os pacientes febris, para buscar outros, em ambientes promíscuos e superlotados, explica a intensidade da transmissão. A rickettsiose pode ser adquirida por aspiração das fezes do piolho dessecadas, ou contato destas com as mucosas e conjuntivas. Piolhos esmagados entre as unhas podem ser outras fontes de material infectante.

Comprovou-se que a doença de Brill-Zinsser, uma rickettsiose benigna e sem exantema, nada mais é que recrudescência do tifo exantemático clássico e representa a persistência da *Rickettsia prowazekii* no organismo de pessoas que funcionam como reservatórios de vírus. A benignidade da doença de Brill é devida à imunidade anteriormente adquirida por seus portadores. Porém, os piolhos podem infectar-se sobre esses pacientes e iniciar um surto epidêmico de tifo, sempre que as condições mesológicas o permitirem.

A **prevenção** e o **controle** do tifo baseiam-se na vacinação e no despiolhamento das populações. A vacina, bastante eficaz, é preparada com culturas de *R. prowazekii* (em saco vitelino), tratadas pelo formol.

O despiolhamento em massa é feito com inseticidas (DDT, lindano, permetrina). Aplica-se o inseticida sob a forma de pó inerte, com 10% da droga, por meio de um tubo ligado à bomba de ar comprimido. As pessoas não precisam despir-se, bastando insuflar o inseticida colocando-se a ponta do tubo pela gola ou dentro das calças.

Depois de submetidos ao despiolhamento, os doentes já não requerem isolamento. O tifo exantemático é doença de notificação obrigatória.

Febre das Trincheiras

É outra rickettsiose, devida a *Rochalimae quintana* (= *Rickettsia quintana*), que produz febre, com início súbito e calafrios, mas com tendência a declinar e reaparecer a cada três a cinco dias (donde o nome de quintana, referindo-se ao quinto dia do ciclo). No período febril aparece um exantema. A evolução é geralmente benigna. Há formas assintomáticas e recidivas tardias.

A doença foi reconhecida pela primeira vez durante a guerra de 1914-1918, tendo reaparecido em pequenos surtos por volta dos anos de 1920 a 1930, para tornar-se epidêmica novamente durante a Segunda Guerra Mundial.

O controle e a erradicação dos piolhos constituem as medidas preventivas essenciais.

Febre Recorrente

As **febres recorrentes** são devidas a espiroquetídeos do gênero *Borrelia*. Algumas são transmitidas por **carrapatos** (ver o Cap. 61) e outras por **piolhos**.

A febre recorrente transmitida por piolhos, denominada **febre recorrente epidêmica**, mas também febre recorrente européia ou cosmopolita, é causada pela ***Borrelia recurrentis***.

Caracteriza-se clinicamente por acessos febris de 2 a 9 dias de duração, alternados com períodos de apirexia de 2 a 4 dias, podendo o número de recidivas variar de 1 a 10 ou mais. Durante o primeiro acesso costuma aparecer um exantema transitório, de tipo petequial. A letalidade, nos casos não-tratados, varia entre 2 e 10%, sendo particularmente importante durante os surtos epidêmicos, quando alcança 50%.

A doença tem caráter epidêmico, quando veiculada por piolhos (na Ásia, África e América do Sul), mas apresenta-se como endemia onde os vetores são carrapatos.

O homem é o único reservatório vertebrado, devendo-se a transmissão principalmente ao *Pediculus humanus*. Quatro a cinco dias depois de ingerir sangue infectado, o piolho torna-se infectante e assim permanece até morrer.

A transmissão é contaminativa, produzindo-se quando se provoca o esmagamento do piolho sobre a lesão da picada ou sobre outra solução de continuidade da pele.

Mas os carrapatos podem transmiti-la tanto pela picada como pelo líquido coxal, além de propagar a *Borrelia* por via transovariana a seus descendentes.

As medidas de controle são as mesmas recomendadas para o tifo exantemático, acrescentando-se, quando for o caso, o controle de carrapatos (ver o Cap. 61).

61

Acari: Os Carrapatos

INTRODUÇÃO
ORGANIZAÇÃO E FISIOLOGIA
  Morfologia externa
  Morfologia interna e fisiologia
    Aparelho digestivo e nutrição
    Sistemas circulatório e respiratório
    Sistema nervoso e órgãos dos sentidos
    Aparelho genital e reprodução
CLASSIFICAÇÃO E PRINCIPAIS ESPÉCIES
  Família Ixodidae
    Gênero Amblyomma
    Gênero Ixodes
    Gênero Rhipicephalus
    Gênero Haemaphysalis
    Gênero Dermacentor
  Família Argasidae
    Gênero Argas
    Gênero Ornithodoros
DOENÇAS PRODUZIDAS POR CARRAPATOS
  Dermatite por picada de carrapato
  Paralisia por picada de carrapato
DOENÇAS TRANSMITIDAS POR CARRAPATOS
  Febre maculosa
    Patologia e clínica
    Epidemiologia e controle
  Febre Q
  Febre recorrente

INTRODUÇÃO

Os ácaros e carrapatos são artrópodes que, segundo muitos especialistas, não constituem realmente um grupo natural de animais mas, sim, formas convergentes de diversas origens filogenéticas.

A subclasse **Acari**, que a maioria dos autores inclui na classe **Arachnida**, enquanto alguns consideram uma classe independente (e outros, apenas uma ordem), distingue-se por apresentarem suas espécies o cefalotórax fundido com o abdome e, também, por terem as quelíceras e demais peças bucais reunidas em uma estrutura única denominada **capítulo** ou **gnatossomo**. No estádio adulto e no ninfal possuem quatro pares de pernas, mas na fase larval apenas três pares.

Essa ordem, que abrange cerca de 1.700 gêneros e 30.000 espécies, contém grande número de espécies envolvidas na produção ou transmissão de doenças do homem e de outros animais, dentre as quais destacamos, pela importância ou gravidade, as produzidas por vírus, rickéttsias e espiroquetídios.

Algumas espécies causam a sarna e várias dermatoses do mesmo tipo.

Os Acari que não têm estigmas formam a ordem **Acariformes**; os que possuem um ou dois pares de estigmas, a ordem **Parasitiformes**; e os que têm quatro pares de estigmas são os **Opilioacariformes**.

Neste capítulo, passaremos em revista os carrapatos da subordem **Ixodida** (ordem Parasitiformes) envolvidos na transmissão ou na produção de doenças do homem. No próximo (Cap. 62), veremos os principais agentes da sarna.

Os carrapatos compreendem duas famílias: **Ixodidae** e **Argasidae**, já caracterizadas no Cap. 9 deste livro.

A descrição da morfologia e da fisiologia de ambas será feita em conjunto, mas destacaremos, quando necessário, as particularidades de cada uma.

ORGANIZAÇÃO E FISIOLOGIA

Morfologia Externa

Os carrapatos, ou carraças, são artrópodes de tamanho pequeno ou médio que, em jejum ou pouco alimentados, têm o

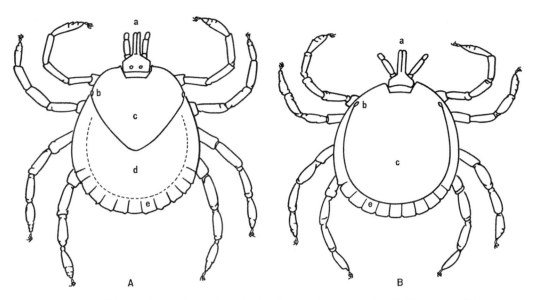

Fig. 61.1 *Amblyomma cajennense*. A. Fêmea e B. macho. *a*, Capítulo; *b*, olho simples; *c*, escudo. Na fêmea este último é pequeno e não recobre grande parte da região dorsal do corpo (*d*), mas no macho é grande e deixa ver (no animal em jejum) apenas os festões marginais (*e*).

corpo achatado dorsoventralmente, o contorno oval ou elíptico e a superfície dorsal ligeiramente convexa (Fig. 61.1). Porém, em vista de serem revestidos por um tegumento coriáceo e distensível, podem aumentar consideravelmente de volume, quando se ingurgitam de sangue.

Algumas estruturas, que constituem as peças bucais, as placas espiraculares, o escudo ou outras formações, apresentam-se mais intensamente quitinizadas.

Não há um cefalotórax distinto, como nos outros aracnídeos, pois o próprio abdome se funde aos demais segmentos para constituir um todo único: o **idiossomo**. O que, às vezes, parece uma cabeça é o conjunto das peças bucais bem quitinizadas, formando o que se chama de **gnatossomo** ou capítulo.

O capítulo fica inserido em uma depressão entalhada na borda anterior do corpo, no caso da família **Ixodidae**, porém loca-

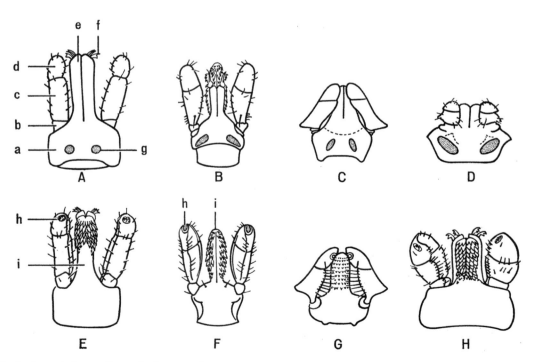

Fig. 61.2 Morfologia do capítulo em fêmea de diversos gêneros de carrapatos. Na fila superior, aspecto dorsal do capítulo de: *A. Amblyomma*; *B. Ixodes*; *C. Haemaphysalis* e *D. Rhipicephalus (Boophilus)*. Embaixo, vistos pela face ventral: *E. Amblyomma*; *F. Ixodes*; *G. Haemaphysalis* e *H. Dermacentor*. Notar: *a*, base do capítulo; *b*, *c* e *d*, primeiro, segundo e terceiro segmentos dos palpos; *e*, bainha da quelícera; *f*, quelíceras; *g*, área porosa; *h*, quarto segmento do palpo; *i*, hipostômio.

lizado na face inferior do corpo, em adultos e ninfas da família **Argasidae**. Em sua constituição entram:

a) a peça basal, cuja parte mediana e inferior projeta-se numa formação ímpar, o **hipostômio**, escavado em goteira na face superior e trazendo dentículos enfileirados dirigidos para trás, em sua face ventral (Fig. 61.2);

b) ajustando-se sobre o hipostômio e contribuindo para formar o canal de sucção, encontra-se um par de **quelíceras**, que se movem no sentido ântero-posterior dentro da bainha (que forra o conjunto das peças bucais) e que trazem na extremidade pequenos dentes com que cortam a pele dos hospedeiros;

c) lateralmente às quelíceras e inseridos igualmente sobre a peça basal do capítulo encontram-se os dois **palpos**, com três ou quatro artículos.

O corpo ou idiossomo, nos Ixodidae, é recoberto por uma placa quitinosa de tamanho e de formato variados, o **escudo**. Nos machos o escudo cobre quase toda a superfície dorsal do animal, enquanto nas fêmeas suas dimensões são menores, não indo além da metade ou de um terço da área dorsal dos carrapatos não alimentados.

Depressões punctiformes e desenhos ou manchas coloridas podem ornamentar sua superfície. Na família Argasidae não há escudo. Os olhos simples ficam situados na margem do escudo, ou na borda do corpo, aparecendo em geral como duas pequenas saliências de cor amarelo-clara ou castanho-escura.

São encontrados em algumas espécies e gêneros, mas faltam em outros.

Sulcos diversos marcam a superfície dorsal e imprimem aspecto festonado à margem posterior do corpo de alguns gêneros de Ixodidae.

Ventralmente, observam-se as seguintes estruturas: abertura genital, abertura anal, placas ou escudos quitinosos, placas espiraculares e sulcos (Fig. 61.3).

A abertura genital fica sobre a linha média, bem anteriormente, e por vezes logo atrás da base do capítulo. Apresenta-se como fenda transversal, protegida anteriormente pela margem elevada do tegumento. Em determinadas espécies, das extremidades da fenda partem sulcos que se curvam para trás (sulcos genitais).

O ânus encontra-se sobre a linha média, porém para trás do último par de pernas. Sua abertura apresenta-se como fenda longitudinal entre duas placas ou valvas quitinosas. Em torno do ânus, pode haver um sulco que se dispõe em arco anterior (sulco pré-anal) ou posterior (sulco pós-anal) e que, com outros mais, são utilizados como caracteres sistemáticos.

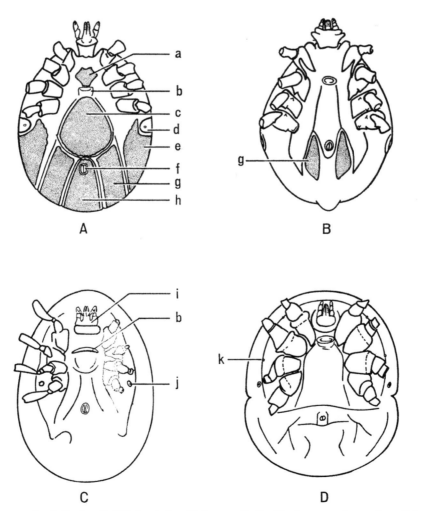

Fig. 61.3 Aspecto ventral do corpo de: *A. Ixodes*; *B. Rhipicephalus*; *C. Argas* e *D. Ornithodoros*; *a*, placa pré-genital; *b*, orifício genital; *c*, placa gênito-anal; *d*, placa espiracular; *e*, placa epimeral; *f*, ânus; *g*, placa adanal; *h*, placa anal; *i*, capítulo; *j*, orifício espiracular; *k*, olho.

Igualmente úteis para a identificação das espécies são as placas quitinosas ventrais, observadas nos machos de algumas delas (placas pré-genital, mediana, anal e adanais).

As placas espiraculares ou estigmáticas são duas formações quitinosas de cor castanho-escura, situadas lateralmente entre as pernas do terceiro e quarto pares (nos Argasidae) ou atrás do quarto par (nos Ixodidae). A forma dos espiráculos varia de espécie a espécie, podendo ser redonda, oval, triangular, em vírgula etc. Suas características são aproveitadas com freqüência pelos sistematistas.

As pernas, em número de quatro pares nos acarinos adultos e ninfas, limitam-se a três pares nas larvas. Cada uma compreende seis segmentos: coxa, trocânter, fêmur, gênu, tíbia e tarso. A coxa tem reduzida mobilidade e está armada muitas vezes de um ou dois robustos esporões.

Na extremidade de cada perna há um pedúnculo curto ou longo no qual se inserem duas garras bem desenvolvidas. Na base das garras vê-se, principalmente nos Ixodidae, uma expansão em forma de disco, o **púlvilo**.

Nos tarsos do primeiro par de pernas está localizado o órgão de Haller, formado por uma depressão e uma cápsula com cerdas sensoriais. Entre o primeiro e o segundo pares de coxas encontram-se as glândulas coxais, cuja secreção é derramada durante o ato de alimentação e tem por função (nos Argasidae) eliminar água e sais ingeridos com o sangue dos hospedeiros.

Morfologia Interna e Fisiologia

APARELHO DIGESTIVO E NUTRIÇÃO

A cavidade bucal continua-se com uma faringe fusiforme que funciona como bomba aspirante, durante a alimentação do carrapato, e é seguida de um esôfago extremamente delgado. Este atravessa a massa esférica, ovóide ou quadrangular de tecido nervoso, o cérebro, e prossegue até encontrar o intestino médio.

Esta porção do canal alimentar apresenta certo número de divertículos anteriores e posteriores, subdivididos, terminando sempre em fundo cego (Fig. 61.4, A). Eles vão-se distendendo, à medida que o artrópode vai ingerindo sangue, até que passem a ocupar a maior parte do espaço no interior do corpo dilatado do carrapato. Ondas peristálticas conduzem o sangue a cada uma das ramificações.

O intestino posterior volta a ser um tubo delgado e mediano, dilatando-se apenas para constituir o reto.

Quase à altura do reto, que geralmente é um saco esférico (eventualmente com divertículos) vêm ter os dois tubos excretores de Malpighi, longos e sinuosos.

Como anexos do tubo digestivo encontram-se, além das peças bucais, um par de glândulas salivares em forma de cacho.

Os carrapatos, quando vão alimentar-se, caminham sobre a pele do hospedeiro, tocando-a com as extremidades dos palpos onde se encontram estruturas sensoriais. Para introduzir seu hipostômio, as quelíceras funcionam como órgãos cortantes, graças aos movimentos de seus dígitos que dilaceram a pele e também penetram. O hipostômio, com as fileiras de dentes quitinosos dirigidos para trás, atua como órgão de fixação durante todo o tempo que durar o repasto.

O material ingerido não é apenas sangue. As larvas de carrapato retiram mais líquido intersticial do que sangue, aumentando a proporção deste nas fases de ninfa e de carrapato adulto.

Por outro lado, o conteúdo do intestino médio sofre um processo de concentração, devido à perda de água através das glândulas coxais (Argasidae) ou das glândulas salivares (Ixodidae).

O intestino médio e seus divertículos são revestidos por camada única de células irregulares e achatadas, logo após a ingestão de sangue, mas que se tornam salientes no decurso do processo digestivo, quando se realiza a fagocitose das hemácias e sua digestão intracelular.

Os carrapatos são capazes de suportar jejum prolongado que, em alguns casos, é da ordem de vários meses.

SISTEMAS CIRCULATÓRIO E RESPIRATÓRIO

O aparelho circulatório dos carrapatos não vai além de um coração rudimentar e pequeno, talvez sem grande significação funcional. Como nos demais artrópodes, a hemolinfa banha todos os órgãos e contém células amebóides, granulosas e com núcleo pequeno.

A respiração efetua-se através de uma rede de traquéias que, como nos insetos, representam invaginações do tegumento, muito ramificadas e com espessamentos espiralados semelhantes aos que encontramos nos hexápodes.

Já mencionamos que, nos Argasidae, o sistema traqueal abre-se para o exterior através de um par de espiráculos situados ventralmente em duas placas quitinosas (peritremas) localizadas entre o terceiro e o quarto pares de coxas, enquanto nos Ixodidae as placas espiráculos ficam para trás do quarto par.

SISTEMA NERVOSO E ÓRGÃOS DOS SENTIDOS

O principal centro nervoso é o gânglio cerebróide, formado pela fusão de certo número de outros gânglios primitivamente independentes, dispostos ao redor do esôfago. Ele é geralmente denominado cérebro do carrapato e apresenta a mesma estrutura que em outros artrópodes. Daí partem nervos para as peças bucais, as pernas, os órgãos dos sentidos etc.

As cerdas sensoriais asseguram não só a impressão de contato como registram movimentos vibratórios do ar, odor, calor e umidade.

A olfação parece ter sua sede no **órgão de Haller**, cavidade revestida de pêlos sensitivos e situada em cada um dos tarsos do primeiro par de pernas, com função de quimiorreceptor.

Os Acari são geralmente cegos. Entre os Ixodidae, possuem olhos simples apenas alguns gêneros, como *Amblyomma*, *Hyalomma*, *Rhipicephalus*, *Dermacentor* e algumas espécies de Ornithodoros.

Nas fêmeas dos ixodídeos, a base do capítulo apresenta, na face dorsal, duas áreas porosas, simetricamente dispostas e com aspecto de crivos. Sua função está relacionada com a produção de feromônios.

APARELHO GENITAL E REPRODUÇÃO

Os sexos são separados, apresentando cada qual um par de gônadas, os respectivos canais evacuadores e glândulas anexas. Entre os ixodídeos, há uma espécie partenogenética do gênero *Amblyomma* onde os machos só foram encontrados duas vezes.

Os testículos são tubos alongados e irregulares que se continuam com o canal deferente, sem delimitação nítida.

Os deferentes, depois de um trajeto enovelado, fundem-se na linha média do corpo e dão origem a um órgão com numerosos lóbulos, que desempenha função de vesícula seminal, recebendo ainda os produtos das glândulas anexas.

Os espermatozóides ficam reunidos em massas envolvidas por delicada membrana, o **espermatóforo**.

Durante a cópula, macho e fêmea reúnem-se justapondo as respectivas superfícies ventrais. Não dispondo de órgão copulador, o macho emprega seu hipostômio e quelíceras para dilatar o orifício genital feminino e, depois, para forçar a entrada parcial do espermatóforo, que é cortado com as quelíceras para que os espermatozóides possam penetrar.

Somente no interior do aparelho genital feminino (Fig. 61.4, *B*) os espermatozóides, inativos até então, adquirem sua motilidade e fertilizam os óvulos.

Os ovários, unidos entre si por um extremo, apresentam-se como tubo transversal ou em forma de U, saindo os ovidutos de cada ponta (Fig. 61.4 *B*, *q*). Quando esses canais se unem, formam o útero, que se abre por um segmento curto e mais estreito, a vagina, no orifício genital feminino.

Depois da fecundação, o ovário aumenta consideravelmente de tamanho, exibindo ovos em todos os estádios evolutivos; e, à medida que completam seu desenvolvimento, estes vão sendo expulsos.

A oviposição pode começar poucos dias depois da cópula e, durante 5 a 10 dias, milhares de ovos são produzidos.

A fêmea dispõe de uma glândula (órgão de Géné), situada acima do capítulo, que pode ser desenvaginada no momento da oviposição e produz uma substância aglutinante que impermeabiliza os ovos.

Dependendo da temperatura e de outras condições do meio, a eclosão dos ovos pode dar-se em 40 dias, nascendo uma larva provida de três pares de pernas. Alimentando-se e crescendo, ela irá sofrer sua primeira muda, de que resultará uma ninfa com quatro pares de pernas, parecida com os carrapatos adultos, porém ainda sem o desenvolvimento dos órgãos genitais. O número de ecdises que terão lugar, em seguida, vai depender do grupo de ácaros a que pertence a espécie.

CLASSIFICAÇÃO E PRINCIPAIS ESPÉCIES

A subordem **Ixodida**, dos carrapatos verdadeiros, compreende duas famílias facilmente distinguíveis:

1. **Ixodidae** — caracterizada pela localização do capítulo, ou gnatossomo, na extremidade anterior do corpo; pela presença de escudo dorsal e pela localização das placas espiraculares, ou **peritremas**, depois do quarto par de pernas.

2. **Argasidae** — com capítulo situado na face inferior do corpo (exceto na larva), sem escudo dorsal e com peritremas depois do terceiro par de pernas.

Família Ixodidae

GÊNERO *AMBLYOMMA*

Ixodídeos com rostro longo e com o segundo segmento do palpo pelo menos duas vezes mais longo do que largo; possuem um par de olhos simples; festões marginais presentes e escudo ornado. Cerca de 30 espécies são encontradas no Brasil.

Amblyomma cajennense. É a espécie mais importante, por sua ampla distribuição geográfica (do Texas, nos EUA, até a Argentina), por sua presença sobre grande número de animais domésticos ou silvestres e pela freqüência com que ataca o homem, principalmente na fase larvária (Figs. 61.1 e 61.2).

No Brasil, é conhecido como "carrapato-de-cavalo" ou "carrapato-estrela", devido à mancha prateada que os machos trazem no escudo. A larva recebe do povo os nomes de "micuim", "carrapatinho" e "carrapato-pólvora", dado o pequeno tamanho e o número considerável que pode ser observado sobre uma pessoa.

Acumulam-se aos milhares nas extremidades dos galhos de arbustos, dos campos e cerrados, e aderem imediatamente aos animais e aos indivíduos que passem roçando na vegetação.

Esse carrapato abandona espontaneamente sua vítima, ao fim de cada fase evolutiva (isto é, antes de cada ecdise), mudando portanto de hospedeiro três vezes, hábito esse que facilita a eventual transmissão de doenças.

As fêmeas criadas no laboratório, a 25°C, põem de 6.000 a 8.000 ovos. As ninfas ingurgitam-se de sangue ao fim de 3 a 6 dias sobre um hospedeiro adequado e, depois, caem ao solo para mudar. As ninfas octópodes também gastam 5 a 8 dias alimentando-se e tornam ao solo para nova ecdise.

Os carrapatos adultos, alcançando seu terceiro hospedeiro, alimentam-se durante 8 a 10 dias. Aí tem lugar a cópula. Depois de algum tempo, as fêmeas acabam desprendendo-se e caindo ao solo, onde começam a ovipor.

Amblyomma cajennense é o principal transmissor do tifo exantemático de São Paulo, ou febre maculosa das Montanhas

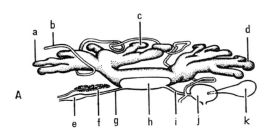
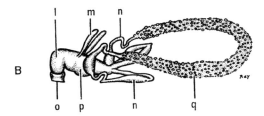

Fig. 61.4 *A*. Aparelho digestivo de um carrapato: *a*, divertículos intestinais anteriores; *b*, tubo de Malpighi; *c*, divertículos laterais; *d*, divertículos posteriores; *e*, faringe; *f*, glândula salivar; *g*, esôfago; *h*, intestino médio; *i*, intestino posterior; *j*, reto; *k*, divertículo retal. *B*. Aparelho genital feminino: *l*, vagina; *m*, glândula acessória; *n*, ovidutos; *o*, orifício genital; *p*, útero; *q*, ovários.

Rochosas, causada pela *Rickettsia rickettsii*. Já foi encontrado infectado em todos os estádios evolutivos (ovo, larva, ninfa e adulto) e tanto no chão como sobre diversos animais.

Outras espécies participam também da transmissão, entre as quais podem ser mencionadas: *Amblyomma aureolatum* e *A. ovale* (ver, adiante, o item *Febre maculosa*).

GÊNERO *IXODES*

Carrapatos com rostro longo, sem olhos e sem festões nas margens do idiossomo, com sulco pré-anal e número ímpar de placas ventrais, nos machos. Palpos escavados em goteira na face medial.

Nove espécies de *Ixodes* ocorrem no Brasil, parasitando principalmente animais silvestres (Figs. 61.2, *B* e 61.3, *A*).

GÊNERO *RHIPICEPHALUS*

Ixodídeos com rostro curto, palpos cônicos, base do capítulo hexagonal (quando visto pela face dorsal) e com ângulos projetando-se lateralmente. São providos de olhos e de festões. Os estigmas têm forma de vírgula. Os machos apresentam placas adanais em número par (Fig. 61.3, *B*).

Rhipicephalus sanguineus é espécie cosmopolita, tendo no cão seu principal hospedeiro. Além do cão e do gato, numerosos outros mamíferos, inclusive o homem, podem ser por ele atacados. As larvas e ninfas são mais eurixenas que os carrapatos adultos. Tal como os *Amblyomma cajennense*, os *R. sanguineus* alimentam-se em cada fase sobre um novo hospedeiro, voltando ao solo sempre que completam sua refeição sangüínea. Cada carrapato suga portanto três hospedeiros.

As fêmeas, 4 a 5 dias depois de alimentadas, começam a ovipor. Em duas semanas, põem 1.000 a 3.000 ovos, que eclodem em três semanas, a 25°C. Decorridos mais 4 ou 5 dias, estão aptas a instalarem-se sobre seu primeiro hospedeiro. O ciclo vital completa-se em dois a três meses, porém nas regiões temperadas pode haver hibernação, seja na fase ninfal, seja na fase adulta.

A longevidade dos adultos é de um ano, aproximadamente, prolongando-se nas regiões de clima frio.

Várias doenças são transmitidas por *Rhipicephalus sanguineus*, entre seus hospedeiros animais. O homem contrai por seu intermédio o tifo exantemático devido à *Rickettsia rickettsii*.

Rhipicephalus (Boophilus) microplus

Caracteriza-se pelo rostro curto, tendo os palpos mais curtos que as quelíceras. O capítulo tem base hexagonal. Os olhos estão presentes e os estigmas são circulares. Festões ausentes. Placas adanais em número de dois pares (Fig. 61.2, *D*).

Estes carrapatos vivem preferentemente sobre o gado bovino. A evolução faz-se sem mudança de hospedeiro, de modo que as doenças que eles propagam (piroplasmose, p. ex.) devem passar de uma geração de carrapatos à outra, através dos ovos.

GÊNERO *HAEMAPHYSALIS*

Carrapatos de rostro curto, com o segundo artículo dos palpos saliente, com a base do capítulo quadrangular e sem olhos. Os machos não têm placas adanais. As espécies americanas são encontradas sobre aves ou mamíferos. Requerem três hospedeiros durante o ciclo (Fig. 61.2, *C* e *G*).

GÊNERO *DERMACENTOR*

Importante, especialmente na América do Norte, onde *Dermacentor andersoni* é o principal vetor da febre maculosa das Montanhas Rochosas. Os carrapatos têm rostro curto, capítulo com base quadrangular. Olhos e festões presentes. A coxa do quarto par de pernas é muito desenvolvida nos machos. Estes são destituídos de placas adanais (Fig. 61.2, *H*).

D. andersoni é muito comum em certas regiões temperadas, onde aparece mais abundantemente nos meses de abril a junho. As larvas e ninfas são numerosas sobre grande variedade de pequenos roedores e outros animais silvestres que funcionam como reservatórios de vírus da febre maculosa. As formas adultas preferem o gado, os cavalos e outros grandes mamíferos, atacando freqüentemente o homem. Em condições naturais, o ciclo biológico varia de 1 a 2 anos para completar-se, em vista de intercalar-se um período de hibernação prolongado, nos meses frios. No Brasil, a única espécie descrita é *Dermacentor (= Anocentor) nitens*, parasita de eqüinos e, menos freqüentemente, de bovinos.

Família Argasidae

GÊNERO *ARGAS*

Além dos caracteres da família (capítulo ínfero e ausência de escudo dorsal), este gênero distingue-se por exibir limites nítidos entre a face superior e a inferior do corpo. Nunca tem olhos.

Argas persicus é espécie cosmopolita, mas não existe no Brasil, onde é substituída por *Argas miniatus*, particularmente abundante nos galinheiros de criações rústicas. Como todos os argasídeos, *A. miniatus* tem hábitos noturnos, escondendo-se durante o dia na palha dos ninhos, nas fendas das paredes de argila de galinheiros, sob a casca das árvores etc.

Os ovos produzem larvas ao fim de uma semana de incubação (a 30°C). As larvas hexápodes fixam-se durante 4 ou 5 dias sobre uma ave e, depois de bem alimentadas, caem ao solo para mudar, decorridos outros 4 ou 5 dias. A ninfa octópode alimenta-se durante uma meia hora, sobre outra ave, retornando ao solo. Os adultos copulam, permanecem sobre os hospedeiros apenas o tempo necessário para alimentarem-se (cerca de meia hora de cada vez) e as fêmeas não tardam a desovar.

O número de ovos não costuma ser grande, entre os argasídeos (Fig. 61.3, *C*).

GÊNERO *ORNITHODOROS*

As espécies deste gênero têm o corpo espesso e sem limites nítidos entre a face dorsal e a ventral. Sulcos profundos percorrem a superfície ventral e um ou dois pares de olhos podem estar presentes, nas bordas da metade anterior do corpo (Fig. 61.5).

Os hábitos alimentares dos *Ornithodoros* são muito variados. Há espécies (*O. moubata*, p. ex.) cujas larvas não se alimentam, vivendo das reservas nutritivas que trazem. Outras fazem repastos muito rápidos, abandonando seus hospedeiros em poucos minutos, mas há também as que se fixam durante muitos dias.

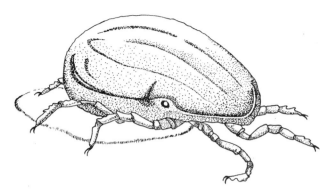

Fig. 61.5 Carrapato da família **Argasidae** e do gênero *Ornithodoros*, exsudando o líquido coxal. No Brasil, *O. rostratus* é o carrapato-do-chão, cuja picada é dolorosa, sua saliva provocando lesões que demoram a sarar e se infectam facilmente.

Ornithodoros rostratus é uma espécie silvestre que se adaptou ao hábitat humano, sendo encontrado em muitas áreas do Brasil, principalmente em Mato Grosso, Minas Gerais e São Paulo, onde é conhecido como "carrapato-do-chão". Vive na terra dos ranchos e das casas primitivas usadas pelos tropeiros, nos chiqueiros e outros lugares ocupados por animais domésticos. Não está provado que transmita doenças ao homem, no Brasil. Sua picada, no entanto, é muito dolorosa e pode levar a graves lesões locais.

DOENÇAS PRODUZIDAS POR CARRAPATOS

Dermatite por Picada de Carrapato

A secreção salivar desses artrópodes, inoculada nos tecidos do hospedeiro através da lesão traumática produzida pelas quelíceras e hipostômio, determina, pela ação de suas enzimas digestivas, forte ação irritativa local e uma resposta inflamatória em torno dos pontos das picadas. Hiperemia e edema locais podem acompanhar-se de hemorragias e de um espessamento da camada córnea.

Paralisia por Picada de Carrapato

Além de uma hipersensibilidade à picada de carrapatos, tem sido descrito um quadro paralítico desencadeado, ao que parece, por constituintes da secreção salivar. A paralisia por picada de carrapato é rara, mas de distribuição mundial. No Brasil, ainda não foi assinalada no homem, mas sim uma única vez em ruminante doméstico.

Trata-se de uma paralisia motora flácida ascendente, que se desenvolve junto com um quadro tóxico generalizado, temperatura elevada (40°C), perturbações da deglutição e da respiração, podendo terminar com a morte do paciente.

Ocorre em geral em crianças, mas os adultos não estão isentos do risco. As manifestações aparecem rapidamente ou após períodos de incubação de alguns dias.

Na América do Norte, a maioria dos casos são devidos a *Dermacentor andersoni* e *D. variabilis*, enquanto no Velho Mundo são incriminadas espécies dos gêneros *Ixodes* e *Ornithodoros*.

Os sintomas desaparecem, em geral, quando os carrapatos são removidos.

Febre Maculosa

PATOLOGIA E CLÍNICA

As **rickettsioses** do grupo da febre maculosa apresentam características clínicas semelhantes e são causadas por rickéttsias estreitamente relacionadas. Nas Américas, *Rickettsia rickettsii* é o agente etiológico; no sul da Europa, na África e na Índia, *R. conorii* é responsável pela febre botonosa; e na Austrália, *R. autralis*.

A doença é conhecida também pelos nomes de tifo exantemático de São Paulo, febre maculosa das Montanhas Rochosas ou febre maculosa do Novo Mundo. Em outras regiões recebe nomes diferentes, como febre botonosa, tifo africano, tifo da Índia, febre exantemática do Mediterrâneo etc.

A febre maculosa do Novo Mundo caracteriza-se por seu início súbito, com febre moderada a alta, que pode chegar a 40°C nos dois primeiros dias, e dura em geral duas a três semanas. Acompanha-se de mal-estar, cefaléia intensa, dores musculares e prostração.

Por volta do terceiro ou quarto dias, aparece exantema característico e muito útil para o diagnóstico, começando pelas extremidades (punhos e tornozelos), que logo invade a palma das mãos, a planta dos pés e se estende centripetamente para quase todas as partes do corpo. São máculas róseas, de limites irregulares e mal definidos, com 2 a 6 mm de diâmetro; nos dias que seguem o exantema torna-se macropapular e depois petequial. As lesões hemorrágicas podem tornar-se coalescentes e formar grandes manchas equimóticas.

Os pequenos vasos são os primeiros locais de ataque das rickéttsias, sofrendo tumefação, proliferação e degeneração das células endoteliais, com formação de trombos e oclusão vascular. As fibras musculares lisas também podem ser envolvidas. As lesões vasculares conduzem a alterações nos tecidos vizinhos, especialmente na pele, no cérebro, na musculatura esquelética, nos pulmões e rins.

Nos casos mais graves, podem surgir delírio, choque e insuficiência renal. A falência circulatória pode levar a anóxia e necrose dos tecidos, com gangrena das extremidades.

Na ausência de tratamento específico, a letalidade é de cerca de 20%; mas a morte é rara nos casos diagnosticados e tratados prontamente.

Ainda assim, nos EUA, têm-se registrado 4 a 6% de óbitos entre os casos notificados em anos recentes.

A febre botonosa do Mediterrâneo, África e Índia costuma ser mais benigna (letalidade inferior a 3%, mesmo sem tratamento) e se inicia, no ponto da picada do carrapato, com uma lesão ulcerativa, de 2 a 5 mm, e negra na parte central ("*tache noire*").

O diagnóstico é feito com provas de fixação do complemento ou com imunofluorescência, feitas com antígenos específicos para o grupo da febre maculosa. Os resultados tornam-se positivos a partir da segunda semana.

O tratamento consiste na administração de antibióticos de amplo espectro, como o **cloranfenicol** ou as **tetraciclinas**, sem esperar a confirmação laboratorial do diagnóstico, que proporcionam excelentes resultados.

EPIDEMIOLOGIA E CONTROLE

A febre maculosa causada por *Rickettsia rickettsii* tem sua distribuição limitada às Américas (Canadá, EUA, México, Panamá, Colômbia e Brasil). Nos EUA, dois terços dos casos ocorrem nas Carolinas do Norte e do Sul, Virgínia, Maryland, Geórgia, Tennessee e Oklahoma, predominando em crianças. Na região das Montanhas Rochosas os casos são mais raros e afetam sobretudo adultos do sexo masculino.

R. rickettsii circula em um ecossistema representado por campos e bosques, tendo seus reservatórios em várias espécies de pequenos mamíferos, como lebres, coelhos, esquilos, ratos silvestres e marsupiais, e nos carrapatos que vivem sobre eles. Nestes últimos, a infecção pode manter-se indefinidamente, transmitindo-se por via transovariana.

Reações sorológicas positivas têm sido encontradas em outros mamíferos selvagens (raposa, veado etc.) e no cão.

Na América do Sul, **Amblyomma cajennense** é o principal transmissor. No México, este papel cabe ao *Rhipicephalus sanguineus*, enquanto nos EUA já foram descritas como espécies incriminadas na transmissão: *Dermacentor andersoni*, *D. variabilis*, *Amblyomma americanum* e *Haemaphysalis leporispalustris*.

O homem é infectado apenas ocasionalmente pela picada dos carrapatos, não participando da cadeia de transmissão habitual.

A profilaxia faz-se pelo combate aos carrapatos e pela proteção das pessoas sujeitas ao risco de infecção.

O primeiro objetivo é perseguido com a aplicação de inseticidas de ação residual; ou com banhos carrapaticidas, para o gado, a fim de reduzir a carga de artrópodes que se alimentam sobre eles.

Convém lembrar que o cão pode trazer para o domicílio algumas espécies de carrapatos, como *Rhipicephalus sanguineus*, *Amblyomma americanum*, *Dermacentor variabilis* etc.

O segundo objetivo é conseguido evitando-se, sempre que possível, áreas infestadas por carrapatos. A proteção individual contra estes também pode ser conseguida com o uso de botas e roupas que impeçam a implantação dos ixodídeos na pele. Recomenda-se impregnar essas roupas com substâncias repelentes e aplicá-las também à pele.

Porém, além dessas proteções, podem-se vacinar as pessoas que freqüentam áreas endêmicas e locais de maior risco.

A eficácia dos medicamentos atuais reduziu a importância prática da vacinação.

É possível, mesmo, que muitos casos de febre maculosa fiquem agora sem diagnóstico, pois o tratamento antibiótico instituído precocemente, em indivíduos com febre, faz abortar o quadro clínico típico.

Febre Q

É outra rickettsiose, devida à **Coxiella burnetti**, e pode ser transmitida por carrapatos, nos EUA e em várias outras regiões do mundo. Ainda não foi diagnosticada no Brasil.

C. burnetti é um microrganismo particularmente resistente, em estado livre, às condições do meio ambiente, podendo disseminar-se pela poeira dos lugares contaminados. Epidemias explosivas tiveram lugar entre pessoas que trabalhavam em currais e nas indústrias de processamento de carnes e derivados. Também afeta laboratoristas que se ocupam do isolamento do agente e do diagnóstico da doença.

Os reservatórios da infecção compreendem o gado bovino, ovino e caprino, bem como alguns animais silvestres (marsupiais), sendo que em geral eles têm infecções assintomáticas. Nos carrapatos a *Coxiella burnetti* propaga-se por via transovariana.

A presença desse agente patogênico no organismo humano conduz à hipertrofia macrófago-linfóide do baço e do fígado e, nos casos mais graves, a uma pneumonite com infiltrado de células mononucleares. Há febre alta, que dura de uma a quatro semanas, mas sem exantema. Nos indivíduos com lesões valvulares ou próteses assume um curso crônico.

O período de incubação é de duas a três semanas e a letalidade baixa, respondendo a doença muito bem aos antibióticos (tetraciclinas). A infecção confere imunidade.

Febre Recorrente

Esta doença, que estudamos no capítulo anterior (ver o Cap. 60), é causada por um espiroquetídeo, a **Borrelia recurrentis**, podendo ser transmitida tanto por piolhos (forma epidêmica) como por carrapatos (forma endêmica).

Diversas raças de *B. recurrentis* já foram descritas, segundo as regiões ou seus transmissores, sem que apresentassem diferenças biológicas intrínsecas. Nos casos de recaídas têm sido isoladas variedades antigênicas distintas das do ataque anterior.

Várias espécies de *Ornithodoros* veiculam a *Borrelia duttoni*, que produz uma variedade de febre recorrente encontrada na África.

Trata-se de uma enzootia própria de roedores silvestres, macacos e outros mamíferos freqüentados pelos *Ornithodoros*.

Os carrapatos, depois de infectados, apresentam espiroquetídeos em todas as partes do corpo e os passam aos descendentes, por via transovariana, razão pela qual permanecem infectantes em qualquer fase evolutiva.

A infecção dos mamíferos faz-se pela picada, ou pela contaminação da lesão com a secreção das glândulas coxais. O homem é raramente afetado, sendo esporádicos os casos de febre recorrente devidos à *Borrelia duttoni*.

A patologia e a sintomatologia são as da febre recorrente epidêmica (transmitida por piolhos; ver o Cap. 60), e a profilaxia, como nas outras doenças transmitidas por carrapatos.

62

Acari: Os Ácaros da Escabiose e de Outras Dermatoses

INTRODUÇÃO
SUBORDEM GAMASIDA
    Macronyssidae e Dermanyssidae
SUBORDEM ACTINEDIDA
    Trombiculidae
    Demodicidae
    Pyemotidae
    Cheyletidae

SUBORDEM ACARIDIDA
    Sarcoptidae
        Sarcoptes scabiei
        Escabiose
    Acaridae
    Pyroglyphidae
    Ácaros e doenças alérgicas

INTRODUÇÃO

Os ácaros são pequenos artrópodes da subclasse (ou ordem) **Acari** que compreende uma variedade de organismos, alguns deles envolvidos na transmissão de agentes microbianos de doenças, outros responsáveis diretamente pela produção de dermatoses ou outras moléstias em seus hospedeiros. Para as finalidades deste capítulo, eles são classificados nas seguintes subordens, cuja nomenclatura varia segundo diferentes autores:

1. **Gamasida**, com espiráculos distribuídos nos bordos laterais do idiossomo e com gnatossomo pouco desenvolvido. Famílias **Macronyssidae** e **Dermanyssidae**.

2. **Actinedida**, com espiráculos situados na base do gnatossomo ou próximo dele. Grupo muito heterogêneo, com espécies terrestres e aquáticas, predadoras, fitófagas ou parasitas. As famílias de interesse médico são: **Trombiculidae**, **Demodicidae**, **Pyemotidae** e **Cheyletidae**.

3. **Acaridida**, sem espiráculos respiratórios e com respiração cutânea. Famílias **Sarcoptidae**, **Acaridae**, **Pyroglyphidae** etc.

SUBORDEM GAMASIDA

Macronyssidae e Dermanyssidae

Os membros destas famílias são os que mais se parecem com os verdadeiros carrapatos, ainda que de dimensões bem menores.

O corpo achatado apresenta placas ou escudos no tegumento. Não possuem olhos e as peças bucais conformadas para picar têm um hipostômio liso. As aberturas espiraculares estão entre o terceiro e o quarto par de pernas. Nos tarsos há púlvilos e garras.

Alimentam-se do sangue de pequenos roedores, morcegos e aves. Em sua evolução passam pelas fases de ovo, larva e dois estádios ninfais antes de se transformarem em adultos.

As espécies de interesse médico pertencem aos gêneros *Ornithonyssus* (da família Macronyssidae), *Dermanyssus* e *Allodermanyssus* (da família Dermanyssidae).

Ornithonyssus bacoti (= *Bdellonyssus bacoti*) vive do sangue de ratos. Somente as protoninfas e adultos alimentam-se e são encontrados sobre os hospedeiros. Seu ciclo biológico completo, de ovo a adulto, estende-se por 11 a 16 dias.

Pessoas que trabalham em celeiros e outros depósitos onde os ratos são abundantes podem ser atacadas e desenvolvem uma **dermatite urticariforme**, com manchas, pápulas e vesículas nos pontos em que os artrópodes picaram. A coceira é intensa e pode levar à escarificação e à infecção secundária. Experimentalmente, esta espécie pode transmitir o tifo murino (*Rickettsia typhi*) entre cobaias.

Dermanyssus gallinae é uma praga cosmopolita de galinhas, mas pode parasitar outras aves, sugando-lhes o sangue (Fig. 62.1, *A*). Durante o dia os ácaros escondem-se nas frestas dos galinheiros ou na palha dos ninhos das aves, saindo à noite para alimentar-se. O ciclo biológico, de ovo a adulto, dura em média cinco dias, sendo que as larvas não se alimentam.

Também causam **dermatite** severa e mesmo um eczema papular nas pessoas eventualmente atacadas. A encefalite tipo St. Louis (vírus *Erro*) é transmitida entre as aves por *D. gallinae*, mas também por *Ornithonyssus sylviarum* e por mosquitos dos gêneros *Culex*, *Aëdes* e *Anopheles*.

SUBORDEM ACTINEDIDA

Trombiculidae

Os **Trombiculidae** (= Trombidiidae) são reconhecidos por terem o corpo recoberto por grande quantidade de cerdas, nos adultos. As larvas possuem três pares de pernas e são de cor esbranquiçada, antes de se alimentarem de sangue. Depois, tornam-se vermelhas, as quelíceras são em forma de lâminas. As coxas I e II são contíguas.

Os adultos e as ninfas são predadores, atacando outros artrópodes, porém as larvas sugam a linfa intersticial de qualquer vertebrado terrestre, especialmente roedores, mamíferos domésticos e, eventualmente, o homem. Algumas pessoas desenvolvem dermatite com prurido insuportável.

Algumas espécies de trombiculídeos constituem reservatórios e vetores da *Rickettsia tsutsugamushi*, agente da febre tsutsugamushi, no Japão, China, Sul e Sudeste da Ásia, Pacífico Sul-Ocidental e Austrália. No Brasil, são bastante comuns no norte e centro-oeste, embora ocorram em todo o território nacional.

Apolonia tigipioensis parasita as galinhas e o homem, na Região Nordeste.

Demodicidae

Compreende ácaros muito pequenos (0,1 a 0,4 mm) bastante singulares por seu corpo alongado, vermiforme, e com a região posterior anelada.

No cão, *Demodex canis* produz uma espécie de sarna extremamente rebelde ao tratamento, alojando-se os parasitas no interior dos folículos pilosos.

As duas espécies que parasitam o homem, ***Demodex folliculorum*** (Fig. 62.1, *D*) e ***D. brevis***, também são encontradas em grande quantidade, a primeira no interior dos folículos pilosos, e a segunda, nas glândulas sebáceas da face e nos "cravos" do nariz, queixo, testa etc. Apesar de terem sido incriminados como agentes causais de várias afecções da pele, em humanos, os ácaros do gênero *Demodex* não parecem exercer qualquer ação patogênica, exceto talvez em casos de blefarite, referidos na literatura em trabalhos mais convincentes.

Pyemotidae

Na família **Pyemotidae** (= Pediculoididae), também, encontramos ácaros que só esporadicamente atacam o homem.

Pyemotes tritici (= *Pediculoides ventricosus*), por exemplo, parasita habitualmente um lepidóptero que vive nos cereais.

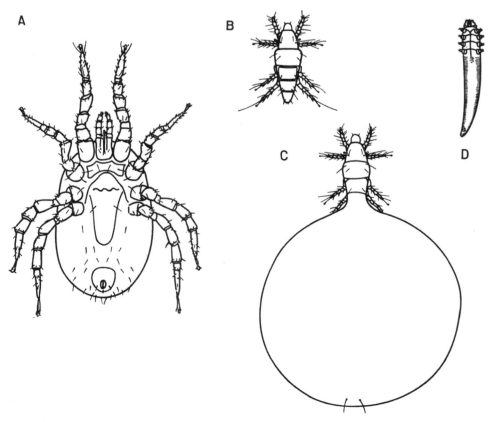

Fig. 62.1 *A. Dermanyssus gallinae*, fêmea. *B. Pyemotes tritici* (= *Pediculoides ventricosus*), fêmea. *C.* A mesma fêmea grávida, com o abdome distendido pelo acúmulo de crias. *D. Demodex folliculorum*.

Este ácaro, de forma característica pelo afastamento existente entre os dois pares de pernas anteriores e os dois pares posteriores, tem a particularidade de ser vivíparo (Fig. 62.1, *B* e *C*). O abdome das fêmeas fica grandemente distendido pelo desenvolvimento de suas crias, que são paridas como machos e fêmeas adultos.

Estão sujeitos à infestação os indivíduos que manuseiam com freqüência o trigo, inclusive os doqueiros. A dermatose resultante é conhecida como "**sarna dos cereais**".

Cheyletidae

Ácaros da família **Cheyletidae**, caracterizados por apresentarem os palpos hipertrofiados, podem causar dermatoses com quadro clínico semelhante ao da urticária, quando picam o homem. Normalmente seus hospedeiros são o cão, o gato e o coelho.

SUBORDEM ACARIDIDA

Sarcoptidae

Família de pequenos ácaros, quase no limite da visibilidade a olho nu, de corpo globoso e ovalar. As pernas são muito curtas e agrupadas em dois pares anteriores e dois pares mais afastados, posteriormente. Os tarsos podem terminar por unhas, cerdas ou ventosas pediculadas. Várias espécies vivem como parasitos na pele de mamíferos, sendo alguns importantes em medicina veterinária. Porém uma só espécie é encontrada no homem: *Sarcoptes scabiei*, agente da sarna. Outras espécies podem parasitar o homem acidentalmente.

SARCOPTES SCABIEI

Ácaros pequenos e esbranquiçados, de corpo mole, ovóide e estriado.

As fêmeas medem em torno de 0,4 mm de comprimento, por cerca de 0,3 mm de largura, e os machos são pouco menores. As pernas, curtas e cônicas, possuem ventosas pedunculadas nos dois pares anteriores das fêmeas, ou nesses pares e no quarto par, no caso dos machos. As outras extremidades trazem longas cerdas.

O tegumento é marcado por numerosos e finos sulcos transversais principalmente nas partes laterais, havendo também certo número de cerdas e de espinhos na face dorsal de ambos os sexos. Não possuem traquéias, fazendo-se as trocas respiratórias através do tegumento (Fig. 62.2).

Os ácaros do gênero *Sarcoptes* escavam galerias nas camadas profundas da epiderme e as fêmeas grávidas aí depositam seus ovos grandes (100 por 150 μm), elípticos ou ovóides, mas em pequeno número. A oviposição dura quatro a sete semanas.

Depois de um período de incubação de aproximadamente três dias, eclodem, pondo em liberdade uma larva hexápode. Esta sofre uma muda, depois de 3 ou 4 dias, e se transforma em ninfa octópode. Decorridos outros 3 ou 4 dias, ocorrem novas mudas: uma só para os machos; duas para as fêmeas, que já podem ser fecundadas na fase de deuteroninfa.

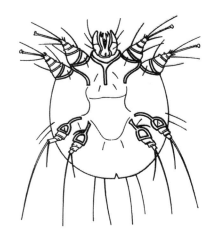

Fig. 62.2 Fêmea de *Sarcoptes scabiei*, vista pela face ventral.

O ciclo biológico, de ovo a ovo, demora uns 11 a 17 dias, aproximadamente. Durante todo esse período e em qualquer fase do ciclo os ácaros podem deixar os túneis da pele, onde se encontram, e abrir novas galerias.

As fêmeas maduras são sempre encontradas no extremo das galerias. Seu número é geralmente pequeno, porém nas crostas da chamada "**sarna norueguesa**" a quantidade de parasitos é enorme.

A longevidade dos adultos é de três meses para as fêmeas e dois para os machos. Em três ou quatro meses a população pode atingir 50 a 500 ácaros, caindo em seguida para uma dezena ou menos. Fora do corpo do hospedeiro podem viver até 21 dias, dependendo da temperatura e do grau de umidade relativa do ambiente.

ESCABIOSE

Mais conhecida pelo nome popular de **sarna**, a dermatose causada por *Sarcoptes scabiei* é uma afecção cosmopolita, acompanhando o homem em todos os climas e regiões do mundo.

O parasitismo é contraído pelo contato entre pessoas sadias e portadores de infecção, principalmente pela coabitação e intimidade, mormente entre indivíduos que ocupam o mesmo leito.

Como os ácaros podem sobreviver durante alguns dias no meio ambiente, a sarna pode ser contraída por pessoas que entrem em contato com os locais anteriormente usados pelos doentes, nas casas, hotéis e hospitais; p. ex., quando se sentam em sofás ou se deitam em camas anteriormente usadas por eles.

A **sintomatologia** aparece geralmente uma semana após o contágio. Seu traço marcante é o **prurido**, mais intenso à noite, em função da temperatura mais elevada que se produz sob as cobertas.

Os parasitos localizam-se de preferência nas regiões interdigitais, na face anterior dos punhos e dos cotovelos, nas paredes da axila, nos tornozelos e nos pés, podendo estender-se a infecção a virilhas, nádegas, genitais externos, seios etc. A cabeça geralmente é poupada, bem como o pescoço e o dorso.

Elementos característicos da sarna são a presença de sulcos escuros (devidos à sujeira que se acumula e às dejeções dos parasitos) e as vesículas perláceas produzidas como reação à secreção salivar do *Sarcoptes*.

O prurido persiste e pode aumentar, mesmo depois que o número de ácaros se reduz, continuando algum tempo após a cura parasitológica. Ele surge rápida e intensamente nos casos de reinfestação, denunciando haver uma reação de hipersensibilidade do organismo hospedeiro. A coçagem pode agravar a situação ao produzir escoriações que facilitam o estabelecimento de infecções microbianas.

Ocorrem, também, eritemas e formação de pápulas ou vesículas.

Algumas crianças desenvolvem a forma nodular, que pode persistir por meses, mesmo após a cura da infecção.

Na **sarna norueguesa**, observada em pacientes imunodeficientes, as lesões são crostosas, exuberantes, e há extraordinária abundância de parasitos. Elas se acompanham de hiperqueratose e paraqueratose, que dão lugar às crostas. Localiza-se de preferência na palma da mão e na planta dos pés, mas pode ser disseminada, invadindo outras regiões, inclusive o couro cabeludo, onde provoca a queda dos cabelos.

O **diagnóstico de escabiose** pode ser sugerido pelos dados clínicos e a ocorrência de outros casos em relação com o paciente. O melhor método é a demonstração dos parasitos mediante aplicação de uma fita gomada transparente sobre a pele da região afetada: os ácaros aderem à fita, que deverá ser depois colada sobre uma lâmina de microscopia e examinada ao microscópio, com aumento pequeno.

Quando os ácaros são escassos, como nas infecções iniciais ou em pessoas muito asseadas, buscar os parasitos mediante escarificação da pele na área suspeita e tratamento do raspado pela potassa a 10% ou pelo lactofenol. Examinar, depois, o sedimento ao microscópio. Noutros casos, pode-se abrir a galeria cutânea com uma agulha para procurar o parasito em sua extremidade.

O tratamento é simples. Aplicar inseticidas suspensos em preparações farmacêuticas, como ungüentos contendo lindane ou BHC na proporção de 1%. Todas as formas, inclusive ovos, são atingidas. Os medicamentos à base de benzoato de benzila, rotenona, enxofre e piretrinas não destroem os ovos, devendo ser aplicados várias vezes para erradicar o parasitismo. Alguns desses produtos são comercializados sob a forma de sabões para banho.

A profilaxia baseia-se no tratamento de todos os casos (concomitantemente, quando ocorram em uma mesma casa ou instituição) e na aplicação de medidas higiênicas individuais e coletivas. A desinfecção da roupa de cama e da roupa íntima deve acompanhar os tratamentos, em todos os casos.

Ácaros de roedores, felinos e lagomorfos, dos gêneros *Notoedres* e *Trixacarus*, podem provocar, no homem, sarna passageira.

Acaridae

Os membros da família **Acaridae** (= **Tyroglyphidae**), e outros conhecidos como ácaros primários de produtos armazenados, possuem uma cutícula delicada, variando do branco ao amarelo-pardacento. O gnatossomo é bastante móvel, as quelíceras robustas, com quelas (pinças), e o idiossomo liso e provido de longas cerdas. Machos quase sempre com ventosas anais.

A deuteroninfa (segundo estádio ninfal, após a protoninfa), tem geralmente o aparelho bucal atrofiado, não se alimenta e adere por suas ventosas ou outras estruturas de fixação a insetos ou outros artrópodes que utiliza como meio de transporte e disseminação (forésia). Esse estádio é também denominado ***hipopus***.

Tyrophagus putrescentiae (cuja sinonímia inclui: *Tyroglyphus farinae* e *Acarus farinae*) é espécie muito comum em produtos armazenados e, como outras espécies da mesma família, pode infestar ocasionalmente o homem. São organismos que vivem na farinha, nos queijos velhos e em vários produtos usados como condimentos.

Na pele, produzem irritação pruriginosa conhecida como "**sarna dos especieiros**", dada a freqüência com que incide nesses manipuladores de alimentos.

Quando ingeridos podem causar gastrenterites catarrais ou simplesmente atravessar o tubo digestivo, aparecendo nas fezes como inócuos contaminantes.

Pyroglyphidae

Os membros desta família possuem o idiossomo ovóide e estriado (Fig. 62.3). Trazem um escudo na região anterior (propodossomal). Nas pernas há ventosas tarsais com pedicelo curto e pequenas unhas no ápice dos tarsos I e II. As fêmeas apresentam abertura genital conspícua e duas cerdas especializadas (solenídio) no ápice dos tarsos I e II.

Ácaros e Doenças Alérgicas

Alguns destes ácaros são parasitos, mas os importantes para a patologia humana são espécies de vida livre comumente encontradas na poeira dos colchões, travesseiros, móveis e piso das casas. Seu desenvolvimento é favorecido pela umidade relativa do ar (ótimo em torno de 75%), pela reduzida ventilação e o acúmulo de poeiras.

Algumas alergias respiratórias, como a asma e a rinite alérgica, bem como dermatites alérgicas, podem ser provocadas por esses minúsculos ácaros ou por seus produtos (dejetos, se-

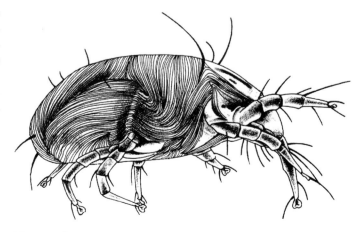

Fig. 62.3 Ácaro da família **Pyroglyphidae**. *Dermatophagoides farinae*.

creções, fragmentos de ácaros mortos etc.) que se encontram no meio ambiente e, sendo suspensos no ar com as poeiras, são inaladas por pessoas que desenvolvem reação de hipersensibilidade a tais materiais antigênicos.

Esses ácaros pertencem a várias famílias, mas principalmente a espécies da família **Pyroglyphidae**.

O exame da poeira das casas nas 26 Capitais de Estados brasileiros e na Ilha de Fernando de Noronha (27 amostras, segundo a procedência), permitiu comprovar a freqüência com que ocorrem as dez espécies encontradas, das cinco famílias seguintes:

Pyroglyphidae:
Dermatophagoides pteronyssinus (em todas as amostras; Fig. 62.4);
Dermatophagoides farinae (em 14 amostras; Fig. 62.5);
Pyroglyphus africanus (em 8 amostras);
Sturnophagoides brasiliensis (em 8 amostras);
Dermatophagoides deanei (em 6 amostras);
Euroglyphus maynei (em 5 amostras);
Glycyphagidae:
Blomia tropicalis (em 26 amostras; Fig. 62.6);
Chortoglyphidae:
Chortoglyphus arcuatus (em 6 amostras);
Saproglyphidae:
Suidasia pontifica (em 8 amostras);
Cheyletidae:
Cheylectus malaccensis (em 10 amostras).

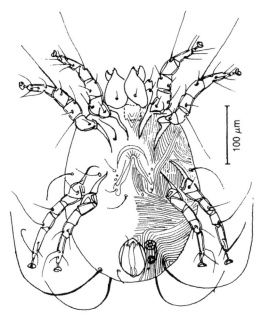

Fig. 62.4 Ácaros da poeira doméstica mais freqüentes nas cidades brasileiras. *Dermatophagoides pteronyssinus* (Acari, Pyroglyphidae), encontrado em todas as Capitais de Estados. Segundo A.B. Galvão & N. Guitton, 1986.

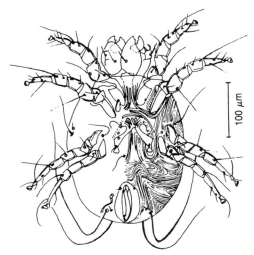

Fig. 62.5 Ácaros da poeira doméstica mais freqüentes nas cidades brasileiras. *Dermatophagoides farinae* (Acari, Pyroglyphidae), encontrado em 14 das 26 Capitais de Estado. Segundo A.B. Galvão & N. Guitton, 1986.

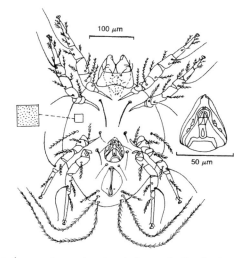

Fig. 62.6 Ácaros da poeira doméstica mais freqüentes nas cidades brasileiras. *Blomia tropicalis* (Acari, Glycyphagidae), encontrado em todas as Capitais de Estado, exceto Curitiba. Segundo A.B. Galvão & N. Guitton, 1986.

Entre as medidas de controle das populações de ácaros estão as seguintes:

a) desumidificação do ambiente, quer pela ventilação ampla dos locais, quer por meio de aparelhos desumidificadores ou aparelhos de ar-condicionado (climatização), ou outros recursos;

b) remoção freqüente da poeira, mediante aspiradores de pó, lavagem do piso ou sua limpeza com pano úmido; troca freqüente e lavagem de fronhas, lençóis, cortinas etc.

c) uso de filtros nos sistemas de ventilação central, quando existentes;

d) utilização de colchões e travesseiros de espuma ou uso de coberturas de plástico para colchões e travesseiros;

e) rigorosa higiene pessoal e ambiental, inclusive dos animais domésticos (cuja presença deve ser evitada no interior das habitações);

f) se necessário, aplicação de inseticidas para destruir os ácaros.

VI

Moluscos Vetores de Doenças

63

Planorbídeos e Outros Moluscos Hospedeiros de Helmintos

INTRODUÇÃO
DESCRIÇÃO GERAL DE UM GASTRÓPODE
   Morfologia externa
      A concha
      As partes moles
   Organização interna e fisiologia
      Aparelho digestivo
      Aparelhos circulatório e excretor
      Aparelho respiratório
      Sistema nervoso e órgãos dos sentidos
      Aparelho reprodutor
SISTEMÁTICA E GRUPOS DE IMPORTÂNCIA MÉDICA
ORDEM PULMONATA
   Subordem Stylommatophora
   Subordem Systellommatophora
   Subordem Basommatophora
      Família Planorbidae
         Gênero Biomphalaria
         Gênero Bulinus
      Família Physidae
      Família Lymnaeidae
      Família Ancylidae
ORDEM PROSOBRANCHIA
   Subordem Mesogastropoda
      Família Hydrobidae
      Família Thiaridae
      Família Pilidae
      Família Viviparidae

INTRODUÇÃO

Das cinqüenta espécies de trematódeos digenéticos que já foram assinalados parasitando o homem, oito são causa importante de doença pela freqüência com que ocorrem nesta ou naquela região do mundo: *Schistosoma mansoni*, *S. haematobium*, *S. japonicum*, *Clonorchis sinensis*, *Fasciolopsis buski*, *Paragonimus westermani*, *Opistorchis tenuicollis* e *Heterophies heterophies*. Outras têm áreas de distribuição limitada ou incidem raramente na população humana, como *Fasciola hepatica*, por exemplo, se bem que possam causar lesões importantes.

Todos os trematódeos digenéticos exigem moluscos como hospedeiros, durante a fase larvária, e tal função é desempenhada sempre por **gastrópodes**. Estes servem de hospedeiros intermediários mesmo para alguns nematóides, como *Angiostrongylus costaricensis* ou *A. cantonensis*.

Daí a importância dos moluscos como fontes de infecção para a espécie humana e como alvos de algumas medidas de controle na luta contra várias endemias parasitárias.

Como membros do filo **Mollusca**, os gastrópodes caracterizam-se por serem metazoários celomados (com celoma extremamente reduzido), tendo o corpo não-segmentado, de aspecto carnoso e protegido, em geral, por uma concha calcária que lhes serve de exosqueleto.

A classe **Gastropoda** distingue-se das demais por compreender moluscos dotados de cabeça bem diferenciada e de um pé achatado, para a locomoção; a concha é formada de uma só peça, geralmente enrolada em espiral.

Nos ambientes onde se dá a transmissão das helmintíases causadas por trematódeos encontram-se apenas moluscos das classes **Gastropoda** e **Bivalvia** (esta denominada também **Lamellibranchia** ou **Pelecypoda**). Os bivalvos, como o próprio nome indica, têm a concha formada por duas peças articuladas. São as ostras e os mexilhões, não podendo em caso algum ser confundidos com os gastrópodes.

Os trematódeos apresentam, em geral, grande especificidade quanto a seus hospedeiros intermediários, isto é, são estenoxenos.

Para fazer seu controle é indispensável identificar precisamente as espécies de moluscos vetoras, dentre as muitas que habitualmente se encontram no mesmo hábitat, e conhecer-lhes a biologia e o comportamento. Daí a importância dos estudos malacológicos para a medicina preventiva.

DESCRIÇÃO GERAL DE UM GASTRÓPODE

Morfologia Externa

A CONCHA

Estrutura fortemente mineralizada e com função de peça protetora, a **concha**, na maioria dos casos, abriga permanentemente uma parte do corpo do molusco onde se encontram numerosas vísceras envolvidas apenas por delicada prega do tegumento: o **manto**. Para dentro dela pode retirar-se geralmente todo o corpo do animal, fugindo às condições desfavoráveis do meio ou à agressão dos predadores (Fig. 63.1).

Três camadas entram em sua constituição:

a) uma externa, a cutícula ou **perióstraco**, muito delgada e de coloração variada;

b) outra média, a **camada calcária**, que forma a maior parte da espessura da concha e é constituída por prismas verticais de carbonato de cálcio, cristalizado sob a forma de aragonita;

c) finalmente, uma interna, lisa, brilhante e de aspecto por vezes irisado, o **nácar**. Quando muito delgada, como na concha dos planorbídeos, esta camada torna-se pouco evidente.

Compõe-se de lamelas superpostas e alternadas de material calcário e de um produto orgânico, este formado por substância especial denominada **conquiolina** e, aquele, por prismas oblíquos em relação à superfície da concha. Fenômenos de interferência luminosa, na luz que atravessa estas lamelas, dão-lhe aquele brilho irisado característico.

Todas as camadas são elaboradas pelo manto, sendo porém segregadas por áreas diferentes. O perióstraco é produzido por um pequeno grupo de células alojadas ao longo de um sulco, na margem do manto. Nesse mesmo sulco estão as células secretoras da camada média, calcária.

Ambos os tipos de células secretoras da borda do manto asseguram o crescimento da concha, cuja cavidade se alonga pela aposição de novos materiais à borda livre de sua abertura. A camada nacarada é produzida por toda a superfície do manto, concorrendo para engrossar a parede da concha, internamente.

Os sais de cálcio destinados a essa elaboração provêm dos alimentos e ficam em reserva no fígado (hepatopâncreas) sob a forma de fosfatos. Transportados pelo sangue até o manto, são aí transformados em carbonato pela ação de fosfatases.

Pode-se imaginar a concha dos gastrópodes como primitivamente constituída por um tubo calcário cônico (como nos escafópodas), tendo o enrolamento em espiral ou em hélice surgido posteriormente, devido a uma assimetria no crescimento.

Porém, enquanto o enrolamento espiral das primeiras formas (fósseis), como o apresentado pelos *Bellerophon*, era compatível com uma simetria bilateral perfeita, que teria sido a condição primitiva dos gastrópodes, o enrolamento em hélice é incompatível com tal simetria. Ora, o enrolamento em hélice é tão fundamental nos gastrópodes atuais que mesmo aqueles que parecem voltar à simetria bilateral, em seguida à redução da concha a um simples cone ou a uma pequena lâmina, apresentam em quase toda sua organização interna a prova de terem sido dominados por fenômenos de torção. Estes precederam e determinaram o enrolamento helicoidal.

As conchas achatadas dos planorbídeos não passam de formas em hélice cujas espirais foram reduzidas a um mesmo plano, após ter sido o animal assimetricamente deformado, como nos Bulininae.

Em uma concha helicoidal (Fig. 63.1) pode-se descrever um **vértice**, correspondente à **protoconcha** (ou concha embrionária), e um **umbigo**, na extremidade oposta do eixo. Este eixo é, ele próprio, ocupado por uma parte da estrutura calcária, denominada **columela**. Os giros ou voltas de espira sucessivos

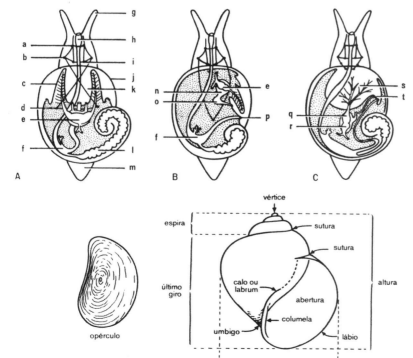

Fig. 63.1 Organização geral de um molusco gastrópode e nomenclatura conquiológica. A. *Prosobranchia*. B. *Opisthobranchia*. C. *Pulmonata*. O aparelho reprodutor não está representado: *a*, gânglio supra-esofagiano; *b*, gânglio pedial; *c*, brânquia; *d*, gânglio visceral; *e*, coração; *f*, tubo digestivo; *g*, tentáculo; *h*, boca e cavidade bucal; *i*, gânglio subesofagiano; *j*, concha; *k*, cavidade paleal; *l*, hepatopâncreas; *m*, pé; *n*, pericárdio; *o*, rim; *p*, ânus; *q*, aurícula; *r*, ventrículo; *s*, saco pulmonar; *t*, abertura do ureter. Embaixo: opérculo e nomenclatura da concha.

unem-se ao longo de uma linha contínua, a **sutura**. Muitas vezes os primeiros giros, desocupados pelo corpo do animal, são reabsorvidos e a concha fica truncada.

A superfície dos giros pode ser lisa ou com saliências diversas (tubérculos, costas etc.).

Nela são geralmente visíveis estrias paralelas à abertura da concha, determinadas pelo processo de crescimento e por isso conhecidas como **linhas de crescimento**.

Quando o processo é contínuo e regular, as linhas guardam aspecto uniforme, mas sempre que o crescimento é interrompido pelas condições do meio ou por efeito da temperatura (a cada inverno, nos países de clima temperado), surgem irregularidades na configuração das estrias.

A abertura da concha ocupa o extremo do último giro. Seu contorno é o **perístoma**, distinguindo-se nele o **lábio** (ou *labrum*), formado pela borda livre, e o **calo** (ou *labium*), que aparece como mancha nacarada ou leitosa sobre a penúltima volta da espira.

O tubo calcário vai aumentando progressivamente de diâmetro e, em vista disso, cada giro é mais alto que o precedente. No caso dos planorbídeos, decorre dessa circunstância a formação de um duplo umbigo (conchas biumbilicadas; Fig. 63.2, *b*).

A **espira** pode ser **dextrógira** ou **sinistrógira**. No primeiro caso, estando o vértice orientado para cima e supondo-se um observador colocado no eixo da concha, ele veria os giros crescerem da esquerda para a direita; no segundo caso, concha sinistrógira, o mesmo observador veria que crescem da direita para a esquerda. Uma regra prática consiste no seguinte: o ápice estando para cima e a abertura voltada para o observador, essa abertura ficará à direita da columela nas conchas dextrógiras e à esquerda nas conchas sinistrógiras (Fig. 63.2, *a* e *c*).

Na família **Planorbidae**, a concha é evidentemente sinistrógira nos membros da subfamília **Bulininae** e, posto que a anatomia interna seja idêntica à da subfamília **Planorbinae**, o enrolamento nesta última deve ser considerado de mesmo sentido (sinistro).

AS PARTES MOLES

Nos grupos de moluscos que nos interessam, a cabeça é mais ou menos cilíndrica, globosa ou provida de expansões achatadas. A boca abre-se na extremidade anterior ou na face inferior.

Os gastrópodes aquáticos que se encontram em coleções de água doce apresentam sempre um único par de **tentáculos**, com os olhos situados junto à base (Fig. 63.3).

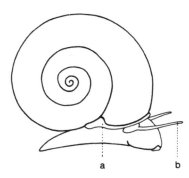

Fig. 63.3 *Biomphalaria glabrata*. Atitude habitual do molusco em marcha: *a*, colar do manto que apenas aflora e é responsável pela produção da concha; *b*, tentáculos.

Em todos os moluscos terrestres, porém, e em alguns grupos de gastrópodes marinhos, encontram-se dois pares de tentáculos; os do segundo par funcionam como pedúnculos oculíferos e trazem os olhos nas pontas. Alguns prosobrânquios, como as ampulárias, têm os tentáculos bifurcados, sendo os ramos externos que suportam os olhos.

A face ventral do corpo dos gastrópodes é ocupada por extensa massa muscular, em forma de sola: o **pé** (Fig. 63.4).

Um epitélio ciliado e secretor de muco reveste a sola plantar e assegura o deslocamento suave do molusco sobre as superfícies sólidas ou em contato com a película superficial de uma coleção líquida.

No dorso do pé, os gastrópodes prosobrânquios trazem uma estrutura córnea ou calcária — o **opérculo** — que se adapta à abertura da concha e a fecha exatamente sempre que o animal se retire para dentro dela (Figs. 63.1 e 63.21, *B*).

Os gastrópodes pulmonados (Fig. 63.4) caracterizam-se pela ausência de opérculo.

O manto é uma expansão de tegumento, em forma de saco, que recobre toda a massa visceral e se projeta depois como viseira sobre a cabeça do animal, ora ultrapassando ligeiramente o perióstraco (em *Biomphalaria*, p. ex.), ora rebatendo-se em certa extensão sobre a face externa da abertura da concha (como em *Physa*) ou, ainda, recortando-se em numerosas papilas ou tentáculos (como em *Thiara*).

Sob o manto, fica a cavidade paleal, transformada em **pulmão** nos **Pulmonata**, ou abrigando as brânquias, nos **Prosobranchia**.

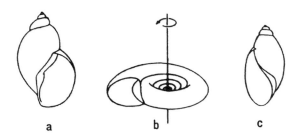

Fig. 63.2 Três modalidades de enrolamento da concha. *a*, Concha helicoidal e dextrógira (de *Lymnaea*); *b*, em espiral plana e sinistrógira (de *Biomphalaria*); *c*, helicoidal e sinistrógira (de *Physa*). (Rey, 1956.)

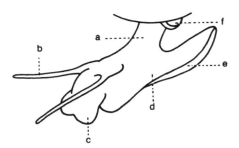

Fig. 63.4 Cabeça, pé e colo de uma *Biomphalaria*, quando está com o corpo bem distendido. *a*, Colo; *b*, tentáculo; *c*, cabeça; *d*, pé; *e*, sola plantar; *f*, pseudobrânquia.

A fixação do corpo do molusco à concha faz-se apenas pela implantação, nesta, de uma das extremidades do **músculo columelar**, que depois mergulha no manto e entrelaça suas fibras com as da massa muscular do pé.

Organização Interna e Fisiologia

APARELHO DIGESTIVO

O aparelho digestivo (Fig. 63.5) começa com a abertura bucal, guarnecida de espessamentos cuticulares denominados mandíbulas. Ela se localiza, por vezes, na extremidade de uma projeção da cabeça: a **tromba** ou **probóscida**.

No interior do saco bucal encontra-se a **rádula**, fita alongada e revestida de numerosos dentes quitinosos, cujos dentículos em forma de ganchos têm as pontas dirigidas para trás

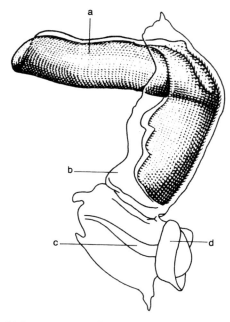

Fig. 63.6 Rádula e peças mandibulares. *a*, Rádula; *b*, membrana cuticular; *c*, mandíbula lateral; *d*, mandíbula anterior.

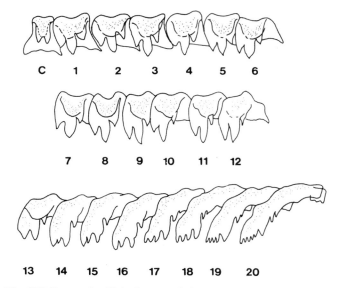

Fig. 63.7 Dentes da rádula de *Biomphalaria glabrata*. *c*, Dente central, simétrico; *1* a *13*, dentes laterais; *14* a *18*, dentes intermediários; *19* e *20*, primeiros dentes laterais. A fórmula dentária é 29-1-29. (Rey, 1956.)

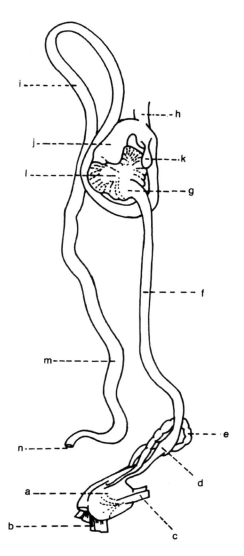

Fig. 63.5 Aparelho digestivo de *B. glabrata*. *a*, Saco bucal; *b*, músculos protratores do saco bucal; *c*, músculos retratores; *d*, dilatação esofagiana; *e*, glândulas salivares; *f*, esôfago; *g*, estômago (cárdia); *h*, canal do hepatopâncreas; *i*, intestino; *j*, piloro; *k*, divertículo pilórico; *l*, estômago; *m*, reto; *n*, ânus.

(Fig. 63.6). Os dentes dispõem-se em filas regulares, compreendendo:

a) uma fila central com estruturas simétricas: os **dentes centrais** ou raquianos (Fig. 63.7);

b) filas laterais, situadas próximo ao eixo da rádula, com os **dentes laterais** e **intermediários**, assimétricos; e

c) filas marginais, mais afastadas do eixo e alcançando as margens externas: são os **dentes marginais**, que se apresentam como estruturas cada vez mais modificadas e assimétricas, mas que guardam disposição simétrica em relação ao eixo da rádula.

A rádula desloca-se para a frente e para trás sobre um suporte cartilaginoso que lembra, pela forma, uma língua. Músculos protratores e retratores movimentam o conjunto e fazem com que os alimentos sejam ralados e, ao mesmo tempo, dragados em direção ao esôfago.

Na medida em que se desgasta anteriormente, a rádula vai crescendo pelo extremo posterior.

Um par de glândulas salivares abre-se na cavidade bucal (Fig. 63.5, *e*).

O esôfago, bastante longo, conduz os alimentos até o estômago, cuja cavidade se comunica com a luz da glândula digestiva ou **hepatopâncreas**. Aqui são produzidas numerosas enzimas digestivas, por diferentes tipos de células de um epitélio que, além de funções digestivas, encarrega-se da absorção e da acumulação de reservas nutritivas, bem como da excreção. Os resíduos da digestão são evacuados pelo intestino, onde ocorre a reabsorção de água.

APARELHOS CIRCULATÓRIO E EXCRETOR

O corpo dos moluscos apresenta dois sistemas de cavidades (câmaras viscerais) inteiramente distintos e sem comunicação entre si. O primeiro, representado pelos espaços livres deixados pelas vísceras e pelo tecido conjuntivo, é, em parte, irregular e constituído por lacunas e em parte revestido de paredes próprias, quando se organiza para formar os vasos do aparelho circulatório. Este permanece sempre em comunicação com as lacunas ou sínus.

O segundo sistema comunica-se com o meio exterior através de nefrídias. Por tal motivo deve ser considerado uma câmara excretora. Nos gastrópodes, como nos lamelibrânquios, ele se reduz à pequena cavidade existente na região pericárdíaca, envolvendo o coração, sendo por isso denominado **pericárdio** (Fig. 63.8).

O coração, que nos grupos mais primitivos (**Archeogastropoda**) é formado de duas aurículas e um ventrículo, possui, nos demais gastrópodes de água doce, apenas duas cavidades: aurícula e ventrículo. No sangue circulam elementos amebóides (**amebócitos**) e, nas espécies da família **Planorbidae**, há um pigmento vermelho dissolvido na hemolinfa.

Na ordem **Pulmonata**, que mais de perto nos interessa, o rim é uma estrutura alongada (Fig. 63.8), iniciando-se na parede da cavidade pericárdica e continuando-se na espessura da parede pulmonar até a borda do manto, onde termina por um curto ureter. Na luz do órgão, projetam-se numerosos septos revestidos por um epitélio de células ciliadas ou não, com inúmeras granulações e concreções que vão sendo expulsas para dentro da cavidade renal.

APARELHO RESPIRATÓRIO

Nos prosobrânquios e opistobrânquios, o principal órgão respiratório é, em geral, o **ctenídio** ou **brânquia**, duplo nos moluscos mais primitivos e unilateral nos demais. Mas o tegumento, sendo delgado e muito permeável, toma parte importante nas trocas gasosas.

Nos gastrópodes com respiração branquial, o sangue procedente das brânquias e o do manto misturam-se, antes de entrar no coração.

Nos opistobrânquios, à medida que se reduzem as dimensões da cavidade paleal e do ctenídio, aumenta a importância do manto nas trocas gasosas. Alguns moluscos litorâneos adquirem aptidão para respirar ao ar livre e, nos **Pilidae** (= Ampullaridae), a cavidade branquial divide-se em duas, uma conservando a forma normal, outra transformando-se em pulmão.

Nos **Pulmonata**, o principal órgão respiratório é o saco pulmonar, se bem que possam coexistir pregas tegumentares ricamente vascularizadas que recebem o nome de pseudobrânquias (Fig. 62.8).

SISTEMA NERVOSO E ÓRGÃOS DOS SENTIDOS

A organização nervosa tem como centro um conjunto de gânglios e conexões dispostos em torno do esôfago, logo atrás do saco bucal. Do ponto de vista fisiológico, distinguem-se três categorias de **centros nervosos** (Fig. 63.9):

a) sensoriais, formados por um par de gânglios supra-esofagianos ou **gânglios cerebróides**;

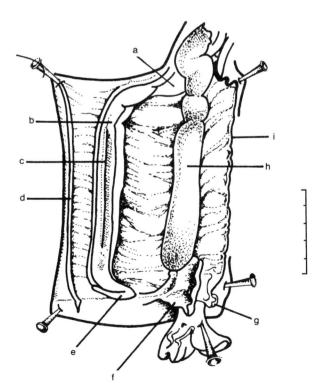

Fig. 63.8 *B. glabrata*. Cavidade pulmonar aberta para mostrar: *a*, pericárdio; *b*, rim, ladeado pelas veias pulmonar e renal; *c*, crista renal; *d*, crista pulmonar; *e*, ureter; *f*, pneumóstomo; *g*, pseudobrânquias; *h*, relevo das vias genitais, sob o epitélio do saco pulmonar; *i*, crista retal. (Rey, 1956.)

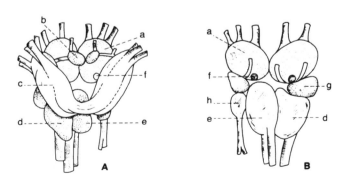

Fig. 63.9 Sistema nervoso ganglionar periesofagiano de *B. glabrata*. A. Face superior. B. Face inferior: *a*, gânglio pedial; *b*, gânglio bucal; *c*, gânglio cerebróide; *d*, gânglio paleal; *e*, gânglio abdominal; *f*, otocisto; *g*, gânglio comissural. (Rey, 1956.)

b) locomotores, compreendendo um par de **gânglios pediais** que, ligados aos primeiros e entre si, constituem o anel nervoso esofagiano;

c) viscerais, que formam também dois anéis: um, estomatogástrico (**gânglios bucais**), e outro, somático (**gânglios pleurais**).

Nos pulmonados, o anel somático encurta-se de maneira a evitar que a torção do corpo produza um cruzamento nervoso tal como se observa em outros grupos de moluscos (prosobrânquios), como se vê na Fig. 63.1.

Os órgãos dos sentidos são: um par de olhos; um receptor olfativo, a **osfrádia**, de forma e aspecto muito variados; um par de órgãos do equilíbrio e da orientação locomotora, os **otocistos**; receptores de contato sob a forma de emergência do tegumento com predominância de elementos sensitivos (tentáculos etc.), além de quimiorreceptores morfologicamente diferenciados ou não (rinóforos).

APARELHO REPRODUTOR

Os sexos são geralmente separados nos moluscos. O hermafroditismo aparece, no entanto, em alguns anfineuros, lamelibrânquios e prosobrânquios, tornando-se a regra entre os opistobrânquios e pulmonados.

Nos gastrópodes, tanto monóicos como dióicos, a gônada é única, com forma de glândula em cacho, provida de numerosos

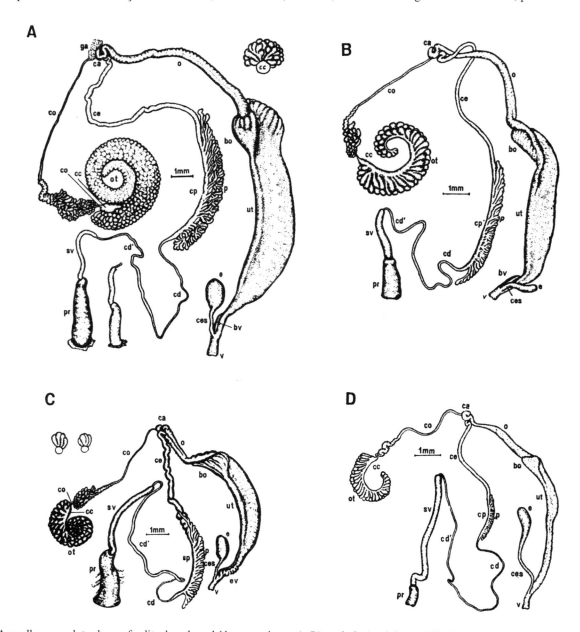

Fig. 63.10 Aparelho reprodutor hermafrodita dos planorbídeos seguintes. A. *Biomphalaria glabrata* (idêntica à de *B. tenagophila*). B. *B. peregrina*. C. *B. straminea*. D. *B. schrammi*. *bo*, Bolsa da glândula nidimental; *bv*, bolsa vaginal; *ca*, conexão entre os canais ovispermático e da glândula albuminosa, o oviduto e o espermiduto; *cc*, canal coletor do ovostéstis; *cd*, canal deferente; *ce*, espermiduto; *ces*, canal da espermateca; *co*, canal ovispermático ou canal hermafrodita; *cp*, canal prostático; *e*, espermateca; *ga*, glândula do albúmen; *o*, oviduto; *ot*, ovotéstis; *p*, próstata, com divertículos prostáticos; *pr*, prepúcio; *ut*, útero ou glândula nidimental; *v*, vagina; *sv*, saco vérgico ou bolsa do pênis. (Segundo Paraense & Deslandes.)

ácinos. Em cada ácino ou divertículo, nos casos dos animais pulmonados, os óvulos e espermatozóides formam-se lado a lado.

Nos unissexuados, as vias excretoras são relativamente simples, podendo o oviduto contar com anexos como a glândula do albúmen ou a bolsa copuladora; ao deferente vem juntar-se uma vesícula seminal.

O pênis pode existir ou não e, no primeiro caso, ser uma expansão cefálica, uma modificação do tentáculo à direita ou à esquerda, bem como formação derivada do manto ou do pé (Fig. 63.21, A, D e F).

Nos hermafroditas, os dutos genitais raramente são simples. O **conduto ovispermático** bifurca-se produzindo as vias femininas e as vias masculinas, cuja complexidade estrutural chega a ser muito grande (Fig. 63.10).

Nos planorbídeos, o oviduto recebe em seu início o canal da **glândula do albúmen**; depois de certo trajeto, transforma-se em um canal mais dilatado, denominado **glândula nidimental**; esta é seguida pela **vagina**, onde desemboca o duto da **espermateca**.

Apesar do nome, a espermateca não tem função de guardar espermatozóides, mas sim de reabsorver os materiais excretados pelas diferentes partes do sistema genital que aí se acumulam.

O local de acúmulo dos espermatozóides fica situado em divertículos irregulares do conduto ovispermático, na porção hermafrodita do sistema. Aí se encontram tanto os gametas masculinos, formados pelo próprio animal, como aqueles recebidos durante a cópula com um parceiro. Um mecanismo de regulação ainda desconhecido faz com que os espermatozóides alienígenas tenham prioridade sobre os autóctones para fecundar os óvulos que por aí passam, em direção à glândula nidimental. Prevalece, portanto, a heterofecundação.

Quando se esgotam os espermatozóides introduzidos por ocasião da cópula, começa a haver autofecundação. Esta será interrompida sempre que houver nova fecundação cruzada.

As vias masculinas, cuja morfologia é importante para a sistemática dos planorbídeos, compreendem o **espermiduto**, a **glândula prostática** ou próstata (compacta ou pectiniforme, muito ou pouco ramificada), o **canal deferente** e o **complexo peniano**.

Neste último, encontramos duas formações invaginadas, a **bolsa do pênis**, contendo o órgão intromitente no seu interior, e o **prepúcio**, mais calibroso, musculoso, e o primeiro a exteriorizar-se durante a cópula. A extroversão da bolsa do pênis e a penetração deste no aparelho genital feminino ocorrem depois que o prepúcio tenha localizado a abertura vulvar.

Nas famílias **Helisomatinae** e **Planorbulinae**, há na parede do prepúcio uma estrutura que recebeu o nome de **glândula peniana**.

Na família **Segmentininae**, observa-se a presença de dois apêndices na base da bolsa do pênis, os **flagelos** (Fig. 63.11). Na família **Planorbidae** não se encontram nem glândula peniana, nem flagelos.

A maioria dos moluscos põe ovos que embrionam no exterior.

Há porém espécies vivíparas, em que a evolução embrionária completa-se numa cavidade uterina (por exemplo, em *Semisulcospira* e *Thiara*).

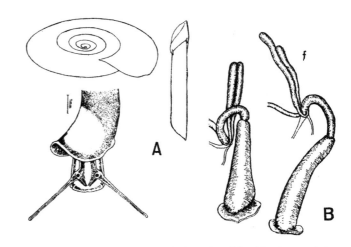

Fig. 63.11 Morfologia dos planorbídeos da subfamília *Segmentininae*. A. Aspecto do animal e da concha em *Drepanotrema depressissimum*. B. Complexo peniano com flagelos (f) de dois exemplares. (Segundo Paraense & Deslandes.)

SISTEMÁTICA E GRUPOS DE IMPORTÂNCIA MÉDICA

No Cap. 9 (item *Filo Mollusca*) apresentamos a caracterização sistemática deste grupo de animais, de suas classes, ordens e subordens, assim como das famílias que contêm espécies de interesse para a patologia humana. Nos capítulos referentes à esquistossomíase (Cap. 32), à fasciolíase (Cap. 36) e à angiostrongilíase (Cap. 49), analisamos a ecologia dessas doenças e a participação dos moluscos hospedeiros intermediários na transmissão de tais helmintíases, bem como os métodos de controle mais adequados em cada caso.

Nas páginas que seguem, a ênfase será posta nos elementos que permitam identificar facilmente os hospedeiros intermediários de parasitos existentes na Região Neotropical e em áreas da África, onde este livro possa servir para a formação e treinamento de pessoal.

A chave que damos a seguir permite que se faça uma triagem preliminar do material recolhido em áreas endêmicas.

Chave para identificação dos grupos de moluscos de interesse médico, nos trópicos ocidentais

1 — Concha calcária univalve (com ou sem opérculo) e a cabeça do animal bem diferenciada .... Classe **Gastropoda**   2

1' — Concha bivalve e cabeça indiferenciada .... Classe **Bivalvia**

2 — Concha com opérculo; animal com brânquias para diante do coração; sexos separados .... Ordem **Prosobranchia**   8

2' — Concha sem opérculo; animal sem brânquias, porém com saco pulmonar; hermafrodita .... Ordem **Pulmonata**   3

3 — Um só par de tentáculos, não-retráteis; olhos sésseis situados medialmente na base dos tentáculos; o tegumento é liso; aquática .... Subordem **Basommatophora**   4

3' — Dois pares de tentáculos retráteis e invagináveis, um dos quais traz os olhos nas pontas; hábitat terrestre 12
4 — Concha espiralada, com vários giros 5
4' — Concha em escudo ou barrete (pateliforme) .... Família **Ancylidae**
5 — Concha discóide ou helicoidal sinistrógira; tentáculos filiformes; orifícios genitais e ânus abrem-se no lado esquerdo 6
5' — Concha helicoidal, dextrógira; orifícios genitais e ânus abrem-se no lado direito 7
6 — Pseudobrânquia presente; concha discóide ou helicoidal .... Família **Planorbidae**
6' — Pseudobrânquia ausente; concha sempre helicoidal e sinistrógira .... Família **Physidae**
7 — Concha de paredes finas, columela lisa e sem calo ou pregas; tentáculos curtos e triangulares .... Família **Lymnaeidae**
7' — Concha de parede espessa; columela com calo bem evidente e 1 ou 2 pregas .... Família **Chilinidae**
8 — Concha espessa e com espira achatada, subesférica (menos de 20 mm); opérculo calcário e com apófise; brânquia bipectinada; numerosas filas de dentes na rádula; pênis cefálico .... Família **Neritidae**
8' — Concha de aspecto variado; rádula com 7 ou menos fileiras de dentes; brânquia com forma de pente simples presa ao manto em toda sua extensão; rim único e uma só aurícula 9
9 — Opérculo com linhas de crescimento em espiral 10
9' — Opérculo com linhas de crescimento concêntricas 11
10 — Concha pequena (menos de 10 mm), com espira alta, borda do manto lisa; a fêmea é ovípara e o macho traz um pênis externo .... Família **Hydrobiidae**
10' — Concha de tamanho médio (com 10 mm ou mais), esculpida e com espira alta; opérculo espesso, com manto franjado (digitações); fêmea vivípara; macho sem pênis externo .... Família **Thiaridae**
11 — Concha grande e mais ou menos globosa (com mais de 20 mm); opérculo calcário; animal com brânquias e pulmões .... Família **Pilidae**
11' — Concha de tamanho médio (10 mm); opérculo córneo; animal com brânquias apenas .... Família **Viviparidae**
12 — Concha presente (porém, nas lesmas, rudimentar ou ausente); o tegumento é em geral granuloso; abertura anal sob o manto, à direita; tentáculos oculíferos invagináveis .... Subordem **Stylommatophora**
12' — Concha ausente; manto cobrindo as regiões laterais do pé; tentáculos retráteis mas não-invagináveis; ânus no extremo terminal do pé .... Subordem **Systellommatophora**

ORDEM PULMONATA

Os moluscos desta ordem são os mais importantes para a patologia do Novo Mundo.

São gastrópodes cujo sistema nervoso, por apresentar seus troncos principais situados abaixo do tubo digestivo, não exibe o cruzamento observado em outras ordens como conseqüência da torção da massa visceral; não possuem brânquias mas, sim, uma cavidade respiratória que permite utilizar o oxigênio diretamente do ar, o **pulmão**.

O coração é formado de uma só aurícula e um só ventrículo, estando este colocado atrás da aurícula; são hermafroditas; não há opérculo na concha.

Habitam o solo ou águas doces, mas não raro têm hábitos anfíbios.

As subordens em que se dividem os **Pulmonata** têm significação bastante diferente para a medicina:

Subordem Stylommatophora

Reúne os pulmonados terrestres, providos de dois pares de tentáculos, o segundo dos quais traz os olhos nas extremidades. Todos os tentáculos podem ser invaginados pela ação de músculos retratores, ocultando-se no interior da cabeça. Para comprovar isso, basta tocá-los de leve. O tegumento exibe textura granulosa e a concha pode ser desenvolvida ou muito rudimentar, ficando mesmo oculta pelo manto.

Algumas espécies, dos gêneros *Zebrina*, *Helicella*, *Cionella* etc., podem ser hospedeiras de **Dicrocoelium dendriticum**, que é um trematódeo parasito de ruminantes e, excepcionalmente, do homem.

Esses moluscos ingerem os ovos do helminto, que eclodem no tubo digestivo, e, ao fim da evolução em seu organismo, eliminam as cercárias envolvidas pela secreção mucosa do pé. As formigas comem as secreções e atuam como segundo hospedeiro intermediário, abrigando as metacercárias, que só completam seu desenvolvimento quando os insetos são ingeridos com o pasto pelos ruminantes.

Subordem Systellommatophora

Esta ordem compreende espécies sem enrolamento e sem concha, que não apresentam saco pulmonar ou cavidade paleal, mas sim um revestimento dorsal externo, contínuo e indiferenciado, denominado noto, que recobre a cabeça e o resto do corpo. A região que separa o noto da sola plantar é o hiponoto. As antenas são retráteis mas não invagináveis; o par superior traz os olhos na extremidade, enquanto o inferior é bífido.

Os orifícios genitais são separados, situando-se a vagina na porção média do hiponoto direito e o pênis na região cefálica. O ânus é sempre terminal.

Algumas lesmas, da família *Veronicellidae*, principalmente *Phyllocaulis variegatus*, são hospedeiras intermediárias de *Angiostrongylus costaricensis*, um nematóide parasito de roedores e que, eventualmente, infecta o homem nas Américas (ver o Cap. 49). Outra espécie, do Sudeste Asiático, Austrália e ilhas do Pacífico, *A. cantonensis*, evolui em grande número de espécies de moluscos terrestres e de água doce.

Subordem Basommatophora

Contém as espécies de pulmonados aquáticos, entre os quais os vetores da esquistossomíase, da fasciolíase e de outras helmintíases devidas a trematódeos.

Os *Basommatophora* distinguem-se dos *Stylommatophora* por terem apenas um par de tentáculos, muito móveis mas não retráteis, e olhos sésseis. O tegumento é liso. Hábitos exclusivamente aquáticos (dulcícolas) ou anfíbios.

Várias famílias oferecem interesse, seja porque incluam os vetores de doenças, seja porque devam ser objeto de um diagnóstico diferencial com as primeiras. Elas são quatro: **Planorbidae**, **Physidae**, **Lymnaeidae** e **Ancylidae** (Fig. 63.2).

FAMÍLIA PLANORBIDAE

Animais com a concha em geral discóide, isto é, enrolada em espiral plana, mas outras vezes em hélice, como na subfamília africana **Bulininae**, que a apresenta globosa, ovóide ou mesmo alongada (turriculada).

Na Região Neotropical, onde não ocorre o gênero *Bulinus*, quase todos os planorbídeos autóctones têm a concha discóide (subfamílias **Planorbinae** e **Segmentininae**).

O enrolamento é sinistrógiro; no entanto, as conchas aplanadas parecem dextrógiras por ser a depressão umbilical na face esquerda geralmente mais profunda que na direita. Os tentáculos são cilíndricos e finos. Os órgãos genitais abrem-se no lado esquerdo do corpo, havendo desse mesmo lado, junto ao orifício anal, uma prega muito vascularizada denominada **pseudobrânquia** (Figs. 63.8 e 63.14).

O sangue, nas espécies de porte médio ou grande, é vermelho, fato que distingue esses planorbídeos de quaisquer outros moluscos encontrados nos mesmos hábitats.

Na rádula há muitas fiadas longitudinais de dentes, dispostos em filas transversais aproximadamente retilíneas, com o dente central simétrico e bicúspide, os laterais tricúspides e os marginais exibindo progressiva fragmentação das cúspides (Fig. 63.7).

As subfamílias de **Planorbidae** são identificáveis com a chave seguinte.

Chave para as subfamílias de moluscos da família Planorbidae

1	— Prepúcio com glândula peniana no seu interior	4
1'	— Prepúcio sem glândula peniana	2
2	— Bolsa do pênis com apêndices (flagelos) implantados próximo à inserção do canal deferente .... Subfamília **Segmentininae**	
2'	— Bolsa do pênis sem apêndices	3
3	— Concha discóide, pseudobrânquia simples, próstata longa e pênis com extremidade apical livre .... Subfamília **Planorbinae**	
3'	— Concha globosa, acuminada ou turriculada, pseudobrânquia preguedada, próstata compacta e pênis com suas duas extremidades fixadas à bolsa .... Subfamília **Bulininae**	
4	— Próstata formando desenho em leque (em seção transversal), o mesmo sucedendo com os divertículos do ovotéstis .... Subfamília **Helisomatinae**	
4'	— Próstata formando desenho digitiforme com poucos divertículos e ovotéstis com divertículos pares (em seção transversal) .... Subfamília **Planorbulinae**	

Os únicos gêneros de **Planorbidae** importantes para a epidemiologia das esquistossomíases humanas são:

a) *Biomphalaria*, encontrado nas Américas, na África e na Península Arábica, onde proporciona os hospedeiros intermediários para *Schistosoma mansoni*.

b) *Bulinus*, restrito ao continente africano e ao Oriente Próximo, inclui os hospedeiros de *Schistosoma mansoni* e de *S. intercalatum*.

Gênero *Biomphalaria*

A concha dos moluscos é um tubo calcário que cresce e aumenta de diâmetro à medida que o animal se desenvolve. No caso das *Biomphalaria*, como esse tubo enrola-se dando voltas em torno de um eixo, sem desviar-se do plano ocupado pelos primeiros giros, o resultado é a formação de um disco com as bordas grossas e o centro mais delgado.

Em cada lado, desenha-se então uma depressão que lembra o umbigo (Figs. 63.15 e 63.19).

É isso que significa *Biomphalaria* (*bis*, dois; e *omphalos*, umbigo).

As partes moles do animal compreendem a cabeça, o pé e a massa visceral. Esta última, que nunca se exterioriza, é envolvida por uma prega do tegumento chamada **manto**. A borda do manto aparece como fímbria ajustada à abertura do tubo conquífero e, graças à atividade de suas glândulas secretoras de calcário, promove o crescimento da concha (Fig. 63.3).

O aparelho digestivo é completo (Fig. 63.5) e tem como particularidades: a) o saco bucal provido de uma espécie de língua musculosa e revestida de cutícula cheia de dentes quitinosos — a **rádula** — que permite ao animal raspar e ingerir seus alimentos, constituído de algas, matéria vegetal morta ou folhas verdes (Fig. 63.6); b) a glândula digestiva — ou **hepatopâncreas** — que também absorve e acumula reservas nutritivas.

O aparelho circulatório, de tipo vascular-lacunar, com uma só aurícula e um só ventrículo, envia seus capilares às paredes do saco pulmonar para a hematose, bem como a uma **pseudobrânquia**, de modo que o animal pode obter oxigênio tanto do ar como da água. A hemoglobina encontra-se dissolvida no plasma, onde existem amebócitos. Junto ao pericárdio e à parede do pulmão há um rim único, sacular e alongado.

Os animais são hermafroditas (Fig. 63.10). Eles têm um aparelho genital de estrutura complexa e variada, freqüentemente utilizado para a identificação das espécies morfologicamente afins.

Quando estão isolados, os moluscos podem autofecundar-se, de modo que um único caramujo é capaz de repovoar todo um criadouro natural e, provavelmente, toda uma bacia hidrográfica. Geralmente à noite eles depositam algumas dezenas de ovos, que permanecem unidos por delicada membrana envolvente, segregada pela glândula nidimental, a **cápsula ovífera** (Fig. 63.12), sendo fixados a um substrato sólido (pedras, folhas etc.).

As espécies do gênero *Biomphalaria* encontram-se na África e nas Américas, o que sugere sua existência desde o Período

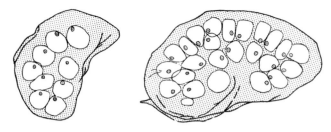

Fig. 63.12 Desovas de *Biomphalaria* fixadas a um suporte sólido e compreendendo certo número de ovos envolvidos por uma membrana externa, a cápsula ovífera, segregada pela glândula nidimental; dentro de cada ovo vê-se a pequena mórula que formará o embrião. (Segundo Rey, 1956.)

Cretáceo ou antes, depois do que deu-se a separação dos escudos continentais africano e brasileiro (Fig. 3.1).

As espécies já identificadas e estudadas no Brasil são as seguintes:

1. *B. glabrata*
2. *B. tenagophila*
3. *B. straminea*
4. *B. amazonica*
5. *B. peregrina*
6. *B. occidentale*
7. *B. intermedia*
8. *B. schrammi*
9. *B. oligoza*
10. *B. kuhniana*

Apenas as três primeiras (Figs. 63.13, 63.14 e 63.20) transmitem a esquistossomíase mansônica nas Américas; a *B. amazonica* (Fig. 63.17) e a *B. peregrina* (Fig. 63.18) puderam ser infectadas no laboratório, mas nunca foram encontradas com infecção natural.

Na África e na Ásia Ocidental, o principal vetor é *Biomphalaria pfeifferi* (Fig. 62.19), mas em determinadas áreas podem ser encontradas outras espécies ou subespécies, como responsáveis pela transmissão. No Egito, por exemplo, essa função cabe à *B. alexandrina*.

Biomphalaria glabrata. Os espécimes bem desenvolvidos caracterizam-se por terem concha grande (chegando a 3 ou 4 cm de diâmetro e 6 a 7 giros), mas nos criadouros naturais são freqüentes os exemplares com 1 a 2,5 cm e com 4 a 6 giros.

A concha é lisa, com a superfície dos giros arredondada e sem carenas, mas seu aspecto varia em função das condições ecológicas e da procedência (Figs. 36.13 e 63.20, *1*).

Quando se disseca o molusco, abrindo a cavidade pulmonar (Figs. 63.8 e 63.14), vê-se ao longo do rim uma prega da mucosa, saliente e pigmentada, denominada **crista renal**. Nas formas juvenis, o lugar onde se desenvolverá a crista renal é marcado por uma linha pigmentada.

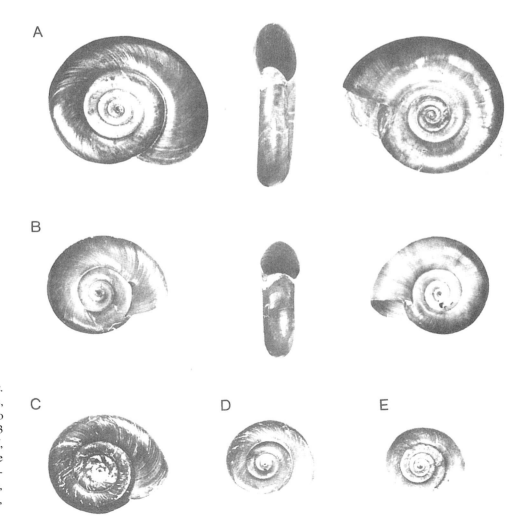

Fig. 63.13 *Biomphalaria glabrata.* Variações fenotípicas ou ecológicas, segundo a procedência: *A*. de Belo Horizonte, Minas Gerais, com 33 mm de diâmetro e 6 giros; *B*. de Uraí, Paraná, com 25 mm e 5 giros; *C*. de Salvador, Bahia, com 28,5 mm e 6 giros; *D*. Itaporanga d'Ajuda, de Sergipe, com 22 mm e 6 giros; *E*. de Viçosa, Alagoas, com 21 mm e 6 giros.

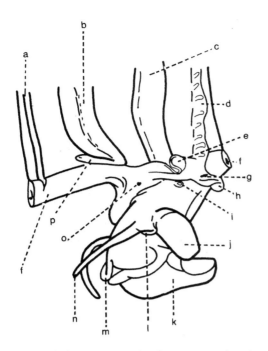

Fig. 63.14 *Biomphalaria* com o colar do manto seccionado e o saco pulmonar aberto para mostrar os órgãos da região do colo. *a*, Crista pulmonar; *b*, rim; *c*, relevo da próstata e glândula nidimental; *d*, crista anal; *e*, pneumóstomo; *f*, colar do manto; *g*, ânus; *h*, pseudobrânquia; *i*, orifício genital feminino; *j*, prepúcio parcialmente evaginado; *k*, sola plantar; *l*, goteira sensorial; *m*, véu bucal; *n*, tentáculos; *o*, osfrádia; *p*, ureter. (Rey, 1956.)

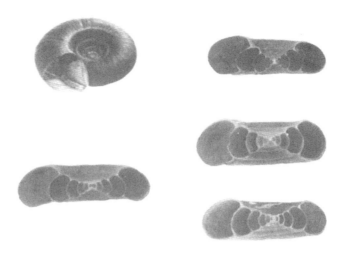

Fig. 63.15 *Biomphalaria tenagophila*. Concha alta, carenada e com acentuada depressão umbilical, vendo-se nos cortes feitos em diversos exemplares como varia a profundidade do umbigo em cada face.

B. glabrata é encontrada em todos os estados brasileiros situados entre a Paraíba e o Rio Grande do Sul. Está presente também em algumas áreas do Pará, do Maranhão e do Piauí. É transmissora da esquistossomíase na Venezuela, Suriname, Porto Rico e outras ilhas do Caribe.

Constitui o mais eficiente vetor de esquistossomíase mansônica nas Américas, sendo responsável por muitos dos focos mais ativos. No laboratório, infecta-se geralmente com muita facilidade, em proporções próximas de 100%, e nos ambientes naturais já foi encontrada com taxas de positividade da ordem de 70%.

Biomphalaria tenagophila. Concha grande (podendo atingir 2,5 a 3 cm, com 6 a 7 giros); nos criadouros predominam os espécimes com 1 ou 2 cm e 5 ou 6 giros. Muito característica é a presença de uma quilha ou carena ao longo dos giros, tanto na face direita como na esquerda da concha, porém mais acentuada neste lado, que corresponde a uma forte inflexão da borda do manto formador do calcário (Fig. 63.15).

O diagnóstico específico faz-se por essa característica. Mas quando as carenas são atenuadas ou imperceptíveis (sobretudo em exemplares jovens), torna-se difícil distinguir esta espécie da *B. glabrata*. Então, recorre-se ao exame do rim, após dissecção do molusco, pois *B. tenagophila* não apresenta a crista renal. O aparelho genital é semelhante nas duas espécies.

A distribuição geográfica de *B. tenagophila* abrange os estados do Sul do Brasil, desde Mato Grosso a oeste, Sul da Bahia e Rio de Janeiro a leste, até o Rio Grande do Sul e os países platinos. Em geral só é encontrada com taxas de infecção natural muito baixas, mesmo nos períodos mais favoráveis. Responde, entretanto, por focos de esquistossomíase do Estado do Rio de Janeiro, bem como pelos do litoral de São Paulo e do Vale do Paraíba, onde uma estirpe particular de *Schistosoma mansoni* adaptou-se a esse hospedeiro invertebrado, provavelmente desde quando a helmintíase penetrou no país pelos portos e mercados de escravos do Sudeste (São Vicente, Santos e Rio de Janeiro).

B. tenagophila é abundante em muitas regiões até aqui sem esquistossomíase.

Biomphalaria straminea. Tem concha pequena, chegando a 1 cm de diâmetro ou pouco mais, com 4 a 4,5 giros. Estes são arredondados, sem carenas, e se dilatam bastante na última volta. Ambas as faces são bem umbilicadas (Fig. 35.12).

O rim não apresenta crista. No aparelho genital, há um enrugamento transversal na face posterior da vagina que é característico da espécie (Fig. 62.16) e a distingue de espécies afins ou de formas jovens de espécies maiores (Figs. 63.17 e 63.18).

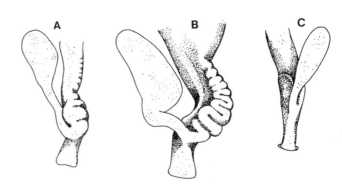

Fig. 63.16 Porção terminal do aparelho genital feminino de *Biomphalaria intermedia* (A), *B. straminea* (B) e *B. peregrina* (C), para mostrar os distintos aspectos da parede vaginal.

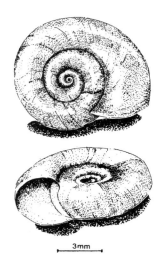

Fig. 63.17 *Biomphalaria amazonica*. Concha medindo no máximo 8 mm de diâmetro por 2,5 mm de altura, com 5 giros. Já foi infectada experimentalmente com *Schistosoma mansoni*, mas não se mostra parasitada em condições naturais.

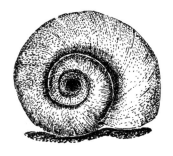

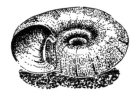

Fig. 63.18 *B. peregrina*. A concha chega a cerca de 16 mm de diâmetro por 4,5 mm de altura, com cinco ou seis giros. Não transmite esquistossomíase, ainda que possa ser infectada no laboratório.

B. straminea é encontrada com freqüência em quase todas as bacias hidrográficas do Brasil. No Nordeste do país, desempenha importante papel na transmissão da esquistossomíase. Sua abundância nos criadouros compensa largamente o fato de apresentar-se com taxas geralmente muito baixas de infecção. Fora do Nordeste, já foi responsável por focos em Fordlândia e em Belém do Pará, ou em Goiânia (Goiás).

Transportada por comerciantes de peixes e de aquários decorativos, *B. straminea* foi encontrada em lugares tão distantes de sua área de distribuição natural como Hong-Kong, na China. Mesmo dentro das fronteiras brasileiras, esta espécie tem sido disseminada pelos serviços de piscicultura, obrigados a repovoar os grandes rios da Bacia do Paraná, agora extensamente transformados em cadeias de lagos artificiais, com peixes lacustres da Amazônia e do Nordeste.

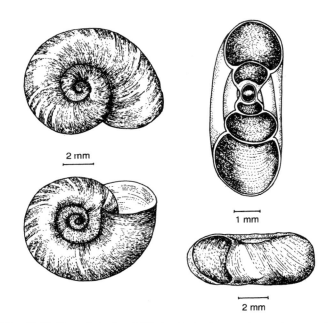

Fig. 63.19 *Biomphalaria pfeifferi*, principal vetor da esquistossomíase mansônica na África. Desenho baseado em espécime de Maputo, Moçambique. (Segundo Azevedo *et al.*, 1961.)

Biomphalaria pfeifferi. Espécie africana cuja concha adulta mede, em geral, menos de 15 mm de diâmetro e tem, no máximo, 5 giros convexos, lisos ou angulosos em ambos os lados. O diâmetro da concha corresponde a duas vezes e meia a altura do último giro (Fig. 63.19). Não há crista renal.

Esta espécie é encontrada quase por toda a África, ao sul do Saara. É o único vetor de esquistossomíase intestinal em Moçambique e Angola. Encontra-se também na Arábia Saudita e Iêmen.

Chave para as espécies do gênero *Biomphalaria* (formas adultas) encontradas no Brasil

1 — Conchas adultas alcançando entre 15 e 40 mm de diâmetro; divertículos do ovotéstis predominantemente bi- e trifurcados 2
1' — Sem os caracteres mencionados 4
2 — Concha com giros lisos e arredondados; rim apresenta nítida crista longitudinal, pigmentada .... ***B. glabrata***
2' — Concha com carena geralmente nítida em cada face; rim sem crista e sem pigmentação 3
3 — Bolsa vaginal presente; prepúcio com diâmetro crescente .... ***B. tenagophila***
3' — Bolsa vaginal ausente; prepúcio com diâmetro constante .... ***B. occidentalis***
4 — Bolsa do pênis muito longa (maior que 3 vezes o comprimento do prepúcio); abertura do último giro defletida para a esquerda, nos exemplares maiores .... ***B. schrammi***

4' — Bolsa do pênis mais curta que o indicado antes 5
5 — Próstata com um máximo de seis divertículos, simples ou bifurcados, e afastados entre si ... ***B. oligoza***
5' — Próstata com mais de seis divertículos 6
6 — Bolsa vaginal ausente ou mal definida 7
6' — Bolsa vaginal presente 8
7 — Vagina com nítido enrugamento transversal, na superfície externa; pênis com três camadas musculares (visíveis em corte histológico transversal da porção média) .... ***B. straminea***
7' — Vagina com superfície lisa, ou com aspecto variável; pênis com duas camadas musculares na porção média .... ***B. intermedia***
8 — Bolsa vaginal saliente ou protuberante, à direita da espermateca .... ***B. amazonica***
8' — Bolsa vaginal bem definida, mas não saliente .... ***B. peregrina***

Gênero *Bulinus*

Não se encontra nas Américas. Sua distribuição é tipicamente africana, estendendo-se à península arábica e ao Oriente Próximo.

Por isso, pensa-se que o gênero só passou a existir depois da separação dos escudos continentais da África e da América do Sul (Fig. 3.1), o que explicaria a distribuição atual da esquistossomíase hematóbica.

Os estudos feitos sobre os moluscos deste gênero, durante as últimas décadas, mostram que as numerosas espécies e subespécies criadas pelos sistematistas apresentam características que são inadequadas para sua identificação precisa. Freqüentemente, populações de procedência distinta mostram não só amplas variações morfológicas, como características intermediárias com as de outras espécies.

Por outro lado, são insuficientes os conhecimentos sobre a suscetibilidade dessas espécies e subespécies para as diferentes estirpes de *Schistosoma haematobium*, que se mostram bastante estenoxenas para seus hospedeiros intermediários.

A concha é helicoidal e sinistrógira, de modo que, se o ápice estiver dirigido para cima e a abertura voltada para o observador, esta fica situada sempre à esquerda, como no gênero *Physa* (Fig. 63.20, *3* e *5*). No entanto, porque *Bulinus* tem sangue vermelho e uma pseudobrânquia bem desenvolvida, fácil de ver mesmo nos exemplares vivos, ele pode ser distinguido de *Physa*.

A altura da concha varia, nos espécimes adultos, entre 4 e 23 mm, contando-se então 4 a 5 giros.

Quando a altura da espira (isto é, a distância entre o ápice da concha e o último giro) for pequena, a abertura costuma ser alta e larga, dando ao conjunto um aspecto globoso ou ovalado, como em *Bulinus globosus*; mas sendo a espira muito alongada, a abertura apresenta-se estreita, pequena, e a concha é turriculada, como em *Bulinus forskalii*. Espécies como *B. truncatus* e *B. tropicus* têm aspectos intermediários entre esses dois extremos (ver o Cap. 36, Fig. 36.13).

A morfologia interna de *Bulinus* segue o mesmo padrão estrutural que a de *Biomphalaria*.

Algumas diferenças maiores encontram-se no aparelho genital.

A biologia é igualmente semelhante à das bionfalárias, mas *Bulinus* compreende espécies que habitam de preferência o fundo das pequenas coleções de água, das margens de rios e lagos, vindo à superfície poucas vezes, pois respiram sobretudo o oxigênio dissolvido.

Os diferentes moluscos deste gênero são reunidos em três ou quatro grupos de espécies, tendo por base essencialmente os aspectos morfológicos (Fig. 36.13). Os mais importantes são:
1. Grupo *B. africanus/globosus*;
2. Grupo *B. truncatus*;
3. Grupo *B. forskalii*.

***Bulinus* do grupo *B. africanus/globosus*.** Compreende importantes espécies vetoras de esquistossomíase hematóbica, designadas com uma dezena de nomes diferentes (Fig. 63.20, *3*). A dificuldade de separá-las em entidades taxonômicas perfeitamente definidas deriva do fato de existirem, principalmente entre *B. africanus*, *B. globosus* e outros, formas intermediárias ou que combinam diversamente os vários caracteres específicos.

B. africanus (Fig. 36.13, *A*) é descrito em todos os países orientais e meridionais do Continente Africano, enquanto *B. globosus* (Fig. 36.13, *B*) é assinalado em toda África, ao sul do Saara, sendo a espécie mais freqüentemente envolvida na transmissão da doença.

O *Schistosoma haematobium* que os moluscos deste grupo transmitem pertence a uma estirpe diferente das que têm por hospedeiros os *Bulinus* do grupo *truncatus*. Cada tipo de hospedeiro é muito suscetível para a estirpe existente na mesma área endêmica e geralmente refratário para os helmintos de outra procedência. No entanto, em alguns lugares, principalmente na África Ocidental, têm sido encontrados alguns moluscos que admitem infecções cruzadas.

***Bulinus* do grupo *B. truncatus*.** *B. truncatus* (Fig. 36.13, *D*) e várias subespécies são os vetores da esquistossomíase no Norte da África, assim como nas regiões ocidentais, centrais e orientais desse Continente, ou no Oriente Próximo.

Esses animais são tetraplóides (2n = 72 cromossomos) e suscetíveis a algumas estirpes de *Schistosoma haematobium*, mas geralmente não às que evoluem em *B. globosus*.

B. tropicus (Fig. 36.13, *C*) encontra-se no Sul da África e é refratário à infecção por *Schistosoma haematobium*. Como muitas outras espécies resistentes, tem estrutura diplóide (2n = 36 cromossomos).

***Bulinus* do grupo *B. forskalii*.** *Bulinus forskalii* (Fig. 36.13, *E*) é hospedeiro habitual de *Schistosoma intercalatum*, assim como de *S. bovis*, mas parece transmitir também *S. haematobium* em certas regiões, ainda que em outras mostre-se inteiramente refratário. Na Arábia Saudita e no Iêmen, outra espécie do grupo, *Bulinus beccarii*, responde pela incidência da esquistossomíase urinária na população humana.

FAMÍLIA PHYSIDAE

Moluscos com as conchas helicoidais, acuminadas e sinistrógiras (Fig. 63.2, *c*; Fig. 63.20, *5*). Os animais têm tentáculos cilíndricos e as aberturas genital e anal situadas à esquerda. Distinguem-se dos da família Planorbidae por não apresentarem pseudobrânquias, nem sangue vermelho, tendo os dentes da rádula com filas transversais dispostas em V. As fisas hospe-

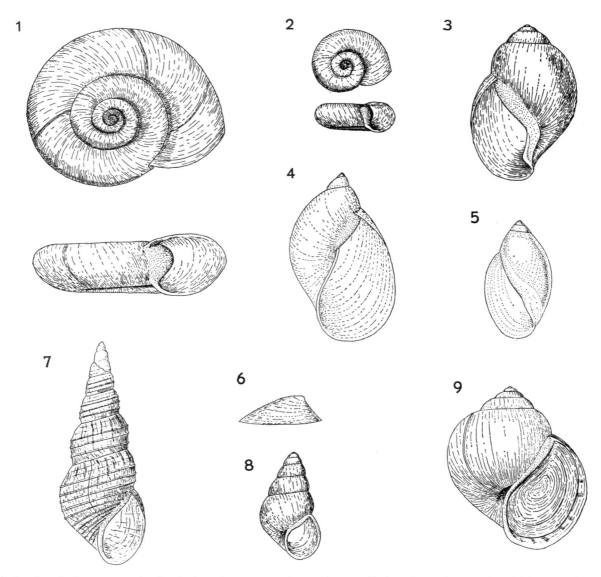

Fig. 63.20 Conchas de diversos gastrópodes de água doce encontrados em áreas endêmicas de esquistossomíase. Moluscos pulmonados das famílias seguintes: Família *Planorbidae*: *Biomphalaria glabrata* (*1*); *Biomphalaria straminea* (*2*); *Bulinus africanus* (*3*). Família *Lymnaeidae*: *Lymnaea* sp. (*4*). Família *Physidae*: *Physa* sp. (*5*). Família *Ancylidae*: *Ferissia* sp. (*6*). Moluscos prosobrânquios representando as famílias: *Thiaridae*: *Melanoides* sp. (*7*); Família *Hydrobiidae*: *Oncomelania hupensis* (*8*). Família *Pilidae*: *Pila* sp. (*9*).

dam trematódeos responsáveis por dermatites cercarianas não-esquistossomóticas.

FAMÍLIA LYMNAEIDAE

Conchas acuminadas, porém com enrolamento dextrógiro (Fig. 63.2, *a*; Fig. 63.20, *4*).

Tentáculos curtos e triangulares. Aberturas genitais e anais do lado direito. Dente central da rádula com uma só cúspide.

Muitas espécies são transmissoras de *Fasciola hepatica* ou de *F. gigantica* e de trematódeos causadores de dermatites.

FAMÍLIA ANCYLIDAE

Sem importância médica. Devido ao pequeno tamanho, estes moluscos passam em geral despercebidos. Os animais são aparentemente simétricos e providos de concha em forma de escudo ou barrete (concha pateliforme: Fig. 63.20, *6*).

ORDEM PROSOBRANCHIA

A sistemática desta ordem é bastante complexa e varia de autor para autor. Faremos referência apenas às famílias da subordem **Mesogastropoda** que habitam coleções de água doce.

Subordem Mesogastropoda

FAMÍLIA HYDROBIDAE

Designada também pelos nomes de Amnicolidae, Bithyniidae e Rissoidae, esta família é formada por espécies de moluscos aquáticos ou anfíbios, de concha dextrógira, delgada, alongada ou subesférica, que raramente mede mais de 10 mm de comprimento (altura). O opérculo é córneo ou calcário (Fig. 63.21).

A borda do manto é lisa. Os sexos são separados. Os machos possuem um órgão copulador externo (pênis) preso ao lado di-

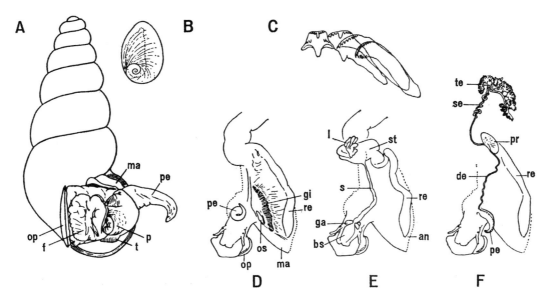

Fig. 63.21 Morfologia e organização geral de um prosobrânquio da família *Hydrobiidae*. *A.* Animal em sua concha. *B.* Opérculo. *C.* Dentes da rádula. *D.* Cavidade paleal aberta. *E.* Aparelho digestivo. *F.* Aparelho reprodutor masculino. *an*, Ânus; *de*, deferente; *f*, pé; *gi*, brânquias; *l*, hepatopâncreas; *ma*, manto; *op*, opérculo; *os*, osfrádia; *p*, probóscida; *pe*, pênis; *pr*, próstata; *re*, reto; *s*, esôfago; *se*, vesícula seminal; *st*, estômago; *t*, tentáculo; *te*, testículos. (Rey, 1959.)

reito do corpo, consistindo em processo digitiforme simples ou ramificado. Rádula com sete filas de dentes (fórmula 2-1-1-1-2).

Na subfamília **Hydrobiinae**, muito importante por conter o gênero ***Oncomelania*** (Fig. 63.20, *8*), o opérculo é delgado e o pênis simples, sem apêndices. As oncomelânias têm antenas finas, longas, com os olhos situados externamente em sua base, e manchas amarelas no tegumento, sobre os olhos, à maneira de sobrancelhas.

Oncomelania hupensis é responsável pela transmissão de *Schistosoma japonicum*, na China e na Indonésia; *O. quadrasi*, nas Filipinas; e *O. nosophora*, no Japão.

Um hidrobiídeo dos EUA, *Pomatiopsis lapidaria*, mostrou-se suscetível à infecção por *Schistosoma japonicum*, em condições experimentais, mas nunca foi encontrado naturalmente parasitado.

Na subfamília *Buliminae*, o opérculo é espesso e calcário, o pênis tem um apêndice digitiforme lateral e, logo atrás do tentáculo direito, a cabeça traz pequena prega cutânea em forma de taça. Espécies dos gêneros *Parafossarulus*, *Alocinma* e *Bulimus* são hospedeiros de *Clonorchis sinensis*.

FAMÍLIA THIARIDAE

Outro nome atribuído a esta família é Melaniidae, hoje relegado à sinonímia. Sua distribuição geográfica é ampla, encontrando-se seus membros em coleções de águas salobras ou doces (Fig. 63.20, *7*).

A concha de paredes espessas e bem calcificadas mede 2,5 a 7,5 mm, sendo turriculada, de cor escura ou negra, e geralmente erodida no ápice.

O opérculo é córneo e mostra linhas de crescimento espiraladas. Na base dos tentáculos estão os olhos pedunculados. A borda do manto é franjada ou festonada.

Na subfamília **Thiarinae**, os descendentes são incubados em uma bolsa existente no colo. A borda do manto apresenta digitações. O gênero *Thiara* (= *Melania*) está envolvido na transmissão de *Paragonimus westermani*.

Espécies do gênero *Melanoides* proliferam abundantemente em certas coleções de água doce, onde parecem competir com as *Biomphalaria* ou impedir a existência destas.

Na subfamília **Pleuroceriinae**, cujos membros põem ovos ou incubam a prole em uma bolsa uterina, a borda do manto é lisa ou ondulada, mas nunca digitada. Espécies dos gêneros *Semilsulcospira* e *Hua* participam da transmissão de *Paragonimus* e de *Metagonimus*.

FAMÍLIA PILIDAE

Ampullariidae é outro nome pelo qual são conhecidos estes moluscos grandes e globosos, que medem vários centímetros de diâmetro. Eles trazem um opérculo com o núcleo excêntrico e linhas de crescimento concêntricas ao núcleo (Fig. 63.20, *9*). O enrolamento da concha pode ser dextrógiro ou sinistrógiro; a superfície das espiras, arredondada, com listras paralelas helicoidais ou sem elas.

As ampulárias ou aruás, amplamente disseminadas por todo o território brasileiro, pertencem ao gênero *Pila*, de concha dextrógira e opérculo córneo.

Outra espécie, *Marisa cornuarietis*, tem sido ensaiada como competidora de *Biomphalaria glabrata* para fins de controle da esquistossomíase, atribuindo-se a ela essa capacidade em Porto Rico, mas não em outros lugares.

FAMÍLIA VIVIPARIDAE

Moluscos grandes, habitantes de lagos e lagoas, integram a família, caracterizada pelas conchas dextrógiras, angulosas e carenadas.

O opérculo é córneo e com linhas concêntricas a um núcleo que por sua vez é excêntrico. As fêmeas incubam os descendentes (do tamanho de ervilhas) no útero. Nos machos, o tentáculo direito é truncado ou recurvado e serve de órgão copulador. Os olhos estão em grandes dilatações bulbosas, na base dos tentáculos.

VII

PARTE TÉCNICA

64

Métodos e Técnicas Usuais em Parasitologia

MÉTODOS LABORATORIAIS
EXAME PARASITOLÓGICO DO SANGUE E DOS TECIDOS
    Hemoscopia
        Preparação de lâminas fixadas e coradas
        Concentração de hemoparasitos
        Pesquisa de microfilárias sangüíneas
    Exame de exsudatos, secreções e líquidos dérmicos
    Cultura em meios artificiais
    Xenodiagnóstico
EXAME PARASITOLÓGICO DAS FEZES E DE OUTRAS EXCREÇÕES
    Pesquisa de protozoários nas fezes
        Exame direto a fresco
        Técnicas para pesquisa de cistos
        Técnica de fixação e coloração pela hematoxilina
    Cultura em meios artificiais
        Cultura de Entamoeba histolytica
        Cultura de Trichomonas
    Pesquisa de helmintos nas fezes e na urina
        Pesquisa de ovos nas fezes
        Pesquisa de larvas de helmintos nas fezes
        Pesquisa de ovos e larvas no períneo
        Pesquisa de ovos na urina
        Método de eclosão miracidiana, na esquistossomíase

MÉTODOS LABORATORIAIS

Os métodos e técnicas de laboratório constituem recursos importantes e não raro indispensáveis quer para o diagnóstico das infecções e doenças parasitárias, quer para o estudo dos parasitos, das relações parasito-hospedeiro ou da epidemiologia das parasitoses. Eles são usados também para o estabelecimento dos critérios de cura dos pacientes, para o acompanhamento da situação epidemiológica ou para a avaliação dos resultados dos programas e medidas de controle de endemias.

Enorme variedade de técnicas tem sido desenvolvida para os mais diversos fins, algumas para trabalhos de rotina em laboratórios médicos e serviços de saúde, outras para aplicações muito particulares e especiais, interessando sobretudo à investigação científica. O conhecimento de cada uma delas exige, muitas vezes, consulta às obras especializadas ou aos trabalhos originais dos autores que as criaram ou avaliaram.

Aqui, apresentaremos algumas técnicas básicas e de uso corrente nos laboratórios médicos, nos serviços de saúde e nos cursos de formação profissional, para facilitar sua aprendizagem e o conhecimento prático de suas indicações, limitações, valor e significação dos resultados obtidos com cada um desses métodos.

EXAME PARASITOLÓGICO DO SANGUE E DOS TECIDOS

Hemoscopia

A colheita de sangue a examinar, em casos suspeitos de **malária**, de **tripanossomíase** etc., pode ser feita por punção da polpa digital ou do lóbulo da orelha, mediante lanceta descartável ou convenientemente esterilizada. Em crianças pequenas, punciona-se a polpa do grande artelho. Limpar previamente o local com álcool-éter e enxugá-lo, antes de puncionar. Também se colhem amostras por punção venosa, quando se necessite de certo volume de sangue, inclusive para outros testes a realizar sobre o mesmo paciente.

Para o encontro de **tripanossomos** e de **microfilárias**, basta, por vezes, o exame a fresco de uma gota de sangue citratado, entre lâmina e lamínula. Os movimentos ativos dos flagelados (ver o Cap. 22) ou das microfilárias (ver o Cap. 50) denunciam-nos pela agitação transmitida às hemácias em torno, visível mesmo com pequeno aumento.

Mas, em geral, a escassez dos parasitos ou sua pouca mobilidade torna indispensável a preparação de lâminas fixadas e coradas, para sua visualização e exame com grande aumento (objetiva de imersão, 100×).

PREPARAÇÃO DE LÂMINAS FIXADAS E CORADAS

Há duas maneiras de preparar o material: pela técnica da gota estirada e pela técnica da gota espessa.

Gota Estirada ou Estendida. Colocar uma pequena quantidade de sangue sobre a lâmina (limpa e desengordurada), próximo a uma de suas extremidades. Com outra lâmina, apoiada sobre a primeira em ângulo de 35° a 45°, fazer com que o sangue se espalhe por capilaridade em seu ângulo diedro (Fig. 64.1 A, a e b). Distender a gota, deslocando a segunda lâmina sobre a primeira de modo a afastá-la da posição inicial, até que se esgote o volume de sangue (Fig. 64.1 A, c e d). Secar a preparação rapidamente, agitando-a ao ar ou colocando-a frente a um ventilador. Fixar e corar (ver adiante).

Gota Espessa. Quando os parasitos são pouco abundantes, recorre-se a esta técnica que aumenta as chances de encontrá-los, pois, em lugar de uma única gota de sangue, empregam-se três ou quatro. Por outro lado, o material fica concentrado sobre menor área a examinar ao microscópio.

Colocadas próximas uma das outras, tais gotas são reunidas para formar mancha circular de um centímetro de diâmetro (Fig. 64.1, B), usando para isso a ponta de uma outra lâmina.

Depois de secar, a preparação é mergulhada rapidamente em água, para que se produza hemólise e, assim, se torne mais transparente. Segue-se a coloração.

Coloração pelo Método de Giemsa. O corante é preparado de acordo com uma ou outra das fórmulas seguintes:

a) Giemsa em pó.. 3,8 g
   Glicerol (puro).. 125,0 ml
   Álcool metílico (P.A).. 375,0 ml
b) Azur II... 3,0 g
   Azur II eosina.. 0,8 g
   Glicerol (puro).. 250,0 ml
   Álcool metílico... 250,0 ml

Misturar álcool e glicerol e juntá-los depois, pouco a pouco, ao pó contido em um almofariz, enquanto se vão triturando os grãos com um pistilo, até que o corante tenha sido completamente absorvido pela mistura álcool-glicerol. Convém não filtrar a solução antes de decorrida uma semana, para assegurar um máximo de absorção do corante. Guardar em vidro com rolha esmerilhada, bem fechado, e protegido da luz intensa.

Para a coloração, as lâminas com gota estirada devem ser fixadas previamente em álcool metílico, durante meio minuto (ou em álcool etílico, durante um minuto).

Em seguida, dilui-se o corante na proporção de 5 a 7 ml da solução mãe para 100 ml de água destilada, com pH 7,2 (acertá-lo preferivelmente com solução saturada de carbonato de lítio).

O tempo de coloração é variável, obtendo-se geralmente melhores resultados após 30 minutos. O corante é removido lavando-se a lâmina com água destilada durante poucos segundos.

Empregando-se solução fisiológica, para diluir o Giemsa, conseguem-se melhores efeitos na tinção das hemácias parasitadas por plasmódios. Deixar o corante atuar durante uma hora.

Para corar preparações de gota espessa, podem-se empregar as mesmas técnicas. A desemoglobinização prévia é dispensável, especialmente quando o Giemsa é diluído em solução fisiológica.

Coloração pelo Método de Leishman. Embora produza resultados inferiores, o corante de Leishman é muito utilizado pela facilidade e rapidez com que se pode fazer o exame hemoscópico.

Os cristais devem ser dissolvidos em álcool metílico, na proporção de 0,15 g para 100 ml. Agitar o recipiente várias vezes, no decurso de três dias, ao fim dos quais a solução está pronta para uso. Mantê-la em lugar fresco.

Para corar uma preparação, cobri-la com 6 ou 7 gotas de corante, deixando-o agir durante não mais de 15 segundos.

Obtém-se desse modo a fixação do material. Adicionar, em seguida, 12 a 14 gotas de água destilada e misturar, agitando ligeiramente a lâmina. Para evidenciar melhor os plasmódios da malária, é indispensável que a água tenha o seu pH ajustado para 7,2 e de preferência mediante solução saturada de carbonato de lítio.

Após 15 ou 20 minutos, remover o corante fazendo correr água destilada sobre a lâmina, durante poucos segundos.

Quando a temperatura ambiente é elevada, recomenda-se fixar a preparação com duas ou três gotas de álcool metílico e, depois que ele tenha secado, corar como foi indicado.

A coloração pelo Leishman não se conserva por muito tempo e é inadequada para corar a gota espessa.

CONCENTRAÇÃO DE HEMOPARASITOS

Exame do Creme Leucocitário. A pesquisa de flagelados sangüícolas é facilitada quando se toma volume relativamente grande de sangue (10 ml, por exemplo, retirados por punção venosa, com anticoagulantes) e se promove a separação de seus componentes mediante centrifugação entre 1.500 e 2.000 rotações por minuto.

Os leucócitos acumulam-se em estreita faixa, entre a coluna de hemácias, que sedimenta, e o plasma sobrenadante, constituindo o que se costuma chamar de **creme leucocitário**.

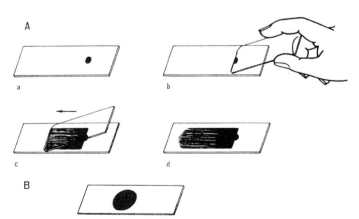

Fig. 64.1 Preparação de lâminas para exame de sangue. A. Técnica da gota estirada: a, pequena gota aderida ao vidro; b, uma segunda lâmina, com inclinação de 40°, é posta em contato com o sangue, por seu ângulo diedro, de modo que aí a gota se alargue; c, deslocamento desta, para estender a preparação; d, esfregaço pronto. B. Gota espessa, feita com maior volume de sangue; 4 gotas reunidas para cobrir uma superfície circular com cerca de 1 cm de diâmetro.

Com uma pipeta capilar, deve-se retirar essa camada e preparar com ela um esfregaço em lâmina, o qual será fixado e corado pelo Giemsa, ou examinado simplesmente a fresco, entre lâmina e lamínula, ao microscópio.

Além de **tripanossomos**, podem ser encontrados, no creme leucocitário, **leishmânias** (*Leishmania donovani*) ou **toxoplasmas**.

Pode-se proceder também da seguinte maneira:

a) Centrifugar o sangue, com anticoagulante, em baixa rotação, durante 5 minutos.

b) Retirar o sobrenadante, aspirando-o com pipeta munida de pêra de borracha, e transferi-lo para outro tubo de centrífuga.

c) Recentrifugar, agora, em alta velocidade durante 15 minutos.

d) Examinar o sedimento ao microscópio.

Concentração por Hemólise e Centrifugação. Outra técnica que pode servir ao mesmo propósito consiste em:

a) Colher 5 ml de sangue, com anticoagulante, e juntar 5 ml de água destilada.

b) Misturar e aguardar 30 segundos para juntar mais 5 ml de uma solução de NaCl a 17%.

c) Centrifugar a 1.500 rotações por minuto (5 minutos).

d) Transferir o sobrenadante para outro tubo e, agora, centrifugá-lo em alta rotação. Examinar o sedimento.

PESQUISA DE MICROFILÁRIAS SANGÜÍNEAS

Gota Espessa Corada pelo Giemsa. Preparar um esfregaço do sangue suspeito:

Com uma pipeta de hemoglobina, colher 20 mm^3 de sangue e espalhá-lo rapidamente num círculo de aproximadamente 1,5 cm de diâmetro. Secá-lo em estufa a 40-50°C ou aquecendo cuidadosamente a preparação.

Mergulhar a lâmina verticalmente na solução diluída de corante de Giemsa (em água destilada) e retirá-la 30 a 60 minutos depois, quando tanto a coloração como a desemoglobinização já se devam ter completado.

Retirar o excesso de corante e deixar secar sem lavar.

Coloração pela Hemateína. Desemoglobinizar a gota espessa mergulhando-a em água destilada e fixá-la depois em álcool absoluto, durante um minuto. Corar com a solução de Mayer a frio, durante uma ou duas horas, ou aquecendo até a produção de vapores por um ou dois minutos.

A fórmula do corante de Mayer é:

Hemateína .... 0,4 g
Alúmen .... 5,0 g
Glicerina .... 30,0 ml
Água destilada .... 70,0 ml

Exame de Exsudatos, Secreções e Líquidos Dérmicos

Os materiais obtidos por punção, escarificação ou após cultura em meios adequados devem ser espalhados sobre uma lâmina, postos a secar e fixados pelo álcool etílico ou, ainda úmidos, serem fixados em vapores de formol.

Líquidos muito diluídos podem ser misturados com uma gota de soro normal para facilitar sua aderência à lâmina.

Em seguida, corar pelo Giemsa ou Leishman, como foi indicado anteriormente.

A pesquisa de microfilárias de *Onchocerca volvulus*, na pele, já foi descrita no Cap. 51.

Cultura em Meios Artificiais

MEIO DIFÁSICO PARA TRIPANOSSOMOS

Meio de Bonacci. Vários meios feitos à base de gelose, caldo de carne e sangue são utilizados. Entre eles, o meio de Bonacci tem a seguinte composição:

Peptona .... 2 g
Cloreto de sódio .... 1 g
Gelose .... 1 g
Caldo de carne .... 200 ml

Dissolver os ingredientes a quente no caldo; acertar o pH entre 7,2 e 7,4 e deixar em ebulição ou autoclavar, durante 20 minutos, a 110°C; filtrar em algodão ou papel de filtro e esterilizar.

Completar o meio, antes de usar, juntando 0,5 ml de sangue desfibrinado de cobaia. Recomenda-se adicionar antibióticos (penicilina-estreptomicina) para impedir a proliferação de contaminantes que possam encontrar-se no inóculo.

Meio de NNN para Leishmânias. O meio de Novy, McNeal e Nicolle, geralmente designado pela sigla NNN, é o mais empregado para o isolamento e cultura das espécies do gênero *Leishmania*. Ele é difásico, compreendendo uma base nutritiva sólida e inclinada, de ágar-sangue de coelho, e uma porção líquida, onde crescem os flagelados, resultante da água que se acumula durante a preparação do meio ou de um pequeno volume de solução fisiológica ajuntado depois. Começa-se por misturar em um balão, a quente:

Cloreto de sódio .... 6 g
Ágar .... 14 g
Água destilada .... 900 ml

Distribuir a mistura pelos tubos ou frascos de cultura e esterilizá-los. Assim podem ser mantidos à temperatura ambiente até a ocasião de usar, quando cada recipiente será colocado em banho-maria para que a gelose se funda. Deixar que a temperatura baixe a cerca de 50°C e adicionar o sangue de coelho desfibrinado na proporção de 15%, agitando suavemente para assegurar mistura completa. Deixar solidificar, mantendo os tubos com a inclinação conveniente (Fig. 64.2). O líquido sobrenadante poderá conter antibióticos para prevenir contaminação bacteriana.

Meio de LIT. Este meio, que serve para tripanossomos e leishmânias, é designado pelas iniciais do nome inglês: *liver infusion-triptose*. Quando usado para cultura de leishmânias, ele deve constituir a fase líquida do meio, sobre uma base sólida de meio de NNN.

Preparar, em um balão de 1.000 ml, a mistura seguinte:

NaCl .... 4,0 g
KCl .... 0,4 g
Na$_2$PO$_4$ .... 8,0 g
Glicose .... 2,0 g
Triptose .... 5,0 g
Infusão de fígado .... 5,0 g
Água destilada .... 800,0 ml

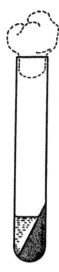

Fig. 64.2 Tubo de cultura com meio difásico e base sólida inclinada, de ágar-sangue.

A infusão de fígado é preparada a partir do produto que leva o nome de *Liver Infusion* (da marca Difco ou Oxford), que é dissolvido em banho-maria, durante 10 minutos em ebulição. Em seguida, para que não permaneçam partículas em suspensão no meio, filtrar a preparação em algodão hidrófilo, primeiro, e depois em papel de filtro. Acertar o pH para 7,2 com solução de HCl 2N.

Ao filtrado mencionado, juntar 100 ml de soro bovino e colocar o balão em banho-maria a 68°C, durante uma hora.

Depois, deixá-lo esfriar e adicionar: 20 ml de solução de hemoglobina de boi, 50 unidades por mililitro de penicilina cristalina e 100 microgramas por mililitro de estreptomicina.

A solução de hemoglobina é preparada com hemácias de boi, lavadas com solução fisiológica e centrifugadas. Hemolisa-se a massa de hemácias suspendendo-a em 10 volumes de água destilada.

Retira-se o estroma por centrifugação; completa-se o volume para 1 litro e esteriliza-se o produto por filtração em filtro de Zeitz, com placas esterilizantes do tipo EKS.

Para conservá-lo, é conveniente distribuir o meio em frascos de Erlenmeyer de 125 ml (30 ml por frasco) e guardá-lo em congelador a 220°C. Antes de usá-lo, descongelar à temperatura ambiente e fazer o teste de esterilidade em estufa a 28°C.

Xenodiagnóstico

Na tripanossomíase americana (ou doença de Chagas), quando a parasitemia é baixa, fato que ocorre com muita freqüência, sobretudo na fase crônica, a evidenciação do parasitismo pode ser conseguida fazendo-se com que triatomíneos limpos se infectem sugando sangue do paciente. Utilizar de preferência triatomíneos da área em que o paciente se infectou ou utilizar *Panstrongylus megistus*, por sua capacidade de sugar maior volume de sangue.

A condição preliminar para o exame é dispor de insetos limpos, isto é, criados no laboratório a partir de ovos.

Empregam-se de preferência ninfas de quarto ou quinto estádio, em razão de sugarem grande volume de sangue e terem vida média mais longa que os insetos adultos.

As larvas e ninfas criadas para essa finalidade devem ser alimentadas sobre aves, nos estádios precedentes, para que se tenha absoluta garantia de que não se contaminarão com tripanossomos nesse período.

As que vão ser utilizadas no xenodiagnóstico devem permanecer previamente em jejum, durante algumas semanas.

Para efetuar a prova, 5 ou 6 ninfas são colocadas em caixas de cartão (Fig. 64.3), cuja abertura é fechada com um pedaço de filó, fixado por meio de um elástico. Quando se aplica a caixa contra a pele do paciente (na face anterior do antebraço, por exemplo), os insetos picam através da tela de filó. O ambiente obscuro que se produz é favorável à alimentação dos triatomíneos que têm hábitos noturnos. Deixar assim durante cerca de meia hora, para que a refeição sangüínea seja a mais completa possível.

Depois, fechar a caixa com sua tampa de cartão, conservando sempre a de filó, e guardá-la em lugar seguro. A partir do fim da primeira semana, proceder ao exame periódico das fezes dos insetos.

Para isso, tomar um a um os insetos, segurando-os com a mão esquerda por meio de pinça aplicada na altura do tórax. Com outra pinça, na mão direita, comprimir o abdome do triatomíneo, fazendo massagens na direção craniocaudal, para provocar a saída de uma gotícula de fezes, diretamente sobre uma lâmina de microscopia, junto a uma gota de solução fisiológica. Misturar as fezes com a solução fisiológica, cobrir com lamínu-

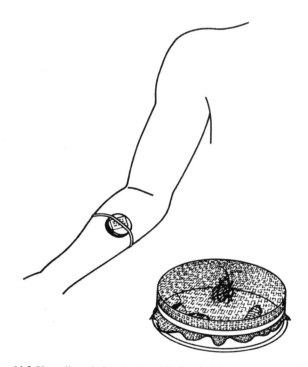

Fig. 64.3 Xenodiagnóstico *in vivo*. Ninfas de triatomíneos em jejum, encerradas em uma caixa de cartão recoberta de tela (filó), picam através das malhas dessa tela quando a caixa é fixada contra a pele do paciente, por tempo suficiente para que se ingurgitem de sangue. O exame das fezes dos insetos terá lugar a partir de uma semana após o repasto.

la e examinar a fresco, ao microscópio. Reconhecer os flagelados metacíclicos por sua movimentação ativa.

Se o exame for reiteradamente negativo, matar todos os insetos, depois de seis semanas, e triturá-los em um homogeneizador, com solução fisiológica (e os devidos cuidados para evitar infectar-se durante essa operação). Filtrar o líquido em gaze e centrifugar. Pesquisar os tripanossomos no sedimento.

Xenodiagnóstico *In Vitro*. Quando, por objeção do paciente ou por outro motivo, não for possível fazer os insetos sugarem diretamente o sangue através da pele, recorre-se à alimentação artificial dos triatomíneos, pela técnica de Lima & Rey.

Para isso, tomar 10 ml de sangue do paciente, com anticoagulante, e colocá-los em um preservativo de látex (sem lubrificante). Prender este, com fita gomada, à borda de um cristalizador onde se encontrem os triatomíneos, em jejum (Fig. 64.4). Cobrir com pano escuro ou guardar em um armário, só retirando o sangue depois que todas as ninfas tiverem-se alimentado.

Para aumentar a eficiência do método, utilizar a espécie de triatomíneo prevalente na região em que o paciente foi infectado; ou usar mais de uma espécie nos testes.

Note-se que os *Triatoma*, em geral, alimentam-se bem mesmo à temperatura ambiente, razão pela qual o aquecimento do sangue não é indispensável.

Este método pode ser aplicado à pesquisa de *Trypanosoma cruzi* em outros líquidos (como o cefalorraquidiano) previamente misturados, ou não, com sangue normal citratado.

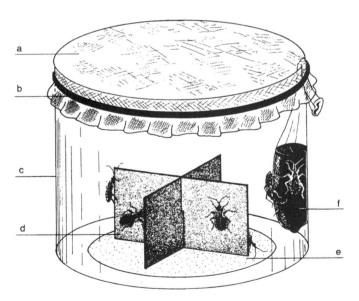

Fig. 64.4 Xenodiagnóstico *in vitro* (pela técnica de Lima & Rey). O sangue do paciente, com anticoagulante, é colocado em um preservativo de látex que, por meio de fita adesiva, se fixa à parede interna de um cristalizador onde se encontram as ninfas em jejum. As principais espécies de *Triatoma* alimentam-se de sangue, mesmo quando em temperatura ambiente. As letras indicam: *a*, tecido (filó) que, seguro por um elástico (*b*), fecha a abertura do cristalizador (*c*); *d*, suporte de cartão onde se abrigam os triatomíneos (de preferência ninfas de quinto estádio), sobre um disco de papel de filtro (*e*) para absorver as dejeções dos insetos; *f*, preservativo de látex, contendo o sangue de que se alimentarão as ninfas.

EXAME PARASITOLÓGICO DAS FEZES E DE OUTRAS EXCREÇÕES

Os exames de fezes visam, em geral, revelar a presença de protozoários (trofozoítos e cistos) ou de helmintos (ovos e larvas), habitualmente encontrados parasitando o sistema digestório do homem, inclusive a mucosa intestinal, as vias biliares etc.

Também podem ser vistos, com esses exames, vermes adultos ou fragmentos de helmintos (como as proglotes das tênias), expulsos naturalmente ou após medicação; ácaros, larvas de moscas etc., ingeridos com alimentos contaminados e responsáveis por alguns quadros clínicos; bem como outros organismos que transitam eventualmente pelo tubo digestivo do homem sem desenvolver aí nenhuma atividade parasitária, como oocistos de coccídios de peixes, ovos de *Fasciola* procedentes de pratos contendo fígado de carneiro ou de boi etc.

Material para Exame. As amostras de fezes devem ser tratadas sempre como material potencialmente infectante (manipuladas com luvas) e utilizadas ou descartadas com todos os cuidados higiênicos de rigor, inclusive a desinfecção terminal dos resíduos, vidraria e instrumentos que estiveram em contato direto com elas, pois além de parasitos podem veicular bactérias patogênicas, fungos e vírus diversos.

Para os exames microscópicos são necessários 5 a 10 gramas de fezes; mas, para pesquisa de proglotes ou para as coproculturas, 100 gramas. Os recipientes devem fechar hermeticamente e devem trazer a identificação do paciente perfeitamente clara.

O material (não fixado) será examinado preferivelmente logo após sua emissão, particularmente para pesquisa de trofozoítos de *Entamoeba histolytica*, em casos de disenteria ou diarréia.

Quando as amostras não possam ser examinadas no mesmo dia, guardá-las em refrigerador. Se for necessário transportá-las para laboratórios distantes (como sucede nos inquéritos epidemiológicos de campo), adicionar-lhes formol a 5% ou 10%, com o que ficam inodoras, cessam as fermentações e evita-se que a produção de gases cause a abertura dos recipientes, conservando as amostras longamente (mas tornam-nas inadequadas para coprocultura).

Preparação do Paciente. Os exames podem ser falseados se o paciente tiver utilizado medicação específica, antibióticos de largo espectro ou outras drogas ativas contra os protozoários intestinais ou tomado anti-helmínticos, no período que precede imediatamente a coleta de amostra. Alguns antidiarréicos, contrastes para radiologia e outros produtos podem interferir também. O intervalo durante o qual ele deverá abster-se desses medicamentos varia com a espécie de parasito que se busca.

Em todo caso, esses antecedentes serão anotados na ficha do paciente, para interpretação correta dos resultados. Deve-se evitar o uso de purgativos e laxantes.

Pesquisa de Protozoários nas Fezes

EXAME DIRETO A FRESCO

Deve ser realizado com material recentemente emitido, quando se esperam encontrar formas trofozoíticas que se evidenciem por sua motilidade peculiar. Tal ocorre, geralmente, em fezes líquidas, sejam elas espontâneas (diarréicas, disentéricas) ou provocadas pela medicação.

As fezes, diluídas com solução fisiológica, são examinadas ao microscópio, entre lâmina e lamínula, com aumentos entre 100× e 400×. Assim podem ser reconhecidas amebas, giárdias, tricômonas etc. Os detalhes estruturais são, porém, pouco visíveis, mesmo com os maiores aumentos a seco, e o diagnóstico específico pode requerer também a fixação e a coloração do material.

TÉCNICAS PARA PESQUISA DE CISTOS

Método de Centrífugo-flutuação no Sulfato de Zinco. É uma das técnicas mais utilizadas e conhecida como método de Faust.

Preparar inicialmente uma solução de sulfato de zinco a 33%, cuja densidade é igual a 1,180. Proceder como segue:

1) Desmanchar a amostra fecal em água, na proporção de 1 para 10 partes, aproximadamente, utilizando-se água filtrada para evitar a contaminação com protozoários de vida livre.

2) Filtrar, através de gaze dobrada em quatro, para um tubo de centrífuga e centrifugar a 2.500 rotações por minuto (rpm), durante um minuto.

3) Decantar o sobrenadante, ressuspender o sedimento em água e centrifugar novamente. Repetir esta operação até que o líquido sobrenadante fique relativamente claro. Em geral, bastam três lavagens.

4) Decantar a água da última lavagem e ressuspender o sedimento na solução de sulfato de zinco.

5) Centrifugar. Nesta operação, dada a densidade do meio, os cistos de protozoários e algumas espécies de ovos de helmintos passam a flutuar e concentram-se numa película fina, situada na superfície do líquido sobrenadante.

6) Com uma alça de platina, cujo aro estará disposto perpendicularmente ao cabo, tocar levemente a superfície do líquido para que a película, aderindo à alça, possa ser removida e transportada para uma lâmina de microscopia. Repetir este procedimento umas quatro ou cinco vezes.

7) Adicionar à preparação uma gota de Lugol a fim de tornar os cistos e suas estruturas internas mais visíveis, cobrir com uma lamínula e examinar ao microscópio (aumento médio ou grande, a seco).

Técnica de Concentração com Formol-Éter. Este procedimento, que se conhece como método de Ritchie, é também de uso freqüente nos laboratórios de parasitologia. Recomenda-se:

1) Desmanchar previamente a amostra fecal em água filtrada, na proporção de 1 para 10 partes (ou tomar 5 ml da mistura de fezes com o conservador MIF, descrito adiante).

2) Filtrar em gaze, para tubo de centrífuga de 15 ml; centrifugar a 2.500 rpm.

3) Decantar o sobrenadante, tomar o sedimento e adicionar 10 ml da solução de formol a 10% (ou solução fisiológica, se o material já estava fixado), deixando em repouso por 5 minutos para ocorrer a fixação.

4) Juntar 3 ml de éter sulfúrico (comercial); tampar o tubo e misturar, agitando fortemente.

5) Centrifugar a 1.500 rotações por minuto (rpm), durante 1 ou 2 minutos.

Ao fim da operação, o tubo da centrífuga apresentará quatro camadas: a superior com éter; a seguinte com detritos sólidos; a terceira aquosa e a quarta constituída pelo sedimento biológico, onde se encontram os cistos e os ovos dos parasitos. Descartar as camadas superiores, tomar o sedimento e examiná-lo, entre lâmina e lamínula, ao microscópio, com aumento médio ou grande.

Técnica de Fixação e Coloração pelo MIF. A mistura de mertiolato, iodo e formaldeído (abreviadamente, MIF) permite que se obtenham, ao mesmo tempo, a conservação e a coloração dos elementos parasitários que se encontrem nas fezes. Preparar para isso as soluções abaixo:

1. *Solução de Lugol.* Este reativo, ou solução iodo-iodurada, é feito dissolvendo-se em água primeiro o iodeto de potássio e, depois, o iodo, de acordo com a fórmula:

Iodo .... 1 g
Iodeto de potássio.. 2 g
Água destilada... 100 ml

Manter o Lugol em frasco escuro e bem fechado, em temperatura de refrigerador (14°C), pois, devido à evaporação do iodo, a solução não se mantém por muito tempo.

2. *Solução MIF.* Preparar a seguinte solução estoque:

Glicerina.. 5 ml
Formol concentrado .... 25 ml
Mertiolato, a 0,1%... 200 ml
Água destilada... 200 ml

Conservar as fezes, misturando-as com esta solução na proporção de uma parte da amostra para três ou mais partes da solução conservadora.

Para o exame ao microscópio, juntar à preparação a solução de Lugol (algumas gotas, ou 10% do material conservado).

Na fórmula mencionada o mertiolato pode ser substituído por igual volume de mercurocromo (merbromina) a 0,2%.

TÉCNICA DE FIXAÇÃO E COLORAÇÃO PELA HEMATOXILINA

Para a conservação das características morfológicas dos trofozoítos de amebas, a fixação do material (tanto para o caso de fezes líquidas como de fezes formadas) deve ser feita dentro de curto prazo após a evacuação. Recomenda-se, sempre que possível, colher o material no próprio laboratório; ou entregar ao paciente um frasco contendo o fixador e pedir-lhe que misture com esse líquido certa quantidade de fezes recém-eliminadas.

Fixador de Schaudinn. É um dos melhores para esse propósito, pois permite conservar o material durante semanas ou meses, para coloração e exame no momento oportuno. Sua composição é:

Bicloreto de mercúrio (solução saturada) .... 200 ml
Álcool absoluto .... 100 ml
Ácido acético glacial .... 15 ml

Adicionar o ácido à solução-estoque pouco antes de usar.

Esta solução é muito tóxica e, nos casos em que se deva fornecê-la aos pacientes para recolher fezes recém-emitidas para pesquisa de amebas, deve ir em frasco com a marca de **VENENO** (para evitar o risco de ingestão por crianças ou por pessoas que a tomariam por remédio). Pode-se substituí-la pelo fixador de Junod (solução aceto-formolada), cuja fórmula é:

Acetato de sódio... 1,5 g
Formol (comercial).. 4,0 ml
Ácido acético... 2,0 ml
Água destilada.. 92,5 ml

Solução de Hematoxilina. Prepará-la dissolvendo, a quente, os cristais em álcool e juntando água aquecida, segundo a fórmula:

Hematoxilina... 1g
Álcool a 95%... 20 ml
Água destilada... 180 ml

Deixar esfriar e filtrar. Não usá-la antes de decorridos três dias. Pode-se também preparar uma solução mãe de hematoxilina a 10%, em álcool a 95%, para diluí-la em água, no momento de usar.

Solução Mordente. Preparar uma solução a 5% de sulfato férrico amoniacal, selecionando somente os cristais de cor violeta:

$FeNH_4(SO_2)_2 \cdot 12H_2O$ .... 5 g
Água destilada... 100 ml

Fixação e Coloração pela Hematoxilina. Para que o material adira à superfície da lâmina de vidro, esta deve ser untada com um pouco de soro sangüíneo ou de clara de ovo.

Proceder da maneira seguinte:

1) Quando a amostra fecal não está previamente fixada, faz-se um esfregaço (de preferência sobre uma lamínula) e, sem deixar que seque, coloca-se a lamínula horizontalmente no fixador, durante dez minutos ou mais, com a preparação voltada para cima.

Há suportes especiais para isso, podendo-se empregar também um simples fragmento de rolha de borracha, com um entalhe lateral, como se vê na Fig. 64.5.

O excesso de bicloreto e os depósitos de mercúrio reduzido são removidos por passagem em álcool e em álcool iodado. Os tempos sugeridos a seguir não exigem muito rigor, podendo ser prolongados.

2) Submergir a preparação no álcool a 50%, durante 2 minutos. Colocar a lamínula com a preparação para baixo, daqui para diante.

3) No álcool a 70% iodado (isto é, adicionado de algumas gotas de tintura de iodo, até tomar a cor de vinho do Porto), 2 minutos.

4) No álcool a 70%, 2 minutos.

5) No álcool a 50%, 2 minutos.

6) Lavar em água corrente, durante cerca de 2 minutos.

7) Submeter à mordençagem no alúmen de ferro a 2%, por 5 a 10 minutos (ou 2 minutos, se aquecido a 40°C).

8) Lavar em água corrente, 2 minutos.

9) Corar em solução aquosa de hematoxilina a 0,5%, durante 5 minutos.

10) Lavar em água corrente, 3 minutos.

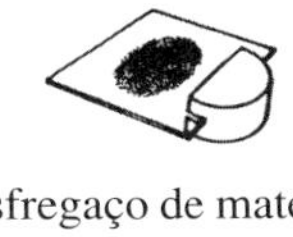

Fig. 64.5 Lamínula com esfregaço de matéria fecal (ou outro material) para fixação pelo método de Schaudinn e coloração pela hematoxilina, tendo um suporte de borracha, com encaixe, para facilitar sua manipulação.

11) Diferenciar em alúmen de ferro a 2%, durante o tempo suficiente para que a produção adquira coloração cinza-azulada clara. A solução de alúmen deve ser de preparação recente.

12) Lavar em água corrente, 10 a 15 minutos.

13) Passar sucessivamente pela série de alcoóis a 50%, a 70%, a 90% e absoluto; 2 minutos em cada um.

14) Clarificar no creosoto (que é uma mistura destilada do alcatrão, contendo hidrocarbonetos, fenol e outros compostos aromáticos) ou em xilol.

15) Montar com uma gota de bálsamo do Canadá ou resina sintética, sobre lâmina de microscopia. Depois de seca a preparação, examiná-la ao microscópio com objetiva de imersão.

Cultura em Meios Artificiais

CULTURA DE *ENTAMOEBA HISTOLYTICA*

No comércio encontram-se meios de cultura já preparados para o isolamento da *Entamoeba histolytica* e sua manutenção no laboratório. Entre os meios de uso corrente, encontram-se os seguintes:

Meio Monofásico (Craig). Resulta da adição de soro humano ou de animal (coelho, cavalo, boi etc.) a uma solução de Locke. Técnica:

1) *Solução de Locke*, a ser preparada segundo a fórmula:

Cloreto de sódio.. 9,00 g
Cloreto de cálcio... 0,24 g
Cloreto de potássio... 0,42 g
Bicarbonato de sódio.. 0,20 g
Água destilada... 1.000,00 ml

2) Filtrar e autoclavar a 15 lb de pressão, durante 15 minutos.

3) Esfriar e juntar uma parte de soro (inativado a 56°C, por meia hora) para cada sete partes da solução.

4) Esterilizar por filtração, em velas de Berkefeld.

5) Distribuir em tubos, colocando 10 ml em cada tubo, e acrescentar pequena quantidade de amido de arroz (cerca de 30 mg).

A esterilização do amido é feita, previamente, pelo calor seco, a 150°C, durante 2 horas e meia.

Meio Difásico de Boeck & Drbohlav. Já modificado por diversos autores, este meio de cultura, à base de ovo, pode ser preparado conforme a técnica que transcrevemos:

1) Dissolver, pela ordem, os seguintes ingredientes:

Cloreto de sódio.. 7,00 g
Cloreto de cálcio... 0,20 g
Cloreto de potássio... 0,20 g
Cloreto de magnésio... 0,01 g
Fosfato dissódico.. 2,00 g
Bicarbonato de sódio.. 0,40 g
Fosfato monopotássico... 0,20 g
Água destilada... 1.000,00 ml

2) Aquecer a 100°C e filtrar para retirar qualquer precipitado. Adicionar penicilina G (100 a 300 unidades/ml) e estreptomicina (100 a 300 μg/ml).

3) Esterilizar em autoclave, durante 15 minutos e 15 lb de pressão. Depois, guardar em geladeira.

4) Lavar cuidadosamente seis ovos e desinfetá-los em álcool a 70%, durante 15 minutos. Reunir as claras e gemas em um frasco estéril contendo pérolas de vidro. Homogeneizar.

5) Juntar 75 ml da solução salina, misturar e filtrar. Bolhas de ar, eventualmente presentes, serão removidas sob vácuo.

6) Distribuir volumes de 4,5 ml de meio em tubos de ensaio de 26 × 50 mm.

7) Coagular o meio, com os tubos em posição inclinada. Colocá-los, para isso, em autoclave com as válvulas de exaustão fechadas e aquecer durante 15 minutos. Deixar o meio resfriar lentamente (sempre com as válvulas fechadas). Guardar em geladeira, de um dia para outro. Tanto os tubos com a base sólida como a solução salina podem ser estocados separadamente, em geladeira, até o momento de usar. Então:

8) Adicionar a cada tubo cerca de 6 ml de solução salina.

9) Juntar pequena quantidade (cerca de 30 mg) de amido de arroz estéril (ver anteriormente: Meio monofásico, 5).

10) Testar a esterilidade incubando em estufa a 37°C.

Nesse meio desenvolvem-se tanto as formas trofozoíticas como os cistos de *Entamoeba histolytica*. Semear 0,5 a 1 grama de matéria fecal, na fase líquida de cada tubo, empregando pelo menos dois tubos para cada paciente. Manter os tubos em estufa a 37°C.

O desenvolvimento do parasito deve ser seguido diariamente, pois é lento no início. Tomar uma gota de sedimento para exame ao microscópio e, caso ele seja negativo ou muito pobre, semear outros tubos com 0,4 ml desse sedimento, pois os repiques facilitam a adaptação do protozoário ao meio de cultura e permitem seu crescimento abundante. No início, os repiques devem ser feitos com intervalos de 24 ou 48 horas; depois, cada 72 horas.

CULTURA DE *TRICHOMONAS*

Meio de Kupferberg. Destinado ao isolamento e à cultura de *Trichomonas vaginalis*, compõe-se de:

Tripticase (BBL)	20,0 g
Cisteína (cloridrato)	1,5 g
Maltose	1,0 g
Ágar	1,0 g
Água destilada, q.s. para	950,0 ml

1) Aquecer a mistura em banho-maria, até a dissolução do ágar, e acertar o pH = 6.

2) Filtrar a quente em papel de filtro de porosidade adequada (Reeve-Angel nº 845, p. ex.) e juntar 0,6 ml de uma solução de azul-de-metileno a 0,5% para servir de indicador.

3) Depois de resfriar ligeiramente (em torno de 45°C), reajustar o volume para 50 ml, com água destilada, em pH 6.

4) Distribuir o meio em tubos de ensaio (colocando 9,5 ml em cada um) e esterilizá-los em autoclave.

5) Depois de resfriarem naturalmente, adicionar a cada tubo 0,5 ml de soro humano estéril.

Pesquisa de Helmintos nas Fezes e na Urina

PESQUISA DE OVOS NAS FEZES

Alguns dos métodos de ovo-helmintoscopia servem indistintamente para o diagnóstico de várias helmintíases humanas. Entretanto, a eficiência de cada método varia em função da espécie de parasito em causa.

Em vista disso, a escolha da técnica de exame fica subordinada aos objetivos visados pelo médico ou pelo analista.

Método de Sedimentação Espontânea. Conhecido também como método de Lutz (quem primeiro o utilizou), ou método de Hoffman, Pons & Janer (autores que depois o divulgaram). Por sua simplicidade e baixo custo, tem sido extensamente utilizado na rotina e em inquéritos epidemiológicos, principalmente nas áreas esquistossomóticas. Técnica:

1) Tomar 2 a 4 gramas de fezes, colocá-los em um frasco de Borrel e desmanchá-los em água, com um bastão de vidro ou de plástico.

2) Coar a emulsão através de gaze ou de uma tela (de plástico ou de metal, absolutamente limpa) para dentro de um cálice cônico.

3) Completar o volume do cálice juntando mais água e misturando bem seu conteúdo.

4) Deixar sedimentar por meia hora ou mais; derramar o líquido sobrenadante e substituí-lo por água limpa, ressuspendendo o sedimento.

5) Repetir a operação duas ou três vezes, até que o sobrenadante fique relativamente claro.

6) Com uma pipeta Pasteur, retirar pequena amostra de sedimento do vértice do cálice, colocá-la sobre uma lâmina de microscopia e cobrir com lamínula. Não é necessário corar os ovos, mas se houver interesse em reconhecer também os cistos de protozoários, juntar um pouco de Lugol.

A morfologia dos ovos, tal como aparecem nas fezes recém-emitidas, foi descrita nos capítulos respectivos, mas no Quadro 64.1 damos uma orientação sumária para a diferenciação entre eles.

Método de Kato. A técnica consiste no exame de um esfregaço espesso de fezes, sob uma lamínula de celofane molhável embebido em glicerina. A glicerina promove a clarificação da matéria fecal, tornando-a transparente e permitindo melhor visualização dos ovos de casca grossa aí presentes, mas não dos ovos e cistos de outros parasitos intestinais.

Método de Kato Quantitativo ou de Kato-Katz. A técnica acima pode tornar-se aproximadamente quantitativa quando se toma uma quantidade determinada de fezes (por exemplo, 50 mg, pesados ou estimados pelo volume) e se conta o número de ovos existentes na lâmina; a partir daí, calcula-se o número de ovos por grama de fezes que o paciente está eliminando e, indiretamente, pode-se fazer idéia aproximada do número de helmintos presente no intestino.

Entre os fatores que fazem variar a exatidão da contagem estão o volume de fezes realmente eliminado pelo paciente, assim como a quantidade de fibras e de água contida nas fezes. Evidentemente, o método não se aplica a fezes líquidas.

Os resultados obtidos podem variar de um dia para outro em função da irregularidade com que são postos e eliminados os ovos de *Schistosoma*. Também em conseqüência da fibrose intestinal, que se apresenta nos casos de pacientes crônicos, e dificulta a expulsão dos ovos através da mucosa intestinal.

A probabilidade de se encontrar um ovo de *Schistosoma* (ou seja, de se fazer um diagnóstico positivo) varia com o número de ovos por grama de fezes que o paciente estiver eliminando.

Assim, segundo Chieffi et al., 1981:

Nº de ovos por grama de fezes	Probabilidade de encontro
10 ovos	0,34
50 ovos	0,88
70 ovos	0,95
100 ovos	0,99

O que torna o método inadequado para a descoberta de todos os indivíduos de uma comunidade que estão contaminando o meio e transmitindo a esquistossomíase (casos com baixa carga parasitária, pacientes crônicos e com fibrose intestinal etc.).

Seu uso é uma das razões do insucesso das campanhas de controle da endemia no nosso país.

Os ovos de *Ascaris* e de *Trichuris* conservam-se bem por semanas ou meses; os de ancilostomídeos ficam difíceis ou impossíveis de ver depois da primeira hora de preparada a lâmina, enquanto os de *Schistosoma* são melhores de ver ao fim de 24 horas. As larvas de *Strongyloides* não são visíveis por esta técnica. Ovos de outros helmintos e cistos de protozoários também não, o que limita muito o valor desse método, que esconde a existência de outras parasitoses e nunca deveria ser utilizado em inquéritos parasitológicos. Nem para o controle de cura da esquistossomíase, pois destrói o miracídio e não permite saber se os ovos eliminados estavam vivos (infecção persistente) ou não.

Método de Flutuação (Willis). Os cistos de protozoários e alguns ovos de helmintos, devido à sua baixa densidade, flutuam quando se encontram em uma solução saturada de cloreto de sódio. Técnica:

1) Dissolver sal de cozinha (NaCl) em água quente até que esta fique saturada; a densidade deve chegar a 1,200.

2) Estando a amostra fecal em um recipiente de boca larga (p. ex., um frasco de Borrel com 3 cm de diâmetro), desfazê-la com a solução saturada de sal, na proporção de um para 10 ou 20 volumes.

3) Completar depois o volume para que a superfície líquida chegue até a borda do recipiente.

4) Colocar uma lâmina de microscopia sobre a boca do recipiente de modo que sua face inferior seja banhada pelo líquido.

5) Esperar uns três minutos (ou mais), suspender a lâmina bruscamente e invertê-la, cuidando para não derramar a película líquida que ficou aderida e onde estão concentrados os ovos e cistos.

6) Corar com Lugol, para melhor ver os cistos, cobrir com lamínula e examinar ao microscópio com aumento médio.

Este é o melhor método para a demonstração de ovos de ancilostomídeos, sendo pouco eficiente para *Schistosoma*, *Fasciola* e ovos inférteis de *Ascaris*, que possuem densidade relativamente alta.

QUADRO 64.1 Chave para diferenciar os ovos de helmintos encontrados em fezes humanas frescas (Fig. 64.12)

1 — Ovos com rolhas polares	2
1' — Ovos sem rolhas polares	3
2 — Com rolhas polares proeminentes; casca lisa	*Trichuris*
2' — Com rolhas pouco salientes; casca com aspecto radiado	*Capillaria*
3 — Com larva já formada	4
3' — Sem larva formada	11
4 — A larva tem acúleos (oncosfera)	5
4' — A larva não tem acúleos	7
5 — Casca grossa e com aspecto radiado	*Taenia*
5' — Duas cascas finas e separadas por um largo espaço	6
6 — Presença de dois mamelões com filamentos polares na casca interna	*Hymenolepis nana*
6' — Presença dos mamelões sem filamentos polares na casca interna	*Hymenolepis diminuta*
7 — A larva é vermiforme	8
7' — A larva é um miracídio	9
8 — Ovo simétrico; em geral a larva já eclodiu	*Strongyloides*
8' — Ovo assimétrico	*Enterobius*
9 — Ovo pequeno e operculado	10
9' — Ovo grande ou médio, claro, sem opérculo	*Schistosoma*
10 — Simétrico, com opérculo destacado e o miracídio distinto, 27 a 35 mm de comprimento	*Clonorchis*
10' — Assimétrico e castanho-escuro; opérculo e miracídio pouco distintos medindo 38 a 45 mm de comprimento	*Dicrocoelium*
11 — Sem opérculo	12
11' — Com opérculo	14
12 — Casca espessa, superfície rugosa e cor castanha	*Ascaris*
12' — Casca fina, lisa e contendo grandes blastômeros	13
13 — Ligeiramente elíptico (60 × 40 mm) e com pólos iguais	*Necator* ou *Ancylostoma*
13' — Alongado (85 × 40 mm) e pólos desiguais	*Trichostrongylus*
14 — Ovo com menos de 75 mm, elipsóide	*Diphyllobothrium*
14' — Ovo com mais de 75 mm	15
15 — Menor que 130 mm, ovóide ou elipsóide	*Echinostoma* ou *Paragonimus*
15' — Maior que 130 mm; pólos iguais	*Fasciola* ou *Fasciolopsis*

Além de muito simples e barato, este método de concentração é de uso fácil no campo, pois dispensa o emprego de centrífuga.

Método de Stoll para Contagem de Ovos. Para medir uma quantidade fixa de matéria fecal e diluí-la numa razão conhecida, utiliza-se um frasco de tipo Erlenmeyer que traz duas marcas de gargalo (frasco de Stoll): uma indicando o volume de 56 ml e outra o de 60 ml (Fig. 64.6). Pode-se usar igualmente uma proveta graduada de 100 ml, com rolha, em lugar do frasco de Stoll (e tomar como referências as marcas de 70 e 75 ml).

1) Preencher o frasco com soda 0,10 N até a marca inferior, isto é, até 56 ml.

2) Colocar as fezes até que o conteúdo do frasco alcance a marca superior (60 ml).

3) Introduzir no frasco de Stoll uma dezena de pérolas de vidro, arrolhar bem e agitar vigorosamente.

4) Deixar agir a soda durante uma hora ou mais, para clarificar a preparação, e tornar a agitar fortemente. Obtém-se, deste modo, uma suspensão homogênea, onde a diluição da amostra fecal é de 1 para 15.

5) Imediatamente após a agitação, pipetar 0,15 ml da suspensão, colocá-la sobre uma lâmina, cobri-la com lamínula (22 por 40 mm) e levar a preparação ao microscópio para contagem (este deve possuir platina móvel).

6) Percorrer toda a área da lâmina, contando o número de ovos de determinada espécie aí existente.

Para que a contagem seja correta, é mister que nenhuma parte do campo fique sem exame e que não se passe duas vezes pela mesma região da lâmina. Proceder sempre da seguinte forma:

a) com aumento pequeno ou médio, focalizar um dos ângulos da lamínula (o anterior esquerdo, por exemplo);

b) deslocar a preparação sempre no mesmo sentido, procedendo à contagem, até alcançar o canto oposto (anterior direito);

c) aí chegando, deslocar a preparação para a frente, de tal modo que o novo campo do microscópio seja tangente ao anterior (ou que as partículas que apareciam no extremo inferior do campo passem a ser vistas no extremo superior);

d) deslocar agora a lâmina em direção à margem esquerda e assim sucessivamente, como se indica na Fig. 64.7.

O número de ovos contados deve ser multiplicado por 100 para que se tenha a média por mililitro ou por grama de fezes.

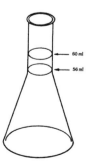

Fig. 64.6 Frasco de Stoll para contagem de ovos de helmintos nas fezes.

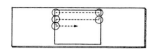

Fig. 64.7 Modo de percorrer a superfície de uma lamínula, durante o exame microscópio, para contagem dos ovos (ver o texto).

Se, em lugar de 0,15 ml, for pipetado 0,075 ml da mesma diluição da amostra, para a lâmina, o resultado da contagem deverá ser multiplicado por 200.

Convém lembrar que o número de ovos por grama de fezes varia com o grau de hidratação do material evacuado pelo paciente. Assim, para uma mesma carga parasitária, as fezes pastosas conterão aproximadamente metade do número de ovos por grama daquele encontrado nas fezes formadas; as fezes líquidas, cerca de um quarto desse número. Isto, bem entendido, supondo-se que o peso seco da massa fecal eliminada pelo paciente, em um dia, seja sempre o mesmo.

PESQUISA DE LARVAS DE HELMINTOS NAS FEZES

A procura de larvas nas fezes supre as deficiências dos métodos até aqui analisados, que são inadequados ou deficientes para o diagnóstico da estrongiloidíase. Vamos descrever para isso as técnicas de Baermann e de Rugai.

Elas se prestam, também, para o isolamento de larvas de nematóides do solo, sendo úteis nos estudos epidemiológicos sobre algumas geo-helmintíases.

A coprocultura é outra forma de evidenciar a presença de larvas de *Strongyloides stercoralis* nas fezes, mas permite recolher as larvas rabditóides e filarióides de *Ancylostoma* e de *Necator*, com o que se podem diferenciar as infestações por esses dois tipos de parasitos, cujos ovos são praticamente indistinguíveis (ver os Caps. 45 e 46).

Método de Baermann. Baseia-se no hidrotropismo e no termotropismo das larvas e na tendência destas a sedimentar, quando se encontrem na água.

O equipamento necessário consta de um funil de vidro com aproximadamente 10 cm de diâmetro, a cujo extremo inferior prende-se um tubo de borracha curto fechado por uma pinça de pressão (Fig. 64.8, B), e de um suporte para manter o funil em posição adequada sobre a mesa.

No interior do funil, colocar uma peneira metálica, com cerca de 7 cm de diâmetro, e forrá-la com gaze.

O procedimento para isolar as larvas de *Strongyloides* (e, eventualmente, as de ancilostomídeos) é:

1) Depositar cerca de 10 gramas de amostra fecal sobre a gaze, espalhando-a tanto quanto possível.

2) Colocar, no funil, água aquecida a 45°C até que sua superfície entre em contato com as fezes.

3) Depois de uma hora, abrir a pinça de pressão e deixar escorrer para um vidro de relógio 3 a 5 ml de líquido.

4) Examinar, com pequeno aumento, ao microscópio comum, ou com uma lupa estereoscópica, para ver as larvas vivas. Os detalhes estruturais tornam-se mais evidentes após a coloração feita com uma gota de Lugol.

Método de Rugai. Consiste numa simplificação da técnica precedente, que se torna mais prática quando as fezes vêm para o laboratório acondicionadas em recipientes rasos (como as latas de pomada etc.), fornecidos aos pacientes pelo próprio laboratório.

1) Envolver o recipiente, sem tampa, em gaze dobrada em duas e colocá-lo com a abertura voltada para baixo em um cálice de sedimentação (Fig. 64.8, *A*).

2) Encher o cálice com água aquecida a 45°C, até que o nível de água alcance a massa fecal contida no recipiente emborcado.

3) Uma hora depois, pipetar o sedimento que se acumulou no vértice do cálice de sedimentação, colocá-lo em uma lâmina ou em vidro de relógio e examinar ao microscópio ou à lupa.

A identificação das espécies e das fases evolutivas faz-se examinando as características mencionadas no Quadro 64.2.

Coprocultura, Segundo Harada-Mori. Recortar uma tira de papel de filtro espesso, com cerca de 3 cm de largura por 15 cm de comprimento, e dobrá-la longitudinalmente ao meio.

Untá-la com fezes (previamente umedecidas para se tornarem pastosas) deixando livres as duas extremidades, sobretudo a que será inferior, onde não deverá haver fezes numa extensão de 4 a 5 cm.

Em um tubo de ensaio (18 × 180 mm ou 20 × 200 mm), colocar água filtrada (ou fervida) até a altura de 3 cm. Introduzir aí a tira de papel de filtro, de modo que a parte untada com fezes fique sempre acima do nível da água. Fechar o tubo com tampão de algodão e deixá-lo à temperatura ambiente (Fig. 64.8, *C*). Manter a preparação em um ambiente úmido.

Decorridas uma ou duas semanas, examinar com lupa o fundo do tubo para ver se há larvas. Em caso positivo, pipetar o sedimento e examinar ao microscópio para identificá-las. Pode-se adicionar uma gota de Lugol para matar e corar essas larvas, facilitando o exame.

Nessas circunstâncias, *Strongyloides stercoralis* desenvolve-se até a fase adulta de vida livre e reproduz-se, aumentando a população larvária. As larvas de *Ancylostoma*, de *Necator* e, eventualmente, de *Trichostrongylus* desenvolvem-se e podem ser isoladas dessa forma, porém sem aumentar em número (Quadro 64.2).

PESQUISA DE OVOS E LARVAS NO PERÍNEO

A técnica da fita gomada, que se utiliza para o diagnóstico da enterobíase (oxiurose) e que se aplica também para a pesquisa de ovos de *Taenia* na região perianal e em todo o períneo, já foi descrita no Cap. 44 e ilustrada na Fig. 44.3.

PESQUISA DE OVOS NA URINA

Ainda que se possa utilizar a técnica de sedimentação espontânea ou a técnica de centrifugação da urina, para a pesquisa de ovos de *Schistosoma haematobium*, que ficarão concentrados no sedimento, utiliza-se hoje preferencialmente o método de filtração em tela de náilon, por ser muito mais simples, seguro, reprodutível e econômico.

O material requerido, e quase todo ele reutilizável, consiste em (Figs. 34.6 e 64.9):

- porta-filtro de plástico (do tipo Swinnex, 13 mm de diâmetro), para adaptação às seringas de uso corrente;
- filtros de malhas de náilon (Nytrel®, TI HD 20, em rolos, por metro quadrado, ou já recortados em discos com 12 mm de diâmetro); ou filtros de policarbamato (Nucleopore®), para a filtração da urina; também se pode usar papel no filtro (Watman N° 541 ou N° 1);
- seringas de 10 ou 20 ml;
- agulhas longas e de calibre largo, ou extensões de plástico adaptáveis ao bico da seringa, para evitar que se mergulhe a ponta da seringa no frasco com urina.

O modo de operar, extremamente simples e permitindo que se faça um grande número de exames em curto prazo, seguido imediatamente de diagnóstico e tratamento dos casos positivos, é o seguinte:

1) Colocar uma tela ou disco filtrante em cada porta-filtro e fechá-lo bem; colocar uma agulha ou extensão de plástico nas seringas.

2) Homogeneizar a urina no recipiente da amostra, usando eventualmente a seringa para isso (aspirar e rejeitar a urina várias vezes, para ressuspender os ovos que possa conter).

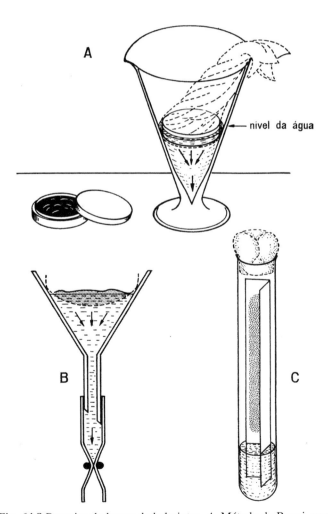

Fig. 64.8 Pesquisa de larvas de helmintos. *A.* Método de Rugai, vendo-se à esquerda o recipiente com amostra fecal e, à direita, o mesmo emborcado na água a 45°C, mas protegido por tela de gaze. *B.* Método de Baermann, no qual a terra ou a matéria fecal, sustentada por uma tela metálica, permanece em contato com água aquecida. As flechas indicam a migração e a sedimentação das larvas. *C.* Coprocultura pelo método de Harada-Mori.

QUADRO 64.2 Chave para o diagnóstico das larvas filariformes de nematóides encontradas em fezes humanas ou coproculturas (segundo M.D. Little, *in*: OMS, 1981). Ver ilustrações nas Figs. 45.4 e 45.5

1	— Esôfago com cerca de metade do comprimento da larva; corpo delgado (14 a 17 μm) e sem bainha; a ponta da cauda não é pontuada, mas entalhada .... ***Strongyloides***	
1'	— Esôfago com um quarto do comprimento da larva; presença de bainha; largura do corpo maior que 20 μm	2
2	— A luz do intestino é retilínea	3
2'	— A luz do intestino é ziguezagueante	4
3	— Corpo (excluída a bainha) com 500 a 600 μm de comprimento; cauda com 50 a 72 μm; bulbo esofagiano e início do intestino, com largura igual; espículos bucais evidentes, paralelos e com cerca de 15 μm de comprimento; a bainha mostra estriação transversa evidente na sua porção caudal .... ***Necator americanus***	
3'	— Corpo (excluída a bainha) com 600 a 700 μm de comprimento; cauda com 75 a 94 μm; bulbo esofagiano mais largo que o início do intestino; espículos bucais inconspícuos, com 10 μm de comprimento; estriação da bainha pouco visível .... ***Ancylostoma duodenale***	
4	— Bainha de paredes mais finas que a cutícula da larva; um par de células esfinctéricas alongadas entre o esôfago e o início do intestino; ponta da cauda fina; a bainha, que é alongada, tem o extremo filiforme; o corpo mede 630 a 730 μm de comprimento por 29-35 μm de largura .... ***Ternidens diminutus***	
4'	— Bainha de paredes mais espessas que a cutícula da larva; não há células esfinctéricas entre esôfago e intestino; ponta da cauda romba	5
5	— Extremidade da bainha relativamente curta, sem adelgaçar muito na ponta (distância entre a ponta da cauda e a ponta da bainha menor que a distância ânus-ponta da cauda) .... ***Trichostrongylus***	
5'	— Extremidade da bainha relativamente longa e afilando-se muito na ponta (distância entre a ponta da cauda e a ponta da bainha maior que a distância ânus-ponta da cauda) .... ***Oesophagostomum***	

3) Logo em seguida, aspirar 10 ml de urina, substituir a agulha (ou a extensão de plástico que faz suas vezes) e ajustar o porta-filtro (com filtro) ao bico da seringa.

4) Esvaziar completamente a seringa, através do filtro.

5) Abrir o porta-filtro e, com uma pinça, retirar a tela de náilon, colocando-a sobre uma lâmina de microscopia, com a face que estava voltada para a seringa virada para cima.

6) Examinar ao microscópio, com pequeno aumento: os ovos de *Schistosoma* que aí se encontrarem serão vistos contra a trama do filtro (Fig. 34.7). Manter para isso a preparação úmida, juntando uma gota de água em sua borda, se necessário.

7) Para ter um resultado quantitativo, proceder à contagem de todos os ovos aí existentes, segundo a técnica descrita anteriormente (ver o método de Stoll) e esquematizada na Fig. 64.7. Esse será o **número de ovos por 10 ml de urina.**

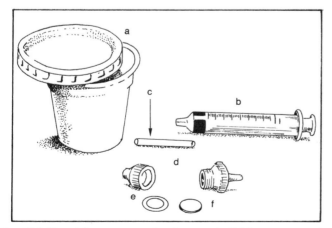

Fig. 64.9 Material para a pesquisa de ovos de *Schistosoma* na urina pela técnica da filtração. *a,* Recipiente com a amostra de urina; *b,* seringa de 10 cc; *c,* tubo de extensão para coletar a urina; *d,* suporte de plástico para o filtro (duas peças com rosca); *e,* junta de vedação para o suporte; *f,* filtro (tela de náilon ou outro tipo de filtro).

Consideram-se como **infecções pesadas** as que apresentarem mais de 50 ovos por 10 ml de urina (dispensando-se as contagens acima desse nível, em trabalhos epidemiológicos de campo).

Quando necessário, as telas de náilon com ovos podem ser guardadas sobre as lâminas, horizontalmente, e colocadas em caixas para transporte ao laboratório a fim de serem examinadas dentro das 24 horas.

Se, em lugar de telas de náilon, forem usados **filtros de policarbamato**, colocar a face que contém ovos virada para a lâmina de microscopia; uma gota de glicerina ou de colódio pode ser usada para fixá-la à lâmina.

Se empregado **papel de filtro**, corar com ninidrina, com iodo ou outro corante. Colocá-lo com a face contendo ovos para cima. As preparações com estes dois últimos tipos de filtro podem ser conservadas por muito tempo, mas não são reutilizáveis.

MÉTODO DE ECLOSÃO MIRACIDIANA, NA ESQUISTOSSOMÍASE

As técnicas de eclosão são reconhecidas como das mais sensíveis para o diagnóstico parasitológico da esquistossomíase. Elas são indispensáveis para a avaliação da cura após tratamento, nos estudos clínicos.

Entretanto, a falta de uma padronização do método tem dificultado seu emprego em trabalhos de campo.

Vários tipos de equipamento e procedimento têm sido propostos por diferentes autores. Recomendamos o seguinte, que pode ser utilizado para a feitura simultânea de grande número de exames.

1) Desmanchar e lavar cada amostra de fezes uma vez, com água fria (previamente filtrada ou fervida), na proporção aproximada de 10 gramas para 200 ml de líquido, a fim de remover parte da turbidez e dos sais que aí se encontrem.

2) Deixar sedimentar, decantar e ressuspendê-la em 100 ml de água (previamente filtrada ou fervida) à temperatura ambiente.

3) Preencher com essa suspensão um frasco de Borrel, para que fique quase cheio. Fechá-lo com uma rolha de cortiça perfurada (ou de outro material) que traga um tubo de vidro de 8 a 10 cm de comprimento por 0,5 a 0,8 mm de diâmetro inserido nesse orifício. O tubo de vidro deve trazer em sua parte inferior um pequeno cilindro de esponja de plástico poroso (formado por um filamento emaranhado que tem por finalidade impedir a ascensão de sujeira pelo tubo, sem interferir na mobilidade dos miracídios — Fig. 64.10).

4) Completar o volume do frasco e preencher o tubo de vidro com água (previamente filtrada ou fervida), derramada com pipeta pela extremidade superior.

5) Colocar o frasco de Borrel (ou os frascos) em um suporte de madeira, como o da Fig. 64.11, cujas cavidades têm o interior negro e são providas de tampas negras e perfuradas para permitir a saída dos tubos de vidro para o exterior.

6) O tubo ou tubos que saem da caixa serão expostos ao sol ou à iluminação elétrica, o que promoverá a migração dos miracídios que eclodiram no meio hipotônico para a região iluminada. Identificá-los à vista desarmada ou por meio de uma lupa.

7) Se houver necessidade de contar os miracídios, pipetar o líquido contido no tubo, passá-lo para um vidro de relógio ou pequena placa de Petri e juntar Lugol para matá-los e corá-los.

Os exames feitos por esta técnica serão positivos desde que exista um ovo viável, na amostra, e que não haja obstáculos para a eclosão (hipertonicidade do meio ou temperatura ambiente muito baixa). Serão negativos quando não houver parasitismo, quando não houver produção de ovos (infecções unissexuais), quando só houver ovos mortos (após a cura) ou em infecções extremamente baixas. Entre suas vantagens estão o volume relativamente grande de material que é examinado e a mobilidade característica do miracídio.

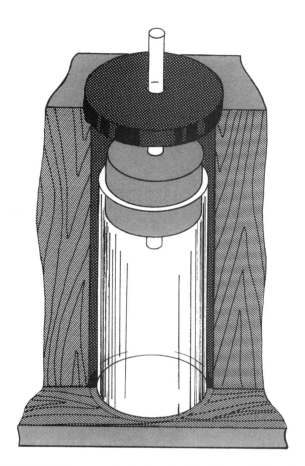

Fig. 64.10 Técnica para eclosão de miracídios. Frasco de Borrel com tampa perfurada, atravessada por um tubo de vidro. Na parte inferior do tubo, um cilindro de esponja de plástico impede que as correntes de convecção levem a turvação da amostra para a água limpa, que se coloca na parte de cima, mas permite a passagem dos miracídios cujo fototropismo é positivo. O frasco é colocado dentro da escavação feita em um bloco de madeira e pintada de preto, sendo recoberto por uma tampa igualmente negra.

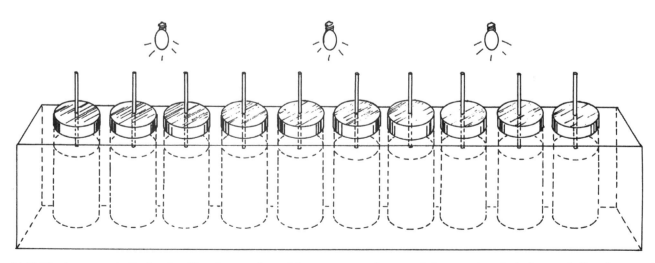

Fig. 64.11 Técnica para eclosão de miracídios. Suporte de madeira com escavações para abrigar uma bateria de frascos de Borrel, contendo as amostras de fezes. Estas foram lavadas e diluídas em água fervida ou filtrada. As lâmpadas que iluminam a parte superior dos tubos de vidro de cada frasco condicionam a migração dos miracídios para esse nível, onde são visíveis a olho nu ou com o auxílio de uma lupa.

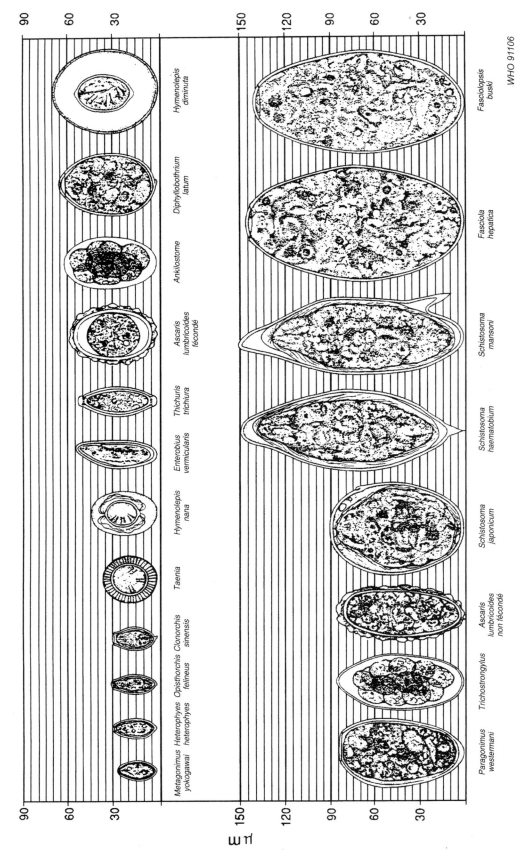

Fig. 64.12 Tamanho relativo dos ovos de helmintos. Segundo: World Health Organization — *Basic Laboratory Methods in Medical Parasitology*. WHO, Geneva, 1991.

65

Técnicas de Imunodiagnóstico em Parasitologia

TÉCNICAS IMUNOLÓGICAS
    Parâmetros sorológicos
        Sensibilidade
        Especificidade
        Eficiência
        Modalidades de imunoensaio
MÉTODOS DE PRECIPITAÇÃO
    Imunodifusão
    Dupla imunodifusão de Ouchterlony
        Fundamentos da técnica
        Materiais e procedimentos
    Imunoeletroforese
        Fundamentos da técnica
        Materiais e procedimentos
MÉTODOS DE AGLUTINAÇÃO
    Bases metodológicas
    Aglutinação direta
    Aglutinação indireta
        Teste de hemaglutinação passiva
        Teste de aglutinação do látex
MÉTODOS QUE UTILIZAM MARCADORES DA IMUNORREAÇÃO
    Imunofluorescência
        Técnica da imunofluorescência direta
        Técnica da imunofluorescência indireta
    Método de ELISA
        Fundamentos da técnica
        Materiais e procedimentos
    Radioimunoensaio
OUTROS MÉTODOS
    Reação de Sabin-Feldman para toxoplasmose

TÉCNICAS IMUNOLÓGICAS

O diagnóstico de certeza de um processo parasitológico é dado, em geral, pela demonstração da presença do parasito ou de seus produtos no organismo do hospedeiro. Entretanto, nem sempre isso é possível ou fácil de comprovar.

Nesses casos, os métodos imunológicos diretos ou indiretos têm sido muito empregados para detectar antígenos, anticorpos ou imunocomplexos relacionados com a existência da infecção. Atualmente eles se caracterizam pela simplicidade e rapidez de execução, possibilidade de automação e baixo custo operacional. Podem ser aplicados tanto em um paciente, para o diagnóstico diferencial entre as doenças com quadros clínicos semelhantes que possam estar sendo causa do processo patológico, como nos inquéritos epidemiológicos de massa.

A sorologia permite muitas vezes determinar a **fase clínica** da doença, em função da classe de imunoglobulinas que se encontrem alteradas, pois elas aumentam segundo uma ordem geneticamente determinada, formando-se primeiro as **IgM**, durante a fase aguda da infecção.

Segue-se, depois, de aumento das **IgG**, no fim da fase aguda e no período crônico, ou mesmo muito tempo depois, testemunhando a existência pregressa da infecção e, eventualmente, de certo grau de proteção do organismo contra reinfecções pelo mesmo agente patológico (Fig. 7.9). Em certos casos, um aumento das IgE ou IgA marca melhor a fase aguda, visto desaparecerem antes das IgM.

A gravidade e o prognóstico de algumas parasitoses podem ser avaliados pela relação entre a resposta humoral (produção de anticorpos) e a imunidade celular, assim como pela detecção de auto-anticorpos, que na esquistossomíase e na malária indicam agravamento do processo patológico. Também a abundância de complexos imunes circulantes, que se depositam nos glomérulos renais, é de mau prognóstico.

A sorologia é indispensável à triagem de doadores de sangue, para prevenir infecções transfusionais de tripanossomíase (doença de Chagas), AIDS etc., para o que se recomenda o uso de pelo menos dois testes, a fim de aumentar a sensibilidade e a especificidade das provas.

A queda gradual do título de anticorpos indica, em muitos casos, o bom resultado da terapêutica específica e a cura da infecção.

Soroepidemiologia. A pesquisa de anticorpos em uma população, ou em amostras representativas, tem sido utilizada com freqüência para determinar a prevalência de uma parasitose.

Na década de 1970, um amplo inquérito sorológico nacional, coordenado pelo Ministério da Saúde e pelo Instituto de Medicina Tropical de São Paulo, permitiu um conhecimento preciso da distribuição e prevalência da doença de Chagas, contribuindo para o planejamento de seu controle. A soro-negatividade das crianças de áreas endêmicas, nascidas depois da interrupção da transmissão, constitui a prova de eficácia das medidas adotadas (no caso, o controle vetorial).

Interpretação dos Resultados. Os testes imunológicos devem ser devidamente interpretados para se evitarem falhas e falsos resultados, que podem decorrer da variação antigênica do patógeno ou da resposta imune do hospedeiro. Falsos resultados positivos podem decorrer de: reações cruzadas com determinantes antigênicos comuns, presentes nos parasitos; reações com antígenos ubiqüitários; assim como da resposta exacerbada do hospedeiro, devida à ativação policlonal de linfócitos B. Falsos negativos podem resultar da ausência de resposta imunológica do hospedeiro contra os epítopos dos parasitos.

Parâmetros Sorológicos

Na padronização de um teste, é importante selecionar populações de indivíduos seguramente doentes e não-doentes (comprovados pela demonstração do parasitismo) a fim de se estabelecerem os parâmetros sorológicos.

SENSIBILIDADE

Por **sensibilidade** do teste entende-se tanto a quantidade mínima da substância a dosar (antígeno ou anticorpo) para a qual o método dá resposta positiva, como a porcentagem de pacientes parasitados com teste positivo em população sabidamente infectada.

Assim, um teste 100% sensível para determinada parasitose será positivo em todos os indivíduos que tenham essa parasitose. Caso contrário, haverá uma certa proporção de **falsos negativos**, entre os examinados.

Como a sensibilidade depende da quantidade mínima da substância que esse teste é capaz de detectar, poderá ser negativo nas fases iniciais da infecção ou quando há baixo parasitismo. Utilizando os dados representados no Quadro 65.1, pode-se calcular o grau de sensibilidade de um teste pela fórmula:

$$\text{Sensibilidade} = A/(A + C)$$

ESPECIFICIDADE

Por **especificidade** da prova entende-se sua capacidade de distinguir entre substâncias (antígenos ou anticorpos) muito semelhantes imunologicamente. Se o teste der 15% de resultados

QUADRO 65.1 Resultados prováveis e resultados verdadeiros, no diagnóstico sorológico de uma doença

TESTE	DOENÇA: Diagnóstico verdadeiro	
	Positivo	Negativo
Positivo	A = Positivo verdadeiro	B = Falso positivo
Negativo	C = Falso negativo	D = Negativo verdadeiro

positivos com pessoas que seguramente não tenham a infecção em causa, dizemos que sua especificidade é de apenas 85%, o restante sendo representado pelos **falsos positivos**. A fórmula para calcular a porcentagem de especificidade do teste é:

$$\text{Especificidade} = D/(B + D)$$

Os falsos resultados positivos podem ser devidos a anticorpos naturais, em geral IgM, contra diversos epítopos (p. ex., em teste de aglutinação para o diagnóstico da tripanossomíase americana). Indivíduos poliinfectados por parasitos intestinais apresentam uma quantidade de antígenos que dão reações cruzadas com muitos antígenos-alvos dos testes sorológicos. O uso de 2-mercaptoetanol, para diluir amostras de soro, pode melhorar os testes, destruindo as IgM sem alterar as IgG.

Os falsos positivos respondem ao teste, geralmente, com títulos mais baixos que os casos verdadeiros. Por essa razão a especificidade aumenta quando o soro do paciente é diluído, mas com isso reduz-se a sensibilidade da prova, que pode deixar de reconhecer muitos casos da doença. Por isso, é importante definir o nível em que, na prática, um teste deve ser considerado positivo (o *"cutoff point"*, dos autores de língua inglesa), isto é, o nível em que se obtenham os melhores resultados para a especificidade, sem prejuízo da sensibilidade.

Eficiência

A **eficiência** de um teste é estimada pela relação entre a soma dos resultados corretos (positivos ou negativos) e o total de exames feitos (população estudada):

$$\text{Eficiência} = (A + D)/(A + B + C + D)$$

Valor Preditivo. A correta interpretação de um teste deve levar em conta seu valor preditivo, isto é, a probabilidade de que determinado paciente com um exame positivo esteja realmente com a infecção.

Esse valor depende da sensibilidade e da especificidade do teste, mas também da prevalência (ou da incidência) da infecção na população.

Suponhamos que a prova imunológica **X** tenha sensibilidade igual a 99% e especificidade também equivalente a 99%, para uma parasitose que ocorra em 100 pessoas sobre 100.000 habitantes. Aplicado na triagem de casos dessa população, os indivíduos que vão apresentar um exame positivo, estando com a parasitose, serão 99, enquanto os falsos positivos chegarão a 999 (1% de falsos positivos dentre os

99.900 membros sem essa parasitose), ou seja, umas 10 vezes mais numerosos.

Um método de diagnóstico, como esse excelente teste **X** por nós imaginado, conduzirá a interpretações confusas se aplicado indiscriminadamente e sem um bom critério médico. Seu valor preditivo aumentará, entretanto, na medida em que a prova **X** for solicitada apenas para os casos com quadros clínicos compatíveis com a doença suspeitada, ou em circunstâncias epidemiológicas que a tornem muito provável.

Nos parágrafos que seguem, passaremos em revista algumas técnicas imunológicas de emprego freqüente em parasitologia, mas recomendamos aos interessados buscar informações mais completas, ou sobre os métodos especializados, nas obras e trabalhos destinados essencialmente a esse fim.

Modalidades de Imunoensaio

Os testes sorológicos para detecção de antígenos ou anticorpos utilizam reagentes que: (a) não requerem marcadores, como os métodos de precipitação ou aglutinação, mas necessitam formar grandes complexos antígeno-anticorpo para se tornarem detectáveis, o que reduz sua sensibilidade; e (b) testes que empregam reagentes marcados, de modo a amplificar o sinal que indica ter ocorrido a reação antígeno-anticorpo.

Os marcadores comumente usados são os enzimáticos, radioativos, fluorescentes e quimioluminescentes, capazes de aumentar a sensibilidade dos métodos.

Nos últimos tempos, tais métodos foram bastante aperfeiçoados, não só do ponto de vista técnico, como principalmente pela melhoria dos antígenos e anticorpos utilizados.

Os anticorpos monoclonais tornaram possível a produção em grande escala de reagentes homogêneos, altamente específicos e perfeitamente caracterizáveis. Graças ao estudo das estruturas antigênicas já podem ser fabricados, por síntese peptídica e tecnologia recombinante, os antígenos mais específicos para a detecção de anticorpos.

O controle de qualidade dos imunoensaios requer, entretanto, a observância rigorosa dos procedimentos padronizados quanto a concentração do antígeno, diluentes, temperatura, tempo etc. Monitorizar os testes empregando amostras de painel de soros rigorosamente padronizados.

MÉTODOS DE PRECIPITAÇÃO

Consistem em reações entre imunógenos e anti-soros que produzem um precipitado visível dos reagentes.

A formação do precipitado tem como ponto de partida a combinação de antígeno e anticorpo, os quais, sendo em geral polivalentes, levam à formação de redes tridimensionais do complexo antígeno-anticorpo.

O aumento de tamanho dessas redes (ver o Cap. 7; Fig. 7.6) e a densidade de partículas hidrófobas reunidas na rede acabam por excluir a água dentre elas e, assim, produzir a precipitação.

O desenvolvimento da rede depende de fatores como a concentração dos reagentes, a relação entre a concentração do antígeno e a do anticorpo, o pH, a temperatura, a concentração de sais, a valência dos antígenos e sua afinidade pelos anticorpos etc.

Se em um tubo de ensaio colocarmos uma solução de anticorpo (soro imune) e sobre ele derramarmos cuidadosamente a solução do imunógeno, de modo a constituir-se uma interface entre ambas, as moléculas de imunógeno irão difundir-se através da outra solução, formando um gradiente de concentração. No nível em que a proporção antígeno/anticorpo for a ideal, formar-se-á uma faixa de precipitado visível (um anel de turvação, a certa altura do tubo de ensaio).

Precipitados já formados podem dissolver-se quando expostos a um excesso de qualquer dos reagentes, devido à reversibilidade da reação antígeno-anticorpo.

Imunodifusão

A difusão de uma substância solúvel em meio fluido decorre dos movimentos moleculares aleatórios.

Ela pode efetuar-se em um meio gelificado, que impeça a formação de correntes por diferença de temperatura, mas permite o deslocamento das partículas como em um meio líquido, desde que o diâmetro dos poros do gel seja bem maior que o das partículas.

Quando os complexos antígeno-anticorpo se formam, nesse meio, o tamanho dos agregados produzidos, sendo maior que o dos poros do gel, faz com que os complexos fiquem retidos no local de formação.

Dupla Imunodifusão de Ouchterlony

A elucidação da estrutura antigênica dos parasitos e de sua complexa organização são as principais áreas de utilização desta técnica em parasitologia. Os anti-soros são obtidos tanto de pacientes infectados, como de animais (coelhos, principalmente) experimentalmente inoculados com produtos parasitários.

Outro campo em que ela se mostra extremamente útil é o do fracionamento e purificação de antígenos. Ou, ainda, o da distinção entre antígenos espécie-específicos, fase-específicos ou obtidos por diferentes métodos de extração.

A precipitação em gel tem sido empregada, também, no estudo de antígenos comuns ao parasito e ao hospedeiro, que interessa tanto aos problemas de diagnóstico, como à compreensão das relações parasito-hospedeiro, sua patogenia e mecanismos de defesa.

FUNDAMENTOS DA TÉCNICA

Em uma delgada camada de ágar gelificado sobre uma lâmina de vidro, escavam-se pequenos poços.

Em um deles coloca-se soro (ou uma preparação de globulina) como fonte de anticorpos e, no poço em frente, põe-se o imunógeno (que transporta os antígenos). Uns e outros irão difundir-se através do ágar, num processo de **dupla difusão**. Lá onde os reagentes se encontrem em proporções adequadas para formar precipitado, irá desenhar-se uma linha branca que se destacará progressivamente do meio transparente. As linhas assim formadas são chamadas **faixas** ou **bandas** (Fig. 65.1).

A velocidade de difusão através da camada de gel depende, entre outros fatores, do tamanho das moléculas que se deslocam na fase líquida do gel de ágar.

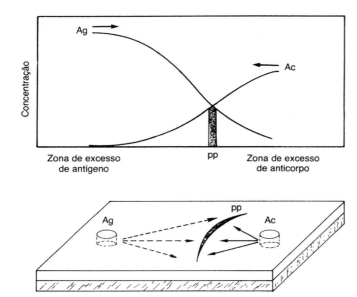

Fig. 65.1 Em cima, o gráfico representa as concentrações de antígeno (*Ag*) e de anticorpo (*Ac*) que têm seus valores máximos nos respectivos poços da lâmina revestida de ágar gelificado e se difundem em sentido contrário. Onde as concentrações de *Ag* e de *Ac* alcançam valores equivalentes, forma-se o precipitado de imunocomplexo (*pp*). Na figura inferior, o precipitado aparece como um arco cujas distâncias aos poços de *Ag* e *Ac* são proporcionais às concentrações dos reagentes.

Por outro lado, a rede de polissacarídios da fase fibrosa do ágar dificulta ou impede a passagem das moléculas maiores.

Em relação ao teste de Ouchterlony, os diferentes **anticorpos** comportam-se como material aproximadamente homogêneo e apresentam uma frente única de difusão, enquanto os **imunógenos** constituem misturas heterogêneas que têm velocidades de difusão diferentes e, portanto, avançam com várias linhas de frente.

As **faixas de precipitação**, que se vão formar onde cada antígeno encontrar seu anticorpo nas concentrações adequadas, serão por isso distintas para cada complexo antígeno-anticorpo.

As partículas dos diferentes precipitados permanecerão imobilizadas em seus lugares, pela trama de ágar, em virtude do grande volume que elas alcançam.

Sendo pouco provável que dois imunógenos diferentes tenham a mesma velocidade de difusão, os precipitados dos diferentes complexos imunes acabam por separar-se fisicamente e deixam no gel outras tantas linhas ou bandas de precipitação. Mas o número de bandas indica apenas o número mínimo de complexos antígeno-anticorpo formados, porque pode haver superposição; ou a falta de proporções adequadas pode impedir que alguns antígenos sejam precipitados; ou, ainda, as concentrações dos reagentes podem ser tão baixas que os precipitados não sejam visíveis. É por esta última razão que os testes de precipitação não se contam entre os métodos de diagnóstico mais sensíveis.

A técnica de Ouchterlony presta-se não só para separar antígenos diferentes como para demonstrar a identidade de antígenos que se encontram em amostras ou materiais distintos.

Para isso abrem-se três poços no gel, dispostos em triângulo: no central coloca-se o anti-soro e, nos outros, os imunógenos a testar (Fig. 65.2).

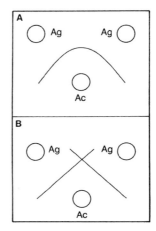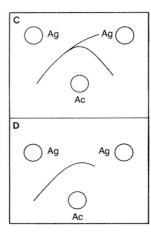

Fig. 65.2 Configurações básicas observadas nos testes de precipitação de Ouchterlony, quando em um dos poços se coloca o anti-soro (*Ac*) e, nos outros, dois imunógenos (*Ag*) que se queira comparar. *A*. Reação de identidade. *B*. Reação de não-identidade. *C*. Reação de identidade parcial, quando antígenos relacionados são precipitados por um anti-soro com especificidades heterogêneas. *D*. Reação em que os antígenos são idênticos mas a concentração de um deles é muito baixa para determinar a formação de uma linha de precipitação.

Se nestes últimos os antígenos forem idênticos, a banda de precipitação formará um arco contínuo em torno do centro de difusão de anticorpos: **reação de identidade** (Fig. 65.2, *A*). Caso contrário, as duas bandas se cruzarão como linhas independentes: **reação de não-identidade** (Fig. 65.2, *B*).

Além desses padrões de reação bastante típicos, podem apresentar-se outros, para cuja análise o leitor deverá consultar publicações especializadas.

MATERIAIS E PROCEDIMENTOS

Os materiais necessários para o teste são:
- lâminas de microscopia (5 cm × 7,5 cm);
- ágar bacteriológico de boa qualidade;
- solução de salina com tampão de fosfato 0,2 M (pH 7 a 7,4)
- mertiolato, como agente antibacteriano;
- solução de bicromato-ácido sulfúrico, para lavagem das lâminas de microscopia.

Procedimento:

1) As lâminas devem ser lavadas na solução de bicromato e depois em água destilada, para que fiquem perfeitamente limpas.

2) Depois de secas, serão recobertas na face superior com uma película de ágar diluído, para assegurar a aderência do gel ao vidro. Preparar a quente uma solução de ágar a 0,1% com 0,05% de glicerina em água destilada.

3) Preparar o gel de ágar misturando a quente (em banho-maria) ágar a 0,85-1,0% em solução salina tamponada (com tampão de fosfato 0,2 M), adicionada a 0,01% de mertiolato. O ágar deve fundir-se e misturar-se completamente, sem deixar pequenos grãos. Caso contrário, centrifugar a quente para eliminar qualquer precipitado.

4) Colocar as lâminas em uma superfície perfeitamente horizontal, com a película para cima, e sobre cada uma delas pi-

petar 5 ml da solução de ágar quente, de modo a cobrir toda a superfície. Deixar esfriar sem mover as lâminas. (A superfície horizontal pode ser criada, no laboratório, dentro de uma placa de Petri suficientemente ampla, na qual colocou-se parafina fundida e se deixou solidificar por resfriamento, sem movê-la do lugar.)

5) Terminada a gelificação, abrir os poços com furador de rolhas afiado e de diâmetro apropriado, segundo o esquema escolhido para a realização do teste (ou com equipamento mais adequado que se encontra no comércio). Os pequenos cilindros que persistirem deverão ser removidos por aspiração.

6) Em seguida, o fundo dos poços deve ser selado, depositando-se aí, com seringa, uma pequena gota da solução de ágar quente.

7) Manter as placas em câmara úmida (placas de Petri, com 150 mm de diâmetro, tendo no fundo um disco de papel de filtro embebido em água). Guardar o conjunto em geladeira (uma semana, no máximo), mas deixá-lo retornar à temperatura do laboratório antes de usar.

Execução do Teste. Deve ser feito à temperatura ambiente do laboratório, que por outro lado deve ser mantida constante durante alguns dias.

1) Colocar, com seringa, nos respectivos poços o anti-soro e as soluções de imunógenos, em quantidades suficientes para preencher as escavações, mas sem risco de extravasar.

2) Assegurar-se de que a câmara úmida (placa de Petri) mantém-se saturada de umidade, adicionando água ao papel de filtro que a forra, sempre que necessário.

3) Deve-se evitar preencher os poços (pois isso chega a ser fonte de artefatos), mas a operação pode ser indispensável quando as soluções tiverem concentrações de reagentes tão baixas que de outra forma não se formariam bandas de precipitação visíveis.

Empregar sempre as mesmas diluições e anotar os volumes utilizados.

4) Ao fim do período de incubação, as cavidades devem ser lavadas com água destilada, e as placas, recobertas com papel de filtro umedecido, serão postas a secar (sob uma lâmpada elétrica, a 15 cm de distância, p. ex.), de modo a ficarem reduzidas a um filme.

5) Retirar o papel de filtro e lavar as lâminas com solução salina tamponada para remover os restos de materiais solúveis, deixando-as submersas durante 4 a 6 horas.

6) Lavar, depois, por duas vezes em água destilada, durante 10 minutos cada vez.

Coloração das Lâminas. Destina-se a realçar as bandas, com algum corante de proteínas.

Utilizar soluções aquosas a 0,1%, com ácido acético a 0,1%, de um dos corantes seguintes: (a) **Tiazina vermelho R**; ou (b) **Amido negro 10 B**.

a) Deixar na solução corante durante 10 a 15 minutos.

b) Lavar duas vezes em ácido acético a 1% (10 minutos cada vez), para remover a coloração de fundo.

c) Lavar outra vez em solução contendo 1% de ácido acético e 1% de glicerol.

d) Secar as lâminas.

Leitura dos Resultados. As lâminas devem ser lidas duas vezes: uma após o período de incubação; outra após a coloração, pois algumas diferenças, ainda que pequenas, podem ser observadas.

A leitura da preparação não-corada é melhor quando se utiliza luz incidente oblíqua, com fundo escuro. A lâmina corada vê-se melhor com iluminação direta. A fotografia é importante para a produção de documentos científicos.

Quando os reagentes estão em quantidades balanceadas, a linha de precipitação formada terá curvatura voltada para o orifício que contém a substância de maior peso molecular, que se difunde mais lentamente. A formação de uma única linha de precipitação indica pureza do antígeno ou do anticorpo, porém de forma não muito precisa.

Um inconveniente do método é sua demora (18 a 24 horas), inaceitável quando se requer diagnóstico rápido. Sua sensibilidade é relativamente baixa e limita-se à detecção de reações imunológicas que formam precipitados.

Imunoeletroforese

FUNDAMENTOS DA TÉCNICA

A Eletroforese. Nas últimas décadas, tornou-se patente que o estudo das proteínas do soro e de outros fluidos orgânicos era importante para o diagnóstico de muitas doenças.

Mas, ainda que as determinações de proteínas totais e a das frações albumina e globulina sigam sendo úteis em clínica médica, exige-se cada vez mais o fracionamento e a caracterização de cada proteína.

A **eletroforese** mostrou-se eficiente método de separação de proteínas. Estas consistem em partículas coloidais que se mantêm em solução pela interação dos grupos hidrófilos da superfície molecular com o meio aquoso (ver o Cap. 2; item *Proteínas*).

Em pH alcalino (de aproximadamente 8 ou 9), todas as proteínas do soro têm carga global negativa, mas distinguem-se ligeiramente de acordo com sua estrutura de aminoácidos e com sua constante de ionização média. Colocadas em um meio que sirva de suporte (gel de acetato de celulose ou de agarose, p. ex.) e submetidas a um campo elétrico, elas se deslocam em direção ao pólo positivo.

A velocidade de deslocamento depende de um certo número de fatores, entre os quais estão: o tamanho e a forma das partículas, a carga das mesmas, o tipo de suporte, o pH, a temperatura, a força do campo elétrico e a concentração iônica do tampão.

Assim, para cada situação experimental, as diferentes frações protéicas migrarão com velocidades diferentes, separando-se umas das outras, ao fim de certo tempo.

Essas frações podem ser visualizadas, corando-se a preparação com um corante de proteínas (como explicado no item anterior) e quantificadas com o auxílio de um espectrofotômetro especial (densitômetro).

A Imunoeletroforese. É um método que permite a determinação qualitativa de imunoglobulinas e antígenos. Para isso, utiliza as propriedades das proteínas: sua **mobilidade eletroforética característica** (função da carga elétrica diferente das moléculas), seu **coeficiente de difusão** (que depende da massa molecular e da concentração) e sua **especificidade imunológi-**

ca, evidenciável pela reação de precipitação em gel (como na técnica de Ouchterlony).

MATERIAIS E PROCEDIMENTOS

O procedimento compreende dois tempos:

a) No primeiro, faz-se a separação eletroforética da solução imunogênica: soro ou outro material. Para isso, a solução é colocada no poço aberto na camada de ágar (ou de acetato de celulose), como descrito anteriormente (Fig. 65.3); a lâmina é instalada no aparelho; a corrente de alta voltagem é ligada e promoverá a migração das moléculas eletricamente carregadas dos imunógenos.

b) No segundo tempo, depois de eletroforeticamente fracionados, os antígenos difundem-se no gel de ágar e vão reagir com o anti-soro (mono- ou multiespecífico). Nesta etapa, a lâmina deverá ser mantida em câmara úmida.

Em uma calha alongada aberta no gel, paralelamente à direção da faixa de eletroforese, coloca-se o anti-soro, que irá difundir-se no gel com uma frente retilínea, enquanto os antígenos migram difundindo-se radialmente a partir de onde a eletroforese os levou.

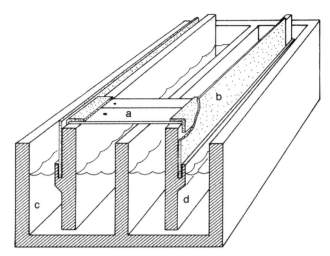

Fig. 65.4 Cuba de eletroforese, onde são vistas as lâminas (*a*) recobertas pelo gel de ágar (tendo as soluções imunológicas já colocadas nos poços de aplicação) e postas em contato com os eletrodos através de placas metálicas (*b*); uma das soluções *buffers* (*c*) está ligada ao anódio, e a outra (*d*), ao catódio. A separação eletroforética é feita sob corrente de alta tensão.

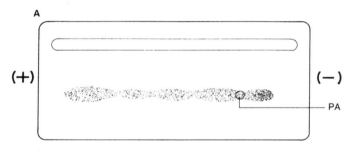

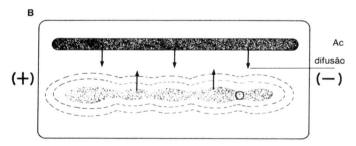

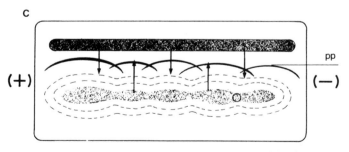

Fig. 65.3 Imunoeletroforese. *A.* Uma amostra de soro foi colocada no poço de aplicação (*PA*), durante a primeira fase do teste, e submetida à corrente de alta tensão, com o que as diferentes soroproteínas migraram independentemente ao longo da camada de ágar. *B.* Na segunda fase do processo, o anti-soro (*Ac*), colocado na calha longitudinal, migra numa frente única em sentido contrário ao de difusão das soroproteínas. *C.* Nas zonas de equivalência das concentrações de antígenos e anticorpos, formam-se as respectivas linhas ou arcos de precipitação (*pp*).

O resultado será a formação de bandas de precipitação, em forma de arco, que se situam sempre mais longe do reagente (antígeno ou anticorpo) que estiver em concentração maior; e tanto mais longe quanto maior for a diferença de concentração entre eles. O número de arcos será função do número de reações de precipitação que se produzirem e se tornarem visíveis.

Aqui têm aplicação as mesmas observações feitas a propósito do teste de Ouchterlony.

Equipamento para Eletroforese. Encontram-se no comércio vários tipos de aparelhos para eletroforese. Alguns destinam-se especialmente para a imunoeletroforese, mas qualquer cuba de eletroforese pode ser empregada para isso, desde que permita acomodar as lâminas usuais de microscopia, que medem em geral 75 × 25 mm, ou 75 × 50 mm (Fig. 65.4).

MÉTODOS DE AGLUTINAÇÃO

Bases Metodológicas

A aglutinação é a conseqüência visível de uma reação antígeno-anticorpo, quando o antígeno é constituído ou transportado por partículas de tamanho grande.

Em geral, as partículas de antígeno ou as partículas que transportam os antígenos são da ordem de 100 a 1.000 vezes maiores que os anticorpos. Por isso não são necessárias muitas moléculas de anticorpo para tornarem a reação visível. Daí resulta a elevada sensibilidade das reações de aglutinação.

O mecanismo pelo qual se dá a aglutinação das partículas antigênicas é atualmente explicado, como no caso das reações de precipitação, pela formação de redes, nas quais os anticorpos constituem pontes entre partícula e partícula. Os determinantes antigênicos livres, na superfície da partícula, combinam-se com as regiões Fab das moléculas do anticorpo específico e, sendo este divalente, pode ligar-se a uma segunda partícula com a mesma antigenicidade.

Deste modo a rede vai crescendo progressivamente, até formar grumos perfeitamente visíveis.

Assim que postos em presença, dá-se rapidamente a união entre os anticorpos e os antígenos situados na superfície das partículas.

Em seguida, porém mais lentamente, tem lugar a agregação que leva à formação dos grumos.

A aglutinação pode ocorrer com partículas que apresentem, em sua superfície, determinantes antigênicos naturais (como as hemácias, as bactérias, os fungos, os protozoários etc.) — é a chamada **aglutinação direta**; mas ocorrem também com partículas inertes (de látex, poliestireno, bentonita etc.) que adsorveram previamente em sua superfície antígenos solúveis — é a **aglutinação indireta**.

Tudo quanto possa facilitar o contato entre as partículas revestidas de anticorpos concorre para acelerar o processo de aglutinação: incubação em estufa, agitação, centrifugação, mistura freqüente com um bastonete etc.

Entretanto, a formação da rede pode ser impedida pelo excesso de antígeno ou de anticorpo, dando lugar ao **fenômeno de zona**, dentro da qual a reação poderá ter lugar.

Partículas celulares e especialmente as **hemácias**, quando em meio aquoso de baixo teor iônico, tendem a cercar-se de uma nuvem de cargas negativas de que resulta certa repulsividade entre elas, o que dificulta a aproximação necessária para os fenômenos de agregação.

Para evitar isso, as provas de aglutinação costumam ser feitas em um meio eletrolítico. Por exemplo, em um meio com NaCl 0,5 M. Neutralizadas as cargas, as partículas podem aproximar-se e a reação passa a efetuar-se normalmente. Do mesmo modo, podem ser utilizadas soluções tampões de veronal etc. com o mesmo propósito.

As reações de aglutinação exigem o emprego concomitante de controles:

a) o **controle positivo** verifica a atividade antigênica das partículas e mostra ao analista como deve apresentar-se uma reação positiva; ele comprova igualmente se o teste está sendo conduzido de forma adequada nos seus diferentes aspectos, seja quanto aos materiais, seja quanto aos procedimentos.

b) o **controle negativo** comprova não haver hipersensibilidade das partículas e mostra o aspecto típico do sistema, na ausência do anticorpo, permitindo inclusive reconhecer, por contraste, as reações muito débeis.

A leitura dos resultados nem sempre é fácil. Alguns autores recomendam que se atribua:

++++ quando se formam grandes agregados sobre um fundo limpo;

+++ quando os agregados são grandes mas o fundo pouco limpo;

++ quando os agregados são pequenos e o fundo turvo;

+ quando a suspensão do antígeno fica apenas grosseira.

Mas devem-se levar em conta diferenças relacionadas com a natureza do antígeno e do anticorpo. Os anticorpos IgM são mais favoráveis para os testes de aglutinação, devido ao seu maior tamanho e sua valência múltipla (ver o Cap. 7 e a Fig. 7.3).

Por outro lado, os antígenos polissacárides têm grande afinidade pelas IgM, enquanto os antígenos protéicos solúveis reagem melhor com IgG e se prestam mais para os testes de precipitação.

A titulação é feita de acordo com o procedimento seguinte:

a) diluir o soro do paciente, em série, dobrando cada vez a diluição ou decuplicando seu denominador;

b) juntar a cada diluição sempre o mesmo volume de antígeno;

c) incubar a 37°C, agitando a preparação de vez em quando;

d) observar o resultado, segundo alguns dos processos usuais: macroscopicamente, microscopicamente ou com aparelhos de medida.

Nas microtitulações, deve-se levar em conta o tempo útil para a leitura, porque o volume líquido sendo pequeno, o resultado pode ser influenciado pela evaporação.

Aglutinação Direta

Baseia-se na detecção de anticorpos específicos mediante emprego de antígenos conhecidos; ou na identificação de antígenos específicos por meio de sua reação com anticorpos conhecidos.

Como exemplos, podemos citar as provas para determinação dos grupos sangüíneos ABO e Rh, as reações de Widal, Weil-Felix, os testes de aglutinação para toxoplasmose e para tripanossomíase etc.

Os testes de floculação constituem variantes dos métodos de aglutinação, pois, devido à natureza química do antígeno, a reação antígeno-anticorpo provoca a formação de flóculos que permanecem em suspensão no meio.

Aglutinação Indireta

Um antígeno solúvel pode ser adsorvido na superfície de partículas neutras (de látex, p. ex.) e, então, ao reagir esse antígeno com os anticorpos específicos, provoca a aglutinação das partículas.

TESTE DE HEMAGLUTINAÇÃO PASSIVA

Quando as partículas usadas forem hemácias, com um antígeno adsorvido em sua superfície, fala-se de **hemaglutinação passiva** ou **hemaglutinação indireta**. As hemácias estão entre os melhores suportes de antígenos para os testes de aglutinação. Elas devem ser previamente tratadas (pelo ácido tânico, ou pelo ácido crômico, p. ex.) e depois misturadas com o antígeno solúvel, centrifugadas e lavadas para eliminar todo antígeno não adsorvido.

Em seguida procede-se como na aglutinação direta, fazendo reagir quantidades constantes dessas hemácias sensibilizadas com as diversas concentrações do soro imune.

TESTE DE AGLUTINAÇÃO DO LÁTEX

Partículas de látex são esferas de poliestireno que podem ser utilizadas como suporte na adsorção de proteínas solúveis ou antígenos polissacáridos, servindo de indicadores da reação antígeno-anticorpo.

O teste serve tanto para a pesquisa de antígenos como para a de anticorpos, sendo encontrado no comércio sistemas qualitativos e semiquantitativos para detecção de imunoglobulinas diversas.

Devido à grande variedade de antígenos que podem ligar-se às hemácias ou às partículas, a aplicação dos testes de aglutinação passiva é muito variada.

Novas tecnologias estão atualmente em desenvolvimento e devem aumentar consideravelmente a eficiência dos métodos de aglutinação.

MÉTODOS QUE UTILIZAM MARCADORES DA IMUNORREAÇÃO

O objetivo de toda reação sorológica é tornar evidente o processo de combinação do antígeno com o respectivo anticorpo. Nos métodos que vamos descrever agora, consegue-se isto marcando, de alguma forma, ora os antígenos ora os anticorpos.

O **marcador** é geralmente uma molécula ativa e dotada de propriedades que a tornem facilmente reconhecível, seja por produzir um efeito colorido ou uma fluorescência, seja por sua atividade radioativa, detectável mesmo quando se encontre em baixas concentrações. Ela deve ser ligada por covalência a um dos reagentes do imunoensaio, ou de alguma forma incorporada a eles sem interferir em suas características imunológicas.

Quanto maior a atividade do marcador, mais fácil será comprovar a formação do imunocomplexo, o que é essencial nos casos em que a reação imunológica é muito débil. Na literatura científica são referidos métodos imunológicos capazes de detectar antígenos na concentração de $10^{-17}M$, isto é, umas poucas moléculas de determinada substância. O número de métodos e técnicas que empregam marcadores da imunorreação aumentaram consideravelmente nos últimos anos.

Aqui nos ocuparemos apenas dos mais freqüentemente utilizados em parasitologia.

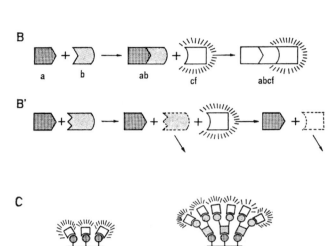

Fig. 65.5 Reação de imunofluorescência. *A*. Técnica direta: *a*, antígeno; *bf*, anticorpo fluorescente; *abf*, complexo antígeno-anticorpo marcado com fluorescência. *A'*. Na reação negativa o antígeno não adquire fluorescência. *B*. Técnica indireta: *b*, anticorpo específico (imunoglobulina); *cf*, antiimunoglobulina fluorescente; *abcf*, complexo onde a fluorescência se fixa ao antígeno através do anticorpo específico (cuja presença se quer demonstrar) e da antiimunoglobulina. *B'*. Reação negativa. *C*. Esquema mostrando por que a técnica indireta *(à direita)* dá fluorescência mais intensa que a direta *(à esquerda)*.

Imunofluorescência

Para tornar visível a formação de imunocomplexos, marcam-se os anticorpos com substâncias fluorescentes (**fluorocromos**), mediante ligação covalente que não interfere com as características imunológicas da molécula.

As principais dessas substâncias são o **isotiocianato de fluoresceína** e **rodamina B**.

O anticorpo a ser marcado deve ser uma preparação purificada de gamaglobulina, para aumentar a eficiência da coloração e evitar fluorescência não-específica (pois os fluorocromos marcam também as albuminas e as frações alfa e beta das globulinas).

A técnica tem como princípio básico: pôr em contato os anticorpos marcados e um antígeno figurado (o próprio parasito ou uma estrutura que contenha seu material antigênico); deixar incubar para tornar possível a reação; e, depois, lavar a preparação para que todo anticorpo fluorescente não fixado ao antígeno seja eliminado.

Se os anticorpos são específicos do antígeno considerado, eles se fixam sobre este e formam um complexo fluorescente (Fig. 65.5). Se não houver correspondência entre o antígeno e os anticorpos marcados, tais anticorpos não se poderão fixar e, no momento da lavagem, serão eliminados da preparação. Por conseguinte, não haverá fluorescência.

Vários métodos podem ser utilizados na prática, destacando-se os seguintes:

TÉCNICA DA IMUNOFLUORESCÊNCIA DIRETA

Exige ela que cada soro estudado seja conjugado ao fluorocromo, operação esta longa e delicada.

Seu emprego, no entanto, encontra largo campo de aplicação para a identificação de microrganismos e de antígenos mediante soros imunes específicos conjugados (Fig. 65.5, *A*). A técnica direta permite evidenciar, em uma mesma preparação, a presença simultânea de dois tipos diferentes de antígenos.

É o processo da dupla coloração, no qual cada imunossoro específico foi marcado com um fluorocromo diferente.

TÉCNICA DA IMUNOFLUORESCÊNCIA INDIRETA

É a mais usada, por amplificar o sinal luminoso e aumentar a sensibilidade. Pode ser usada na pesquisa de antígenos ou de anticorpos.

Para Pesquisa de Antígenos. Incubar o material em que se quer pesquisar o antígeno com o anticorpo específico (obtido em animal conhecido ou monoclonal) para a formação do complexo antígeno-anticorpo.

Após a lavagem, incubar a preparação com um conjugado de antiimunoglobulina (produzida em outra espécie de animal).

Lavar novamente para, em seguida, fazer o exame em **microscópio de fluorescência**.

A vantagem desta técnica é aumentar o número de sítios, através do anticorpo específico, onde o conjugado fluorescente possa ligar-se e portanto ampliar a fluorescência (Fig. 65.5, *B* e *C*).

Para Pesquisa de Anticorpos. Antígenos padronizados são fixados a lâminas de vidro. O soro problema é diluído, colocado sobre o antígeno e incubado para permitir a formação do imunocomplexo. Após lavagem, a preparação é incubada com o conjugado fluorescente. Se o soro contiver anticorpos específicos para o antígeno utilizado, formar-se-á o complexo antígeno-anticorpo que será posto em evidência, na segunda fase da prova, pela antiimunoglobulina fluorescente.

Sendo os anticorpos imunoglobulinas, o complexo ficará aumentado com um terceiro elemento, marcado (Fig. 65.5, *C*).

Qualquer que seja o sistema antigênico considerado, emprega-se sempre o mesmo conjugado fluorescente, que é a antiimunoglobulina.

Além dessa simplicidade de execução, o método indireto é mais sensível que o direto, provavelmente devido a que, no complexo formado com os três elementos (antígeno, imunoglobulina e antiimunoglobulina marcada), há maior número de pontos para a fixação de antiglobulinas fluorescentes.

Na imunofluorescência indireta, pode-se realizar a dupla coloração. Necessita-se, entretanto, de vários controles negativos.

Esta técnica é de uso pouco freqüente em rotina parasitológica e sua descrição detalhada pode ser encontrada em compêndios de imuno-histoquímica.

Antígenos e Conjugados. Parasitos que crescem em cultura (como tripanossomos, leishmânias, amebas etc.) ou que são mantidos em animais de laboratório (como toxoplasmas, esquistossomos, triquinela, filárias etc.), ou, ainda, procedentes de infecções naturais do homem ou dos animais (plasmódios, vários platelmintos ou nematelmintos), constituem os **antígenos** utilizados em imunofluorescência, quer como organismos isolados, quer como preparações histológicas dos tecidos parasitados.

Eles devem ser previamente fixados a lâminas de microscopia, seja como esfregaços e impressões de órgãos, seja como cortes histológicos (com congelação). As lâminas devem ser bem lavadas e desengorduradas.

Os antígenos devem ser fixados, recomendando-se especialmente a fixação em acetona, durante 10 minutos, à temperatura ambiente. A acetona, sendo um solvente de gordura, promove ao mesmo tempo a remoção dos lipídios, necessária à boa qualidade da prova.

Encontram-se no comércio antiglobulinas marcadas com isotiocianato de fluoresceína, sob a forma de liofilizados ou de soluções glicerinadas. Cada série de reações deve ser acompanhada de um testemunho positivo (soro sabidamente positivo), um testemunho negativo (soro normal) e um testemunho do conjugado (sem soro).

Este último destina-se a comprovar a ausência de uma fluorescência inespecífica que seria devida ao conjugado.

Utilizando-se diluições seriadas do soro é possível determinar o título de anticorpos. Os resultados são expressos pelas taxas de maior diluição do soro em que ainda se observa fluorescência específica.

Método de ELISA

O nome do método, ELISA, é uma sigla derivada da expressão inglesa *Enzyme-Linked Immuno Sorbent Assay* (que alguns autores traduzem por enzimaimunoensaio) e se refere ao fato de ser o marcador da reação imunológica uma molécula de **enzima**, ligada seja ao antígeno, seja ao anticorpo, mas capaz de tornar visível diretamente a formação do **complexo imune** por proporcionar, na segunda fase do processo, uma reação colorida que indica se o teste foi positivo ou negativo.

O teste dá resultados objetivos, extremamente sensíveis, e é adaptável tanto ao simples exame visual como a diversos sistemas de detecção fotométrica, com substratos coloridos, fluorescentes ou luminescentes. Porém, tem como vantagens incontestáveis a simplicidade da leitura visual ou do emprego de espectrofotômetros simples, a estabilidade e a ausência de riscos para a saúde com os materiais empregados, além do baixo custo e da possibilidade de seu uso no campo.

O método de ELISA tende a substituir outras técnicas, como a reação de fixação do complemento, a hemaglutinação e a imunofluorescência.

FUNDAMENTOS DA TÉCNICA

Detecção de Anticorpo. O antígeno é adsorvido a um suporte sólido (geralmente, placa de poliestireno ou polipropileno) e o soro problema é aí incubado. Lava-se, em seguida, para eliminar o excesso de elementos do soro que não tenham reagido com o antígeno (Fig. 65.6).

Na operação seguinte, a antiglobulina (anti-humana, se for o caso de um paciente) ligada à enzima (uma peroxidase ou fosfatase, por exemplo) é incubada no mesmo lugar da placa. Se, na primeira fase do teste, houve formação de imunocomplexo, a antiglobulina será fixada a ele e aí permanecerá depois de nova lavagem do suporte. Basta agora adicionar o substrato da enzima para que se produza sua hidrólise e o fenômeno visível apareça (mudança de cor, por exemplo), indicando um resultado positivo para a pesquisa de anticorpos específicos no soro do paciente.

Detecção de Antígeno. Neste caso, o anticorpo é adsorvido ao suporte e depois lavado, para remover o excesso (Fig. 65.7). A solução problema onde deverá encontrar-se o antígeno é colocada e incubada. Segue-se nova lavagem.

Adiciona-se o soro contendo anticorpo específico ligado à enzima e incuba-se. Lava-se. Ao juntar-se agora o substrato, a reação positiva se manifestará, caso haja antígeno na solução problema.

MATERIAIS E PROCEDIMENTOS

As placas de plástico (de poliestireno ou polipropileno), com escavações, constituem o suporte mais recomendável, por per-

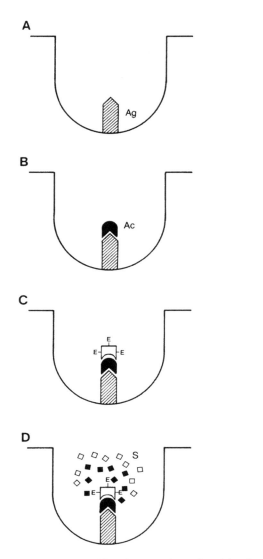

Fig. 65.6 Representação esquemática do mecanismo de evidenciação de um anticorpo, pelo método de ELISA. *A.* O antígeno *Ag* é adsorvido ao suporte (tubo ou placa de polipropileno); lavar. *B.* Ao juntar-se o soro, qualquer anticorpo específico *Ac* nele existente fixar-se-á ao antígeno; lavar novamente. *C.* Juntar a antiglobulina ligada à enzima *E*, que se ligará ao anticorpo; lavar. *D.* Juntar o substrato (*S*) para tornar a reação visível.

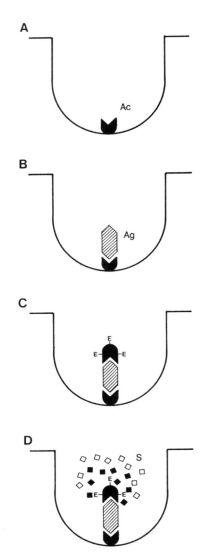

Fig. 65.7 Representação esquemática do mecanismo de evidenciação de um antígeno, pelo método de ELISA. *A.* O anticorpo *Ac* é adsorvido ao suporte (tubo ou placa de polipropileno); lavar. *B.* Ao juntar-se o soro, qualquer antígeno específico aí existente *Ag* fixar-se-á ao anticorpo; lavar novamente. *C.* Juntar o anticorpo ligado à enzima *E,* que se fixará ao antígeno; lavar. *D.* Juntar o substrato para tornar a reação visível.

mitirem a realização simultânea de grande número de reações, e portanto seu uso em trabalhos epidemiológicos de campo. Nessas condições, as quantidades de reagentes necessárias são pequenas e o custo do teste muito baixo.

Quando se usam materiais antigênicos brutos ou impuros, a forma de determinar a quantidade correta de imunógeno a ser adsorvido às placas deve ser a de fazer titulações prévias, que mostrarão quais as diluições adequadas para melhor discriminar entre uma reação positiva e outra negativa. Quando se dispõe de antígenos puros, pode-se determinar quantitativamente o ótimo a ser utilizado no teste.

Para cada sistema imunológico, há que buscar experimentalmente a temperatura e o tempo de incubação mais favoráveis para a sensibilização das placas e para a realização das reações. O processo de lavagem das placas merece grande atenção e uniformidade.

Os conjugados podem ser feitos com várias enzimas, das quais as mais utilizadas são a fosfatase alcalina (cujos substratos hidrolisados produzem coloração amarela-brilhante), ou com peroxidase (que produz coloração marrom, quando revelada pela ortofenilenoldiamina, e é mais econômica).

A precisão destes testes imunoenzimáticos depende de uma padronização adequada, utilizando-se preparações de referência. Nos testes para anticorpos, é indispensável usar uma amostra com alto título de anticorpos. Um soro de referência negativo deve ser também incluído na prova.

A padronização dos antígenos é mais difícil, a menos que se conte com produtos purificados.

Os resultados são lidos diretamente ou com espectrofotômetro.

Execução do Teste de ELISA em Placas de Micro-hemaglutinação. Para pesquisar anticorpos no soro de um paciente ou de um animal infectado, proceder como segue:

1. Sensibilizar as cavidades da placa de plástico, com 0,3 ml de antígeno dissolvido na solução-tampão de revestimento (ver adiante: fórmula 1), à temperatura de 4°C, durante uma noite.

2. Lavar cuidadosamente com uma solução salina de tampão fosfato-Tween 20 (fórmula 2), durante 3 minutos. Repetir a operação três vezes e secar a placa agitando-a ao ar.

3. Adicionar 0,3 ml do soro problema diluído na solução-tampão (fórmula 2) e incubar por 2 horas em temperatura ambiente.

4. Lavar como no item 2.

5. Adicionar 0,3 ml de antiglobulina conjugada com enzima, diluída na solução-tampão (fórmula 2), e incubar por 3 horas em temperatura ambiente.

6. Lavar como no item 2.

7. Adicionar 0,3 ml da solução com o substrato da enzima (ver adiante: **substratos**).

8. Após 30 minutos ou 1 hora, interromper a reação mediante a adição de 0,05 ml de NaOH 3 mol/litro.

9. Ler a adsorbância do conteúdo de cada cavidade em um espectrofotômetro, a 449 nm para os substratos da peroxidase ou a 400 nm para os substratos da fosfatase alcalina.

Soluções e Reagentes. As fórmulas antes referidas têm as seguintes composições:

Fórmula 1 (solução-tampão de revestimento, pH 9,6):
Na_2CO_3 .... 1,59 g
$NaHCO_3$ .... 2,93 g
NaN_3 .... 0,20 g
Água destilada q.s.p. .... 1.000 ml

Fórmula 2 (solução-tampão de salina com fosfato e Tween 20):
NaCl .... 8,0 g
KH_2PO_4 .... 0,2 g
$Na_2HPO_4 \cdot 12H_2O$ .... 2,9 g
KCl .... 0,2 g
Tween .... 0,5 ml
NaN_3 .... 0,2 g
Água destilada q.s.p. .... 1.000 ml

Substratos para as reações do teste de ELISA:

A) Quando o conjugado é uma **peroxidase**, preparar: 8 mg de ácido 5-aminossalicílico dissolvido em 10 ml de água destilada quente. Resfriar a solução e estocá-la a 4°C.

Imediatamente antes de usá-la, aquecer a solução até a temperatura ambiente e juntar uma solução de NaOH 1 mol/litro para que tenha pH igual a 6,0.

A **solução substrato** será feita misturando-se 1 ml de peróxido de hidrogênio (H_2O_2) a 0,05% com 10 ml da solução de ácido aminossalicílico. Este substrato deve ser usado imediatamente. Não esquecer que o ácido 5-aminossalicílico é cancerígeno.

B) Quando o conjugado for a **fosfatase alcalina**, utiliza-se como substrato o 4-nitrofenil-fosfato em uma solução-tampão dietanolamina, preparada como segue:

Dietanolamina .... 97 ml
H_2O .... 800 ml
NaN_3 .... 0,2 g

Juntar uma solução de HCl 1 mol/litro para que tenha pH igual a 9,8. Completar o volume, com água destilada, para 1.000 ml.

No momento de usar, um comprimido de 5 mg do 4-nitrofenil-fosfato (que deve ser conservado na obscuridade, em temperatura de –20°C) será aquecido até a temperatura ambiente e dissolvido em 5 ml da solução-tampão a 10% de dietanolamina.

Radioimunoensaio

É uma técnica objetiva, altamente sensível e, dependendo da qualidade dos antígenos, muito específica para estimar-se quantitativamente a presença de determinados constituintes orgânicos, células ou moléculas.

Antígenos marcados com isótopos radioativos competem pelos sítios de ligação, em um substrato, com antígenos homólogos não-marcados. A quantidade de antígenos marcados que consegue fixar-se é inversamente proporcional à quantidade de antígenos homólogos não-marcados aí presentes. Por outro lado, a quantidade de antígenos marcados livres é proporcional à de antígenos homólogos não-marcados existentes na amostra.

Se em diferentes tubos de ensaio quantidades constantes de anti-soro forem misturadas em quantidades também constantes de antígeno marcado com radioisótopos, podemos separar, depois de um tempo de incubação suficiente, a fração ligada aos sítios receptores dos anticorpos e a fração livre. A fração ligada aos anticorpos pode ser precipitada com soro antigamaglobulina e medida com grande precisão, em função de sua radioatividade. Esses valores, determinados em tubos problemas, podem ser comparados com os dos tubos testemunhos positivos e os de pacientes normais.

Em parasitologia, os radioimunoensaios não têm encontrado muita aplicação, pelo equipamento laboratorial e cuidados que exigem, pelas dificuldades de preparação dos antígenos marcados, pela vida curta dos materiais radioativos e pelo elevado custo dos testes. Assim, eles pouco se prestam para os trabalhos de campo e para os diagnósticos de massa.

O mesmo se poderia dizer das técnicas mais modernas, baseadas na espectroscopia de **ressonância magnética**, que utilizam como marcadores a presença de moléculas com elétrons não-emparelhados. Os elétrons não-emparelhados são de ocorrência relativamente rara. Por isso, um antígeno ou hapteno pode ser marcado com um radical nitróxido (marcador com *spin*). Quando o complexo antígeno-radical está em estado livre, pode ser detectado por seu comportamento particular em um campo magnético. Mas quando ligado ao anticorpo, o radical nitróxido não é identificável.

OUTROS MÉTODOS

As membranas de nitrocelulose adsorvem bem as proteínas, sendo úteis para diagnósticos sorológicos qualitativos quando o volume da amostra é muito pequeno (< 1 ml) ou com antígenos solubilizados em detergentes iônicos.

Isso permite que as membranas de nitrocelulose sejam utilizadas como a fase sólida onde as proteínas possam ser aplicadas diretamente ("*Immuno-dot*") ou transferidas eletroforeticamente de géis ("*Western-blotting*") para sua identificação.

A identificação imunológica das frações, separadas por eletroforese ou cromatografia ou transferidas para as tiras de nitrocelulose, é feita imergindo estas na solução contendo os anticorpos específicos para as frações. Os anticorpos ligam-se aos antígenos correspondentes imobilizados, sendo a reação visualizada, em seguida, tratando-se a preparação com uma antiglobulina conjugada a uma enzima, capaz de produzir reação colorida quando se lhe adiciona um substrato adequado.

Método do "immuno-blot" ou "dot-ELISA". Utiliza uma tira de nitrocelulose em que os anticorpos (ou os antígenos de quaisquer tipos) foram fixados ("*dipstick*"). Em contato com uma solução do soro problema (ou de sangue lisado, urina, fezes diluídas etc.), haverá captura dos antígenos (ou, então, dos anticorpos) correspondentes.

Depois de incubação por certo tempo e lavagem, é adicionado o conjugado enzimático para revelação (contendo geralmente uma peroxidase ou fosfatase). Nova lavagem para eliminar o que não foi fixado, e fornecimento do substrato cromogênico, que indicará se o teste foi positivo ou negativo.

Para a malária, encontra-se no comércio um *kit* denominado "Parasight F" que diagnostica qualquer malária e a malária por *P. falciparum*, em bandas diferentes (ver o Cap. 16, item: *Diagnóstico imunológico* e a Fig. 16.5).

Reação de Sabin-Feldman para Toxoplasmose

Esta prova fundamenta-se na perda da colorabilidade dos toxoplasmas vivos pelo azul-de-metileno, quando os parasitos são previamente incubados com um soro imune.

Os materiais necessários para ela compreendem:
- solução alcalina de azul-de-metileno (corante);
- suspensão de toxoplasmas vivos;
- soro de indivíduo com reação negativa (fator acessório);
- soro testemunha de um caso positivo;
- soro do paciente suspeito (soro problema).

Corante. Prepara-se na hora de usar, misturando-se uma solução alcoólica concentrada do azul-de-metileno (que pode ser estocada) com uma solução-tampão de pH 11. Eis aqui as fórmulas para tais soluções:

a) Azul-de-metileno...................................... 1,0 g
    Álcool absoluto .... 65,0 ml
b) Solução-tampão de pH 11:
    Carbonato de sódio, a 0,53%.............................. 9,75 ml
    Borato de sódio, a 1,91%..................... 0,25 ml

Tanto a solução de carbonato como a de borato podem ser mantidas em estoque, mas devem ser misturadas na ocasião de preparar a reação. Em seguida faz-se a diluição do corante:

c) Solução alcoólica de azul-de-metileno................ 0,3 ml
    Solução-tampão de pH 11 .... 1,0 ml

Suspensão de Toxoplasmas. Camundongos novos (com cerca de 20 gramas de peso) e infectados por via intraperitoneal, dois dias antes, apresentam exsudato peritoneal rico em toxoplasmas vivos. Por volta do terceiro ou quarto dia, os animais começam a apresentar anticorpos que interferem na reação, razão pela qual já não podem mais servir para o teste.

Entretanto, para a manutenção da cepa de toxoplasmas no laboratório, o repique pode ser feito cada 3 ou 4 dias, injetando-se nos camundongos novos (sempre por via intraperitoneal) o exsudato inflamatório ou um lavado do peritônio de animais parasitados.

Para a prova, sacrificar o camundongo infectado, abrir o abdome e retirar o exsudato, após lavar a cavidade com 2 ou 3 ml de solução de citrato de sódio a 3,8%. Examinar uma gota do material ao microscópio para comprovar sua riqueza em parasitos (ao menos 20 toxoplasmas extracelulares por campo, com aumento de 300 vezes).

O máximo cuidado deve ser tomado durante a obtenção e a preparação dos toxoplasmas, dada a alta infectividade e os sérios riscos de uma infecção em tais circunstâncias (muitos pesquisadores e técnicos de laboratório já se contaminaram dessa forma).

Dissecar o camundongo sobre uma toalha de papel absorvente, usar luvas e máscara, seringas ou pipetas de segurança (jamais aspirar com a boca).

Fator Acessório. É encontrado no soro de todos os indivíduos, sendo da mesma natureza que o complemento. Na reação ele será incluído sob a forma de soro (não-inativado) procedente de uma pessoa jovem que nunca tenha sofrido infecção por *Toxoplasma*, isto é, com reação de Sabin-Feldman negativa. Este soro pode ser estocado a –20°C ou a –30°C, em pequenos volumes, para serem descongelados na medida das necessidades.

Técnica da Reação de Sabin-Feldman. Seguir as etapas abaixo indicadas:

1. Inativar o soro do paciente suspeito a 56°C, durante 30 minutos, em banho-maria.

2. Fazer, em tubos de hemólise, as diluições do soro (ou dos soros problemas) a examinar, bem como a do soro testemunha positivo que será tratado como um soro problema. Proceder como se indica na Fig. 65.8, para obter diluições iguais a 1/16, 1/64, 1/256, 1/1.024 e 1/4.096.

3. Sacrificar um camundongo com infecção de dois dias e retirar o exsudato peritoneal, como foi dito anteriormente (ver o item *Suspensão de toxoplasmas*), cuidando de não provocar hemorragias.

4. Misturar imediatamente o exsudato com o soro humano normal (contendo o fator acessório), na proporção de um para cinco.

5. Distribuir a mistura, colocando 0,1 ml em cada um dos tubos da reação, isto é, nas diferentes diluições dos soros suspeitos (numerados de 1 a 5, como na Fig. 65.8) e do soro testemunha positivo (tratado da mesma forma), bem como em um tubo contendo apenas 0,1 ml de solução salina fisiológica. Este constitui o testemunha do fator acessório.

6. Agitar os tubos para misturar bem e incubar em banho-maria a 37°C, durante uma hora.

7. Retirar os tubos do banho-maria e adicionar, a cada um, 0,02 ml da solução alcalina de azul-de-metileno.

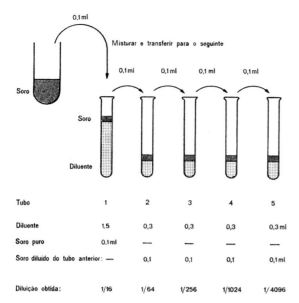

Fig. 65.8 Técnica de diluição dos soros para a reação de Sabin-Feldman (ver o texto).

8. Esperar alguns minutos e proceder ao exame microscópico de cada tubo, sucessivamente, da maneira como segue.

9. Colocar uma gota do conteúdo de um tubo entre lâmina e lamínula.

Examinar ao microscópio, com aumento aproximado de 400×.

10. Registrar o número de toxoplasmas extracelulares que se apresentam corados em azul e o número dos que permaneceram incolores. Consideram-se corados os que têm o citoplasma azul e não apenas o núcleo. Observa-se que geralmente a forma dos corados está alterada, mostrando-se largos e fusiformes. Os não-corados permanecem finos e encurvados, com aspecto hialino, como uma célula vazia de citoplasma, mas podendo exibir um núcleo corado.

11. Examinar primeiro o tubo testemunha do **fator acessório**, que não deve apresentar mais de 5% de toxoplasmas extracelulares descorados (no máximo 10%); depois, o tubo testemunha positivo, que deve dar o resultado esperado (título previamente conhecido, geralmente 1/64 ou 1/256), mostrando que a reação se desenvolve dentro das condições necessárias para a leitura dos resultados.

12. Examinar, em seguida, os demais tubos, começando sempre pelas diluições mais baixas. São consideradas positivas as diluições nas quais 50% ou mais dos toxoplasmas extracelulares se apresentem descorados. Os parasitos intracelulares não são tomados em consideração por não terem tido contato com o soro do paciente.

O **título da reação** será aquele da diluição mais alta do soro em que o teste for positivo.

Para se estabelecer a proporção de formas descoradas, é necessário examinar 50 a 100 toxoplasmas extracelulares, se a relação entre corados e descorados estiver longe da unidade. Quando houver aproximadamente 50% de cada, convém examinar 200 organismos, pelo menos.

66

Métodos de Estudos dos Helmintos, Moluscos e Insetos

TÉCNICAS HELMINTOLÓGICAS
   Fixação e coloração de helmintos
      Soluções fixadoras
      Coloração de platelmintos pelo carmim
      Coloração de nematelmintos pelo carmim
TÉCNICAS PARA ESQUISTOSSOMÍASE EXPERIMENTAL
   Eclosão e concentração de miracídios
   Infecção de moluscos
   Obtenção de cercárias e infecção de mamíferos
   Recuperação de vermes adultos
TÉCNICAS MALACOLÓGICAS
   Coleta e preservação de moluscos
      Coleta de moluscos no campo
      Preservação de moluscos
      Criação em aquários e hibridação
   Dissecção de moluscos
TÉCNICAS ENTOMOLÓGICAS
   Captura, conservação e exame de insetos adultos
      Captura manual
      Captura com aspersão e lençóis
      Captura com isca humana ou animal
      Captura com armadilhas
   Preservação de insetos
   Identificação da espécie de mosquito
   Dissecção dos mosquitos
      Técnica para exame do estômago
      Técnica para exame das glândulas salivares
      Técnica para exame dos ovários
   Teste de resistência aos inseticidas

TÉCNICAS HELMINTOLÓGICAS

Fixação e Coloração de Helmintos

SOLUÇÕES FIXADORAS

Além do álcool a 70 ou a 80%, as preparações seguintes são recomendadas para fixar ou conservar amostras de fezes com parasitos, ou os parasitos isolados.

1. **Líquido de Railliet & Henry:**
   Formol a 40% .... 10 ml
   Ácido acético glacial .... 4 ml
   Solução fisiológica .... 186 ml

2. **Lactofenol de Amann:**
   Fenol, P.A. .... 1 volume
   Ácido lático .... 1 volume
   Glicerina .... 2 volumes
   Água destilada .... 1 volume

3. **Líquido de Bouin:**
   Ácido pícrico (sol. aquosa saturada) .... 150 ml
   Formol a 40% .... 50 ml
   Ácido acético glacial .... 10 ml

As fezes, depois de submetidas a processos de enriquecimento para ovos e cistos, são conservadas pela mistura em partes iguais com o fixador, seja ele o líquido de Railliet & Henry ou o lactofenol.

Lâminas permanentes para o ensino ou outros fins são preparadas com esse material, colocado entre lâmina e lamínula, e protegido da evaporação pela selagem das bordas com a cera de Noyer, cuja fórmula é:

Lanolina anidra .... 20 g
Colofônia .... 80 g

Para a montagem de trematódeos e cestóides, deve-se proceder, antes da fixação, à sua distensão por compressão entre duas lâminas de microscopia (para os exemplares pequenos) ou entre grossas placas de vidro (por exemplo, duas peças de 15 × 6 × 0,4 cm, unidas por dois parafusos com torniquetes) para os exemplares grandes e espessos, como as tênias.

Os cestóides necessitam de uma clarificação preliminar, em ácido acético, durante 5 minutos ou mais, para dissolução das granulações de calcário que lhes dão o aspecto leitoso. Lavá-los bem em solução fisiológica antes de começar a coloração.

COLORAÇÃO DE PLATELMINTOS PELO CARMIM

A solução corante a empregar tem a composição seguinte:

Carmim .... 1,0 g
Alúmen de potássio .... 5,0 g
Timol .... 0,3 g
Água destilada ....100,0 ml

1. Mergulhar os vermes no corante pelo tempo requerido para uma boa impregnação e variável com a espessura do material.
2. Retirar o excesso de corante, lavando-os durante alguns minutos.
3. Diferenciá-los no álcool clorídrico (isto é, mistura de 0,5 ml de HCl em 100 ml de álcool etílico a 70%).
4. Desidratá-los no álcool a 70%, durante 10 a 30 minutos.
5. No álcool a 90%, durante 10 a 30 minutos.
6. No álcool absoluto, durante 10 a 15 minutos.
7. No creosoto da faia, cerca de 12 horas, para clarificar e, também, para guardar por tempo indeterminado, em frasco bem fechado. Em lugar do creosoto, alguns autores recomendam o xilol, o terpinol ou outros produtos.
8. Montar em bálsamo ou resina sintética.

COLORAÇÃO DE NEMATELMINTOS PELO CARMIM

O corante empregado é o carmim acético: solução saturada de carmim em ácido acético a 50%, dissolvido a quente, em banho-maria. Filtrar. Para fazer a coloração:

1. Deixar os nematóides na solução corante 1 a 3 horas; ou mais, se necessário.
2 a 6. Mesmas operações indicadas anteriormente para os platelmintos.
7. Sobre uma lamínula, deixar cair uma gota de álcool absoluto e aí depositar o espécime de nematóide. Aspirar o excesso de álcool com papel de filtro e recobrir imediatamente com celoidina a 5%. Aguardar um minuto.
8. Mergulhar a preparação em álcool absoluto, por 3 minutos.
9. Aspirar o excesso de álcool.
10. Mergulhar a preparação no creosoto de faia, 20 minutos.
11. Montar em bálsamo.

TÉCNICAS PARA ESQUISTOSSOMÍASE EXPERIMENTAL

Eclosão e Concentração de Miracídios

Os miracídios de *Schistosoma* podem ser obtidos praticamente de dois tipos de fontes:

a) dos excretas de pacientes e de vertebrados hospedeiros (fezes, nos casos de *S. mansoni, S. intercalatum, S. japonicum* etc.; ou urina, no caso de *S. haematobium* etc.);
b) dos tecidos parasitados de animais de laboratório, infectados experimentalmente.

No primeiro caso, utiliza-se a mesma técnica empregada para o diagnóstico da esquistossomíase por eclosão miracidiana (ver o Cap. 63), mas para a produção abundante de miracídios, utilizar um grande volume de fezes, que será desfeito e lavado duas ou três vezes com água fria, sedimentado a cada vez, e finalmente colocado em um frasco de Kitassato grande, com água limpa até o nível da saída do tubo lateral.

Emendar a esse tubo do frasco um outro tubo horizontal, que o prolongue, de tal forma que se possa colocar o Kitassato dentro de uma caixa escura e deixar sair para a luz um segmento do tubo horizontal. Este será iluminado e aí se concentrarão os miracídios, dentro de alguns minutos ou de umas poucas horas, pois alguns ovos demoram para eclodir.

Quando se parte de órgãos de animais infectados (fígados ou intestinos, por exemplo), triturá-los ou raspá-los para que os tecidos se desfaçam, lavá-los com salina ou água fria, sedimentar ou centrifugar, ressuspender o sedimento em água e proceder como foi indicado antes.

Aqui, também, a hipotonicidade do meio e a temperatura ambiente são fatores importantes.

Infecção de Moluscos

Os moluscos a infectar devem ser colocados em recipientes pequenos (placas de Petri de pequeno diâmetro ou frascos de Borrel), com volume de água também pequeno, para aumentar a probabilidade do encontro miracídio-molusco.

Como a capacidade de penetração dos miracídios é máxima nas primeiras horas e cai rapidamente depois de umas oito horas de haver eclodido, recomenda-se usar sempre material bastante fresco.

O número de miracídios a utilizar por moluscos vai depender da suscetibilidade deste à estirpe de *Schistosoma* que se está ensaiando. *Biomphalaria glabrata* é muito mais fácil de infectar que *B. tenagophila*, e esta, mais fácil que *B. straminea*, para estirpes de *S. mansoni* originárias da mesma área endêmica que o vetor. No entanto, pode ser resistente ou pouco suscetível para *S. mansoni* de procedência distinta. Uma suscetibilidade baixa pode ser compensada em parte pela exposição a um grande número de miracídios: dezenas ou centenas.

Quando se quer obter cercárias de um só sexo, coloca-se um único miracídio frente a um só molusco, pois o sexo do parasito já está determinado no ovo. O reconhecimento do sexo será feito *a posteriori*, quando animais de laboratório (camundongos, por exemplo) forem infectados com as cercárias descendentes daquele miracídio e os vermes adultos forem recuperados.

Obtenção de Cercárias e Infecção de Mamíferos

As *Biomphalaria* parasitadas por *S. mansoni* começam a eliminar cercárias depois de três ou quatro semanas, dependendo da temperatura ambiente, e com um ritmo circadiano, conforme foi explicado no Cap. 32. A produção é irregular, mas pode prolongar-se por toda a vida do molusco.

Os moluscos do gênero *Bulinus* liberam cercárias cinco a seis semanas depois de infectados com *S. haematobium*, também de forma irregular (em torno de umas 500 por dia), segundo vimos no Cap. 34.

A saída das cercárias costuma iniciar-se quatro horas depois da exposição à luz (do dia ou artificial) e cessar umas seis horas mais tarde. Segundo alguns autores, o calor influi no processo; mas, segundo outros, não.

Preparação das Cercárias. Colocar os moluscos parasitados, isolados ou em grupos, em recipientes com pequeno volume de água (frascos de Borrel, por exemplo). Expô-los à luz de uma lâmpada, ou ao sol, desde muito cedo. Aguardar até que se obtenha uma grande quantidade de cercárias.

Remover cuidadosamente os moluscos e, depois, com uma pipeta provida de pêra, aspirar a água com cercárias, transferindo-a para um recipiente limpo.

Se houver necessidade de concentrar as cercárias, colocar a suspensão em um funil de Buchner, para filtração sob vácuo, até a densidade de larvas desejada. Passá-las depois para um frasco onde se possa homogeneizar a suspensão e tomar uma alíquota para contagem do número de cercárias por unidade de volume.

Infecção Experimental. A infecção dos animais de laboratório pode ser feita por diferentes vias:

a) **Via percutânea.** Que imita, em certa medida, as condições de infecção natural e costuma dar o maior rendimento por ocasião da recuperação de vermes adultos.

Os animais devem ser anestesiados e imobilizados; a pele raspada em certa extensão e sobre ela depositada, gota a gota, a quantidade de suspensão cercariana equivalente ao número de larvas que se queira que penetrem (carga infectante). Geralmente a área escolhida é a superfície ventral do abdome.

A penetração é facilitada se feita sob uma lâmpada que ajude a secar o líquido rapidamente.

Para a infecção em massa de camundongos ou de ratos, é possível anestesiá-los e fixá-los de dorso sobre uma mesa de trabalho, de modo que as caudas possam ficar mergulhadas em tubos de ensaio contendo as suspensões cercarianas.

A estimação do número de cercárias que havia em cada tubo e a contagem do número de cercárias que não penetraram (juntar algumas gotas de Lugol para matá-las e corá-las, no fim do experimento) permite saber aproximadamente qual foi a carga infectante efetiva.

Outra forma simples de proceder, mas que não permite quantificar a carga infectante, consiste em colocar o líquido com cercárias no fundo de um cristalizador e aí introduzir os animais, para que fiquem durante algum tempo em contato com a água. Cobrir o cristalizador para conter os animais e para proteger-se contra os respingos dessa água cheia de cercárias.

b) **Via subcutânea.** Injetar subcutaneamente, com seringa hipodérmica, um volume determinado da suspensão cercariana, cuja densidade parasitária havia sido previamente estimada.

c) **Via intraperitoneal.** É menos usada que as outras, pois afasta-se mais das condições naturais da parasitose.

Obtenção de Esquistossômulos. Para trabalhos imunológicos e outras finalidades, é por vezes necessário obter **esquistossômulos** vivos no laboratório. As técnicas utilizadas para transformar cercárias em esquistossômulos, *in vitro*, estão no Cap. 32.

Recuperação de Vermes Adultos

Habitualmente, os vermes adultos de *S. mansoni* são extraídos do sistema porta, tanto intra- como extra-hepático, depois de decorrido um mês ou mais da infecção experimental dos animais de laboratório. Recomenda-se:

1. Sacrificar o animal, previamente heparinizado.
2. Colocar ligaduras duplas na veia cava inferior, acima e abaixo do fígado, bem como na veia porta.
3. Ligar o esôfago abaixo do diafragma.
4. Cortar entre as ligaduras duplas e remover o fígado.
5. Ligar a aorta torácica, abaixo da croça, e a aorta abdominal mais a veia cava inferior, logo acima das ilíacas.
6. Colocar ligadura dupla no reto, incluindo os vasos menores das proximidades.
7. Cortar a aorta torácica acima da ligadura, juntamente com a coluna vertebral; seccionar o reto entre as ligaduras e destacá-lo até a altura das ilíacas. Cortar a aorta abdominal e a cava juntamente com o plano ósseo.
8. Retirar os órgãos situados entre os dois planos ósseos seccionados, separando-os cuidadosamente da pele do animal.
9. Lavar a preparação e colocá-la em uma cuba contendo solução fisiológica, para que as alças intestinais flutuem livremente.
10. Perfundir o mesentério, injetando-lhe a solução fisiológica através da aorta e recolhendo os vermes pela veia porta seccionada, da qual se tenha retirado a ligadura.
11. O fígado deve ser perfundido à parte, injetando-se a solução fisiológica pela cava inferior, acima das supra-renais, e recolhendo os esquistossomos que saem pela veia porta.

TÉCNICAS MALACOLÓGICAS

Coleta e Preservação de Moluscos

COLETA DE MOLUSCOS NO CAMPO

Pode ter duas finalidades: a) o simples registro da presença de moluscos transmissores de esquistossomíase ou outras parasitoses, em dado lugar, e a identificação das espécies coletadas; b) a tomada quantitativa das amostras, para calcular a densidade malacológica local e sua evolução no tempo, inclusive após medidas de controle.

No primeiro caso, usam-se indiferentemente redes, peneiras ou escumadeiras com pequenos orifícios, para raspar o fundo das coleções hídricas, o lodo ou a vegetação aquática.

Os capturadores devem usar botas impermeáveis e luvas, evitando todo contato com águas que possam conter cercárias.

Como a distribuição dos moluscos é geralmente de tipo agregativo, pois formam colônias nos pontos mais favoráveis de seu hábitat, e podem ser escassos nas áreas intermediárias, deve-se prestar atenção para isso e prolongar as pesquisas quando não se encontrem logo as espécies de interesse.

Na ausência de moluscos vivos, devem-se coletar as conchas vazias, encontradas nas margens ou no fundo, que indicam ter havido anteriormente animais vivos das mesmas espécies, agora ausentes, ou porque a estação do ano é desfavorável, ou porque foram destruídos por fenômenos naturais (seca, por exemplo), poluição ambiental ou medidas de controle aplicadas no local.

Amostragem Quantitativa. Neste caso o equipamento de captura deve ser selecionado, dentre as várias opções possíveis, e padronizado.

Também devem ser padronizados o modo de aplicá-los na operação de captura e o número de vezes que isso será feito em cada lugar (número de conchadas por metro quadrado, ou número de conchadas por posto de observação etc.), sendo os resultados referidos aos mapas especialmente preparados (reconhecimento geográfico da área) e anotados em cadernos (data, local, média de moluscos por conchada etc.), junto com outros fatos de observação, constantes das fichas epidemiológicas. Alguns autores sugerem registrar o número de moluscos coletados durante 15, 20 ou 30 minutos de trabalho. Convém que sempre o mesmo indivíduo faça as medidas de densidade em determinado local.

As grandes variações das populações malacológicas, devidas não só à sua distribuição topográfica irregular, como a inúmeros fatores ambientais (temperatura, chuvas, correnteza, volume de água do criadouro, nível, avanço ou recuo das margens, vegetação etc.), fazem com que se deva tomar grande número de amostras, para contar com dados úteis nos estudos epidemiológicos de campo.

Em alguns lugares, o uso de iscas para captura de moluscos tem proporcionado resultados mais seguros e reprodutíveis, pois são coletados apenas aqueles moluscos que se encontrem sobre as iscas, e de todos os tamanhos (inclusive ovos). Com isso evita-se também a interferência do comportamento do capturador, que mesmo inconscientemente pode ser tendencioso. Iscas feitas com folhas de bananeira, com folhas de dendezeiro ou de tamareira deram bons resultados, em vários países da África, para captura de *Bulinus*.

Transporte de Moluscos. Os exemplares coletados devem ser guardados em caixas (preferencialmente de plástico) com o fundo revestido com folhas de papel-higiênico umedecidas, e os moluscos acomodados em camadas sucessivas separadas entre si por outras folhas de papel-higiênico umedecidas, de modo a manter um ambiente sempre úmido porém sem acumulação de água.

A presença desta facilitaria o acúmulo de detritos, a fermentação e a morte dos moluscos.

Assim acondicionados, eles podem ser remetidos pelo correio e viajar muitos dias sem inconvenientes.

Exame dos Moluscos no Laboratório. Os moluscos coletados no campo devem ser identificados (ver adiante) e examinados para se verificar se estão infectados ou não. A infecção pode ser comprovada seja pela eliminação de cercárias, quando os moluscos são expostos à luz, seja pelo esmagamento (entre duas lâminas de vidro espessas, por exemplo) e exame da hemolinfa onde estarão nadando as cercárias. Se a infecção encontrar-se ainda na fase de esporocistos, a dissecção permitirá encontrá-los e reconhecê-los.

PRESERVAÇÃO DE MOLUSCOS

Espécimes que se destinam à dissecção para identificação específica ou outros fins podem ser fixados e conservados em líquido de Bouin.

Mas, para evitar que as partes moles fiquem retraídas, a técnica recomendada é proceder à prévia anestesia do animal, que ficará imobilizado em extensão, fora da concha, antes de ser colocado no fixador. Para isso, colocar os moluscos em frasco com pequeno volume de água e deixar cair sobre a superfície líquida uns poucos cristais de mentol, ou algumas gotas da solução saturada de mentol em álcool a 95% (ou nembutal, ou hidrato de cloral etc.).

Manter os animais em local tranqüilo e fresco durante algumas horas (6 ou mais horas, em função do número, tamanho e volume de água), ao fim das quais eles serão insensíveis a estímulos tão fortes como o fixador.

A solução fixadora pode ser a de Railliet & Henry, ou o formol a 5%, durante um dia. Conservá-los depois no álcool a 70%.

CRIAÇÃO EM AQUÁRIOS E HIBRIDAÇÃO

Nos laboratórios, os moluscos planorbídeos e vários outros que habitam águas doces são mantidos em aquários.

Para certas finalidades, basta um aquário de tipo corrente ou recipientes de forma apropriada, água limpa e constantemente renovada, e alimentação, para que se possa assegurar um suprimento adequado de animais para o trabalho. Evitar as grandes concentrações de moluscos por aquário.

Usar de preferência água de fonte ou de poço. Mas, se tiver que utilizar água clorada de torneira, deixá-la em repouso muitos dias ou arejá-la para que o cloro se desprenda. O mesmo resultado pode ser obtido com os aparelhos para arejamento de aquários que se encontram no comércio.

Quando a criação se destina a estudos de crescimento, reprodução ou longevidade, os aquários devem assegurar as melhores condições de equilíbrio biológico. Convém que o fundo seja revestido de areia fina ou argila (previamente esterilizadas), e a água, arejada e filtrada continuamente.

A temperatura ambiente deve ser mantida de preferência entre 24 e 27°C. A iluminação não deve ser excessiva, para evitar um crescimento exagerado de algas.

A alimentação mais conveniente é constituída de folhas de alface fresca ou seca, fornecida em pequenas quantidades diárias e complementadas periodicamente com alimentos padronizados para peixes. A alface seca e moída convém aos moluscos muito jovens.

As desovas dos moluscos são postas sobre qualquer tipo de suporte: paredes de vidro do aquário, vegetação eventualmente existente, placas de isopor ou folhas de plástico.

Estes últimos materiais permitem que as desovas sejam facilmente recolhidas, examinadas e transferidas para outros aquários ou recipientes de trabalho, no laboratório.

Hibridação. Com a finalidade de contar com um marcador genético para os estudos de interfecundidade, necessários à comprovação de isolamento reprodutivo entre espécies morfologicamente semelhantes, devem ser mantidas, nos laboratórios de sistemática malacológica, populações de **moluscos albinos**, que, além da falta de melanina, mostram-se rosados pela cor da hemolinfa. Para essas finalidades, o albinismo deve incluir a ausência de pigmento nos olhos.

Nos trabalhos de hibridação não devem ser empregados moluscos albinos procedentes do campo, mas unicamente os nascidos no laboratório.

As colônias de moluscos albinos de cada espécie serão mantidas em estrito isolamento desde os estádios juvenis, e serão tomados cuidados para que todo o equipamento utilizado nesses aquários não entre em contato com os demais aquários.

O caráter **albinismo total** (incluindo os olhos) é recessivo e comandado por um único par de alelos. Assim, os albinos, quer se reproduzam por autofecundação ou por heterofecundação (entre albinos), só podem dar descendentes sem olhos pigmentados.

Se colocarmos no mesmo recipiente um molusco albino adulto e outro adulto pigmentado, durante um tempo suficiente (uns 10 dias), e depois isolarmos o molusco albino, duas coisas podem suceder:

a) o molusco albino continua a pôr ovos cujos embriões não apresentam olhos pigmentados (é nos olhos que a pigmentação aparece pela primeira vez em qualquer planorbídeo). Isso indica que não houve fecundação cruzada, senão o caráter pigmentado, que é dominante, se manifestaria.

Portanto as populações de onde procedem esses espécimes estão reprodutivamente isoladas: são seguramente espécies distintas;

b) o molusco albino produz, a partir dos próximos dias, ovos cujos embriões têm olhos pigmentados (reconhecíveis depois do quarto dia de desenvolvimento embrionário). Isto prova que houve fecundação cruzada e que as duas estirpes de moluscos são interfecundas, isto é, pertencem provavelmente a uma mesma espécie.

Dissecção de Moluscos

Preparação do Animal. Algumas espécies podem ser mortas, para serem dissecadas, por asfixia em recipientes fechados e cheios de água fervida; outras (principalmente os pequenos moluscos operculados), em água com alguns cristais de mentol.

Com os planorbídeos, obtêm-se melhores resultados matando-os rapidamente pelo calor: aquecer a água a 70°C, levar o espécime com uma pinça ao calor do vapor, próximo à superfície, até que se relaxe e se exteriorize da concha; mergulhá-lo, em seguida, por alguns segundos, em função do tamanho do molusco, e retirá-lo.

A operação seguinte consiste em extrair o animal da concha, tracionando-o suavemente pelo pé com uma agulha em gancho, até que se desprenda o músculo columelar.

Outro método, para matar e extrair as partes moles dos moluscos, consiste em colocá-los em um recipiente com água e levar o recipiente ao *freezer* de um refrigerador comum, onde ficará por uma noite. Na manhã seguinte, deixar fundir o gelo, apanhar os moluscos que devem estar todos mortos e, com uma pinça, tracionar pelo pé. As partes moles são assim facilmente retiradas da concha.

Este último método, já em si bastante lento, pode ser precedido da operação de relaxamento do molusco com mentol, descrito anteriormente (ver *Preservação de moluscos*).

A localização da maioria dos órgãos internos dos moluscos pode ser feita por simples inspeção do corpo, graças à transparência do manto (Fig. 66.1).

Técnica de Dissecção. A forma mais simples e cômoda de dissecar um molusco de tamanho pequeno ou médio é fazê-lo com o animal submerso em água, dentro de uma placa de Petri.

A placa de Petri será preparada para os trabalhos de dissecção, colocando-se no fundo uma lâmina de cortiça e recobrindo-a com delgada camada de parafina fundida.

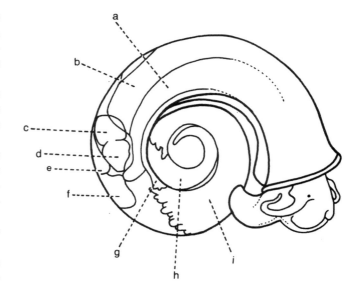

Fig. 66.1 Localização dos diferentes órgãos, na massa visceral de um molusco (*Biomphalaria*) que foi retirado da concha. Eles são visíveis graças à transparência do manto: *a*, vias genitais; *b*, parede da cavidade pulmonar; *c*, coração (aurícula); *d*, ventrículo; *e*, rim; *f*, glândula albuminosa; *g*, músculo columelar (área de inserção na concha); *h*, localização do ovotéstis (não desenhado); *i*, hepatopâncreas.

O molusco, retirado da concha por um dos métodos referidos, é fixado à base de cortiça parafinada com alfinetes entomológicos (Fig. 66.2, *A*).

A preparação será levada à platina de uma lupa binocular e dissecada sob pequeno aumento (variável com o tamanho do animal e dos órgãos a serem trabalhados).

Abrir as *Biomphalaria* ao longo do saco pulmonar para examinar o rim e a crista renal, afastando e fixando sucessivamente com alfinetes entomológicos as bordas da incisão (Fig. 66.2, *B*).

A borda do manto, que possui musculatura robusta, deve ser cortada com tesoura de pontas muito finas ou, melhor, com uma pinça de Weker (para oftalmologia). Mas a maioria das operações pode ser feita com dois estiletes constituídos por alfinetes entomológicos montados em cabos de madeira ou metal.

Um dos estiletes deverá ter a ponta torcida em gancho.

Para o estudo do aparelho genital dos planorbídeos é preferível abrir ao longo do eixo do músculo columelar e prolongar a incisão para baixo e para cima, afastando e fixando as bordas do corte com os alfinetes (Fig. 66.2, *C*).

Só depois de terminada a dissecção é que o material deve ser colocado em solução glicerinada de formol, ou outro líquido conservador.

TÉCNICAS ENTOMOLÓGICAS

Captura, Conservação e Exame de Insetos Adultos

As capturas, segundo os objetivos, podem ser de dois tipos:
a) qualitativas, quando se quer saber da presença, distribuição ou comportamento de determinadas espécies de insetos;

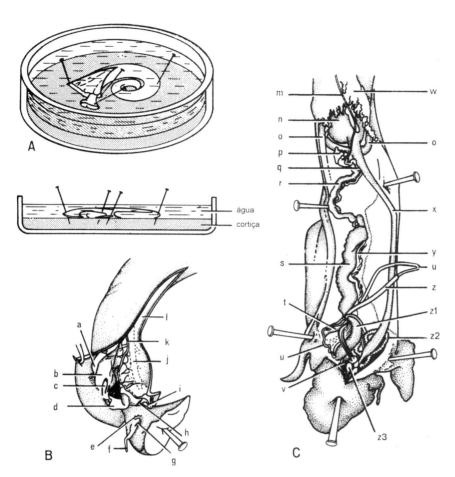

Fig. 66.2 Técnica de dissecção de moluscos (*Biomphalaria*). *A*. Maneira de fixar e dissecar o animal submerso em água. *B*. Abertura da cavidade pulmonar. *C*. Acesso aos órgãos genitais. *a*, Crista pulmonar; *b*, rim; *c*, ureter; *d*, pneumóstoma; *e*, orifício genital masculino; *f*, tentáculo esquerdo; *g*, implantação do tentáculo na cabeça; *h*, ânus; *i*, pseudobrânquia; *j*, vaso sangüíneo; *k*, crista renal; *l*, cavidade pulmonar; *m*, canal ovispermático; *n*, estômago; *o*, intestino; *p*, glândula albuminosa; *q*, espermiduto; *r*, oviduto; *s*, glândula nidimental; *t*, vagina; *u*, deferente; *v*, saco bucal; *w*, hepatopâncreas; *x*, esôfago; *y*, próstata; *z*, saco vérgico; *z1*, prepúcio; *z2*, glândula salivar; *z3*, gânglios periesofagianos.

b) quantitativas, quando se necessite estimar a abundância, a densidade, a longevidade ou a capacidade vetorial de uma espécie, em determinadas condições epidemiológicas, ou medir o impacto de medidas de controle, o aparecimento de resistência etc.

Os diferentes métodos de captura de mosquito, por exemplo, devem ser escolhidos considerando-se sua adequação aos objetivos em vista; mas também a biologia e o comportamento da espécie vetora, o ambiente e as condições ambientais e, no caso de habitações, as características destas e os hábitos de seus moradores.

CAPTURA MANUAL

Os mosquitos pousados sobre diferentes superfícies (paredes, móveis etc.) são coletados com tubo de ensaio que se aplica perpendicularmente, em relação à superfície, tapando-o depois com o dedo indicador (Fig. 66.3, *A*), ou com um chumaço de algodão, se houver possibilidade de estar o inseto infectado com algum patógeno para o homem.

Nas capturas noturnas ou em lugares sombrios, utilizar uma lanterna elétrica para localizar os insetos. Melhor é usar tubos para aspiração (Fig. 66.3, *B*), tendo uma pequena tela filtrante, de tecido, entre o tubo de vidro e o tubo de borracha conectado a ele.

Não juntar mais do que cinco ou seis mosquitos no tubo.

Se a finalidade da captura for apenas a identificação, repassá-los, em seguida, para um frasco contendo, no fundo, material embebido em clorofórmio ou éter, para matá-los (Fig. 66.4).

Mas quando se necessite de insetos vivos, transferi-los para uma gaiola adequada para mosquitos.

A coleta manual serve para obter material vivo para estudos de biologia, suscetibilidade aos inseticidas, sobrevivência, produção de ovos; ou para estudar os hábitos de repouso dos insetos (locais preferidos para pouso, influência de altura, da cor dos suportes e de outros fatores); também a densidade e a freqüência horária no interior das casas, as preferências alimentares (quando se aplicarem os testes de precipitinas para identificar o sangue contido no estômago), a endofilia ou exofilia das espécies etc.

CAPTURA COM ASPERSÃO E LENÇÓIS

Destinado à captura em ambientes fechados (particularmente nas casas), este método consiste em:

a) fechar portas, janelas e outras aberturas para o exterior;

b) forrar o chão com lençóis brancos;

c) fazer uma aspersão em todo o cômodo com produto contendo solução de piretro, que mata instantaneamente os mosquitos;

d) recolher e contar os insetos mortos que caíram sobre o lençol, colocando-os em seguida em um frasco ou caixa para exame posterior no laboratório.

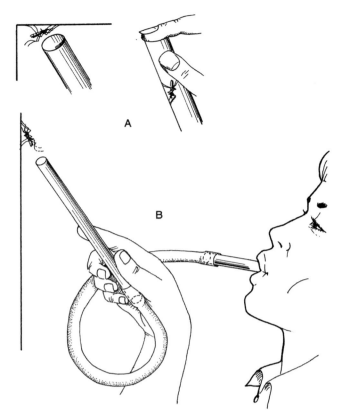

Fig. 66.3 Métodos de captura de insetos. A. Captura manual com tubo de ensaio. B. Captura manual com tubo de aspiração.

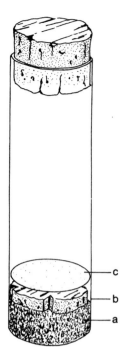

Fig. 66.4 Tubo para matar os insetos, tendo no fundo fragmentos de cortiça (ou algodão) embebidos com clorofórmio ou éter (*a*), separados da câmara superior por um disco de cortiça com entalhes (*b*) e um disco de papel de filtro (*c*). Uma tampa de borracha simples, ou de plástico com rosca, deve fechar muito bem o frasco.

O método presta-se para estudos qualitativos e quantitativos, relacionados com a densidade de mosquitos nas casas e sua evolução no tempo, mas não é bom para estudos que exigem insetos vivos ou mortos apenas no momento de utilizá-los no laboratório, como os estudos sobre a idade e o número de refeições sangüíneas das fêmeas, preferências alimentares etc.

Em geral, faz-se a captura de manhã cedo.

Os materiais necessários são: lençóis brancos, bombas aspersoras, solução contendo 2 a 5% de piretrina em querosene, pequenas caixas para guardar os insetos, pinças entomológicas, lanternas elétricas e filó.

As equipes para essa atividade costumam ser de três pessoas: dois capturadores e um supervisor. O procedimento é o seguinte:

1. Solicitar aos moradores desocupar o local, levando consigo os objetos que aí se encontrem.
2. Fechar portas, janelas, passagens e aberturas que comuniquem o cômodo com outros locais. Estas últimas serão fechadas com uma tela de filó.
3. Recobrir o chão, rigorosamente de muro a muro, com os lençóis, assim como as camas e mesas.
4. Um guarda deve encher o cômodo com a aspersão do inseticida e retirar-se, fechando a porta. Reabri-la depois de 10 ou 15 minutos, para coleta dos insetos.
5. Guardar os insetos em caixas ou tubos bem fechados, para preservá-los da dessecação (se possível, colocando tudo dentro de geladeiras portáteis), e levá-los ao laboratório, onde serão identificados e registrados.

Entre duas capturas feitas na mesma casa, com piretro, deve haver um intervalo superior a três dias, devido ao efeito repelente residual do inseticida sobre os mosquitos, que tenderia a falsear os resultados.

CAPTURA COM ISCA HUMANA OU ANIMAL

Este método é importante para se estabelecer a freqüência dos contatos homem-mosquito, pois os insetos são capturados quando pousam sobre os homens ou sobre os animais para picá-los. Ele informa sobre o grau de antropofilia ou zoofilia das espécies e, também, sobre os locais e horas em que ocorrem muitas vezes as picadas.

Em lugares abertos e habitações sem paredes, ou em relação às espécies de mosquitos exófilos, é o único modo de se saber do comportamento desses insetos.

O material necessário inclui: tubos de aspiração para captura, frascos para matar os insetos; caixas ou tubos para guardar os insetos mortos ou gaiolas para manter os mosquitos vivos; lanternas elétricas, relógios e geladeira portátil.

Com Isca Humana. As informações obtidas deste modo são muito importantes em epidemiologia. A isca pode ser o próprio encarregado das capturas, que ficará sentado e com as calças arregaçadas (ou vestindo um *short*), apanhando os mosquitos que pousarem sobre suas pernas para sugar. Quando outra pessoa serve de isca, deve ficar deitada (podendo até dormir) com o tórax, braços e pernas descobertos. Se o ataque dos insetos for muito grande, dois capturadores devem ocupar-se de apanhar os mosquitos.

A lanterna utilizada não deve ser muito brilhante e será empregada com parcimônia, acendida só por curtos intervalos, para não interferir no comportamento dos insetos. Filtros verdes ou azuis são recomendáveis, ou papel de seda dessas cores.

Quando as capturas são destinadas ao estudo da freqüência horária do ataque dos anofelinos às pessoas humanas, no decurso da noite, devem começar antes do crepúsculo e terminar depois da alvorada (ou entre 18 horas e 6 do dia seguinte), pois o pico das atividades dos vetores de malária, nos trópicos, costuma ocorrer nesse intervalo. Esse trabalho, que é penoso, terá que ser organizado de modo a torná-lo suportável e eficiente, com rodízio dos guardas capturadores a cada duas ou três horas.

Com Isca Animal. Informa sobre os hábitos alimentares dos mosquitos em relação aos animais domésticos, mas tem pouco emprego em epidemiologia da malária.

CAPTURA COM ARMADILHAS

Destina-se ao estudo da prevalência relativa das espécies, aos estudos de comportamento dos vetores ou do efeito dos inseticidas de ação residual, assim como à influência de outras medidas de controle da endemia.

As armadilhas devem interceptar os insetos durante os vôos de um lugar para outro (entrando ou saindo das casas, buscando alimentos, locais para desovar, para repousar ou simplesmente para mudar de ambiente, quando as condições locais não são satisfatórias).

Há armadilhas fixas (adaptáveis a estruturas existentes), armadilhas móveis e outras com dispositivos mecânicos para capturar insetos dentro ou fora das casas.

Nos programas de controle de malária, as mais importantes são as fixas, seja para captura de insetos que entram nas casas, seja para os que saem, ajustando-se às janelas, portas ou outras aberturas existentes ou feitas nas paredes.

As armadilhas móveis são montadas no meio exterior e, em geral, funcionam com iscas animais dentro delas. Das que contam com dispositivos mecânicos, as mais importantes são as que atraem os insetos por meio da luz e os projetam para os recipientes de captura por meio de um ventilador.

Preservação de Insetos

Materiais Necessários. Alfinetes longos (35-44 mm) e curtos (microalfinetes, sem cabeça), triângulos e retângulos de cartolina, lâminas de isopor, pequenos cubos de cortiça e caixas com fundo de cortiça ou isopor para guardar as coleções. Frasco para matar os insetos e câmara úmida. Clorofórmio ou éter, soluções conservadoras e material para microscopia. Lupa entomológica.

Os **frascos para matar insetos** podem ser de tamanho e formato variados, segundo as preferências dos capturadores ou entomologistas. Na Fig. 66.4 damos um exemplo simples e prático.

A **câmara úmida** pode ser construída com uma placa de Petri ou um pequeno cristalizador, em cujo fundo põe-se areia umedecida e umas gotas de formol, para evitar o crescimento de fungos.

Sobre a areia, uma ou duas folhas de papel de filtro. Aí são depositados os insetos, permanecendo a câmara recoberta com tampa.

Montagem em Alfinetes. Os insetos devem estar ainda frescos, no momento de montá-los, ou, caso já se encontrem secos e quebradiços, deixá-los em uma câmara úmida durante 48 horas.

Para montar um inseto, colocá-lo sobre uma folha de papel branco, de dorso (Fig. 66.5, A).

Transfixar uma pequena peça retangular alongada de isopor (ou cortiça) com um microalfinete (B) e, depois, espetar o alfinete no tórax do mosquito por entre as bases das coxas (C).

Com um alfinete entomológico grande, reunir a montagem acima e dois retângulos de cartolina (Fig. 66.5, D e E), onde

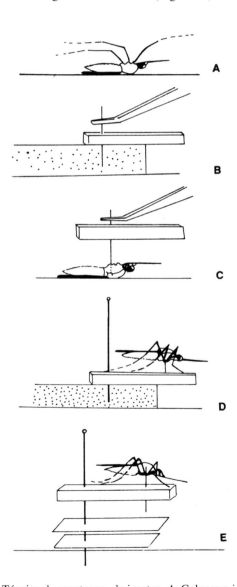

Fig. 66.5 Técnica de montagem de insetos. *A*. Colocar o inseto sobre uma folha de papel branco, de dorso. *B*. Transfixar uma peça de isopor com um microalfinete entomológico. *C*. Espetar o tórax do inseto, por entre as bases da perna. *D*. Atravessar a peça de isopor com um alfinete longo. *E*. Espetar com esse alfinete os retângulos de cartolina contendo: um, a data e o local da captura; outro, o nome da espécie e o do autor da identificação.

foram anotados: a) data e local de captura; b) nome da espécie e nome de quem fez a identificação. Fixar o alfinete entomológico com esses elementos na caixa de colecionar o material.

O inseto assim preservado pode ser facilmente examinado sob uma lupa entomológica, em qualquer posição, bastando para isso espetar o alfinete num suporte adequado (por exemplo, uma rolha de cortiça).

Preservação em Lâminas de Microscopia. Para os exames detalhados ao microscópio óptico, com aumentos maiores, tanto os insetos adultos como as larvas e as pupas devem ser clarificados e montados em um meio como o de goma arábica/hidrato de cloral, o de gelatina/glicerina, o álcool polivinílico, o bálsamo de Canadá etc.

A clarificação é feita mantendo-se os espécimes por 24 horas em uma solução a 10% de soda ou de potassa, ou aquecendo-os por 10 a 15 minutos em solução a 5% de soda ou potassa, em um tubo de ensaio, na chama de um bico de Bunsen.

Decantar e lavar em água.

Se o material esteve num fixador, é indispensável lavá-lo bem para eliminar todo traço do fixador, antes de passar às etapas seguintes.

Os meios que contêm água (como a goma arábica, a gelatina etc.) não exigem desidratação prévia, mas o bálsamo do Canadá requer a passagem pela série de álcoois e pelo xilol ou tolueno.

As fórmulas para preparar esses meios são as seguintes:

A. **Meio de goma arábica/hidrato de cloral:**

Água destilada .... 35,0 ml
Goma arábica .... 35,0 g
Hidrato de cloral .... 20,0 g
Glicerol .... 10,0 ml

Dissolver a goma arábica (depois de colocá-la em um saco de filó, para reter impurezas) e adicionar os outros ingredientes.

B. **Meio de gelatina/glicerina:**

Gelatina .... 10,0 g
Água destilada .... 50,0 ml
Glicerol .... 40,0 ml
Fenol .... 0,5 g

Deixar a gelatina na água destilada, por duas ou mais horas, a fim de que absorva o máximo de água. Juntar o glicerol e aquecer lentamente, em banho-maria, mexendo bem até que a gelatina esteja completamente fundida.

Juntar o fenol e misturar muito bem. Filtrar em algodão ou lã de vidro. Guardar em frasco de boca larga.

Para montar um objeto nesse meio, uma larva de mosquito, por exemplo:

1. Mergulhá-la em glicerina a 50% e colocá-la sobre a lâmina.
2. Fundir o meio em banho-maria e transferir uma gota dele, depositando-a sobre a larva.
3. Com agulhas de dissecção aquecidas, arrumar a larva para que fique distendida, na posição desejada. Deixar esfriar.
4. Tomar uma lamínula e untar a face inferior com glicerina a 50%. Colocá-la, em seguida, sobre a preparação.
5. Aquecer ligeiramente a lâmina sobre uma lâmpada de álcool, de modo que o meio volte a fundir-se e a lamínula assente completamente, sem reter bolhas de ar. Deixar esfriar.
6. Retirar, com uma lâmina de barbear, o excesso de meio que ultrapassar os bordos da lamínula; depois, com um esmalte de unha incolor, selar o contorno da lamínula.

Em lugares onde a temperatura elevada possa derreter o meio, juntar a ele uma gota de formol a 10%, misturando bem.

C. **Meio de álcool polivinílico:**

Álcool polivinílico .... 15 g
Água .... 100 ml

Aquecer a mistura em banho-maria, até que resulte daí um líquido xaroposo. Guardá-lo em um frasco fechado. Ao fim de pouco tempo a solução ficará clara.

Não há necessidade de desidratar os insetos para a montagem. Outra fórmula sugerida para esse meio é a seguinte:

Álcool polivinílico .... 50 g
Ácido lático .... 20 g
Fenol .... 20 g

Identificação da Espécie de Mosquito

O material vindo do campo, depois de convenientemente preparado, deve ser identificado e registrado.

A identificação pode ser feita em várias etapas, se necessário:

A. **Identificação morfológica da espécie.** É a primeira e muitas vezes a única, quando os caracteres morfológicos externos do inseto forem suficientes para sua classificação. Isto é feito, em geral, sob uma lupa entomológica. Em alguns casos, até mesmo com uma simples lente de aumento (5 × ou 10 ×), sobretudo no campo. Para a identificação das espécies, faz-se uso de chaves dicotômicas, preparadas por especialistas, para cada região geográfica.

Em condições muito particulares, para os membros de espécies de insetos que formam complexos morfologicamente idênticos ou difíceis de distinguir, como é o caso do complexo *Anopheles gambiae* de água doce, na África, recorre-se a outros métodos.

B. **Identificação bioquímica**, pelo perfil isoenzimático das diferentes espécies de um mesmo complexo.

C. **Identificação citogenética da espécie**, que consiste em examinar os cromossomos politênicos do ovo ou de glândulas salivares dos estádios larvários dos anofelinos.

D. **Identificação utilizando a fecundidade cruzada.** É um método muito trabalhoso e demorado, empregado para distinguir espécies gêmeas. Só é utilizado em casos muito especiais. A descrição desta técnica e a dos dois parágrafos anteriores estão fora do escopo deste livro, recomendando-se aos interessados ler os trabalhos especializados que se encontram na bibliografia.

Dissecção dos Mosquitos

É feita com o objetivo de recolher dados para o estudo da fisiologia e do comportamento dos insetos, bem como sua participação no ciclo de transmissão parasitária, fornecendo subsídios importantes para a epidemiologia e para a avaliação do impacto que apresentam as medidas de controle vetorial.

As técnicas usadas para o exame das fêmeas de anofelinos (Fig. 66.6), são:

a) dissecção do estômago, para verificar o índice oocístico, examinar seu conteúdo, ou fazer o teste com precipitinas para conhecer seus hábitos alimentares (sendo que neste último caso basta esmagar o abdome do inseto sobre papel de filtro, para posterior eluição do sangue e sua utilização no teste);

b) dissecção das glândulas salivares, para verificar o índice esporozoítico e avaliar a importância da espécie na transmissão;

c) dissecção dos ovários, para se saber o número de vezes que a fêmea pariu e, portanto, o número de vezes que picou para alimentar-se de sangue, assim como sua idade provável; esses dados informam sobre o estado das populações de insetos.

Material Necessário. Além de uma lupa entomológica binocular e de um microscópio binocular com seus acessórios, precisa-se de:
- agulhas e lancetas para dissecção, montadas em cabos de madeira ou de metal leve;
- placas de Petri (com cerca de 5 cm de diâmetro, por 1,5 cm de profundidade);
- pinças para entomologia retas e curvas;
- lâminas e lamínulas para microscopia;
- solução salina para invertebrados, a 0,65%; e, melhor, com 0,1 g de azul de metileno por litro;
- éter ou clorofórmio.

TÉCNICA PARA EXAME DO ESTÔMAGO

1. Os mosquitos vivos devem ser mortos em frasco com éter ou clorofórmio, já descrito anteriormente (Fig. 66.4).

2. Imobilizar o inseto, segurando-o por uma asa, e remover as patas, uma a uma, remover também as asas para que as escamas não fiquem sujando o campo.

3. Sobre uma lâmina de microscopia seca, colocar o corpo do inseto com a extremidade posterior dirigida para a direita.

4. Separar o abdome do tórax, cortando este transversalmente, mas deixando uma parte do metatórax presa ao abdome (Fig. 66.7, *A*).

5. Em seguida, fixando o metatórax com uma das agulhas de dissecção, fazer, com a outra, pequenos cortes no tegumento do sétimo segmento abdominal. Cuidar para que a agulha não corte também os órgãos internos (Fig. 66.7, *B*).

6. Colocar uma gota de solução salina junto à extremidade posterior do inseto e, com delicados movimentos de tração sobre essa extremidade, destacá-la dos demais segmentos abdominais, arrastando ao mesmo tempo o conjunto das vísceras abdominais: estômago, intestino, tubos de Malpighi e aparelho reprodutor feminino (Fig. 66.7, *C*).

7. Quando o estômago estiver apenas parcialmente exteriorizado, é conveniente destacar os tubos de Malpighi da parede do estômago e seccioná-los bem próximo de suas inserções, sem tracionar o intestino.

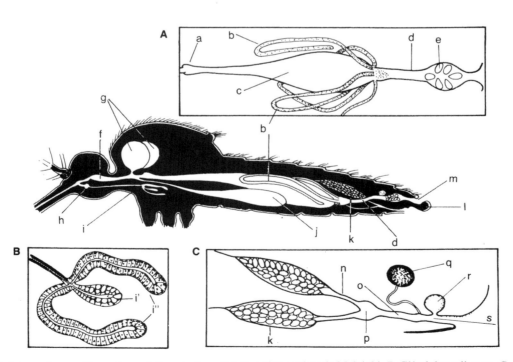

Fig. 66.6 Anatomia interna de uma fêmea de anofelino. *A*. Aparelho digestivo e tubos de Malpighi. *B*. Glândulas salivares. *C*. Aparelho reprodutor feminino. *a*, Cárdia; *b*, tubos de Malpighi; *c*, estômago; *d*, intestino; *e*, reto; *f*, faringe; *g*, divertículos dorsais; *h*, bomba salivar; *i*, glândulas salivares; *i'*, lobo médio; *i''*, lobos laterais; *j*, divertículo ventral; *k*, ovário; *l*, cerca; *m*, ânus; *n*, oviduto; *o*, oviduto (tronco comum); *p*, ampola; *q*, espermateca; *r*, glândula acessória; *s*, vagina.

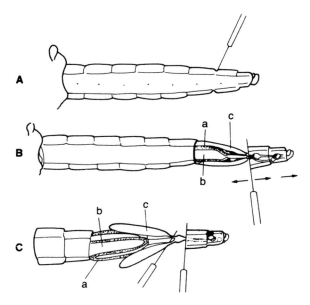

Fig. 66.7 Técnica para extrair o estômago do inseto. *A.* Separar o tórax do abdome, deixando parte do metanoto presa a este último, e fazer pequenos cortes no tegumento do sétimo segmento abdominal. *B.* Destacar a extremidade posterior do abdome dos demais segmentos, tracionando suavemente. *C.* Os órgãos abdominais são arrastados para fora; seccionar os tubos de Malpighi junto à base e o intestino abaixo da ampola pilórica. *a*, Tubos de Malpighi; *b*, estômago; *c*, ovários.

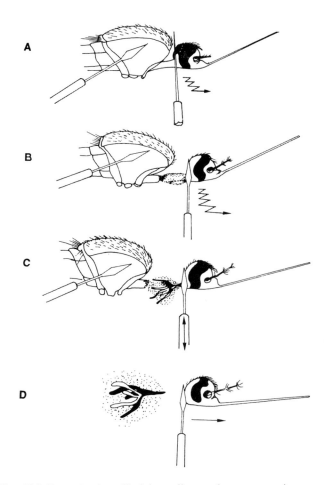

Fig. 66.8 Extração das glândulas salivares de um mosquito para a pesquisa de infecção por plasmódios. *A.* Fixar o tórax. *B.* Tracionar a cabeça suavemente, até que se desprenda do tórax. *C.* As glândulas salivares são arrastadas para fora; juntar uma gota de solução fisiológica. *D.* Cortar o canal salivar e levar as glândulas para exame ao microscópio.

8. Finalmente cortar o intestino, logo abaixo da ampola pilórica. Isolar o estômago das demais partes do inseto, juntar mais uma gota de solução salina e cobri-lo com uma lamínula.

9. Examinar ao microscópio (Fig. 15.7), procurando oocistos na parede do estômago, a começar pelo extremo posterior, onde são mais freqüentes.

Como as fêmeas costumam repousar depois de alimentadas, assumindo posição vertical nas paredes, os zigotos sedimentam e os oocistos vão colonizar de preferência na parte posterior (inferior) do estômago. Usar os aumentos adequados para procurar tanto os oocistos grandes como os mais jovens, reconhecíveis pela refringência; nos dois lados do estômago, mudando a profundidade de foco do microscópio.

O **índice oocístico** é a percentagem de insetos positivos em uma amostra examinada.

TÉCNICA PARA EXAME DAS GLÂNDULAS SALIVARES

O exame das glândulas salivares tem por objetivos verificar a capacidade vetora do mosquito, pela presença de esporozoítas nesse órgão, e estabelecer o **índice esporozoítico**, isto é, a percentagem de mosquitos examinados que apresentam esporozoítas nas glândulas salivares. Com estes dados, pode-se não só incriminar uma espécie como transmissora da infecção, como avaliar sua importância epidemiológica (ver o Cap. 17), ou estimar o início, o pico e o fim do período de transmissão.

Prepara-se o mosquito, como foi indicado para o exame do estômago (itens 1 e 2).

3. Com o inseto sobre uma lâmina de vidro (cabeça voltada para a direita), fixar o tórax delicadamente com uma agulha de dissecção (Fig. 66.8, *A*) e com a outra puxar suavemente a cabeça para que esta se desprenda arrastando consigo as glândulas salivares (Fig. 66.8, *B*).

4. Juntar uma pequena gota de solução salina às glândulas e cortar o canal salivar, junto à cabeça (Fig. 66.8, *C* e *D*).

5. Transferir as glândulas para uma lâmina de microscopia, com um pouco de solução salina, e cobrir com lamínula.

6. Examinar ao microscópio, com pequeno aumento. Se as glândulas não estiverem rotas, depois dessas operações, pressionar a lamínula para que as células se rompam e libertem os esporozoítas que possam estar aí.

Uma variante desta técnica consiste em:

3. Com uma agulha de dissecção, fixar levemente o tórax do inseto e com outra cortar a cabeça, afastando-a para o lado.

4. Colocar pequena gota de solução salina junto ao corte e pressionar o tórax para que expulse as glândulas salivares. Assim que isso suceder, arrastar a gota de salina para molhar as glândulas. Continuar como foi dito antes (itens 5 e 6).

Identificação da Espécie de Plasmódio. A dissecção das glândulas salivares permite, atualmente, não só constatar a infecção por plasmódios como a identificação da espécie de parasito que o inseto possa estar veiculando. Para isso, dispõe-se de duas técnicas:

- a de Zavala e colaboradores, que é um teste imunorradiométrico, de alta sensibilidade, baseado na formação do complexo antígeno-anticorpo quando as glândulas infectadas são postas em contato com anticorpos monoclonais específicos para a **proteína circum-esporozoítica** de cada espécie de *Plasmodium*;
- a de Ferreira e colaboradores, que é uma adaptação do método de ELISA, com a mesma finalidade, porém muito mais simples de execução e dispensando equipamentos complexos.

TÉCNICA PARA EXAME DOS OVÁRIOS

Dentre as várias técnicas descritas, registramos a que é mais utilizada.

Suas etapas iniciais são as mesmas indicadas para o exame do estômago (itens 1 a 3). Depois:

4. Na lâmina em que está a preparação, depositar uma gota de solução salina (0,65%) junto aos últimos segmentos abdominais.

5. Fixar o tórax com uma agulha e, com a outra, fazer pequeno corte entre os tergitos VI e VII (Fig. 66.7, *A*).

6. Tracionar este último para a direita, extraindo os ovários. Estes saem antes que o estômago e os tubos de Malpighi, quando se encontram nos primeiros estádios de desenvolvimento (Fig. 66.7, *B*).

7. Assim que os ovários aparecerem, cortar o intestino posterior e separar as gônadas das demais estruturas, levando-as para a gota de solução salina (Fig. 66.7, *C*).

8. Transferir os ovários para uma lâmina de microscopia, onde uma gota de solução e outra de glicerol foram misturadas, e cobrir com a lamínula. Examinar ao microscópio.

O que caracteriza uma fêmea nulípara são os fatos seguintes:
- ovários em fases iniciais (estádios I e II de Christophers);
- presença de tubos traqueolares enovelados, nos ovários I e II, em fêmeas alimentadas;
- ausência de espermatozóides na espermateca;
- ausência de sacos ovariolares ou de dilatações nos pedúnculos ovariolares.

Por outro lado, as fêmeas paridas mostram as características seguintes (Fig. 54.15):
- presença de ovos retidos;
- ovos em estádios II ou seguintes; estômago com sangue ou não;
- presença de traqueíolas desenroladas nos ovaríolos e no estômago;
- presença de sacos ovariolares e de dilatações nos pedúnculos ovariolares.

Teste de Resistência aos Inseticidas

O problema da resistência dos mosquitos aos inseticidas foi discutido no Cap. 18. Essa resistência apresenta-se sob três formas:

a) como um pequeno aumento da tolerância natural a um ou vários inseticidas, de caráter temporário (estacional, por vezes) e relacionado com fatores como o tamanho dos insetos, a cutícula mais resistente, um aumento da massa de tecido gorduroso etc.;

b) seleção de populações geneticamente mais resistentes, devido a contar com mecanismos fisiológicos particulares (enzimas desintoxicantes, metabolismo mais rápido dos inseticidas ou outros);

c) resistência comportamental, pela qual o inseto é repelido pelas superfícies tratadas com determinados inseticidas ou permanece em contato por tempo tão curto que não chega a assimilar a droga em nível tóxico. O efeito irritante do inseticida pode ser o mecanismo que condiciona esse comportamento. Essa irritabilidade ou repelência pode ser uma característica fisiológica do inseto, geneticamente controlada e suscetível de sofrer uma pressão seletiva por efeito da aplicação extensa e prolongada da droga nas habitações.

O teste que vamos descrever mede essencialmente o segundo tipo de resistência.

Não é um método de rotina, pois só cabe aplicar em circunstâncias muito específicas, como:
- antes de iniciar um programa de controle, para ter dados básicos com que avaliar a evolução da situação no decurso do programa e para orientar na escolha do inseticida a empregar;
- a intervalos suficientemente afastados, para saber que mudanças teriam ocorrido na população de vetores em função das medidas de controle;
- ou quando, apesar de uma correta aplicação das medidas de controle antivetorial, não se obtenham os resultados esperados, ou sejam eles negativos.

Uso do *Kit* OMS para Prova de Suscetibilidade. Recomenda-se proceder como segue:

1. Capturar os insetos nas paredes de uma casa não-tratada, mediante tubo de coleta por aspiração (Fig. 66.3, *C*) ou em armadilha, ou, melhor ainda, sobre isca humana.

2. Guardá-los nos tubos de observação do *kit*, que trazem uma marca verde e são fechados com uma peça, atarrachada aos tubos, provida de tampa corrediça (Fig. 66.9, *A*). Eles aí ficam até o momento de realizar o teste (cinco insetos por tubo), sendo todos da mesma espécie.

3. Alimentá-los com uma solução açucarada (duas colheres das de chá em 150 ml de água) com que se embebe um chumaço de algodão que é colocado sobre a abertura telada.

4. O local ou laboratório onde terá lugar o experimento deve oferecer ótimas condições ambientais para os mosquitos e ser isento de inseticidas ou outros produtos tóxicos. Manter os insetos ao abrigo de formigas, aranhas ou outros riscos.

5. Um teste completo requer 120 mosquitos da mesma espécie, sendo 20 para os tubos testemunhas (com marca verde) e 20 para os tubos com papéis impregnados com inseticidas (com marca vermelha), em cada uma das cinco concentrações usadas de DDT: 0,25, 0,5, 1, 2 e 4%.

Mas para dieldrin: 0,05, 0,1, 0,2, 0,4, 0,8 e 1,6%. A atribuição dos espécimes para o grupo testemunha ou para os grupos experimentais é feita por sorteio.

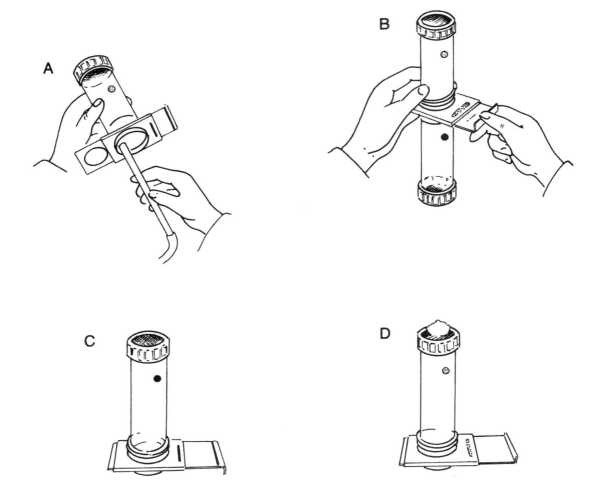

Fig. 66.9 Modo de usar o equipamento para os testes de suscetibilidade dos mosquitos aos inseticidas. *A*. Colocar os insetos capturados no tubo de observação. *B*. Fixar a ele o tubo de exposição, que contém o papel impregnado com o inseticida, e fazer os mosquitos passarem para ele abrindo a tampa corrediça; depois, fechá-la de novo. *C*. Deixar o tubo de exposição de pé, com a abertura telada para cima, durante uma hora. *D*. Ao fim do período de exposição retornar os insetos ao tubo de observação, onde serão alimentados com solução açucarada em um chumaço de algodão colocado sobre a tampa telada. Contar os mosquitos mortos ao fim de 24 horas. (Adaptada de OMS/WHO, *Manual on practical entomology in malaria*. Genebra, 1975.)

6. Juntar os tubos de observação com os tubos de exposição (enroscando-os nas peças com tampa) e abrir a tampa corrediça, para deixar passar os mosquitos para os tubos experimentais (Fig. 66.9, *B*).

Todos os tubos devem estar rotulados e marcados com as informações pertinentes, inclusive hora da prova.

7. Fechar e separar os tubos de exposição (que agora ficam com a tampa corrediça), deixando-os de pé, com a extremidade telada para cima.

8. Esperar que se complete uma hora de contato com o inseticida e interrompê-lo, fazendo voltar os insetos aos tubos de observação (com a marca verde).

9. Manter os mosquitos em observação por 24 horas, alimentando-os com água açucarada, e fazer a contagem dos que morreram, ao fim desse prazo, anotando os resultados.

As provas só serão válidas quando a mortalidade no grupo testemunha for inferior ou, no máximo, igual a 20%. Quando estiver entre 5 e 20%, a taxa de mortalidade para cada concentração será calculada pela fórmula de Abbott:

$$M = \frac{\%\text{ de mortalidade no teste} - \%\text{ de mortalidade no controle}}{100 - \%\text{ de mortalidade no controle}} \times 100$$

Interpretação dos Resultados. A mortalidade (**M**) dos insetos em 24 horas, para diferentes concentrações estandardizadas de um inseticida, deve ser lançada em um gráfico de probabilidade logarítmica para se construir a linha de regressão dose-mortalidade (Fig. 66.10).

Se a linha de regressão mostrar um deslocamento para a direita, mas permanecer paralela à dos dados de base, indica apenas que há um aumento da tolerância à droga. Mas se ela tender para a formação de um platô, em sua parte superior, isto quer dizer que há resistência.

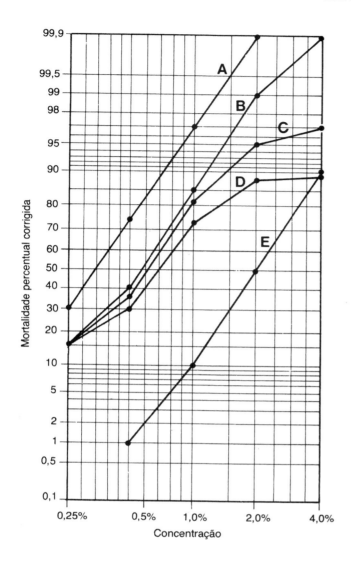

Fig. 66.10 Gráfico em escala de probabilidade logarítmica, onde são lançados os dados do teste de suscetibilidade dos insetos ao DDT, para que se trace a linha de regressão dose-mortalidade. Exemplos de resultados: *A* e *B*. Testes indicando suscetibilidade normal. *C*. Insetos com 3% de resistência. *D*. Insetos com 10% de resistência. *E*. Tolerância natural. (Segundo OMS/WHO, *Manual on practical entomology in malaria.* Genebra, 1975.)

Índice Alfabético

A

Abdome
- agudo, 628
- do inseto, 694

Aborto, 336
Abscesso
- amebiano, 156, 170
- - pulmonar, 170

Acalyptratae, 747, 748
- chave para família, 748

Acanthamoeba, 134, 152
- *astronyxis*, 153, 155
- *castellanii*, 153
- parasitismo por, 70
- *polyphaga*, 134, 152
- - cisto de, 152
- - em microscopia de fase, 152

Acanthamoebidae, 134
Acanthocephala, 136, 138
Acanthocheilonema, 140
Acaridae, 141, 788
Acaridida, 787
Acariforme, 141
Ácaro, 141, 777-790
- carrapatos, 777
- - classificação, 781
- - doenças produzidas por, 783
- - espécies principais, 781
- - fisiologia, 780
- - organização, 777
- da escabiose, 785
- da poeira doméstica, 789
- doença alérgica por, 788
- penetração no hospedeiro, 117
- subordem
- - Acaridida, 785, 787
- - Actinedida, 785, 786
- - Gamasida, 785

Acarus farinae, 788
Acercomermorpha, 133
Acesso malárico, 227, 230
Acidemia na malária, 232
Ácido
- araquidônico, 124
- bifosfoglicérico, 12
- cianídrico, 4
- desoxirribonucléico, 19 (*v.tb.* DNA)
- - formação do, 4, 5
- fólico
- - para ancilostomíase, 629
- - para difilobotríase, 565
- folínico
- - para isosporíase, 686
- - para toxoplasmose, 203, 686
- - - no imunodeprimido, 204
- fosfoenolpirúvico, 12
- fosfoglicérico, 12
- fosfoglicônico, 13
- fosfórico da membrana celular, 8
- glicurônico, 81
- graxo da membrana celular, 8
- hialurônico, 81, 83
- lático, 12
- málico, 413
- nucléico, 19
- - formação do, 4
- - para os plasmódios, 217
- - replicação do, 4
- pantotênico, deficiência de, 309
- pirúvico, 12, 413
- ribonucléico, 19, 20 (*v.tb.* RNA)
- - de interferência, 5
- - de transferência, 20
- - formação do, 4
- - mensageiro, 5, 20
- - polimerase, 29
- - ribossômico, 20
- úrico em insetos, 700

Actina, 37
Actinomicose, 646
Adenite
- na filaríase linfática, 652, 653
- na leishmaníase, 375, 376

Adenopatia
- na doença do sono, 349
- na leishmaníase mexicana, 386
- na toxoplasmose pós-natal, 200

Adenosina trifosfatase, 10
Aëdes, 140, 727
- *aegypti*, 739, 741
- - características do, 741
- - desenho do, 744
- - fêmea de, 743
- - fonorreceptores em, 702
- - ovos de, 743
- - distribuição vertical de, na floresta amazônica, 53
- *fluviatilis*, 739
- na dirofilaríase, 675
- na transmissão de ácaros, 786
- *scapularis*, 739

Aerobacter cloacae, 79
Afasia na toxoplasmose, 201
Agamaglobulinemia, 93
Aglutinação, 830
- direta, 831
- - na leishmaníase visceral, 401
- do látex
- - na toxoplasmose, 202
- - teste de, 831
- em cartão na tripanossomíase, 351
- indireta, 831
- metodologia, 830

Agranulocitose com benznidazol, 322
Agregano, 81
Água
- e doença parasitária, 74
- estrutura da molécula de, 8

AIDS
- criptosporidíase na, 190
- infecções oportunistas na, 684, 685
- - amebíase, 685, 687
- - candidíase, 685
- - criptococose, 685
- - criptosporidíase, 686
- - estrongiloidíase, 685, 687
- - herpes-zoster, 685
- - isosporíase, 185, 685, 686
- - leishmaníase, 360, 685, 686
- - pneumonia por *Pneumocystis*, 185, 189, 684, 685
- - toxoplasmose, 68, 201, 685
- - - sorologia, 203
- - tuberculose, 685
- - pandemia de, 684
- tripanossomíase americana em paciente com, 318

Akodon
- *arviculoides*, 769
- *cursor*, 331
- *montensis*, 331

Albendazol
- para ancilostomíase, 629
- para cisticercose, 539
- para controle da oncocercíase, 672
- para enterobíase, 601
- para estrongiloidíase, 687
- para giardíase, 420
- para hidatidose, 553
- para lagoquilascaríase, 647
- para tricuríase, 679
- para triquinelose, 682

Alberprosenia, 713
Albumina, 85
Albuminúria
- na ancilostomíase, 627
- na loíase, 674

Álcool etílico, 12
Aldeído fórmico, 4
Alergia, 129
- com clindamicina, 239
- respiratória por ácaros, 788

Alfa-1-antitripsina, 119
Alfa-2-macroglobulina na inflamação, 119
Alfa-cipermetrina, 271
Alga verde, 5, 6
Aliblanco, 370
Alkaligenes, 79
Alopurinol para leishmaníase, 378
- visceral, 402, 403

Alucinação
- com mefloquina, 240
- com niridazol, 474
- na toxoplasmose, 201
- na triquinelose, 682

Alveolata, 135
Amarelão, 622
Amastigota, 281
- de *T. cruzi*, 296, 306
- - corte de fibra muscular esquelética com ninho de, 307
- - esquema da ultra-estrutura de, 299
- - intracelular, 297
- - forma do, 281

Ambiente
- conceito de, 46

- escala de tempos geológicos, 48
- fatores limitantes do meio, 51
- lêntico, 74
- lótico, 74
- mudanças do, 47, 48
- - durante a evolução dos seres vivos, 48
- os organismos e o, 46
- repercussões epidemiológicas de modificações artificiais do, 74
- - água, 74
- - grandes obras hidráulicas, 74
Amblyomma, 141, 781
- *americanum*, 784
- - na transmissão de febre maculosa, 784
- aparelho genital do, 780
- *aureolatum*, 782
- *cajennense*, 781, 784
- - fêmea de, 778
- - macho de, 778
- - na transmissão de febre maculosa, 784
- morfologia do capítulo em fêmea de, 778
- olhos do, 780
- *ovale*, 782
- reprodução em, 780
Ambrosia maritima, 495
Ameba(s)
- de vida livre, cultura de, 163
- de vida livre eventualmente patogênicas, 152
- - família Hartmannellidae, 152
- - - gênero *Acanthamoeba*, 153
- - - gênero *Hartmannella*, 152
- - família Schizopyrenidae, 153
- - - gênero *Naegleria*, 153
- posição sistemática das, 147
- - divisão Entamoebida, 147
- - - gênero *Entamoeba*, 148
- - divisão Mastigamoebidae, 151
- - - gênero *Endolimax*, 151
- - - gênero *Iodamoeba*, 151
- *zimophila*, 163
Amebíase, 687
- ciclo biológico dos agentes da, 157
- complicações da, 172
- controle da, 179
- - educação sanitária, 179
- - medidas específicas, 180
- - programas, 179
- - saneamento ambiental, 180
- diagnóstico de, 174
- - clínico, 174
- - exame de fezes, 174
- - imunológico, 175
- endemicidade da, 179
- epidemia de, 179
- epidemiologia da, 177
- - diferenças regionais da virulência, 177
- - distribuição geográfica, 177
- - fontes de infecção, 177
- formas clínicas, 171
- - colite amebiana crônica, 172
- - disenteria amebiana, 171
- - fulminante, 172
- - intestinal, 171
- - - invasiva, 171
- - - não-invasiva, 171
- hepática, 173
- imunidade, 167
- infectividade, 165
- introdução à, 156
- localização da
- - cerebral, 170, 171
- - cutânea, 171
- - hepática, 170
- - intestinal, 168
- - parede abdominal, 171
- - pericárdica, 170
- - períneo, 171
- - pleuropulmonar, 170, 173
- - região glútea, 171
- mosca na transmissão de, 750
- na gravidez, 687
- no imunodeprimido, 687

- no puerpério, 687
- patologia da, 167
- pleuropulmonar, 170, 173
- prevalência da, 165
- sintomatologia, 171
- transmissão da, 178
- - direta, 178
- - fatores coadjuvantes, 178
- - indireta, 178
- tratamento da, 175, 687
- - amebicida
- - - da luz intestinal, 176
- - - tecidual, 176
- trofozoítas de *E. histolytica* no intestino grosso, 169
Amebicida, 176
Ameboma, 169, 172
- *vs.*
- - diverticulite, 172
- - esquistossomíase, 172
- - tuberculose, 172
- - tumor benigno, 172
Amenorréia na ancilostomíase, 628
Aminoácido
- formação de, 4
- plasmático, 85
Amiodarone, 323
Amnicolidae, 142
Amoeba, 134
- alimentação na, 10
- *proteus*, 10
Amoebida, 133
Amoebozoa, 134, 147
- divisão Tubulinea, 134
- - Acanthamoebidae, 134
- - Entamoebida, 134
- - Mastigamoebidae, 134
Amplictil, 594
Ampularia, 142
Ampulariidae, 142, 807
Anacardium occidentale, 495
Anaeróbios, 79
Anáfase, 42, 44
Ancilostomíase, 614-636
- a doença, 614, 622-636
- - controle, 634
- - diagnóstico, 628
- - - clínico, 628
- - - laboratorial, 629
- - ecologia da, 630
- - epidemiologia da, 630
- - nas Américas, 630
- - no Brasil, 631
- - patologia, 624
- - relações parasito-hospedeiro, 623
- - sintomatologia, 627
- - transmissão
- - - dinâmica da, 633
- - - índices de, 634
- - tratamento, 629
- - - antianêmico, 629
- - - anti-helmíntico, 629
- os parasitos, 614-621
- - agentes etiológicos, 615
- - - caracterização dos gêneros e espécies, 615
- - - *Ancylostoma*
- - - - *braziliense*, 615
- - - - *canninum*, 615
- - - - *ceylanicum*, 615, 622
- - - - *duodenale*, 614, 615, 622
- - características dos ancilostomídeos que parasitam o homem, 618
- - ciclo biológico, 620
- - cultura e identificação de larvas, 621
- - fisiologia dos, 618
- - *Necator americanus*, 614, 617, 622
- - organização dos, 615, 617
- - principais áreas endêmicas no mundo, 630
Ancilostomídeo
- disponibilidade de oxigênio para o, 78
- evolução do, 70, 71
- no intestino, 79
Ancylidae, 143

- chave para identificação de, 800
- conchas de, 806
Ancylostoma
- *braziliense*, 637
- - caracterização do, 615
- - ciclo
- - - biológico do, 621
- - - evolutivo do, 623, 638
- - diferenças morfológicas com *A. ceylanicum*, 617
- - extremidade anterior do, 616
- - infecção por, 621
- - morfologia, 638
- *caninum*, 637
- - aparelho genital
- - - feminino, 618
- - - masculino, 618
- - bolsa copuladora do macho, 618
- - cápsula bucal, 618
- - caracterização do, 615
- - ciclo evolutivo do, 623
- - enzimas digestivas secretadas por, 576
- - extremidade anterior do, 616
- - forma do corpo, 618
- - infecção por, 621
- - microfotografia frontal da extremidade anterior, 616
- - região anterior do corpo de, 616
- - tamanho do, 618
- *ceylanicum*
- - aparelho genital
- - - feminino, 618
- - - masculino, 618
- - bolsa copuladora do macho, 618
- - cápsula bucal, 618
- - caracterização do, 615
- - ciclo biológico do, 621
- - diferenças morfológicas com *A. braziliense*, 617
- - distribuição geográfica do, 630
- - forma do corpo, 618
- - infecção por, 621
- - penetração do, 623
- - tamanho do, 618
- crescimento de, 582
- *duodenale*, 139, 614
- - aparelho genital
- - - feminino, 618
- - - masculino, 618
- - bolsa copuladora do, 619
- - macho, 618
- - cápsula bucal, 618
- - caracterização do, 615
- - chave para diagnóstico de, em fezes, 822
- - ciclo
- - - biológico do, 620, 621
- - - evolutivo do, 623
- - competição biológica do, 63
- - desenho da forma do, 572
- - diapausa em, 584
- - distribuição geográfica do, 630
- - extremidade anterior do, 616
- - forma do corpo, 618
- - infecção por, 621
- - larvas de, 611
- - mecanismo patogênico do, 624
- - no aparelho digestivo, 78
- - o clima e, 632
- - ovos de, 619
- - penetração do, 623
- - resistência ao, 624
- - tamanho do, 618
- - enzimas digestivas secretadas por, 576
- - infecção por, 621
- - mudas em, 582
- - nutrição de, 576
- - significado do termo, 615
- *stenocephala*, 637
- - tamanho de ovos de, 824
Ancylostomatidae, 139, 614
Anel de Balbiani, 26
Anemia
- ancilostomótica, 626
- - estado estacionário na, em paciente com perda sangüínea constante, 627

- com primaquina, 239
- dos mineiros, 622
- esplenomegálica na Bacia do Mediterrâneo, 396
- na balantidíase, 278
- na difilobotríase, 565
- na doença do sono, 349
- na esquistossomíase mansônica, 458
- na leishmaníase, 376
- na malária, 232, 233
- - grave, 246
- no calazar, 396, 399
- tropical, 622
Anexite, 472
Anfídio, 580
Anfotericina B
- para leishmaníase, 378, 687
- - visceral, 402
- para meningoencefalite amebiana, 154
Angiocolite na ascaridíase, 591
Angiostrongilíase, 642
- controle, 644
- diagnóstico, 644
- epidemiologia, 644
- quadro clínico, 644
- sintomas, 644
- tratamento, 644
Angiostrongylus
- cantonensis, 642
- - gastrópodes hospedeiros de, 793
- - moluscos hospedeiros de, 800
- costaricensis, 642
- - ciclo
- - - evolutivo do, 643
- - - vital do, 643
- - controle do, 644
- - distribuição geográfica do, 647
- - hospedeiros do, 143, 793
- - introdução ao, 642
- - lesmas hospedeiras de, 800
- - morfologia do, 642
- - no sistema venoso, 79
- - profilaxia para, 645
- - relações com o hospedeiro, 643
- no sangue, 85
- nutrição de, 576
Animalia, 136
- categoria usada em sistemática, 133
- reino, 136
Anofelino
- abdome de espécies de, 733
- anatomia interna de fêmea de, 847
- aparelho
- - digestivo do, 732
- - genital do, 733
- asas de espécies de, 732
- caracterização do, 729
- eclosão da forma adulta de um, 736
- fisiologia do, 731
- identificação das espécies neotropicais, 737
- larvas de, 735
- macho, terminália de um, 734
- morfologia do, 730
- nutrição do, 732
- ovos de, 735
- perna de, 733
- pupa de um, 736
- reprodução do, 733
- taxonomia, 729
Anopheles, 140, 251, 727
- albimanus, 249, 252, 256, 658, 728, 737
- albitarsis, 263, 737
- - dispersão do, 254
- annulipalpis, 739
- antunesi, 738
- apicimacula, 738
- aquasalis, 252
- caracteristicas do, 737
- dispersão do, 254
- figura do, 256
- focos de, 73
- - na filaríase linfática, 658
- - na malária, 261

- arabiensis, 258, 658
- argyritarsis, 737
- atroparvus, 261
- bambusicolus, 738
- bellator, 257, 738
- - dispersão do, 254
- benarrochi, 737
- biologia dos, 252
- boliviensis, 738
- braziliensis, 737
- bustamantei, 738
- cabeça e tórax de, 252
- caracteres gerais dos, 252
- cruzi, 257, 738
- - cabeça de, 694
- - dispersão do, 254
- - olho de, à microscopia de varredura, 697
- darlingi, 73, 249, 252, 255, 261, 263, 658, 737
- - asa de, 740
- - claspetes de, 740
- - falossomo de, 740
- - genitália do macho, 740
- - mesonoto de, 740
- - peças bucais, 740
- - tarso posterior de, 740
- distinção com culicíneos, 252
- distribuição
- - geográfica dos, na América Latina, 253
- - vertical de, na floresta amazônica, 53
- eiseni, 738
- fluminensis, 738
- fluviatilis, 261
- funestus, 251, 252, 258, 261, 658
- gababdoni, 738
- galvaoi, 737
- gambiae, 251, 252, 255, 257, 258, 261, 658, 659, 741
- - dispersão do, 254
- - distribuição geográfica do, 257
- - - das espécies do complexo, no Continente Africano, 257
- - sensu stricto, 258
- gilesi, 739
- gomezdelatorrei, 739
- grabhamii, 739
- hancocki, 658
- hectoris, 739
- homunculus, 738
- intermedius, 738
- laneanus, 738
- lanei, 737
- lutzi, 738
- maculipes, 738
- mattogrossensis, 739
- mediopunctatus, 738
- melas, 258, 658
- merus, 258, 658
- minimus, 261
- minor, 738
- na dirofilaríase, 675
- na transmissão de ácaros, 786
- neivai, 738
- neomaculipalpus, 738
- nili, 658
- noroestensis, 737
- nuñez-tovari, 263, 737
- oiketorakras, 739
- oswaldi, 737
- parapunctipennis, 739
- parvus, 738
- pauliani, 658
- peryassui, 739
- pharoensis, 261
- pictipennis, 737
- pseudomaculipes, 738
- pseudopunctipennis, 252
- - características, 739
- - dispersão do, 254
- - distribuição geográfica, 249
- - figura do, 257
- - focos de, 73
- pseudotibiamaculatus, 739
- punctimacula, 738

- quadrimaculatus, 249, 258, 261
- rachoui, 738
- rangeli, 737
- rondoni, 737
- shannoni, 738
- sp. na floresta Semliki, 258
- squamifemur, 738
- strodei, 737
- tibiamaculatus, 738
- triannulatus, 263, 737
- vargasi, 739
- vestitipennis, 739
- wellcomei, 658
- xelajuensis, 738
Anophelinae, 727
Anoplocephalidae, 138, 515
Anoplura, 141, 772
Anopluros, 772-776
- caracterização, 772
- dermatite por, 774
- doenças transmitidas por, 775
- Pediculus do homem, 773
- posição sistemática, 772
- Pthirus pubis, 774
Anorexia
- com antimoniato de meglumine, 402
- com estibogluconato de sódio, 402
- com lumefantrine, 240
- com primaquina, 239
- na ancilostomíase, 628
- na angiostrongilíase, 644
- na balantidíase, 278
- na difilobotríase, 564
- na esquistossomíase
- - hematóbica, 471
- - mansônica, 457
- na fasciolíase, 504
- na filariase linfática, 654
- na giardíase, 419
- por himenolepíase nana, 560
Anóxia, 117
Ansiedade com mefloquina, 240
Antibiótico
- e inibição das enzimas, 24
- para leishmaníase, 378
- para peste, 767
Anticorpo, 29, 92, 101
- circulante, eliminação do, 29
- específico, 101
- na doença de Chagas, 308
Antigenicidade, 101
Antígeno, 92, 101
- A, 102
- B, 102
- de membrana, 94
- natureza do, 101
- O, 102
- parasitário, 123
Anti-helmíntico
- para ancilostomíase, 629
- para angiostrongilíase, 644
- para lagoquilascaríase, 647
- para miíase intestinal, 755
- para tricuríase, 679
Antimalárico, 236
- artemisina, 240, 244
- - derivados da, 240
- atividade terapêutica do, 237
- clindamicina, 239, 244
- cloroquina, 237, 245
- doxiciclina, 239, 244
- durante a gravidez, 237
- estrutura química de, 237
- lumefantrine, 240, 244
- mefloquina, 239
- primaquina, 238
- quinina, 239, 244, 245
- resistência ao, 241, 244
- tetraciclina, 239
Antimoniais pentavalentes, 377
- para leishmaníase
- - tegumentar difusa, 389

- - visceral, 402
Antroponose, 74
Aparelho
- bucal
- - do inseto, 692, 694
- - dos triatomíneos, 712
- circulatório
- - de molusco, 797
- - do carrapato, 780
- de Golgi, 33, 34
- - corte de um macrófago onde se destaca o, 34
- digestivo
- - alterações na doença de Chagas, 313
- - da pulga, 762
- - de *Enterobius vermicularis*, 598
- - de gastrópode, 796
- - de *Glossina*, 758
- - de nematóides, 575
- - do carrapato, 780
- - do inseto, 697
- - do *Pediculus*, 773
- - do triatomíneo vetor da tripanossomíase americana, 712
- - lesões na doença de Chagas, 313
- genital
- - de *Enterobius vermicularis*, 598
- - do carrapato, 780
- - feminino
- - - da *Fasciola hepatica*, 501
- - - da pulga, 762
- - - de cestóide, 510
- - - de insetos, 705
- - masculino
- - - da *Fasciola hepatica*, 502
- - - dos insetos, 705
- - na esquistossomíase hematóbica, 470
- reprodutor
- - de *Glossina*, 758
- - de nematóides, 580
- - feminino, 581
- - - do *Schistosoma mansoni*, 439
- - masculino, 580
- - no gastrópode, 798
- respiratório
- - de molusco, 797
- - do inseto, 698
- urinário na esquistossomíase, 468
Apêndice, *Ascaris* no, 591
Apendicite
- enterobíase e, 600
- na teníase, 522
- *vs.* ancilostomíase, 628
- *vs.* angiostrongilíase, 644
Apetite, alterações do
- na inflamação, 119
- na isosporíase, 185
- na teníase, 522
- na tricuríase, 678
- no calazar, 400
Aphaniptera, 140, 760
Apicomplexa, 135, 181-192
- caracterização dos parasitos, 181
- ciclo vital, 182
- - assexuado, 182
- - esporogônico, 183
- - esquizogônico, 182
- - sexuado, 183
- - coccidiasida, 184
- - coccidiose, 184
- famílias de interesse médico, 183
- gêneros de interesse médico, 183
- infecções oportunistas por esporozoários, 187
- - criptosporidíase, 189
- - pneumocistose, 187
Apólise, 520
Apolonia tegipioensis, 141, 786
Apoptose, 121
Arachnida, 139, 141, 777
Aralém, 237
Arbovirose
- dípteros na transmissão de, 719
- mosquitos culicíneos na, 739

Archaeogastropoda, 142
Archaeplastida, 134
Areia hidática, 544
Argas, 141
- aspecto ventral do corpo de, 779
- características do gênero, 782
- *miniatus*, 782
- *persicus*, 782
Argasidae, 141, 777, 782
- carrapato da família, 783
- fisiologia do, 780
- gênero
- - *Argas*, 782
- - *Ornithodoros*, 782
- morfologia do
- - externa, 780
- - interna, 780
- vetor da doença de Chagas, 306
Arquibactéria, 49
Artecel, 241
Arteméter, 240
- associado a
- - clindamicina, 240
- - lumefantrine, 240
- - - esquema para infecções por *Plasmodium falciparum*, 240
- - mefloquina, 240
- - injetável, 240
Artemisia annua, 240
Artemisina, 240
- derivados da, 240
- durante a gravidez, 237
- fórmula estrutural da, 237
Artemotil, 241
Artesunato, 240
Arthropoda, 136, 139
Artibeus, 331
Artiodactyla, 306
Artralgia com lumefantrine, 240
Artrópode, 139
Arvicantis, 391
Asa-dura, insetos, 370
Asas do inseto, 694
Ascaríase, 585
- controle da, 596
- diagnóstico, 591
- - imunológico, 592
- - ecologia da, 595
- fase da invasão larvária, 590
- infecção intestinal, 590
- introdução à, 585-597
- localizações ectópicas, 591
- mosca na transmissão de, 750
- o parasito, 585
- prevalência da, 594
- sintomatologia, 590
- tratamento, 593
Ascarididae, 138, 585
Ascaridiose, 585
Ascaridoidea, 138
Ascaridose, 585
Ascaris
- cálculo da população de, em um paciente, 54
- ciclo
- - biológico do, 71
- - do cítrico no, 15
- - eclosão de ovos de, 581
- - locomoção de, 580
- *lumbricoides*, 585
- - adaptações do, 66
- - ciclo biológico do, 588
- - comportamento do, 587
- - controle do, em zonas endêmicas, 595
- - - planejamento e métodos, 596
- - corte do fígado mostrando a presença de, 591
- - corte transversal de
- - - ao nível da região esofagiana, 587
- - - um macho ao nível do intestino, 587
- - - uma fêmea ao nível do intestino, 587
- - desenho da forma do, 572
- - disposição dos três lábios do, 575
- - extremidade anterior de, 586

- - fêmea de, 586
- - hábitat do, 587
- - hospedeiro do, 68, 69
- - infectados por, no mundo, 570
- - larva de, 589
- - - eclosão de, no tubo digestivo do hospedeiro, 589
- - - isolada do pulmão, 589
- - macho de, 586
- - metabolismo do, 577, 588
- - morfologia do verme adulto, 586
- - musculatura de, 574
- - número de, eliminados após quimioterapia na Tailândia, 595
- - nutrição de, 576, 588
- - ovo de, 589
- - - ao microscópio eletrônico, 588
- - - embrionado no meio exterior, 589
- - - infértil, 589
- - - recém-eliminado, 589
- - piperazina para, 577
- - relação com o hospedeiro, 589
- - representação da estrutura da cutícula de, 573
- - reprodução do, 588
- - resistência ao, 590
- - segmento do intestino obstruído por um novelo de, 591
- - tamanho dos ovos de, 824
- - mecanismos adaptativos do, 583
- - no intestino delgado, 79
- - penetração no hospedeiro, 117
- - produção diária de ovos fêmea de, 54
- - queratina no, 22
- - redução do tamanho dos cromossomos no, 31
- - superlotação do espaço por, 56
- *suum*, 585, 586
Aschiza, 747
Asma brônquica
- na filaríase linfática, 653
- na *larva migrans* visceral, 640
- por ácaros, 788
Aspidobranchia, 142
Astenia
- com pentamidina, 403
- na angiostrongilíase, 644
- na esquistossomíase mansônica, 457
- na isosporíase, 185
- no calazar, 399
Ataxia
- com piperazina, 594
- na toxoplasmose no imunodeficiente, 201
ATP, 4
ATPase, 10
ATP-sintetase, 14
Atrofia
- celular, 122
- da mandioca, 280
- óptica na toxoplasmose, 200
Autólise, 120
Axonema, 38, 39
Axópode, 40
Azitromicina
- para criptosporidíase, 190, 686

B

Babesia, 135
- evasão aos dispositivos do hospedeiro, 114
- gênero, 184
- na célula sangüínea, 85
- penetração no hospedeiro, 117
Bacillus
- *cereus*, 673
- *sphaericus*, 659
- *thuringiensis*, 673, 709
Baço, 83, 84, 316
- células reticulares no, 83
- cisto hidático no, 547
- esquema da estrutura do, 84
- formação de linfócitos B no, 83
- na doença de Chagas, 314
- no calazar, 398
- polpa vermelha do, 84
Bactéria

- estudo da, 68
- origem da, 6
Bacteriologia, 68
Bacteróide, 79
Balancins, 694
Balantidíase, 277-279
- diagnóstico, 278
- epidemiologia, 279
- introdução a, 277
- o parasito, 277
- profilaxia, 279
- relações parasito-hospedeiro, 278
- sintomatologia, 278
- tratamento, 279
Balantidium, 135
- *coli*, 135, 277
- - no aparelho digestivo, 78
- - no ceco, 79
- - no cólon, 79
Barbeiro, 72, 140, 305, 710
- tórax do, 693
Barriga d'água, 435
Basófilo, 86, 100
- esquema de um, 87
- na inflamação, 124
Basommatophora, 142, 489
- características do, 801
- identificação do, 799
- sistemática, 801
Bastonete, 99
Bay sore, 363, 384
Bdellonyssus bacoti, 785
Belminus, 329, 714
Bendiocarb, 271
Benznidazol para doença de Chagas, 322
Benzoato de benzila
- para escabiose, 788
- para pediculose da cabeça, 775
Bercaea cruenta, 754, 755
Berne, 64, 751
- transmissão do, 752
- tratamento do, 753
Bertiella studeri, 138
Bexiga na esquistossomíase, 468
BHC para escabiose, 788
Bicha, 585
Bicho
- das praias, 638
- de parede, 305
- geográfico, 638
Bicudo, 305
Bilharziose, 435, 465
- geniturinária, 435
- urinária, 435
- vesical, 435
Biogeocenose, 47
Biomphalaria, 143, 435, 801
- *alexandrina*, 489
- *amazonica*, 804
- - identificação do, 805
- cabeça, pé e colo de, 795
- características do, 801
- criadouros de, 490
- de *Schistosoma mansoni*, 436, 437
- desovas de, 802
- *glabrata*, 446, 489, 491, 492, 802
- - aparelho
- - - digestivo da, 796
- - - reprodutor de, 798
- - atitude do, em marcha, 795
- - características do, 802
- - cavidade pulmonar da, 797
- - chave para identificação de, 804
- - conchas de, 806
- - dentes da rádula de, 796
- - distribuição no Brasil, 803
- - sistema nervoso ganglionar periesofagiano de, 797
- - variações fenotípicas ou ecológicas de, 802
- *intermedia*, 805
- localização dos diferentes órgãos de, 842
- *oligoza*, 805

- órgãos da região do colo de, 803
- *peregrina*, 804
- - aparelho reprodutor na, 798
- - concha de, 804
- - identificação de, 805
- - porção terminal do aparelho genital feminino de, 803
- *pfeifferi*, 489, 804
- - concha de, 804
- - distribuição geográfica, 804
- *schrammi*, 804
- - aparelho reprodutor na, 798
- *straminea*, 489, 490, 492, 803
- - aparelho reprodutor na, 798
- - conchas de, 806
- - distribuição no Brasil, 804
- - identificação de, 805
- - morfologia do, 803
- - porção terminal do aparelho genital feminino do, 803
- - rim do, 803
- - variação da população de, 492
- - - em foco de esquistossomíase, 56
- - técnica de dissecção de, 843
- *tenagophila*, 446, 489, 490, 803
- - aparelho reprodutor na, 798
- - chave para identificação de, 804
- - concha de, 803
- - distribuição no Brasil, 803
Biópsia
- cerebral na malária, 232
- da pele na oncocercíase, 666
- intestinal na angiostrongilíase, 644
- para *larva migrans* visceral, 640
- retal na esquistossomíase mansônica, 461
Biosfera, 51
Birigui, 370
Bithyniidae, 142
Bivalvia, 793
- identificação da, 799
Blastocrithidia, 282
Blefaroplasto, 41
- de tripanossomo, 285
Blomia tropicalis, 789
Bloqueio atrioventricular
- com artemisina, 241
- na doença de Chagas, 317
Bolbodera, 714
Bolboderini, 714
Bolha d'água, 540
Bolsa
- copuladora de nematóides, 581
- de água, 540
- de Fabrício, 93
- do cirro de tênias, 517, 519
Bomba
- de prótons, 14
- de sódio, 10
- - modelo para representar o funcionamento da, 10
Bombyx mori, 704
Boophilus, 141
Borrelia recurrentis, 776
- *duttoni*, 784
- *recurrentis*, 776, 784
- - infecção experimental de percevejos com, 718
Bosch-yaws, 362, 381
Botão
- de Alepo, 393
- de Bagdá, 365
- de Biskra, 365, 393
- de Delhi, 393
- de Gafsa, 365, 393
- do Oriente, 280, 365, 393
Botriocéfalo, 562
Bouba, mosca vetor da, 747
Brachycera, 140, 745
Bradicardia
- com metrifonato, 474
- na doença de Chagas, 317
Bradypus griseus, 383
Broncoespasmo com metrifonato, 474
Broncopneumonia
- na meningoencefalite amebiana, 154

- no calazar, 400
Brônquios
- na ascaridíase, 590
- na fascioliíase, 504
- na triquinelose, 682
- no calazar, 400
Brugia
- *malayi*, 139, 648
- - diagnóstico diferencial, 655
- - microfilárias de, 655
- - no sistema linfático, 88
- *timori*, 648
- - no sistema linfático, 88
Brumptomyia, 722
Bulininae, 142, 490
Bulinus, 143, 435, 490, 805
- *africanus*, 490, 805
- - conchas de, 806
- *beccarii*, 805
- concha do, 805
- criadouros de, 490
- *forskalii*, 490, 805
- *globosus*, 490, 805
- morfologia interna do, 805
- *tropicus*, 490
- *truncatus*, 490, 805

C

Cabassous unicinctus, 331
Cabeça do inseto, 692, 693
Cadeia
- alimentar, 58, 61
- - tipos de, 60
- - - parasitária, 60
- - - predadora, 60
- - - saprofítica, 60
- - - saprozóica, 60
- respiratória, 16
- - enzimas envolvidas na, 18
- - representação esquemática da, 16
Calafrio na esquistossomíase, 457
Calazar, 136, 280, 359, 360, 396 (*v.* Leishmaníase visceral)
- americano, 364, 396, 397, 408
- cão contaminado por, 406
- - tratamento do, 410
- casa de doentes próximo da mata de "pé-de-serra", 405
- controle do, 409
- da Ásia central, 407
- do Mediterrâneo, 407
- epidemia de, 360
- indiano, 364, 408
- infantil, 364, 396
- manifestações clínicas de, 400
- neotropical, 396
- sudanês, 408
- tratamento, 410
Cálcio e ativação das enzimas, 24
Calculose
- na esquistossomíase hematóbica, 472
- na fascioliíase, 504
Calliphora, miíase por, 140
Calliphoridae, 748, 753
- chave para família, 748
Callitroga, 753
- *americana*, 753, 754
Calomys tener, 769
Calyptratae, 748
Cambendazol, 647
Câncer
- da bexiga, 471
- hereditariedade do, 25
Cancro de inoculações da tripanossomíase africana, 347, 348
Candidíase brônquica na AIDS, 115, 685
Cangalha, 370
Capilaríase, 680
Capillaria
- *hepatica*, 679
- ovos de, 581
Caquexia

- na triquinelose, 682
- no calazar, 396, 400
Carbamatos para insetos, 709
Carbaril, 271
- para insetos, 709
Carboidrato
- formação de, 4
- necessidade para os plasmódios, 216
- no inseto, 699
- plasmático, 85
Carbossulfan, 271
- para oncocercíase, 672
Carcinoma *in situ*, 122
Cardiolipina, 14
Cardiomegalia na doença de Chagas, 312, 317
Cardiopatia chagásica, 306, 310, 312, 317
- crônica, 317
- na forma aguda, 316
- prognóstico, 321
- radiografia na, 314
Cárie dentária, *Trichomonas tenax* na, 416
Cariólise, 120
Cariorrexe, 120
Cariótipo, 26
Carollia, 331
Carrapatinho, 781
Carrapato, 141, 777
- Argasidae, 777, 782
- de cavalo, 781
- do chão, 783
- doenças produzidas por, 783
- - dermatite, 783
- - febre
- - - maculosa, 783
- - - Q, 784
- - - recorrente, 784
- - paralisia, 783
- estrela, 781
- Ixodidae, 777, 781
- - organização, 777
- - fisiologia, 780
- - morfologia
- - - externa, 777
- - - interna, 780
- *polvora*, 781
- vetor da doença de Chagas, 306
Catalase, 86
Cavernícola, 713
- pilosa, 329
Cavia aperea, 331, 769
Cavidade bucal
- de insetos, 698
- de nematóides, 575
- do carrapato, 780
- *Trichomonas tenax* na, 416
Ceco, parasitos no, 79
Cefaléia
- associado a *Hartmannella*, 153
- com lumefantrine, 240
- com niridazol, 474
- com quinina, 239
- na ancilostomíase, 628
- na balantidíase, 278
- na doença do sono, 349, 350
- na esquistossomíase
- - hematóbica, 471
- - mansônica, 457
- na febre maculosa, 783
- na giardíase, 419
- na teníase, 522
- no tifo exantemático, 775
- por himenolepíase nana, 560
Cegueira
- com cloroquina, 238
- dos rios, 661
- na oncocercíase, 648, 665
Celomócito, 575
Célula
- da memória imunológica, 96
- de Kupffer do fígado, 83
- desregulação do volume da, 118
- divisão da, 41, 42

- do tecido conjuntivo, 82
- gigante de Langhans, 128
- *natural killer*, 96
- NK, 96
- reprodução da, 41
- T-CD4, 96
- T-CD8, 96
- T supressora, 107
Centríolo, 41
Centro ativo, 21, 22
- da enzima, 23, 24
Centrômero, 26
Centrossomo, 41
Cenurose, 567
- síndrome da fossa superior, 568
Cera de Noyer, 838
Ceratopogonidae, 140, 726
Cercária
- de *Schistosoma*
- - *haematobium*, 466, 467
- - *mansoni*, 436, 443
- - - desenho de, 444
- - - eliminação de, por *Biomphalaria glabrata*, 445
- - - penetração de, na pele, 448
- - - representação de, 442
- de trematódeo, 431
Cercomys cunicularis
- *inermis*, 769
- *laurentius*, 769
Cerda de inseto, 696
Cérebro
- cisticercose no, 533
- cisto hidático no, 547
- do carrapato, 780
- dos insetos, 701
- na doença de Chagas congênita, 336
- na lagoquilascaríase, 646
- na *larva migrans* visceral, 640
- na toxoplasmose, 200
Ceruloplasmina na inflamação, 119
Cervicite
- na esquistossomíase hematóbica, 472
- por *Trichomonas*, 415
Cestoda, 137, 507
Cestodaria, 137, 515
Cestóide
- adaptações do, 65, 66
- aparelho reprodutor do, 510
- parasito do homem, 507-515
- - ciclo vital do, 513
- - fisiologia do, 511
- - - o hábitat dos parasitos, metabolismo, 511
- - - o hábitat dos parasitos, nutrição, 511
- - organização do, 507
- - - aparelho reprodutor, 510
- - - escólex, 509
- - - parênquima, 507
- - - sistema neuromuscular, 510
- - - sistema osmorregulador e excretor, 510
- - - tegumento, 507
- - sistemática, 515
- tipos de larvas de, 514
Cestoidea, 136, 507, 515, 516
Chagoma de inoculação, 311
Chaos, 134
- lobópodes em, 40
Chato, 772
Cheylectus malaccensis, 789
Cheyletidae, 787, 789
Chilinidae, 800
Chilomastix
- gênero, 135
- *mesnili*, 135, 411, 421
- - cisto de, 412
- - estrutura do, 412
- - no aparelho digestivo, 78
- - no ceco, 79
- - no cólon, 79
Chironomus, 708
Chiroptera, 306
Chloropidae, 748
Choloepus

- *desmarestianus*, 383
- *didactylus*, 382
- *hoffmanni*, 382
Choque
- anafilático, 129
- - com doxiciclina, 239
- - com suramina, 668
- - com tetraciclina, 239
- na febre maculosa, 783
- na malária, 232
- - grave, 246
Chortoglyphidae, 789
Chortoglyphus arcuatus, 789
Chromalveolata, 134
Chrysomyia, 754
- miíase por, 140, 755
Chrysops, 140
- *centurionis*, 759
- *dimidiata*, 674, 759
- *langi*, 759
- *silacea*, 674, 759
Chupança, 305
Chupão, 305
Cianobactéria, 6
Cianose na esquistossomíase
- hematóbica, 472
- mansônica, 459
Cicatrização da lesão, 130
- patológica, 131
Ciclo
- biológico, 71
- - heteroxeno, 71
- - moxeno, 71
- de Krebs, 12
- do ácido cítrico, 12, 15
- dos ácidos tricarboxílicos, 12
- parasitário, 67-72
- - biológico, 67, 70
- - tipos de, 71
- - doença produzida por parasitos, 67
- - especificidade
- - - ecológica, 69
- - - fisiológica, 69
- - - parasitária, 68
- - parasitismo, 67
Ciflutrina, 271
Ciliophora, 135, 277
Cílios, 6, 38
Cimex
- ecdises no, 708
- *hemipterus*, 717
- *lectularis*, 717
- - ciclo biológico do, 718
- vetor da doença de Chagas, 306
Cimicidae, 140, 710, 712
- biologia, 717
- morfologia, 717
Cinchona ledgeriana, 239
Cinetocore, 44
Cinetoplasto, 280
Cintilografia na hidatidose, 552
Cionella, 800
Cipermetrina, 271
- para controle da filaríase linfática, 659
- para *Trypanosomas*, 358
Circulação
- do inseto, 698
- linfocitária, 96
Cirurgia
- para angiostrongilíase, 644
- para ascaríase extra-intestinal, 594
- para cardiopatia chagásica, 323
- para cisticercose, 539
- para esparganose, 566
- para filaríase linfática, 656
- para hidatidose, 553
- para oncocercíase, 667, 668
Cisticerco, 514, 516
- de *Taenia*
- - *hydatigena*, 530
- - *multiceps*, 530
- - *ovis*, 530

- - *saginata*, 520, 530
- - *solium*, 521
- - - desenvolvimento, 531
- - - estrutura do, 531
- - *taeniformis*, 530
Cisticercose humana, 516, 530-539
- cerebral, 530, 533
- - tomografia computadorizada na, 534
- cisticerco de *Taenia solium*, 531
- controle da, 539
- diagnóstico, 537
- generalizada, 535, 536
- introdução à, 530
- muscular, 535, 539
- ocular, 531
- profilaxia, 539
- prognóstico, 538
- relações parasito-hospedeiro, 532
- sintomatologia, 535
- subcutânea, 535, 539
- tratamento da, 524, 539
Cisto
- de amebas, 157, 159, 163
- hidático, 515, 540
- - desenvolvimento de um, 544
- - localizações mais freqüentes no homem, 547
- - no fígado, 80
- na triquinelose, 682
Citocina, 92, 123, 124
- na patogênese da malária, 227
Citocinese, 44
Citocromo
- C, 86
- configuração do, 22
- P-450, 33
Citodiérese, 44
Citoesqueleto, 9, 36, 40
Citomegalovírus na AIDS, 115
Citopígio, 277
Citoplasma, 11
Citossol, 11
Citóstoma, 11, 277
Citotaxina, 124
Citrato de ferro, 629
Cladotaenia, 530
Clefamida, 176
Clindamicina
- para plasmídios, 239
- para pneumonia por *Pneumocystis carinii*, 685
- para toxoplasmose, 204
Clinostomatidae, 137
Clinostomum, 137
Clone de células B, 94
Clonorchis sinensis, 425
- hiperplasia na infecção por, 131
- tamanho dos ovos de, 824
Cloramina para *Enterobius*, 602
Cloranfenicol
- para febre maculosa, 784
- para pestes, 767
- para tifo exantemático, 776
Cloreto de ferro, 629
Clorfoxima, 672
Cloridrato de quinina, 239
Cloroplasto, 5
Cloroquina, 237
- ação da, 238
- aplasia da medula com, 238
- doses de, 238
- - fatal, 238
- efeitos colaterais, 238
- especialidades farmacêuticas de, 237
- esquema para infecção por plasmódios, 238
- fórmula estrutural da, 237
- manifestações químicas, 238
- para amebíase, 687
- resistência de plasmódios à, 241
- toxicidade da, 238
Clorose, 622
Clorpirifós, 659
Clorpirifós-metil, 271
Clostridium, 79

Coagulação intravascular disseminada
- na doença do sono, 349
- na malária, 232
Coanomastigota, 281
Coccidiasida, 135, 183, 184
Coccidiose, 184
- de animal, 184
Cochliomyia
- *hominivorax*, 753
- - fêmea adulta de, 754
- - larva de, 754
- - miíase por, 755
- - placas espiraculares de larvas de, 755
- *macellaria*, 753
- - larvas de, 754
- - miíase por, 755
- - morfologia da, 754
- - placas espiraculares de larvas de, 755
Código genético, 5
Coenzima, 23
Colágeno, 81, 82
- configuração do, 22
Colecistite
- na ascaríase, 591
- na fasciolíase, 504
Colédoco, *Ascaris* no, 591
Colelitíase na ascaríase, 591
Colesterol
- na membrana celular, 8
- plasmático, 85
Cólica abdominal
- com metrifonato, 474
- na amebíase, 687
- na ancilostomíase, 628
- na isosporíase, 185
- na triquinelose, 682
Colicoides
- *austeni*, 674
- *furens*, 673, 674
- *grahami*, 674
- *milnei*, 674
Coliforme no tubo digestivo, 79
Colite
- amebiana, 156
- - crônica, 172
- - fulminante, 687
- - trofozoítas de *E. histolytica* em caso de, 159
- por enterobíase, 600
- pós-disentérica, 173
- pseudomembranosa com clindamicina, 239
Cólon, parasitos no, 79
Coloração
- pela hematoxifilina, 817
- pelo carmim
- - de nematelmintos, 839
- - de platelmintos, 839
- pelo corante de Leishman, 812
- pelo método de Giemsa, 812
- pelo MIF, 816
Coma
- malárico, 232
- na doença do sono, 350
- na toxoplasmose, 201
- na triquinelose, 682
Comensalismo, 64
Complexo
- apical, 210
- enzima-substrato, 23, 24
- *Leishmania*, 282
- - *braziliensis*, 362, 372-381
- - *donovani*, 364, 396-421
- - *mexicana*, 363, 384
- *troponina*, 38
Comportamento
- distúrbio do, na doença do sono, 350
- dos insetos, 703
Comunidade, 58
- adaptações parasitárias, 65
- cadeias alimentares, 59, 61
- - tipos de, 60
- fluxo energético, 58
- forma de associação entre seres vivos, 63

- - comensalismo, 64
- - foresia, 63
- - mutualismo, 65
- - parasitismo, 64
- - simbiose, 65
- pirâmide ecológica, 62
- populações dominantes, 62
- relações interespecíficas, 63
Condroitino
- 4-sulfato, 81
- 6-sulfato, 81
Conepatus tropicalis, 333
Confusão mental
- com niridazol, 474
- na doença do sono, 350
- na toxoplasmose, 201
- na triquinelose, 201
Conjuntivite na cisticercose, 536
Conóide, 181, 182
Constipação
- intestinal na tricuríase, 678
- na balantidíase, 278
- na fasciolíase, 504
- na teníase, 522
Contração muscular, 37
Convulsão
- com mefloquina, 240
- com niridazol, 474
- na malária, 232
- na toxoplasmose, 200, 201
- por himenolepíase *nana*, 560
Coprocultura
- chave para larvas filariformes de nematóides na, 822
- para ancilostomídeos, 621
- para estrongiloidíase, 610
- segundo Harada-Mori, 821
Cor pulmonale na esquistossomíase
- hematóbica, 470, 472
- mansônica, 459
Coração
- lesões na doença de Chagas, 312, 313
- na ancilostomíase, 627
- na doença de Chagas, 312, 313
- - congênita, 336
- na esquistossomíase
- - hematóbica, 470
- - mansônica, 456
- na *larva migrans* visceral, 640
- na triquinelose, 682
- no gastrópode, 797
Corante
- de Giemsa, 812
- de Leishman, 812
- de Mayer, 813
Coreidae, 712
Coreoatetose, 350
Coriorretinite
- na oncorcecíase, 665
- na toxoplasmose no imunodeficiente, 201
Córnea do inseto, 702
Coróide na toxoplasmose, 200
Corpo de Barr, 31
Corticosteróide
- para cisticercose, 539
- para triquinelose, 683
Cortisona na cicatrização, 130
Coxiella burnetti, 784
Craneopsyllus minerva, 764
Creatinina-fosfoquinase na triquinelose, 682
Creme leucocitário, exame do, 812
Crescimento populacional, 55
Cresol para *Enterobius*, 602
Criptococose na AIDS, 115
Criptosporidíase, 189, 686
- a doença, 190
- - diagnóstico, 190, 686
- - epidemiologia, 190
- na AIDS, 115, 190, 686
- o parasito, 189
- profilaxia da, 190
- tratamento da, 190
Criptozoíta, 208, 210

Crise
- asmática por picada de percevejo, 718
- epileptiforme por himenolepíase, 560
Cristalino do inseto, 702
Crithidia, 281, 282
- *fasciculata*, 12
- *oncopelti*, 12
Cromátide filha, 41, 42
Cromatina, 24
- esquema dos graus de empacotamento da, 26
- nuclear, 25
Cromômero, 26
Cromossoma, 5
Cryptosporidium, 184
- *muris*, 686
- *parvum*, 189, 686
- - no epitélio intestinal do camundongo, 189
Ctenocephalides
- *canis*, 562, 763, 766
- - características morfológicas da, 763
- *felis*, 562, 766
- - características morfológicas da, 763
Cucurbita, 859
- *maxima*, 525
- *pepo*, 525
Culex, 140, 727
- *antennatus*, 658
- cabeça de, 694
- corte transversal da tromba de, 694
- espermateca de, 705
- *fatigans*, 657, 740
- fonorreceptores em, 702
- metabolismo de carboidratos no, 699
- na dirofilaríase, 675
- na transmissão
- - da elefantíase, 73
- - de ácaros, 786
- quimiorreceptores no, 702
- *quinquefasciatus*, 657, 658, 739, 740
- - abdome do, 742
- - asa de, 742
- - combate ao, 659
- - genitália do macho, 742
- - mesonoto, 742
- - morfologia da larva de, 742
- - peças bucais do, 742
- - tarso posterior, 742
- - últimos segmentos abdominais da larva de, 742
Culicidae, 140, 658
- características dos membros da família, 727
- chaves para identificação de, 727
- subfamílias da, 727
Culicinae, 727
- caracterização de espécies de, 740
- chaves
- - para identificação de, 727
- - para os gêneros da região Neotropical, 739
- identificação de, 739
- taxonomia, 739
Culicineo, 252
Culicoides, 140, 726
- *austeni*, 674, 726
- biologia do, 726
- *Dipetalonema*, 726
- *furens*, 673, 674, 726
- *grahami*, 674, 726
- *inornatipennis*, 726
- *Mansonella ozzardi*, 726
- - *milnei*, 674
- morfologia do, 726
- na transmissão das filárias, 726
- *paraensis*, 674
Cultura
- de *Echinococcus granulosus*, 546
- de *Entamoeba histolytica*, 817
- de *Giardia*, 419
- de *Trichomonas*, 415, 818
Cuniculos paca, 379
Cupim, 65
Curva
- de crescimento, 55
- de sobrevivência, 54

Cuterebridae, 748
- chave para família, 748
Cutia infectada com *Leishmania*, 378
Cutícula do inseto, 695
Cyclophyllidea, 137, 507, 515, 516
- esquema do ciclo evolutivo de, 515
Cyclops
- ciclo evolutivo do, 582
- redução do tamanho dos cromossomos no, 31
Cyclorrhapha, 140, 745
- classificação da, 747
- fases evolutivas, 747
- inseto adulto, 745
Cysticercus
- *bovis*, 520
- *cellulosae*, 521, 530, 566, 567
- - esquema da forma larvária de, 531
- *longicollis*, 512
- *racemosus*, 566
- - tumoração do tornozelo por, 566
- radiografia da perna em caso de, 567
- vesículas larvárias isoladas do tecido ósseo, 567

D

Dapsona
- fórmula estrutural da, 237
- para pneumocistose, 188, 685
- para toxoplasmose, 686
Dasyprocta
- *azarae*, 331, 379
- *prymnolopha*, 769
Dasypus
- *kapleri*, 331
- *novemcinctus*, 309, 331, 332
Davaineidae, 138, 515
DDT, 271
- para insetos, 709
- para leishmaníase cutânea antroponótica, 394
- para moscas, 750
- para oncocercíase, 672
- para tifo exantemático, 776
- para tripanossomos, 358
Dedo, em baqueta de tambor
- na esquistossomíase
- - hematóbica, 472
- - mansônica, 459
Deidroemetina
- para amebíase, 177, 687
- para fascioliíase, 504
Delírio
- com niridazol, 474
- na febre maculosa, 783
- no tifo exantemático, 775
Deltametrina, 271
- para filariíase linfática, 659
- para glossinas, 673
- para simulídeos, 673
- para *Trypanosoma*, 358
Demodex, 141
- *brevis*, 786
- *canis*, 786
- *folliculorum*, 141, 786
- - fêmea de, 786
Demodicidae, 786
Dendrohyrax, 395
- *arboreus*, 395
Dengue
- *Aëdes aegypti* na, 743, 744
- dípteros na transmissão de, 719
- mosquitos culicíneos na, 739
- óbitos por, entre 1994-2000, 692
- transmissores de, 140
Dentes
- da rádula de *Biomphalaria*, 796
- lagoquilascaríase nos, 646
Depressão
- na doença do sono, 350
- na esquistossomíase mansônica, 457
Dermacentor, 141, 782
- *andersoni*, 782, 783
- - na transmissão de febre maculosa, 784

- morfologia do capítulo em fêmea de, 778
- *nitens*, 782
- olhos do, 780
- *variabilis*, 783
Dermanyssidae, 141, 785
Dermanyssus gallinae, 141
- características do, 785
- encefalite de St. Louis e, 786
- fêmea de, 786
Dermatanossulfato, 81
Dermatite
- cercariana, 449, 451
- - na esquistossomíase hematóbica, 471
- com doxiciclina, 239
- com tetraciclina, 239
- exfoliativa com suramina, 668
- linear serpiginosa, 638
- oncocercótica, 665
- por ácaros, 788
- por carrapato, 783
- pruriginosa, 141
- serpiginosa, 638
- urticariforme, 785
Dermatobia
- *hominis*, 64
- - biologia da, 751
- - desenho da, 751
- - e a transmissão do berne, 752
- - miíase por, 745, 755
- - morfologia da, 751
- - patologia, 753
- - penca de ovos de, colados ao abdome de mosca hematófaga, 752
- - tratamento, 753
- miíase por, 140
Dermatophagoides
- *deanei*, 789
- *farinae*, 788
- *pteronyssinus*, 789
Dermodicidae, 141
Derrame pericárdico, 349
Desidratação
- na amebíase, 687
- na balantidíase, 278, 279
- na tricuríase, 678
Desinfetante para *Enterobius*, 602
Desmodus, 331
Desmossomos, 9, 25
- domínios do, 26
- estruturas condensadas do, 26
- politênico, 26
- - da glândula salivar de um inseto, 27
Desnutrição
- calórica-protéica, 628
- fetal, 336
- no calazar, 400
Diamidina aromática, 403
Diapausa de nematóides, 583, 584
Diarréia
- na ancilostomíase, 628
- na balantidíase, 277, 278
- na enterobíase, 600
- na esquistossomíase
- - hematóbica, 471
- - mansônica, 457
- na giardíase, 419
- na himenolepíase, 562
- - *nana*, 560
- na isosporíase, 185
- na teníase, 522
- na tricuríase, 678
- na triquinelose, 682
- por clindamicina, 239
- por cloroquina, 238
- por doxiciclina, 239
- por lumefantrine, 240
- por mefloquina, 240
- por metrifonato, 474
- por niridazol, 474
- por piperazina, 594
- por quinina, 239
- por suramina, 668

- por tetraciclina, 239
Diazinon, 750
Dibanate, 402
Dibothriocephalus, 562
- *latus*, 137
Dicloroacetamida, 176, 180, 687
Dicrocoelidae, 137
Dicrocoelium, 137
- *dendriticum*, 800
- - hospedeiros do, 143
- *lancetatum*, 131
Dictyocaulus, 576
Didelphys
- *albiventris*, 330
- *aurita*, 330
- *marsupialis*, 309, 330, 331, 382
- *paraguayensis*, 769
Dieldrin
- para insetos, 709
- para moscas, 750
- para *Trypanosoma*, 358
Dientamoeba, 136
- *fragilis*, 136, 411, 417
- - estrutura nuclear da, 150
- - no aparelho digestivo, 78
- - no ceco, 79
- - no cólon, 79
- - nutrição na, 10
Dientamoebidae, 417
Dieta
- ferro da, 625
- para ancilostomíase, 629
Dietilcarbamazina, 644
- fórmula estrutural da, 668
- para filaríase linfática, 655, 659
- para lagoquilascaríase, 647
- para *larva migrans* visceral, 640
- para loíase, 674
- para oncocercíase, 668
Difilobotríase, 562-566
- controle da, 566
- diagnóstico, 565
- epidemiologia, 565
- quadro clínico, 565
- sintomatologia da, 565
- tratamento, 565
Digenea, 136, 425
- categoria usada em sistemática, 133
- ciclo biológico do, 430
Diidroartemisinina, 240
Dilepididae, 138, 515
Dineína, 39
Dioctophyme renale, tamanho do, 572
Dioicocestus, 137
Dipetalogaster, 329, 713
- *maximus*, 333
Dipetalonema
- *perstans*, 139, 674
- - *Culicoides* na transmissão de, 726
- - diagnóstico diferencial de, 655
- - microfilárias de, 655, 667
- *reconditum*, hospedeiros de, 760
- *streptocerca*, 139, 674
- - *Culicoides* na transmissão de, 726
- - diagnóstico diferencial de, 655
- - microfilárias de, 655
Diphyllobothriidae, 137
Diphyllobothrium
- *latum*, 137, 507, 558
- - aparelho reprodutor do, 510
- - ciclo evolutivo do, 563, 564
- - controle, 566
- - eclosão dos ovos de, 514
- - epidemiologia, 565
- - escólex de, 509
- - evolução do, 70, 71
- - fisiologia do, 563
- - introdução ao, 562
- - metabolismo do, 513
- - morfologia do, 563
- - organização do, 563
- - relações parasito-hospedeiro, 564

- - tamanho de ovos de, 824
- *mansonoides*, 564
- no intestino delgado, 79
- *pacificum*, 562
- - morfologia, 564
- - sintomatologia, 565
Diplomonadida, 135, 417
Diplopia com quinina, 239
Diptera, 140
Díptero
- braquícero, 140, 745
- - *Cyclorrhapha*, 745
- - - biologia, 745
- - - família
- - - - Calliphoridae, 753
- - - - Fanniidae, 751
- - - - Glossinidae, 756
- - - - Muscidae, 748
- - - - Oestridae, 751
- - - - Sarcophagidae, 754
- - - morfologia, 745
- - miíases humanas, 755
- - Orthorrhapha, 745, 757
- - - família Tabanidae, 745, 757
- nematócero, 140, 719-759
- - anofelinos, 729
- - ceratopogonídeos, 726
- - culicíneos, 739
- - esquema da asa de um, 720
- - fases larvárias, 721
- - morfologia, 719
- - o inseto adulto, 719
- - psicodídeos, 722
- - simulídeos, 724
- - sistemática, 721
Dipylidium caninum, 138, 558, 562
- saco ovígero de, 559
Dirofilaria, 637
- *immitis*, 675
- *repens*, 675
- *tenuis*, 675
- *uniformis*, 12
Dirofilaríase, 675
Discrasia sangüínea
- com artemisina, 241
- com mefloquina, 240
Disenteria
- amebiana, 156, 171, 687
- bacilar, 750
- na balantidíase, 277, 278
Dispepsia
- com doxiciclina, 239
- com tetraciclina, 239
- na esquistossomíase mansônica, 457
- na fasciolíase, 504
Dispersão, fenômeno de, 55
Dispnéia
- com pentamidina, 403
- na esquistossomíase
- - hematóbica, 472
- - mansônica, 459
Dissacarídio, 81
Distomatose hepática, 500
Divertículo de Meckel, 591
DNA, 19
- associação com histonas, 25
- constituição do, 19
- enrolamento da dupla hélice de, 25
- fluxo de informações a partir do código genético, 20
- formação do, 4, 5
- funções do, 27
- informações contidas no, 20
- mitocondrial, 15
- molécula de, 25
- parasitário, 25
- replicação do, 20, 27, 28, 41
- transcrição do, 20, 27
- - ativador da, 30, 31
- - esquema do mecanismo de regulação da, 30
- - repressor da, 30
- viral, 25
Doença

- alérgica, eosinofilia na, 100
- da vaca louca, 21
- das palmáceas, 280
- de Brill-Zinsser, 775, 776
- de Bruton, 93
- de Chagas, 136, 280, 295-342
- - aplicação de inseticidas em área endêmica de, 335
- - arritmia cardíaca na, 317
- - ciclos de transmissão da, 332
- - congênita, 336
- - - diagnóstico, 323
- - - tratamento, 323
- - controle, 337
- - - da transmissão acidental, 341
- - - da transmissão congênita, 341
- - - dos triatomíneos, 339
- - - educação sanitária, 341
- - - metodologia, 338
- - - no Brasil, 338
- - - objetivos, 337
- - - profilaxia em bancos de sangue, 341
- - - saneamento ambiental, 340
- - - vigilância epidemiológica, 342
- - endêmica, 335
- - formas clínicas, 315
- - - cardiopatia chagásica, 317
- - - casos com megas, 318
- - - fase aguda, 315
- - - fase crônica, 316
- - - no imunodeprimido, 318
- - habitação onde vivia a primeira paciente de, 335
- - infecções ocasionais de, 335
- - infectividade do parasito, 306
- - introdução a, 305
- - o parasito da, 295
- - - biologia do, 301
- - - caracterização do, 295
- - - ciclo evolutivo do, 296
- - - cultura do, 303
- - - formas evolutivas, 296
- - - posição sistemática do, 295
- - óbitos por
- - - entre 1994-2000, 692
- - - ocorridos anualmente no Brasil de 1999-2004, 317
- - parede de casa de pau-a-pique com presença de triatomíneos, 335
- - patologia da, 309
- - - alterações anátomo-fisiopatológicas, 311
- - - mecanismos patogênicos, 309
- - - virulência, 309
- - resistência ao parasitismo, 307
- - sintomas da, 315
- - teoria dos focos naturais na, 73
- - transmissão da, 711
- - - mapas dos estados onde foi interrompida a, 342
- - - mecanismo de, 332
- - - pelo coito, 337
- - tratamento, 306, 322
- - - dos problemas cardíacos, 323
- - - no imunodeprimido, 322
- - - nos filhos de mães soropositivas, 323
- - *vs.* reumatismo poliarticular agudo, 319
- - xenodiagnóstico para, 814
- de Creutzfeldt-Jakob, 21
- de Crohn, 644
- de Lyme, 141
- de mãos sujas, 561
- do caramujo, 435
- do sistema fagocítico mononuclear, 359
- do sono, 72, 136, 280, 344
- - agentes etiológicos da, 344
- - controle, 355
- - - antivetorial, 357
- - - quimioprofilaxia, 357
- - - realização de programas de, 358
- - - diagnóstico, 351
- - - dípteros na transmissão de, 719
- - distribuição geográfica das áreas endêmicas da, 353
- - ecologia, 353

- - epidemiologia, 354
- - introdução a, 344
- - prevenção, 355
- - quadro clínico, 349
- - relações parasito-hospedeiro, 347
- - teoria dos focos naturais na, 73
- - tipo
- - - *gambiense*, 349
- - - *rhodesiense*, 350
- - tratamento, 351
- - vetores da, 140
- do soro, 129
- hereditária, 25
- hidática, 540
- por parasitos, 67
- - água e, 74
- - reservatórios da, 68
- transmitida por moscas, 750
Dor
- abdominal
- - com doxiciclina, 239
- - com lumefantrine, 240
- - com mefloquina, 240
- - com primaquina, 239
- - com tetraciclina, 239
- - na angiostrongilíase, 644
- - na balantidíase, 278
- - na difilobotríase, 565
- - na esquistossomíase mansônica, 457
- - na fasciolíase, 504
- - na giardíase, 419
- - na himenolepíase *nana*, 560
- - na teníase, 522
- - na tricuríase, 678
- articular na doença do sono, 349
- de cabeça
- - com antimoniato de meglumine, 402
- - com estibogluconato de sódio, 402
- - com pentamidina, 403
- - na filaríase linfática, 654
- - na isosporíase, 185
- - na toxoplasmose, 201
- - na triquinelose, 682
- - no tifo exantemático, 775
- epigástrica
- - na difilobotríase, 564
- - na teníase, 522
- muscular
- - na ancilostomíase, 628
- - na doença do sono, 349
- - na febre maculosa, 783
- - na filaríase linfática, 654
- - na triquinelose, 682
- na esquistossomíase hematóbica, 471
- na inflamação, 119
- ocular com niridazol, 474
- pré-cordial na ancilostomíase, 628
Dot-ELISA, 836
Doxiciclina
- para filaríase linfática, 656
- para plasmódios, 239
- para tifo exantemático, 776
Dracunculoidea, 139
Dracunculus
- *insignis*, 12
- *medinensis*, 139
- - ciclo evolutivo do, 582
- - desenho da forma do, 572
- - indivíduos infectados por, no mundo, 570
- - tamanho do, 572
Drosophila, 747
- ecdises na, 708
- genoma de, 26
- metabolismo de carboidratos na, 699
- superlotação do espaço por, 56
Drosophilidae, 748
Ducto
- ejaculador de nematóides, 580
- espermático de nematóides, 580
Duodeno, parasitos no, 79
Durina, 280, 345, 759
Dypilidium caninum, hospedeiros de, 760

E

Ecdises dos insetos, 708
Ecdisona, 27, 707
Echimys lamarum, 769
Echinamoeba, 155
Echinococcus
- *granulosus*, 138, 507, 540
- - ativação do complemento com líquido hidático de, 111
- - ciclo do ácido cítrico no, 15
- - ciclo evolutivo do, 541
- - cultura de, 546
- - ecossistema de circulação do, 554
- - eliminação de álcool etílico pelo, 12
- - excreção de ácido acético pelo, 13
- - hidátides, 540
- - - anormal, 545
- - - normal, 543
- - introdução ao, 540
- - metabolismo, 546
- - no aparelho digestivo, 78
- - no fígado, 80
- - nutrição do, 511, 512, 546
- - o hábitat do, 511
- - ovo de, 543
- - - com embrióforo e oncosfera, 541
- - sistema neuromuscular de, 510
- - tamanho do, 507
- - transmissão do, 555
- - verme adulto de, 542
- - - esquema representativo, 541
- *multilocularis*, 138, 541, 558
- - ativação do complemento com líquido hidático de, 111
- *oligarthus*, 541
- *patagonicus*, 541
- penetração no hospedeiro, 117
- posição sistemática do gênero, 540
- queratina no, 22
- *vogeli*, 541
Echinostoma, 137
- *ilocanum*, 425
Echinostomatidae, 137
Ecografia na hidatidose, 552
Ecologia, 51
Ecossistema, 47
- classificação dos organismos de um, 58
- mudanças artificiais do, 50
Edema
- agudo do pulmão na malária, 232
- da conjuntiva, 682
- na ascaríase, 591
- na doença de Chagas, 336
- na esquistossomíase mansônica, 457
- na filaríase linfática, 653
- na inflamação, 126
- palpebral
- - na oncocercíase, 666
- - na triquinelose, 682
- pulmonar
- - aguda na malária na gestação, 233
- - na meningoencefalite amebiana primária, 154
Edentata (ordem) e doença de Chagas, 306
Eflornitina, 351, 353
Eimeria, 135, 183
- *acervulina*, 184
- *brunetti*, 184
- gênero, 135, 183
- *magana*, 184
- *necatrix*, 184
- *perforans*, 184
- *stiedae*, 184
- *tenella*, 184
Eimeriidae, 183
Elastase, sítio ativo da, 22
Elastina, 81, 82
Elefantíase, 648, 654, 658
- fibrose na, 131
- transmissão da, 72
- tratamento, 656
Eletrocardiograma
- na doença de Chagas, 317
- na esquistossomíase mansônica, 459

Eletroforese, 829
- cuba de, 830
- equipamento para, 830
ELISA
- esquema do mecanismo de evidenciação
- - de um anticorpo, 834
- - de um antígeno, 834
- execução do teste, em placas de micro-hemaglutinação, 835
- fundamentos da técnica, 833
- materiais para, 833
- na amebíase, 175
- na angiostrongilíase, 644
- na cisticercose, 538
- na doença de Chagas, 319, 321
- na esquistossomíase mansônica, 462
- na estrongiloidíase, 611
- na fasciolíase, 504
- na hidatidose, 553
- na *larva migrans* visceral, 640
- na leishmaníase
- - tegumentar americana, 373
- - visceral, 401
- na toxoplasmose, 202, 686
- na tripanossomíase africana, 351
- na triquinelose, 682
- no tifo exantemático, 775
- procedimentos, 834
- significado do termo, 833
Emagrecimento na ascaríase, 591
Embadomonas intestinalis, 421
Embolia
- na doença de Chagas, 318
- pulmonar na hidatidose, 549
Emetina para amebíase, 177
Encefalite
- chagásica, 318
- de Saint Louis
- - ácaro transmissor da, 141
- - *Dermanyssus gallinae* e, 786
- - mosquito transmissor de, 140
- na *larva migrans* visceral, 640
- na triquinelose, 682
- por *Hartmannella* em animais, 153
- por *Toxoplasma gondii*, 201
Encefalopatia com mefloquina, 240
Endarterite por cisticercose, 535
Endocitose, 10
Endodiogenia, 196
Endolimax, 147, 148
- gênero, 151
- *nana*, 134, 151
- - características da, 151
- - no aparelho digestivo, 78
- - no ceco, 79
- - no cólon, 79
- - no intestino do homem, 68
Endometrite na esquistossomíase, 472
Endossulfan, 358
Endotrypanum, 282
- na hemácia, 85
Energia, 3-17
- biológica, 3
- de ativação, 23
- externa, 3
- fisiologia celular, 7
- organização celular, 7
Entamoeba, 148
- *bovis*, 148, 151
- categoria usada em sistemática, 133
- *chattoni*, 148, 151, 157
- *cobayae*, 148
- *coli*, 147-149, 157
- - estrutura nuclear da, 150
- - no intestino do homem, 68
- *debliecki*, 148
- *dispar*, 147, 148, 157
- - amebíase por, 68
- - no ceco, 79
- - no cólon, 79
- *dysenteriae*, 156
- *gallinarum*, 148

- gênero, 148
- *gingivalis*, 147, 148, 151, 157
- - no aparelho digestivo, 78, 79
- *hartmanni*, 148, 149, 156
- - diferenciação com *Entamoeba histolytica*, 149
- - estrutura nuclear da, 150
- - no aparelho digestivo, 78
- - no intestino do homem, 68
- - *vs.* demais espécies de amebas, 149
- *histolytica*, 134, 147, 148
- - amebíase por, 68
- - aspectos microscópicos da, 158
- - categoria usada em sistemática, 133
- - ciclo biológico da, 157, 158
- - cistos de, 159
- - colagenase da, 82
- - cultura de, 163, 817
- - diferenciação com *Entamoeba hartmanni*, 149
- - eliminação de álcool etílico pela, 12
- - estrutura nuclear da, 150
- - evolução de, no organismo humano, 166
- - excreção de ácido acético pela, 13
- - fisiologia da, 160
- - - alimentação, 160
- - - locomoção, 160
- - - metabolismo, 161
- - - reprodução, 163
- - glicogênio na, 11
- - lobópodes na, 40
- - mitocôndrias na, 14
- - morfologia da, 157
- - no aparelho digestivo, 78, 79
- - no ceco, 79
- - no cólon, 79
- - penetração no hospedeiro, 117
- - pesquisa de, 174
- - sinonímia de, 156
- - trofozoítas em caso de colite amebiana perfurada, 159
- - variedades e espécies afins, 156
- - virulência da, 167
- *invadens*, 148, 157
- *minuta*, 156
- *moshkovskii*, 147, 157
- *muris*, 148
- *nana*, 150
- *nuttalli*, 156
- *polecki*, 148, 151
- *ranarum*, 148
- *suis*, 148
- *tenuis*, 156
- *terrapinae*, 148
- *tetragena*, 156
Entamoebida, 134, 147
Enterite
- por *Isospora belli*, 185
- regional *vs.* angiostrongilíase, 644
Enterobíase, 598-603
- controle da, 603
- diagnóstico de, 600
- epidemiologia da, 601
- introdução à, 598
- mosca na transmissão de, 750
- o parasito, 598
- sintomatologia da, 600
- técnica da fita gomada para, 821
- tratamento da, 601
Enterobius vermicularis, 138, 598
- aparelho reprodutor de, 581
- ciclo evolutivo do, 582, 599
- desenho da forma do, 572
- extremidade anterior de uma fêmea madura, 599
- fisiologia do, 599
- indivíduos infectados no mundo, 570
- musculatura de, 574
- no aparelho digestivo, 78
- no ceco, 79
- no cólon, 79
- nutrição de, 576
- organização do verme adulto, 598
- relações com o hospedeiro, 600
- representação esquemática
- - da fêmea, 599

- - do macho, 599
- tamanho dos ovos de, 824
Enterocolite na esquistossomíase, 452
Enteromonas hominis, 411, 421
- estrutura do, 412
Entomologia, 691
- médica, 691
Entropia, 3
Envelhecimento celular, 122
Enxofre para escabiose, 788
Enzima(s), 23
- coenzima da, 23
- desintoxicante, 33
- digestivas dos nematóides, 576
- fatores que interferem na atividade da, 24
- funções, 23
- grupo prostético de, 23
- propriedades, 23
- reação catalisada por uma, 23
Eopharyngia, 135
Eosinofilia, 100
- na ancilostomíase, 627, 628
- na angiostrongilíase, 644
- na balantidíase, 278
- na difilobotríase, 565
- na esquistossomíase
- - hematóbica, 471
- - mansônica, 452, 457
- na fasciolíase, 504
- na filaríase linfática, 654
- na hidatidose, 547, 552
- na himenolepíase *nana*, 565
- na *larva migrans* visceral, 640
- na loíase, 674
- na oncocercíase, 666
- na síndrome de Loeffler, 590
- na teníase, 522
- na tricuríase, 678
- na triquinelose, 682
- por enterobíase, 600
Eosinófilo, 86, 99
- à microscopia eletrônica, 87
- esquema de um, 86
- na inflamação, 124, 126
- na reação de fase aguda, 120
Epidemia de malária, 262
- aumento dos índices de infecção humana em, 263
- curva epidêmica, 264
- fase epidêmica, 264
Epidemiologia paisagística, 74
Epididimite, 653, 654
Epilepsia
- com cloroquina, 238
- na *larva migrans* visceral, 640
Epimastigota, 281
- de *T. cruzi*, 296
- - intestinal, 300
- - ultra-estrutura de, 301
- forma do, 281
Equinococose, 540
- teoria dos focos naturais na, 73
Era
- Cenozóica, 48
- Mesozóica, 48, 49
- Paleozóica, 48
- Pré-cambriana, 48
Eratyrus, 713
Erisipela de la costa, 661, 665
Eristalis
- míiase por, 755
- *tenax*, 747
Eritema
- multiforme com mefloquina, 240
- na escabiose, 788
Eritroblasto, 85
Eritrócito, 85
Erupção cutânea
- com benznidazol, 322
- com lumefantrine, 240
- na ancilostomíase, 628
- na tripanossomíase africana, 349
Escabiose, 787

- agentes da, 787, 788
- diagnóstico de, 788
Escama de insetos, 696
Escherichia coli
- no aparelho digestivo, 78
- no ceco, 79
- no cólon, 79
- no tubo digestivo, 79
Escleroproteína, 22
Escólex, 137, 507, 509
- de *Dipylidium caninum*, 562
- de *Echinococcus granulosus*, 542
- - esquema mostrando, 543
- de *Taenia*
- - *saginata*, 517, 518
- - *solium*, 517
- de uma tênia armada, 508
Escotoma na toxoplasmose, 201
Escroto na esquistossomíase, 470
Esferomastigota, 281
Esfingolipídio da membrana celular, 8
Esôfago
- de insetos, 698
- de molusco, 797
- de nematóides, 575
- na doença de Chagas congênita, 336
Espaço perinuclear, 24
Esparganose, 562, 566
Espermateca, 705
Espinho de insetos, 696
Espiramicina
- para criptosporidíase, 190, 686
- para toxoplasmose na gravidez, 204
Esplenomegalia
- na doença de Chagas, 336
- na esquistossomíase
- - hematóbica, 471
- - mansônica, 452, 455, 458
- na fasciolíase, 504
- na *larva migrans* visceral, 640
- na malária, 226, 233
- no calazar, 399, 400
- tropical, 396
Espliceossomo, 29
Esporoblastóide, 214
- corpo central do, 214
- superfície de um, 215
Esporocisto
- de *Schistosoma*
- - *haematobium*, 466
- - *mansoni*, 436, 443, 448
- de trematódeo, 431
Esporogonia, 183
Esporozoário, 181-191
- esquema da estrutura do aparelho apical de um, 182
Esporozoíta, 209
- estrutura de um, 210
- formação de, 215
Espúndia, 280, 362, 372
Esquilo e tripanossomíase, 331
Esquistossomíase, 425, 435
- controle da, 492
- - estado atual do problema, 492
- - estratégias, 496
- - execução dos programas de controle, 498
- - objetivos, 496
- - programação e metodologia, 493
- - distribuição geográfica, 475
- - ecossistema, 479
- - educação sanitária, 496
- - fibrose periportal na, 131
- - geniturinária, 435
- - hematóbica, 435, 465-474
- - - diagnóstico, 472
- - - distribuição da, 435
- - - geniturinária, 465
- - - introdução à, 465
- - - moluscos vetores da, 435
- - - o parasito, 465
- - - patologia da, 468
- - - quadros clínicos, 471
- - - relações parasito-hospedeiro, 467

- - tratamento, 473
- - urinária, 465
- - vesical, 465
- introdução à, 435
- japônica, 435
- mansônica, 435, 447
- - a infecção, 448
- - diagnóstico, 460
- - - imunológico, 462
- - - parasitológico, 461
- - distribuição geográfica, 435
- - mortalidade por, no Brasil, 460, 464
- - paciente com circulação colateral, 459
- - patologia da, 451
- - - alterações cutâneas, 451
- - - alterações gerais, 452
- - - fibrose periportal, 454
- - - formação de granulomas, 452
- - - hepatoesplenomegalia, 455
- - - lesões
- - - - cardiopulmonares, 456
- - - - neurológicas, 456
- - - - renais, 456
- - - tumorações, 456
- - percentagem de casos detectados anualmente no Brasil, 477
- - quadro clínico, 456
- - - agudo, 457
- - - associação com outras infecções, 459
- - - crônico, 457
- - resistência a, 449
- - - imunidade adquirida, 449
- - - mecanismos imunológicos, 450
- - - processos inespecíficos de defesa, 449
- - toxêmica, 452
- - tratamento, 462
- - - critérios de cura, 463
- - - medicamentos disponíveis, 463
- - - quimioterapia, 462
- método de eclosão miracidiana na, 822, 839
- óbitos por, entre 1994-2000, 692
- prevalência, 475
- reação granulomatosa na, 128
- transmissão, 479
- - focos de, 480, 484
- - - contaminação do meio, 484
- - - contato com os, 484
- - - focalidade da, 486
- - - periodicidade da, 486, 487
- - - fontes de infecção, 480
- - - eliminação de ovos de *Schistosoma*, 482
- - - índices de infecção humana, 481
- - - variação da carga parasitária, 483
- - hábitat e as populações malacológicas, 490
- - - criadouros de moluscos, 490
- - - desequilíbrios faunísticos, 492
- - - variação da população de moluscos, 491
- - moluscos hospedeiros intermediários, 489
- - riscos de infecção, 487
- - tratamento da população infectada, 495
- urinária, 435
- variação
- - da população de planorbídeos em foco de, 56
- - periódica na, 57
- vesical, 435
Esquistossomicida, 495
Esquistossômulo, 432
- de *Schistosoma*
- - *haematobium*, 466
- - *mansoni*, 436, 440, 445, 448
Esquizodemos, 296
Esquizogonia, 45, 183
Esquizonte, 212
- ultra-estrutura de um, 211
Estado de saúde, 46
Esteatorréia na giardíase, 419, 420
Esteatose, 118
Estibogluconato de sódio na leishmaníase, 377, 687
- cutânea zoonótica, 391
- visceral, 402
Esticossomo, 575
Estilbamidina para leishmaníase, 378

- visceral, 403
Estômago
- da pulga, 762
- de insetos, 698
- de molusco, 797
- do mosquito, exame do, 847
Estomodeu, 575
Estrabismo na toxoplasmose, 200
Estreptomicina para peste, 767
Estróbilo
- de *Echinococcus granulosus*, 542
- - crescimento do, 542
- - de tênias, 518
- - representação de, 517
Estrógeno na cicatrização, 130
Estroma, 83
- desenho do, 84
Estrongiloidíase, 604-613, 687
- auto-infecção, 608
- - externa, 608
- - interna, 608
- controle da, 613
- diagnóstico de, 610, 687
- - exames coproscópicos, 610
- - pesquisa de larvas nas secreções, 610
- - testes imunológicos, 611
- ecologia da, 612
- endoinfecção, 608
- epidemiologia da, 612
- heteroinfecção, 608
- introdução à, 604
- na AIDS, 115, 687
- o parasito, 604
- relações parasito-hospedeiro, 607
- - infectividade, 607
- - patologia, 608
- - resistência ao parasitismo, 608
- sintomatologia de, 609
- tratamento da, 611, 687
Etofamida para amebíase, 176
Etofenprox, 271
Eubactéria, 49
Eucariota
- aeróbio, origem do, 6
- organização do, 7
- origem do, 6
- síntese de RNA no, 29
Eucestoda, 515
Euglenozoa, 136
Eumops, 331
- *abrasus*, 309
Euphractus sexcinctus, 331
Eurytrema, 137
Eutriatoma, 306
Eutrombicula, 141
Evolução das espécies, 49
Exame parasitológico, 811
- de fezes, 815
- - cultura em meios artificiais, 817
- - - de *Entamoeba histolytica*, 817
- - - de *Trichomonas*, 818
- - fixação e coloração pela hematoxilina, 816
- - pesquisa
- - - de cistos, 816
- - - de helmintos, 818
- - - - de larvas, 820
- - - - de ovos, 818
- - - de protozoários, 815
- de urina para helmintos, 821
- do sangue e dos tecidos, 811
- - cultura em meios artificiais, 813
- - de exsudatos, 813
- - de líquidos dérmicos, 813
- - de secreções, 813
- - hemoscopia, 811
- - - concentração de hemoparasitos, 812
- - - pesquisa de microfilárias sangüíneas, 813
- - - preparação de lâminas fixadas e coradas, 812
- - - xenodiagnóstico, 814
Exantema
- com alopurinol, 403
- na doença do sono, 349

- na febre
- - das trincheiras, 776
- - maculosa, 783
- na filaríase linfática, 653
- na oncocercíase, 665
Excavata, 134, 135, 147
Excreção
- dos insetos, 700
- - uréia na, 699
- em nematóides, 579
Exflagelação, 208
Exocitose, 11
Éxons, 20, 29
Exsudato inflamatório, 126

F

Fácies oncocercótica, 666
Fadiga
- com lumefantrine, 240
- com metrifonato, 474
- na filaríase linfática, 654
Fagocitose, 11, 91, 92
- alimentação de amebas por, 161
- de leishmânias, 370
- na defesa contra plasmódios, 226
Fagos, estudo dos, 68
Fagossomo, 11, 35
Fagotrofia, 11
Fannia
- miíase por, 755
- spp., 751
Fannidae, 748
Faringe de insetos, 698
Fasciola
- *gigantica*, 137, 143, 500, 503
- *hepatica*, 137, 143, 425, 427, 428, 500
- - aparelho digestivo da, 427, 428
- - carneiros infectados por, 68
- - circulação na, 429
- - desenho do aparelho
- - - digestivo, 501
- - - genital feminino, 501
- - - genital masculino, 502
- - excreção na, 429
- - - de ácido acético, 13
- - hiperplasia na infecção por, 131
- - metabolismo da, 428
- - morfologia da, 500
- - nas vias biliares, 80
- - no aparelho digestivo, 78
- - nutrição da, 428
- - tamanho dos ovos de, 824
Fasciolíase, 425, 500
- controle da, 506
- diagnóstico de, 504
- ecologia da, 505
- epidemiologia da, 505
- o parasito, 500
- patologia da, 503
- relações parasito-hospedeiro, 503
- sintomatologia da, 504
- tratamento, 504
Fasciolidea, 133
Fasciolopsis buski, 137, 425
- no intestino, 79
- tamanho dos ovos de, 824
Fasciolose, 500
Fasmídios, 580
Fator
- ativador de plaquetas, 124
- de crescimento
- - de fibroblasto, 81
- - derivado de plaqueta, 81
- - de necrose tumoral, 125
- - na doença de Chagas, 308
- - na malária, 226
- - de reconhecimento, 94
Febendazol para hidatidose, 553
Febre
- amarela
- - *Aëdes aegypti* na, 743, 744

- - dípteros na transmissão de, 719
- - óbitos por, entre 1994-2000, 692
- - silvestre
- - - Aëdes
- - - - *fluviatilis* na transmissão da, 739
- - - - *leucocelaenus* na transmissão da, 739
- - - - *scapularis* na transmissão da, 739
- - - *Haemagogus spegazzinii* na transmissão da, 739
- - transmissores da, 140
- - urbana, 739
- botonosa, 783
- com alopurinol, 403
- com artemisina, 241
- com quinina, 239
- das trincheiras, 776
- de Oroya, 719
- dos três dias, 719
- dun-dun, 396
- exantemática do Mediterrâneo, 783
- hemoglobinúrica, 233
- - com mefloquina, 240
- intermitente, 222
- maculosa, 783
- - controle, 784
- - das Montanhas Rochosas, 782, 783
- - do Novo Mundo, 783
- - epidemiologia, 784
- - percevejo infectado com agentes da, 718
- - tratamento, 784
- na amebíase, 687
- na ancilostomíase, 628
- na angiostrongilíase, 644
- na balantidíase, 278
- na doença
- - de Chagas, 316
- - - por transfusão de sangue, 336
- - do sono, 349, 350
- na esquistossomíase
- - hematóbica, 471
- - mansônica, 452, 457
- na fasciolíase, 504
- na filaríase linfática, 654
- na giardíase, 419
- na inflamação, 119
- na isosporíase, 185
- na *larva migrans* visceral, 640
- na leishmaníase, 376
- na malária, 230, 232
- - curva térmica, 231
- na síndrome de Loeffler, 590
- na toxoplasmose, 201
- - pós-natal, 200
- na tricuríase, 678
- na triquinelose, 682
- negra, 396
- no calazar, 399
- no tifo exantemático, 775
- palustre, 222
- Pappataci, dípteros na transmissão de, 719
- Q, 784
- quartã, 222
- - nefrite na, 228
- recorrente, 776, 784
- - epidêmica, 776
- terçã, 207, 222
- - benigna, 207, 222, 233
- - maligna, 207, 222
- - tifóide, 750
- - tsutsugamushi, 786
- - transmissor da, 141
Fenitrotiona, 271, 659
Fenol para *Enterobius*, 602
Fention, 659
Ferida brava, 362, 372
Fermentação etílica, 12
Feromônio
- de aglomeração, 704
- de alarme, 704
- de carrapato, 780
- de recrutamento, 704
- iniciador, 704
- sexual, 704

- - para controle dos insetos, 709
Ferritina, 626
Ferro
- balanço do, no organismo, 625
- para ancilostomíase, 629
Fezes, exame de (v. Exame parasitológico de fezes)
- material para, 815
- na amebíase, 174
- na ancilostomíase, 628, 629
- na ascaríase, 592
- na balantidíase, 278
- na cisticercose, 537
- na doença de Chagas, 319
- na enterobíase, 601
- na esquistossomíase mansônica, 457, 461
- na estrongiloidíase, 610, 687
- na giardíase, 420
- na himenolepíase *nana*, 560
- na *larva migrans* visceral, 640
- na teníase, 523
- preparação do paciente, 815
Fibra
- colágena, 81, 82
- elástica, 82
- muscular dos nematóides, 574
Fibrinogênio, 85
Fibroblasto, 82, 83
Fibrócito, 82
Fibronectina, 82
Fibrose, 131
- hepática esquistossomótica, 131
- periportal, 131
- - na esquistossomíase mansônica, 454, 457
Fígado, 316
- alterações na ancilostomíase, 627
- *Ascaris* no, 591
- cisto hidático no, 547-549
- lesões ao, com pentamidina, 403
- na doença de Chagas, 314
- na esquistossomíase mansônica, 452, 455, 457
- na *larva migrans* visceral, 640
- no calazar, 398, 399
- parasitos no, 80
Filamento protéico, 36
- de miosina, 37
- - de actina, 36, 37
- intermediários, 36
- microtúbulos, 36
Filamina, 39
Filaríase linfática, 648-660
- ascite na, 653
- atividades de hemoscopia por busca ativa e demanda espontânea de, 658
- *Bacillus thuringiensis* no controle da, 659
- complicações da, 653
- controle da, 659
- - estratégias de, 660
- *Culex quinquefasciatus* na transmissão da, 739
- diagnóstico, 654
- dípteros na transmissão de, 719
- distribuição geográfica, 657
- formas clínicas, 654
- no mundo, 649
- o parasito causador, 649
- patologia da, 652
- prevalência da, 657
- sintomatologia da, 654
- transmissão da, 140, 657
- - condições de, 658
- - fontes de infecção, 657
- - insetos transmissores, 657
- tratamento da, 655
- - anti-helmíntico, 655
- - cirúrgico, 656
- - geral, 656
Filarioidea, 139
Filópode, 40
Finção, 305
Fixação do complemento, 108
- para toxoplasmose, 202
Fixador
- de Junod, 816

- de Schaudin, 816
Flagelados
- das cavidades naturais do homem, 412
- das vias digestivas e geniturinárias, 411-421
- - *Chilomastix*, 421
- - *Dientamoeba fragilis*, 411, 417
- - *Enteromonas hominis*, 411, 421
- - *Giardia duodenalis*, 411, 417
- - *Pentatrichomonas hominis*, 411, 416
- - *Retortamonas intestinalis*, 411, 421
- - *Trichomonas*
- - - *tenax*, 416
- - - *vaginalis*, 411, 412
- - tricomoníase, 411-416
- do sangue e tecidos, 280
- - leishmaníase, 359-410
- - tripanossomíase, 295-358
Flagelos, 6, 38
- de tripanossomo, 285
Flatulência
- na difilobotríase, 565
- na esquistossomíase mansônica, 457
Flebótomo
- adulto, morfologia do, 722
- cabeça e peças bucais de, 722
- desenho de um, 722
- espermateca de, 705
Flubendazol
- fórmula estrutural do, 594
- para enterobíase, 601
- para tricuríase, 679
Fonorreceptor no inseto, 702
Foresia, 63
Fornicata, 135
Fosfato de tricloro-hidroxietil-dimetila, 473
Fosfolipídio
- distribuição na estrutura da membrana celular, 8
- estrutura química de, 8
Fotofobia
- com quinina, 239
- na oncocercíase, 666
Fotorreceptor no inseto, 702
Fotossíntese, 4, 5
Foxima para oncocercíase, 672
Francisella tularensis, 759
Fraqueza
- com metrifonato, 474
- na ancilostomíase, 628
- na teníase, 522
Fratura espontânea na hidatidose óssea, 550
Frutose-1,6-bifosfato, 12
Ftiríase, 774, 775
Fumarato de ferro, 629
Fungo, origem do, 6
Funiculite na filaríase linfática, 653, 654
Furamida, 176
Furazolidona, 420

G

G6PD, deficiência de, 239
Galea spixii, 769
Gamasida, 785
Gambá
- e infecção por *Trypanosoma rangeli*, 343
- e tripanossomíase, 331, 333
Gametócito, 208, 213
- de *Plasmodium*
- - *falciparum*, 218
- - *malariae*, 220
- - *ovale*, 220
- - *vivax*, 219
Gametóforo, 208
Gânglio linfático, 96
Gangrena
- gasosa, 765
- na febre maculosa, 783
Gasterophilidae, 748
Gasterophilus, 140
Gastrodiscidae, 137
Gastrodiscoides hominis, 137, 425
Gastropoda, 141, 142, 793

- identificação do, 799
Gastrópode
- concha de, 806
- fisiologia do, 797
- morfologia externa do, 794
- organização interna do, 794, 796
Gene, 5
Genoma, 5
Giardia, 135
- *duodenalis*, 135, 411, 417
- - à microscopia eletrônica, 417, 418
- - cisto de, 412
- - efeito citotóxico sobre as células epiteliais, 419
- - estrutura da, 412
- - metabolismo de, 418
- - o parasito, 417
- - população de, cultivada sobre um substrato de colágeno, 418
- *intestinalis*, 135, 417
- *lamblia*, 135, 417
- - na vesícula biliar, 80
- - no aparelho digestivo, 78
- - no intestino, 79
Giardíase, 417
- diagnóstico, 420
- o parasito, 417
- relações parasito-hospedeiro, 419
- sintomatologia, 419
- tratamento, 420
Gigantobilharzia, 137
Gigantócito, 122, 128
Glândula
- mamária, cisto hidático na, 547
- salivar
- - de mosquito, 847
- - - extração da, 848
- - - técnica para exame, 848
- vitelina de tênias, 517, 519
Glaucoma na oncocercíase, 665
Gliceraldeído-3-fosfato, 12
Glicerofosfatídio da membrana celular, 8
Glicerol da membrana celular, 8
Glicídio, formação de, 4
Glicoforina, 8
Glicolipídio na membrana celular, 8
Glicólise, 12
- anaeróbica, 13
Glicoproteína
- da membrana celular, 8
- formação de, 33
Glicosaminoglicano, 81
Glicose
- 6-fosfato, 12, 13
- metabolismo da, 12
Globina, 85
Globo ocular, cisticercose no, 534
Globulina, 85
Glomerulonefrite
- na malária, 233
- no calazar, 399
Glossina, 140, 344, 756
- aparelho
- - digestivo de, 758
- - reprodutor de, 758
- armadilhas para, 358
- asa da, 757
- *austeni*, 355
- *brevipalpis*, 355, 756
- cabeça da, 757
- características da, 354, 756
- ciclo evolutivo do tripanossoma na, 346
- em repouso, 756
- espécies de, 757
- fase evolutiva da, 747
- *fusca*, 354
- *fuscipes*, 354, 355
- metabolismo de carboidratos na, 699
- *morsitans*, 51, 354, 355
- *pallidipes*, 355, 756
- *palpalis*, 51, 354, 355
- peças bucais da, 694
- reprodução da, 705

- *tachinoides*, 354
- tubo digestivo de uma, 346
Glossinidae, 748, 756
- chave para a família, 748
Glossite
- com doxiciclina, 239
- com tetraciclina, 239
Glucantime para leishmaníase, 377, 378
- cutânea zoonótica, 391
- visceral, 402
Glycyphagidae, 789
Gnathostoma spinigerum, 637
Granulação
- de Maurer, 218, 221
- de Schüffner, 219, 221
- de Ziemann, 220
Granulócito, 86
Granulocitopenia, 322
Granuloma, 127
- formação de, 128
- maturação do, 128
- na esquistossomíase mansônica, 452, 453
Gravidez
- amebíase na, 167, 687
- antimoniais na, 377
- artemisina na, 241
- artesunato na, 241
- doxiciclina na, 239
- lumefantrine na, 240
- malária na, 233
- - tratamento, 236, 237
- mefloquina na, 239
- metronidazol na, 416
- nimorazol na, 416
- ornidazol na, 416
- pamoato de pirantel e, 601
- primaquina na, 238, 239, 244
- quinina na, 239
- tetraciclina na, 239
- tinidazol na, 416
- toxoplasmose na, 202
Gymnamoebia, 133

H

Hábitat, 47
- dos parasitos, 77-88
- - na linfa, 88
- - no líquido intersticial, 88
- - no sangue, 85
- - no sistema
- - - digestório, 77
- - - fagocítico mononuclear, 83
- - no tecido conjuntivo, 80
Haemagogus
- distribuição vertical de, na floresta amazônica, 53
- *spegazzinii*, 739, 744
Haemaphysalis, 141, 782
- *leporispalustri*, 784
- morfologia do capítulo em fêmea de, 778
Haemonchus
- crescimento de, 582
- enzimas digestivas secretadas por, 576
- mudas em, 582
Haemoproteus no sangue, 85
Haemosporida, 135, 184
Hammondia hammondi, 193
Hapteno, 101
Haptoglobina, 119
Hartmannella, 134
- *agricola*, 153
- gênero, 152
- *glebae*, 153
- parasitismo por, 70
- *rhyzoides*, 153
Hartmannellidae, 152
Haustelo, 693
Helicella, 800
Helmintíase
- eosinofilia na, 100
- pulgas na transmissão de, 771
Helminto(s)

- ciclo biológico do, 71
- dípteros e transmissão de doenças por, 719
- exame de fezes para, 815
- glicogênio em, 11
- imunidade nas infecções por, 113
- métodos de estudo dos, 838
- - fixação e coloração, 838
- - - coloração de nematelmintos pelo carmim, 839
- - - coloração de platelmintos pelo carmim, 839
- - - soluções fixadoras, 838
- moluscos hospedeiros de, 793
- no ceco, 79
- no cólon, 79
- pesquisa
- - na urina, 821
- - nas fezes, 818, 820
- tamanho relativo dos ovos de, 824
Hemácia, 85
- parasitada por plasmódios, 220
Hemaglutinação
- para cisticercose, 538
- para doença de Chagas, 320
- para fascioliase, 504
- para hidatidose, 552
- para tifo exantemático, 775
- para toxoplasmose, 202, 686
- para tripanossomíase africana, 351
- para triquinelose, 682
Hematêmese na esquistossomíase, 458
Hematina para plasmódios, 216
Hematopoese, supressão de, 239
Hematoxilina, fixação e coloração pela, 817
Hematúria
- na ancilostomíase, 627
- na esquistossomíase hematóbica, 471
Heme, 85
Hemiparesia na toxoplasmose, 201
Hemíptero(s), 140, 710-717
- caracterização dos, 710
- chave para as famílias, 711
- entomófago, 710
- fitófago, 710
- hematófagos, 711
- percevejos, 717
- predador, 711
- triatomíneos, 712
Hemocianina, configuração da, 22
Hemocultura para peste, 767
Hemoglobina, 85
- estrutura da, 21
Hemoglobinúria na malária, 232
Hemolinfa do inseto, 698
- aminoácidos na, 699
Hemólise, 108
Hemorragia
- cerebral na doença do sono, 349
- intestinal
- - na amebíase, 687
- - na balantidíase, 278
- na esquistossomíase mansônica, 458
- ocular na triquinelose, 682
- subungueal na triquinelose, 682
Hemoscopia, 811
- concentração de hemoparasitos, 812
- pesquisa de microfilárias sangüíneas, 813
- preparação de lâminas fixadas e coradas, 812
- - coloração pelo método
- - - Giemsa, 812
- - - Leishman, 812
- - por gota
- - - espessa, 812
- - - estirada, 812
Hemossiderina, 86, 626
Hemozoína, 216, 217, 438
Heparanossulfato, 81
Heparina, 81, 83
Hepatite
- com alopurinol, 403
- na esquistossomíase mansônica, 452, 459
- na *larva migrans* visceral, 640
Hepatoesplenomegalia
- na esquistossomíase mansônica, 435, 455

- - descompensada, 456
- na malária, 234
- no calazar, 396, 398
Hepatomegalia
- na doença de Chagas, 336
- na esquistossomíase hematóbica, 471
- na fasciolíase, 503, 504
- na *larva migrans* visceral, 640
Herpesvírus no aidético, 115
Herpetomonas, 281, 282
Heterocromatina
- constitutiva, 31
- facultativa, 31
Heterólise, 120
Heterolobosea, 136
Heteromys
- *anomalus*, 770
- *desmarestianus*, 383, 387
Herophyes heterophyes, 137, 425
- tamanho dos ovos de, 824
Heterophyidae, 137
Heterophyrax, 395
- *brucei*, 395
Hexaclorociclo-hexano
- para insetos, 709
- triatomíneos, 339
Hexapoda, 139
Hidátide, 515, 540
- anormal, 545
- filha
- - endógena, 545
- - exógena, 545
- - óssea, 545
- normal, 543
Hidatidoptose, 548
Hidatidose, 540
- agente da, 540
- controle da, 556
- - no cão, 556
- craniana, 550
- da coluna vertebral, 550, 551
- diagnóstico de, 551
- - clínico, 552
- - laboratorial, 552
- do peritônio, 551
- erradicação da, 556
- fontes de infecção humana, 555
- hepática, 548
- imunidade à, 547
- intracraniana, 550
- metastática do pulmão, 549
- modos da infecção humana, 555
- no gado, em Santa Vitória do Palmar, 555
- óssea, 550
- - clínica da, 551
- - complicações da, 550
- - sintomatologia da, 551
- patologia da, 547
- percentagem de animais com, no Rio Grande do Sul, 556
- prevenção da infecção humana, 557
- primitiva, 547
- - benigna, 550
- - complicações da, 548
- - complicada, 550
- - grave, 550
- - patologia da, 547
- - quadro clínico da, 550
- - sintomatologia da, 550
- pulmonar, 548, 549
- secundária, 549
- - clínica da, 551
- - complicações da, 549
- - sintomatologia da, 551
- - transmissão da, 68
- - fatores ecológicos na, 555
- tratamento da, 553
Hidrobiidae, 142
Hidrocele por *W. bancrofti*, 648, 653, 654
Hidrogenossomos, 414
Hidronefrose na esquistossomíase, 469, 472
Hidroxicobalamina, 565

Hidroxiecdisona, 608
Hidroxiestilbamidina para leishmaníase, 378
- visceral, 403
Hidruréter na esquistossomíase, 469, 471
Himenolepíase, 558-568
- por *Hymenolepis*
- - *diminuta*, 561
- - *nana*, 558
- - - ciclo evolutivo, 550
- - - controle da, 560
- - - diagnóstico, 560
- - - epidemiologia, 560
- - - fisiologia, 559
- - - morfologia, 558
- - - relações parasito-hospedeiro, 560
- - - transmissão, 561
- - - tratamento, 560
Hiperpigmentação na oncocercíase, 665
Hiperplasia por parasitos, 131
Hiperqueratose na oncocercíase, 665
Hipersensibilidade, 93, 129
- imediata, 129
- retardada, 92, 129
Hipertensão
- intracraniana na malária, 227
- na ancilostomíase, 628
- portal
- - na esquistossomíase mansônica, 435
- - na hidatidose hepática, 548
Hipnozoíta, 211
Hipoemia intertropical, 622
Hipoglicemia na malária, 228, 232
Hipoproteinemia na ancilostomíase, 627
Hipotensão
- com metrifonato, 474
- com pentamidina, 403
- com quinina, 239
Hipóxia, 117
Hippelates, 747
Histamina, 83
Histiócito, 83
Histona, 25
Histoplasmose na AIDS, 115
HIV, leishmaníase na infecção por, 360, 402
Holochilus sciureus, 769
Holotrichia, 277
Homeostasia do tecido conjuntivo, 130
Hominídeo, 49
Hormônio
- de crescimento e cicatrização, 130
- dos insetos, 706
- liberação de, na inflamação, 119
Hospedeiro, 67
- acidental, 68
- anormal, 68
- definitivo, 70
- especificidade parasitária, 69
- - ecológica, 69
- - fisiológica, 69
- - experimental, 69
- - intermediário, 71
- natural, 68
- ocasional, 68
- penetração dos parasitos no, 117
- resistência ao parasito, 89
- suscetível ao parasito, 89
Hua, 142, 807
Humor na doença do sono, 350
Hyalomma, 141
- olhos do, 780
Hydrobiidae, 806
- chave para identificação de, 800
- morfologia, 807
- organização geral, 807
Hydrobiinae, 142
Hylobatus lar, 521
Hymenolepididae, 138, 515, 558
Hymenolepis
- *diminuta*, 138, 558, 561
- - ciclo evolutivo, 561
- - eclosão dos ovos de, 514
- - excreção de ácido acético pelo, 13

- - hospedeiros de, 760
- - metabolismo do, 511, 513
- - morfologia, 561
- - no aparelho digestivo, 79
- - sistema neuromuscular de, 510, 512
- - tamanho de ovos de, 824
- - tegumento do, 509
- fraterna, 558, 561
- *nana*, 138, 507, 558
- - ciclo evolutivo, 559
- - desenho de exemplar adulto de, 559
- - distribuição geográfica, 560
- - fisiologia do, 558
- - hospedeiros de, 760
- - infectividade do, 560
- - metabolismo do, 511, 512
- - morfologia, 558
- - no aparelho digestivo, 78
- - no intestino delgado, 79
- - ovo de, 559
- - prevalência, 561
- - resistência ao, 560
- - tamanho dos ovos de, 824
Hypoderma, miíase por, 140

I

Icterícia
- com suramina, 668
- na hidatidose hepática, 548
Immuno-blot, 836
Impaludismo, 222
Impotência
- na ancilostomíase, 628
- na esquistossomíase hematóbica, 472
Imunidade, 90
- absoluta, 90
- adquirida, 90
- bases celulares da, 93
- celular, 92
- definição de, 90
- humoral, 92
- na hidatidose, 547
- na malária, 223
- - adquirida, 225
- - mecanismos da, 225
- - natural, 223
- na oncocercíase, 663, 664
- na teníase, 522
Imunocromatografia na malária, 235, 236
Imunodeficiência
- e parasitoses, 684-688
- - AIDS e infecções oportunistas, 685
- - - criptosporidíase, 686
- - - estrongiloidíase, 687
- - - isosporíase, 686
- - - leishmaníase, 687
- - - pneumonia por *Pneumocystis carinii*, 685
- - - toxoplasmose, 685
- - doenças oportunistas, 684
- - - conceito geral, 684
- - - pandemia de imunodeficiência adquirida, 684
- - sobre as condições epidemiológicas novas, 687
- - toxoplasmose e, 201
- - sorologia, 203
- - tratamento, 204
Imunodepressão
- na doença do sono, 349
- na leishmaníase visceral, 399
- parasitose e, 115
- toxoplasmose e, 68
- tripanossomíase americana em paciente com, 318
- - tratamento, 322
Imunodiagnóstico, 825-837
- métodos de aglutinação, 830
- - direta, 831
- - indireta, 831
- - metodologia, 830
- métodos de precipitação, 827
- - dupla imunodifusão de Ouchterlony, 827
- - imunodifusão, 827
- - imunoeletroforese, 829

- métodos que utilizam marcadores
- - da imunorreação, 832
- - - ELISA, 833
- - - imunofluorescência, 832
- - - radioimunoensaio, 835
- - de imunofluorescência
- - - reação de Sabin-Feldman para toxoplasmose, 836
- técnicas, 825
- - eficiência, 826
- - modalidades de imunoensaio, 827
- - parâmetros sorológicos, 826
Imunodifusão, 827
- dupla de Ouchterlony, 827
Imunoeletroforese, 829
- na hidatidose, 552
- para cisticercose, 538
Imunofluorescência, 832
- na cisticercose, 538
- na doença de Chagas, 320
- na esquistossomíase mansônica, 462
- na fasciolíase, 504
- na febre maculosa, 783
- na leishmaníase
- - tegumentar americana, 373
- - visceral, 401
- na toxoplasmose, 686
- na tripanossomíase africana, 351
- na triquinelose, 682
- no tifo exantemático, 775
Imunógeno, 92, 101
Imunoglobulina(s), 92, 94, 102
- A, 102, 105
- - características da, 103
- - estrutura quaternária da, 105
- - produção da, 84
- - classes de, 104
- D, 102, 106
- - características da, 103
- - da membrana celular, 8
- E, 102, 105
- - características da, 103
- - produção da, 84
- estrutura da, 102
- função da, 102
- G, 102, 104
- - características da, 103
- - esquema de uma, 104
- M, 102
- - características da, 103
- regulação da produção da, 107
- síntese de, 106
- tipos de, 103
Imunoterapia para leishmaníase, 378
- tegumentar difusa, 389
Índice
- de estabilidade da malária, 261
- esplênico, 261
- oocístico de insetos, 848
- pulicidiano, 771
Inermecapsifer cubensis, 138
Infecção oportunista, 187
Inflamação, 123
- aguda, 127
- alterações vista à microscopia, 125
- características clínicas principais da, 123
- crônica, 127, 128
- - granulomatosa, 127, 128
- - exsudato na, 126
- por lesão por parasitos, 91
- - local, 91
Insecta, 139, 692
Inseticida
- para áreas de tripanossomíase, 357
- para controle
- - da filaríase, 659
- - de triatomíneos, 339
- para escabiose, 788
- para insetos, 709
- para leishmaníase
- - cutânea etiópica, 394
- - visceral, 410
- para malária, 271

- - resistência ao, 272
- para moscas, 750
- para oncocercíase, 672
- para percevejos, 718
- para tifo exantemático, 776
- para *Triatoma infestans*, 715
- resistência dos insetos ao, 692
Inseto(s), 139
- ametábolos, 708
- anofelinos, 729
- ceratopogonídeos, 726
- ciclo gonotrófico e idade fisiológica dos, 707
- comportamento do, 703, 704
- controle dos, 708
- culicíneos, 739
- hemimetábolos, 708
- holometábolos, 708
- moscas, 745
- motucas, 745
- na transmissão da leishmaníase, 360, 379
- organização e fisiologia dos, 691-709
- - comportamento, 703
- - crescimento, 706
- - desenvolvimento, 708
- - excreção, 700
- - metabolismo, 699
- - morfologia externa, 692, 693
- - - abdome, 694
- - - asas, 694
- - - cabeça, 692
- - - tórax, 693
- - morfologia interna, 697
- - - aparelho digestivo, 697
- - - aparelho respiratório, 698
- - - circulação sanguínea, 698
- - - órgãos dos sentidos, 701
- - - reprodução, 705
- - - sistema muscular, 700
- - - sistema nervoso, 701
- - nutrição, 699
- - o tegumento, 694
- - orientação no, 703
- percevejo, 717
- piolho, 772
- prometábolos, 708
- psicodídeos, 722
- pulga, 760
- resistência ao inseticida, 709
- simulídeos, 724
- técnicas para estudo dos, 842
- - captura, 842, 844
- - - com armadilhas, 845
- - - com aspersão e lençóis, 843
- - - com isca, 844
- - - manual, 843
- - dissecção do mosquito, 847
- - - exame
- - - - das glândulas salivares, 848
- - - - do estômago, 847
- - - - dos ovários, 849
- - identificação da espécie de mosquito, 846
- - preservação de insetos, 845
- - teste de resistência aos inseticidas, 849
- transmissor de filaríase linfática, 657
- - combate ao, 659
- triatomíneos, 712
- vetor
- - da doença de Chagas, 306
- - da malária, 251, 263
- - das leishmaníases, 370
- - de calazar, 406
- - de parasitose, 70
Insônia
- com niridazol, 474
- familiar fatal, 21
- na enterobíase, 600
- na filaríase linfática, 654
- na himenolepíase *nana*, 560
- na tricuríase, 678
Insuficiência
- cardíaca
- - congestiva na ancilostomíase, 628

- - na doença de Chagas, 318
- renal
- - na febre maculosa, 783
- - na malária, 232
- - - grave, 246
- respiratória na malária, 246
Interferon, 124
- alfa, 124
- beta, 124
- gama, 124
- - na malária, 226, 227
Interleucina, 124
- na doença de Chagas, 308
Intestino
- alterações na esquistossomíase mansônica, 456
- da pulga, 762
- de nematóides, 575, 576
- delgado, parasitos no, 79
- do carrapato, 780
- grosso, parasitos no, 79
- na doença de Chagas congênita, 336
- na esquistossomíase
- - hematóbica, 470
- - mansônica, 452
Intoxicação hidática, 549
Íntrons, 20
Iodamoeba, 147, 148, 152
- *bütschlii*, 151
- - cisto de, 148
- - estrutura nuclear da, 150
- - no aparelho digestivo, 78
- - no ceco, 79
- - no cólon, 79
- - no intestino do homem, 68
- gênero, 151
Irite na toxoplasmose, 200
Isospora, 135, 183
- *belli*, 135, 183, 184
- - microfotos de, 184
- - na AIDS, 686
- - no aparelho digestivo, 78
- - oocistos de, 183
- *hominis*, 186
Isosporíase, 686
- diagnóstico, 185
- epidemiologia, 185
- etiologia da, 184
- na AIDS, 115, 686
- patologia da, 185
- profilaxia, 185
- tratamento, 185
Isotiocianato de pentamidina, 402
Isquemia, 117
Ivermectina
- fórmula estrutural da, 668
- para dirofilaríase, 675
- para estrongiloidíase, 612, 687
- para filaríase linfática, 656, 659
- para oncocercíase, 668, 672
Ixodes, 141, 782
- aspecto ventral do corpo de, 779
- características do, 782
- morfologia do capítulo em fêmea de, 778
- paralisia por carrapatos do gênero, 783
Ixodidae, 141, 777, 781
- características, 781
- fisiologia do, 780
- gênero
- - *Amblyomma*, 781
- - *Dermacentor*, 782
- - *Haemaphysalis*, 782
- - *Ixodes*, 782
- - *Rhipicephalus*, 782
- morfologia do
- - externa, 780
- - interna, 780
- vetor da doença de Chagas, 306

J

Jején, 370, 662
Jejuno, parasitos no, 79

K

Kannabateomys amblyonix, 379
Kerodon rupestris, 769
Kinetoplastea, 136, 280, 361
Klebsiella, 79
Kokandka, 393
Kuru, 21

L

Lábio na leishmaníase, 375, 376
Laboratório, exame de, 811
- na ancilostomíase, 629
- na cisticercose, 537
- - orientação para, 538
- na doença
- - de Chagas, 319
- - do sono, 351
- na esquistossomíase
- - hematóbica, 472
- - mansônica, 461
- na estrongiloidíase, 611
- na fasciolíase, 504
- na filaríase linfática, 655
- na hidatidose, 552
- na leishmaníase tegumentar americana, 373
- na malária, 232, 234, 235
- - maneira de preparar um esfregaço de sangue, 235
- na teníase, 523
- na toxoplasmose, 202
- na triquinelose, 682
- parasitológico
- - de fezes, 815
- - do sangue e tecidos, 811
Lacrimejamento na oncocercíase, 666
Lactação
- doxiciclina durante a, 239
- mefloquina durante a, 239
- tetraciclina durante a, 239
- transmissão de doença de Chagas por, 337
Lactobacillus, 79
Lagochilascaris
- *buckleyi*, 647
- *major*, 647
- *minor*, 645, 647
- - distribuição geográfica do, 647
- - eliminado com a secreção purulenta das lesões, 645
- - extremidade
- - - cefálica do, 645
- - - posterior do macho, 645
- *sprenti*, 647
- *turgida*, 647
Lagoquilascaríase, 645
- a doença, 646
- amígdala na, 646
- cerebelo na, 646
- diagnóstico, 646
- lesão cervical nodular ulcerada, 646
- o parasito, 645
- paciente com lesões localizadas no ouvido e na mastóide, 646
- tratamento, 647
Lambdacialotrina, 271
Lamblia intestinalis, 417
Lamblíase, 417
Lamellibranchia, 793
Lâmina
- basal, 82
- nuclear, 24, 25
Laminina, 82
Larva
- de *Ascaris lumbricoides*, 588, 589
- *migrans*
- - cutânea, 637-639
- - - agentes etiológicos, 637
- - - diagnóstico, 638
- - - epidemiologia, 638
- - - profilaxia, 538
- - - relações parasito-hospedeiro, 638
- - - tratamento, 638
- - no aparelho digestivo, 78
- - visceral, 639
- - - agentes etiológicos, 639
- - - diagnóstico, 640
- - - epidemiologia, 641
- - - profilaxia, 641
- - - relações parasito-hospedeiro, 640
- - - sintomatologia, 640
- - - tratamento, 641
Larvicida, 273
Lecitina plasmática, 85
Leishmania, 136, 281, 359
- *aethiopica*, 365, 388, 390, 394
- *amazonensis*, 282, 363, 384, 388
- - cultura de, 367
- - distribuição geográfica da, 361
- - em esfregaços corados pelo método Giemsa, 360
- - lesões no homem, 361
- *braziliensis*, 282, 360, 362, 372
- - *braziliensis*, 372
- - crescimento em meio de cultura, 292
- - cultura, 367
- - - *in vitro* da, 290
- - distribuição geográfica da, 361
- - em esfregaços corados pelo método Giemsa, 360
- - fisiologia da, 287
- - *guyanensis*, 362
- - hiperplasia na infecção por, 131
- - lesões no homem, 361
- - no hospedeiro com imunidade, 369
- - nutrição da, 368
- - *panamensis*, 363
- - pesquisa da, 377
- características do gênero, 361
- *chagasi*, 282, 364, 365, 397
- - distribuição geográfica da, 361
- - lesões no homem, 361
- *colombiensis*, 363
- *donovani*, 282, 360, 364, 396
- - crescimento em meio de cultura, 292
- - cultura, 367
- - - *in vitro* da, 290
- - estudo do DNA sérico de, 401
- - fisiologia da, 287
- - hiperplasia na infecção por, 131
- - infecção experimental de percevejos com, 718
- - no aparelho digestivo, 78
- - no creme leucocitário, 813
- - no fígado, 80
- - no sistema fagociticomononuclear, 92
- - nutrição da, 368
- *equatoriensis*, 363
- esquema da ultra-estrutura das fases evolutivas da, 361
- evasão da, aos dispositivos do hospedeiro, 114
- evolução da, nos insetos, 371
- formas
- - amastigotas de, em esfregaços, 360
- - promastigota de, 367
- *garnhami*, 282, 364
- gênero, 136
- *gerbilli*, 390
- *guyanensis*, 282, 362, 372, 381
- - distribuição geográfica da, 361
- - lesões no homem, 361
- *infantum*, 282, 364, 365, 390, 393, 394, 396
- - distribuição geográfica da, 361
- - lesões no homem, 361
- - introdução a, 359
- *lainsoni*, 363
- - distribuição geográfica da, 361
- - lesões no homem, 361
- - ligação a fibronectina, 82
- *major*, 365, 390, 393
- - cultura de, 367
- meio de NNN para isolamento de, 813
- *mexicana*, 282, 363, 384, 388
- - aspecto de parasitos nas lesões, 386
- - cultura de, 367
- - distribuição geográfica da, 361
- - forma amastigota de, 385
- - *garnhami*, 364
- - lesões no homem, 361
- - parasitos em meio de cultura, 387
- - *pifanoi*, 388
- - *venezuelensis*, 364
- *naiffi*, 363
- - distribuição geográfica da, 361
- - lesões no homem, 361
- *panamensis*, 282, 363, 372, 382, 383
- - distribuição geográfica da, 361
- - lesões no homem, 361
- - penetração no hospedeiro, 117
- *peruviana*, 363, 372, 383
- - distribuição geográfica da, 361
- - lesões no homem, 361
- - no hospedeiro com imunidade, 369
- *pifanoi*, 282, 363, 388
- - distribuição geográfica da, 361
- - lesões no homem, 361
- *shawi*, 363
- - distribuição geográfica da, 361
- - lesões no homem, 361
- subgêneros, 362
- - *Leishmania*, 362
- - *Viannia*, 362
- *tropica*, 360, 365, 390, 393, 394
- - crescimento em meio de cultura, 292
- - cultura de, 367
- - fisiologia da, 287
- - infecção experimental de percevejos com, 718
- - *major*, 365
- - *minor*, 365
- - nutrição da, 368
- - relação com hospedeiro, 368, 369
- *turanica*, 390
- *venezuelensis*, 282, 364
- - distribuição geográfica da, 361
- - lesões no homem, 361
- visceral
- - fontes de infecção de, 405
- - reservatórios de, 405
Leishmaníase, 359, 686
- agentes da, 280
- alterações sobre condições epidemiológicas novas, 688
- cutânea, 359
- - antroponótica, 393
- - das Américas, 384
- - difusa, 359
- - do Velho Mundo, 365, 390-395
- - etiópica, 394
- - no Brasil, distribuição geográfica, 379
- - úmida, 390
- - zonas endêmicas no mundo de, 362
- - zoonótica, 390
- cutâneo-mucosa, 359, 362
- - das aldeias, 390
- - de Murgab, 390
- - dérmica pós-calazar, 399, 400
- - dípteros na transmissão de, 719
- - do deserto, 390
- - do Novo Mundo, 361
- - - agentes etiológicos, 361
- - - distribuição geográfica, 361
- - mucocutânea, 359, 362
- - zonas endêmicas no mundo de, 362
- na AIDS, 686
- óbitos por
- - entre 1994-2000, 692
- - no Brasil de 1999-2004, 409
- os parasitos, 359-371
- - ciclo biológico, 365
- - espécies principais, 361
- - fisiologia dos, 367
- - formas evolutivas, 365
- - hospedeiro invertebrado, 370
- - relações parasito-hospedeiro, 368
- - sistemática, 361
- por *Leishmania*
- - *amazonensis*, 387
- - *braziliensis*, 372
- - - diagnóstico, 376
- - - ecologia, 378
- - - epidemiologia, 379
- - - etiologia, 372

- - - formas clínicas, 375
- - - imunidade, 373
- - - lesões
- - - - cutâneas, 374
- - - - mucosas, 374, 375
- - - - ulcerosas múltiplas, 375
- - - patologia, 372
- - - sintomatologia, 375
- - - tratamento, 377
- - *guyanensis*, 381
- - *mexicana*, 384
- - - clínica da, 386
- - - controle da, 387
- - - diagnóstico, 387
- - - ecologia, 387
- - - epidemiologia, 387
- - - etiologia, 384
- - - imunidade na, 385
- - - infectividade da, 385
- - - patologia da, 386
- - - tratamento, 387
- - *panamensis*, 382
- - *peruviana*, 383
- prevenção da, 687
- tegumentar, 136
- - americana, 359, 360, 362, 372, 380
- - - cão doméstico em área endêmica de, 380
- - - diagnóstico, 376
- - - epidemiologia, 379
- - - fontes de infecção, 379
- - - ocorrência média anual de, 360
- - - patologia, 372
- - - quadro clínico no Brasil, 376
- - - sinonímia, 372
- - - sintomatologia, 375
- - - tratamento, 377
- - difusa, 388
- - - lesões infiltrativas disseminadas na, 389
- - - *vs.*
- - - - leishmaníase dérmica pós-calazar, 389
- - - - lepra lepromatosa, 389
- - - - sarcoidose de Boeck, 389
- teoria dos focos naturais na, 73
- tratamento, 687
- visceral, 136, 359, 360, 364, 396-421
- - controle, 409
- - das Américas, 364
- - diagnóstico, 400
- - - imunológico, 401
- - - parasitológico, 401
- - - sorológico, 401
- - distribuição
- - - das zonas endêmicas no mundo, 403
- - - geográfica no Brasil, 404
- - ecologia, 403
- - epidemia por, 360
- - epidemiologia, 405
- - os parasitos, 396
- - prognóstico, 403
- - relações parasito-hospedeiro, 397
- - - formas clínicas, 400
- - - imunidade, 398
- - - infectividade, 397
- - - patologia, 398
- - - resistência, 397
- - - sintomatologia, 399
- - tratamento, 402
- *vs.* logoquilascaríase, 646
Lêndea, 772, 774
Leptomeningite na cisticercose, 534
Leptomonas, 281, 282
Leptopsylla segnis, 771
- características morfológicas da, 763
- chave para identificação de, 764
Lesão celular, 117
- aspectos microscópicos da, 120
- - apoptose, 121
- - inclusões, 121
- - necrose, 120
- - pigmentos, 121
- crescimento celular, 122
- envelhecimento celular, 122

- etiopatogênese da, 117
- - alteração das mitocôndrias, 118
- - anóxia e desorganização do metabolismo energético, 117
- - auto-agressão por lisossomos, 118
- - desregulação do volume celular, 118
- - radicais livres, 118
- - resposta imunitária na origem de lesões, 119
- manifestações sistêmicas na reação de fase aguda, 119
- regeneração celular, 122
- relacionada com agentes infecciosos, 123
- resposta imunitária na origem da, 119
Letargia
- com antimoniato de meglumine, 402
- com estibogluconato de sódio, 402
- na toxoplasmose, 201
Leucemia, hereditariedade da, 25
Leucócito, 85, 86
- polimorfonuclear, 86, 98
Leucocitose
- na ancilostomíase, 627
- na doença do sono, 349
- na *larva migrans* visceral, 640
- na teníase, 522
Leucocytozoon no leucócito, 85
Leucopenia
- com alopurinol, 403
- com primaquina, 239
- na esquistossomíase mansônica, 458
- na teníase, 522
- no calazar, 399
Leucoplasia com cloroquina, 238
Leucorréia
- por *Candida*, 415
- por gonococos, 415
- por *Trichomonas vaginalis*, 415
Levamisol
- fórmula estrutural do, 594
- para ancilostomíase, 629
- para ascaríase, 593
- para estrongiloidíase, 612
- para lagoquilascaríase, 647
Libido na ancilostomíase, 628
Lindano
- para escabiose, 788
- para pediculose da cabeça, 775
- para tifo exantemático, 776
Linfa, 88
Linfadenite por *W. bancrofti*, 648
Linfadenopatia, 316
- na doença de Chagas, 314
- - por transfusão de sangue, 336
- na esquistossomíase mansônica, 452
Linfangite
- na filaríase linfática, 652-654
- na leishmaníase, 375, 376
Linfoblasto, 96, 97
Linfocina, 124
- papel na malária, 226
Linfócito, 92, 94
- B, 83, 92-94
- - ativação por macrófagos, 106
- - cooperação com o T, 106
- - diferenciação de, 106
- - na malária, 226
- - esquema de um, 87
- - moléculas de superfície do, 94
- - na inflamação, 126
- T, 83, 92, 93, 95
- - cooperação com o B, 106
- - na malária, 226
- - timo-dependente, 93
Linfocitose na doença do sono, 349
Linfoma, *vs.* angiostrongilíase, 644
Linfonodo, 92
Linforréia na filaríase linfática, 653
Linshcosteus, 713
Lipídio
- formação de, 4
- mediadores de natureza lipídica, 124
- na membrana celular, 8

- no inseto, 700
- no protozoário, 12
- para os plasmódios, 217
Lipoproteína, 33
Líquido
- cefalorraquidiano
- - na cisticercose, 537
- - na meningoencefalite amebiana, 154
- - na toxoplasmose, 200
- - na tripanossomíase, 351, 353
- hidático, 545
- intersticial, 88
- seminal, enteróbios no, 600
Lise, 108
Lisossomo, 35, 86
- auto-agressão por, 118
Litomosoides carinii, 649
- excreção de ácido lático pelo, 12
Loa loa, 139, 140
- *Chrysops* na transmissão de, 745, 758, 759
- diagnóstico de, 674
- - diferencial, 655
- inseto vetor na, 651
- microfilárias de, 655
- o verme adulto, 674
- transmissor de, 674
Lobópode, 40
Lobosea, 133
Loíase humana, 674
- dípteros na transmissão de, 719
Lombriga, 585
Lucilia, 754
- miíase por, 140
Lumefantrine, 240
- associado a artemêter, 240
Lutzomyia, 140, 722
- *alphabetica*, 723
- *bourrouli*, 723
- chave para as fêmeas de espécies de, 724
- *cortelezzii*, 723
- *evandroi*, 723
- *fischeri*, 381
- *flaviscutellata*, 387, 388, 724
- *intermedia*, 379-381, 723, 724
- *longipalpis*, 371, 406, 723, 724
- *longispinus*, 723
- *migonei*, 379, 380, 723, 724
- *monticula*, 723
- na transmissão da leishmaníase, 370, 371
- *olmeca*, 387
- *panamensis*, 383, 387, 388
- *paraensis*, 723
- *peruensis*, 363, 383
- *pessoai*, 379, 380, 723, 724
- *pessoana*, 383, 387
- *shannoni*, 387, 723, 724
- *trapidoi*, 383
- *umbratilis*, 382
- *verrucarum*, 383
- vetor da *Leishmania donovani*, 364
- *wellcomei*, 381
- *whitmani*, 379, 380, 382, 724
Lygueidae, 712
Lymnaea, 505
- *bulimnoides*, 506
- *columella*, 506
- *cubensis*, 506
- *truncatula*, 506
- *viator*, 506
- *viatrix*, 506
Lymnaeidae, 143
- chave para identificação de, 800
- conchas de, 806

M

Macaco
- da noite, 223
- de cheiro, 223
- do gênero
- - *Alouatta*, 223
- - *Aotus*, 223

- - *Ateles*, 223
- - *Cebus*, 223
- - *Saimiri*, 223
- - *sanguinus*, 223
- *jurupari*, 223
Macracanthorhynchus hirudinaceus, 138
Macrófago, 82, 84, 97
- alveolar do pulmão, 83
- ativação de
- - linfócito B por, 106
- - - na inflamação, 125
- atividade
- - fagocitária do, 100
- - na doença de Chagas, 308
- do baço, 83
- do linfonodo, 83
- do tecido, 97
- imaturo do peritônio de camundongo, 98
- na inflamação, 98, 124, 126
- peritoneal, 83
- pleural, 83
- receptor de, 98
Macrogameta, 208, 214
Macrogametócito, 208
Macromolécula, 18
- ácidos nucléicos, 19
- estrutura
- - primária, 19
- - secundária, 19
- ligação
- - fraca, 19
- - não-covalente, 19
- proteínas, 19
- - domínios da, 22
- - enzimas, 23
- - níveis de estruturação das, 21
Macronyssidae, 785
Mal
- de cadeiras, 280, 759
- de Pott, 550, 551
Malária, 222-276
- agentes da, 207
- cerebral, 232
- - prognóstico de, 248
- coeficiente de letalidade da, 234
- controle da, 265-276
- - dos anofelinos vetores, 271
- - eliminação da doença, 270
- - evolução mundial da situação epidemiológica, 266
- - fases de uma campanha de erradicação da doença, 270
- - implantação de programas, 270
- - inseticidas de ação residual usados, 271
- - número de casos notificados de 1964 a 1987, 266
- - objetivos e estratégias, 268
- - profilaxia individual, 274
- - redução
- - - da endemicidade, 269
- - - da prevalência, 269
- - - da taxa de mortalidade, 269
- - resistência aos inseticidas, 272
- - situação
- - - no Brasil, 274
- - - no mundo, 267, 274
- - uso de larvicidas, 273
- crônica, 231
- diagnóstico da, 234
- - clínico, 234
- - imunológico, 235
- - laboratorial, 235
- - PCR, 236
- - triagem de doadores em bancos de sangue, 236
- dípteros na transmissão de, 719
- distribuição geográfica da, 249
- ecossistema, 251
- foco natural, 251
- - zonas malarígenas, 251
- epidemias de, 262
- epidemiologia da, 260
- - estabilidade da transmissão, 260
- - estratificação epidemiológica de risco, 261
- - intensidade da transmissão, 260

- estável, 261
- evolução do nº de óbitos no Brasil, 247
- exame de sangue para, 811
- fatores que atuam na transmissão da, 73
- generalidades, 222
- grave por *Plasmodium falciparum*, 232
- - cerebral, 232
- - na criança, 232
- - na gestação, 233
- - no lactente, 232
- hiperendêmica, 260
- hipoendêmica, 260
- holoendêmica, 260
- hospedeiro do agente da, 71
- imunidade na, 223
- - adquirida, 224
- - mecanismos da, 225
- - natural, 223
- incidência parasitária anual da
- - notificada pelos estados da Amazônia Legal, 275
- - por unidade da Federação – Amazônia Legal, 276
- infectividade da, 223
- insetos vetores, anofelinos, 251
- - biologia, 252
- - caracteres gerais, 252
- - espécies transmissoras, 254
- - vetores
- - - na África Equatorial e Austral, 257
- - - nas Américas, 255
- instável, 261
- medidas de estabilidade, 261
- mesoendêmica, 260
- método do "immuno-blot", 836
- na gravidez, 232
- no mundo segundo a OMS, 250
- número de óbitos por, 234
- o clima e a, 259, 260
- o meio e a, 259
- óbitos por, entre 1994-2000, 692
- os homens: fonte de infecção e hospedeiros suscetíveis, 258
- patologia da, 226
- - alterações anátomo e fisiopatológicas, 228
- - mecanismos, 226
- perniciosa, 232
- prognóstico da, 246
- programas de erradicação da, 691
- recaída da, 231
- recrudescência da, 231
- resistência na, 223
- sintomatologia da, 229
- - quadro clínico habitual, 229
- - variações clínicas da doença, 231
- transmissão da
- - fora da região Amazônica, 247
- - na Amazônia, 246
- - urbanização da, 264
- tratamento, 236
- - antimaláricos, 237
- - - artemisina, 240
- - - clindamicina, 239
- - - cloroquina, 237
- - - doxiciclina, 239
- - - lumefantrine, 240
- - - mefloquina, 239
- - - primaquina, 238
- - - quinina, 239
- - - tetraciclinas, 239
- - das complicações, 245
- - durante a gravidez, 236
- - em áreas
- - - com *Plasmodium falciparum* resistente, 244
- - - sem *Plasmodium falciparum* resistente, 244
- - na Amazônia, 246
- - princípios que devem nortear o, 243
- - resistência aos quimioterápicos, 241
- - segundo o nível de atendimento, 244
- variação da taxa de mortalidade por, 262
Malation, 271
- para filaríase linfática, 659
- para insetos, 709
- para moscas, 750

- para triatomíneos, 339
Maleita, 222
Mal-estar
- com antimoniato de meglumine, 402
- com estibogluconato de sódio, 402
- na esquistossomíase
- - hematóbica, 471
- - mansônica, 457
- na febre maculosa, 783
- na filaríase linfática, 654
- na leishmaníase, 376
Mallophaga, 772
Malmorado, 661
Mansonelíase, 673
Mansonella, 140
- *ozzardi*, 139, 648, 673
- - características da, 673
- - culicóides na transmissão de, 726
- - diagnóstico diferencial com outras microfilárias, 655
- - epidemiologia, 673
- - microfilárias de, 655, 662, 667
- - relações com o hospedeiro, 673
- - transmissão da doença por, 674
- *perstans*, 674
- *streptocerca*, 674
Mansonia na dirofilaríase, 675
Marcapasso para cardiopatia chagásica, 321, 323
Marisa cornuarietis, 492, 807
Marmosa
- *fusca*, 388
- *mitis*, 388
- *murina*, 388
Marsupiais e tripanossomíase, 306, 331
Mastigamoebidae, 134, 151
Mastócito, 82, 83
- com granulações em diferentes estágios de maturação, 83
- na inflamação, 124, 126
Mebendazol
- fórmula estrutural do, 594
- para ancilostomíase, 629
- para ascaríase, 593
- para enterobíase, 601
- para estrongiloidíase, 612
- para hidatidose, 553
- para teníase, 524, 525
- para tricuríase, 679
- para triquinelose, 682
Mediador, 123, 126
- de natureza lipídica, 124
Medula óssea na ancilostomíase, 627
Mefloquina
- durante a gravidez, 237
- fórmula estrutural da, 237
- para plasmódios, 239
Megacariócito, 87
Megacólon chagásico, 306, 313, 315, 318
- radiografias, 315
- tratamento do, 323
Megaesôfago chagásico, 306, 313, 315, 318
- radiografias, 315
- tratamento, 323
Meglumine, antimoniato de
- dor de cabeça com, 402
- mialgia com, 402
- na leishmaníase, 377, 687
- - cutânea zoonótica, 391
- - visceral, 402
Meio
- de Boek-Drbohlav, 817
- de Craig, 817
- de Kupferberg, 818
Melaneidae, 142
Melania, 142
Melaniidae, 807
Melanoides, 807
- *tuberculata*, 492
Melarsoprol, 351, 352
Melena na esquistossomíase mansônica, 458
Membrana
- adventícia do cisto hidático, 548

- basal, 82
- celular, 7
- - arquitetura molecular da, 9
- - constituintes da, 8
- - de tripanossomo, 283
- - endocitose na, 10
- - estrutura da, 7
- - exocitose na, 10
- - organização molecular da, 7
- - transporte através da, 9
- cuticular anista da hidátide, 544
- germinativa da hidátide, 544
- nuclear, 24
Memória, perda de, na toxoplasmose, 201
Meningismo na toxoplasmose, 201
Meningite
- na cisticercose, 535
- na *larva migrans* visceral, 640
- na triquinelose, 682
Meningoencefalite
- amebiana primária, 154
- chagásica no imunodeprimido, 318
- granulomatosa por *Acanthamoeba*, 153
- na cisticercose, 535
- na doença
- - de Chagas, 316
- - do sono, 349
- na loíase, 674
- por *Acanthamoeba poliphaga*, 134
- por *Hartmannella* em animais, 153
- por *Naegleria fowleri*, 70, 154
Merócito, 213
Merozoíta, 183, 208, 211
- ultra-estrutura de um, 211
Mesocestoides variabilis, 138
Mesocestoididae, 138
Mesocricetus auratus, 367
Mesogastropoda, 142, 806
Mesostigmata, 141
Metabolismo
- de carboidratos, 12
- de *Echinococcus granulosus*, 546
- de tênia, 519
- do inseto, 697
- do plasmódio, 216
- do *Schistosoma mansoni*, 439
- no nematódeo, 577, 578
Metacercária de trematódeo, 432
Metáfase, 42, 44
Metagonimus
- molusco transmissor de, 142
- *yokogawai*, 137, 425
- - no intestino, 79
- - tamanho dos ovos de, 824
Metal pesado e inibição das enzimas, 24
Metaloporfirina, 5
Metamielócito, 99
Metamorfose dos insetos, 708
Metaplasia, 122
- relacionada com parasitos, 131
Metastigmata, 141
Metastrongyloidea, 139, 642
Metatripanossoma infectante, 346, 347
Metazoa, 136
- categoria usada em sistemática, 133
Metazoário
- dependência metabólica do, 6
- evolução do, 3, 70
- organização celular do, 7
- parasitos do homem e seus vetores, 136-143
- - classe
- - - Arachnida, 141
- - - Cestoda, 137
- - - Cestodaria, 137
- - - Gastropoda, 142
- - - Insecta, 139
- - - Nematoda, 138
- - reino Animalia, 136
Metemoglobinemia com primaquina, 239
Método
- de Baermann, 820
- de Kato, 818

- de Kato-Katz, 818
- de Kupferberg, 818
- de precipitação, 827
- de Rugai, 821
- de Stoll, 820
Metrifonato
- fórmula estrutural do, 474
- para esquistossomíase hematóbica, 473
Metronidazol
- para amebíase, 176
- para balantidíase, 279
- para giardíase, 420
- para isosporíase, 185
- para tricomoníase, 415, 416
Mexiletine, 323
Mialgia
- com antimoniato de meglumine, 402
- com estibogluconato de sódio, 402
- com lumefantrine, 240
Micologia, 68
Microcefalia na toxoplasmose, 200
Microfilárias
- de *Onchocerca volvulus*, 661, 662
- - *vs.*
- - - *Dipetalonema perstans*, 667
- - - *Dipetalonema streptocerca*, 667
- - - *Loa-loa*, 667
- - - *Mansonella ozzardi*, 667
- de *Wuchereria bancrofti*, 649
- no organismo humano, 655
- sangüíneas, pesquisa de, 813
Microftalmo na toxoplasmose, 200
Microgameta, 213
- estrutura de um, 214
Microgametócito, 208
Microtriatoma, 329, 714
Microtúbulo, 6
Micuim, 781
Midríase na oncocercíase, 665
Mielite transversa na esquistossomíase, 471
Mieloblasto, 99
Mielócito, 99
Míase, 140, 745
- acidental, 755
- cavitária, 755
- cutânea, 755
- diagnóstico, 755
- do conduto auditivo, 755
- específica, 755
- intestinal, 755
- por *Eristalis tenax*, 747
- por larvas
- - biontófagas, 755
- - microbiontófagas, 755
- - semi-específica, 755
- teoria dos focos naturais na, 73
- tratamento, 755
Miocardiopatia chagásica, 311
Miocardite
- na doença
- - de Chagas, 312
- - do sono, 349
- na meningoencefalite amebiana primária, 154
- na triquinelose, 682
Miofibrila, 36
Mioglobina, 86
- configuração da, 22
Miose
- com metrifonato, 474
- na oncocercíase, 665
Miosina, 37
- pontes de, 38
Miracídio, 430
- de *Schistosoma*
- - *haematobium*, 466
- - *mansoni*, 436, 441, 442, 448
- - - representação de, 442
- de *Trichobilharzia ocellata*, 433
- método de eclosão de, 822, 839
Miridae, 711
Mitocôndria
- alteração da, 118

- de tripanossomo, 283
- estrutura da, 13
- origem da, 6
- seção de uma, 14
Mitose, 41
- fases da, 41, 43
- - decurso das, 41, 42
- preparação da, 41
Mixópode, 40
Molécula orgânica, 4
Moléstia de Carrión, 719
Mollusca, 136, 141
Moluscicidas, 493, 495
- vegetais, 495
Molusco(s)
- albino, 841
- hospedeiros
- - da esquistossomíase, 489
- - - controle de, 495
- - - criadouros de, 490
- - - moluscicidas vegetais, 495
- - - variação da população de, 491
- - de helmintos, 793
- - - chave para identificação, 799
- - - gastrópode, descrição do, 794
- - - ordem *Prosobranchia*, 806
- - - ordem *Pulmonata*, 800
- - - sistemática, 799
- - na fasciolíase, 505
- localização dos diferentes órgãos de, 842
- técnicas para estudos dos, 840
- - coleta no campo, 840
- - criação em aquários, 841
- - dissecção de moluscos, 842
- - hibridação, 841
- - preservação de moluscos, 841
Moniliformis moniliformis, 138
Monoblasto, 83
Monocina, 124
Monócito, 83, 86, 97
- esquema de um, 87
- na inflamação, 126
- visto à microscopia eletrônica, 97
Monocitose na doença do sono, 349
Monodelphis domesticus, 769
Monomicina para leishmaníase, 391
Morcego e tripanossomíase, 331
Mortalidade, 54
- curva de sobrevivência, 54
- longevidade
- - ecológica, 54
- - fisiológica, 54
Morte
- celular, 117, 121
- - agressões que causam, 118
- com suramina, 668
- fetal por doença de Chagas congênita, 336
- na triquinelose, 682
- no calazar, 400
- por amebíase, 687
- por ancilostomíase, 628
- por balantidíase, 278, 279
- por doença
- - de Chagas, 309, 315, 317, 318, 321
- - do sono, 344, 350
- por febre maculosa, 783
Mosca(s), 140, 745
- adulta, 745
- *Aschiza*, 747
- combate à, 750
- de estribaria, 750
- de interesse médico, chave para as famílias de, 748
- denominação dos grupos de cerdas em tórax de, 746
- do berne, 745
- - desenho da, 751
- - vetor de ovos da, 751
- doméstica, 745
- lambe-olho, 747
- produtora de bicheiras, 745
- Pupípara, 745, 747
- - asas de, 747
- - características da, 748

- - fases evolutivas da, 747
- Sarcophagidae, 747
- *Schizophora*, 747
- *Stomoxys*, 71
- *Tabanus*, 71
- tórax da, 695
- tsé-tsé, 344, 356, 745
- - fase evolutiva da, 747
- - formas de *Trypanosoma* no aparelho digestivo da, 346
- - metabolismo de carboidratos na, 699
- - peças bucais da, 694
- - produção de larva pela, 54
- varejeira, 753
Mosco, 370
- *del café*, 662
Mosquito, 727
- *Anopheles*, 729
- cabeça de um, 694
- cópula e fecundação no, 706
- culicíneo, 739
- mesonoto e asa de, 728
- palha, 370
- resistência ao inseticida, teste de, 849, 850
- tórax do, 695
- tubos de Malpighi no, 700
Motuca, 745
- desenho de, 758
Movimento celular, 36
- amebóide, 39
- ciliar, 38, 39
- citoesqueleto, 40
- citoplásmico, 39
- flagelar, 38
- muscular, 36
- - contração muscular, 37
- - miofibrila
- - - estrutura da, 36
- - - funcionamento da, 36
mRNA, 5, 20
- geração de moléculas de proteína pelo, 29
Mucopolissacarídio, 81
Mucopolissacaridose, 35
Mucosa nasal na leishmaníase, 375, 376
Multiceps multiceps, 138, 567
Muquirana, 772
Mus musculus, 768
Musca
- *domestica*, 51
- - biologia da, 749
- - cabeça de, 745, 746
- - ciclo vital da, 749
- - desenho de, 749
- - larva de, 747
- - morfologia da, 748
- - olho de, 745, 746
- - placas espiraculares de larvas de, 755
- - seção transversa da tromba de, 746
- miíase por, 755
Muscidae, 748
- chave para família, 748
Muscina
- miíase por, 755
- *stabulans*, 751
Muscinata, miíase por, 755
Muscomorpha, 745
Músculo(s)
- cisticercose no, 535
- cisto hidático no, 547
- dos insetos, 700
- esquelético
- - na doença de Chagas congênita, 336
- - na triquinelose, 682
Mutação, 5
- de proteína, 22
Mutualismo, 65
Mycobacterium
- *avium* na AIDS, 115
- *leprae*, 114
- *tuberculosis*
- - evasão aos dispositivos do hospedeiro, 114
- - infecção por, na AIDS, 115

N

Naegleria
- aeróbia, 153
- cultura de, 154
- distribuição da, 155
- *fowleri*, 136, 153
- - cistos de, 153
- - formas de, 153
- gênero, 136, 153
- *gruberi*, 153, 155
- *jardini*, 155
- parasitismo por, 70
Nagana, 280, 345, 759
Natalidade
- efetiva, 54
- potencial, 54
Náusea
- com antimoniato de meglumine, 402
- com artemisina, 241
- com cloroquina, 238
- com doxiciclina, 239
- com estibogluconato de sódio, 402
- com lumefantrine, 240
- com mefloquina, 240
- com metrifonato, 474
- com niridazol, 474
- com piperazina, 594
- com primaquina, 239
- com quinina, 239
- com tetraciclina, 239
- na ancilostomíase, 628
- na angiostrongilíase, 644
- na balantidíase, 278
- na difilobotríase, 564
- na esquistossomíase
- - hematóbica, 471
- - mansônica, 457
- na filaríase linfática, 654
- na giardíase, 419
- na isosporíase, 185
- na teníase, 522
Neacomys spinosus, 388
Necator americanus, 139, 614
- à microscopia eletrônica, 617
- aparelho genital
- - feminino, 618
- - masculino, 618
- bolsa copuladora do, 619
- - macho, 618
- cálculo da população de, em um paciente, 54
- cápsula bucal, 618
- chave para diagnóstico de, em fezes, 822
- ciclo
- - biológico do, 620, 621
- - evolutivo do, 582, 623
- competição biológica do, 63
- crescimento de, 582
- distribuição geográfica do, 630
- extremidade anterior do, 616
- forma do corpo, 618
- infecção por, 621
- larvas de, 611
- lesão da mucosa intestinal pelo, 624, 625
- mecanismo patogênico do, 624
- mudas em, 582
- no aparelho digestivo, 78
- nutrição de, 576
- o clima e, 632
- origem e significado do termo, 615
- ovos de, 619
- resistência ao, 624
- tamanho do, 618
Necrose, 117
- caseosa, 121
- de coagulação, 120
- de liquefação, 120
- definição de, 120
- do floema do café, 280
- gomosa, 121
- isquêmica, 120
Nectomys squamipes, 309, 388

Nefropatia
- com suramina, 668
- malárica, 228, 233
Nefrose na *larva migrans* visceral, 640
Negaselia, 755
Neivamyia spp., 750
Nemathelminthes, 136, 138
Nematocera, 140
Nematoda, 138
Nematóides
- ciclo biológico, 581, 582
- ecologia, 583
- estrutura da parede do corpo, 573
- fisiologia do, 572
- introdução ao, 570
- locomoção, 580
- meromiário, 574
- metabolismo do, 575
- morfologia geral, 572
- nutrição do, 575
- organização do, 572
- órgãos dos sentidos, 579
- polimiário, 574
- reprodução do, 580
- secção transversa exibida por diferentes tipos de, 574
- sistema nervoso, 579
- tipos de aparelho excretor em, 579
Neogastropoda, 142
Neoplasia, 122
- relacionada com parasitos, 131
- *vs.* angiostrongilíase, 644
Neotoma
- *fuscipes*, 333
- *lepida*, 332
Neritidae, 142
- chave para identificação de, 800
Nervosismo
- com niridazol, 474
- na difilobotríase, 565
- na tricuríase, 678
- por enterobíase, 600
Neurite
- óptica
- - na oncocercíase, 665
- - na toxoplasmose, 200
- periférica na triquinelose, 682
Neurocisticercose, 535
- convulsiva, 536
- diagnóstico de, 537
- evolução da, 538
- hipertensiva, 536
- incidência no México, 530
- pseudotumoral, 536
- psíquica, 536
- tratamento da, 539
Neutrofilia, 99
Neutrófilo, 86, 99
- esquema de um, 86
- na inflamação, 126
Neutropenia, 99
Nexina, 39
Nicho ecológico, 47, 50, 73
- competição em um, 63
Niclosamida
- para cisticercose, 539
- para controle de moluscos, 495
- para difilobotríase, 565
- para *Hymenolepis nana*, 560, 561
- para teníase, 524
Nifurtimox
- para doença de Chagas, 322
- para tripanossomíase africana, 351, 353
Nimorazol
- para amebíase, 177
- para balantidíase, 279
- para giardíase, 420
- para tricomoníase, 416
Nippostrongylus
- *braziliensis*, 583
- nutrição de, 576, 577
Niridazol, 474
- fórmula estrutural do, 474

- para esquistossomíase hematóbica, 473
Nistagmo na toxoplasmose, 200
Nitrofurazona, 322
Nitroimidazol, 176
Nitroimidazólico, 415
Nitrotiazóis, 322
Nivaquina, 237
Nodulectomia, 667
Nosopsyllus fasciatus, 763, 771
- características morfológicas do, 763
- chave para identificação de, 764
Notoedres, sarna por, 788
Núcleo, 24
- de tripanossomo, 283
Nucléolo, 24, 29
Nucleossomo, 25
Nucleotídio, formação de, 4
Nutrição
- da pulga, 762
- da tênia, 519
- de *Echinococcus granulosus*, 546
- de nematóides, 576, 577
- do carrapato, 780
- do inseto, 697
- do plasmódio, 216
- do *Schistosoma mansoni*, 439
- do *Trichomonas vaginalis*, 413
Nyctomys sumichrasti, 387

O

Ocelos, 702
Oecomys concolor, 379
Oesophagostomum
- chave para diagnóstico de, em fezes, 822
- larvas de, 611
Oestrus, 140
Oftalmocisticercose, 536
- cirurgia para, 539
- diagnóstico de, 537
Olfato
- do carrapato, 780
- do inseto, 702
Olho(s)
- cisticercose no, 536
- do carrapato, 780
- dos insetos, 702
- - à microscopia de varredura, 697
- - composto, 702
- - formado por omatídios, 702
- - simples, 702
- exame dos, na oncocercíase, 667
- na lagoquilascaríase, 646
- na *larva migrans* visceral, 640
- na oncocercíase, 665
- na toxoplasmose, 200
- na triquinelose, 682
Omatídio, 702
Onchocerca
- indivíduos infectados por, no mundo, 570
- *volvulus*, 139, 140, 648
- - ciclo evolutivo, 663
- - desenho da forma da, 572
- - diagnóstico diferencial, 655
- - introdução ao, 661
- - microfilárias de, 655, 662
- - nutrição de, 576
- - relações com o hospedeiro, 663
- - resistência ao, 663
- - verme adulto, 662
Oncocercíase, 661
- ceratite na, 665, 666
- controle da, 672
- despigmentação na, 665, 666
- diagnóstico de, 666
- - ecografia, 667
- - exame oftalmológico, 667
- - imunológico, 667
- - nodulectomia, 667
- - parasitológico, 666
- - teste de Mazzotti, 667

- dípteros na transmissão de, 719
- distribuição geográfica da, 669, 670
- formas clínicas, 665
- insetos vetores da, 671
- patologia da, 664
- - lesões
- - - cutâneas, 664
- - - linfáticas, 665
- - - oculares, 665
- - - nódulo oncocercótico, 664
- - prevalência da, 669
- - programa de controle da, 672, 673
- - sintomatologia, 665
- - transmissão da, 670
- - *Simulium* na, 725
- tratamento, 667
Oncocercoma, 662, 664
- extirpação de, 667, 668
- *vs.* cisto sebáceo, 665
- *vs.* lipoma, 665
Oncocercose, 75
Oncomelania, 142
Oncosfera, 137
- de *Echinococcus granulosus*, 542, 543
Oocisto, 209, 214
- desenvolvendo-se no estômago de anofelino, 215
Oótipo de tênias, 517, 519
Ooxineto, 208, 214
Opalina ranarum, 64
Opilação, 622
Opisthobranchia, 142
- organização geral do, 794
Opisthokonta, 134
Opisthorchiidae, 137
Opisthorchis
- *felineus*, 137, 425
- - hiperplasia na infecção por, 131
- - tamanho dos ovos de, 824
- *tenuicollis*, 137
- *viverrini*, 425
Opistomatigota, 281
Opistótono na toxoplasmose, 200
Opsonização, 92, 108
Orelha-de-veado, inseto, 370
Organofosforados para insetos, 709
Órgão(s)
- de Gené, 781
- de Haller, 780
- dos sentidos
- - do carrapato, 780
- - do gastrópode, 797
- - dos insetos, 701
Ornidazol
- para amebíase, 176, 687
- para giardíase, 420
- para tricomoníase, 416
Ornithodoros, 141, 782
- aspecto ventral do corpo de, 779
- características do gênero, 782
- *moubata*, 782
- olhos do, 780
- paralisia por carrapatos do gênero, 783
- *rostratus*, 783
Ornithonyssus
- *bacoti*, 785
- *sylvarium*, 786
Orquiepididimite por *W. bancrofti*, 648
Orquite na filaríase linfática, 653, 654
Orthorrhapha, 745
Oryzomys
- *capito*, 388
- *concolor*, 379
- *laticeps*, 388
- *maconnelli*, 388
- *subflavus*, 769
- *utiaritensis*, 769
Ossos na leishmaníase, 376
Osteíte na hidatidose óssea, 550
Osteoclasto, 83
Otite na ascaridíase, 591
Ototylomys phyllotis, 387
Ouvido

- médio, *Ascaris* no, 591
- toxicidade da quinina para o, 239
Ovário
- de anofelino, 847
- - técnica para exame do, 849
- de cestóide, 510
- de *Glossina*, 758
- de insetos, 705
- de nematóides, 581
- de *Taenia saginata*, 517
- de tênias, 517, 519
Oviduto de nematóides, 581
Ovos
- de ancilostomídeos, 619, 620, 629
- de *Ascaris*, 588, 589
- de *Echinococcus granulosus*, 542, 543
- de *Enterobius vermicularis*, 599, 600
- - resistência do, 602
- de *Fasciola hepatica*, 502
- de *Meloydogine*, 629
- de nematóides, 581
- de piolho, 772
- de *Schistosoma*
- - *haematobium*, 441, 466
- - - representação de, 442
- - *mansoni*, 440, 441
- - - à microscopia eletrônica, 441
- de *Strongyloides*, 605
- - *stercoralis*, 629
- de *Taenia solium*, 531
- de trematódeos, 430, 432
- de *Trichostrongylus*, 629
- do cestóide, 513
Oxalato de ferro, 629
Oxamniquine, 463, 495
Óxido nítrico
- ação antiparasitária mediada por, 108
- liberação de, na malária, 227
- molécula de, 108
- na doença de Chagas, 308
Oxigênio, consumo de, no nematóide, 578
Oxiurose, 598
Oxyuris vermicularis, 598
Oxyuroidea, 138, 598

P

Paca infectada com *Leishmania*, 378
PAF, 124
Palidez
- na ancilostomíase, 628
- na difilobotríase, 565
- na doença de Chagas, 336
- no calazar, 399
Palpitação
- na ancilostomíase, 628
- na doença de Chagas, 317
Paludismo, 222
Pamoato
- de cicloguanil, 378
- de oxantel, 679
Pancardite, 349
Pâncreas
- *Ascaris* no, 591
- cisto hidático no, 547
- lesões ao, com pentamidina, 403
Panstrongylus, 140, 327, 713
- cabeça de, 327
- conformação da cabeça do, 715
- e doença de Chagas, 306
- *geniculatus*, 72, 329, 716
- - ciclo
- - - doméstico do, 334
- - - silvestre do, 333
- - macho, 716
- *lignarius*, 330
- *megistus*, 70, 306, 327, 712, 716
- - animais domésticos infectados por, 331
- - ciclo silvestre do, 333
- - fêmea, 716
- - hábitats do, 329, 330

- - hábitos do
- - - alimentares, 328
- - - domiciliares, 330
- - longevidade das fêmeas adultas de, 329
- - ovos produzidos pelo, 329
Papalotilla, 370
Papio ursinus, 521
Paquidermia na filaríase linfática, 654
Parabasalia, 135
Parabelminus, 329, 714
Paracoccidioidomicose, 646
Paragonimidae, 137
Paragonimus
- molusco transmissor de, 142
- *westermanni*, 137, 142, 425
- - metaplasia na infecção por, 131
- - tamanho de ovos de, 824
Paralisia
- de nervos cranianos na toxoplasmose, 201
- na toxoplasmose, 200
- na triquinelose, 682
- por picada
- - de artrópode, 141
- - de carrapato, 783
Parasitismo, 64, 65, 67
- conceito ecológico e bioquímico de, 46
- - comunidades, 58
- - os organismos e o meio, 46
- - relações entre os seres vivos, 52
- conceituação de, 116
- da fase larvária, 70
- e processos patológicos, 116-131
- - cicatrização, 130
- - fibrose, 131
- - hiperplasia, 131
- - inflamação, 123, 125
- - lesões celulares, 117
- - mediadores da resposta local às lesões, 124
- - metaplasia, 131
- - neoplasias relacionadas com parasitos, 131
- - patogenicidade, 116
- - penetração dos parasitos no hospedeiro, 117
- - regeneração, 130
- - restituição, 129
- - virulência, 116
- proteliano, 70
- resistência ao, 89-115
- - absoluta, 90
- - adquirida, 90, 92
- - definição, 90
- - natural, 90
- - - fagocitose, 92
- - - mecanismos protetores passivos, 90
- - - migração parasitária, 91
- - - reação imunológica específica, 91
Parasito, 67
- ciclo biológico do, 70
- estenoxeno, 69, 70
- eurixeno, 69, 70
- facultativo, 70
- heteroxeno, 69, 70
- migração do, 91
- monoxeno, 70
- não-patogênico, 116
- obrigatório, 70
- patogênico, 116
Parasitologia
- *lato sensu*, 68
- médica, 68
Parasitose, focos naturais da, 72, 73
Paratriatoma, 713
Parestesia na doença do sono, 350
Paromomicina
- para balantidíase, 279
- para criptosporidíase, 190, 686
- para leishmaníase, 687
- para teníase, 524, 525
Pasteurella
- *pestis*, 760, 767
- - infecção experimental de percevejos com, 718
- *tularensis*, 140
Patogenicidade, 116

Pectinibranchiata, 142
Pediculidae, 141
Pediculoides ventricosus, 141, 786
Pediculose, 772, 774
- controle da, 775
- da cabeça, 775
- do corpo, 775
- do púbis, 775
- manifestações clínicas da, 774
- prevenção da, 775
Pediculus
- *capitis*, 141, 773
- - biologia do, 774
- - em fio de cabelo, 773
- *humanus*, 141, 773
- - biologia do, 774
- - macho visto pela face dorsal, 773
- - morfologia do, 773
- orientação dos, 703
Peixe larvófago para filaríase, 659
Pele
- lesões leishmanióticas na, 373, 376
- na esquistossomíase
- - hematóbica, 470
- - mansônica, 451
- na oncocercíase, 665
- penetração parasitária pela, 91
Pelecypoda, 793
Pêlo de inseto, 696, 701
Pelomyxa palustris, 6
Pendinka, 390
Pênis
- de insetos, 705
- na esquistossomíase hematóbica, 470
Pentamidina
- para leishmaníase, 378, 687
- - visceral, 402, 403
- para pneumocistose, 188
- para pneumonia por *Pneumocystis carinii*, 685
- para profilaxia de tripanossomíase, 357
- para tripanossomíase africana, 351, 352
Pentatomidae, 712
Pentatrichomonas, 136
- *hominis*, 411, 416
- - à microscopia eletrônica, 413
- - estrutura do, 412
- - no ceco, 79
- - no cólon, 79
Pentostan para leishmaníase, 377, 378
- cutânea zoonótica, 391
- visceral, 402
Percevejo
- ação patológica do, 718
- biologia, 717, 718
- controle de, 718
- de cama, 710
- do mato, 710
- morfologia, 717
- vetor da doença de Chagas, 306
Perfurina, 119
Pericardite amebiana, 173
Periostite na leishmaníase, 376
Perissodactyla e doença de Chagas, 306
Peritônio na fascioliáse, 504
Permetrina, 271
- para controle da filaríase linfática, 659
- para oncocercíase, 672
- para pediculose da cabeça, 775
- para tifo exantemático, 776
Peróxido de hidrogênio, decomposição do, 23
Peroxissomo, 35
Personalidade, distúrbio de, 350
Peso, perda de
- na ancilostomíase, 628
- na angiostrongilíase, 644
- na ascaríase, 591
- na balantidíase, 278
- na difilobotríase, 564, 565
- na enterobíase, 600
- na esquistossomíase mansônica, 457
- na giardíase, 419
- na himenolepíase *nana*, 560

- na teníase, 522
- na tricuríase, 678
Peste, 760-771
- as pulgas e a epidemiologia da, 767
- controle da, 770
- diagnóstico da, 767
- nas Américas, 769
- patologia da, 767
- silvestre, 769
- - animais reservatórios, 769
- - focos de, 769
- tratamento da, 767
- urbana, 767
- - animais reservatórios, 767
- - surtos epidêmicos, 769
- - transmissão da, 768
Phaenicia spp., 754
- miíase por, 755
- placas espiraculares de larvas de, 755
Phlebotominae, 140
Phlebotomus, 140, 722
- *alexandri*, 404, 406
- *andrejevi*, 390
- *argentipes*, 404, 406
- *ariasi*, 406
- *arpaklensis*, 392
- *caucasicus*, 390, 404
- *chinensis*, 405, 406
- *duboscqui*, 392
- *infantum*, 404
- *longicuspis*, 406
- *longiductus*, 404
- *longipes*, 394, 395
- *major*, 406
- *martini*, 406
- *mongolensis*, 390, 392
- na transmissão da leishmaníase, 370, 371
- *orientalis*, 406
- *papatasi*, 365, 390, 392
- *pedifer*, 394, 395
- *perfiliewi*, 406
- *perniciosus*, 406
- *peruensis*, 405
- *rossi*, 395
- *selehi*, 392
- *sergenti*, 365, 394
- *sinensis*, 404
- *smirnovi*, 404, 406
- vetor da *Leishmania donovani*, 364
- *wui*, 404
Phormia, miíase por, 140
Phtirus pubis, 774
- fêmea de, 773
- localização do, 774
Phyllocaulis variegatus, 800
Phyllostomus, 331
Physidae, 143, 805
- chave de identificação de, 800
- concha de, 805, 806
Phytomonas leptovasorum, 282
Piã das florestas, 381
Pians bois, 362, 381
Picnose, 118, 120
Pielite na esquistossomíase hematóbica, 472
Pielonefrite na esquistossomíase, 472
Pigmento, 121
- malárico, 86
- - acúmulo de, 122
Pilidae, 142, 807
- chave para identificação de, 800
Pinocitose, 10
- alimentação de amebas por, 161
Piolho
- caracterização do, 772
- da roupa, 772
- dermatite produzida por, 774
- - controle, 775
- - diagnóstico, 775
- - manifestações clínicas, 774
- - patologia, 774
- - prevenção, 775
- - tratamento, 775

- do corpo, 772
- do púbis, 772-774
- doenças transmitidas por, 772, 775
- febre
- - - das trincheiras, 776
- - - recorrente, 776
- - tifo exantemático, 775
- orientação do, 703
- posição sistemática, 772
Piophilidae, 748
Piperazina
- fórmula estrutural da, 594
- para *Ascaris lumbricoides*, 577, 594
- para enterobíase, 601
- paralisia de nematóides pela, 577, 580
Piraclofós, 672
Pirâmide ecológica, 62
Pirantel, pamoato de
- fórmula estrutural, 594
- para ancilostomíase, 629
- para ascaríase, 593
- para enterobíase, 601
- para triquinelose, 683
Piretrina, 788
Piretróide
- para insetos, 709
- para moscas, 750
- para oncocercíase, 672
Pirimetamina
- fórmula estrutural da, 237
- para isosporíase, 686
- para toxoplasmose, 203, 686
- - no imunodeprimido, 204
- resistência de plasmódios à, 241
Pirimetamina-sulfadoxina, 189
Pirimidina, formação da, 4
Pirimifos-metil, 271
Piritróides, 271
- para filaríase linfática, 659
- para triatomíneos, 339
Piroplasmorida, 135, 184
Pirose na esquistossomíase, 457
Pirvínio, 601
Piuns, 662
Piúria na esquistossomíase, 472
Plagiorchidae, 137
Plagiorchis, 137
Planorbídeo, 142, 489, 801
- aparelho
- - circulatório no, 797
- - reprodutor no, 799
- *Biomphalaria*, 801
- *Bulinus*, 805
- chave para subfamílias de moluscos, 801
- conchas de, 795, 806
- da subfamília *Segmentininae*, 799
- identificação do, 800
- morfologia do, 801
Planorbinae, 489
Planta, formação da, 5, 6
Plaqueta, 85, 87
- fator ativador de, 124
- na inflamação, 124
Plaquetopenia
- na esquistossomíase mansônica, 458
- no calazar, 399
Plasma, 85
- alterações do, na inflamação, 126
Plasmagel, 11
Plasmassol, 11
Plasmócito, 92, 94
Plasmodiidae, 207
Plasmodium, 135, 207-221
- *berghei*, 210, 224
- - mitocôndrias no, 15
- *brasilianum*, 223
- caracterização morfológica do, 217
- *cathemerium*, mitocôndrias no, 14
- *cynomolgi*, 207, 223
- efeito citopático do, 123
- *falciparum*, 135, 207
- - arteméter com lumefantrine para, 240

- - caracterização morfológica do, 217
- - ciclo evolutivo do, 208, 209
- - cloroquina para, 238
- - distribuição mundial da resistência de, aos antimaláricos, 242
- - epidemia de malária por, 264
- - esquema de 2ª escolha para tratamento de infecção por, 244
- - formas
- - - eritrocíticas do, 218
- - - evolutivas no mosquito, 218
- - - pré-eritrocíticas, 217
- - infectividade do, 223
- - malária grave por, 232
- - recaídas na infecção por, 248
- - resistente
- - - à cloroquina, 237
- - - à mefloquina, 239
- - - ao quinino, 239
- *fallax*, 211
- fisiologia do, 216
- *gallinaceum*, 12
- gênero, 184, 207
- *inui*, 223
- *knowlesi*, 207, 223
- *malariae*, 135, 207
- - caracterização morfológica do, 219
- - ciclo evolutivo do, 208, 209
- - cloroquina para, 238
- - formas
- - - eritrocíticas, 220
- - - evolutivas no mosquito, 220
- - - pré-eritrocíticas, 219
- - infectividade do, 223
- - na célula sangüínea, 85
- - no aparelho digestivo, 78
- - no sangue, 86
- *ovale*, 135, 207
- - caracterização morfológica do, 220
- - ciclo evolutivo do, 208, 209
- - cloroquina para, 238
- - formas
- - - evolutivas no mosquito, 220
- - - pré-eritrocíticas do, 220
- - infectividade do, 223
- - resistência aos quimioterápicos, 241
- *rodhaini*, 207
- *simium*, 223
- ultra-estrutura do, 210
- *vivax*, 135, 207
- - caracterização morfológica do, 218
- - ciclo evolutivo, 208, 209
- - cloroquina para, 238
- - entrada de, nas hemácias, 8
- - formas
- - - eritrocíticas, 218
- - - evolutivas no mosquito, 219
- - - pré-eritrocíticas, 218
- - infectividade dos esporozoítas de, 223
- - tratamento da malária por, 244
- *yoelli*, 226
Platoda, 133
Platyhelminthes, 136
- categoria usada em sistemática, 133
Pleuroceriinae, 142, 807
Ploiaridae, 712
Pneumocistose
- diagnóstico de, 188
- e AIDS, 187
- epidemiologia da, 188
- formas de, 187
- parasito da, 187
- profilaxia da, 189
- tratamento da, 188
Pneumocystis carinii, 184
- pneumonia por, 115, 187
Pneumonia
- na ascaríase, 590
- por *Pneumocystis*
- - *carinii*, 685
- - tratamento, 685
- - *jiroveci*, 685

- por *Toxoplasma gondii*, 201
Pneumonite na triquinelose, 682
Pneumopatia eosinófila tropical, 652
Polaciúria na esquistossomíase, 471
Polineuropatia periférica, 322
Polinucleotídio, formação de, 4
Poliomielite, mosca na transmissão de, 750
Polipeptídio, 31
- formação de, 4
Polygenis, 766
- *bohlsi*, 764
- - *bohlsi*, 770
- - *jordani*, 766, 769
- *jordani*, 764
- *litargus*, 770
- *roberti*, 764
- *tripus*, 764, 766, 769
Polyplax spinulosa, 771
População(ões)
- conceituação, 52
- crescimento de uma, 55
- de mosquito, distribuição vertical em diferentes níveis da floresta amazônica, 53
- dominante, 62
- estrutura das, 57
- métodos de estudo das, 52
- sinantrópica, 62
- variações periódicas das, 57
Porfiria cutânea, 238
Potamonautes niloticus, 64
Potássio e ativação das enzimas, 24
Potos flavus, 382
Praziquantel
- fórmula estrutural do, 474
- para cisticercose, 539
- para difilobotríase, 565
- para esquistossomíase, 495
- - hematóbica, 473
- - mansônica, 463
- para fasciolíase, 504
- para hidatidose, 553
- para *Hymenolepis nana*, 560, 561
- para teníase, 524
Precipitação, métodos de, 827
Prednisolona para toxoplasmose, 204
Prednisona
- para pneumonia por *Pneumocystis carinii*, 685
- para toxoplasmose, 204
Preguiça e leishmaníase, 382
Primaquina, 238
- contra-indicações, 239
- dose da, 238
- durante a gravidez, 237
- efeitos colaterais, 239
- esquema para infecção por plasmódios, 238
- fórmula estrutural da, 237
- para pneumonia por *Pneumocystis carinii*, 685
Primates e doença de Chagas, 306
Príons, 21
Probóscida, 693
Procariota
- organização do, 7
- síntese de RNA no, 28
Procavia, 395
- *capensis*, 395
- *johnstoni*, 395
Procolágeno, 82
Proctodeu, 575
Proechimys
- *guyanensis*, 382, 388
- sp., 382
Proeritroblasto, 85
Prófase, 42, 43
Proglote, 137, 508
- de *Dipylidium caninum*, 562
- de *Echinococcus granulosus*, 542
- - amadurecimento sexual de, 542
- de *Taenia*
- - *saginata*, 517
- - - grávida, 517-519
- - - jovem, 517, 518
- - - madura, 517, 518

- - *solium*, 519
Proguanil, 241
Prohemistomum, 137
Promastigota, 281
Prometáfase, 42, 44
Promielócito, 99
Promonócito, 83
Propafenona, 323
Properdina, 110
Propoxur, 271
- para insetos, 709
Prosobranchia, 142
- identificação do, 799
- organização geral do, 794, 795
- sistemática da ordem, 806
Prosostomata, 133
Próstata na esquistossomíase, 472
Protease digestiva, 22
Proteína(s), 21
- adesiva, 82
- alostéricas, 24
- centro ativo da, 22
- circunsporozoítica, 210
- conjugada, 22
- C-reativa na inflamação, 119
- da fase aguda, 119
- - da inflamação, 91
- da membrana interna da mitocôndria, 14
- do soro que constituem os elementos do sistema complemento, 109
- domínios da, 22
- enzimas, 23
- formação de, 4, 5
- na membrana celular, 8
- necessidade de, para os plasmódios, 216
- níveis de estruturação da, 21, 22
- no inseto, 699
- plasmática, 85
- PrPc, 21
- PrPsc, 21
- síntese de, 31
- - atividade dos ribossomos, 31
- - no retículo endoplásmico, 32
- transporte de, 31
Proteinúria na esquistossomíase, 471
Proteoglicano, 81
Proteus no tubo digestivo, 79
Protista, 134
- categoria usada em sistemática, 133
Protocélula, 5
Protoescólex, 541, 544
- transformação em cisto hidático filho, 545
Protoplasma, 3
Protoporfirina, 86
Protovírus, 25
Protozoa, 133
Protozoário
- ciclo biológico do, 71
- dependência metabólica do, 6
- dípteros e transmissão de doenças por, 719
- endomitose em um, 43
- evolução do, 3, 70
- exame de fezes para, 815
- mitocôndrias no, 14
- no intestino delgado, 79
- nutrição do, 10
- organização celular do, 7
- origem do, 6
- parasitos do homem e seus vetores, 132-136
- - nova classificação dos protistas, 134
- - reino protista, 134
- - - divisão
- - - - Acanthamoebidae, 134
- - - - Alveolata, 135
- - - - Entamoebida, 134
- - - - Euglenozoa, 136
- - - - Fornicata, 135
- - - - Heterolobosea, 136
- - - - Mastigamoebidae, 134
- - - - Parabasalia, 135
- - - - Tubulinea, 134
- - - supergrupo

- - - - Amoebozoa, 134
- - - - Chromalveolata, 134
- - - - Excavata, 135
- - - - Opisthokonta, 134
- - Trichomonadidae, 136
- - Trypanosomatida, 136
- - Vahlkampfiidae, 136
- tipos de pseudópodes em, 40
Prurido
- anal
- - na teníase, 522
- - por enterobíase, 600
- - por himenolepíase *nana*, 560
- com artemisina, 241
- com cloroquina, 238
- na ancilostomíase, 627
- na doença do sono, 349
- na escabiose, 788
- na *larva migrans* cutânea, 638
- na oncocercíase, 665
- nasal por enterobíase, 600
- no tifo exantemático, 775
- por *Tunga penetrans*, 764
Psammolestes, 713
- *coreodes*, 329
Psammomys, 391
Pseudoceloma, 574
Pseudomonas no tubo digestivo, 79
Pseudoplyllidea, 137, 507, 515, 562
- esquema do ciclo evolutivo do, 515
Pseudópodes, 40
Psicose na toxoplasmose, 201
Psoríase com cloroquina, 238
Psorophora, 53
Psychodidae, 140, 722
- biologia, 723
- chave para espécies importantes, 724
- comportamento, 723
- identificação, 722
- morfologia do flebótomo adulto, 722
- taxonomia, 722
Pthirus pubis, 141, 773
Puffs, formação de, 26, 27
Pulex irritans, 562, 763
- cabeça e tórax de, 766
- características morfológicas do, 763
- chave para identificação de, 764
- desova da, 763
- distinção com *Xenopsylla*, 766
- espermática da fêmea, 766
Pulga, 141
- ciclo biológico da, 763
- controle da, 771
- da casa, 763
- do cão, 763
- do gato, 763
- do porco, 763
- do rato, 763, 764
- e a epidemiologia da peste, 767
- - silvestre, 769
- - urbana, 767
- e helmintíases, 771
- e o tifo murino, 771
- espécies principais, 763
- - chave para, 764
- - *Ctenocephalides* spp., 766
- - *Polygenis* spp., 766
- - *Pulex irritans*, 765
- - *Tunga penetrans*, 764
- - *Xenopsylla cheopis*, 766
- espermateca de, 705
- larva de, 763
- o inseto adulto, 760
- - comportamento do, 763
- - fisiologia do, 762
- - morfologia externa, 761
- - organização interna, 762
- tórax da, 695
Pulmão
- cisto hidático no, 547-549
- na esquistossomíase
- - hematóbica, 470

- - mansônica, 452, 456
- na fasciolíase, 504
- na lagoquilascaríase, 646
- na *larva migrans* visceral, 640
Pulmonata, 142, 489, 800
- aparelho respiratório no, 797
- características da ordem, 800
- identificação do, 799
- organização geral do, 794, 795
- rim no, 797
Pupário, 140
Pupipara, 745, 747
Purina, 4
Pyemotes tritici, fêmea de, 786
Pyemotidae, 141
- *tritici*, 786
Pyroglyphidae, 788, 789
Pyroglyphus africanus, 789
Pyrrhocoridae, 712

Q

Qinghaosu (artemisina), 237
Quartã maligna, febre, 231
Queratanossulfato, 81
Queratina, configuração da, 22
Quetotaxia, 696
Quiescência de nematóides, 583
Quilúria na filaríase linfática, 653
- tratamento, 656
Quimiocina, 124
Quimiorreceptor no inseto, 702
Quimioterapia
- para cisticercose, 539
- para esquistossomíase, 462, 495
- para hidatidose, 553
- para oncocercíase, 667, 668
Quimiotripsina
- centro ativo da, 22
- molécula de, 22
Quinacrina
- para giardíase, 420
- para isosporíase, 185
Quinina
- associada a
- - clindamicina, 239
- - doxiciclina, 239
- - tetraciclina, 239
- bicloridrato de, 239
- cloridrato de, 239
- contra-indicações, 239
- efeitos colaterais, 239
- fórmula estrutural da, 237
- para malária, 228, 239
- sulfato de, 239
Quinino, 239
Quitina, 692, 695
- acetilglicosamina, monômero da, 695, 696
- síntese da, 696

R

Radical livre, 118
Radiografia
- do estômago com imagem de *Ascaris*, 592
- em grande cisto hidático no pulmão, 549
- na angiostrongilíase, 644
- na cisticercose, 535, 538
- na esquistossomíase mansônica, 457, 459
- na filaríase linfática, 654
- na hidatidose, 552
- na *larva migrans* visceral, 640
Radioimunoensaio, 835
- para doença de Chagas, 319
Raillietina demerariensis, 138
Rato
- e infecção por *Trypanosoma rangeli*, 343
- e tripanossomíase, 331, 333
- infectado com *Leishmania*, 378
Rattus
- *norvegicus*, 767

- *rattus*, 379, 768
- - *alexandrinus*, 768
- - *frugivorus*, 768
Reação
- anafilática, 129
- antígeno-anticorpo, 108
- à fase aguda, 119
- - manifestações sistêmicas na, 119
- cercariana na esquistossomíase mansônica, 462
- da *Leishmania*, 398
- de Arthus, 129
- de Brahmachari, 402
- de Casoni na hidatidose, 553
- de fixação de complemento
- - para febre maculosa, 783
- - para toxoplasmose, 686
- de Montenegro, 129
- - na leishmaníase
- - - cutânea das Américas, 387
- - - mexicana, 385, 387
- - - tegumentar americana, 373, 377, 378
- - - tegumentar difusa, 388
- - - visceral, 398, 401
- de Sabin-Feldman para, 836
- do formol-gel, 402
- em cadeia de polimerase
- - na leishmaníase, 377
- - - visceral, 401
- - na malária, 234, 236
- - para *Toxoplasma gondii*, 201, 203
- enzimática, 23
- - ativação da, 24
- - inibição da, 24
- - - competitiva, 24
- - - não-competitiva, 24
- intradérmica na esquistossomíase mansônica, 462
- periovular na esquistossomíase mansônica, 462
Receptor, 94
Rédia de trematódeo, 431
Reduviidae, 140, 710, 712
Regeneração do tecido, 129, 130
Região biogeográfica, 49, 50
Reprodução
- celular, 41
- do carrapato, 780
- dos insetos, 705
Resfriado associado a *Hartmannella*, 153
Resorquina, 237
Respiração
- do carrapato, 780
- do inseto, 698
- no nematóide, 578
Resposta imunológica, 101-115
- anticorpos, 102
- antígenos, 101
- imunidade nas afecções helmínticas, 113
- interação celular e, 106
- sistema complemento, 109
- tipos de, 111
- - primária, 111
- - secundária, 112
Ressonância magnética, 835
- na esquistossomíase mansônica, 456
- na toxoplasmose, 203
- - no imunodeficiente, 201
Retículo
- endoplásmico, 32, 33
- - de transição, 33
- - granuloso, 32
- - - síntese de proteínas na parede do, 33
- - liso, 33
- - sarcoplásmico, 38
Reticulócito, 85
Reticulópode, 40
Retina
- do inseto, 702
- toxicidade da quinina para a, 239
Retinocorioidite na toxoplasmose, 200
Reto de nematóides, 576
Retortamonadida, 135, 421
Retortamonas
- gênero, 135

- *intestinalis*, 135, 411, 421
Retrovírus, transcriptase reversa do, 5
Rhabditoidea, 138, 604
Rhipicephalus, 141
- aspecto ventral do corpo de, 779
- características do gênero, 782
- *microplus*, 782
- morfologia do capítulo em fêmea de, 778
- olhos do, 780
- *sanguineus*, 782
- - na transmissão de febre maculosa, 784
Rhizaria, 134
Rhizopoda, 133
Rhodniini, 713
Rhodnius, 327, 713
- aparelho genital feminino de, 705
- cabeça no gênero, 717
- *domesticus*, 329
- e doença de Chagas, 306
- ecdises no, 708
- excreção de ácido úrico em, 700
- morfologia, 716
- *neglectus*, 329
- - hábitats do, 329
- *pallecens*, 343
- *pictipes*, 329
- *prolixus*, 70, 73, 328, 712, 716
- - animais domésticos infectados por, 331
- - e infecção por *Trypanosoma rangeli*, 343
- - hábitos do
- - - alimentares, 328
- - - domiciliares, 330
- - importância médica do, 329
- - macho de, 717
Rhombomys, 391, 392
Rhopalopsyllus
- *australis*, 764
- *lutzi*, 764
Riboenzima, 5
Ribose-5-fosfato, 13
Ribossomo, 24, 31
- e síntese de proteínas, 31
- formação do, 32
Rickettsia
- *australis*, 783
- *conorii*, 783
- *mooseri*, 760, 771
- *prowazekii*, 775, 776
- *quintana*, 776
- *rickettsi*
- - febre maculosa por, 783
- - percevejo infectado por, 718
- *typhi*, 771
- - em ácaros, 785
- *tsutsugamushi* em ácaros, 786
Rickettsiose
- artrópodes transmissores de, 141
- febre maculosa, 783
Rifampicina para leishmaníase, 378
Rigidez de nuca na toxoplasmose, 200
Rim
- cisto hidático no, 547
- lesões ao
- - com pentamidina, 403
- - na esquistossomíase mansônica, 456
- - na esquistossomíase hematóbica, 470
- - na *larva migrans* visceral, 640
- - no calazar, 399
Rinite por ácaros, 788
Rinofaringe na lagoquilascaríase, 646
Rissoidae, 142
RNA, 20
- formação do, 4, 5
- parasitário, 25
- síntese de, 27
- - nos eucariotas, 29
- - nos procariotas, 28
- viral, 25
RNAi, 5
Rochalimae quintana, 776
Rodentia e doença de Chagas, 306
Rodenticida

- anticoagulante, 771
- de ação rápida, 771
Rosácea, 213
- de *Plasmodium*
- - *ovale*, 220
- - *vivax*, 219
- estrutura de uma, 213
Rotenona para escabiose, 788
rRNA, 20

S

Sabethes, 53
Sacro, lagoquilascaríase no, 646
Saimiri sciureus, 309
Salmonella typhosa, 750
Salmonelose
- mosca na transmissão de, 750
- na esquistossomíase mansônica, 459
Sangramento
- na malária, 232
- nasal, associado a *Hartmannella*, 153
Sangue, 85
- alterações na ancilostomíase, 627
- composição do, 85
- do inseto, 698
- exame de (v. Exame parasitológico do sangue e dos tecidos)
- - na filaríase linfática, 655
- - na hidatidose, 552
- - na tripanossomíase africana, 351
- - preparação de lâmina para, 812
- funções do, 85
- na doença de Chagas, 312
- origem dos elementos figurados do, 93
Saproglyphidae, 789
Sarcocystidae, 183, 192, 193
Sarcocystis, 135, 185
- gênero, 135
- *hominis*, 135, 184, 186
- - formas infectantes de, 183
- - no aparelho digestivo, 78
- *suishominis*, 135, 184, 186
Sarcodexia lambens, 755
Sarcodina, 133
Sarcomastigophora, 133
Sarcophaga
- *haemorrhoidalis*, 754, 755
- miíase por, 140
- spp., placas espiraculares de larvas de, 755
- *sternodontes*, 755
Sarcophagidae, 748, 754
- chave para família, 748
Sarcoptes scabiei, 141, 787
- fêmea de, 787
Sarcoptidae, 141
Sarcosporidíase, 185
- animal, 186
- diagnóstico, 186
- epidemiologia, 187
- etiologia da, 185
- patologia da, 186
- profilaxia, 187
- quadro clínico, 186
- tratamento, 187
Sarna
- agente da, 787
- das galinhas, 141
- do cão, 141
- dos cereais, 787
- dos especieiros, 788
- humana, 141
- norueguesa, 787, 788
Saúde, 51
Schistocephalus solidus, 64
Schistosoma, 137
- aparelho digestivo do, 427
- *bovis*, 434
- ovos de, 432
- caracterização do, 436
- categoria usada em sistemática, 133

- circulação no, 429
- excreção no, 429
- *haematobium*, 137, 425, 434, 465
- - características do, 436
- - esquistossomíase por, 465-474 (*v.* Esquistossomíase hematóbica)
- - granulomas periovulares de, 454
- - longevidade do, 440
- - ovos de, 432
- - - ao microscópio em sedimento urinário, 466, 473
- - - calcificação da parede da bexiga por abundância de depósito de, 469
- - - depositado na mucosa vesical, 466, 468
- - - equipamento para pesquisa de, na urina, 473
- - - tamanho dos, 824
- - pesquisa de ovos de, na urina, 821
- *intercalatum*, 137, 425, 434
- - distribuição mundial de esquistossomíase por, 476
- - ovos de, 432
- - praziquantel para, 463
- *japonicum*, 137
- - características do, 436
- - no fígado, 80
- - no sistema venoso, 79
- - ovos de, 432
- - região da ventosa oral de, 426
- - tamanho de ovos de, 824
- *mansoni*, 137, 425, 434, 465
- - adulto, 437
- - - cercárias, 443, 444
- - - esporocistos, 443
- - - esquistossômulos, 445
- - - fisiologia do, 437
- - - miracídios, 442
- - - morfologia do, 437
- - - ovos de, 440
- - características do, 436
- - casal de, 438
- - categoria usada em sistemática, 133
- - corte de fígado mostrando a presença de forma juvenil de, 448
- - crescimento de, no organismo do hospedeiro vertebrado, 440
- - distribuição mundial do, 73, 476
- - eosinófilos na proteção de ratos contra, 99
- - esquistossomíase por, 447 (*v.* Esquistossomíase mansônica)
- - evasão do, aos dispositivos protetores do hospedeiro, 114
- - evolução do, 71
- - excreção de ácido lático pela, 12
- - linhagens, 446
- - longevidade do, 440
- - macho e fêmea de, em veia do mesacólon de menina, 449
- - metabolismo do, 428
- - municípios brasileiros com inquéritos parasitológicos positivos para, 477
- - no aparelho digestivo, 78
- - no fígado, 80
- - no sistema venoso, 79
- - nutrição do, 428
- - o ciclo do, 436, 437
- - ovos de, 432
- - retirada da veia mesentérica de camundongo, 436
- - segmento anterior do corpo do macho e da fêmea, 439
- - tamanho de ovos de, 824
- - variações na infestação por, 57
- - variedades de, 446
- - vasos mesentéricos repletos de ovos de, 449
- *mattheei*, 434
- - praziquantel para, 463
- *mekongi*, 425, 434
- - no sangue, 85, 86
- - ovos de, 466
- - - depositados na mucosa vesical, 466
- - - observados ao microscópio, 466
- - - pesquisa de ovos de, na urina, 821
Schistosomatida, 133
Schistosomatidae, 136
- categoria usada em sistemática, 133

Schistosomatina, 133
Schistosomatinae, 136
- categoria usada em sistemática, 133
Schistosomatium, 137
Schistosomatoidea, 133
Schizophora, 747
Schizopyrenidae, 152, 153
Sciurus
- *granatensis*, 770
- *stramineus*, 770
Scutibranchiata, 142
Seios paranasais na lagoquilascaríase, 646
Sementes de abóbora, 524, 525
Semisulcospira, 142, 807
Seres vivos, origem dos, 4
Sergentomya, 722
Sezão, 222
Sifonáptero, 760-771
- espécies principais, 763
- fisiologia do, 761
- organização, 760
Simbionte, 6
Simbiose, 65
Simulídeo
- biologia, 725
- comportamento do, 725
- controle da população de, 672, 673
- desenho de um, 725
- identificação, 724
- larva de, 726
- morfologia, 725
- oncocercíase e, 661, 663, 671
- taxonomia, 724
Simuliidae, 140
Simulium, 140
- *amazonicum*, 673, 674
- *callidum*, 671
- *damnosum*, 671, 672, 725
- desenho de um, 671
- *ethiopiense*, 672
- *exiguum*, 671
- *guianense*, 671
- *metallicum*, 671
- *neavei*, 64, 671, 672, 725
- *ochraceum*, 671, 725
- *oyapockense*, 671
- *sanctipauli*, 725
- *sirbanum*, 725
- *soubrense*, 725
- *squamosum*, 725
- *woodi*, 672
- *yahense*, 725
Sinal
- de Babinsky, 350
- de Romaña, 312, 316
- de Winterbotton, 349, 350
Sindecano, 81
Síndrome
- da angústia respiratória do adulto na malária grave, 246
- da esplenomegalia hiper-reativa à malária, 233
- de Di George, 94
- de Gerstmann-Straussler, 21
- de imunodeficiência adquirida
- - infecções associadas a, 115
- - leishmaníase e, 360
- - tripanossomíase americana em paciente com, 318
- de Loeffler, 590, 687
- - na ancilostomíase, 628
- - na *larva migrans* visceral, 640
- de Stevens-Johnson, 240
- do cólon irritável, 174
- nefrótica na malária, 233
- ocular na oncocercíase, 666
Siphonaptera, 140, 760
Sistema
- cardiopulmonar na esquistossomíase hematóbica, 470
- complemento, 109
- - ativação do, 110, 111
- - - vias alternativas, 110
- - mecanismos reguladores do, 110
- - nomenclatura dos componentes do, 109
- de controle dos insetos, 703

- de histocompatibilidade, 8
- - Duffy, 8
- digestivo
- - parasitos no, 77
- ecológico, 47
- fagocítico mononuclear, 83, 91, 226
- - na leishmaníase, 373
- - - *donovani*, 397
- - parasitos do, 359, 368
- linfocitário
- - origem do, 93
- macrofágico, origem do, 93
- macrófago-linfóide, hiperplasia do, 85
- nervoso central
- - cisticercose no, 533
- - de nematóides, 579
- - do carrapato, 780
- - dos insetos, 701
- - lesões na esquistossomíase mansônica, 456
- - na doença de Chagas, 314
- - na esquistossomíase hematóbica, 472
- - na triquinelose, 682
- - no gastrópode, 797
- nervoso simpático dos insetos, 701
- principal de histocompatibilidade, 94
- retículo-endotelial, 83
Sódio e ativação das enzimas, 24
Solenócitos, 510
Solitária, 516, 522
Solução
- aceto-formolada, 816
- de Bouin, 838
- de hematoxilina, 817
- de lactofenol de Amann, 838
- de Locke, 817
- de lugol, 816
- de MIF, 816
- de Railliet-Henry, 838
- mordente, 817
Solustibosan, 389
Solyusurmin, 402
Sono, alterações do
- com lumerfantrine, 240
- com mefloquina, 240
- na doença do sono, 350
- na inflamação, 119
Sopro cardíaco na esquistossomíase, 459
Soroepidemiologia, 826
Sorologia, 826
- parâmetros em, 826
- - eficiência, 826
- - especificidade, 826
- - sensibilidade, 826
Spirometra mansonoides, 564
- camundongo infectado por, 68
Sporozoea, 192
Staphylococcus aureus na esquistossomíase, 359
Stibanate, 402
Stihek, 402
Stomoxydinae, 751
Stomoxys
- *calcitrans*, 140, 750
- - desenho de, 751
- - placas espiraculares de larvas de, 755
- - tórax do, 695
- miíase por, 755
Streptococcus no tubo digestivo, 79
Strigeidae, 137
Strongyloides, 139, 604
- *cebus*, 605
- - morfologia do, 605
- chave para diagnóstico de, em fezes, 822
- evolução do, 70, 71
- *fülleborni*, 70, 605, 687
- - exames coproscópicos para, 610
- - fonte de infecção de, 612
- - infectividade do, 607
- - morfologia do, 605
- - vias de penetração do, 607
- indivíduos infectados no mundo, 570
- mebendazol para, 593
- morfologia do, 605

- - no ciclo
- - - de vida livre, 605
- - - direto, 607
- - - indireto, 607
- - - parasitário, 605
- nutrição de, 576
- *papillosus*, 605
- - ciclo evolutivo do, 605
- - infectividade do, 607
- - morfologia do, 605
- - vias de penetração do, 607
- *ransomi*, 605
- - ciclo evolutivo do, 605
- - infectividade do, 607
- - morfologia do, 605
- - vias de penetração do, 607
- *ratti*, 605
- - ciclo evolutivo do, 605
- - imunidade contra o, 608
- - larvas de, 606, 607
- - morfologia do, 605
- - patogenia do, 609
- - resistência ao parasitismo por, 608
- *stercoralis*, 65, 139, 604, 687
- - ciclo evolutivo do, 582
- - desenho da forma do, 572
- - desenvolvimento do, 607
- - exames coproscópicos para, 610
- - fonte de infecção de, 612
- - larvas de, 611
- - morfologia do, 605
- - no aparelho digestivo, 78
- - representação das diversas fases evolutivas de, 606
- - resistência ao parasitismo por, 608
- - tamanho do, 572
- *westeri*
- - infectividade do, 607
- - vias de penetração do, 607
Sturnophagoides brasiliensis, 789
Stylommatophora, 143
- identificação do, 800
- morfologia do, 800
Substância de reação lenta da anafilaxia, 129
Substrato, 23
Suctoria, 140, 760
- alimentação da, 11
Sudorese
- com metrifonato, 474
- com pentamidina, 403
- na esquistossomíase mansônica, 457
Suidasia pontifica, 789
Sulfa para leishmaníase, 378
Sulfadiazina
- para peste, 767
- para toxoplasmose, 203, 686
- - na gravidez, 204
- - no imunodeprimido, 204
Sulfadoxina
- fórmula estrutural da, 237
- para peste, 767
Sulfaleno
- fórmula estrutural da, 237
- para peste, 767
Sulfametazina para toxoplasmose, 203, 686
Sulfamida para peste, 767
Sulfapirazina para toxoplasmose, 203, 686
Sulfato
- de quinina, 239
- ferroso, 629, 630
Sulfonamida
- para toxoplasmose, 203
- resistência de plasmódios à, 241
Suramina
- fórmula estrutural da, 668
- para oncocercíase, 668
- para profilaxia de tripanossomíase, 357
- para tripanossomíase africana, 351, 352
Surdez com quinina, 239
Surra, 280, 345, 759
Sygmodon hispidus, 770
Sylvilagus braziliensis, 769
Synceridae, 142

Synthesiomyia nudiseta, 751
Systellommatophora, 143
- identificação do, 800
- morfologia, 800

T

Tabanidae, 140, 757
Tabanomorpha, 745
Tachinidae, 748
Taenia
- espécies do gênero, 530
- *hydatigena*, 530
- *multiceps*, 530, 567
- *ovis*, 530
- *pisiformis*, 508
- *saginata*, 138, 507, 516
- - apólise da, 520
- - ciclo vital da, 520, 521
- - cisticerco de, 520
- - crescimento da, 520
- - desenho
- - - do escólex de, 518
- - - mostrando a diferença com proglotes de *Taenia solium*, 519
- - distribuição geográfica da, 525
- - eclosão de ovos de, 514
- - escólex de, 509, 518
- - evolução da, 72
- - fisiologia do verme adulto, 519
- - forma larvária da, 516
- - fotografia de, 508
- - infecção humana por, 522
- - longevidade da, 520
- - microfotos
- - - de anéis maduros de, 518
- - - de ovos de, 523
- - - de um anel jovem de, 518
- - morfologia da, 516
- - no aparelho digestivo, 78, 79
- - no intestino delgado, 79
- - penetração no hospedeiro, 117
- - pesquisa de ovos
- - - com a fita adesiva, 523, 524
- - - nas fezes, 523
- - população de, 62
- - prevalência da, 525
- - proglotes de, 518, 531
- - - expulsão das, 523
- - - grávidas, 519
- - - maduras, 518
- - relação com hospedeiro, 522
- - representação esquemática da, 516
- - reprodução da, 520
- - tamanho da, 507
- - transmissão da, 526
- - - dinâmica da, 527
- - - resistência imunológica à, 528
- *solium*, 57, 138, 507, 516
- - apólise da, 520
- - ciclo vital da, 520
- - cisticerco de, 521
- - coleção completa de ganchos de, 510
- - crescimento da, 520
- - desenho de
- - - acúleos da 1ª e 2ª fiadas, 519
- - - anel grávido, 519
- - - escólex armado, 519
- - - ovo, 519
- - distribuição geográfica da, 525
- - eclosão de ovos de, 514
- - escólex de, 509, 518
- - esquema da forma larvária de, 531
- - evolução da, 72
- - fisiologia do verme adulto, 519
- - forma larvária da, 516
- - hospedeiros da, 69, 70
- - infecção humana por, 523
- - ovos de, 516
- - localização da, 68
- - longevidade da, 520

- - microfotos de ovos de, 523
- - morfologia da, 516
- - no aparelho digestivo, 78, 79
- - no intestino delgado, 79
- - penetração no hospedeiro, 117
- - pesquisa de ovos
- - - com a fita adesiva, 523, 524
- - - nas fezes, 523
- - prevalência da, 525
- - proglotes de, 518, 531
- - - expulsão das, 523
- - - grávidas, 519
- - - maduras, 518
- - relação com hospedeiro, 522
- - reprodução da, 520
- - transmissão da, 526
- - - dinâmica da, 527
- - - resistência imunológica à, 528
- *taeniformis*, 530
- - eliminação de álcool etílico pela, 12
- - tamanho dos ovos de, 824
Taeniarhyncus, 530
Taeniidae, 138, 515, 516, 530, 540
Tamanduá
- e infecção por *Trypanosoma rangeli*, 343
- *tridactyla*, 382
Tatera, 391
Tatuíra, inseto, 370
Tecido
- celular subcutâneo, cisticercose no, 535
- conjuntivo
- - células do, 82
- - cisto hidático no, 547
- - elementos figurados do, 80
- - matriz extracelular do, 80
- - parasitos no, 80
- - vascularizado, 83
- de granulação, 130
Teclosan para amebíase, 176
Tegumento dos insetos, 694-696
Telófase, 42, 44
Temefós
- para controle da filaríase linfática, 659
- para oncocercíase, 672
Tenascina, 82
Tenesmo
- na amebíase, 687
- na balantidíase, 278
- na tricuríase, 678
Tênia
- do peixe, 562
- do rato, 561
Teníase, 516
- agentes da, 516
- - fisiologia da forma adulta, 519
- - morfologia, 516
- - relações parasito-hospedeiro, 522
- - controle da, 528
- - de cura, 524
- - inquéritos epidemiológicos, 528
- - procedimentos utilizados no, 529
- - programas, 528
- - diagnóstico de, 523
- - imunológico, 523
- - pesquisa
- - - de ovos, 523
- - - de proglotes, 523
- - mosca na transmissão de, 750
- - técnica da fita gomada para, 821
- - tratamento, 524
Teoria
- dos focos naturais, 72
- - de uma parasitose, 72
- - de uma zoonose, 73
Terçã
- benigna
- - febre, 230
- - - hemoglobinúrica na, 233
- - primaquina para, 238
- maligna
- - febre na, 231
- - freqüência da, 226

- - patologia da, 227
Terebia granifera, 492
Termidens diminutus
- chave para diagnóstico de, em fezes, 822
- larvas de, 611
Térmites, 65
Teste
- imunoenzimático para doença de Chagas, 319, 321
- imunológico
- - para doença de Chagas, 320
- - para estrongiloidíase, 611
- sorológico na hidatidose, 552
Testículo
- de insetos, 705
- de nematóides, 580
- de *Taenia saginata*, 517
- na esquistossomíase hematóbica, 472
Testosterona e cicatrização, 130
Tétano, 765
Tetraciclina
- durante a gravidez, 237
- fórmula estrutural da, 237
- para amebíase, 687
- para balantidíase, 279
- para febre maculosa, 784
- para filaríase linfática, 656
- para plasmódios, 239
- para tifo exantemático, 776
Thiara, 142
Thiaridae, 142, 807
- chave para identificação de, 800
Thiarinae, 142, 807
Thomazomys pyrrhorrinus, 769
Tiabendazol
- fórmula estrutural do, 594
- para angiostrongilíase, 644
- para estrongiloidíase, 611, 687
- para *larva migrans*
- - cutânea, 638
- - visceral, 640
Tifo
- africano, 783
- da Índia, 783
- epidêmico, 775
- exantemático
- - carrapato transmissor, 781, 782
- - de São Paulo, 783
- - diagnóstico, 775
- - etiologia, 775
- - manifestações do, 775
- - transmissor do, 141
- - tratamento, 776
- murino, 760, 771
- - quadro clínico, 771
Timo, 93
Tinidazol
- para amebíase, 176
- para giardíase, 420
- para tricomoníase, 416
Tireóide
- cisto hidático na, 547
TNF, 125
Tomografia computadorizada
- na cisticercose, 538
- na esquistossomíase mansônica, 456
- na hidatidose, 552
- na toxoplasmose, 203
- - no imunodeficiente, 201
Tontura
- com mefloquina, 240
- na ancilostomíase, 628
- por himenolepíase *nana*, 560
Tórax do inseto, 694, 695
Tosse
- na ancilostomíase, 628
- na esquistossomíase
- - hematóbica, 471
- - mansônica, 457, 458
- na *larva migrans* visceral, 640
- na síndrome de Loeffler, 590
- no calazar, 400
Toxocara

- *canis*, 639
- - ciclo biológico de, 639
- - larvas de, 641
- *catti*, 639
- - larvas de, 641
- eclosão de ovos de, 581
- *mystax*, 639
Toxocaríase, 637, 639
Toxoplasma, 135
- evasão do, aos dispositivos do hospedeiro, 114
- *gondii*, 135, 184
- - ciclo biológico do, 195, 197
- - cistos de, 196
- - - contendo bradizoítas no SNC, 196
- - considerações sobre, 192
- - cultura do, 197
- - estrutura do aparelho apical do, 182
- - fisiologia do, 194
- - fontes de infecção, 204
- - hospedeiro, 68, 69
- - infectividade do, 198
- - manutenção do, 197
- - metabolismo do, 196
- - microfoto de um esporocisto jovem de, 195
- - no creme leucocitário, 813
- - no tubo digestivo dos gatos, 195
- - nos tecidos dos hospedeiros, 195
- - organização do, 193
- - patogenicidade do, 65, 68
- - patologia do, 199
- - relação parasito-hospedeiro, 198
- - reprodução do, 195, 196
- - resistência ao, 198
- - semelhança com
- - - *Cryptococcus*, 201
- - - *Encephalitozoon*, 201
- - - *Histoplasma*, 201
- - - *Leishmania*, 201
- - - *Sarcocystis*, 201
- - - *Trypanosoma*, 201
- - sendo fagocitado por um macrófago, 194
- - transmissão do, 205
- - ultra-estrutura do, 193
- - isolamento do, 201
Toxoplasmose, 685
- congênita, 192, 200
- controle da, 205
- diagnóstico de, 201, 686
- - clínico, 201
- - imunológico, 202
- - parasitológico, 201
- distribuição geográfica da, 204
- epidemiologia, 204
- exames neurológicos, 203
- formas clínicas, 199
- na AIDS, 115, 686
- neonatal, 192, 200
- no imunodeficiente, 201, 203
- pós-natal, 200
- prevalência da, 204
- prevenção da, 686
- reação de Sabin-Feldman para, 836
- sintomatologia, 199
- teoria dos focos naturais na, 73
- tratamento, 203, 686
Toxorhynchitinae, 727
- cabeça de, 729
- chave para identificação de, 727
Tracoma, mosca vetor do, 747
Transcriptase reversa, 5
Transferrina na inflamação, 119
Transfusão de sangue e doença de Chagas, 336
Transmissor (vetor), 71
Transplante de órgãos e doença de Chagas, 337
Transposons, 49
Traquéia do inseto, 696, 698, 699
Trematoda, 136, 425
Trematódeo(s)
- digenéticos do homem, 425-434
- - ciclo biológico, 430
- - - cercária, 431
- - - esporocisto, 431

- - - esquistossômulo, 432
- - - metacercária, 432
- - - miracídio, 430
- - - rédia, 431
- - espécies importantes, 434
- - fisiologia do verme adulto, 427
- - - aparelho
- - - - digestivo, 427
- - - - genital feminino, 430
- - - - genital masculino, 430
- - - circulação, 429
- - - excreção, 429
- - - locomoção, 429
- - - metabolismo, 428
- - - nutrição, 428
- - - órgãos sensoriais, 429
- - - reprodução, 430
- - - sistema nervoso, 429
- - organização do, 425, 428
- - - parede do corpo, 426
- - - parênquima, 427
- - sistemática, 432
- - tegumento de um, 427
- nas vias biliares, 80
- origem do nome, 426
Tremedeira, 222
Tremor
- com metrifonato, 474
- na doença do sono, 350
Triatoma, 140, 327, 713, 714
- *arthurneivai*, 329
- *brasiliensis*, 329, 714
- - ciclo doméstico do, 334
- - hábitats do, 329
- *dimidiata*, 327, 714
- - ciclo
- - - doméstico do, 334
- - - paradoméstico do, 333
- - e infecção por *Trypanosoma rangeli*, 343
- - hábitats do, 329, 330
- - hábitos domiciliares do, 330
- - importância médica do, 329
- e doença de Chagas, 306
- *eratyrusiforme*, 329
- *guasayana*, 329
- *infestans*, 70, 73, 306, 327, 712, 714
- - animais domésticos infectados por, 331
- - cabeça de, 714
- - características do, 714
- - ciclo
- - - de transmissão do, 333
- - - evolutivo do, 328
- - - ninfa no laboratório para, 327
- - controle de, 715
- - distribuição geográfica do, 715
- - e infecção por *Trypanosoma rangeli*, 343
- - hábitos do
- - - alimentares, 328
- - - domiciliares, 330
- - importância médica do, 329
- - infecção de animais domésticos por, 331
- - interrupção da transmissão no Brasil, 325
- - longevidade das fêmeas adultas de, 329
- - macho, 714
- - - adulto, 327
- - mecanismo de transmissão do, 332
- - ovos produzidos pelo, 329
- *maculata*, 329
- *nitida*, 329
- *pantagonica*, 329
- *phyllosoma*, 306
- *pallidipennis*, hábitos domiciliares do, 330
- *platensis*, 329
- *protracta*, 306, 329, 333
- *pseudomaculata*, 329
- - hábitats do, 329
- *rubrofasciata*, 333, 712, 714
- - ciclo paradoméstico do, 333
- - hábitos domiciliares do, 330
- *rubrovaria*, 329
- *sordida*, 328, 329, 714
- - ciclo doméstico do, 334

- - hábitats do, 329
- - hábitos alimentares do, 328
- *spinolai*, 329
- *vitticeps*, 329
Triatominae, 140, 710, 711, 713
- características da subfamília, 712
- chave para gêneros de, 713
Triatomíneo, 305, 327
- controle do, 339
- de importância médica, 329
- - espécies
- - - domiciliares, 330
- - - peridomiciliares, 329
- - - semidomiciliares, 329
- - - silvestres, 329
- habitação rústica infestada por, 334
- hábitos alimentares de espécies de, 328
- nomenclatura morfológica para a sistemática dos, 711
- vetor
- - da doença de Chagas, 305, 306
- - da tripanossomíase americana, 712
- - - gênero
- - - - *Panstrongylus*, 715
- - - - *Rhodnius*, 716
- - - - *Triatoma*, 714
- - - morfologia dos insetos adultos, 712
Tricercomonas intestinalis, 421
Trichinella
- indivíduos infectados por, no mundo, 570
- metabolismo do, 578
- *nativa*, 680
- *nelsoni*, 680, 683
- *spiralis*, 139, 680
- - ciclo do ácido cítrico na, 15
- - desenho da forma da, 572
- - excreção de ácido acético pela, 13
- - infectividade do, 681
- - larvas de, 680, 681
- - patologia do, 681
- - relações com o hospedeiro, 681
- - resistência ao, 681
- - vermes adultos de, 680, 681
Trichobilharzia, 137
Trichodectes canis, 562
Trichomonadida, 136, 147, 417
Trichomonadidae, 136, 411
Trichomonas, 136
- *brucei*
- - ciclo do ácido cítrico no, 15
- - mitocôndrias no, 14
- *columbae*, 412
- *foetus*, 412, 416
- - à microscopia eletrônica, 413
- *gallinae*, 412, 416
- - ciclo do ácido cítrico no, 15
- glicogênio em, 11
- *hominis*, 78
- inter-relações no metabolismo hidrocarbonado de, 413, 414
- *lewisi*, 15
- *muris*, 14
- *tenax*, 411, 416
- - estrutura do, 412
- - na boca, 78
- - no aparelho digestivo, 78, 79
- ultra-estrutura de, 412
- *vaginalis*, 136, 411
- - à microscopia eletrônica, 413
- - estrutura do, 412
- - fisiologia do, 413
- - imunidade, 414
- - infecção masculina, 415
- - infectividade do, 414
- - meio de Kupferberg para cultura de, 818
- - morfologia do, 412
- - patologia, 415
- - resistência ao, 414
Trichostomatida, 277
Trichostrongylus
- chave para diagnóstico de, em fezes, 822
- indivíduos infectados no mundo, 570
- larvas de, 611

- tamanho de ovos de, 824
Trichuris
- aparelho digestivo de, 575
- ciclo biológico do, 71
- mebendazol para, 593
- mecanismos adaptativos do, 583
- musculatura de, 574
- ovos de, 581
- *trichiura*, 139, 676
- - ciclo evolutivo, 678
- - curva de distribuição da prevalência no homem, 679
- - desenho da forma do, 572
- - extremidade posterior do macho de, 678
- - fêmea de, 677
- - indivíduos infectados por, no mundo, 570
- - larvas de, 678
- - macho de, 677
- - no aparelho digestivo, 78
- - no ceco, 79
- - no cólon, 79
- - o parasito, 677
- - ovos de, 677, 678
- - patologia do, 678
- - relações com o hospedeiro na tricuríase, 678
- - tamanho dos ovos de, 824
- *vulpis*, 677
Trichuroidea, 139
Triclabendazol, 504, 506
Tricomoníase
- diagnóstico, 415
- epidemiologia, 416
- profilaxia, 416
- sintomatologia, 415
- tratamento, 415
Tricuríase, parasito da, 677
- diagnóstico de, 678
- relações com o hospedeiro, 678
- tratamento da, 679
Trifosfato
- de adenosina, 4
- de desoxirribonucleotídio, 27
- de guanosina, 39
Triglicerídio
- no protozoário, 12
- plasmático, 85
Trimetoprim
- fórmula estrutural do, 237
- para pneumocistose, 188
- sulfametoxazol
- - para isosporíase, 185, 686
- - para pneumocistose, 188
- - para pneumonia por *Pneumocystis carinii*, 685
- - para toxoplasmose, 686
Tripânides, erupções cutâneas, 349
Tripanocida, 351
Tripanoma, lesão primária, 350
Tripanossomíase
- africana, 136, 344 (*v.* Doença do sono)
- - agentes da, 344
- - - caracterização dos, 344
- - - infectividade dos, 347
- - - resistência aos, 347
- - - sistemática dos, 344
- - controle, 355
- - diagnóstico, 351
- - elementos da cadeia epidemiológica da, 356
- - prevenção, 355
- - quadro clínico, 349
- - transmissão da, 346, 353
- - tratamento, 351, 352
- - americana, 136, 295 (*v.* Doença de Chagas)
- - foco natural da, 72, 73
- - transmissores da, 140, 711
- - triatomíneo, vetor da, 712
- - xenodiagnóstico para, 814
- - animal, tabanídeos na transmissão de, 758
- - curva de parasitemia em camundongos com, 297
- - estudo da parasitemia na, 56
- - exame de sangue para, 811
- - por *Trypanosoma brucei*, 344-358
- - *gambiensi*, 349, 350
- - - busca de casos, 357

- - - distribuição geográfica, 353
- - - ecologia, 353
- - - epidemiologia, 354
- - - luta antivetorial, 357
- - - transmissão da, 354
- - - tratamento, 357
- - - vetores, 353
- - *rhodesiensi*, 350, 355
- - - controle da, 355
- - - distribuição geográfica, 355
- - - incidência, 355
- - - prevenção da, 355
- - - quimioprofilaxia, 357
- - - tratamento, 357
- - - vetores da, 355
- por *Trypanosoma cruzi*, 295-343
- - a doença, 305-323
- - controle, 337
- - ecologia, 324
- - epidemiologia, 324, 327
- - o parasito, 295-304
- teoria dos focos naturais na, 73
Tripanossomo(s)
- efeito citopático do, 123
- meio de LIT para, 813
- no creme leucocitário, 813
- no sangue, 86
Triplete, 20
Tripomastigota, 281
- de *T. cruzi*, 296
- - metacíclico, 301, 306
- - sangüícola, 296
- - - no interior de um macrófago, 298, 299
- - ultra-estrutura de, 301
- forma do, 281
Tripsina, sítio ativo da, 22
Triquinelose, 680
- controle da, 683
- desidrogenase lática na, 682
- diagnóstico de, 682
- epidemiologia da, 683
- quadro clínico, 681
- transmissão da, 68
- tratamento da, 682
Triquiníase, teoria dos focos naturais na, 73
Tritilmorfolina, 495
Trixacurus, sarna por, 788
tRNA, 20
Trofozoíta
- de *Plasmodium*
- - *falciparum*, 218
- - *malariae*, 220
- - *ovale*, 220
- - *vivax*, 218
- sangüíneo, 212
- ultra-estrutura de um, 211
Trombicula, 141
- *akamushi*, 141
Trombiculidae, 141, 786
Trombócito, 87
Trombocitopenia na doença do sono, 349
Trombose na doença de Chagas, 318
Trombospondina, 82
Trompa de Eustáquio
- *Ascaris* na, 591
- lagoquilascaríase no, 646
Trychonympha, mitocôndrias na, 14
Trychostrongylus
- crescimento de, 582
- mudas em, 582
Trypanosoma, 136, 281
- *brucei*, 281, 344, 759
- - *brucei*, 344, 345
- - caracterização do, 345
- - ciclo do, 345
- - divisão do, 287
- - *equiperdum*, 281, 344, 345
- - - mitocôndrias na, 14
- - estrutura do, 283, 285
- - formas do, durante o ciclo, 289
- - *gambiensi*, 282, 344, 345
- - - evasão do, aos dispositivos do hospedeiro, 114

- - - evolução do, 289
- - - formas de, 345
- - - *Glossina* no ciclo evolutivo da, 140
- - - metabolismo do, 290
- - - transmissão do, 72
- - *rhodesiensi*, 344, 345
- - - evolução do, 289
- - - *Glossina* no ciclo evolutivo da, 140
- - - metabolismo do, 290
- *congolense*, 282
- - evolução do, 289
- *conorrhini*, metabolismo do, 290
- *cruzi*, 65, 281, 295
- - animais silvestres infectados por, 330
- - ciclos de transmissão, 332
- - citodiérese em, 44
- - controle da transmissão
- - - acidental, 341
- - - congênita, 341
- - - nos transplantes, 341
- - controle da tripanossomíase, 337
- - - metodologia do, 338
- - cultura, 302, 303, 319
- - - *in vitro* do, 290
- - distribuição geográfica do, 324, 325
- - divisão celular do, em cultura, 288
- - duas formas amastigotas de, 284
- - elementos da cadeia epidemiológica, 327
- - - hospedeiros vertebrados, 330
- - - triatomíneos, 329
- - em cultivo acelular, 287
- - endomitose em um, 43
- - epidemiologia da tripanossomíase na região Amazônica, 337
- - evasão do, aos dispositivos do hospedeiro, 114
- - foco natural do, 72, 326
- - forma
- - - amastigota de, 288
- - - durante o ciclo, 289
- - - epimastigota de, 285
- - - tripomastigota de, 286
- - hábitats do, 325
- - hábitos domiciliares do, 330
- - imunização contra o, 309
- - infecção experimental de percevejos com, 718
- - inquérito epidemiológico da SUCAM no período de 1957-1977, 334
- - ligação a fibronectina, 82
- - mecanismos
- - - de transmissão, 332
- - - patogênicos do, 309
- - megacólon por, 79
- - megaesôfago por, 79
- - metabolismo do, 290
- - no aparelho digestivo, 78
- - penetração no hospedeiro, 117
- - percevejo infectado por, 718
- - população humana exposta ao risco de infecção por, em 1980-1985, 326
- - prevalência do, 325, 326
- - tecido muscular estriado infectado por, 307
- - transmissão do, 70
- - vias de metabolismo energético do, 291
- - vigilância epidemiológica, 342
- - virulência do, 309
- de mamíferos, quadro sistemático de, 282
- dependência metabólica do, 6
- *equinum*, 759
- - ciclo biológico do, 71
- - evolução do, 289
- *equiperdum*
- - ciclo biológico do, 71
- - evolução do, 289
- *evansi*, 759
- - estrutura do, 283, 285
- - evolução do, 289
- - excreção de ácido acético pelo, 13
- - gênero, 136, 281
- *lewisi*, 282
- - divisão do, 287
- - eliminação de álcool etílico pelo, 12
- - hospedeiros de, 760

- - metabolismo do, 290
- - ratos infectados com, 68
- - mega, cultura *in vitro* do, 290
- - mitocôndrias no, 14
- - no plasma, 85
- *rangeli*, 65, 342
- - animal doméstico e infecção por, 343
- - ecologia, 343
- - epidemiologia, 343
- - forma
- - - epimastigota, 343
- - - tripomastigota, 343
- - morfologia do, 342
- - o parasito, 342
- - relações parasito-hospedeiro, 343
- *rhodesiense*, 114
- *schaudini*, 282
- *suis*, 282
- *theileri*, 282
- *vivax*, 289
Trypanosomatida, 136
Trypanosomatidae, 280, 361
- crescimento, 292
- cultura *in vitro*, 290
- diferenciação do, 292
- evolução do, 288
- fisiologia do, 286
- formas
- - do parasito durante o ciclo, 289
- - dos flagelados da família, 281
- - metabolismo do, 290
- - morfologia dos, 280
- - nutrição do, 290
- - sistemática dos, 281
- - *Crethidia*, 282
- - *Endotrypanum*, 282
- - *Herpetomonas*, 282
- - *Leishmania*, 282
- - *Leptomonas*, 282
- - *Phytomonas*, 282
- - *Trypanosoma*, 281
Tuberculose
- ganglionar, *vs.* Lagoquilascaríase, 646
- intestinal, *vs.* Angiostrongilíase, 644
Tubo
- de Malpighi, 700
- digestivo, parasitos no, 77
Tubulina, 39
- categoria usada em sistemática, 133
- representação do arranjo dos microtúbulos de, 39
Tuftsina, 92
Tularemia, transmissão de, 759
Tumor
- da bexiga na esquistossomíase hematóbica, 471
- esquistossomótico, 456
Tunga penetrans, 64, 70
- biologia da, 764
- chave para identificação de, 764
- fêmea de
- - grávida, 765
- - no momento de penetração na pele do hospedeiro, 765
- larva de, 765
- morfologia da, 764
- patologia da, 764
- sintomatologia da, 765
- tratamento da, 765
Tyrophagus
- *farinae*, 141, 788
- *putrescentiae*, 788

U

Úlcera
- amebiana, 171
- de Ashjabad, 393
- de Bagdá, 365, 393
- de Bauru, 280, 362, 372
- de Biskra, 365
- de córnea por *Hartmannella*, 153
- de Gafsa, 365

- do Cairo, 393
- do Nilo, 393
- do Oriente, 393
- dos "chicleros", 280, 363, 364, 386
- duodenal, *vs.* ancilostomíase, 628, 629
- intestinal na esquistossomíase mansônica, 452
- na leishmaníase, 374, 375
Ultra-sonografia
- na cisticercose, 538
- para filaríase linfática, 655
Uncinariose, 622
Ureter na esquistossomíase hematóbica, 469
Urina
- exame de, na esquistossomíase hematóbica, 472
- pesquisa de helmintos na, 818
Urografia na esquistossomíase hematóbica, 471
Urticária
- com doxiciclina, 239
- com tetraciclina, 239
- na ascaríase, 591
- na esquistossomíase mansônica, 452, 457
- na fasciolíase, 504
- na filaríase linfática, 653
- na triquinelose, 682
- por enterobíase, 600
- por picada de percevejo, 718
Uta, 363, 383
Útero
- colo do, na esquistossomíase hematóbica, 470
- de cestóide, 510
- de *Glossina*, 758
- de nematóides, 581
- de *Taenia saginata*, 517
Uveíte na oncocercíase, 665

V

Vacina
- para leishmaníase cutânea zoonótica, 393
- para tifo exantemático, 776
Vacúolo
- autofágico, 35
- digestivo, 11, 35
Vagina
- de cestóide, 510
- de *Glossina*, 758
- de insetos, 705
- de nematóides, 581
- de *Taenia saginata*, 517
- na esquistossomíase hematóbica, 470
Vaginite
- com doxiciclina, 239
- com tetraciclina, 239
- por *Trichomonas*, 415
Vahlkampfia, 155
- *vahlkampfia*, 155
Vahlkampfiidae, 136
Varicocele na filaríase linfática, 653
Variz esofagogástrica, 458
Vasculite no tifo exantemático, 775
Veneno e inibição das enzimas, 24
Veronicellidae, 143, 800
Vertigem
- com mefloquina, 240
- com piperazina, 594
- com quinina, 239
- na ancilostomíase, 628
- na doença de Chagas, 317
- na teníase, 522
Vescia spicula, 711
Vesícula
- biliar
- - na fasciolíase, 504
- - parasitos na, 80
- de pinocitose, 10
- seminal
- - de insetos, 705
- - na esquistossomíase hematóbica, 472
Vetor, 71
Via(s)
- aéreas pulmonares, *Ascaris* na, 591

- biliares
- - *Ascaris* nas, 591
- - parasitos nas, 80
- das pentoses, 13
- de Embden-Meyerhof, 12
- digestiva, flagelados da, 411
- geniturinária, flagelados da, 411
- glicolítica, 12
Vida aeróbica, 5
Vinchuca, 305
Virologia, 68
Virulência, 116, 117
Vírus
- artrópodes transmissores de, 141
- dípteros e transmissão de doenças causadas por, 719
- estudo do, 68
- proteínas do, 23
Vitamina
- A
- - deficiência de, tripanossomíase, 309
- - má-absorção de, na giardíase, 420
- B_{12}
- - má-absorção de, na giardíase, 420
- - para ancilostomíase, 629
- - para difilobotríase, 565
Viviparidae, 142, 807
- chave para identificação de, 800
Vômito
- com antimoniato de meglumine, 402
- com artemisina, 241
- com cloroquina, 238
- com doxiciclina, 239
- com estibogluconato de sódio, 402
- com lumefantrine, 240
- com mefloquina, 240
- com metrifonato, 474
- com niridazol, 474
- com pentamidina, 403
- com piperazina, 594
- com primaquina, 239
- com quinina, 239

- com tetraciclina, 239
- na ancilostomíase, 628
- na angiostrongilíase, 644
- na balantidíase, 278
- na difilobotríase, 564
- na esquistossomíase hematóbica, 471
- na giardíase, 419
- na himenolepíase *nana*, 560
- na triquinelose, 682
Vulva
- de nematóides, 581
- na esquistossomíase hematóbica, 470
Vulvovaginite
- enterobíase e, 600
- na esquistossomíase hematóbica, 472
- por *Trichomonas*, 415

W

Warileya, 722
Weyeomya, 53
Wohlfahrtia, 140
Wolbachia, 654
- doxiciclina para, 656
Wuchereria bancrofti, 139, 648
- ciclo evolutivo no mosquito, 650
- desenho da forma da, 572
- desenvolvimento no homem, 651
- diagnóstico diferencial com outras microfilárias, 655
- elefantíase da perna, na infecção por, 653
- extremidade anterior da fêmea, 650
- fibrose na infecção por, 131
- fisiologia, 649
- introdução à, 648
- microfilárias, 655
- - morfologia das, 649, 650
- - periodicidade das, 650
- no sistema linfático, 88
- nutrição de, 576
- organização da, 649

- patologia, 652
- relações com o hospedeiro, 651
- transmissão da, 72

X

Xenodiagnóstico, 814
- *in vitro*, 815
- *in vivo*, 814
- para doença de Chagas, 320
Xenopsylla
- *astia*, 771
- *braziliensis*, 766
- - chave para identificação de, 764
- *cheopis*, 763, 766, 771
- - características morfológicas da, 763
- - chave para identificação de, 764
- - peste e, 767
- - tórax da, 695
- *segnis*, 766
Xistosa, 435
Xistossomose, 435

Y

Yersinia pestis, 760, 767

Z

Zebrina, 800
Zigoto do plasmódio, 213, 214
Zimodemos, 296
Zoonose, 68, 73
Zumbido
- com quinina, 239
- na ancilostomíase, 628
Zygodontomys
- *pixuna*, 769
- *thomasi*, 770

Impressão e Acabamento
Bartira
Gráfica
(011) 4393-2911